Handbuch der Gerbereichemie und Lederfabrikation

Herausgegeben von

W. Graßmann
Dresden

Erster Band:

Die Rohhaut und ihre Vorbereitung zur Gerbung

1. Teil: Die Haut

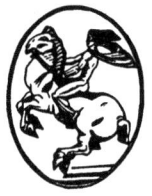

Wien
Springer-Verlag
1944

Die Haut

Bearbeitet von

W. Freudenberg, Weinheim · **W. Graßmann,** Dresden
W. Hausam, Dresden · **Th. Körner †,** Freiberg i. Sa.
A. Küntzel, Darmstadt · **A. Miekeley,** Dresden
G. Schuck, Dresden · **F. Stather,** Freiberg i. Sa.
J. Trupke, Dresden

Mit 461 Abbildungen
und 176 Tabellen

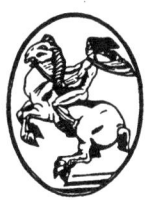

Wien
Springer-Verlag
1944

ISBN 978-3-7091-9613-7   ISBN 978-3-7091-9860-5   (eBook)
DOI 10.1007/978-3-7091-9860-5

Vorwort.

Mit fortschreitender Entwicklung hat sich, wie auf vielen anderen, so auch auf dem Ledergebiet das Bedürfnis nach einem umfassenden Standardwerk geltend gemacht. Die wissenschaftlich-technischen Grundlagen, das umfangreiche Schrifttum und der reiche Schatz praktischer Erfahrungen dieses Gebietes, das in gleicher Weise zu den Bereichen der Chemie, der Physik, der Biologie, der Landwirtschaft u. a. m. in Beziehung steht und das durch seine Rohstoffe und Erzeugnisse mit der gesamten Weltwirtschaft verknüpft ist, sind dem Wissenschaftler und noch mehr dem vielbeschäftigten Praktiker keineswegs leicht zugänglich. Es kommt dazu, daß in den letzten Jahren, ausgelöst durch die Rohstofflage Kontinentaleuropas, neue Wege auf dem Gebiete der Lederwerkstoffe sowohl wie auf dem der Gerbung mit synthetischen, pflanzlichen und mineralischen Gerbstoffen beschritten worden sind, die nicht nur neue wissenschaftliche Fragestellungen und Ausblicke eröffnen, sondern aller Voraussicht nach auch das technische Bild in vielerlei Hinsicht nachhaltig verändern werden. Dem Fachmann bei seiner Weiterarbeit auf diesem Gebiete das Rüstzeug zu liefern, ist Aufgabe des „Handbuchs der Gerbereichemie und Lederfabrikation", von dem bereits einige Teile erschienen sind. Da das Werk also berufen ist, eine gerade unter den heutigen Verhältnissen sehr fühlbare Lücke auszufüllen, haben sich Herausgeber und Verlag entschlossen, trotz der infolge des Krieges entgegenstehenden großen Schwierigkeiten die Herausgabe des Handbuches fortzusetzen, und legen hiermit den Band „Die Haut" vor, welcher den ersten des Gesamtwerkes darstellt.

Im Rahmen des vorliegenden Bandes war es in besonderem Maße notwendig, wissenschaftliche Grundlagen und Randgebiete zu behandeln, die auf den ersten Blick mit der Praxis der Lederherstellung in teilweise nur losem Zusammenhang zu stehen scheinen. Natur und Verhalten der tierischen Haut, die ein hochstrukturiertes biologisches Eiweißgebilde ist und die ihrerseits die einzigartigen technischen Eigenschaften des Werkstoffes Leder bedingt, können jedoch nur von der biologisch-histologischen Grundlage sowie aus einer eingehenden chemischen und physikalisch-chemischen Kenntnis der Eiweißkörper verstanden werden. Auch die Rohhautkonservierung und die bakteriellen Häuteschäden müssen zum großen Teil von diesem Gesichtspunkt aus betrachtet werden. Andererseits hängt z. B. die Aufbringung des Rohhautmaterials eng mit der Viehwirtschaft der einzelnen Länder und ihrer wirtschaftlichen Beziehung zusammen, greift also wiederum auf ein ganz anderes Randgebiet über.

Es ist wieder gelungen, für die Bearbeitung dieser in ihrer Vielfaltigkeit hier nur angedeuteten Fragen eine Reihe namhafter Fachleute zu gewinnen. Wir möchten nicht verfehlen, allen Mitarbeitern zu danken, die trotz anderweitiger

höchster Belastung durch Einsatz in Kriegsdienst und Kriegswirtschaft ihre
Beiträge fertiggestellt haben und z. T. auch erhebliche kriegsbedingte Verzögerungen der Drucklegung in Kauf nehmen mußten. Es sei hier auch des
leider zu früh verstorbenen Verfassers des wertvollen Abschnittes „Geschichte
der Gerberei" gedacht, der die Einführung zu dem Gesamtwerk bildet und
erstmalig einen eingehenden Überblick über die Gerberei in den verschiedenen
Zeitaltern und bei den verschiedenen Völkern bietet.

Der Herausgeber dankt in besonderen Maße dem Verlag, der wie immer
für die Wünsche der Verfasser und der Redaktion größtes Verständnis und
Entgegenkommen gezeigt und die Fertigstellung und Drucklegung trotz großer
kriegsbedingter Schwierigkeiten ermöglicht hat, sowie seiner Mitarbeiterin Frau
Dipl.-Ing. J. Trupke, die ihn bei der redaktionellen Bearbeitung sorgfältig
unterstützt und auch die Anfertigung der Register übernommen hat.

Dresden, März 1944.

Der Herausgeber.

Inhaltsverzeichnis.

Geschichte der Gerberei.

Von Dr. phil. Theodor Körner †, Freiberg in Sachsen.

Erstes Kapitel.

Die Häutemärkte.

Von Walter Freudenberg, Weinheim.

Zweites Kapitel.

Histologie der tierischen Haut.

Von Prof. Dr. Adolf Küntzel, Darmstadt.

Drittes Kapitel.

Chemie der Haut unter besonderer Berücksichtigung der Proteine.

Von Prof. Dr. Wolfgang Graßmann und Dipl. Ing. Juliana Trupke, Dresden.

Viertes Kapitel.

Physikalische Chemie und Kolloidchemie der Eiweißkörper unter besonderer Berücksichtigung des Kollagens.

Von Prof. Dr. Adolf Küntzel, Darmstadt.

Fünftes Kapitel.

Bakteriologie und Mykologie der Haut und des Leders.

Von Dr. Willi Hausam, Dresden.

Sechstes Kapitel.

Konservierung und Desinfektion der Haut.

Von Dr. Willi Hausam, Dresden.

Siebentes Kapitel.

Die Rohhautschäden.

Von Prof. Dr. Fritz Stather, Freiberg i. Sa.

Anhang.
Auszug aus der Patentliteratur.
Von Dr. Arthur Miekeley, Dresden, und Dr. Gertrud Volmer-Schuck, Dresden.

Geschichte der Gerberei.

Von Dr. phil. **Theodor Körner** †.

Vorm. Lehrer und Vorsteher des Laboratoriums an der Deutschen Gerberschule zu
Freiberg in Sachsen.

*Φησὶ γὰρ ὁ Σωκράτης ἐκ τεττάρων
τῶν ἀναγκαιοτάτων πόλιν συγκεῖσϑαι,
λέγει δὲ τούτους ὑφάντην καὶ γεωργὸν καὶ
σκυτοτόμον καὶ οἰκοδόμον.*

*Sokrates soll als die vier Notwendig-
sten, auf denen der Staat beruhe, genannt haben*
*den Weber, den Ackerbauer, den
Gerber und den Baumeister.*

Aristoteles, Politica IV, 3, 12.

A. Die Urzeit des Menschen und die Anfänge der Gerberei.

Seitdem der Mensch die Erde bewohnt, hat er sich die ihn umgebende Tierwelt
zur Befriedigung der verschiedensten Bedürfnisse zunutze gemacht. Der Ur-
mensch schlich scheu durch die Wälder, erbeutete Nester von Vögeln und kleinere Tiere und ging den größeren aus dem Weg. Solchen Ungeheuern, wie dem über
2 m langen Höhlenbären, dem Altelefanten, dem Mammut, auf freiem Felde entgegenzutreten, war ihm mit seinen primitiven Waffen unmöglich. Sie konnten
höchstens in Wildgruben gefangen und mit Keulen und Steinen erschlagen werden.
Weniger gefährliche Tiere wurden auch wohl in Rudeln auf hohe Felszungen mit
steilen Abhängen gejagt, so daß sie herabstürzten und zerschmetterten. Erst als
der Mensch sich Waffen aus Stein und Knochen herstellte, Speer, Bogen und Pfeil
und das Wurfbeil erfand, war der erste Schritt getan zur Beherrschung der Tierwelt. Allmählich lernte er auch, sich einzelne Tierarten dienstbar zu machen. Er
fing und zähmte zuerst den Hund und das Renntier, später auch Rinder und Pferde.
Vor allem bevorzugte er Huftiere, also reine Weidetiere, für die reiche Nahrung
überall wuchs, die im allgemeinen nicht angriffslustig und leicht zu bewachen
waren. Ihr Fleisch war wohlschmeckend und ihr Fell leicht zu bearbeiten. In
der Benutzung des Tierkörpers wird das Verzehren des Fleisches allem übrigen
vorangegangen sein, besonders nachdem man vielleicht zufällig bei einem Wald-
brand die Vorzüge des gebratenen Fleisches vor dem rohen kennengelernt hatte;
dies ist eine instinktive Tätigkeit. Dagegen setzt die Benutzung der Haut schon
eine gewisse geistige Tätigkeit voraus. Es ist eine alte Streitfrage (G. Girke,
S. 13), ob der Mensch sich zuerst eine Kleidung oder einen Schmuck beschafft
habe. Zunächst erscheint es am wahrscheinlichsten, daß den Menschen in kalten
Gegenden zuerst das Klima zu einer Wärmekleidung gezwungen hat, während die

in warmen Gegenden wohnenden Rassen zuerst eine Schmucktracht ausbildeten.
Noch heute können wir beobachten, daß nacktgehende Naturvölker in heißen
Gegenden sehr bald nach der Berührung mit Kulturvölkern die ihnen sicherlich
unbequeme Kleidung anlegen. Die Beobachtung, daß das Fell das Tier gegen
Kälte und feindliche Angriffe schützt, muß zum Bewußtsein gekommen und
daraus die Nutzanwendung für den eigenen Körper gezogen worden sein. Während
es ursprünglich dem Menschen wie auch manchem Tier des Südens nicht gegeben
war, in Schnee und Eis zu wohnen, lernte er es, Tieren das Fell abzuziehen und so
durch einen fremden den eigenen Pelz zu ersetzen. Von diesem Zeitpunkt an war
dem Menschen die ganze Erde erschlossen. Andererseits legte der Mensch zur
Erinnerung an einen bestandenen Kampf das Fell des erlegten Tieres um seine
Schulter (G. Girke, S. 13). Wir haben hier einen Schmuck, der die Überlegenheit des Siegers zum Ausdruck bringen sollte. Dabei wurden aus dem Schmuckbedürfnis heraus lebhaft gezeichnete Felle, wie das des Leoparden, aber auch
besonders in nordischen Ländern solche, die auf der Rücken- und Bauchseite
verschieden gefärbt waren, wie das des nordischen Eichhörnchens, bevorzugt.
    Die tierische Haut, und zwar von der Menschenhaut bis zu der des Ochsen-
frosches, dient also seit den ältesten Zeiten, besonders in den rauheren Klimaten,
zum Schutz gegen die Unbilden der Witterung, der Füße gegen Verletzungen,
zum Schmuck, dann aber auch auf einer höheren Kulturstufe zum Zelt- und
Schiffsbau, zur Herrichtung der Lagerstätte, zum Aufbewahren von Flüssigkeiten;
in Riemen geschnitten, die an Festigkeit von keinem Textilerzeugnis übertroffen
werden, zum Verbinden von verschiedenen Teilen von Werkzeugen, Wagen,
Hausrat und Waffen, zur Fesselung und zum Anschirren von Haustieren, zur
Herstellung von Sattelzeug usw.[1] Die Verarbeitung der Wolle zu Geweben ist
eine Erfindung, die erst auf einer höheren Kulturstufe ermöglicht war. In späteren
Zeiten kam die Pelztracht ganz ab und blieb nur noch bei Hirten und Landbewohnern üblich. Dieses Verhältnis änderte sich allerdings später wieder etwas,
indem des Schmuckes wegen die Pelzkleidung auch bei den besseren Ständen
wieder in Aufnahme kam, nachdem man in der Zurichtung Fortschritte gemacht
hatte. In den ältesten Zeiten, wo es sich nur um die Abwehr der Kälte handelte,
nicht auch um den äußeren Schmuck, trug man vermutlich die Haarseite der
Felle nach innen gekehrt. Dabei wird sich schon früh das Bedürfnis herausgestellt
haben, die Haut zur Erhöhung ihrer Gebrauchsfähigkeit irgendwie zu präparieren,
sie zu gerben, da sie in ihrem natürlichen Zustand in Berührung mit Wasser leicht
der Fäulnis anheimfällt oder beim Trocknen hornartig fest wird. Wann und wo
derartige Versuche zuerst angestellt worden sind, dafür fehlt jeder Anhaltspunkt,
da sie augenscheinlich schon in die vorgeschichtliche Zeit fallen. Die Gerberei
ist also genau genommen aus der Kürschnerei hervorgegangen und ihre Geschichte
fällt wenigstens für eine gewisse Zeit mit der der Kürschnerei zusammen. Erst
später, als man die tierische Haut nicht nur zur Bekleidung sondern auch mehr
für technische Zwecke zu benutzen anfing und sie zu diesem Zweck enthaaren
und noch widerstandsfähiger machen mußte, trennten sich die Wege beider, da
es sich bei der Kürschnerei hauptsächlich um möglichst gute Erhaltung der Haare
und weniger um eine besonders dauerhafte Präparierung der Haut handelt.
    Objekt des Gerbprozesses waren und sind bis heute die Häute der Landsäuge-
tiere, von den größten bis zu den Ratten und Mäusen, der Seesäugetiere, Vögel,
Fische und Reptilien. Außer der eigentlichen Haut sind ab und zu auch noch andere

---

[1] Sogar Notgeld ist schon aus Leder hergestellt worden. In Venedig wurde während
des ersten Kreuzzuges Geld aus Leder geschnitten und bei der Belagerung von Faenza
zahlte der Kaiser Friedrich II. seinen Truppen den Sold in gestempelten Lederstücken
[Lippmann, E. O. von (3), S. 164].

Teile des Tierkörpers herangezogen worden, so die Speiseröhren der Rinder und Pferde zu wasserdichten Stiefelschäften, die Gedärme zu Schläuchen, Schafmagen zu Taschen, Blinddärme zu Glacéleder (G. Ebert, S. 7). Abgesehen von der bekannten Goldschlägerhaut aus dem Blinddarm der Rinder und von den Darmsaiten, hat keine derartige Verwendung größere Bedeutung erlangt. Die wichtigste Rolle unter den Häuten haben von jeher die der Rinder aller Rassen und Altersstufen, dann die der Ziegen und Schafe gespielt. Die Haut des Pferdes, Esels usw., die natürlich für die wilden Reitervölker auch wichtig war, ist ihrer besonderen Eigenschaften wegen von der Lederindustrie der Kulturvölker lange vernachlässigt worden. Erst in neuerer Zeit ist es gelungen, die Verarbeitungsschwierigkeiten zu überwinden. Das naheliegendste Mittel zur Präparierung der Haut war wohl die Anwendung von Fett, ausgehend von der Beobachtung, daß dem Fett die Eigenschaft zukommt, die Reibung zu vermindern und rauhe und harte Materialien aller Art glatter und geschmeidiger zu machen. Das älteste Verfahren dürfte also das Einreiben der rohen Häute und Felle mit Fett gewesen sein, und zwar namentlich mit solchen Fetten, die aus dem Körper der getöteten Tiere selbst gewonnen wurden, wozu auch das Einreiben mit Gehirn und Knochenmark zu rechnen ist, später auch mit Eigelb und Fischrogen sowie mit Tran und vegetabilischen Ölen. Die Indianer versuchten, das Gehirn durch einen Brei von fetthaltigem jungem Mais zu ersetzen (Mannus, W. v. Stokar). Dabei kam man darauf, daß die Häute durch das Fett nicht nur geschmeidiger wurden, sondern auch gegen die schädliche Einwirkung des Wassers und gegen Fäulnis besser geschützt waren und überhaupt ganz neue besondere Eigenschaften gewonnen hatten. Daneben kannte man auch die Anwendung des Rauches, dessen fäulnishindernde Wirkung auch anderen Zwecken diente. Die Erfindung der vegetabilischen Gerbung, die sich ebenfalls weit zurückverfolgen läßt, aber doch jüngeren Datums als die Fettgerbung zu sein scheint, dürfte vielleicht einem Zufall zu verdanken sein, indem eine Haut im Walde, von Baumrinde bedeckt, längere Zeit liegengeblieben und der Einwirkung der aus der Rinde ausgelaugten Gerbstoffe ausgesetzt gewesen ist. Denkbar wäre aber auch, daß diese Erfindung dem Schmuckbedürfnis zu verdanken ist, indem man die Haut zu färben versuchte und sie zu diesem Zweck mit Abkochungen von Baumrinden behandelte, die ja meistens rot gefärbte Gerbstoffe enthalten und deren Verwendung zum Färben im Altertum und auch noch in der Neuzeit, z. B. in Armenien, anderweitig bezeugt ist, wie auch der wissenschaftliche Name „Phlobaphene" für diese Farbstoffe (von $\varphi\lambda\omega\acute{o}\varsigma$ Rinde und $\beta\acute{a}\pi\tau\epsilon\iota\nu$ färben) noch daran erinnert. Noch heute nennt man ja die erste Einwirkung der Gerbstofflösungen auf die Blöße „färben" und spricht von dem „Farbengang". Dabei konnte man in beiden Fällen die Beobachtung machen, daß die Haut außer der roten Farbe auch noch andere Eigenschaften angenommen hatte, die für deren praktische Verwendung günstig waren. In ähnlicher Weise wird man wohl die gerbenden Eigenschaften des Alauns und des Alunits, die in den vulkanischen Gegenden Südeuropas, Kleinasiens und Ägyptens in der Natur vorkommen, zufällig entdeckt haben, vielleicht auch auf Grund der blutstillenden Eigenschaften des ersteren. Der Prähistoriker L. Pfeiffer [(1), S. 288; (2), S. 53] hält sogar die Alaungerbung für die älteste. G. Ebert (S. 106) spricht von einer anthropozentrisch-physiologischen Gerbtheorie, die auf den griechischen Arzt Galenus zurückgeht, von der die Menschen dabei unbewußt ausgegangen sein könnten. Weil Alaun und die pflanzlichen Gerbstoffe auf die menschlichen Schleimhäute eine zusammenziehende und austrocknende Wirkung hätten, müßten sie sich auch der abgezogenen tierischen Haut gegenüber ebenso verhalten. Vielleicht haben auch gelegentliche Beobachtungen über die gute Erhaltung sogenannter Moorleichen die Menschen veranlaßt, Gerbversuche mit Moor- oder Torfwasser und dann auch noch mit anderen Pflanzenauszügen anzustellen. Die Versuche mit Moorwasser sind übrigens bis in die neueste Zeit noch öfter wiederholt worden. Bemerkenswert ist besonders, daß die Menschen früherer Zeiten, die von der Existenz besonderer Gerbstoffe nichts wissen konnten, doch unter jedem Himmelsstrich durch Experimentieren mit verschiedenen Stoffen ihrer Umgebung die gerbstoffreichsten Materialien herausgefunden haben. Dieses Bestreben wurde übrigens dadurch unterstützt, daß die Gerbstoffe einen bitteren Geschmack haben und andererseits bitter schmeckende Stoffe von altersher ihrer adstringierenden Wirkung wegen als besonders heilkräftig angesehen wurden und deshalb gesucht waren. Auch zur Haltbarmachung gegorener Getränke suchte man nach bitteren Stoffen und es sind vor der allgemeinen Einführung des Hopfens (im 8. Jahrh.) zu diesem Zweck auch Baumrinden verwendet worden. In den asiatischen Ländern scheinen unter den vegetabilischen Gerbmitteln besonders die Galläpfel, in den Mittelmeerländern die Blätter des Sumachstrauchs als vorzüglich zum Gerben geeignet frühzeitig erkannt worden zu sein, im mittleren und nördlichen Europa sind die Gerbstoffe von Eichen-, Fichten-, Erlen- und Weidenrinde bevorzugt worden. Als man das Bedürfnis empfand, die Haut von den Haaren und sonstigen überflüssigen Bestandteilen zu befreien, wird man wohl schon früh die Beobachtung gemacht haben, daß sich dies nach einem leichten Fäulnisprozeß besser bewerkstelligen ließ. Die Hauptsache dabei ist, den Prozeß richtig zu leiten und rechtzeitig zu unterbrechen, ehe die widerstandsfähigere Lederhaut mit angegriffen wird. Die Eskimofrau muß des Frostes wegen die zusammengepackten Felle mit ins Zelt nehmen, während in Gegenden höherer Temperatur das „schwitzende" Fell öfters aufgeschlagen werden muß um die Wärmeentwicklung nicht zu stark werden zu lassen. Ein findiger Kopf wird mit Erfolg versucht haben, dieses Ziel auch durch Behandlung mit Holzasche (infolge ihres Gehaltes an Pottasche) zu erreichen. Die verseifende Wirkung der Holzaschenlauge auf Fette war schon den Kelten und Germanen vor den Römern und Griechen bekannt. Andere benutzten zu diesem Zweck faulen Urin und ferner lag es nahe, gebrannten Kalk zu verwenden. Wann und wo alle diese Hilfsmittel zuerst gebraucht worden sind, hat sich allerdings bis jetzt nicht feststellen lassen.

Die Geschichte der Menschheit zerfällt in die Vorgeschichte (Prähistorie) ohne bestimmte urkundliche Nachrichten (bis etwa 5000 v. Chr.) und in die eigentliche Geschichte. Die Vorgeschichte wird eingeteilt in die ältere, mittlere und jüngere Steinzeit, die wieder in nach den wichtigsten Fundorten benannte Untergruppen zerfällt, in die Bronzezeit, die ältere Eisen- oder Hallstattzeit und die jüngere Eisen- oder La-Tène-Zeit. Die Fortschritte der Kultur haben für die Gerberei neben den Fortschritten der Gerbmethoden auch die Bedeutung, daß damit die Verbesserung der Werkzeuge zur Bearbeitung der Haut und des Leders Hand in Hand ging.

B. Die prähistorische Zeit.

Über den Zeitpunkt, an dem die Verarbeitung der Tierhaut zu Leder einsetzte, gehen die Ansichten auseinander. Unzweifelhaft war schon den älteren Steinzeitmenschen, deren Existenz ganz auf die Jagd eingestellt war, die Benutzung der Tierhaut bekannt, da das Klima der gleichzeitig herrschenden Eiszeit einen Kälteschutz nötig machte. In einigen altsteinzeitlichen Höhlenzeichnungen glaubt man Zelte zu erkennen, als deren Bespannungen Tierhäute angenommen werden. Diese Deutung ist aber sehr zweifelhaft [M. Ebert (1), S. 204]. Bereits in der Steinzeit hat die Fellbearbeitung sicherlich erhebliche Wandlungen durchgemacht [M. Ebert (2), S. 264]. Mit dem einschneidenden Temperaturwechsel

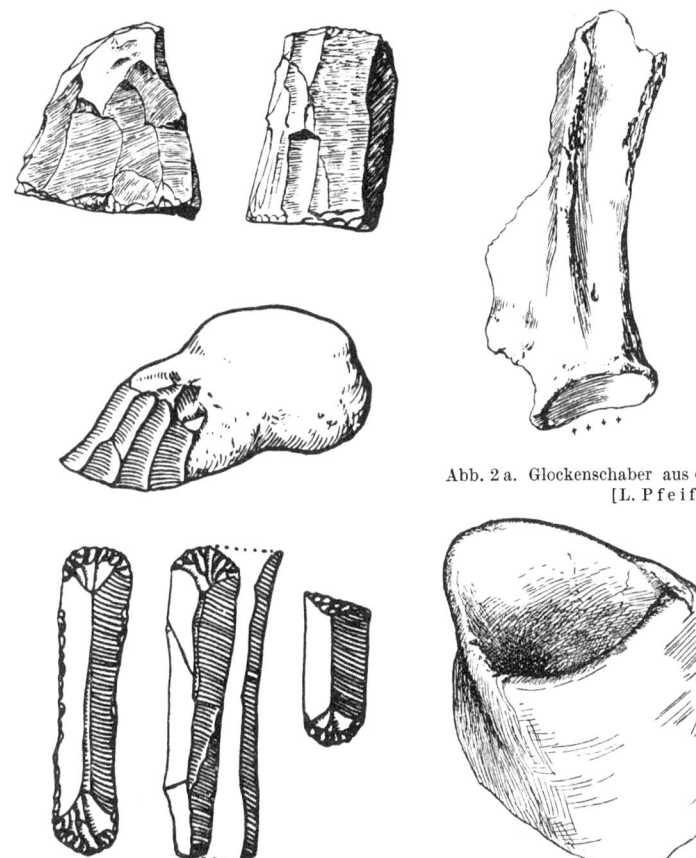

Abb. 2 a. Glockenschaber aus dem Schienbein des Rhinozeros
[L. Pfeiffer (2)].

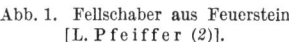

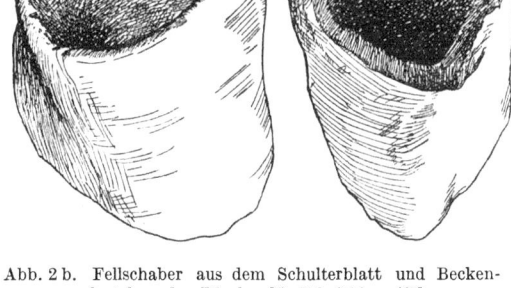

Abb. 1. Fellschaber aus Feuerstein
[L. Pfeiffer (2)].

Abb. 2 b. Fellschaber aus dem Schulterblatt und Becken-
knochen des Pferdes [L. Pfeiffer (2)].

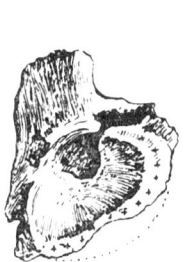

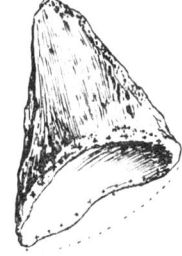

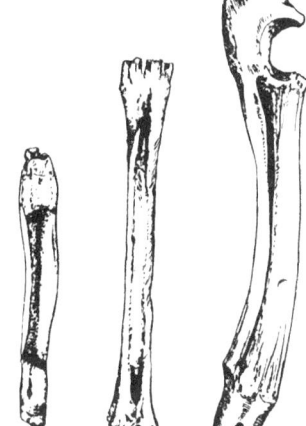

Abb. 3. Fellschaber aus Hüftgelenk- und Schulterblatt-
pfanne des Rhinozeros [L. Pfeiffer (2)].

Abb. 4. Schaber aus dem Fußknochen des Hirsches
[L. Pfeiffer (2)].

waren große Veränderungen im Bestand der Jagdtiere und der Nährpflanzen verbunden und diese Veränderungen haben neue Anforderungen an die Beschaffung von Kleidung und Wohnung gestellt. Selbstverständlich ist es nicht

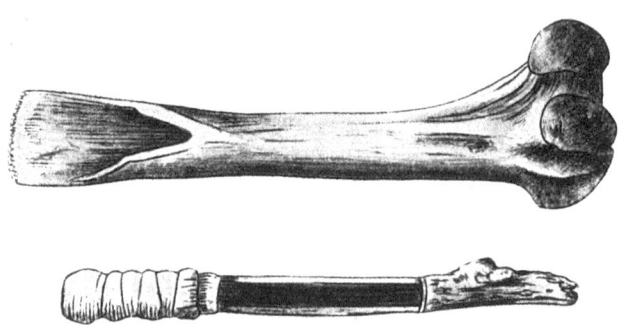

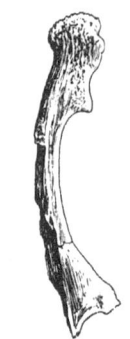

Abb. 5. Gerbereigeräte aus Röhrenknochen [L. Pfeiffer (2)].

Abb. 6. Hirschstange mit angeschärftem Rand [L. Pfeiffer (2)].

möglich gewesen, die Felle aller Jagdtiere, z. B. von Mammut, Rhinozeros, Renntier, Pferd, Rind, Hirsch, Marder, Biber, die Häute der Fische und eventuell der großen Seesäugetiere in gleicher Weise zu verwerten. Bei Beginn jedes Klimawechsels ist die Technik in neue Bahnen gezwungen worden. Vielleicht sind auch neue Menschenstämme, d. h. vom technologischen Standpunkt anders geschulte Arbeiter, zugewandert. In verschiedenen Sammlungen finden sich Feuersteingeräte (Schaber), ferner auch Glockenschaber aus dem Schienbein des Rhinozeros, sodann Unterkiefer von größeren Tieren mit den Zähnen, welche als Werkzeuge zur Bearbeitung von Häuten angesehen werden (Abb. 1 bis 8).

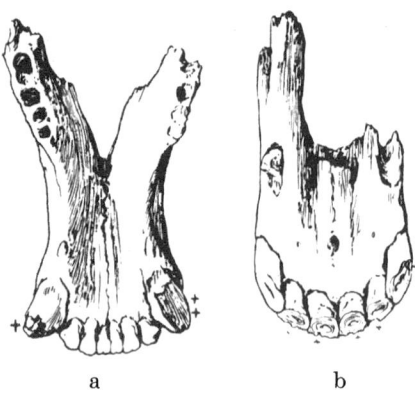

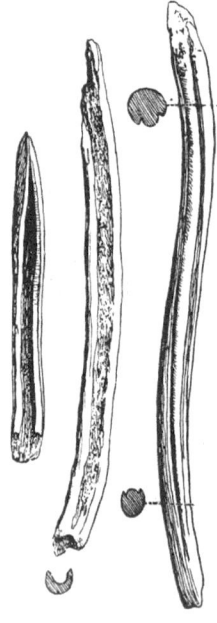

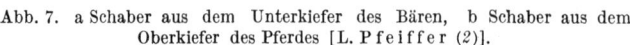

a   b

Abb. 7. a Schaber aus dem Unterkiefer des Bären, b Schaber aus dem Oberkiefer des Pferdes [L. Pfeiffer (2)].

Abb. 8. Gespaltene Renntierstangen zum Fellschaben [L. Pfeiffer (2)].

Der größte Fortschritt dürfte mit der Verwendung von Waffen und Geräten aus Knochen und Geweihen von Hirschen und Renntieren eingetreten sein (Abb. 4, 5, 6 und 8). Der Übergang von der ausschließlichen Stein- zur Knochen- und Hornverarbeitung und die dadurch gesteigerte Jagdfähigkeit des Menschen

erscheinen als ein wesentlicher Faktor dieser Zeit. Erst mit dem Besitz von Horn-
und Knochenwaffen war für die Renntierjagd eine neue Basis geschaffen, die es
zum wichtigsten Jagdtier dieser Periode machte. Sein Verschwinden ist aber
wohl neben der Jagd der Klimaänderung zuzuschreiben. Es zog als ausgesprochener
Steppen- und Tundrabewohner dem schwindenden Eise nach Norden nach und
besiedelte die vorher vom Inlandeis bedeckten Gebiete Nordeuropas (W. Soergel,
S. 36). Zu den Voraussetzungen für die Ausübung der Gerberei gehörten eine
gewisse Seßhaftigkeit der Bevölkerung, das Vorhandensein eines gleichmäßigen

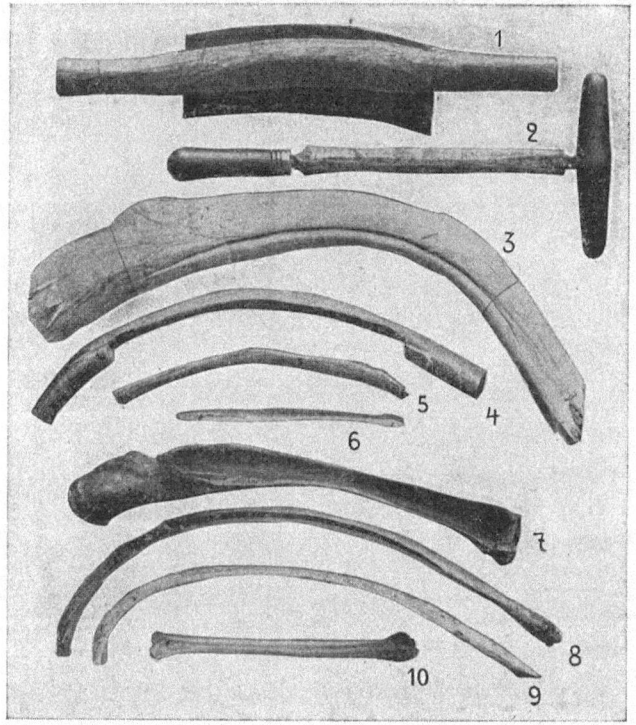

Abb. 9, 1—10. Gerbereigeräte aus Renntierstangen aus Schussenried [L. Pfeiffer (2)].

Vorrats an Hirsch-, Rinder-, Renntier- oder Pferdehäuten und die Nähe von viel
Wasser. Solche Siedlungen waren beim Beginn der letzten Eiszeit schon zahlreich
vorhanden und auch volkreich. Eine solche war z. B. zu Schussenried im württem-
bergischen Donaukreis, wo sich zahlreiche Geräte aus Renntierstangen (Abb. 9) mit
angeschärftem Rand in der Form der heutigen Schermesser zur Fellbearbeitung gefunden haben. Als Nähnadeln benutzte man die vorkommenden Knochennadeln,
als Nähgarn feinzerteilte Renntiersehnen. Lederreste aus der älteren Steinzeit liegen einwandfrei nicht vor. Im Lößlehm der Hyänenhöhle bei Saalfeld hat sich ein
Stückchen schwarze Masse gefunden, die man als Leder anspricht, wenn auch mit
dem Mikroskop irgendwelche Struktur nicht zu erkennen war. Dagegen sind auf aus
dem Ende dieser Zeit stammenden Wandmalereien Fellkleider dargestellt. In der
Wildgrube bei Ketzin (A. Kiekebusch, S. 18), im Kreis Westhavelland, aus
der mittleren Steinzeit, fand sich ein messerartiges Gerät aus Elchgeweih, welches
als Werkzeug beim Abhäuten von Tieren angesehen wird. Etwas mehr Einblick
in die Verarbeitung der Tierhäute in der Vorzeit haben die eingehenden Unter-

suchungen der wenigstens teilweise zur jüngeren Steinzeit zu rechnenden schweizerischen und süddeutschen Pfahlbauten des Alpenvorlandes ergeben (E. v.
Tröltsch, S. 109). Von Tierknochen sind bis jetzt dort gefunden worden die
von Edelhirsch, Wildschwein, Bär, Urochs, Pferd, Rind, zahmem Schwein, Schaf
und Ziege. Die Steinzeit der Pfahlbauten, die jüngere Steinzeit, hat ca. zwei
Jahrtausende, vielleicht auch noch länger gedauert. Im Bodenseegebiet sind bis
jetzt nur im Pfahlbau Nußdorf geringe Spuren von Leder und in dem von Robenhausen am See von Pfäffikon kleine Lederstücke und ein Riemen gefunden worden.
Sichere Beweise für die Art der Herstellung des Leders in damaliger Zeit fehlen
jedoch vorerst. Mit vollster Bestimmtheit ist aber anzunehmen, daß das Gerbereigewerbe auch in den Pfahlbaukolonien des Bodensees gut bekannt war.

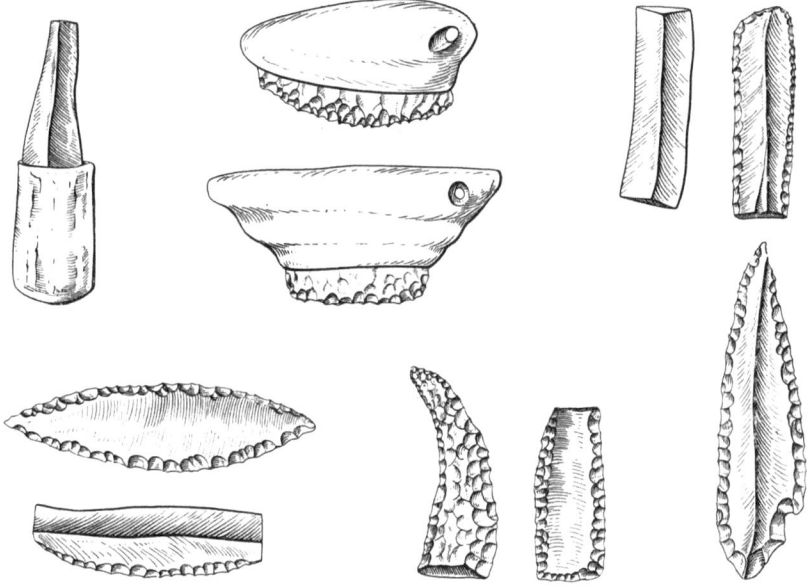

Abb. 10. Sattlerwerkzeuge aus Nephrit (H. Reinerth).

Jedenfalls gab den Pfahlbauern des Bodensees die Lage ihrer Wohnstätten
in der Umgebung eines großen Wild- und Viehbestandes und die Nähe des Wassers
vortreffliche Gelegenheit zur Gewinnung und Verarbeitung von Tierhäuten. Der
große Reichtum an Stein- und Feuersteingeräten in den Ansiedlungen war wie
geschaffen zur Bearbeitung der Häute; mit den schärferen zerlegte man die Tiere
und häutete sie ab, die stumpferen, die sog. Schaber, benutzte man, um die noch
anhängenden Fleischteile zu entfernen und die Häute zu enthaaren. Schon bei
näherer Untersuchung der Pfahlbauwerkzeuge aus Stein, Feuerstein und Horn,
wie z. B. der aus Bodmann am Bodensee, findet man viele, die aussehen als ob sie
für Sattlerarbeiten, zum Abziehen der Tierhäute, zum Schaben derselben oder zu
anderen Vorrichtungen des Gerbers verwendet wurden (H. Reinerth, S. 44).
Ganz besonders erwiesen sich die aus Nephrit gefertigten Messer mit gekrümmter
Schneide als Sattlerwerkzeuge, mit denen man die Felle für die Kleidungsstücke
zerschnitt (Abb. 10), während die vielen Pfriemen aus Hirschhorn und Eber-
zahn als Nadeln zum Zusammennähen der Stücke dienten (Abb. 11).
    Die knöchernen Schaber und Glätter, Pfriemen und Nadeln bestehen meistens
aus Röhrenknochen, deren Gelenkende als Griff dient. Der freie Teil ist als

Glätter, Meißel, Pfriemen oder Nadel ausgearbeitet und geschliffen. Manche dieser Stücke verraten durch ihre allseitige Glätte und ihren abgenutzten Griff jahrelangen Gebrauch.

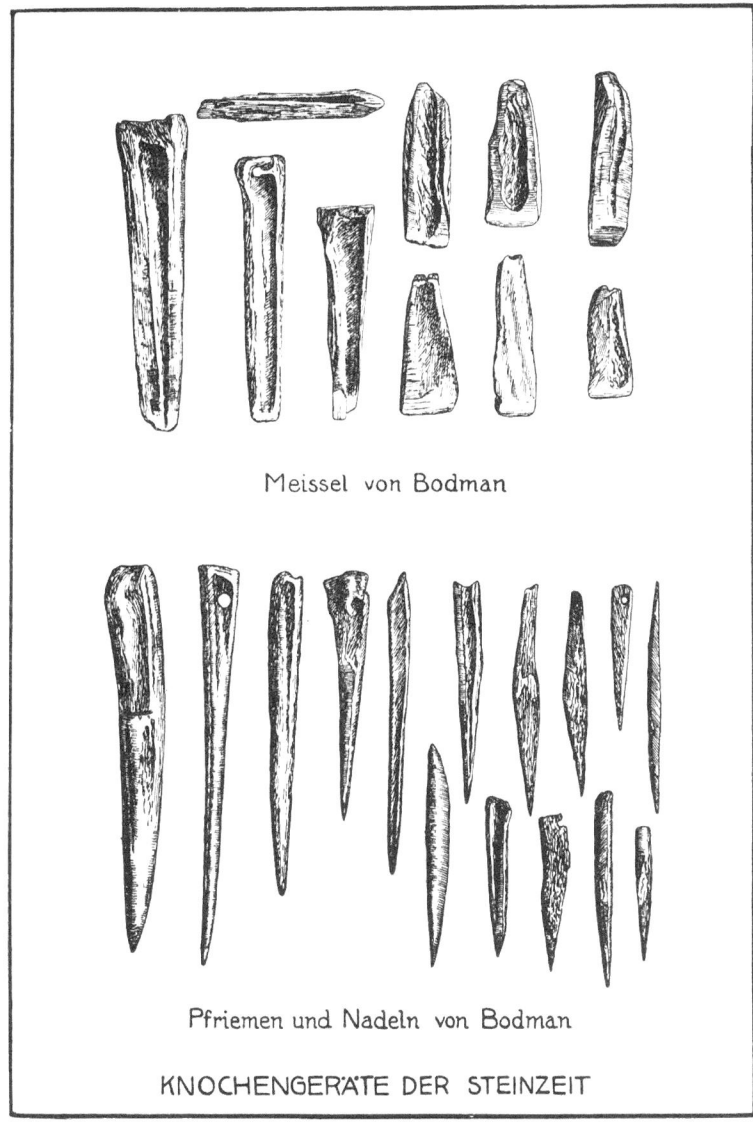

Meissel von Bodman

Pfriemen und Nadeln von Bodman

KNOCHENGERÄTE DER STEINZEIT

Abb. 11. Knochenwerkzeuge aus den Pfahlbauten (H. Reinerth).

Von manchen wird angenommen, vielleicht nicht mit Unrecht, daß bei diesen günstigen Verhältnissen die Gerberei eines der wichtigsten Gewerbe der Pfahlbaubewohner am Bodensee und daß ihnen das Leder für viele Zwecke unentbehrlich war, sowie daß dieselben einen lebhaften Handel mit Häuten, Pelzen und Leder mit benachbarten Völkern unterhielten. Ihre Gerbmethode ist zwar, wie gesagt, nicht näher bekannt, jedoch fand man bei den Pfahlbauten zu Robenhausen eine große Menge Samen von Chenopodium album L. und Galium palustre L., welche rote bzw. gelbe Farbstoffe enthalten und von denen man deshalb annimmt, daß sie zum Färben des Leders (und der Gewebe) benutzt worden sind. Neuerdings ist aus dem letzten Abschnitt der jüngeren Steinzeit im Torfmoor zu Wiepenkathen bei Stade ein Feuersteindolch mit Scheide und besonderem Schneidenschutz

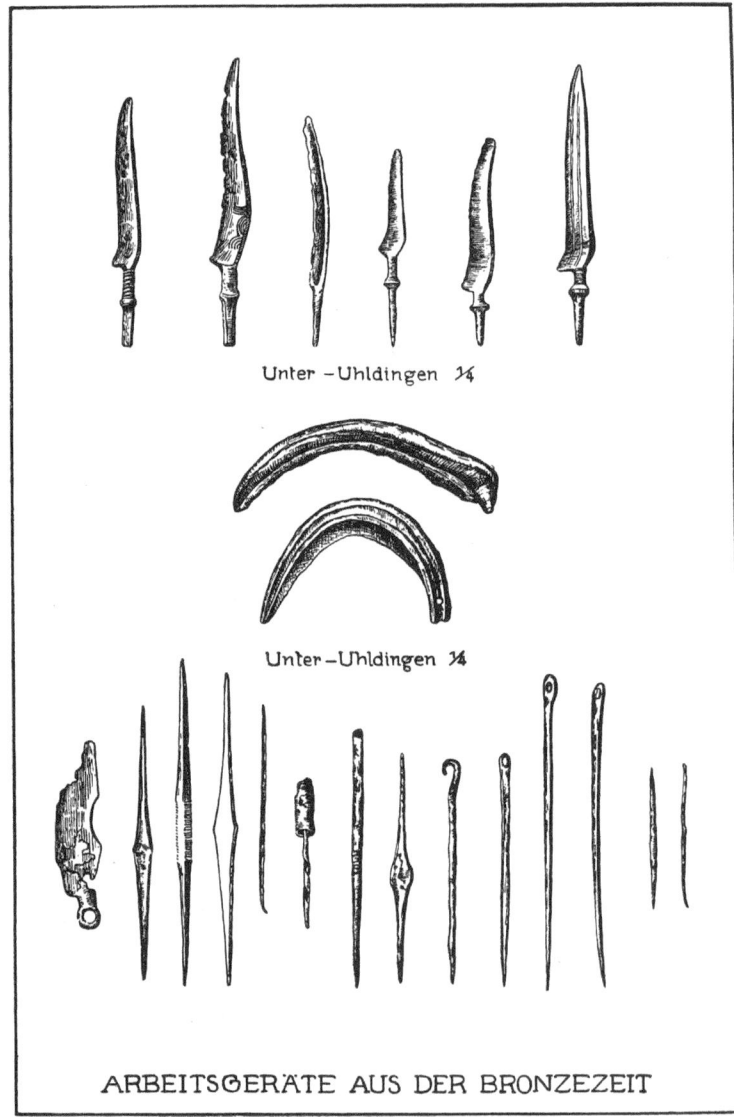

Abb. 12. Bronzewerkzeuge aus den Pfahlbauten (H. Reinerth).

nebst daran befestigten Trag- und Schnürriemen gefunden worden (Mannus, W. v. Stokar). Die Scheide und der Schneidenschutz bestanden aus Schafleder, welches wegen eines darin gefundenen Phosphorgehalts als mit Gehirn gegerbt angesprochen wird, die Riemen aus Rindskernleder, dessen Gerbung nicht mehr festgestellt werden konnte.

Weitere Beweise für jungsteinzeitliche Lederarbeit von anderen Orten sind Tongefäße, die ersichtlich zusammengenähte Ledergefäße nachahmen, wie z. B. ein solches von Harsleben bei Halberstadt [M. Ebert (2), S. 264]. Es ist nicht nur im allgemeinen die Beutelform übernommen, sondern die Nähte werden manchmal ganz naturalistisch nachgeahmt. Die Prähistoriker sprechen deshalb geradezu von einem Lederstil in der Keramik. Das beweist, daß die Herstellung von Gefäßen aus Haut oder Leder der aus Ton vorausgegangen ist, ähnlich wie etwa heute elektrische Christbaumlichter in Form von Kerzen hergestellt werden. Im Museum zu Weimar finden sich Werkzeuge aus den von Natur aus gebogenen Rippen der größeren Haussäugetiere, die man als zum Schaben der Häute bestimmt ansieht [L. Pfeiffer (2), S. 58].

In der Bronzezeit (Abb. 12 und 13) mehren sich die Lederfunde, so z. B. ein Lederschild aus Clonbrin in Irland, der zweifellos mit Bronze belegt war. In einem Baumsarg aus der älteren Bronzezeit (um 1500 v. Chr.) aus Mjuldberg in Nordschleswig befand sich eine Rindshaut, die einst die Leiche umgab, ebenso in einem jütländischen Baumsarg. Diese Häute sind wahrscheinlich durch Einwirkung von Huminstoffen erhalten geblieben. Aus der älteren nordischen Bronzezeit liegen aus jütländischen Eichensärgen Bundschuhe aus Leder vor. In Heeshugh auf der Insel Amrum fand sich in Gräbern aus der Bronzezeit an Schwertern und Ortbändern (unterer Endbeschlag der Schwertscheide) mehrfach eine Substanz, die von vornherein für Leder gehalten werden konnte. Eine ganz ähnliche an einem Holzstück haftende Masse fand sich in einem Grabe aus der Bronzezeit in Norby in Schleswig, desgleichen in einem Bronzegrab bei Eversdorf in Holstein; in Peccatel bei Schwerin ein mit

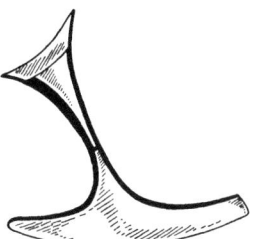

Abb. 13. Bronzewerkzeug von Gaualgesheim, wahrscheinlich zur Lederbearbeitung (Grote).

Bronzenieten besetzter Gürtel nebst einer Bronzelanzenspitze in einem ledernen Etui. In dem sog. Königsgrab von Seddin in der Priegnitz aus der jüngeren Bronzezeit fand sich eine größere eiserne Nadel mit angerosteten Pelzresten, außerdem in einem Bronzegefäß neben den gebrannten Gebeinen des Fürsten Knöchelchen eines Hermelins, die wohl von einem Hermelinpelz als Abzeichen königlicher Würde herrührten. Ein weibliches Skelett aus der Bronzezeit Bayerns trägt einen mit Bronzeknöpfen besetzten Gürtel von dünnem naturfarbigem Leder, von dem noch geringe Spuren erhalten waren.

Aus der Hallstattzeit sind in den österreichischen Alpen Lederfunde gemacht worden, die durch zweitausendjähriges Lagern im Salzwasser von Salinen in wunderbarer Weise aufs vollkommenste konserviert wurden (E. v. Tröltsch, S. 112). Der eine dieser Funde stammt aus dem Salzbergwerk bei Dürrenberg bei Hallein. Er besteht aus einer 26 × 30 cm großen viereckigen Ledertasche mit Zugriemen (Abb. 14), die durch viereckig geschnittene Löcher laufen. In der-

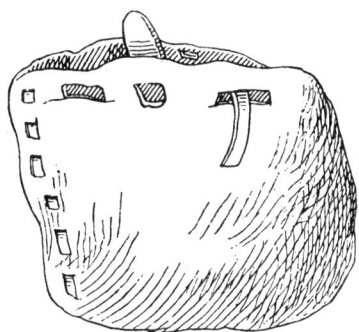

Abb. 14. Ledertasche mit Zugriemen von Dürrenberg bei Hallein (E. v. Tröltsch).

selben befanden sich prähistorische Bergmannsgeräte. Ein anderer Fund aus der gleichen Zeit ist ein Salztragekorb (Abb. 15) aus dem Salzbergwerk zu Hallstatt, ähnlich den Tragkörben der Winzer, ca. 1 m hoch. Sein Holzgestell ist mit einer Rindshaut, deren Haare noch teilweise erhalten und nach außen gerichtet sind, umspannt und diese selbst ist wieder in mehreren Reihen viereckig durchlocht und mittelst durchgezogener Riemen zusammengehalten. An dem Korb sind zwei etwa 2,5 cm breite und 1,5 mm dicke Tragriemen befestigt. Ferner wurden noch ge-

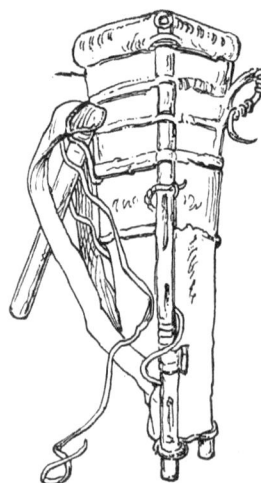

funden zwei tellerförmige Pelzmützen und in Dürren-berg ein Schuh aus Kalbfell, opankenförmig, und eine 17 cm hohe Haube aus Ziegenfell, die wie die skythi-schen seitlich heruntergezogen ist und die Ohren be-deckt (Abb. 16). In norddeutschen Gräbern aus der älteren Hallstattzeit (Jasdorf) finden sich öfter eiserne Gürtelhaken für Ledergürtel.

Aus der La-Tène-Zeit ist besonders interessant eine zu La Tène gefundene Sattlerausrüstung, bestehend aus 27 in einem ledernen Beutel steckenden Geräten (Abb. 17); daß diese — Meißel, Hohlmeißel, Ahlen, Locheisen — zur Lederverarbeitung verwendet wurden, zeigt ein an-deres zugleich vorkommendes Werkzeug, welches heute noch vom Schuhmacher gebraucht wird und dazu dient, Leder zu schneiden und herzurichten (P. Vouga).

Aus der Spät-La-Tène-Zeit hat sich in einem keltischen Skelettgrabe zu Vevey (Schweiz) ein lederner Schwert-gurt erhalten (M. Jahn, S. 29). Zur Bearbeitung des Leders kommen vor allem Messer in Frage. In der Steinzeit waren es Feuersteinmesser, in der Bronze- und Eisenzeit die entsprechenden Metalle, und

Abb. 15. Salztragekorb von Hallstatt (E. v. Tröltsch).

zwar kommen Messer ohne Griff mit einfacher breiter Klinge und ausgebogener Schneide in Betracht, die gewöhnlich als Rasiermesser bezeichnet werden. An einem Eisenmesser dieser Art aus dem Gräberfeld zu Börnike (Kreis Osthavelland)

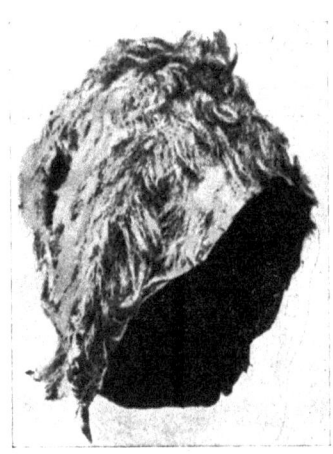

zeigen angerostete Haare, daß es neben einem Fell gelegen hat.

In der vorgeschichtlichen Zeit Ägyptens (also früher als 5000 Jahre v. Chr.) war die Verarbeitung der Felle der Haustiere und die später so beliebte Färbung des Leders schon allgemein in Gebrauch. Infolge der Vergäng-lichkeit des Materials sind uns allerdings ver-hältnismäßig wenige Gegenstände aus Leder erhalten geblieben, und zwar hauptsächlich aus dem vorgeschichtlichen Friedhof mit Hockergräbern zu Negade in Oberägypten. Außer der Lederverschnürung von hölzernem Hausrat sind hier vor allem Reste von be-malten Gürteln, Kopfkissen, Schminkbeu-teln und aus einer etwas späteren Zeit le-derne Schamtaschen zu nennen. In Nubien wurde bei Frauenleichen eine Art Lederschurz aus sorgfältig bearbeitetem Leder mit genäh-ten Säumen beobachtet. Ziegenfelle finden

Abb. 16. Haube aus Ziegenfell aus Dürrenberg (E. v. Tröltsch).

sich als Bedeckung von Hockerleichen häufig in Ägypten wie in Nubien, gelegentlich scheinen diese auch in Lederhüllen eingewickelt gewesen zu sein. Ob aus dieser Einhüllung der Leichen auf eine entsprechende Fell-tracht der Lebenden geschlossen werden kann, ist sehr zweifelhaft [M. Ebert (1), S. 204].

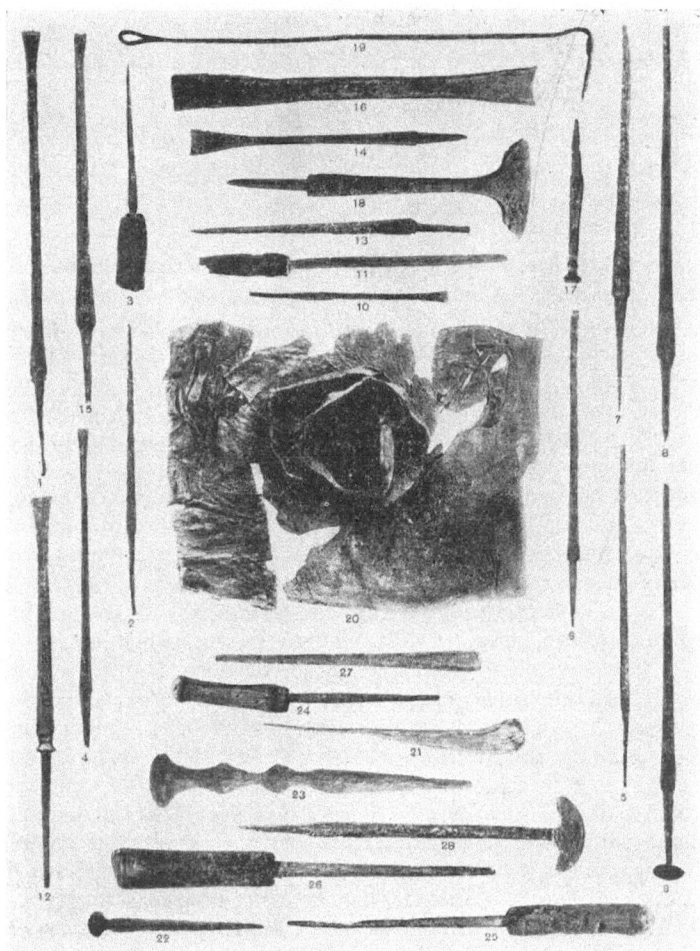

Abb. 17, 1—28. Ledersack mit Sattlerwerkzeugen von La Tène (P. Vouga).

C. Die historische Zeit.

I. Die Gerberei im Altertum und bei den Naturvölkern.

1. Vorderasiatische Völker.

Am weitesten läßt sich die Geschichte der Gerberei zurückverfolgen in Mesopotamien. Die außerordentliche Fruchtbarkeit dieses Landes zwischen Euphrat
und Tigris hatte um die Mitte des 4. Jahrhunderts v. Chr. ein interessantes Volk,
die Sumerer, angelockt, sich hier niederzulassen (E. Unger, S. 116). Begünstigt
durch glückliche Lebensbedingungen haben diese hier in zielbewußter Energie
und Arbeit die älteste uns bekannte Hochkultur geschaffen und zwar zu einer
Zeit, als z. B. die Ägypter sich noch im prähistorischen Zeitalter befanden. Die
spätere ägyptische Kultur ist übrigens zweifellos durch die sumerische beeinflußt
worden. In dem uralten Begräbnisplatz der sumerischen Könige, in der Stadt Ur,
der Heimat des Erzvaters Abraham, sind seit 1919 in der Ruinenstätte Mugajjar

am rechten Euphratufer in drei Schichten übereinander, und zwar besonders in
der untersten, die kostbarsten Schätze gefunden worden, deren Alter um 3300
v. Chr. anzusetzen ist (C. L. Wooley). Neben Geräten aus Gold und Edelsteinen
haben sich auch einige Gegenstände aus Leder gefunden. Es wird eine sehr merkwürdige Beschreibung gemacht von einem Diadem der Königin Schubad [Un-
genannt (1)]. Auf einem Lederstreifen waren Tausende von kleinen Perlen aus
Lapislazuli aufgenäht und auf diesem mit Silberdraht Goldornamente befestigt.
Der Lederstreifen war aber zu einem rein weißen („dead white") Pulver zerfallen,
welches noch die Textur von Leder zeigte. Ebenso wird berichtet von den Radreifen hölzerner Wagenräder, die ebenfalls ein weißes Pulver von ähnlicher Beschaffenheit hinterlassen haben. Wenn von einem Leder berichtet wird, welches
bei der Vermoderung ein blendend weißes Pulver hinterläßt, so denkt man zunächst an alaungares Leder. Denn auch ein mit reinstem Galläpfeltannin gegerbtes Leder wird bei einem solchen Prozeß wohl kaum ein rein weißes Pulver
hinterlassen. Daß in Mesopotamien und den angrenzenden Ländern schon in sehr
früher Zeit Alaun und Galläpfel zum Gerben verwendet worden sind, ist, wie wir
später sehen werden, neuerdings sehr wahrscheinlich geworden.

Über die Lederherstellung und die Leder- und Fellverarbeitung im vorderen
Orient, besonders in babylonisch-assyrischer Zeit, sind wir durch zahlreiche Keilschrifttexte und bildliche Darstellungen einigermaßen unterrichtet. Der große
König und Gesetzgeber von Babylon, Hammurabi (2067 bis 2024 v. Chr.), gibt
in einem Paragraphen seines steinernen Gesetzbuches (im Louvre aufbewahrt)
den täglichen Lohn an, den ein Schuster zu beanspruchen hat (B. Meißner,
S. 230, 257). Die Häute und Felle von Eseln, Rindern, Maultieren und Schafen
gaben das Material für viele notwendige Erfordernisse des Haushalts ab. Die
Lederbearbeitung lag im wesentlichen in den Händen des Schusters (askapu). Es
wird auch ein anderer Handwerker „susikku" namhaft gemacht und es ist möglich, daß dieser das Geschäft des Gerbens ausübte und daß noch ein anderer,
genannt „sarip taxse", das Leder vielleicht färbte; aber auch dem Schuster
werden Häute zur Bearbeitung geliefert, die er dann doch erst gerben muß. Er
stellt übrigens nicht nur Schuhe her, sondern ist auch beim Wagenbau beschäftigt
und macht auch noch andere Sattlerarbeiten; die einfachste Benutzung der Felle
bestand darin, daß man die Innenseite nach außen kehrte und die Öffnungen
zuband. So erhielt man die Schläuche, die in keiner Wirtschaft fehlen durften
und im Zelt oder im Zimmer an einem Pflock hingen. Sie dienten zum Aufbewahren von Wasser, besonders beim Reisen in der Wüste oder im Gebirge, wo man
ohne Zuhilfenahme von Gläsern direkt „das kalte Wasser des Schlauches" trank,
aber auch von Milch und Bier. Aufgeblasen wurden sie einzeln oder in größerer
Anzahl beim Schwimmen von Personen oder zur Herstellung von Flößen benutzt.
Herodot (1) hält für die größte Merkwürdigkeit des Landes ein rundes Schiff aus
Weiden, über das Tierfelle als Decke gespannt sind [siehe auch Xenophon (1)].
Schuhe und Sandalen wurden zwar auf dem Lehmboden des warmen Südens ur-
sprünglich nicht viel getragen, aber zu Wanderungen im Gebirge brauchte man
einen Fußschutz. Daher wurde dieses Handwerk häufig von Nordländern aus dem
Gebirge ausgeübt. Besonders die Mitanni am oberen Euphrat müssen geschickte
Gerber und Schuster gewesen sein, die aus ihrer Heimat nach Süden bis nach Babylonien auswanderten, um ihre Kunst dort auszuüben. An dieser Stelle mag der älteste
historisch beglaubigte Gerber und Schuster der Vergessenheit entrissen werden
[Ungenannt (2)]. Er heißt Agabtaha und lebte zur Zeit des Königs Kastiliasch III.
(1249 bis 1242 v. Chr.), wurde dessen Hoflieferant und für seine Kunst fürstlich
belohnt. Über ihn hat sich eine Keilschrifttafel gefunden, deren Text folgendermaßen lautet:

„Der Flüchtling Agabtaha aus dem Lande Haligalbat flüchtete zum König Kastiliasch, stellte ein pagumi (lederner Gegenstand) für Kastiliasch her und dieser verlieh ihm 10 gurs bestelltes Feld, gemessen nach der großen Elle, in der Stadt Padan. Und sie schrieben eine Tafel als Urkunde des Feldes und der König gab sie an den Lederarbeiter Agabtaha. Jeden, der etwas dagegen einwendet oder Einspruch erhebt, der dieses Feld rauben wird, werden die Götter des Königs verfluchen."

Wahre Kunstwerke müssen die Schuhe gewesen sein, die Tischrutta von Mitanni seinem Schwager Amenhotep III. (um 1400 v. Chr.) nach Ägypten schickte; sie waren aus Hammelleder, blauem Purpur und bunter Leinwand gearbeitet, waren mit Perlen bestickt, hatten Knöpfe aus Edelstein und Spangen von Gold und Silber. Bei Marduk-nadin-ach (1116 bis 1101 v. Chr.) und Merodachbaladan (722 bis 711 v. Chr.) treffen wir ein sonderbar geflochtenes Schuhwerk, das wie Strümpfe aussieht. Die Assyrer trugen in älterer Zeit nur Sandalen mit Fersenkappen (Abb. 18a), dann kamen verschnürte Halbstiefel auf, unter denen auch Strümpfe getragen wurden (Abb. 18b). Die Schnabelschuhe sind wohl eine hettitische Erfindung, wurden aber auch in Assyrien benutzt. Für den Hausbedarf wurden aus Leder Beutel für Silber, Salz und die Schreibgriffel und „Etuis" für Dolche, Rasiermesser und andere Geräte hergestellt. Als Pergament hergerichtet gab es schönes Schreibmaterial ab, das von den späteren Assyrern und Babyloniern besonders für aramäische Schriftstücke den Tontafeln vorgezogen wurde.

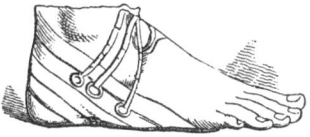

Abb. 18a. Assyrische Sandalen (B. Meißner).

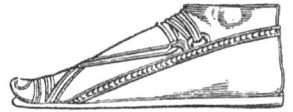

Noch größer war die Bedeutung des Leders für die Heeresausrüstung. Die Panzer, Helmkappen, Köcher und Schilde waren größtenteils daraus gearbeitet und die Kavallerie brauchte es für Sattelzeug, Zügel und Peitsche. Diese hatte meist mehrere Schwänze oder, wie die Assyrer sagen, „Zungen"; gelegentlich wurde sie auch höchst prunkvoll mit Gold, Silber und Edelsteinen verziert.

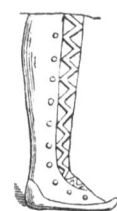

Abb. 18b. Assyrischer Schnürschuh (B. Meißner).

Über die in Mesopotamien angewendeten Gerbmethoden geben mehrere Keilschrifttexte Auskunft. Danach kamen zur Anwendung verschiedene Fette, Milch, Mehl und zwei Ingredienzen, der Stein ga-bi-i aus dem Lande der Hettiter und pagratu. Der französische Assyriologe Thureau-Dangin macht nun darauf aufmerksam, daß der Stein ga-bi-i auch in einer Abrechnung aus der letzten babylonischen und persischen Zeit als Hilfsmittel zum Purpurfärben und zum Gerben, ferner als Heilmittel genannt wird. Manchmal wird auch der Stein aus Ägypten für diese Zwecke erwähnt. Alles dieses bringt ihn zur Überzeugung, daß es sich nur um Alaun handeln könne. Der andere Stoff pagratu findet sich ebenfalls anderweitig erwähnt, und zwar in einer Abrechnung aus der Zeit des Perserkönigs Kambyses (530 bis 522 v. Chr.) neben dem Stein ga-bi-i unter den Produkten, die einem Gerber zur Ausübung seines Handwerks geliefert worden sind. Thureau-Dangin ist der Ansicht, daß es nichts anderes sein kann als Galläpfel und macht darauf aufmerksam, daß die Kombinationsgerbung mit Alaun und Galläpfeln noch heute in der Umgegend von Bagdad gebräuchlich sei. Die Richtigkeit dieser Annahme muß ihm allerdings überlassen bleiben, unwahrscheinlich erscheint sie aber nicht. Es sei dazu noch erwähnt, daß der von den Färbern benutzte Alaun von dem griechischen Arzt Dioscurides (um 50 n. Chr.) „phrygischer Stein" genannt wird. In einem Keilschrifttext aus der Zeit des assyrischen Königs Sargon (722 bis 704 v. Chr.), der ziemlich gleichlautend ist mit einem anderen auf der Tafel von Warka aus der Zeit der Seleuciden (300 bis 100 v. Chr.), wird die Gerbung eines Paukenfelles folgendermaßen beschrieben (vorausgesetzt, daß diese Übersetzung richtig ist):

„Du wirst die Haut des Ochsen nehmen und wirst sie einweichen in gestoßenem Mehl von reinem Nisaba (?), in Wasser, in Bier von bester Qualität, in Wein. Du wirst sie legen in das feine Fett eines reinen Stieres und Aromas aus dem Herzen der Pflanzen mit 4 qua Malzmehl, 4 qua Mehl bitqua (?), 1 qua Mehl kurru (?). Du wirst sie pressen mit Galläpfeln und dem Stein aus dem Lande der Hettiter. Dann wirst Du damit bedecken die eherne Pauke."

In einem anderen Keilschrifttext wird die Gerbung eines Ziegenfelles folgendermaßen beschrieben:

„Du wirst die Haut der Ziege nähren mit der Milch einer gelben Ziege und mit Mehl. Du wirst sie schmieren mit feinem Öl, mit gewöhnlichem Öl, mit dem Fett einer reinen Kuh. Du wirst Alaun einrühren in Traubensaft, dann wirst Du die Oberfläche der Haut ausfüllen mit Galläpfeln, gesammelt von den Baumzüchtern aus dem Lande der Hettiter" [E. Ebeling (1), (2), S. 65].

Die Perser, die späteren Nachfolger der Babylonier und Assyrer, trugen nach Herodot (2) enganliegende lederne Hosen ($\dot{\alpha}\nu\alpha\xi\nu\varrho\acute{\iota}\delta\varepsilon\varsigma$). In dem Palast des Perserkönigs Artaxerxes II. zu Susa (404 bis 358 v. Chr.) findet sich eine Abbildung von Kriegern auf glasierten Ziegeln (Abb. 19) mit Schnürschuhen und ledernen Köchern (Springer-Michaelis, S. 72).

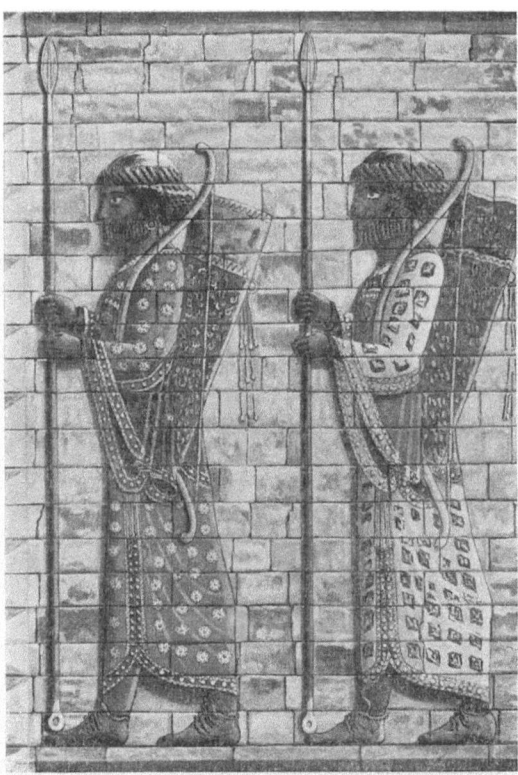

Abb. 19. Bildnisse persischer Krieger auf glasierten Ziegeln aus dem Palast des Königs Artaxerxes II. in Susa mit Schnürschuhen und Lederköchern (Springer-Michaelis).

Xenophon (2) berichtet, daß die Perser seit Kyros Zeiten so verweichlicht seien, daß sie nicht nur Leib, Kopf, Arm und Füße vor den Einwirkungen der Luft durch Umhüllungen zu schützen suchten, sondern auch noch ihre Hände zum Schutz gegen die Kälte mit Pelzwerk bedeckten. In der zweiten Hälfte des 2. Jahrtausends v. Chr. blühte im nördlichen Syrien das Reich der schon mehrfach erwähnten Hettiter. Auf Felsenreliefs finden sich aus dieser Zeit Figuren (Abb. 20a und b) mit Spitzhüten, Schnabelschuhen und auch Schaftstiefeln (Springer-Michaelis, S. 60).

Bei den Ausgrabungen Schliemanns und Dörpfelds auf dem Gebiet des alten Troja, wo zur Zeit des trojanischen Krieges im 2. Jahrtausend v. Chr. das den Griechen stammverwandte Volk der Dardaner wohnte, wurde der sog. „Schatz des Priamus" aus goldenen und silbernen Schmucksachen bestehend gefunden, der aber nach neueren Ergebnissen aus dem Ende des 3. Jahrtausends v. Chr. stammt [Ungenannt (3)], also aus einer viel früheren Zeit als die den

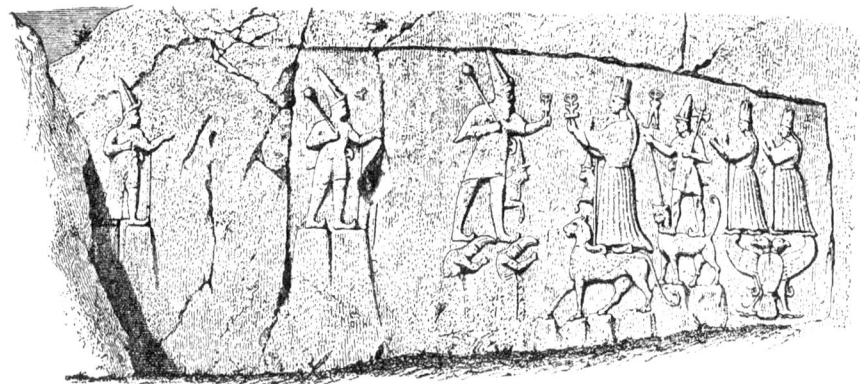

Abb. 20a. Hettiter mit Schnabelschuhen (Springer-Michaelis).

homerischen Gedichten zugrunde liegenden Ereignisse. Dabei fiel in den Gefäßen, welche Goldsachen enthielten, ein feines, weißliches, oft ins Bläuliche spielendes Pulver auf, das nach Olshausen der Überrest eines feinen Leders ist, welches wahrscheinlich als Futterale für die Goldsachen gedient hat (vgl. S. 14). Die Gerberei war also in Mesopotamien und Kleinasien schon frühzeitig hoch entwickelt. Wenn sich auch außer den erwähnten geringen Resten nichts davon erhalten hat, so kann doch kein Zweifel darüber bestehen, daß der vordere Orient die Wiege der Feinledergerberei ist, die auch z. B. bei den Griechen in hohem Ansehen stand. Von der griechischen Dichterin Sappho ist ein Fragment vorhanden (B. Steiner):

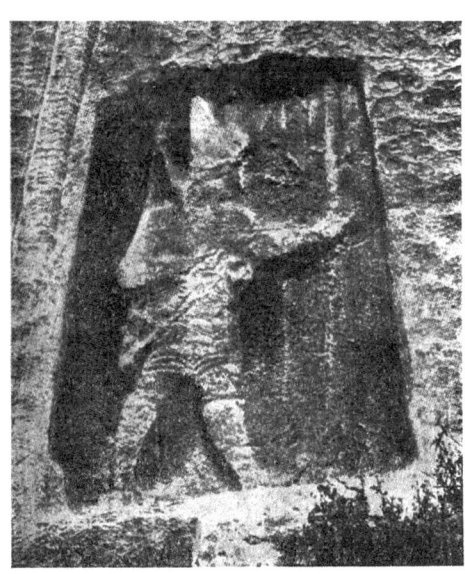

Abb. 20b. Hettiter mit Schaftstiefeln (Springer-Michaelis).

Die Füße verhüllt ein bunter Riemen
Schöne lydische Arbeit.

Selbst noch zur Zeit des Diokletianischen Ediktes (301 n. Chr.), auf das ich noch zurückkomme, erringen die babylonischen Leder (pelles babylonicae) die höchsten Preise (400 bis 500 Denare = RM. 9,— das Fell). Als Fabrikate aus babylonischem Leder werden in diesem Edikt angeführt Gürtel aus weißem Leder (zonae albae) und auch Fußbekleidungen (soleae babylonicae) (Mommsen-Blümner). Byzantinische Schriftsteller, wie Zosimos (5. Jahrh.) und Zonaras (11. Jahrh.), erwähnen noch die schönen Lederarbeiten der Babylonier und Perser (Br. Bucher, S. 196). Das ganze Mittelalter hindurch bis in die Neuzeit stand die orientali-

sche Feinledergerberei und -färberei unter Verwendung von türkischen Galläpfeln und Sumach als unerreichtes Vorbild da, dessen Nachahmung man, wie
wir später sehen werden, mit allen Mitteln erstrebte. Auch die Erzielung einer
besonderen Weichheit des Leders durch Verwendung von Kot- und Urinbeizen
scheint eine altorientalische Erfindung zu sein. Die Araber hatten auf ihrem
Siegeszug unter den Chalifen im 7. und 8. Jahrh. n. Chr. die altorientalische
Kultur kennengelernt und vieles davon angenommen. Sie verpflanzten diese nach
Nordafrika, Marokko und Spanien und ihre Lederindustrie lebt noch heute fort
in den Namen ,,Maroquin'' (von Marokko), ,,Saffian'' (von der marokkanischen
Stadt Saffi) und ,,Corduan'' (von der spanischen Stadt Cordova). Erwähnenswert ist auch die ,,Erfindung'' des Pergaments in der kleinasiatischen Stadt Perga-
mon unter König Eumenes II. (197 bis 159 v. Chr.) infolge eines Ausfuhrverbots
für ägyptisches Papier (aus der Papyrusstaude) seitens des Königs Ptolomaeos
Epiphanes [nach Plinius (1)]. Es kann aber dort nicht erfunden, sondern nur
verbessert worden sein, da schon die Babylonier und nach Herodot die Ionier
in älterer Zeit auf enthaarte Schaf- und Ziegenfelle schrieben.

Über die Verwendung von Häuten, Fellen und Leder bei den alten Juden
finden sich in der Bibel im Alten und Neuen Testament an vielen Stellen Nachrichten, allerdings nicht über die Herstellung des Leders. Näheres hierüber ist
zu finden in den Werken über biblische Archäologie (Riehm-Baethgen, S. 912;
F. Jörissen, S. 5). Erwähnt sei nur der jüdische Gerber Simon, der Gastfreund
des Apostels Petrus. Er hatte seine Behausung nach im Altertum allgemein
gültigen Bestimmungen in einiger Entfernung von der Stadt am Meer, vielleicht
auch des Wassers wegen (Apostelgeschichte). An mehreren Stellen des Alten Testa-
ments (2. Mos. 25, 5; 26, 4; 35, 23) werden rot gefärbte Widderfelle zum Bekleiden
der Stiftshütte erwähnt, woraus hervorgeht, daß das Rotfärben des Leders den damaligen Juden bekannt war. Das Gerbereihandwerk war allerdings, wie überall, wenig geachtet wegen des üblen Geruchs, was z. B. im Talmud, der auch die Verwendung von Hunde- und Schweinekot schildert, wiederholt erwähnt wird. Eine sehr
willkommene Ergänzung erfährt die Geschichte der Gerberei der spätrömischen
Zeit und der Völkerwanderung, aus der nur wenige anderweitige Nachrichten vorliegen, durch den Talmud (S. Krauß, S. 253, 259), der in den ersten fünf Jahrhunderten n. Chr. entstanden ist. Aus den Nachrichten des Talmud ergibt sich
nun folgendes: Wir haben uns in dieser Zeit das Ledergewerbe als sehr bedeutend
vorzustellen. Es lieferte vor allem Fußbekleidungen, wie Sandalen, Schuhe und
Stiefel. Barfußgehen gilt als Ausdruck höchster Armut und besonders für Schrift-
gelehrte gilt es als anstößig, in zerrissenen und geflickten Schuhen zu gehen. Als
sonstige Lederwaren werden angeführt, Säcke, Mäntel, Sitzdecken, Betteinlagen,
Wickel- und Packzeug, Futterale, Hüllen für Musikinstrumente, chirurgische Instrumente, Waffen und Schmiedewerkzeuge, Hirtentaschen, Schläuche, Reise-
taschen, Futtersäcke, Schreibstoffe (Pergament). In jeder Bauernwirtschaft
mußten durch Schlachten und Verenden von Haustieren oder durch Erlegen
wilder Tiere sich Häute vorfinden; sie waren auch ohne jede Bearbeitung zu
Decken und Lagern geeignet. Aber bei den besseren Kreisen blieb es nicht bei der
häuslichen Verwendung, sondern die meisten Felle kamen in die Hand des Gerbers.
Gewöhnlich ließ der Landwirt die Felle in eigener Regie verarbeiten und nur
wenige übernahm der Gerber selbst zum Wiederverkauf. Noch ehe das Fell zum
Gerber kam, war es der Gegenstand des Handels von Leuten, die mitunter so
zahlreich in einem Ort ansässig waren, daß man eine Gasse nach ihnen benannte.
Vielleicht haben wir die berufsmäßigen Abdecker in ihnen zu erkennen, die wegen
des üblen Geruches, den ihre Ware verbreitete, nur unter sich und außerhalb der

Stadt wohnen durften. Die Abdeckerei wird übrigens, da sie auch unter den
Arbeiten der Stiftshütte figurierte, zum Rang einer selbständigen Arbeit erhoben.
Da die Gerberei ein verachtetes Gewerbe war, mußte die Gerberwerkstätte 50
Ellen von der Stadt entfernt sein. Neben der schon erwähnten Seestadt Joppe
ist es noch eine andere Seestadt, Sidon in Phönizien, von der wir eine alte positive
Nachricht von einer· Gerberei haben. Die Bearbeitung der Häute im Wasser
bewirkt ferner, daß die Gerberei im Punkte der Unreinheit dem Walkersumpf
und dem Bader gleichgestellt wird. Die rohe, feuchte Haut wird in primitiven
Verfahren seitens des Landwirts einem gründlichen Zertreten dadurch ausgesetzt,
daß man sie auf der Straße so ausbreitet, daß die Tritte der Menschen darüber-
gehen. Diese bei den Griechen und Römern nicht nachweisbare Methode mußte
wohl alsbald dem Klopfen mit Stöcken weichen, wie wir es auch bei den klassischen
Völkern finden. Das Weichen der Haut geschieht in Weichkästen. Zum Enthaaren dient Schweine- und Hundekot, mit dessen Sammeln und auch mit der
Ausführung der Schabearbeit sich ein sehr verachteter Arbeiter beschäftigte.
Gerstenschrot und Kleie scheinen die Juden bei den Vorarbeiten nicht benutzt
zu haben, da das abgeschabte, aber noch nicht gegerbte Leder, die Blöße, figürlich
„ungesäuertes" Leder genannt wird. Die Gerbung wird ausgeführt mit einer
Mischung von Mehl und Galläpfelstaub, ferner einer Art Weißgerberei mit Salz,
dagegen wird von einer Öl- und Sämischgerberei nichts erwähnt. Ferner wird
noch eine Lederart Diphthera (διφθέρα) erwähnt, die mit Salz und Mehl, aber
nicht mit Galläpfeln gegerbt wurde. Man unterschied also je nach der Gerb-
art mehrere Ledersorten. Wahrscheinlich wurden die verschiedenen Gerbmethoden auch kombiniert. Die gegerbte Haut wird in Rahmen ausgespannt
oder mit schweren Walzen geglättet und in die richtige Form geschnitten. Das
fertige Leder wurde mit Öl bestrichen. Zu Pergament wurden die enthaarten
Häute mit Kalk gebeizt, aber weiter nicht gegerbt, so daß sie steif blieben. Es
gab mehrere Sorten davon, die feinste war die, bei welcher die Narbenseite abgespalten war. Zu Schreibmaterial für religiöse Zwecke nahm man nur Häute
von rituell reinen Haus- oder wilden Tieren.

2. Ägypter.

Das Niltal ist für uns einer der ältesten Schauplätze bekannter Ereignisse des
Menschengeschlechts (Erman-Ranke, S. 538; H. Blümner, S. 538; H. Carter, S. 108ff., 204ff., 247ff.; F. Jörissen, S. 13). Es ist mit seinen Pyra-
miden und Grabkammern das reichste und vollkommenste Museum, der kost-
barste Schrein voller Altertümer geworden. Die ägyptische Geschichte ist großenteils in den unterirdischen Räumen mit Bildern und in Bilderschrift geschrieben.
Über die Gerberei und Lederverarbeitung in der historischen Zeit Ägyptens sind
wir sowohl durch mannigfaltige Bildwerke als auch durch erhaltene Grabbeigaben
einigermaßen unterrichtet. Den Reichtum an Häuten, den der große Viehstand
des Landes mit sich brachte, verstanden seine Bewohner wohl zu schätzen und
das Fell galt ihnen als ein so wichtiger Teil des Tieres, daß ihre Schrift vierfüßige
Säugetiere geradezu durch das Bild des Felles kennzeichnet. Auf einigen Bildern
ist zu sehen, wie schon in damaliger Zeit das Vieh durch Brandmale gezeichnet
wurde und in welcher Weise man die Schlachtung vornahm. Interessant sind
auch viele Darstellungen von Jagden, aus denen zu entnehmen ist, daß den
Ägyptern die Erlegung des Nilpferdes ein besonderes Vergnügen bereitete. Seine
dicke Haut diente zum Überziehen der Schilde und Helme und zur Verfertigung
von Peitschen usw. Auch das Krokodil, dessen Fleisch von den Ägyptern ebensowenig gegessen wurde wie das des Nilpferdes, mußte schon damals seine Haut

zur Lederbereitung hergeben; denn nur in einem Teil Ägyptens, in der Gegend um Theben und um den Mörissee, wurde es heilig gehalten. Schöne Felle, insbesondere die buntgefleckten Leopardenfelle, die man aus Nubien bezog, enthaarte man nicht; sie wurden zu Schilden, Köchern, Spiegelfutteralen und anderem verarbeitet und zur Kleidung der Vornehmen oder als Decken für die Sessel des Hauses verwendet. Die Könige der ersten Dynastien trugen als Abzeichen ihrer Würde ein Fell mit Schwanz. Das gemeine Volk ging wohl in den ältesten Zeiten nackt. Später, um 2500 v. Chr., hatte jeder, auch der Ärmste, einen Schurz, der entweder ganz aus Leder war oder wenigstens Lederstreifen als Besatz trug. Im allgemeinen war auch das Barfußgehen bei Hoch und Niedrig üblich, doch haben sich im Laufe der Zeit Sandalen, Halbschuhe und schließlich auch Schnürschuhe eingebürgert. Im Berliner Museum befindet sich eine kleine Statuette des Obersten der Sandalenmacher aus dem Ammontempel zu Theben. Zu Leder verarbeitet worden sind die Häute von Rindern, Ziegen usw. Bis zu welchem Grad diese Technik ausgebildet war, zeigen uns die Ledergegenstände, die uns in den Gräbern erhalten sind. Unsere Museen bewahren Leder aller Art aus dem mittleren und neuen Reich; ganz grobes, das zu Sandalen und schwächeres, das zu Schürzen, Gürteln und Riemenwerk verarbeitet ist, weißes, pergamentartiges, das man neben dem Papyrus als Schreibmaterial verwendete und ganz feines, mit Vorliebe rot und grün gefärbtes mit eingepreßten Zieraten, wie man es zur Bespannung von Wagen, zu Köchern usw. brauchte oder an die Enden von Leinenbändern setzte. Gut erhaltene Frauenschuhe aus gefärbtem Leder und reich verziert bringen die Sage von der schönen Rhodope und ihrem Schuh in Erinnerung. Seit den ältesten Zeiten pflegte man übrigens, wie noch heute, ganze Ziegenbälge als Schläuche zur Aufbewahrung von Flüssigkeiten zu verwenden und ein solcher Ziegenbalg mit abgeschnittenem Kopf ist eines der gewöhnlichsten Zeichen der ägyptischen Bilderschrift geworden. Das Verfahren, dessen sich die Ägypter beim Gerben der Felle bedienten, ist nicht näher bekannt. Als Gerbstoffe verwandten sie nach den Angaben von Theophrast (1) und Plinius (2) die stark gerbstoffhaltigen Schoten verschiedener Acacia-Arten, hauptsächlich A. arabica, die noch heute unter dem Namen Bablah in den Handel kommen. Eine Angabe, daß sie nach Strabo auch Acanthus, eine krautartige Pflanze, dazu gebraucht hätten, ist unzutreffend. Sie ist wohl dadurch entstanden, daß die Akazie bei den Griechen mitunter Acantha genannt wurde, so bei Theophrast. Auch über die angebliche

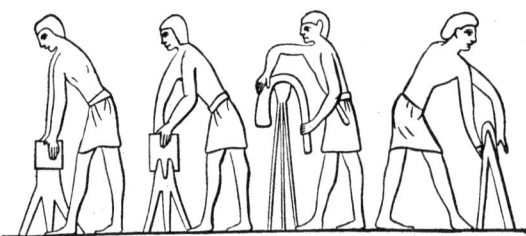

Abb. 21. Altägyptische Lederherstellung. Biegsammachen und Glätten auf dem Falzbock (H. Blümner).

Anwendung von Sumach habe ich nichts feststellen können. An Farbstoffen stand ihnen zur Verfügung für Rot Lawsonia inermis, der Henna- oder Alkannastrauch, für Gelb Carthamus tinctorius, die Färberdistel oder Saflor, für Blau Indigofera tinctoria, der Indigo (Fr. Woenig, S. 349).

Über die Lederherstellung und -verarbeitung im alten Ägypten geben uns erhaltene Reliefs und Wandgemälde aus Theben, El Asassif und Beni Hassan einige Kunde. Man findet darauf dargestellt das Einweichen und Walken der Felle, das Biegsammachen und Glätten des Leders auf einem Falzbock (Abb. 21), das Schaben mit dem Schlichtmond (Abb. 22), das Schneiden mit dem Halbmond, ferner Werkzeuge, wie Ahlen, Halbmond und einen Kamm. Wir sehen die Sandalenmacher in voller Tätigkeit. Einer der Gesellen sitzt auf einem niedrigen Sessel (Abb. 23); er ist bemüht, einen Lederstreifen zu spalten und hat das untere Ende desselben zwischen die Zehen geklemmt. Ein Schuster sitzt auf einem dreibeinigen Stuhl (Abb. 24),

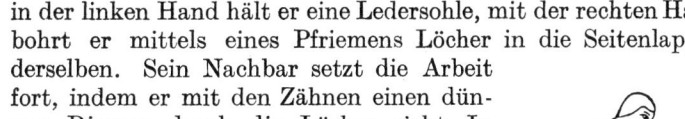

in der linken Hand hält er eine Ledersohle, mit der rechten Hand bohrt er mittels eines Pfriemens Löcher in die Seitenlappen derselben. Sein Nachbar setzt die Arbeit fort, indem er mit den Zähnen einen dünnen Riemen durch die Löcher zieht. In der Werkstatt sehen wir Schaber, Messer, Pfriemen, Bohreisen, Nadeln, Hämmer, Schlägel und rohes Leder. Zugeschnittene Sohlen hängen an den Wänden.

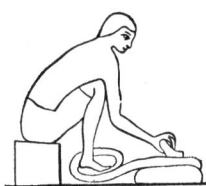

Ein anderes Bild (Abb. 25) zeigt uns, wie das Leder geschnitten, gefärbt, geglättet und gedehnt wird, wie Leopardenfelle gegerbt, gewalkt und teils zu Anzügen für die Priester, teils zu Überzügen für die Kriegerschilde verarbeitet werden.

Abb. 22. Altägyptische Lederherstellung. Schaben mit dem Schlichtmond (H. Blümner).

Abb. 23. Altägyptische Lederbearbeitung. Sandalenmacher beim Schneiden des Leders (H. Blümner).

Auf einem anderen Grabgemälde in Theben, das der Zeit des Königs Thutmes III. (um 1600 v. Chr.) entstammt, ist das Innere der Bude eines Lederarbeiters

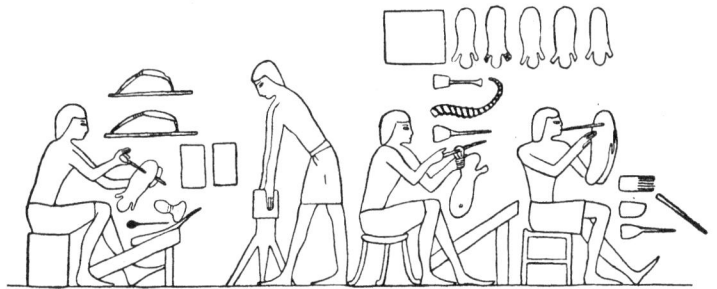

Abb. 24. Altägyptische Schuhmacherei (H. Blümner).

dargestellt (Abb. 26). Dieser schneidet aus einem runden Lederstück Riemen, welche zwei seiner Gesellen zu Seilen zusammendrehen. Der rückwärts gehende Seiler läßt die vier schmalen Lederbänder durch eine Metallröhre gleiten, die durch eine rotierende Kugel in Bewegung gesetzt wird und ihn bei seiner Arbeit unterstützt. Umfangreiche runde Seilknäuel liegen auf dem Boden der Werkstatt.

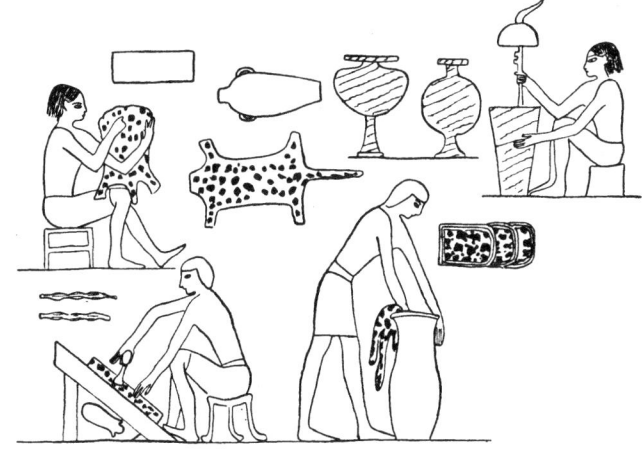

Abb. 25. Altägyptische Kürschner (H. Blümner).

Großes Aufsehen erregt haben in neuester Zeit die von außerordentlichem Glück begünstigten Ausgrabungen des Lord Carnavon, in Gemeinschaft mit dem Ägyptologen Howard Carter in dem sog. „Tal der Könige" bei Luksor, wo einige 30 Könige bestattet lagen. In diesen Gräbern fanden sich zwei hinten offene Wagen ohne Sitze (jetzt im Museum zu Florenz und zu Kairo), zweifellos aus derselben königlichen Werkstatt und höchstens 25 Jahre früher entstanden als die gleich zu erwähnenden aus dem Grab Tut-anch-Amons. Das Rahmenwerk aus gebogenem Holz ist mit Leder zugleich verstärkt und verziert. Der Boden, auf dem der königliche Wagenlenker steht, besteht aus einem die Federung ersetzenden Ledergeflecht, über das ein Tierfell oder eine wollene Matte gebreitet wurde. Im Grab Amenhoteps fanden sich Bruchstücke eines Rades, dessen Buchse und Speichen mit frischem Leder (Rohhaut?) umwickelt waren. Wenn dieses trocknete und sich zusammenzog, preßte es die einzelnen Teile fest aneinander. Die Radreifen sind ebenfalls aus Leder. Neben diesen Radstücken wurden einige Teile vom Rahmenwerk des Radkastens gefunden sowie einige Überreste der Geschirrsättel. Das eigentliche Ledergeschirr der Pferde, offenbar ein Siel-

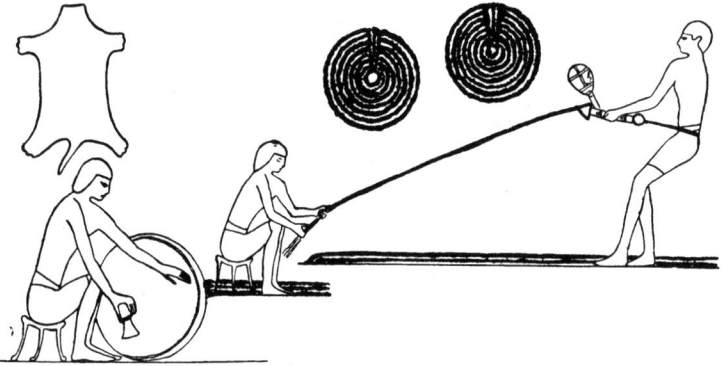

Abb. 26. Altägyptische Seiler (H. Blümner).

geschirr, war leider vollkommen zerstört. Das Grab Tut-anch-Amons (1364 bis 1358 v. Chr.) ist so gut wie vollständig erhalten geblieben. Die Untersuchung der Grabgegenstände ließ Zeichen von Veränderungen erkennen, die nur durch Hitze und Feuchtigkeit hervorgerufen sein konnten. Das Grab muß also zu irgendeiner Zeit heiß und feucht gewesen sein. Ursprünglich muß eine Menge Leder in dem Grab gewesen sein, denn Pferdegeschirr, Stuhlsitze und Sandalen müssen mit Leder versehen gewesen sein. Beim Öffnen des Grabes war das meiste Leder jedoch nur noch nach der Lage seiner Überreste und durch deren chemische Untersuchung zu erkennen. Es hatte sich durch die Einwirkung der Hitze und Feuchtigkeit in eine schwarze, breiige, pechartige Masse verwandelt, die sich schließlich aufgelöst hatte und heruntergetropft war. Dieses Verhalten läßt übrigens auf eine mangelhafte Durchgerbung schließen, da vegetabilisch gut durchgegerbtes Leder wohl zu einer dunklen Masse vermodert wäre, sich aber nicht verflüssigt hätte. Was, nach seiner Verwendung zu schließen, ursprünglich Rohhaut gewesen war, hatte sich bedeutend schlechter erhalten als gegerbtes Leder. Es fanden sich Reste von vier Prunkwagen. Die Reifen der Wagenräder waren aus Leder, die Auflagestellen der Joche aus gebogenem Holz, die an der Deichsel saßen sind mit Leder umwunden, und die Geschirrsättel sind aus Holz mit Leder überzogen. In einer Truhe lagen zwei Paar Sandalen und ein Paar Pantoffeln. Sie waren aus Leder und kunstvoll gearbeitet. Leider ließ ihr Zustand viel zu wünschen übrig. Einmal hatten sie durch das Einpacken gelitten, noch schlimmer war es, daß das Leder zum Teil weich geworden und zergangen war. Die Sohlen dieser Sandalen waren viel stärker zerstört als die Oberteile. Hierdurch waren die Sandalen zusammen- und an andere Gegenstände angeklebt, so daß es äußerst schwierig war, sie aus der Truhe herauszunehmen. Dr. R. H. Pickard, Direktor der Forschungsabteilung der britischen Lederindustrie hat vier Lederfundstücke untersucht. Eines von einem Stuhlsitz war unzweifelhaft als Ziegenleder zu erkennen, eines von einer Sandale ist vermutlich Kalbleder.

Aus der späteren Zeit Ägyptens sind ebenfalls größere Funde von Ledergegenständen erhalten geblieben bis zum 8. Jahrhundert n. Chr. In diesen Jahrhunderten haben die Römer, die Byzantiner, die Sassaniden und die Mohamedaner über Ägypten geherrscht. Einige Kilometer von der aufblühenden Fabrikstadt Achmim in Oberägypten entfernt liegt das überaus ergiebige Gräberfeld der von den Ptolemäern gegründeten Stadt Panopolis (H. Frauberger). Die Gräber enthalten Funde von etwa 150 v. Chr. bis 550 n. Chr., darunter viele Fußbekleidungen. Aus vorrömischer Zeit ist wenig erhalten, weil man erst während der Zeit des Kaisers Antonius Pius (138 bis 161 n. Chr.) anfing die Toten in der Kleidung zu begraben, die sie bei Lebzeiten trugen. Leder war dabei ein häufig gebrauchter Rohstoff. Es diente sowohl zur Herstellung von Sohlen, Sandalen, Riemenschuhen, Pantoffeln, Überschuhen und Stiefeln, als auch von Riemen, die dabei in Gebrauch kamen. Man verwendete ungegerbtes, auf der Fleischseite dürftig gereinigtes, zuweilen von den Haaren nicht ganz befreites Leder, aber auch Zierleder in allen Dicken und Farben. An den Schuhen lassen sich drei Lederarten unterscheiden, Rindsleder, das schon im Altertum als Sohlleder ausschließlich im Gebrauch ist, Ziegenleder und Schafleder. Schafleder oder weiches Leder von anderen Tieren, die nicht mehr bestimmt werden können, kommt an Schuhen zumeist als Futterleder zur Anwendung, Ziegenleder zu-

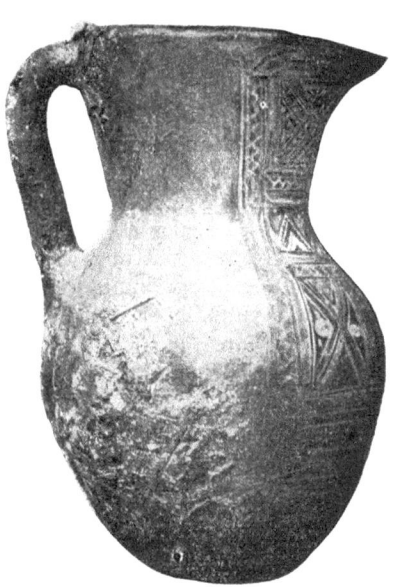

Abb. 27. Lederkanne aus dem Fayum, etwa ⅓ d. nat. Größe [C. Schuchhardt (1)].

meist als Oberleder. Wie aus den Originalstücken zu ersehen ist, war damals die Gerberei und Färberei des Leders in technischer Beziehung auf einem sehr hohen Stand. Die Farben, und zwar kamen vor Rot, Schwarz, Gelb und Vergoldung, sind oft vorzüglich erhalten, obwohl die Stücke 1200 und mehr Jahre in der Erde gelegen haben. Auch zwei Schuhleisten sind gefunden worden, andere Werkzeuge nicht. Ebenfalls aus der römischen Zeit Ägyptens besitzt das Berliner Museum [C. Schuchhardt (1), S. 45] eine aus einem Stück Leder getriebene Kanne, 34 cm hoch, von geschweifter Form, vorn mit einem Flechtmuster aus aufgeklebten dünnen Holzscheibchen verziert. Der Henkel ist eingezapft und mit Harz gedichtet (Abb. 27).

3. Griechen.

Aus der pelasgischen Zeit und dem Zeitalter der mykenischen Kultur, letztere von 1500 bis 1200 v. Chr., ist weder eine Nachricht noch ein Fundstück über die Herstellung oder den Gebrauch von Leder erhalten [Th. Körner (1)]. Einigermaßen zahlreiche Angaben finden sich dagegen aus dem homerischen Zeitalter (1200 bis 800 v. Chr.). In den homerischen Gedichten, der Ilias und Odyssee, von denen die letztere jüngeren Datums ist und einer höheren Kulturstufe entspricht, kommen bereits viele Gegenstände aus verschiedenen Ledersorten vor, die ungegerbte Haut nur ausnahmsweise und für geringe Leute als Lagerdecke. Die Zurichtung der Pelze hat wohl ursprünglich keine eigene Klasse von Handwerkern beschäftigt, sondern sie ist zugleich mit der Lederverarbeitung vorgenommen worden, in älterer Zeit also von den Landleuten selber, die diese Pelze brauchten. Die Gerberei war also wohl ursprünglich eine häusliche, nicht gewerbsmäßige Tätigkeit, die auf dem Lande in allen größeren Wirtschaften vorgenommen wurde. Der Dichter Hesiod (um 770 v. Chr.) erwähnt selbstangefertigte Sohlen aus Stierhaut mit Filz gefüttert und einen Mantel aus Bocksfellen mit Sehnen zusammengenäht. Bei Homer finden an zahlreichen Stellen Gegenstände aus Haut und Leder Erwähnung, als Fußbekleidung, Handschuhe, Pelze als Schmuck, Kopfbedeckungen, als Unterlage beim Schlafen; Schläuche zum Aufbewahren von Wasser, Wein und Öl, Riemen zur Befestigung von Rudern und Segeln, zum Befestigen des Helms, zum Fesseln von Gefangenen, verzierte Gürtel zum Tragen des Schwertes und als Schmuck sowie zur Anfertigung von Schilden. Die Stierhaut wird als Handelsobjekt und als Kampfpreis erwähnt. Auch kommt purpurschimmerndes Leder zu Leibgurten, Riemen und Bällen vor, worunter augenscheinlich gefärbtes zu verstehen ist. Wir finden also in der homerischen Zeit die Haut und das Leder als wichtigen Gebrauchsgegenstand des täglichen Lebens und der Kriegsausrüstung weit verbreitet. Von Gerbmethoden finden wir beschrieben die Fettgerbung, und zwar in sehr anschaulicher Weise bei dem Kampf der Achäer und Troer um die Leiche des Patroklos folgendermaßen (Homers Ilias, S. 389 bis 395):

> Wie wenn einer den Knechten das Fell des gewaltigen Stieres
> Darreicht, um es zu strecken, nachdem er mit Fett es getränkt hat;
> Sie dann fassen es an und ziehn, auseinander sich stellend,
> Ringsumher, bis die Nässe verdampft und das Fett sich hineinzieht;
> Viele ja zerren daran, bis ganz es im Ziehen sich ausstreckt,
> Also zerrten die Kämpfer daselbst auf wenigem Raume
> Hin und her an dem Toten.

Das hier gebrauchte Wort ἀλοιφή bedeutet bei Homer meistens Schweinefett, kann aber auch jedes andere Fett bedeuten. Da Loh- und Alaungerbung nirgends erwähnt werden, andererseits aber bei Homer alle häuslichen und gewerblichen Vorrichtungen der damaligen Zeit erwähnt und beschrieben werden, so ist mit einer gewissen Wahrscheinlichkeit anzunehmen, daß wenigstens bei den Griechen dieses Zeitalters nur die erstgenannte Gerbmethode ausgeübt worden ist. Benutzt wurden zur Lederherstellung Ochsen- und Ziegenhäute, dagegen nicht die Häute von Schafen und Schweinen, als Pelzwerk die Felle von Löwen, Panthern, Wölfen und Iltissen. Die Umständlichkeit des Gerbverfahrens und der große Bedarf an Leder muß schon früh einen handwerksmäßigen Betrieb herbeigeführt haben. Daher kommt auch schon bei Homer der Lederarbeiter als berufsmäßiger Handwerker vor, so z. B. Tychios aus Böotien, der den siebenhäutigen Schild des Ajas hergestellt hatte und den Plinius später geradezu als Erfinder der Gerberei bezeichnet, ferner bei den Phäaken Polybos als Verfertiger von Bällen. Die Lederarbeiter erscheinen in der homerischen Zeit als freie Leute, von denen im Gegensatz zur späteren Zeit mit Achtung gesprochen wird.

Die nun folgende Periode von 800 bis 500 v. Chr. ist die Zeit der hellenischen Staatenbildung, der Kolonisation an den Küsten Kleinasiens und des Schwarzen Meeres, der Inseln und im westlichen Mittelmeer der großen Gesetzgeber Lykurg und Drakon und der lyrischen Poesie. Aus dieser Zeit sind nur wenige auf die Gerberei bezügliche Nachrichten erhalten.

In der folgenden Periode von 500 bis 300 v. Chr. muß die Gerberei bereits ein ziemlich bedeutendes, im großen betriebenes und gewinnbringendes Gewerbe gewesen sein, durch das Männer wie Kleainetos, der Vater des Kleon, dieser selbst und Anytos, die im Staate eine Rolle spielten, reich geworden waren. Über den Umfang ihrer Geschäfte läßt sich allerdings aus den vorhandenen Nachrichten kein Schluß ziehen. In Athen war den Gerbern eine abgelegene Gegend, Lepros genannt, angewiesen und so auch sonstwo, ohne Zweifel des üblen Geruches wegen. Dieser Umstand sowie das Hantieren mit tierischen Kadavern und mit Urin scheint dem Ansehen der Gerberei im Altertum sehr geschadet zu haben. Bei verschiedenen griechischen Schriftstellern (Aesop, Artemidorus, Julius Pollux) wird dieses ausdrücklich zum Ausdruck gebracht. Sie wird gelegentlich selbst von so vorurteilsfreien Leuten wie Sokrates als ein Schande machender Beruf bezeichnet, obgleich dieser selbst sie zu den vier für den Staat wichtigsten und unentbehrlichsten Gewerben rechnete. Betrieben wurde die Gerberei in dieser Zeit ausschließlich durch Sklaven und die Besitzer befaßten sich höchstens mit der geschäftlichen Leitung. Auch wird schon von einem regelrechten Häutehandel, besonders an den Küsten des Schwarzen und des Marmarameeres, aus Kyrene usw. berichtet [Becker, Meinecke, Polybios, G. Kaibel, Theophrast (2)]. In dieser Periode werden auch zum ersten Male die vegetabilischen Gerbstoffe erwähnt. Aristoteles (1) sagt: „Scharfe Säuren enthalten die Rinden und Früchte vieler Gewächse, z. B. die der Eiche und die der Myrte" [E. O. v. Lippmann (1), S. 118]. Ferner berichtet er, daß bei den Skythen Eichenrinde als Gegenmittel gegen aus Schlangengift bereitetes Pfeilgift benutzt werde, also die erste Anwendung der alkaloidfällenden Wirkung der Gerbstoffe. Die Anwendung der Pflanzengerbstoffe in der Gerberei erwähnt er jedoch noch nicht. Dies ist erst der Fall bei seinem Schüler Theophrast (3). Er führt als Gerbmittel an: die Kiefernrinde (von Pinus halepensis, der Aleppokiefer), die Rinde der idäischen Kiefer (Pinus Pinaster), die Erlenrinde (von Alnus oblongata), die Galläpfel von der „zahmen" Eiche mit eßbaren Früchten, wahrscheinlich Quercus infectoria, ferner den Sumach (wahrscheinlich Rhus coriaria, vielleicht auch Cotinus coggygria), dessen Gebrauch auch von anderen Schriftstellern erwähnt wird. Der Arzt Galenus hebt besonders hervor, daß dessen Wirkung auf dem Zusammenziehen und dem Austrocknen der Haut beruhe. Eichenrinde ist bei den Griechen und Römern als Gerbmaterial nicht sicher bezeugt, wohl aber Valonea (Paul von Aegina). In der antiken Medizin spielen die Pflanzengerbstoffe als Adstringentien eine große Rolle und heute noch werden eine ganze Reihe davon benutzt. Über Mineralgerbung, insbesondere Alaungerbung, finden sich aus dieser Zeit noch keine Nachrichten, obwohl Aristoteles (2) zwei Stoffe, στυπτηρία und μελαντερία, wahrscheinlich unreinen Alaun und eisenvitriolhaltigen Kupfervitriol, erwähnt und ihre Anwendung in der Färberei als Beize beschreibt. Über die Technik des Gerbens finden sich nur spärliche Nachrichten. Aristophanes erwähnt das Schaben der Häute auf dem Schabebaum, das Anpflöcken derselben auf der Erde zum Ausstrecken. Das Enthaaren der Häute wird unter Anwendung von Urin bewirkt und die dabei abfallende Jauche wird unter dem Namen Gerbermist (κόπρος βυρσοδεψική) als guter Düngestoff für manche Pflanzen erwähnt. Der Gerbprozeß, das Eindringen des Gerbstoffes, wird durch Schlagen mit Stöcken befördert und die Haut dabei gleichzeitig weich gemacht. Als Vertreter der Gerberei, und zwar schon als einer Art Großindustrie mit Sklavenbetrieb, werden aus dieser Zeit genannt Kleainetos, ein wohlhabender und in seiner Vaterstadt Athen angesehener Mann. Sein Sohn Kleon ist der berühmteste aller Gerber und außerdem Schuhfabrikant, der in der Geschichte Athens als Politiker und Feldherr eine wichtige, doch keine rühmliche Rolle gespielt hat. Allerdings

stammen alle Nachrichten über ihn von seinen schärfsten politischen Gegnern
(Aristophanes, Thukydides) und erst die neuere Geschichtsschreibung sucht
ihm etwas mehr gerecht zu werden.

Die Verwendung des Leders war bei den Griechen ungemein mannigfaltig.
Die wichtigste war natürlich die Schuhmacherei. Fußbekleidungen werden sehr
viele Arten unter den verschiedensten Namen genannt und sind auf Bildwerken
zu sehen, von der einfachsten Sohle bis zum Schnür- und Schaftstiefel, gefärbt
und ungefärbt, und es scheint ein ziemlicher Luxus damit getrieben worden zu
sein [Th. Körner (2)]. In den Miniamben des Herondas, eines griechischen
Dichters aus dem 3. Jahrhundert v. Chr., kommt ein Schuster Kerdon vor, der
neben sonstigen merkwürdigen Lederartikeln 16 verschiedene Schuhsorten feil
hat, von denen die meisten auch anderweitig bezeugt sind (Crusius-Herzog,
S. 153). Daneben gebrauchte man das Leder ebenso wie heute zu den verschiedensten Zwecken im bürgerlichen und militärischen Leben. Über die Lederverarbeitung und den Lederverbrauch finden sich sehr zahlreiche Nachrichten,
auf welche näher einzugehen hier zu weit führen würde. Ob sich im alten Griechenland Reste von Leder erhalten haben, habe ich nicht in Erfahrung bringen
können, dagegen finden sich solche im Museum Eremitage in Leningrad, stammend
aus den griechischen Kolonien am Schwarzen und Asowschen Meer, nämlich ein
Paar Schaftstiefel aus feinem Leder aus dem Grabe einer vornehmen und reichen
Frau oder eines jungen Mädchens aus griechischer Familie aus Panticapaeum
(Kertsch) zu Pawlowskoi-Kourgan bei Kertsch aus dem Anfang des 4. Jahrhunderts v. Chr. [Ungenannt (4)]. Der eine ist mit Ausnahme der Sohle vollständig erhalten. Jeder dieser Stiefel besteht aus zwei Teilen, dem Schaft und
der Sohle, eine Naht vereinigt sie unten, eine andere läuft die Wade entlang.
Die Höhe beträgt 6$\frac{1}{2}$ Wersch (à 0,0443 m) und die Maße entsprechen einem sehr
niedlichen Fuß. Ferner befinden sich in demselben Museum die weniger gut als
die vorigen erhaltenen Fragmente eines Paares lederner Stiefelchen aus einem
Grabhügel bei dem Dorfe Steblejewka auf der Halbinsel Taman, enthaltend die
Überreste einer griechischen Demeter-Priesterin aus der zweiten Hälfte des
4. Jahrhunderts v. Chr. Die besonders gut erhaltenen Sohlen sind von stärkerem
weißem, die Schäfte von ganz dünnem braunem Leder, das mit sauberen Verzierungen versehen ist. Von der Halbinsel Taman stammt auch noch eine überaus
zart gearbeitete und wohl erhaltene Sandale von schwarzbraunem Leder aus dem
Grabe einer Frau von auffallender Kleinheit aus dem 3. Jahrhundert v. Chr. Sie
ist für den rechten Fuß gearbeitet und besteht aus 11 bis 12 übereinandergelegten
Schichten dunkelfarbigen Leders. Auf ihrer Oberfläche sind noch zwei Reihen
zarter, vergoldeter Ornamente zum Teil sehr wohl erhalten. Bänder zur Befestigung an den Fuß sind nicht zu bemerken.

4. Römer.

Über die Anfänge des Gerberhandwerks auf italischem Boden geben uns die
literarischen Quellen keine Auskunft (J. v. Müller, Bd. IV, Abt. 2, S. 589ff., V,
4, 7, 11; H. Blümner, S. 260). Die Funde in den Pfahldörfern der Terremare
oder in den prähistorischen Gräbern Italiens, besonders der Nekropolen von
Forum, Esquilin und Alba longa enthalten keinerlei Gegenstände aus Leder. In
sprachlicher Hinsicht lehrt uns die Vergleichung, daß im Griechischen und
Lateinischen die Worte, die sich auf Flechten, Spinnen, Weben und Lederarbeit
beziehen, eine Menge verwandter Beziehungen aufweisen, die uns den Beleg
bieten, daß diese Techniken gemeinsamer gräko-italischer Besitz waren. Auf
etwas sichererem Boden stehen wir erst mit der römischen Königszeit, wo wir es

freilich auch noch nicht mit zweifellosen historischen Nachrichten, sondern nur mit der Tradition zu tun haben. Diese, von Plutarch überliefert, berichtete in der römischen Kaiserzeit — frühere Nachrichten liegen nicht vor —, daß Numa Pompilius die damals bestehenden Handwerke in acht Zünfte (collegia) verteilt habe, darunter auch die Schuster und Gerber. Diese Nachricht kann allerdings nicht unbedenklich als historische Tatsache hingenommen werden. Zwar braucht man nicht in Zweifel zu ziehen, daß diese Gewerbe schon damals in Rom bestanden haben, ob aber als Kollegien ist eine andere Frage. Insbesondere muß das Vorhandensein der Schuster (sutores) zugegeben werden; die Zeiten primitiver Kultur, wo sich, wie später noch der Landmann, jeder sein Schuhwerk selbst zuschnitt und zusammennähte, waren in Roms Frühzeit wohl schon lange vorüber und die nach Ständen unterschiedenen Arten der Fußbekleidung scheinen auch alten Datums zu sein. Bedenklich ist es dagegen, wenn die Gerber (coriarii) als besonderes Kollegium aufgeführt werden. Zwar war selbstverständlich die Kenntnis des Gerbens, auf deren Spuren wir ja schon bei Homer stoßen, in jener Zeit allgemein verbreitet. Denn wenn auch vielfach, zumal auf dem Lande, noch ungegerbte Felle zur Kleidung benutzt werden mochten, so ist das doch bei der städtischen Tracht ausgeschlossen und für Schuhwerk, Schilde, Zaumzeug der Reit- und Zugtiere und anderes mehr war gegerbtes Leder unerläßlich. Man wird sich aber fragen müssen, ob das Gerberhandwerk damals schon von dem des Schusters oder des Lederarbeiters überhaupt getrennt war. Wenn wir von Athen wissen, daß dort noch im 5. Jahrhundert v. Chr. die Gerber auch Schuhe verfertigten (Kleon, Anytos), so dürfen wir ähnliche Verhältnisse auch für die römische Frühzeit voraussetzen, wenn es auch möglich ist, daß sich um jene Zeit eine Trennung dieser Gewerbe vorbereitet hat. Auch in Italien war, wie mannigfache Spuren andeuten, die älteste Tracht die Bedeckung mit Tierfellen. Der Dichter Propertius z. B. berichtet, daß in den ältesten Zeiten die Senatoren in Pelze gekleidet gewesen wären. In späterer Zeit, nachdem man die Verarbeitung von Wolle, Flachs und Baumwolle kennengelernt hatte, kam natürlich diese Tracht ganz ab und blieb nur bei Hirten und Landbewohnern üblich. Aber in der römischen Zeit finden wir bereits ziemlich früh den Gebrauch von Pelzen auch bei besseren Ständen und in der Kaiserzeit, wo überhaupt die Tracht etwas weichlicher wurde, kamen Anziehpelze (pelles indusatoriae), ebenso wie Felle als Teppiche und Decken (stragula, pellicia) immer mehr in Aufnahme. Daher finden wir denn auch erst bei den Römern Kürschner und Pelzhändler (pelliones, pellarii). Allerdings erfahren wir gar nichts darüber, in welcher Weise die Pelze zum Tragen zugerichtet wurden und welche Tätigkeit also dem Kürschner zufiel, welche bei den Römern ein eigenes Gewerbe betrieben zu haben scheinen. In Ostia haben sich Inschriften aus der römischen Kaiserzeit gefunden, auf denen die Korporation der Kürschner (corpus pellionum) genannt wird (P. Larisch, S. 30).

Die Technik des Gerbens des eigentlichen Leders ist wohl bei den Römern in ähnlicher Weise betrieben worden wie bei den Griechen, wenigstens ist dies bei den vielen Beziehungen zwischen Italien und Griechenland und der regen Kolonisationstätigkeit der Griechen in Unteritalien als sehr wahrscheinlich anzunehmen. Aus römischen Schriftstellern sind hierüber nur wenige Notizen zu entnehmen. So berichtet Plinius (3), daß man zum Enthaaren die in Urin gefaulten Blätter des Maulbeerbaums benutze. Dioscurides und Plinius erwähnen noch als zu dem gleichen Zweck dienend die Frucht der rotfrüchtigen Zaunrübe (Bryonia dioica). Die den Griechen bekannten Gerbstoffe, wie wir früher sahen, die Rinden der dortigen Kiefern, Weiden und Erlen, der Sumach, die Galläpfel, werden bei den Römern höchstwahrscheinlich auch in Gebrauch

gewesen sein. Die gerbstoffhaltigen Pflanzen spielen in der antiken Medizin eine
große Rolle und es ist eine ganze Reihe davon zu Heilzwecken benutzt worden.
Ob diese auch alle in der Gerberei verwendet worden sind, ist nicht sicher bezeugt.
Plinius nennt noch die dornige Akazie (Acacia arabica), deren Hülsen, Samen
und Blätter an Stelle von Galläpfeln benutzt werden. Aus den Hülsen läßt er
durch Eindunsten der Abkochung für medizinische Zwecke einen Extrakt herstellen, der in der Hauptsache aus Gerbstoff bestanden haben muß und das Ur-
bild der jetzigen Gerbstoffextrakte darstellt. Von der Granate (Punica granatum)
benutzten die Griechen und Römer sowohl die Fruchtschalen als die Knospen und
Blüten sowie auch die Rinde als Adstringentien in der Medizin. Plinius kennt
neun Arten des Granatapfels. Die Frucht der einen Sorte heißt malicorium, d. h.
Gerbapfel, weil ihre Schale sehr oft zur Lederbereitung diene. Als bestes Gerbmittel werden von Plinius die Galläpfel empfohlen, von denen er solche mit und
ohne Flugloch, helle und dunkle, große und kleine nennt. Wie verschiedene
andere Gerbmittel so führt er alle Arten der Galläpfel auch zum Schwarzfärben
der Haare an. Von den verschiedenen Eichen werden von ihm und Dioscurides
Rinde, Holz, Blätter und Früchte als Adstringentien empfohlen, der Gebrauch
dieser Materialien in der Gerberei wird jedoch bei den Römern und Griechen nicht
ausdrücklich bezeugt. Ferner wird von Plinius Rinde, Blätter und Samen der
weißen und schwarzen Myrte als Gerbmaterial sowie als äußerliches und inner-
liches Adstringens genannt. Die Blätter zweier Sumacharten, des Perückenbaumes
(Cotinus coggygria) und des Gerbersumachs (Rhus coriaria), spielten eine wichtige
Rolle und zwar sowohl in der Medizin als in der Gerberei. Plinius nennt den
Sumach ausdrücklich Gerberstrauch (Frutex coriarius). Außerdem werden noch
als zum Gerben benutzte Pflanzenstoffe erwähnt die Wurzeln und Beeren der
wilden Rebe labrusca oder Vitis silvestris, ferner eine unbekannte Pflanze, die von
Plinius notia genannt wird, wahrscheinlich identisch mit der, welche von dem
Grammatiker Sextus Pompejus Festus „nautea" genannt und als Kraut mit
schwarzen Körnern beschrieben wird. Die Verwendung des Alauns zur Gerberei
ist von Plinius ausdrücklich bezeugt und ferner dadurch, daß der Name „aluta"
für feines Leder von alumen, Alaun, abgeleitet ist. Über Öl- und Fettgerberei
finden wir bei den römischen Schriftstellern keine besonderen Nachrichten, jedoch
ist nicht daran zu zweifeln, daß sie den Römern ebenso bekannt gewesen ist wie
den Griechen, wo sie, wie früher erwähnt (S. 24), schon bei Homer beschrieben
wird. Es sprechen sogar mancherlei Anzeichen dafür, daß unter aluta oder pellis
alutacea nicht nur alaungares sondern auch fettgares Leder zu verstehen ist, weil
seine besondere Weichheit ausdrücklich hervorgehoben wird (vgl. auch S. 36).
Den Tran (von Delphinen) kennt Plinius allerdings nur als äußerliches Heilmittel. Gleichfalls bekannt war die Pergamentherstellung, bei der die Felle
nur enthaart und geschabt werden. Was das Färben des Leders anlangt, so werden
uns zwar nur wenige dazu benutzte Stoffe direkt genannt, doch geht aus den
Nachrichten hervor, daß man sich schon vortrefflich darauf verstand. Erwähnt
werden von Plinius als Farbstoffe für Leder namentlich die Rinde des Lotos-
baumes (Diospyros Lotos), Krapp (Rubia tinctorum), vor allem aber (eisenvitriol-
haltiger) Kupfervitriol zum Schwarzfärben. Das sind aber nur einzelne zufällig
erhaltene Beispiele. Denn es werden Schuhe von den mannigfaltigsten Farben
genannt und ebenso auch Fabrikate von Riemern und Sattlern in sehr verschiedenen Farben. An Farbstoffen waren zur römischen Kaiserzeit in Gebrauch der
Purpur (von verschiedenen Meeresschneckenarten, Murex, Purpura), Orseille
(verschiedene Flechtenarten, Roccella und Ochrolechnia), Kermes (Coccus ilicis),
Safran (Crocus-Arten), Wau (Reseda luteola), Waid (Isatis tinctoria), Lackmus
(Lecanora-Arten), Färberginster (Genista tinctoria), Kreuzdorn (Rhamnus ca-

thartica), Anchusa italica, Nußschalen, Granatapfelblüten, unbekannte Pflanzen, wie Thapsia, Hysge oder Hyacinthus und wahrscheinlich auch der Indigo; bekannt war ferner der Gebrauch des Alauns als Fixiermittel. Auch das Pergament wurde nicht selten auf der unbeschriebenen Seite gefärbt. Interessant ist auch die Beschreibung der Eisenreaktion der Gerbstoffe von Plinius, die er in der durchaus modernen Form des Reagenspapiers anwendet. Er gibt nämlich an, daß man den Grünspan (aerugo) auf eine Verunreinigung mit Eisensalzen prüfen könne durch Aufstreichen desselben auf mit Galläpfellösung getränkte Papyrusstreifen, die sich beim Vorhandensein von atramentum (Eisensulfat) schwärzten. Die Echtheit des alumen liquidum soll man daran erkennen, daß es sich mit Granatapfelsaft schwarz färbe. Auch das alumen spissum werde durch Galläpfelsaft gefärbt. Es muß sich also wohl um Eisenverbindungen gehandelt haben.

In Pompeji ist im Jahre 1873 eine Gerberei ausgegraben worden (H. Blümner, S. 271; Pauly-Wissowa, S. 1238). Der eine Raum, der aus einem früheren Atrium des Hauses hergerichtet worden war, diente zur Behandlung der Felle. Er ist

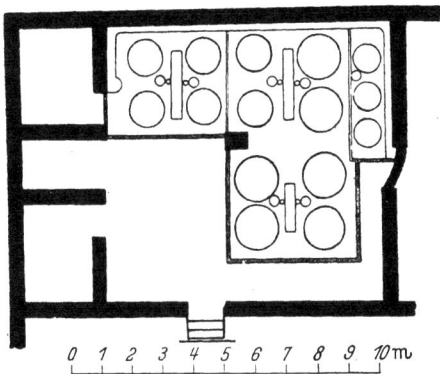

Abb. 28a. Grundriß einer Gerberei in Pompeji (H. Blümner).

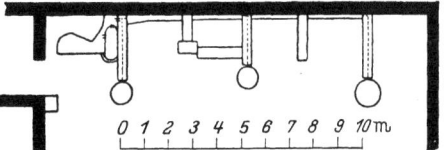

Abb. 28b. Grundriß eines Arbeitsraumes der Gerberei (siehe Abb. 28a) in Pompeji (H. Blümner).

$8{,}50 \times 9$ m groß; in der Mitte wird das Dach durch einen Pfeiler gestützt. Eine niedrige Mauer trennt von dem Raum einen Teil ab, in dem sich 15 runde Gruben von 1,25 bis 1,60 m Durchmesser und etwa 1,50 m Tiefe befinden (Abb. 28a). Die Gruben sind mit Stuck verkleidet und haben je zwei Löcher zum Ein- und Aussteigen. Zwischen je vier finden sich längliche viereckige Gruben von etwa 0,50 cm Tiefe, die anscheinend nicht mit Holz ausgelegt waren. Neben jeder dieser drei Gruben sind zwei in den Boden eingelassene Tongefäße, ein siebentes befindet sich nahe der Südostecke neben einer der dort angebrachten drei Gruben. Zwischen jedem dieser Gefäße und der länglichen Grube ist ein enges zylinderförmiges Loch von der Tiefe der Grube und unten gegen diese geöffnet. Man nimmt an, daß hier Tonröhren eingesetzt waren, doch hat sich keine solche erhalten. Offenbar wurden in den runden und länglichen Gruben Felle mit den Gerbstoffen in Berührung gebracht, die großen runden Gruben dienten für die Lohgerberei, die kleineren länglichen wohl für die Weißgerberei. Die hierfür benutzten Gerbstoffe waren in den Tongefäßen enthalten und wurden durch die senkrechten Röhren in die Grube geleitet. In einem anderen Teil des Hauses, einem nach dem Garten zu offenen Porticus, findet sich eine Anlage, die vielleicht zur Bereitung einer für die Gerberei dienenden Flüssigkeit diente (Abb. 28b). Aus einem genau runden Becken floß die Flüssigkeit teils durch zwei Öffnungen in ein niedriges Bassin, teils in eine an der Wand entlang geführte gemauerte Rinne, aus der sie durch drei seitwärts abzweigende, in kurzen Mauern enthaltene Rinnen in drei große Tongefäße gelangte. In dem ersterwähnten Raum sind auch Werkzeuge (Abb. 29) gefunden worden, nämlich ein in einem Holzgriff eingelassenes bronzenes Messer mit zwei Eisennägeln befestigt, wahrscheinlich ein Schabmesser, dem heutigen Blanchiereisen entsprechend, ferner ein eisernes Schabmesser mit zwei Holzgriffen an beiden Enden, die nicht mehr vorhanden sind. Die Schneide ist an der konkaven Seite, zum Putzen der über den Falzbock gelegten Felle; außerdem ein Gerät aus Eisen mit der Schneide an der konvexen Seite zum Schneiden des Leders, oben mit rundem Griff, eine Art Halbmond.

Die Verarbeitung des Leders verteilte sich auf verschiedene Handwerke. Der Lederarbeiter im allgemeinen sowie speziell der Schuster heißt sutor, von suere,

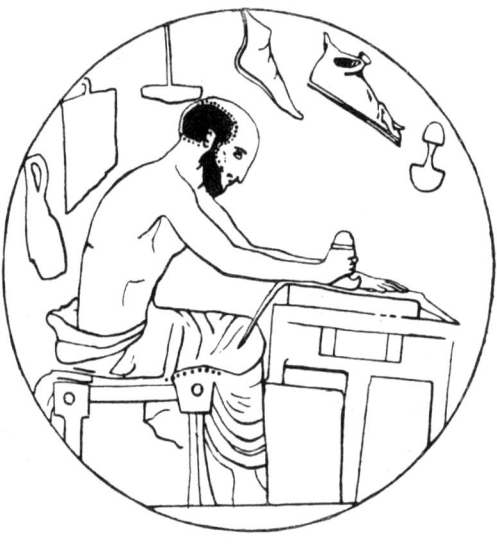

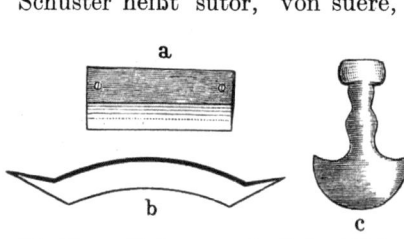

Abb. 29 a—c. Werkzeuge aus der Gerberei (siehe Abb. 28 a) in Pompeji (H. Blümner).

Abb. 30. Römischer Schuster an der Arbeit. Vasenbild (H. Blümner).

nähen, sein Handwerk ars sutrina und seine Werkstatt taberna sutrina (Abb. 30). Es werden aber noch verschiedene Arten von Schuster unterschieden, je nach der Art der verfertigten Schuhe, nämlich calceolarius, caligarius, crepidarius, sandaliarius, solearius, gallicarius und der Schuhflicker cerdo oder sutor veteramentarius. Von sonstigen Lederarbeitern werden noch genannt lorarius, der Riemer, capistrarius, der Halftermacher, tabernacularius, der Zeltmacher, loricarius, der Verfertiger von Lederpanzern, scutarius, der Schildmacher, ampullarius, der gläserne ampullae mit Leder überzieht oder solche ganz aus Leder herstellt und utricularius, der Schlauchmacher.

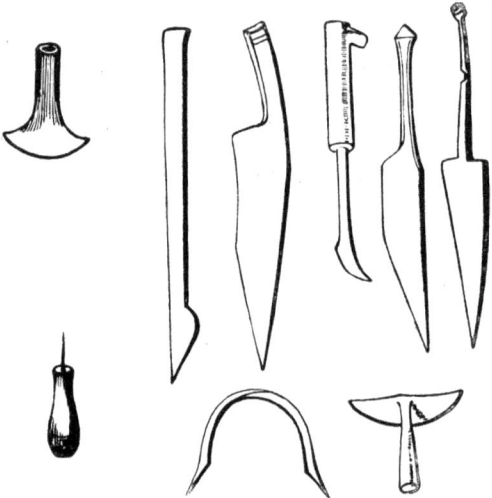

Abb. 31. Römisches Werkzeug für Lederarbeiter (H. Blümner).

Auch in den römischen Kolonien in der Nähe des Rheins, in den Limes-Kastellen, sind zahlreiche Reste von Leder nebst Werkzeugen zur Lederverarbeitung gefunden worden (Abb. 31 und 32), die in den Museen zu Mainz, Wiesbaden, Bonn, auf der Saalburg bei Homburg v. d. H. und an anderen Orten aufbewahrt werden. R. Kobert (S. 33) hatte Gelegenheit, solche Lederproben aus der Nähe von Bonn, aus Mainz und aus dem Limes-Kastell Zugmantel zu untersuchen, die aus der Mitte des 2. Jahrhunderts n. Chr. stammten. Sie enthielten alle einen eisengrünenden Gerbstoff, der aber fast vollständig in wasser-

unlösliche Phlobaphene übergegangen war, teilweise ein ölsäurehaltiges Fett und
Ruß, von der Schwärze herrührend. Eine Alaungerbung konnte nicht nachgewiesen
werden. Dazu soll bemerkt werden, daß die Eisenreaktion in solchen Fällen nur mit
großer Vorsicht zu benutzen ist, da sie durchaus nicht für Gerbstoffe spezifisch ist.
Im vorliegenden Fall ist sie allerdings noch durch andere Reaktionen gestützt. Die
Aschenbestandteile, Eisen, Calcium, Magnesium, Kieselsäure, Phosphorsäure,
Chlor und Kohlensäure ergaben nichts Charakteristisches.

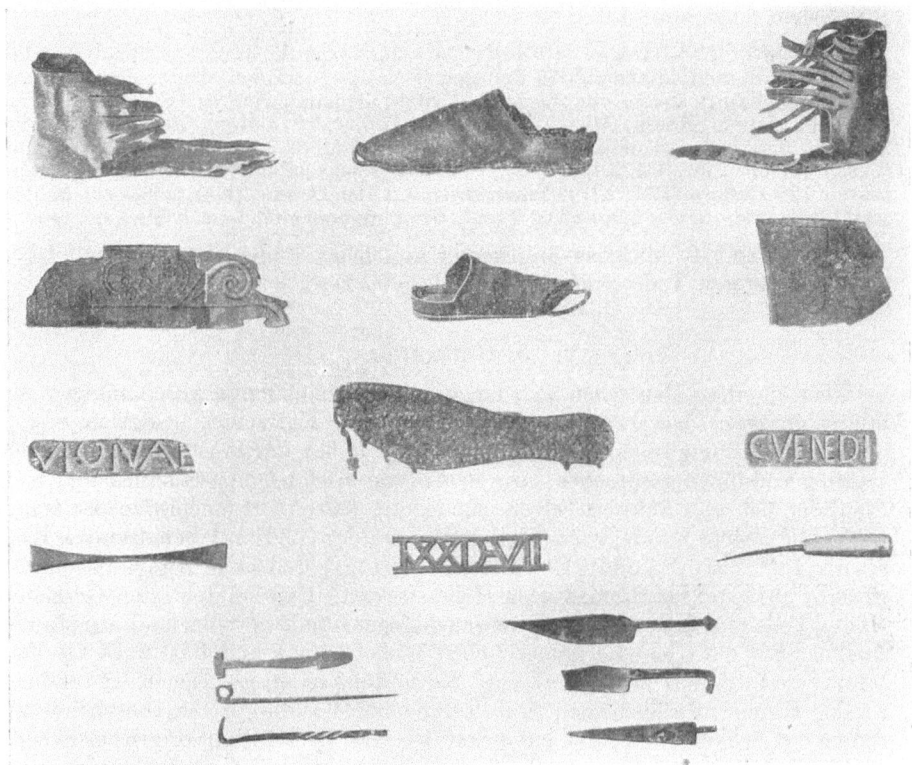

Abb. 32. Römische Schuhe und Schusterwerkzeuge, gefunden zu Mainz (F. Jörissen).

Interessant ist, daß in der römischen Kaiserzeit wegen einer Häutelieferung, die
bekanntlich auch heute noch öfter zu Streitigkeiten führt, auch einmal ein blutiger
Krieg entstanden ist [Tacitus (1)]. Durch die Schlacht im Teutoburger Wald
(9 n. Chr.) war der größte Teil Norddeutschlands von den Römern befreit worden.
Die Völker von der Nordseeküste, die Friesen und Chauken, blieben aber noch
längere Zeit der römischen Herrschaft unterworfen, weil sie von der See aus im
Schach gehalten werden konnten. Diese Herrschaft war jedoch sehr milde und
es war den Friesen mit Rücksicht auf ihre Armut nur eine Häutelieferung als
Tribut auferlegt. Dieses änderte sich aber als ein Statthalter namens Olennius
statt der bisher gelieferten Zahmhäute Häute von den jetzt völlig ausgestorbenen
Uren oder Auerochsen (nicht zu verwechseln mit dem jetzt noch vorkommenden
Wisent) verlangte oder statt dessen ein entsprechend größeres Quantum an
Zahmhäuten oder Frondienste. Diese Ure waren ungemein wild, erreichten nach
Cäsar fast die Größe von Elefanten und ihre Häute waren deshalb sehr schwer
zu beschaffen. Die Erbitterung der Friesen über diese Forderung stieg so hoch,

daß sie einen Aufstand machten (28 n. Chr.), die Häutesammler an den Galgen hängten und den Römern empfindliche Verluste beibrachten.

Im Jahre 301 n. Chr. erließ der Kaiser Diocletian (Mommsen-Blümner, S. 31) eine Höchstpreisverordnung, wahrscheinlich zum Schutz der in auswärtigen Garnisonen stehenden Soldaten gegen Übervorteilung bei der damals allgemein herrschenden Teuerung. Hierin kommen außer rohen Häuten verschiedene Leder- und Pelzarten sowie Gebrauchsgegenstände aus Leder, Schuhe, Sohlen, Riemer-, Sattler- und Gürtlerwaren vor, deren Preise mit den heutigen zu vergleichen nicht ohne Interesse ist.

Münzeinheit ist der Denar = 1,8 Pf. Die teuerste der darin vorkommenden Ledersorten ist die babylonische zu 500 Denaren (RM. 9,—) je Haut. Unter den Pelzfellen werden aufgeführt solche von Ziegen, Schafen, Hyänen, Rehen, Hirschen, Wölfen, Mardern, Biebern, Bären, Schakalen, Robben, Leoparden, Löwen. Am teuersten sind Robben- und Leopardenfelle mit 1250 Denaren (RM. 22,50) das Stück; Schuhe 60 (RM. 1,08) bis 150 (RM. 2,70) Denare, sind also sehr billig. Schwere Arbeitsstiefel kosten 120 Denare (RM. 2,16), Patrizierschuhe 150 Denare (RM. 2,70), ein Militärsattel 50 Denare (RM. 0,90). Die Preise für Pergament sind nach Maß angegeben.

Dieser Tarif ist übrigens, wie immer in solchen Fällen, trotz der auf Übertretung gesetzten Todesstrafe unwirksam geblieben.

5. Germanen.

Über die alten Deutschen sind lange Zeit durchaus irrige Anschauungen verbreitet gewesen. Die Römer, wenigstens seit der Kaiserzeit, in der sie erst in innigere Berührung mit ihnen gekommen sind, haben nur mit der größten Hochachtung von ihnen gesprochen. Die Sagen von Wieland dem Schmied und Siegfried, der sich sein Schwert selbst schmiedete, weisen auf eine Blüte des Handwerks und neuere Funde, wie z. B. der Eberswalder Goldfund, beweisen [G. Kossinna (1), S. 205; (2), S. 51; C. Schuchhardt (2)], daß sie in Kunst und Kunstgewerbe auf einer beachtenswerten Höhe standen. Daß bei den alten Germanen Häute, Felle und Leder wichtige Gebrauchsgegenstände gewesen sind, steht außer Zweifel. Für die Kleidung kamen neben Wolle, Leinen und Bast auch die Felle zahmer und wilder Tiere in Betracht. Sie sind um so ausgiebiger in Anwendung, als das Klima im allgemeinen rauh, schützende Kleidung daher Bedürfnis und zudem das Schamgefühl stark entwickelt ist. Die Behauptung römischer Schriftsteller, daß die Germanen nackt gegangen seien, ist dahin einzuschränken, daß für gewisse Fälle der Arbeit und namentlich für den kriegerischen Angriff der Oberkörper entblößt wurde. Tacitus (2) erwähnt gewisse sagenhafte Völker des Nordens, die Hellusier und Oxionen, welche menschliche Gesichter, aber Körper wilder Tiere hätten, was sich unschwer auf völlig in Pelze gehüllte Menschen zurückführen läßt. Der Geschichtsschreiber der Goten Jordanes (um 550 n. Chr.) meldet, daß aus den Nordländern, besonders aus Schweden, kostbares Pelzwerk nach Deutschland und weiter südlich gelegenen Ländern verhandelt werde. Von den Germanen übernahmen die Römer die Pelztracht, die im 5. Jahrhundert allgemein wird. An dieser Pelzmode vermag auch ein Verbot der Indumenta pellium, wie es in dem 438 n. Chr. veröffentlichten Codex Theodosianus überliefert ist, nichts zu ändern. Am meisten wurden getragen Schafpelze, gefunden z. B. bei verschiedenen Moorleichen. Daneben verarbeitete man die Felle einheimischer Tiere, z. B. von Ziege, Katze, Hirsch, Wolf, Bär, Seehund, Otter, Marder und Hamster. Nach Tacitus setzten die Germanen verschiedenfarbige Felle aneinander, worunter aber auch Felle mit verschiedenfarbiger Rücken- und Bauchseite verstanden sein können. Ist für die Verwendung von Häuten und Fellen zu Bekleidungszwecken seit urgermanischen Zeiten vorwiegend die Pelzform in Betracht gekommen und nur die Fuß- und Beinbekleidung aus starkem Leder gefertigt worden, so bleibt es doch nicht ausgeschlossen, daß solches Leder auch für die Rumpfkleidung von jeher in der Art Verwendung gefunden hat, wie wir seit dem Mittelalter und später wissen, nicht sowohl zur Zierde als vielmehr zum Schutz in Feld und Wald, zumal für geringe Leute. Tacitus (2) berichtet, daß bei den Germanen einzelne (nicht alle) im Kampfe Lederpanzer (loricae) und Lederhelme (galeae) getragen hätten. Von solchen Kleidungsstücken ist zwar wenig erhalten (an Moorleichen), aber Gregor von Tours (gest. 594 n. Chr.) erwähnt einmal, daß ein Brite namens Winnok, der in der größten Einsamkeit lebte, kein anderes Kleidungsstück als Schaffelle ohne Wolle getragen habe. Viel früher aber schon scheinen auf den Zinnen des Denkmals zu Adamklissi Barbaren abgebildet zu sein, die einen straffen Lederrock über der Brust zeigen, während sich bei anderen die Woll- und Leinenkleidung durch geworfene Falten deutlich abhebt.

Was die Fußbekleidung bei den Germanen betrifft, so erwähnen Cäsar und Tacitus nichts davon. Es ist aber nicht angebracht, wie dies geschehen ist, daraus den Schluß zu ziehen, daß sie durchgängig barfuß gegangen seien. An dem Vorhandensein einer Fußbekleidung seit der frühen Bronzezeit ist nicht zu zweifeln. Auf dem Denkmal zu Adamklissi sind u. a. gefangene Basternen (Germanen) abgebildet, welche Hosen tragen, die an einem Ledergürtel hängen, und außerdem lederne Schuhe. Ähnliche Darstellungen finden sich auf der Trajanssäule und Markus-Aurelius-Säule zu Rom. In Paris wird die Bronzestatuette eines knienden Germanenjünglings aufbewahrt, der ebenfalls Hosen trägt, die ein Gürtel um die Hüften festhält, und Lederschuhe. Die Statue der sog. Thusnelda zu Florenz trägt Schuhe mit dicken, breiten Ledersohlen, was entschieden keine altgermanische Schuhform ist. Dagegen haben wir die erste sichere Nachricht über germanische Schuhe aus dem Ende des 5. Jahrhunderts. Apollinaris Sidonius erwähnt, daß der königliche Jüngling Sigismer und sein burgundisches Gefolge bis zum Knöchel reichende Schuhe aus behaarter Tierhaut (perones setosos) getragen haben. Bei den Westgoten erwähnt derselbe Schriftsteller Schuhe aus Pferdehaut als Kleidungsstück der Edlen. Gregor von Tours erzählt von dem Franken Leobardus, daß er als Zeichen der Verlobung außer dem Ring einen Schuh überreicht habe. Der oströmische Kaiser Maurikios (582 bis 602) empfiehlt in seinen Büchern der Kriegskunst gotische Schuhe für das römische Heer, hält es aber für nötig, dem Schuh eine Sohle unterzulegen und diese mit kleinen Nägeln zu beschlagen. Wir können daraus schließen, daß der gotische Schuh ein aus einem Stück Leder (d. h. ohne besondere Sohle) geschnittener Bundschuh war. Die Langobarden trugen nach ihrem Geschichtsschreiber Paulus Diaconus Schuhe, die fast bis zur großen Zehe offen und mit darüber-gezogenen Lederriemen befestigt waren. Es versteht sich von selbst, daß neben dem Tragen des Schuhwerkes auch Barfußgehen vorkommt, es ist aber im alten Germanien auf die unteren Klassen beschränkt, also auf Hirten, Haus- und Feldarbeiter.

Über die Ausübung der Gerberei bei den alten Germanen ist so gut wie nichts bekannt, da nichts darüber überliefert ist. Man kann infolgedessen nur aus gewissen sprachlichen Elementen einige Schlüsse ziehen. Da ist z. B. bemerkenswert, daß überhaupt in den altgermanischen Sprachen eine besondere Bezeichnung für Leder existiert, die in verschiedenen Formen über alle deutschen Stämme reichte, wodurch dieses von der rohen Haut unterschieden wird, was nicht in allen Sprachen der Naturvölker der Fall ist. Daraus geht hervor, daß schon in sehr frühen Zeiten eine Präparation der Rohhaut stattgefunden hat, deren Produkt einen besonderen Namen trug. Die Bearbeitung der Haut erjagter Tiere und des Schlachtviehs ist in altgermanischer Zeit Haussache gewesen, geradeso wie das

Schlachten selbst dem Hausvater oder mindestens seiner Aufsicht zufällt. Darum
wird diese Arbeit auch nur mit allgemeinen Worten bezeichnet, die nicht mehr als
herrichten, zurechtmachen, besagen und erst später den besonderen technischen
Sinn annehmen; so heißen in althochdeutsch „garawen", mittelhochdeutsch
„gerwen", angelsächsisch „gearcian" in der ursprünglichen Bedeutung bereiten
und werden nur in Verbindung mit dem zu Bereitenden, speziell mit dem Wort
Leder angewandt, später aber auch ohne diesen Zusatz nur für die Herstellung
des Leders gebraucht. Die ursprüngliche allgemeinere Bedeutung des Wortes
gerben hat sich fast nur noch erhalten in der Zusammensetzung „Gerbstahl",
d. h. durch Zusammenschmieden und Durcharbeiten von Einzelstäben bereiteter
(gegerbter) Stahl. Das Wort „gerben" hängt zusammen mit dem Adjektiv
„gar", ursprünglich „garb" (vgl. fahl und falb, gehl und gelb), welches aber auch
nur allgemein „fertig" bedeutet. Ein anderes Wort dafür ist das althochdeutsche
„zawen", dem gotischen „taujan" tun, machen, entsprechend, angelsächsisch
„tawian", niederdeutsch „touwen" oder „tauen", „zauen", im heutigen Englisch
„taw", wo es aber nur noch auf die Weißgerberei bezogen wird. Noch im 18. Jahrhundert kommt es in Innungsakten vor im Sinne von Leder zurichten. Ursprünglich bezog es sich aber auch auf die Tätigkeit des Färbers und des Schneiders.
Die einfachsten Operationen des Gerbens sind aus frühen vorgeschichtlichen
Zeiten überliefert, nämlich Waschen und Spülen der frisch abgezogenen Häute
und Felle, Entfernen aller Fleischteile auf der Aasseite, Schaben, Klopfen und
Walken des Leders zur Geschmeidigmachung. Ein Fortschritt in der Behandlung
setzt ein, wenn bei dem Einweichen des Felles zugleich ein Beizmittel zur besseren
Beseitigung der Fleischteile und der Haare angewendet wird. Als frühestes
Beizmittel ist wohl die Holzasche anzusehen. Auf sie deutet ein allerdings erst
im 15. Jahrhundert bezeugter Gerberausdruck „escher" als Bezeichnung der
Grube oder des in die Erde eingegrabenen Bottichs, worin die Felle mit Aschen-
lauge behandelt werden, und dann auch dieser Lauge selbst. Man darf als sicher
voraussetzen, daß das genannte Verfahren uralt ist, um so mehr, als man von jeher
die beizende und reinigende Eigenschaft der aus Asche gewonnenen Lauge kannte
und z. B. auch zur Seifenbereitung ausnutzte. Eine weitere Verbesserung der
Häutebearbeitung wird neben der Verwendung von Fettstoffen durch Anwendung
eines zusammenziehenden Stoffes erzielt, der dem Leder größere Haltbarkeit
verleiht; es ist die Lohe, aus der Rinde verschiedener Bäume gewonnen, mit
dialektisch verschiedenen Namen, im altnordischen „borkr", dänisch und
schwedisch „bark", Borke genannt. Bezeichnender ist das englische „tan", das
in dieser Form bereits für das angelsächsische „tannere" und „getanned", gegerbt, nachgewiesen wird, weil es auf die Rinde der Eiche anspielt, die besonders
zur Lohe verwandt worden ist. Das bretonische „tann" heißt Eiche und man
kann auf die Vermutung kommen, daß jenes „tan" ein keltisches Lehnwort ist,
welches von den Angelsachsen herüber genommen wurde und sich von da auf die
übrigen deutschen Sprachgebiete verbreitet hat. Denn das Wort „Tanne", althochdeutsch „tanna", bedeutet ursprünglich allgemein einen Waldbaum, bezog
sich deshalb nicht nur auf die Gattungen Abies und Picea, sondern auch auf
Quercus und erlangte erst im Neuhochdeutschen die heutige verengte Bedeutung.
Übrigens könnte auch eine Übertragung oder Verwechslung vorliegen, weil auch
die Rinde der Nadelhölzer als Gerberlohe Verwendung findet. Wenn übrigens die
Vermutung richtig ist, daß die Angelsachsen das Wort „tan" von den Kelten
entlehnt haben, so kann man die weitere Vermutung daran knüpfen, daß sie auch
die Verwendung der Lohe von diesen abgelernt haben. Der deutsche Ausdruck
Lohe, althochdeutsch „lo", später „lowe", auch „loh" und „law", ist seiner eigentlichen Bedeutung nach noch unerklärt. Bei den ältesten Verfahren wird man

alle Aufmerksamkeit der Fleischseite zugewandt und die Haarseite unberührt gelassen haben, wenigstens zeigt sich dies bei den bereits erwähnten Schuhen des Sigismer und den weiter unten zu beschreibenden Moorfunden. An allen solchen Zeichen erkennt man die Hausarbeit und wenn auch die Haare entfernt werden und Leder im neueren Sinne entsteht, tritt das Verfahren aus jener nicht heraus. Bei der Häufigkeit des Fellgebrauches muß sich aber mit der Zeit ein eigenes Knechtsgewerbe ausgebildet haben, das des Lederarbeiters im allgemeinen, das sich zunächst nicht auf die Zubereitung beschränkt, sondern auch die Verarbeitung übernimmt, die rohen Häute auch von

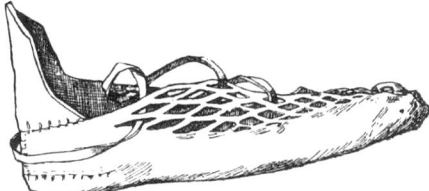

Abb. 33. Schuh von der Damendorfer Moorleiche (J. Mestorf).

außerhalb der eigenen oder herrschaftlichen Haushaltung bezieht und die daraus hergestellten Gegenstände tausch- oder kaufweise absetzt. Der Name eines solchen Arbeiters ist von dem, was er hauptsächlich verfertigt, dem Schuh, hergeleitet, angelsächsisch „sceo-wyrth“, mittelhochdeutsch „schuoch-wurhte“, Schuhwart, woraus später der Name „Schubert“ entstanden ist. Sein Handwerk ist nicht auf die Herstellung von Schuhwaren beschränkt, er ist Lederarbeiter im allgemeinen. Aus einem in angelsächsischer Sprache überlieferten Gespräch erkennen wir, was er alles aus dem von ihm bereiteten Leder zu liefern hat. Er rühmt sich darin: „Ich kaufe Häute und Felle und präpariere sie durch meine Kunst und mache daraus Schuhe verschiedener Art, Halbschuhe und Stiefel, Schläuche, Zügel und Pferdegeschirr, Flaschen, Ranzen und Geldbeutel und niemand von Euch kann ohne meine Kunst überwintern.“

Aus der frühgeschichtlichen Zeit der Germanen (3. bis 4. Jahrhundert n. Chr.) hat sich eine erhebliche Anzahl von Leder-, Schuh- und Pelzfunden erhalten,

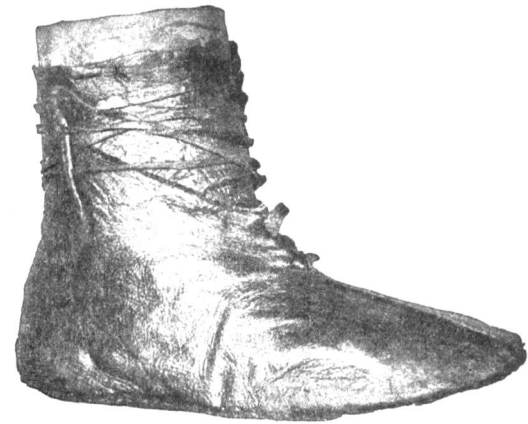

Abb. 34. Schuh aus dem Osebergschiff (A. van Scheltema).

hauptsächlich aus Norddeutschland, Skandinavien und Holland, davon befinden sich über 20 im schleswig-holsteinischen Museum vaterländischer Altertümer zu Kiel, teils aus Gräbern, teils von Moorleichen, wahrscheinlich Opfern einer sehr strengen Rechtspflege, stammend (L. Lindenschmit, Johanna Mestorf). Die Schuhe sind alle aus einem Stück unenthaarten Leders geschnitten, die Haare nach innen, ohne besondere Sohle und Absatz, teilweise mit äußerst zierlichen Ornamenten in Kerbschnitt; so z. B. die Funde von Damendorf in Schleswig (wahrscheinlich 200 bis 400 n. Chr.) (Abb. 33), von Undeleff, Kreis Apenrade, Etzel im Kreis Aurich, Ütersen in Holstein, Roswinkel, Prov. Drenthe in Holland, Oberaltendorf, Kreis Neuhaus a. d. Oste.

Dazu kommen noch Schaf- und andere Pelze, so von Königswille bei Schleswig, Fraer in Jütland. Außer derartigen Funden sind noch zu erwähnen solche in Schiffsgräbern. Nach altnordischer Sitte wurden hervorragende Personen in einem ans Land gezogenen Schiff und einem darüber aufgeworfenen Grabhügel mit vielen Beigaben bestattet, darunter Schuhe, Pferdegeschirre usw., so zu Nydam bei Düppel, etwa 400 n. Chr., Hjortsprung auf der Insel Alsen zwei Jahrhunderte früher, in Norwegen die Schiffe zu Borre, Gokstadt, Tune und besonders zu Oseberg das Grab der Königin Aase (um 850 n. Chr.) (Abb. 34). (A. W. Brögger, Hj. Falk und H. Schetelig; Adama van Scheltema.)

6. Andere antike Völkerschaften und Naturvölker.

Über die Gerberei bei den *Kelten* in Frankreich, Britannien, Süddeutschland bis nach Kleinasien, Oberitalien, Spanien ist nicht viel zu sagen (G. Dottin, S. 74, 132, 151). Es kann keinem Zweifel unterliegen, daß auch bei ihnen Häute, Pelze und Leder für Bekleidung, Gebrauchsgegenstände und Kriegsausrüstung eine Rolle gespielt haben. Bei den Britanniern erwähnt Cäsar (1) ausdrücklich die Fellkleidung. In Frankreich hatten sie den Vorteil, infolge ihrer geographischen Lage frühzeitig mit der griechisch-römischen Kultur in Berührung zu kommen (Gründung von Massilia 600 v. Chr.) und da sie nach Cäsar (2) ,,novarum rerum cupidi" waren, so wird sich diese ,,cupido" auch auf technische Dinge erstreckt haben, die sie dann äußerst geschickt nachahmten. Auch werden ihnen allerlei Erfindungen, wie z. B. die der Seife, zugeschrieben. Es wurde schon erwähnt, daß manche die französischen und englischen Wörter ,,tan", ,,tanneur", ,,tanner" von dem keltisch-bretonischen ,,tana" = Eiche ableiten wollen und annehmen, dieser Ausdruck habe dann im Deutschen einer anderen Gerbpflanze, der Tanne, den Namen gegeben. Bei den Römern wurde eine gewisse Art von Schuhen gallicae genannt, auf die das Wort ,,Galoschen" zurückgeführt wird. Es waren Sandalen, die mit ledernen Riemen befestigt waren und einen großen Teil des Fußes frei ließen. Auf einem Sarkophag, gefunden zu Vigne Ammendola, sind die meisten darauf abgebildeten Krieger barfuß, nur die Häuptlinge und einige Gefangene tragen Schuhe mit dicken Sohlen. Bei den Römern hießen lederne Pferdedecken scordiscae, nach dem keltischen Stamm der Scordisker in Oberpannonien. Von einem Häuteexport aus Britannien berichtet der griechische Geograph Strabo. Von dem gallischen Volke der Veneter, an der Küste der Biskaya in der Bretagne, berichtet Cäsar (3), daß sie Segel von Häuten und dünnem ,,aluta" benutzt hätten, entweder aus Mangel an Flachs oder aus Unkenntnis ihn zu verarbeiten oder, was ihm wahrscheinlicher dünkt, weil sie bei den dortigen schweren Stürmen haltbarer wären als leinene. Nach Plinius (3) ist zwar unter aluta alaungares Leder zu verstehen, trotzdem halte ich es für wenig wahrscheinlich, daß es sich in diesem Fall wirklich um weißgares Leder gehandelt hat, weil nämlich in der dortigen Gegend Aluminiumsalze in nennenswerten Mengen nicht vorkommen. Man müßte denn die etwas weit hergeholte Möglichkeit zulassen, daß die Veneter als seefahrendes Volk sich solche aus Italien hergeholt hätten oder daß sie ihnen durch römische Kaufleute gebracht worden wären. Entweder hat sich also Cäsar geirrt, oder, was mir wahrscheinlicher erscheint, ist unter ,,aluta" auch fettgares Leder zu verstehen.

Von sonstigen weniger bekannten antiken Völkerschaften sei folgendes angeführt. Auf der Trajanssäule in Rom (vom Jahre 113 n. Chr.) sind *Sarmaten* mit Mann und Roß vollständig einhüllenden Lederschuppenpanzern dargestellt (C. Cichorius) (Abb. 35). Die Kriegstracht der *Thraker* bestand aus einem Gewand und Halbstiefeln aus Hirschkalbleder und einer Fuchspelzmütze [Herodot (3), Xenophon (3)]. Im Lande der *Skythen* hat sich erhalten ein ledernes Pferdekopfgeschirr in einem Grab zu Sumejko (bei Poltawa) [M. Ebert (3)]. Ein Grab bei Alexandropol im Bezirk Jekaterinoslaw enthält aus dem 3. Jahrhundert stammende Lederreste von einem Sattel, die mit silbernen mit

goldenen Köpfen versehenen Nägeln befestigt waren [M. Ebert (4)]. Aus dem
Altertum wird ferner von dem Volksstamm der *Mosynöken* [Xenophon (4)] in
Kleinasien an der Südküste des Schwarzen Meeres berichtet, daß sie Delphintran
benutzten so wie die Griechen das Öl, was deshalb bemerkenswert ist, weil bei
den Griechen und Römern eine gewerbliche Verwertung des Trans nicht bekannt war. Da sie Lederhelme trugen, so werden diese wohl auch mit Tran
gegerbt gewesen sein.

Bevor in der Schilderung der Entwicklung der Gerberei bei den Kulturvölkern fortgefahren wird, soll an dieser Stelle ein kurzer Abschnitt über die
Gerberei der **Naturvölker** und der wenigstens bis zur Mitte des 19. Jahrhunderts
industriell weniger entwickelten Völker eingeschoben werden, allerdings nur mit
Auswahl besonders charakteristisch wichtiger Beispiele. Bei eingehender Durch-

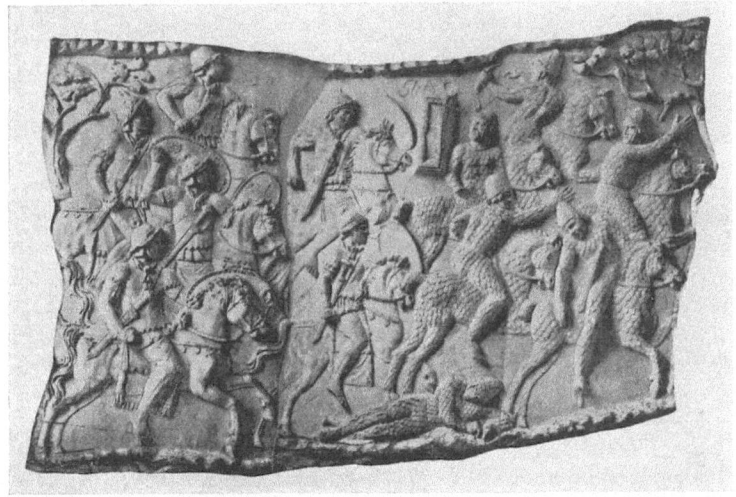

Abb. 35. Sarmaten in Lederpanzern. Relief auf der Trajanssäule (C. Cichorius).

sicht der Literatur über Forschungsreisen wird sich wohl noch mehr Material
hierzu finden lassen. Dazu sei noch bemerkt, daß eigentliche sog. Naturvölker
infolge der Entwicklung des Weltverkehrs heutzutage nur noch sehr wenige anzutreffen sind, da die Industrie und der Handel der Kulturvölker alle nur irgendwie erreichbaren Teile der Erde mit ihren Produkten, darunter auch mit Leder,
versorgt. Die folgende Schilderung hat also zum großen Teil nur noch historisches
Interesse. Wenn es auch heuzutage nicht mehr vorkommt, daß, wie wir später
sehen werden, von Europa aus Expeditionen ausgerüstet werden, um asiatische
Gerbverfahren kennenzulernen, so berichten doch immer bis in die neueste Zeit
Reisende von fein gegerbten Ledern der Naturvölker, die selbst Kennern Be-
wunderung abnötigen und deren Qualität in der Hauptsache wohl auf einer
intensiven mechanischen Bearbeitung (Stollen) beruht.

Bei den *Eskimos* fanden die Missionäre im 18. Jahrhundert die Bearbeitung der
Häute der Seetiere in den Händen von Frauen, welche je nach der Art der Tiere
und dem erstrebten Zweck sieben verschiedene Arten der Fellbearbeitung ausübten (E. Pistorius). Sogar die Häute von Fischen wurden nutzbar gemacht
und man verfertigte aus ihnen Sommerkleidung und Gefäße. Das Entfleischen
wurde mit einem Feuersteinmesser mit Holzschäftung vorgenommen oder mit

einer Art Hobel mit einer Schneide aus Feuerstein. Das Enthaaren geschah durch Schwitzen; zur Erhöhung der Temperatur nahmen die Eskimofrauen die zusammengerollte Haut mit ins Zelt und legten sie unter die Pritsche. Eine eigentümliche Art der Zurichtung ist das Auskauen mit den Zähnen, die dadurch bei Leuten mittleren und höheren Alters durch das beständige Kauen der Felle zu bloßen Stümpfen abgenützt sind (Abb. 36). Die Gerbung geschieht mit gefaultem Urin. Wahrscheinlich erst durch die Berührung mit höheren Kulturvölkern ist teilweise die Gerbung mit Weidenrinde in Gebrauch gekommen. Eine andere neuere Schilderung des bei den Eskimos gebräuchlichen Gerbverfahrens gibt der bekannte Polarforscher R. Amundsen. Als Überzug der Kajaks, der bekannten Einsitzerboote, wird nur das Fell der ausgewachsenen weiblichen Seehunde verwendet, 6 Stück genügen für einen Kajak. Die Zubereitung der Felle geschieht folgendermaßen: Das Fell wird abgezogen und mit dem „Olo", dem Frauenmesser von allem Speck möglichst sauber gereinigt und dabei meist über ein Stück Holz gebreitet. Hierauf wird das Fell

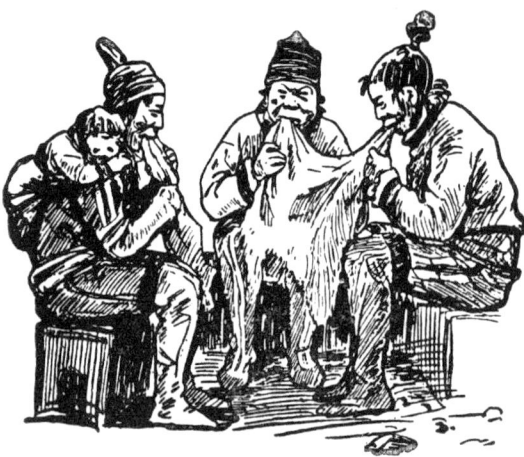

Abb. 36. Eskimos beim Enthaaren und Entfleischen der Häute (E. Stickelberger, S. 14).

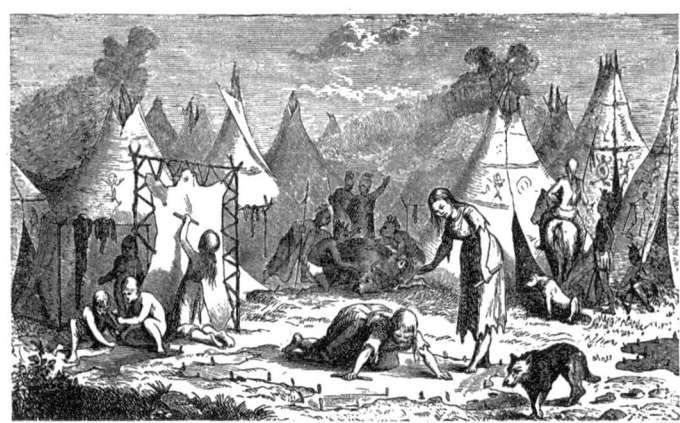

Abb. 37. Indianische Gerberei (F. Jörissen).

gekaut und ausgesaugt, um die kleinen Fetteile zu entfernen, die das Messer übriggelassen hat. Nach dieser sorgfältigen Entfettung wird das Fell mit den Haaren nach außen zusammengerollt, dieses Bündel in ein anderes Fell mit den Haaren auswärts hineingerollt und das Ganze über ein schwaches Feuer gelegt. Wenn es lange genug gelegen hat, lösen sich die Haare ab, so daß sie mit dem Daumennagel abgekratzt werden können. Nachdem die Felle auf diese Weise enthaart sind, wird jedes einzeln zusammengerollt, alle zusammen aber werden in ein gewöhnliches Seehundfell eingepackt und im Schnee vergraben, um zu gefrieren. Wenn der Sommer kommt und der Schnee auf dem Erdboden schmilzt, werden die Häute herausgenommen und zusammengenäht. Dann werden sie in nassem Zustand gestreckt, über den Kajak gezogen und zugenäht und hierauf der letztere zum Trocknen aufgestellt. Dabei zieht sich die Haut zusammen und wird so stramm wie ein Trommelfell; sie bekommt eine hellgelbe Farbe und ist fast durchsichtig. Besonders charakteristisch für die Fellbearbeitung bei den Eskimos ist also die gründliche Bearbeitung mit den Zähnen. Vielleicht kommt dabei nicht nur die mechanische Einwirkung in Betracht, sondern auch eine Art Gerbung durch die Einwirkung des Speichels.

Auch die nordamerikanischen *Indianer* waren hervorragende Gerber und ihre alte Tracht bestand ursprünglich aus Leder und Fellen, die auch manchmal ungegerbt, aber geschmeidig gemacht, verwendet wurden, um Schultermäntel, Wämse, Beinkleider und Gamaschen herzustellen (Abb. 37). Die berühmten Mokassins wurden aus frischem Wildleder geschnitten und trockneten erst an den Füßen. Auch die Feuerländer trugen früher ihre Ottern- und Seehundfelle ohne jede Zubereitung. Die Gerberei ging folgendermaßen vonstatten: Die Frauen spannten die Felle zunächst im Schatten auf, reinigten sie dann mittels einer Mischung von Büffelharn und Ton unter Zuhilfenahme eines besonderen aus einer Elchschaufel geschnitzten Schabers mit eingesetzter Eisenklinge und rieben sie schließlich mit einem Gemisch von Tierhirn, -leber, Fett und Moos ein. Darauf wurden die Häute abgekratzt, getrocknet, über einer Grube geräuchert, wodurch das Leder nicht nur eine eigenartige rostbraune Farbe erhielt, sondern bis zu einem gewissen Grad auch wasserdicht wurde, mit Steinen gewalkt und endlich zwischen zwei Riemen so lange hin- und hergezogen, bis sie weich waren.

Bei den *Giljaken* und *Golden* im Amurgebiet spielt die Herstellung von Fischleder eine große Rolle, indem sie die Haut eines Lachses, des Salmo lagocephalus, zur Herstellung von Kleidern und allerlei Gebrauchsgegenständen benutzen (H. Findeisen, S. 48). Um die Häute von den Schuppen zu befreien, werden sie in einem Holzgefäß aufgeweicht und gestampft, worauf man die Fleisch- und Fetteilchen abschabt, die Häute preßt und glättet und zusammennäht. Es werden verschiedene Qualitäten hergestellt, die von der Dauer des Stampfens abhängen, da bei kürzerem Stampfen das Leder gelblichgrau bleibt und noch alle Schuppenansätze zeigt, während bei längerem Stampfen das Leder glatt und von schöner gelblichweißer Farbe ist. Teilweise wird es auch noch durch Aufnähen verschiedenfarbiger Streifen in Form von Tierornamenten verziert. Fischlederdecken werden von den Giljaken auch als Dachbekleidung benutzt und möglichst dünn und durchscheinend gemachte Fischhaut tritt an Stelle des Glases bei den Fenstern des Winterhauses. Von den fast völlig ausgestorbenen *Kamtschadalen* wird aus dem 18. Jahrhundert berichtet, daß sie die Felle von Renntieren, Seehunden, Bibern und Hunden mit rauhen Steinen auf der Fleischseite abschabten, dann mit Fischrogen einrieben und mit den Füßen traten, bis sie weich wurden und sie dann nochmals reinigten (H. Findeisen). Seehundfelle wurden mit den Haaren nach außen zu einem Sack zusammengenäht, mit einer Brühe aus Erlenrinde gefüllt, mit Stöcken geschlagen und nach der Durchgerbung wieder aufgeschnitten. Bei den *Kalmücken* [P. S. Pallas (1), S. 249ff.] werden die Schaffelle nach dem Entfleischen auf einer Filzdecke ausgebreitet, mit saurer Milch unter Zusatz von etwas Salz täglich drei- bis viermal bestrichen, getrocknet, auf einem Feuer von Schafmist geräuchert und mit Kreide eingerieben. Einige behandeln die Felle noch mit gefaulter Ochsen- und Schafleber, wodurch sie weicher werden, aber einen unerträglichen Geruch annehmen. Von Rinder- und Pferdehäuten werden die Haare durch Abbrühen entfernt, dann Gefäße daraus geformt, getrocknet und geräuchert. Die *Kirgisen* [P. S. Pallas (1),

S. 328] enthaaren Ziegenfelle durch Schwitzen, behandeln sie 4 Tage lang mit saurer Milch, räuchern sie und färben sie mit einer Abkochung von Rheum rhaponticum oder Statix tatarica mit Alaunwasser.

Afrika. In Nordafrika hat die Feinlederindustrie in der Stadt Marokko noch einen Hauptsitz. Nach H. v. Maltzan, S. 214, ist aber die marokkanische Lederindustrie nicht von da nach Spanien verpflanzt worden, sondern sie ist erst umgekehrt durch die Vertreibung der Mauren aus Spanien im 16. und 17. Jahrhundert in Afrika eingeführt worden. Denn die maurisch-arabische Hochkultur ist erst auf dem Boden Spaniens entstanden und nach ihrer dortigen Ausrottung sehr schnell zurückgegangen. Die Stelle des einstigen Corduanleders nahm dann Maroquin und Saffian ein. In Ostafrika haben die Araber die Technik der Lohgerberei eingeführt, die den Negern unbekannt war [P. Staudinger, S. 209, 583, 719; H. Schurtz (1), S. 91; (2), S. 316; F. Stuhlmann, S. 45, 125]. Aus zerkleinerter Mangrovenrinde wird ein Extrakt hergestellt, mit dem ein braunrotes, ziemlich hartes Leder erzeugt wird, zur Anfertigung von Sandalen (die Sohlen aus mehreren Schichten zusammengenäht), ferner von Ledergürteln und Taschen. Die Bongos in Äquatorialafrika gerben nach v. Heuglin mit der Rinde einer Sykomore und einer Akazie. Im ganzen Norden von Afrika bis zur Waldregion und im ganzen Osten werden Häute sehr ausgiebig verwandt, und zwar mit Haaren und noch mehr ohne diese, sowohl einfach aufgetrocknet als auch präpariert. Einfach getrocknete Haut wird benutzt zu Schilden, Gefäßdeckeln, zum Befestigen von Speerspitzen usw. Ursprünglich ist dort nur die Fettgerberei bekannt, mit tierischem Fett, Ricinusöl oder Butter, bei den Massai unter Zusatz von rotem Ton. Übrigens wird in Zentralafrika teilweise die Gerberei, weil sie mit Aas zu tun hat, verachtet, merkwürdigerweise ebenso das Schmiedehandwerk. Im Sudan, einem Teil Senegambiens, in Abessinien, im Somaliland wird sie von wandernden verachteten Pariavölkern ausgeübt. Ein Forschungsreisender gibt von der Gerberei im äquatorialen Afrika folgende Beschreibung: Soll ein Antilopenfell mit den Haaren präpariert werden, so wird es mit der Haarseite nach unten mittelst Pflöcken an der Erde ausgespannt, vom Fett und Bindegewebe gereinigt und intensiv mit Fett eingerieben. Dickere Felle werden zuvor zusammengerollt und systematisch durchgeklopft. Den Schluß bildet ein kräftiges Durchkneten, Walken und Ringen mit den Händen. Infolge der zuweilen recht engen Beziehungen zwischen Marokko über Algier und Tunis zum westlichen Sudan, hat sich die Feinledergerberei und -färberei auch dahin verbreitet. Die Länder der Mandingo und Haussa sind hier eine zweite Heimat der Lederfärberei geworden, die natürlich nach ihrer ganzen Geschichte kein verachtetes Gewerbe ist, sondern eine angesehene Kunst, die ihre Geschäftsgeheimnisse sorgsam hütet und ihre Erzeugnisse durch Glätten mit heißem Eisen oder Kieselsteinen und teilweisem Abschälen der Narbenschicht künstlerisch zu verzieren sucht. Haussagerber üben ihre Kunst auch in anderen Ländern aus, so im Togogebiet, wo die gewöhnliche Lederarbeit Hauswerk ist, die feineren Lederarbeiten dagegen von den Haussas eingeführt oder an Ort und Stelle ausgeführt werden. Sie verstehen Schaf- und Ziegenfelle, seltener wohl Kalbfelle, vortrefflich zu gerben und zu färben. Rote, braunrote, blaue, schwarze und namentlich schön gelbe Ledersorten können sie sehr gut herstellen und mit Geschmack und Kunstsinn verarbeiten. Als Mittel zum Gelbfärben dienen Limonen. Die Muster bei den verschiedenen Arbeiten verfertigt man durch Aufnähen bzw. Aufkleben und Einsetzen verschiedenartig geschnittener und gefärbter Lederstücke. Ferner versteht man es, namentlich in rotbraunem Leder, durch Ausschneiden der oberen gefärbten Schicht, wobei die Naturfarbe zum Vorschein kommt, sehr hübsche Zeichnungen und Muster hervorzurufen. Andere

Verzierungen werden eingepreßt oder vielmehr eingedruckt, was jedenfalls mit einem glatten, eisernen Stab geschieht [Ungenannt (5)].

Bei den Kaffern [Ungenannt (6)] sind Antilopen, Zebras, Raubtiere, Affen und Rindvieh in Menge vorhanden und man versteht es, die Haut derselben vielfach zu benutzen. Will z. B. der Kaffer aus einer Kuhhaut einen Mantel anfertigen, so helfen ihm ein paar Freunde bei der Arbeit. Alle kauern nieder und kratzen die Haut ab, bis auch nicht mehr die geringste Spur Fett sich darauf befindet. Sie ist nun schon dünner und wird nach allen Richtungen über die Knie hinweg auseinandergezogen, so daß keine Stelle unbearbeitet bleibt. Alsdann nehmen sie 8 bis 10 säbelförmig geformte Nadeln, welche in einem Bündel vereinigt werden. Jeder einzelne erhält ein solches und quirlt es auf der Haut hin und her, um alle Fasern abzutrennen und das ganze biegsam zu machen und eine Art flockenartigen Filz zu erzeugen, der bei manchen Mänteln dem Plüsch gleicht. Statt der Nadeln bedient man sich im Notfall auch der Dornen von Akazien, die sehr scharf und hart sind. Die Haut ist nun zum Gerben vorbereitet, wozu Akazie benützt wird, deren Rinde in Südafrika unsere Eichenlohe völlig ersetzt. Doch bedient sich der Kaffer der Rinde nicht, weil er ohne sie viel rascher zum Ziel kommt. Man fällt eine Akazie, läßt Wurzeln und Stubben stehen und diese verfaulen infolge klimatischer Einwirkungen sehr bald. Man kann sie dann zwischen den Fingern zerreiben und gewinnt dadurch einen feinen roten Staub, der sehr adstringierend wirkt und sorgfältig in die Haut eingerieben wird, nachdem man ihn mit etwas Fett versetzt hat. Die Araber benutzen den scharfen, weißen, milchigen Saft einer in der Wüste wachsenden Pflanze (Periploca secamone), Ghulga genannt, zum Gerben. Die Häute kommen drei Tage lang in Mehl und Salz und werden dann auf der Innenseite von Fett und Unreinigkeiten befreit. Die Pflanzenstengel werden zwischen großen Steinen zerkleinert, in Wasser gebracht und das Gemisch auf der Innenseite der Haut ca. 24 Stunden einwirken gelassen. Wenn das Haar abfällt, wird die Haut 2 bis 3 Tage getrocknet und der Prozeß ist beendet.

Asien. Aus Ostindien berichtet der bekannte venetianische Reisende Marco Polo (1254 bis 1323), daß in Cambaja und Guzzerat an der Nordwestküste eine große Menge von Ziegen-, Büffel-, Ochsen-, Rhinoceros- und anderen Tierfellen gegerbt und in ganzen Schiffsladungen nach verschiedenen Teilen Arabiens ausgeführt werden. Aus rotem und blauem Leder werden außerordentlich zarte und weiche Bettdecken gemacht, die mit Gold- und Silberfäden bestickt sind (A. Bürck, S. 95, 217, 305, 311, 319, 354, 567, 594, 596). In Südasien finden wir eine besondere Verwendung des Leders zur Herstellung von Theatermasken und Tanzhauben, ferner auf Java in zierlichem Lederschnitt ausgeführte Schattenspielfiguren, in Siam solche in größtem Format, das über die Fläche einer Büffelhaut hinausgeht, zum Teil in farbig-transparenter Darstellung. Über die Gerbmethoden oder ob es sich um nur einfach getrocknete Häute handelt, habe ich nichts in Erfahrung bringen können [Ungenannt (7)]. In Singapore sah ich eine einem Chinesen gehörende Gerberei, in der mit Mangrovenrinde ein sehr minderwertiges Leder hergestellt wurde.

Über die Gerberei in **China** stammt die älteste Nachricht von Plinius (4), welcher berichtet, daß die Serer, deren Land nach v. Richthofen am Tarym-Becken im heutigen China beginnt, Felle nach Rom schickten. Von China ging eine uralte, von Sven Hedin neuerdings wieder entdeckte Handelsstraße, besonders auch für den Seidentransport, quer durch Innerchina, Turkestan und Nordiran an die Küste von Syrien. Von dort gelangten sie auf dem Seeweg nach Rom. Zur Zeit des Kaisers Chao-Ti (86 bis 73 v. Chr.) wurden nach einem Bericht der chinesischen Enzyklopädie des Ma-Tuan-Lin aus dem 13. Jahrhundert aus den Provinzen Ching und Yang (jetzt Hopei) und Chiang-su Häute und Leder exportiert (F. Hirth, S. 226). Marco Polo, der von 1275 bis 1294 am Hof des Mongolenkaisers Kublai-Chan weilte, erwähnt in seiner Reisebeschreibung, daß der Kaiser an seinem Geburtstag an seine Umgebung ein Paar Stiefel von Camut oder Borgal, mit Silberfäden bestickt, verschenkte. Camut ist wahrscheinlich Kamelleder, Borgal, auch anderweitig noch heute in Asien Bolghar, Borghali oder Bulkal genannt, ist nach Angabe des arabischen Schriftstellers Ibn Batuta Roßleder, wie es die an der Wolga ansässigen Bulgaren herstellen, vielleicht auch eine Art Juchtenleder. Außerdem verschenkte er noch Gürtel von gelbem mit Gold- und Silberfäden besticktem Leder. Die Vornehmen trugen Stiefel von weißem Leder. Die Jagdzelte waren außen mit Löwenfellen, innen mit Hermelin- und Zobelfellen bedeckt. Die Tartaren trugen Rüstungen aus dicken Häuten von Büffeln und anderen Tieren, die am Feuer getrocknet und dadurch außerordentlich hart waren. In Kirman, im südlichen Persien, wurden Sättel, Zäume usw. verfertigt. In Taikan, an der Quelle des Amu Darja, trugen die Bewohner nur Kleider aus Tierfellen, ebenso im Lande Balaschan. Die Statthalter in weiterer Entfernung von der Hauptstadt Peking müssen die Häute von dem erlegten Wild (Eber, Hirsche, Damhirsche, Bären) teils roh, teils zubereitet dorthin schicken. Im Lande der Finsternis, d. h. jenseits des Polarkreises, erlegen die Bewohner im Sommer Hermeline, Marder, Wiesel und Füchse, deren Felle sehr fein, zart und viel kostbarer als andere sind, und verkaufen sie an die benachbarten Länder (M. G. Pauthier, S. 297; H. Yule, S. 394). Daß aber auch die künstlerische Verarbeitung des Leders in China zu Hause gewesen ist, beweisen die im Deutschen Ledermuseum zu Offenbach a. M. aufbewahrten Truhen, Kasten, Schachteln für Mandarinenketten aus ausgeschnittenem und unterlegtem rot lackiertem Schweinsleder mit reicher Vergoldung, auch solche mit aufgenähten pflanzlichen Ornamenten, ferner ein in der Technik der Ledertapeten ausgeführter Lichtschirm aus dem 15. Jahrhundert in besonders vornehmer Ausführung. Lederschuhe werden allerdings im heutigen China vom Volk noch wenig getragen, sondern solche mit Sohlen aus mehrfach zusammengeklebtem altem dickem Tuch und dem Oberschuh aus Seide (Nyok Ching Tsur). J. K. Gray (S. 258) gibt (1878) folgende Beschreibung der Gerberei in den chinesischen Hafenstädten (S. Lo King): „Die Häute werden zum Einweichen in Gefäße gelegt, welche Wasser, Salpeter und Kalk enthalten. Nach 30 Tagen werden sie herausgenommen, die Haare werden abgeschabt und die Häute gut in Quellwasser gewaschen. Jede Haut wird in drei Stücke geteilt und beschnitten, hierauf geräuchert, indem sie öfter über einen rauchenden Ofen gezogen wird. Dann wird sie auf einem flachen Brett mit Nägeln befestigt und an der Sonne vollständig getrocknet. Wenn es wünschenswert ist, dem Leder, welches durch den Rauch schwarz geworden ist, eine gelbe Farbe zu geben, so wird es mit einer gelben Farbe bestrichen, die aus Wasser besteht, in welchem die Frucht eines Baumes namens Wongchee eingeweicht ist."

In **Japan** (P. v. Schröder, G. Grasser) ist die Lederindustrie ursprünglich nur in sehr geringem Maßstab heimisch gewesen, da der größte Teil des Volkes Holzschuhe trug. Das Gerbereigewerbe war sogar, wie vielfach anderweitig, sehr verachtet und die, welche es ausübten, gehörten der niedrigsten Kaste, den Yettas, an. Erst mit der großen Umwälzung im Jahre 1868, japanisch Meiji, d. h. Aufklärung, genannt, bei welcher die Japaner die westliche Kultur in vollem Umfang bei sich einführten, trat hierin ein gründlicher Wechsel ein. Ein in Japan seit den ältesten Zeiten erzeugtes Produkt ist das fast reinweiße sog. Japanleder. Die Herstellung desselben, und zwar ausschließlich durch Handarbeit, ist zentralisiert in dem 4000 Einwohner zählenden Dorf Tagaki-Hanada südlich von Kobe, wo alle Einwohner, Männer und Frauen, damit beschäftigt sind. Die Häute werden 1 bis 4 Wochen in einen Fluß eingehängt, bis sie haarlässig sind, dann enthaart, gewaschen und entfleischt. Hierauf werden sie durch Treten mit den Füßen mit Kochsalz eingeknetet, getrocknet, abgespült, mit Rapsöl eingeschmiert und stunden- bis tagelang getreten, hierauf getrocknet, gestollt, gewässert, aufgespannt und an der Sonne gebleicht. Dieses Japanleder spielte schon in den ältesten Zeiten dort eine hervorragende Rolle und wurde zur Herstellung von Schwertgriffen und Schwertscheiden, Sätteln und Rüstungen der Soldaten und altjapanischen Ritter (Samurai) in großen Mengen verwendet. Heute noch findet man in den Museen von Tokio, Nara, Kioto usw. prächtige, gut erhaltene Lederrüstungen, die in ihrer Farbenpracht und Musterung an herrliche Einlegearbeiten erinnern. Aber auch jetzt noch erzeugt man in Japan prächtig geprägte und gefärbte Taschen, Mappen und andere Galanterieartikel daraus; nach Europa und Amerika ausgeführt, bildet dieses Leder dort ein beliebtes Ausgangsmaterial für die Herstellung von Luxusleder, Gürteln und Hosenträgern. Die erste Lohgerberei wurde im Jahre 1869 mit Regierungsunterstützung von Nishimura am Fluß Sumida bei Tokio errichtet. Sie hatte jahrelang mit großen Schwierigkeiten zu kämpfen, da infolge des damals noch wenig verbreiteten Rindfleischgenusses Häute nicht in genügendem Maß zur Verfügung standen und es auch am Absatz des Fabrikats fehlte. Geeignete Gerbstoffe mußten in der dortigen Flora erst gesucht werden, wozu aber die Verhältnisse günstig lagen. Erst seit dem Jahre 1886 ging es aufwärts, unter der Leitung eines deutschen Gerbermeisters namens Kirnberger. Benutzt wurden damals (um 1900):

1. Kashiwa, die Rinde von Quercus dentata Thunb. mit 11 bis 15% Gerbstoff.
2. Nobune, die Wurzelrinde von Platycaria strobilacea Sieb. et Zusc.
3. Dokuye, Rinde von Aleurites cordata Müll. Arg., dem chinesischen Holzölbaum.
4. Dungori, eine Art Valonea, nämlich die Früchte von Quercus serrata Thunb.

Rinden von Koniferen wurden damals als Gerbmaterialien noch nicht genannt. In der neueren Fachliteratur werden auch noch andere Gerbmaterialien namhaft gemacht, was leicht erklärlich ist, da dort wenigstens 200 Arten Laubhölzer, darunter auch 4 Arten Sumach, und ungefähr 30 Arten Nadelhölzer vorkommen. Heute wird in Japan auch Eichenholzextrakt hergestellt. Von den Sumacharten ist erwähnenswert Rhus semialata Murr., auf der die chinesischen Galläpfel wachsen. Die japanische Lederindustrie hat seitdem weitere Fortschritte gemacht, auch die Chromgerbung ist eingeführt worden und an den Hochschulen zu Sapporo und Tokio befinden sich sehr gut eingerichtete Gerbereiinstitute.

In *Armenien* (S. Tarajanz, S. 46) kauft der Gerber von den Bauern Häute von Rindern, Schafen, Kamelen, Pferden, Ziegen. Die starken Häute werden in einem Kalkäscher enthaart, gespült und mit der Schnur eines scharfen eisernen Bogens entfleischt. Die Gerbung erfolgt 3 Wochen lang unter öfterem Umlegen in einer Brühe aus gemahlenen Blättern von Wälgä (Cotinus Coggyria Scop., Perückenstrauch), die von den Bauern im Wald gesammelt werden. Teilweise werden die Leder schwarz gefärbt. Schaf- und Ziegenfelle werden auch einfach nach dem Enthaaren aufgespannt und getrocknet. Auch werden aus Schaf- und Ziegenfellen Schläuche zum Aufbewahren von Käse, Butter, Wein usw. hergestellt. Ähnliches wird aus *Georgien* berichtet, wobei als Enthaarungsmittel auch Holzasche gebraucht wird (Ph. Gogitschaywili, S. 40). Bei der Herstellung der Weinschläuche wird auch Alaun als Gerbmittel benutzt und die Haarseite wird mit gekochtem Tran bestrichen. In Tiflis benutzen die Gerber das Wasser aus den heißen Mineralquellen und verwenden zum Gerben außer den Blättern des Perückenstrauches auch Eichenrinde.

3 a*

II. Das Mittelalter.

Über die Gerberei und die Lederverarbeitung im Altertum, wenigstens bei den klassischen Völkern, sind wir, wie wir gesehen haben, durch eine erhebliche Anzahl von Nachrichten verhältnismäßig gut unterrichtet. Eine Zusammenstellung aller Nachrichten aus der griechischen Literatur über dieses Gebiet, die nicht einmal vollständig ist, umfaßt 160 Nummern (A. A. Bryant). Um so spärlicher sind die Nachrichten aus dem Mittelalter. In den Stürmen der Völkerwanderung sank die gesamte wirtschaftliche Kultur und konnte sich nur langsam wieder erholen. Was das erste selbständige Auftreten der Gerber betrifft, so müssen wir als älteste und wichtigste Quellen die Aufzeichnungen deutscher Volksrechte zu Rate ziehen. In der lex Salica, deren Entstehung in die Zeit der Gründung des Fränkischen Reichs durch Chlodewich (486) zu setzen ist, finden wir nur einen Lederarbeiter, der ungefähr unserem Sattler entspricht, erwähnt. Auch die späteren Rechtsurkunden führen einen Gerber niemals an. Die Literaturangabe, daß im Burgundischen Recht [G. H. Pertz (1), S. 60] vom Ende des 6. Jahrhunderts das Gerberhandwerk zuerst erwähnt werde, entbehrt der Sicherheit, da an der betreffenden Stelle von einem Schuster (sutor) die Rede ist. Möglich wäre es aber, da um diese Zeit die Herstellung und Verarbeitung des Leders wohl noch nicht durchgängig getrennt war. Etwas eingehendere Nachrichten über gewerbliche Verhältnisse haben wir aus der Karolingerzeit, und zwar sowohl aus weltlichen als auch aus geistlichen Grundherrschaften. Karl der Große hat in den bekannten, für Aquitanien geltenden Kapitularien auch Vorschriften gegeben über die Arbeiten auf den kaiserlichen Kammergütern. Im 44. Kapitel des Capitulare de villis ist es untersagt, statt hölzerner Fässer lederne Schläuche zu gebrauchen [G. H. Pertz (2), S. 181; W. Fleischmann]. Der Kaiser verlangt genaue Rechenschaft über die Vorräte sowohl an fertigem Leder als an Häuten, Fellen und Tierhörnern. Bei den fortwährenden Kriegen müssen ungeheure Mengen von Leder verbraucht worden sein, und zwar nicht nur für Schuhwerk, Sattlerwaren, Harnische und Schilde, sondern auch für das Fuhrwesen. Der Kaiser schreibt vor, daß die Feldwagen, welche gleichfalls auf den Kammergütern verfertigt wurden und dazu dienten, dem Kaiser Mundvorrat, Schanzzeug und Waffen nachzuführen, wohl bedeckt und mit Leder überzogen sein sollen, das so genau schließen müsse, daß man mit ihnen ohne Beschädigung des Inhalts schwimmend durch die Ströme setzen könnte. Die Gerberei und Kürschnerei wurde weiter gefördert durch die Verfeinerung der Tracht, insbesondere durch die Verbreitung römischen Wesens. Das Wort „Sohle“, altdeutsch sola, wird ursprünglich für Sandalen gebraucht (lat. solea) und erst später für die Verstärkung der unteren Partie des Schuhes. Der Absatz erscheint zuerst unter dem Namen „vlecke“ (Fleck). Eine weitere, aus dem Süden eindringende Form der Fußbekleidung ist der sog. Sommerschuh mit hohen und weiten Schäften, lat. aestivale, italienisch abgekürzt stivale, woraus das deutsche „Stiefel“ entstanden ist. Er wurde zuerst in geistlichen Kreisen getragen, dann auch von weltlichen, z. B. von Karl dem Großen auf der Jagd. Auch andere römische Schuhformen und -bezeichnungen dringen bei den Deutschen und Angelsachsen ein, z. B. die Socken vom lat. soccus, suftelari vom lat. subtalares, chelisa vom lat. caliga. Merkwürdigerweise werden auch zur Zeit Karls des Großen Gerber als Handwerker nirgends genannt, obgleich sich die Gerberei um diese Zeit wohl von der Form der Hausarbeit bereits getrennt hat, wohl aber finden Schuster, Sattler, Riemer Erwähnung [Elster-Weber-Wieser (1), S. 291]. Auch in der Beschreibung von Wirtschaftseinrichtungen von Klöstern aus dieser Zeit, die in ihrer reichen kulturellen Tätigkeit auch die Gewerbe sehr

gefördert haben, werden unter den darin beschäftigten Handwerken fast nur
Verarbeiter des Leders, Schuster, Sattler usw. genannt, nicht aber eigentliche
Gerber. Ob sich also ein besonderer Gerberberuf in ihnen ausgebildet hat, bleibt
zweifelhaft. Daß natürlich auch in den Klosterbetrieben gegerbt wurde, ist selbstverständlich. Die genannten Handwerker verarbeiteten häufig auch ungegerbte
Haut, wenn dann die echte Gerbung zur Lederbereitung hinzukommt, so wird
sie zunächst nicht von einem eigenen Handwerker ausgeführt, sondern sie gehört
mit zur Arbeit des betreffenden Lederverarbeiters. Hiermit steht es in Einklang,
daß noch jahrhundertelang in den Zünften die Gerber mit den Schustern und
anderen Lederarbeitern vereinigt waren, z. B. in der Bestätigungsurkunde der
Berliner Schusterinnung vom 4. November 1284 und vielen anderen. Nach dem
Wildbann des Reichs- und Königsforstes „zur Dreieichen" bei Offenbach a. M.
von 1338 erhielten die Schuster unter den Markgenossen das Recht, Eichenrinde
zu schälen (H. Dunker, S. 125). Eine weitere Stütze dieser Annahme findet
sich in einem scherzhaften Spielmannsgedicht in lateinischen Versen aus dem
10. oder 11. Jahrhundert, betitelt Unibos (Einochs) (M. Heyne, S. 354).

Hierin wird geschildert, wie ein armer Bauer Einochs seinen einzigen Ochsen verliert, dessen Haut zu Markte bringt und sie für 8 solidi an „schmutzige Schuster"
(sutores sordidi) verkauft. An einer anderen Stelle desselben Gedichtes, wo ein anderer
Handel um eine Haut erwähnt wird, die 10 solidi wert ist, heißt es:

> Da naht sich dreckiges Schusterpack
> Trägt sieben Groschen (solidi) bar im Sack
> Will eine Haut vereint erstehn
> die sie im Karren liegen sehn.

Da nun Schuster mit einer rohen Haut nicht viel anfangen können, so ist
anzunehmen, daß sie diese Haut selbst gerben wollen. Durch Schenkungsurkunde
vom 5. Oktober 863 macht sich ein Graf Ansbert verbindlich, jährlich an das
Kloster Lorsch im Odenwald auf den Martinstag vierzig gegerbte Ochsenhäute
zu liefern (A. F. Gfrörer, S. 164). Doch scheint um diese Zeit allmählich eine
Arbeitsteilung einzutreten, die auch wahrscheinlich auf intensive Berührung mit
ausländischer, besonders griechisch-römischer, aber auch keltischer Handwerks-
übung zurückzuführen ist. Die Gerberei beschränkt sich nun auf die bloße Zubereitung der Häute und Felle und überliefert die fertige Ware an andere Handwerker. Die Methode des Gerbens wird immer mehr vervollkommnet, zu der
Anwendung von Asche und Lohe tritt die Mineralgerbung mit Alaun, die sich
wahrscheinlich von Spanien nach Westeuropa verbreitet und die schon einen
organisierten Alaunhandel aus dem Orient zur Voraussetzung hat. In Lübeck
wird zuerst 1243 ein Johannes witgerbere neben einem Hermannus lore
erwähnt; es sind also schon beide Gerbarten getrennt (H. Bartenstein, S. 70).
Als erster Weißgerber in Köln läßt sich 1326 ein gewisser Bruno nachweisen.
Eine Societas factorum albicorei wird dort zuerst 1356 erwähnt (H. Bartenstein,
S. 6, 8). Eine sehr alte Bezeichnung für Leder ist althochdeutsch loski, mittelhochdeutsch losch, lösch, lösche, augenscheinlich mit Lohe zusammenhängend
und noch fortlebend in Eigen- und Straßennamen, wie Löscher, Löher, Löhr.
Das letztere Wort wird noch heute mundartlich für den Gerber gebraucht.
Später scheint man allerdings unter lösch oder rotlösch eine Art rot gefärbtes
weißgares Leder, besonders Schafleder (rubicoreum), verstanden zu haben. Im
Althochdeutschen heißt das weißgare Leder aus Bock- und Gemsenfellen irha,
irho, Mittelhochdeutsch irch, auch erch, erich, irich, erek, der Weißgerber ircher.
Diese Bezeichnung wird gewöhnlich auf das lateinische hircus = Bock zurückgeführt,
nach anderer Erklärung ist sie verwandt mit dem gotischen airkns, glänzend,
weiß (J. und W. Grimm). In einigen alten deutschen Städten lebt dieses Wort

noch fort als Straßenbezeichnung, z. B. in Nürnberg als Irerstraße. Nach G. Ebert
ist es allerdings nicht unwahrscheinlich, daß ähnlich wie bei dem lateinischen
aluta unter irch auch sämischgares Leder zu verstehen ist, da Weiß- und Sämischgerberei meistens verbunden waren und die Sämischgerberei die Weißgerberei sogar
an Bedeutung übertraf. Dazu tritt als neue Lederart curdewan (mittelhochdeutsch), abgekürzt korrun, was die fremde Herkunft deutlich kundgibt; es ist
ein Leder, wie es Cordoba in Spanien liefert. Im Jahre 711 hatten bekanntlich
die Araber die Meerenge von Gibraltar überschritten, Spanien zum größten Teil
erobert und Cordoba zur Hauptstadt des Kalifats erhoben, wo sie es zu einer
hohen Kultur brachten. Sie verpflanzten dahin auch die Feinlederindustrie, die
sie wahrscheinlich selbst im Orient kennengelernt hatten. Nach einem mittelalterlichen Sammelwerk aus dem 11. und 12. Jahrhundert, das unter dem Namen
eines sagenhaften Autors namens Heraclius geht, wurde das Corduanleder zu
Cordoba mit Alaun gegerbt und dann mit Krappwurzel rot gefärbt (A. Ilg,
S. 70). Das Wesentliche an diesem Leder wird seine prächtig rote Farbe gewesen
sein. In späterer Zeit wurde es, wie wir sehen werden, wahrscheinlich mit Sumach
gegerbt. Es ist sehr bemerkenswert, daß sich das Corduanleder in einer Zeit,
wo der Weltverkehr gegen heute noch sehr wenig entwickelt war, eine so weite
Verbreitung und einen so hohen Ruf erringen konnte, daß es sogar in mehrere
Sprachen überging. In Frankreich heißen die Schuster noch heute cordonnier,
womit wahrscheinlich gesagt sein soll, daß sie nur das feinste Leder verarbeiten.
Im Englischen heißen im Mittelalter die Feinledergerber curdewains und in
Straßburg haben sich die Kurdewäner, abgekürzt Kurweener, in der Kurwengasse
erhalten. Als im Jahre 1014 der König Sigurd Syr seinen Stiefsohn Olaf den
Heiligen empfing, zog er außer anderen Schmuckstücken Corduan-Strumpf-
hosen an (O. Montelius, S. 295). Im Ruodlieb, dem ältesten deutschen
Ritterroman, um 1030 von einem Tegernseer Mönch in lateinischen Hexametern
verfaßt, werden corduanelli, Korduanschuhe erwähnt [J. Seiler (1), S. 118],
ebenso im Meier-Helmbrecht [J. Seiler (2), S. 9, V, 285], der ältesten deutschen
Dorfgeschichte um 1240, schuohen von korrun.

Nach der Gründung der Städte, besonders durch Kaiser Heinrich I. zum
Schutze gegen die Einfälle der Ungarn, entstanden in diesen die Handwerke,
ursprünglich wohl von Leibeigenen ausgeübt, denen es aber mit der Zeit gelang,
Vollbürger zu werden. Jedenfalls liefern die alten Gesetzbücher den Beweis,
daß bis zur Mitte des 8. Jahrhunderts kein Freier irgendwelches Geschäft betrieb,
das ein Handwerk im jetzigen Sinne des Worts genannt werden kann. Alle
Handwerke wurden durch Haussklaven betrieben (A. F. Gfrörer, S. 306).
Solche Hörige scheinen auch die zu den Wirtschaftsbetrieben der Klöster ge-
hörigen Gerbereiarbeiter gewesen zu sein. In der Abtei Korvei werden im Beginn
des 9. Jahrhunderts unter den Handwerkern genannt 2 Lederarbeiter und
5 Schuster. Im Bauriß des Klosters St. Gallen vom Jahre 830 finden sich Werkstätten für Handwerker aller Art, darunter auch für Gerber. In einer Auf-
zeichnung von Gerechtsamen und Gefällen der Trierer Kirche vom Jahre 1220 werden unter Handwerkern, welche zur erzbischöflichen Kammer gehören, genannt:
7 Kürschner; in einer 100 Jahre später angefertigten Fortsetzung werden auch
Gerber angeführt (E. Mummenhoff, S. 12ff.). Die Abtei Meaux hatte noch
im Jahre 1396 ihre eigene Gerberei und das schriftliche Inventar derselben, enthaltend Häute, Gerbstoffe, Gerbgruben, Werkzeuge usw., ist noch vorhanden.
In den Werken des heiligen Bernhard von Clairvaux (gest. 1153) wird eine
mit einem Kapuzinerkloster verbundene Gerberei beschrieben, in der das Leder
für die Klosterinsassen hergestellt wird (W. Sombart, I, 1, S. 80). In Köln

werden im 12. Jahrhundert die Löher als Gewerbetreibende genannt. Der erste mit Namen zu belegende Kölner und deutsche Lohgerber ist ein in den Schreins-akten der Laurenzpfarre (1139 bis 1152) erwähnter Loher Giselbert. Etwas später wird erwähnt die Crispinus-Bruderschaft bei der Kirche St. Maria in Capitolio (H. Bartenstein, S. 6).

In den Städten schlossen sich die Handwerker zur Wahrung ihrer Interessen und auch zu gemeinsamer Religionsübung zu *Zünften* (officium, auch ansa = hansa = = Bund) zusammen, deren Ursprung etwas dunkel ist, die aber mit der Zeit zu großem Ansehen und erheblicher Macht gelangten. Solche Gerberzünfte bestanden seit 938 in Gent, 982 in Straßburg, 1104 in Namur, 1134 in Quedlinburg, 1120 zu Freiburg i. Br. (Br. Bucher, S. 196). In Frankfurt a. M. ist die Zunft der Lohgerber (societas et fraternitas cerdonum) diejenige unter den Zünften, die am frühesten (1280) erwähnt wird unter dem Namen lower, loer, löher, louwer (K. Bücher, S. 113). Im Jahre 1387 hatte diese Zunft 35 Mitglieder, darunter 25 Meister mit 8 Söhnen und 1 Gesellen (Lowerknecht) gegen 69 Schuster und 64 Metzger. In der Reihenfolge der Zünfte stand sie an siebenter Stelle (K. Bücher, S. 94). In Nürn-berg wird die älteste Handwerkszählung aus dem Jahre 1363 in der Chronik über-liefert, darunter 60 Lederer, d. h. die von den Gerbern getrennt arbeitenden Leder-arbeiter, 57 Kürschner, 35 Ircher, 37 „Reuzzen" (Flickschuster), 12 „Peutler". Die hohe Zahl der Lederarbeiter erklärt sich daraus, daß man nicht nur zu den in Nürnberg hergestellten Panzern, Panzerhandschuhen und Eisenhelmen, zu den Pferdegeschirren usw. viel Leder verarbeitete, sondern daß auch die arbeitende Bevölkerung viel Lederkleidung trug. Die Zeit der Reiterheere und der Turniere, wobei gerade mit Sattel- und Zaumzeug großer Luxus getrieben wurde, brauchte auch die feinsten Luxuswaren dieser Gewerbe [F. M. Feldhaus (1), S. 333ff.]. Hamburg hatte 1363 52 Lohgerber, Ulm 1420 deren 13, Breslau 1403 deren 20. Von der Mißachtung der Gerberei wie bei den Völkern des klassischen Altertums ist im Mittelalter bei den mitteleuropäischen Völkern wenig zu bemerken. Höchstens läßt sich vielleicht dagegen anführen, daß 1419 in Prag die 162 dort ansässigen Lederer als smardari, d. h. Stänker bezeichnet werden (R. Kobert, S. 44). Die im Altertum und im frühen Mittelalter vielfach bezeugte Verbindung der Lederherstellung und Lederverarbeitung läßt sich noch bis zum 14. Jahrhundert nachweisen. In Bremen, wo die Gerber und Schuster ursprünglich getrennte Zünfte hatten, wurde 1384 auf ausdrücklichen Wunsch beider eine gemeinsame Gilde gegründet. Man hoffte, durch diese Vereinigung zahlreiche Reibereien, die bis dahin zwischen beiden vorgekommen waren, dauernd aus dem Wege zu schaffen. In Basel waren sie bis zu 1441 vereinigt, in Berlin bildeten sie noch bis um die Mitte des 15. Jahrhunderts ein gemeinsames Amt, auf dessen Siegel sowohl das Schermesser der Gerber als auch der Halbmond der Schuster dargestellt ist. Ein weiterer Grund für diese Annahme ist der, daß in alten lateinischen Innungsakten die Gerber als „cerdones" bezeichnet werden, was ursprünglich Flickschuster bedeutete, aber mit der Zeit diese verächtliche Nebenbedeutung verloren hatte, so in Frankfurt a. M. 1280, in Mühlhausen i. Th. in einem Privileg vom Jahre 1297, in Rostock noch im 15. Jahrhundert (K. Bücher, S. 44; R. Kobert, S. 43; M. Claes, S. 71). Mit der Zeit wurden diese Innungen immer noch weiter geteilt, und zwar in die der Rotgerber, Weiß-gerber oder Ircher, Kurdewäner, Sämischgerber, Pergamenter, Beutler, Säckler, Schuster, die sich heftig untereinander um die gegenseitige Abgrenzung ihrer Handwerke und Ausdehnung ihrer Betriebe stritten. Die Innungen waren ur-sprünglich gegründet zur Hochhaltung des Handwerks, seines guten Rufes und zum Schutze der Konsumenten gegen schlechte Ware. In fast allen größeren Städten waren die Gerber in besonderen Straßen ansässig, besonders in der Nähe eines fließenden Wassers. So gab es in Worms die obere und untere „Lawerbach"-, in Köln die Rotgerberbach- und die Weißgerberbachstraße, in Rostock den Gerbergraben, in Siegen, Münster und anderen Städten die Löherstraße. Die Lederschau durch verpflichtete Schauer war gesetzlich eingeführt, die „schürtige", d. h. ungare oder wundgestoßene oder sonst nicht einwandfreie Ware zurückwiesen und einwandfreie, „schaufellige" mit ihrem Stempel versahen. Eine solche Lederschaukommission, bestehend aus einem Vertreter der Gerber und einem der Schuster, wurde z. B. zu Freiburg i. Br. im Jahre 1545 eingesetzt. Daß sie mitunter nicht unangebracht war, geht aus dem Bericht der Schaumeister an den Rat der gleichen Stadt vom Jahre 1551 hervor. Nicht weniger als neun Gerber, d. h. etwa die Hälfte aller, hatte Leder feilgehalten, das schlecht bereitet war und noch häufiger betrügerisches Maß hatte (E. Zeltner, S. 43 ff.). In Basel und auch anderwärts war nach der Zunftordnung verboten, Häute von gefallenem Vieh („felliges") oder auf dem lebenden Tiere zu kaufen, ferner die Gerbung von Wolfs-, Hunde- oder Pferdehaut oder gar von Menschenhaut bei Strafe der Zunftentziehung (T. Geering, S. 130). Das Gerben von Menschenhaut scheint im Mittelalter öfter ausgeübt worden zu sein, da sich ein solches Verbot auch anderwärts findet und außerdem wird es bewiesen durch das Vorkommen von Menschenleder in verschiedenen Sammlungen. Die Lehrzeit in der Gerberei dauerte gewöhnlich 3 Jahre, wobei z. B. in Rostock das dritte Jahr zur Erlernung des „Ledertawens", d. h. der Zurichterei vorgeschrieben war. Dazu kam noch eine vorgeschriebene Wanderzeit von 2 bis 3 Jahren. Nicht zu vergessen sind auch die geselligen Veranstaltungen der Zünfte im Anschluß an die ordentlichen Versammlungen. Die Zunftgesetze wurden mit der Zeit immer mehr mißbraucht zur Unterdrückung der Großbetriebe durch Beschränkung der Anzahl der Gesellen und Lehrlinge, der Äscher und Gerbgruben, durch Kontingentierung der Einarbeitung und des Gerbstoffbezuges, durch Verbot von besonderem Handwerkszeug oder besonders vorteilhaften Einrichtungen, durch Erschwerung der Selbständigmachung, Einführung eines Numerus clausus für die Meister, durch genaue Abgrenzung der einzelnen Handwerke gegeneinander, durch das Verbot des Häute- und Lederhandels durch Nichtzunftmitglieder usw. Der Minderbegabte und Minderbemittelte hatte von der Zunft Vorteile; jede Weiterentwicklung der Industrie über das Althergebrachte wurde selbst den begabtesten Köpfen unmöglich gemacht. Die Städtewirtschaft des Mittelalters unterscheidet sich darin wesentlich von der heutigen Wirtschaftspolitik, daß der Schwerpunkt nicht wie heute in der Größe der Produktion und deren fortwährender Steigerung, sondern in der Verteilung der Produktion und ihres Ertrages lag. Es war die allgemeine Auffassung der Zeit, daß die gewerbliche Arbeit nicht bloß „Produktionsfaktor", sondern vornehmlich das Mittel sein müsse, denjenigen, der sich mit ihr beschäftigte, behaglich zu ernähren (M. Claes, S. 29). Versuche Gewerbetreibender, sich gegenseitig durch bessere Qualität oder billigere Preise aus dem Felde zu schlagen, wurden wohl auch früher gemacht, aber stets im Keim erstickt. Charakteristisch für die mittelalterliche Wirtschaftsordnung ist auch die strenge Ausschaltung des Zwischenhandels, sowohl beim Bezug des Rohmaterials als auch beim Verkauf der fertigen Ware. Nur in Lübeck finden wir als Ausnahme eine Zunft der Häutehändler, aber nur für den bedeutenden überseeischen Handel (H. Bartenstein, S. 58). Die wechselseitige Abgrenzung der Handwerke gegeneinander führte manchmal zu lächerlichen Streitigkeiten, z. B. darüber, ob der Gerber oder der Schuster das Leder schwärzen und fetten dürfte, wobei sie sich wechselseitig schlechte Gerbung bzw. schlechte Schwärzung oder Fettung vorwarfen. Die Abgrenzung der Zünfte, durch zahlreiche Prozesse gehütet, mußte, selbst wenn sie im Anfang zweckmäßig gewesen war, auf die

Dauer jeden weiteren Fortschritt, der neue Formen und Vereinfachung der Arbeit voraussetzte, fast unmöglich machen. Wie wir weiterhin sehen werden, ist in Deutschland, wo das Zunftwesen auf die Spitze getrieben war, die Gerberei trotz ihrer Blüte im frühen Mittelalter gegenüber den Nachbarländern im Rückstand geblieben und mußte erst von dort neue Anregungen erhalten. Im übrigen standen trotz dieser Mißstände des Zunftwesens und trotz der infolge der inneren Zerrissenheit unbefriedigenden politischen Verhältnisse des Deutschen Reiches die deutschen Städte im Mittelalter in hoher Blüte. Die Zunft der Gerber war in ihrer besten Zeit überall wohl angesehen. ,,Stinkende Hände machen reiche Leute'', das war eine allgemein verbreitete Ansicht und die soziale und politische Stellung der Gerber war dementsprechend. Allerdings bezieht sich diese Beurteilung mehr auf die Rot- als auf die Weiß- und Sämischgerber. Ein Beweis dafür ist z. B., daß sich in Bern Grundbesitzer, Geistliche, Ärzte und andere Notabeln in die den Gerberinnungen entsprechenden dortigen drei Gerbergesellschaften einkauften. Das war allerdings nicht überall gestattet. In der späteren Zeit der Entartung der Zünfte war freilich die Aufnahme zu einer reinen Komödie geworden. Wenn man das nötige Geld bezahlte, wurde man von Lehr- und Wanderzeit, Meisterstück usw. insgesamt dispensiert und als ,,Meister'' in die Innung aufgenommen, wovon z. B. die Lederhändler wegen des Handelsmonopols der zünftigen Gerbermeister Gebrauch machten (L. Kurth, S. 49).

Obgleich im Mittelalter eine viel größere Zahl von Handwerkern von einer viel geringeren Einwohnerzahl ihren Unterhalt fand als heutzutage und obgleich diese Bemerkung in ganz besonderem Maße für die Lohgerber gilt, so stehen doch z. B. in Basel 1428 die 59 reichen Gerbermeister mit ihrem Arbeitsmaximum von 360 Häuten jährlich (total 21 240 Häute) noch lange nicht im Verhältnis zu dem Lederbedarf einer Stadt von 10 000 Einwohnern mit 133 Schustern (T. Geering). Frankfurt a. M., damals nahezu gleich groß wie Basel, hatte 1387 nur 25, Ulm um 1420 nur 13 Rotgerber. Wenn auch wohl die meisten Rotgerber mit ihrer Produktion weit hinter dem Arbeitsmaximum zurückblieben, so lassen diese Parallelen doch mit Sicherheit auf einen lebhaften Lederexport schließen. In Basel kam wohl als günstiges Moment die Lage an der Wasserstraße des Rheins in Betracht. Der Export war auch faktisch so bedeutend, daß die Stadt für die Erhebung des Ausfuhrzolles einen eigenen ,,Gerwerzoller'' einsetzte. Um 1500 waren nur noch 8 bis 10 Gerber vorhanden, die immer noch wohlhabend waren, aber keinen Export mehr betrieben. 1531 errichteten die damals vorhandenen 18 Gerber ein ,,gemeinsames Werk'', d. h. eine gemeinsame Gerberei, in der Äscher, Lohgruben usw. leihweise bzw. im Lohnwerk benutzt werden konnten. 1575 erwarb die Zunft eine eigene Lohstampfe und Lederwalke. Die Blütezeit der Baseler Weißgerber fällt in die Zeit von 1550 bis 1650 mit etwa 20 bis 30 fremden Gesellen in einem Betrieb. Allerdings klagten die Nachbarn, es werde durch den Geruch ,,eine pestilenzialische Sucht unter den Menschen erwecket'', aber der Rat war nachsichtig gegen die reichen und einflußreichen guten Steuerzahler. Man hatte eben früher, als in den Städten noch überall offene Rinnsteine vorhanden waren, stärkere Nerven als heute. Ganz ohne Gewerbeaufsicht waren übrigens die Gerber im Mittelalter auch nicht. In Frankfurt a. M. sollten z. B. die Lohgerber den Inhalt der Äscher nicht auf die Straße schütten und auch das Bearbeiten der Häute auf der Straße ist ihnen untersagt (H. Bartenstein, S. 101). Hierzu sei an dieser Stelle noch erwähnt, daß es allerdings mit den hygienischen Verhältnissen in der Gerberei im Mittelalter nicht zum besten bestellt gewesen zu sein scheint. Der Begründer der Lehre von den Gewerbekrankheiten, Bernhardino Ramazzini (S. 103ff.) aus Modena, macht noch um 1700 eine wahrhaft grauenerregende Schilderung von der Gerberei. So behauptet er, der Magen habe sich

ihm in deren Nähe umgedreht, Pferde hätten selbst mit Gewalt nicht daran
vorbeigebracht werden können, die Gerber trügen ein leichenähnliches Antlitz,
hätten einen scheuen Blick, seien fahl, keuchend, fast alle milzsüchtig (hypo-
chondrisch) und ihre Angehörigen seien wassersüchtig geworden. Dagegen erhoben sich allerdings auch Stimmen, welche die Gerberei für sehr gesund erklärten.
Der päpstliche Leibarzt J. M. Lancisius (S. 14) behauptete, die Ansammlungen von
Gerbereiabfällen seien allerdings unzweifelhaft gesundheitsschädlich, die Gerberei
an sich dagegen durchaus gesund. Gerbstoffe seien bekanntlich wichtige Heilmittel. In Rom und Bologna seien die Bürger, die in der stinkenden Gerbergasse
wohnten, gegen Ansteckung mehr geschützt gewesen als die anderen. Auch der
deutsche Übersetzer von Ramazzini, J. C. Ackermann, erwähnt, daß angeblich
einst in Danzig, als die ganze Stadt von der Pest heimgesucht wurde, die Gerbergasse von derselben verschont geblieben sei. Die neuere Medizinalstatistik hat
eine besondere Gefährlichkeit der Gerberei, abgesehen von der Gefahr durch
Milzbrand, Vergiftung durch Chromsalze, die ständige Arbeit in der Nässe, nicht
feststellen können. Bekannt ist auch der Scherz von Shakespeare im „Hamlet"
in der Totengräberszene, wonach die Leichen von Gerbern länger zur Verwesung
brauchten als andere.

In der Stadt Siegen in Westfalen und in deren Umgegend spielte bis in die
neuere Zeit die Gerberei eine wichtige Rolle (H. Kruse). Diese Blüte hatte ihren
Grund in einigen besonderen Umständen, nämlich einesteils infolge der günstigen
Gelegenheit zum Lohebezug aus den in der Nähe betriebenen Haubergen, andern-
teils infolge des großen Lederverbrauches in der dortigen bedeutenden Eisenindustrie
für Blasebälge, Schurzfelle und Schuhzeug, seitdem im 15. Jahrhundert der Eisenguß
erfunden und der Übergang zum Hochofenbetrieb eingetreten war. Bereits im
Jahre 1455 hatte die Siegener Zunft für Gerber und Schuhmacher 31 Mitglieder,
1482 schon 47. Die Zunftordnung von 1504 regelte das politische und kirchliche
Leben der Zunftmitglieder, sie hatten einen Altar in der Nikolaikirche zu unterhalten und Kerzen dazuzustellen, für Feuerleitern zu sorgen usw. Der Zunft-
meister hatte die Kontrolle darüber, daß nur gute Waren in den Handel gebracht
wurden und daß die Preise nicht zu hoch waren. Es finden sich weiter Verbote
des Verkaufs von Häuten, Vorschriften zur Ausschaltung des Zwischenhandels,
Aufrechterhaltung der Bannmeile, innerhalb deren sie das alleinige Recht zum
Erwerb des Häutegefälles hatte usw. Seit 1535 machte sich allmählich der *Verfall
der alten Zunftordnung*, des patriarchalischen Verhältnisses zwischen Meistern,
Gesellen und Lehrlingen, Übertretungen der Beschränkungen des Häute- und
Lederhandels und der Zunftprivilegien bemerkbar. Die sozialen Gegensätze der
damaligen Zeit, wie sie sich in den Bauernkriegen, dem Aufstand der Reichsritter
und in den mannigfaltigen politischen und wirtschaftlichen Kämpfen innerhalb
der Städte zeigten, traten auch hier hervor. Es sei nebenbei bemerkt, daß als
besonders fanatische Anhänger des Führers der aufständischen thüringischen
Bauern Thomas Münzer (1525) genannt werden der Weißgerber Heinemann
Ludwig und der Gerber Klaus Kreuter aus Mühlhausen in Thüringen. Der
Reichstag zu Augsburg erließ 1530 ein Gesetz zum Schutz der Meister gegen die
Gesellen. In Siegen beklagten sich 1535 die Gerbermeister bei dem Grafen von
Nassau über den unlauteren Wettbewerb weggelaufener Gesellen auf den Dörfern,
die kein Meisterstück geliefert hätten, und über Umgehung ihrer Privilegien in
bezug auf Häute- und Lederhandel. Diese Streitigkeiten zogen sich durch das
ganze 16. Jahrhundert hin und im 17. Jahrhundert wurden die Landmeister
den städtischen gleichgestellt. Die *Einführung der Gewerbefreiheit* im Anfang
des 19. Jahrhunderts im Westen im Gefolge der Revolutionskriege, in Preußen
durch die Stein-Hardenbergsche Gesetzgebung, stürzte in kurzer Zeit die

Arbeit, welche Generationen im Laufe von ca. 6 Jahrhunderten aufgerichtet hatten. Damit war ein Abschnitt in der Geschichte der Gerberei beendet, welcher nach einem blühenden Anfang durch ein Übermaß künstlicher Eingriffe und Bevormundungen zu einem förmlichen Ersticken dieses Gewerbes geführt hatte und der Übergang von der Stadtwirtschaft zur Volks- und Weltwirtschaft endgültig besiegelt.

Die Gerberei und die Kürschnerei waren schon frühzeitig eines der wichtigsten *Exporthandwerke* und Häute, Leder, Lederwaren und Pelze sind schon sehr früh in den Handel gekommen. Allerdings war die Gerberei, wie alle mittelalterlichen Gewerbe, wesentlich „material- und konsumorientiert" und zwar für einen in sich abgeschlossenen Markt. Der außerordentlich dürftige Zustand des öffentlichen Verkehrs schloß jede, auch die kleinste Stadt, wenn sie nicht an der See oder einem größeren Fluß lag, mit den sie umschließenden paar Meilen zu einem industriellen und kommerziellen Gebiet ab, in dem man wenigstens den notwendigsten Bedürfnissen selbst zu genügen suchte; jedoch verstanden schon früh einzelne einsichtige Landesherren Handel und Verkehr durch Straßenbau, besonders nach den wichtigsten Handels- und Messeplätzen Leipzig, Nürnberg, Frankfurt a. M., und Gewährung besonderer Vorteile für die Messebesucher zu heben. Unter solchen Umständen konnte sich an besonders günstig gelegenen Orten und Gegenden auch wohl eine größere Exportindustrie entwickeln, ebenso wie wir es z. B. in der neuesten Zeit an der Unterelbe infolge des günstigen Bezuges von überseeischen Häuten und Gerbstoffen erlebt haben. In Deutschland lassen sich seit dem Mittelalter zwei Hauptgebiete der Gerberei feststellen, beide verlaufen in der Richtung von Südost nach Nordwest in breiten Streifen an den deutschen Mittelgebirgen entlang. Der östliche Streifen zieht sich von Schlesien längs der Sudeten durch Sachsen und Thüringen zur Weser, der andere dem Lauf des Rheins entlang vom Bodensee bis zur holländischen Grenze mit Einschluß der Seitentäler. Der Grund hierfür liegt wohl darin, daß in diesen Gegenden neben günstigen Wasserverhältnissen und einer ausgedehnten Viehzucht die Lohproduktion (Eiche und Fichte) besonders vertreten war, entsprechend der alten Gerberregel: die Häute müssen an die Lohe herangebracht werden, da die Blöße das Fünf- bis Sechsfache ihres Gewichtes an Lohe zur Durchgerbung erfordert; ferner an der guten Verbindung zu den Hauptmesseplätzen. In Thüringen war dies der Fall wegen der Nähe von Leipzig und dem günstigen Bezug von Fichtenlohe aus dem Thüringer Wald. So waren z. B. in der Stadt Pößneck im Jahre 1606 45 Lohgerber und Meisterswitwen bei höchstens 2000 Einwohnern, in Gera um dieselbe Zeit deren 31 bei ebensoviel Einwohnern (L. Kurth, S. 77). Im Rhein- und Moselgebiet war es die bedeutende und daher verhältnismäßig billige Produktion von Eichenlohe neben günstigen Verkehrsverhältnissen zur Frankfurter Messe, die eine Agglomeration der Gerberei herbeiführte, in Basel war es, wie wir gesehen haben, die Wasserstraße des Rheins, in Siegen die Entwicklung der Eisenindustrie und der Haubergswirtschaft usw. Trotzdem sich alle diese Verhältnisse seitdem gründlich geändert haben, ist diese Verteilung im wesentlichen noch heute vorhanden, wozu, wie schon erwähnt, das unterelbische Gebiet hinzugekommen ist. Es ist dies darauf zurückzuführen, daß viele der heutigen Fabriken aus ehemaligen Handwerksbetrieben hervorgegangen sind, ferner auf den guten Ruf, den die Produkte aus solchen Orten von alters her haben und auf das Vorhandensein eines Stammes von Facharbeitern. Aber abgesehen von diesen durch besondere Standortsvorteile verursachten Entwicklungen, ist der Charakter der gesamten gewerblichen Produktion vom 13. bis zum 15. Jahrhundert ein überwiegend lokaler. Jede Stadt, besonders jede größere, ist so ziemlich ein in sich abgeschlossenes Ganzes; die einzelnen Städte stehen einander wirtschaftlich gegenüber wie heute die einzelnen Staaten.

Die Gerberei war, wie schon erwähnt, bis in die neuere Zeit wesentlich ein *Kleinhandwerk*, welches nur mit geringem Kapital arbeitete. Zwar war in den Städten bei dem allgemeinen Wohlstand die beherrschende Macht der Neuzeit, der Kapitalismus, allmählich herangewachsen, allein die Fugger, die Welser, die Baumgartner, die Hochstetter u. a. legten ihr Kapital mehr in Bankgeschäften, Bergwerken und Handelsgesellschaften an als in handwerksmäßigen Betrieben, wie den der Gerberei, wohl aber beteiligten sie sich am Leder- und Häutehandel. So beklagten sich in dem Eidgenössischen Abschied vom 4. März 1509 zu Zürich die Gerbermeister von Bern, Solothurn und Biel, daß die Fehlin-Gesellschaft aus Memmingen (mit den Augsburger Welsern verschwägert und assoziiert) das Ledergewerbe, roh oder gewerket, allenthalben in ihre Hand zu bringen suche. Sie schicke das Gute nach der Lombardei, das Schlechte lasse sie hier im Lande. Sie habe einen Faktor zu Freiburg und tue allen Gerbern in der Eidgenossenschaft beträchtlichen Eintrag. Man möchte solches abzustellen trachten [Ungenannt (*8*)]. Die wucherischen Großkaufleute, die „Pfeffersäcke‟, waren übrigens um diese Zeit nicht weniger verhaßt als die Raubritter.

Für den Leder- und Pelzhandel im Mittelalter bis in die Neuzeit waren von besonderer Bedeutung die *Messen*. Für den kontinentalen Verkehr erlangten zuerst eine zentrale Bedeutung die Messen der Champagne, welche zu Provins, Troyes, Bar-sur-Aube und Lagny-sur-Marne sechsmal im Jahre abgehalten wurden, deren Blütezeit in das 13. Jahrhundert fällt und auf denen bestimmte Tage für den Lederhandel vorgesehen waren (A. Schulte, S. 156). Vom 14. Jahrhundert ab verschiebt sich das Zentrum des europäischen Großhandels nach Brügge und Antwerpen einerseits, nach den Messen von Genf und Lyon andererseits. Seitdem der große Handelszug nicht mehr von Italien nordwärts, sondern mit der Umgestaltung des indischen Handels von den Niederlanden nach Süden und Osten geht, werden die Messen von Frankfurt a. M. wichtig [Elster-Weber-Wieser (*2*), S. 349]. König Franz I. von Frankreich (1515 bis 1547) nennt die Stadt Frankfurt a. M. in einem Schreiben an den dortigen Magistrat die bedeutendste Handelsstadt nicht nur Deutschlands, sondern fast der ganzen Welt (G. L. Kriegk, S. 295). Die weitere Handelsverbindung nach dem europäischen Osten wird auf den Messen zu Frankfurt a. d. O. und Leipzig besorgt, hier namentlich seit der Herstellung der politischen Verbindung zwischen Sachsen und Polen (zu Ende des 17. Jahrhunderts).

Im Gebiete des heutigen *Frankreichs* finden wir schon im frühen Mittelalter staatliche Vorschriften über die Ausübung des Gerberhandwerks. Die Verordnungen Karls des Großen über die Gerberei auf den kaiserlichen Kammergütern wurde schon erwähnt. In Burgund wurde 1349 eine Verordnung erlassen, daß Ochsenhäute dreimal mit frischer Lohe eingesetzt werden sollten, jeder Einsatz sollte drei Monate dauern, Kalbfelle sollten nur mit gemahlener Lohe gegerbt werden [de Lalande (*1*), S. 47, 120]. Die Bedeutung der Messen in der Champagne für den Lederhandel im 12. und 13. Jahrhundert wurde schon hervorgehoben. Im Jahre 1345 wurden den Pariser Gerbern von Philipp VI. (1293 bis 1350) Statuten gegeben, die auch für alle Städte des Königreiches gelten sollten, worin die Niederlassung der Meister, die Lehrlingshaltung (5 Jahre), die Prüfung und Stempelung des Leders geordnet wurden. Schlechtes Leder soll verbrannt, die Hersteller bestraft werden. Ebenso erlassen Carl VII. (1403 bis 1461) und Ludwig X. (1423 bis 1483) Verordnungen gegen den Verkauf schlechten Leders, welche von Heinrich IV. 1585 erneuert werden. Eine besondere Blüte erlangte die Gerberei in der Provinz Poitou, und zwar hauptsächlich in den Städten Chatellerault, Poitiers bzw. deren Vorstadt St. Maixant und Niort [P. Boissonade (*1*), S. 13, 39, 67; (*2*), S. 298, 303, 313]. In den Zolltarifen der Stadt Poitiers aus dem 14. Jahrhundert werden Häute und Gerbstoffe erwähnt. Auch dort herrscht seit etwa 1400 ein strenger Zunftzwang mit genau vorgeschriebenem Wirkungskreis. So war in Chatellerault den Gerbern verboten, das Leder selbst zuzurichten, was der Zunft der Lederzurichter (corroyeurs) vorbehalten blieb, eine Verordnung, die erst 1773 aufgehoben wurde. 1408 wurde zu Poitiers schlecht zugerichtetes Leder am Pranger verbrannt. Die Weiß- und Sämischgerber hatten ebenfalls eigene Zünfte. Eines der wichtigsten Zentren der Weißgerberei war die Stadt Niort, deren Gerber auf dem Wasserweg Häute aus Poitou, Flandern, England und Spanien bezogen. Die dortigen Tarife und Verordnungen über den Handel auf dem Sèvre-Fluß erwähnen Häute, Walrat, Fette und Tran. Es wurde hergestellt: Leder aus Groß- und Kleinviehhäuten für Sattlerei, Handschuhfabrikation und Schuhmacherei. In einer munizipalen Verordnung von Poitiers von 1607 wird die Gerbdauer für verschiedene Häutesorten vorgeschrieben, für schwere bis zu 15 Monaten. Das Leder wird von vereidigten Gerbern und Schustern geprüft und schlechtes konfisziert. Auch die Lederverarbeitung, Sattlerei, Riemerei, Häute- und Lederhandel standen in hoher Blüte. Die Lederverarbeiter wurden hinsichtlich des verarbeiteten Leders ebenfalls kontrolliert und es wurde ihnen vorgeschrieben, welche Ledersorten sie für ihre verschiedenen Fabrikate zu verwenden hätten. Ferner betrieb man einen schwunghaften Dégras-Handel als Nebenprodukt der Sämischgerberei. Erwähnenswert ist auch, daß die französische Feinlederindustrie den Vorteil hatte, daß in den südlichen Provinzen des Landes Sumach angebaut wurde. Heinrich IV. und sein großer Minister Sully suchten, wie die Industrie im ganzen, so auch die Lederindustrie zu fördern. Die hohe Blüte der französischen Lederindustrie erhielt aber im Laufe des 17. Jahrhunderts in dem äußerlich glänzenden, innerlich aber zu tiefem Niedergang führenden Zeitalter Ludwig XIV. einen schweren Stoß, ganz besonders durch die *Aufhebung des Ediktes von Nantes* (1685), infolge deren eine große Anzahl geschickter Handwerker das Land verließen. In der Touraine allein z. B. zählte man vor dieser Aufhebung ca. 400 Gerbereien, die fast sämtlich in den Händen von Hugenotten waren, 1698 waren nur noch 54 vorhanden. Die blühende Lederindustrie zu St.-Jean d'Angély verschwand vollständig (G. Martin, S. 23, 146, 191, 207, 300; A. Cilleuls, S. 32). Auch in technischer Beziehung wurde man durch die Engländer und Flamen überflügelt, welche sich besserer, billigerer und schnellerer Methoden bedienten. Am besten hielt sich noch die Sämischgerberei, die Häute aus Südamerika und Kanada beziehen konnte, darunter auch solche von Damhirschen und Elentieren. Der bekannte Minister Colbert, einer der hervorragendsten Vertreter des Merkantilismus, suchte dem Verfall der Gerberei Einhalt zu tun und den Import gewisser Ledersorten aus England (Kalbleder für 2 Millionen Franken jährlich) zu unterbinden. Im Jahre 1665 gründete er zu diesem Zweck mit staatlicher Unterstützung eine Gesellschaft, welche in der Vorstadt St.-Marcel von Paris eine Gerberei errichtete, mit einer Filiale in Chatellerault. Die erste mußte im Jahre 1670 liquidieren, die letztere hielt sich länger. Einen Gerber namens Larose schickte er nach Ungarn, um die dortige Weißgerberei kennenzulernen. Unerschüttert blieb auch die Fabrikation des Handschuhleders und der Handschuhe, die, begünstigt durch die im Zeitalter Ludwigs XIV. aufkommende Mode allgemein Handschuhe zu tragen, zu besonders hoher Ausbildung gelangte, einen lebhaften Export betrieb und sogar die Stürme der Revolution überstand.

Frankreich hat auch den Ruhm, die *erste technische Literatur* auf dem Gebiete der Gerberei hervorgebracht zu haben. Auch dieses hängt mittelbar mit der Wirksamkeit Colberts zusammen. Er gründete im Jahre 1666 die Akademie der Wissen-

schaften, welche von Anfang an außer der reinen Wissenschaft auch deren Anwendung auf die Künste und Handwerke zu pflegen suchte. Denn „es sei nötig,
die Künste unter die Augen der Gelehrten zu stellen, damit sie durch solche Bearbeitung verbessert würden". So wurde im Jahre 1708 von de Billettes die
Lohgerberei und die Bereitung anderer Lederarten beschrieben, die der ver-
goldeten Leder von dem bekannten Physiker und Zoologen de Réaumur, der
auf verschiedenen Gebieten der chemischen Technologie sich erfolgreich betätigt
hat. Diese Arbeiten wurden aber zunächst nicht gedruckt, sondern die Manu-
skripte blieben in Verwahrung der Akademie und wurden erst ums Jahr 1760
von dem berühmten Astronomen de Lalande, der sich in seinen jüngeren Jahren
mit allerlei technischen Problemen beschäftigte, neu bearbeitet und herausgegeben.
In mehreren Abteilungen behandeln sie die Herstellung der verschiedenen Lederarten (Lohgerberei, Weißgerberei, Saffian- (= Sumach-) Gerberei, Sämischgerberei,
Lederfärberei usw.; das Werk enthält auch viele historische Angaben über die
Entwicklung der Gerberei in Frankreich und wurde, mit vielen Zusätzen versehen, im Jahre 1766 von dem Leipziger Professor der Kameralistik Dan.
Gottfr. Schreber deutsch herausgegeben [de Lalande (1), (2), (3), (4), (5)].

In *England* ist die Gerberei schon im frühen Mittelalter in hoher Blüte gewesen
(L. T. Salzmann, S. 245ff.). Im Jahre 1184 wurde ein Befehl erlassen, daß
kein Gerber sein Handwerk innerhalb der Grenzen eines Waldes ausüben dürfe,
um Wilddiebereien zur Gewinnung von Häuten zu verhindern. Der Häuteverkauf
wurde zur Unterdrückung des Zwischenhandels geregelt. In Colchester waren um
1300 40 Handwerker in verschiedenen Zweigen der Lederindustrie beschäftigt,
in Oxford waren 1380 vorhanden: 12 Gerber, 20 Kürschner, 12 Cordwainers oder
Schuster und 4 Sattler. Gegen Ende des 16. Jahrhunderts wird berichtet, daß in
den meisten Dörfern des Königreiches ein Lederarbeiter sei, in den meisten Markt-
städten 3 bis 5, in den großen Städten 11 bis 20, in London und seinen Vorstädten
gegen 200. In Colchester wurden 1425 Klagen laut über Wasserverunreinigung
durch die Gerber. Die Kompetenzen der einzelnen Gilden und die Aufsicht über
den Lederhandel waren im Mittelalter in England ähnlich geregelt wie in Deutschland und Frankreich. Schon in den Statuten der Stadt Berwick am Tweed in
Schottland vom Jahre 1283 findet sich die Bestimmung, daß niemand sonst als
die Brüder von der Kaufmannsgilde (confratres gildae) mit Wolle, Häuten oder
Wollfellen handeln dürfe. Ursprünglich waren Lederherstellung und Lederverarbeitung ebenfalls vereinigt, aber seit 1351 wurde durch Verordnungen des
Parlaments und der Städte den Gerbern und den verschiedenen Verarbeitern des
Leders gegenseitige Übergriffe in das Handwerk des anderen verboten. Zu
Chester erhielten z. B. 1362 die Gerber von dem schwarzen Prinzen (Eduard) ein
Privileg gegen die Einmischung der Schuster in ihr Gewerbe. Dieses wurde aber
1370 als den Interessen der Stadt zuwiderlaufend widerrufen. Das Leder unterlag
der Schau durch die Gilden oder städtischen Beamten. Die Häute mußten ein
ganzes Jahr in der Lohe liegen und strenge Verordnungen wurden erlassen gegen
das Übereilen des Gerbprozesses zum Schaden des Leders. Es durfte nur Eichenrinde verwendet werden, Eschenrinde war verboten. In Bristol wurden sogar
die Häute vor der Gerbung geprüft. Schlecht gegerbtes Leder durfte nicht ge-
schmiert werden und zum Schmieren durfte nur Talg, kein Tran, verwendet werden.
1372 verhängten der mayor und die aldermen von London Strafen wegen des
Verkaufs von gefärbtem Schafleder, welches so zugerichtet war, daß es dem Reh-
leder ähnlich sah. Die Weißgerber, welche Pelze für die Kürschner gerbten,
durften die Köpfe nicht abschneiden, um Verwechslungen verschiedener Tierarten zu vermeiden. 1378 wurden einem gewissen Nicholas Burle 47 Häute

für Schuhleder konfisziert und es wurde ihm auch nicht gestattet, diese für Sattlerleder oder andere Zwecke zu verwenden. Da die weißgaren Leder nicht unter so scharfer Kontrolle standen, so waren infolgedessen gegen Ende des 16. Jahrhunderts die Märkte mit schlechtem Leder überschwemmt. 1398 wurden wiederum in London scharfe Bestimmungen erlassen gegen die Herstellung von Riemen aus Schaf- und Kalbleder an Stelle von solchen aus Wildhäuten (von Hirschen, Rehen usw.), aber 1467 erklärten die Lederhändler diese Bestimmungen für veraltet, da nicht genügend Wildleder zu haben und außerdem die Herstellung von Schaf- und Kalbleder sehr verbessert worden sei. Darauf wurde der Verkauf von Leder jeder Art erlaubt unter der Bedingung, daß seine Herkunft angegeben würde. Mit dem Anwachsen des Kapitalismus unter der Regierung der Königin Elisabeth (1558 bis 1603) wurde die Lederkontrolle fast nur noch nominell ausgeübt, da nur ein halbes Dutzend reiche Mitglieder der leather sellers company den ganzen Lederhandel in die Hand bekam und die Preise in die Höhe trieb. Sie ließen auch Hundefelle, Seehundfelle, Kalbfelle so zurichten, daß sie echt spanischem Leder, das doppelt so viel wert war, glichen. Sie wurden gegerbt mit französischem Sumach, der dem spanischen nicht ebenbürtig war und mit „date stones" (?) und gaule (Gault, eine Art Mergel) zugerichtet. Die letztgenannten Materialien sind wahrscheinlich Appreturmittel, ähnlich wie noch heute z. B. Sämischleder mit Ocker imprägniert wird. Gegen diesen Betrug wurde allgemein gefordert, daß „tawed leather" (weißgares Leder) ebenso abgestempelt werden sollte wie lohgares Leder. Eine billige Ledersorte aus lohgaren Schaffellen war „basan", gegen dessen Verwendung und Verwechslung mit spanischem Corduan mehrfach Verordnungen erlassen wurden.

In *Italien* werden von Thomas Garzoni [(*1*), S. 739], in seiner Piazza universale als Hauptsitze der Gerberei die Städte Rom, Venedig, Neapel, Mailand, Florenz, Siena, Ferrara und Mantua namhaft gemacht. Über eine besondere Blüte der Sohlleder- und Pelzgerberei wird aus Pisa berichtet (M. G. Canale, S. 178). Die Rohhäute bezogen die Pisaner aus Afrika, die Pelzfelle von den Küsten des Schwarzen Meeres und sie verkauften ihre Produkte nach Afrika, Frankreich, Deutschland, Illyrien und Rumänien. In der Tipocosmia des Alessandro Citolini de Sarravalle (1561), (S. 435) wird auch die Gerberei kurz gestreift und als deren Hilfsmittel Kalk (calcionaccio), Valonea (vallonia), Rinde (corteccia) und Myrte (mortella) angeführt. Auch der portugiesische Arzt Amatus Lusitanus (S. 184) (Johannes Rodriguez de Castello Branco) erwähnt (1558) die Verwendung von Eichelbechern in Italien, die aus Chios und Valona in Epirus dorthin exportiert würden. Nach dem Wegfall der noch zu erwähnenden spanischen kam die Herstellung vergoldeter und versilberter Leder, besonders in Italien, zu besonderer Blüte. L. Fioravanti (S. 103ff.) gibt eine Beschreibung derselben (Dell'arte dei corami d'oro et sua fattura), wonach das glatt gestrichene und getrocknete Fell mit Leim und Blattsilber bedeckt, mit einer aus Sandarach und Ruß hergestellten Farbe bedruckt und mit einem Goldfirnis aus Leinöl, Terpentinöl und Aloe bestrichen werde. Er nennt es die Kunst des Goldes, nicht allein weil sie Gold und Silber benutzt, sondern auch weil sie Gold einbringt. Venedig bezog gegen Ende des Mittelalters aus dem Export vergoldeter Leder jährlich mehr als 100000 Dukaten.

In *Spanien* war, wie schon erwähnt, seit dem Einfall der Araber neben der allgemeinen Blüte von Kunst und Wissenschaft und Gewerbe, besonders im 10. Jahrhundert unter den hervorragenden Chalifen Abd er Rahman I. (gest. 788) und III. (912 bis 961) sowie Hakem II. (961 bis 976), auch eine von den Eroberern eingeführte Feinlederindustrie entstanden, deren Fabrikat, das

Corduanleder, ursprünglich ein mit Krapp rotgefärbtes, alaungares Leder, welt-
berühmt wurde. Später ging man zur Sumachgerbung über. Amatus Lusitanus (S. 184) erwähnt, daß man in Spanien das Pulver des ganzen Sumach-
strauches gebrauche, um das Schuhleder damit dick zu machen. Der französische
Botaniker Carolus Clusius (Charles Lécluse, 1525 bis 1609) schreibt, daß er
um Salamanca ganze Äcker voll Sumach angetroffen habe und daß die Sträucher
dort wegen ihres Nutzens ebenso fleißig wie die Weinstöcke angebaut würden.
Jährlich würden die ellenhohen Sträucher am Boden abgehauen, getrocknet,
gepulvert und in ganz Spanien zur Lederbereitung verwendet. Hier entwickelte
sich auch ein besonderer Zweig der Lederverarbeitung, die Kunst der Herstellung
von Ledertapeten, dort Guadamaciles genannt, nach der nordafrikanischen Stadt
Chadames (H. Clouzot). Nach einem Bericht des Ambrosio de Morales aus
dem Jahre 1575 war das Stadtbild von Cordoba völlig beherrscht von tausenden
versilberter und bemalter, zum Trocknen auf Tafeln gespannter Tapetenhäute.
Die Gewerberegeln zu Sevilla schreiben (1502) vor, daß die Haut von einem frisch
getöteten, nicht etwa an Krankheit eingegangenen Tier zu stammen habe und
es wird untersagt, ,,borra", d. h. zu junge Lämmer zu nehmen. Die nämlichen
Vorschriften finden wir zu Barcelona (1539), wo obendrein die Verwendung von
Zinn statt Silber bei Todesstrafe verboten wird. Um den Goldton zu erzielen,
benutzte man einen Aloefirnis. Die Maße der Lederstücke waren auf 75 cm Länge
und 65 cm Breite festgesetzt. Die Vertreibung der Mauren durch Philipp III.
im Jahre 1610 war ein vernichtender Schlag für dieses Gewerbe. Italien, wo die
Goldlederarbeiter ,,corami" genannt wurden, Flandern, Deutschland, Holland und
Frankreich teilten unter sich das Erbe der Guadamaciileros. Ende des 17. und
Anfang des 18. Jahrhunderts stand diese Kunst besonders in Frankreich in hoher
Blüte. Die königlichen Schlösser und die des Adels waren ausgeschmückt mit
derartigen Kunstwerken und der bekannte Minister Colbert ließ sich die Förderung dieser Kunstgattung sehr angelegen sein. Seit der Mitte des 18. Jahrhunderts verschwand sie vollständig, an ihre Stelle trat vergoldete, versilberte
und bemalte Leinwand und im 19. Jahrhundert Papier.

Über die *technische Entwicklung der Gerberei* an sich während des Mittelalters, abgesehen von der später zu erwähnenden kunstgewerblichen und sonstigen
Verarbeitung des Leders, finden sich nur äußerst spärliche Nachrichten, da eine
technische Literatur erst im 18. Jahrhundert auftritt. Die Enzyklopädisten des
frühen Mittelalters Hrabanus Maurus, Isidorus Hispanensis, Vincent von Beauvais
enthalten nichts darüber. Wesentliche Fortschritte gegen das Altertum
scheinen nicht eingetreten zu sein. Eine originelle Beschreibung der Lohgerberei gibt (1516) der bekannte Kanzelredner Geiler von Kaisersberg (S. 108)
im Elsaß. Er vergleicht in einer Predigt die Läuterungen, welche die menschliche
Seele durchmachen muß mit den Operationen, durch welche die Haut in Leder
übergeführt wird, folgendermaßen:

,,Nun merk wie man ein haut gerbt: Zu dem ersten senkt man die Haut in das
Wasser und wenn sie lang in dem Wasser gehangt, so nymt man sie us dem Wasser
und legt sie uff ein holtz und schabt das har ab, das noch daran hanget, aber es ist
noch nicht genug, es ist kein werschaft, es glottert noch, es ist noch fleisch, man
hocket es noch wol, man machet noch wol etwas dar us, als man etwann ein Katzen
geschmeiß machet. Darnach, wenn man die haut us dem wasser genymt, wil man dan
gut leder dar us machen, so ist not, daz man sie in einen guten scharpfen Aescher legt,
der sie erbeißt, wenn achter der Aescher scharpf genug ist, was dann von fleisch oder
speck und schmalz in der haut ist, daz frisset der Aescher und verzeret es. Wenn aber
der Aescher nit scharpf genug ist, oder daz man es zu fru us dem Aescher nympt, so
beleybt der speck und der schmutz darin stecken und gewinnt ein schwartzen riemen
inwendig dardurch un wenn man es verkaufen sol, so sprechen die, die es verkaufen,

es sey das best, sie sprechen, es sey der kern. Ey, sprechen sie, es hat einen guten kernen, es ist das allerbest leder. Es ist aber nit war, es ist das allerbösest, wann das sie sprechen das ist der kern, das ist der speck, der steckt noch darin; damit betriegen sie dann mannigen einfeltigen pauren, der da wenet, es sey gar gut leder, darumb daß es ein kern hat, und man dann in das Wasser geet, so wirt es weich und wirt wider zu fleisch und zerfert und wirt nyman nutz, das thut, der Aescher hat es noch nit genug durchbissen und hat die feiste und den speck nit verzert. Darnach wenn es wol durchgebissen ist in den Aescher, so muß man die haut legen in das low, daß muß daß es weder zu heiß noch zu kalt sey, darin wird die haut zu ledder. Zu dem dritten so legt man die haut in ein low, daz ist in rinden die zu mel zerstampft sind und in einem großen kessel zubereitet und gar eben temperirt, daß es nit zu heiß oder zu kalt sey, darinn werden die heut zu ledder und denn so machet man es trucken, so ist es dann erst recht gut ledder.''

Der Autor hält irrtümlicherweise den dunklen Streifen in schlecht durchgegerbtem Leder, den man auch wohl heute noch als Speck bezeichnet, für wirklichen Speck und führt ihn auf ungenügendes Äschern zurück. Die Schilderung des eigentlichen Gerbprozesses ist etwas unklar und beruht wohl auf ungenauer Beobachtung. Während in allen sonstigen Nachrichten immer nur die Rede ist von Gerbung in Gruben, scheint es sich hier einmal um ein Versenk mit grobzerkleinerter Lohe und dann um Herstellung einer Brühe aus zu Mehl zerstampfter Lohe in einem großen Kessel zu handeln. Dieses wäre meines Wissens die erste Erwähnung einer Brühengerbung.

Nach der Ordnung der Gerberzunft zu Freiburg i. Br. von 1545 durfte der Kalkäscher 16 Ochsenhäute fassen und diese blieben im Sommer 4, im Winter 6 Wochen darin. Nach dem Enthaaren kamen sie im Sommer und Winter 6 Wochen in die Lohgrube (E. Zeltner, S. 9). Diese Gerbdauer erscheint, für schwere Leder wenigstens, verglichen mit den heutigen Ansprüchen, etwas gering und man scheint hinsichtlich der Durchgerbung damals niedrigere Ansprüche gestellt zu haben als heute. Vielleicht hängt die große Menge des, wie schon erwähnt (S. 48), von den dortigen Schaumeistern als nicht marktfähig zurückgewiesenen Leders damit zusammen. Auch die Bemerkungen des Geiler von Kaisersberg über den ,,Speck'' im Leder deuten darauf hin, daß ein solcher damals etwas Gewöhnliches war. Kalbfelle durften 3 bis 4 Wochen im Äscher bleiben und 4 Wochen in der Lohgrube. Die Äscherung dauerte natürlich damals mangels der heute gebräuchlichen Anschärfungsmittel länger. Ein Professor der 1817 aufgehobenen hohen Schule zu Herborn auf dem Westerwald namens Joh. Heinr. Alsted (S. 631) verfaßte während der Stürme des Dreißigjährigen Krieges eine große lateinische Enzyklopädie in systematischer, nicht lexikalischer Form, worin er auch die Gerberei kurz behandelt. Er führt dabei als Hilfsmittel derselben an das Gerbermesser (scalprum coriarium), die Gerberbank (sabellum), den Gerberstrauch (frutex coriarius), Enthaarungsmittel (psilothrum seu depilatorium), als Färbemittel Blüten, Rinde, Hölzer, Farberde, Bleiglätte, Vitriol, Ruß, Blut, Gelbkraut und Nußschalen. Über die Gerbmethoden läßt er sich nicht näher aus. Auffällig ist, daß er als Gerbmaterial nur den Gerberstrauch anführt, womit wahrscheinlich Sumach gemeint ist und nicht die Eichenlohe. Das psilothrum ist ein in der antiken Literatur vorkommendes Enthaarungsmittel für kosmetische und medizinische Zwecke von unbekannter Zusammensetzung. Daß es im 17. Jahrhundert zum Enthaaren von Häuten benutzt worden sein soll, erscheint mir sehr zweifelhaft, ebenso ob die genannten Färbemittel damals wirklich für Leder alle benutzt worden sind. Die ganze Beschreibung macht den Eindruck, als ob der gelehrte Professor (im Hauptamt Theologe) mehr den Plinius zu Rate gezogen hat als die praktischen Gerber, wozu er an seinem Wohnort, einer uralten Gerberstadt, wo seit 1597 eine Zunft der Rotgerber, Schuhmacher und Sattler bestand, deren Angehörige schon im 15. Jahrhundert

als Besucher der Frankfurter Messe genannt werden, genügend Gelegenheit
gehabt hätte. Ein ähnliches Werk ist die schon genannte Piazza universale des
Italieners Thomas Garzoni [(2), S. 734 bis 741, E. Stiasny (1)], auch ins Deutsche
übersetzt von dem Frankfurter Buchdrucker Matthaeus Merian. In diesem
wird (im 84. Diskurs) eine sehr allgemein gehaltene Schilderung der Gerberei
gegeben, wobei aber ganz im Sinn der antiken Schriftsteller die unangenehmen
Seiten derselben hinsichtlich der Belästigung der Nachbarschaft hervorgehoben
werden, obschon sie ein sehr nützliches und zum menschlichen Leben notwendiges
Werk sei. Die Gerber und ihre Arbeit würden nicht sonderlich geachtet, sondern

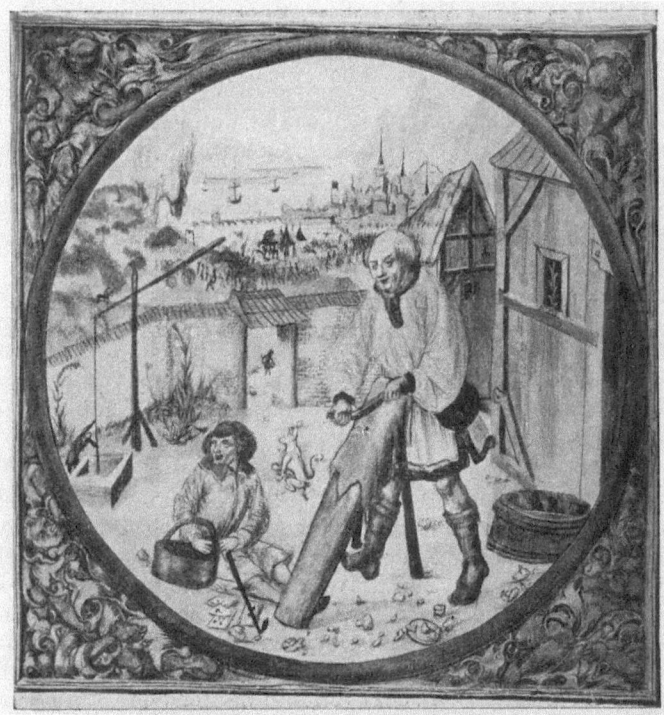

Abb. 38. Mittelalterliche Gerberei zu Krakau (B. Behem).

insgemein für die geringsten unter dem gemeinen Pöbel gehalten. Mit großer An-
erkennung spricht er sich dagegen über die Kunst aus, das Leder mit geschlagenem
Silber oder Goldfirnis zu überziehen, wovon er eine nähere Beschreibung gibt.
Diese Kunst soll in Spanien erfunden worden sein, aber auch Petrus Paulus
Majoranus aus Neapel soll darin ein hervorragender Meister sein. Im 85. Diskurs
von den Handschuh-, Ballonen- und Ballmachern wird beschrieben, wie die Handschuhe mit allerlei wohlriechenden Ingredienzien, ätherischen Ölen usw. parfümiert
werden, worauf die Käufer angeblich besonderen Wert legen. Ein Rezept zur Herstellung von Pergament enthält eine Handschrift zu Lucca in Italien aus dem 8. Jahrhundert (L. A. Muratori, S. 370). Die Haut soll 3 Tage in ein Kalkbad gelegt werden, damit die Haare sich lockern. Dann werden diese mit einem Messer abgeschabt
und die gespannte Haut getrocknet. Ein Glätten mit Bimsstein wird hier nicht vorgeschrieben, ist aber später in Deutschland allgemein üblich. Dann folgt ein Überziehen der Schreibfläche mit fein gepulverter Kreide. In Italien wurden, wie man an
alten Urkunden feststellen kann, beide Seiten verschieden behandelt, die Fleisch-

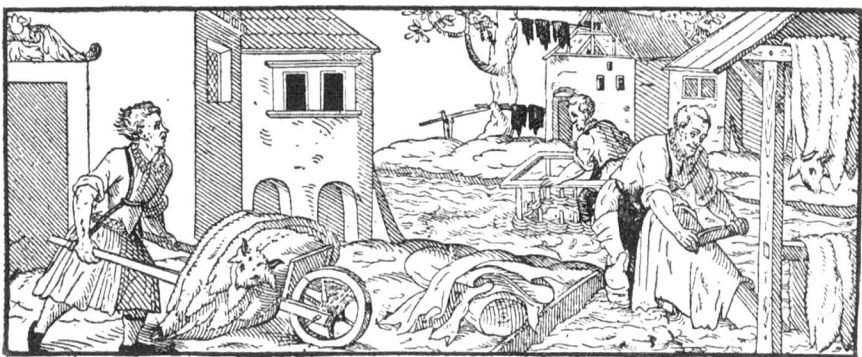

Abb. 39. Mittelalterliche deutsche Gerberei gegen Ende des 16. Jahrhunderts. Nürnberg, Germanisches
Museum (E. Mummenhoff).

seite, die zum Schreiben
bestimmt ist, ist weiß,
sehr glatt und reichlich
gekreidet, die Haarseite
hat einen gelben oder
grauen Ton und ist we-
niger stark geschabt. In
Deutschland besteht da-
gegen eine so erhebliche
Verschiedenheit beider
Seiten weder in bezug
auf die Farbe noch auf
die Glätte. Auch Be-
schwerungen des Leders
kamen schon früher vor.
Aus Mühlhausen i. Th.
wird berichtet, daß sich
die dortigen Schuster
beschwerten über eine
besondere mit Gewichts-
vermehrung verbundene
Art des Schwärzens
des Leders mittels der
sog. „Wächse", worüber
nichts Näheres bekannt
ist, im Gegensatz zu
der „Corduanischen"
Schwärze aus Eisenfeil-
spänen und saurem Bier
(M. Claes, S. 30). Hier-
gegen mußte der Rat
1625 einschreiten.

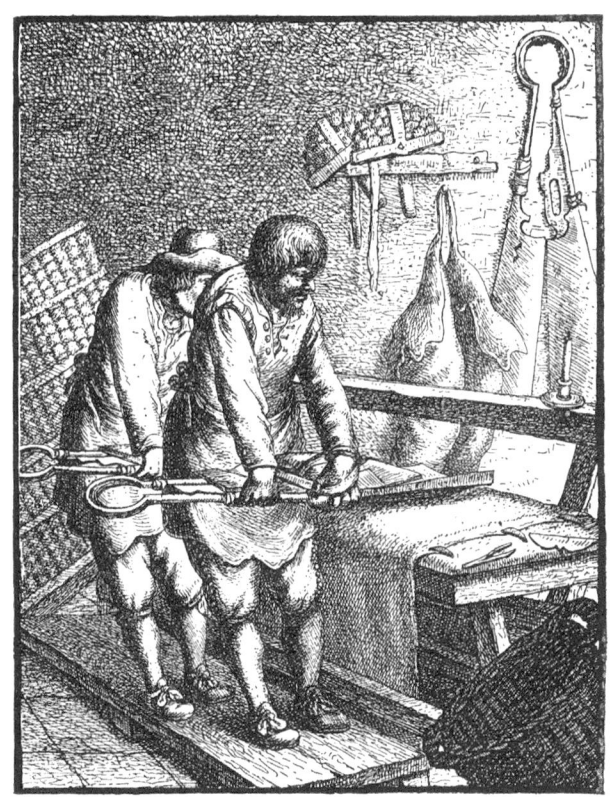

Abb. 40. Gerber beim Walken der Felle. Kupferstich von J. J. van Vliet,
17. Jahrhundert (E. Mummenhoff).

Auf den mittelalterlichen Abbildungen von Gerbern und Schustern ist
etwas besonders Charakteristisches selten zu sehen. Meistens ist das Scheren
der Häute abgebildet. Dargestellt wird z. B. ein Ircher (Weißgerber), Fritz
Egen, aus Nürnberg um das Jahr 1410 in der Porträtgalerie der Mendelschen
Stiftung (in der dortigen Stadtbibliothek aufbewahrt), eines weltlichen Alters-

heimes für Handwerker, dessen Insassen sämtlich porträtiert wurden (E. Stickelberger). Einen Gerber am Schabebaum arbeitend sieht man auf Tafel 14 des
von Balthasar Behem 1505 verfaßten Handwerkerbuches der Stadt Krakau
(Abb. 38). Dabei sieht man einen Hund seine Notdurft verrichten, womit vielleicht auf den Gebrauch des Hundekots in der Gerberei hingewiesen werden soll.
Die Arbeitsstätte eines Gerbers zeigt ein Holzschnitt aus dem Ende des
16. Jahrhunderts im Germanischen Museum zu Nürnberg. Im Handwerkerbuch
von Jost Amman mit Versen von Hans Sachs (1568) werden Kürschner
und Gerber (Abb. 39) bei ihrer Arbeit abgebildet und diese in Versen beschrieben. Ein Kupferstich von Jan Joris van Vliet im Kupferstichkabinett zu
München aus dem 17. Jahrhundert zeigt Gerber beim Walken der Felle mit
eigentümlichen Werkzeugen in Form einer Schafschere (Abb. 40). In „Die
Hauptstände" von Christoph Weigel (1698) sind abgebildet der Kürschner, der Rotgerber (mit Schermesser und Schlichtmond), der Pergament-
macher, der Corduanmacher, der Weißgerber (ebenfalls mit Schermesser und
Schlichtmond), der Leimsieder, der Sattler, der Riemer, der Beutler und Hand-
schuhmacher, der Säcker und Nestler, der Schuhmacher und der Schuhflicker.
Ein Kupferstich von Joh. Adam Delsenbach im Germanischen Museum zu
Nürnberg zeigt eine Gerberei mitten auf einem belebten Platz in Nürnberg, dem
„Neuen Bau" (dem heutigen Maximiliansplatz) um 1716 (E. Mummenhoff,
S. 44, 80, 113).

Es wurde schon (S. 46) bemerkt, daß die erste Erwähnung des alaungaren
Leders im Mittelalter sich auf das spanisch-maurische Corduanleder bezieht,
welches also höchstwahrscheinlich ursprünglich weißgar gewesen ist. An der
betreffenden Stelle des Heraclius wird allerdings hauptsächlich das Färben desselben beschrieben, und zwar folgendermaßen: „Nimm das Leder, welches Corduan
genannt wird, das mit keinerlei Farbe versehen, sondern rein und weiß ist, und
wasche die Seite, welche vorher mit Haaren besetzt war, mit Alaun ab (de alumine
ablues). Nimm Krapp (warancia), mache ihn über Feuer in einem ehernen Gefäß
mit Wein oder auch mit Wasser warm und zwar so, daß du noch den Finger darin
halten kannst und dann tauche das genannte Leder in das Gefäß und ziehe es
hin und her. Du wirst sehen, sobald es rot ist, taugt es, wenn nicht, so tauche es
nochmals darein, lasse es trocken werden. Dann spanne es auf einer ebenen Tafel
aus und glätte es mit einem Buxbaumstab. Hierauf nimm Schmalz, bestreiche die
ganze Haut damit und lasse sie trocknen." In Deutschland läßt sich die Alaun-
gerberei vor dem 13. Jahrhundert nicht nachweisen. Eine in schlechtem Latein
abgefaßte und wahrscheinlich für die Handwerker eines Klosters bestimmte
Handschrift auf der Stadtbibliothek zu Mainz aus dem 14. Jahrhundert beschreibt in 14 Vorschriften einzelne Manipulationen der Feinledergerberei [Un-
genannt (9)]. Man kann annehmen, daß sie Handgriffe und Fabrikationsvorteile
enthalten, die damals nicht allgemein bekannt waren und deshalb aufgeschrieben
wurden. Es geht daraus hervor, daß schon damals Ziegenfelle durch Aufstreichen
eines Schwödebreis aus Kalk und Asche enthaart wurden. Nach dem Enthaaren
werden die Häute in eine Alaunlösung, auf zwei Häute ein Alaunstück in der
Größe eines Eies, eingehängt. Nach dem Eindringen der Lösung werden in dasselbe Alaunwasser 6 bis 7 Eier gegeben, die Häute werden hineingetan, aber beim
Herausnehmen nicht mehr ausgedrückt, sondern man läßt sie im Dunkeln
trocknen. Nach dem Trocknen reibt und reckt man sie über ein Seil. Nach einer
anderen Vorschrift besteht die Gare aus Eiern, Mehl und Alaun. Bemerkenswert
ist dabei, daß der heute für unerläßlich gehaltene Zusatz von Kochsalz fehlt und
daß die Gerbung mit Alaun und die mit Eiern nacheinander ausgeführt werden.
Schaffelle mit der Wolle sollen mit pulverisiertem gemeinem Alaun oder Yamen

nach der Beize bestreut werden. Die Beize wird aus Weizenkleie, Salz und Wasser hergestellt. Zum Färben des weißgaren Leders wird genommen für Grün Spangrün mit gelbem Essig gemischt (viride hispanum cum aceto croceo), für Schwarz Pechruß mit Öl, für Blau Kornblumensaft. Eine Art Sämischleder wird so hergestellt, daß die enthaarten und vollständig gereinigten Häute mit Öl eingerieben werden. Das Öl wird durch Zusammenpressen mit Weizenkleie (furfur tritici) ausgedrückt, dann wird die Haut in Milch eingelegt und die Milch mit Weizenkleie ausgedrückt. Die Verwendung von Eiern, d. h. wohl Eiweiß, zum Bestreichen des Pergaments wird noch erwähnt von dem gelehrten griechischen Mönch Maximos Planudes (W. Wattenbach, S. 115) (1260 bis 1310), der aber dieses Verfahren für unzweckmäßig hält, da die Schrift bei der Einwirkung von Wasser leicht verwischt werde. Der Richtebrief der Bürger von Zürich aus dem Jahre 1304 sagt u. a.: „Rat und Bürger sind übereingekommen, mit der Gerber Willen und Rat: Wer zu Zürich gerben will Chordewan, daß er das gerben soll mit dem halben Teile Laubes und dem halben Teile Rinde". Unter dem Laube ist höchstwahrscheinlich Sumach zu verstehen, diese Vorschrift bietet einen weiteren Beweis dafür, wie sich der Begriff des Corduanleders mit der Zeit geändert hat.

In *Ungarn* hatte sich eine besondere Art der Weißgerberei schon sehr früh entwickelt, die nach G. Ebert (S. 201) durch die Magyaren von ihren Stammsitzen an der Wolga dorthin mitgebracht worden war. Sie bestand darin, daß die Enthaarung nicht durch Äschern oder Schwitzen, sondern durch Abscheren vorgenommen wurde. Die Gerbung erfolgte mittels Alaun, den die Magyaren vielleicht durch die Berührung mit kleinasiatischen Völkern kennengelernt hatten, und durch Einbrennen mit Talg. Schon 1350 werden ungarische Pferdezügel und Riemen donauaufwärts gebracht und eine Ordnung des Kaufhauses zu Konstanz von 1391 erwähnt dieses Leder als „Behmsch Yrch". Wegen seiner einfachen Herstellungsart, bedeutenden Festigkeit bei allerdings geringerer Haltbarkeit, erlangte es einigen Ruf, seine Herstellung wurde auch in Deutschland eingeführt, und zwar von den Rotgerbern, da es sich um schwere Häute handelte. In Frankreich errang es infolge staatlicher Förderung einige Bedeutung und wurde z. B. bis ins 19. Jahrhundert zur Herstellung von Artilleriegeschirren benutzt (vgl. S. 53).

III. Die neuere Zeit.

Während aus dem Mittelalter nur spärliche Nachrichten über die Technik des Gerbens und Fortschritte derselben vorliegen, mehren sich diese auffällig seit der *zweiten Hälfte des 17. Jahrhunderts*. Da ist zunächst die Einführung des sog. Pfundleders, d. h. der Verkauf nach Gewicht im Gegensatz zu dem Stückpreis zu erwähnen. Ferner wird in Mühlhausen i. Th. 1692 in einem Bericht an den Rat ein Verfahren erwähnt (M. Claes, S. 28), welches von den dortigen Meistern Andreas und Salomon Demme eingeführt wurde, nachdem es zuerst in Maastricht und in einigen norddeutschen Städten zur Anwendung gekommen war. Dem Leder wurde eine besondere Dauerhaftigkeit nachgerühmt, „weil es in keinen Kalk kommt und von selbigem nicht mürbe gebeizt wird". „Ehe A. und S. Demme", heißt es weiter in dem Bericht, „hierher kamen und Meister geworden, hat man allhier von gar keinem Pfundleder gewußt, als aber solches auch auf getane Probe sehr gut und sonderlich in der Nässe für weit besser und dauerhafter als das sog. englische befunden wurde, folgten ihm Meister Beireiß und andere nach." Es scheint sich also im wesentlichen um einen Ersatz des Kälkens durch ein anderes Enthaarungsverfahren gehandelt zu haben. Eine andere Ledersorte ist das sog. „warmgare" Leder. Ich habe es zuerst in einer Verkaufsurkunde aus Rostock (R. Kobert, S. 65) vom 9. Juni 1618 erwähnt gefunden und in der Gerberord-

nung zu Mühlhausen (M. Claes, S. 36) von 1679 wird dessen Einfuhr ausdrücklich verboten. Über die Herstellung des warmgaren Leders berichtet der
Forstmann Joh. Gottlieb Gleditsch [(1), S. 13], auf den ich noch zurück-
kommen werde, folgendes (1765): „Die Art, die Häute warm zu gerben, ist gewiß
sehr mühsam, aber auch viel kürzer als die gewöhnliche. Sie erfordert bei et-
lichen Sorten 3 Wochen, bei anderen 8, 12 bis 14 Tage und bei Corduan öfters 24
bis 36 Stunden, beim Saffian aber bald 7 bis 8, bald 16 bis 20 Stunden. Die Ordnung
bei der Arbeit ist folgende: Man begießet in hölzernen Gefäßen die Lohe mit lau-
warmem Wasser, in welches die rein gewaschenen Häute gebracht und fleißig gerührt
werden. Nach der Zeit von 8 Tagen wird die Brühe abgezapft, gewärmt, auf neue
Lohe gegossen und den Häuten wieder gegeben. Mit dieser Arbeit fährt man so
lange fort, bis die wirksamsten Bestandteile aus der Lohe die Zwischenräume des
Gewebes der Häute dermaßen durchdrungen und die Fasern des Gewebes selbst
durch ein Zusammenziehen diejenige Festigkeit, Steife und Stärke erhalten haben,
daß sich solche Häute nach und nach völlig in lohgares Leder verwandelt haben.‟
Hiernach scheint es sich weniger um warme Gerbung als um warme Extraktion
der Lohe gehandelt zu haben, wobei allerdings die Brühe in noch warmem Zustand
zu den Häuten gegeben wurde, was ja den Erfolg hat, daß sie verfallen und leichter
durchdrungen werden; so verfährt man heute noch bei der Faßgerbung. Nach
demselben Autor wird Corduan mit Sumach, Saffian mit Galläpfeln gegerbt. In
beiden Fällen werden die Felle halbdutzendweise zusammengenäht und mit den
besagten Pulvern gefüllt, bei Corduan die glatte Seite nach auswärts, bei Saffian
nach einwärts.

Es wurde schon erwähnt, daß in der zweiten Hälfte des 17. Jahrhunderts die
englische Lederindustrie einen sehr bedeutenden Aufschwung genommen hatte
und daß sie z. B. der französischen schwere Konkurrenz machte. Hierüber findet
sich eine interessante Nachricht von dem bekannten deutschen Chemiker Joh.
Joach. Becher (S. 48) (1635 bis 1682), dem Vorgänger von Joh. Ernst Stahl
in der Aufstellung der Phlogistontheorie. In seiner „Närrischen Weisheit und
weisen Narrheit‟ schreibt er:

Man muß den Engelländern zulassen, daß sie ingeniös seyn, zumahl im Nach-
folgen. Von der Leder-Bereitung kann ich wohl sagen, daß die Engelländer den Vorzug
haben, denn sie haben ein Kraut gefunden, womit sie anstatt der Lohe in gantz
kurtzer Zeit das Pfund Leder gar machen; weil aber hiervon ein absonderlich Buch
ausgegangen, und der Inventor darüber ein Privilegium hat, so will ich ihm seinen
Markt nicht verderben. Dis muß ich auch erinnern, daß sie in Engelland den Samen
haben, dessen Öl dem Leder den edlen Geruch giebet von den Reußischen Juchten,
also daß wir nun auch wissen, was das Reußische Leder ist. Zu dem Weißgärben
haben sie hier in Engelland die gesottene Kreide erfunden: und Herr Hacke erzehlte
mir, daß jemand hier sey, welcher Leder mache so durchsichtig wie Glas. Es haben
auch die Engelländer ausgefunden eine Art Leim zu machen von Walfischfett, von
Beinen; und es ist noch etwas Geheimes unter der Hand in der Lederbereitung, davon
die Welt bald hören wird, dieweil ich davon nicht schreiben darf.‟

Diese Angaben sind nun etwas mystisch und beruhen augenscheinlich auf un-
genauen Beobachtungen oder Flunkereien. Mit dem geheimnisvollen Kraut,
welches die Lohe ersetzen soll, ist wahrscheinlich Ginster gemeint. In dem schon
erwähnten Werk von de Lalande (1) wird berichtet, daß 1662 ein Oberst Dougthy
ein Geheimnis aus England nach Frankreich gebracht habe, dem Kalkäscher eine
Brühe aus klein gehacktem Ginster zuzufügen. Der Ginster sollte angeblich die
fressenden Eigenschaften des Kalkes vermindern, also nicht als Gerbstoff dienen
(K. v. Meidinger, S. 15). Die Angabe von der gesottenen Kreide dürfte auch
auf einem Irrtum beruhen, da man mit Kreide unmöglich gerben kann; entweder
ist damit die Alaunherstellung aus Alaunerde gemeint oder ein Appreturmittel,
wie etwa Umbra, die früher auch braune Kreide genannt wurde. Mit dem Samen,

der dem Leder den Juchtengeruch verleihen sollte, hat es wahrscheinlich folgende Bewandtnis: Der große Umsatz in russischem Juchtenleder reizte natürlich dazu, dasselbe nachzuahmen. Da aber damals über das Innere Rußlands und die dortige Lederindustrie wenig bekannt war, so wurden allerlei Mutmaßungen darüber angestellt, woher der Geruch des Juchtenleders stammen möge. So kam man auch auf den Sumpfporst (Ledum palustre), aus dessen Blättern, allerdings nicht aus dem Samen, ein dickflüssiges, balsamisch riechendes Öl destilliert werden kann. Andere rieten auf den Gagelstrauch (Myrica Gale), dessen Rinde auch zum Gerben benutzt werden kann [S. F. Hermbstaedt (1), S. 15]. Ein Schriftsteller des 18. Jahrhunderts, Friedr. Wilh. Taube (S. 102ff.), schreibt (1774) über die englische Lederindustrie: „Das engländische Leder von allen Arten ist das beste der Welt und wird häufig ausgeführt. Aus den amerikanischen Pflanzstätten der Engländer, Spanier und Portugiesen kommen viele rohe Häute, die, wenn sie in England gegärbet worden, dem Handel überlassen werden. Die Güte des englischen Leders zu Schuhen und Stiefeln (Anm.: Das Leder zu Stiefeln wird unten am Schenkel auf eine solche Art zubereitet, daß es elastisch wird und sich nach dem Fuß ziehet wie ein Strumpf, welches außerhalb Englands noch ein Geheimnis ist. Mit diesem Leder, an welchem nichts als der Schuh fehlt, wird ein sehr einträglicher Handel getrieben.) beruhet nicht nur auf der Güte roher Häute, sondern auch auf der Art, dieselben zu gerben. Man brauchet hierzu meistens Loh oder gestampfte Eichenrinde und nicht viele Knoppen. Eine andere Ursache von der Güte des englischen Leders ist, daß die Lohgerber in England reicher als in anderen Ländern sind und die Häute wenigstens ein Jahr in der Grube liegen lassen, welches aber die deutschen Gerber, welche ihr Kapital brauchen, nicht wohl tun können." Wir bemerken hier das allmähliche Eindringen des Großkapitalismus in die Gerberei. Es werden in der deutschen kameralistischen Literatur aus jener Zeit Angaben gemacht, wonach in England 20-, 30- und mehr tausend Pfund Sterling in den Gruben angelegt seien (G. Ebert, S. 292). Ein gewisses Kapital gehörte natürlich schon immer zum Betrieb einer Gerberei, aber eine solche Festlegung desselben durch ein langwieriges Gerbverfahren und außerdem das für den technischen Fortschritt nicht zu entbehrende Anstellen von Versuchen in größerem Maßstab waren für den kleineren Handwerker nicht möglich. Ferner aber scheint man in England zuerst das rationelle Verfahren der Angerbung in Versenken von allmählich gesteigerter Brühenstärke angewandt zu haben. Schreber, der Übersetzer de Lalandes, sieht wohl mit Recht gerade hierin nebst einer gründlichen Durchgerbung den Vorzug des englischen Leders.

In *Deutschland* wurden Handwerk und Gewerbe, die sich, wie wir sahen, bis zum Dreißigjährigen Krieg einer hohen Blüte erfreut hatten, durch diesen Krieg so schwer geschädigt, daß sie sich nur sehr langsam davon erholen konnten. Die Bevölkerung war von 17 auf 4 Millionen zusammengeschmolzen, der Viehstand um 80% zurückgegangen. Da traf es sich nun sehr günstig für die Gerberei und auch andere Gewerbe, daß sie einen frischen Impuls (E. Muret, S. 43; P. Eckard; H. F. Roeckl) durch die Einwanderung der französischen Refugiés erhielten, besonders in Brandenburg-Preußen, wo sich auf Einladung des großen Kurfürsten 16000 derselben niederließen. Zur Zeit ihrer Einwanderung soll sich z. B. in Berlin nur ein einziger Lohgerber befunden haben, in der Berufsstatistik der amtlichen Kolonieliste von 1700 werden aber bereits in Brandenburg aufgeführt 42 französische Gerbereien und Lederhandlungen, darunter 18 in Berlin. Besonders wichtig wurde die Einführung der Glacégerberei durch die eingewanderten Franzosen.

Eine interessante, im ganzen nicht ungünstige Schilderung der Lage der

Gerberei, des Leder- und Häutehandels in Deutschland um die Wende des 17. Jahrhunderts findet sich 1708 bei Paul Jak. Marberger (S. 748 ff.) (1656 bis 1730), Mitglied der preußischen Akademie der Wissenschaften und einer der Begründer der Nationalökonomie. Er erwähnt die großen Umsätze in Leder auf der Frankfurter und Leipziger Messe, die Errichtung der orientalischen Kompagnie zum Zweck des Häutehandels nach der Türkei und dem Orient mit Niederlagen in Belgrad und den Lübecker Häutehandel mit den Ostseeländern; dann beschreibt er die Herstellung des schweren Sohlleders, wie sie zuerst in England ausgeübt worden sei, mit Farbengang und Versatzgruben, was mindestens ein halbes Jahr dauere, ferner die des Schmalleders. Das beste Kalbleder käme immer noch aus England, doch habe man auch in Deutschland gute Fortschritte darin gemacht. Im Handel seien Sohlleder, Pfundleder, Juchten, englisches und deutsches Kalbleder, Bock- und Ziegencorduan; Saffian in verschiedenen Farben, Elen-, Büffel- und Bockleder, Sämischleder und noch andere. Von einheimischen in Gebrauch befindlichen Gerbmaterialien nennt er Eichen-, Fichten- und Birkenrinde, von ausländischen Knoppern und Sumach.

Wie schon im Altertum, so spielte das ganze Mittelalter hindurch bis in die Neuzeit das orientalische Feinleder, besonders farbiges, im europäischen Handel immer noch eine wichtige Rolle, namentlich in dem der italienischen Seestädte. So wird berichtet, daß die Genuesen um 1400 Maroquin aus den Hafenstädten des Schwarzen Meeres in Kleinasien, die Ragusaner um 1450 aus dem damals schon türkischen Adrianopel holten (W. Heyd, S. 348, 360). Um die Wende des 17. Jahrhunderts befanden sich die meisten Saffiangerbereien auf der Insel Cypern, zu Diarbekir und zu Tokat in Kleinasien. Auch in Persien und im Süden des heutigen Rußland wurde gutes Saffian hergestellt, dem türkischen kam es aber nicht gleich (K. v. Meidinger, S. 148). Ungefähr gleichzeitig versuchte man von Frankreich und England aus diese Industrie an Ort und Stelle auszukundschaften und bei sich einzuführen [Joh. Beckmann (1), S. 162]. Der französische Minister Maurepas schickte während seines ersten Ministeriums (1730) den Chirurgen Granger auf Staatskosten aus, um in der Levante, Ägypten, Mesopotamien und Persien Studien über die Saffian- und Corduanherstellung zu machen. Dieser reiste barfuß von Ort zu Ort, wußte sich durch Ausübung der Arzneikunst das Vertrauen der Bewohner zu erwerben und sich gleichzeitig alles Wissenswerte anzueignen. Seine Angaben wurden noch ergänzt durch Mitteilungen des kaiserlich russischen Kollegienrates Reineggs, des französischen Handelsagenten Broussonet zu Mogador in Marokko, des Konsuls Bajour in Saloniki. Die Londoner Gesellschaft zur Aufmunterung der Künste schickte einen Armenier namens Philippo aus, um bei den Türken die Herstellung des gelben und roten Saffianleders ausfindig zu machen, was ihm vollständig gelang, so daß diese Ledersorten in gleicher Qualität in England hergestellt werden konnten. Das Verfahren wurde 1770 von dem Göttinger Professor Beckmann (2) auch in Deutschland veröffentlicht. Das Wesentliche daran war, daß für die rote Farbe Alaun, Granatäpfelrinde, Curcuma und Cochenille, für die gelbe Gelbbeeren, für die blaue Indigo benutzt wurden.

Seit der ersten Hälfte des 18. Jahrhunderts bewegte in allen Kulturstaaten eine Frage alle, die es anging und besonders auch die Gerber auf das lebhafteste, nämlich die drohende *Holznot* (W. Sombart, S. 1152). Sie stand im Vordergrund des volkswirtschaftlichen Interesses, beschäftigte die Vertretungen des Handels und der Industrie, die Gelehrten, die Parlamente, die Regierungen gleichermaßen, eine ganze Literatur wurde darüber zusammengeschrieben und sie erhob sich trotzdem in jedem Jahre drohender. Die ausreichende Beschaffung von Brenn-

und Nutzholz war ein Gegenstand der ernstesten Sorge für die Kreise der Verbraucher und der maßgebenden Behörden. Die Zunahme der Bevölkerung, die steigenden Anforderungen der Industrie und die Entwicklung eines ausgedehnten Holzhandels veranlaßte eine gewaltige Vermehrung der Bedürfnisse nach den Erzeugnissen des Waldes. Übertriebene Waldweide, Pottaschegewinnung und Glashütten hatten weite Flächen verwüstet, Feuersbrünste verheerten namentlich in Norddeutschland große Waldstrecken. Auch die großen Kriege veranlaßten bedeutende Verheerungen des Waldes, teils direkt, teils indirekt durch Holzlieferungen als Kriegsentschädigungen (A. Schwappach, S. 54). Vor allem war es die sich stark ausbreitende Eisenindustrie, die große Mengen von Holz verbrauchte, da das Ausschmelzen des Eisens früher ausschließlich mit Holz ausgeführt wurde. Der erste Hochofen mit Koksfeuerung wurde erst 1740 zu Coalbrookdale in England errichtet. Die einen suchten der Holznot zu steuern durch Einführung schnell wachsender ausländischer, besonders nordamerikanischer Holzarten, andere, wie der preußische Minister Wöllner, durch ausgiebigere Benutzung des Torfes. Besonders gesucht war Eichenholz, namentlich auch für den Schiffsbau. Für ein mittelgroßes Kriegsschiff wurden 4000 (!) ausgewachsene Eichen verbraucht. Bekannt ist die Entwaldung des Karsts in Istrien mit seinem heutigen Wüstenklima durch den Schiffsbau der Venetianer. In England geriet man in schlimme Verlegenheit wegen des Wettbewerbes um das vorhandene Eichenholz zwischen der Eisenindustrie und dem Schiffsbau und man hatte schon etwa seit 1580 im Interesse des wichtiger erscheinenden Schiffsbaues die Eisenindustrie eingeschränkt, wie es schon vorher in Deutschland in der Gegend von Siegen geschehen war. In Frankreich, wo sich auch der berühmte Naturforscher Buffon mit der Lohegewinnung beschäftigte, verlangten die Lohgerber zu Vitrée und Fougères in der Bretagne, daß das Brennholz nur im entrindeten Zustand zum Verkauf gebracht würde [de Lalande (1), S. 343]. Nun war gerade die Lohgerberei eine Industrie, deren Bedürfnis an Eichenrinde es fortwährend erforderte, daß besonders Bestände an jungen Eichen, eines sehr langsam wachsenden Baumes, vernichtet wurden, ohne daß eine wesentliche Holznutzung damit verbunden war. Sie mußte also den Kreisen, die sich berufsmäßig mit der Frage der Holzbeschaffung zu befassen hatten, ganz besonders ein Dorn im Auge sein. Auf der anderen Seite aber konnte kein vernünftiger Mensch auf den Gedanken kommen, einer solchen Industrie, die für die Allgemeinheit sowohl als auch für die bewaffnete Macht einen so wichtigen Gebrauchsartikel, wie das Leder herstellte, Hindernisse in den Weg zu legen. Denn in der damaligen Zeit begann man die Bedeutung einer hochentwickelten Industrie überall zu schätzen, auch als ergiebige Steuerquelle, und die Regierungen aller Länder suchten sie mit allen Mitteln zu fördern. ,,Denn'', so sagte König Friedrich Wilhelm I. von Preußen, ,,ein Land ohne Gewerbe ist ein menschlicher Körper ohne Leben, ergo ein totes Land, das beständig pauvre und elendiglich ist und nicht zum Flor sein Lebelang gelangen kann.''

Die Königliche Societät der Wissenschaften zu Göttingen stellte im Jahre 1753 die Preisfrage [Ungenannt (10), S. 1545, 1561]: ,,Ob kein anderes Mittel sei, eine gute Gerberlohe zu machen als aus Eichen- und Baumrinden, um auf diese Art das Holz zu schonen und welches solches Mittel sei?'' Es sollte von einem Mittel die Rede sein, welches entweder in unseren Gegenden von Natur häufig genug vorhanden ist oder doch angelegt und angepflanzt, auch allenfalls für einen so wohlfeilen Preis von fremden Orten eingeführt werden kann, daß es mit Vorteil gegen die bisherigen Eichenrinden vertauschet werden kann. In demselben Jahre ging keine Beantwortung ein und die Preisfrage wurde im nächsten Jahre wiederholt. Zwei Arbeiten wurden nun mit dem Preis von je 12 Dukaten gekrönt. Die erste stammte von dem Pfarrer Israel Walther zu

Westhofen in der Pfalz, welcher vorschlug, mit einer aus Ginster hergestellten Brühe zu gerben. Das Leder sei zwar gut durchgegerbt, sei aber etwas „klapprichter" als mit Eichenlohe gegerbtes, ein Übelstand, den er noch zu beheben hoffte. Der zweite Preisträger, der hochgräflich-Hohenlohische Hofrat und Leibmedicus Dr. Joh. Christoph Hennicke zu Öhringen will mit gutem Erfolg zum Gerben benutzt haben die Tormentillwurzel (von Potentilla silvestris) und die Wurzel der Schwarzwurz (Symphytum officinale). Ein anderer nicht genannter und nicht gekrönter Preisbewerber empfiehlt Birken- und Fichtenrinde, Mehlbeerensträucher (Arctostaphylos Uva ursi), ferner die Rinden von Tannen, Erlen, Sahlweiden, schlägt ferner vor die Äste von alten Eichen abzuhauen, die einheimischen Galläpfel und die Eichenblätter zu sammeln. Ferner empfiehlt er den Sumach in Treibhäusern aufzuziehen bis er groß genug ist unsere Winterkälte auszuhalten, außerdem noch eine Anzahl wildwachsender Kräuter, darunter besonders die Wurzel von Polygonum bistorta, dem Wiesenknöterich, ferner die Rinde von Obstbäumen, Quitten, Haselsträuchern, Apfel- und Birnbäumen, Schwarzdorn, Hainbuchen usw. Diese Vorschläge waren, wie wir sehen werden, teilweise nicht neu. Daß Friedrichs des Großen bekannte unermüdliche landesväterliche Fürsorge auch diesem Gebiet nicht ferngeblieben ist, beweist ein auf seinen Spezialbefehl erlassenes Patent vom 25. September 1753, worin bestimmt wird:

„Alle Einwohner, welche in währender Trauerzeit heiraten und zwar die Mannspersonen, welche des Vermögens sind, sollen jedweder 24 Eichen-Heisters, die Frauenspersonen die Hälfte und diejenigen so geringeren Vermögens sind, 12 und resp. 6 junge Eichenbäume innerhalb eines Jahres Frist pflanzen, auch während ihres Ehestandes unterhalten, und die, die etwa ausgehen möchten, allemal wieder ergänzen. Ebenermaßen sollen auch alle jung angehenden Eheleute zu solcher Anpflanzung gehalten sein, in dem Maße, daß jedes Ehepaar 12, geringeren Vermögens 6 Heister zu pflanzen hat."

Sehr gründlich beschäftigte sich mit dieser Frage der Berliner Professor und Mitglied der Akademie Joh. Gottl. Gleditsch [(2), S. 16], der von der Medizin über die Botanik zum Begründer und Lehrer der Forstwissenschaft geworden war. Er veröffentlichte 1759 in den Schriften der Berliner Akademie eine Arbeit über die als Ersatz der Eichenrinde in Betracht kommenden Pflanzen. Sehr interessant ist es heute noch zu lesen, wie er über die Beziehungen der Wissenschaft zur Gerberei denkt. Nach einer längeren Einleitung über die Gefahr des Holzmangels, die besonders auch durch die Gerberei mit ihrem starken Rindenverbrauch hervorgerufen werde, gibt er an, daß im Sommer zuvor eine Entdeckung gemacht worden sei, wodurch nicht nur die Baumrinde, sondern auch verschiedene andere ausländische Stoffe gespart würden. Im Ausland habe man schon längst andere Stoffe als Eichenrinde zum Gerben verwandt. So bei den Tataren saure Pferdemilch, in Persien, Ägypten die Schoten der Acacia vera, in der Türkei Galläpfel, für Corduanleder den Sumach, in Italien, Spanien und Frankreich Celtis, Tamarix, Rhamnus, Rhus myrtifolia, in Schweden eine Weide und die Bärentraube, in Schlesien die Rauschbeere (Vaccinium uliginosum), sonst noch höchstens die Kelche von Eicheln (Knoppern). Es seien nun im Jahre zuvor acht verschiedene Arten von Leder ohne Verwendung von Baumrinde hergestellt worden, er habe ferner bereits 60 verschiedene, zu diesem Zweck geeignete Pflanzen entdeckt und wenn nur 20 davon brauchbar seien, so würde die Absicht des Königs (Friedrich des Großen), Holz und ausländische Waren zu sparen, in Erfüllung gehen. Charakteristisch für alle diese sei, daß ihre Abkochungen mit Eisenvitriol rötliche, blaue oder schwarze Färbungen ergäben. Sie enthielten zwei Hauptklassen von Bestandteilen, nämlich entweder erdig-gummiartige oder erdigharzig-gummiartige. Er beschreibt auch die Produkte der trockenen Destillation dieser Pflanzen. Die Häute würden von diesen Bestandteilen durchdrungen und verhärtet. Von dieser Entdeckung verspricht er sich nun sehr viel. Die Wälder werden geschont, es werden teure ausländische Drogen überflüssig gemacht, arme und alte Leute, Frauen und Kinder können sich durch Sammeln solcher Pflanzen ihr Brot verdienen, sumpfige oder dürre Orte können zum Anbau benutzt werden, die Lohmühlen werden überflüssig, da die neuen Gerbpflanzen nur grob zerkleinert werden müssen, die einheimischen Häute brauchen nicht mehr zu billigen Preisen ins Ausland verkauft zu werden usw.

In einem zweiten Artikel gibt er nun die Liste der 60 als Ersatz für Eichenlohe in Betracht kommenden Pflanzen an, darunter solche, die als Unkräuter weit verbreitet sind, z. B. Wegerich (Plantago), verschiedene Farnkräuter und Schachtelhalme (Aspidium- und Equisetum-Arten), Tormentilla silvestris, Polygonum bistorta, Heidelbeeren, Preiselbeeren, Erdbeeren, Brombeeren u. a. Eine zweite Klasse bilden die, von denen Blätter, Zweige und reife Früchte, Samenkörner und Wurzeln zu gebrauchen sind, meistens Holzpflanzen, wie der Weinstock mit Blättern, Schlehdorn, Weiden, Blätter der Heckenrose, Rinde und Blätter der Buche, Hainbuche, Eiche, Birke, Erle, der Mispel, Kornelkirsche, ferner der Sumpfporst (Ledum palustre), die Schwertlilie, gelbe und weiße Seerose.

Der Erfinder der neuen Ledersorten sei ein gewisser Klein aus Nauen, dem er auf seinen Wunsch die Pflanzen bezeichnet habe, die sich nach seiner Meinung zum Gerben eignen würden. Hierzu ist zu sagen, daß zwar einige der von ihm benannten Pflanzen, wie z. B. die Tormentillwurzel, einen beachtenswerten Gerbstoffgehalt aufweisen, es ist aber kaum anzunehmen, daß z. B. mit Weintraubenblättern ein vollwertiges Leder herzustellen ist. Er scheint da einem Allerweltserfinder oder gar Schwindler in die Hände gefallen zu sein, der, vielleicht verlockt durch den ausgesetzten Preis, ihm als Nichtfachmann etwas vorgemacht hat. Tatsächlich ist auch diese Anregung ohne Folgen geblieben. Der Göttinger Technologe J. Beckmann verhält sich in dieser Frage etwas kritischer, indem er (1777) 15 wirklich gebrauchte und 12 vorgeschlagene Gerbmaterialien anführt [J. Beckmann (1)]. Die Suche nach einheimischen Gerbmaterialien ging aber weiter bis in die Mitte des 19. Jahrhunderts und in einer Übersicht aus dem Jahre 1795 werden bereits über 200 einheimische Pflanzen von den Flechten und den Farnen über den Meerrettich bis zu allen bekannteren Pflanzen genannt (J. Krünitz, S. 329ff.). Praktische Bedeutung hat keiner dieser vielen Vorschläge erlangt, zumal man noch keine Methode hatte, den Gerbstoffgehalt festzustellen, vielleicht mit Ausnahme der Tormentillwurzel, von der bereits im Jahre 1666 berichtet wird, daß sie auf den Färöerinseln, ferner auch auf der Hebrideninsel St. Kilda zum Gerben benutzt wurde (Th. Bartholini, S. 491; G. F. v. Wehrs, S. 162). Höchstens wären noch die Eichensägespäne zu erwähnen, die im 18. Jahrhundert mehrfach als Gerbmittel vorgeschlagen worden sind und die heute auf Eichenholzextrakt verarbeitet werden. Ferner hat sich im Jahre 1819 ein gewisser John Nelson, Leimfabrikant zu Linlithgow in Schottland, ein englisches Patent erteilen lassen auf die Anwendung gewisser Pflanzenstoffe zur Ledergerberei und Färberei, welche bisher noch nicht dazu gebraucht worden wären, darunter auch Saxifraga crassifolia (neben S. cordifolia und orbicularis), das sog. Badan, welches auch neuerdings in Rußland und anderwärts für diese Zwecke in Betracht gezogen wird.

Seit der zweiten Hälfte des 18. Jahrhunderts tauchen Versuche auf, neben der altbekannten Alaungerbung andere *Mineralgerbungen* einzuführen. Bereits 1692 hatten sich zwei Engländer ein Verfahren patentieren lassen, wobei die Häute mit keinem der bisher bekannten Gerbstoffe gar gemacht werden sollten. Da keine weiteren Angaben über dieses Verfahren erhalten sind, so können wir nur vermuten, daß es sich um eine Mineralgerbung gehandelt hat (Jettmar-Grasser, S. 143ff.). Eine sehr wunderliche Mineralgerbung wurde dem Eng-

länder Johnson im Jahre 1770 patentiert; dieselbe bestand darin, daß zum
Gerben Eisenvitriol und Salzsäure oder Salpetersäure verwendet wurde. Dabei
sollte man das Leder in drei verschiedenen Operationen ausgerben, wovon die
mittlere eine Lohgerbung war. Der Fürstlich Braunschweigische Kammerassessor
Joh. Wilh. Heinemann hatte auf eine Preisfrage der Königlichen Gesellschaft
der Wissenschaften zu Göttingen im Jahre 1777, ob sich der Verbrauch des weißen
Vitriols (Zinkvitriol), der in den Harzer Berg- und Hüttenwerken in größerer
Menge anfiel, nicht auf eine vorteilhafte Weise steigern ließe, u. a. vorgeschlagen,
ihn zur Ersparnis von Lohe beim Gerben zu verwenden. Er sagt aber selbst, daß die
Haut von dem weißen Vitriol zwar in Leder übergeführt werde, dieses aber hart und
steif sei. Durch Zusatz von Eichenlohe wurde zwar ein gutes, untadelhaftes Leder
erhalten, aber man konnte von dem Vitriol nur so wenig nehmen, daß eine wesentliche Verminderung des Loheverbrauches nicht eintrat. Er erhielt aber wegen
seiner sonstigen Vorschläge den Preis von 12 Dukaten. In einem Bericht über die
Festsitzung der preußischen Akademie der Wissenschaften zur Feier des Geburts-
tages des Königs Friedrich Wilhelm II. vom 27. September 1788 findet sich
folgende Stelle [Ungenannt (11)]:

> „Der Kgl. Wirkl. Geh. Etats- und Justizminister von Wöllner, Excellenz, lasen
> darauf eine Abhandlung: den zunehmenden Mangel an Eichenrinde betreffend und
> wie diesem Mangel vielleicht abzuhelfen sein möchte. Dieselben machten zugleich
> auf Befehl seiner Majestät des Königs einen Preis von 100 Dukaten (ca. M. 960,—)
> bekannt, welcher demjenigen zuerkannt werden soll, welcher durch Entdeckung
> irgend eines Minerals zum Behufe der Gerberei den Mangel an Eichenrinde zu er-
> setzen weiß.“

Über diesen Vortrag habe ich in den Schriften der Akademie nichts finden
können und auch das Preisausschreiben scheint kein Ergebnis gehabt zu haben.
Ignatz Bautsch (1793) schlug vor, für die Herstellung von Sohlleder die gereinigte Blöße mit Eisenvitriol anzugerben und dann mit den gewöhnlichen Gerbstoffen gar zu machen. Der Engländer Sam. Ashton erhielt 1794 ein englisches
Patent auf ein Gerbverfahren mit Eisenoxyd und Eisenvitriol, kalziniertem
Eisenerz oder Eisenocker mit Pyrit, Kupfererz und Zink, ein wunderliches mixtum
compositum. Dabei wird die Gerbezeit auf 5 bis 7 Wochen angegeben und für
Kalbfelle noch ein Zusatz von Tonerde vorgeschrieben. Er war dreist genug,
dieses Patent anderen Staaten für 30000 Taler anzubieten [S. F. Hermbstaedt
(2), II, S. 161]. Von anderen Neuerungen und Vorschlägen aus dieser Zeit seien
noch folgende erwähnt: In England erfand William Powers 1768 das Spalten des
Leders. Die erste Lederspaltmaschine konstruierte 1777 Thomas Crowley. Der
Dubliner Arzt David Macbride schlug 1769 die Anwendung verdünnter
Schwefelsäure zum Schwellen der Häute und die Extraktion der Lohe mit verdünntem Kalkwasser vor [F. M. Feldhaus (2), S. 613]. Auch tauchen um diese
Zeit die ersten künstlichen Gerbstoffe auf [S. F. Hermbstaedt (1), I, S. 132]. Der
deutsche Cameralist v. Pfeiffer wollte 1777 mit einem „aus Steinkohlen und Torf
zu ziehenden Wasser“ (wohl durch trockene Destillation) alle Arten von lohgarem
Leder herstellen (G. Ebert, S. 184). Solche Vorschläge wurden übrigens später
nach der Entdeckung des Holzessigs und des Kreosots durch Reichenbach noch
öfter gemacht, so von den Apothekern Schuster in Tyrnau und Heyder in
Baltimore (St. v. Keeß und W. C. W. Blumenbach, S. 65). Sie mußten alle
erfolglos bleiben, weil sie nur eine Aufgabe der Gerberei, die Verhinderung der
Fäulnis der Haut, erfüllten. Der Engländer Hatchett wollte um 1800 künstliche
Gerbstoffe herstellen durch Einwirkung von Salpetersäure auf Torf und andere ver-
brennliche Materialien (unlängst von neuem patentiert durch die Badische Anilin-
und Sodafabrik). Der Berliner Professor S. F. Hermbstaedt kam allerdings
auf Grund eigener Versuche zu dem Urteil, daß Hatchetts Gerbstoffe zwar die

Eigenschaft hätten, die Haut zu narben und zusammenzuziehen, aber in ihren übrigen Eigenschaften wichen sie so sehr von einem wahren Gerbstoff ab, daß ihnen dieser Name in keiner Beziehung zugesprochen werden könne [S. F. Hermbstaedt (2), II, S. 169]. Der Engländer Anton Fay schlug vor, die Rinde mehrmals auszukochen und den Extrakt zu konzentrieren. Die Häute sollten auf horizontalen Wagenrädern in einer Grube befestigt und mit diesen in starken Brühen bewegt werden. Die Räder sollten außerdem am Rande Schaufeln zum Umrühren der Brühen tragen. Das Ganze sollte mit einem Kran aus der Grube herausgehoben werden [S. F. Hermbstaedt (1), S. 166]. Tucker zu Wickham wollte die Lohgruben aus Eisen oder Blei von außen auf 25 bis 30⁰ R beheizen. Die Häute sollten sich in einem durchlochten Holzkasten befinden. Eine ähnliche Einrichtung schlug Croß zu Lancaster vor. Brewin zu Bermondsay wollte durch ein kompliziertes Grubensystem die Lohe systematisch extrahieren und gleichzeitig die Häute mit immer stärkeren Brühen in Berührung bringen. O'Reilly wollte die Extraktionsgefäße für die Lohe und die Gruben mit den Häuten in drei Etagen übereinander anbringen und die erschöpften Brühen immer wieder zur Extraktion verwenden [S. F. Hermbstaedt (2), II, S. 230]. Man sieht, daß man um diese Zeit die Wichtigkeit der Verwendung starker Brühen, der systematischen Extraktion und der Bewegung der Häute durchaus erkannt hatte, es fehlte nur an den Hilfsmitteln, diese Erkenntnis in großem Maßstab in die Praxis umzusetzen.

Keines dieser Verfahren erregte aber solches Aufsehen wie das des Franzosen Armand Séguin. Die kriegerischen Ereignisse im Anschluß an die französische Revolution, die „levée en masse", hatten um diese Zeit die Nachfrage nach Leder außerordentlich gesteigert. Es ist leicht verständlich, daß in solchen Konjunkturperioden die Frage der Verkürzung des Gerbprozesses die Fachleute mehr denn je beschäftigte. Der Wohlfahrtsausschuß trug dem bekannten Chemiker Berthollet auf, sich mit der Verbesserung der Gerberei zu beschäftigen und dieser wandte sich an Séguin, von dem er wußte, daß er sich außer anderen chemischen Arbeiten auch mit der Gerberei befaßt hatte und berichtete dem Wohlfahrtsausschuß darüber, welcher nun Séguin aufgab, seine Arbeiten fortzusetzen (K. v. Meidinger, S. 903). Dieser war also ursprünglich kein praktischer Gerber, sondern Gelehrter und Chemiker. Die Bürger Lelièvre und Pelletier wurden beauftragt, das neue Verfahren zu prüfen unter Hinzuziehung von Guyton, Monge, Berthollet, Echasseriaux und Prieur, von denen die drei ersten berühmte Gelehrte waren, ob sie aber von Gerberei und Leder viel verstanden, ist einigermaßen zweifelhaft. Außerdem spielt bekanntlich im Kriege die Qualität des Leders keine so große Rolle. Es wurde am 3. Brumaire des Jahres III (24. Oktober 1794) ein sehr günstiges Gutachten an den Wohlfahrtsausschuß erstattet und auf Grund dessen erhielt Séguin die Lederlieferung für sämtliche Armeen der Republik, errichtete zwei große Gerbereien, eine auf einer Seine-Insel bei Sèvres und eine zu Némours und erwarb sich in kurzer Zeit ein großes Vermögen (Berthelot, S. 882). Sein Verfahren bestand im wesentlichen darin, daß er zum Enthaaren klares Kalkwasser statt Kalkmilch, zum Schwellen verdünnte Schwefelsäure (1 : 1500), zum Gerben kalt extrahierte Lohbrühe, die durch wiederholten Aufguß auf eine Stärke von 10 bis 12⁰ Bé gebracht wurde, benutzte. Die Häute wurden von Kopf, Füßen und Seiten befreit und der Croupon in die Lohbrühe gehängt. Kalbfelle sollten in 2 Tagen, die stärksten Ochsenhäute in 10 bis 14 Tagen durchgegerbt sein. Seine Vorschläge waren, wie wir gesehen haben, keineswegs völlig neu und das direkte Einbringen der Blößen in so starke Brühen war entschieden kein Fortschritt. Trotzdem verbreitete sich die Nachricht von dem neuen Verfahren wie ein Lauffeuer durch alle Kulturstaaten und er-

regte überall das größte Aufsehen. Der preußische Staatsminister Hardenberg
veranlaßte den Professor an der (damals preußischen) Universität zu Erlangen,
Georg Friedr. Hildebrandt, eine Prüfung des Verfahrens vorzunehmen, die
dieser zusammen mit dem dortigen praktischen Gerber Freisse vornahm [Th.
Körner (3)]. Er fand die Angaben Séguins hinsichtlich der Gerbedauer sehr
übertrieben und erkannte sehr richtig, daß das Verfahren nur dann lebensfähig
sei, wenn es gelänge, die Extraktion zu verbessern. Allgemein waren die Ansichten
über das Verfahren unter den Fachleuten sehr geteilt und man fand vielfach seine
Angaben unrichtig oder übertrieben, es wird sogar aus einer etwas späteren Zeit
berichtet, daß das Pariser Sohlleder durch Séguin in Mißkredit gekommen sei
(G. W. Bichon, S. 196). Der Saffian- und Lederfabrikant Aron Moses Ries
zu Königsberg findet z. B. (1796), daß die neue Gerbmethode zwar in kurzer Zeit
Leder liefere, aber von sehr schlechter Qualität. Er meint, die Haut enthalte
harzige Teile, welche durch Behandlung mit schwachen Brühen herausgeschafft
werden müßten, aber durch starke Brühen darin festgehalten würden. Statt die
immer schwieriger zu beschaffende Lohe zu sparen, würde mehr davon verbraucht.
Der Gerbermeister Joh. Georg Hensolt zu Gunzenhausen in Bayern hatte um
1800 die neue Methode angenommen, kehrte aber zum alten System zurück, weil
das neue Leder nicht die Festigkeit und Dauerhaftigkeit des alten hatte. Die
Wiener Lederfabrikanten Ziraschek, Loydel, Lipp und Bartel machten 1798,
1799 und noch später Versuche mit Séguins-Methode, sie wurde aber nicht
fabrikmäßig zur Ausführung gebracht (St. v. Keeß, S. 14). An sich führt natürlich eine sehr einfache Überlegung dazu, daß das wirksame Prinzip bei der vegetabilischen Gerbung nur die wasserlöslichen Bestandteile der Gerbmaterialien
sind, woraus sich zunächst ohne weiteres die Verwendung von Brühe und zwar
möglichst starker ergibt. Wenn dieses nicht schon früher in größerem Umfang
geschehen war, so lag es daran, daß es einfacher und bequemer war, die Häute
in die Lohe einzusetzen, als erst Brühen herzustellen, wenigstens, wenn es sich um
größere Mengen und große Häute handelte und solange nur einfache Hilfsmittel
zur Verfügung standen. Der Nachteil zu starker Brühen bei der Angerbung war
ebenfalls schon bekannt. Im ganzen kann man sagen, die Erfolge Séguins
waren weder wissenschaftlich noch praktisch so bedeutend, wie vielfach angenommen wird. Denn mit den damaligen Hilfsmitteln, insbesondere bei dem Fehlen
von Dampfanlagen, war es nicht möglich, die Brühengerbung so vorteilhaft durchzuführen, daß sie die alte Grubengerbung ohne weiteres hätte verdrängen können.
Das Aufsehen, welches Séguin erregte, läßt sich nur dadurch erklären, daß durch
die französische Revolution, bei der um diese Zeit gerade Robespierre auf der
Höhe seiner Macht stand, die Augen der ganzen Welt auf Frankreich gerichtet
waren und außerdem dadurch, daß die damalige französische Regierung der
Sache ihre offizielle Förderung angedeihen ließ. Er hat aber wenigstens das indirekte Verdienst, die Frage der Brühengerbung ins Rollen gebracht zu haben,
so daß sie seitdem nicht mehr bis zur vollständigen Lösung zur Ruhe gekommen ist.

Bevor wir nun mit der Schilderung der weiteren technischen Entwicklung der
Gerberei fortfahren, müssen wir noch etwas auf eine *Änderung der Betriebsform*
derselben eingehen, welche seit dem Anfang des 18. Jahrhunderts eingetreten
war. Wir sahen, daß das ganze Mittelalter hindurch das Gewerbe in den Zünften
zusammengeschlossen war. Einheitlich ist bei diesen das Bestreben, den Groß-
betrieb niederzuhalten. Dieses geschieht durch mehrere Maßregeln; einmal durch
Beschränkung der Lehrlings- und Gesellenzahl für den einzelnen Meister, dann
dadurch, daß beim Einkauf von Rohstoffen Teilungspflicht besteht. Es werden
ins einzelne gehende Anordnungen darüber getroffen, daß sich keiner über das

ihm zustehende Maß in den Besitz von Rohstoffen setzt. Auch die Größe der Betriebseinrichtungen ist z. B. durch Vorschriften über die Anzahl der Äscher normiert. In dem erwähnten Handwerksbuch des Hans Sachs hat der dort abgebildete Gerber 3 Gesellen und dies dürfte dem damaligen Durchschnitt entsprechen. Auch an einem Ort wie z. B. Siegen mit sehr stark entwickelter Gerbereiindustrie waren noch am Ende des 18. Jahrhunderts wenig Meister, die mehr als 2 oder 3 Gesellen hatten. Ein dortiger Gerber namens Joh. Heinr. Hüttenheim hat mit einem Knecht vom Mai 1735 bis Ende März 1736 321^1/$_2$ Ochsenhäute, 100 Kalbfelle und ^{1}/$_2$ Roßhaut eingearbeitet (H. Kruse, S. 146). Hierin trat nun seit dem Anfang des 18. Jahrhunderts teilweise eine Änderung ein durch die Einführung von sog. „*Manufakturen*", nach dem in Frankreich durch Colbert veranlaßten Muster. Man verstand darunter im Gegensatz zum Handwerksbetrieb die Gliederung des Arbeitsprozesses in Teilprozesse, die von gesonderten Arbeitern vollführt wurden, während beim Handwerk der Gerbermeister mit seinen Gesellen gemeinsam jede einzelne Partie Häute und Felle von Anfang bis zu Ende durcharbeitete. Spuren einer Arbeitsteilung lassen sich allerdings auch bereits im Mittelalter nachweisen. So werden z. B. in Köln als besondere Berufe erwähnt Lederzurichter und in Frankfurt a. M. (1461) „ledersmerer". Da der Manufakturbetrieb u. a. besonders in der Porzellanindustrie und in der Textilindustrie Eingang fand, so haben sich seit jener Zeit die Ausdrücke „Porzellanmanufaktur" und „Manufakturwaren" bis heute erhalten. Es ist selbstverständlich, daß der Manufakturbetrieb dem handwerksmäßigen überlegen war und daß er zum Niedergang des letzteren beitrug. Durch bessere Arbeitsteilung wurde die Arbeit in dem Manufakturbetrieb intensiver und die Arbeitsleistung besser, wenn auch in beiden Fällen die Arbeitsmethode mit Handbetrieb die gleiche war. Während bei dem modernen Fabrikbetrieb die Arbeiterzahl nicht proportional der Arbeitsleistung steigt, sondern in der Regel infolge der intensiveren Organisation und technischen Fortschritte hinter derselben zurückbleibt, war dies bei dem Manufakturbetrieb nicht der Fall, hier wuchs die Arbeitsleistung annähernd in dem gleichen Verhältnis wie die Arbeiterzahl (C. L. Becker, S. 25). Dieser Umstand trug dazu bei, das Übergewicht des Manufakturbetriebes über das Handwerk nicht so erheblich werden zu lassen, als man vielleicht annehmen sollte, und beide Betriebsformen konnten wenigstens eine Zeitlang noch nebeneinander bestehen. Dazu kam auch noch, daß zu damaliger Zeit, besonders auf dem Lande und in den kleineren Städten, die Gerbermeister meistens neben ihrem Handwerk noch ein wenig Landwirtschaft betrieben. Wohl versuchte die Ledermanufaktur nach Möglichkeit die Handarbeit durch Maschinenarbeit zu ersetzen und die Wichtigkeit der Verbilligung des Produktionsprozesses durch diesen Vorgang war damals schon durchaus erkannt worden. Die Technik war aber noch nicht soweit vorgeschritten, um brauchbare Arbeitsmaschinen zu schaffen.

Die Manufakturen besaßen vielfach eigene Loh- und Walkmühlen. Bei deren Gründung leistete der Staat jede Unterstützung und ging sogar dazu über, mitunter unter Zuziehung ausländischer Fachleute, selbst Unternehmer zu werden. So entstanden 1716 unter Leitung von zwei englischen Lohgerbern in Königsberg, 1722 in Ansbach, 1728 in Würzburg, 1762 in Bayern, 1763 in Schlesien Ledermanufakturen (G. Ebert, S. 289). Diese Unternehmungen waren aber nicht immer erfolgreich; in Baden z. B. versuchte man 1750 mit einem Kapital von 50000 Gulden eine Ledermanufaktur ins Leben zu rufen, sie mußte aber bereits 1764 liquidieren (H. Kruse, S. 11). In Berlin bestand seit 1780 ein Lohgerberwerk mit 118 Arbeitern, welches auch Alaunleder fabrizierte (F. Nicolai, S. 547). Die staatlichen Manufakturen gingen infolge geringer geschäftlicher Erfolge trotz kräftiger Unterstützung und starker Privilegierung nach und nach in Privatbesitz

über, da den Leitern derselben vielfach der Unternehmungsgeist fehlte. Immerhin wurde das alte Handwerk durch die neue Betriebsform schwer bedrängt, schon
durch die starke Konkurrenz bei der Beschaffung der Rohware und durch die
Abspenstigmachung der Hilfskräfte, worüber bewegliche Klagen geführt wurden.
Die Manufakturen sind dann allmählich in den modernen Fabrikbetrieb übergegangen.

Über die Lederindustrie in einigen anderen Staaten im 18. Jahrhundert sei,
soweit Nachrichten darüber vorliegen, noch folgendes berichtet: In *Schweden*
wurde in der Provinz Jämtland ein von den Zeitgenossen sehr gerühmtes und auch
ins Ausland exportiertes Leder hergestellt mittels der dort gewonnenen hervorragend guten Fichtenrinde (16 bis 17% Gerbstoff). Die Gerbbrühe wurde lau-
warm angewandt und die Häute darin durch Treten stark bewegt [S. F. Hermb-
staedt(2), II, S. 186]. In *Rußland* spielte die Herstellung des Juchten-, richtiger
Juftenleders, eine große Rolle (vgl. S. 63). Genaueres darüber wurde erst bekannt
durch die Reisebeschreibungen des deutschen Gelehrten P. S. Pallas [(2), S. 365],
der im Auftrage der Kaiserin Katharina II. Rußland und Sibirien durch-
forschte, und des russischen Reisenden Iwan Lepechin (S. 23), dessen Werk
auch ins Deutsche übersetzt wurde. Die Gerbmethode scheint nicht überall dieselbe, sondern den jeweils zur Verfügung stehenden Gerbstoffen angepaßt gewesen
zu sein. Nach P. S. Pallas wurde mit Weidenrinde (Salix arenaria) gegerbt, nach
Iwan Lepechin auch mit Eichenlohe und an manchen Orten mit Birkenrinde.
Nach letzterem kommt das beste (eichenlohgare) Juchten von Astrachan oder
genauer von Murom an der Oka und Arszames an der Techa. Andere berühmte
Juchtengerbereien waren zu Kostroma und Kasan, deren Ware in Jaroslaw ge-
handelt wurde. Die feinste Qualität hieß Mastreky, die geringste Polumelli.
Außerdem befanden sich noch bedeutende Juchtengerbereien zu Wologda, Nishnij-
Nowgorod, Moskau, Pleskow (J. Fischerstroem, S. 145). Der charakteristische
Juchtengeruch wurde durch Imprägnierung mit Birkenrindenteer erzeugt, der
sich bekanntlich von dem gewöhnlichen Holzteer durch Farbe, Geruch und
Konsistenz sehr unterscheidet. I. Lepechin (S. 329) gibt von dessen Herstellung
mittels einer primitiven Schwelanlage in dem Dorfe Ural bei Tabinsk im Gebiet
der Baschkiren eine Beschreibung. Zum Färben des beliebten roten Juchtenleders
dient Sandelholz. Neben dieser Juchtengerberei bestand damals auch schon im
südlichen Rußland eine Feinledergerberei. In Astrachan wurde roter und gelber
Saffian hergestellt, der mit Eichenblättern gegerbt wurde. Der rote wurde mit
Beifuß (Artemisia vulgaris) und Cochenille, der gelbe mit Beifuß und Alaun
gefärbt. In Jagodnoje-Selo, unterhalb Kasan, wo sich 33 Gerbereien befanden,
waren fast alle Bauern Saffian-, in Katunki an der Wolga Kalbfellgerber und
in verschiedenen Dörfern waren eine große Anzahl einzelner Sohl-, Fahl- und
Juchtenledergerber. Bei der Herstellung des Kasanschen Saffians wurden die
Felle zu Beuteln genäht, mit Bärentraubenblättern gefüllt, rot mit Rotholz,
Alaun und Kalk, schwarz mit Eichenholz und Eisenvitriol, gelb mit Färberkamille
(Anthemis tinctoria) gefärbt (K. v. Meidinger, S. 148). In Astrachan wurde eine
im 18. Jahrhundert sehr beliebte Art gekörntes Pergament durch Eindrücken
von Chenopodiumsamen unter dem Namen Schagren (von dem türkischen sagri)
hergestellt, welches später im westlichen Europa „chagrin" genannt wurde und
das man durch Aufpressen gravierter Kupferplatten nachahmte [P. S. Pallas (1),
S. 325]. Es ist bemerkenswert, daß schon damals im Inneren Rußlands solche
tropischen Produkte wie Sandelholz, Rotholz und Cochenille verwendet wurden.
Die Entstehung der Feinledergerberei im südlichen Rußland ist sehr wahrscheinlich auf Verbindungen mit dem Nahen Orient zurückzuführen. Die in England

unternommenen Versuche zur Nachahmung des russischen Juchtenleders wurden bereits erwähnt (S. 62/63). Ein böhmischer Gerber namens Schirutschek, der in Rußland gearbeitet hatte, errichtete 1780 bei Wien mit Staatsunterstützung eine Juchtengerberei, die aber trotz guter Resultate infolge von Kapitalmangel und Streitigkeiten bald wieder einging (K. v. Meidinger, S. 158). In *Frankreich* wurde noch 1822 ein Preis von 4500 Franken auf die Herstellung von Juchten ausgesetzt (St. v. Keeß und W. C. W. Blumenbach, S. 50). In der Walachei, also im heutigen *Rumänien*, wurde ein Leder erzeugt, welches sich einiger Verbreitung erfreute, bei dessen Herstellung eine saure Schwellbeize, bestehend aus Gerstenmehl, Sauerteig und Salz warm angewendet wurde [S. F. Hermbstaedt (2), II, S. 198]. Aus *Italien* (Neapel) wurde berichtet, daß man dort das Sohlleder drei Jahre lang mit Myrtenlaub (Myrtus communis) gerbe, das alle vier Wochen, im letzten Jahre alle sechs Wochen erneuert werden mußte und von dem ,,infolge der geringen adstringierenden Kraft'' zum völligen Garmachen einer Haut $5^1/_2$ Zentner gebraucht würden; für das Oberleder wurde dem Myrtenlaub Sumach zugesetzt (J. Ch. Schedel, S. 272). In *Nordamerika* hatte die englische Regierung ein striktes Verbot jeder gewerblichen Produktion erlassen und auch ziemlich streng durchgeführt. Die Kolonien sollten nur Rohstoffe für das Mutterland liefern. Bekanntlich ist dieses eine Ursache für die amerikanische Unabhängigkeitsbewegung gewesen. Nach erlangter Unabhängigkeit hat auch die dortige Lederindustrie einen raschen Aufschwung genommen (W. Sombart, S. 268).

IV. Die neueste Zeit.

Wir treten ein in das *19. Jahrhundert*, das Jahrhundert der Technik, des Verkehrs und des ökonomischen Liberalismus und der unaufhaltsam sich durchsetzenden Macht des Kapitalismus, des dämonenhaften Einbruches und Siegeszuges der Maschine, aber auch der Entwurzelung der Arbeiterbataillone von Erd- und Schollenverbundenheit, theoretisch vorbereitet durch die Lehre der Physiokraten und durch Adam Smith. Zunächst müssen wir hier erwähnen den Rückgang der Weiß- und Sämischgerberei durch den Übergang der Textilindustrie zum Maschinenbetrieb infolge der Erfindung der Dampfmaschine und die Steigerung des Baumwollimports, wodurch die Tuche wohlfeil geworden waren. Das hatte zur Folge die Verdrängung des weißgaren Schuhfutters und der sämischgaren Kleidungsstücke und damit den Rückgang dieser Gerbereizweige, die meistens vereinigt waren. Lederkleidung ist zwar neuerdings wieder modern geworden, sie wird aber jetzt aus glacégarem oder kombiniert-chrom-glacégarem Leder hergestellt. Nur einem Zweige der Weißgerberei, der Glacégerberei, und einer Abart derselben, der Kidledergerberei für Schuhoberleder unter Anwendung eines im wesentlichen gleichen Verfahrens, gelang es mit Benutzung des Dampf- und des Maschinenbetriebs sich teilweise bis zu einer Großindustrie emporzuschwingen. Auch die Herstellung des tierischen Pergaments, die schon im Altertum und das ganze Mittelalter hindurch eine wichtige Rolle gespielt hatte und die von besonderen Zünften ausgeführt wurde, sank infolge der Fortschritte in der Fabrikation des Lumpenpapiers bis zur völligen Bedeutungslosigkeit herab. Alaun fand außer in der Pelzgerberei immer noch vereinzelt Anwendung zu Kombinationsgerbungen. Erwähnenswert ist z. B. ein Ende der Vierzigerjahre von Newton angegebenes Gerbverfahren, bestehend in einer Vorgerbung mit Alaun und Nachgerbung mit Catechu. Es wurde später von Kent in Gloversville N. Y. wieder aufgenommen, unter dem Namen Dongola zu hoher Vollkommenheit gebracht und tat dem französischen Kidleder und Chevreaux bis in die Neunzigerjahre großen Abbruch (Jettmar-Grasser, S. 196). Seitdem ist es von der Chrom-

gerbung verdrängt worden. Bemerkenswert ist auch die Entwicklung der Lack-
lederindustrie. Diese war ursprünglich in Frankreich zu hoher Entwicklung
gebracht worden, wurde aber im 19. Jahrhundert auch in Deutschland in größerem
Maßstab unter Benutzung der Fortschritte der Lackfabrikation aufgenommen.
Besonders in Südwestdeutschland entstanden in Verbindung mit der Kidleder-
fabrikation gewaltige Fabriken mit mehreren tausend Arbeitern, die auch einen
bedeutenden Export betrieben. In der Lohgerberei ging zunächst der Streit um
die Vor- und Nachteile des Séguinschen Verfahrens noch eine Zeitlang weiter.
In England wurde es zuerst durch Desmond eingeführt und verbessert, allerdings unter Verlängerung der Gerbedauer. Bemerkenswert ist, daß er die Extraktion der Lohe kontrollierte durch Untersuchung der erhaltenen Brühe mit
Leimlösung und Eisenvitriol. Die letzte Extraktionsflüssigkeit, die keinen
Niederschlag mit Leimlösung mehr, wohl aber mit Eisenvitriol ergab, nannte er
unter Benutzung der Scheeleschen Entdeckung der Gallussäure Galluslauge
und diese darf nach ihm nicht mehr zum Gerben benutzt werden sondern nur noch
zum Enthaaren von schweren Häuten, wozu ihr noch 0,1% Schwefelsäure zugesetzt wird. Kalb- und Ziegenfelle werden dagegen im Kalkäscher enthaart
[S. F. Hermbstaedt (1), S. 329].

In Deutschland hatte man sich, wie wir sahen, gegenüber dem neuen Verfahren
zunächst etwas abwartend verhalten. Hier fand die wissenschaftliche Bearbeitung
der Gerberei um diese Zeit einen hervorragenden Vertreter in dem schon mehrfach
erwähnten Sigism. Friedr. Hermbstaedt (1760 bis 1833), Professor an der
Berliner Universität. Seine Arbeiten umfassen außer der reinen Chemie fast alle
Gebiete der chemischen Technologie und mit ganz besonderer Vorliebe hat er sich
seit 1800 mit der Gerberei beschäftigt [Th. Körner (4)]. Veranlaßt wurde er dazu
durch den amtlichen Auftrag, das Séguinsche Verfahren einer Prüfung zu unterziehen, welche er gemeinsam mit dem Hofsattlermeister und Lederfabrikanten
Gleisberger zu Potsdam ausführte. Er kommt zu dem Resultat, daß das Verfahren zwar beachtenswert sei, fand aber auch, daß Séguins Angaben über die
kurze Gerbdauer übertrieben seien und daß überhaupt das ganze Verfahren noch
sehr der Verbesserung bedürfe, worum er sich bemühte [S. F. Hermbstaedt (1),
S. 238]. Er suchte den Gerbstoffbedarf bei der Lederherstellung genau festzustellen und machte Gerbstoffanalysen nach der Methode von Biggin [S. F.
Hermbstaedt (1), S. 304]. Eine weitere Untersuchung betrifft die Ashtonsche
Eisenvitriolgerbung (vgl. S. 68), der er jeden Wert abspricht und er verbesserte die
Eisengerbung durch Anwendung von Eisenoxydsalzen, besonders von Ferriacetat
[S. F. Hermbstaedt (2), S. 161]. Ferner stellte er Versuche an zur Herstellung
von konzentriertem Lohextrakt und machte umfangreiche Versuche damit, wobei
das damit hergestellte Leder allerdings dunkler ausfiel als das grubengare [S. F.
Hermbstaedt (3)]. Die Wirkung des Hundekots führte er auf einen angeblich
darin enthaltenen Gehalt an freier Phosphorsäure zurück [S. F. Hermbstaedt (2),
II, S. 66]. Weiter nahm er die früheren Versuche von Gleditsch (vgl. S. 66) und
anderen zur Auffindung von Lohersatzmitteln in der einheimischen Flora wieder auf.
Hierbei stieß er allerdings auf den Widerspruch von Fachleuten (L. Gall), welche
wegen der Schwierigkeit der genügenden Beschaffung alle derartigen Vorschläge mit
Recht ablehnten. Ein großes Verdienst erwarb er sich auch dadurch, daß er (1803)
die erste deutsche Fachzeitschrift für die Lederindustrie unter dem Titel: „Journal
für Lederfabrikanten und Gerber usw." begründete, deren Hefte in zwangloser
Folge erscheinen sollten. Er scheint aber damals bei den Gerbern noch nicht das
rechte Verständnis für seine Bestrebungen gefunden zu haben, denn es sind von
dieser Zeitschrift im ganzen nur zwei Hefte erschienen. Er brachte darin außer
Originalartikeln Berichte über die Fortschritte der Gerberei, besonders im Auslande.

Schon vorher, etwa seit 1760, waren von den Vertretern der Cameral-wissenschaften an den deutschen Universitäten technologische Sammelwerke und Lexika herausgegeben worden, in denen auch die Gerberei behandelt wurde. Man kann in bezug auf die deutsche technologische Literatur geradezu von einem Zeitalter der Cameralisten sprechen. Sie suchten über ihr eigentliches Fach hinaus nützliche Kenntnisse auf dem Gebiet der Land- und Forstwirtschaft und der Industrie zu verbreiten und beteiligten sich auch eifrig an den Diskussionen über die Behebung der Holznot und der Lohersatzmittel. Als solche seien genannt der schon als Übersetzer und Erweiterer des de Lalandeschen Werkes genannte D. G. Schreber zu Leipzig, R. Sukow zu Heidelberg, J. H. Jung, genannt Stilling, der bekannte Jugendfreund Goethes zu Marburg, J. S. Halle am Kadettenkorps zu Berlin, J. F. v. Pfeiffer zu Mainz. Mitunter gingen sie sogar selbst unter die Erfinder, wie schon von dem genannten v. Pfeiffer (S. 68) erwähnt wurde, der auch (1772) die prophetischen Worte geschrieben hat: „Vielleicht werden wir weder Holzrinden noch Knoppern zum Garmachen des Leders gebrauchen, sobald wir anfangen, die Natur mit Ernst zu studieren und die Schätze, so sie uns bietet, geschickt anzuwenden." Der bedeutendste unter ihnen war der schon mehrfach erwähnte J. Beckmann (3) zu Göttingen, Herausgeber eines epoche-machenden Lehrbuches der chemischen Technologie. Seit 1799 erschien zu Er-furt eine Zeitschrift: „Almanach der Fortschritte, neuesten Erfindungen usw." Auch die Enzyklopädien des 18. Jahrhunderts, z. B. die englische von Chambers, die deutsche von Zedler, die berühmte französische von Diderot und d'Alem-bert behandeln die Gerberei und ihre Nebenzweige. Ein Literaturverzeichnis über die Gerberei vom Jahre 1802 enthält bereits 63 Nummern (K. v. Meidinger). S. F. Hermbstaedt faßte (1805) seine bisherigen Studien und Erfahrungen in einem zweibändigen, bereits mehrfach zitierten Werk zusammen „Chemisch-technologische Grundsätze der gesamten Ledergerberei usw." das dem Freiherrn v. Stein gewidmet war, worin er zunächst die Chemie und spezielle Gerberei-chemie behandelt und dann eine Beschreibung der verschiedenen Zweige der Gerberei und besonders der Feinledergerberei, Färberei usw. gibt, worin ca. 40 verschiedene Ledersorten aufgeführt werden.

Der österreichische k. k. Landrechtssekretär K. v. Meidinger gab (1803) eine Schrift unter dem Titel: „Vollständige Abhandlung über die Lohgerbung" heraus, worin er Séguins-Methode sehr abfällig kritisierte und eine Schnellgerbung mit Alaun und Knoppern empfahl. Schwere Ochsenhäute sollten in 3 bis 4 Wochen durchgegerbt sein. Der Deutschamerikaner Chr. Luther hatte um 1820 angeb-lich das Séguinsche Verfahren wesentlich verbessert durch Anwendung von Dampf zum Erwärmen der Schwitzkammern, der Äscher und Gerbbrühen und durch allmähliche Steigerung der Brühenstärke, wobei die Häute in Rahmen gespannt wurden. Der ganze Gerbprozeß dauerte dabei mit allen Vorarbeiten für die schwersten Häute 63 Tage, für Kuh- und Roßhäute 35 Tage, für Kalbfelle 26 Tage. Er will $17^1/_2\%$ Lohe gespart und 4% Mehrgewicht erzielt haben, bei bester Qualität des Leders. In Deutschland machte der preußische Kreissekretär Gall, der es auf einer Reise in Amerika kennengelernt hatte, Propaganda dafür (vgl. S. 74).

Um diese Zeit beginnt sich allmählich die Einführung des *Dampfes* und der *Dampfmaschine* in der Gerberei bemerkbar zu machen (in Deutschland seit 1822). Dadurch konnten nicht allein Pumpen zur Wasser- und Brühenbewegung und sonstige Gerbereimaschinen zur Verwendung kommen, sondern vor allem wurde es erst jetzt möglich, die Extraktion der Gerbmaterialien, die Herstellung von konzentrierten Extrakten und die Auflösung von Extrakten rationell zu betreiben. Es ist leicht erklärlich, daß diese Fortschritte zuerst in England, dem Lande, in welchem die Dampfmaschine erfunden worden war, zur Anwendung gelangten, zumal, wie wir gesehen haben, die Gerberei gerade dort einen besonders hohen Stand erreicht hatte. Daß die Engländer lange Zeit dem Freihandel gehuldigt haben, lag viel daran, daß sie infolge der überragenden Stellung ihrer Industrie ausländische Konkurrenz nicht zu fürchten hatten. So werden denn in der nächsten Zeit besonders in England zahlreiche Vorschläge zur Verbesserung der Gerberei, besonders zur Abkürzung des Gerbprozesses, gemacht. Der Grund für diese Bestrebungen lag damals wie heute nicht nur in der Absicht, die Unkosten für den Gerbprozeß herabzudrücken, sondern darin, sich von dem Risiko der Konjunktur möglichst frei zu machen, welches dadurch, daß Häute und Gerbstoffe immer mehr Objekte des Welthandels wurden, immer größer wurde. Denn die Gerberei ist, wie kaum ein zweites, ein Konjunkturgeschäft. Man hatte richtig erkannt, daß die lange Dauer des Gerbprozesses hauptsächlich verursacht werde durch die Langsamkeit der Diffusion in das Innere der Haut und man suchte die Diffusion auf verschiedene Art zu ersetzen durch die mechanische Konvektion, d. h. durch Bewegung der Brühen und der Haut. Ferner versuchte man bald nach der Erfindung der Realschen Presse (1817) das Prinzip derselben für die Gerberei nutzbar zu machen. In seinem Lehrbuch der chemischen Technologie erwähnt 1847 F. Knapp [(1), S. 560] folgende Vorschläge zur Schnellgerberei:

1. Durch bloßes Einlegen in Lohbrühe und Aufschlagen, Verfahren von Macbride und Séguin. Jones trennt dabei die Häute durch Flanell und wasserdichte Stoffe. Rossiter legt sie einzeln auf Lattenhorden.

2. Durch Zirkulation der Gerbbrühe. Turnbull verbindet mehrere Gerbkufen durch ein Röhrensystem und bewirkt die Zirkulation durch Pumpen. Ogereau gibt den Versatzgruben einen Siebboden, unter dem die Brühe wieder auf den Satz zurückgepumpt wird. Sterlingue läßt die abgepumpte Brühe zwischen den Gruben zirkulieren.

3. Durch vermehrte Endo- und Exosmose nach Turnbull. Zusammennähen der Häute zu Säcken und Versenken derselben in Catechulösung mit Zucker.

4. Durch Bewegung der Häute in der Brühe in Lattentrommeln nach Brown und Squire, nach I. und G. Cox durch Befestigung derselben an Rädern oder Walzen, nach Keasley an beweglichen Rahmen, nach Vauquelin und Poole durch Stampfen, nach Burr in gewöhnlichen Walkmühlen.

5. Durch Abpressen der erschöpften Brühe mittels Walzen nach Rossiter, Jones. Herapath und Cox nähen die Häute zu einem endlosen über zwei Walzen gehenden Band zusammen.

6. Durch hydrostatischen Druck, nach Cogswell durch Hindurchfiltrieren der Gerbbrühe, nach Chaplin nach dem Zusammennähen zu Säcken, ähnlich nach Drake und Cox mit der Realschen Presse, nach Peachy durch Einpressen in die Säcke mit Druckpumpen, nach Chilsbury (1823) in aus Rahmen gebildeten Kästen durch Verweilen in unter Druck gesetzten Gefäßen nach Fletcher und Poole (1824).

7. Durch Vakuum nach Leuchs, Knowly und Duesbury (1826) (F. J. Pelzer, S. 139, 154, 166, 269, 272).

8. Durch Einstechen mit Stahlspitzen nach Snyder (!).

9. Durch Zusatz von Salpeter nach Favier (1811).

Wie man sieht, handelt es sich um Vorschläge, die bis auf den heutigen Tag, immer wieder von neuem gemacht und auch patentiert werden, die aber auf einer Verkennung der Gesetze der Hydrostatik und des osmotischen Drucks beruhen. Auch der heute noch mitunter gemachte Vorschlag, die Diffusion durch Zusatz von irgendwelchen löslichen Nichtgerbstoffen zu erhöhen, beruht auf einem Mißverständnis, da nicht der gesamte osmotische Druck sondern nur der Partialdruck der Gerbstoffe in Betracht kommt. Viel später ist, ausgehend von übertriebenen Vorstellungen über die Elektrokinese und Kataphorese, versucht worden, die Diffusion zu ersetzen durch elektrische Konvektion, was aber ebenfalls ohne Erfolg geblieben ist (R. E. Liesegang, S. 851; A. Wagner und J. Päßler, S. 311, 320). Indessen waren alle diese Bestrebungen wenig erfolgreich, solange nicht *hochwertige Gerbmaterialien* und daraus hergestellte *konzentrierte Extrakte* zur Verfügung standen, worüber an dieser Stelle kurz berichtet werden soll.

Der Sumach wurde, wie schon erwähnt, schon im Altertum als Gerbmaterial benutzt (V. Hehn, S. 420). Er ist wahrscheinlich von Kleinasien nach Europa eingeführt worden und heißt bei Celsus und Scribonius Largus nach seinem Vaterland Rhus syriacus. Daß er in Sizilien, wo er besonders gut gedeiht, erst seit der arabischen oder mittelgriechischen Zeit angebaut wird, beweist der Name sommaco, der dem arabischen soumaq und dem byzantinischen σουμάχι ganz gleich ist. Über die mittelalterliche Sumachkultur in Spanien wurde schon (S. 56) berichtet, ebenso über die Nachricht des Amatus Lusitanus (1558) über die Einfuhr von Valonea aus Epirus nach Italien. 1780 kamen zum ersten Male 1200 Zentner Valonea unter dem Namen orientalische Knoppern nach Wien (A. Reuner). Seit den Zwanzigerjahren des 19. Jahrhunderts fanden sie in England, als die deutsche Loheeinfuhr nachließ, starke Verwendung. Die Myrobalanen kamen schon im Mittelalter aus Indien von der Malabarküste über Aden und Alexandrien nach Europa, spielten hier eine erhebliche Rolle in der Medizin und waren deshalb ein wichtiger Importartikel, waren aber damals des kostspieligen Transports wegen als Gerbmaterial zu teuer (W. Heyd, S. 627). Von den Knoppern (= Knospen) berichtet ein österreichischer Schriftsteller im Jahre 1774, daß sie in Ungarn, Kroatien und Slawonien vorkämen und daß ihr Wert als Gerbmaterial 20 bis 30 Jahre vorher, also in der ersten Hälfte des 18. Jahrhunderts, entdeckt worden sei [J. Beckmann (4), S. 385]. Dividivi wurde zuerst 1768 durch eine spanische Handelsgesellschaft aus Caracas eingeführt, konnte sich aber des hohen Preises wegen zunächst nicht durchsetzen [de Lalande (1), S. 35; G. F. v. Wehrs, S. 35]. Die Rinde der verschiedenen Mangrovearten als Gerbmaterial zu verwenden, ist schon seit langer Zeit versucht worden. Die älteste Notiz darüber finde ich bei de Lalande, wonach auf Martinique Leder. in 6 Wochen mit Manglerinde gegerbt würde. Diese Versuche sind bis heute ständig wiederholt worden, aber leider, trotz des teilweise sehr hohen Gerbstoffgehaltes dieser Rinde, ohne größere Erfolge geblieben, da der Gerbstoff keine günstigen Eigenschaften hat. Es liegt dies aber nicht nur an seiner roten Farbe sondern wahrscheinlich daran, daß sein Molekül zu klein ist. Zu einer richtigen Füllung der Haut gehört eine gewisse Größe des Moleküls der Gerbstoffe (Semikolloide). Immerhin werden größere Mengen dieser Rinde auch heute noch verbraucht, aber die „schweren" Gerbstoffe, wie Quebracho, Eiche, Kastanie usw. vermag sie nicht entbehrlich zu machen, was sehr bedauerlich ist, da wohl von keinem Gerbmaterial solche Mengen zur Verfügung stehen als von diesem.

Von den *Gerbstoffextrakten* sind die ältesten, wenn wir von den im Altertum in kleinem Maßstab für Heilzwecke hergestellten absehen, die aus Catechu und Gambir, welche Stoffe in der älteren Literatur vielfach miteinander verwechselt und erst seit 1780 deutlich voneinander unterschieden werden [Th. Körner (5)]. Der englische Geograph und Forschungsreisende Joseph Banks machte 1802 darauf aufmerksam, daß die Terra japonica, wie man den Gambir nannte, da man ihn anfangs seines lehmfarbenen Aussehens für eine aus Japan stammende Erde hielt, zehnmal stärker als Eichenrinde und ein sehr gutes Ersatzmittel für diese sei. Auch die englische Regierung suchte durch Zollbegünstigung die Einfuhr zu fördern, aber erst seit Anfang der Dreißigerjahre kam der Import in schnell steigendem Maße in Gang. Um das Jahr 1790 wurde aus Neuschottland, um die dortigen Eichenwälder besser auszunützen, Eichenrindenextrakt nach England ausgeführt, alle 6 Wochen 350 Fässer [S. F. Hermbstaedt (1), S. 35]. Die dortigen Gerber verwendeten ihn lieber als Lohe (also noch vor Séguin). Im Jahre 1803 bereitete Mowison in Ostindien aus Mangroverinde sowie aus Myrobalanen einen Extrakt ohne Anwendung von Feuer, indem er 4 Fässer, von denen eines immer höher stand als das andere, mit diesen Materialien füllte und die Brühe, um sie anzureichern, nacheinander darüber laufen ließ. Diese Brühe ließ er an der Sonne bis zur Sirupdicke eindunsten (F. I. Pelzer, S. 181). Sehr viel wird er wohl nach dieser Methode nicht produziert haben. Auch Séguin, für den als reinen Brühengerber die Verwendung von Extrakten natürlich sehr nahe lag, schlug vor, in den französischen Kolonien aus den dortigen gerbstoffhaltigen Pflanzen Extrakte herzustellen [S. F. Hermbstaedt (1), II, S. 228]. Im Jahre 1823 wird aus England berichtet, daß T. Kent eine goldene Medaille erhielt für die Einführung von Mimosaextrakt aus Neu-Südwales, welcher empfohlen wurde als Ersatz für Eichenrinde, von der damals jährlich 10000 Tonnen in England vom Festland eingeführt wurden, die Tonne zu 90 ₤. Auch sollen damals schon von Engländern in Dalmatien Eichenrindenextrakte hergestellt worden sein [Ungenannt (12)]. Von der australischen Mimosaextraktherstellung wird eine Beschreibung gegeben, wonach die Rinde einmal ausgekocht und die filtrierte Brühe in offenen Kesseln eingedampft wurde. Eine Tonne Rinde ergab 4 Zentner Extrakt von Teerkonsistenz und 3 Zentner von Pechkonsistenz, der letztere war aber teilweise angebrannt. Ferner wird aus dem Jahre 1825 über die Herstellung von Hemlock-Extrakt in Nordamerika, ebenfalls in offenen Kesseln, berichtet [Ungenannt (13)]. In England wurde lebhaft Propaganda gemacht für die Verwendung solcher Extrakte, auch aus dem Grunde, weil der südamerikanische Häutehandel größtenteils in den Händen der englischen Schiffahrt lag und von da weiter nach dem Kontinent ging. Es wurde darauf hingewiesen, daß es mit Hilfe der Extrakte möglich sein würde, die südamerikanischen Häute in England zu gerben und das fertige Leder zu exportieren. Die weitere Entwicklung der Gerbstoffextraktindustrie schließt sich der Industrie der Farbholzextrakte und des Zuckers eng an. Die wichtigsten Etappen derselben sind die Einführung der Vakuumverdampfung (Howard 1813), der Dampfheizung (Halette 1828) und der Mehrfachverdampfung (Rillieux 1843) [E. O. v. Lippmann (2), S. 149]. Die letztere war besonders wesentlich für die Verminderung des Brennmaterialverbrauchs, bringt jedoch bei den leicht veränderlichen Gerbstoffen den Nachteil mit sich, daß die Extrakte länger in den Apparaten verweilen müssen und sich dabei zersetzen und nachdunkeln. Es wird z. B. neuerdings darüber geklagt, daß bei Gambir die mit modernen Vakuumapparaten hergestellten Sorten dunkler gefärbt seien, als die früher in offenen Kesseln auf freiem Feuer hergestellten. Seit 1845 wurde in Lyon Kastanienholzextrakt hergestellt, zunächst für die Färberei durch Michel unter dem Decknamen „flüssige Gallussäure", dann seit 1860 durch Michel, Alegatiére, Zimmermann und Koch [Ungenannt (14); L. Pollak, S. 667]. Ein wesentlicher Fortschritt auf diesem Gebiet wurde durch die Einführung der Klärung mittels Blut durch Gondolo in Nantes (1879) erzielt.

Von geradezu umwälzender Bedeutung für die Industrie des vegetabilischen Leders war die Einführung des Quebrachoholzes. Es tauchte in Europa zuerst auf der Weltausstellung zu Paris 1867 auf, fand aber zunächst wenig Beachtung. Erst etwa 1880 nahm seine Verwendung einen geradezu ungeheuren Aufschwung (W. Vogel). In Deutschland betrug z. B. die Einfuhr im Jahre 1886 4369 Tonnen, im Jahre 1895 87 808 Tonnen, hatte sich also in ungefähr 10 Jahren auf das Zwanzigfache gehoben. Seit 1878 stellte der Farbholzfabrikant Dubosc in Le Havre zuerst Extrakte daraus her, die aber anfangs den Nachteil schwerer Löslichkeit hatten. Im Jahre 1896 gelang es Lepetit und Tagliani durch Sulfitierung einen kaltlöslichen Quebrachoextrakt herzustellen, lange Zeit unter dem Namen Mimosa D im Handel. Durch diese Fortschritte wurde die Schnellgerbung im Faß in den Stand gesetzt, endgültig Fuß zu fassen und sich zur Großindustrie zu entwickeln. Die Gerbstoffextraktindustrie ist mit der Zeit auf fast sämtliche Gerbmaterialien ausgedehnt worden, insbesondere auch auf Fichtenrinde und Eichenholz, letzteres besonders in Slawonien. Sie ist dann weiter von Europa nach den Ursprungsländern der betreffenden Gerbmaterialien verpflanzt worden, z. B. die Industrie des Quebrachoextraktes nach Südamerika, die des Mimosaextraktes nach Südafrika, die des Valoneaextraktes nach Smyrna usw. Dabei ist zu bemerken, daß das zur Zeit immer noch die größte Rolle spielende Quebrachoholz anscheinend im Aussterben begriffen ist, da Raubbau damit getrieben wird und Nachpflanzungen nicht stattfinden. Dagegen nimmt die Gewinnung der Mimosarinde und deren Verarbeitung auf Extrakt besonders in Südafrika durch Anpflanzung immer noch an Ausdehnung zu. In Deutschland hat die Einfuhr der ausländischen Gerbmaterialien und Extrakte eine Zeitlang eine gewisse politische Rolle gespielt. Die einheimische Eichenloheproduktion wurde dadurch notleidend, wogegen sich die Produzenten und unter den Gerbern die Anhänger der alten Grubengerbung durch Einfuhrzölle zu wehren suchten.

Von hervorragender Bedeutung für die Lederindustrie war die Entwicklung des *überseeischen Häutehandels*, der schon bald nach dem Zeitalter der Entdeckungen einsetzte und mit der Zeit einen außerordentlichen Umfang annahm. Es handelt sich hauptsächlich um die Importe aus Ostindien und Südamerika, letztere besonders in Verbindung mit der Industrie des Fleischextrakts und des Gefrierfleischs. Ferner ist auf dem Gebiete der Häuteversorgung die allgemeine Einführung der *Häuteauktionen* in den europäischen Kulturstaaten zu erwähnen. Die Entwicklung des Häutehandels von einem Hausiergewerbe zum Großhandel und der gemeinsame Verkauf durch die Fleischerorganisationen brachte zwar für die Gerberei eine Verteuerung der Rohware mit sich, andererseits aber den Vorteil der sorgfältigeren Gewinnung und Behandlung und die Möglichkeit, für jeden Zweck geeignete Sortimente erhalten zu können. Leider kann wegen Platzmangels auf diese Verhältnisse wie auch auf die Geschichte der sonstigen Roh- und Hilfsstoffe der Lederindustrie (Alaun, Chromverbindungen, Tran und sonstige Fette, Eigelb, Hundekot usw.) hier nicht näher eingegangen werden.

Mit der Einführung der Dampfmaschine machte auch die Einführung von *Gerbereimaschinen* schnelle Fortschritte. Die Gründe für diese Entwicklung lassen sich folgendermaßen kurz zusammenfassen: Die wichtigsten sind wohl, daß sich trotz der Verminderung des Lederverbrauchs für Bekleidung, Ledertapeten usw. der absolute Lederverbrauch infolge der Zunahme der Bevölkerung, des allgemeinen Wohlstands, der stehenden Heere, neuer Lederverwendungsarten wie für Treibriemen, Portefeuillewaren usw. stark erhöht hat sowie daß sich das Bedürfnis nach einheitlichen Ledersortimenten für bestimmte Zwecke bemerkbar machte. Diesen neu auftauchenden Anforderungen konnte der alte handwerksmäßige Betrieb nicht nachkommen. Hierzu kamen die Verbesserung der Verkehrsverhältnisse, die Beseitigung der Zollschranken, welche die Erweiterung der Absatzgebiete ermöglichten. Die Einführung der Brühen- und Extraktgerbung, welche einen schnelleren Umschlag des Kapitals und eine größere Unabhängigkeit von der Konjunktur möglich machte, erforderte die Anwendung des Dampfes für die Herstellung der Brühen. Der Maschinenbetrieb, der auch teilweise bessere und gleichmäßigere Ware lieferte als der Handbetrieb, hatte zur Folge eine Produktionssteigerung und Abkürzung des Gerbprozesses, um die teueren Maschinen bis zu ihrer vollen Leistungsfähigkeit auszunützen, und dabei eine Verbilligung der Ware, da die Großproduzenten sich mit einem geringeren Gewinnanteil begnügen konnten. Außerdem wurde dadurch eine gewisse Unabhängigkeit vom Standort und den Arbeitskräften erreicht, indem die Bedienung

der Maschinen im allgemeinen keine langjährige Übung der Bedienungsmannschaft
verlangte, vielfach auch durch weibliche Arbeitskräfte erfolgen konnte. Einzelne
Maschinen, wie z. B. die Spaltmaschine und die Falzmaschine, erfordern allerdings besondere Intelligenz und Aufmerksamkeit. Der neueste Zweig der Lederindustrie, die Chromgerbung, ist von Anfang an maschinenmäßig und groß-
kapitalistisch betrieben worden.

Während um 1800 noch höchstens mit Pferdegöpeln betriebene Pumpen
in der Gerberei zur Anwendung kamen (vgl. Abb. 41), finden wir um 1840 schon
eine ganze Anzahl von Gerbereimaschinen im Betrieb. Bagnall erhielt 1801
ein englisches Patent auf eine Entfleischmaschine mit Schabern (F. I. Pelzer, S. 269), F. Knapp beschreibt (1847) Maschinen zum Enthaaren von Poole,
Plant und Woodworth [F. Knapp (2), S. 542]. Missel in Wien empfahl

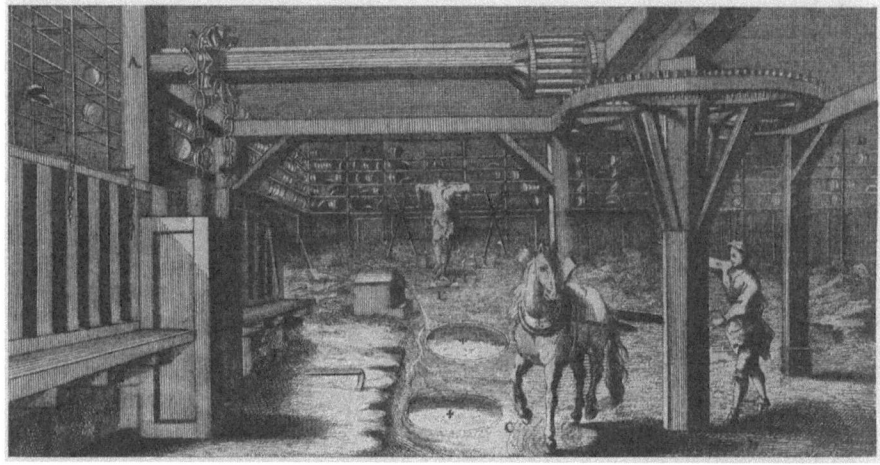

Abb. 41. Gerberei um die Mitte des 18. Jahrhunderts [de Lalande (1)].

(1810) hohle Walzen zum Reinigen und Schmieren der Häute und des Leders. Royer in Annonay erhielt 1810 ein Patent zum Waschen und Brechen der Häute, besonders für Weißgerber, mit einer Maschine mit drei Walzen.
Dégrand in Marseille erhielt 1810 ein Patent auf Krispeln und Körnen der
Häute mit gerippten Zylindern (F. I. Pelzer, S. 273). In einem Lehrbuch der
Sohlledergerberei aus dem Jahre 1845 erwähnt G. W. Bichon (S. 167, 190, 194)
in der Beschreibung einer ausgiebig mit Maschinen ausgerüsteten Pariser Sohlledergerberei einen Sohlederhammer mit einer 600 Pfund schweren Keule, der
täglich 60 Häute hämmert. Zum Zerkleinern der Rinde wird ein Rindenschneider
von Farcot, eine Glockenmühle von Weldon und eine Walzenmühle von
Chapmann beschrieben. Die Schwitzkammern werden mit Dampf geheizt, das
Trocknen des Leders geschieht mit Ventilatoren. Zum Erweichen hart getrockneter Häute werden Stampfwalken benutzt, zum Schaben des Leders eine
der Tuchschermaschine ähnliche Maschine.

An der Spaltmaschine wurden unablässig Verbesserungen angebracht.
Scott konstruierte eine solche mit einer Walze und festem Messer, Warren
Revers (1810) eine solche mit zwei Walzen (F. I. Pelzer). Der Franzose
Chumart verbesserte das amerikanische System, indem er der Spaltklinge
eine oscillierende Bewegung gab. Der Amerikaner Moses Polle erhielt 1854
ein Patent auf eine Bandmesserspaltmaschine, die bald wesentlich verbes-

sert wurde durch Meredilk und Turner, durch Einführung der Gliedwalze auf einem Gummizylinder (Wagner-Päßler, S. 1074). Kaum eine zweite Maschine hat einen derartig nachhaltigen Einfluß auf die weitere Entwicklung der Gerberei ausgeübt als diese, welche eine viel bessere Ausnützung des Häutematerials ermöglichte. Auf die weitere Entwicklung der Gerbereimaschinenindustrie soll hier nicht näher eingegangen werden. Es sei nur noch bemerkt, daß besonders zwei Typen in verschiedenen Ausführungen von den vielen in Vorschlag gebrachten Anwendung gefunden haben, nämlich das Walkfaß, welches benutzt wird zum Erweichen, Wässern und Waschen, zum Enthaaren, Beizen, Gerben nach den verschiedenen Methoden, zum Schmieren und Färben, und die von den Schermaschinen der Textilindustrie entlehnte Messerwalze mit spiralförmig auf einer Walze angeordneten Messern, entweder mit durchlaufendem oder in zwei Hälften entgegengesetzt laufendem Gewinde, eine Anordnung, die zum Enthaaren Entfleischen, Ausrecken, Narbenstoßen usw. benutzt wird. Für fast alle in der Gerberei vorkommenden Handarbeiten sind mit der Zeit Maschinen konstruiert worden, so weit diesem Bestreben nicht natürliche Grenzen gesetzt sind. Denn die tierische Haut ist ein Naturprodukt und muß bis zu einem gewissen Grad individuell behandelt werden. Eine völlige Automatisierung des Gerbereibetriebes ist deshalb unmöglich. Es entstand eine besondere Gerbereimaschinenindustrie, zuerst in Amerika mit europäischen Filialen, die aber jetzt in allen Kulturstaaten, besonders auch in Deutschland vertreten ist. Man kann die heutigen Gerbereimaschinen einteilen:

1. in solche, welche die menschliche Kraft als Antriebskraft ersetzen (Walkfässer, Lederwalzen und -hämmer, Transportvorrichtungen);

2. Werkzeugmaschinen (zum Enthaaren, Entfleischen, Ausrecken, Falzen, Blanchieren, Stollen, Bürsten, Bimsen, Glanzstoßen, Narbenpressen);

3. Maschinen, die einen neuen Vorgang ermöglichen (Spaltmaschine, Meßmaschine).

Alles dies hat vor allem eine Umschichtung der Gerbereibetriebe herbeigeführt, die alten Handwerker, so weit sie aus Kapitalmangel diese Entwicklung nicht mitmachen konnten, verschwanden. Die Anzahl der selbständigen Betriebe wurde immer kleiner und die bestehenden nahmen an Ausdehnung zu. In Deutschland vermehrte sich die Zahl der in der Lederindustrie beschäftigten Personen in den Jahren 1875 bis 1907 von 41009 auf 52743, während die der Betriebe in dem gleichen Zeitraum von 11784 auf 4374, also fast um zwei Drittel ihres Bestandes zurückging (F. Adler, S. 40).

Seit der Mitte des 18. Jahrhunderts wurden, wie wir gesehen haben, immer wieder erneute Anstrengungen gemacht zur Verbesserung der *Mineralgerbung*. Die Verwendung von Eisenoxydsalzen hatte neben S. F. Hermbstaedt ungefähr um dieselbe Zeit der Franzose Darcet (oder d'Arcet) empfohlen, worüber nichts Näheres bekannt geworden ist (Jettmar-Grasser, S. 144). Im Jahre 1842 erhielt Jules Bordier ein englisches Patent auf ein Eisengerbverfahren, darin bestehend, daß die Häute mit Eisenvitriol und Mangansuperoxyd oder Eisenoxydhydrat und Salpetersäure behandelt wurden. Nach dieser Methode sollen angeblich ganz gute Leder erzeugt worden sein, doch wurde sie bald wieder verlassen, denn bereits im Jahre 1855 nahmen Molac und Friedel ein englisches Patent auf fast dasselbe Verfahren [S. Hegel (*1*), S. 2]. Chromsäure wurde zuerst von Warrington empfohlen [F. Knapp (*1*), S. 593]. Im Jahre 1844 soll Isaak Tyson ein amerikanisches Patent auf eine Gerbung mit Chromsalzen erteilt worden sein, worüber nichts Näheres bekannt ist (Jettmar-Grasser, S. 145). Cavalin wandte 1853 Bichromate in Verbindung mit Tonerde und reduzierend wirkenden Eisenoxydulsalzen an, so daß dieses Verfahren eine Kombination von Chrom-, Alaun- und Eisengerbung und die erste Anwendung eines Zweibadverfahrens mit Reduktion der Chromsäure darstellt [S. Hegel (1), S. 3]. Pfanhauser nahm 1864 ein Patent zur Herstellung eines basisch schwefelsauren Eisenoxyds für Gerbzwecke durch Erhitzen von schwefelsaurem Eisenoxyd bis zur Rotglut (Ch. Heinzerling, S. 144). Joseph Wilson Swan erhielt 1866 ein amerikanisches Patent auf Gerbung mit chromsauren Salzen, erwähnt Oxalsäure als Reduktionsmittel, überläßt es aber den nach seinem Verfahren arbeitenden, jede andere passende Säure zu gebrauchen. Am eingehendsten befaßt sich schon im ersten Drittel des vorigen Jahrhunderts mit der Mineralgerbung Prof. F. Knapp (2) zu Braunschweig, im Verlauf seiner Untersuchungen über die wissenschaftlichen Grundlagen der Gerberei. Er gab die Neutralisation der Eisenund Chromsalze mit Soda an, worauf in Amerika im Jahre 1893 Martin Dennis infolge einer falschen, vom amerikanischen Patentamt nicht nachgeprüften Angabe ein Patent erhielt [E. Stiasny (2), S. 446]. Ein im wesentlichen damit identisches Patent hatten schon im Jahre 1886 Alexanderson und Hvass genommen; es scheint aber damals nicht weiter verfolgt worden zu sein [S. Hegel (1), S. 33]. F. Knapp [(1), S. 593] ist also, auch nach dem Zeugnis des hervorragenden englischen Gerbereichemikers H. R. Procter, unzweifelhaft der Erfinder der *Chromgerbung*. Die Vorzüge der Chromgerbung vor anderen Mineralgerbungen waren F. Knapp wohl nicht entgangen, denn er sagt bereits 1847 (in seinem Lehrbuch der chemischen Technologie):

„Die Eisenoxydleder unterscheiden sich von den alaungaren Ledern durch eine solidere Gerbung, welche durch Auswaschen nicht geändert wird. Noch weniger ist dies der Fall bei der Gerbung mit Chromoxydsalzen, die überhaupt ausgezeichnete Eigenschaften zum Gerben, aber auch den Hauptfehler, ein gewisses Mürbewerden der Faser, mit den Eisensalzen gemein haben. Sonst liefern sie ein Leder von ausgezeichneter, satter blaßblaugrüner Gerbung, welches gar keine Neigung zum Plattwerden, zum Einschrumpfen und zum Narbenbruch zeigt."

Trotzdem versteifte er sich aus leicht verständlichen Gründen auf die Eisengerbung. Da er gefunden hatte, daß mit Soda bis zum Auftreten eines Niederschlags versetzte Eisenoxydsalze zwar leicht und rasch gerben und daß das so hergestellte Leder wasserbeständiger als alaungares ist, aber stark einschrumpft, hart und narbenbrüchig wird, so gab er mehrere andere Verfahren an zur Vermeidung dieser Übelstände, nämlich Erzeugung von fettsauren Eisenverbindungen in der Faser und ferner Einkneten von komplexen Eisenverbindungen mit den Bestandteilen des Blutes und des Urins in die Faser [F. Knapp (3)]. Obgleich in Braunschweig und in einer großen Sohllederfabrik in St. Petersburg Versuche in größerem Maßstab damit angestellt wurden, waren ihm praktische Erfolge allerdings nicht beschieden, wie ich glaube, weil er sich vorwiegend mit der Herstellung von mineralgarem Sohlleder beschäftigte und weil er das Problem der Fettung des Chromleders nicht zu meistern vermochte. Die seit Jahrhunderten geübten Methoden der Fettung mit Talg, Dégras, Tran versagten bei dem Chromleder infolge seiner größeren Dichtigkeit; dieses erkannt und durch Einführung des sog. Fettlickers eine Lösung dieses Problems gefunden zu haben, scheint mir ein Hauptverdienst der Amerikaner gewesen zu sein. In Deutschland hatte noch vor den Erfolgen der Amerikaner Ch. Heinzerling seit 1878 die Versuche F. Knapps wieder aufgenommen [S. Hegel (1), S. 23ff.]. Diese erregten damals ungeheures Aufsehen, vergleichbar dem Séguins 100 Jahre vorher, dem aber seine wirklichen Erfolge ganz und gar nicht entsprachen. In der Schweiz wollte man z. B. daraufhin schon den Schälwaldbetrieb einstellen. Er hat aber, ähnlich wie Séguin, wenigstens das indirekte Verdienst, die Aufmerksamkeit der Fachleute erneut auf die schon beinahe in Vergessenheit geratene Chromgerbung gelenkt zu haben, und das Problem ist denn bald darauf von anderen endgültig gelöst worden. Seine Patentschriften sind ungeheuer kompliziert und beruhen im wesentlichen auf der Anwendung chromsaurer Salze ohne Anwendung eines Reduktionsmittels, was schon 40 Jahre früher Warrington versucht hatte. Auch W. Eitner in Wien hatte mit seinem Verfahren (Ö. P. 6755 vom 1. November 1881), einer kombinierten Gerbung mit basischen Chrom- oder Eisensalzen oder einem Gemisch beider und einer Nachgerbung mit Fett, keinen besonderen Erfolg. Den ersten durchschlagenden Erfolg erzielte Augustus Schultz in New York im Jahre 1883 mit seinem Zweibadverfahren unter Anwendung von Bichromat und Natriumthiosulfat. Von Haus aus Färber übertrug er dieses ihm aus der Färberei bekannte Verfahren in der Absicht, ein Stahl nicht angreifendes Leder herzustellen, auf die Gerberei [S. Hegel (1), S. 31]. Es soll übrigens dieses Verfahren schon vorher von Hummel in Leed oder Thorpe in kleinerem Maßstab ausgeübt worden sein [E. Stiasny (2), S. 440]. Das Schultzsche Verfahren wurde von dem Fabrikanten Rob. Foederer in Philadelphia im größten Maßstab aufgenommen und hatte einen ganz bedeutenden Erfolg, was eine Flut von Nachahmungen und Patentprozessen nach sich zog [S. Hegel (1), S. 10, und (2)]. Meistens handelte es sich dabei um Anwendung anderer Reduktionsmittel an Stelle des Thiosulfats. Es ist übrigens heutzutage durch das Einbadverfahren größtenteils verdrängt und wird nur noch für Chrom-Ziegen- und -Schafleder (Chevreauximitationen) verwendet [E. Stiasny (2), S. 475].

Die Chromgerbung hat die vegetabilisch gegerbten Schuhoberleder trotz geringerer Porosität fast vollständig verdrängt und ebenso zum großen Teil die glacégaren Kidleder. Ihre Bedeutung lag zunächst darin, daß es durch sie möglich wurde, auch geringwertiges Fellmaterial, welches sich für die Kidlederherstellung nicht eignete, und Schafleder zu Schuhledern zu verarbeiten. Es beruht dies hauptsächlich darauf, daß durch die Chromgerbung eine Zusammenziehung der Faser und Verkleinerung der Fläche erfolgt. Auch die Roßlederindustrie erhielt einen neuen Aufschwung, da die Chromgerbung es ermöglichte, aus Roßhäuten ein Ersatzprodukt des echten Ziegenchevreauxleders herzustellen [E. Stiasny (2), S. 32]. Die vegetabilische Roßlederherstellung wurde fast vollständig verdrängt. Die Chromgerbung wurde bald auch auf die Riemenlederherstellung ausgedehnt, zur Sohllederherstellung hat sie sich außer für Sportsohlen u. dgl. bis jetzt noch nicht als geeignet erwiesen. Nach dem großen Erfolg in Amerika fand sie alsbald auch Eingang in Europa, teils von amerikanischen Fachleuten eingeführt, teils von den größeren Fabriken selbst ausgearbeitet. Die Hersteller von Kid- und Dongolaleder und von lohgarem Kalbleder sahen sich aus Konkurrenzrücksichten genötigt, zu dem neuen Verfahren überzugehen. Für die neuen Ledersorten kam der merkwürdige Name „Box" in verschiedenen Zusammensetzungen (Boxcalf, Rindbox, Roßbox, Sportbox usw.) auf (seit 1898), wahrscheinlich abgeleitet von der Fabrikmarke der amerikanischen Firma White Broth. & Co., Boston, ein Kalb in einem Käfig darstellend [Ungenannt (15)].

Von sonstigen in den letzten Jahrzehnten neu aufgetauchten Gerbverfahren seien noch erwähnt die Gerbung mit den Verbindungen anderer Metalle, z. B. Zinn, Titan, Cer, ferner mit Pikrinsäure, β-Naphthol, Formaldehyd, Chinon, von denen aber keine eine wesentliche Bedeutung erlangt hat. Ebenso haben seit F. Knapp die Versuche niemals geruht, die Eisengerbung, besonders für Sohlleder, lebensfähig zu machen, bis jetzt ohne wesentlichen Erfolg. Mehr Erfolg hatte die Einführung der *organisch-synthetischen Gerbstoffe*. Diese Bestrebungen reichen bis ins 18. Jahrhundert zurück, aber erst 1911 gelang es E. Stiasny den ersten nachhaltigen Erfolg auf diesem Gebiete mit Neradol zu erzielen, einem Formaldehyd-Kondensationsprodukt der Kresylsulfosäure. Die chemische Industrie aller Länder beschäftigt sich seit dieser Zeit mit großem Eifer damit, solche Produkte auf den Markt zu bringen (Ordoval, Carbatan, Corinal, Ewol, Esco, Clarex, Syntan, Tanigan usw.), wobei außer Teerprodukten auch z. B. die Rückstände der Petroleumraffinerien als Rohmaterial herangezogen werden. Sie haben sich zwar in steigendem Maße ein Absatzfeld zu erringen verstanden, haben jedoch bis jetzt die natürlichen Gerbstoffe noch nicht zu verdrängen vermocht. Dasselbe gilt von den Bestrebungen, das als Nebenprodukt bei der Zelluloseherstellung in ungeheuren Mengen abfallende *Lignin*, welches unzweifelhaft gerbende Eigenschaften hat, für die Gerberei nutzbar zu machen. Von sonstigen Fortschritten der neueren Zeit sei noch genannt die Einführung des Schwefelnatriums als Enthaarungsmittel (W. Eitner, 1860), nachdem schon im Orient seit undenklichen Zeiten der rote Arsenik in Verbindung mit Kalk zu diesem Zweck benutzt worden war, und der Ersatz der Kotbeizen durch künstliche Mittel, teils auf bakterieller (Erodin, J. T. Wood, Popp und Becker), teils auf fermentativer Grundlage unter Benutzung der Bestandteile der Bauchspeicheldrüse (Oropon usw., Eberle, Röhm) [E. Stiasny (2), S. 288 ff.]. Erwähnenswert ist auch die Benutzung sulfonierter Öle und Trane zum Fetten des Leders und zur Herstellung von Fettemulsionen. Näher kann auf diese Dinge hier nicht eingegangen sondern es muß auf die ausführlichen Darstellungen am anderen Orte[1] hingewiesen werden.

D. Schlußwort.

Ein wichtiges Stück menschlicher Kulturentwicklung ist an uns vorübergezogen. Die tierische Haut hat den Menschen von seiner frühesten Entwicklung an begleitet, seine Technik, seine Kunstfertigkeit und zuletzt seine Wissenschaft haben sich mit ihr beschäftigt. Es ist im Laufe der Jahrtausende gelungen, aus diesem leicht verderblichen und schwer zu behandelnden Material Gebrauchsgegenstände für die verschiedensten Bedürfnisse und sogar Kunstwerke herzustellen, so daß man sich die Veredelungsprodukte der tierischen Haut aus dem Leben des modernen Kulturmenschen kaum noch hinwegzudenken vermag. Die Handwerker, die sich ihrer Verarbeitung widmeten, haben sich aus dem Zustand tiefster Verachtung über die Zunftverfassung zur Großindustrie emporgearbeitet. Aus den Zünften, die sich im Mittelalter nur über die Städtewirtschaft erstreckten, sind mit dem Eindringen des Kapitalismus Kartelle und Syndikate, die teilweise die ganze Erde umspannen, emporgewachsen. Wie die Weiterentwicklung der Lederindustrie sich gestalten wird, läßt sich schwer vorhersagen. Überraschungen sind natürlich nie ausgeschlossen. Wer hätte sich vor 50 Jahren etwas davon träumen lassen, welche Umwälzungen die Einführung des Quebrachos und der Chromgerbung für die Gerberei gebracht haben. Die Gerbmethoden werden mit den Fortschritten der Gerbereiwissenschaft noch weitere Verbesserungen erfahren. Dagegen wird der Vorsprung Europas und Nordamerikas vor den übrigen Erdteilen sich immer mehr ausgleichen. Die Länder, welche bisher Rohmaterialien für die europäische und nordamerikanische Gerberei lieferten, werden voraussichtlich immer mehr dazu übergehen, diese Materialien selbst zu verarbeiten, wie dies mit der Extraktindustrie bereits geschehen ist. Ansätze dazu finden sich z. B. bereits in Ostindien und Südafrika.

---

[1] Über Gerbung mit Chrom- und anderen Mineralsalzen sowie mit synthetischen Gerbstoffen und Celluloseextrakten siehe die betreffenden Kapitel in Band II/2 dieses Handbuches; über Enthaaren und Beizen vgl. die entsprechenden Abschnitte in Band I/2, über Fetten den in Band III/1. Siehe auch die Auszüge aus der Patentliteratur.

Literaturübersicht.

Ackermann, J. C.: Bernh. Ramazzini, Abhandl. über die Krankheiten der Handwerker. Stendal: 1780.

Adler, F.: Die Entwicklung des deutschen Häutemarktes. Karlsruhe i. B.: Braunsche Hofbuchdruckerei, 1913.

Aesop: Fabulae. Ed. C. Halm, 368.

Alsted, J. H.: Scientiarum omnium Encyclopaedia, I, III. Lugduni: 1649.

Amundsen, R.: Ledertechn. Rdsch. 4, 268 (1912).

Apostelgeschichte: 9, 43; 10, 6, 32.

Aristophanes: Die Ritter 314, 369, 371, 817, 869; die Wespen 38; der Friede 753.

Aristoteles (1): Probleme XXII, 11; Wunderbare Nachrichten 86, 141; (2): Probleme XXIV, 18; Über die Farbe, 4; Wunderbare Nachrichten, 127.

Artemidorus: Oneirocritos I, 51; II, 20.

Bartenstein, H.: Das Ledergewerbe im Mittelalter in den Städten Köln, Lübeck und Frankfurt a. M. Diss. Freiburg i. Br. 1920.

Bartholini, Th.: De medicina Danorum domestica. Hafniae: 1666.

Bautsch, J.: Ausführl. Beschreibung der Lohgerberei. Dresden: Walther 1793.

Becher, J. J.: Närrische Weisheit und weise Narrheit. Frankfurt a. M.: 1725.

Becker: Demosthenis orationes rec. II, 310; II, 327.

Becker, C. L.: Die wirtschaftliche Entwicklung der deutschen Lederindustrie. Straßburg: Imprimerie Strasbourg, 1918.

Beckmann J. (1): Anleitung zur Technologie usw. 1. Ausgabe. Göttingen: Vandenhoeck & Ruprecht, 1777; (2): Hannoverisches Magazin 8, 689 (1770); (3): Anleitung zur Technologie usw. Göttingen: Vandenhoeck & Ruprecht, 1796; (4): Vorbereitung zur Warenkunde. Göttingen: Vandenhoeck & Ruprecht, 1794.

Behem, B.: Codex picturatus 1505. Abgebildet bei Bucher: Die alten Zunftordnungen der Stadt Krakau. Tafel XIV. Wien: 1889.

Berthelot: La grande Encyclopédie, t. 29.

Bichon, G. W.: Lehrbuch der Sohlledergerberei. Berlin: Nauck & Comp., 1845.

Blümner, H.: Technologie und Terminologie der Gewerbe und Künste bei Griechen und Römern. 2. Aufl. Leipzig: B. G. Teubner, 1912.

Boissonade, P. (1): Essai sur l'organisation du travail en Poitou. Paris: 1900; (2): Le travail dans l'Europe chrétienne au moyenâge. Paris: 1821.

Brögger, A. W., Hj. Falk u. H. Schetelig: Das Osebergschiff. Bd. I. Kristiania: J. Dybwad, 1917.

Bryant, A. A.: Harvard Studies in Classical Philology. Boston: 1899.

Bucher, Br.: Geschichte der technischen Künste, I. Stuttgart: 1893.

Bücher, K.: Bevölkerung von Frankfurt a. M. Tübingen: 1866.

Bürck, A.: Die Reisen des Venetianers Marco Polo. Leipzig: 1845.

Caesar (1): De bello gallico V, 14; (2): Ebenda VI, 24; VII, 22; (3): Ebenda III, 13.

Canale, M. G.: Storia del commercio etc. degli Italiani. Genova: Tipografia soziale, 1866.

Carter, H.: Tut-anch-Amon. Deutsche Ausgabe, Bd. II. Leipzig: 1927.

Cichorius, C.: Die Reliefs der Trajanssäule. Berlin: G. Reimer, 1896. Tafel XXIII u. XXVIII.

Cilleuls, A.: Histoire et régime de la grande industrie au XVIIe et XVIIIe siècle. Paris: 1898.

Citolini de Sarravalle, A.: La Tipsocosmia. Venetia: 1561.

Claes, M.: Das zünftige Gerberhandwerk zu Mühlhausen i. Th.

Clouzot, H.: Cuirs décorés. Deutsche Ausgabe. Berlin: E. Wasmuth, 1925. Bd. II, Einleitung.

Clusius, Carolus: Bariorum plantarum historia 12. Antwerpen: 1601.

Crusius-Herzog: Die Miniamben des Herondas. 2. Aufl. Leipzig: Dieterichsche Verlagshandlung, 1926.

Dioscurides: Materia medica IV, 181.

Dottin, G.: Manuel pour servir à l'étude de l'antiquité celtique. Paris: Champion, 1906.

Dunker, H.: Das mittelalterliche Dorfgewerbe. Leipzig: Leipziger Buchdruckerei, 1903.

Ebeling, E. (1): Keilschrifttexte religiösen Inhalts Nr. 60. Leipzig: J. C. Hinricha, 1915; (2): Quellen zur Kenntnis der babylonischen Religion. Leipzig: J. C. Hinricha, 1918.

Ebert, G.: Die Entwicklung der Weißgerberei. Leipzig: A. Deichertsche Verlagshandlung, 1913.

Ebert, M. (*1*): Reallexikon der Vorgeschichte. Berlin: W. de Gruyter & Co., 1926. Bd. 3; (*2*): Ebenda, Bd. 7; (*3*): Realenzyklopädie XIII, 69. Tafel 39 B; (*4*): Ebenda XI, 216.

Eckard, P.: Die Halberstädter Lederhandschuhindustrie. Diss. Tübingen 1912.

Elster - Weber - Wieser (*1*): Handwörterbuch der Staatswissenschaften. Bd. 6. Jena: Gustav Fischer, 1908 (4. Aufl. 1928); (*2*): Wörterbuch der Volkswirtschaft, II. Jena: Gustav Fischer, 1911 (4. Aufl. 1933).

Erman-Ranke: Ägypten und ägyptisches Leben im Altertum. Tübingen: 1923.

Feldhaus, F. M. (*1*): Die Technik der Antike und des Mittelalters. Potsdam: Akademische Verlagsgesellschaft Athenaion, 1930; (*2*): Die Technik der Vorzeit. Leipzig: W. Engelmann, 1914.

Findeisen, H.: Leder und Fell bei den Völkerstämmen des Nordens. Amtl. Katalog der Internationalen Lederschau. Berlin: Selbstverlag, 1930.

Fioravanti, L.: Dello specchio di scientia universale. lib. I, cap. 41. Venetia: 1624.

Fischerstroem, J.: Hermbstaedts Journ. f. Lederfabr. Berlin: 1802.

Fleischmann, W.: Landwirtschaftl. Jahrbücher **53**, 1, 47 (1919).

Frauberger, H.: Antike und frühmittelalterliche Fußbekleidungen aus Achim-Panopolis. Plauen: G. E. Schulz & Co., 1896.

Galenus: De usu partium libri XVII ed. Helmreich, XII, 115.

Gall, L.: Die Schnellgerberei in Nordamerika. Trier: Gall, 1824.

Garzoni, Th. (*1*): Piazza universale. Frankfurt a. M.: Verlag Merian, 1659; (*2*): Ebenda, 84. u. 85. Diskurs

Geering, T.: Handel und Industrie der Stadt Basel. Basel: Schneider, 1886.

Geiler v. Kaisersberg, J.: Das Buch Granatapfel, im Latein genannt Malogranatus etc. Straßburg: 1510.

Gfrörer, A. F.: Zur Geschichte deutscher Volksrechte. II. Schaffhausen: Huxtersche Buchhandlung, 1866.

Girke, G.: Die Tracht der Germanen in der vor- und frühgeschichtlichen Zeit. Bd. I. Leipzig: C. Kabitzsch, 1922.

Gleditsch, J. G. (*1*): Vermischte physikal.-botan.-ökonom. Schriften I. Halle: 1765; (*2*): Histoire de l'Académie royale etc. Année 1754. Berlin: 1756.

Gogitschaywili, Ph.: Das Gewerbe in Georgien. Diss. Leipzig 1901.

Grasser, G.: Collegium **1927**, 433.

Gray, J. K.: China. London: Macmillan, 1878.

Grimm, J. u. W.: Deutsches Wörterbuch IV, 2, 2154.

Grote: Weltgeschichte, Bd. I.

Halle, J. S.: Werkstätte der heutigen Künste. Brandenburg u. Leipzig: Z. W. Halle u. J. S. Halle, 1761.

Hegel, S. (*1*): Die Chromgerbung. Berlin: Julius Springer, 1898; (*2*): Schuh und Leder **40**, 37 (1897).

Hehn, V.: Kulturpflanzen und Haustiere. Berlin: Gebr. Borntraeger, 1902 (7. Aufl.).

Heinemann, J. W.: Hannoverisches Magazin **15**, 1221 (1777).

Heinzerling, Ch.: Grundzüge der Lederbereitung. Braunschweig: 1882.

Hensolt, J. G.: Anzeiger für Kunst und Gewerbefleiß im Königreich Bayern. 2. Jahrg. 4. Quartal, Nr. 40 bis 52 (1816).

Hermbstaedt, S. F. (*1*): Journal für Lederfabrikation. Berlin: 1802; (*2*): Chem.-techn. Grundsätze der gesamten Ledergerberei. Berlin: Realschulbuchhandlung, 1805; (*3*): Scherers Allgem. Journ. d. Chemie **4**, 471 (1800); **6**, 415 (1801).

Herodot (*1*): Historiarum libri IX edd. Dietsch-Kallenberg I, 194; (*2*): Ebenda. I, 71; (*3*): Ebenda. VII, 75.

Heyd, W.: Geschichte des Levantehandels im Mittelalter. Stuttgart: Cottasche Buchhandlung, 1879.

Heyne, M.: Altdeutsch-lateinische Spielmannsgedichte. Göttingen: F. Wunder, 1900. Versus de unibove V, 53.

Hildebrandt, G. F.: Chemische Betrachtung der Lohgerberei usw. Erlangen: Walther, 1795.

Hirth, F.: China. München: Hirth, 1886.

Homer: Ilias. Übersetzt von I. I. C. Donner, XVII.

Ilg, A.: Heraclius. Von den Farben und Künsten der Römer. Wien: Braumüller, 1873.

Jahn, M.: Die Bewaffnung der Germanen in der älteren Eisenzeit. Leipzig: C. Kabitzsch, 1916.

Jettmar, J. u. G. Grasser: Handbuch der Chromgerbung. 3. Aufl. Leipzig: Schulze & Co., 1923.

Jörissen, F.: Die deutsche Leder- und Lederwarenindustrie. Berlin: G. Braunbeck & Gutenberg, 1909.

Jung, J. H.: Versuch eines Lehrbuches der Fabrikwissenschaft. Nürnberg: 1794.

Kaibel, G.: I, p. 62. Hermippos bei Athenaeus Naucratita, Deipnosophistae.

Keeß, St. v.: Darstellung des Fabrik- und Gewerbewesens im österreichischen Kaiserstaat. II, 1. Wien: 1820.

Keeß, St. v. u. W. C. W. Blumenbach: Systematische Darstellung der neuesten Fortschritte usw. I. Wien: 1829.

Kiekebusch, A.: Bilder aus der märkischen Vorzeit. Berlin: D. Reimer, 1926.

King, S. Lo: Lederind. 75, Nr. 281 (1932).

Knapp, F. (1): Lehrbuch der chemischen Technologie. II. Braunschweig: 1847; (2): Natur und Wesen der Gerberei und des Leders. Stuttgart: 1858. Neuabdruck: Collegium 1919, 133; (3): Mineralgerbung mit Metallsalzen. Braunschweig: 1892.

Kobert, R.: Beiträge zur Kenntnis des Gerbens. Leipzig: F. C. W. Vogel, 1917.

Körner, Th. (1): Ledertechn. Rdsch. 18, 17 (1926); (2): Ebenda 18, 269 (1926); (3): Ebenda 19, 9 (1927); (4): Ebenda 18, 6 u. 9 (1926); (5): Ebenda 20, 8ff. (1928).

Kossina, G. (1): Die deutsche Vorgeschichte. 4. Aufl. Leipzig: C. Kabitzsch, 1923 (12. bis 25. Tausend, 1936); (2): Altgermanische Kulturhöhe. München-Leipzig: C. Kabitzsch, 1927 (6. Aufl., 1937).

Krauß, S.: Talmudische Archäologie. II. Leipzig: G. Fock, Buchhandlung, 1911.

Kriegk, G. L.: Frankfurter Bürgerzwist. Frankfurt a. M.: Sauerländers Verlag, 1862.

Krünitz, J.: Ökonomische Enzyklopädie. 1795. Bd. 68.

Kruse, H.: Forstwirtschaft und Industrie im ehemaligen Fürstentum Nassau-Siegen. Münster: F. Coppenrath, 1909.

Kurth, L.: Die wirtschaftliche Entwicklung der Gerberei, mit besonderer Berücksichtigung Ostthüringens. Berlin: 1912 (Tübingen, Staatswiss. Diss. von 1912).

Lalande de (1): Die Lohgerberkunst. Deutsch herausgeg. v. D. G. Schreber. Leipzig: 1766; (2): Die Kunst des Weißgerbers, welcher Gemsen- und andere Felle mit Öl zubereitet (Sämischgerberei). Übersetzt von H. G. Justi. Leipzig: 1765; (3): Die Kunst des Weißgerbers, welcher Felle ohne Öl zurichtet (Glacégerberei). Übersetzt von D. G. Schreber. Leipzig: 1767; (4): Die Kunst, Saffianleder zu bereiten. Übersetzt von D. G. Schreber. Leipzig: 1767; (5): Die Kunst, das Leder auf ungarische Art zu bereiten. Übersetzt von D. G. Schreber. Leipzig: 1767.

Lancisius, J. M.: De noxiis paludum effluviis eorumque remediis. I. Coloniae Allobrogum: 1748.

Larisch, P.: Die Kürschner und ihre Zeichen. Berlin: Selbstverlag, 1928.

Lepechin, I.: Tagebuch der Reise durch verschiedene Provinzen des russischen Reiches usw. Übersetzt von Chr. H. Hase. Altenburg: 1774.

Liesegang, R. E.: Kolloidchem. Technologie. Dresden u. Leipzig: Theodor Steinkopff, 1932.

Lindenschmit, L.: Die Altertümer unserer heidnischen Vorzeit. Mainz: 1870. Bd. II, Heft 7, Tafel V.

Lippmann, E. O. v. (1): Abhandlungen und Vorträge zur Geschichte der Naturwissenschaften. Leipzig: Veit & Comp., 1913; (2): Die Entwicklung der Zuckerindustrie. Berlin: Julius Springer, 1900 (2. Aufl. 1929); (3): Geschichte des Zuckers.

Lusitanus Amatus: In „Dioscoridis Anabarzeide medica materia libri". V. Lugduni: 1558.

Maltzan, H. v.: Drei Jahre im Nordwesten von Afrika. IV. Leipzig: 1863.

Mannus: Ztschr. für deutsche Vorgeschichte 27, H. 1/2 (1935).

Marberger, P. J.: Neueröffnetes Kauffmanns-Magazin. Hamburg: 1708.

Martin, G.: La grande industrie en France sous le règne de Louis XV. Paris: 1900.

Meidinger, K. v.: Vollständige Abhandlung über Lohgerberei. Leipzig: 1802.

Meinecke: Vol. I, p. 273; II, 692. Strabo, Geographica rec. Bd. I.

Meißner, B.: Babylonien und Assyrien. Heidelberg: Carl Winter Verlag, 1920.

Mestorf, J.: 42. und 44. Bericht des Schleswig-Holsteinischen Museums vaterländischer Altertümer. Kiel: Lipsius & T., 1900 u. 1907.

Mommsen-Blümner: Edictum Diocletiani de pretiis rerum venalium. Berlin: 1893.

Montelius, O.: Kulturgeschichte Schwedens. Leipzig: E. A. Seemann, 1906.

Müller, J. v.: Handbuch der klassischen Altertumswissenschaft. München: C. H. Beck, 1921.

Mummenhoff, E.: Der Handwerker in der deutschen Vergangenheit. Leipzig: E. Diederichs, 1901.

Muratori, L. A.: Antiquitates italicae medii aevi. II. Mailand: 1744.

Muret, E.: Geschichte der französischen Kolonien in Brandenburg-Preußen. Berlin: 1885.

Nelson, J.: Engl. Pat. von 1819. Repertory of Arts, Manufactures and Agriculture. Dec. 1822; Ref. Dingl. Polytechn. Journ. 10, 380 (1823).

Nicolai, F.: Beschreibung der kgl. Residenzstädte Berlin und Potsdam. II. Berlin: 1785.

Nyok-Ching Tsur: Die gewerblichen Betriebsformen der Stadt Ningpo in China. Diss. Leipzig 1909.

Pallas, P. S. (1): Reisen durch verschiedene Provinzen des russischen Reiches. I. Leipzig: 1776; (2): Neue nordische Beiträge zur physikalischen und geographischen Erd- und Völkerbeschreibung. IV. St. Petersburg u. Leipzig: 1781.

Paul von Aegina: Hypomnema III, 42.

Pauly-Wissowa: Real-Enzyklopädie IV. Stuttgart: J. B. Metzler, 1926.

Pauthier, M. G.: Le livre de Marco Polo. Paris: 1865.

Pelzer, F. I.: Vollständiges Handbuch der gesamten Lederfabrikation. Essen: Bädeker, 1837.

Pertz, G.H. (1): Monumenta Germania historia. Hannover: 1826. I.; (2): Ebenda III.

Pfeiffer, L. (1): Die steinzeitliche Technik. Jena: G. Fischer, 1912; (2): Die Werkzeuge des Steinzeitmenschen. Jena: G. Fischer, 1920.

Pfeiffer, J. F. v.: Lehrbegriff sämtlicher ökonomischer und Cameralwissenschaften. Mannheim: 1777.

Pistorius, E.: Ledertechn. Rdsch. 12, 169 (1920).

Plinius (1): Historia naturalis XIII, 11; (2): Ebenda XIII, 63; XXIV, 109; Athenaeus XV, 25, p. 477, 478; (3): Ebenda XIII, 113; XIV, 98, 175; XVI, 36, 124; XVII, 51; XIX, 47; XXIII, 22, 107, 140; XXIV, 91, 175; XXXV, 190; (4): Ebenda XXXIV, 14 (41), 145.

Plutarch: Numa, 27.

Pollak, L.: In Ullmann Fritz, Enzyklopädie der techn. Chemie. 2. Aufl. V. Berlin u. Wien: Urban u. Schwarzenberg, 1930.

Pollux, J.: Onomasticon VI, 128.

Polybios: Historiae IV, 38.

Ramazzini, B.: De morbis artificum diatriba. Ultrajecti: 1703.

Reinerth, H.: Pfahlbauten am Bodensee. Augsburg: Dr. Filser & Co., 1922.

Reuner, A.: Ledertechn. Rdsch. 12, 17 (1920).

Riehm-Baethgen: Handwörterbuch des biblischen Altertums. Bielefeld: Velhagen & Klasing, 1893.

Ries, A. M.: Berichtigung der von Herrn Dr. G. F. Hildebrandt herausgegebenen Betrachtung usw. Königsberg: 1796.

Roeckl, H. F.: Die Entwicklung und Lage der bayrischen Lederhandschuhindustrie. Diss. Würzburg 1919.

Sachs, H.: Eigentliche Beschreibung aller Stände auf Erden. Frankfurt a. M.: 1578.

Salzmann, L. T.: English industries of the middle ages. New edition. Oxford: Oxford Press, 1923.

Schedel, J. Ch.: In Hermbstaedts Journ. f. Lederfabr. Berlin: 1802.

Scheltema, A. van: Der Osebergfund. Augsburg: Dr. B. Filser & Co., 1929.

Schreber, D. G.: Die Lohgerberkunst von Herrn de Lalande. Leipzig: 1766.

Schröder, P. v.: Deutsche Gerber-Zeitung 44, Nr. 6, 8, 9, 12, 14, 15 (1901).

Schuchhardt, C. (1): Alteuropa. 2. Aufl. Berlin: W. de Gruyter, 1924; (2): Der Goldfund vom Messingwerk bei Eberswalde. Berlin: Verlag f. Kunstwiss., 1914.

Schulte, A.: Geschichte des mittelalterlichen Handels. Leipzig: Duncker & Humblot, 1900.

Schurtz, H. (1): Das afrikanische Gewerbe. Leipzig: B. G. Teubner, 1900; (2): Urgeschichte der Kultur. Leipzig: Bibliographisches Institut A. G., 1900.

Schwappach, A.: In Wagners Handbuch der Forstwissenschaften. 4. Bd. Abt. 16, § 46.

Seiler, J. (1): F. Ruodlieb XIII. Halle: 1882; (2): Meier Helmbrecht. Bielefeld u. Leipzig: 1895.

Simon: Apostelgeschichte 9, 43; 10, 6, 32.

Smith, A.: Eine Untersuchung über Natur und Wesen des Volkswohlstandes (1786). Übersetzt von E. Grünfeld, 2. Aufl. Jena: G. Fischer, 1920.

Soergel, W.: Das Aussterben diluvialer Säugetiere. Jena: G. Fischer, 1912.

Sombart, W.: Der moderne Kapitalismus. München: Duncker & Humblot, 1902 (6. bis 8. Tausend, 1928).

Springer, A. S. u. A. Michaelis: Handbuch der Kunstgeschichte. Bd. I (6. Aufl.). Leipzig: E. A. Seemann, 1900.

Staudinger, P.: Im Herzen der Haussa-Länder. Berlin: 1889.

Steiner, B.: Sappho. Jena: E. Diederichs, 1907. Fragmenta 53.

Stiasny, E. (*1*): Collegium **1921**, 93; (*2*): Gerbereichemie. Dresden u. Leipzig: Theodor Steinkopff, 1931.

Stickelberger, E.: Versuch zu einer Geschichte der Gerberei. Berlin: Julius Springer, 1915 (Titelbild).

Stokar, W. v.: Collegium **1936**, 433.

Strabo: Geographica rec. Meinecke. Vol. I, 273: II, 692.

Stuhlmann, F.: Handwerk und Industrie in Ostafrika. Hamburg: L. Friederichsen & Co., 1910.

Sukow, R.: Versuche über die Lohgerberei. Mannheim: 1793.

Swan, J. W.: Schuh und Leder **39**, 16 (1896).

Tacitus (*1*): Ann. IV, 72; (*2*): Germania 6, 8.

Tarajanz, S.: Das Gewerbe bei den Armeniern. Diss. Leipzig 1897.

Taube, F. W.: Historische und politische Abschilderung der Engländischen Manufakturen. Wien: 1774.

Theophrast (*1*): Historia plantarum IV, 2, 8; (*2*): Charaktere 4; (*3*): Historia plantarum III, 8, 6,; 9, 1; 14, 3; 18, 5.

Thureau-Dangin: Revue d'Assyriologie, **27**, 27, 57, 67. Paris: 1920.

Tröltsch, E. v.: Die Pfahlbauten des Bodenseegebietes. Stuttgart: E. Enke, 1902.

Ungenannt (*1*): The Antiquaries Journal 8, 22, 436 (1928); (*2*): Délégation en Perse. Mémoires, T. II, p. 95. Paris: M. I. de Morgan, 1900; (*3*): Ztschr. f. Ethnologie **19**, 348 (1887); (*4*): Compt. rend. de la commission impériale archéologique de St. Petersbourg **1859**, 30; **1865**, 11; **1878/79**, 142; (*5*): Amtl. Katalog der Intern. Lederschau. Berlin: 1930, S. 27; (*6*): Deutsche Gerber-Zeitung 40, Nr. 102 (1897); (*7*): Amtlicher Katalog der internationalen Lederschau. Berlin: 1930, S. 26, 40; (*8*): Amtliche Sammlung älterer eidgenössischer Abschiede. III, 2, 446. Luzern: 1869; (*9*): Gerber-Ztg. **10**, 168 (1867); (*10*): Nützliche Sammlungen 1755. 97. Stück, S. 1545, 1561; (*11*): Vossische Ztg. 117. Stück (27. IX. 1788), S. 897; (*12*): Dinglers Polytechn. Journ. **14**, 257 (1824); (*13*): Ebenda **18**, 123 (1825); (*14*): Ebenda **98**, 77 (1845); (*15*): Schuh und Leder **50**, 9 (1898).

Unger, E.: Die Schätze von Ur-Atlantis. II. 1929.

Vogel, W.: Die südamerikanischen Quebrachoextrakte. 36. u. 37. Jahresber. d. deutschen Gerberschule. Freiberg: 1925.

Vouga, P.: La Tène. Leipzig: H. W. Hiersemann, 1923.

Wagner, A. u. J. Päßler: Handbuch für die gesamte Gerberei- und Lederindustrie. I. Leipzig: Deutscher Verlag, 1925.

Wattenbach, W.: Das Schriftwesen im Mittelalter. 3. Aufl. Leipzig: 1896.

Wehrs, G. F. v.: Über Eichenlohsurrogate und Schnellgerberei. Hannover: 1810.

Weigel, Chr.: Die Hauptstände. Neu herausgegeben von Chr. G. Hottinger. Straßburg i. E.: 1891.

Woenig, Fr.: Die Pflanzen im alten Ägypten. Leipzig: 1886.

Wooley, C. L.: Vor 5000 Jahren. Deutsche Ausgabe. Stuttgart: Francksche Verlagshandlung, 1929.

Xenophon (*1*): Anabasis I, 5, 10; II, 4, 28; (*2*): Cyropädie VIII, 8, 17; (*3*): Anabasis VII, 4; (*4*): Ebenda V, 4.

Yule, H.: The book of Sir Marco Polo. I. London: Murray, 1903.

Zeltner, E.: Gerber und Papierer zu Freiburg i. Br. Diss. Freiburg i. Br. 1913.

Erstes Kapitel

Die Häutemärkte.

Von **Walter Freudenberg,** Weinheim.

A. Allgemeines.
I. Einleitung.

Ein Handbuch der Lederfabrikation kann die Rohware des Gerbers, die Häute und Felle, nicht unberücksichtigt lassen. Im Rahmen dieser Ausführungen läßt sich jedoch die große Verschiedenheit der von den vielen Tiergattungen stammenden Häute und Felle[1], aus denen Leder für die verschiedensten Zwecke hergestellt werden, kaum darstellen. Man muß sich begnügen, kurze allgemeine Richtlinien aufzustellen, die aber auch auf jedem einzelnen Markt wieder erhebliche Unterschiede aufweisen. Auch der Verwendungszweck der Häute ist ein verschiedener und je nach der Marktlage schwankend. Endlich sind auch die Gewichts- und Sortimentseinteilungen nicht feststehend, sondern müssen dem jeweiligen Bedarf der Lederindustrie angepaßt werden. Sie entsprechen also nur dem Stand bei Niederlegen dieser Zeilen.

Von einer Ausfuhrstatistik wurde abgesehen, da eine große Anzahl von Ländern Ausfuhrverbote und Ausfuhrbeschränkungen eingeführt hat und somit die Zahlen keine vergleichbaren Werte liefern. Auch wurden keine fremdsprachlichen Fachausdrücke angeführt, da diese in einem fünfsprachigen Wörterbuch zusammengestellt sind (W. Freudenberg).

II. Überblick über Haut- und Fellarten.
1. Die für die Lederherstellung wichtigsten Haut- und Fellarten.
a) Verbreitung — Merkmale.

Rinder. Bei den Rindern ist auch heute noch eine Einteilung in Zahm- und Wildhäute durchaus handelsüblich (A. Kaul), und zwar rechnet man zu den Zahmhäuten nur die europäischen Häute und Felle sowie die nordamerikanischen, die Austral- und Neuseeländer Häute und Felle. Alle anderen sind handelsüblich Wildhäute. Sachlich berechtigt ist diese Zweiteilung nicht mehr, nachdem wilde und halbwilde Herden von Rindern selbst auf den Steppen und Savannen Amerikas nicht mehr vorhanden sind. Auch die Eigenart dieser Rinderbestände hat sich durch veränderte Lebensweise und Zucht sehr erheblich geändert. Das von den

---

[1] Der Gerber unterscheidet zwischen „Häuten" (schwer; Rind, Pferd) und „Fellen" (leicht; Kalb, Schaf, Ziege); diese Trennung ist, obwohl wissenschaftlich nicht begründet, in Fachkreisen allgemein üblich.

Spaniern in deren Besitzungen in den südlichen Staaten von Nordamerika, Texas, Neu-Mexiko sowie in ganz Mittel- und Südamerika eingeführte Vieh, das sich auf den dortigen Steppen stark vermehrt hatte und verwildert war, ergab eine sehr gute, kernige Bodenlederhaut. Das Fleisch dieser halbwilden Tiere war jedoch hart und vielleicht geeignet für Dörr- und Pökelfleisch, aber nicht genügend für den heutigen großstädtischen Bedarf der europäischen und amerikanischen Staaten. Die halbwilden Criollo-Rassen wurden daher stark mit englischen, holländischen und friesischen Viehrassen gekreuzt. Die Tiere wurden fleischiger, haben nunmehr höheres Milch- und Fleischerträgnis, aber eine dünnere Haut, die vielleicht feiner für Oberleder, aber weniger gut für Bodenleder ist.

Eine ähnliche Verfeinerung der Häute hat sich auch in Südafrika, Australien und Neuseeland durchgesetzt. Gleichzeitig ist auch das Fleisch von älteren Tieren weniger begehrt und selbst für die Aufzucht nimmt man jüngere Tiere als früher, so daß die Viehstapel sich verjüngt haben, die Stückgewichte für Vieh und Haut kleiner wurden und somit ein Mangel an kräftigen Häuten für bestimmte schwere Bodenleder und technische Leder festzustellen ist, während die Zufuhren von leichten Häuten stark zugenommen haben.

Stark verändert haben sich auch die nordafrikanischen Rassen durch Einfuhr französischer Viehschläge, während das zentrale Afrika seine ursprünglichen Viehschläge aufweist, die jedoch fast alle im Kleinbesitz sind. Erst Südafrika zeigt wieder Großbesitz an Viehherden und ausgedehnte Weidenflächen.

Indien und China haben ausgesprochenen Kleinbesitz an Vieh und nur die Mongolei dürfte noch ein Gebiet sein, in dem große Herden auf freier Steppe, wenn auch von berittenen Hirten bewacht, freien Auslauf haben.

Trotz allem ist die Bezeichnung Zahm- und Wildhäute so eingeführt, daß wir uns damit abfinden müssen.

Rassenmäßig sind von den Wildhäuten die größten Bestände, die süd- und mittelamerikanischen einschließlich Mexiko und der südlichen Teile der Vereinigten Staaten, zurückzuführen auf das von den Spaniern eingeführte Vieh. Weiter nördlich brachten holländische, französische und englische Kolonisten ihr Vieh mit. Alle diese ursprünglich eingeführten Viehschläge sind im Laufe der Jahrhunderte veredelt und vermischt worden. Der gleiche Vorgang vollzieht sich zur Zeit in Südafrika und Australien. Auch in Rußland sind ähnliche Vorgänge im Werden, während das übrige Asien und Afrika noch ihre ursprünglichen Rassen besitzen, die bei der Länderbeschreibung kurz geschildert werden.

Noch weiter fortgeschritten ist die Veredlung der Rinderrassen in Nordamerika, während in Europa wesentliche Veränderungen der Tierrassen in den letzten Jahrzehnten nicht eingetreten sind.

In Europa hat sich der spanische Viehschlag im Heimatland und Portugal erhalten. Ähnliche Schläge, wenn auch nicht von dem dunkelroten spanischen Vieh, sondern silbergrau bis hellbraun, finden wir über ganz Italien, Griechenland, in den Balkanländern, Ungarn, Südrußland und bis in die Alpen, Südfrankreich und Katalonien hinein; kurz, überall dort, wo Griechen und Römer ihre Kolonien anlegten.

Anders sind die Viehschläge im mittleren und östlichen Frankreich, im schweizerischen Vorgebirge, Süddeutschland, Ostmark, dem nördlichen Ungarn, Böhmen, wo die keltischen und germanischen Viehschläge, hell und dunkelbraun, teils gefleckt, vorherrschen. Die Häute dieser Rinderschläge sind nicht ganz so kernig wie die spanischen, aber feiner im Narben. Etwas flacher werden die Häute im mittleren Deutschland (teils Rotschecken, stark mit schwarzweißem Vieh untermischt).

Das nördliche Deutschland einschließlich Provinz und Gau Sachsen, dem größten Teil von Schlesien, Hannover, Westfalen, Rheinland und bis zur Nord- und Ostsee weist fast ausschließlich dünnhäutige, schwarzweiße Viehschläge auf, die sich bis nach Polen, den Baltischen Staaten und in Teile von Rußland erstrecken und die vor Jahrhunderten wohl von Holland und Friesland eingeführt wurden. Auch Belgien hat zum Teil diese Viehschläge, von dort haben sie wallonische Flüchtlinge in das südliche Schweden mitgebracht. Das mittlere und nördliche Schweden, Norwegen und Finnland haben wieder etwas kräftigere hellbraune und Rotschecken, im Norden rein weiße Schläge. Ähnlich sind die englischen Viehschläge, während Dänemark teils dunkelrote, teils rein schwarze Viehschläge besitzt, mit etwas kräftigeren, aber schwammigeren Häuten als die benachbarten südschwedischen. In den galizischen Gebieten sind Viehrassen mit kerniger Haut und gutem Narben, in Rußland eine Vielheit von kleinen Viehschlägen mit meist rauhem Narben. Vielgestaltig wie die Bevölkerung sind auch die Viehrassen, die alle für den Gerber ihre Eigenarten haben.

Auf die Rassenmerkmale der Büffel einzugehen, erscheint nicht nötig.

Pferde. Bei den Pferderassen kann man vom Standpunkt des Gerbers nur in großen Zügen sagen, daß das mittlere und nördliche Frankreich, Belgien und die Rheinlande schwere Pferdeschläge züchten mit entsprechend großen und kräftigen Häuten, die sich ebenfalls in England und Amerika und allenthalben dort vorfinden, wo schwere Pferde für schweren Zug benötigt werden. Mittelschwere Pferde werden in den gleichen Ländern für landwirtschaftliche Zwecke gezüchtet, leichte Pferderassen herrschen in Osteuropa und Asien vor. In bezug auf die Qualität der Haut stehen die süddeutschen, schweizerischen und skandinavischen an erster Stelle, während die russischen, polnischen und südeuropäischen Roßhäute weniger geschätzt werden. Allen diesen überlegen zeigen sich, ähnlich wie bei den Rindern, die von den wilden und halbwilden Pferden der südamerikanischen Steppen stammenden Häute (H. Gnamm, S. 45).

Esel kommen wild hauptsächlich in Südostafrika und in Asien vor, als Haustier haben sie sich auch an den Mittelmeerküsten und im Nahen Osten eingebürgert, wo ihre Felle auch häufig gegerbt werden, ohne jedoch in den internationalen Handel zu gelangen.

Maultiere werden vor allem in Spanien, Frankreich, aber auch in Südamerika usw. gezüchtet, ihre Verwendbarkeit steht in den meisten Beziehungen, so auch was das Leder anbetrifft, zwischen der von Pferd und Esel, so daß ihre Häute auch eine gewisse kommerzielle Bedeutung erlangt haben. USA. produziert zirka $1/2$ Million Stück pro Jahr, auch Spanien sowie die Mittelmeer- und Levantestaaten wären als Erzeugungsländer zu nennen.

Ziegen. Das Bild der Ziegenrassen ist noch bei weitem vielgestaltiger als das der Rinder und Pferde, die zahllosen Varianten werden im großen und ganzen auf drei Hauptrassen, die europäische, asiatische und afrikanische, zurückgeführt. Für den Gerber tritt in diesem Fall die rassenmäßige Gliederung aber zurück; er unterscheidet nur zwischen fein-, mittel- und grobnarbigen Fellen und diese Eigenschaft, nach der er die Felle bewertet, hängt bei den Ziegen von Alter, Größe, Klima und Futter zumindest ebenso stark wie von der Rasse ab. Die feinnarbigen Leder stammen meist von jungen Tieren, sie sind dünn, klein und leicht (4 bis 5 Quadratfuß, 0,5 kg pro Fell), während die grobnarbigen, wenn sie von langhaarigen, wolligen Tieren stammen oft abfällig im Leder, in der Regel groß und schwer (7 bis 9 Quadratfuß, 0,8 bis 2 kg) sind.

Da bei Ziegenfellen das Alter der Tiere eine erhebliche Rolle spielt — die Felle der Jungtiere sind feinnarbig und leicht —, werden besondere Unterschiede zwischen den Altersstufen gemacht, deren jede eine andere Bezeichnung führt:

Felle von „Milchkitz" und „Schuhkitz" (letzteres ca. 300 g pro Fell) rechnen bis $4^{1}/_{2}$ Quadratfuß, Heberlinge — der Name kommt davon, daß die Tiere bereits Haferfütterung erhalten — bis zu 6 Quadratfuß pro Fell.

Ziegenfelle fallen in Schlachthäusern relativ selten an; sie werden fast alle trocken oder trockengesalzen geliefert. Der Handel mit halbgarem Leder ist sehr zurückgegangen und erreicht nicht die Wichtigkeit dessen von halbgarem Schafleder. Der indische Export blieb (1923) unter 4 Millionen Stück.

Schafe. Die Schafrassen werden nach der Art ihres Haarkleides eingeteilt und man kann sagen, daß Qualität von Haut und Wolle einander gerade entgegengesetzt sind: die Schafe, die die beste Wolle haben, liefern das schlechteste Leder und umgekehrt. Für den Gerber gibt es drei große Gruppen: die feinwolligen Rassen mit dünnem und abfälligem Fell; die etwas besser gelederten rauhwolligen Rassen und die gut gelederten primitiven Rassen der Haarschafe, die, wie das Wildschaf, der Mufflon usw., keine Wolle, sondern rauhes Haar tragen. Der Häutehändler und Gerber bezeichnet diese letzteren Rassen als Bastarde (Cabrettas) und allgemein verbreitet ist der Irrtum, es handle sich um Kreuzungen zwischen Schaf und Ziege. Eine solche Kreuzung gibt es jedoch so wenig wie zwischen Maus und Elefant und der Name „Bastard" entstammt dem Hirn eines pfiffigen Gerbers oder Fellhändlers, der hiermit sagen wollte, daß seine Schafleder oder Schaffelle ähnliche Eigenschaften besitzen wie Ziegenleder, was an sich richtig ist.

Nach E. Simoncini (S. 329), dessen mit reichem Bildmaterial ausgestattetes Buch jedem, der sich über das weitverzweigte Gebiet der vom Gerber bearbeiteten Tiere unterrichten will, empfohlen sei, haben die italienischen Schafe, was Struktur und Narbenfeinheit anbetrifft, unter den europäischen die besten Häute, dann folgen Frankreich, Spanien, England. Zu bestimmten Zeiten liefern aber nach demselben Autor (E. Simoncini, S. 304) auch die feinwolligen Rassen besser verwendbare Häute, und zwar ist die Haut der noch nie geschorenen Lämmer voller und dichter. Auch nach der Schur nimmt die Haut langsam einen volleren und festeren Charakter an, um das seiner natürlichen Wärmeisolation entblößte Tier besser zu schützen. Diese günstigen Eigenschaften verlieren sich jedoch wieder mit dem Nachwachsen des Haarkleides, also nach einigen Monaten.

Im großen und ganzen kommen mehr Lamm- als Schaffelle in den Handel, in Europa stellen sie 70 bis 80%, in USA. sogar 90% des Gesamtkontingents dar, in Südamerika allerdings dagegen nur 25 bis 30%. Unter die Lammfelle zählen die Felle von Schmaschen (wenige Tage nach ihrer Geburt getöteten Lämmern) und Milchlämmern, bis eventuell zu den Jährlingen (über 6 Monate alten Tieren) herauf; Scherlinge (Blößen) sind nach der Schur gewonnene Lammfelle, deren Wolle einen Stapel bis höchstens zu 2 cm aufweist. Lammfelle über 3 kg gelten bei der Schadensvergütung bereits als Schaffelle (K a l e n d e r d e r d e u t s c h e n H ä u t e a u k t i o n e n).

Schaffelle werden, soweit sie in Schlachthäusern anfallen, gesalzen, das Landgefälle meist getrocknet. Viele Felle kommen auch e n t w o l l t in den Handel (getrocknet, gepickelt), und zwar hauptsächlich in USA., England, aber auch in Australien, Südamerika und Frankreich. Die mit Kalk geschwödeten sind qualitativ besser als die geschwitzten Häute, da diese infolge des schwer kontrollierbaren Fäulnisvorganges oft Narbenschäden (Löcher) aufweisen. Wegen ihrer guten Qualität sind im Handel die h a l b g a r e n Schaffelle geschätzt, die zu 70% aus Indien, zu kleinem Teil aus Kleinasien, Nigeria, Ägypten stammen (Gesamtzahl ca. 8 Millionen Stück) und größtenteils von England, USA. und Japan aufgenommen werden.

b) Häufigste Verwendung.

Rinder. Der stärkste Verbrauch ist für die menschliche Fußbekleidung, die in ihren zwei Teilen, der Sohle und dem Oberleder, grundverschiedene Ansprüche an die Haut und deren Bearbeitung stellt. Die Sohle muß große Festigkeit und Wasserundurchlässigkeit besitzen und je nach Beanspruchung für Kinder, Frauen, Schwerarbeiter, Militär und Sport verschiedene Stärke aufweisen. Der Sohledergerber sucht also kernige, kräftige Häute, wie sie in den Rassenmerkmalen vorstehend bereits beschrieben wurden.

Das Oberleder muß wohl widerstandsfähig, aber geschmeidig sein, wiederum je nach Verwendungszweck in verschiedener Stärke. Für Arbeiter-, Militär- und Sportschuhwerk wählt man die Häute der jüngeren Rinder in den leichteren Gewichten, während die schweren Gewichte vom Sohledergerber bevorzugt werden. Das meiste Oberleder wird heute mit dem Narben nach außen verwendet, nur bei Militärschuhwerk und gelegentlich bei stark beanspruchtem Schuhwerk anderer Art (früher auch bei Arbeiterschuhen) wird sehr zweckmäßigerweise die widerstandsfähigere Fleischseite nach außen getragen. Der Oberledergerber benötigt also heute eine Haut mit möglichst fehlerfreiem Narben. Sind leichte Häute stark narbenbeschädigt, so kann man nur noch Brandsohlen daraus herstellen. Für feineres Schuhwerk werden Kalbleder bevorzugt.

Pferde. Die Roßhäute weisen die Eigenart auf, daß der Teil über den Hinterbeinen, die Kruppe, eine ganz andere Eigenschaft hat als der Teil von der Kruppe bis zum Hals. Der erstere ergibt ein Leder mit enggeschlossener Fleischseite und prall aufsitzendem Narben, ein Leder, das sich infolge dieser Eigenschaften mit so hohem Glanz zurichten läßt, daß es den Namen Spiegel erhielt, auch Schild genannt, vielleicht wegen seiner früheren Verwendung zu diesem Zweck. (Ähnlich der Roßhaut haben auch Esels- und Schweinshaut im Kern einen harten, glasigen Fleck; der Größe wegen lohnt es sich aber nicht, diesen Teil wie bei der Roßhaut getrennt zu verarbeiten.) Der Hals der Roßhaut ist weicher und wird als Ersatz für Chevreau als Roßchevreau oder statt Kalbleder als Roßbox verarbeitet, wo es den gleichen Zweck erfüllt wie der aus leichten Rinderhäuten gearbeitete derbere Kalbledererersatz, das Rindboxleder.

Esel, Maultiere. Das Eselleder mit seinem eigenartigen Narben liefert das echte Chagrinleder, die Haut der Maultiere wird zu ähnlichen Zwecken wie die der Pferde verarbeitet.

Ziegen. Die fein- und mittelnarbigen Felle werden zu Handschuhen, Luxuswaren, Oberleder u. dgl. verarbeitet, das unübertroffene Leder für feine Damenhandschuhe liefern seit Jahrhunderten die jungen Lamm- und Ziegenfelle. Das echte Maroquinleder für Täschnerwaren stammt ausschließlich von erwachsenen Tieren — Maroquinimitationen sind vegetabilisch gegerbte Schafleder. Die Ziegenoberleder werden meist aus der Haut halbwüchsiger Tiere hergestellt und Amerika, das die Chromgerbung dieser Leder als erstes einführte, erzeugt noch heute 70 bis 80% der Weltproduktion, ein Vorsprung, der von Deutschland und England, seinen Konkurrenten auf diesem Gebiet, nicht so leicht aufgeholt werden kann. Die grobnarbigen Leder werden ebenfalls von der Schuhindustrie und, soweit für diese zu schwer, in der Möbel-, Taschner- und Luxuslederfabrikation verwendet.

Schafe. Bei den Schaffellen spielt Alter und Rasse der Tiere eine erhebliche Rolle für die Art des Verwendungszweckes. Die feinwolligen (Merino-) Schafe liefern ein weichnarbiges, lockeres, dünnes Leder ohne Abnutzungswiderstand, das nur für Schuhfutter und Einfassungen verwendet werden kann. Das Leder aus der Haut der rauhwolligen Schafe ist etwas dicker und härter, jedoch grobnarbig und schwammig. Je nach seiner Qualität wird es für Schuhfutter bzw. für Luxusleder, Handschuhe, Taschen, Schürzen, Pergament verarbeitet. Diese Leder werden auch vielfach gespalten, der Narbenspalt zu Buchbinder-, Klavier- und Luxusleder, der Fleischspalt zu Sämischleder (Handschuh-, Putzleder) verwendet. Die halbwüchsigen Tiere geben ein besonders für Kinderschuhe geschätztes weiches Oberleder. Die Haarschafe liefern ein kompaktes, geschlossennarbiges, dünnes Leder von vorzüglicher Qualität, das beste ist das der noch nie geschorenen Lämmer. Man macht daraus Handschuhe, z. B. in Nappa-, Schweden- und Mochazurichtung, sowie Zylinder- und Gasometerleder.

Weitere Lederarten. Neben diesen großen Gruppen müssen wir das Lackleder erwähnen, früher auf der Fleischseite, jetzt ausschließlich auf der Narbenseite lackiert, aus festnarbigen leichten Häuten von Rind, Kalb, Roß, Fohlen und Ziege. Endlich die modischen Rauhledersorten aus leichten Häuten, Kalb-, Ziegen- und Schaffellen mit geschlossener, zum Schleifen geeigneter Fleisch- oder Narbenseite.

Soweit in großen Zügen die Schuhlederarten. Für Riemen werden große gutnarbige Ochsenhäute bevorzugt; etwas leichtere Häute werden zu Blank- und Geschirrleder gearbeitet. Die Bullen geben dünn gespalten Möbelleder, großflächige Kühe Auto- und Kofferleder. Technische Leder für die Textil- und andere Industrien liefern alle Häutegruppen; besonders zu erwähnen sind die Zylinderleder aus leichten, völlig gleich dicken Kalbfellen hergestellt, die Pickers und Webervögel aus Büffelhäuten und die Vielheit von Manschetten und Dichtungsledern. Auch die Koffer- und Damentaschenindustrie verwendet Leder aus allen Häutegruppen, vom Fisch bis zu schweren Häuten.

2. Sonstige Häute und Felle.

a) Säugetierhäute und -felle.

Hundefelle werden sowohl für Portefeuille-, wie auch für Futter- und Handschuhleder verwendet; in größerem Umfange werden sie jedoch nur in Nordchina und der Mandschurei in den Handel gebracht.

Rotwild, Gemse, Antilope usw. Wildfelle aller Art finden in der Schuh-, Portefeuille- und besonders in der Handschuhindustrie Verwendung. Verkaufsgebiete sind alle Länder. Besonders die leichteren Sorten werden in großem Umfang für die Handschuhindustrie verwendet.

Renntiere. Renntierhäute aus allen Gebieten der nordischen kalten Zone werden meist der einheimischen Bekleidung zugeführt, zum Teil aber auch, und zwar hauptsächlich in Deutschland, auf Handschuhleder verarbeitet. Das Renntier wurde nach Alaska übrigens erst 1892 eingeführt und hat sich dort bis 1920 von 1200 auf 200000 Stück vermehrt.

Kamelhäute werden in geringem Umfang im Nahen Osten gehandelt, im westlichen Südamerika die Häute von Lama und Alpaka, doch kommt diesen Arten nur eine bescheidene und rein lokale Bedeutung zu.

Kaninchen. In letzter Zeit versucht man, Kaninchenfelle sehr viel stärker zur Lederherstellung heranzuziehen, da sich trotz ihrer Kleinflächigkeit ein brauchbares Leder für Handschuhe, Besätze usw. herstellen läßt. Das Problem, die Gewinnung einer gerbfähigen und einwandfreien Blöße mit derjenigen eines hochwertigen, für die Hutfilzherstellung geeigneten Haares zu verbinden, ist nicht ganz einfach, scheint aber durch neuere Versuche weitgehend gelöst zu sein.

Wasserschweine. Das Fell des größten Nagers, des südamerikanischen Wasserschweines (Hydrochoerus capibara), „Carpinchio", ähnelt echtem Schweinsleder, wird wie dieses zugerichtet und meist auf Handschuhe verarbeitet.

Schweine. Schweinsleder wird in den verschiedensten Zweigen der Lederindustrie in aller Welt verwendet. Sein Wert liegt in der großen Härte und damit dem guten Abnutzungswiderstand des Narbens, dem allerdings eine starke Porosität infolge der durch alle Hautschichten durchgehenden Borsten gegenübersteht. Demgemäß ist es z. B. für Sattelzeug sehr geeignet und wird besonders in einigen europäischen Ländern, den Dominions und Südamerika in größerem Maßstab darauf verarbeitet. Auch die Taschner-, Möbel- und Tapezierindustrie sowie die Portefeuille- und Luxuslederwarenerzeuger benutzen vielfach Schweinsleder und für die Buchbinder ist es seit alters her unentbehrlich. Erwähnt sei auch noch die Verarbeitung zu Schuhoberleder und Gamaschen. Die Qualität der Schweinshäute ist regional sehr verschieden, der Anfall an Häuten entspricht nur zu geringem Prozentsatz dem Schlachtgefälle, da die Tiere größtenteils nicht enthäutet werden. In neuerer Zeit befaßt man sich auch in Deutschland eingehender mit der Gewinnung und Verarbeitung von Schweinshäuten. Hauptschweinsledererzeuger ist England, in den Verkaufszentren (Schottland) werden die Häute verauktioniert, statistisches Material existiert jedoch nicht darüber.

Auch die Haut einer wilden Schweinsart, des Halsbandnabelschweins (Dicotyles torquatus), „Pekari", aus Südmexiko und Zentralamerika wird viel verarbeitet, und zwar hauptsächlich auf Handschuhe.

Dickhäuter. Häute von Elefant, Nashorn und Nilpferd wären zu technischen Ledern sozusagen prädestiniert, doch schränkt der geringe Anfall und die großen Kosten, die durch die lange Gerbdauer noch erhöht werden, die Verwendungsmöglichkeiten stark ein.

Känguruh. Aus dem Fell des Känguruhs und seines kleineren Artgenossen, des Walabys, läßt sich ein Leder herstellen, das an Reißfestigkeit und Dauerhaftigkeit alle anderen Leder gleicher Stärke übertrifft. Das Gerben erfordert eine gewisse Spezialkenntnis und das Problem des Färbens ist noch nicht ganz zufriedenstellend gelöst (J. R. Arnold, S. 514). Das Leder findet in der Schuhoberlederindustrie Anwendung und wird von mancher Seite als den besten Ziegen- und Schafledern überlegen gehalten. Dem allgemeinen Gebrauch steht sein hoher Preis (über ein Dollar pro Pfund in dem Hauptverbraucherland USA., das 95% der Häute verarbeitet) sowie der verhältnismäßig geringe Anfall von ca. $1^1/_2$ Millionen Häuten (1925), die noch dazu häufig durch Bisse beschädigt sind, entgegen. Die Häute, die alle aus Australien stammen, werden nach Dutzendgewicht in den Klassen 10/15, 15/20, 20/25, 25/30 und 30/35 gehandelt, und zwar liegt der Hauptanfall bei unter 15 Pfund pro Dutzend, also $1^1/_4$ Pfund pro Haut.

Robben. Die echten Seehundfelle kommen vorzugsweise aus dem Norden und zum Teil wieder aus Rußland, werden in England, Frankreich, Deutschland und Amerika verarbeitet und finden hauptsächlich in der Portefeuilleindustrie, zum Teil auch in der Schuhindustrie Verwendung. Handelsmäßig unterscheidet man 2 Sorten, und zwar Haarseehunde und Pelzseehunde, die unter dem straffen Oberhaar noch eine weiche Grundwolle aufweisen. Eine Schätzung des Anfalls ist nicht möglich.

Walroßhäute sind von geringerer Bedeutung als Seehundfelle, da sie für gewöhnliche Zwecke zu dick und oft stark beschädigt sind. Sie werden hauptsächlich in England zu Polierscheiben verarbeitet. „Walroß"-Taschenleder stammt in Wirklichkeit meist von den sog. „Cow-seals", erwachsenen größeren Seehundweibchen.

Wale. Von den Seesäugetieren wird vor allem die Haut einer kleinen Walart, des Delphins, zu Leder verarbeitet und z. B. von der Möbelindustrie in beschränktem Umfang verwendet. Die Haut anderer Walarten, so die der in den nördlichen Meeren heimischen Grindwale, dient zur Herstellung technischer Leder. Bei den großen Walen stößt die Erzeugung eines brauchbaren Leders auf erhebliche Schwierigkeiten, da auch die eigentliche Lederschicht der Haut durch die starke Verfettung meist von schwammiger Struktur ist, so daß sich die Haut weniger zur Leder- als zur Faser- und Leimerzeugung eignet; das Problem, Haut und Fett zugleich zu gewinnen, ist bei den Walen überdies noch nicht zufriedenstellend gelöst, so daß auch aus diesem Grunde eine ausgedehntere Verwertung von Walhäuten derzeit noch nicht in Frage kommt.

b) Vogelbälge.

Vogelbälge sind im allgemeinen zu kleinflächig und dünn, um daraus ein verwertbares Leder gewinnen zu können.

Eine Ausnahme bildet die *Straußenhaut*, die zu Täschnerwaren verarbeitet wird. Da der Anfall, der hauptsächlich aus den eingegangenen Tieren südafrikanischer Straußenfarmen stammt, verhältnismäßig gering, die Gerbung schwierig und das erhaltene Leder von mäßiger Reißfestigkeit ist, kommt dem Straußenleder eine größere kommerzielle Bedeutung nicht zu. In neuester Zeit wird für Spezialschuhe in USA. auch in ganz beschränktem Maß Leder aus *Pinguinhaut* verwandt, das weich und dick sein und mit dem durch kleine Federlöcher durchbrochenen Narben eine gewisse Ähnlichkeit mit Schweinsleder besitzen soll.

c) Reptil- und Fischhäute.

Krokodile. Krokodilhäute werden in ziemlich gleichem Maße sowohl von der Schuhindustrie als auch von der Portefeuilleindustrie verarbeitet, und zwar werden Bauch- wie Rückenseite verwendet. Erstere für alle Zwecke, die Rückenteile vorzugsweise, soweit sie von größeren und älteren Tieren stammen, für Reiseartikel. Als Verkaufsländer kommen in Frage: Südamerika, Columbia, Britisch-Indien, Niederländisch-Indien, Afrika und Madagaskar. Der jährliche Anfall dürfte eine Million Stück überschreiten. Der Verkauf erfolgt nach Breitenmaß, vorzugsweise nach Inches (1 Inch = $2^1/_2$ cm). Krokodilhäute werden von den allerkleinsten bis zu den größten gehandelt. Sortimentseinteilung entspricht den übrigen Häutesorten, und zwar prima, secunda und tertia. Die Häute werden zum Teil im trockenen, zum Teil im gesalzenen Zustand exportiert.

Eidechsen. Diese werden ebenfalls in der Schuhindustrie in erheblichem Maße, sowie in der Portefeuilleindustrie verwendet. Verkaufsländer sind dieselben wie die bei den Krokodilen genannten, besonders Britisch-Indien, Australien, Niederländisch-Indien, Java, Afrika und Südamerika. Der jährliche Anfall dieser Ware ist nicht zu schätzen, dürfte jedoch ein Vielfaches der bei den Krokodilen genannten Zahl betragen. (Ausfuhr allein aus Niederländisch-Ostindien im Jahre 1929 400000 Stück Eidechsenhäute.) Der Verkauf geschieht nach Inches; Sortimentseinteilung ist die gleiche wie bei Krokodilen.

Schlangen. Die Versorgungsgebiete sind dieselben wie bei Krokodilen und Eidechsen, ebenso die Sortimentseinteilung. Der Verkauf erfolgt ebenfalls nach Breitenmaß, der jährliche Anfall ist nicht zu schätzen. Doch führte allein Niederländisch-Ostindien im Jahre 1929 rund 1,3 Millionen Schlangenhäute aus. Sie werden ähnlich wie die Eidechsenhäute in der Schuh- und Luxusindustrie verwendet.

Fische. Von Großfischhäuten finden in erster Linie die Häute vom Dornhai schon seit langem Verwendung, aber auch alle anderen Haie, wie Heringshai, Eishai, Riesenhai, liefern gute und vor allem sehr reißfeste Gebrauchsleder, die Rindsleder z. B. in der Taschner- und Schuhoberlederindustrie zum Teil vollwertig ersetzen können. Da die Gerbung, abgesehen von der möglichst vollständigen Entfernung der Hautskelettreste (Zähne, Stacheln usw.), die dem Leder den Chagrincharakter verleihen, keine besonderen Schwierigkeiten macht und die großflächigen Häute neben ihrer vorzüglichen Qualität auch eine effektvolle natürliche Narbung zeigen, hat das Haifischleder, vor allem in Japan, eine gewisse Verbreitung gefunden, die sich noch steigern wird, wenn es gelingt, den Anfall regelmäßig und groß genug zu gestalten.

Die Häute der kleineren Seefische, wie Kabeljau, Seelachs, Lengfisch, Katfisch usw., eignen sich wegen ihrer Kleinflächigkeit und zum Teil sehr schönen Zeichnung vor allem für Fein- und Luxusleder, haben sich aber auch bereits in der modischen Schuh- und Portefeuilleindustrie bis zu einem gewissen Grade eingeführt. Bei der Verarbeitung muß auf die textilgewebeartige Struktur der Fischhaut geachtet werden, die in bestimmten Richtungen eine bevorzugte Reißfestigkeit aufweist, da die Kollagenfasern der Lederhaut nicht wie bei den Säugetieren regellos, sondern in zwei sich überkreuzenden Hauptrichtungen (wie Kette und Schuß) verflochten sind.

Nachbemerkung. Erhebliche Mengen Hautmaterial, vor allem von dem im tropischen Afrika und Amerika gewonnenen Groß- und Kleinwild, verderben zur Zeit noch in Urwald und Steppe. Auch diese Häute haben wirtschaftlich erhöhte Bedeutung gewonnen, sowohl für die Bearbeitung auf Leder als auch auf Hautfaser für viele neue Werkstoffe oder endlich als Rohstoff für Leim und Gelatine. Die Haut vom Wal bis zu den Kleintieren liefert wertvolles Fasermaterial und die Bestrebungen müssen dahingehen, alles dieses Material mehr und mehr seiner bestmöglichen Verwertung zuzuführen. Leider geht auch in den hochzivilisierten Ländern, vor allem von den jagdbaren Tieren, noch sehr viel Hautmaterial durch Unachtsamkeit der Jäger und des Wildbrethändlers verloren.

Die Häute und Felle der in diesen Abschnitten erwähnten und noch anderer Tiere werden, soweit sie ein dichtes Haarkleid tragen, auch auf Pelze gegerbt. Da die Pelzherstellung aber ein von der gewöhnlichen Blößengerbung abgezweigtes Spezialgebiet ist, werden Verbreitung und Verwendung der Pelztiere zusammen mit der Pelzgerbung in einem gesonderten Kapitel dieses Handbuches (Band III/2) behandelt.

III. Rohware.
1. Allgemeine Richtlinien für Schlachtung und Verkauf.

Die Internationale Gerbervereinigung arbeitet an einem europäischen Häutekontrakt, wie er für die überseeischen Häute bereits seit 1927 besteht, und zwar gemeinsam aufgestellt von der Internationalen Gerbervereinigung (International Council of Tanners) und dem Internationalen Verband der Häuteverkäufer (International Council of Hide Sellers Ass.). Der erste dieser Kontrakte, der Internationale Cif-Kontrakt für Häute und Felle, bezog sich insbesondere auf die Plata-Länder. Inzwischen wurde der Kontrakt für alle überseeischen Märkte ausgebaut und hat sich gut bewährt. Der internationale Kontrakt enthält im wesentlichen kommerzielle Bedingungen und Bestimmungen über Versicherung und Arbitrage, aber auch wichtige Bestimmungen über Qualität, Schadensansprüche, Annahmeverweigerung, Gewicht und Tarierung (Cif-Kontrakt für Häute; International Hide Booklet).

Die Internationale Gerbervereinigung sucht auch festzulegen, wie eine sorgfältig abgeschlachtete Haut aussehen soll (Abb. 42). Auch das bisherige Schema des Deutschen Abzugs (Abb. 43 und 44) hat sich als wertvoll erwiesen und wird von einer großen Anzahl von Ländern durchgeführt.

Die bisherigen Bestimmungen der Internationalen Gerbervereinigung sind in einer Reihe von Veröffentlichungen in allen Sprachen in allen größeren Häutemärkten bekanntgegeben und werden bei allen Verhandlungen mit den Verkäuferverbänden zugrunde gelegt, weshalb sie auch hier an erster Stelle angeführt werden sollen. Soweit bei einzelnen Märkten Sonderabkommen bestehen, werden sie bei den Länderberichten angeführt.

Die Forderung für den Abzug der Häute geht dahin, daß die Häute ohne für gerberische Zwecke unbrauchbare Teile geliefert werden, insbesondere ohne Horn,

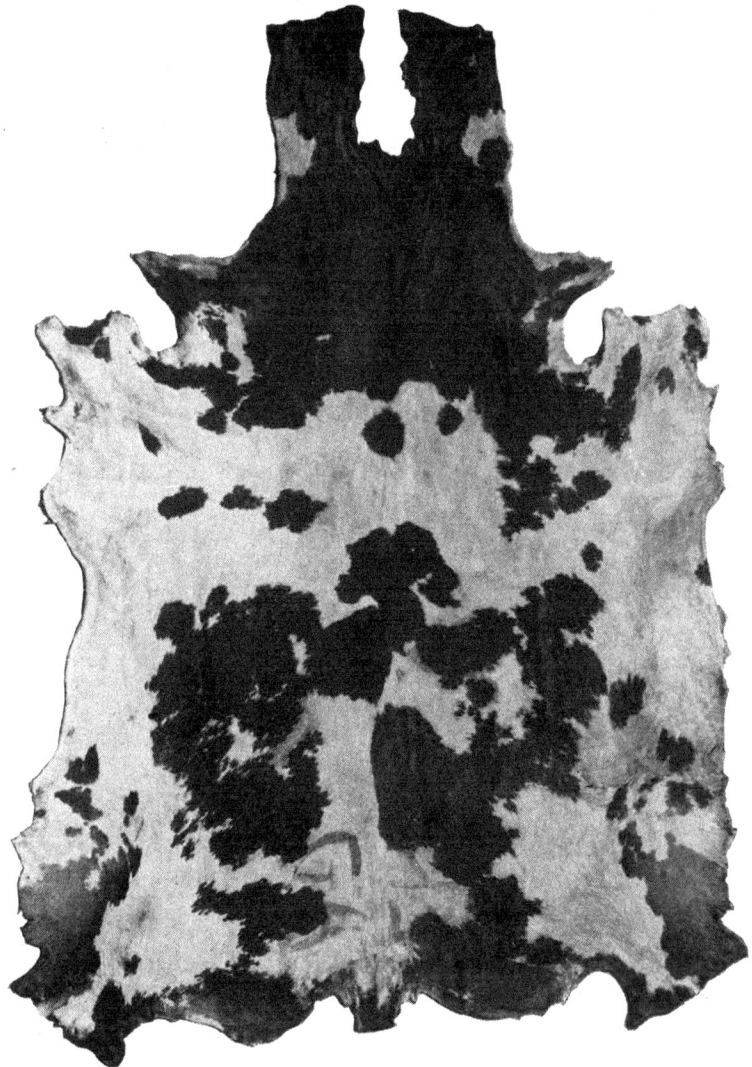

Abb. 42. Eine gut abgezogene Haut (Internationale Gerbervereinigung).

Schädelknochen und Vormaul, sauber entfleischt und schnittfrei, durch das Knie abgeschnitten (kurzbeinig), ohne Schweifbein. Abweichende Schlachtung soll jeweils in den Angeboten und Auktionskatalogen vermerkt werden.

Da die örtlichen Schlachtbräuche sehr verschieden sind, wurden folgende Bezeichnungen eingeführt:

Köpfig: Mit oder ohne Vormaul, Häute mit oder ohne Horn, mit oder ohne Schädelknochen, ist jeweils besonders anzugeben.

Unköpfig: Bei Häuten sollen die Backen an der Haut verbleiben. Bei Kalb-

7*

fellen ist der Kopf geradlinig hinter den Ohren abzuschneiden. Schlachtung mit Ohren, mit Backen, Stirn usw. ist besonders anzugeben.

Kurzbeinig: Durch das Knie abgeschnitten.

Halblangbeinig: In der Mitte zwischen Knie und Kieten abgeschnitten.

Langbeinig: Vor den Kieten abgeschnitten; falls mit Klauen, Hufteilen oder Flechsen, ist dies besonders anzugeben.

Schwänze: Leer, also ohne jeden Schwanzknochen; falls mit Schwanzbein angeboten, darf der Schwanzknochen erst handbreit unter dem Fellrand beginnen; falls mit Schwanzwurzel, steht der Schwanzknochen bzw. die ersten Schwanzwirbel in das Fell hinein.

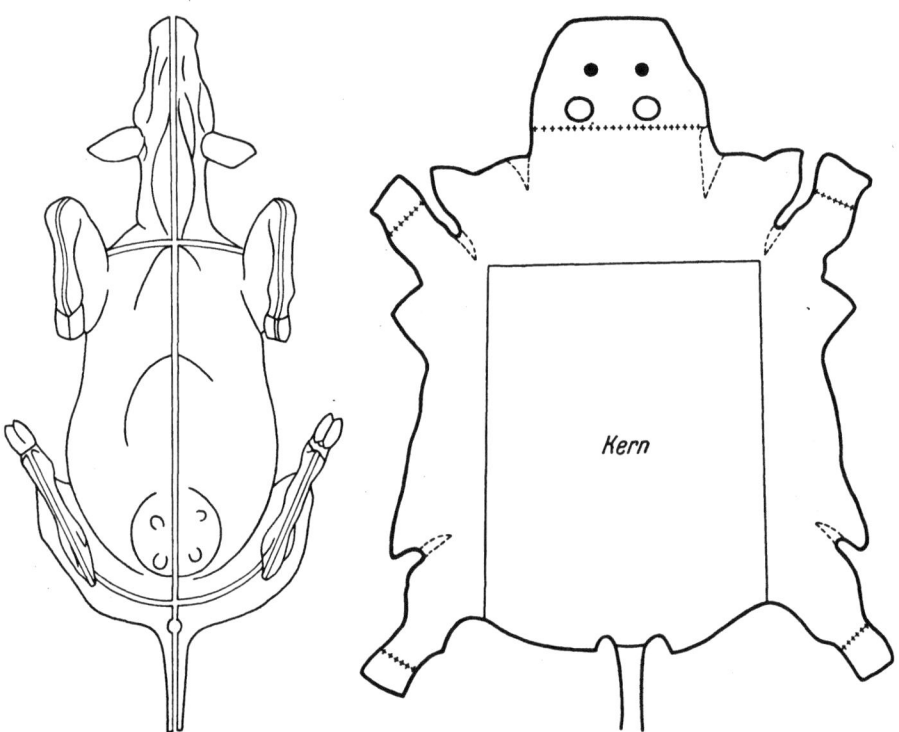

Abb. 43. Schnittführung beim Aufschneiden der Häute und Felle (Interessenverband Deutscher Häuteverwertungen).

Abb. 44. Günstigster Abzug einer Haut (Interessenverband Deutscher Häuteverwertungen).

Die punktierten Linien zeigen häufige Schlachtfehler. Fehler außerhalb der gekreuzten Linien werden nicht vergütet.

Der Wunsch der Internationalen Gerbervereinigung geht dahin, daß nur Häute gleicher Gattung und gleicher Güte in Posten mit möglichst engen Gewichtsgrenzen zum Ausgebot gelangen, insbesondere, daß IIa- und Ausschußhäute getrennt verkauft werden.

In einer Reihe von Fällen wurden diese Forderungen auf größeren Auktionen durchgeführt. Auf kleineren Plätzen besteht die Schwierigkeit, daß zu viele Lose mit nur wenigen Häuten entstehen würden. In diesen Fällen ist jedoch stets anzugeben, wieviel beschädigte Häute das Los enthält und welche Vergütungen gegeben werden.

Häute von gefallenem Vieh (Sterblinge) sollten überhaupt nicht durch die Häuteverwertungen und Auktionen, sondern durch den Handel und in besonderen Posten verkauft werden.

Häute und Felle von Viehschlägen, die am Ort des Ausgebots der Rohware nicht beheimatet sind, sollen stets in besonderen Losen zum Verkauf gestellt werden.

Die Sortierung und Vergütung der Schäden soll nach folgenden Gesichtspunkten erfolgen:

I. Häute:

1. Fehlerfrei.
2. Leicht beschädigt im Abfall, leichte Ausheber 10% Vergütung.
3. Stark beschädigt im Abfall oder leicht im Kern 15% Vergütung.
4. Schwere Schäden im Kern oder bis zu 7 Engerlinge[1] 20% Vergütung.
5. Ausschuß (Schuß, Brack) je nach Wert.

II. Kalbfelle:

1. Ohne Abzugs- oder Narbenschäden, ohne Engerlinge, Dung- oder Urinschäden, ohne Ausheber und frei von fresserigen Fellen.[2]
2. Ein Loch, ein oder zwei Schnitte, mangelhafter Abzug, leichte Ausheber, leichte Salzflecken 10% Vergütung.
3. Zwei oder drei Löcher, drei oder vier Schnitte, Ausheber, mistig oder sichtbare Mist- oder Urinschäden, leicht fresserige Felle, stark salzfleckig 25% Vergütung.
4. Felle noch stärker beschädigt als oben, grindige Felle, Impf- und sonstige starke Narbenfehler, haarlassende Felle usw. sind besonders zu sortieren und nach Wert zu verkaufen.

Fresserige und Felle von gefallenen Tieren sind ebenfalls getrennt und nach Wert zu verkaufen.

Wohlgemerkt, diese Bestimmungen sind als Richtlinien gedacht, die in sehr vielen Ländern je nach dem Gang der Verhandlungen zwischen den Verbänden von Käufern und Verkäufern Abänderungen unterliegen.

Bezüglich Verwiegung und Konservierung wird gefordert, daß Häute und Felle frei von Nässe oder Dung verwogen werden; über die Gewichte sind laufend numerierte Listen zu führen. Falls die Häute mit Dung verwogen wurden, ist eine entsprechende Gewichtsvergütung zu machen und in der Gewichtsliste anzuführen.

Das Frisch- oder Grüngewicht der Häute und Felle soll in den Schlachthöfen durch vereidigte Wieger nach dem Abkühlen der Häute und Felle festgestellt werden.

Auf Grüngewicht verkaufte Händlerware unterliegt bezüglich der Verwiegung den gleichen Anforderungen wie entsprechende Auktionsware, auch wenn eine Verwiegung durch vereidigte Wieger bei Händlerware meist nicht durchgeführt werden kann.

Die Verkäufer sind für sorgfältige und ordnungsgemäße Verwiegung und Konservierung verantwortlich.

2. Gesalzene Rohware.

Beim Verkauf auf „ausgesalzenes" Gewicht wird verlangt, daß die Ware wenigstens 21 Tage flach unter Salz liegt, ohne Einfalten der Ränder, so daß das Blutwasser frei abfließen kann. Vor dem Bündeln und Verwiegen müssen Häute und Felle 48 Stunden auf einer Lattenunterlage abtropfen und werden einmal auf Haar- und einmal auf Fleischseite ausgeschlagen, um überschüssiges Salz und Feuchtigkeit zu entfernen; sodann werden sie gewogen, gebündelt und verladen.

---

[1] Die zoologisch unrichtige Bezeichnung „Engerlinge" wurde, da sie vielfach handelsüblich ist, in vorliegender Arbeit noch teilweise beibehalten. Gemeint sind stets die Larven der Dasselfliege bzw. die von ihnen verursachten Hautschäden.

[2] Fresser, Grasfresser, auch Kipse, Zwicker, Bukaten, Pittlinge — Übergang vom Kalb zum Rind; weitbauchige Felle mit dünnem Hals.

Die bisher handelsübliche Bezeichnung „salzfrei vorgewogen" oder kurz „salzfrei" soll nicht mehr angewandt werden, da hierdurch nicht genügend bezeichnet ist,
daß die Ware richtig ausgesalzen und abgetropft geliefert werden muß. Mancherorts
sind bei Lieferung auf sog. salzfreies Gewicht derartige Mißstände eingerissen,
daß man scherzweise die Bezeichnung „salzfrei vorgewogen" in „salzfrei vor-
gelogen" abänderte. Als handelsüblich soll nur die Bezeichnung „ausgesalzenes
Gewicht" anerkannt werden, in englischen Kontrakten "cured weight".

Für Nichtfachleute sei bemerkt, daß Häute + Salz nicht — wie von jedem
Laien angenommen wird — mehr, sondern weniger wiegen als die reine Haut
nach dem Abziehen. Der Grund ist ein sehr einfacher; Zweck der Salzung ist,
der stark wasserhaltigen Haut, wie sie auf dem lebenden Tier wächst, durch das
Salzen Wasser zu entziehen und damit die Haut vor Fäulnis zu schützen. Durchschnittlich verlieren durch das Salzen Häute ca. 15%, Kalbfelle ca. 10% vom
Frisch- oder Grüngewicht; erst nach dieser Wasserentziehung wird das Gewicht
als ausgesalzen anerkannt.

In den internationalen Vereinbarungen wird des weiteren zum Schutze der
Häute gegen Infektion und Verunreinigung bedungen, daß diese in reine Körbe
oder auf eine saubere Unterlage gelegt werden. Die Salzung muß sofort nach dem
Abkühlen mit reinem Salz vorgenommen werden. Als günstige Salzkorngröße
wird eine solche von 2 bis 3 mm angegeben. Zum erhöhten Schutz gegen die
Salzflecken und andere Infektionen soll bei Oberlederhäuten dem Salz 2% kalz.
Soda und 1% Naphthalin beigefügt werden. Bei schweren Häuten ist keine Soda
zu verwenden. Beim Salzen von Schaffellen darf kein Naphthalin verwendet
werden, da es die Wolle rot färbt. Falls bei der Verladung die Häute und Felle
nicht genügend durchgesalzen erscheinen, muß eine leichte Nachsalzung mit
trockenem, körnigem Salz erfolgen. Beim Verwiegen noch vorhandenes oder ein-
gestreutes Salz muß tariert werden.

Weitere Bestimmungen besagen, daß als Bündelzeichen nur Holz und Pergament, niemals Draht und Metall verwendet werden dürfen und daß auch für
Sauberkeit der Transportmittel gesorgt werden muß. (Bezüglich aller dieser
Fragen verweise ich auf das von der Internationalen Gerbervereinigung,
London, herausgegebene Buch über Qualitätsverbesserung von Häuten und Fellen
und auf ähnliche Veröffentlichungen, die auf die deutschen, die skandinavischen und
andere Märkte abgestellt sind und von den verschiedenen nationalen Gerber-
verbänden herausgegeben wurden.)

Endlich ist noch die Behandlung in gesättigter Salzlake anzuführen,
die in Argentinien und in Italien in Gruben vorgenommen wird und sich im allgemeinen bewährt hat, wenn ein so großer Salzüberschuß in den Gruben von
Anbeginn vorhanden ist, daß das aus den Fellen ablaufende Wasser die Salzlake
nicht verdünnt, sondern aus dem überschüssigen Salz sich immer wieder sättigen
kann. Wenn diese Vorsichtsmaßnahme nicht beachtet wird, besteht Gefahr, daß
die Häute und Felle in der Grube oder sobald sie die Grube verlassen anfaulen.

In Italien ist es üblich, daß man zwei Tage vor Empfang der Häute und Felle
die Brühe ablaufen läßt. Die Konditionierung ist in den meisten Fällen einwandfrei, aber stets einige Prozent ungünstiger als die Salzung ohne Brühe, die auch
in Italien mehr und mehr gehandhabt wird.

In Argentinien werden die Häute und Felle zunächst 48 Stunden in konzentrierte Brühe gelegt, die Brühe wird immer wieder gereinigt und frisch konzentriert, und sodann wird die Ware flach in Stöße gelegt, trocken nachgesalzen
und auf dem Boden, auf den Seiten und von oben ringsum mit einer Schicht
von Salz umgeben, eine Methode, die sich bei einer Reihe von Frigorificos eingeführt und gut bewährt hat. Abb. 45 zeigt rechts die alte Salzungsmethode, über die

Anordnung bei der neuen Methode siehe Abb. 45 links und dieses Handbuch, dieser Band, Kapitel VI.

Die Häute wurden bisher je 5 Stück flach aufeinandergelegt und dann umgeschlagen. Dabei ist die äußere Haut am Umschlag der Luft mehr ausgesetzt, trocknet aus und unterliegt Bakterienschäden (bei der neuen Methode ist die ganze Haut einschließlich der Ränder mit Salz bedeckt, da das Salz zwischen die flachen Häute und die Bretterwand gestopft wird).

Brühsalzung wird endlich in Kalkutta, Rangoon, Australien und Neuseeland in der Weise vorgenommen, daß man die Felle nach vorherigem Ansalzen und Abtropfen des Blutwassers mit reichlicher Salzzwischenlage flach in Fässern aufeinanderlegt; am Boden, an den Seitenwänden und am Deckel der Fässer muß eine reichliche Salzschicht zwischen Fellen und Faß liegen. Im allgemeinen kommt auch die auf diese Weise konservierte Ware trotz des langen Transports aus den Tropen in gesundem Zustand an; mitunter wird aber zu wenig Salz verwendet, wodurch die Felle haarlässig werden, wenn nicht ganz verderben. Einige Lieferanten pflegen die Felle auf beiden Seiten stark mit Salz einzureiben und einige Felle in kleine Pakete zusammenzurollen. Auch diese Salzungsweise hat

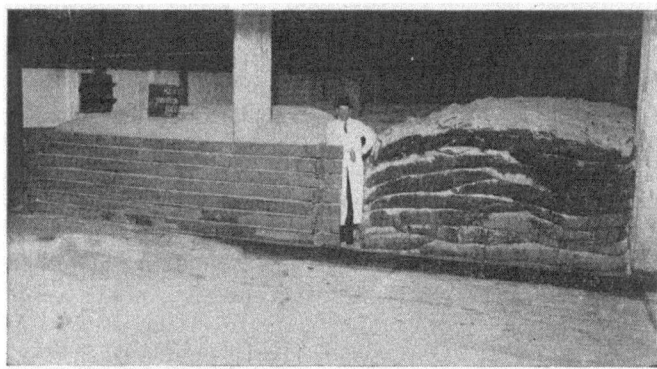

Abb. 45. Rechts alte, links neue Methode des Häutestapelns in Buenos Aires (Internationale Gerbervereinigung, S. 18).

sich unter den obigen Voraussetzungen bewährt. Die frühere Annahme, daß man in Ostindien auch bei Faßsalzung nur Kharisalz verwenden darf, hat sich als irrig erwiesen. Zweck des Kharisalzes ist es — wie bei der Beschreibung der trocken gesalzenen Häute S. 106 ausgeführt —, zu verhindern, daß die Felle Feuchtigkeit aus der Luft anziehen. In den Fässern bleibt die Feuchtigkeit des Felles erhalten und reines Salz hat nicht die Nachteile des Kharisalzes. Vorsichtige und reichliche Salzung ist bei Behandlung gesalzener Ware in den Tropen stets erforderlich.

Angeblich zur besseren Konservierung lassen manche argentinische Ablader die Häute und Felle beim Verladen in die Schiffe mit Wasser oder mangelhaft konzentrierter Salzbrühe anfeuchten. Ein solches Verfahren ist keine Konservierung, sondern lediglich eine Gewichtsbeschwerung, gegen welche seitens der Internationalen Gerbervereinigung Verwahrung eingelegt wurde.

In Europa, Amerika, Australien und anderen Gebieten mit öffentlichen Schlachthäusern oder mit Fleischereigroßbetrieben werden die Häute und Felle fast ausschließlich mit Salz konserviert. Anders ist es mit den erheblichen Schlachtungen von Häuten und Fellen in entlegenen Gebieten. Dort werden die meisten Häute und Felle getrocknet, und hiermit kommen wir auf die zweite große Gruppe der Rohware.

3. Getrocknete Rohware.

In den tropischen Ländern wird die Trocknung meist durch Auflegen auf den Boden vorgenommen. Die Folge davon ist, daß die der Sonne zugekehrte Seite der Häute und Felle schneller trocknet als die aufliegende Seite. Auf dem heißen Boden erfolgt wohl zunächst auch eine Oberflächentrocknung, in der Mitte aber trocknet die Haut nicht richtig durch, so daß sehr häufig die auf beiden Seiten äußerlich hartgetrocknete Haut in der Mitte noch feucht ist und infolgedessen in Fäulnis übergeht. Ebenso häufig erscheint als Folge der ungeeigneten Trocknung die Oberfläche oder die ganze Haut durch und durch wie zu Leim verkocht und ist für Leder gänzlich verdorben, was man verbrannt oder verschmort nennt, während die erstgeschilderte Erscheinung im Deutschen mit „selbstgespalten" (bzw. im Englischen mit „blistered") bezeichnet wird.

Die englische Lederindustrie hat nun in Verbindung mit ihren wissenschaftlichen Instituten Versuche in Ostafrika und anderen Kolonien vorgenommen, um die Trocknung tropischer Häute und Felle zu verbessern.

Man trocknete zunächst Häute und Felle im Schatten, welche Methode sich als einwandfrei erwies. Sodann pflockte man die frisch geschlachteten Häute an in der Weise, daß man sie mit dem einen Ende an einem Pfosten, und zwar nicht horizontal, sondern vertikal aufheftete, um eine möglichst kleine Fläche für die Sonnenbestrahlung zu bieten; das andere Ende der Haut wurde auf dem Boden befestigt. Auch diese Häute erwiesen sich als einwandfrei. Es zeigte sich, daß die Sonnenbestrahlung nicht so intensiv auf die Haut wirkte als wenn sie nach bisheriger Art flach auf den Boden gelegt war. Bei vertikalem Aufspannen der Häute konnte auch ein Regen rasch ablaufen, ohne Fäulnis zu verursachen.

Als drittes spannte man die Häute auf Rahmen und stellte sie dann flach oder leicht abgeschrägt auf, so daß wohl die volle Bestrahlung auf die Haut wirkte, aber stets ein gewisser Abstand vom Boden gewahrt wurde und auch unter der Haut die Luft zirkulieren konnte. In einem weiteren Versuch hat man sich mangels geeigneter Pflöcke damit begnügt, unter die Ecken der Rahmen nur Steine oder kleine Erdanhäufungen zu legen. Es ergab sich, daß in allen Fällen, in denen die Luft rings um die Haut zirkulieren und eintretende Regennässe abfließen konnte, die Häute trotz direkter Sonnenbestrahlung gesund blieben.

Beim Spannen auf Rahmen ist darauf zu achten, daß die Häute und Felle nur lose angeheftet und keinesfalls straff gespannt werden. Jedes Überspannen der Häute und Felle hat zur Folge, daß das Leder losnarbig wird, ein Mißstand, über den vor allem bei den indischen Häuten und Fellen zu klagen ist. Sehr unzweckmäßig ist auch das in vielen südamerikanischen Ländern, vor allem in Argentinien, übliche In-die-Länge-Ziehen der Häute und Felle, da diese hierdurch ganz aus ihrer natürlichen Form gezogen werden und sich Längsfalten über die ganze Haut bilden, die in ihrer Tiefe langsamer trocknen. In den tiefen Falten sammelt sich bei starker Sonnenbestrahlung das schmelzende Oberflächenfett und verursacht das bekannte Verschmoren der Häute und Felle. Die tiefen Falten lassen sich auch durch Arsen oder Naphthalin schlecht schützen und bilden einen Nährboden für jede Art von Insekten und Bakterien, welche die Häute beschädigen.

Es wäre also sehr erwünscht, daß man auch in Argentinien die Häute und Felle in ihrer natürlichen Form nach den Erfahrungen in den englischen Kolonien aufspannte. Vorzuziehen ist unter allen Umständen eine Trocknung unter gut gelüfteten Schattendächern, weil dort die Trocknung langsamer vor sich geht als in der direkten Sonne und die Häute und Felle am besten vor Regen geschützt sind. Trotzdem beweisen die englischen Versuche, daß bei der nötigen

Sorgfalt und Lüftung rings um die Häute und Felle auch in der direkten Sonne getrocknet werden kann, ohne die Häute und Felle zu verderben. Gegen diese Vorschriften wird leider noch in sehr vielen Fällen verstoßen, so daß bei fast allen trockenen Häuten und Fellen mit einem erheblichen Ausfall beschädigter Ware zu rechnen ist.

Die Versuche führten zu dem Ergebnis, daß in allen größeren zentralafrikanischen Schlachtungsgebieten Trockenhallen für die Häute errichtet wurden, in denen sie ausgespannt und unter Schatten trocknen und vor Tropenregen geschützt sind. Bei kleineren Schlachtungen wird mehr und mehr auf Pfosten getrocknet. In holzarmen Gebieten, wie in Teilen des Sudans, ließ sich diese Verbesserung nicht durchführen.

Auch über das Arsenizieren der Häute zum Schutz gegen Motten und andere Schädlinge sind im oben erwähnten Büchlein über Qualitätsverbesserung von Häuten und Fellen Vorschriften herausgegeben.

An dieser Stelle wird nur die Methode beschrieben, welche in Indien allgemein üblich ist.

35 lbs weißes Arsen oder Arsentrioxyd (As_2O_3),
10 „ kaust. Soda (NaOH) oder
35 „ krist. Soda ($Na_2CO_3 \cdot 10\,H_2O$).

Methode I.

Man löse 10 lbs (4,5 kg) kaust. Soda in 10 Gallons (45 l) heißem Wasser auf und füge der heißen Lösung 35 lbs (16 kg) weißes Arsen bei. Wenn das Arsen aufgelöst ist, fülle man mit kaltem Wasser bis zu einer Menge von 50 Gallons (227 l) auf. Diese Grundlösung wird zum Gebrauch auf Häuten und Fellen 30fach verdünnt. Die Häute und Felle werden kurze Zeit hineingetaucht, ehe man sie austrocknen läßt, oder man kann auch die Lösung auf die Felle spritzen.

Methode II.

Man löse 35 lbs (16 kg) krist. Soda in 25 Gallons (113,5 l) Wasser auf und bringe zum Kochen. Sobald die Lösung kocht, füge man 35 lbs (16 kg) weißes Arsen zu. Man koche stark, bis alles aufgelöst ist, und fülle mit kaltem Wasser bis zu einer Menge von 50 Gallons (227 l) auf. Diese Grundlösung wird für den Gebrauch 30fach verdünnt.

Bei beiden Methoden enthält die endgültige Lösung 0,25 bis 0,3% Arsensoda, was als genügend erachtet wird.

Nach dem Arsenizieren müssen die Häute und Felle wieder richtig nachtrocknen, ehe sie in Stöße gesetzt oder in Ballen gepackt werden. Nachlässigkeit beim Arsenizieren hat dazu geführt, daß sehr viele Häute aus Südamerika und ganz besonders aus Südafrika erhitzt und verschmort ankamen. Die Internationale Gerbervereinigung hat die südafrikanische Regierung des öfteren auf das Arsenizieren der Häute und die schädliche Wirkung einer unsorgfältigen Handhabung hingewiesen. Das Ergebnis dieser Vorstellungen war eine bedeutende Verbesserung in den letzten Jahren; die Verwendung von Naphthalin als Schutzmittel gegen Insekten an Stelle von Arsen hat infolgedessen zugenommen. Es ist aber hierbei darauf zu achten, daß das Naphthalin richtig in die Rückenfalten eingestreut wird. Wichtig ist ferner, daß möglichst der erste Sammler schon die Häute mit Naphthalin bestreut, da gerade beim Lagern und Transport aus dem Innern bis zur Küste die meisten Beschädigungen eintreten. Naphthalin schützt nicht nur gegen Insekten, sondern in gewissem Umfang auch gegen Zersetzung. Seine Verwendung hat in Südafrika eine Besserung der Lieferungen bewirkt.

4. Salztrockene Rohware.

Bezüglich salztrockener Ware bestehen einstweilen nur insoweit internationale Bestimmungen, als man sich gegen das in Ostindien häufig verwendete

Kharisalz wegen der darin enthaltenen Silikate wendet. Versuche mit reinem See- oder Steinsalz erwiesen sich bei naßgesalzener Ware als günstig; bei trocken gesalzener Ware besteht in Gebieten mit großer Luftfeuchtigkeit wie in Indien das Bedenken, daß See- oder Steinsalz zu stark Feuchtigkeit anziehen, die Gewichte unzuverlässig werden und Gefahr besteht, daß die Häute sich erhitzen. Bei Kharisalz tritt dieses Naßwerden nicht auf, weil dieses Salz zu ca. 40% aus Glaubersalz besteht, welches nicht hygroskopisch ist, insofern also günstig wirkt. Es bleibt aber der Nachteil der Silikate und der angeblich davon herrührende Ausschlag auf dem Leder.

Die Methoden der Trockensalzung sind sehr verschieden. Ein leichtes Ansalzen der Häute und Felle, sodann Trocknen bezeichnet man als Salzstrich. Stärkeren Salzbelag oder Einreiben der erst gesalzenen, dann angetrockneten Häute und Felle mit Gips, Tonerde, Kharisalz, Glaubersalz oder anderen vor Feuchtigkeit schützenden Mitteln bezeichnet man als „belegt", und zwar je nach Umfang des Aufstriches als „leicht" oder „stark belegt".

Als Konservierung sind diese verschiedenen Verfahren der Trockensalzung sehr verschiedenwertig. Der Nachteil für den Gerber besteht vor allem darin, daß weder das Gewicht noch die Qualität der Rohware in diesem Zustand einwandfrei zu beurteilen ist. Versuche, statt des Belages ein mit Salz und Desinfektionsmitteln durchtränktes Papier auf die Häute und Felle zu legen und sodann zu trocknen, erwiesen sich als aussichtsreich, sind aber noch nicht abgeschlossen und erschweren ebenfalls die Rohwarenkontrolle. Ohne nachfolgende Trocknung genügte bisher die Papierkonservierung nicht. Auf diesem Gebiet ist für Wissenschaft und Praxis noch ein weites Feld für Verbesserungen gegeben.

Bezüglich aller Einzelheiten dieser und anderer Methoden sei auf den Abschnitt „Konservierung und Desinfektion" (dieses Handbuch, dieser Band, Kapitel VI) verwiesen, in dem alle Schutz- und Konservierungsmaßnahmen für Häute und Felle ausführlich behandelt sind.

B. Übersicht über den Weltbestand an Häuten und Fellen.

Da, wie schon eingangs erwähnt, eine Reihe von Ländern in den letzten Jahren dazu übergegangen ist, die Ausfuhr von Häuten und Fellen teils ganz zu verbieten, teils unter erschwerende Bedingungen zu stellen und keine Schlachtungszahlen veröffentlichen, läßt sich ein Überblick über die Weltproduktion an Häuten und Fellen nicht mehr geben. Wir sind angewiesen auf die vorhandenen Viehbestände und die wenigen veröffentlichten Zahlen über Schlachtung und Export, die zum Glück die größten Märkte umfassen. Eine sehr wertvolle Bereicherung des vorhandenen Materials ergibt die Denkschrift des englischen Wirtschaftskomitees über Fleisch (Imperial Economic Committee „Meat"). In dieser Schrift sind sowohl die Weltbestände von Rindern und Schafen als auch die Schlachtungen von Rindern, Kälbern und Schafen von 1929 bis einschließlich 1935 angegeben. Bei einigen Ländern, insbesondere bei Argentinien, ist der Häuteexport sehr viel größer als die angegebenen Schlachtungen. Der Grund liegt darin, daß zum Teil nur die Schlachtungen der Schlachthöfe angegeben werden und die z. B. in Argentinien sehr erhebliche Landschlachtung fehlt. Statistisch ist nur für folgende begrenzte Anzahl von Ländern vergleichbares Material über die Schlachtungen vorhanden.

Rinderschlachtung.

Deutschland	3 988 000 (1929)	4 060 000 (1935)
Tschechoslowakei (ehemaliges		
Gebiet)	741 034 (1926)	764 640 (1935)
Schweiz	245 189 (1930)	256 205 (1935)
Frankreich	1 853 000 (1929)	1 856 000 (1935)
Belgien	450 000 (1929)	495 000 (1935)
Holland	486 000 (1929)	457 000 (1935)
Großbritannien	1 997 000 (1929)	2 145 000 (1935)
Irland	200 000 (1928/29)	250 000 (1935)
Dänemark	433 000 (1929)	458 000 (1935)
Finnland	260 000 (1924)	296 942 (1934)
Polen (ehemaliges Gebiet) . . .	1 302 000 (1929)	1 171 000 (1935)
USA.	12 241 000 (1929)	14 320 000 (1935)
Argentinien	3 323 471 (1929)	3 391 273 (1935)
	27 519 694	29 921 060

Kälberschlachtung.

Deutschland	4 579 000 (1929)	4 857 000 (1935)
Tschechoslowakei (ehemaliges		
Gebiet)	821 815 (1926)	963 615 (1935)
Schweiz	424 521 (1930)	398 859 (1935)
Frankreich	3 601 000 (1929)	4 214 000 (1935)
Belgien . , ...	404 000 (1929)	379 000 (1935)
Holland	836 000 (1929)	855 000 (1935)
Großbritannien	1 003 000 (1929)	1 115 000 (1935)
Irland	50 000 (1928/29)	200 000 (1935)
Dänemark	137 000 (1929)	320 000 (1935)
Schweden	520 000 (1925)	661 000 (1934)
Polen (ehemaliges Gebiet) . . .	2 034 000 (1929)	2 183 000 (1935)
USA.	8 313 000 (1929)	9 374 000 (1935)
Argentinien	601 972 (1929)	497 092 (1935)
	23 325 308	26 017 566

Schafschlachtung.

Deutschland	1 785 000 (1929)	1 453 000 (1935)
Jugoslawien (ehemaliges Gebiet)	1 151 000 (1929)	1 015 000 (1934)
Türkei	1 561 000 (1929)	1 886 000 (1933)
Schweiz	61 951 (1929)	66 020 (1935)
Frankreich	5 454 000 (1929)	5 054 000 (1935)
Belgien	197 144 (1927)	152 950 (1934)
Großbritannien	10 629 000 (1929)	11 087 000 (1935)
Irland	700 000 (1928/29)	800 000 (1935)
USA.	18 048 000 (1929)	21 703 000 (1935)
Argentinien	6 557 000 (1929)	6 782 000 (1935)
Uruguay	2 292 000 (1929)	1 075 000·(1934)
Chile	2 742 000 (1929)	2 619 000 (1934)
Australien	15 911 000 (1929)	18 793 000 (1934)
Neuseeland	10 644 000 (1929)	13 709 000 (1934)
Südafrikanische Union	2 643 000 (1929)	2 502 000 (1934)
Canada	1 626 000 (1929)	1 696 000 (1935)
	82 002 095	90 392 970

Diese Zusammenstellung der Schlachtungen einer Anzahl wichtiger Länder allein ergibt den Beweis, daß die im Jahre 1936 immer wieder gemachte Behauptung „es fehlen zwei Millionen Häute" völlig unberechtigt war und anscheinend nur verbreitet wurde, um für Häutespekulanten Haussestimmung zu machen, wodurch leider viele Käufer irregeführt wurden. Die Zahlen ergeben des weiteren die Bedeutung sorgfältiger Statistik für die Lederwirtschaft.

Wichtiger noch als die Schlachtungen sind für die Beurteilung der Versorgung der Lederindustrie die Exportzahlen; dieses Material ist jedoch so mangelhaft, zum Teil sind mehrere Häutesorten zusammengestellt, daß sich ein Überblick über die Weltversorgung nicht geben ließ; soweit neueres Material vorhanden ist, wird es bei der Länderstatistik aufgeführt.

Rinder.

	1928	1937
Europa . . .	176 139 300	167 353 300
Afrika. . . .	61 302 500	69 968 600
Asien	178 767 400	212 326 900
Amerika. . .	177 813 800	197 465 900
Australien . .	14 955 100	18 487 300
	608 978 100	665 602 000

Nebenstehend sind die *Weltbestände* der für unsere Zwecke wichtigsten Tiergruppen angeführt.

Es ergibt sich hieraus, daß die Rindviehbestände in Europa laut der internationalen Statistik um fast 9 Millionen Stück abgenommen, der Weltbestand jedoch um 56 Millionen Stück zugenommen hat. Die Abnahme in Europa ist auf die starken Abschlachtungen bei der Verstaatlichung der russischen Bauernwirtschaft zurückzuführen, während die übrigen großen Abschlachtungen, und zwar von mehreren Millionen Stück, infolge der Trockenheit in Nordamerika im Jahre 1934 und auch in Holland und den skandinavischen Ländern infolge der Stockung des Milch- und Viehexports, bei dem Vergleich von 1928 gegen 1937 nicht in Erscheinung treten und der Gesamtviehbestand innerhalb dieser neun Jahre trotz der Notschlachtungen erhebliche Zunahmen aufweist.

Die starke Zunahme in Asien beruht wahrscheinlich mehr auf besserer statistischer Erfassung in den Eingeborenenstaaten und Britisch-Indien, die gegen 1928 ein Mehr von 19,5 Millionen Stück melden, als auf wirklicher Vermehrung. Siam meldet 1,5 Millionen mehr. Der Rindviehbestand in China betrug laut einer früheren Schätzung 16 Millionen Stück, während die Angabe für 1935 auf 23,4 Millionen lautet. Für Iran und Mandschukuo, die in der Statistik von 1928 nicht enthalten sind, wird ein Bestand von 1,2 Millionen und 1,7 Millionen angegeben. Auch die übrigen Länder Asiens weisen zum Teil eine kleine Erhöhung des Rindviehbestandes auf.

Um das Gesamtbild übersichtlich zu machen, folgen zunächst auch die Gesamtzahlen der übrigen wichtigsten Viehbestände.

Büffel.

	1928	1937
Europa . . .	1 435 600	1 404 600
Afrika. . . .	758 000	932 300
Asien	49 080 900	60 776 000
Amerika. . .	—	150
Australien . .	200	1 100
	51 274 700	63 114 150

Die Zunahme bei den Büffeln beträgt ca. 12 Millionen Stück, wobei jedoch kaum anzunehmen ist, daß eine genaue statistische Aufnahme der bei den Eingeborenen in Asien und Afrika arbeitenden Büffel durchgeführt werden kann.

Zuverlässiger dürfte die Aufnahme bei den Pferden sein mit einem Rückgang von 16,2 Millionen Stück, während bei Maultieren und Eseln ein Mehr von 8 Millionen Stück erscheint.

Eine erhebliche Schwankung weisen die Ziegenbestände auf. Hierbei tritt in Europa eine Abnahme von fast 6 Millionen Stück auf, welche im wesentlichen auf Rußland zurückzuführen ist, in Asien, Afrika und Amerika dagegen eine große Zunahme.

Noch stärker ist der Rückgang der Bestände bei den Schafen in Europa mit 71 Millionen, ein Minus, welches ebenfalls auf die russische Statistik zurück-

Pferde.			**Maultiere, Esel.**		
	1928	1937		1928	1937
Europa . . .	56 513 500	39 680 800	Europa . . .	6 774 900	7 265 100
Afrika. . . .	2 050 500	2 020 000	Afrika. . . .	4 493 700	5 650 300
Asien	7 742 800	10 355 200	Asien	3 076 700	5 971 400
Amerika. . .	37 575 100	35 929 900	Amerika. . .	11 225 700	14 770 500
Australien . .	2 342 800	2 053 600	Australien . .	21 400	22 200
	106 224 700	90 039 500		25 592 400	33 679 500

Ziegen.			**Schafe.**		
	1928	1937		1928	1937
Europa . . .	48 723 900	42 878 600	Europa . . .	263 532 600	197 243 400
Afrika. . . .	43 535 400	53 668 900	Afrika. . . .	83 836 800	95 261 100
Asien . . . :	66 682 500	76 294 500	Asien	61 125 800	79 531 100
Amerika. . .	24 082 500	28 673 800	Amerika. . .	135 373 300	158 180 400
Australien . .	159 500	210 800	Australien . .	126 284 200	143 508 800
	183 183 700	201 726 600		670 152 700	673 724 800

zuführen ist, aber durch die Zunahme in den anderen Erdteilen mehr als ausge-glichen wird, so daß ein Plus des Weltbestandes an Schafen von 3,5 Millionen Stück verbleibt.

Die russischen Zahlen, nach welchen die Bestände an Schafen, Ziegen und Pferden im Jahre 1935 auf weniger als die Hälfte von 1928 gefallen sein sollen, sind so erschreckend, daß sie einer Nachprüfung bedürfen. Als Grund ergab sich der gleiche, wie schon oben bei den Rindern angeführt. Die Aufklärung gibt eine Arbeit von Dr. Otto Schiller über den Stand der Viehzucht in der Sowjetunion, die man allen Interessenten warm empfehlen muß.

Dieser Bericht sagt, daß der Viehstand der Sowjetunion durch die Folgen der Kollektivierung ungefähr auf die Hälfte zusammengeschrumpft war. Das Jahr 1936 weist nach den Zahlen des Landwirtschaftlichen Instituts in Rom wieder beachtliche Zunahmen auf, und zwar bei den Rindern 7,3 Millionen Stück, bei den Schafen 11 Millionen, bei den Ziegen 1,3 Millionen und den Pferden 0,8 Mil-lionen Stück. Diese erheblichen Zunahmen sind aus dem Geburtenzuwachs nur dann zu motivieren, wenn der Nachwuchs großenteils zur Aufzucht auf-gewandt wurde. Die Zahlen zeigen die Absicht, die dezimierten Viehbestände wieder zu heben. Für das Jahr 1937 sind allerdings alle Bestandsangaben wieder kleiner.

Von allen Zweigen der Viehzucht in Rußland hatte die Schafzucht am stärksten gelitten, da die Schafe nicht einzeln, sondern in großen Herden gehalten werden. Während in einzelnen Gegenden Rußlands die Schafhaltung fast völlig fehlte, konnte man in den Zuchtgebieten von Kasakstan und Kaukasus noch im Jahre 1927 Bauern treffen, die mehrere tausend Schafe besaßen, deren Bestände infolge der Kollektivierung dem Schlachtmesser verfielen. Des Interesses wegen sei noch erwähnt, daß in den gleichen Gebieten auch das Kamel als Zugtier gehalten wurde und der Bestand von 1,8 Millionen bis zum Jahre 1933 auf 337 000 Stück zurückgegangen ist.

Selbst wenn in der Gesamtsumme der Viehhaltung diese Verluste ausge-glichen sind, muß man sich fragen, ob nicht trotzdem ein großer Rückgang der Häuteproduktion stattgefunden hat, da das Mehr in Indien zum Teil nur auf besserer statistischer Erfassung beruhen dürfte. Schlachtungszahlen, die die richtige Auskunft geben könnten, liegen nur aus den Ländern vor, in denen städtische Schlachthöfe oder Großschlächtereien vorhanden sind und sonst eine geordnete Vieh- und Schlachtungsstatistik geführt wird. In vielen Fällen aber ist man auf Schätzungen angewiesen. Bei den meisten asiatischen und zentralamerikanischen Ländern kann man zum Vergleich nur den Export heranziehen. Das Material hierüber ist leider ebenfalls sehr lückenhaft.

Aus Viehbestand, Schlachtung und Export läßt sich unter derzeitigen Verhältnissen nur ein sehr ungefährer Überblick über die Versorgung der Lederindustrie mit Rohware geben. Es besteht nicht nur die Schwierigkeit, von jedem einzelnen Landwirt die notwendigen Unterlagen zu erhalten, sondern auch bei zahlenmäßig richtiger Aufnahme sind die Ergebnisse stark verschieden, je nach dem Zeitpunkt der Aufnahme. Vergleicht man z. B. eine Viehzählung in den Frühsommermonaten mit einer solchen in den Wintermonaten, so werden im Frühsommer die frisch geborenen Tiere mit enthalten sein, während im Winter ein erheblicher Teil dieser Tiere wieder abgeschlachtet ist. Da z. B. Ziegen mehrere Junge werfen, können schon aus dieser Fehlerquelle sehr erhebliche Schwankungen entstehen.

Trotzdem gibt es aber für den Praktiker einen anderen Hinweis, daß die Gesamtproduktion der Häute nicht abgenommen haben kann, sondern eher zugenommen haben muß. Der Lederverbrauch in allen Ländern hat nicht nur für die Zivilbevölkerung, sondern infolge der in der ganzen Welt vorgenommenen Rüstungen erheblich zugenommen; und die hierfür notwendigen Häute konnten beschafft werden. Selbst wenn Deutschland seine Produktion kontingentiert hat, kann man hiernach nicht auf die übrige Welt schließen. In sehr vielen Ländern hat sich die Lederproduktion in den letzten Jahren ganz erheblich entwickelt; es sind neue Betriebsstätten entstanden und auch die alten Betriebsstätten haben in den großen Produktionsländern, wie in den Vereinigten Staaten und England, in sehr großem Umfange gearbeitet. Ein gewisser Ausgleich gegenüber den starken Abschlachtungen, vor allem in der Trockenheitsperiode 1934, wurde dadurch erreicht, daß die Regierung der Vereinigten Staaten mehrere Millionen Stück Häute in Kühlhäuser eingelagert hatte und erst im Jahre 1936, zum Teil sogar erst 1937, in den Konsum brachte. Es wird interessieren, daß diese Häute infolge sorgfältiger Salzung und kühler Lagerung gesund geblieben sind, aber ein geringeres Leder lieferten als frische — wenigstens soweit wir dies bei Chromleder nachgeprüft haben. Im übrigen ist aber kaum anzunehmen, daß die erhöhte Weltproduktion der Lederindustrie auch in anderen Gebieten in großem Umfange aus alten Beständen vorgenommen wurde; der Mehrverbrauch muß im wesentlichen aus erhöhten Schlachtungen, also erhöhter Häuteproduktion entnommen sein. Ein weiterer Hinweis, daß die Behauptung, es gäbe weniger Häute als bisher, unrichtig ist, ergibt sich daraus, daß in fast allen Ländern mit freier Einfuhrmöglichkeit von den schweren Häuten meist nur die Kernstücke zu Sohlleder verarbeitet und Hälse und Bäuche abgeschnitten und in großem Umfange an die Leim- und Gelatineindustrie und für andere Zwecke verkauft wurden. Wenn es an Häuten fehlte, würden selbstverständlich Hälse und Bäuche nicht zu Leim verkocht, sondern gegerbt. Technisch und wirtschaftlich ist es jedoch richtig, den Kern zu Sohlleder und die geringeren Hälse und Bäuche für andere Lederarten zu arbeiten, was auch in zunehmendem Umfange geschieht.

Und nun zu den Länderberichten, in denen naturgemäß nur die statistisch erfaßbaren und damit auch kommerziell wichtigsten Sorten zusammengestellt sind.

C. Länderberichte.

I. Europa.

1. Deutschland (ohne ehem. Provinz Posen)[1].

Viehbestand, Altreich (3. Dez. 1938):

Rindvieh	19 911 200
Schafe	4 809 000
Ziegen	2 508 900
Pferde	3 442 700
Maultiere, Esel	7 200
Schweine (1938)	23 481 000

Viehbestand, Memelland (Dez. 1938):

Rindvieh	72 000
Schafe	15 000
Ziegen	ca. 1 500
Pferde	33 000

Viehbestand, Ostmark (1934):

Rindvieh	2 348 600
Schafe	263 400
Ziegen	326 500
Pferde	261 200
Maultiere, Esel	900
Schweine (1938)	2 871 000

Viehbestand, Danzig (1934):

Rindvieh	75 800
Schafe	4 500
Ziegen	10 700
Pferde	33 500

Die Haupt-Rindergattungen:

Süddeutsche: umfassend Bayern, Württemberg, Baden, Saarpfalz, Hessen, das mittlere Rheinland einschließlich Mosel und Lahn sowie Teile von Thüringen.

Kernige, gedrungene Häute und Felle, meist hellbraun und Gelbschecken.

Ostmark und Sudetengau: Süddeutscher hellbrauner Viehschlag, der in Tirol in das silbergraue Alpenvieh übergeht. Montafoner Schlag bzw. Vorarlberger Alpenvieh schwarzbraun, Steiermark graugelbe Färbung.

Mitteldeutsche: Schlesien, Sachsen, Thüringen und Teile von Westfalen und Hannover.

Teils rotscheckig, teils schwarzscheckig, feinnarbige Häute, flacher wie süddeutsche.

Norddeutsche (einschließlich Memelland): Alles nördlich vorgenannter Bezirke einschließlich der Städte Danzig, Königsberg, Berlin, Hamburg, Halle, Magdeburg, Köln.

Flachere Häute, fast ausschließlich Schwarzschecken, mit Ausnahme von Teilen von Schlesien und Holstein, welche in größerem Umfange rotes, jedoch ebenfalls dünnhäutiges Vieh aufweisen.

Die Einteilung berücksichtigt die Art der anfallenden Häute, aber nicht die eigentlichen Rinderrassen. Das norddeutsche Gefälle stammt im wesentlichen von schwarz- und rotbuntem Niederungsvieh, das süddeutsche von Höhenfleckvieh (Simmenthalern), graubraunem Höhenvieh (Allgäuern und Montafonern), Pinzgauern (Ostmark), während in den mitteldeutschen Gebieten neben den genannten Niederungs- bzw. Höhenrassen rotes, gelbes und lichtes Höhenvieh und andere Schläge vorkommen. Hinsichtlich der ledertechnischen Eignung der einzelnen Rassen, unter denen für schwere Leder die Höhenschläge grundsätzlich den Vorzug verdienen, vgl. W. Graßmann und J. Trupke, hinsichtlich des zahlenmäßigen Anteils der einzelnen Rassen in den verschiedenen deutschen Gauen P. Carstens.

Das Gefälle ist im wesentlichen unter Leitung der Häuteverwertungen; Ware im großen und ganzen sorgfältig abgezogen und gesalzen; die Ware von den Landorten ist meist verschnittener und weniger sorgfältig gesalzen. Verkauf meist auf Frischgewicht. Trockene Kalbfelle fast ganz verschwunden. Die Innungsware im allgemeinen sorgfältig behandelt, häufig zu schwach gesalzen,

---

[1] Gesamtzahlen für Großdeutschland können noch nicht angegeben werden, deshalb mußte die Trennung der statistischen Angaben beibehalten werden.

infolgedessen in den Sommermonaten mitunter salzfleckig. Die Land- und Kleinschlachtungen werden meist vom Kleinhandel eingesammelt und durch den
Großhandel an die Verbraucher abgeliefert. Die Behandlung sollte die gleiche
sein wie bei der Innungsware; dies wird aber nur zum Teil erreicht.

Gewichtseinteilung:

Kalbfelle. . . —/4$\frac{1}{2}$ kg, 4$\frac{1}{2}$/7$\frac{1}{2}$ kg, 7$\frac{1}{2}$/10 kg, 10/— kg
Fresser . . . —/10 kg, 10/— kg
Häute . . . . 10/14$\frac{1}{2}$ kg. Bei größeren Verwertungen von 5 zu 5 kg steigend.

Rinder, Kühe, Ochsen, Bullen in getrennten Losen. Schwarze Häute und Felle
werden bei den süd- und mitteldeutschen Auktionen in getrennten Losen verkauft.

Fehlervergütungen:

A = Abfall . . . . Kalbfelle und Fresser 5%, Häute 2%
K = Kern . . . . „　　　„　　　„　10%, „　4%
AK = ... „　　　„　　　„　10%, „　7%
E = bis 5 offene Engerlinge . . . . „　　　„　　　„　20%, „　—
E = bis 8　　„　　　„　. . . . . 7%
S = Schächtschnitt. . . . . — 3%

Schuß, Abdecker und Sterblinge, sog. Bauernfelle werden meist für sich
gehandelt, einzelne mitgelieferte Felle ca. 25% billiger. Ebenso werden ungeborene
Felle für Spezialzwecke getrennt gehandelt.

Engerlingszeit: März bis September.

Ziegenfelle werden ausschließlich lufttrocken gehandelt. Man unterscheidet:
Zickelfelle, Feinheberlinge, Heberlinge, Jungfern, Geißen und Böcke.

Schlachtung: ohne Beine, Klauen und Kieten.

Die Zickelfelle (Kitzfelle) werden in folgende Gewichte sortiert:

16/17 kg für 100 Stück　　　　33 kg für 100 Stück
24　 „　 „　100　 „　　　　　 35 „　 „　100　 „
31$\frac{1}{2}$　 „　 „　100　 „

Für Handschuhleder finden Verwendung die Gewichte unter 30 kg. Zickelfelle unter 12 kg werden in der Hauptsache als Kürschnerware für Pelzzwecke
verwendet.

Die Heberlinge fallen in den Gewichten von ca. 35 bis 100 kg, und zwar:

Schuhkitz . . . . ca. 30— 35 kg per 100 Stück
Feine Heberlinge . . . . „　35— 50 „　 „　100　 „
Heberlinge, Jungfern . . . „　50—100 „　 „　100　 „
Geißen . . . . „　100—140 „　 „　100　 „
Böcke werden sortiert . . . unter 175 „　 „　100　 „
　 „　　　„　　　„　. . . 175/200 „　 „　100　 „
　 „　　　„　　　„　. . . über 200 „　 „　100　 „

Man unterscheidet Prima, Sekunda und Tertia (Fresser und Schaum)[1]. Die
II a werden ein Drittel billiger und die III a zwei Drittel billiger gehandelt als die I a.

Bei Geißen und Heberlingen fällt die beste Qualität im Winter. Die besten
Geißen und Heberlinge kommen aus Sachsen und Thüringen.

Schaffelle sind großenteils Auktionsware, naßgesalzen.

Schlachtung: Ohne Horn und Knochenteile.

Die Wolle ist fein bis grobwollig.

Wollfelle. . . . . 4—6 kg per Stück
Scherlinge und Blößen . . 2—4 „　 „　 „
Lammfelle . . . . 2—3 „　 „　 „
Heidschnucken. . . . . . 3—4 „　 „　 „

Fehlervergütungen: Auktionsware A 5%, K 10%, A + K 10%.

---

[1] Schaumdünne Felle.

Roßhäute sind einzuteilen nach Herkunft in:

Nord- und westdeutsche: große, flache Häute von mittlerer Qualität.

Ostdeutsche: kleinere, dünne Häute mit geringem Narben.

Mitteldeutsche: große, kräftige Häute mit gutem Narben.

Süddeutsche: große Häute mit gutem Narben.

Das Gefälle wird hauptsächlich vom Handel eingesammelt, in folgende Maße (vom Ohr bis zur Schwanzwurzel gemessen) sortiert:

—/179 cm   200/219 cm

180/199 „   220/— „

Fohlen: —/150 cm, 150/— cm.

Abzug und Sortiment sind oft mangelhaft, da meist Abdeckerware.

Fehlervergütungen in der Ostmark:

A	5%	AK	15%
K	10%	Narbenbeschädigte.	20%

Fehlervergütungen im Altreich noch nicht einheitlich.

2. Protektorat Böhmen und Mähren sowie Slowakei (ehemalige Tschechoslowakei).

Viehbestand, altes Gebiet (1938):

Rindvieh	4 930 000	Pferde	703 800
Schafe	642 400	Maultiere, Esel	1 300
Ziegen	1 115 000	Schweine	3 612 000

(Durch die Eingliederung des Sudetengaues nach Deutschland dürften sich diese Zahlen jetzt um ca. $1/10$ verringern.)

Rinderrasse: Die früheren Unterschiede zwischen deutsch-böhmischer, tschechischer, mährischer und slowakischer Rohware haben sich in den letzten Jahren ausgeglichen. Die Häute und Felle sind von Natur und Aussehen den süddeutschen sehr ähnlich, meist mit Kopf, kurzbeinig. Auch der Abzug ist sorgfältig. Ein großer Teil der Schlachtungen kommt in den beiden erstgenannten Gebieten auf die Auktionen, während in Mähren und Slowakei das meiste vom Handel aufgenommen wird. Die Häute und Felle sind dort etwas weniger gut im Abzug und von Natur weniger kernig; dagegen hat das Karpatengebiet (Zips) gute, kräftige, kleine Häute und Felle. Schlachtung meist köpfig, langbeinig (Zips), zum Teil verschnitten.

Gewichte:

Auktionskalbfelle m/K . . . —/3, 3/4, 4/5, 5/6, 6/— kg

„   o/K . . . —/$2^1/_2$, —/$3^1/_2$, —/$4^1/_2$, —/$5^1/_2$, $5^1/_2$/— kg

Fresser und Häute . . . . —/$14^1/_2$, —/$24^1/_2$, —/$29^1/_2$, —/$34^1/_2$, —/$39^1/_2$, —/$49^1/_2$, —/$59^1/_2$, 60/— kg

Fehlervergütungen:

Kalbfelle, Auktionsware	{	B . . . leicht schadhaft 7%	
		C . . . stärker schadhaft 20%	
		D . . . Ausschuß 30%	
Kalbfelle, Händlerware		IIa 10%, IIIa 20%	
Rindshäute	{	B . . . . 50 Heller (leicht schadhaft)	
		C . . . . Kč 2,— (stärker schadhaft)	
		D . . . . Kč 3,— (stark schadhaft)	

Roßhäute: Gewichte —/$14^1/_2$ kg, 15/19 kg, 20/— kg. Vergütungen 5% für Lochhäute, 10% für IIa.

Ziegenfelle und Kitzfelle werden ungefähr in den gleichen Sortimenten und Gewichten gehandelt wie in Deutschland. Auch qualitativ sind sie den deutschen Ziegenfellen ähnlich. Am besten sind die nordböhmischen Felle. Die dunklen, langhaarigen Ziegenfelle aus der Slowakei sind wesentlich geringer und werden billiger als die aus Nordböhmen verkauft.

Vergütungen: IIa ./. 40%.

Schaffelle: Grobwollige (Böhmen, Mähren) IIa zum halben Preis der Prima. Feinwollige (Slowakei) IIa 10/30% billiger.

Gewichte: 180/200 kg per 100 Stück.

3. Schweiz.

Viehbestand (1937):		Schlachtungen (1938):	
Rindvieh (1938)	1 711 000	Kälber	308 000
Schafe	175 400	Rinder	195 000
Ziegen	217 700	Pferde	10 000
Pferde	139 500		
Maultiere, Esel	4 100		
Schweine	923 000		

Rinderrasse ähnlich der süddeutschen; Häute kerniger; Haarfarbe teils hellbraun, teils grau. In den Kantonen St. Gallen, Graubünden, Schwyz, Tessin, Uri, Unterwalden, Zug herrscht die Grauviehrasse vor, in den anderen Kantonen die Fleckviehrasse (Simmenthaler); im Kanton Freiburg zum Teil Schwarzschecken; eine dunkelrote Sonderrasse im Wallis und einigen Hochgebirgstälern, ähnlich den in Deutschland vorhandenen Vogelsberg-, Donnersberg- und Westerwälder Urrassen.

Schlachtungen: Die Mehrzahl der Häute und Felle wird auf den Auktionen Zürich und Bern zur Versteigerung gebracht. Mit Ausnahme einiger Hochgebirgstäler, die noch trocknen, wird fast alle Ware in gesalzenem Zustand angeliefert.

Gewichte:

Kalbfelle	meist —/6, 6/8, 8/12, 12/— kg
Fresser	ca. 10 kg im Bogen
Kuh- und Ochsenhäute	—/25 kg und je 5 kg steigend bis 60 kg, sodann über 60 kg
Rinder	—/25 kg und je 5 kg steigend bis 45 kg, sodann über 45 kg
Munihäute	—/30, 30/34$\frac{1}{2}$, 35/44$\frac{1}{2}$, 45/49$\frac{1}{2}$, 50/59$\frac{1}{2}$, 60/— kg
Roßhäute	—/18 kg und über 18 kg mit und ohne Schweifhaar

Gesalzene Schaffelle:

Wollfelle	5—6 kg per Stück
Anstößer	ca. 3$\frac{1}{2}$,, ,, ,,
Scherlinge	,, 2$\frac{1}{2}$,, ,, ,,

Festnarbige, kräftige Felle, qualitativ sehr gut, saubere Behandlung. Meistens naß gesalzen als Auktionsware erhältlich. Kleinere Mengen fallen auch lufttrocken an.

Trockene Ziegenfelle:

Mutterfelle	100 kg per 100 Stück	laufend von 70—130 kg per 100 Stück
Heberlinge	75 ,, ,, 100 ,,	,, 30—100 ,, ,, 100 ,,
Zickelfelle	20 ,, ,, 100 ,,	,, 10— 40 ,, ,, 100 ,,

Kernige, feste Ware. Größen, Gewichte und Beschaffenheit ähnlich deutschen Fellen.

Vergütungen:

Kalbfelle. Auf Auktionen meist getrennte Lose Ia und IIa. Werden ca. 10% unter Ia verkauft, wenn leicht beschädigt; Schußfelle bis 6 kg meistens bis 50% weniger als Ia.

Häute auf Auktionen in Prima, Beschädigte und Schuß sortiert.

In der Regel werden beschädigte Häute ca. 10 cts. per Kilo unter Ia, Engerlingshäute ca. 20 cts. unter Ia und Schußhäute ca. 40/50 cts. unter Ia verkauft.

Roßhäute je nach Art der Beschädigung:

IIa. . . frs. 2— 4
IIIa. . . „ 5— 7
IVa. . . „ 7—10

Schaffelle:

Mixtes. . ./. 20% der Ia
IIa . . . ./. 33% „ Ia
Schuß . . ./. 50% „ Ia

Ziegen:

IIa. . . ./. 33$^1/_3$% vom Preis der Prima
IIIa. . . ./. 66$^2/_3$% „ „ „ „

Engerlingszeit: Anfang April bis Ende August.

4. Italien.

Viehbestand (1937):

Rindvieh	7 286 500	Pferde	795 800
Büffel	12 600	Maultiere, Esel	1 224 600
Schafe	9 094 900	Schweine (1938)	2 904 000
Ziegen	1 804 100		

Rinderrasse: Mittel- und Süditalien graue römisch-italienische Viehrasse. In Friaul und einigen anderen Alpentälern hellbrauner, süddeutsch-burgundischer Viehschlag. In Oberitalien und Poebene meist grau oder blond. Natur ähnlich der Schweizer Ware, weniger fein im Narben. In Toskana, Romagna, Emilia blond bis weißhaarig. In Piemont teils brauner, südfranzösischer Viehschlag, teils grauweiße Oberitaliener. In Sizilien kräftige dunkelrote Häute und Felle, aber stark schadhaft.

Schlachtung sehr verschieden. In Piemont, Toskana und Rom sind Kalbfelle und Vitelloni meist unköpfig, kurzbeinig, während Häute nur in der Toskana köpfig, kurzbeinig und meist geschächtet sind, im übrigen Italien aber meist köpfig, langbeinig zur Ablieferung kommen. Lombardei und Venetien liefern die Kalbfelle größtenteils unköpfig, langbeinig und auch langbeinig mit Kopf. Einige große Innungen; das meiste ist Händlergefälle.

Salzung: Kalbfelle teils Grubensalzung; Häute meist Stapelsalzung. In den Sommermonaten häufig haarlässige Häute und Felle, verursacht dadurch, daß die Salzbrühe in den Gruben zu dünn oder zu unrein wird und die Häute und Felle vor dem Transport nicht genügend nachgesalzen werden. Verkauf teils grün, teils ausgesalzen.

Gewichte:

Kalbfelle . . . . teils —/6, 6/8 kg; teils bis 8, 8/12, 12/20, 20/26 kg in Piemont, Ligurien und Rom; übrige Plätze bis 8, 8/12, 12/26 kg
Kalbinnen . . . 15/30, 30/40 kg
Kühe, Ochsen . . 20/35, 35/— kg
Bullen. . . . . . 30/40, 40/— kg
Schafe. . . . . . 1,7/2,25 kg
Ziegen { . . . . Heberlinge   7/9 kg pro Dutzend
. . . . Ziegen   12/18 „ „   „
. . . . Böcke   18/24 „ „   „

Roßhäute, salzfrei, je nach Vereinbarung 8 oder 10 kg aufwärts; Bogengewichte 17/18 kg bzw. 20/22 kg; Auktion Mailand auch auf Grüngewicht; Bogen 24/26 kg.

Maultiere: Gewicht wie Roßhäute, 25/30% Vergütung gegenüber Roßhäuten.

Esel: Bogen ca. 13 kg.

Vergütungen: Kühe, Ochsen, Bullen:

Schnitte im Croupon . . . . ca. 3%
Loch . . . . „ 5%
Engerlinge, verstunken, Brand, Schietmarken usw.. . . . ca. 10—20%

Kalbfelle: IIa 10%; IIIa 25%; Fresser 30%; Ausschuß 40 bis 50%.
Schaffelle: IIa 33%; IIIa 50%; Ausschuß 66%.
Ziegen desgleichen.
Roßhäute und Maultiere: IIa 10%; IIIa 20%.
Eselhäute: IIa 10%.
Engerlingszeit im Gebirge Mai bis Juli; im Flachland April bis August;
im Flachland kaum mehr als 2 bis 3% Engerlinge, im Gebirge mehr.

5. Frankreich.

Viehbestand (1937):		Schlachtungen (1935):	
Rindvieh	15 754 730	Rinder	1 856 000
Schafe	9 994 090	Kälber	4 214 000
Ziegen	1 446 900	Schafe	5 054 000
Pferde	2 742 070		
Maultiere, Esel	305 880		
Schweine (1938)	7 127 000		

Rinderrassen: Ostfrankreich: Das ostfranzösische, burgundische Vieh,
Zone Lyon-Dijon, zum Teil Nancy, ähnlich dem süddeutschen Vieh, kernig,
aber etwas weniger fein im Narben als süddeutsche Häute und Felle; einige
Prozent schwarze Häute und Felle; zum Teil dünnhäutiges, ganz weißes Vieh.

Normandie, Paris und Umgebung: Gut gestellte Häute und Felle, etwas
schwammiger als Ostfrankreich.

Nordfrankreich: Flache, schwammige, meist dunkelrote und schwarze Häute
(Ardennen dunkelrot, etwas kräftiger).

Mittel- und Südfrankreich: Sehr gut gestellte, kernige Häute, aber großenteils durch Treibstachel verdorben. Der Fehler wird — trotz gesetzlichen Verbotes — mit geringem Erfolg bekämpft.

Hellbraun bis silbergrau.

Elsaß: Entsprechend der alemannischen Besiedlung süddeutscher Viehschlag,
mit zunehmender Untermischung von schwarzem lothringischem Vieh.

Lothringen: Teils süddeutsches, teils schwarzes und dunkelrotes Vieh, ähnlich
Ardennen, aber flacher.

Schlachtung: Kalbfelle meist ohne Kopf, kurzbeinig, Häute mit Kopf,
meist langbeinig, ohne Horn. Abzug und Salzung in ganz Frankreich im großen
und ganzen ungenügend. In den Sommermonaten ist infolge ungenügender
Salzung ein großer Teil der französischen Häute und Felle stark salzfleckig.
Durch übermäßige Austrocknung und Aufbewahrung in Bündeln statt auf
Stößen in Südfrankreich sowohl salzfleckig als auch salzstippig.

Einige Auktionen zahlen Vergütungen für besonders guten Abzug und liefern
zum Teil auch schnittfreie Häute und Felle.

Gewichtseinteilung: Kalbfelle im allgemeinen: —/6, 6/8, 8/12, 12/— kg;
Nordfrankreich —/7, 7/12, 12$^1/_2$/— kg. Eine besondere Gruppe nehmen Bretagne
und Südwestfrankreich ein mit leichten Kalbfellen, köpfig: —/3$^1/_2$, 3$^1/_2$/4$^1/_2$,
4$^1/_2$/7 kg. Die Felle sind meist stark verschnitten. Fresser (broutards, noirchons):
7/18 kg. Großviehhäute (außer Bretagne): Kühe und Rinder: —/30, 30/35,
35/— kg; Ochsen: —/35, 35/45, 45/— kg; Bullen: —/40, 40/— kg. Bretagne:
—/23, 23/35, 35/— kg. Gewichte: Alle Auktionsware Grüngewicht, Händlerware
meist salzfrei.

Die französischen Auktionen sind nicht wie die deutschen genossenschaftlich organisiert, sondern private Unternehmungen, die miteinander in Konkurrenz stehen. Infolgedessen sind auch die Bezirke nicht einheitlich abgegrenzt und auf der gleichen Auktion ist sehr verschiedenwertige und verschiedenrassige Ware.

Die Spesen und Fehlervergütungen sind sehr ungleich. Bestrebungen zur Vereinheitlichung sind im Gang. Angestrebte Vergütungssätze sind:

für IIa. . . . 10%
„ IIIa. . . . 20%

Auktionen, welche diese Vergütungssätze gewähren — darunter die großen ostfranzösischen —, erhalten für Ia und surchoix eine Prämie für guten Abzug von

frs. 20,— per 100 kg für Häute
„ 25,— „ 100 „ „ Kalbfelle

Diejenigen Auktionen, die nur bereit sind, eine Vergütung von

7% für IIa
und 15% „ IIIa

zu geben, erhalten als Prämie nur

frs. 15,— per 100 kg Häute
„ 20,— „ 100 „ Kalbfelle

Die meisten Auktionen haben teils die Sätze von 10 und 20%, teils 7 und 15% beim Niederlegen dieser Zeilen angenommen. Einige Auktionen geben noch gänzlich ungenügende Vergütungen.

Bauernfelle (veaux de course), Sterblinge (écarissage) werden getrennt nach Wert verkauft.

Fresser — meist fleischige Sterblinge. In der Engerlingszeit (April/August) gelten Felle mit bis drei Engerlingen als Ia, in den übrigen Monaten müssen Ia engerlingsfrei sein.

IIa. Fresser: 1 bis 2 Löcher und leicht verschnitten, 4 bis 12 Engerlinge: 10% Vergütung; IIIa: Über 3 Löcher, stärker verschnitten, über 12 Engerlinge: 15% Vergütung.

Schuß (rebuts) nach Wert.

Häute: Engerlingszeit April/August; Paris ohne Engerlingsvergütung.

Roßhäute: Hauptsächliche Produktionsgebiete:

Nordfrankreich und Normandie: liefert große, schwere Häute (mangelhafte Schlachtung, unreiner Narben).

Paris und Umgebung: meist große, mittelkräftige Häute von besserer Schlachtung und mit besserem Narben.

Ostfrankreich: gute große, dünnere Häute von guter Schlachtung und mit gesundem Narben.

Südfrankreich: kleinere, dünnere Häute, oft mit fehlerhaftem Narben.

Auktionen Paris und Lyon . .	—/199 cm,	200/229 cm,	230/249 cm,	250/— cm
Vergütungen	50%,	25%,	10%,	vom Werte der 250 cm

Die übrigen Auktionen verkaufen auf Gewicht —/20, 20/30, 30/— kg grün mit verschiedenen geringen Vergütungen.

Händlerware: —/199 cm, 200/219 cm, 220/250 cm, 250/—cm.

Fehlervergütungen: IIa = 5%, IIIa = 10% für Auktionsware; IIa = 10%, IIIa = 20% für Händlerware.

Schafe werden im allgemeinen in Frankreich gesalzen gehandelt, in Mittel- und Südfrankreich aber auch getrocknet.

Gewichte:

Im Juragebiet: Wollschafe (lainés) . . . . . .   3 kg per Stück
              Scherlinge (rasons) . . . . . .   2 ,, ,,   ,,
Im Flachland: Wollschafe (lainés) . . . .   3—7 ,, ,,   ,,
             Scherlinge (rasons) . . . . . . 2,5—4,5 ,, ,,   ,,

Die schwersten Gewichte kommen im Norden und Westen (Arras-Amiens, Nieder-Normandie) vor, die leichtesten im Süden und Osten. Wert je nach Natur von Wolle und Fell.

Schaffelle aus der Gegend von Cognac große Ware für Bekleidungsleder.

Lammfelle: Hauptanfall im Süden und in der Gegend von Lyon.

Gewicht: 7 bis 12 kg per Dutzend.

Ziegenfelle (Chèvres) — Heberlinge (Chevrettes) — Zickelfelle (Chevreaux) werden trocken gehandelt.

Gewichte:

Ziegenfelle . . . ca. 1,5 kg per Stück
Heberlinge . . . ,,   500 g bis 1 kg per Stück
Zickelfelle. . . . 20—30 kg per 100 Stück (Elsaß 20 kg, Dauphiné, Gegend Lyon 30 kg)

Vergütungen für Schaf- und Ziegenfelle verschieden je nach Ortsüblichkeit.

Ziegenfelle durchschnittlich: II a $33^1/_3\%$; III a $66^2/_3\%$ vom Preis der Prima.

6. Spanien.

Viehbestand (1935):

Rindvieh	4 233 000	Pferde.	796 000
Schafe	17 358 000	Maultiere, Esel.	2 708 000
Ziegen.	4 661 000	Schweine (1938)	5 500 000

Rinderrasse: In Süd- und Mittelspanien und Katalonien große Viehschläge mit kerniger Haut, in den Pyrenäen und Nordspanien kleinerer, gedrungener, dunkelroter Viehschlag mit ebenfalls kerniger Haut.

In Barcelona wird fast alles in gesalzenem Zustand angeliefert. In Madrid werden die Häute und Felle meist getrocknet gehandelt; gesalzen auf besondere Bestellung.

Gewichte der trockenen Kalbfelle:

           —/$2^3/_4$ kg . . . . Bogen 2 kg
           2,8/$3^1/_2$,, ... ,,   3 ,,
           3,6/6 ,, ... ,, $4^1/_2$,,
           6/8   ,, ... ,,   7 ,,

Trockene Häute:

           —/10 kg
           10/18 ,,
           18/— ,,

Schlachtung: unköpfig, teils halblangbeinig; Häute mit Brand 5 Ptas. per Kilo billiger; Barcelona Terneros —/12 kg, 12/20 kg Grüngewicht. Schwere Häute: 20/40, 40/— kg grün.

Spanische Häute und Felle sind stark durch Treibstachel verdorben.

Der größte Teil der Schlachtung in Spanien besteht aus Schafen und Ziegen.

Schafe:

Milchlämmer	3/5	kg,	5/8	kg per Dutzend		
1. Wolle	9/15	,,	15/20	,,	,,	,,
2. ,,	10/15	,,	15/23^1/$_2$	,,	,,	,,
Merinolämmer, geschoren	9/11	,,	per Dutzend			
,, vollwollig	20/22	,,	,,	,,		
Schaffelle, geschoren	10/15	,,	,,	,,		
,, , halbwollig	15/20	,,	,,	,,		
Merino, geschoren	10/15	,,	,,	,,		
,, , halbwollig	15/21^1/$_2$	,,	,,	,,		
,, , vollwollig	21^1/$_2$/40	,,	,,	,,		

Fehlervergütungen:

IIa Schaffelle	20/25%
IIa Lammfelle	50%

Ziegen: Hauptsorten Katalaner, Valencia, Murcia, La Mancha, Estremadura.

Handschuhkids	16/20	kg per 100 Stück		
Schuhkids	28/31^1/$_2$	,,	,,	100 ,,
Fresser	30/34	,,	,,	100 ,,
Heberlinge	4^1/$_2$/8	,,	4^1/$_2$/9 kg per Dutzend	
Ziegen (Cabritos)	9/13	,,	per Dutzend	
Böcke	15/20	,,	,,	,,

Fehlervergütungen: IIa zum halben Preis der Prima.

7. Portugal.

Viehbestand (1934):

Rindvieh	905 200	Pferde	90 300
Schafe	3 274 000	Maultiere, Esel	396 800
Ziegen	1 296 300	Schweine (1938)	1 200 000

Kleines Vieh mit kerniger Haut. Rinderrassen ähnlich wie in Spanien. Schlachtungen geringfügig, da die Kühe meist für Milch, die Stiere für Zucht- und Kampfzwecke aufgezüchtet werden und die Ochsen im ganzen Lande als Arbeitstiere die Pferde ersetzen müssen. Der Schlachtfleischbedarf wird zum Teil durch Einfuhr aus Argentinien gedeckt.

Der Abzug ist nur zum Teil gut, besonders in den Schlachthöfen von Lissabon und Porto, sonst aber stark verschnitten. Die Schlachtung erfolgt mit Kopf, ohne Hörner, mit Ohren, langbeinig; manchmal ohne Vorderklauen, selten ohne Kopf und Klauen. Ende Januar bis März/April haben die Häute und Felle vielfach Engerlinge. Eine weitere starke Beschädigung stellen die Stacheldrahtrisse dar. Trotz Verbot der Regierung sind Treibstachelstiche an der Tagesordnung.

Die Häute und Felle werden manchmal unsortiert verkauft, meist aber wie folgt klassifiziert gehandelt:

Kalbfelle	{ 3/5	kg, Bogen	4 kg
	{ 5/8	,,	,,	6 ,,
Kalbfelle und Fresser	8/14	,,	,,	10/12 ,,
Rinderhäute	14/20	,,	,,	17/19 ,,
Häute	{ 20/30	,,	,,	24/27 ,,
	{ über 30 kg		

Schaf- und Ziegenfelle: Die Sortimente und Verkaufsbedingungen sind den spanischen ähnlich. Portugiesische Schaf- und Ziegenfelle wurden früher vielfach nach Spanien verhandelt und kamen von dort als spanische Felle in den Welthandel. Schafe und Lämmer stellen die hauptsächlichen Schlachtungen dar.

Über das ganze Land verteilt ist die Bordaleirarasse. In der Provinz Alemtejo und zum Teil in Estremadura gibt es große Herden von Merinoschafen. Sortiment und Fehlervergütung wie in Spanien. Die Ziegenfelle sind etwas geringer im Narben als die spanischen Sorten. Sie werden wegen ihrer Ähnlichkeit mit Estremadura häufig unter diese gemischt.

Sortimente der Ziegen:

Ziegenfelle (Cabras) . . . . . .75/110 kg per 100 Stück
Heberlinge (Cabriolas) . . . . . 35/70 ,, ,, 100 ,,
Kitzfelle (Pastones) . . . . . . 25/35 ,, ,, 100 ,,
,, (Cabritos) . . . . . . 12/25 ,, ,, 100 ,,

Fehlervergütungen: IIa zum halben Preis der Prima.

8. Holland.

Viehbestand (1937):		Schlachtungen (1935):	
Rindvieh	2 626 700	Rinder	473 000
Schafe	608 300	Kälber und Fresser	888 000
Ziegen	131 300	Schafe	352 000
Pferde	300 000	Ziegen	11 000
Schweine (1938)	1 538 000	Pferde	28 000

Rinderrasse: Schwarz-weißscheckiges holländisch-friesisches Vieh, Provinz Brabant, Limburg, Oberijssel dunkelrot, meist flache Häute.

Schlachtung: Meist köpfig, langbeinig (geschächtet).

Gewichtseinteilung:

Kalbfelle	—/4$^1/_2$, 4$^1/_2$/7, 7/— kg
Grasfresser	5/14 kg

Pinken (leichte Kalbinnen-, Ochsen- und Bullenhäute) —/21 kg, Häute (Kalbinnen, Ochsen-, Bullen- und Kuhhäute) —/26, 26$^1/_2$/29$^1/_2$, 30/32, 32$^1/_2$/34$^1/_2$, 35/— kg.

Häute, zur Zeit noch mit Horn gewogen, ohne Horn geliefert.

Roßhäute: Große flache Häute, welche einen großen Prozentsatz geschochtene enthalten. Auf der Amsterdamer Auktion werden englische — in Holland geschlachtete Roßhäute verkauft.

Die Häute werden sortiert in 180/200 cm, 200/220 cm, 220/240 cm, 240/260 cm, 260/275, 276 cm aufwärts.

Gewicht der letzteren ca. 24 kg. Die geschochtenen in den gleichen Maßen separat.

Schaf- und Ziegenfelle:

Gesalzene Schaffelle Ia 6—7 kg			Trockene Ziegenfelle Ia 110 kg per 100 Stück
,, Lammfelle 3—4 ,,			,, Heberlinge 70 ,, ,, 100 ,,
,, Scherlinge 4$^1/_2$,,			,, Schaum 70 ,, ,, 100 ,,
,, Blößen 3$^1/_2$,,			,, Broutards 25 ,, ,, 100 ,,

Vergütungen: Häute und Felle: Für Engerlingshäute 15%, für leicht beschädigte 5%, schwerer beschädigte 10%. Gesalzene Schaffelle IIa 10%; IIIa 25% vom Preis der Prima. Trockene Ziegenfelle IIa 33$^1/_3$%; IIIa 66$^2/_3$% vom Preis der Prima. Roßhäute IIa beschädigte fl. 0,50 pro Stück; IIIa 25% vom Preis der Prima.

Wegen Verbesserung von Abschlachtung und Sortiment wurde wiederholt zwischen der Internationalen Gerber- und Händlervereinigung verhandelt und das nachfolgende Abkommen getroffen:

Verkaufsbasis für holländische Häute und Kalbfelle.

Kalbfelle. Vom 1. Januar 1939 ab sollen Kalbfelle in ihren richtigen Sortimenten verkauft werden und der Brauch, in die Prima eine Anzahl Sekunda einzuschließen, soll aufhören. Die Vergütung für die geringeren Sortimente soll 10% für Sekunda und 25% für Tertia betragen.

Häute. Vom 1. Oktober 1938 ab sollen Händlerhäute auf Basis des Club-Sortiments verkauft werden. In Fällen, wo einem Gerber ein Posten unsortiert angeboten wird, soll der Prozentsatz der verschiedenen Sorten angegeben werden, aber der Gerber darf den Posten im ganzen kaufen.

Abzug. Alle geeigneten Schritte sollen unternommen werden, um den Stand des Abzuges zu heben.

9. Belgien.

Viehbestand (1936):

Rindvieh	1782800	Pferde	264500
Schafe	187400	Schweine (1938)	960000
Ziegen	158000		

Rinderrassen: Teils schwarz-weißes, teils rotscheckiges Vieh (Flamland und belgische Ardennen).

Schlachtung: Kalbfelle unköpfig, teils kurz-, teils langbeinig.

Häute mit Kopf, langbeinig, ohne Vormaul, ohne Schwanzknochen, ohne Horn oder mit Horn.

Einige Syndikate lassen die leichten Kälber mit dem Hammer auf einem Schragen (Chevalet) ausschlagen. Hierdurch wird der Narben beschädigt, während bei Ausschlagen der hängenden Kälber und bei genügender Vorsicht diese Beschädigung vermieden wird.

Gewichte: Die Gewichtseinteilung der Auktion Brüssel weicht etwas von der Einteilung in Antwerpen ab. Im Gegensatz zu Brüssel, wo eine öffentliche Auktion stattfindet, werden die Antwerpener Häute durch Einschreibung verkauft.

Kalbfelle (Brüssel)	—/7, 7/— kg
„ (Antwerpen)	—/6, 6/10, 10/— kg
Rinder	—/24$\frac{1}{2}$, 25/— kg
Kühe	—/29$\frac{1}{2}$, 30/34$\frac{1}{2}$, 35/— kg
Stiere	—/34$\frac{1}{2}$, 35/— kg
Ochsen	—/34$\frac{1}{2}$, 35/44$\frac{1}{2}$, 45/— kg

Auf der Brüsseler Auktion erfolgt der Verkauf auf Frischgewicht. Verwiegung der Kalbfelle: ohne Kopf, kurzbeinig; Häute: ohne Dung, langbeinig, ohne Schwanzknochen und ohne Vormaul, mit Horn, aber Lieferung ohne Horn.

Fehlervergütungen: (Brüssel) Die Häute und Felle II., III. und IV. Wahl erhalten eine Vergütung, die sich nach den auf der vorausgegangenen Auktion erzielten Preisen errechnet. Schuß ./. 25%. Geschochtene Häute bfrs. 0,15 per kg.

(Antwerpen) Häute B. 4%, C. 6%, D. Engerlinge 6%, Kalbfelle C. 4%, C. C. 6%.

Forderung der Gerber: Leicht beschädigte 5%, stärker beschädigte 10%, Schuß nach Wert.

Roßhäute: Große, schwere und kräftige Häute —/180 cm, 180/220 cm, 220/— cm; davon ca. 75/80% von 250 cm aufwärts. Preisbasis 220/— cm.

Die Schlachtung ist oft schnittig und löcherig. Ein Teil des Gefälles wird in Brüssel auf der Häuteauktion verkauft, der größere Teil jedoch durch den Handel.

Fehlervergütung: 1 bis 3 Löcher 4%, mehr als 3 Löcher 6%.

Schaffelle: 5/6 kg, langwollige, halbwollige, Blooters (Scherlinge).
Fehlervergütungen: Bis 3 Löcher ohne Vergütung, über 3 Löcher halber Preis.

Ziegenfelle:

Große Ziegen ca. 116 cm lang, 100 cm breit
Mittelziegen   „   93 „   „   64 „   „
Kleine Ziegen   „   85 „   „   52 „   „

Kitzfelle in Gewichten wie in Deutschland.
Fehlervergütungen: IIa 30%, Schuß 50%.
Zickelfelle weiß, bunte halber Preis der weißen:

10. Luxemburg.

Viehbestand (1937):

Rindvieh	107 400	Pferde	17 300
Schafe	6 800	Maultiere, Esel	100
Ziegen	3 400	Schweine (1938)	134 000

11. Großbritannien.

Viehbestand:		Schlachtungen (1935/36):	
Rinder (4. Juni 1938)	7 966 200	Rinder	2 650 000
Schafe (4. Juni 1938)	25 408 000	Kälber	1 300 000
Ziegen (1937)	35 500	Schafe	13 500 000
Pferde (1937)	1 102 600		
Maultiere, Esel (1937)	7 600		
Schweine (1938)	4 700 000		

Rinderrassen: Eine große Anzahl hochgezüchteter Rassen. In Nord-england und Yorkshire meist braunrote Häute, mittelkräftig, zum Teil von Irland eingeführtes Vieh. In Mittelengland Häute der gleichen Hautfarbe, aber etwas kräftiger. In Nord-Wales dunkelrote und Schecken, kräftige Häute, in Süd-Wales kräftige, schwarze Häute. In Südengland Rote, Schwarze und Schecken. In Südost-England flache, in Südwest-England flache, weitbauchige Häute.

Schottland: Hochlandhäute, kleine, langhaarige, aber kräftige Häute; Flach-land und Südschottland mittelkräftige Häute.

Abzug in Nordengland und Schottland besser als in Wales und Südengland. Der Grund hierfür ist, daß im Norden Schlachthäuser bestehen, während im Süden nur ein kleiner Prozentsatz Schlachthausware ist.

Engerlinge: Im Februar 4 bis 6% der Häute schadhaft, steigend bis Mai/Juni über 50% Engerlinge; diese wieder in Südengland am schlimmsten. Häute mit Engerlingen werden getrennt verkauft, und zwar so, daß jedes der Sortimente in ein engerlingsfreies und ein engerlingsbeschädigtes Sortiment unter-teilt wird. Das erste engerlingsbeschädigte Sortiment enthält bis 8 offene Engerlinge, das zweite bis 25 offene Engerlinge; Häute mit mehr als 25 offenen Engerlingen gehören dem dritten Sortiment an. Seit Januar 1936 macht eine Regierungsverordnung die Abdasselung des Viehs zur Pflicht. Es ist anzunehmen, daß als Folge dieser Maßnahme der Prozentsatz der engerlingsbeschädigten Häute in den kommenden Jahren beträchtlich sinken wird. Eine leichte Besserung ist bereits eingetreten.

Schlachtung: Durch das Knie kurzbeinig, teils geschlitzte Köpfe, teils squares, quadratisch geschlachtete unköpfige Felle, Salzung in Großstädten gut, bei Landplätzen oft mangelhaft.

Gewichte:

Kalbfelle . . . . . .   meist —/9, 9/16, 17/24, 25/— lbs
    „   . . . . . . zum Teil —/7, 7/9, 9/12, 12/16, 17/24 lbs

Fresser (kips und grassers genannt) —/35 lbs.
Häute:

Ochsen und Rinder . . . . . . —/49 lbs, 10 zu 10 lbs steigend
Kühe . . . . —/49, 50/59, 60/— lbs
„ . . . . . zum Teil auch 60/69, 70/79 und 80/— lbs

Häute IIa und Schußhäute werden in getrennten Sortimenten verkauft.

Roßhäute: In der Mehrzahl große, gut gestellte Häute, etwas grobnarbig, daneben auch dünne, kleine Häute, teils Ponyhäute. Ausschlachtung mangelhaft, oft salzfleckig.

Sortierung: 160/180 cm, 180/200 cm, 200/220 cm; ferner 220 cm aufwärts mit ca. 70% Roßhäuten 250 cm aufwärts.

Vergütungen: IIa 10% weniger, IIIa 30% weniger.

Ziegenfelle wenig vorhanden.

Schafe: Verkauf pro Stück je nach Gewicht.

Hauptsorten: Weißköpfe, Schwarzköpfe, Kreuzung, Lämmer, Scherlinge.

12. Irland — Eire.

Viehbestand (1938):		Schlachtungen (1935/36):	
Rindvieh	3 555 000	Rinder	200 000
Schafe	2 270 300	Kälber	120 000
Ziegen	116 800	Schafe	750 000
Pferde	417 700		
Maultiere, Esel	166 700		
Schweine	959 000		

Rinder: Mittelkräftige bis flache Häute. Einige große Märkte haben gut abgezogene Häute. Abzug auf dem flachen Land wesentlich schlechter als in England. Zum Teil stark verschnitten. Häute und Felle stark fleischig. Salzung bei Landplätzen oft mangelhaft.

Ziegenfelle: Das Gefälle ist unbedeutend und kommt nicht auf den Weltmarkt.

13. Dänemark.

Viehbestand (1937):		Viehbestand, Island (1936):	
Rindvieh	3 067 000	Rindvieh	37 000
Schafe	187 000	Schafe	653 300
Ziegen	21 000	Ziegen	2 000
Pferde	552 200	Pferde	46 000
Schweine (1938)	2 706 000		

Rinderrasse: Inselware dunkelrot, etwas schwammig. Jütland zum großen Teil schwarzes Vieh. Schlachtung der Häute und Felle meist stark fleischig. Nordschleswig (ehemals deutsches Gebiet) meist dünnhäutige schwarzweiße Schecken, zum Teil rote Holsteiner Rasse.

Schlachtungen: Die einzige größere Häuteauktion findet für das ganze Land in Kopenhagen statt. Die Häute berechnet auf Grüngewicht; ebenso Mastfelle und Kalbfelle. Roßhäute auf Basis salzfreien Gewichtes. Die Hauptmenge der Häute und Felle ist Händlerware, berechnet auf salzfreies Gewicht.

Ein Teil der Schlachtung ist ausgeschlagen und sollte schnittfrei sein. Ein Mißbrauch ist die Bezeichnung „sogenannte" ausgeschlagene Häute und Felle, die oft stark verschnitten sind.

Gewichte:

Kalbfelle	—/4, 4/6, 6/8, 8/14 kg. Die Gewichte von 4 kg aufwärts in den Wintermonaten langhaarig und fresserartig
Leichte Häute . .	14/17 kg
Kalbinnen	17/23 kg, Bogen ca. 21 kg; 23/— kg, Bogen ca. 25 kg. Salzfreies Gewicht
Kühe	17/26 kg, Bogen ca. 23 kg; 26/— kg, Bogen ca. 30 kg
Ochsen	17/28 kg, Bogen ca. 25 kg; 29/— kg, Bogen ca. 33 kg
Bullen	17/23½ kg, Bogen ca. 20 kg; 24/33 kg, Bogen ca. 30 kg; 33½/43 kg, Bogen ca. 38 kg; 43½/— kg, Bogen ca. 47 kg. Alles Grüngewicht.

Handelsware wird nach Salzgewicht gehandelt bei entsprechend leichteren Gewichtsgrenzen und Bogengewichten.

Die einstweilen für Dänemark und Schweden vereinbarten Sortimentsbedingungen sollen auch auf die übrigen skandinavischen Länder angewandt werden; sie folgen am Schluß des Abschnittes Finnland.

Roßhäute: Feinnarbige, große Häute von guter Schlachtung. Der größte Teil des Gefälles geht durch den Handel, ein Teil wird durch die Auktion verkauft. Der Handel sortiert die Häute nach Maß, und zwar enthalten die Originalpartien höchstens 40% von 220/249 cm, mindestens 60% von 250 cm aufwärts. Auf der Auktion werden die Roßhäute nach Gewicht sortiert, und zwar von 20 kg Grüngewicht aufwärts. Dieses Gewicht gilt als Basis für den Auktionspreis. Vergütung für Untersortimente wie folgt:

$$
\begin{array}{llll}
160\text{—}179 \text{ cm} & . . . . & 60\% \\
180\text{—}199 \text{ ,,} & . . . . & 40\% \\
200\text{—}219 \text{ ,,} & . . . . & 20\% \\
220\text{—}249 \text{ ,,} & . . . . & \text{voller Preis} \\
250/\text{—} \text{ ,,}
\end{array}
$$

Schaffelle: Im Sommer teilweise getrocknet, in der übrigen Jahreszeit gesalzen.

Gesalzene vollwollige	4—6	kg per Stück;	trockene	2—3	kg per Stück
,, angewachsene . .	2—3	,, ,, ,, ;	,,	1½—2	,, ,, ,,
,, Blößen.	1—1½	,, ,, ,, ;	,,	¾—1	,, ,, ,,

Der Anfall an Schaffellen ist klein, die Behandlung gut.

IIa 20% Vergütung.

In Island beschränkt sich der Anfall von Sekundafellen auf 10% und wird tel quel ohne Vergütung mitverkauft.

Ziegenfelle: Anfall unbedeutend.

Vergütungen für IIa bei allen Häuten und Fellen 10%.

14. Schweden.

Viehbestand (1937):

Rindvieh	2 962 000	Ziegen	217 700
Schafe	405 000	Pferde	620 000
Schweine (1938)	1 371 000		

Rinderrassen: In Nord- und Mittelschweden hellbraunes bis weißhaariges Vieh; feinnarbige, mittelkräftige Häute. In Südschweden schwarz-weiße Schecken; dünnere Häute und weniger gut im Abzug.

Schlachtungen: Das ganze Gefälle wird durch den Handel angeboten, der die Häute auf salzfreies Gewicht zum Verkauf stellt. Meist köpfig, langbeinig.

Die Schlachtung ist in den letzten Jahren verbessert worden. In einigen großen Schlachthäusern werden alle Häute mit dem Hammer abgeklopft, also vollkommen schnittrein geliefert. Diese schnittfreien Rindshäute (nicht Kalbfelle) werden separat zu entsprechend höheren Preisen verkauft. Die schnitt-reinen Häute werden vollkommen engerlingsfrei geliefert, d. h. auch eine Haut mit nur einem Engerling gilt als Sekunda.

Gewichte:

Kalbfelle . . . . —/4, 4/7, 7/12 kg
Fresser (in den skandinavischen Ländern Kipse genannt) 4/12 kg
Kalbinochsen. . . 12/18 kg, Bogen ca. 15/16 kg; 18/25 kg, Bogen 22¹/₂ kg
Kuhhäute . . . . 12/20 kg, Bogen 16 kg; 20/— kg, Bogen 23/24 kg
Bullen . . . . . 25/35 kg, Bogen 30 kg; 35/45 kg, Bogen 42 kg; 45/— kg, Bogen ca. 45 kg
Ochsen . . . . . 25/— kg, Bogen ca. 30/32 kg. Anfall unbedeutend

Roßhäute: Feinnarbige Ware, in Südschweden große Häute, in Nord- und Mittelschweden — mit Ausnahme der großen Städte, welche große, flache Häute liefern — gedrungene, kräftige Häute. Der Abzug ist gut, das Sortiment ist am Schluß des Abschnittes Finnland angeführt.

Der Anfall an Schaffellen ist klein; Vergütung für IIa 30%.

15. Norwegen.

Viehbestand (1937):

Rindvieh	1343200	Ziegen	321700
Schafe	1739000	Pferde	189600
Schweine (1938)	429000		

Rinderrasse: Ähnlich wie in Nord- und Mittelschweden. Etwas kerniger, aber weniger fein im Narben. Abzug zum Teil weniger gut.

Schlachtung, Gewichte, Vergütungen wie in Schweden.

Roßhäute: Feinnarbige, kleine Häute, werden meist nach Gewicht gehandelt, von 17 kg aufwärts, Bogengewicht 22/23 kg; für alle Häute von 12/17 kg wird 20% Vergütung gewährt.

Gewichte der Schaf- und Ziegenfelle wie in Schweden und Dänemark. Norwegen ist das einzige Land in Skandinavien und den Randstaaten, dessen An-fall an Schaffellen für den Weltmarkt bedeutungsvoll ist. Die Hauptfehler sind Scherschnitte, die jedoch beim trockenen Fell schwer feststellbar sind.

Vergütet werden: 15% bei Trockenfellen IIa; 25% bei Salzfellen IIa.

16. Finnland.

Viehbestand (1936):

Rindvieh	1879200	Pferde	368600
Schafe	1022900	Renntiere	100100
Ziegen	12900	Schweine (1938)	531000

Rinderrasse: Ähnlich wie Mittelschweden, feinnarbige, etwas dünnere Häute. Abzug zum Teil weniger sorgfältig wie in Schweden.

Schlachtung wie in Schweden.

Kalbfelle: Meist leichte Gewichte —/3¹/₂ kg.

An Schaffellen erzeugt Finnland größere Mengen, die zumeist in trockenem Zustand gehandelt werden.

Die Behandlung ist meist gut. Die Hauptfehler sind Scherschnitte. Für IIa werden 20% vergütet.

Gewichte:

Schafe, gesalzene	. . . .	200 kg per	100	Stück
„ trockene	. . . .	90 „	„ 100	„
Ziegen, trockene	. . . . .	80/85 „	„ 100	„

Roßhäute: Mittelgroße Häute von etwas geringerem Narben und weniger gutem Abzug, sonst ähnlich der schwedischen Ware.

Die Häute- und Fellausfuhr aus Finnland wird von Jahr zu Jahr kleiner, da die finnische Lederindustrie ein wachsender Verbraucher .der eigenen Rohware ist. Schaf- und Lammfelle werden seit einigen Jahren kaum mehr ausgeführt, ebenso wenige Roßhäute; Kuh-, Bullen-, Kalbinnen- und Kipshäute etwa zur Hälfte. Nüchterne Kalbfelle gelangen vorläufig fast 100%ig zum Export.

Gemeinsam für alle vier skandinavischen Länder kann gesagt werden, daß infolge der starken inneren Konkurrenz die Salzung der Ware sehr viel schlechter geworden ist als früher, so daß die Internationale Gerbervereinigung sich in wiederholten Sitzungen damit beschäftigen mußte, wieder Ordnung in die skandinavischen Märkte zu bringen. Es wurde insbesondere für notwendig erachtet, flache Häutestapel zu fordern, damit das Salz- und Blutwasser richtig abtropfen kann, was man in den letzten Jahren zum Teil durch künstlichen Hochbau der Ränder der Häutestapel verhindert hat. Ebenso wirkte sich nachteilig aus, daß fast allgemein feingemahlenes Salz verwendet wurde, welches auf Haar- und Fleischseite der Häute und Felle festklebt. Zugesagt wurde, nach Verbrauch der derzeitigen Bestände von feingemahlenem Salz körniges Salz in 2 bis 3 mm Kristallgröße zu verwenden, was inzwischen durchgeführt sein sollte. Des weiteren wurden die Franchise- und Tarabestimmungen für die Hauptverladehäfen festgelegt, nach welchen jeder Käufer berechtigt ist, eine Tarierung der Häute und Felle zu verlangen, falls die Ware einen Überschuß von Salz und Wasser enthält oder nicht richtig durchgesalzen ist. Von den dänischen und schwedischen Abladern sind diese Bestimmungen inzwischen durchgeführt worden; auch die meiste norwegische und finnische Ware wird zu diesen neuen Bedingungen gehandelt.

Kopenhagener Abkommen 1937.

Die folgenden Bedingungen beziehen sich auf alle Verkäufe von Häuten und Kalbfellen aus Dänemark, Schweden, Norwegen und Finnland, wenn im Kontrakt nicht anders vermerkt:

Alle Häute und Kalbfelle aus Dänemark, Schweden, Norwegen und Finnland — ausgenommen Auktionsware — müssen auf Salzgewicht mit Franchise verkauft werden. Die Franchisen sind die nachstehenden:

Zwischen schwedischen, dänischen, norwegischen und/oder finnischen Häfen .	2%
Hamburg, Bremen, Stettin, Lübeck, Gotenhafen, Danzig.	2%
Memel, Riga, Tallin	3%
London, Hull, Newcastle, Leith, Goole:	
Von der Ostküste von Schweden und Finnland	2½%
Von der Westküste von Schweden, Dänemark und Norwegen	2%
Liverpool, Glasgow, Swansea	3%
Rotterdam, Amsterdam, Antwerpen	3%
Rouen, Havre, Dunkirk.	3%
Nantes, Bordeaux	4%
Marseille, Oporto, Barcelona, Valencia	5%
Genua, Triest, Livorno	5%
Piräus, Konstantinopel, Konstanza, Varna, Burgas	6%

Obige Sätze beziehen sich auf die Monate Oktober bis März, während April bis September ist ein weiteres Prozent gestattet. Außerdem soll ein weiteres Prozent gestattet werden in Fällen, wo die Häute oder Felle umgeladen werden. Als Umladung wird es erachtet, wenn die Häute oder Felle während der durch die Verschiffungsdokumente gedeckten Reise in mehr als einem Dampfer transportiert werden.

Wo Teilverschiffungen — entweder von verschiedenen Häfen oder zu verschiedenen Zeitpunkten — erforderlich sind, soll jede Verschiffung ein gesonderter Kontrakt sein.

Die Verwiegung muß in Originalbündeln durch einen vereidigten Verwieger im Bestimmungshafen stattfinden und so rasch als möglich durchgeführt werden und nicht später als 48 Stunden nach dem Entlöschen, Sonntage und Feiertage ausgenommen.

Wiegekosten gehen zu Lasten des Käufers.

Wo immer möglich, ist es wünschenswert, das Gewicht in Einheiten von wenigstens 500 kg zu nehmen.

Die Vertreter der Verkäufer dürfen bei der Verwiegung anwesend sein.

Auf Waren, die vom Vertreter der Käufer am Lager des Abladers abgenommen werden, wird keine Franchise gewährt.

Im Falle von Verschiffungen nach Inlandplätzen bezieht sich die Franchise nur auf den Bestimmungshafen.

Die Häute und Felle sollten wenigstens 21 Tage im Stapel unter Salz bleiben. Sie sollten so gestapelt werden, daß die Ränder nicht höher als die Mitte sind (am besten auf einer schiefen Ebene, ohne die Ränder einzuschlagen, damit das Wasser abfließen kann). Vor Bündelung und Verwiegung müssen sie 24 Stunden auf einen Rost aufgesetzt werden und überschießendes Salz und Feuchtigkeit müssen durch Schlagen oder Fegen entfernt werden. Die Stapel für die Ablieferung sollen etwa $1^1/_2$ m (125/175 Häute) hoch sein. Hiernach dürfen die Häute und Felle verwogen, gebündelt und verladen werden. Das verwendete Salz sollte von etwa 2 mm Korngröße sein.

Häute müssen ohne Horn, Stirnknochen und Schwanzknochen geliefert werden. Kalbfelle ohne Schwanzknochen; falls ohne Kopf müssen die Backen entfernt werden.

Einteilung für schwedische und dänische Häute und Kalbfelle (Zusatz zum Kopenhagener Abkommen, 1937).

Die folgende Einteilung für Kalbfelle, gewöhnliche Häute und hammergeschlachtete Häute wurde vereinbart zwischen der Internationalen Gerbervereinigung und den Vereinigungen dänischer und schwedischer Häutehändler und soll am 1. Januar 1939 in Kraft treten. Die Gerbervereinigung bittet, daß auch dieses Sortiment in Zukunft bei allen Geschäften in Häuten und Kalbfellen von Norwegen und Finnland angewendet wird.

Sortiment schwedischer und dänischer Kalbfelle.

Ia fehlerfreie Häute oder solche mit kleineren Fehlern als IIa.

IIa-Felle mit einem oder zwei kleinen Löchern im Kern oder bis zu vier im Kern und Abfall (bis zu drei kleine Löcher im Abfall, die weniger als 5 cm vom Rande entfernt sind, zählen nicht).

Felle mit leichten Narbenschäden.

Felle mit tiefen Schnitten.

Leicht haarlässige Felle.

Durch sichtbare Salzflecken stark beschädigte Felle.

Rostfleckige Felle.

Sehr schlecht geformte Felle.

Vergütung 10%.

IIIa-Felle mit stärkeren Schäden als IIa. Frei von Schuß.

Vergütung 25%.

Schuß nach Wert.

Sortiment schwedischer und dänischer gewöhnlicher Häute.

Ia fehlerfreie Häute oder solche mit kleineren Fehlern als IIa.

IIa-Häute mit bis zu drei kleinen Löchern im Kern oder bis zu vier im Kern und Abfall (kleine Löcher im Abfall, die weniger als 10 cm vom Rande entfernt sind, zählen nicht, mit Ausnahme der Handlöcher).

Häute mit leichten Narbenschäden.

Häute mit tiefen Schnitten, die eine erhebliche Fläche der Haut beeinträchtigen.

Häute mit ein bis sieben sichtbaren Engerlingen.

Leicht haarlässige Häute.

Sehr schlecht geformte Häute.

Häute mit rauhem Nacken.

Rostfleckige Häute.

Vergütung 10%.

IIIa-Häute mit stärkeren Schäden als IIa. Frei von Schuß.

Vergütung 25%.

Schuß nach Wert.

Sortiment schwedischer hammergeschlachteter Häute und dänischer sog. hammergeschlachteter (Abattoir) Häute.

Ia fehlerfreie Häute oder solche mit kleineren Fehlern als IIa.

IIa-Häute mit einem kleinen Loch im Kern oder ein bis drei kleinen Löchern im Kern und Abfall (kleine Löcher im Abfall, die weniger als 10 cm vom Rande entfernt sind, zählen nicht, mit Ausnahme der Handlöcher).

Häute mit leichten Narbenschäden.

Häute mit ein bis sieben sichtbaren Engerlingen.

Leicht haarlässige Häute.

Sehr schlecht geformte Häute.

Häute mit rauhem Nacken.

Rostfleckige Häute.

Vergütung 10%.

17. Estland.

Viehbestand (1937):

Rindvieh	638900	Ziegen	2200
Schafe	650500	Pferde	209100
Schweine (1938)	385000		

Rinderrasse: Feinnarbige, meist hellbraune, mittelkräftige Häute und Felle Abzug zum Teil schnittig.

Hauptschlachtung für Häute von November bis April; Kalbfelle von Februar bis Juni. Häute meist köpfig, langbeinig, mit Horn.

Gewichte:

Fresser und leichte Häute —/16 kg salzfrei
schwere Häute 16/— kg salzfrei
Kalbfelle meist gesalzen, zum Teil trocken gehandelt
—/2^1/$_2$ kg; 2^1/$_2$—4 kg gesalzen
—/1 kg; 1—2 kg trocken

Engerlingszeit: März/August.

Fehlervergütungen: handelsüblich 15% IIa zum Prima-Preise. Überschuß 20/40% billiger.

Schafe: Schlachtung August/November. Gewichte wie in Lettland.

Fehlervergütungen: keine, wird gehandelt tel quel.

Ziegen: wenig vorhanden.

Roßhäute: Gewichte wie in Litauen.

Vergütungen: Schuß und Brack bleiben zurück.

18. Lettland.

Viehbestand (1937):

Rindvieh . . . . 1 209 900   Ziegen 5 500
Schafe . . . . 1 334 000   Pferde 391 900
Schweine (1938) 813 000

Rinderrasse: ähnlich Estland, etwas flacher und feiner im Narben.

Gewichtseinteilung wie in Estland.

Engerlingszeit: März/August.

Schaffelle meist trocken gehandelt.

Schwere Schaffelle für Bekleidungszwecke.

Gewichte:

Schwere . . . . .   1,20 kg
Lämmer . . . . . 0,75—0,80 „
· Blößen . . . . . .   0,60 „

20% IIa und 20% Blößen als gut; Überschuß mit 20 bis 40% Vergütung.

Ziegen etwas mehr als Estland.

Roßhäute: Gewichte wie in Litauen.

Fehlervergütungen: Schuß und Brack bleiben zurück.

19. Litauen.

Viehbestand (1937):

Rindvieh 1 172 200
Schafe 614 300
Pferde 552 100
Schweine (1938) 1 249 000

Rinderrasse: Kleiner, ziemlich gedrungener Viehschlag, meist schwarz, zum Teil braun mit kerniger Haut.

Schlachtung der Häute und Kalbfelle köpfig kurz- bis langbeinig, zum Teil mit Nägeln ohne Horn. Abzug mangelhaft.

Gewichtseinteilung:

Fresser und leichte Häute bis 16 kg salzfrei
schwere Häute über 16 kg salzfrei ·

Sekunda mit 10% Vergütung.

Kalbfelle gesalzen: bis 3 kg und über 3 kg; erstere im Bogengewicht von $2^1/_2$ kg per Stück, letztere im Bogengewicht von etwa $3^1/_2$ kg nach Gewicht gehandelt.

Kalbfelle im Sommer zum Teil getrocknet, zum Teil noch 25% Sekunda als gut, Überschuß mit 10% Vergütung.

Salzung häufig mangelhaft, Häute voll Mist, hierfür Sondervergütung.

Engerlingszeit: März/Juli/August.

Roßhäute: in Originalpartien, die sich zusammensetzen aus: 10% 180/199 cm, 20% 200/219 cm, 70% 220/— cm. Durchschnittsgewicht 18/19 kg pro Haut.

Vergütungen: Schuß 10%, Brack 30%.

Schafe:

Schaffelle . . . . . 1,15—1,20 kg
Lämmer . . . . . 0,80—0,85 „
Blößen . . . . . . 0,65—0,70 „

Schlachtungen: September/Januar.

Vergütungen: 10% IIa und 10% Blößen als gut, Überschuß mit 20 bis 40%, Brack 50%.

Ziegen trocken 1 Pfund aufwärts, naßgesalzen 2 Pfund aufwärts.

Vergütungen: Brack zum halben Preis der Prima.

20. Polen (ehemaliges Gebiet).

Viehbestand (1937):

Rinder	10 568 900	Ziegen	405 100
Schafe	3 181 500	Pferde	3 887 600
Schweine (1938)	7 525 000		

Rinderrassen und Behandlung sehr verschieden, je nach der früheren politischen Zugehörigkeit des Landes.

Kongreßpolen: teils schwarzes, teils dunkelrotes Vieh, flache Häute und Felle, meist schlecht abgezogen, mangelhaft gesalzen, verschnitten und mistig.

Warschau-Stadt: sorgfältiger behandelt und entsprechend teurer.

Posen und Oberschlesien: im allgemeinen besser gezüchtetes, feinnarbiges Vieh, flache Häute, sorgfältiger Abzug.

Galizien: gutnaturige, kräftige, kleine, meist hellbraune Häute und Felle, aber stärker verschnitten, Salzung mangelhaft, mistig.

Wolhynien: kräftig, aber grobnarbig, rauhhaarig, brauner und grauer Viehschlag.

Schlachtung: Kalbfelle köpfig, meist kurzbeinig, zum Teil langbeinig, bis 4 kg salzfrei. Seit dem 1. Januar 1937 ist in Polen das Schächtverbot eingeführt, das zunächst zu einer wesentlich verminderten Schlachtung bei den Großviehhäuten geführt hat.

Hauptschlachtungen für Kalbfelle vom Dezember bis Ende Juni.

Fresser (auch Bukaten oder Zwicker genannt) 4 bis 8 kg.

Leichte Häute 8/16 kg, mit Kopf, ohne Horn, mit Schweifbein, zum Teil langbeinig mit Nägeln und Flechsen.

Hauptschlachtungen für Fresser und Häute vom 15. August bis 1. April.

Engerlingszeit von April bis Juli.

Vergütungen: Sekunda 10% billiger.

Das Bestreben der polnischen Häutehändler, einen gewissen Prozentsatz Sekunda als Prima zum Prima-Preis mitzuliefern, wird von der Internationalen Gerbervereinigung abgelehnt. Die Bestimmung, daß die Schweifbeine zu entfernen sind, ist zur Zeit noch mangelhaft durchgeführt.

Roßhäute:

in Posen 220 cm und aufwärts;

in Kongreßpolen 30/40% 200/220 cm; Rest 220 cm und aufwärts;

in Galizien und Wolhynien 20% 180/200 cm; 50% 200/220 cm; 30% 220 cm und aufwärts.

Die besten Roßhäute der Qualität nach sind die galizischen und wolhynier, der Abzug ist jedoch mangelhaft; die Konservierung ist auch nicht befriedigend. Die Posener sind gut abgezogen und konserviert, jedoch qualitativ nicht so gut. Die polnischen sind mittelmäßig in der Qualität.

Saison von Oktober bis März.

Schaffelle: In den ehemaligen russischen Provinzen ist die Ware grobwollig. Das Gros der Ware wird im Lande verarbeitet.

Die Hauptdistrikte sind:

Wilnaer Gegend: Anfall ca. 100000 Stück, meist graufarbig.

Bialystoker, Grodnoer und Lomzaer Gegend: Anfall ca. 100/150000 Stück, teils schwarz, teils weiß und graufarbig.

Wolhynier Gegend: 40/50000 Stück, Haarfarbe wie oben, gering in Qualität.

Gewichte:

$$\text{Schaffelle, Jacken} \quad . \quad . \quad . \quad . \quad . \quad \text{ca. 1,2 kg}$$
$$\text{Lammfelle} \quad . \quad . \quad . \quad . \quad . \quad . \quad . \quad 0{,}8 \; ,,$$

Zentralpolnisches Gebiet: Anfall ca. 70/80000 Stück, wird auch im Inlande verarbeitet. Ebenfalls gering in Qualität.

Posener Gegend: Die Schaffelle sind den deutschen ähnlich; Anfall 100/150000 Die Saison der Schaffelle ist von August bis Januar.

Ziegenfelle: Das Gros der Ware fällt in der Posener Gegend an, wo die Ware der deutschen ähnlich ist, enthält 75% Heberlinge und ist qualitativ gut. Der Anfall beträgt ca. 100/120000 Stück.

Gut ist auch die Ware in Westgalizien, qualitativ beinahe wie Posener. Der Anfall beträgt ca. 40000 Stück, ca. 75% Heberlinge.

In der Wilnaer Gegend beträgt der Anfall ca. 20/30000 Stück, 60/75% Heberlinge; auch gut in der Qualität.

In Ostgalizien fallen ca. 20/25000 Stück an. Die Ware ist jedoch von geringer Qualität.

In Zentralpolen und Wolhynien fallen insgesamt ca. 15/20000 Stück von ziemlich geringer Qualität an.

Fehlervergütungen:

Schaffelle: Im Inland einschließlich IIa und IIIa gehandelt.

Ziegenfelle beim Export IIa mit $33^{1}/_{3}\%$, IIIa 50%, Schaum 75% Vergütung.

Roßhäute einschließlich IIa, frei von Brack, für letztere 50% Vergütung.

21. Rußland.

Viehbestand (1938):

Rindvieh	50900000	Maultiere, Esel	701600
Schafe	60000000	Büffel	539400
Ziegen	6600000	Schweine	30600000
Pferde	16200000		

Rinderrassen: Bei der großen Ausdehnung und klimatischen Verschiedenheit des Landes sehr verschieden.

Die Nordprovinzen kleines gedrungenes Vieh in häufig schlechtem Ernährungszustand und entsprechend dünnen Häuten, zum Teil mit schwarzweißem holsteinischem und baltischem Vieh durchkreuzt. Zentralrußland etwas kräftigerer Viehschlag. Südrußland größerer Viehschlag mit kräftiger Haut.

Schlachtung etwas sorgfältiger als vor dem Kriege, auch die Sortierung viel mehr ins einzelne gehend, dagegen die Vorkriegssortimente nach Herkunft der Häute nicht mehr streng durchgeführt, sondern große Gruppen ähnlicher Ware zusammengefaßt. Auf den großen Plätzen meist gesalzen. Die Salzung ist im allgemeinen ebenfalls besser als vor dem Kriege. Der frühere große Salzfleckenschaden hat durch Verwendung von Sodazumischung nahezu aufgehört.

Das Landgefälle meist getrocknet.

Sortierung nach Größe (Kalbfelle 5/6, 6/7, 7/8 Φ usw.) sowie nach Stärke, dünn, mittel, dick.

Gewichte der Kalbfelle:

Resnoi (Schlachter):

leichte	5/6 φ	trocken ca.	0,6—0,8 kg,	gesalzen	1,6—2,0 kg	(unköpfig)	
mittel	6/7 „	„	„	1,0 „	„	2,5 „	„
schwere	7/8 „	„	„	1,3 „	„	3,0 „	„

Palloj (Bauernfelle): leichte ca. $^3/_4$ kg, mittel 1 kg, schwere ca. 1,3 kg trocken.

Fehlervergütungen: IIa 15%; IIIa 35%.

Fresser: ca. $4^1/_2$ bis 10 kg.

Häute: leichte ca. 9 kg; schwere 12/15 kg (Bogen 13 kg).

Fehlervergütungen: IIa 10%; IIIa 15%.

Fohlen: 2/3, 5/6, 7/8, 9/10 Pfd. russ.

Roßhälse: 9/10 Pfd. russ.

Fehlervergütungen: IIa 15%, IIIa 35%.

Schaffelle:

Chlebnoj[1] Schaffelle	100/110 kg
Lammfelle	60/75 „
Kahle Lammfelle	55/60 „
Stepnoj[1] (Steppen) Schubnaja[1], Dubnaja[1], Stubowaja[1]	ca. 150/180 „
Kurgaschka[1]	70/80 „

IIa 15% Abschlag
IIIa 35% „
Kahle 20% billiger als wollige

Ziegenfelle:

Chlebnoj (Kasaner):	Geißfelle	100/110 kg
	Heberlinge	50/55 „
	Saffian	30/35 „
Steppen, sibirische (Petropawler, Orenburger, Semipalatiner):	Geißfelle	120/125 „
	Mittel .	70/75 „
	Lack[1] . .	40/50 „
Steppen, mittelasiatische (Turkestaner):	Geißfelle	125/135 „
	Mittel	70/80 „
	Lack	45/50 „

IIa 15% Abschlag
IIIa 35% „
Mittel 20% billiger als Geißfelle
Lack 50% „ „ „

22. Ungarn.

Viehbestand (1938):

Rindvieh	1 882 000	Pferde	813 600
Schafe	1 628 700	Büffel (1935)	6 500
Ziegen	41 400	Maultiere, Esel	5 200
Schweine	3 110 000		

Rinderrasse: Teils süddeutscher Viehschlag, teils rauhhaariges ungarisches Vieh.

Schlachtung: Kalbfelle, mit Kopf, langbeinig, teils kurzbeinig und unköpfig, kurzbeinig.

Häute köpfig, langbeinig, mit Horn eingewogen.

---

[1] Chlebnoj: Felle von Hausziegen und Hausschafen (Stallvieh). Stepnoj (Steppen): Felle von Weidetieren. Schubnaja: Schaffelle im allgemeinen. Dubnaja: Schwere Schaffelle. Stubowaja: Extra schwere Schaffelle. Kurgaschka: Lammfelle. Lack: Dünnledrige Felle, die früher zu Lackleder verwendet wurden.

Gewichte:

Kalbfelle . . . . —/6, 6/— kg
Fresser und Zwicker . . . 7/12 kg (nur in geringen Mengen aufkommend)
Bukaten . . . . 12/18 kg
Rindshäute . . . . . . —/22^1/$_2$, 23/29^1/$_2$, 30/39^1/$_2$, 40/— kg
Büffelhäute . . . . . . —/39^1/$_2$, 40/49^1/$_2$, 50/— kg
Stierhäute . . . . . . —/49^1/$_2$, 50/59^1/$_2$, 60/— kg
Roßhäute . . . . 220/—, 200/219, 150/199 cm

Schaffelle: Merinoschlag und grobwollige (sog. Zackelwolle); Gewichtseinteilung wie in der Ostmark.

Ziegenfelle: Qualität etwas geringer als in der Ostmark; Gewichte wie in der Ostmark.

Fehlervergütungen:

Kalbfelle . . . . IIa 10%; IIIa wertentsprechend nach Vereinbarung
Rindshäute . . . . . . stärker beschädigte mit 10%
Roßhäute . . . . IIa 10—15% nach Vereinbarung
Ziegenfelle . . . . . . IIa 33^1/$_3$%; IIIa 66^2/$_3$% nach Vereinbarung
Schaffelle . . . . IIa 20/30%, IIIa 50%

23. Rumänien.

Viehbestand (1935):

Rindvieh	4 327 200	Ziegen	409 300
Büffel	192 700	Pferde	2 166 600
Schafe	11 838 300	Maultiere, Esel	14 600
Schweine (1938)	3 164 000		

Rinderrassen: In den früher ungarischen Gebieten von Siebenbürgen und Südungarn deutschrassiges Vieh; Altrumänien rauhhaariger kleiner Viehschlag mit geringer Haut; Dobrudscha und Südrumänien meist Büffel.

Schlachtung: Kalbfelle teils unköpfig kurzbeinig, teils köpfig langbeinig. Häute meist mit Kopf und Horn, langbeinig.

Gewichte:

Kalbfelle . . . . o/K im Bogen 3^1/$_2$/4 kg, m/K im Bogen 5 kg, Banat o/K kurzbeinig, 95% deutschrassig, Siebenbürgen m/K langbeinig, 75% deutschrassig
Fresser . . . . . m/K 7/12 kg, Pittlinge 12/20 kg
Häute . . . . . 20 kg aufwärts in allen Gewichten

Meist Händlerware nach salzfreiem Gewicht.

Roßhäute: Kleiner Schlag, zumeist 180/210 cm. Werden stückweise gehandelt ohne besondere Maßeinteilung. Banat und Siebenbürgen etwas besser, 40% 220/240 cm, 40% 200/220 cm, 20% 180/200.

Schaffelle: (Altrumänien) Trocken gesalzen, eingeteilt in Merinos und grobwollige. Gewichte: 170/210 kg per 100 Stück, Vergütung 10/25% für grobwollige IIa. (Neurumänien) Lufttrocken. Zwei Qualitäten: Schaffelle mit grober Zackelwolle und Schaffelle mit feiner Zackelwolle bzw. Merino-Zackelwolle. (Zackelwollig — Zigaya.)

Ziegenfelle: (Altrumänien) Meist trocken gesalzen. Gewichte 160 kg per 100 Stück. IIa 25% Vergütung. (Siebenbürgen, Banat) Qualität besser als in Altrumänien. IIa 50% Vergütung.

Fehlervergütungen:

Kalbfelle . . . . IIa 10% IIIa wertentsprechend
Rindshäute . . . IIa (Engerlinge, Loch, Schnitte) 10%
Roßhäute . . . nur schwer beschädigte als Schuß mit 30/35% Minderwert

24. Jugoslawien (ehemaliges Gebiet).

Viehbestand (1937):

Rindvieh	4 169 200	Ziegen	1 901 400
Büffel	36 300	Pferde	1 248 900
Schafe	9 908 600	Maultiere, Esel	142 700
Schweine (1938)	3 451 000		

Rinderrasse: Im früher deutsch-österreichischen Kärntner Gebiet und ungarischen Banat, gute dunkelbraune, deutschrassige Häute und Felle. In den kroatischen Grenzgebieten das Vieh stark durchkreuzt und verbessert. In Alt-serbien und dem Küstengebiet bis nach Albanien noch die langhaarigen, grob-narbigen, altserbischen Viehschläge.

Schlachtung: Kalbfelle meist mit Kopf, langbeinig; Häute mit Kopf ohne Horn, langbeinig, zum Teil mit Horn.

Gewichte:

Kalbfelle: ohne Kopf, kurzbeinig 3—5 kg
        ehemals österreichische Gebiete mit Kopf, langbeinig, im Bogen $5^{1}/_{2}$—6 kg
Fresser, Bukaten je nach Herkunft von 5 kg aufwärts
Häute: Gewichtsklassen wie in Ungarn

Roßhäute: In den von Österreich abgetrennten Gebieten gut, Maße —/200, 200/220, 220/— cm, in Kroatien und Bosnien kleiner Schlag, geringe Qualität, bis 2 m Höchstmaß.

Schaffelle: ca. 1,5 bis 2 kg. Feinnarbige feste Ware. In den ehemals öster-reichischen Gegenden wie in der Ostmark. In Kroatien und Bosnien grobwollig und in zwei Sorten gehandelt: Grobwollige und Kavlaken (lebend geschoren) Gewicht 2 kg pro Stück. In Serbien feinwolliger (30% schwarzwollige). In der ehemals ungarischen Backa zigaya- und merinowollige.

Schaffelle werden meist mit Holz ausgespeilt, mitunter erhebliche Falsch-gewichte durch Holz.

Ziegen: Fast durchgehends mehr oder weniger stark pockig. Man unter-scheidet Böcke von 200 kg aufwärts, Ziegenfelle 120 bis 140 kg, Heberlinge 70 bis 90 kg, Kitzfelle 46 bis 50 kg, leichte Kitzfelle 27 bis 30 kg.

Die Kitzfelle machen den weitaus größten Teil der Ziegenschlachtungen aus und fallen in guter Qualität in den Monaten April bis Juni an.

Fehlervergütungen:

Kalbfelle	IIa 10%; IIIa 20%
Rindshäute	2, 5 und 10%
Roßhäute	IIa 10%
Ziegenfelle	IIa 50%; IIIa 75% billiger
Schaffelle	IIa 25%; IIIa 40/50% nach Vereinbarung

25. Bulgarien.

Viehbestand (1926):

Rindvieh	1 817 400	Ziegen	1 260 600
Büffel	448 200	Pferde	482 200
Schafe	8 739 800	Maultiere, Esel	212 400
Schweine (1938)	900 000		

Rindshäute fast alle im Inland verarbeitet, nur gelegentlich kleine Ausfuhr.

Ziegenfelle werden großenteils im Rohzustand ausgeführt, zum Teil auch sumachgar im Lande gegerbt und exportiert.

Die Nordbulgaren sind die besten Felle und etwa 10% teurer als Südbulgaren oder Jugoslawen. Gewichts- und Qualitätssortimente sind die gleichen wie in Jugoslawien.

Schlachtungen: ca. 100000 Ziegen, 450000 Kitzfelle.

Fehlervergütungen: IIa $33^1/_3\%$, IIIa $66^2/_3\%$ billiger.

Schaffelle: Gewichte:

        Lammfelle . . . . . bis zu 100 kg per 100 Stück
        Kavlaken . . . . . ca. 130—150 kg per 100 Stück
        Schaffelle . . . . . „ 170—200 „ „ 100 „

ca. 60% Ia, 30% IIa, 10% IIIa.

Schlachtungen: ca. 2000000 Lämmer, 200000 Schafe. Fast alle lufttrocken.

Fehlervergütungen: Das Sortiment der Lammfelle wird einheitlich eingeteilt und verpackt mit etwa acht bis zehn Prozent Deckelfellen. Als Deckel werden sekundäre Sorten verwendet. Die Sekunda sind meistens rippig und lederlos und werden im gleichen Gewicht wie die Prima um etwa 30% billiger mitgeliefert. Dagegen werden die weißen und schwarzen Lammfelle, welche für Kürschner in Frage kommen, ohne Vergütung der sekundären Sorten zum vollen Preis übergeben.

Die Schlachtungen für Lamm- und Kitzfelle dauern von Februar bis Mitte Juli, die Saison für Schaffelle beginnt im August, die für Ziegen im Oktober bis Ende Dezember. Das ganze Gefälle in Bulgarien wird lufttrocken gehandelt. Trockengesalzene sind fast keine vorhanden.

Außerdem werden loh- und sumachgare Ziegen- und Schafleder in verschiedenen Gewichten und Sortimenten geliefert.

Roßhäute werden ausschließlich im Lande verarbeitet.

26. Griechenland.

Viehbestand (1936):

Rindvieh	985500	Ziegen	5513700
Büffel	63500	Pferde	359300
Schafe	8440000	Maultiere, Esel	588500
Schweine (1938)	430000		

Größere Mengen Schlachtvieh werden von Jugoslawien eingeführt.

Die Rindshäute werden großenteils getrocknet und von der einheimischen Gerberei aufgenommen.

Ziegenfelle: Durchgehends mehr oder weniger stark pockig, zum Teil verlaust. Gewichts- und Qualitätssortimente wie in Jugoslawien. In Griechenland beginnt die Einkaufssaison ungefähr einen Monat früher als in Jugoslawien und Bulgarien.

Vergütung: IIa 50%.

Schafe werden in größerem Umfange von Jugoslawien eingeführt.

Lammfelle: März/Mai; Schaffelle: Mai/August.

Gewichte:

Lammfelle: Bogengewichte 50, 70, 100 kg. 35/40% Schwarze.

Schaffelle werden als Kavlaken (einmal lebend geschoren) mit ca. 100 kg, als Wollige mit 150/200 kg gehandelt.

27. Türkei.

Viehbestand (1937):

Rindvieh	6551200	Ziegen	12464800
Büffel	651300	Pferde	722900
Schafe	16449000	Maultiere, Esel	1295500
Schweine (1938)	4000		

Rindshäute und **Kalbfelle** werden fast alle von örtlichen Gerbereien aufgenommen.

Ziegen: Bestand in den letzten Jahren stark erhöht. Gute Saison für Zickel Februar/Juli, für Ziegen Mai/November. Die Felle werden teils lufttrocken, teils trockengesalzen in den Handel gebracht. Die Ware ist grobnarbig und durchschnittlich geringwertig wegen der vielen Metzgerschnitte. Mohairziegen werden meistens nur geschoren geliefert und zeigen dadurch große Narbenschäden von Schurschnitten.

Gewichte:

Ziegenfelle . . . . ca.   100 kg
Schuhkitz . . . . „   47—48 „
Milchkitz . . . . . „   25 „

Trockengesalzen wiegt die Ware entsprechend mehr.

Vergütungen: IIa 50%.

Schafe: Zwei verschiedene Hauptrassen; das rumelische Langschwanzschaf und das anatolische Fettschwanzschaf.

Lammfelle werden in den Gewichtsklassen 70, 100 und 120 kg sortiert, und zwar in Breitschwanz und Konstantinopler.

Schaffelle fallen im Gewicht von 130 bis 220 kg. 70% des Anfalles werden gepickelt und sowohl Wolle als auch Blößen exportiert. Die Untersorten der Schaf- und Lammfelle werden auf sumachgare Leder gearbeitet.

Die lufttrockenen Felle zeigen oft faulige Stellen, hervorgerufen durch unsachgemäße Behandlung, bzw. Trocknung. Trockengesalzene Wollfelle werden bis zu ca. 300 kg per 100 Stück angeboten. Fast alle Felle, selbst die Schlachthausschaffelle, werden durch die vorhandenen starken Metzgerschnitte minderwertig. Die Ware ist grobnarbig.

Ein Teil der Ziegen- und Schaffelle wird, besonders in der Gegend von Smyrna, zu loh-valonea und sumachgaren Ledern verarbeitet. Die Ware ist in verschiedenen Sortimenten, Größen und Stärken erhältlich.

II. Afrika.

1. Nord-Afrika.

Franz. Marokko.

Viehbestand (1937):

Rindvieh 2 025 800
Schafe 10 372 800
Ziegen 6 275 800
Pferde 210 300
Maultiere, Esel 869 900

Algerien.

Viehbestand (1936):

Rindvieh 841 500
Schafe 6 267 600
Ziegen 2 930 600
Pferde 185 500
Maultiere, Esel 539 800

Tunesien.

Viehbestand (1936):

Rindvieh 538 800
Schafe 3 532 200
Ziegen 1 910 300
Pferde 118 800
Maultiere, Esel 244 400

Tripolis.

Viehbestand (1937):

Rindvieh 46 900
Schafe 613 200
Ziegen 407 700
Pferde 8 700
Maultiere, Esel 40 100

Rinderrasse: Teils dunkelroter, spanisch-afrikanischer Viehschlag, teils silbergraue Mittelmeerrasse. In Algier stark mit französischem Vieh durchkreuzt. Kernige Häute.

Schlachtung teils unköpfig langbeinig, teils köpfig langbeinig, meist stark verschnitten und stark engerlingschadhaft.

Gewichte:

Kalbfelle	3/9 kg
Leichte Häute	9/12 „
Schwere Häute	12/— „

In den Hochsommer- und den Hauptengerlingsmonaten wird ein großer Teil der Häute und Felle trockengesalzen abgeliefert in entsprechend leichteren Gewichten.

Fehlervergütungen: IIa 1 Fr. per kg billiger.

Schaffelle durchweg trockengesalzen, teils grobwollige, teils mittelwollige und feinwollige Ware.

Gewichte (*Marokko*):

Scherlinge und kurzwollige	15—18 kg per Dutzend	
Halbwollige	22—26 „ „	„
Vollwollige	30—36 „ „	„
„	38—40 „ „	„

Fehlervergütungen: IIa 15/25% vom Preis der Prima je nach Vereinbarung. Die Schlachthausfelle werden aufgeschnitten, von kleinen Schlächtern zum Teil im Balg geliefert.

Ziegen: Am besten kurzhaarige Sommerware, die Winterware ist langhaarig und mehr oder weniger lederlos. Die Ware ist meist trockengesalzen; es wird aber auch lufttrockene Ware gehandelt, diese ist für Farbzwecke geeigneter.

Algerien: Constantine liefert die besten Ziegenfelle mit feinem Narben. Oran-Ziegenfelle sind kräftig und von guter Natur, aber gröber im Narben. Die Felle von Algier stellen eine Zwischensorte dar und kommen denen von Constantine am nächsten. Die algerischen Ziegenfelle sind meist trockengesalzen, teilweise aber auch lufttrocken.

Aus *Marokko* liefern Tanger und Spanisch-Marokko die besten Ziegenfelle. Sie sind denen von Oran und Algier vergleichbar. Casablancafelle sind leerer. Marrakechfelle werden gern gekauft, sind aber teurer als die anderen Provenienzen.

10 bis 20% der Ziegenfelle sind IIa und werden mit $1/3$ des Wertes der Ia vergütet.

Gewichte (*Algerien*):

Heberlinge, lufttrocken	1—6 kg und	2—7 kg per Dutzend je nach Jahreszeit	
„ trockengesalzen	5—10 „ „	4—9 „ „	„
Ziegen, lufttrocken	5—10 „ „	7—12 „ „	„
„ trockengesalzen	7—12 „ „	8—13 „ „	„
„ „	11—16 „ „	13—17 „ „	„
„ „	14—20 „ „	16—22 „ „	„
„ „	18—24 „		

Gewichte der Ziegenfelle in *Marokko*: Lufttrockene Felle wie oben, trockengesalzene gewöhnlich etwas schwerer.

Fehlervergütungen: IIa $33^1/_3$% vom Preis der Prima. IIIa $66^2/_3$% vom Preis der Prima.

2. Ägypten und Sudan.

Ägypten.	Sudan.
Viehbestand (1936):	Viehbestand (1937):

Rindvieh	994900	Rindvieh	2700000
Büffel	932300	Schafe	2500000
Schafe	1495900	Ziegen	2000000
Ziegen	754500	Pferde	23100
Pferde	34100	Maultiere, Esel	376000
Maultiere, Esel	811900		

Rinder und Büffel werden meist als Zugtiere am Pflug von Kleinbesitzern beschäftigt. Infolgedessen sind die Häute stark narbenschadhaft.

Ungefähr 90% der Schlachtungen finden in Schlachthöfen statt.

Die Ziegenfelle sind mangelhaft abgezogen, stark verschnitten und großenteils auch lederlos.

Gewichte der Ziegenfelle: Die Felle werden trockengesalzen. Durchschnittsgewicht der zum Export kommenden Felle $7/7^1/_2$ kg per Dutzend.

Fehlervergütungen: Die Felle werden zum Durchschnittspreis ohne Fehlervergütung gehandelt.

Schafe werden ebenso wie Ziegen vielfach von Kleinbesitzern geschlachtet und sind entsprechend mangelhaft behandelt.

Der Verbrauch der meisten Häute findet im Inlande statt. Ziegenfelle werden exportiert.

In der Bekämpfung der Viehseuchen sind gute Fortschritte gemacht worden, so daß die Viehbestände im ganzen als gesund anerkannt werden können. Dagegen sind die Häute durch die Landarbeit der Tiere, sowie im Sudan durch Dornkratzer stark beschädigt und der Abzug und die Konservierung sind sehr mangelhaft.

3. Italienisch-Ostafrika.

Erythräa und Somaliland.

Viehbestand (1934):

Rindvieh	1900000	Pferde	13500
Schafe	2200000	Maultiere, Esel	338000
Ziegen	2200000		

Ital. Somaliland exportiert ca. $^3/_4$ Millionen Ziegenfelle und 300000 Schaffelle. Die Felle sind von geringer Qualität, stark narbenschadhaft und stark verschnitten. Die besten Häute und Felle aus Somaliland stammen aus dem Mogadiscio-Schlachthof.

Die Häute und Felle von *Erythräa* sind im Sortiment geringer als die Ware aus Addis Abeba.

Äthiopien (Abessinien).

Viehbestand (geschätzt):	Ausfuhr (geschätzt):

Rindvieh	15000000	Rinderhäute	ca. 7000000 kg
Schafe	5000000	Schaffelle	„ 2000000 „

Rinder: Guter Viehschlag, teilweise Zebuvieh mit Höckern. Rund 50% der Häute stammen von noch jungen, wegen Erkrankung getöteten Tieren, daher ihre geringe Größe. Nach Besetzung des Landes durch Italien sind neben landwirtschaftlichen Kommissionen auch Sachverständige der Lederwirtschaft nach Abessinien gereist, um Verbesserungen in der Viehzucht und der Behandlung der Häute durchzuführen. Der Unterschied zwischen den aus Abessinien und dem südlich gelegenen Mombassadistrikt stammenden Häuten ist der, daß die letzteren leerer im Hals sind. Die abessinische Haut ist feinnarbiger, aber in der Stellung nicht so gut wie die Mombassahaut.

Es ist zu unterscheiden zwischen den Häuten, die mit den Karawanen aus dem Inneren nach Addis Abeba kommen, und denjenigen, die in Djibuti gesammelt werden. Die Häute, welche aus dem Innern stammen, kommen in kleine Pakete gefaltet (Kissenhäute), wie es bisher der Karawanentransport erforderte, nach Addis Abeba und werden dort teilweise wieder eingeweicht, um sie glatt in Ballen verpacken zu können. Mit der Ausdehnung des neuen italienischen Straßennetzes wird man damit rechnen können, daß größere Posten Häute nicht mehr zum Kameltransport in kleine Pakete zusammengefaltet werden und infolgedessen kreuz und quer verspringen, sondern wie andere Häute ungefaltet getrocknet mit Lastauto an die Küste gebracht werden. Bisher wurde unterschieden zwischen ungebadeten Häuten und gebadeten. Die gebadeten sind diejenigen, welche wieder eingeweicht werden. Durch das Einweichen bekommen sie teilweise falsches Gewicht und leiden durch die Nachtrocknung während der Tropenregen, da keine genügenden Trockenräume vorhanden sind. Die an die Zwischenhandelsplätze gelangenden getrockneten Häute werden dort zum Schutz gegen Insekten mit Naphthalin besprengt.

In Addis Abeba gibt es Schlachterhäute. Fälschlich wird angenommen, es beständen dort Schlachthäuser; es sind dies die Häute, welche im Ort selbst geschlachtet und sofort von den Eingeborenen zum Händler gebracht werden. Die Häute werden dann vom Händler auf Rahmen aufgespannt und die Fleischseite entfleischt; auch diese sog. Schlachthaushäute sind stark verschnitten. Die in Addis Abeba präparierten rohen Häute und Felle haben einen über dem Durchschnitt liegenden Verkaufspreis und werden als Ware erster Qualität angesehen, während die aus dem Innern des Landes stammenden Häute etwa zur Hälfte Ware zweiter Wahl oder gar Ausschuß sind. Diese Minderbewertung ist auf die primitive Schlachtungsweise, wobei die Häute durch Messerschnitte verdorben werden, zurückzuführen, sowie auch auf die schlechte Behandlung der frischen Haut unmittelbar nach der Schlachtung. Die Häute sind mangelhaft von Fleisch- und Fetteilen befreit; diese gehen in Fäulnis über und schädigen die Haut. Auch die Trocknung geschieht ohne jede Sorgfalt. Bevor man die Häute auf ganz einfache Holzrahmen legt, um sie im Schatten zu trocknen, läßt man sie häufig einfach am Boden liegen und von der Sonne ausdörren, wobei die Häute allen den auf S. 104 beschriebenen Schädigungen ausgesetzt sind.

Addis Abeba ist das bedeutendste Handelszentrum, durch welches etwa drei Viertel des ganzen Häutehandels laufen. Der Wert dieser ab Addis Abeba zur Ausfuhr gelangenden rohen Häute und Felle belief sich im Jahre 1935 auf rund 25 Millionen Lire.

Gewichte: 2/8, 8/13 und 13 lbs aufwärts.

Die Sortimente werden getrennt gepackt.

Die Häute von Addis Abeba sind auf Rahmen gestreckt und nachher sorgfältig entfleischt, jedoch sind auch die aus Gimma und Galla-Sidamo kommenden Häute gut behandelt und weniger fleischig als die Häute anderer Provenienzen. Die Schlachtung erfolgt ohne Kopf und ohne Klauen. Die Häute sind fast alle lufttrocken.

Ziegenfelle: Die besten sind Salali und Minzar, Bogengewicht 105/110 lbs.

Schaffelle: Die besten sind: Giggiga, Blackhead, Harrar.

Bogengewicht 130/170 lbs per 100 Stück.

Sortiment: Schaffelle „Country butcher" 40/50/10%
Gewöhnliche Schaffelle 30/50/20%

Der Ziegen- und Schaffellhandel ist nicht ausschließlich in Addis Abeba konzentriert, sondern findet teilweise in Berberah und Aden statt, wo die von den englischen und nordamerikanischen Gerbern verlangten Sortimente zusammengestellt werden.

4. Britisch-Ostafrika (Kenia, Uganda, Mombassa, Somaliland).
Viehbestand (1936):

Rindvieh	7 840 100	Pferde	3 400
Schafe	7 163 000	Maultiere, Esel	246 500
Ziegen	8 934 700		

Guter, kerniger Viehschlag, teilweise Zebuvieh mit Höckern. Die Schlachtungen in den Städten sind sehr klein, diese Ware wird in den großen Orten in Schuppen getrocknet, aber ist meistens stark schnittig, weil den Eingeborenen das an der Haut hängende Fett sehr wertvoll erscheint und sie dieses nach der Schlachtung wegnehmen, wobei die Häute beschädigt werden. Für Kleinschlachtungen wird Trocknung an Pfählen hängend empfohlen.

Weitaus der größte Teil der Häute ist von gefallenem Vieh. Die Eingeborenen ziehen die Haut ab und trocknen sie primitiv. Die Häute, welche während der Regenzeit im Freien getrocknet werden und abwechselnd starker Sonne und Regen ausgesetzt sind, sind mehr oder weniger trockenfaul.

Die Mombassahaut hat sich jedoch in bezug auf die Abschlachtung und die ganze Behandlung wesentlich gebessert. Man unterscheidet zwischen gewöhnlichen Mombassa und Mombassaschlachthausware. Von einigen Abladern werden Mombassa und Daressalam separat gepackt.

Die Gewichtssortimente gehen

1— 4 lbs
4— 8 ,,
8—12 ,,
12—16 ,,
und 16 aufwärts

und werden ziemlich genau eingehalten, wobei jedoch auf die durch mangelhaftes Trocknen entstandenen Fehler fast keine Rücksicht genommen wird. Die Untersortimente werden separat gepackt.

Ziegenfelle: 90/120 lbs per 100 Stück. Sortiert werden sie in der Regel auf Basis 10/60/30. Qualitativ sind die Felle gut, oft aber durch nachlässige Konservierung verdorben.

Die besten Somalischafe bezeichnet man als Berberah-Blackheads.

Auch der Kamelbestand in diesem Gebiet mit $1^1/_2$ Millionen Stück ist beachtenswert.

5. Ehem. Deutsch-Ostafrika
(Mandatsgebiet Tanganyka und Ruanda-Urundi).
Viehbestand (1936):

Rindvieh	5 668 400	Pferde	100
Schafe	2 211 600	Maultiere, Esel	50 600
Ziegen	2 830 300		

6. Madagaskar.

Viehbestand (1936):

Rindvieh	4 990 300	Pferde	2 000
Schafe	208 000	Maultiere, Esel	900
Ziegen	155 000		

Rinder: Große Häute mit langen, dünnen Hälsen und teilweise dicken Köpfen, fast durchweg mit großen Höckern. In den Städten wird das Vieh teilweise nach Frigorificoart geschlachtet und gesalzen, oder gespannt und in Schuppen getrocknet. Diese gespannten Häute werden zumeist für rohe Sandalen in den Balkanländern verwendet.

Die größere Menge der ausgeführten Häute kommt aber nicht aus den Städten und wird teilweise getrocknet, teilweise gesalzen und getrocknet, also als trockengesalzene Häute ausgeführt. Bei der Trocknung werden sie dann teilweise sehr stark zusammengeschoben, so daß die Häute sehr unansehnlich erscheinen.

Die Ausfuhr von gesalzenen Häuten hat stark zugenommen. Die Häute gehen zum großen Teil nach Marseille und werden unter der Bezeichnung ,,Madagaskar Frig." verkauft. Ein großer Teil der Ware wird in Marseille crouponiert.

7. Mocambique.

Viehbestand (1936):

Rindvieh	543 700	Pferde	100
Schafe	85 200	Maultiere, Esel	6 300
Ziegen	278 900		

8. Süd-Afrika (Südafrik. Union, Brit.-Südafrika, ehem. Deutsch-Südwestafrika, Rhodesia).

Union von Südafrika.

Viehbestand (1936):

Rindvieh	11 081 200
Schafe	39 866 400
Ziegen	6 271 100
Pferde	867 600
Maultiere, Esel	881 900

Brit.-Südafrika mit Rhodesia.

Viehbestand (1936):

Rindvieh	4 546 300
Schafe	1 891 700
Ziegen	1 753 400
Pferde	91 900
Maultiere, Esel	140 000

Ehem. Deutsch-Südwestafrika.

Viehbestand (1936):

Rindvieh	706 700	Pferde	23 500
Schafe	1 653 400	Maultiere, Esel	84 200
Ziegen	1 078 500	Karakul-Schafe	1 126 000

Rinderrasse: Der Viehschlag ist von guter Natur, es sind meistens rotbraune Häute, die jedoch teilweise stark durch Zecken und Heckenrisse beschädigt sind.

Durch die erleichterten Transportmöglichkeiten waren große Mischungen entstanden, so daß alle möglichen Provenienzen unsortiert zur Ablieferung kamen. Nunmehr schreibt die südafrikanische Regierung vor, daß die Häute in den einzelnen Hafenplätzen (Kapstadt, Port Elizabeth, East London und Durban) jeweils mit verschiedenen Farben markiert werden, so daß aus der Aufschrift der Ballennummer sofort ersichtlich ist, von welchem Hafen die Verladung erfolgte. Außerdem muß der Name des Abladers und die gesetzlich eingetragene Marke auf den Ballen vermerkt werden. Die Verschlechterung der Kaphäute entstand hauptsächlich aus dem Grunde, weil von Rhodesia große

Mengen nach der Union eingeführt und unter dem Namen Kaphäute verschifft wurden. Trotz der Bemühungen der Regierung gibt es doch immer noch Ablader, die Rhodesiahäute von obigen Häfen aus unter falscher Bezeichnung verladen.

Von Kapstadt werden hauptsächlich gesalzene Häute verladen, von Port Elizabeth in der Hauptsache trockengesalzene, von East London und Durban hauptsächlich lufttrockne Ware.

Salzhäute liefert in erster Linie der Imperial Cold Storage, der an allen größeren Plätzen eigene Schlachthäuser unterhält. Der Abzug dieser Häute ist verhältnismäßig gut. In Johannesburg wird mit der Percomaschine gearbeitet; an anderen Plätzen besteht Handabzug. Das Gewicht ist reell. Man unterscheidet in Johannesburg zwischen Perco und handflayed. Letztere sind mehr oder weniger schnittig.

Trockengesalzene Häute sind meistens Landhäute, die von den Händlern aufgetrocknet werden. Man sortiert nur auf Haar, nicht aber auf Abzug, und daher kommt es, daß verhältnismäßig viel Ia und wenig IIa verladen werden.

Die trockenen Häute von Natal, also von Durban, sind kräftiger und besser, die von Port Elizabeth und East London flacher. Obgleich die Regierung das Vergiften verboten hat, wird dies doch immer noch geübt, wobei allerdings wenig Gift, aber sehr viel Wasser verwendet wird, so daß Gewichtszunahmen von schätzungsweise 7 bis 8% entstehen.

In letzter Zeit werden von Südafrika auch in Salzlake gesalzene Häute verkauft. Das sind die aus den trockengesalzenen aussortierten Häute, die nur einen leichten Salzstrich aufweisen. Die Gewichte hierbei sind 14 lbs aufwärts. Bogen 18 bis 22 für Ia- und IIa-Sorte und 12 lbs aufwärts ohne Bogengewicht für III. und IV. Sorte.

Gewichtssortiment der trockenen Häute 10/15, 18/20 und 28/32 lbs. Bei trockenen Kaphäuten wird bei III. und IV. Sorte nur ein Bogengewicht von 16 bis 19 lbs garantiert. Gewichte der trockengesalzenen Häute: 10/20, 20/30, 30/40 und 40/— lbs.

Rhodesia (*Süd-Rhodesia*). Die Häute unterscheiden sich von den Häuten der Union dadurch, daß der Viehschlag etwas kleiner ist. Außerdem ist der Abzug schlechter. Die Häute werden gewöhnlich in Antwerpen versteigert. Der Hauptplatz für Häute in Rhodesia ist Bulawayo. Die vom dortigen Schlachthaus stammenden Salzhäute sind stark schnittig und werden außerdem noch in Gruben gesalzen, so daß das Gewicht und die Kondition ungünstig ist. Die Haut an sich ist gut von Natur, aber schlecht behandelt. Die trockenen Häute in den Mittelgewichten wiegen 16 bis 18 lbs für die Ia, bzw. teilweise 17 bis 19 lbs, und werden von 12 lbs aufwärts sortiert, während die Kap von 14 lbs aufwärts, Bogen 18 bis 20 lbs sortiert werden.

Grenzen der laufenden Gewichte und Bogengewichte (nach den Afrika-Lieferungsbedingungen):

	Trockene		Trocken gesalzene	
Kalbfelle	unter 4 lbs Bog. . . . . . lbs		unter 4 lbs Bog. . . . . . lbs	
Kipse	4— 9 „	„ 6— 8 „	4—10 „	„ 6— 8 „
Leichte Häute	9—17 „	„ 11—12 „	10—20 „	„ 14—16 „
Schwere Häute	18—28 „	„ 18—20 „	20—30 „	„ 24—26 „
Extra schwere Häute . .	28 lbs und aufwärts		30—40 „	„ 34—36 „
Überschwere Häute . . .			40 lbs und aufwärts	

Ziegenfelle: Hauptverladung „Algoa Bay", teils unter dem Namen „East London" (Kaffir). „Cape Town"-Ziegenfelle sind qualitativ besser als Provenienz „Algoa Bay" oder „East London". Sie werden in Prima und Sekunda gehandelt.

Laut Afrika-Lieferungsbedingungen:

Zickel	Trocken gesalzene	Trockene
	nicht unter 14 Unzen	nicht unter 8 Unzen
	(kleinere Felle werden als Slinks klassiert)	

a) Laufendes Gewicht.

Extra leichte	$1^1/_2$—$2^1/_2$ lbs	$1^1/_4$—$2^1/_4$ lbs
Leichte	$2^1/_2$—$3^1/_2$,,	$2^1/_4$—$3^1/_4$,,
Mittlere	$3^1/_2$—$4^1/_2$,, }	$3^1/_4$ und aufwärts
Schwere	$4^1/_2$—6 ,, }	

b) Bogengewichte.

Zickel	14—18 lbs per Dtzd.	12—16 lbs per Dtzd.
Extra leichte	24—27 ,, ,, ,,	20—24 ,, ,, ,,
Leichte	36—38 ,, ,, ,,	30—36 ,, ,, ,,
Mittlere	{ 48—50 ,, ,, ,, } { 60—65 ,, ,, ,, }	40 lbs und aufwärts

Fehlervergütungen: IIa 10/15% billiger als Prima, IIIa 30/50% billiger als Prima.

Schaffelle (Gewichte):

Algoa Bay Glover Schaffelle . . . ca. 42/44 lbs per Dtzd. extra groß
32/34 ,, ,, ,, groß
Capstadt Glover Schaffelle . . . . . . 44/46 ,, ,, ,, extra groß
34/36 ,, ,, ,, groß.

Fehlervergütungen: IIa und stark narbenbeschädigte (Pocken oder Cockle) $33^1/_3$ bis 50% billiger.

9. Angola.
Viehbestand (1935):

Rindvieh	1 928 600	Ziegen	553 200
Schafe	169 500	Pferde, Maultiere, Esel. . . .	8 000

10. Belgisch-Kongo.
Viehbestand (1934):

Rindvieh	326 200	Pferde	200
Schafe	332 700	Maultiere, Esel	100
Ziegen	1 248 700		

11. Ehem. Deutsch-Kamerun (brit. und franz. Mandatsgebiet).
Viehbestand (1936):

Rindvieh	895 200	Pferde	23 200
Schafe, Ziegen	1 271 300	Maultiere, Esel	33 200

12. Ehem. Deutsch-Togo (brit. und franz. Mandatsgebiet).
Viehbestand (1936):

Rindvieh	53 000	Pferde	4 900
Schafe, Ziegen	181 200	Maultiere, Esel	2 300

13. Franz.-Westafrika.

Viehbestand (1936):

Rindvieh	3 421 300	Pferde	192 500
Schafe, Ziegen	11 398 800	Maultiere, Esel	436 400

14. Franz.-Äquatorialafrika.

Viehbestand (1935):

Rindvieh	896 600	Pferde	30 900
Schafe	867 700	Esel	65 500
Ziegen	1 850 000		

In Französisch-Westafrika stellen die Rinder meist eine Kreuzung der ursprünglichen afrikanischen Rassen mit dem ostindischen Buckelrind dar. Schlachtungen durch und für die einheimische Bevölkerung. Auf die Haut wird wenig Sorgfalt verwendet, und sie verbleibt meist im Inneren. In kleinerem Umfange findet Export nach Frankreich statt.

Schafe: Afrikanische Haarschafrassen.

15. Nigeria.

Brit.-Westafrika, Nigeria und Goldküste.

Viehbestand (1936):

Rindvieh	3 023 100	Pferde	181 700
Schafe	2 404 500	Maultiere, Esel	478 300
Ziegen	5 810 600		

Rinderrasse: Im nördlichen Nigeria meist indische Zebus, im Süden vorwiegend geradrückige afrikanische Urrassen.

Feinnarbige Häute, kurzgeschlachtet. Die Häute waren früher fast durchweg sehr stark verschnitten. Durch die energischen Maßnahmen der englischen Regierung haben sich die Nigeriahäute aber außerordentlich verbessert, sind lange nicht mehr so schnittig wie früher und werden — speziell in den leichten Gewichten — gerne für Velours und billiges Boxleder gekauft. Die Preise, die angelegt werden, sind im Gegensatz zu anderen afrikanischen Fellen verhältnismäßig hoch.

Auch gegen die Seuchen hat die englische Regierung in Zentralafrika durch Einführung des in Argentinien üblichen Waschens der Tiere gute Fortschritte gemacht. In verschiedenen afrikanischen Gebieten steht das Waschen der Herden unter Regierungskontrolle.

Man unterscheidet im allgemeinen zwischen Nordnigeria und Südnigeria. Bei Nordnigeria gibt es verschiedene Distrikte, die teilweise separat verkauft werden, wie z. B. Sokoto, welches die beste Gegend ist. Aber auch Kano und Zaria gelten als Nordnigeria. In Südnigeria gibt es ebenfalls heute schon Standardsortimente. Die Haut ist aber nicht so gut behandelt. In letzter Zeit hat sich die schattengetrocknete Schlachthaushaut sehr eingebürgert.

Gewichtsgrenzen: —/8, 8/12, 12/16, 16 lbs aufwärts.

Ziegenfelle: Durchweg gutes, kräftiges Leder mit feinem Narben, jedoch sehr mit Naturschäden (Narbenrissen, Insektenstichen) behaftet. Durchweg lufttrocken.

Die Ware wird meist zum Durchschnittspreis von 1/3 Primes, 1/3 Firsts und 1/3 Seconds gehandelt.

Man unterscheidet als Hauptrassen die rot- und braunhaarigen gegenüber den aus dem französischen Zentralafrika eingeführten weißen und scheckigen Ziegen, die ein sehr viel geringeres Leder ergeben.

Um eine Verschlechterung der Rassen zu verhindern, werden die schwachen Böcke der geringen Rassen abgeschlachtet, so daß sich die Qualität der Ziegenbestände hebt. In den französisch-zentralafrikanischen Gebieten sind die Tiere weder in bezug auf Züchtung noch auf Behandlung der Nigeriaware gleichzustellen. Infolgedessen findet eine starke Untermischung derartiger Ware statt, gegen welche der Käufer sich schützen muß.

Schaffelle: Gewichte und Fehlervergütungen wie in Mombassa.

III. Asien.

1. Palästina.

Viehbestand (1937):

Rindvieh	169 100	Pferde	20 100
Schafe	209 400	Maultiere, Esel	101 200
Ziegen	361 400	Büffel	6 100

Behandlung der Häute und Felle mangelhaft. Wenig Ausfuhr. Das Vieh zur Ernährung der eingewanderten Bevölkerung muß großenteils aus Syrien, Türkei und Irak eingeführt werden. Einen genügenden eigenen Viehbestand konnte das Land bisher noch nicht entwickeln.

2. Syrien und Libanon.

Viehbestand (1937):

Rindvieh	335 500	Pferde	72 400
Schafe	2 273 500	Büffel	9 800
Ziegen	1 659 500	Maultiere, Esel	182 100

Rinder, Kälber und Büffel meist minderwertige Ware, von einheimischen Gerbereien verarbeitet.

Die Ziegen unterscheiden sich in zwei Rassen: Bergziegen und Flachlandziegen, letztere langhaarig und feiner im Narben. Gewicht: $2^3/_4$ Pfd. per Stück.

Schafe meist Fettschwanzschafe.
Schlachtungen: Lämmer Mai/Juni, Schafe Juli/November.
Die Felle werden teils trocken, teils salztrocken geliefert.
Gewichte: Schaffelle $3^1/_2$ bis 6 Pfd., Lammfelle ca. 2 Pfd.

3. Cypern.

Viehbestand (1936):

Rindvieh	43 600	Ziegen	266 000
Büffel	15	Pferde	4 600
Schafe	310 000	Maultiere, Esel	895 838

4. Arabien.

Ziegenbestand (1925): 11 000 000 Stück.
Rinder und Büffel in kleinen Mengen vorhanden.
Hauptviehbestand Schafe und Ziegen.

Hauptmarkt Aden, wo auch die Häute und Felle der Somaliküste und aus Italienisch-Ostafrika angeliefert werden. Letztere sonngetrocknet und die arabischen Felle salztrocken.

Schafe: In Südarabien weißköpfige Schafe.

Gewichte der Schaffelle:

Somali schwarzköpfige Schafe:	Weißköpfige salztrockene Schaffelle
125 lbs per 100 Stück	125 lbs
150 ,, ,, 100 ,,	145 ,,
170 ,, ,, 100 ,,	175 ,,
200 ,, ,, 100 ,,	200 ,,
	250 ,,

Fehlervergütungen: IIa $33^1/_3\%$ billiger als Ia, IIIa $66^2/_3\%$ billiger als Ia.

Ziegenfelle: Salztrockene Hodeida-Ziegenfelle ca. 25% Ia, 55% IIa, 20% IIIa.

Gewichte: ca. 120/125 lbs.

Fehlervergütungen: IIa $33^1/_3\%$ billiger als Ia, IIIa $66^2/_3\%$ billiger als Ia.

Die Gesamtstückzahl von 11 Millionen Ziegen beruht auf einer Schätzung, die selbst bei einer Zusammenfassung von Ziegen und Schafen zu hoch sein dürfte.

Der Export von dem Hauptverladeplatz Aden beträgt ca. 2 Millionen Ziegenfelle und $^3/_4$ Millionen Schaffelle. Von letzteren die aus der Gegend von Hodeida als Whiteheads bezeichnet; Jahresproduktion ca. $^1/_2$ Million Felle; die Mochafelle werden Redheads genannt; Jahresproduktion ca. 200000 Felle.

Alle Felle sind trockengesalzen.

5. Irak.

Statistische Angaben über die Viehbestände liegen nicht vor. Die jährlichen Schlachtungen wurden 1937 geschätzt auf:

Lämmer und Zickel	400000	Stück
Schafe und Hämmel. . . .	800000	,,
Ziegen	800000	,,
Kühe.	15000	,,
Büffel	7000	,,

Die Häute und Felle werden teils trockengesalzen, teils gegerbt exportiert. Die verfügbaren Mengen von Rindhäuten und Kalbfellen sind unbedeutend; etwas mehr Büffelhäute. Ziegen- und Schaffelle werden großenteils von den einheimischen Gerbereien aufgenommen und in lohgarem Zustand zum Verkauf gebracht.

6. Iran.

Viehbestand (1934):

Rindvieh	1257400	Pferde.	354500
Schafe	16018600	Maultiere, Esel.	1187400
Ziegen.	6821500		

Ziegen- und Schaffelle werden lufttrocken, naßgesalzen, trockengesalzen und auch als Pickelblößen geliefert. Die Felle sind gegen den Rand meistens seh dünnledrig, haben fast durchgängig viele mehr oder weniger starke Metzgerschnitte und zeigen viele Narbenschäden. Die Sortierung läßt zu wünschen übrig.

Ferner wird die Ware gegerbt (halbgar: Sumach-Valonea-Galläpfel) auf den Markt gebracht. Auch diese Leder sind meistens sehr dünnledrig, haben viele Metzgerschnitte und Narbenschäden; die Sortierung ist ebenfalls mangelhaft. Es werden verschiedene Sortimente und Gewichte geliefert. Diese halbgaren Leder zeigen auch oft eine sehr geringwertige Bearbeitung, sind schlecht enthaart, weisen viele Eisen- und sonstige Flecken auf und werden auch durch sorgfältige Nachbehandlung nicht rein in Farbe.

7. Brit.-Indien und Eingeborenen-Staaten.

Brit.-Indien.

Viehbestand (1936):

Rindvieh	166 496 700	Ziegen	49 265 500
Büffel	46 172 500	Pferde	2 435 300
Schafe	42 698 100	Maultiere, Esel	2 109 700

Ceylon.

Viehbestand (1936):

Rindvieh	1 121 600	Ziegen	205 100
Büffel	522 600	Pferde	3 100
Schafe	55 500		

Schutzstaaten von Malakka, einschl. Brit.-Borneo.

Viehbestand (1936):

Rindvieh	348 800	Pferde, Maultiere, Esel	3 100
Schafe	36 800	Büffel	274 200
Ziegen	282 700		

Fast alle ostindischen Rinder gehören der Zeburasse (Höckerrind) an und ergeben geringeres Leder als die meisten geradrückigen Rinderarten. Die Häute werden teils lufttrocken-arseniziert, teils trockengesalzen (Strichkipse) geliefert. Die Sortimente und Lieferbedingungen sind wie folgt festgesetzt.

Kips-Bedingungen.

Präparation.

1. Gute Arsenik-Kipse, Agras und Northwestern müssen kopffrei sein, die Füße müssen direkt unterm Knie abgeschnitten werden.

Purneah und Real Durbungha dürfen spitzköpfig geliefert werden, im übrigen wie vorstehend.

2. Durbunghas und Daissees uncrumpled dürfen bis zu 50% Backenstücke haben. Die Füße werden mitten zwischen Knie und Huf abgeschnitten.

3. Patnas crumpled und Bazar Arsenics werden klauenfrei geliefert, gestattet sind Backenstücke ohne Maul, Augen und Ohren.

4. Die Double Rejections sind absolut huffrei zu liefern.

5. Kipse mit Salzstrich, wie Daccas und Real Meherpores, dürfen keinen starken Belag und Fleischanhang haben und sind spitzköpfig zu liefern. Die Füße müssen dicht unterm Knie abgeschnitten sein. Beim Abschneiden der Füße ist ein kleiner Spielraum gestattet.

6. Strichhäute dürfen fachgemäß nachpräparierte Häute enthalten.

Sortierung und Markierungen.

a) Arsenics.

AACCS/A[1] sehr gut gestellte, vorwiegend langgestreckte Commissariathäute, absolut rein ausgefleischt, mit blanken hellen Fleischseiten, schnittfrei, soweit in rohem Zustande erkenntlich, ohne jeden Haarfehler und Engerlinge.

---

[1] Die Buchstaben sind Abkürzungen der Handelsbezeichnungen, z. B. bedeutet AACCS Arsenic Agra Commissariat Slaughtered, AACD Arsenic Agra Dead, AACR Arsenic Agra Rejections.

AACS/A, gut gestellte, ausgefleischte, kräftige Häute mit absolut blanken Fleischseiten, ohne offene Engerlinge, kleine unbedeutende Haarfehler sind gestattet, ohne stärker schnittige Häute.

AAS/A, absolut blanke Fleischseite, im Haar nicht ganz so gut wie AACS. Es soll dies ein Zwischensortiment zwischen Slaughtered und Dead sein. Häute bis zu 5 sichtbaren Engerlingen und mit kleinen einseitigen Rosen sind zulässig.

AACD/A, absolut blanke Fleischseite, ein kleinerer Teil Häute bis zu 10 sichtbaren Engerlingen zulässig, ein Teil mit Rosen gestattet. In bezug auf Haarselektion dem Sortiment entsprechend.

AACR/A, Fleischseite blank. In bezug auf Stellung und Sortiment geringer als AACD/A.

AACCS, AACS, AACD, AACR, AACRD. Sortierung genau wie Superiorsortimente, nur etwas dunkler und nicht ganz so rein von der Fleischseite. In bezug auf Haarselektion dem Sortiment entsprechend.

AACS/NW, AACD/NW, AACR/NW. Von ähnlicher Stellung wie die Agras, teilweise breiter und flacher, nicht so fleischrein und von trüberem Aussehen im allgemeinen. In bezug auf Rosen und Engerlinge sowie andere Fehler wie bei den entsprechenden Agrasortimenten.

PRACS, PRACD, PRACR, PRACRD, kräftige, meist breitgestellte Häute, nur aus den Purneah- und Durbunghadistrikten, ohne Engerlinge, mit blanker Fleischseite, mit wenig oder kleinen Fleischfasern. Haar- und Fleischseite dem Sortiment entsprechend.

RDACS, RDACD, RDACR, kräftige, teils breite, teils langgestreckte Häute, vorwiegend aus den Purneah-, Durbungha- und angrenzenden Distrikten, Fleischseite öfter etwas dunkel, leichter Fleischanhang gestattet; Haar- und Fleischseite dem Sortiment entsprechend, ohne Engerlinge.

DACS, DACD, DACR, DACRD, meist breit gestellte kräftige bis mittelkräftige Häute ohne Engerlinge. Auf der Fleischseite im allgemeinen nicht so rein wie die Real Durbunghas, teilweise etwas „crumpled". Haar- und Fleischseite dem Sortiment entsprechend.

DPS/A, DPD/A, DPR/A, DPRD/A, Häute diverser Provenienzen, ziemlich glatt und flach, ohne stärkeren Fleischanhang. Ein kleinerer Teil etwas crumpled, aber dafür mit entsprechend reiner Fleischseite, Haar- und Fleischseite dem Sortiment entsprechend.

DPS, DPD, DPR, DPRD, DPRT. Meist kräftige, schrumpflige Häute diverser Provenienzen, ohne Rücksicht auf Stellung sortiert, mit ziemlich starkem Fleischanhang und zum Teil erdige Präparation, Haar- und Fleischseite dem Sortiment entsprechend.

b) Strichhäute.

Daccas, BCS/K, BDS/K, MDS/K (Kurbanis dürfen als solche nur in Gewichten bis zu 12 lbs verschifft werden). BCS, BDS, MDS, MDD, DRD, DRT: Häute von reeller Beschaffenheit, bis zu 25% schwerer gesalzene, mit kleinen Fleischresten, jedoch unter Ausschluß der stark fleischigen und schwer gesalzenen Bazarqualität.

Real Meherpores, RMS, RMD, RMR, RMRD, meistens kräftige Häute und durchgehends von reiner Fleischseite, mit nur leichtem Strich. Etwas leichter Fleischanhang oder leichter Belag läßt sich indessen nicht immer vermeiden.

Meherpores, MS, MD, MR, MRD, Meherpores und diesen ähnliche Sorten wie Burdwans usw. mit schwerem Belag und/oder Fleisch.

Salted Agras, SACCS, SACS, SAAS, SACD, SACR, SACRD, Häute aus den Agra- und Northwesterndistrikten mit leichtem Salzstrich; Haarsortiment analog den Arsenic Agras.

Alle Sortimente sind ohne Maul, Augen und Klauen, mit Ausnahme der Double Rejections.

Alle Vorzeichen: wie „L" für leichte, „M" für Mittelgewichte, „H" für schwere Gewichte, fallen fort.

Kalbfelle werden genau wie Kuhhäute markiert.

c) Büffel.

Arsenic Agra Büffel, AABCS, AABS, AABD, AABR, AABRD. Bisher übliche Spezialsortimente und Markierungen dürfen beibehalten werden.

Arsenic Purneah, Durbungha Büffel, PRDABS, PRDABD, PRDABR, PRDABRD.

Arsenic Common Büffel, ABS, ABD, ABR, ABRD.

Daccabüffel. Für Daccabüffel werden die bisherigen Markierungen der einzelnen Ablader beibehalten.

Gewichtsgrenzen:

Leichte Häute bis 9 lbs . . . . ca. 2 lbs auf und ab
Häute über 9—16 „ . . . . „ 3 „ „ „ „
„ „ 16 „ . . . . „ 4 „ „ „ „

Kontrakt: Jeder Arsenic-Kontrakt hat die Ware genau als Winter- oder Sommerware zu bezeichnen. Bei Mischungen ist der Prozentsatz der darin befindlichen Winterware genau anzugeben.

Stückzahl: Die Abladung hat in Zukunft in einheitlicher Stückzahl wie nachstehend angegeben zu erfolgen:

I. Kuhhäute:

bis 2 lbs . . . . . 500 Stück pro Ballen
über 2— 3½ „ . . . . . 300 „ „ „
„ 3½— 6 „ . . . . . 200 „ „ „
„ 6— 9 „ . . . . . 150 „ „ „
„ 9—12 „ . . . . . 125 „ „ „
„ 12—18 „ . . . . . 100 „ „ „
„ 18—20 „ . . . . . 80 „ „ „
„ 20 „ . . . . . 60 „ „ „

II. Büffel:

bis 3½ lbs . . . . . 300 Stück pro Ballen
über 3½— 6 „ . . . . . 200 „ „ „
„ 6— 9 „ . . . . . 150 „ „ „
„ 9—12 „ . . . . . 125 „ „ „
„ 12—16 „ . . . . . 100 „ „ „
„ 16—18 „ . . . . . 80 „ „ „
„ 18—22 „ . . . . . 60 „ „ „
„ 22 „ . . . . . 50 „ „ „

Franchise: Diese beträgt:

für Arsenik-Kips 2%
„ Strich-Kips. 3%
„ Büffel aller Art 3%

Die Karachihäute sind in den Bedingungen nicht inbegriffen, stark mit Engerlingen behaftet, zeckenbeschädigt; infolge starken Pressens in den Ballen häufig Trockensprünge.

Gewichte der Karachi 2/8, 8/13, 13/— lbs.

Rangoonrinder: Kleiner Viehschlag, aber die Häute sind bekannt wegen ihrer Feinnarbigkeit. Die Häute werden sowohl naß- als trockengesalzen und lufttrocken gehandelt. Die verschiedenen Arten der Behandlung der Rangoonhäute hängen mit dem dort herrschenden Klima zusammen. Gerade in Rangoon mit seinen monatelangen tropischen Regenfällen ist es in dieser Zeit einfach unmöglich, Häute zu trocknen, ohne sie dem Verderben auszusetzen. Sie werden daher unter Salz aufbewahrt und nach der Regenzeit entweder fertig präpariert zu trockengesalzenen Häuten verarbeitet und kommen als solche zum Export oder sie werden auch als naßgesalzene Häute in Fässern zur Verladung gebracht.

Auch in Rangoon leiden die Rinder, wie in allen tropischen Gegenden, stark unter Insekten aller Art, so daß mit einem großen Prozentsatz zeckenbeschädigter Häute gerechnet werden muß. Brandmarken gibt es in Rangoon nicht.

Gewichtseinteilung:

Gesalzene Rangoon	bis 20 lbs oder auch bis 25 lbs laufend	
	20—30 ,, ,, ,, 30—40 ,,	
	20—40 ,,	
Trockene gesalzene ,,	bis 6 lbs laufend	
	8—10 ,, im Bogen	
	12—14 ,, ,, ,,	
	16—18 ,, ,, ,,	
Trockene ,,	bis 3 lbs laufend	
	6— 7 ,, im Bogen	
	12—14 ,, ,, ,,	

Büffel:

Gesalzene	bis 20 lbs	Trockene	bis 30 lbs
	20—60 ,,		20—40 ,,
			30 ,, aufwärts.

Ziegen: Amritsar, Karachi, Patna, Dacca, Dinajpore, Mozufferpore, Daissee, Calcutta,. Zentralindien, Madras, Coconada, Baglore, Trichinopoly, Bombay.

Patnas, Daccas, Dinajpores (Ostindien) gelten als die besten. Sie werden trockengesalzen, zum Teil naßgesalzen gehandelt. Madras usw. (Südindien) ebenfalls gute Durchschnittsqualitäten mit etwas mehr Narbenfehlern als die Ostindier.

Amritsar-Ziegenfelle sind ziemlich rauh und grob im Narbenbild.

Alle Indier werden zum Durchschnittspreis unter Angabe des Prozentsatzes I a, II a, III a gehandelt; teils nach Gewicht, teils nach Maß; 27/30, 30/36, 36/40 in. oder 350/375, 400/450 lbs pro Ballen à 500 Stück.

Südindische Sortimente meist von einheimischen Gerbern aufgenommen und lohgar in London verkauft. Auch die zentral- und nordindischen Sortimente werden während der warmen Zeit weniger exportiert, sondern von einheimischen Gerbern aufgenommen und ebenfalls lohgar, in den letzten Jahren zum Teil als fertige Chromleder, verkauft.

Amritsar-Ziegen trockengesalzen 1000/1200 lbs per 500 Stück. 85% I a, 15% II a.

Madrasprovenienzen: trockengesalzen 140/200 lbs per 100 Stück, gewöhnlich 90% I a, 10% II a, naßgesalzen 280/380 lbs pro 100 Stück, Durchschnitt 60/70% I a, 20/30% II a, 10% III a.

Schaffelle: Meist grobwollig, in trockenem Zustand gehandelt.

Gewichte: Amritsar 160/200 lbs für trockene, 130/160 lbs für Blößen.

Sortimente: Südindische rothaarige Schaffelle Bogengewicht 200/210 lbs 90% I a, 10% II a.

60/75% der aufkommenden Schaffelle werden von einheimischen Gerbereien aufgenommen und in lohgarem Zustand zu den Auktionen nach London geschickt, wo ca. 12 bis 15 Millionen Felle im Jahre zur Versteigerung kommen.

Fehlervergütungen: $33^1/_3$% für II a, 50% für III a.

8. Niederländisch-Indien.

Viehbestand (1936):		Häuteausfuhr (1936):	
Rindvieh	4 402 200	Rinder, Kälber	683 000
Büffel	3 212 000	Büffel	292 000
Schafe	1 804 000	Schafe	169 000
Ziegen	4 068 600	Ziegen	2 572 000
Pferde	656 000		

Gutnaturige kernige Haut von geradrückigen Rindern ohne Kopf und Klauen, sorgfältiger Abzug und sorgfältig getrocknet, feiner Narben, auch die Büffel werden sauber entfleischt und ausgespannt.

Hauptsortimente: Batavia, Samarang, Soerabaja.

Beste Jahreszeit: April/September. Zur Regenzeit Gefahr von Faulstellen.

Übliche Gewichte:

Rinder: $^1/_2$—$2^3/_4$ kg Bogen $2^1/_4$ kg
$2^3/_4$—$4^1/_2$,, ,, $3^3/_4$,,
$4^1/_2$—$5^1/_2$,, ,, 5 ,,
$5^1/_2$—7 ,, ,, $6^1/_4$,,
7/—

Sortimente: Prima Stadtschlachtung, Intermedia Stadtschlachtung, Sekunda Stadtschlachtung, gute Landschlachtung, Sekunda Landschlachtung, Tertia.

Büffel: $^1/_2$—6 kg Bogen 5 kg
6—8 ,, ,, $7^3/_4$,,
8—$10^1/_2$,, ,, $9^1/_2$,,
$10^1/_2$—$13^1/_2$,, ,, 12 ,,
$13^1/_2$— ,, ,, $15^1/_4$,,

Sortimente: Prima, Sekunda, Tertia.

Ziegenfelle: 60 cm . . . . 15/18 kg per 100 Stück
70 ,, ... 24/28 ,, ,, 100 ,,
80 ,, ... 30/35 ,, ,, 100 ,,
90 ,, ... 43/46 ,, ,, 100 ,,
100 ,, ... 52/58 ,, ,, 100 ,,

Durchschnittsgewichte von 32/42 kg per 100 Stück.

Fehlervergütungen: II a $33^1/_3\%$ vom Preis der Prima.

9. Philippinen.

Viehbestand (1936):

Rindvieh	1 534 800	Ziegen	540 500
Büffel	2 306 300	Pferde, Maultiere	420 900
Schafe	151 500		

10. Indochina und Siam.

Indochina.

Viehbestand (1936):

Rindvieh	2 353 000	Ziegen	56 200
Büffel	1 907 300	Pferde	80 700
Schafe	15 700	Maultiere, Esel	2 500

Siam.

Viehbestand (1936):

Rindvieh	5 618 000
Büffel	5 533 500
Pferde	374 200

Aus Französisch-Indochina und Siam kommt ein recht minderwertiges Häute-
material. Der Schlag Vieh in diesen Gegenden ist von kleiner und schwacher
Struktur, und außerdem scheint das Vieh in diesen Gegenden nicht besonders
gepflegt zu werden. Die von diesen Ländern exportierte Rohware findet in
Deutschland wenig Verwendung; Frankreich, Italien und der Balkan dürften die
Hauptkäufer der nicht sehr bedeutenden Quantitäten sein.

Gut von Natur sind die Hanoihäute, aber das Sortiment ist unzuverlässig,
da dieselben häufig mit minderwertigen Sorten untermischt werden.

Größere Bedeutung haben die Büffelhäute aus diesen Gegenden, die vor allem
von Pickerfabrikanten sehr gesucht sind.

Gewichtseinteilung:

Indochina und Siam-Rindshäute   bis 10 lbs   Büffel bis 30 lbs
                                  8—14 „   30 „ aufwärts
                                 14—20 „
          Saigon- und ähnliche Büffel auch 11—13 lbs im Bogen
                                 18—20 „ „   „

Fast alle aus den jetzt erwähnten Gegenden kommenden Häute gelangen in
luftgetrocknetem, arseniziertem Zustande zum Export.

11. China (einschl. Mandschukuo, Mandschurei, Mongolei, für welche noch keine getrennten Angaben vorliegen).

Viehbestand (1933):

Rindvieh	23 400 000	Pferde	2 800 000
Schafe	13 000 000	Maultiere, Esel	850 000
Ziegen	?		

Rinder: Die Häutegattungen, die aus China kommen, sind sehr verschiedener Art:

Am bekanntesten sind die Hankau-Schanghaihäute, deren Exportziffer
auch für den internationalen Gerberbedarf am bedeutendsten ist. Der Unterschied zwischen Hankau- und Schanghaihäuten besteht darin, daß die Hankau-
häute aus den gebirgigen Provinzen kommen und die quantitativ erheblich un-
bedeutenderen Schanghaihäute aus der Ebene um Schanghai.

Die Beliebtheit dieser Chinahäute liegt in ihrer Struktur und der Feinnarbigkeit begründet; sie sind den deutschen Häuten sehr ähnlich und lassen sich
je nach den in China für den Export zusammengestellten Gewichtsklassen sowohl
für Ober- und Unterleder als auch für viele andere Ledersorten verarbeiten.

Leider sind durch mangelhafte Trocknung und durch das Pressen der Häute-
ballen, ehe die Ware volltrocken ist, die Häute häufig schimmelig und werden
durch den langen Transport oder schon im Lagerhaus des Überseeabladers zum
Teil moderig und erhitzt. Auch mit einem erheblichen Schaden durch Zecken
und andere Insekten ist zu rechnen. Ein weiterer Schaden ist das Pressen der
trockenen Häute in Ballen, wobei der getrocknete Narben in den Falten wie
Glas springt.

Im trocken arsenizierten Zustand werden die Hankau und Schanghai wie
folgt klassiert:

bis 2 lbs	14—20 lbs
2— 6 „	20—25 „
6—10 „	25—30 „
10—14 „	30 „ aufwärts

Schantung-Tsingtauhäute: Gutes, ebenfalls feinnarbiges Material. Das
anfallende Quantum ist nur sehr klein, und seit längerer Zeit kauft Japan dort
in solchem Umfang, daß für den Export nach Europa kaum etwas übrig bleibt.

Gewichtseinteilung: 20/35 lbs. 30/— lbs.

China ist auch die Heimat der bekannten Wasserbüffel, von welchen man Abarten in ganz Asien findet. Die Hankau-Schanghaibüffel, meist sorgfältig entfleischt und im Rahmen getrocknet, stellen ein hochwertiges Rohmaterial dar, das hauptsächlich in Deutschland sehr begehrt ist und für alle möglichen Sorten technischer Leder Verwendung findet.

Gewichtseinteilung: 20/40 lbs, 30/60 lbs oder auch mit gewünschten Gewichtssortimenten.

In unbedeutenden Quantitäten kommen auch mandschurische und mongolische Häute auf den Markt, doch handelt es sich hier wegen der vielen Engerlinge um eine minderwertige Rohware.

Gewichtseinteilung bis 20 lbs, 20 lbs aufwärts.

Zusammenfassend über all diese Provenienzen soll noch erwähnt sein, daß wohl über 95% aller dieser Häute als lufttrockene, arsenizierte Häute exportiert werden.

Aus dem südlichen China kommen die shaved Canton oder Hongkong. Vor dem Kriege haben sich erste europäische Firmen mit dem Export dieser sorgfältigst bearbeiteten und sortierten Häute befaßt, doch durch die Unruhen in China in den letzten Jahren ist ein wirklich zuverlässig sortiertes Exportmaterial nicht auf den Markt gekommen, wodurch die Beliebtheit dieser Gattung stark gelitten hat. Jedenfalls handelt es sich aber auch bei diesen Sorten um ein hochwertiges Rohmaterial, das in ganz Europa für alle möglichen Sorten Leder noch heute Verwendung findet.

Chinahäute im allgemeinen ohne Brandmarken, mitunter kleine Marken eingeätzt oder gebrannt.

Gewichtseinteilung:

Rindshäute:	bis 10 lbs	Büffel:	10/20 lbs
	8—14 „		20/30 „
	14—20 „		30/40 „

Ziegenfelle: Haarfarbe schwarz, braun, grauhaarig, weißhaarig. Die besten Provenienzen sind: Szechuans, Hankows, Honans, Rivers. Die nördlichen Gegenden (Tientsin usw.) liefern ein langhaariges, grobnarbiges Fell.

Schlachtung: Durchweg unköpfig, lufttrocken.

Sortierung: Kurzhaarig, mittelhaarig, langhaarig.

Fehlervergütungen: II a zum halben Preis der Prima, III a und Brack werden nicht exportiert, sondern im Lande verarbeitet.

Der größte Teil der aufkommenden Schaffelle wird im Lande selbst verarbeitet.

Tientsinprovenienzen: Mongoler, Chowching, Shuntefu.

Gewichte: $3^1/_2$ bis $4^1/_2$ lbs per Stück. 80% I a; 20% II a.

Fehlervergütungen: Sekunda zum halben Preis.

12. Japan.

Viehbestand Japan mit Korea (1936):		Schlachtungen (1936):	
Rindvieh	3 558 700	Ochsen	176 607
Schafe	73 600	Kühe	133 014
Ziegen	407 300	Kälber	38 741
Pferde	1 496 900	Schafe	117 463
Büffel	292 300	Ziegen	1 426
Maultiere, Esel	5 100		

Viehbestand Mandschukuo (1936):

Rindvieh	1 679 200	Pferde	1 846 100
Schafe	3 001 700	Maultiere, Esel	1 293 100
Ziegen	1 223 300		

Häuteanfall in den einheimischen Gerbereien verarbeitet. Meist minderwertige Ware.

IV. Amerika.

1. Vereinigte Staaten von Nordamerika.

Viehbestand (1938):		Schlachtungen (1936):	
Rindvieh	65 930 000	Rinder	14 650 500
Schafe	52 918 000	Kälber	13 787 000
Ziegen	4 821 000		
Pferde	11 163 000		
Maultiere, Esel	4 525 500		

Rinderrassen: In den Südstaaten der Union und in Kalifornien herrscht noch der spanische dunkelrote Viehschlag ähnlich den südamerikanischen Rassen vor; in Texas zum Teil noch reinrassig, meist aber von englischem und schwarzweißem Holsteiner Vieh durchkreuzt. Letzteres mit zunehmender Milchwirtschaft zunehmend. Die Natur der Häute ist im Süden und Westen kernig, im Osten flacher.

Schlachtung bei den über das ganze Land zerstreuten großen Packerfirmen sorgfältig, desgleichen bei einem Teil der kleinen Packer und einigen Stadtschlachtungen. Der größte Teil der Landschlachtungen sehr nachlässig im Abzug und noch nachlässiger in der Konservierung. Jedoch sind Bestrebungen im Gang, die Ware der kleinen Packer und die Landware auf die Qualität der Packerware zu bringen.

Gehandelt wird die Ware meist auf salzfreies Gewicht. Dieses wird bei den großen Packern so gleichmäßig und sorgfältig hergestellt, daß die Häute und Felle selbst im Hochsommer auf dem Transport von Chicago bis Europa keinen Gewichtsverlust erleiden. Der Häutehandel der ganzen Welt kann hieraus ersehen, daß bei richtiger Durchsalzung der Ware die sonst überall eintretenden Gewichtsverluste vermieden werden können.

Weniger befriedigend ist die von Natur gute Ware in bezug auf den Narben. Die großen Weideflächen sind fast alle aufgeteilt und mit Stacheldraht umgeben. Infolgedessen haben die Stacheldrahtrisse genau wie in Argentinien und Europa stark zugenommen.

Die Engerlingsschäden sind noch sehr erheblich. Vor allem in den Frühjahrsmonaten muß mit einem großen Prozentsatz von Engerlingen gerechnet werden. Die Engerlingszeit ist Dezember bis Juni.

In den Südstaaten und Kalifornien wird das Vieh noch immer gebrannt. Die Brände sind viel größer und tiefer als in Argentinien und Australien. Es ist erstaunlich, daß eine solche Grausamkeit gegen die Tiere in einem zivilisierten Land wie die Vereinigten Staaten noch geduldet wird. Auch die Zecken (ticks) sind in den Südstaaten noch nicht ausgerottet, während die fortschrittliche Landwirtschaft des mittleren Argentiniens dies längst erreicht hat.

Auf dem flachen Lande sind die Häute und Felle meist viel zu schwach gesalzen und infolgedessen in den Sommer- und Herbstmonaten meist stark salzfleckig und häufig haarlässig. Mitunter wird auch unreines, gipshaltiges Salz verwendet, welches ebenfalls Flecken verursacht, häufig auch viel zu grobes Salz oder das ebenfalls unzweckmäßige feingemahlene Salz.

Schlachtung köpfig, langbeinig ohne Flechsen und Klauen, ohne Vormaul, hierfür 4% Zuschlag im Preis, Gewichte entsprechend 4% leichter. Häute und Felle sortiert in gestochen und geschächtet (Kosher), für letztere entsprechende Vergütung. Auch die Bründe werden mitunter sortiert in Brand im Schild (butt brand) und Brand in der Seite (side brand).

Händler- und Stadtschlachtungen im Westen gleiche Gewichtseinteilung wie die Packer.

Gewichte: Packerhäute und -felle:

Ungeborene (slunks) . . . . —/8, 8/15, mitunter auch 12/15 lbs
Kipse . . . . 15/25 lbs
Überschwere Kipse (overweights) . . . . . . 25/— „
Leichte Häute (Extremes) . . . . 25/55 „
Kühe. . . . . 55/— „
Leichte Stiere. . . . . 50/60 „
Schwere Stiere . . . . 60/— „

Sortiment der Packerware „flat“, d. h. ohne Vergütung für IIa und Engerlinge. Schlachtung der Südstaaten gewöhnlich 1 Cent billiger als die der Nordstaaten.

Oststaaten: Kalbfelle unköpfig, kurzbeinig.

Gewichte: —/4, 4/5, 5/7, 7/9, 9/12, 12/17, 17/25 lbs.

Fresser (buttermilks) werden in New York aus 9/12 und 12/17 lbs Kalbfellen aussortiert und getrennt verkauft.

Häutegewicht wie in Chicago.

Landschlachtung im Westen:

Ungeborene (slunks), Sterblinge und Bauernfelle (deacons) . —/8 lbs
Leichte Schlachterkalbfelle. . . . . —/8, 8/15 „
Kips . . . . 15/25 „
Extra leichte Häute . . . . 25/45 „
Leichte Kühe (buffs) . . . . 45/60 „
Schwere Kühe . . . . 60/— „
Leichte Stiere . . . . 45/60 „
Schwere Stiere (native steers) . . . . 60/— „

Roßhäute: Schlachterhäute ca. 60 lbs im Bogen wiegend; Abdeckerhäute (Renderers) entsprechend billiger. Roßhäute im Westen ca. 45 lbs im Bogen.

Ziegen wenig vorhanden.

Schafe: Meist hochgezüchtete englische und schottische Rassen. Hauptschafbestände in den Staaten der Pazifikküste und längs der Rocky Mountains.

Schlachtungen ebenfalls teils Packer, teils kleine Schlachter; teils mit Wolle, teils entwollt.

Gewichte: Verkauf der Wollfelle gesalzen, der entwollten Felle gepickelt.

2. Kanada.

Viehbestand (1937):		Viehbestand Neufundland (1935):	
Rindvieh	8 840 500	Rindvieh	20 000
Schafe	2 673 800	Schafe	59 000
Ziegen	13 000	Ziegen	10 100
Pferde	2 883 000	Pferde	14 100
Maultiere, Esel	6 500		

Rinderrasse: Ähnlich wie in den Vereinigten Staaten stark mit englischem und bretonischem Vieh (Jersey) durchkreuzt, Häute etwas flacher.

Gewichtseinteilung ungefähr wie in den Vereinigten Staaten. Keine Brände, keine Zecken, aber viel Drahtrisse.

Abschlachtung und Konservierung auf dem Lande zum Teil mangelhaft, in den Städten und bei einigen großen Packern zum Teil gut.

Der Handel pflegt Stadt- und Landware gemischt und unsortiert zu liefern. Einführung richtiger Sortimente wäre wünschenswert, da erst dann eine Besserung des Abzuges der so schlecht behandelten Landware erwartet werden kann.

3. Mexiko.

Viehbestand (1930):

Rindvieh	10 083 000	Pferde	1 887 500
Schafe	3 673 900	Maultiere, Esel	2 911 000
Ziegen	6 544 100		

Rinder: Ähnlicher Viehschlag wie im Süden der Vereinigten Staaten. Salzung und Schlachtung nicht so zuverlässig.

Gewichte: Gesalzen 20/22, 21/23, 22/24, 23/25, 24/26, 25/27 kg.

Durchschnittsgewichte trocken: 9/11 kg.

Mittelschwere Häute, hauptsächlich Landhäute, in gesalzenem Zustande, geringer Anfall an Stadtschlachthäuten.

Schlachtung gut, Narben schadhaft durch Brandzeichen und Engerlingsschäden.

Sammelplätze: Tampico, Vera Cruz, Yucatan und Mexico City.

Die Rastrohäute (Landhäute) sind teilweise recht schnittig und kommen infolge mangelhafter Salzung häufig haarlassend im Bestimmungshafen an.

Ziegen:

Ziegenfelle (Gewichte)	225/240 lbs
Kleinere	65/70 ,,
Zickelfelle	35/40 ,,

werden gewöhnlich mit 25/30% IIa zum Durchschnittspreis verkauft.

4. Argentinien.

Viehbestand (1937):		Schlachtungen (1938):	
Rindvieh	33 100 500	Frigorificos Rinder	2 774 856
Schafe	43 790 200	Liniers Rinder	1 138 731
Ziegen	4 876 000	Saladeros Rinder	101 100
Pferde	8 527 200	Frigorificos Kälber	327 852
Maultiere, Esel	905 000	Frigorificos Schafe	5 292 974
		Liniers Schafe	507 016

Häuteausfuhr (1938):

Rinder:	gesalzene	4 413 025
	trockene	1 277 926
Kälber:	gesalzene	1 422 488
	trockene	379 616
Roßhäute		321 920

Die argentinische Haut hat in den letzten Jahrzehnten starke Wandlungen erfahren. Das kernige halbwilde Vieh spanischen Ursprungs (Criollo) tritt mehr und mehr zurück. Statt dessen dringen immer mehr veredelte englische Viehrassen (Mestizo) vor; für die zunehmende Milch- und Käseindustrie auch Holsteiner und Friesländer. Zum Teil werden sogar reinblütige Herden von Shorthorn, Hereford und anderen mehr gehalten. Das halbwilde Criolovieh ergab eine vorzügliche kernige Sohllederhaut. Das Mestizovieh ist schon dünner in der Haut und entsprechend feiner im Narben. Bevorzugt werden die Crioloviehschläge von den Saladeros (Salzfleisch- und Fleischextraktanstalten), die entsprechend die kernigsten Bodenlederhäute und weniger leichte Oberlederware liefern. Die Frigorificos mit ihrem großen Export an hochwertigem Kühlfleisch bemühen sich, mastige Jungrinder zu erhalten und liefern entsprechend zunehmende Mengen Oberlederhäute.

Die Frigorificos sind in starkem Umfange in Wettbewerb mit den Mataderos (den Stadtschlachtern) getreten zur Belieferung des Heimatbedarfs und liefern entsprechend in zunehmendem Umfange auch Becerros- (Terneros, Kipse) Kalbfelle und Vaquillonas (Jungrinder, Kalben, Jungstiere, Extremes), deren Felle von der Oberlederindustrie des Heimatmarktes sowie von Deutschland und Amerika in erheblichem Umfange aufgenommen werden.

Die Häute werden in den Gefrierhäusern allgemein gewaschen, und zwar am lebenden Tier und wiederum sofort nach der Schlachtung, Vormaul und Hufe entfernt, Ohren ausgeschlitzt, in konzentrierter Salzlake gesalzen und sodann mit trockenem Salz flach auf Stapel gesalzen. Die Abschlachtung ist im ganzen gut, wenn auch nicht absolut schnittfrei; auch bei den Gefrierhäuten kommen noch häufig Ausheber vor.

Ähnlich in Behandlung und Abschlachtung sollten die besseren Mataderohäute sein, die die Bezeichnung „Typ Frig." tragen. Sie sind jedoch in den letzten Jahren ständig schlechter geworden. Schnitte werden mehr oder weniger geschickt „frisiert" und an die Bestimmung des einmaligen Salzens hält man sich häufig nicht mehr. Daher kommt es auch, daß der Gewichtsverlust der Typ-Frig.-Häute von Buenos Aires nach Europa ca. 10% beträgt, während echte Frigorificos mit wenigen Prozenten Verlust ankommen. Bei sorgfältiger Salzung und Gewichtsübernahme am Platze müßte der Gewichtsverlust bis Europa auch bei Typ-Frig.-Ware erheblich kleiner sein.

Weniger sorgfältig in Schlachtung und auch in Behandlung ist die Ware vom flachen Land, die, soweit sie von Schlächtern stammt, unter der Bezeichnung Carniceria geliefert wird; soweit es sich um reines Landgefälle und Sterblinge handelt, Campos. Der übliche Gewichtsverlust bei Carniceria beträgt 12%, bei Campos 16%. Der Abzug der Campos ist meist sehr mangelhaft, stark schnittig, und auch die Salzung ist häufig schmutzig und unbefriedigend. Die hohen Gewichtsverluste sind großenteils dadurch hervorgerufen, daß nicht das tatsächliche Gewicht, sondern ein geschätztes Gewicht berechnet wird und daß viele Ablader die Felle im Seeschiff mit Salz und Wasser aufpökeln. Es hat sich erwiesen, daß durch dieses Verfahren nicht nur ein falsches Gewicht hergestellt wird, sondern daß die Häute und Felle auch direkt beschädigt werden, weil das verwendete Hafenwasser stark bakterienhaltig ist und die Bildung der sog. roten Verfärbung (red discoloration, früher fälschlich rote Erhitzung genannt) hierdurch begünstigt wird. Diese rotfärbenden Bakterien zersetzen bei stärkerem Auftreten die Haut, machen dieselbe haarlässig und beeinträchtigen das Ledergewicht.

Trockene Häute fallen nur auf dem flachen Lande an. Die alteingeführten Sortierungen Americanos, Cordoba Sierras usw. sind heute im wesentlichen Sortimentsbegriffe geworden, da, wie oben gesagt, die alten Criollorassen in reinen Beständen selten mehr anzutreffen sind (siehe nachfolgende Lieferungsbedingungen für Platahäute L. P. 2 der Internationalen Gerbervereinigung).

An Häuteschäden muß man in ganz Argentinien mit dem Stacheldraht rechnen, so daß es unzerkratzte Häute nicht gibt, höchstens bei den ganz jungen Kälbern. Auch ist allgemein üblich, die Häute mit Brand zu versehen. Bestrebungen sind im Gange, die Brandmarken statt auf dem wertvollen Teil der Haut auf den Backen oder Beinen anzubringen.

Ein weiterer, sehr verbreiteter Schaden sind die Garrapatas (Ticks, Zecken), irrtümlicherweise in Hamburg mitunter Läuse genannt. Die Provinzen Buenos Aires, Santa Fé, Süd-Corrientes sind von Zecken befreit. Aber es kommt vor, daß Frigorificos Vieh aus Gegenden beziehen, in denen die Zecken noch weit verbreitet sind. Daher ist mit den Frigorificos die Vereinbarung getroffen, daß zeckenfreie Posten mit „clean" bezeichnet werden; Posten mit Zecken als „Northern". Dasselfliegen gibt es in Argentinien und Chile nicht.

Schaffelle.

Verladung ab Buenos Aires und Bahia. Ausfuhr 1937 26983 Ballen.

Sortierung: Merino, feine Kreuzwolle, mittlere Kreuzwolle, gewöhnliche Kreuzwolle geschoren, $^1/_4$ Wolle, $^1/_2$ Wolle, $^3/_4$ Wolle, Vollwolle usw.

Bezüglich der Gewichts- und Sortimentseinteilung der argentinischen Häute und Felle beziehen wir uns auf die von der Internationalen Gerbervereinigung aufgestellten Lieferungsbedingungen für argentinische Häute und Felle sowie auf die Richtlinien der Handelskammer Buenos Aires; Gewichtseinteilung laut L. P. 2.

Gewichts- und Sortimentseinteilung laut Lieferungsbedingungen für La Plata-häute und -felle (L. P. 2) der Internationalen Gerbervereinigung.

(Auszug.)

I. Gesalzene Rinderhäute und Kalbfelle.

Der Ablader ist verpflichtet, gesalzene Häute/Felle in gesundem, richtig durchgesalzenem Zustande zu verladen.

A. Definition. Barrigas (Ungeborene). Felle von Ungeborenen mit unentwickeltem Haar.

Nonatos (Ungeborene und Neugeborene). Felle mit Haar im Gewicht bis zu $3^1/_2$ kg Verschiffungsgewicht.

Mamones (Saugkälber). Felle im Gewicht von je $3^1/_2$ bis 7 kg Verschiffungsgewicht.

Becerros (Jährlinge, Kälber). Felle von mehr als je 7 bis $11^1/_2$ kg Verschiffungsgewicht.

Vaquillonas (Kalben und Jungstiere, Extremes). Felle beiderlei Geschlechts im Gewicht von 10 bis 20 kg Verschiffungsgewicht. Der Ausschluß von weitbauchigen Kühen, die bereits gekalbt haben, ist besonders zu bedingen.

Novillos (Ochsen) im Gewicht von mindestens je 20 kg Verschiffungsgewicht.

Vacas (Kühe) im Gewicht von mindestens je 18 kg Verschiffungsgewicht.

Toros (Bullen). Häute von Tieren, die als Zuchtstiere oder zur Fortpflanzung gedient haben.

B. Gefrierhäute und -felle (Frigorificos). Häute und Felle von ganz besonders gutem Abzug, gut entfleischt, desgarriert, in grünem Zustand sauber gewaschen, mit frischem Salz gesalzen. Die Lose enthalten in der Regel mindestens 95% Häute und Felle, die nach der Salzung im Abzug keinerlei sichtbare Fehler aufweisen dürfen.

Von Frigorifico-Häuten/Fellen sind ausgeschlossen:

a) mit Krätze behaftete (Sarna);

b) durch Garrapata beschädigte, wenn durch deren Anhäufung an bestimmten Stellen der Haut, besonders an Hals und Nacken, sichtbare Beschädigung der Häute festzustellen ist.

c) Häute, welche Beulen, Geschwüre oder offene Stellen aufweisen, welche eine Beschädigung des Narbens verursacht haben.

d) Häute mit Schleifstellen, Hornstößen und ähnlichen Beschädigungen, welche nicht zugeheilt sind.

Häute mit durch Scheuern, Stoßen usw. verursachten haarlosen Stellen, wenn diese verwachsen oder vernarbt sind und keine frische Beschädigung darstellen, dürfen nicht zurückgewiesen werden.

C. Argentinische Saladeros. Von Waschung, Abzug und Salzung ähnlich den Gefrierhäuten. Nach der Salzung weisen sie nicht mehr als 15% Fehler im Abzug auf, wobei in diesem Prozentsatz bis zu 3% Häute mit tiefgehenden Schnitten und Löchern einbegriffen sind.

Von den Saladero-Häuten sind ausgeschlossen die Häute von Stieren, ferner die räudigen und die stark mit Garrapatas behafteten. Die Garrapatas sitzen meistens am Halse fest und haben den Narben stark beschädigt.

D. Tipo Frigorifico (Buen desuello). Die Namen oder Bezeichnungen „buen desuello" (guter Abzug) oder Tipo Frigorifico (Gefriertyp) oder Frigotipo sind gleichbedeutend und dienen, wenn immer sie gebraucht werden, dazu, Häute und Felle zu bezeichnen, welche in ähnlicher Weise wie die Gefrier-Häute/Felle abgezogen, desgarriert, entfleischt, gewaschen und gesalzen sind.

Bei Ochsen dürfen bis zu 3% Bullen mitgeliefert werden. Beschädigungen wie Frigorificos.

Die Fehlergrenze versteht sich im Abstand von 25 cm bei Häuten und 10 cm bei Fellen vom äußeren Rand bzw. von der Linie, die Kopf und Hals trennt (Crouponschnitt); bis zu 3 Schnitte im Kern sind zulässig.

Häute und Felle mit in gesalzenem Zustand erkennbaren ausgehobenen (ausrasierten oder beschädigten) Stellen gelten als schlecht abgezogen und gehören nicht in Lose „buen desuello".

Die Häute/Felle müssen beim Empfang im ersten Salz liegen, widrigenfalls kann der Käufer die Annahme verweigern und Ersatzlieferung verlangen.

Für vom Kontrakt abweichendes Gewicht steht dem Käufer eine Vergütung von 1% für jedes $^1/_2$ kg zu ohne Toleranz.

Die Häute werden mit einem bestimmten Minimalbogengewicht gehandelt, welches der Verkäufer sich zu liefern verpflichtet. Das Abladebogengewicht kann nach oben begrenzt werden.

Tipo Frigorifico werden mit einer Franchise von 10% gehandelt.

E. Carniceria. Carniceria sind Konsumhäute, deren Qualität zwischen Typ Frig. und Campos liegt und die jeweils besonders zu beschreiben sind.

Franchise 12% bis zum Bestimmungshafen.

F. Campos. Das Aussortieren der besseren Campos ist unzulässig, da der Rest nicht mehr als Originallos gelten kann.

Von der gelieferten Menge Ochsen sind bis zu 3% Bullen zum Kontraktpreis mitzunehmen.

Für die Richtigkeit der Zeitangabe der Salzung ebenso wie für die Schlachtung wird, weil unsicher, nicht garantiert. Haarlassende werden getrennt als solche angeboten.

Die Häute und Felle müssen beim Empfang am Ursprung wenigstens acht Tage in der Pila gelegen haben, falls dieselben aufgesalzen sind, und 14 Tage, falls sich dieselben im ersten Salz befinden. Handelt es sich um Häute und Felle, die in einer Grube (Pileta) gelegen haben, so ist der Verkäufer verpflichtet, 48 Stunden vor Beginn des Empfangs die Grube zu öffnen, und sowohl die Häute und Felle, die sich in der Grube, als auch diejenigen, die sich in der Pila befunden haben, müssen beim Empfang in guter Kondition sein.

Franchise 16% bis zum Bestimmungshafen.

Für vom Kontrakt abweichende Gewichte steht dem Käufer eine Vergütung von 1% für jedes $1/_2$ kg zu; proportionell zu verrechnen ohne Toleranz.

Die Häute werden mit einem bestimmten Minimalbogengewicht gehandelt, welches der Verkäufer sich zu liefern verpflichtet. Das Abladebogengewicht kann nach oben begrenzt werden.

II. Trockengesalzene Rinderhäute.

Unter trockengesalzenen Häuten versteht man die Häute, von denen, nachdem sie wie üblich gesalzen wurden, das Salz abgeschüttelt und die dann getrocknet worden sind und schließlich im Rücken gefaltet.

Bezeichnungen und Gewichte.

Barrigas (Ungeborene). Häute von Ungeborenen mit unentwickeltem Haar.

Nonatos (Ungeborene und Neugeborene). Häute mit Haar in einem Gewicht bis zu $2^1/_2$ kg.

Mamones (Milchkälber). Häute in einem Gewicht von je über $2^1/_2$ bis 5 kg.

Becerros (Jährlinge und Kälber). Häute in einem Gewicht von je über 5 bis zu 8 kg.

Vaquillonas (Färsen, Extremes). Häute von weiblichen oder männlichen Tieren in einem Gewicht von je über 8 bis zu 14 kg.

Novillos (Ochsen). Häute in einem Gewicht von je über 14 kg.

Vacas (Kühe). Häute in einem Gewicht von je über $12^1/_2$ kg.

III. Trockene Häute und Felle.

Der Ablader ist verpflichtet, trockene Häute/Felle in gesundem, richtig trockenem Zustande zu verladen.

A. Beschreibung und Gewichte.

Barrigas. Ungeborene mit unentwickeltem Haar.

Nonatos. Ungeborene mit Haar bis zu 2 kg wiegend (Verschiffungsgewicht).

Becerritos. Kalbfelle im Gewicht über 2 bis 4 kg Verschiffungsgewicht.

Becerros. Kalbfelle im Gewichte von 2 bis 7 kg Verschiffungsgewicht.

Cueros. Häute in nachstehenden Gewichtsgrenzen, frei von Bullen:

tr. Buenos Aires und tr. Cordoba:

> 9/11 kg D. V. G. = 7/17 kg Verschiffungsgewicht. Gewichtsgrenzen
> 11/12 kg D. V. G. = 7/18 kg Verschiffungsgewicht. Gewichtsgrenzen
> 12 kg aufwärts D. V. G. = 7/20 kg Verschiffungsgewicht. Gewichtsgrenzen

tr. Salta:

> bis 11 kg D. V. G. = 7/18 kg Verschiffungsgewicht Gewichtsgrenzen
> 11 kg aufwärts D. V. G. = 7/20 kg Verschiffungsgewicht Gewichtsgrenzen

tr. Bahia Blanca
tr. Patagonia   } Gewichtsgrenzen 7/20 kg Verschiffungsgewicht
tr. Chubut

tr. Concordia
tr. Entrerios
tr. Gran Chaco   } 7 kg aufwärts Verschiffungsgewicht
tr. Misiones
tr. Corrientes

Novillos. Häute im Gewicht von über 7 kg Verschiffungsgewicht, frei von Bullen.

Pesados. Häute im Gewicht von über 18 kg Verschiffungsgewicht, mit Bullen.

Americanos. Lang- oder halblanggestreckte Häute mit einem gewissen Prozentsatz Desechos (s. u.), der kontraktmäßig bestimmt ist, ohne breitgetrocknete Häute.

Desechos-Americanos. Leicht haarbeschädigte und verschlachtete Häute.

Maldesechos. Stärker haarbeschädigte, schnittige und löchrige Häute im Gewicht von über 7 kg Verschiffungsgewicht.

Inservibles. Sehr stark haar- und grindbeschädigte Häute im Gewicht von über 7 kg Verschiffungsgewicht.

Anchos und Naturales. Breitgestreckte und natürlich breite Häute im Gewicht von 7 kg aufwärts Verschiffungsgewicht, frei von Inservibles, die aus den Losen „Americanos" herausgenommen sind.

Cordoba Sierras. Breite Häute von Criollo-Vieh mit einem vereinbarten Prozentsatz Desechos. Es versteht sich von selbst, daß als „Cordoba" nur Criollohäute geliefert werden dürfen. (Auch wenn die Bezeichnung „Sierra" oder „Prima" gewählt wird, darf nichts dem Widersprechendes geliefert werden.) Diese Häute und Kalbfelle dürfen aus den Provinzen Cordoba, Santiago, Tucuman, Catamarca, La Rioja, Salta, Jujuy und San Luis stammen. Häute und Kalbfelle von Mestizovieh sind von den Losen dieser Klasse ausgeschlossen.

Salta, Catamarca. Wenn diese Sorte getrennt verkauft wird, dürfen die Lose nicht mit anderen Provenienzen vermischt werden. Im übrigen gilt das unter „Cordoba" Gesagte.

Cordoba-Rosario oder Cordoba-Campos oder Cordoba-Mestizo. Unter dieser Bezeichnung versteht man Mestizo-Häute (Felle), die aus den Cordoba-Losen heraussortiert sind, ebenso solche, die dieselbe breite Form haben wie die Cordoba-Häute (Felle), aber aus einer Gegend südlich von Cordoba und aus Santa Fé stammen; diese bilden den Typ „Cordoba Rosario".

Corrientes, Chacos und Misiones. Originallose, die über 50% Desechos enthalten, sind nicht normal und der Käufer hat das Recht, die überschießenden zurückzuweisen, es sei denn, daß er einwilligt, die überschießenden Desechos mit entsprechender Vergütung zu übernehmen. Lose dieser Sorten müssen frei von Inservibles geliefert werden, d. h. sie dürfen ausschließlich Gesunde (Sanos) und Desechos enthalten.

Maldesechos in Cordoba, Salta, Rosario, Corrientes, Entrerios, Chaco und Misiones entspricht Inservibles in Buenos Aires-Partien.

Entrerios. Original-Entrerios-Lose enthalten normal bis maximum 40% Desechos und sind frei von „Inservibles" (s. o.). Als „Entrerios M. V. Typ" verkaufte Häute müssen sämtlich desgarriert sein und ohne sichtbare Garrapata geliefert werden.

Chubut, Patagones, Bahia Blanca usw. Beimischungen minderwertiger Häute/Felle sind nicht zulässig.

B. Allgemeines. Trockene Häute/Felle werden verkauft als:

a) Sommerware,
b) Halbhaar aufwärts,
c) Winterware.

Lautet der Kontrakt für Buenos Aires, Entrerios und Bahia Blanca für Verschiffung innerhalb der Monate August/Dezember und für Cordoba und die übrigen Provenienzen aus den nördlichen Gegenden für Verschiffung innerhalb der Monate Juli/Dezember, so ist der Käufer berechtigt, frische Winterware aus der neuen Saison zu beanspruchen, falls nicht ausdrücklich Gegenteiliges vereinbart ist.

Als Gute (Sanos) bezeichnet man die trockenen Häute/Felle, welche nicht die Mängel aufweisen, durch die die Desechos und sonstige geringere Klassierungen gekennzeichnet werden. Häute/Felle mit Schnitten, die in einer geraden Linie vom Nacken bis zum Schwanz verlaufen, und solche, bei denen die Köpfe und/oder Beine oder beides ganz oder teilweise fehlen, ohne weitere Mängel aufzuweisen, sind von den Guten nicht auszuschließen.

Desechos. Desechos sind Häute/Felle, die, mehr als 8 cm von dem nicht beschnittenen Rande gemessen, folgende Fehler aufweisen:

a) Ein bis vier durchgehende Schnitte (Kerbe), die beim Abziehen verursacht sind.

b) Ein bis vier Löcher, die ebenfalls bei der Abschlachtung entstanden sind.

c) Solche Häute, die Faulstellen, Mottenfraß, Beschädigungen durch Benagen oder ähnliche Mängel enthalten, soweit diese Schäden sich in einer Entfernung von höchstens 8 cm vom Rande gemessen, vorfinden.

d) Häute, die durch Scheuern haarlose Stellen aufweisen, soweit nicht mehr als drei größere kahle Stellen vorhanden sind.

e) Häute mit Garrapata (Holzbock), falls diese Schäden durch das Haar verdeckt sind.

Inservibles (Undienliche).

a) Häute mit mehr als acht Kerben oder mehr als vier Löchern.

b) Häute mit Faulstellen, Mottenfraß, Benagung oder ähnlichen Mängeln, soweit diese Fehler nicht mehr als die Hälfte der Oberfläche einer jeden Haut betreffen.

c) Überhaupt solche Häute, die nicht mehr zu den Desechos sortiert werden dürfen, soweit sie nicht zu einer geringeren Klasse als Inservibles gehören.

d) Soweit es sich um Becerros und Nonatos handelt, sind Häute/Felle mit Insektenstichen oder mit Garrapatas, die von der Fleischseite aus sichtbar sind und die im Kern der Haut liegen, zu Inservibles zu sortieren.

Garra (Brack). Häute, deren Oberflächen zu über einer Hälfte durch Faulstellen, Mottenfraß oder Benagung verdorben sind.

Häute und Felle, die nicht lieferbar sind. Häute und Felle von verendetem Vieh, wenn die Bearbeitung derselben in Anbetracht der Todesart der Tiere eine Ansteckungsgefahr mit sich bringt.

Der angegebene Prozentsatz Desechos, Maldesechos, Inservibles usw. gilt als maximal.

Ziegenfelle (nach Buenos Aires Platz-Gebrauch).

Sorten und Gewichte.

Nonatos. Felle im Gewicht von bis zu 130 g.

Cabritos (Zickel). Felle im Gewicht von über 130 bis zu 350 g.

Cabrillonas (kleine Ziegen). Felle im Gewicht von über 350 bis zu 500 g. Cabrillonas können auch in die Partien von Ziegenfellen eingeschlossen werden.

Cabras (Ziegen). Felle von weiblichen Tieren im Gewicht von über 350 g und von männlichen Tieren im Gewicht von unter 1350 g.

Chivos (Ziegenböcke). Felle von männlichen Tieren im Gewicht von je über 1350 g.

Chilluda und Mestizas. Felle mit borstigem und langem Haar, wollig und/oder vom Angora-Typ.

Epidemia. Epidemiefelle werden von Ziegen- und Zickelpartien ausgeschlossen, aber, wenn von guter Qualität und sonst gesund, in die Desechas mit eingeschlossen. Epidemiefelle von guter Qualität, aber nicht gesund, sowie Epidemie von schlechter Qualität sind wertlos.

Desgarre (Abfall von Hörnern und Hufen). Der Verkäufer ist verpflichtet, dem Käufer die Felle frei von Hörnern und Hufen abzuliefern. Kommt er dem nicht nach, so sind die Unkosten, die dem Käufer durch Abschneiden derselben verursacht werden, für Rechnung und zu Lasten des Verkäufers.

Desechas. Ist nichts Gegenteiliges vereinbart, so dürfen die Partien von Ziegenfellen bis zu 10% Desechas einschließen, zum entsprechenden Preise.

Inservibles. Sind alle offenbaren Epidemiefelle, schlapp und ohne Kraft, angefaulte sowie Felle mit Schnittlöchern und Wurmfraß auf beiden Hälften.

Gewicht. Das Gewicht per Dutzend oder per hundert Felle bezieht sich auf die guten Felle. Desechas müssen, unter Berücksichtigung ihrer Zusammensetzung aus Konsum- und Epidemiefellen, als Minimum 90% des für die guten Felle festgesetzten Gewichtes wiegen. Das Gewicht bezieht sich getrennt auch auf jede Sorte, wenn eine gewisse Proportion von Matadero-Fellen und eine andere von Campos-Fellen vorgeschrieben ist, auch wenn beide Sorten zum selben Preise gehandelt werden.

Beschreibung von „Desechas“-Ziegenfellen.

Bei Zickeln (Cabritos) werden mit Desechas die Felle bezeichnet, welche Wurmstiche, Nagestellen, Schnitte und andere Mängel aufweisen, welche die Felle auf mehr als 3 cm von dem nicht beschnittenen Rande des Bauches oder auf mehr als 2 cm von der Linie, welche Kopf und Hals trennt, oder auf mehr als 1 cm vom hinteren Rande des Felles an, nach innen gerechnet, beschädigen. Epidemiefelle von guter Qualität, sowie Fettige und solche die Schorf oder ähnliche Defekte aufweisen, sind ebenfalls Desechas.

Bei Cabrillonas (Felle im Gewicht von 350 bis 500 g) werden mit Desechas solche bezeichnet, die die gleichen wie für Cabritos angegebenen Mängel aufweisen, mit Ausnahme von folgenden Maßgrenzen: 4 cm für den Rand des Bauches, 3 cm für die Nackenlinie und $1^1/_2$ cm für den hinteren Rand.

Bei Cabras (Felle im Gewicht von über 500 g) gelten zur Bestimmung von Desechas die vorerwähnten Mängel, mit Ausnahme von folgenden Maßgrenzen: 5 cm innerhalb des unbeschnittenen Bauchrandes, 4 cm vom Nackenrand und 2 cm vom hinteren Rand.

Roßhäute (inkl. Maultier- und Eselshäuten) (nach Buenos Aires Platz-Gebrauch).

Trockene Pferde-, Maultier- und Eselshäute.

Sorten und Gewichte.

Barrigas. Häute von ungeborenen Tieren mit noch unentwickeltem Haar.

Potrillos (junge Füllen). Häute mit Haar bis zu 2 kg, einschließlich wiegend.

Potrancas (Fohlenhäute). Häute im Gewicht von über 2 bis $4^1/_2$ kg, inklusive.

Potros (Roßhäute). Häute im Gewicht von über $4^1/_2$ kg.

Mulas o burros (Maultiere oder Esel). Gelten die vorstehenden Gewichtsbedingungen.

Gesalzene Roßhäute.

Sorten und Gewichte.

Barrigas. Häute von ungeborenen Tieren mit noch unentwickeltem Haar.

Potrillos (junge Füllen). Häute mit Haar bis zu 7 kg, ausschließlich wiegend.

Potrancas (Fohlenhäute). Häute im Gewicht von 7 kg bis 12 kg, exklusive.

Potros (Roßhäute). Häute im Gewicht von 12 kg und aufwärts.

Klassierung von Pferde-, Maultier- und Eselshäuten.

Die Sortierung dieser Häute richtet sich sowohl für die trockenen und trockengesalzenen wie für die naßgesalzenen Häute nach denselben Regeln, welche für die Sortierung von Rindshäuten gelten, soweit sie darauf anwendbar sind.

In Buenos Aires (Stadt) werden im städtischen Schlachthof Liniers die Tierkörper hängend enthäutet und sollen nicht mehr wie früher mit Blut und Kot in Berührung kommen. Die Häute werden mit reinem Leitungswasser abgespritzt und wie in den Frigorificos ausgestoßen. Auch der Abzug ist etwas besser geworden.

Anschließend an die Erfahrungen der nun mehr als zehnjährigen Dauer der gemeinsamen Lieferkontrakte mit den größten argentinischen Abladern sei noch mitgeteilt, daß auch die Handelskammer Buenos Aires schrittweise ihre Lieferungsbedingungen den internationalen Vereinbarungen angepaßt und verbessert hat. Völlige Übereinstimmung ist gegenwärtig noch nicht erzielt, darf aber erhofft werden. Es handelt sich hier um einen noch in voller Entwicklung befindlichen weltwirtschaftlichen Interessenausgleich. Dieser dürfte dadurch erleichtert worden sein, daß die zwischen der Internationalen Gerbervereinigung, Sitz London, und den Häuteabladern geschlossenen internationalen Verträge sich von Anfang an in fast allen wesentlichen Punkten nach den Handelsgebräuchen in Buenos Aires gerichtet haben. Einige Verbesserungen mußten allerdings gefordert werden und sind auch erzielt worden. Dabei ist festzustellen, daß die Handelskammer Buenos Aires zur Mitarbeit bereit ist und mit Verständnis für die Lage der Lederindustrie auch schon von sich aus wichtige Verbesserungen durchgeführt hat.

Auch die Zusammenarbeit in den europäischen Ankunftshäfen hat sich bewährt. In den meisten Hafenplätzen sind Arbitrage- und Berufungskammern errichtet, welchen Häuteinteressenten und Gerber angehören. In Hamburg fehlt allerdings noch eine Vertretung der Lederindustrie bei der ersten Arbitrage; sie ist nur im Berufungshof vertreten. Hier wird von der Lederindustrie mit Nachdruck auf eine Gleichberechtigung in der ersten Arbitrage hingearbeitet. Die Arbitragen werden einer gemeinsamen Kommission zugestellt; die Schiedsrichter bemühen sich in anerkennenswerter Weise um eine sachliche und gerechte Prüfung aller Streitfälle. Gegen Fehlurteile der Arbitragekommissionen, die bei der großen Zahl der Fälle kaum vermeidbar sein dürften, steht das Rechtsmittel der Berufung zur Verfügung.

Sollten bei Arbitrage und Berufung prinzipielle Meinungsverschiedenheiten entstehen, so kann die Entscheidung einer Obersten Berufungskammer eingeholt werden, die sich aus Vertretern der Käufer- und Verkäuferverbände zusammensetzt.

5. Chile.

Viehbestand (1936):

Rindvieh	2 459 800	Pferde	527 800
Schafe	5 752 100	Maultiere, Esel	93 500
Ziegen	810 200		

Rinderrasse: Im wesentlichen Teil Criollo-Vieh, jedoch auch dort zunehmende Veredlung. Starker Stacheldrahtschaden, keine Zecken. Schlachtung und Abzug allgemein weniger sorgfältig als in Argentinien und Uruguay. Die Santiago und Valparaiso sind weit gestellt, bullig in schweren Gewichten; meist gesalzen oder trockengesalzen konserviert. Schlachtung meist kurzklauig. Antofagastahäute kräftiger als Santiago, besser in Stellung, besser abgezogen. Frigorificoware nur im Süden von Chile. Der große Schlachthof Punta Arenas liefert Häute und Felle, welche den argentinischen Frigorificos entsprechen.

6. Uruguay.

Viehbestand (1930):		Schlachtungen (1938):	
Rindvieh	7 372 381	Frig. Rinder	743 600
Schafe	15 405 607	„ Kälber	220 227
Ziegen	25 800	Sal. Rinder und Kälber	12 300
Pferde	622 894	Frig. Schafe	1 007 128
Maultiere, Esel	14 900		

Rinder: Sortiment, Gewicht und Qualität ähnlich wie in Argentinien. Meist etwas weniger durch Stacheldraht beschädigt. Häute etwas kräftiger, dafür ungünstiger im Maß. Süd-Uruguay bis zum Rio Negro frei von Zecken, nördlich vom Rio Negro stark zeckenbehaftet, in zunehmendem Umfang bis nach der brasilianischen Grenze zu, wo sich in Santa Ana große Frigorificos befinden, die teils Uruguay- nebst brasilianischem Vieh verwenden. Auch Frigorifico Anglo-Fray Bentos schlachtet nur Vieh aus dem Norden und von der Grenze, infolgedessen zeckenschadhaft. Der frühere Frigorifico Sansinena in Montevideo ist von der Stadt als Schlachthof übernommen unter dem Namen Frigorifico Nacional. Ein Teil der Häute und Felle geht zum Salzen noch an die bisherigen Mataderos.

Gewichts- und Sortimentseinteilung laut Lieferungsbedingungen für Uruguay (U. 3) der Internationalen Gerbervereinigung.

I. Gesalzene Häute und Felle.

Der Ablader ist verpflichtet, gesalzene Häute/Felle in gesundem, richtig durchgesalzenem Zustande zu verladen.

A. Gefrierhäute und -felle.

1. Sorten und Gewichte.

Barrigas (Ungeborene). Felle von Ungeborenen (Embrios) mit noch unentwickeltem Haar.

Nonatos (Ungeborene und Neugeborene). Felle mit Haar im Gewicht bis zu $3^1/_2$ kg V. G.

Mamones (Saugkälber). Felle laufend von $3^1/_2$ bis 7 kg V. G.

Becerros (Jährlinge, Kälber). Felle laufend von 7 bis $11^1/_2$ kg V. G.

Vaquillonas (Kälber und Jungtiere) (Extremes). Felle von Tieren beiderlei Geschlechts laufend von $11^1/_2$ bis 18 kg V. G. Der Ausschluß von weitbauchigen Kühen, die bereits gekalbt haben, ist besonders zu bedingen.

Novillitos (leichte Ochsen). Ochsenhäute laufend von 17 bis 23 kg V. G.

Vacas (Kühe). Kuhhäute von 18 kg V. G. aufwärts.

Novillos (Ochsen). Ochsenhäute von 22 kg V. G. aufwärts.

Toros und Torunos (Bullen). Häute von Tieren, die als Zuchtstiere gedient haben.

2. Häute und Felle von ganz besonders gutem Abzug, gut entfleischt, desgarriert, nicht mehr als 25 cm Schwanzlänge, in grünem Zustand gründlich gewaschen, salmuriert (gesättigte Salzlauge), mit reinem Salz gesalzen, weisen im allgemeinen 95% Häute/Felle auf ohne irgendwelchen sichtbaren Fehler im Abzug. Ausheber gelten als Löcher und fallen ebenso wie diese unter die Freigrenze von 5%. Diese 5% dürfen nur leichte Schäden aufweisen.

3. Bei Gefrierhäuten und Fellen sind solche mit folgenden Fehlern auszuschließen:

a) die mit Krätze behafteten,

b) die durch Zecken beschädigten, wenn sich durch deren Anhäufung an bestimmten Stellen des Körpers Krusten gebildet haben, welche bekanntlich besonders an Hals, Bauch und Nacken zu **finden** sind,

c) solche mit Beulen, offenen Geschwüren oder offenen Wunden, wodurch der Narben beschädigt ist.

d) solche, deren Scheuerstellen, Hornrisse und ähnliche Beschädigungen
in nicht verheilte Wunden übergegangen sind.

4. Alle für Gefrier-Häute/Felle aufgestellten Regeln beziehen sich nicht auf
Rejections. Diese werden jeweils nach der von dem Verkäufer für jedes Los
gegebenen Beschreibung gehandelt.

B. Naßgesalzene Rindhäute und Kalbfelle im allgemeinen.

1. Sorten und Gewichte.

Barrigas (Ungeborene). Felle von Ungeborenen (Embrios) mit noch unentwickeltem Haar.

Nonatos (Ungeborene und Neugeborene). Felle mit Haar im Gewicht bis
zu $3^1/_2$ kg V. G.

Mamones (Saugkälber). Felle im Gewicht von je $3^1/_2$ bis 7 kg V. G.

Becerros (Jährlinge, Kälber). Felle von Tieren beiderlei Geschlechts im
Gewicht von 5 bis 20 kg V. G.

Vaquillonas (Kälber und Jungtiere) (Extremes): Felle von Tieren beiderlei
Geschlechts im Gewicht von 5 bis 20 kg V. G.

Novillos (Ochsen). Häute im Gewicht von mindestens je 20 kg V. G.

Vacas (Kühe). Häute im Gewicht von mindestens je $17^1/_2$ kg V. G.

Toros und Torunos (Bullen). Häute von Tieren, die als Zuchtstiere gedient
haben.

Bei Uruguay Saladero- und Uruguay Matadero-Rindhäuten gibt es keine
Gewichtsgrenzen nach oben.

2. Uruguay Saladero-Häute.

Bezüglich Waschung, Salzung und Abzug ähnlich den Gefrierhäuten, doch ist
die Behandlung in den einzelnen Saladeros verschieden.

Bis zu 3% Bullen sind ohne Vergütung mitzunehmen; stärker grindige Häute
sind vergütungspflichtig.

3. Uruguay Typ. Frig. oder buen desuello.

a) Die Namen oder Bezeichnungen „buen desuello" (guter Abzug), „Typo
Frigorifico" (Gefriertyp) oder „Frigotyp" sind gleichbedeutend und dienen,
wenn immer sie gebraucht werden, dazu, Häute zu bezeichnen, welche in ungefähr ähnlicher Weise wie die Frigorificos abgezogen, desgarriert, gewaschen
und gesalzen sind.

b) Es werden bis zu 5% leichte Fehler in der Abschlachtung (auch
wenn solche sich im Croupon befinden) zugelassen. In diesem Prozentsatz
dürfen enthalten sein bis zu 3% mit durchgehenden Schnitten und/oder
Löchern, nicht mehr als 25 cm vom Rande der Haut bzw. 10 cm vom Rande
des Felles entfernt.

c) Bei Ochsen dürfen bis zu 3% Bullen ohne Vergütung mitgeliefert werden.

d) Uruguay Typ. Frig. werden mit 10% Franchise gehandelt.

4. Montevideo Mataderos:

a) Mataderohäute und -felle werden im Frigorifico Nacional wie die Ge-
frier-Häute/Felle geschlachtet. Die Häute werden von dem im Kontrakt
namhaft gemachten Materisten gesalzen. Die Salzung der verschiedenen
Materisten ist unterschiedlich. Die Häute müssen aus erstem Salz sein.

Es wird Originalanfall aus dem Frigorifico Nacional geliefert. Rejections werden nicht aussortiert.

b) Bei Ochsen dürfen bis zu 3% Bullen ohne Vergütung mitgeliefert werden.

5. Uruguay Mataderos

a) müssen nachweislich Schlachterhäute sein. Der Abzug bei den einzelnen Schlachtern ist verschieden.

b) Bei Ochsen dürfen bis zu 3% Bullen,ohne Vergütung mitgeliefert werden.

c) Uruguay Matadero-Häute werden mit 10% Franchise gehandelt.

6. Carniceria.

a) Carniceria sind Konsumhäute, deren Qualität zwischen Typ. Frig. und Campos liegt und die jeweils besonders zu beschreiben sind.

b) Carniceria werden mit 12% Franchise gehandelt.

7. Campos.

a) Das Aussortieren der besseren Campos ist unzulässig, da der Rest nicht mehr als Originallos gelten kann.

b) Von der gelieferten Menge Ochsen sind bis zu 3% Bullen zum Kontraktpreis mitzunehmen.

c) Für die Richtigkeit der Zeitangabe der Salzung ebenso wie für die der Schlachtung wird, weil unsicher, nicht garantiert.

d) Haarlassende werden getrennt als solche angeboten.

e) Campos werden mit 16% Franchise gehandelt.

II. Trockengesalzene Rindhäute.

A. Sorten und Gewichte.

Barrigas (Ungeborene). Felle mit noch unentwickeltem Haar.

Nonatos (Ungeborene und Neugeborene). Felle mit Haar von je bis zu $2^1/_2$ kg V. G. wiegend.

Mamones (Saugkälber). Felle im Gewicht von je über $2^1/_2$ bis 5 kg V. G.

Becerros (Jährlinge, Kälber). Felle im Gewicht von je über 5 bis 8 kg V. G.

Vaquillonas (Kälber und Jungtiere) (Extremes). Häute von männlichen und weiblichen Tieren im Gewicht von je über 8 bis 14 kg V. G.

Novillos (Ochsen). Häute im Gewicht von je über 14 kg V. G.

Vacas (Kühe). Häute im Gewicht von je über $12^1/_2$ kg V. G.

a) Trockengesalzene Häute sind in der üblichen Weise zu salzen, das Salz wird abgeschüttelt, darnach werden die Häute getrocknet und im Rücken gefaltet.

b) Trockengesalzene Häute werden mit einer Franchise von 4% gehandelt.

III. Trockene Häute und Felle.

Der Ablader ist verpflichtet, trockene Häute/Felle in gesundem, richtig trockenem Zustand zu verschiffen.

A. Sorten und Gewichte.

1. Barrigas. Ungeborene mit unentwickeltem Haar.

2. Nonatos. Ungeborene mit Haar bis zu 2 kg V. G. wiegend.

3. Becerritos. Kalbfelle im Gewicht von 2 bis 4 kg V. G.

4. Becerros. Kalbfelle im Gewicht von 2 bis 8 kg V. G.

5. Cueros. Häute frei von Bullen im Gewicht von

$9^1/_2$/$10^1/_2$ kg D. V. G. = 7—17 kg V. G. Gewichtsgrenzen
10/11 kg D. V. G. = 7—18 kg V. G. Gewichtsgrenzen
über 11 kg D. V. G. = Häute im Gewicht von über 7 kg V. G.

6. **Pesados.** Häute im Gewicht von über 18 kg V. G. mit Bullen.

7. **Montevideo Americanos.**
Lang- oder halblanggestreckte sowie natürlich gestellte Häute/Felle mit einem gewissen Prozentsatz Desechos, der kontraktmäßig bestimmt ist, ohne Anchos. Die Gesunden (Sanos) dürfen keine sichtbare Garrapata enthalten. Häute/Felle mit sichtbarer Garrapata gehören in die Desechos.

Bei Süd-Uruguay-Häuten/Fellen muß der Käufer mit ziemlich reinnarbigen Häuten/Fellen rechnen können. Häute/Felle mit sichtbarer Garrapata sind bei Gesunden (Sanos) und Desechos ausgeschlossen.

8. **Fronterizos.** Anfall von Häuten/Fellen von beiderseits der brasilianischen Grenze.

9. **Anchos.** Breitgestreckte Häute, frei von Inservibles.

10. Trockene Häute/Felle werden mit 4% Franchise gehandelt.

B. Allgemeines.

1. Trockene Häute/Felle werden verkauft als:

    a) Sommerhaar,
    b) Halbhaar aufwärts,
    c) Winterhaar.

2. Lautet der Kontrakt auf Winterhaar für Verschiffung innerhalb August bis Dezember, so ist der Käufer berechtigt, frische Winterware aus der neuen Saison zu beanspruchen, falls nicht ausdrücklich Gegenteiliges vereinbart ist.

3. Als **Gute (Sanos)** bezeichnet man die trockenen Häute/Felle, welche nicht die Mängel aufweisen, durch die die Desechos und sonstige geringere Klassierungen gekennzeichnet werden. Häute/Felle mit Schnitten, die in einer geraden Linie vom Nacken bis zum Schwanz verlaufen, und solche, bei denen die Köpfe und/oder Beine ganz oder teilweise fehlen, ohne weitere Mängel aufzuweisen, sind von den Guten nicht auszuschließen.

4. **Desechos.**
Desechos sind Häute/Felle, die verschlachtet sind oder mehr als 8 cm von dem nicht beschnittenen Rand gemessen, folgende Fehler aufweisen:

    a) Bis vier durchgehende Schnitte (Kerbe) oder stärker schnittig.
    b) Ein bis vier Löcher.
    c) Häute, die durch Scheuern größere haarlose Stellen aufweisen, soweit nicht mehr als drei größere kahle Stellen vorhanden sind.
    d) Häute mit Garrapata, falls dieser Schaden durch das Haar verdeckt ist.
    e) Häute/Felle mit Faulstellen, Mottenfraß, Beschädigung durch Benagen und ähnlichen Mängeln, vorausgesetzt, daß die auf diese Art beschädigte Oberfläche oder Oberflächen zusammen nicht über 30 qcm betragen bei Häuten über 7 kg V. G. bzw. 15 qcm bei Fellen unter 8 kg V. G.

5. **Maldesechos.**
Maldesechos sind solche Häute, die vorstehende Fehler in verstärktem Ausmaße haben, jedoch noch keine Inservibles sind.

6. **Inservibles (Schußhäute).**

    a) Häute mit mehr als 8 Kerben oder mehr als 4 Löchern bzw. total verschnittene Häute.

b) Häute mit Faulstellen, Mottenfraß, Benagung oder ähnlichen Mängeln, soweit diese Fehler nicht mehr als die Hälfte der Oberfläche einer jeden Haut betreffen.

c) Soweit es sich um Becerros und Nonatos handelt, sind Felle mit Insektenstichen oder mit Garrapatas, die von der Fleischseite aus sichtbar sind und die im Kern des Felles liegen, zu Inservibles zu sortieren.

7. Garra (Brack).

Häute, deren Oberflächen zu über einer Hälfte durch Faulstellen, Mottenfraß oder Benagung verdorben sind.

8. Häute und Felle, die nicht lieferbar sind.

Häute und Felle von verendetem Vieh, wenn die Bearbeitung derselben in Anbetracht der Todesart der Tiere eine Ansteckungsgefahr mit sich bringt, wie Milzbrand usw.

9. Der angegebene Prozentsatz Desechos, Maldesechos, Inservibles usw. gilt als maximal.

7. Paraguay.

Viehbestand (1935):

Rindvieh	2 920 000	Pferde	236 700
Schafe	141 800	Maultiere, Esel (1926)	38 300
Ziegen	11 000		

Man unterscheidet: 1. Ware der Liebig Co., die ganz frigorificomäßig behandelt ist und meist in Antwerpen in Auktion oder Einschreibung verkauft wird. 2. Frigorifico San Antonio, Frigorifico „Industria Paraguaya de Carnes". 3. Typ Frig. 4. Carniceria (Superiores). 5. Campos. 6. Trockene Paraguay-Häute. Alle Häute stark zeckenschadhaft.

8. Brasilien.

Viehbestand (1935):

Rindvieh	40 513 900	Pferde	6 051 700
Schafe	12 645 100	Maultiere, Esel	3 233 000
Ziegen	5 871 300		

Rinderrasse: Meist spanisch-portugiesischer Viehschlag, der in einigen Gebieten, vor allem in der Gegend von Rio, mit ostindischen Zebus durchkreuzt wurde und dadurch einen Teil seiner kernigen guten Natur verloren hat. Einige große Schlachthöfe der amerikanischen Großschlächter befinden sich in Sao Paulo, Mendez sowie Santa Ana an der Grenze von Uruguay.

Während in Argentinien und Uruguay die Saladeros gesalzenes Fleisch und Fleischextrakt (Liebig und Bovril) herstellen, fabrizieren diese Etablissements in Südbrasilien (Rio Grande) meist Trockenfleisch (tasajo) hauptsächlich für die Negerbevölkerung Südamerikas bis hinauf nach Westindien. Beide Arten der Fleischzubereitung werden jedoch durch das Gefrierfleisch immer mehr verdrängt. In Argentinien und Uruguay gibt es nur noch ganz vereinzelt Saladeros, während in Rio Grande die Produktion ständig kleiner wird. Vom gerberischen Standpunkt ist dies sehr zu bedauern, da die Saladeros immer noch das kräftigste Häutematerial liefern. Die Gefrieranstalten legen mehr Wert auf Mastvieh und bevorzugen daher gekreuztes Vieh. Im Staate Rio Grande do Sul befinden sich im weiten Kreis um Bagé herumgruppiert etwa 45 Saladero-Etablissements, von denen aber eine ganze Reihe zeitweilig stilliegt. Die Schlachtungsdauer war in den letzten Jahren sehr verschieden, sie richtet sich nach den Vorräten und Absatzmöglichkeiten für Fleisch und schwankt zwischen drei und neun Monaten. Die Messerarbeit ist nicht bei allen Etablissements die gleiche, die Salzung jedoch im allgemeinen reell.

In dem gleichen Distrikt fallen auch Mataderos an, deren Behandlung jedoch sehr unterschiedlich ist. Die Häute aus der sumpfigeren Gegend von Pelotas weisen häufig Engerlinge auf und sind auch sonst in Qualität geringwertiger. Ein erheblicher Teil der Rio Grande Saladeros und Mataderos wird regelmäßig nach Hamburg und Antwerpen konsigniert.

Bei Livramento, an der Grenze von Uruguay, bestehen mehrere Saladeros und eine Gefrieranstalt von Swift. Weiter im Innern, in Matto Grosso, liegen drei Saladero-Etablissements. Das Häutematerial ist von dem von Rio Grande verschieden: klein und gedrungen und von gutem Narben, aber wie fast alle Häute des mittleren und nördlichen Südamerika stark zeckenschadhaft. Infolge des langen Vortransportes kommen die Häute meist in mehr oder weniger erhitztem Zustande in Montevideo an, von wo aus die Weiterverladung, fast immer nach Aussortierung der stark beschädigten Häute, erfolgt.

Weiter nördlich, an der Südostküste Brasiliens finden wir in Sao Paulo und Rio de Janeiro wieder bedeutende Anfallplätze. Auch hier werden neben Stadtschlachtungs- ebenfalls Gefrierhäute und -felle produziert. Die Häute sind stark beulig, aber von recht guter Natur.

Sonst sind an nennenswerten Sammelplätzen von Salzhäuten in Brasilien nur noch Bahia und Pernambuco zu erwähnen. Die mittelkräftigen, teils etwas bulligen Häute sind bezüglich Schlachtung und Salzung sehr verbesserungsfähig; besonders bei Bahia muß mit einem gewissen Prozentsatz Engerlingshäuten gerechnet werden.

Der Staat Rio Grande liefert ebenfalls bedeutende Mengen trockener Häute und Kalbfelle in den Gewichten von 12/13, 11/12, 10/11 und 7/8 kg. Sie werden stets mit Haarkondition gehandelt. Die Refugen werden von den Gesunden getrennt zu einem um etwa 10% niedrigeren Preis als diese gehandelt. Die trockenen Häute stammen wie die gesalzenen teilweise aus der Sierra und sind ein kräftiges, wenn auch verstochenes Material.

Eine kräftige, aber durch Engerlinge beschädigte Haut liefern Santa Catherina und besonders Desterro.

Mittelkräftige Häute kommen von Goyaz und Piauhy.

In Natal, Aracaju und Paranahyba werden flache und ziemlich glattnarbige, trockene und trockengesalzene Häute gesammelt. Auch der Matto Grosso-Distrikt liefert bedeutende Mengen trockener Häute, die sich durch glatten Narben auszeichnen, wegen der meist sehr harten Trocknung jedoch nicht sehr hoch gewertet werden.

Ein sehr wichtiger Sammelplatz für mittelkräftige Häute von mäßigem Narben ist Bahia, während in Ceara eine hochwertige und ziemlich kräftige Haut in recht erheblichen Mengen anfällt.

Die durch ihre zusammengeschobene Trocknung charakteristischen trockengesalzenen Cearas sind seit einer Reihe von Jahren ganz vom Markt verschwunden.

Die Verschiffungen von April bis Juni sind wegen des starken Regens qualitativ am geringsten.

Zu erwähnen sind noch die trockengesalzenen Pernambuco, die in Natur und Behandlung den gesalzenen gleichen.

Die Sammel- und Ausfuhrplätze in Brasilien erstrecken sich über ungewöhnlich ausgedehnte Gebiete und es war bisher nicht möglich, Lieferungsbedingungen aufzustellen wie für Argentinien und Uruguay; die Beurteilung der

Qualität erfolgt daher nach den in den europäischen Einfuhrhäfen herrschenden Usancen, für die jedoch weder einheitliche noch lückenlose Regeln bestehen.

Schaffelle: Gewichte 70/75 kg per 100 Stück.

Ein kleiner Prozentsatz von überschweren Fellen von 100 kg. Fehlervergütungen IIa ein Drittel weniger.

Ziegenfelle: Man unterscheidet Cearas, Pernambucos und Bahias. Die beiden ersten Provenienzen sind die besten. Bahias sind zum Teil weniger gut behandelt. Die Ziegenfelle ergeben ein kräftiges, feinnarbiges Leder, sind aber mit zahlreichen Naturschäden im Narben behaftet.

Gewichte: ca. 50 kg per 100 Stück, ein kleiner Prozentsatz von Böcken von 90 kg und überschweren Fellen von ca. 70 kg.

Fehlervergütungen: IIa ein Drittel weniger, Böcke zwei Drittel weniger, schwere Ziegen 20%.

9. Bolivien.

Viehbestand (1931):

Rindvieh	2 064 300	Pferde	390 000
Schafe	5 232 000	Maultiere, Esel	424 000
Ziegen	987 000		

Rinder: Soweit aus den Gebirgen (Abladung Arica und Antofagasta) sehr kräftiger Häuteschlag, feiner Narben, jedoch unzuverlässig in der Trocknung wie die meisten tropischen Häutegattungen. Die aus dem Flachland stammenden Häute dagegen (Abladungen Montevideo und Para) sind wesentlich flacher gestellt und ähneln den Häuten aus Nord-Argentinien. Die Gebirgshäute sind sehr gesucht und geben ein hohes Lederrendement, während — zumal bei den trockengesalzenen Häuten der Para-Abladung — die Flachlandhäute bei dem langen Transport oft verderben.

Die Häute aus Para und Montevideo sind trocken arseniziert; aus Para auch trockengesalzen. Die Ware aus Arica und Antofagasta ist trocken arseniziert und trockengesalzen.

Gewichte:

Trockene aus Para und Montevideo	10/11, 11/12 kg
Trockengesalzene aus Para	14/16, 16/18 kg
Trockene aus Arica und Antofagasta	10/11, 11/12 kg
Trockengesalzene aus Antofagasta	14/16, 16/18, 18/20, 20/22 kg

Die Häute werden wie folgt gehandelt: Aus Para und Montevideo 85% Ia, 15% IIa; aus Arica und Antofagasta 90% Ia, 10% IIa. Vergütungen wie in Guatemala.

10. Peru.

Viehbestand (1929):

Rindvieh	1 805 900	Pferde	432 100
Schafe	11 209 200	Maultiere, Esel	395 400
Ziegen	638 200		

Rinderhäute: Meist trockene Häute von gedrungener Stellung und feinem Narben, soweit es sich um die aus dem Süden stammenden Häute handelt, die unter dem Namen Arequipa/Mollendo-Häute gehandelt werden.

Die trockengesalzenen Häute kommen aus dem Norden. Davon sind die Eten-Häute meist weitgestellt und daher flach, während die Paita-Häute kurzgestellt und kräftig sind. Man kann die Paita-Haut auch eine typische Crouponhaut nennen. Die aus Salaverry kommenden Häute sind teils kräftig, teils mittel, sehr unterschiedlich in den Gewichtsgrenzen und haben daher auch niedrigeres Bogengewicht. Alle diese trockengesalzenen Häute sind gefährdet, wenn in der Regenperiode (soweit davon in Peru die Rede sein kann) verladen wird.

Die naßgesalzenen Häute aus Lima sind recht beliebt. Sie sind von besserer Schlachtung als die anderen Peru-Häute, bei denen man mit mehr oder weniger Schnittfehlern rechnen muß, und werden daher wie Schlachthaushäute gehandelt.

Gewichte:

Eten 14/16 kg; Paita 15/19 kg; Salaverry 13/15 kg für trockengesalzene Häute. Lima Frigorifico 24/26 kg, 26/28 kg für naßgesalzene Häute.

Die trockengesalzenen Häute werden im Verhältnis von 85/15 gehandelt, Vergütungen wie in Guatemala; die naßgesalzenen tel quel.

Schaffelle: Grobwollige, minderwertige Felle, die meist für Futterleder verwendet werden. Mindestanfall in Ia ca. 50%, in IIa ca. 25/30% (Vergütung 25%), IIIa ca. 25/20% (Vergütung 50%).

Gewichte:

Trockene	ca. 0,5 kg per Stück	
Trockengesalzene	„ 0,75 „ „ „	
Wollschafe.	„ 1,75 „ „ „	

Die Ware ist teils mit Wolle, teils als gesalzene Blößen. Sie wird tel quel nach Besicht gehandelt.

11. Ecuador.

Viehbestand (1901):

Rindvieh	1 290 000
Schafe und Ziegen	700 000
Pferde	85 000

Rinderhäute: Es muß zunächst ein Unterschied gemacht werden zwischen den Häuten aus den Gebirgen, z. B. Quito Stadt- und Quito Landhaut und den Küstenhäuten, also aus dem flachen Land. Die ersteren sind ausnahmslos gut, geben ein hohes Rendement und eignen sich vorzüglich für gute und kräftige Sohlleder. Die Quito Stadthaut ist verhältnismäßig gut abgezogen, meist ohne Kopf, kurze Klauen und aus diesem Grunde sehr gesucht. Bei Küstenhäuten dagegen ist Vorsicht geboten. Die Verladeplätze der letzteren sind Guayaquil, Esmeralda, Manta. Die Häute sind mit allen Fehlern behaftet, ähnlich wie die Häute aus Venezuela. Die Ware ist trockenvergiftet.

Gewichte: 9/10, 10/11, 11/12 kg.

Die Häute werden wie folgt gehandelt: Gebirgshäute 90% Ia, 10% IIa; Küstenhäute 85% Ia, 15% IIa. Vergütungen wie in Guatemala.

12. Columbien.

Viehbestand (1934):

Rindvieh (1935)	8 337 100	Pferde	972 000
Schafe	872 400	Maultiere, Esel	778 000
Ziegen	543 500		

Rinderhäute: Es ist zu unterscheiden zwischen Küsten- und Gebirgshäuten. Erstere sind flachgestellt, kommen meist in natürlicher Form, zweimal gefaltet, zum

Versand. Infolge starker und ungleichmäßiger Trocknung muß der Gerber mit Sonnenbrandfehlern rechnen. Die Ware ist auch nicht regelmäßig im Gewicht und weist Schnittfehler und Brandmarken auf. Die hauptsächlichsten Ausfuhrhäfen sind Santa Marta, Savanilla und Baranquilla. Zu den Küstenhäuten zählen auch noch die Häute, die unter dem Namen Rio Hacha gehandelt werden. Diese sind trockengesalzen und stammen aus dem nördlichen Teil des Landes. Sie sind ungleichmäßig im Gewicht, woraus sich auch das niedrige Bogengewicht ergibt.

Die Gebirgshäute sind meist kräftiger Struktur; des bequemeren Transports wegen sind sie kissenartig gefaltet. Die kräftigere Ware kommt aus Bogotá, Medellin, Pasto und Cali, die übrigen Gebirgshäute kommen aus Manizales, Honda und Bucaramanga und sind durchschnittlich etwas weiter und flacher gestellt.

Die in den Städten anfallenden Häute, die als Abattoir gehandelt werden, sind von guter Schlachtung, die übrigen mehr oder weniger schnittig. Bei Schlachthaushäuten kommt ein verhältnismäßig großer Prozentsatz engerlingbeschädigter vor, welche als Refugos gehandelt werden. Ein weiterer Nachteil aller Columbia-Häute sind die vielen Brandzeichen, man rechnet noch heute mit ca. 50%, ferner durchgehende Beulen.

Infolge der starken Trocknung — teilweise im Schatten — ergibt diese Provenienz ein außerordentlich hohes Lederrendement und wird daher gerne gekauft.

Die Ware wird trockenvergiftet und trockengesalzen gehandelt.

Gewichte: 8/10, 9/11, 10/12, 11/13, 12/14 kg je nach Provenienz; trockengesalzene: 12/14, 14/16 kg.

Die Ware wird gehandelt: International 85% Ia, 15% IIa, in Deutschland 80% Ia, 20% IIa. Vergütungen wie in Guatemala.

Durch das mehrfache Falten und Pressen sind die Häute häufig stark versprungen. Mit Besserung der Transportmöglichkeiten kann man erwarten, daß auch in Columbien die Häute flach verpackt oder doch nur einmal im Rücken gefaltet geliefert werden.

13. Venezuela.

Viehbestand (1929):

Rindvieh	2750000	Ziegen	2250000
Schafe	125000	Pferde, Maultiere, Esel.	500000

Rinder: Geringer Viehschlag, wenig geeignet für gute Sohlleder. Es handelt sich um eine Ware bei der ausnahmslos Vorsicht am Platze ist, die Häute sind behaftet mit allen Fehlern, wie sonnenbrand-hitzig, teils faul, lausig, engerlingsbeschädigt, versteckte Fehler, schnittig. Hauptsammelplätze: Cumana, Tachira, Maracaibo, Pto. Cabello, La Guaira, Ciudad Bolivar. Die trockengesalzenen Häute stammen in erster Linie aus Caracas. Sie sind etwas besser, haben aber auch viele versteckte Fehler. Die Ware ist trocken arseniziert und trockengesalzen.

Gewichte:

Trockene	10/11, 11/12 kg
Trockengesalzene	16/18, 18/20, 20/22, 22/24, 24/26 kg

Sortiment und Vergütung wie in Guatemala.

14. Guayana.

Holländisch-Guayana (Surinam).

Viehbestand (1936):

Rindvieh	20 439
Schafe	517
Ziegen	4 204
Pferde	470
Maulesel	173
Esel	1 219
Büffel	60

Curaçao (mit Aruba, Bonaire, St. Maarten, St. Eustatius, Saba).

Viehbestand (1936):

Rindvieh	5 042
Schafe	40 517
Ziegen	69 379
Pferde	272
Maulesel	55
Esel	4 916

Viehbestände für den Welthandel unbedeutend.

Britisch-Guayana.

Viehbestand (1936):

Rindvieh	131 637	Pferde	2 817
Schafe	26 310	Maulesel, Esel	7 187
Ziegen	11 321	Büffel	95

Französisch-Guayana.

Die Viehbestände sind völlig unbedeutend.

15. Guatemala.

Viehbestand (1936):

Rindvieh	489 000	Pferde	80 900
Schafe	234 100	Maultiere, Esel	37 900
Ziegen	19 600		

Rinder: Guter Viehschlag für leichtere Sohlleder, meist feiner Narben, unregelmäßig bezüglich Trocknung und Gewicht. Die Guatemala Stadt-Haut ist wegen guten Abzugs und reeller Trocknung für gute Sohlleder sehr gesucht. Landhäute werden 10/15% weniger bewertet. Die Ware ist trocken arseniziert.

Gewichte:

             Landhäute . . . . 7/9, 8/10, 10/11 kg
             Schlachthaushäute . . . . 11/12, 12/13 kg

Die Ware wird im Verhältnis von 85/15 gehandelt, d. h. 15% Refugen — geringere Häute — müssen zum Preis wie für erste Sorte mit übernommen werden. Darüber hinaus anfallende IIa werden mit $33^{1}/_{3}\%$ Nachlaß verkauft. Auf Schußhäute wird 50% Nachlaß gegeben.

16. El Salvador.

Viehbestand (1936):

Rindvieh	446 000	Pferde	187 300
Schafe	16 200	Maultiere, Esel	23 300
Ziegen	26 500		

Rinder: Guter Viehschlag für leichtere Sohlleder, meist feiner Narben, aber unregelmäßig bezüglich Abzug und vor allen Dingen Trocknung und Gewicht. Die Ware ist jedoch gesucht wegen ihrer blanken Fleischseite. Leider kommt wenig zum Export, da im Lande genügend einheimische Gerbereien vorhanden sind. Die Ware wird trocken arseniziert gehandelt.

Gewichte: 8/10 kg.

Sortiment und Vergütungen wie in Guatemala.

17. Honduras.

Viehbestand (1930/31):

Rindvieh	516 800	Pferde	167 050
Schafe	12 850	Maultiere, Esel	57 500
Ziegen	8 450		

R i n d e r: Guter Viehschlag für leichtere Sohlleder. Die Häute sind jedoch sehr unterschiedlich im Gewicht und unregelmäßig in Trocknung und Abzug. Die Ware ist trocken arseniziert. Hauptverladehafen ist Amapala. Bei den anderen Häfen, wie Puerto Cortes, La Ceiba, Tela usw., sind Häute flacherer Stellung zu erwarten.

G e w i c h t e: 4/16 kg.

Die Ware wird im Verhältnis von 80/20 gehandelt, sonst wie in Guatemala.

18. Nicaragua.

Viehbestand (1930):

Rindvieh	800 000	Pferde	150 000
Schafe	1 000	Maultiere, Esel	40 000
Ziegen	5 000		

R i n d e r: Geringer Viehschlag, zum Teil grob- und rauhnarbig. Die Häute sind unregelmäßig in Trocknung, Gewicht und Abzug. Selbst die Schlachthaushäute von Managua oder Granada sind stark schnittig. Die Landhäute sind oft zu spät getrocknet, schlecht bearbeitet, und werden vor Verschiffung teils neu gewaschen und getrocknet. Die Häute werden trocken arseniziert und trockengesalzen gehandelt.

G e w i c h t e:

Trockene	7/8, 8/10, 10/11 kg
Gesalzene	12/14, 14/16 kg

Sortiment und Vergütung wie in Guatemala.

19. Costa Rica.

Viehbestand (1929):

Rindvieh	398 700	Pferde	84 600
Schafe	800	Maultiere, Esel	8 100
Ziegen	1 500		

R i n d e r: Guter Viehschlag für leichte Sohlleder, meist feinnarbig; jedoch mit Ausnahme von ein bis zwei Marken aus dem Hochland schlecht bearbeitet und daher sehr unregelmäßig in Abzug, Trocknung und Gewicht. Die Häute sind fehlerhaft, durch Schnitte und Engerlinge beschädigt. Sie werden nach dem Südosten Europas exportiert und dort für billige Opanken gekauft. Die Ware ist trockenvergiftet, trockengesalzen und naßgesalzen.

G e w i c h t:

Trockene	11/12, 12/13 kg
Trockengesalzene	12/14, 14/16, 16/18 kg
Naßgesalzene	20/22, 22/24, 24/26, 26/28 kg

Sortiment und Vergütung wie in Guatemala oder tel quel bei naßgesalzenen.

20. Panama mit Kanalzone.

Viehbestand (1931):

Rindvieh	83 275	Pferde	15 100
Ziegen	5 100	Maultiere, Esel	2 100

R i n d e r s c h l a g ähnlich wie in Nicaragua, also unterschiedlich. Häute stark beschädigt aller Art und unregelmäßig in Gewicht, Abzug und Trocknung. Es kommen nur verschwindend wenige Mengen zum Export, da einheimische Gerbereien zuerst ihren Bedarf decken. Anders in der Kanalzone, wo die Ware packermäßig bearbeitet und gut abgezogen wird. ·Der Anfall wird ausschließlich nach den USA. exportiert.

Die Ware aus der Republik ist trockenvergiftet, diejenige aus der Kanalzone naßgesalzen.

G e w i c h t e :

Trockene . . . . 8/10 kg
Naßgesalzene . . . . . . 40/45, 45/50, 50/55 lbs

S o r t i m e n t : 85% Ia, 15% IIa.

21. Cuba.

Viehbestand (1934):

Rindvieh (1935)	4 651 000	Pferde	568 700
Schafe	163 900	Maultiere, Esel	66 600
Ziegen	54 300		

R i n d e r : Der Anfall von ca. 200 000 Häuten pro Jahr besteht meist aus Ochsen. Kernige Häute, von denen die schwereren Gewichte einen bulligen Charakter zeigen mit dicken Köpfen und schweren Abfällen. Trotzdem die Ware sehr durch Brandzeichen beschädigt ist, wird sie gern für Sohllederzwecke gekauft, da sie ein vorteilhaftes Rendement liefert. Man muß unterscheiden zwischen Packerhäuten (Stadtschlachtungen in Habana und Santiago de Cuba) sowie packerartig bearbeiteten Häuten aus Privatschlachtungen in Habana, und endlich Landhäuten, Rastros genannt. Die Packerhäute sind fast schnittfrei und fallen in den schwereren Gewichten 60/65, 65/70 lbs an, während die Landhäute erstens leichter und zweitens auch schnittig sind. Bei den letzteren kommt auch 2malige Salzung vor. Die Häute waren früher durchweg feinnarbig, heute jedoch weisen sie mehr oder weniger unreinen und rauhen ·Narben auf. Zu beachten wäre noch, daß Santiago Packer 10 bis 20% Kühe enthalten, bei Habana-Stadtschlachtochsen höchstens 3% Bullen vorkommen. Die Ware ist sorgfältig gesalzen, meist gut abgezogen, teilweise mit etwas Fettanhang. Sämtliche geringen Häute des Landes werden in einheimischen Gerbereien verarbeitet.

Die Cuba-Häute sind naßgesalzen.

G e w i c h t e : 40/45, 45/50, 55/60, 60/65, 65/70 lbs.

Die Ware wird nach Abladegewicht mit 5% Franchise gehandelt.

22. Jamaica.

Viehbestand (1935):

Rindvieh	121 900	Pferde, Maultiere	15 200
Schafe	7 700	Esel	8 700
Ziegen	17 200		

R i n d e r : Guter Viehschlag geeignet für leichtere Sohlleder. Sauber und gut bearbeitete Ware — wenigstens für westindische Begriffe — und daher begehrt. Die Felle werden naßgesalzen geliefert und tel quel gehandelt.

G e w i c h t e : 20/22, 22/24 kg.

23. Haiti und Domingo.

Haiti.		Domingo.	
Viehbestand (1935):		Viehbestand (1935):	
Rindvieh	125 000	Rindvieh	913 125
Schafe	16 000	Schafe	34 825
Ziegen	330 000	Ziegen	373 200
Pferde	400 000	Pferde	265 900
Maultiere, Esel	724 000	Maultiere, Esel	181 800

R i n d e r : Die Häute aus Haiti werden unter Domingo gehandelt, da die Qualität der Haut wie auch deren Bearbeitung gleich und, wie man in diesem Fall sagen muß, gleich schlecht ist. Die Häute sind sehr unterschiedlich im Gewicht und haben auch sonst alle Fehler. Der Gerber muß deshalb dieser Ware gegenüber vorsichtig sein. Lediglich die trockengesalzenen Häute betreffend kann man einschränkend hinzusetzen, daß der Ausfall, wenn in der guten Jahreszeit (Winter) verladen, sicherer ist.

Die Ware ist trocken arseniziert und trockengesalzen.

G e w i c h t e :

> Trockene . . . . . 6/8 kg laufend von 1—16 kg
> Trockengesalzene . . 10/12, 12/14, 14/16, 16/18, 18/20 kg
> (wenig) (wenig)

Sortiment und Vergütungen wie in Guatemala.

24. Puerto Rico.

Viehbestand (1930):

Rindvieh	310 500	Pferde	49 500
Schafe	3 900	Maultiere, Esel	8 000
Ziegen	55 600		

R i n d e r : Die Häute ähneln den Domingo-Häuten. Sie sind ungleichmäßig in Kraft und Stellung. Engerlinge kommen nicht vor; dafür weisen die Häute aber viele Fehler, Schnitte, Löcher usw. auf und sind stark fleischig.

Die Ware ist trockengesalzen und wird wie folgt gehandelt: 85% Ia, 15% IIa.

G e w i c h t e : Laufend 3 bis 22 kg; Bogen 8 bis 10, 10 bis 11, 16 bis 18 kg.

25. Martinique.

Viehbestand (1936):

Rindvieh	32 500
Schafe, Ziegen	35 000
Pferde, Maultiere, Esel	12 500

26. Trinidad und Tobago.

Viehbestand (1934):

Rindvieh	22 167
Schafe	2 660
Ziegen	14 148
Pferde	2 510
Maultiere, Esel	9 717

V. Australien und Südseeinseln.

1. Australien.

Viehbestand (1935/36):		Schlachtungen (1935/36):	
Rindvieh	13 911 659	Rinder	1 955 024
Schafe	108 875 801	Kälber	1 102 801
Ziegen	151 900	Schafe	17 895 540
Pferde	1 764 430		
Maultiere, Esel	13 600		

Häuteausfuhr (1935/36):

Rinder	806 804
Kälber	523 108
Schafe (1934/35)	11 012 414

Rindshäute:

Die Gewichtsklassen sind im allgemeinen:

Australische Kalbfelle, gesalzene			unter 4 lbs, trockengesalzene bis 4 lbs	
„	„ , „		4—8 lbs	
„	„ , „		3—8 „	
„	Yearlings, „		8—12 „	4—8 lbs
„	„ , „		9—16 „	8—15 „
„	„ , „		17—25 „	
„	„ , „		25—30 „	
„	Häute, gesalzene und trockengesalzene .		15—25 „	
„	„ , „ „ „		20—30 „	
„	„ , „ „ „		25—35 „	
„	„ , „ „ „		30—40 „	
„	„ , „ „ „		35—45 „	
„	„ , „ „ „		40—55 „	
„	„ , „		50 lbs aufwärts	

Der Export von Häuten und Fellen von Australien ist gegenüber den Vorkriegsjahren wesentlich zurückgegangen, infolge der starken Entwicklung der einheimischen Leder- und Schuhindustrie. Seit dem Tiefstand von 1931/33 macht sich aber jetzt eine Aufwärtsbewegung der Exportziffer bemerkbar. Die Ursache liegt in der Vermehrung des Viehbestandes seit 1930 und den damit in Zusammenhang stehenden größeren Schlachtungen. Bedauerlicherweise hat die Behandlung des Materials sehr nachgelassen. Z. B. verstehen die Ablader unter Meatworks häufig nur ein sehr vages Sortiment und es kommt vor, daß „Meatworks" von Plätzen angeboten werden, an denen es überhaupt kein derartiges Etablissement gibt. Auch die Gewichte sind häufig unzuverlässig. Vor allem muß davor gewarnt werden, daß Ablader immer wieder versuchen, Häute und Felle derart stark aufzupökeln, daß sie auf dem Transport erheblich an Gewicht zunehmen. Dieses Falschgewicht suchen einige Ablader sich zunutze zu machen. Die Gerber sowie die reellen Abladerfirmen sind bemüht, Salzung und Sortiment zu verbessern und die Meatworks und Abattoirs schenken dem Abzug stärkere Beachtung, so daß die Reklamationen nachgelassen haben.

Exportiert werden australische Häute in gesalzenem und trockengesalzenem Zustand.

An Qualitäten unterscheidet man:

Meatworks (in Neuseeland — Freezers)	. . . . .	Firsts
Abattoirs ⎫ ungefähr gleichwertig	. . . . .	⎧ Seconds
Butchers ⎭		⎩ Thirds

Die Häute und Felle aus Australien sind durchweg flach und mit Ausnahme der aus den sog. „ticky districts" Westaustralien und Queensland stammenden feinnarbig.

Die Verschiffungen erfolgen von den nachstehenden Häfen:

Brisbane	Rockhampton	Melbourne	Fremantle
Townsville	Sydney	Adelaide	Perth

Ziegenfelle: Gering und meist im Inland verarbeitet.

Schaffelle:

Hauptsorten:

Melbourne	Queensland
Sydney	West Austral

Sortimente eingeteilt in prima und beschädigte Merinos, Kreuzungen je nach Qualität der Wolle, Untersortimente zu getrennten Preisen gehandelt.

Es werden auch viel lohgare Schafleder in verschiedenen Gewichten und Sortimenten auf den Markt gebracht.

2. Neuseeland.

Viehbestand (1937):		Schlachtungen (1936):	
Rindvieh	4 389 100	Rinder	576 758
Schafe	31 305 800	Kälber	1 085 231
Ziegen	39 100	Schafe	12 015 895
Pferde	277 800	Pferde	1 041 730
Maultiere, Esel	200		

Häuteausfuhr (1935):

Rinder	524 051
Kälber	1 266 258
Schafe, m/Wolle	2 405 251
„ o/ „ (gepickelt)	11 765 293

Die Gewichtsklassen für Rindshäute in Neuseeland sind die folgenden:

Naßgesalzene	Freezer Kalbfelle	3—8 lbs
„	Ordinary Kalbfelle	3—8 „
„	Yearlings	9—16 „
„	„	17—24 „
„	„	25—30 „
„	Häute	20—30 „
„	„	30—50 „
„	„	50 lbs aufwärts

Infolge besserer Methoden in der Landkultivierung haben die Bestände an Rindvieh und Schafen in den letzten Jahren zugenommen. Die Zunahme der Schafschlachtungen während der letzten zehn Jahre ist auf die Erhöhung der Ausfuhr von gefrorenem Lammfleisch zurückzuführen: 1925 4 401 142 Stück, 1936 8 365 543 Stück.

Neuseeland-Häute werden naßgesalzen exportiert, da die klimatischen Verhältnisse ein Trocknen nicht gestatten.

An Qualitäten unterscheidet man:

New Zealand	Freezers	1st and 2nd
„ „	Abattoirs	1st and 2nd
„ „	Countries	1st, 2nd and 3rd

Einige Exporteure bieten ein „Packer"-Sortiment an, das eine Mischung von Abattoir und Freezer Häuten darstellt.

Jährlinge und Kalbfelle werden gewöhnlich in Fässern verladen, und zwar in folgenden Qualitäten:

New Zealand Freezer Kalbfelle . . . . 1st, 2nd and 3rd
„   „   Ordinary Kalbfelle . . . . 1st, 2nd and 3rd
„   „   Freezer Yearlings . . . . 1st and 2nd
„   „   Abattoir und/oder Country Yearlings . . . . . . 1st, 2nd and 3rd

Neuseeland-Häute und -Felle haben in der Regel einen sehr feinen Narben und sind praktisch zeckenfrei.

Die Verschiffungen erfolgen von nachstehenden Häfen:

| Auckland | Napier | Lyttelton | Dunedin |
| Gisborne | Wellington | Timaru | Bluff |

Schaffelle: Zumeist Kreuzungen, geringe Mengen Merinos. Gepickelte Schaf- und Lammfelle werden in großen Mengen exportiert; in der Hauptsache handelt es sich dabei um Lammfelle aus den Gefrieranstalten. Diese sind feinnarbig und gesucht.

3. Hawai.

Viehbestand (1933):

Rindvieh 154 100	Pferde 9 000
Schafe 28 000	Maultiere, Esel 8 500
Ziegen 16 000	Büffel 100

4. Mandatsgebiete (Neu-Guinea, Westsamoa, Karolinen-, Marianen- und Marschall-Inseln).

Viehbestand (1935):

Rindvieh 30 000	Pferde 2 600
Schafe 2 200	Maultiere, Esel 100
Ziegen 12 900	

D. Schlußwort.

In einem Bericht über die Häutemärkte muß auch eine mehr wirtschaftliche als warentechnische Frage, welche dieses ganze Wirtschaftsgebiet stark beschäftigt, besprochen werden.

Wie kommt es, daß der Häute- und Fellmarkt so stark konjunkturempfindlich ist? Als Antwort hierauf wird gewöhnlich gegeben: Die Rohware der Lederwirtschaft ist ein Naturprodukt, welches bei erhöhtem Bedarf nicht in größeren Mengen beschafft werden kann, noch bei rückgängigem Bedarf in geringeren, da diese Ware nicht des Lederbedarfs wegen gewonnen wird, sondern als Nebenprodukt der Fleischgewinnung anfällt. Der Fleischverbrauch und die Schlachtungen sind ziemlich gleichmäßig mit regelmäßig größeren Schlachtungen von Jungtieren in den Frühjahrsmonaten und ausgewachsenen Tieren in den Herbst- und Wintermonaten. Erhöhte Schlachtungen treten regelmäßig ein, wenn Seuchen oder Trockenheit dies notwendig machen. Auf solche Erscheinungen muß also der Häutekäufer achten.

Die Schuhherstellung an sich schwankt mengenmäßig ebenfalls nicht erheblich. Dagegen ist der Lederbedarf je nach Schuhart und Mode (hohes oder niedriges Schuhwerk, Sandalen, Stoffschuhe und ständig zunehmender Bedarf für Lederersatz) größeren Schwankungen unterworfen und wirkt sich direkt auf das Häuteangebot aus, da wesentliche Zwischenlager, wie sie der Leder- und

Häutehandel in früheren Jahrzehnten hatte, nicht mehr vorhanden sind. Erhöhter Bedarf meldet sich also direkt bei der Produktion an.

Ein weiterer Faktor erhöht die Beunruhigung, da nicht nur der tatsächliche Bedarf angemeldet wird, sondern jeder Käufer, Händler oder Lederhersteller bei steigendem Markt etwas mehr Ware aufzunehmen pflegt als bei fallendem. Auch dies wäre eine durchaus natürliche Erscheinung, wenn mit dieser erhöhten Anmeldung nicht häufig Mißbrauch getrieben würde, und zwar dadurch, daß es sehr leicht ist, bei einem Auktionssystem bei festem Markt auch durch kleine Mehranforderungen die Preise zu treiben. Dieses Preistreiben geht dann meistens so lange, bis der letzte Verbraucher oder Verteiler des Fabrikats, der Schuhhandel, Aufschläge ablehnt. Es hat sich in den letzten Jahrzehnten erwiesen, daß der Schuhhandel bei Preissteigerungen nach der nächst billigeren Lederart ausweicht.

Die Ledertechnik hat solche Fortschritte gemacht, daß man statt aus Kalb- auch Roßleder sowie Hälsen und Bäuchen ein durchaus gutes Fabrikat herstellen kann. Die Haltbarkeit ist die gleiche und der Laie, der die Schuhe kauft, sieht den Schönheitsunterschied nicht.

Durch diese Maßnahmen sind in den letzten Jahrzehnten alle stärkeren Preissteigerungen auf dem Ledergebiet zum Stillstand und Zusammenbruch gebracht worden. Der Lederfabrikant hat eingesehen, daß die große Masse der Schuhkäufer unter dem Einfluß des Schuhhandels wesentliche Erhöhungen der Schuhpreise ablehnt. Jedesmal mußten Lederindustrie und Schuhhandel die Verluste aus den erhöhten Preisen tragen.

Durch zwei Erscheinungen verschärft sich die preistreibende Tendenz des an sich richtigen erhöhten Einkaufs bei guter Marktlage:

Manche Käufer scheuen sich mit eigenem Namen aufzutreten und geben, vor allem in Frankreich, mitunter auch in Holland und Dänemark, der Auktionsleitung oder deren Hintermännern Aufträge an die Hand, mit welchen die Auktionsleitung die Preise treiben kann, insbesondere wenn diese Aufträge bestmöglich lauten. Mitunter behaupten auch Auktionsleiter zu Unrecht, solche Aufträge zu haben und ziehen die Ware unter Angabe „sur ordre" zurück, während sie tatsächlich von sich aus Gebote machen.

Ein solches Verhalten auf Auktionen ist in vielen Ländern direkt strafbar, auf alle Fälle ist es eine Täuschung, gegen welche die Käufer sich wehren. Die Internationale Gerbervereinigung fordert daher, daß Auktionsleitungen weder direkt noch indirekt als Käufer auftreten dürfen, daß die Gerber stets begrenzte Limite erteilen und nicht einfach bestmöglich kaufen lassen und daß endlich Angebote stets laut abgegeben werden.

Der andere erhebliche Mißstand — die Häutebörse New York — betrifft Europa nur indirekt. Terminbörsen für konjunkturempfindliche Märkte können an sich durchaus nützlich sein. Daß aber reine Spekulanten nicht nur Termine, sondern auch direkt Häuteposten aufkaufen und wieder losschlagen, wenn sie einen Gewinn erzielt haben oder auf irgendwelchen anderen Spekulationsgebieten größere Vorteile erwarten, fälscht das Marktbild und schädigt die gesamte Lederwirtschaft.

Deutschland war bei seinen festen Inlandspreisen in den letzten Jahren von diesen Preisschwankungen nur durch seinen Auslandsanteil betroffen und durfte diesen Anteil auf den Lederpreis abstellen, so daß die Verluste der ganzen übrigen Lederindustrien Deutschland nicht betrafen.

Zum Schluß möchte ich allen Mitarbeitern herzlich danken, die in fast allen Märkten das Zahlenmaterial und den Text immer wieder überprüft haben. Trotzdem werden bei der Weitläufigkeit der Häutemärkte und der Mangelhaftigkeit des statistischen Materials Fehler unterlaufen sein, um deren Richtigstellung der Verfasser bittet.

Literaturübersicht.

Arnold, J. R.: Hides and Skins. Chicago and New York: A. W. Shaw Company, 1925.

Carstens, P.: Z. f. Tierzüchtung und Züchtungsbiol. 47, 52 (1940).

Cif-Kontrakt für Häute (International 10), Januar 1938. Anhang: International Hide Booklet. Herausgeber: International Council of Hide Sellers' Associations. (Zu beziehen durch: Verein der Hamburger am Wildhäutehandel beteiligten Firmen, Hamburg, Adolphsbrücke 10.)

Freudenberg, W.: Internationales Wörterbuch der Lederwirtschaft (Deutsch, Englisch, Französisch, Spanisch, Italienisch). Wien: Springer, 1936.

Graßmann, W. u. J. Trupke: Züchtungskunde 17, 73 (1942).

Hide a. Leather a. Shoes: 100, Nr. 19, S. 11 (1940).

Imperial Economic Committee „Meat". London: 1936.

Interessenverband Deutscher Häuteverwertungen E. V.: Anleitung zum richtigen Abschlachten der Häute und Felle.

Internationale Gerber-Vereinigung London: Qualitätsverbesserung von Häuten und Fellen, 1934.

Kalender der Deutschen Häuteauktionen: Herausgegeben vom Interessenverband Deutscher Häuteverwertungen E. V., Verband der Zahmhäute- und Fellgerber E. V., Berlin W 9, Fachgruppe Häute und Felle der Wirtschaftsgruppe Groß-, Ein- und Ausfuhrhandel. Berlin: 1938.

Kaul, A.: Die Wildhaut im internationalen Handel und in der Lederfabrikation, Teil I: Die amerikanische Wildhaut, 3. Aufl. Bad Homburg-Gonzenheim: Verlag des Verfassers, 1924.

Schiller, O.: Rußland II. Der Stand der Viehzucht in der Sowjet-Union. Berichte über Landwirtschaft, Bd. XX, H. 2. Berlin: P. Parey, 1935. (Herausgeber: Ministerium für Ernährung und Landwirtschaft.)

Schnitzer, I.: Department of Commerce Washington, Trade Promotion Series Nr. 50, Hides and Skins, 1927.

Simoncini, E.: Cuoi e Pelli Industriali. Napoli: Stab. Industrie Editoriali Meridonali, 1933.

Statistisches Jahrbuch für das Deutsche Reich. „Viehstand" nach Angaben des Internationalen Landwirtschaftlichen Instituts in Rom. Berlin: Verlag für Sozialpolitik, Wirtschaft und Statistik, 1938. (Herausgeber: Statistisches Reichsamt.)

Zweites Kapitel.

Histologie der tierischen Haut.

Von Prof. Dr. **Adolf Küntzel,** Darmstadt.

A. Mikroskopische Technik.

I. Mikroskopische Ausrüstung.

1. Mikroskope.

a) Bezugsquellen und Literatur.

Alle optischen Fabriken geben zu ihren Erzeugnissen Druckschriften und Kataloge heraus, die über die Einzelheiten der Instrumente, besonders über die mechanische Anordnung der verschiedenen Mikroskopstative Auskunft erteilen. Die hier mitgeteilten Angaben treffen im wesentlichen für alle Markenmikroskope zu. Die wichtigsten deutschen optischen Werkstätten sind: E. Busch, Rathenow; E. Leitz, Wetzlar; C. Reichert, Wien XVII. R. Winkel, G. m. b. H., Göttingen; C. Zeiß, Jena. Der Bau von Polarisationsmikroskopen wird besonders von E. Leitz in Wetzlar und von R. Winkel in Göttingen betrieben.

Über die Theorie und Einrichtung der optischen Apparate gibt es zahlreiche zusammenfassende Darstellungen. Besonders hervorgehoben seien die Darstellungen von A. Köhler; ferner die von F. Weigert, H. Ambronn, A. Ehringshaus und von Teubner.

Die theoretischen Grundlagen für die Beobachtung der Doppelbrechungserscheinungen im Polarisationsmikroskop vermitteln außer dem schon genannten Abschnitt von A. Köhler, die empfehlenswerten Schriften von W. J. Schmidt (4), (5), H. Ambronn und A. Frey. Die mikroskopische Untersuchungstechnik im Zusammenhang mit gerbereitechnischen Aufgaben behandelt ausführlich J. A. Wilson (2).

b) Lupen.

Die Lupe, in der einfachsten Form eine plan- oder bikonvexe Linse, wirkt dadurch vergrößernd, daß sie das Akkommodationsvermögen des Auges bei zu kurzem Augenabstand vom Objekt unterstützt. Das Objekt erscheint in derselben Größe, in der es vom unbewaffneten Auge erblickt würde, wenn dessen Linse wölbungsfähig genug wäre, um bei dem gewählten, zu kurzen Augenabstand noch ein scharfes Bild auf der Netzhaut zu entwerfen.

Bei der Lupenbeobachtung bringt man die Linse möglichst nah an das Auge und führt den Gegenstand der Lupe so zu, bis er scharf erscheint. Er befindet sich dann ungefähr in der Brennweite f vor der Linse, während das Auge ein hinter dem Objekt liegendes virtuelles Bild des Gegenstandes erblickt. Die Vergrößerung ist dann etwa gleich dem Quotienten $250/f$ in Millimetern (250 mm ist die normale Sehweite des unbewaffneten Auges). Einfache, nicht achromatische Linsen sind bis zu einer Brennweite von 30 mm entsprechend einer etwa 8fachen Vergrößerung als Lupen verwendbar. Für stärkere Vergrößerungen benutzt man Lupensysteme, die aus mehreren Einzellinsen zusammengesetzt sind. Man unterscheidet dabei die aus vier Einzellinsen bestehenden anastigmatischen Lupen, welche bis zu einer etwa 27fachen Vergrößerung konstruiert werden, und die aplanatischen Lupen, die aus drei miteinander verkitteten Linsen, nämlich einer bikonvexen Kronglaslinse, umgeben von zwei Flintglasmenisken, bestehen. Zeiß liefert diese Lupen bis zu 10facher Vergrößerung.

Lupen bewähren sich sehr bei schnell auszuführenden Nachprüfungen und Untersuchungen, sei es des fertigen Leders, sei es der Haut während der Verarbeitung. Ihr Vorteil ist der, daß sie sich leicht in der Tasche überallhin mitnehmen lassen; man stellt zu diesem Zweck sog. Einschlaglupen her, d. h. Lupen

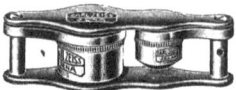

Abb. 46. Taschenlupe.

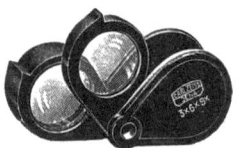

Abb. 47. Taschenlupe.

mit einem drehbaren Gehäuse, welches der Schonung der Linsen dient (Abb. 46 und 47). Die Vergrößerungsmöglichkeit der Lupe ist beschränkt. Mit abnehmender Brennweite der Lupe wächst zwar die Vergrößerung, aber es ist nicht zweckmäßig, sie über eine 25fache hinaus zu steigern, einmal, weil dann das Objekt zu stark dem Auge genähert werden muß, so daß die Beobachtung unbequem wird, und zweitens, weil die Hand nicht ruhig genug gehalten werden kann, um bei so starken Vergrößerungen ein längeres Beobachten zu erlauben.

Um diese Unbequemlichkeiten zu vermeiden und um auch die Hände zum Präparieren und Manipulieren frei zu bekommen, benutzt man bei eingehenderen Studien Lupen, die an einem Stativ befestigt sind. Diese sog. Präparierlupen mit auswechselbarer Optik eignen sich gut für Lederuntersuchungen. Den gleichen Zweck verrichten jedoch in noch besserer Weise die binokularen Präpariermikroskope, welche allerdings auch viel teurer sind.

c) Mikroskop.

Die Lupe wird auch mitunter „einfaches Mikroskop" genannt; das „zusammengesetzte Mikroskop" ist im Gegensatz dazu ein Instrument, welches zwei Linsensysteme enthält, die um mehr als die Summe der Brennweiten beider Linsen voneinander entfernt sind. Es ist dasjenige Instrument, das man kurz mit „Mikroskop" bezeichnet.

In seiner häufigsten Ausführung enthält das Mikroskop noch ein drittes Linsensystem, welches die Aufgabe hat, das Objekt zu beleuchten. Man hat also als Grundelemente des Mikroskops zu unterscheiden:

1. das Objektiv, d. i. das Linsensystem, welches dem Objekt zugewendet ist;
2. das Okular, d. i. das Linsensystem, welches dem Auge zugewendet ist;
3. die Beleuchtungseinrichtung (Kondensor), welche auf der vom Beobachter abgewandten Seite des Objekts angebracht ist.

Der wesentlichste Bestandteil des Mikroskops ist das Objektiv, welches ein vergrößertes, reelles und umgekehrtes Abbild des Objekts in einer bestimmten Entfernung vom Objektiv entwirft. Dieses Abbild wird wiederum durch das lupenartig wirkende Okular noch einmal vergrößert von dem beobachtenden Auge gesehen.

Der Einfachheit halber können wir diese beiden Linsensysteme, um eine Vorstellung vom Strahlengang zu erhalten, uns durch einfache bikonvexe Linsen ersetzt denken (Abb. 48). Bei richtiger Einstellung des Mikroskops kommt das Objekt G—G etwas außerhalb der unteren Brennebene des Objektivs F—F zu liegen, während das vom Objektiv entworfene Bild des Gegenstandes R—R bei akkommodationslosem normalsichtigem Auge in der unteren Brennebene F'—F' des Okulars erscheint.

Numerische Apertur. Die „Einzelvergrößerung" ist nach Abbe 250 mm dividiert durch die Objektivbrennweite, im Gegensatz zur „Eigenvergrößerung", die definiert ist als die optische Tubuslänge (d. i. der Abstand des oberen Brennpunkts des Objektivs vom unteren Brennpunkt des Okulars) dividiert durch die Objektivbrennweite. Die Einzelvergrößerung eines Objektivs wächst etwa im gleichen Maße, wie man die Brennweite verringert. Doch würde eine sehr weitgehende Herabsetzung der Brennweite allein nicht genügen, um außer der Einzelvergrößerung auch das Auflösungsvermögen, d. h. die Wiedergabe der feineren Einzelheiten des Objekts stärker werden zu lassen. Parallel der Verkleinerung der Brennweite muß eine Erhöhung der sog. numerischen Apertur gehen. Man versteht darunter nach Abbe den Sinus des halben Öffnungswinkels,

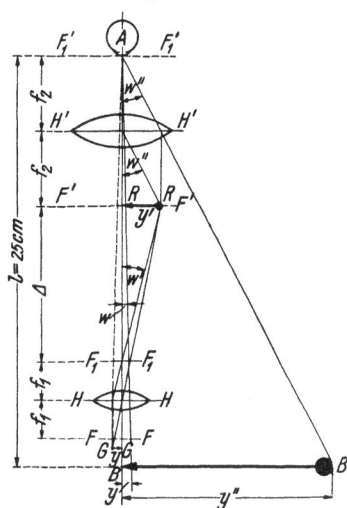

Abb. 48. Strahlengang eines Mikroskops.
A Auge, HH Brennebene des Objektivs, H'—H' Brennebene des Okulars, G—G Gegenstand, B—B Bildebene.

multipliziert mit dem Brechungsindex n des Mediums, welches sich zwischen der Frontlinse des Objektivs und dem Deckglas befindet: $n \times \sin u$. Der halbe Öffnungswinkel u ist der Winkel zwischen der Achse des Mikroskops und dem äußersten Randstrahl, der von einem auf der Achse gelegenen Objektpunkt in das Objektiv gelangt. Für alle wesentlichen Leistungen des Objektivs ist seine numerische Apertur maßgebend: das Auflösungsvermögen ist ihr direkt proportional, während die Bildhelligkeit bei konstanter Vergrößerung dem Quadrat der numerischen Apertur proportional ist.

Trocken- und Immersionssysteme. Trockensysteme sind solche, bei denen das Objekt in Luft beobachtet wird, bzw. bei denen sich zwischen Frontlinse und Deckglas Luft befindet. In diesem Fall kann der Wert der numerischen Apertur nicht größer als 1 sein, da n für Luft = 1 ist und $\sin u$ nicht größer als 1 werden kann. In der Praxis ist die obere Grenze für den Wert der numerischen Apertur bei etwa 0,95 erreicht.

Die numerische Apertur läßt sich aber dadurch vergrößern, daß man das n des zwischen Objekt und Objektiv befindlichen Mediums durch Zwischenschaltung einer Flüssigkeit von höherem Brechungsindex vergrößert. Als solches Mittel dient außer destilliertem Wasser vor allem Zedernholzöl. Man nennt derartige, stark auflösende Objektive, weil sie in eine Flüssigkeit eintauchen, Immersionsobjektive (immergere = eintauchen). Wasserimmersionen erreichen theoretisch eine maximale numerische Apertur von 1,33; Ölimmersionen eine solche von 1,5. Da Zedernholzöl fast den gleichen Brechungsexponenten besitzt wie Glas (Öl: 1,515, Kronglas: 1,52), so wird durch die Zwischenschaltung der Raum zwischen Objekt und Frontlinse optisch homogen gemacht. Man nennt daher derartige Ölimmersionssysteme auch „homogene Immersionen". Damit die Lichtstärke des Mikroskopobjektivs gut ausgenutzt wird, muß der Kondensor mindestens dieselbe numerische Apertur haben wie das zur Anwendung kommende Mikroskopobjektiv. Bei Immersionsobjektiven ist es dementsprechend vorteilhaft, auch einen Tropfen Wasser bzw. Öl zwischen die Frontlinse des Kondensors und den Objektträger anzubringen. Auf diese Weise wird der ganze Zwischenraum zwischen den beiden Frontlinsen homogenisiert, vorausgesetzt, daß auch das Objekt in einem dem Immersionsöl entsprechenden Medium eingebettet ist. Abb. 49 zeigt den Strahlenverlauf im Trocken- und im Immersionssystem.

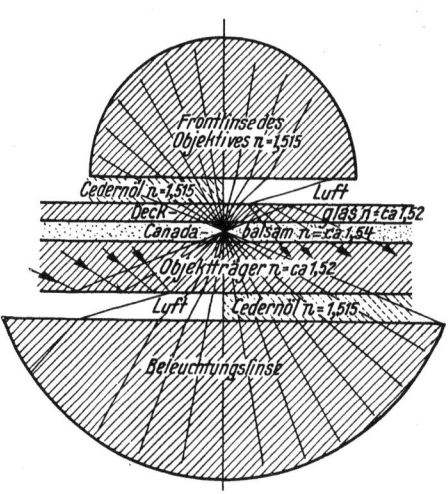

Abb. 49. Strahlenverlauf in einem homogenisierten und nichthomogenisierten System, bestehend aus Objektivlinse, Präparat und Kondensorlinse.

Grenzen des Auflösungsvermögens und der Mikroskopvergrößerung. Die modernen Mikroskope sind auf möglichst weitgehende Vergrößerung hin konstruiert. Obwohl bei der mikroskopischen Untersuchung der Haut im allgemeinen mittlere und schwache Vergrößerungen genügen und bei der Lederuntersuchung überhaupt nur schwache von Nutzen sind, so ist doch auf die ziemlich bald erreichte Grenze der Vergrößerungsmöglichkeiten aufmerksam zu machen. Denn man überschätzt im allgemeinen die Leistungsfähigkeit des Mikroskops und erhofft mit seiner Hilfe Erkenntnisse von Vorgängen und Veränderungen, welche sich in weit geringeren Dimensionen abspielen, als durch das Mikroskop erfaßt werden können.

Der kleinste, mikroskopisch noch auflösbare Abstand e zweier Elemente einer periodischen Struktur oder zweier Gitterlinien hat nach der Abbeschen Theorie den Wert

$$e = \frac{\lambda}{n \cdot \sin u} = \frac{\lambda}{\text{numerische Apertur}} .$$

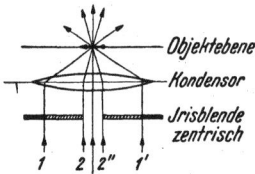

Abb. 50. Lichteinfall auf das Präparat bei gerader Beleuchtung.

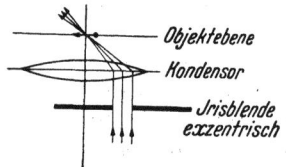

Abb. 51. Lichteinfall auf das Präparat bei schiefer Beleuchtung.

λ ist die Wellenlänge des verwendeten Lichts, für welche im Durchschnitt der Wert $0,55\,\mu$ ($\mu = 10^{-4}$ cm) gesetzt werden kann. Bei Trockensystemen, deren numerische Apertur immer kleiner als 1 ist, kann also das Auflösungsvermögen theoretisch im günstigsten Fall gleich der Lichtwellenlänge, also $= 1/2\,\mu$ werden. Durch Anwendung von Ölimmersionen wird die Auflösung um etwa 30% gesteigert.

Die obige Formel gilt nur für gerade Beleuchtung, d. h. für Beleuchtung durch Beleuchtungskegel von sehr kleinem Öffnungswinkel, bei welcher die Beleuchtungsstrahlen nahezu parallel der optischen Achse des Mikroskops auf das Präparat fallen (Abb. 50). Eine noch größere Auflösung kann man durch schiefe Beleuchtung des Objekts mittels der seitlich verschobenen Kondensorblende erreichen (Abb. 51). Man erhält dann eine Auflösung, die etwa durch ein Objektiv von der doppelten numerischen Apertur besorgt würde.

Im besten Fall lassen sich bei Anwendung geeigneter Kondensoren mit Trockensystemen zwei Teilchen optisch voneinander trennen, die um etwa $0,3\,\mu$, also um die halbe Lichtwellenlänge voneinander entfernt sind; bei Verwendung einer Ölimmersion ist der kleinste auflösbare Teilchenabstand etwa $0,2\,\mu$.

Versuche, über die in der Wellennatur des Lichts begründete Grenze der licht-mikroskopischen Bildauflösung hinauszukommen, sind in zwei Richtungen unternommen worden. Erstens durch Verwendung eines möglichst kurzwelligen Lichts (Prinzip des Zeißschen Ultraviolettmikroskops); zweitens durch das Verfahren der Ultramikroskopie, bei welchem aber nur eine objektunähnliche Abbildung hervorgerufen werden kann. Das betreffende Objekt, das praktisch nicht mehr auflösbar ist, läßt bei seitlicher Beleuchtung, bei der kein direktes Licht ins Mikroskop gelangt, auf dunklem Feld ein helles Beugungsscheibchen erkennen, durch welches die Existenz des Teilchens angezeigt, dagegen keine Angabe über seine wahre Gestalt und Größe gemacht wird. Das Ultramikroskop ist im allgemeinen nur für lyophobe, kolloide Lösungen (z. B. Goldsole) und nicht für lyophile, d. h. mit Lösungsmittelhüllen versehene Solteilchen, geschweige denn für die ebenfalls lyophilen Strukturen der Haut anwendbar. Doch haben G. Ettisch und A. Szegvari, ferner A. Küntzel und F. Prakke die Hilfe des Ultramikroskops (Kardioidkondensor) bei Untersuchungen über den Feinbau der kollagenen Bindegewebsfibrille mit Erfolg in Anspruch nehmen können.

In dem vorliegenden Handbuch wird nur die lichtmikroskopische Untersuchung behandelt; die neuerdings entwickelte Elektronenmikroskopie (M. v. Ardenne), durch die Objektteile bis 22 Å herab auflösbar sind, ist wohl zur Klärung von Faserstrukturen, aber noch nicht für hauthistologische Fragen herangezogen worden.

Die feinsten auflösbaren Strukturen, die bei der Histologie der tierischen Haut eine Rolle spielen, sind, außer den Kernstrukturen (Nukleolen) der Zellkerne, die Elemente der faserigen Gebilde: Protoplasmafasern, Nervenendigungen, Endverzweigungen der elastischen Fasern und die Fibrillen der kollagenen Fasern. Zum Zwecke der Erforschung der Feinstruktur der genannten Faserstrukturen ist außer dem Ultramikroskop vor allem das Polarisationsmikroskop heranzuziehen.

d) Auswahl der Mikroskopoptik.

Starke Vergrößerungen braucht man bei der Haut- und Ledermikroskopie viel seltener als schwache Vergrößerungen. Zur Lösung technischer Aufgaben sind im allgemeinen nur die schwachen optischen Systeme von Wichtigkeit. Es ist deshalb auch eher auf die Anschaffung einer Ölimmersion als auf die schwacher Trockensysteme zu verzichten.

Objektive werden in Einzelvergrößerungen von 1 × bis ungefähr 100 × hergestellt. Die Brennweiten ändern sich in diesem Intervall von etwa 50 mm bis 1,8 mm und die Größe der numerischen Apertur von etwa 0,08 bis 1,4. Schwache Objektive nennt man solche bis zu einer numerischen Apertur von 0,3; mittlere Objektive haben eine numerische Apertur von 0,3 bis 0,6. Die starken Systeme haben noch größere numerische Aperturen.

Man unterscheidet die billigeren Achromate und teureren Apochromate. Beide Typen bestehen aus Kombinationen mehrerer Linsen. Die Apochromate vermeiden Abbildungsfehler annähernd im gesamten sichtbaren Spektrum, während die Achromate nur für die physiologisch wirksamsten Lichtstrahlen korrigiert sind. Bei den Achromaten ist infolgedessen eine Beobachtung der Bilder mit starkem Okular nicht vorteilhaft, während Apochromate auch zusammen mit hohen Okularvergrößerungen gut verwendet werden können, ohne daß die Güte des Bildes darunter leidet. Die Apochromate haben gegenüber Achromaten gleicher Brennweite eine höhere numerische Apertur und sie entwerfen infolgedessen auch stärker gekrümmte Bilder als Achromate. Das ist für subjektive Beobachtungen unwesentlich, da der geübte Mikroskopiker leicht jede Stelle des Gesichtsfeldes mit der Feinbewegung scharf einstellen kann. Bei Herstellung von Mikrophotographien macht sich dagegen die Bildkrümmung in einem starken Unscharfwerden der Ränder unangenehm bemerkbar.

Die Okulare werden nur bis zu einer Einzelvergrößerung von höchstens 30 × hergestellt. Man unterscheidet im wesentlichen zwei Typen von Okularen: die Huyghensschen und die Kompensationsokulare. Alle Apochromate und von den Achromaten die mit höherer numerischer Apertur werden zweckmäßigerweise zusammen mit Kompensationsokularen angewendet, die Achromate niederer Apertur zusammen mit den Huyghensschen Okularen. Letztere sind die am häufigsten verwendeten Mikroskopokulare; sie bestehen aus zwei plankonvexen Linsen, die ihre konvexen Seiten dem Objektiv zugewendet haben: der Augenlinse und der Kollektivlinse. Letztere entwirft, in Verbindung mit dem Objektiv, ein reelles Abbild des Objektivs in der Ebene der Gesichtsfeldblende des Okulars, das man durch die Augenlinse betrachtet.

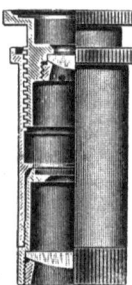

Unter Gesichtsfeldblende versteht man eine im Okularrohr angebrachte kreisförmige Blende, auf welche bei sog. Meßokularen nach Abschrauben der Augenlinsenfassung ein Okularmikrometer aufgelegt werden kann (Abb. 52). Die Kompensationsokulare sind speziell für die apochromatischen Objektive konstruiert worden. Diese besitzen noch einen restlichen Farbfehler, der durch einen beabsichtigten entgegengesetzten Farbfehler des Okulars kompensiert wird. Während die Objektive für Rot schwächer vergrößern als für Blau, findet bei dem Kompensationsokular das Umgekehrte statt. Betrachtet man ein weißes Blatt Papier durch das Kompensationsokular, so bemerkt man am Rande der Gesichtsfeldblende einen gelbroten Saum; bei den Huyghensschen Okularen ist der entstehende Saum bläulich.

Abb. 52.
Huyghens-
sches Okular.

e) Beleuchtungseinrichtungen.

Zu dem sog. Beleuchtungsapparat gehört ein Spiegel, ein Linsensystem (Kondensor) und eine Blende. In den allereinfachsten Fällen wird die Beleuchtung vom Spiegel allein besorgt, wobei die Blende zur Vermeidung von Überstrahlungen die Größe des erleuchteten Feldes auf ein Maß beschränkt, das dem jeweiligen Gesichtsfelde entspricht. Man unterscheidet die festen, auswechselbaren Zylinderblenden (d. s. Diafragmen mit Öffnungen von 1,3 bis 6 mm Durchmesser) und die Irisblende, welche eine Einengung des Beleuchtungskegels in stetiger Abstufung gestattet. Wenn der Spiegel ohne Kondensor benutzt wird, werden die Blenden so angebracht, daß sie sich ziemlich dicht unter dem Objektträger befinden.

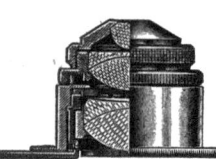

Kondensor. Reicht bei mittleren und stärkeren Vergrößerungen die Spiegelbeleuchtung nicht aus, so nimmt man die Kondensoren zu Hilfe; Abb. 53 zeigt einen 3linsigen Zeiß-Kondensor als Beispiel. Die 3linsigen Kondensoren haben eine numerische Apertur von 1,4, die 2linsigen eine solche von 1,2.

Abb. 53. Dreilinsiger
Kondensor von Zeiß.

Für Ölimmersionen weiter Apertur ist ein 3linsiger Kondensor von ebenfalls hoher Apertur erforderlich, damit der nötige Öffnungswinkel der beleuchtenden Strahlen erreicht wird. Die modernen Kondensoren sind sämtlich so eingerichtet, daß man die obere Linse, bzw. bei 3linsigen Systemen die beiden oberen Linsen herausschrauben kann, so daß die zurückbleibenden unteren Linsen Kondensoren von erheblich niederer numerischer Apertur (etwa 0,4) und erhöhter Brennweite bilden. Die Vereinfachung der Kondensoren ist bei schwachen Vergrößerungen notwendig, da sonst, wenigstens bei Lichtquellen von kleiner Ausdehnung, in der Objektebene eine kleinere Fläche ausgeleuchtet wird, als das Objektiv abbildet. Man stellt auch Kondensoren her, die aus einfachen Linsen bestehen und die mit ihrer Metallfassung in die Schiebehülse des Kondensors hineinpassen, sog. Brillenglaskondensoren. Man verwendet sie mit Vorteil bei Mikroprojektionen und Mikrophotographien von Übersichtsbildern großflächiger Präparate (kleine Mikroskopvergrößerung).

Blende. Unmittelbar unter dem Kondensor ist eine Irisblende angebracht, welche auch Aperturblende genannt wird, weil durch Verengern dieser Blende nicht die Größe des Gesichtsfeldes, sondern die Apertur der aus dem Kondensor austretenden Strahlen geändert wird. Die Blende ist ein wichtiges Hilfsmittel, um die Helligkeitskontraste in Präparaten zu steigern. Sehr transparente wasserhelle Objekte, z. B. ungefärbte Hautschnitte, kann man nur bei entsprechend eng gestellter Blende untersuchen. Um eine schiefe Beleuchtung anwenden zu können, durch welche, wie schon ausgeführt, das Auflösungsvermögen der Objektive erheblich gesteigert wird, läßt sich bei den großen Mikroskopstativen die Blende seitlich verschieben, so daß sie exzentrisch zur optischen Achse des Mikroskops steht. Die Kombination von Kondensor mit seitlich verstellbarer Irisblende ist das Kennzeichen des Abbeschen Beleuchtungsapparats, der an besseren Mikroskopstativen stets angebracht ist.

Dunkelfeldkondensoren. Unter Dunkelfeldbeleuchtung versteht man eine Beleuchtungsanordnung, derart, daß vom Spiegel aus kein direktes Licht ins Auge des Beobachters gelangt, sondern nur Licht, das vom Objekt abgebeugt wird. Diese Beleuchtung läßt das Objekt hell auf dunklem Grund erscheinen. Eine einfache, aber lichtschwache Art der Dunkelfeldbeleuchtung erhält man bereits durch seitliche Verschiebung und Einschlagen der Irisblende (Abb. 54). Nicht weniger einfach ist die Verwendung einer Scheibenblende, welche in die Fassung der Kondensoririsblende eingelegt wird; ihr undurchsichtiger zentraler Teil ist gerade so groß, daß er den mittleren Anteil des vom Spiegel ausgehenden Lichtstrahlenbündels abfängt und am Eintreten in den Kondensor hindert (Abb. 55). Ferner gibt es besonders konstruierte Dunkelfeldkondensoren, welche vor allen Dingen für ultramikroskopische Auflösungen verwendet werden: die sog. koaxialen Dunkelfeldkondensoren. Ihre Wirkungsweise geht aus den Zeichnungen des Strahlenganges ohne weiteres hervor (Abb. 56 und 57). Erwähnenswert sind ferner die sog. Wechselkondensoren, welche einen schnellen und stetigen Übergang von Hellfeld- zu Dunkelfeldbeleuchtung möglich machen.

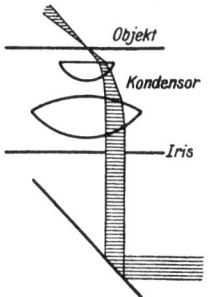

Abb. 54. Dunkelfeldeffekt durch Verschieben der Irisblende.

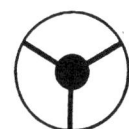

Abb. 55. Scheibenblende zur Erzeugung von Dunkelfeldbeleuchtung.

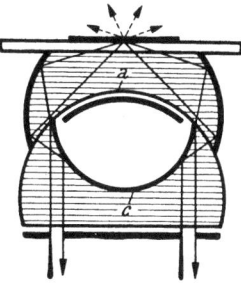

Abb. 56. Dunkelfeldkondensor (Kardioidkondensor).

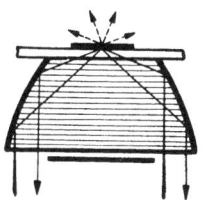

Abb. 57. Dunkelfeldkondensor.

Die Dunkelfeldbeleuchtung ist weniger für Untersuchung von Hautschnittpräparaten als zum Betrachten von auseinandergezupften Hautfaserfibrillen oder zum Aufsuchen von Bakterien in wässerigen Lösungen geeignet. Die Fibrillen bzw. die Bakterien erscheinen stark selbstleuchtend auf vollständig dunklem Hintergrund; vielfach erspart man sich durch eine Dunkelfeldbeobachtung die Herstellung von gefärbten Ausstrichpräparaten.

Mikroskopierlampen. Bei längerem und oft wiederholtem Mikroskopieren, ferner bei Dunkelfeldbeobachtung oder Untersuchung im auffallenden Licht bei stärkeren Vergrößerungen, endlich bei Ausführung mikrophotographischer Arbeiten ist es zweckmäßig, eine von wechselndem Tageslicht unabhängige Lichtquelle zu verwenden. Am meisten gebraucht werden zu diesem Zweck die leicht selbst herzustellenden Mikroskopierlampen, welche aus einem Kasten mit einer Glühlampe im Inneren und einer mit Wasser gefüllten Schusterkugel oder einem Rundkolben vor dem Fenster des Kastens bestehen. Die Glühlampe soll bei ausreichend großer leuchtender Fläche eine möglichst große Helligkeit haben (Spiraldrahtlampen, Kinolampen). Alle optischen Fabriken stellen derartige Mikroskopierlampen her, die in besserer Ausführung an Stelle des Wasserkolbens mit einer Linse und einer Irisblende versehen sind. Für sehr starke Aufhellung (Ultramikroskop) braucht man unter Umständen eine Bogenlampe. Das künstliche Licht enthält im Verhältnis zum Tageslicht mehr Rot als Blau. Wenn man das Lampenlicht dem Tageslicht möglichst ähnlich machen möchte, so schaltet man ein schwaches Kobaltblaufilter in den Strahlengang ein. Die käuflichen Mikroskopierlampen enthalten geeignete Vorrichtungen, um Mattglasscheiben und Blauscheiben in den Strahlengang einzuschalten. Aber auch den meisten Mikroskopen sind von den Herstellerfirmen kleine blaue Glasplatten beigegeben, welche das Licht irgendwelcher künstlicher Beleuchtungsquellen dem weißen Tageslicht angleichen sollen. Diese werden in die dafür vorgesehenen Halter unterhalb des Kondensors eingelegt. Man kann übrigens auch die oben erwähnten Rundkolben durch Füllen mit schwach blau gefärbten Lösungen (stark verdünnte Methylenblaulösung oder schwache Lösung von $CuSO_4$, Zugabe von NH_4OH bis $Cu(OH)_2$-Fällung verschwindet) gleichzeitig als Filter und Strahlensammler wirken lassen. Die Lampe muß so zum Mikroskop stehen, daß die Irisblende am Lampenkollektor durch den Mikroskopkondensor in der Objektfläche abgebildet wird; diese Einstellung wird so erreicht, daß man bei einer willkürlich gewählten Lampenentfernung den Mikroskopkondensor verschiebt, bis die optimale Beleuchtung erreicht ist.

Wird eine Lampe zusammen mit einem Auflichtkondensor, z. B. mit dem Lieberkühn-Spiegel (siehe S. 199) verwendet, so ist es notwendig, in den Strahlengang der Lampe einen Wärmefilter einzuschalten, damit die Objektoberfläche, z. B. ein Lederanschnitt, nicht verbrannt wird. Als genügend wirksame Kühlflüssigkeit hat sich eine Lösung von Mohrschem Salz bewährt; sie wird in planparalleler Küvette in den Strahlengang eingeschaltet. Bei den Lampen mit Wasserkolben an Stelle einer Linse bewirkt dieser das Verschlucken der Wärmestrahlen.

f) Richtige Zuordnung von Objektiv und Okular.

Für ein bestimmtes Objektiv sind nur Okulare günstig, deren Einzelvergrößerungen innerhalb gewisser Grenzen liegen. Wählt man Okulare von kleinerer Vergrößerung, dann wird das Auflösungsvermögen des Objektivs nicht voll ausgenutzt. Derartig schwach vergrößernde Okulare sind jedoch zum Absuchen und Einstellen des Präparats sehr geeignet. Man nennt die damit erzielten Vergrößerungen daher „Suchervergrößerungen".

Wählt man andererseits Okulare von zu hoher Einzelvergrößerung, so werden keine neuen Einzelheiten sichtbar, sondern es werden die bereits mit einem weniger starken Okular erkennbaren Einzelheiten auf Kosten der Güte des Bildes nur noch stärker vergrößert. Derartige Vergrößerungen nennt man „leere Vergrößerungen". Sie sind nur dann zulässig, wenn es sich um Ausmessungen von kleinen Strukturelementen handelt, wobei es also nur auf tunlichste Vergrößerung, dagegen nicht auf Tiefen- und Randschärfe ankommt.

Der zwischen den Suchervergrößerungen und den leeren Vergrößerungen liegende

Bereich kann eingeteilt werden in den der „kleinsten nutzbaren Vergrößerung" und in den der „förderlichen Vergrößerung". Die kleinste nutzba Verergrößerung erfordert immer noch eine verhältnismäßig hohe Augenanstrengung des Beobachters, um alle Bildeinzelheiten aufzunehmen; die förderliche Vergrößerung läßt diese ohne besondere Anstrengungen erkennen. Diese hier genannten Vergrößerungsbereiche lassen sich je einem bestimmten Sehwinkelbereich zuordnen, unter dem das kleinste noch auflösbare Teilchen dem Auge dargeboten wird. Die nebenstehende Tabelle 1 gibt diese Zuordnung an.

Tabelle 1.

Sehwinkelbereich in Minuten	Bezeichnung der Vergrößerung
0—1	Suchervergrößerung
1—2	kleinste nutzbare Vergrößerung
2—4	förderliche Vergrößerung
größer als 4	leere Vergrößerung

Die folgende, von F. Hauser zusammengestellte Tabelle 2 gibt für die Zeißschen Mikroskopsysteme durch Umrahmungen an, welche Zuordnungen von Objektiv und Okular zu den genannten Gruppen zusammengefaßt werden können.

Tabelle 2.

Objektivbezeichnung		Huygenssche Okulare					Orthoskopische Okulare		Kompensations-Okulare						
Einzelvergrößerung	Numerische Apertur	4×	5×	7×	10×	15×	17×	28×	3×	5×	7×	10×	15×	20×	30×
6	0,17	24	30	42	60	90	102	168							
8	0,20	32	40	56	80	120	136	224							
10	0,30	40	50	70	100	150	170	280							
20	0,40	80	100	140	200	300	340	560							
40	0,65	160	200	280	400	600	680	1120							
40	0,85	160	200	280	400	600			120	200	280	400	600	800	1200
60	0,90	240	300	420	600	900			180	300	420	600	900	1200	1800
90	0,90	360	450	630	900	1350			270	450	630	900	1350	1800	2700
mit Korr.															
90	1,25	360	450	630	900	1350			270	450	630	900	1350	1800	2700

Die punktierten Linien fassen die kleinsten nutzbaren Vergrößerungen zusammen; die ausgezogenen Linien alle förderlichen Vergrößerungen. Rechts von der ausgezogenen Linie befinden sich sämtliche leeren Vergrößerungen und links von der punktierten Linie die Suchervergrößerungen. Die für den Gebrauch des Mikroskops wichtigsten Vergrößerungen sind die förderlichen Vergrößerungen; sie werden praktisch durch die Abbesche Faustregel erfaßt, nach welcher die Gesamtvergrößerung zwischen dem 500- und 1000fachen der numerischen Apertur des Objektivs liegen soll. Die in Tabelle 2 Kursiv gedruckten Zahlen geben diejenigen Vergrößerungen an, welche nach der Abbeschen Regel als die zweckmäßigsten erscheinen.

Man sieht aus dieser Tabelle weiterhin, daß das Okular von 10facher Einzelvergrößerung dadurch ausgezeichnet ist, daß es zusammen mit allen Objekten entweder kleinste nutzbare oder förderliche Vergrößerungen ergibt. Man kann also die Okularvergrößerung von 10 × als die Normalvergrößerung bezeichnen.

g) Optische Messungen.

Bestimmung der Vergrößerung. Die Einzelvergrößerung der Mikroskopsysteme ist auf den Fassungen eingraviert. Auf den Okularen ist sie noch mit
einem ✕-Zeichen versehen. Auf dem Objektiv ist ferner die numerische Apertur
(Bezeichnung n. A. oder num. Ap.) und mitunter die Brennweite (kenntlich durch
die Bezeichnung mm) angegeben. Ältere Linsensysteme tragen gewöhnlich noch
Buchstabenbezeichnungen oder Kennzahlen, welche nicht Einzelvergrößerung
bedeuten. In diesem Fall ist den Mikroskopen eine Tabelle beigegeben, aus der
man die Vergrößerungen ablesen kann. Die bei den Ölimmersionen übliche Bezeichnung $^1/_{12}$ gibt die Brennweite in engl. Zoll an. In Millimeter ausgedrückt ist
sie 1,8.

Die Gesamtvergrößerung eines Mikroskops, die auf eine Bildweite von 250 mm
bezogen wird, erfährt man dadurch, daß man die Zahlen, welche die Einzelvergrößerung des Okulars und des Objektivs angeben, miteinander multipliziert.

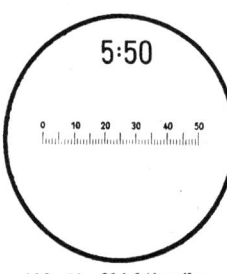

Abb. 58. Objektivmikro-
meter.

Voraussetzung für diese Berechnung der Gesamtvergrößerung
ist, daß die richtige Tubuslänge (normalerweise 160 mm)
innegehalten wird. Im Zweifelsfalle stellt man die effektive Vergrößerung durch Ausmessen fest: Man benutzt hierzu ein Objektivmikrometer, das unter das Objektiv an Stelle
eines Präparats gelegt wird (Abb. 58); das vom Instrument
entworfene virtuelle vergrößerte Bild der Strichteilung des
Objektmikrometers mißt man dann auf einem 250 mm vom
Okular entfernten Schirm (am besten Mattscheibe) mit einem
Maßstab aus. Hat z. B. das Objektmikrometer einen wirklichen Teilstrichabstand von 0,1 mm und würde man auf
der Mattscheibe diesen Teilstrichabstand mit 20 mm aus-
messen, wobei man von der Mitte des einen Striches bis zur Mitte des nächsten
Striches mißt, so wäre die tatsächliche Vergrößerung oder der Abbildungsmaßstab 200.

Längen- und Dickenmessung. Auf dem gleichen Weg, auf dem man die
Objektivvergrößerung bestimmt, gelangt man zu einer Kennzahl für das Okularmikrometer, welche einem erlaubt, unmittelbar an einem Objekt Längen-
messungen vorzunehmen. Hierzu benutzt man besonders gefaßte Meßokulare
(in der Regel Okular 7 ✕), welche eine Vorrichtung zum Einlegen von Okular-
mikrometern tragen.

Möge das verwendete Objektmikrometer eine Skaleneinteilung von 0,1 mm haben
und möge ein Skalenteil auf dem Okularmikrometer mit 2 mm ausgemessen werden,
so würde ein Skalenteil des Okularmikrometers 0,1/2 mm oder 0,05 mm = 50 μ am
Objekt entsprechen. Dieser Wert, ausgedrückt in μ, ist der Mikrometerwert des
Okulars für das betreffende Objektiv. Will man z. B. die Dicke einer kollagenen
Faser oder einer bestimmten Schicht, z. B. der Lackschicht, bestimmen und findet
man, daß diese gerade von zwei benachbarten Teilstrichen des Okularmikrometers
begrenzt wird, so beträgt ihre Dicke 50 μ.

Manchmal ist es bequemer, die Dicke von irgendwelchen Strukturen, z. B.
von Haaren, in der Bildtiefe, d. h. in Richtung der mikroskopischen Achse, zu
messen. Man stellt zu diesem Zweck zuerst auf die obere, dem Beobachter zugekehrte Seite des Haares scharf ein und dann auf die untere Seite. Man mißt
die Teilstriche der Feinbewegung, um welche diese gedreht werden mußte, um
von der ersten Einstellung in die zweite zu gelangen. Ein Teilstrich gibt eine
bestimmte Tiefenverstellung des Tubus an, meistens 1 μ. Dieses Verfahren der
Dickenmessung ist aber nur bei nicht deformierbaren Objekten (z. B. bei Feststellung der wirklichen Dicke des Schnittes im Präparat) anwendbar, nicht dagegen bei einzelnen kollagenen Fasern, die leicht durch den Druck des Deckglases

deformiert und gepreßt werden. Es ist ferner auch nur dann richtig, wenn die gemessene Strecke in Luft liegt, anderenfalls die gemessene Strecke noch mit der Brechungszahl des Einbettungsmediums zu multiplizieren ist. Weiterhin muß noch auf den Fehler aufmerksam gemacht werden, der dadurch entsteht, daß bei der Dickenmessung drehrunder Gebilde (z. B. Haare) die Unterfläche durch das durchsichtige zylindrische Objekt wie durch eine Zylinderlinse abgebildet wird. Genauer ist daher in jedem Fall die Messung der seitlichen Ausdehnung des Objekts mit dem Okularmikrometer.

h) Sonstige Einrichtungen des Mikroskops.

Neben der Optik ist in zweiter Linie auf die mechanische Ausstattung des Mikroskops, d. h. auf das Stativ und sein Zubehör, zu achten. Man wähle ein Stativ, welches durch eine Kippeinrichtung schräg bzw. horizontal gestellt werden kann (Abb. 59). Die schräge Stellung erleichtert die Beobachtung ungemein, da man dabei eine natürliche Kopfhaltung beibehalten kann. Die horizontale Lage ist für Mikroprojektion und mikrophotographische Aufnahmen in Verbindung mit einer horizontalen Kamera notwendig. Der Mikroskoptisch ist im Hinblick auf Untersuchungen im polarisierten Licht drehbar zu wählen. Der Drehtisch wird hierfür durch 2 Zentrierschrauben so zentriert, daß die Drehung um die optische Achse als Drehachse erfolgt.

Durch Verstellen der Zentrierschrauben läßt sich auch innerhalb gewisser Grenzen eine kontinuierliche Verschiebung des Objekts zum Absuchen bei starken Vergrößerungen vornehmen. Noch geeigneter für diesen Zweck ist ein sog. Kreuztisch, welcher eine mechanische Objektführung erlaubt. Dieser ist jedoch nur dann notwendig, wenn die Präparate bestimmte, schwer aufzufindende Stellen enthalten, die man schnell eingestellt haben möchte, oder wenn man mit starken Vergrößerungen arbeitet.

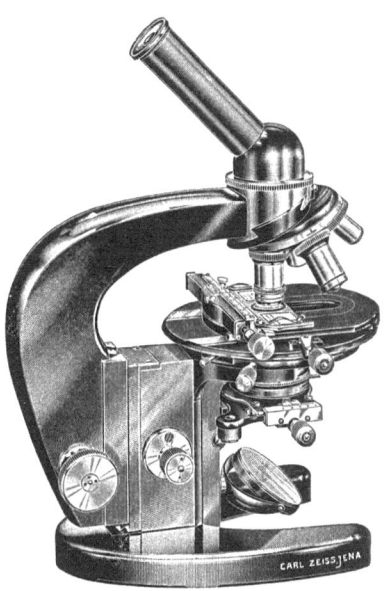

Abb. 59. Untersuchungsmikroskop.

Der Träger für Objektiv und Okular ist der Mikroskoptubus, welcher in einer Führung mittels zweier Triebe (Grob- und Feineinstellung) in Richtung der optischen Achse gehoben und gesenkt werden kann. Die Objektive sind in der Regel nicht unmittelbar, sondern mit Hilfe einer Wechselvorrichtung von 15 mm Höhe (Revolver, Schlittenwechsler) oder mit einem Zwischenstück von gleicher Höhe am unteren Tubusende befestigt. Der Tubus umschließt an seinem oberen Ende ein ausziehbares Rohr, den Tubusauszug, der mit einer Millimetereinteilung versehen ist. Diese Einteilung bemerkt man, wenn man den Tubusauszug aus dem festen Tubusrohr herauszieht. Derjenige Teilstrich der Millimeterteilung, welcher sich mit dem Rand der äußeren Tubushülse deckt, gibt die mechanische Tubuslänge an, ein Maß, welches in enger Beziehung zur Wirkung der Objektive und Okulare steht. Von den meisten Firmen (Reichert, Voigtländer, Winkel, Zeiß) wird eine Tubuslänge von 160 mm vorgeschrieben, andere (Busch, Leitz, Seibert) haben ihre optischen Systeme auf eine solche von 170 mm abgestimmt. Dadurch, daß der Tubus ausziehbar ist, lassen sich auch Objektive und Okulare an fremden Stativen anwenden. Durch Veränderung der mechanischen Tubuslänge läßt sich ferner der Übelstand korrigieren, der bei zu dicken oder zu dünnen Deckgläsern bei Verwendung starker Objektive in Erscheinung tritt. Bei zu dünnen Deckgläsern muß der Tubus weiter ausgezogen, bei zu dicken weiter eingeschoben werden. Die Zeißschen Objektive sind für eine Deckglasdicke von 0,17 mm korrigiert.

Man unterscheidet eine enge und eine weite Tubusform. Für die Herstellung von Mikrophotographien bei sehr schwachen Vergrößerungen ohne Okular ist der weite Tubus erforderlich. Bei Verwendung eines Okulars läßt sich auch der enge Tubus dafür verwenden. Die meisten großen Stative sind mit weitem Tubus ausgestattet.

Die weiteren Einrichtungen des Mikroskopstativs, soweit sie nicht schon erwähnt wurden, bedürfen keiner besonderen Beschreibung, da sich ihre Bedeutung und Anwendung von selbst versteht.

i) Stereoskopische Beobachtungen.

Es ist von vornherein auch bei ganz dünnen Schnittpräparaten ausgeschlossen, alle Einzelheiten des mikroskopischen Bildes gleichzeitig scharf zu erhalten. Man muß vielmehr den Raum, der durch das Schnittpräparat eingenommen wird, der Tiefe nach durch Heben und Senken des Tubus mit der Feinbewegung absuchen. Nur bei schwacher Objektivvergrößerung kann ein Schnittbild ganz und gar scharf erscheinen. Hierauf beruht die Überlegenheit der subjektiven Mikroskopbeobachtung über die objektive Photographie. Das Auge gewöhnt sich nämlich bald daran, nur die scharf erscheinenden Einzelheiten zu sehen und die beim Heben und Senken des Tubus unscharf werdenden Schichtstellen gewissermaßen im Gedächtnis zu behalten und sie zusammen mit den jeweils scharf sichtbaren Objektelementen zu einem räumlichen Ganzen zu kombinieren.

Eine wesentliche Erleichterung verschafft dem subjektiven Beobachter das Sehen mit stereoskopischen Mikroskopeinrichtungen, weil hierbei auch die unscharf eingestellten Schichten sich in das räumlich erscheinende Gesamtbild gut einfügen. Man erhält so eine plastische Vorstellung von der Verteilung der Strukturen im Gewebe, wie sie bei Beobachtung mit einem Auge erst nach längerer Übung gelingt. Ein weiterer Vorteil der stereoskopischen Beobachtung, der bei öfterem Mikroskopieren außerordentlich angenehm empfunden wird, ist der, daß beide Augen gleichmäßig beansprucht werden und daß infolgedessen Ermüdungserscheinungen viel später störend in Erscheinung treten. Für stärkere Vergrößerungen werden sog. binokulare Tubusaufsätze hergestellt, die auf den gewöhnlichen Mikroskoptubus aufzuschrauben sind (Abb. 60). Die neueren großen Zeißmikroskope enthalten zwei Tuben, einen binokularen und einen monokularen, welche gegeneinander ausgetauscht werden können. Da die Okularrohre des Aufsatzes parallel gerichtet sind, ist ebenfalls eine Parallelrichtung der Augen erforderlich, um eine Verschmelzung der von jedem Auge gesehenen Bilder zu erreichen. Man muß also bei der Beobachtung die Augen auf „unendlich" akkommodieren. Durch das Verschmelzen der beiderseits gesehenen Bilder wird die eigentliche stereoskopische Tiefenwirkung noch nicht herbeigeführt. Diese

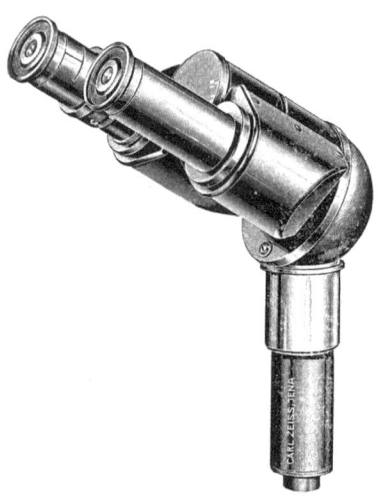

Abb. 60. Binokularer Tubusaufsatz.

tritt erst auf, wenn man die Austrittspupillen der beiden Okulare durch halbkreis-
förmig ausgeschnittene Blenden so abdeckt, daß die abgeblendeten Hälften einander zugekehrt sind. Das rechte Auge beobachtet dann das Objekt von links
und das linke von rechts (Abb. 61). Vertauscht man die
Stellung der beiden Okulardeckel, so erhält man einen
pseudo-stereoskopischen Effekt, d. h. die Tiefen scheinen
erhaben und die erhabenen Stellen vertieft. Bei der eben
beschriebenen Anordnung erfolgt die Objektbeobachtung
durch nur ein Objektiv, im Gegensatz zu den nunmehr zu besprechenden Doppelmikroskopen. Für schwächere Vergrößerungen, besonders aber für Untersuchungen im auffallenden
Licht wird man diesen äußerst praktischen und empfehlenswerten Instrumenten, die man auch binokulare Präpariermikroskope nennt, den Vorzug geben. Für Lederuntersuchungen
sind diese Instrumente an allererster Stelle zu nennen

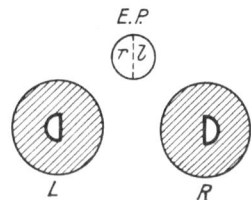

Abb. 61. Halbkreisblen-
den für den binokularen
Tubusaufsatz.

(Abb. 62). Sie bestehen aus zwei schräg gegen das Objekt gerichteten Einzel-
mikroskopen, in deren Strahlengang eine Porrosche Prismenkombination eingeschaltet ist, wodurch die Gegenstände in aufrechter Lage wie mit einer gewöhn-

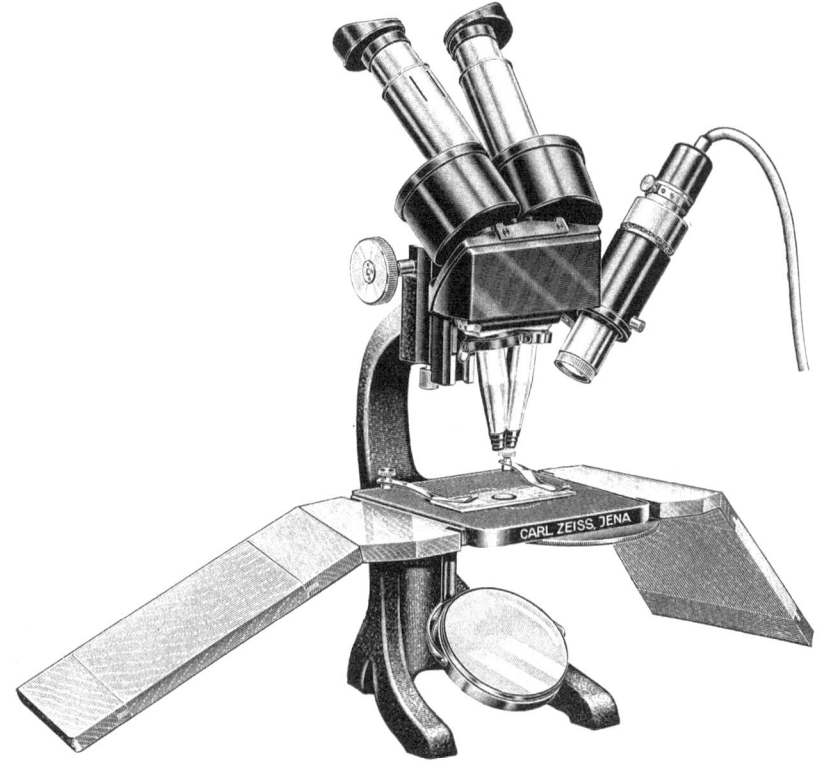

Abb. 62. Binokulares Präpariermikroskop.

lichen Lupe betrachtet werden können. Außer dem Tischstativ mit Spiegel,
welcher auch eine Beobachtung im durchfallenden Licht erlaubt, ist das einfache
Dermatoskopgestell gut brauchbar, wenn man das Instrument auf größere Lederflächen stellen möchte, um den Narben zu prüfen (Abb. 63). Ein besonderer
Vorzug derartiger Instrumente ist der große freie Objektabstand, der ein be-

quemes Präparieren gestattet (z. B. beim Herauspräparieren von einzelnen Lederfasern usw.). Die Zeißschen stereoskopischen Präpariermikroskope (z. B. XV;
Abb. 64) werden mit 4 Objektivpaaren geliefert, die an einem 4fachen Revolver
befestigt, leicht gegeneinander ausgetauscht wer-
den können. Die mit ebenfalls 4 Okularpaaren er-
zielbare Vergrößerung liegt innerhalb der Grenzen
12- bis 210fach. An dem Revolver ist eine Lampe
befestigt, die bei Untersuchung undurchsichtiger
Präparate (Lederoberflächen usw.) das Objekt mit
spitzwinkligem Lichteinfall gegenüber der Ob-
jektivachse hell beleuchtet.

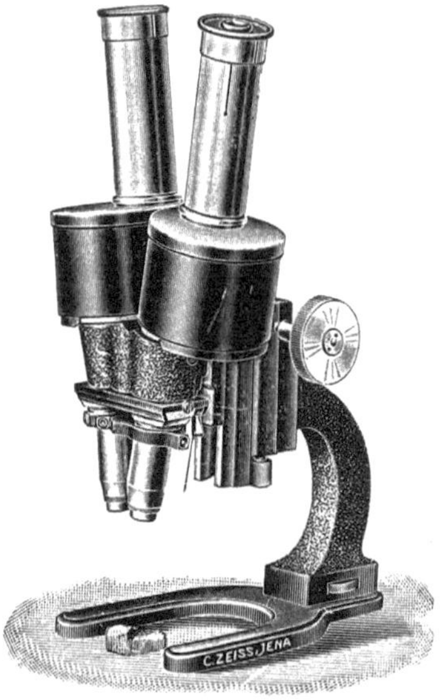

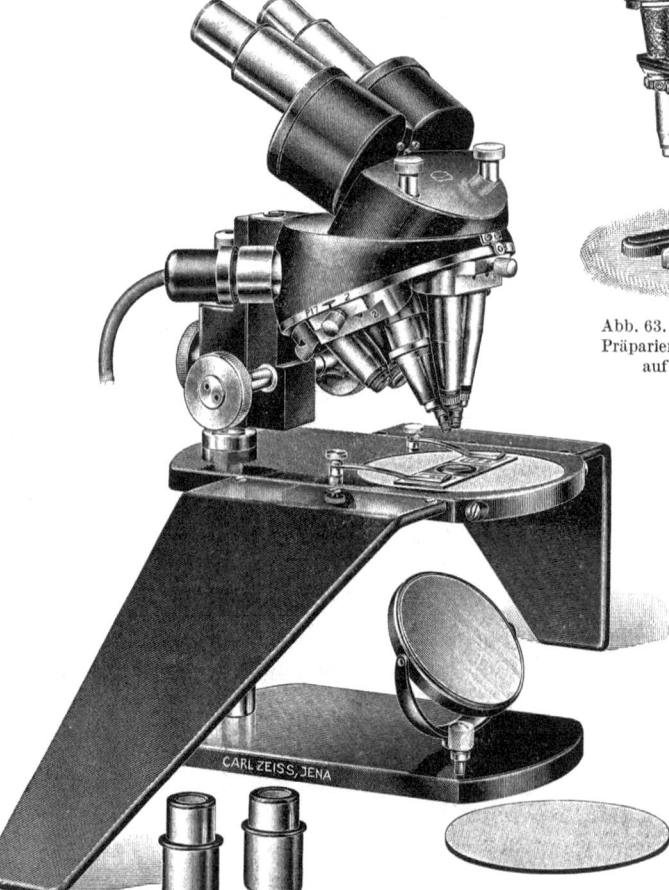

Abb. 63. Dermatoskop (binokulares
Präpariermikroskop zum Aufstellen
auf Lederflächen u. dgl.).

k) Beleuchtungs-
vorrichtungen
zur Beobachtung
im auffallenden
Licht.

Das binokulare
Präpariermikroskop
wird man in erster
Linie zur Leder-
untersuchung, d. h.
zu einer Untersu-
chung im auffallen-
den Licht, verwen-
den. Aber auch das
gewöhnliche mon-
okulare Mikroskop
läßt sich zu derarti-

Abb. 64. Stereoskopisches Präpariermikroskop mit eingebauter Beleuchtungslampe.

gen Untersuchun-
gen benutzen, vor-
ausgesetzt, daß man nicht zu starke Vergrößerungen wählt. Will man Photographien von Lederoberflächen oder Lederanschnitten herstellen, so ist
sogar nur das monokulare Instrument verwendbar (außer bei Besitz einer
Stereokamera). Im Zusammenhang damit ist die äußerst wichtige Frage der
Beleuchtungsanordnung für Untersuchung undurchsichtiger Objekte zu be-

sprechen. Die bisher geschilderte Mikroskopeinrichtung, insbesondere die des Beleuchtungsapparats (Spiegel, Kondensor und Blende) dient dazu, durchsichtige Objekte von unten her zu erleuchten. Zweifelsohne hat die Entwicklung der klassischen Mikroskope zu einer deutlichen Bevorzugung der durchsichtigen, bzw. künstlich durchsichtig gemachten Präparate geführt. Diese Art des Objektstudiums ist aber bei der mikroskopischen Lederuntersuchung und überhaupt bei Untersuchungen technischer Rohstoffe keineswegs immer am Platz.

Was die Beleuchtung bei der Untersuchung undurchsichtiger Objekte betrifft, so genügt hierfür das Tageslicht nur bei schwachen Vergrößerungen, bei welchen ein großer Abstand zwischen Objekt und Objektiv ein ungestörtes Einfallen des Lichts erlaubt. Die einfachste Form der künstlichen Beleuchtung ist eine Lampe, die möglichst nahe an das Präparat herangebracht wird, z. B. eine etwas erhöht aufgestellte Mikroskopierlampe, welche das Leder schräg von oben her zu beleuchten hat. Bei stark profilierten Lederoberflächen oder bei Lederanschnitten, die gewöhnlich ein sehr ausgeprägtes Fasergewirr erkennen lassen, entsteht so eine Schattenwirkung, die zur Erhöhung der Bildplastik erwünscht sein kann. Doch hat man sich vor Übertreibung zu hüten, weil bei zu stark streifendem Einfall des Lichts die tiefer gelegenen Partien stark beschattet werden. Man hilft sich in diesem Fall z. B. dadurch, daß man einen weißen Kartonstreifen hinter die zu beobachtende Stelle senkrecht auf das Leder aufstellt. Durch das von ihm zurückgestrahlte Licht wird das Objekt genügend aufgehellt.

Dieses Untersuchungsverfahren reicht jedoch nicht für alle in der Praxis der Lederuntersuchung denkbaren Fälle aus. Mit steigender Vergrößerung, die für gewisse Spezialuntersuchungen unerläßlich wird, ergibt sich die Notwendigkeit, das lichtundurchlässige, von unten her nicht zu erhellende Präparat von oben oder von der Seite her stärker zu beleuchten, als es durch eine einfache Lampe gelingt. Dieses Problem ist nicht nur schwieriger zu lösen als das der Beleuchtung von unten her, sondern man hat ihm noch bis vor kurzer Zeit viel weniger Beachtung geschenkt, als notwendig gewesen wäre. Die Firma E. Busch, Rathenow, hat sich als erste um die Einführung einiger Hilfsinstrumente für die Auflichtbeleuchtung bemüht; später haben auch die anderen optischen Fabriken derartige Beleuchtungsvorrichtungen entwickelt. Die wichtigsten Typen seien im folgenden in ihren Anwendungsmöglichkeiten für die Lederuntersuchung kurz gekennzeichnet [A. Küntzel (7)].

Es gibt grundsätzlich zwei Möglichkeiten, stark vereinigtes Licht von oben her auf die Objektoberfläche zu bringen. 1. Indem man die Beleuchtungsstrahlen innerhalb des Objektivs verlaufen läßt, wobei die Objektivlinsen zur Vereinigung der Lichtstrahlen auf der Objektfläche mit benutzt werden. 2. Indem man das notwendige Licht durch besondere Linsen- oder Spiegelanordnungen, die sich außerhalb des Objektivs befinden, auf das Objekt vereinigt. Die erste Beleuchtungsart wird „Innen"-Beleuchtung, die andere „Außen"-Beleuchtung genannt. Die Innenbeleuchtungsapparatur ist der allbekannte, für Metallmikroskopie häufig benutzte Vertikal-Illuminator. Er kommt für Lederuntersuchungen wegen der vertikalen, keine Schatten erzeugenden Lichteinfallseinrichtung weniger in Betracht.

Die Anordnungen zur Außenbeleuchtung, die immer eine mehr oder weniger seitliche Objektbestrahlung bedingen, lassen sich darnach unterscheiden, ob die Lichtstrahlen von einer Seite her oder ob sie allseitig auf dem zu untersuchenden Flächenteil vereinigt werden. Einseitige Beleuchtung liefert der Busch-Schräg-Illuminator nach F. Hauser (Abb. 65). Man verwendet ihn zusammen mit einer Lampe, deren Entfernung vom Mikroskop so zu wählen ist, daß die Irisblende am Lampenkondensor durch den Schräglichtkondensor auf der Objektoberfläche abgebildet wird. Es sind nur Objektive verwendbar von kleinerer Brennweite als 25 mm, also nicht mehr ganz schwache Vergrößerungssysteme; auf der anderen

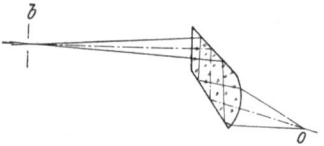

Abb. 65. Schrägilluminator nach F. Hauser.

Seite ist der Schräglichtilluminator aber noch zusammen mit Ölimmersionen zu gebrauchen. Der Vorteil des Schräglichtilluminators gegenüber den anderen Außenbeleuchtungsvorrichtungen beruht darauf, daß man in der Größe des zu untersuchenden Lederstückes nicht beschränkt ist und daß man eine besonders hohe Objektaufhellung erzielen kann. Lampe und Schräglichtilluminator müssen allerdings stets in die gleiche Höhe gebracht werden, was bei verschieden dicken Objekten und bei Wahl anderer Vergrößerungen gewisse Unbequemlichkeiten mit sich bringt, wenn man nicht ein Instrument mit heb- und senkbarem Tisch besitzt. Die

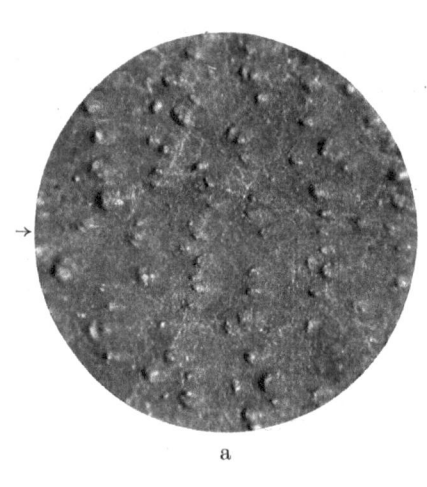

a

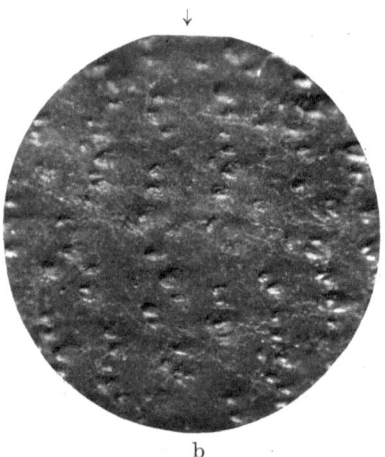

b

Abb. 66 a — c. Einfluß der Orientierung eines Narbenleders zur Beleuchtungsrichtung auf die stereoskopisch richtige Abbildung der Haarporen.

Die Pfeile geben die Richtung des Lichteinfalles an, die Lage des Präparats gegenüber dem Mikroskop ist in allen drei Abbildungen die gleiche (Vergr. 30,4 mal).

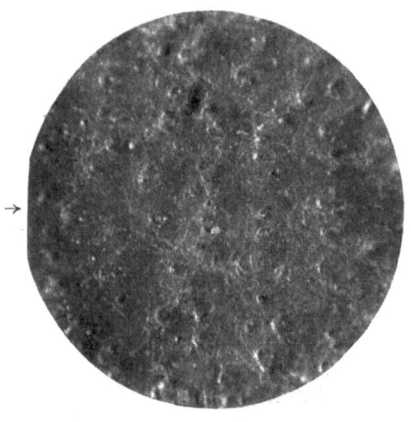

c

durch den Schräglichtilluminator hervorgerufene einseitige Beleuchtung bedingt es, daß geradlinige Inhomogenitäten der Oberflächenstruktur, wie Spalte, spiegelnde Schrägflächen usw., nur dann aufleuchten, wenn sie senkrecht zu ihrer Längsausdehnung bestrahlt werden. Man erhält also von Lederproben, die durch schrägliegende Haarlöcher eine stark ausgeprägte Oberflächen-gestaltung erfahren, ganz verschiedene Bilder je nach der Richtung, welche die Haarporen zu den Beleuchtungsstrahlen einnehmen. Die drei Mikrophotographien der Oberfläche eines farbigen Schuhoberleders (Kalb) zeigen diesen

Effekt deutlich (Abb. 66 a — c). Die beigefügten Pfeile geben die Richtung an, in welcher jeweils das Licht vom Schräglichtilluminator auf die Lederprobe auffiel.

Eine Zwischenstellung zwischen einseitiger und allseitiger streifender Außenbeleuchtung nimmt die Beleuchtung durch den Busch-Parabolspiegel nach Metzner ein (Abb. 67). Dieser läßt das Licht unter einem Azimut von rund 220⁰ auf das Objekt auffallen. (Das Licht des Schräglichtilluminators hat ein Azimut von nur 20⁰.) Dieses Instrument ist in seiner Form und Wirkung gewissermaßen eine Vervollkommnung des oben erwähnten primitiven Kartonstreifens. Er wird in ähnlicher Weise wie die anderen Außenbeleuchtungseinrichtungen am Mikroskop befestigt. Auch er erlaubt eine Beobachtung größerer Lederstücke. Seine Beleuchtungswirkung entspricht mehr derjenigen des noch zu besprechenden Dunkelfeldkondensors als der des Schräglichtilluminators.

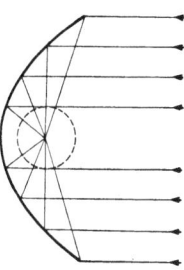

Abb. 67. Busch-Parabolspiegel nach Metzner.

Der allseitigen Außenbeleuchtung dienen der Lieberkühn-Spiegel und der Auflichtdunkelfeldkondensor nach F. Hauser. Der Lieberkühn-Spiegel ist ein in der Mitte durchbrochener Aluminiumhohlspiegel, der über das Objektiv geschoben wird, derart, daß Hohlspiegelachse und optische Mikroskopachse zusammenfallen. Der Spiegel erhält sein Licht von dem Planspiegel des Mikroskops her, eine Anordnung, die zur Voraussetzung hat, daß das Licht durch den Objekttisch durchtreten muß, was wiederum nur möglich ist, wenn man das zu untersuchende Lederstück bei Kreisgestalt höchstens einen Durchmesser von 1,5 cm haben läßt. Der Strahlenverlauf geht aus Abb. 68 hervor. Man sieht, daß das auf das Objekt auffallende Licht alle zwischen stark geneigtem und nahezu senkrechtem Einfall liegenden Einfallsrichtungen einnimmt. Die Folge der allseitigen Beleuchtung ist, daß das mikroskopische Bild weniger plastisch erscheint als unter dem Schräglichtilluminator. Man bekommt also hierbei auch bei Oberflächengestaltungen, wie sie Abb. 66 a — c zeigte, stets das gleiche Bild, unabhängig von der Orientierung des Lederstückes unter dem Mikroskop. Als der billigste und in der Anwendung bequemste der hier genannten Auflichtkondensoren verdient er besonders empfohlen zu werden. Seine Verwendung ist auf schwache und mittelstarke Vergrößerungen beschränkt. Bei ganz schwachen Vergrößerungen ist der Objektabstand zu groß und umgekehrt bei ganz starken Vergrößerungen ist er zu klein, um die Verwendung des Spiegels zu erlauben. Abb. 69 zeigt einen Lederanschnitt, der durch Lieberkühn-Spiegel aufgehellt wurde, Abb. 70 das in Abb. 66 a — c abgebildete Leder

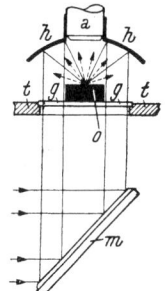

Abb. 68. Lieberkühn-Spiegel zur Erzeugung einer allseitigen Auflichtbeleuchtung.

bei stärkerer Vergrößerung unter dem Lieberkühn-Spiegel aufgenommen. Auf diesem Bild sieht man deutlich die Sprünge in der Appretur.

In ähnlicher Weise wie der Lieberkühn-Spiegel wirkt der Auflichtdunkelfeldkondensor nach F. Hauser (Abb. 71). Man erkennt aus dem Gang der Beleuchtungsstrahlen, daß das vom Dunkelfeldkondensor reflektierte Licht stark streifend einfällt. Dieser Strahlenverlauf erlaubt auch bei kurzbrennweitigen Objektiven eine allseitige Außenbeleuchtung durchzuführen, bei denen der Lieberkühn-Spiegel nicht verwendbar ist, da das von diesem Instrument gelieferte Licht von den Objektivfassungen der kurzbrennweitigen Objektive abgefangen wird. Bei Verwendung des Dunkelfeldkondensors ist das ausgeleuchtete Feld ziemlich klein, weshalb es sich empfiehlt, seine Verwendung auf die mittleren und starken Systeme, für die er konstruiert wurde, zu beschränken. Eine Folge

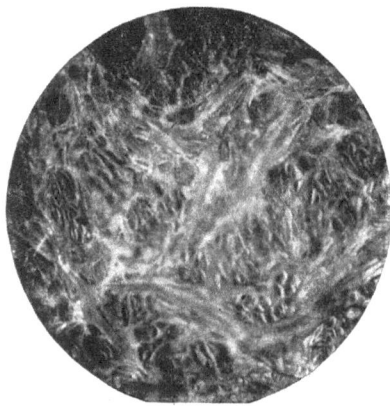

Abb. 69. Sohllederanschnitt bei Auflichtbeleuchtung mit Lieberkühn-Spiegel aufgenommen (Vergr. 30,4 mal).

des stark streifenden Lichteinfalls ist eine außerordentliche Plastizität des entstehenden mikroskopischen Bildes. Wählt man als Objekt ein dunkelgefärbtes, glattes Schuhoberleder oder besser noch Lackleder, dann tritt jener Dunkelfeldeffekt auf, der dem Kondensor seinen Namen gegeben hat. Leder mit stark profilierter Oberfläche oder Lederanschnitte eignen sich dementsprechend nicht für die Betrachtung mit diesem Auflichtdunkelfeldkondensor: die vorgesehene Vergrößerung ist viel zu stark und infolge der allzu streifenden Beleuchtung wird das Bild in starkem Maße unkenntlich. Man wird den Dunkelfeldkondensor aber immer mit Erfolg beim Studium von Appreturoberflächen und bei der Prüfung auf Sprünge, Spritzfehler, Unebenheiten, Einschlüsse von Fremdkörpern usw. verwenden. Auch bei stereomikroskopischer Untersuchung von Leder ist eine besondere Auflichtbeleuchtung erwünscht. Das schon genannte stereoskopische Präpariermikroskop XV von Zeiß enthält eine Lampe, die ihr helles Licht zentral durch den Revolver auf das Objekt einfallen läßt.

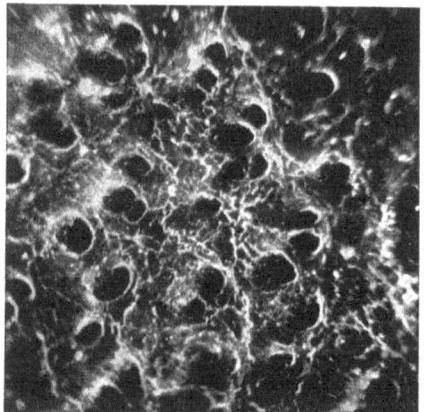

Abb. 70. Oberflächenzeichnung eines farbigen Box-
leders bei Auflichtbeleuchtung mit Lieberkühn-Spiegel
aufgenommen (Vergr. 47,5 mal).

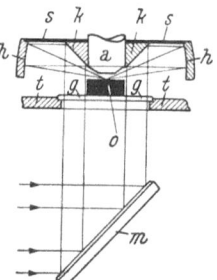

Abb. 71. Auflichtdunkelfeldkondensor nach
F. Hauser.

l) Vergleichsmikroskop.

Bei schwierigen Entscheidungen hinsichtlich der Farbgleichheit oder Strukturgleichheit zweier Lederproben, ferner bei Nachweis von Fälschungen oder beim Vergleich der gelieferten Ware mit dem Muster ist ein sog. Vergleichsmikroskop sehr zweckdienlich. Man kann dazu zwei gewöhnliche Mikroskope verwenden, die durch ein Vergleichsokular miteinander verbunden werden (Abb. 72). Die beiderseitigen Bilder werden durch geeignete Prismenkonstruktion in einem Gesichtsfeld vereinigt und lassen sich mit einem Auge unmittelbar nebeneinander übersehen. Leitz, Wetzlar, konstruiert ein besonderes Vergleichsmikroskop (Abb. 73). Auch das Zeißsche Stufenphotometer läßt sich als Vergleichsmikroskop verwenden.

m) Zusatzeinrichtung zur Analyse der Doppelbrechung von Gewebestrukturen und Polarisationsmikroskop.

Für die Untersuchung der Feinstruktur der kollagenen Faser ist eine an den Mikroskopen anzubringende Polarisations-

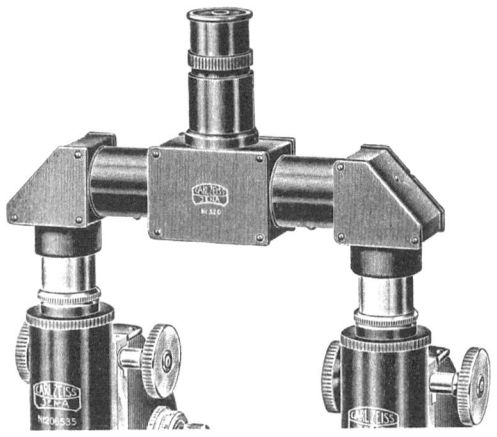

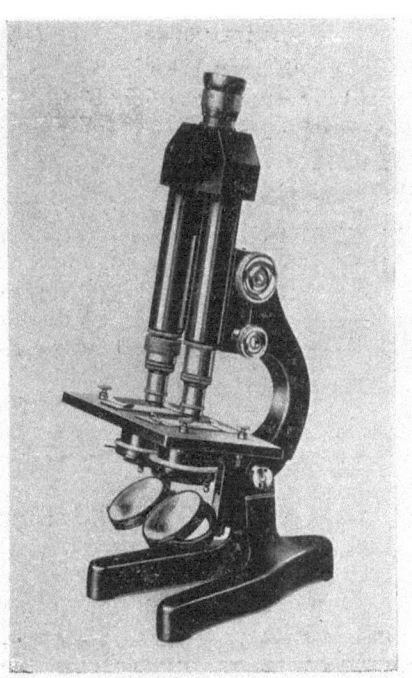

Abb. 72. Vergleichsokular zur gleichzeitigen Besichtigung zweier Präparate, die unter verschiedenen Mikroskopen liegen.

Abb. 73. Vergleichsmikroskop der Firma E. Leitz, Wetzlar.

einrichtung unerläßlich. Sie besteht im einfachsten Fall aus zwei Nicolschen Prismen und einem Gipsplättchen Rot 1. Ordnung. Das Nicolsche Prisma ist eine Kalkspatprismenkombination, welche bewirkt, daß der durch sie hindurchtretende Lichtanteil nur in einer Schwingungsebene schwingt, d. h. linear polarisiert ist, allerdings unter einem Intensitätsverlust von mehr als 50% (Abb. 74). Die Wirkungsweise dieser Prismeneinrichtung beruht darauf, daß das Licht durch den Kalkspatkristall in zwei linear polarisierte Lichtanteile, den ordentlichen und den außerordentlichen Strahl, zerlegt wird, von denen der eine, und zwar der „ordentliche", an der Kittfläche des Nicols total reflektiert wird

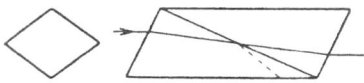

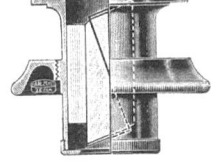

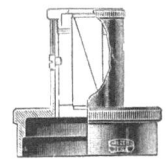

Abb. 74. Nicolsches Prisma, links quergeschnitten, rechts längsgeschnitten.

Abb. 75. Polarisator zum Einhängen in den Abbeschen Beleuchtungsapparat.

Abb. 76. Analysator zum Aufsetzen auf das Mikroskopokular.

und seitlich austretend von der geschwärzten Prismenumfassung absorbiert wird (gestrichelte Linie in Abb. 74). Das eine der beiden Nicolschen Prismen, der Polarisator, wird unterhalb der Kondensorlinse in den Abbeschen Beleuchtungsapparat eingehängt, während das andere, der Analysator, auf das Mikroskopokular aufgesetzt wird (Abb. 75 und 76). Durch das Einhängen des Polarisators wird bewirkt, daß das in das Mikroskop eintretende Licht polarisiert ist, und zwar in einer Schwingungsrichtung, die auf der Fassung des Polarisators durch Pfeile, versehen mit den Buchstaben SS, angegeben ist. Setzt man nun den Analysator so auf das Okular auf, daß seine Schwingungsrichtung (ebenfalls auf der Fassung durch SS bezeichnet) senkrecht zu der des Polarisators steht, so kann kein Licht durch das Mikroskop in das Auge des Beobachters gelangen. Diese Stellung ist gemeint, wenn man von

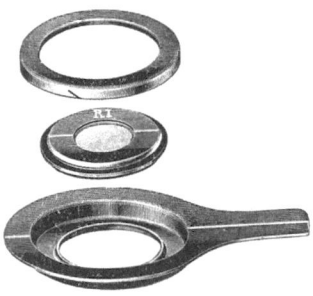

„gekreuzten Nicols" spricht. Man findet diese Stellung, indem man bei feststehendem Polarisator den Analysator so lange dreht, bis das Minimum an Helligkeit gefunden ist. Diese Anordnung genügt, um zu erkennen, ob das zu untersuchende Gewebe überhaupt Doppelbrechung zeigt. Zur weiteren Analyse des Charakters der Doppelbrechung (ob positiv oder negativ) ist die Verwendung eines Gipsplättchens Rot 1. Ordnung erforderlich, das in einer Pfanne über den Polarisator in den Blendenträger des Abbeschen Beleuchtungsträgers eingelegt wird (Abb. 77). Über die Ausführung dieser Untersuchung und die Theorie der Faserdoppelbrechung siehe S. 229 ff.

Abb. 77. Gipsplättchen und Vorrichtung zur orientierbaren Einbringung des Gipsplättchens in den Strahlengang des Mikroskops.

Die im vorigen Abschnitt beschriebene Zusatzeinrichtung verbraucht viel Licht, weil der Polarisator nicht dem Kondensor angepaßt ist und weil der Aufsatzanalysator das Sehfeld stark einschränkt. Diese Nachteile sind bei Verwendung eines Polarisationsmikroskops behoben, wie es besonders für mineralogische Zwecke

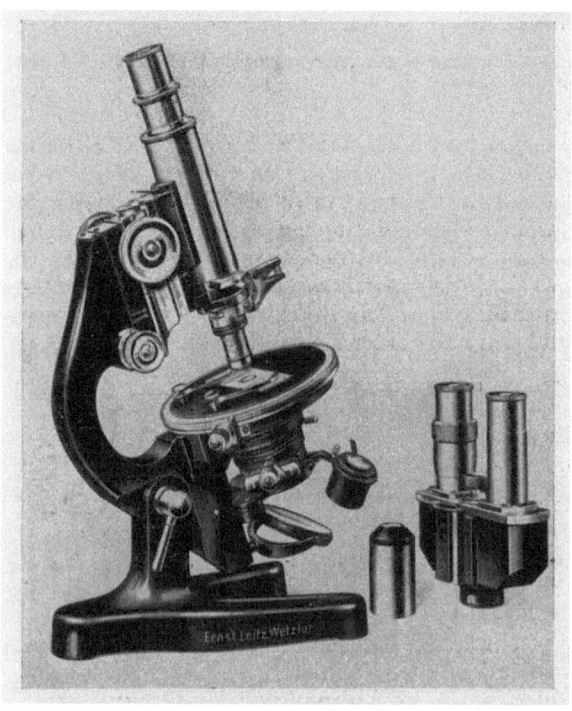

verwendet wird. Neuerdings hat die Firma E. Leitz, Wetzlar, ein besonderes, für biologische Untersuchungen gedachtes Polarisationsmikroskop CBMP konstruiert (Abb. 78), das außer den Vorteilen, welche schon die mineralogischen Polarisationsmikroskope bieten, noch die weiteren Vorteile aufweist, daß hohe Vergrößerungen erreicht werden können und daß man nach Belieben einen binokularen Tubusaufsatz zur Erleichterung der Beobachtung verwenden kann. C. Zeiß, Jena, stellt für die Stative O und F zwei besondere Polarisationstuben her, die gegen den gewöhnlichen Mikroskoptubus ausgewechselt werden können. Diese Polarisationstuben enthalten am unteren Ende Schlitze, durch welche Schieber mit

Abb. 78. Polarisationsmikroskop der Firma E. Leitz, Wetzlar.

Analysator und Gipsplättchen in den Strahlengang eingeschoben werden können. Auch bei dieser Anordnung kann man den binokularen Tubusaufsatz verwenden.

2. Mikrophotographie.

a) Mikrophotographische Kamera.

Mikrophotographie und Zeichenapparatur. Eine mikrophotographische Aufnahme unterscheidet sich prinzipiell nicht von einer Okularbetrachtung, da an Stelle des Auges nur die photographische Kamera mit der lichtempfindlichen Platte tritt. Während aber das Auge das Präparat in der Tiefe zu durchforschen vermag, besonders wenn man beim Beobachten die Feinbewegung betätigt, so vermag die Platte immer nur die in einer bestimmten optischen Ebene liegenden Gewebeelemente scharf zu erfassen. Man muß daher bei jeder mikrophotographischen Aufnahme verschwommene Einzelheiten in Kauf nehmen, und zwar um so mehr, je stärker die Vergrößerung ist, die man wählt, und je dicker der zu photographierende Schnitt ist. Gewisse Einzelheiten, die gerade an der Grenze des Auflösungsvermögens liegen, gibt man besser durch subjektive Zeichnung wieder, wobei man sich durch die Verwendung eines Zeichenapparats sehr große Erleichterung verschaffen kann. Dieser besteht gewöhnlich aus einer Prismenanordnung, die auf das Okular aufgesetzt wird und die es ermöglicht, daß man gleichzeitig das Präparat und das Papier sieht, auf welchem die Zeichnung auszuführen ist. Nach einiger Übung gelingt es leicht, die Konturen des mikroskopischen Bildes auf dem Papier nachzuziehen.

Photographische Kamera. Die mikrophotographische Apparatur besteht aus einem einfachen Gehäuse, das entweder in starrer Form gearbeitet ist, oder durch einen ziehharmonikaähnlichen Balg weitgehend verlängert werden kann. Die Kamera wird in vielen Fällen senkrecht über dem Mikroskop angebracht; doch gibt es auch große mikrophotographische Ausrüstungen, bei denen die Kamera horizontal liegt und bei denen alle Einzelapparate, wie Mikroskop, Lichtfilter, Lampe usw., auf einer optischen Bank verschiebbar angebracht sind.

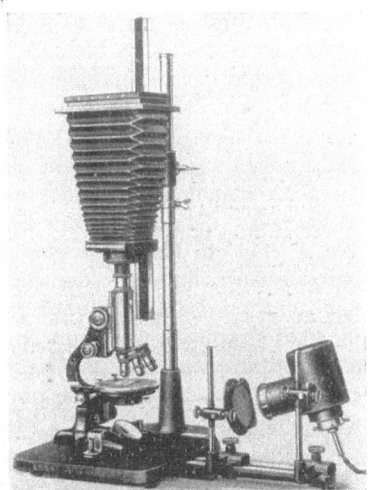

Abb. 79. Einrichtung zur Herstellung von Mikrophotographien.

Die einfachste und für mikrophotographische Lederaufnahmen genügende Form ist eine Vertikalkamera für die Plattengröße 9×12 mit einem Balgenauszug von 50 cm (Abb. 79). Durch den Balgenauszug läßt sich nicht nur die Bildvergrößerung, sondern auch das Format des Bildes auf der Platte steigern. Bei kurzem Balgenauszug erscheint das Bild als Kreisausschnitt mitten auf der Platte, bei langem Balgenauszug wird dagegen die Fläche der Platte vollständig vom Bild ausgefüllt. Die Verlängerung des Balgenauszuges bewirkt natürlich nur eine Steigerung der Okularvergrößerung; die Bildauflösung wird also dadurch nicht verbessert. Die Vergrößerung des Bildes in Abhängigkeit von der Mikroskopoptik und dem Balgenauszug berechnet sich nach der Formel:

$$N = N_1 \cdot \frac{l}{f_2},$$

wobei N_1 die Einzelvergrößerung des Objektivs, f_2 die Brennweite des Okulars (beide Größen sind stets aus den Katalogen der Werkstätten zu entnehmen) und l die Länge des Balgenauszuges, gerechnet von dem Scheitel der Okularlinse bis zur lichtempfindlichen Schicht der Platte, bedeuten. Man gelangt aber erfahrungs-

gemäß schneller und genauer zur Auswertung des Vergrößerungsgrades durch
empirische Bestimmung mit Hilfe des Objektmikrometers.

Bequem im Gebrauch ist die sog. Aufsetzkamera, die bei geringem Eigen-
gewicht (daher auch nur bei kleinem Plattenformat) auf den Mikroskoptubus
aufgesetzt und somit vom Mikroskopstativ getragen wird. Diese Kamera besitzt
einen durch Drahtauslösung zu betätigenden Verschluß für Zeit- und Momentaufnahme und einen seitlichen Beobachtungsansatz, durch welchen man das aufzunehmende Bild auch während der Belichtung beobachten kann. Diese Einrichtung ist vor allem wichtig für bewegliche und veränderliche Objekte, die nur
durch Momentaufnahme im richtigen Augenblick zu erfassen sind. Solche
Objekte treten im allgemeinen bei Haut- und Lederaufnahmen nicht auf, man
müßte höchstens an die Untersuchung von Faserquerschnitten in stark quellenden
Medien denken, wobei sich das optische Bild sehr rasch ändert. Bei der Busch-
schen Aufsetzkamera (Plattengröße 6,5 × 9) erscheint das Bild in einer Vergrößerung, die halb so groß ist als die subjektive. Sie beträgt also die Hälfte der
auf 250 mm Betrachtungsweite bezogenen Tabellenangabe.

b) Optik für Mikrophotographien.

Bei schwachen Vergrößerungen, die besonders zur Aufnahme von Narben-
bildern anzuwenden sind, benutzt man nur die Objektivvergrößerung, d. h.
man läßt das Okular aus. Das gelingt aber nur mit Objektiven bis zu einer
numerischen Apertur von 0,4. Doch können Systeme, deren Apertur 0,3 bis 0,4
beträgt, unter Umständen schon merklich schlechtere Bilder liefern, wenn sie
ohne Okular bei einem großen Bildabstand benutzt werden. Besonders Apochromate sind so nicht zu gebrauchen. Zweckmäßiger ist daher für Aufsichts-
und Übersichtsbilder kleiner Vergrößerung die Verwendung von speziell für
photographische Aufnahmen konstruierten Objektiven („Planare" und „Mikroplanare" von Zeiß, „Luminare" von Winkel, „Glyptare" von Busch, „Summare"
von Leitz usw.). Diese Systeme sind so korrigiert, daß die Bilder, die von den
gelben Strahlen in der Nähe der D-Linien des Spektrums herrühren, mit denjenigen zusammenfallen, die von den photographisch wirksamsten blauen Strahlen
in der Nähe der Linie G des Spektrums erzeugt werden. Man erreicht auf diese
Weise, daß ein Bild, das man auf der Mattscheibe scharf eingestellt hat, auch
bei der Aufnahme auf der photographischen Platte scharf wird. Das ist bei
den achromatischen Mikroskopobjektiven nicht der Fall; bei diesen entwerfen
die photographisch wirksamsten blauen Strahlen ein Bild, das weiter vom Objektiv
entfernt liegt als das schärfste Bild, das die hellsten mittleren Strahlen des
Spektrums erzeugen. Diese photographischen Objektive werden in allen Brennweiten hergestellt (die kurzbrennweitigen Linsensysteme erhalten die Vorsilbe
„Mikro") und erlauben bei der Aufnahme jeden Grad der Vergrößerung von
1- bis etwa 30fach auszuführen. Sie werden in die Revolverfassung des
Mikroskops eingeschraubt; größere Objektive werden in besonderen Fassungen unten am Mikroskoptubus befestigt oder in diese von oben hineingehängt.
Der Mikroskoptubus muß weit sein, worauf schon auf S. 194 hingewiesen wurde.
Denn der einfache, enge Mikroskoptubus würde das Sehfeld stark einschränken,
so daß einer der Hauptvorteile der photographischen Objektive, das große Sehfeld, nicht zur Ausnutzung käme. Daß man für die Mikrophotographie schwach
vergrößerter Übersichtsbilder im durchfallenden Licht den Kondensor des Beleuchtungsapparats entsprechend zu wählen hat (z. B. einen Brillenglaskonden-
sor), ist schon auf S. 188 bemerkt worden.

Die neueren Konstruktionen der Vertikalkamera sehen aber auch eine Befestigung des Objektivs unmittelbar an dem Stirnbrett der Kamera vor, so daß

das Mikroskopstativ ganz außer Verwendung tritt (Abb. 80). Wie man aus der Abbildung sieht, kann man diese Anordnung nicht nur zu Oberflächenbildern verwenden, sondern auch zusammen mit einem Tisch zur Herstellung von Übersichtsbildern großer durchsichtiger Objekte.

Stärkere Mikroskopobjektive (numerische Apertur 0,3 und größer) müssen, wie schon erwähnt, mit Okularen benutzt werden; bei Verwendung der gewöhnlichen Mikroskopokulare entsteht dabei ein mehr oder weniger — nach dem Beobachter zu — gewölbtes Bild, das demgemäß auf der Platte Unschärfheiten des Randes aufweist, wenn man auf die Mitte scharf einstellt. Um die Randunschärfen, die besonders bei Verwendung von apochromatischen Objektiven entstehen, zu beseitigen, haben die optischen Fabriken besondere „Kompensationsokulare" (komplanatische Okulare von Winkel und periplanatische Okulare von Leitz, Einebnungsokulare von Busch) konstruiert. Sehr empfehlenswert sind die Homale von Zeiß, die allerdings nicht als Okulare im eigentlichen Sinne bezeichnet werden können, weil sie für eine subjektive Beobachtung nicht zu brauchen sind. Diese Homale werden in besonderen Fassungen unmittelbar auf den Mikroskoptubus an Stelle des Okularstutzens aufgeschraubt (Abb. 81). Von den zwei Ausführungsarten ist dasjenige mit langer Brennweite (7 cm) zusammen mit schwachen Objektiven (5- bis 20mal) und das mit kurzer Brennweite (2 cm) zusammen

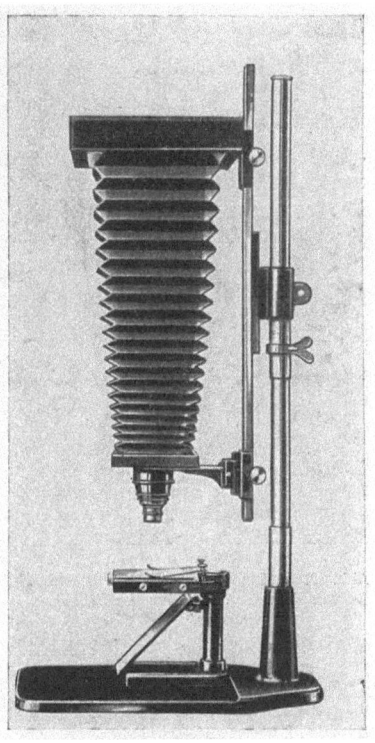

Abb. 80. Vertikalkamera zur Aufnahme von Mikrophotographien bei schwacher Vergrößerung.

mit stärkeren Objektiven zu verwenden. Die Homale sind in erster Linie für apochromatische Objektive bestimmt. Die Abb. 82 und 83 zeigen den Unterschied zweier Mikrophotographien bei Verwendung von gewöhnlicher Mikroskopoptik und einer für Mikroaufnahmen korrigierten Optik. Übrigens ist auch eine Benutzung der stärkeren der erwähnten speziellen mikrophotographischen Objektive, Brennweite unter 50 mm, zusammen mit Okularen möglich.

c) Wahl der geeigneten Vergrößerung.

Für technische Aufnahmen sind Vergrößerungen und Bildgrößen genormt (vgl. Din 828). Doch kümmerte man sich bei der photographischen Abbildung von Hautschnitten und Lederoberflächen bisher nicht um Normungsvorschriften. Man verfährt dabei meistens so, daß man nicht auf eine bestimmte Vergrößerung achtet, sondern daß man nach Maßgabe der vorhandenen optischen Einrichtung und der Eignung des Objekts eine Aufnahme macht und nachher, gewissermaßen nur der Ordnung halber, feststellt, welches die angewandte Vergrößerung war. Man sollte aber, besonders bei Narbenaufnahmen von Ledersorten,

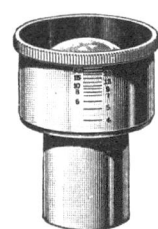

Abb. 81. Homal von Zeiß, zur randscharfen Abbildung stark vergrößerter mikroskopischer Präparate auf der photographischen Platte.

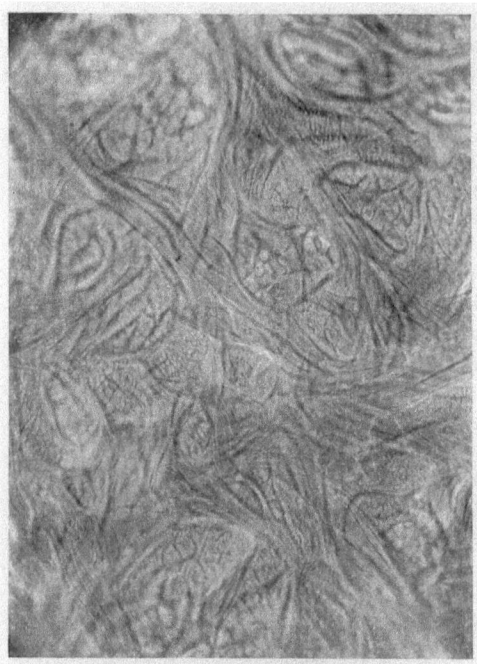

Abb. 82. Aufnahme eines Lederschnittes bei Verwendung von einer für subjektive Beobachtung bestimmten Mikroskopoptik (Vergr. 40,8mal).

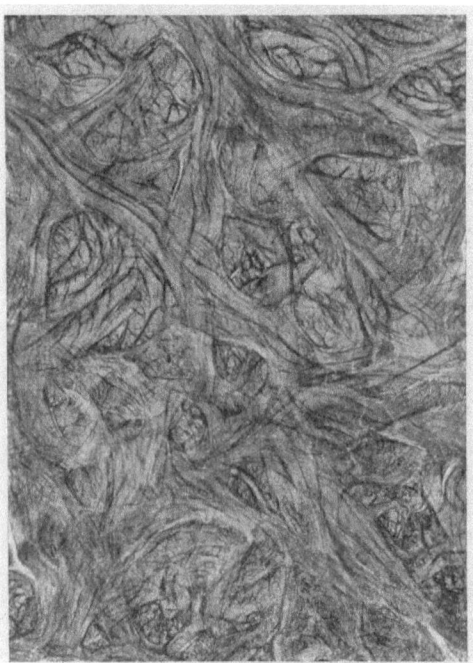

Abb. 83. Das gleiche Präparat, aufgenommen unter Verwendung eines Homals von Zeiß (Vergr. 40,8mal).

stets die gleichen Vergrößerungsgrade innehalten, um besser Vergleiche anstellen zu können. Für eine Entscheidung über die vielfachen Möglichkeiten, eine bestimmte Vergrößerung anzustellen, sind folgende Überlegungen maßgebend: Wenn man besonderen Wert auf ein großes Gesichtsfeld und vollständige Plattenausnutzung legt, so wählt man das schwächere Okular und den größeren Kameraauszug. Verstärkt man umgekehrt die Okularvergrößerung und zieht den Balgen ein, so erhält man bei gleichem Vergrößerungsgrad Bilder von kleinerem Ausschnitt, aber größerer Schärfe.

Es hat wenig Zweck, für die verschiedenen Vergrößerungsgrade alle Möglichkeiten der Systemwahl und des Balgenauszugs anzugeben. Bereits bei nur zwei Veränderlichen, Balgenauszug und mikrophotographischem Okular, gibt es mehrere Möglichkeiten, die gleiche Vergrößerung einzustellen, wie z. B. folgende Zusammenstellung zeigt [J. A. Wilson (1), S. 904]. Die Werte dieser Tabelle 3 gelten jedoch exakt wohl nur für die von J. A. Wilson verwendeten Objektive.

Tabelle 3.

Vergrößerung	Brennweite der mikrophotographischen Objektive in m/m	Balgenlänge in cm
10 mal	86	87
	64	69
	42	46
	35	38
	24	26

Noch viel größer sind die Möglichkeiten der Herstellung einer bestimmten Vergrößerung im Gebiet der starken Vergrößerungen (etwa ab 30mal), wo noch die Möglichkeit hinzukommt, verschiedene Okulare zu verwenden. Es wird daher hier davon Abstand genommen, eine tabellarische Zusammenstellung, ähnlich der von J. A. Wilson, wiederzugeben.

d) Beleuchtung.

Beleuchtung bei mikrophotographischen Aufnahmen. Die Beleuchtung des Objekts erfordert bei einer photographischen Aufnahme viel größere Sorgfalt als bei subjektiver Bildbeobachtung. Nur wenn die aufzunehmende Objektstelle gleichmäßig hell erleuchtet ist, erhält man befriedigende Bilder. Am besten ist die Beleuchtung bei Verwendung einer Mikroskopierlampe, deren Lichtquelle durch ein einfaches Linsensystem in der Ebene der Eintrittspupille des Mikroskopkondensors abgebildet wird. Empfehlenswert sind die hellbrennenden Punktlichtbirnen, die man nicht zu überwachen braucht wie die Bogenlampen. Letztere brennen zwar noch heller, da es aber bei der Lederuntersuchung nicht auf Momentaufnahmen ankommt, braucht die Lichtquelle nicht sehr intensiv zu sein. Die hochkerzigen elektrischen Glühlichtquellen sind aber hell genug, um z. B. auch Auflichtphotographien von dunklen Ledern bei stärkerer Vergrößerung zu ermöglichen. Solche Lampen werden von den optischen Fabriken für alle Stromverhältnisse passend geliefert.

Verwendung von Lichtfiltern zusammen mit der gewöhnlichen optischen Ausrüstung des Mikroskops. Stehen einem nicht die speziellen, für Photographie korrigierten Objektive (Mikroplanare) oder Kompensationsokulare (Homale) zur Verfügung, so kann man eine Bildverbesserung dadurch herbeiführen, daß man die photographisch wirksamen kurzwelligen Strahlen, auf die die gewöhnliche Mikroskopoptik nicht abgestimmt ist, durch Lichtfilter abfängt. Es sind zu diesem Zweck in den Beleuchtungsstrahlengang Gelbfilter einzufügen und es ist orthochromatisches, grünempfindliches Plattenmaterial zu verwenden. Auf diese Weise kommen die physiologisch wirksamen Strahlen, auf die auch bei subjektiver Beobachtung eingestellt wird, am besten zur Wirksamkeit. Bei gefärbten Präparaten müssen die Filter den besonderen Verhältnissen angepaßt werden, d. h. sie müssen außer als Sperrfilter für die kurzwelligen Strahlen noch als Kontrastfilter gegenüber der Objektfärbung nutzbar sein. Kommen im Präparat verschiedene Farben vor, so wählt man am besten ein Filter, welches das ganze sichtbare Spektrum, außer Blauviolett, Violett und Ultraviolett, durchläßt. Ein solches Filter ist beispielsweise eine 60 mm dicke Schicht von 0,05 g Filterblaugrün und 0,5 g Pyrazolgelb in 1000 ccm Wasser. Empfehlenswert sind die Gelatinefilter der Lifa Lichtfilterfabrik Augsburg B 35, die jedoch bei Verwendung starker Lampen durch Kühlküvetten vor zu großer Erwärmung geschützt werden müssen. Ein sehr gebräuchliches Filter ist Grünfilter Nr. 2006. Im übrigen sei zur weiteren Information auf das Handbuch der genannten Firma verwiesen.

Scharfeinstellung. Bei der Scharfeinstellung der Bilder auf der Mattscheibe stört etwas das grobe Korn der Scheibe. Man hilft sich dadurch, daß man die Mattscheibe im Rahmen schnell hin- und herbewegt. Dadurch wird das Korn unerkennbar und das eigentliche Bild läßt sich klar in seinen Einzelheiten beobachten.

Noch genauer ist die Einstellung mittels einer Einstellupe. Sie wird nicht mit einer Mattscheibe, sondern mit einer Spiegelglasscheibe zusammen benutzt, durch welche natürlich für das unbewaffnete Auge kein Bild aufgefangen wird.

Die Spiegelglasscheibe enthält auf der dem Mikroskop zugewandten Seite ein Strichkreuz, auf welches man zuerst gegenüber einer indifferenten Lichtquelle die Lupe scharf einstellt und in dieser Stellung fixiert. Nun setzt man die Spiegelglasscheibe in die Kamera ein und stellt, durch die aufgestellte Lupe beobachtend, das Bild scharf ein.

II. Technik der histologischen Untersuchung der Rohhaut und der mikroskopischen Lederuntersuchung.

Man muß von Anfang an unterscheiden, ob man ein fertiges Leder für technische Zwecke mikroskopisch untersuchen oder ob man die Rohhaut zwecks biologisch-histologischer Durchforschung zu schulmäßig einwandfreien Präparaten verarbeiten will. Im ersten Falle, wo technische Augenblicksaufgaben von oft großer Dringlichkeit zu lösen sind, sind ganz andere mikroskopische Untersuchungsverfahren am Platze, als im zweiten Falle, wo es sich um rein wissenschaftliche biologisch-anatomische Studien handelt. Alles was in der medizinischen und zoologischen Literatur (z. B. bei B. Romeis oder G. Herxheimer, zu finden ist, betrifft das letztere. Die dort angeführten Methoden sind aber für eine praktisch-technische Lederuntersuchung viel zu kompliziert und deswegen nicht nur entbehrlich, sondern führen mitunter sogar von dem erstrebten Ziel fort. Für derartige Aufgaben hat man mit kleinen Vergrößerungen und mit einfachen Mitteln zu arbeiten (Rasiermesser statt Mikrotom, Verzicht auf Färbeverfahren, Auflichtbeobachtung statt Benutzung von durchfallendem Licht usw.). Eine Art Zwischenstellung nimmt die Untersuchung der Haut in ihren verschiedenen Stadien der Wasserwerkstattbehandlung ein. Hierfür wird man sich mehr der klassischen histologischen Methoden bedienen, doch hat man weniger Wert auf Feinheit der Schnitte und auf Differenzierung der Färbung zu legen, weil es sich zumeist nur um die Beurteilung des Zustandes der Bindegewebselemente, insbesondere des Kollagens, weniger des Elastins handelt. Dieser Unterscheidung entsprechend wird zuerst die histologische Technik für die wissenschaftliche Untersuchung beschrieben werden; sodann getrennt davon die Technik der Lederuntersuchung.

1. Technik der Schnittherstellung für wissenschaftliche Untersuchungen.

a) Probeentnahme.

Bei der Probenahme hat man natürlich Hautstellen zu vermeiden, die bei der Lederverarbeitung abfallen, wie Hautstellen vom Kopf, von den Klauen, vom Schwanz usw. Wegen der starken Dicke- und Festigkeitsunterschiede der Gewebe innerhalb des technisch wichtigen Teils der Haut nimmt man am besten einmal vom Rücken (Schwanzansatz) und von der Brustseite (Fläme) je eine Probe.

Man richte sich für die Untersuchung möglichst kleine Hautstücke her, nicht größer als 1 qcm. Nach der Fixierung und Härtung werden die Stücke mit einer Rasiermesserklinge noch weiter in der Weise zurechtgeschnitten, daß die Ebene, in die der Schnitt zu liegen kommen soll (meistens die Ebene senkrecht zur Hautoberfläche und parallel dem Haarverlauf), mit den Begrenzungsflächen des Stücks zusammenfällt. Will man nur Epidermis und Papillarschicht untersuchen, dann schneidet man von vornherein alle Retikularschichtteile weg.

b) Fixieren.

Zur Herstellung eines guten Schnittpräparats muß man das Gewebestück fixieren, d. h. härten und dadurch unempfindlich machen gegenüber den mechanischen und chemischen Beanspruchungen beim weiteren Behandeln (Einbetten in Paraffin, Färben der Schnitte usw.). Deswegen ist eine Fixierung von Hautproben unter allen Umständen empfehlenswert, auch wenn der andere Zweck der Fixierung, der in den histologischen Büchern meistens an erster Stelle genannt wird, nämlich der, die empfindlichen und leicht veränderlichen Zellelemente zu erhalten, nicht in Frage kommt. So ist z. B. auch eine Fixierung bei der mikroskopischen Untersuchung geäscherter Blößen angebracht, wobei die Zellen schon zum größten Teil entfernt sind. Eine technisch gegerbte oder einigermaßen angegerbte Haut dagegen ist bereits genügend fixiert und bedarf keiner weiteren Nachbehandlung.

Fixierungsflüssigkeiten zur Darstellung feiner Zellstrukturen. Es gibt in den eingangs genannten Hand- und Taschenbüchern der histologischen Technik sehr viele Rezepte für Fixierungsgemische, deren Wirksamkeit auf ihrem Gehalt an Eiweißfällungsreagenzien, wie Sublimat, Trichloressigsäure, Pikrinsäure, Kaliumbichromat zusammen mit Essigsäure oder mit Schwermetallsalzen usw., beruhen. Ein wesentlicher Bestandteil vieler Fixierungsmittel ist Osmiumtetroxyd; die Wirksamkeit der Osmiumsäure, die besonders zur Darstellung von Kernstrukturen, insbesondere von Mitosen gebraucht wird, beruht darauf, daß durch Reduktion zu kolloidem Osmium eine Schwarzfärbung gewisser Gewebeelemente entsteht. Auch Fett wird durch Osmiumsäure schwarz gefärbt. Die Brauchbarkeit aller dieser Fixierungsvorschriften wurde von den Autoren, die sie ausarbeiteten, danach bemessen, ob die Fixierung die Zell- und Kernstrukturen bei nachträglicher Färbung gut zum Vorschein treten ließ. Diese Rezepte für histologische Hautuntersuchungen anzuwenden empfiehlt sich nur dann, wenn man bestimmte Spezialstudien unternehmen will, welche die Beschaffenheit der Zellen der Haut und ihrer Kernstrukturen, besonders aber der Oberhaut, betreffen.

Von ihnen seien nur die folgenden zwei genannt:

1. Erlickische Lösung, besonders von J. A. Wilson (2) für Hautuntersuchungen empfohlen und der Verwendung von Alkohol vorgezogen.

$$K_2Cr_2O_7 \ldots \ldots \ldots \quad 2,5 \text{ g}$$
$$CuSO_4 \ldots \ldots \ldots \quad 1 \text{ g}$$
$$\text{Wasser} \ldots \ldots \ldots \quad 100 \text{ ccm}$$

Die Fixierung dauert nach J. A. Wilson, der allerdings ganze Hautstreifen damit behandelte, bei mehrmaligem Wechsel der Flüssigkeit 5 bis 7 Tage; dann wird das Hautstück 20 Stunden in fließendem Leitungswasser gewaschen und mit Alkohol entwässert.

2. Zenkersche Lösung:

$$K_2Cr_2O_7 \ldots \ldots \ldots \quad 2,5 \text{ g}$$
$$Na_2SO_4 \ldots \ldots \ldots \quad 1 \text{ g}$$
$$\text{Eisessig} \ldots \ldots \ldots \quad 5 \text{ ccm}$$
$$HgCl_2 \ldots \ldots \ldots \quad 5 \text{ g}$$
$$\text{Wasser} \ldots \ldots \ldots \quad 100 \text{ ccm}$$

Man löst Bichromat und Glaubersalz unter Erwärmen in Wasser und setzt erst vor dem Gebrauch Eisessig und Sublimat zu. Man fixiert hierin mindestens 24 Stunden, bei dicken und großen Stücken eventuell länger. Dann 24 Stunden Auswaschen in fließendem Wasser. Bei der Nachhärtung und Entwässerung in Alkohol setze man dem 70%igen Alkohol Jod zu (bis zu weinroter Färbung). Der Fixierungseffekt der Zenkerschen Lösung beruht auf der Gerbwirkung der Bichromsäure.

Zu warnen ist aber vor allen Fixierungsflüssigkeiten, welche außer quellungsbegünstigenden Säuren keine gerbenden oder genügend pickelnden Komponenten enthalten, z. B. vor den Gemischen von Pikrinsäure mit Eisessig, Salpetersäure oder Schwefelsäure, ferner vor dem Carnoyschen Fixierungsgemisch (60 Teile Alk. abs., 30 Teile Chloroform, 10 Teile Eisessig), das sonst für die Erhaltung der Kernstruktur gute Dienste leistet. Eine Säurequellung des Bindegewebes während der Fixierung ist deswegen unerwünscht, weil sie von einem gewissen Quellungsgrad an während der späteren Entwässerung in Alkohol nicht mehr rückgängig gemacht werden kann und weil die Verleimungstemperatur des

Kollagens durch eine Quellung mehr oder weniger weitgehend herabgesetzt wird, im Maximum bis auf 40° C. Infolgedessen ist eine Verleimung des Gewebes während der Durchtränkung mit geschmolzenem Paraffin, die bei einer Temperatur von 50 bis 60° C stattfindet, unvermeidlich.

Fixierungsflüssigkeiten, die besonders für das Bindegewebe der Haut geeignet sind. Wichtiger als die genannten Fixierungsgemische, welche, um es zu wiederholen, nur zwecks Darstellung feinerer Zellstrukturen Anwendung verdienen, sind solche Fixierungsmittel, die der Besonderheit des Bindegewebes angepaßt sind, aus dem die Haut zum weitaus größten Teil besteht. Das Bindegewebe, insbesondere das Kollagen, soll durch sie quellungs- und verleimungsunfähig werden, mit anderen Worten gegerbt werden. Aus diesem Grund sind Gerbbrühen als ausgezeichnete Fixierungsflüssigkeiten für die Haut anzusprechen besonders Chromgerbbrühen, welche schnell eindringen. Man kann also mit jeder beliebigen, technisch brauchbaren Chrombrühe eine Fixierung von frischem Hautmaterial herbeiführen, die auch die Zellstrukturen in befriedigender Weise zur Darstellung und Färbung bringen läßt.

Als nicht weniger wichtiges Fixierungsmittel dient für unsere Zwecke der ebenfalls gerbende Formaldehyd, der üblicherweise in der histologischen Technik in einer 4%igen neutralen oder ganz schwach alkalischen Lösung zum Fixieren verwendet wird. Dauer der Einwirkung je nach der Größe der Stücke mehrere Stunden bis zu einem ganzen Tag. Aber auch eine ganz kurze Formaldehydbehandlung (15 Minuten) übt schon eine deutlich härtende Wirkung aus, die sich bei der Weiterbehandlung von Gefrierschnitten angenehm bemerkbar macht. Formaldehyd wird auch in der allgemeinen histologischen Technik in weitestem Maß als Fixierungsmittel verwendet, steht aber angeblich bezüglich der Erhaltung der feineren Zellstrukturen den anderen Fixierungsmitteln nach. F. O'Flaherty (1) und G. D. McLaughlin und F. O'Flaherty geben dem Formaldehyd vor der von J. A. Wilson (2) angewendeten Erlickischen Flüssigkeit den Vorzug.

Natürlich sind auch stark füllende Gerbstoffe, wie die pflanzlichen Gerbstoffe, ausgezeichnete Fixierungsmittel im Sinn der histologischen Technik. Die Füllung der Faser durch Gerbstoffe hat den besonderen Vorteil, daß die Hautfaser beim Herstellen eines entwässerten Dauerpräparats mit Alkohol und Xylol nicht oder wenigstens nicht in störendem Ausmaß zusammenschrumpft, wie das bei ungegerbten, aber auch bei chrom- und formaldehydgegerbten Fasern stets der Fall ist. Als Fixierungsmittel der histologischen Technik sind allerdings pflanzliche Gerbbrühen wegen der langsamen Wirkung nicht brauchbar. Das hindert aber nicht, daß eine pflanzlich gegerbte Haut die beste Möglichkeit bietet, mikroskopische Schnittpräparate herzustellen und an ihnen den Aufbau des Hautfasergewebes zu studieren.

Endlich ist als wichtiges Fixierungs- und Härtungsmittel der Äthylalkohol zu nennen. Man muß beim Alkohol zwischen der fixierenden Wirkung (welche die Zellstrukturen betrifft) und der härtenden Wirkung, die sich gegenüber dem Bindegewebe äußert, unterscheiden. Zwecks Härtung legt man die Hautstücke in 40%igen Alkohol und bringt sie über höhere Konzentrationsstufen in absoluten Alkohol, wobei man die Stücke in jeder Entwässerungsstufe längere Zeit liegen lassen muß. Soll der Alkohol bei Verarbeitung frischen Hautmaterials die Zellstrukturen fixieren, so muß man das Objekt sofort in starken (96%igen) Alkohol bringen.

Als Fixierungsmittel für Bindegewebe ist Alkohol nicht so zuverlässig wie Formol oder eine Chromgerbbrühe. Denn wenn die Hautsubstanz nicht genügend lange in Alkohol gelegen hat, so wird sie durch kurzes Auswaschen wieder quellungsfähig. Das kann sich unangenehm bei der Färbung aufgeklebter Paraffinschnitte in säurehaltigen Farbflotten bemerkbar machen: Die Schnitte können quellen und lösen sich dann unweigerlich vom Objektträger ab. Erst durch eine sehr lange Alkoholbehandlung wird das Kollagen gegen solche Beeinflussung unempfindlich bzw. weniger empfindlich.

Fixierung geäscherter Blößenstücke für die Schnittherstellung. Tritt die Aufgabe an die Gerbereichemiker heran, die Struktur und den Faserzustand der Haut in einem stark veränderten Zustand, z. B. im Zustand der alkalischen oder (bei Entkälkung mit Säuren) sauren Quellung, zu untersuchen, so sind alle Methoden, die auf eine Herstellung von Paraffinschnitten hinauslaufen, zu verwerfen. Die Paraffineinbettung setzt eine völlige Entwässerung des Gewebes voraus, die wiederum nicht bei gleichzeitiger Erhaltung des Quellungszustandes vorgenommen werden kann. Es kommen für derartige Untersuchungen nur Gefrierschnitte in Betracht, wobei eine besondere Gewebefixierung nicht nötig ist, da sich die Gefrierschnitte von z. B. in Äscher gequollenen Hautstücken sehr leicht bearbeiten lassen, ohne auseinanderzufallen. Schwieriger ist es, Schnitte von Stücken herzustellen, die nur zum Teil gequollen sind, wie z. B. von Stücken, die bei einer Säureentkälkung eine starke Säurequellung der Außenschichten erlitten haben, da sich die Quellung innerhalb der isolierten, im Wasser schwimmenden Schnitte sofort ausgleicht, so daß die Grenze zwischen der gequollenen und der nicht gequollenen Zone im Schnitt sofort verschwindet. Man hilft sich hier am besten durch Auffangen der Schnitte in alkoholischer Lösung.

c) Weiterbehandlung der Stücke zur Herstellung von Paraffinschnitten.

Entwässern und Aufhellen. Die Stücke müssen nach der Fixierung durch Alkohol von steigender Konzentration allmählich entwässert werden. Zuletzt verbleiben sie längere Zeit in absolutem Alkohol. Man kann auch die Entwässerung durch Aceton durchführen, was nach Angabe von G. Herxheimer noch schneller gehen soll. Die Dauer der Entwässerungsprozedur richtet sich nach der Größe und Gewebedicke der Hautstücke und auch nach der Menge von Alkohol, mit der man jeweils die Behandlung ausführt. Je mehr Stationen die Entwässerungsreihe hat, umso weniger lange braucht man die Stücke in den einzelnen Stationen zu belassen. Bei Kernhautstücken von mindestens 1 cm Dicke benötigt man bei drei Entwässerungsstufen (50%, 96% und 100%) je einen halben Tag; bei dünneren Hautstücken, z. B. Schafhaut, nur einige Stunden. Die Behandlung mit absolutem Alkohol ist zu wiederholen, damit das Stück völlig wasserfrei wird.

Die Hautstücke müssen nun von Alkohol befreit und mit einem Lösungsmittel durchtränkt werden, das auch ein Lösungsmittel für geschmolzenes Paraffin ist. Als ein derartiges Intermedium wird vor allem Xylol benutzt; außerdem kommen Benzol oder Toluol und Zedernholzöl in Betracht. Dieses Zwischenmedium wird nur solange zur Einwirkung gebracht, bis das Hautstück völlig von ihm durchtränkt ist, was in der Regel nach 1 bis 2 Stunden der Fall ist. Sie werden dabei völlig glasig-durchsichtig oder, wie man in der Ausdrucksweise der histologischen Technik sagt, „aufgehellt". Es ist mitunter recht interessant, die Stücke in diesem Zustand einer Untersuchung bei schwacher Vergrößerung, besonders mit dem binokularen Präpariermikroskop zu unterziehen. Man kann zwar nicht einzelne Zellen und Fasern voneinander unterscheiden, es sei denn, daß man das Stück vor der Behandlung in toto gefärbt hat, man gewinnt jedoch einen recht lebhaften Eindruck von den Lageverhältnissen der Haare und Drüsen in der Papillarschicht. Denn die Haarwurzeln heben sich

infolge ihres Pigmentgehalts oder auch nur infolge der abweichenden Lichtbrechungseigenschaften ihrer Bauelemente von dem Bindegewebe gut ab. Man
kann auch derartige Hautstücke in Form eines Dauerpräparats zurichten, indem
man auf einem Objektträger einen Glasring aufkittet, d. h. ein Stück eines
weiten Glasrohres, das nur etwas länger sein muß als die Dicke des Hautstückes
beträgt, das aufgehellte Präparat in das so entstandene Schälchen bringt, es mit
Zedernholzöl übergießt und oben mit einem Deckglas abdeckt.

Einbetten in Paraffin. Für die Weiterbehandlung zur Paraffineinbettung
kommen die in Xylol aufgehellten Stücke in mehrere Paraffinbäder, die in
einem gut regulierbaren Wärmeschrank nur wenige Grad über dem Schmelzpunkt gehalten werden. Die Paraffineinbettung sei wegen der erforderlichen
hohen Temperatur möglichst kurz; im ganzen genügen 2 bis 3 Stunden vollständig.
Soll dickes und dichtverflochtenes Hautfasergewebe mit Paraffin durchtränkt
werden (z. B. ein Stück vom Schild der Roßhaut), so ist das Stück möglichst klein zu
schneiden. (Proben von festem Hautgewebe bearbeitet man jedoch am besten
nach der Gefriermethode.) Der mindestens zweimalige Wechsel des Paraffins,
d. h. das Übertragen in immer neue Gefäße mit Paraffin ist notwendig, damit
die Stücke frei von Xylol werden. Das Paraffin soll einen Schmelzpunkt zwischen
48 und 55° haben. Im heißen Sommer arbeitet man besser mit härterem, d. h.
höher schmelzendem Paraffin.

Zur Einbettung und Erstarrung benutzt man am besten ein kleines, würfel-
förmiges Kästchen aus Papier, in welches man Paraffin hineingießt, und in das
man dann mit einer angewärmten Pinzette das Hautstück hineinbringt, und zwar
gleich richtig orientiert, derart, daß das Stück mit der Schnittfläche, an der
man zu schneiden beginnen will, auf den Boden des Kästchens zu liegen kommt.
Das Kästchen wird dann in kaltes Wasser getaucht (im Sommer Eis zugeben!),
wobei man durch Blasen dafür sorgt, daß sich schnell eine feste Haut auf der
Paraffinfüllung des Kästchens bildet. Erst dann taucht man das Ganze schnell
und plötzlich unter, wobei das Wasser die erstarrte Oberfläche des Paraffins
schnell von allen Seiten überfließen soll. Ist die Oberfläche noch nicht genügend
erstarrt oder wird das Kästchen schief eingetaucht, dann drückt das Wasser
beim Untertauchen das Paraffin aus dem Kästchen heraus und legt das Präparat
frei. Dann muß die Einbettung wiederholt werden. Die schnelle Abkühlung soll
bewirken, daß das Paraffin homogen erstarrt.

Es eignen sich zum Einbetten auch sehr gut halbkugelige kleine Glasschalen, die
man erst mit Glycerin ausschmiert, bevor Paraffin eingegossen wird. Nach dem Erkalten läßt sich der Paraffinblock leicht aus dem Schälchen entfernen.

Schnellmethode der Paraffineinbettung. Man kann diese langwierige Prozedur
wesentlich dadurch abkürzen, daß man nicht nur die Paraffineinbettung, sondern
auch Fixierung, Entwässerung und Aufhellung bei ca. 50° C vornimmt, ferner
dadurch, daß man vor der Xylolbehandlung Anilin zur Einwirkung gelangen läßt:

Fixierung in Formol . . . . ca. 15 Minuten
Alkohol 96% 10   „
Alkohol abs. 10   „
Anilin, bis zur Aufhellung Xylol (mehrfach wechseln) . . 15   „
Paraffin.

Natürlich müssen die Stücke für das Schnellverfahren besonders klein bzw.
dünn zurechtgeschnitten werden.

Celloidineinbettung. Ein anderes Einbettungsmedium ist „Celloidin" (d. i.
Nitrocellulose, gelöst in Äther-Alkohol), welches gegenüber dem Paraffin mehrere
Vorteile bietet, vor allem den, daß das Gewebe beim Einbetten nicht erwärmt
zu werden braucht und daß es sich — besonders bei großen Schnittflächen —

leichter schneiden läßt. Ferner ist die Weiterbehandlung der Celloidinschnitte sehr angenehm, da sie zusammen mit den Resten des Einbettungsmediums weiter behandelt werden können, während die Paraffinschnitte auf Glas aufgeklebt und entparaffiniert werden müssen. Das Celloidinverfahren dauert hingegen noch länger als das Paraffinverfahren. Genaue Vorschriften findet man in den genannten Büchern, z. B. im Taschenbuch von B. Romeis.

Gelatineeinbettung. Als weiteres Einbettungsmedium ist Gelatine empfohlen worden, die von vornherein für unseren Zweck sehr geeignet erscheint, weil die Hautstücke hierbei nicht mit einem nichtwässerigen Lösungsmittel, das immer eine Schrumpfung der Faser herbeiführt, behandelt werden müssen. Besonders in denjenigen Fällen, wo die Haut durch Säure oder Alkali so stark gequollen ist, daß sie sich durch Alkohol nicht entwässern läßt, verspricht das Gelatineeinbettungsverfahren große Vorteile. Man verfährt hierzu so, daß man 'die Hautstücke in einer hochprozentigen, durch schwaches Erwärmen gerade verflüssigten Gelatinelösung längere Zeit stehen läßt und dann in ein Papierkästchen oder Glasschälchen mit Gelatine überführt und erkalten läßt. Der Gelatinewürfel ist aber so noch nicht mit dem Mikrotom schneidbar, er muß noch mit Formaldehyd gehärtet werden und, da auch diese Härtung noch nicht zum Schneiden ausreicht, durch Einfrieren schneidfähig gemacht werden. Gegenüber der einfachen Gefriereinbettung scheint also das Gelatineverfahren zunächst keine Vorteile zu bieten; doch erhält man auf diese Weise leicht dünnere Schnitte als bei dem reinen Gefrierverfahren und dann ist die Weiterbehandlung der Schnitte angenehmer, weil sie nicht so leicht auseinanderfallen, wie die gewöhnlichen Gefrierschnitte. Ein sehr lockeres Fasergeflecht, wie z. B. Sämischleder, läßt sich nicht anders als mit der Colloidin- oder der Gelatinemethode zu dünneren Schnitten verarbeiten.

d) Schneiden von Paraffinschnitten.

Mikrotom. Unter dem Mikrotom (wörtlich: Feinschneider) versteht man eine Maschine, deren Hauptbestandteil ein zwangsläufig geführtes oder ein feststehendes, sehr scharfes Messer, das Mikrotommesser ist. Durch einen meist sehr einfachen Mechanismus wird der Paraffinblock, der umgekehrt wie das Messer feststeht oder zwangsläufig geführt wird, nach jedem Schneiden um einen kleinen, genau bestimmbaren Bruchteil eines Millimeters gehoben oder bei senkrecht geführtem Messer nach dem Messer zu verschoben. Bei den Mikrotomen mit feststehenden Messern wird der Objektblock in vertikaler Bewegung an dem mit der Schneide aufrechtstehenden Messer vorbeigeführt (Abb. 84). Bei den anderen Typen liegt das Messer horizontal und wird entweder auf einem Schlitten mit der Hand vor- und zurückgezogen (Schlittenmikro- .

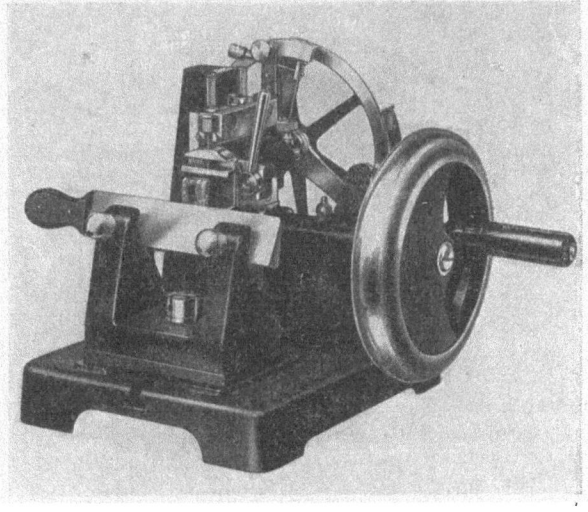

Abb. 84. Mikrotom mit feststehendem Messer.

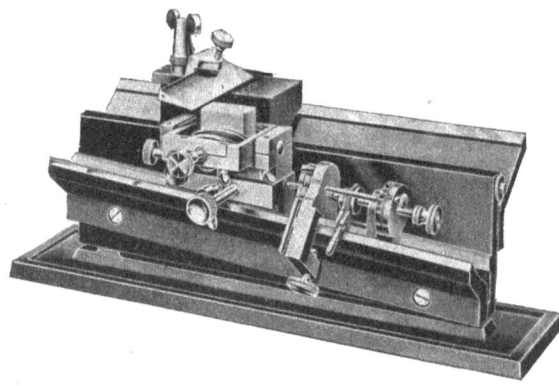

Abb. 85. Schlittenmikrotom.

tom nach Thoma; Abb. 85), oder — wie bei den billigen Übungsmikrotomen von Leitz — um eine feststehende Achse hebelartig herumgeschwenkt (Abb. 86). Alle Mikrotome sind für Paraffinschnitte und für Gefrierschnitte brauchbar. Für Haut- und Lederuntersuchungen ist ein teueres Präzisionsinstrument nicht erforderlich.

Für Paraffinschnitte nimmt man Messer, die auf der einen Seite schwach hohlgeschliffen sind (Abb. 87), während für Gefrierschnitte beiderseits plangeschliffene Messer vorzuziehen sind (Abb. 88).

Für das Schneiden von Paraffinschnitten wird der Paraffinblock mit einem Taschenmesser so geschnitten, daß nur ein Rand von wenigen Millimetern

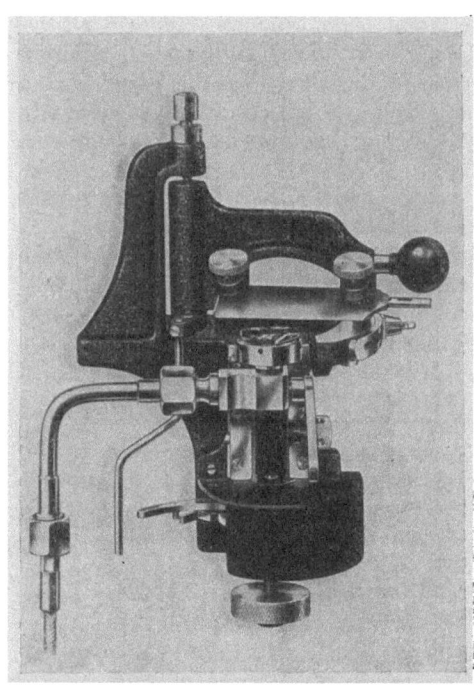

Abb. 86. Mikrotom mit schwenkbarem Messer und Gefriereinrichtung (Zuführungsrohr für CO$_2$).

Paraffin um das Hautstück stehen bleibt. Dann klebt man den Block auf eine Unterlage aus Holz, Hartgummi oder dgl. mit geschmolzenem Paraffin auf und läßt durch Abkühlen (kaltes Wasser) die Kittstelle gut fest werden, damit der Paraffinblock nicht beim Schneiden von der Unterlage abgehoben wird. Man schneidet zuerst mit einem gewöhnlichen Messer die Anschnittfläche zurecht; niemals darf man mit dem Mikrotommesser dicke Scheiben abschneiden. Gewöhnlich gelingt es nicht gleich zu Anfang, gute Schnitte in der gewünschten Dicke zu erhalten. Dann muß man die Stellung des Messers ändern (quer oder schräg zum Block, flach oder im Winkel zur Schnittfläche), oder man muß das Messer im Halter verschieben, ob man vielleicht eine schärfere Stelle findet, oder man muß versuchen, den Paraffinblock durch leichtes Erwärmen (Anhauchen) besser schneidbar zu machen. Was den „Anstellwinkel", d. h. den Winkel zwischen der unteren Keilfläche und der Objektoberfläche betrifft, so muß er umso größer sein, je härter das Objekt ist, weil sonst das Messer über das Objekt weggleitet. Für Hautschnitte hat er etwa 10 bis 15^0 zu betragen (Abb. 89). Wenn die Schnitte sich rollen, dann hält man mit einem Pinsel den Rand des Schnittes, der beim Einschneiden entsteht, fest, indem man ihn von Anfang an gegen die Messerschneide niederdrückt.

Der Erfolg des Schneidens hängt im wesentlichen von der Beschaffenheit des Messers ab. Man muß das Messer vor jeder größeren Inanspruchnahme auf einem Streichriemen mit fester Unterlage abziehen. Hat es durch das Schneiden harter Objekte ernsthaft gelitten (Kontrolle der Schneide mit der Lupe oder mit einer

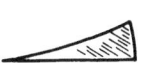

Abb. 87. Profil eines Mikrotommessers für Paraffinschnitte.

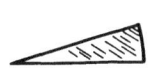

Abb. 88. Profil eines Mikrotommessers für Gefrierschnitte.

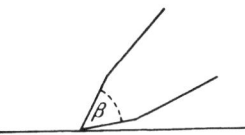

Abb. 89. Stellung der keilförmig geschliffenen Messerschneide zur Objektebene.

schwachen Mikroskopvergrößerung auf herausgebrochene Stellen), so muß man es auf einem Ölstein abziehen, der mit Petroleum oder Mineralöl befeuchtet ist. Zum Abziehen muß der Messerrücken durch eine aufgesetzte Röhre erhöht werden, damit immer der gleiche Abziehwinkel β der eigentlichen, keilförmig auf dem Messer aufgesetzten Schneide innegehalten wird.

Aufkleben der Paraffinschnitte. Auf den gut gereinigten Objektträger wird ein möglichst kleines Tröpfchen Eiweißglycerin (geschlagenes Hühnereiweiß, vermischt mit Glycerin im Verhältnis 1 : 1, filtriert und zur Desinfektion mit einem Kriställchen Thymol versetzt) aufgebracht und mit dem Finger gut verrieben. Die Schicht muß möglichst dünn sein, weil sonst die Eiweißschicht mitgefärbt wird und bei der Beobachtung des Schnitts störend wirkt. Dann bringt man einen größeren Wassertropfen auf den so vorbereiteten Objektträger und befördert den Schnitt mit Hilfe des Pinsels auf den Objektträger, und zwar so, daß die Seite, die auf dem Messer lag, auf das Glas zu liegen kommt. Der Objektträger wird dann auf eine Heizplatte gebracht, wobei sich der Schnitt unter vorsichtiger Erwärmung auf dem Wasser streckt und bei allmählicher Verdunstung des Wassers festklebt. Auf keinen Fall darf das Paraffin dabei schmelzen. Am besten streckt man die Schnitte bei 45⁰ und trocknet sie durch Einlegen in einen Trockenschrank bei 37⁰ C mehrere Stunden völlig auf dem Glas an. Es ist auch möglich, die Schnitte zum Strecken auf 40 bis 50⁰ C warmen Wasser schwimmen zu lassen und sie dann mit einem Objektträger heraus zu fischen.

Weiterbehandlung der Schnitte bis zum Fertigstellen. Der völlig trockene Objektträger mit den aufgeklebten Paraffinschnitten wird zunächst in Xylol gebracht, worin sich das Paraffin löst. Aus dem Xylol herausgenommen, kann der Schnitt durch Auftropfen von Kanadabalsam (Zedernholzöl) auf den Schnitt und Bedecken mit einem Deckglas sofort fertiggemacht werden[1]. So wird man arbeiten, wenn man aus irgendeinem Grund auf die Färbung der Schnitte verzichtet, sei es, daß man Schnitte von gefärbtem oder von pflanzlich gegerbtem Leder (das bereits durch die Gerbung gefärbt erscheint) untersucht, sei es, daß man nur die Doppelbrechung studieren will oder daß man das Stück schon vorher in toto gefärbt hat.

Wenn man einen Schnitt aber färben will, dann muß man ihn zunächst wieder in Wasser zurückbringen, und zwar auf gleichem Weg wie bei der oben beschriebenen Entwässerung, nur anders herum, nämlich über absoluten und eventuell

---

[1] Im Laboratorium der British Leather Manufacturers Research Association werden Chromlederschnitte nicht in Kanadabalsam, sondern in „Enparal" (Gemisch aus Wacholderharz, Eukalyptusöl und Paraldehyd) eingebettet (B. W. Raymond). F. O'Flaherty (*1*) empfiehlt die Anwendung von Diaphan an Stelle von Kanadabalsam.

verdünnten Alkohol zurück in Wasser. Nach dem Färben muß er dann aufs neue
die Entwässerungsreihe durchwandern. Der Weg des Objektträgers mit dem
Schnitt ist also folgender:

Xylol → umgekehrte Entwässerungsreihe → Färbung →
→ Entwässerungsreihe → Xylol → Kanadabalsam.

Man benutzt hierzu Küvetten in Holzgestellen (Abb. 90) und tut gut daran, für
die umgekehrte Entwässerungsreihe, für die Färbungsflotten und die endgültige
Entwässerungsreihe getrennte Küvet-
tenbatterien, im ganzen also drei, anzuwenden.

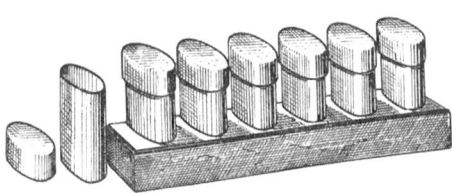

Abb. 90. Küvettenbatterie zum Entwässern bzw. Färben von Präparaten, die auf einem Objektträger aufgeklebt sind.

e) Färben der Schnitte.

Ebenso wie bei der Fixierung des
Gewebes gibt es auf dem Gebiete der
Färbung eine verwirrende Fülle empi-
risch ausgearbeiteter Rezepte, die mei-
stens aus alter Zeit stammen und kritik-
los immer wieder von den Verfassern der
Handbücher übernommen werden. Im folgenden sollen kurz die wichtigsten
Gesichtspunkte wiedergegeben werden, mit deren Hilfe man die hauptsächlichsten
Aufgaben der Schnittfärbung leicht bewältigen kann.

Basische Farbstoffe haben eine besondere Affinität zu den Zellkernen, und
zwar auf Grund des stark sauren Charakters der für die Zellkerne charakteristischen Eiweißkörper, der Nucleoproteide. Das Zellprotoplasma und die sog.
Intercellularsubstanzen, zu denen auch das Bindegewebe gehört, haben eine ausgesprochene Affinität zu sauren Farbstoffen. Damit ist die wichtigste Gegen-
sätzlichkeit des färberischen Verhaltens der Gewebeelemente, auf Grund deren
eine Kontrastfärbung möglich ist, gekennzeichnet. Ferner muß man wissen, daß
bei der Färbung histologischer Präparate, genau so wie bei der Lederfärbung,
eine „Beizenfärbung" möglich ist, worunter man eine Bindung des Farbstoffs
an die zu färbende Struktur mit Hilfe eines komplexbildenden Metallsalzes (oder
auch eines hochmolekularen, organischen Körpers, wie z. B. Tannin) versteht.
Die wichtigste Anwendung einer Beizenfärbung in der histologischen Färbe-
technik ist die Kernfärbung mit Hämatein unter Verwendung von Aluminium-
oder Eisensalzen als Beize. Die Metallbeize und der Farbstoff bilden hierbei
einen „Farblack", d. h. einen unlöslichen, stark gefärbten Niederschlag, der eine
höhere Affinität zu gewissen Gewebestrukturen hat und besonders dann unauswaschbar niedergeschlagen wird, wenn er in der zu färbenden Struktur überhaupt erst gebildet wird. Da nun viele Fixierungsmittel Metallsalze enthalten,
deren beizende Wirkung in bezug auf die Färbung auch von der Textilfärbung
her bekannt ist (z. B. Cr in der Zenkerschen Lösung und Cu neben Cr
im Erlickischen Fixierungsgemisch), so ist es verständlich, daß die Art der Fixierung in starkem Maß die spätere Färbung beeinflußt. Die besondere Bedeutung
bestimmter Fixierungsvorschriften macht sich daher gewöhnlich im Zusammenhang mit einer histologischen Färbung geltend. Das hängt aber nicht allein mit
dem Gehalt der Fixierungsflüssigkeit an Metallsalzen, die als Beize wirken, zusammen, sondern auch damit, daß die Fixierung eine Gewebeverdichtung der
Eiweißstrukturen hervorruft. Je dichter ein Gewebe ist, um so fester hält es einen
einmal aufgenommenen Farbstoff beim Auswaschen fest.

Auf verschiedene Gewebedichte ist offenbar in vielen Fällen die Wirksamkeit
spezifischer Färbungen zurückzuführen; man überfärbt hierbei das ganze Ge-

webe, wäscht dann hinterher aus und bricht den Auswaschprozeß ab, wenn die dichteren Gewebeanteile den Farbstoff noch nicht abgegeben haben. Bei der Elastinfärbung wird der Dichteunterschied zwischen dem zu färbenden Elastin und dem nicht zu färbenden Kollagen dadurch bewirkt, daß die Färbeflotte angesäuert ist, so daß das Kollagen etwas quillt und daher nicht in gleichem Maß den Farbstoff aufnimmt wie das nichtquellbare Elastin, bzw. ihn erheblich schneller wieder abgibt.

Daneben sind ohne Zweifel spezifische Affinitäten bestimmter Farbstoffe zu einzelnen Gewebeelementen, die sich chemisch von den übrigen Geweben unterscheiden, vorhanden. Der konsequent durchgeführte Versuch von P. G. Unna (2), mit Hilfe selektiver Färbungen eine Art chemischer Analyse des Gewebes und der Zelle durchzuführen, ist allerdings als gescheitert anzusehen; jedenfalls hat man neuerdings in dieser Richtung größere Untersuchungserfolge nicht erzielt.

Ein besonders eindrucksvolles Beispiel für die Berechtigung der chemischen Auffassung spezifischer Färbung ist die Mastzellendarstellung mit polychromer Methylenblaulösung. Es tritt nämlich bei der Färbung der Mastzellenkörnung (siehe S. 305) ein Farbumschlag, von P. Ehrlich „Metachromasie" genannt, auf (während die Kerne der Mastzelle ebenso wie die Kerne der anderen Zellen sich blau färben, so erscheinen die Mastzellenkörner rötlich-violett), der dadurch zu erklären ist, daß dem polychromen Methylenblau gewisse abweichend gefärbte Farbstoffe als Verunreinigungen beigemischt sind, zu denen die Mastzellenkerne eine besondere Affinität aufweisen.

Einer besonderen Besprechung bedürfen noch die Methoden zur Färbung des kollagenen Bindegewebes, die naturgemäß das besondere Interesse des Gerbereichemikers erregen müssen. Diese Methoden sind gewöhnlich zur Untersuchung von Organen und Gewebeteilen ausgearbeitet worden, bei denen Bindegewebeanteile nur vereinzelt auftreten und die deswegen, um überhaupt aufgefunden zu werden, färberisch herausgearbeitet werden müssen. Bei der Haut ist aber das Bindegewebe so durchaus überwiegend, daß man gar keine Schwierigkeiten hat, aber auch vielfach überhaupt keine Notwendigkeit empfindet, es irgendwie zu färben. Die zum Teil sehr komplizierten Methoden der Bindegewebefärbung, die in dem einschlägigen Schrifttum angegeben sind (z. B. die Versilberungsmethoden), sind also entbehrlich. Nur für die gute Herausarbeitung der Corium-Epidermis-Grenze ist die Mallorysche Methode von Vorteil.

Im folgenden sind die für die Hauthistologie wichtigsten Schnittfärbungsmethoden angegeben.

Kontrastfärbung zwischen Zellkernen und Protoplasma bzw. Bindegewebe. Der wichtigste Kernfarbstoff ist Hämatoxylin, der Farbstoff des Blauholzes; als Farbstoff wirksam ist aber erst das Oxydationsprodukt des ursprünglichen Blauholzextrakts, das Hämatein, $C_{16}H_{12}O_6$. Das Hämatein ist identisch mit dem bereits oxydierten Blauholzextrakt, wie er bei der Lederfärbung verwendet wird. Als Lackbildner spielen vor allem Salze von Aluminium und Eisen eine Rolle.

α) Hämatein zusammen mit Aluminiumsalz.

Kernfärbung mit „Hämalaun" nach P. Mayer:

5 ccm einer 2%igen Lösung von Hämatein in 90%igem Alkohol (unter Erwärmen gelöst) werden zu 100 ccm einer 5%igen Alaunlösung gegeben. Filtrieren. Bei Zusatz eines Körnchens Thymols ist die Lösung lange haltbar. Die Schnitte werden aus destilliertem Wasser für 3 bis 5 Minuten in die Farbflotte gebracht, dann 10 Minuten in Leitungswasser gewaschen.

β) Hämatein zusammen mit Eisensalz.

Eisenhämatoxylinfärbung nach M. Heidenhain (1):

Bei diesem Färbungsverfahren wird das Eisensalz der Hämateinlösung nicht von vornherein zugegeben, sondern man behandelt die Schnitte erst mehrere Stunden mit einer 2%igen Eisenalaunlösung und bringt sie dann für 24 Stunden in eine 0,5%ige Hämateinlösung. Dann werden die tiefschwarz gefärbten Schnitte in 2%iger Eisenalaunlösung „differenziert", d. h. so lange entfärbt, bis nur noch die Kerne schwarz erscheinen.

Nachfärbung der mit Hämatein vorgefärbten Schnitte:

α) Mit Eosin: Die Schnitte werden in einer 0,5%igen wässerigen Eosinlösung einige Minuten gefärbt und dann so lange ausgewaschen, bis sich das Waschwasser nicht mehr rot färbt.

β) Mit dem van Giesonschen Färbungsgemisch: Eine andere Nachfärbung, die noch schönere Farbeffekte gibt, ist die mit einer Lösung von 0,1 g Säurefuchsin in gesättigter Pikrinsäure. Man färbt $1/2$ Minute, spült dann kurz im Wasser ab und trocknet den Schnitt durch vorsichtiges Betupfen mit Filtrierpapier und bringt ihn dann sofort in 96%igen Alkohol. Weiterbehandlung wie oben. Durch die van Giesonsche Färbung wird das Bindegewebe leuchtend rot gefärbt, während Epidermis und Haarmuskel gelb bis gelbbraun und das Haarkeratin leuchtend gelb gefärbt werden.

Besondere Färbung des Kollagens. α) Doppelfärbung nach Mallory. Zur Gegenüberstellung der Epidermis gegenüber dem Bindegewebe (ganz dünne Schnitte herstellen) eignet sich am besten die Färbung mit Anilinblau und Orange G nach vorheriger Behandlung des Gewebes mit Phosphormolybdänsäure. Diese sehr effektvolle Färbung setzt voraus, daß die Haut mit dem Zenkerschen Gemisch (vgl. S. 204) fixiert worden ist. Es genügt aber auch, die Schnitte ca. 3 Stunden mit 3%iger Kaliumbichromatlösung zu behandeln. Die Färbung wird folgendermaßen ausgeführt:

1. 0,1%ige wässerige Säurefuchsinlösung, 3 Minuten.
2. Kurzes Auswaschen in Wasser und Einstellen in 1%ige Phosphormolybdänsäure, 2 bis 5 Minuten.
3. Auswaschen in Wasser und 2 Minuten Färben in einer Lösung von 0,5 g Anilinblau, 2 g Orange G, 2 g Oxalsäure in 100 ccm Wasser.
(Die längere Zeit haltbare Lösung wird gekocht, abgekühlt und filtriert verwendet.)
4. Auswaschen in Wasser, Differenzieren in 96%igem Alkohol, dann abs. Alkohol, Xylol, Kanadabalsam.

Das Bindegewebe ist leuchtend blau (die längsgetroffenen Fasern, welche langsamer durchtränkt werden als die quergeschnittenen, sind bei zu kurzer Einwirkung von Lösung 3 rot). Das Haarkeratin und die Hornschicht der Epidermis sind rubinrot, die unverhornte Epidermis ist blaurot. Rote Blutkörperchen und Mastzellenkörnung erscheinen leuchtend rot, die übrigen Zellkerne schwach gelbrot. Diese Färbung eignet sich gut zur Darstellung der Protoplasmafasern der Epidermis und besonders der Feinstruktur der Narbenmembran (siehe S. 256).

β) Silberimprägnierung der kollagenen Fasern nach Bielschowsky. Diese Färbung ist von H. G. Turley (1) für Hautschnitte angewandt worden, um die feineren Einzelheiten des Bindegewebes und des lockeren Hüllgewebes sichtbar zu machen. Dieser Autor gibt folgende Vorschrift an:

10 ccm einer 2%igen $AgNO_3$-Lösung werden mit 6 ccm einer 1%igen K_2CO_3-Lösung versetzt. Hierzu gibt man tropfenweise konz. Ammoniak, bis die entstehende Fällung von Silberhydroxyd wieder in Lösung gegangen ist. In diese Lösung wird der Schnitt 20 Minuten gebracht und nach gutem Auswaschen über die Mündung einer Flasche mit Formaldehyd gelegt, bis sich nach etwa 5 Minuten ein gleichmäßiger brauner Niederschlag auf dem Gewebe gebildet hat. Die Schnitte werden nun gut gewaschen und zur Entfernung des unreduzierten Silbers mit einer 1%igen Thiosulfatlösung behandelt und nach abermaligem Waschen fertiggemacht.

Elastinfärbung. α) Färbung mit Resorcin-Fuchsin:

Man löst 1 g des am besten fertig von E. Merck, Darmstadt, oder Hollborn, Leipzig, zu beziehenden Farbstoffs in 100 ccm 96%igen Alkohols, setzt 2 ccm 25%iger

Salzsäure hinzu und färbt die Schnitte darin $1/2$ bis 1 Stunde; man differenziert sodann in 96%igem Alkohol, bis die elastischen Fasern schwarz auf beinahe farblosem Grund erscheinen.

β) Färbung mit Orcein:

Eine alkoholische Orceinlösung, die als Stammlösung haltbar ist (0,5 g Orcein gelöst in 100 ccm 96%igen Alkohols + 25 ccm dest. Wassers), wird zur Färbung mit Salzsäure-Alkohol (0,5 ccm konz. HCl gelöst in 100 ccm 96%igen Alkohols + 25 ccm dest. Wassers) im Verhältnis 1 : 1 verdünnt. Darin werden die Schnitte 24 Stunden gefärbt, darnach kurz in 96%igem Alkohol differenziert.

Will man neben der Elastinfärbung noch eine Kernfärbung herbeiführen, so färbt man die Schnitte, am besten vorher, mit einer wässerigen Methylenblaulösung.

Färbung von Protoplasmafasern. Für das folgende, von P. G. Unna (1) angegebene Färbeverfahren sind nur dünne Paraffinschnitte brauchbar.

Man stellt sich folgende Lösung her:

Wasserblau	1 g
Orcein	1 ,,
Eisessig	5 ccm
Glycerin	20 ,,
Alkohol, 96%ig	50 ,,
Wasser	100 ,,

Von dieser vorrätig zu haltenden Mischung werden in einem Reagensglas etwa 40 Tropfen zuerst mit 20 Tropfen einer 1%igen Lösung von alkohollöslichem Eosin in 80%igem Alkohol und sodann mit 5 Tropfen einer 1%igen Hydrochinonlösung gut vermischt. Man färbt einzelne Schnitte 10 Minuten in der Kälte, wäscht sie darnach, färbt mit einer 1%igen wässerigen Safraninlösung 10 Minuten lang nach und behandelt sie nach erneutem Auswaschen in einer $1/2$%igen $K_2Cr_2O_7$-Lösung 10 bis 30 Minuten; darnach wieder auswaschen.

Über die färberische Darstellung der Fettbestandteile der Haut siehe S. 305.

f) Gefrierschnitte.

Wesentlich schneller als die umständliche Paraffineinbettung führt das Gefrierverfahren zu mikroskopisch brauchbaren Schnittpräparaten. Für manche Zwecke, wie für die Färbung von Fettbestandteilen in der Haut und für die Herstellung von Schnitten gequollener Hautstücke unter Erhaltung des Quellungszustandes, bleibt auch gar nichts anderes übrig, als das Hautstück auf diese Weise schneidbar zu machen. Das beste Härtungsmittel für das Gewebe ist, wenn Gefrierschnitte gemacht werden sollen, Formaldehyd, während Alkohol als Härtungsmittel in diesem Fall am wenigsten angebracht ist.

Die Nachteile des Gefrierverfahrens liegen darin, daß nur verhältnismäßig recht dicke Schnitte hergestellt werden können und daß die nachfolgende Schnittfärbung etwas mehr Geschicklichkeit erfordert als die weitere Verarbeitung der Paraffinschnitte.

Vereisen des Hautstücks. Um Hautstücke einzufrieren, wird aus einer Stahlbombe (die mit dem Ventil nach unten auf einem Dreifuß steht) CO_2 durch einen Metallspiralschlauch gegen einen besonderen Objekttisch des Mikrotoms geleitet. Dieser besteht aus einer mit seitlichen Löchern versehenen Metallkapsel, in die von unten her CO_2 einströmt, so daß die obere, abschließende Metallplatte der Kapsel sehr stark abgekühlt wird. Die Kohlensäure wird nicht kontinuierlich, sondern ruckweise durch abwechselndes Öffnen und Schließen des Ventils in die Kammer gelassen, wodurch verhindert wird, daß sich die Austrittsdüse mit Kohlensäureschnee verstopft. Das Objekt, möglichst flach geschnitten, wird auf den Gefriertisch (die obere Metallplatte der Gefrierkapsel) gelegt und mit so viel

Wasser benetzt, daß das Gewebestück beim Frieren von einer Eisschicht umhüllt wird. Der richtige Grad der Abkühlung ist durch Erfahrung zu bestimmen. Der Anfänger neigt dazu, den Gefrierprozeß zu zeitig zu unterbrechen; dann sind zwar die Ränder des Schnitts hart, aber die Mitte ist noch weich und zerreißt beim Schneiden. Am besten ist es, etwas zu lange Kohlensäure einzuleiten, wodurch bewirkt wird, daß die Schnitte zunächst beim Schneiden splittern; während des Schneidens tritt aber bald eine allmähliche Erwärmung ein, welche diejenige Konsistenz des Gewebes herbeiführt, die zu brauchbaren Schnitten führt. Für das Schneiden von Gefrierschnitten sind besondere Messer zu benutzen.

Weiterbehandlung der Gefrierschnitte. Die Schnitte, die sich bei richtiger Einstellung des Gefriergrades auf dem Messer zusammenrollen, nimmt man mit einem Pinsel vom Messer ab und bringt sie zunächst ins Wasser, wo sie sich von selbst ausbreiten. Die Weiterbehandlung erfolgt dann entweder so, daß man den isolierten Schnitt färbt, entwässert und einbettet, indem man ihn mittels Pinsels und Spatels von einem Schälchen ins andere und schließlich aus Xylol auf den Objektträger bringt, oder man behandelt die Schnitte, wenn sie zu dünn sind, um dieses Verfahren ohne zu zerfallen auszuhalten, in ähnlicher Weise wie die auf einem Objektträger aufgezogenen Paraffinschnitte weiter. Hierfür ist folgende Methode empfehlenswert: Die Schnitte werden im Wasser schwimmend auf einem Objektträger aufgefangen und faltenlos ausgebreitet. Dann saugt man das Wasser mit Filtrierpapier ab und entwässert den Schnitt durch wiederholtes Überschichten mit absolutem Alkohol, wozu man eine kleine Gummipinzette verwendet. Dann übergießt man den Schnitt mit einem Gemisch von Alkohol und Äther und bedeckt ihn schließlich mit einer dünnen Kollodiumlösung. Nach dem Eintrocknen wird der Kollodiumfilm $^1/_2$ Stunde in 70%igem Alkohol nachgehärtet. Auf diese Weise wird der Gefrierschnitt nachträglich in einen Celloidinschnitt umgewandelt. Der Kollodiumschutzfilm stört bei einer eventuellen Färbung nicht.

Man kann die Schnitte, nachdem man sie auf einem Objektträger aufgefangen hat, auch ohne Überschichtung mit Kollodium weiterbehandeln, indem man jeweils die eine Flüssigkeit mit Filtrierpapier vorsichtig absaugt, bevor man die nächste vorsichtig zufließen läßt. Dieses Verfahren erfordert aber viel Geduld und Vorsicht. Sehr oft wird die aufgewendete Mühe dadurch zunichte gemacht, daß der Schnitt nach Überschichten mit Kanadabalsam durch Auflegen des Deckglases auseinandergerissen wird.

Für Fettfärbungen ist eine längere Berührung des Schnittes mit Alkohol zu vermeiden und man muß daher ein anderes Aufklebeverfahren anwenden, wenn man nicht die Schnitte unaufgeklebt weiterverarbeiten will: Man bringt auf den vorher gut gereinigten und mit alkoholischer Salzsäure fettfrei gemachten Objektträger einen größeren Tropfen Eiweiß-Gelatine (das Eiweiß eines Hühnereies in 100 ccm einer 10%igen Gelatinelösung gut verrühren, dann 10 Minuten unter Umrühren kochen, filtrieren und durch einen Thymolkristall konservieren; zum Gebrauch durch Erwärmen flüssig machen), legt auf ihn dann den Schnitt und sorgt, eventuell durch leichtes Erwärmen, dafür, daß dieser sich gut streckt, saugt den Überschuß der Eiweißgelatine mit Filtrierpapier ab und härtet 1 Stunde durch Einlegen des Objektträgers in Formaldehyddämpfe (Exsiccator, enthaltend ein Schälchen mit 40%igem Formaldehyd), eventuell Nachhärten durch Einlegen in 10%ige Formaldehydlösung.

Fettfärbung. Die Gefriermethode ist unerläßlich, wenn es sich darum handelt, in einem Schnitt die Verteilung des Fetts in der Haut kennenzulernen. Man färbt dazu die Gefrierschnitte etwa $^1/_2$ Stunde in Lösungen von Fettfarbstoffen, wie Scharlach R oder Sudan III in 70%igem Alkohol, wäscht sie dann kurz in

40%igem Alkohol und darnach in Wasser aus und bringt sie zur Untersuchung in Glycerin. F. O'Flaherty (1) färbt die Fettbestandteile mit Nilblausulfat. Zur Herstellung von Dauerpräparaten bettet man in Gelatine ein.

Färbeverfahren für Schnitte von Blößenstücken aus dem Äscher usw. Wenn man die Vorgänge der Wasserwerkstatt histologisch verfolgen will, so muß man sich darüber im klaren sein, daß die meisten der früher angegebenen Färbeverfahren keine Anwendung verdienen, weil bereits in der konservierten Rohhaut des Handels eine weitgehende Zerstörung der histologisch bemerkenswerten Einzelheiten eingetreten ist. Dasselbe gilt in noch viel höherem Grad von den Blößen. Bei derartigen Untersuchungen spielt außer der Beurteilung des Quellungszustandes des Kollagens nur noch die Darstellung des Elastins und des Fetts eine Rolle. Die Fettfärbung fällt auch bei stark geäscherten Blößen positiv aus; jedenfalls werden die Talgdrüsen gefärbt, da der Inhalt der Talgdrüsen zu kompakt ist, als daß er durch eine normale Äscherbehandlung vollständig entfernt werden könnte. Was die Darstellung des Bindegewebes anbetrifft, so ist die Anwendung der Malloryschen Methode oder gar der Bielschowskyschen Silberimprägnierung ganz und gar abwegig, weil ja eine einfache Färbung mit irgendeinem sauren Farbstoff das gesamte Bindegewebe, im Falle einer geäscherten und enthaarten Haut also das gesamte Gewebe des Schnitts, ausreichend zur Darstellung bringt.

Bei den Schnitten technisch vorbehandelter Häute ist nicht so sehr auf die färberische Darstellung als vielmehr auf die Erhaltung des Quellungszustandes der Hautsubstanz Wert zu legen. Zu diesem Zweck sind die mittels Gefrierverfahren hergestellten Schnitte in wässerigen Farbstofflösungen zu färben und in einem wässerigen Einbettungsmedium für die Aufbewahrung einzubetten, welches den Quellungszustand des Gewebes möglichst nicht ändert. Als solches ist Gelatine zu empfehlen. Dieses Verfahren gelingt bei alkalisch gequollenem Hautgewebe gut, nicht dagegen bei säuregequollenem, weil der Schnitt in den Behandlungsflüssigkeiten erheblich nachquillt.

Gelatineeinbettung. Eine 15%ige Gelatinelösung wird mit gleichen Teilen Glycerin vermischt und filtriert. Zur Sterilisierung wird etwas Phenol oder Thymol zugesetzt. Dieses Gemisch, das bei normaler Temperatur ein festes Gel bildet, wird zum Gebrauch auf 40° C erwärmt. Ein Tropfen wird auf den Schnitt, der auf dem Objektträger ausgebreitet liegt, gebracht und vorsichtig mit einem Deckglas überdeckt. Sollte bei dem Aufbringen des Einbettungsmediums auf den Schnitt das Gelatine-Glycerin-Gemisch schon zu sehr abgekühlt sein, so daß es sich unter dem Druck des Deckglases nicht genug ausbreitet, so bringt man den Objektträger mit der Unterseite vorsichtig mit 40° warmem Wasser in Berührung, bis sich das Einbettungsmedium vollständig verteilt hat.

In derselben Weise kann ein Gemisch von 30 g Gummi arabicum, 30 g Wasser und 15 ccm Glycerin (mit einem Thymolkriställchen aufbewahrt) zum Einbetten unentwässerter Schnitte verwendet werden (B. W. Raymond). Weniger zu empfehlen ist das von F. O'Flaherty (1) verwendete Einbettungsmedium [40 ccm Glucose, 10 ccm Campherspiritus (10 g Campher in 80 ccm 95%igem Alkohol), 10 ccm Glycerin, 140 ccm Wasser].

Leider halten die Schnitte, die mit wasserlöslichen Farben gefärbt sind, die Farbe nicht fest, wenn man sie in Gelatine einbettet. Die Farbe wandert in das Einbettungsmedium ab und die Schnitte verblassen mit der Zeit. Dieser Mangel der Methode muß aber gegenüber dem Vorteil in Kauf genommen werden, daß der natürliche Quellungszustand des Gewebes besser erhalten werden kann. Die Schnitte, die auf Fett gefärbt sind, geben die Farbe natürlich nicht ab. In diesem Fall ist das Gelatineeinbettungsverfahren nicht nur das einzig mögliche, sondern auch in jeder Weise zufriedenstellend.

2. Technik der mikroskopischen Untersuchung von Leder.

Die histologischen Methoden dienen zwar in erster Linie wissenschaftlichen Zwecken, doch kann man sie in wesentlich vereinfachter Form auch für die Untersuchung von Leder, besonders bei der Aufklärung von Lederfehlern, mit Erfolg anwenden. Besonders sei die Untersuchung von Lackleder zur Identitätsermittlung verschiedener Lacklederprodukte als technisch wichtige Anwendung der mikroskopischen Lederuntersuchung hervorgehoben.

Für anderweitige Lederuntersuchungen können die im vorigen Abschnitt beschriebenen Methoden im allgemeinen entbehrt werden. Die wichtigste „Methode" ist die der gründlichen Betrachtung des Leders von der Oberfläche oder von Anschnittsflächen her, mit am besten nicht sehr starken Vergrößerungen; erst in zweiter Linie spielen kunstgerecht hergestellte histologische Präparate für Betrachtung im durchfallenden Licht eine Rolle.

a) Untersuchung der Lederoberfläche.

Es gibt Lederfehler, deren Ursachen sich sofort makroskopisch zu erkennen geben, wie grobe Narbenverletzungen durch Parasiten, starke Fäulnis usw., und solche, bei denen das Erkennen der Ursache schwierig ist, wie Fleckenbildungen, kleine Unebenheiten des Narbens usw. Bei den Lederfehlern der zweiten Art kann die optische Untersuchung nur dann zur Auffindung der Ursache verhelfen, wenn dem Fehler geringe makroskopisch nicht wahrnehmbare Narbenverletzungen zugrunde liegen. Beruhen dagegen die Fehler auf Ursachen, die keine strukturellen Änderungen des Hautgewebes, sondern eine gleichmäßige Beeinflussung der optischen Eigenschaften größerer zusammenhängender Hautstellen herbeigeführt haben (z. B. Fehler der Äscherung, der Gerbung, der Trocknung, Säureschädigung usw.), so lassen sich diese Ursachen bei einer mikroskopischen Untersuchung nicht erkennen.

Der wichtigste Fehler, der zu Narbenverletzungen führt, ist das Auftreten von Fäulnis an der Rohhaut oder während der Wasserwerkstattverarbeitung. Oft treten diese Beschädigungen erst nach dem Färben, bzw. nach dem Zurichten in Erscheinung; im nassen Zustand der Haut bzw. des Leders lassen sich derartige Fehler gewöhnlich nicht erkennen. Der Zustand, der zur Beobachtung des Narbens auf Fäulnisschäden am geeignetsten ist, ist der Zustand der gefärbten bzw. der gegerbten Haut nach dem Trocknen. Wenn andererseits der Narben mit Appretur versehen und mechanisch durch Glanzstoßen, Walzen usw. geglättet worden ist, so läßt sich eine Gewebeverletzung geringerer Art ebenfalls nicht mehr direkt feststellen, obwohl der Fehler oft erst nach dem Glanzstoßen durch Fleckenbildung die Aufmerksamkeit des Herstellers erregt. Bei der Untersuchung eines getrockneten, aber noch nicht zugerichteten Leders auf eine derartige Narbenverletzung achte man auf zweierlei:

1. Die angefressenen Stellen weisen einen verminderten Glanz der Oberfläche auf. Diese Glanzunterschiede erkennt man meistens schon mit unbewaffnetem Auge, wenn man das Leder so hält, daß es einseitig einfallendes Fenster- oder Lampenlicht spiegelt. Erst jedoch die mikroskopische Untersuchung gibt über die Ursache der Erscheinung Aufklärung: Die Haarlöcher sind durch Fäulnis etwas erweitert und die zwischen den Haarlöchern liegenden ebenen Oberflächenstellen haben daher an Fläche verloren, wodurch der Eindruck der geringeren Helligkeit bzw. des geringeren Glanzes der betreffenden Oberflächenbezirke entsteht. Um diesen Tatbestand ganz einwandfrei festzustellen, empfiehlt es sich, eine gesunde und eine kranke Hautstelle bei etwa 5- bis 10facher Vergrößerung zu photographieren, wobei man darauf achten muß, daß die Richtung

des Lichteinfalls zu der Richtung der Haarlöcher bei beiden Aufnahmen den gleichen Winkel bildet. Desgleichen muß die Lage der Bilder zum Beobachter die gleiche sein.

Die Fehler erkennt man erfahrungsgemäß erst dann, wenn es einem auf diese Weise möglich gemacht wird, gesunde und kranke Stellen bei genügender Vergrößerung miteinander zu vergleichen. Abb. 91 zeigt die Aufnahme eines Lederfehlers, wobei auch noch ein größeres Stück der gesunden Haut zum Vergleich mit aufgenommen wurde. Natürlich läßt sich dieser Vergleich auch ohne Photographieren bei einfachem Mikroskopieren durchführen.

2. Wenn die Fäulnis stärker fortgeschritten ist, lassen die angefressenen Stellen mitunter die stärkeren Fasern der unmittelbar unter der Narbenmembran gelegenen Gewebeschicht erkennen, während die gesunden Stellen durch die völlig homogene Narbenmembran abgedeckt sind. Da die Fäulnis meistens in den Haarporen beginnt, richte man seine Aufmerksamkeit zuerst auf die Haarlöcher und versuche zu erkennen, ob die Wände des Haartrichters verletzt oder gesund sind. Abb. 92 zeigt eine derartige Verletzung der Narbenmembran an einer Faulstelle.

Unabhängig von der Untersuchung von Lederfehlern spielt die vergleichende Betrachtung der Narbenbilder in Form von Mikrophotographien eine Rolle zur Kenntnis der typischen Narbenbeschaffenheit verschiedener Rassen und Provenienzen von Häuten (siehe S. 272).

b) Untersuchung von Lederanschnitten.

Unter Lederanschnitt ist die Schnittfläche zu verstehen, die man erhält, wenn man ein Lederstück senkrecht zur Oberfläche oder — besser — unter einem spitzen Winkel

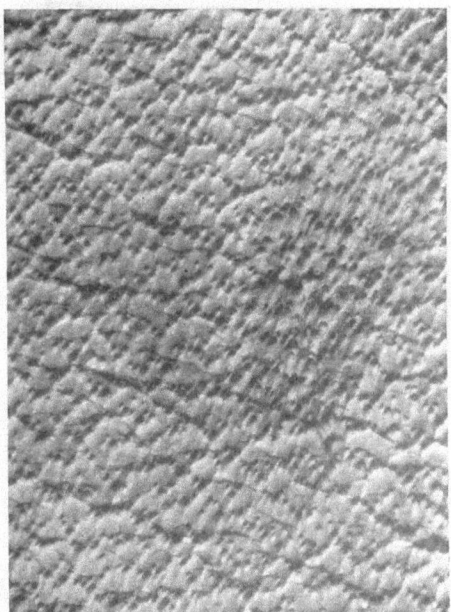

Abb. 91. Faulstelle, die zu vermindertem Glanz der Oberfläche Anlaß gibt (Vergr. 28mal).

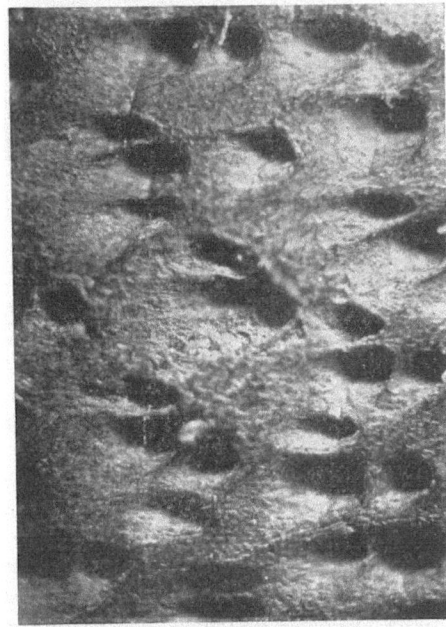

Abb. 92. Verletzung der Narbenmembran an der Haartrichterwand von fäulnisbeschädigtem Leder (Vergr. 160mal).

zur Oberfläche anschneidet. Die Stücke werden in der Form kleiner Rechtecke mit genau parallellaufenden Längsseiten zurechtgeschnitten und, wenn

sie von einem Leder stammen, das genügend „Stand" hat, unmittelbar
auf einem Objektträger unter das Mikroskop gestellt. Ist das Leder dazu zu
dünn oder zu weich, so konstruiert man sich einen einfachen Halter aus Blech
oder steifem Papier, in dem das Stück festgeklemmt wird, so daß es mit der
oberen Schnittfläche genau horizontal liegt. Die Anschnittfläche wird zur Untersuchung durch eine Auflichtbeleuchtung erhellt (siehe Abb. 69).

Die mikroskopische Untersuchung des Lederanschnitts gibt erstens Auskunft
über den allgemeinen Charakter des Leders und zweitens über den Grad der
Entfernung der Haarreste. Sehr oft lassen sich Fleckenbildungen auf dem Narben
auf ungenügende Entfernung von Haarresten zurückführen. Die unentfernten
Keratinbestandteile machen sich in der Schnittfläche durch die Farbe erkennbar,
da die Haarfarbe meistens von der Farbe der Lederfaser abweicht. Man kann

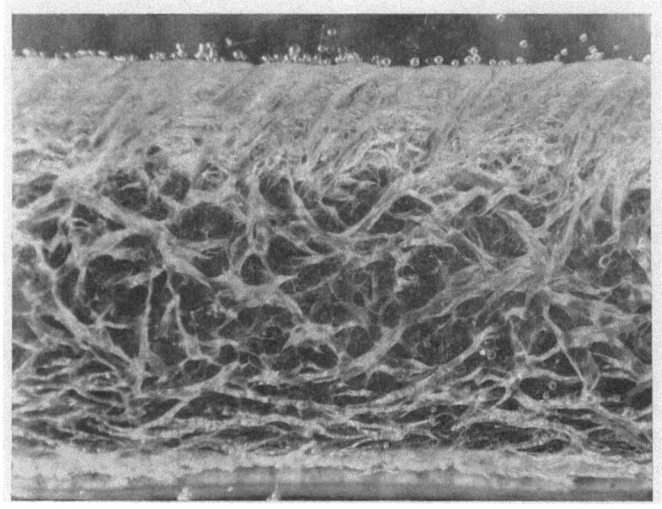

Abb. 93. Anschnitt von Sohlleder unter Wasser bei Auflichtbeleuchtung aufgenommen (Vergr. 11,25mal).

aber auch die Keratinreste auf Grund ihrer stark lichtbrechenden Eigenschaft
herauskennen: Bei geeigneter Lage des Lederstücks heben sie sich durch ihren
starken Glanz von dem umliegenden Gewebe ab.

Will man von Lederanschnitten Mikrophotographien herstellen, so ist es ratsam, das Leder erst ganz kurz vor dem Photographieren anzuschneiden, weil die
Schnittfläche nicht lange die ursprüngliche, flächige Beschaffenheit beibehält;
vielmehr beginnen die Fasern, besonders die freien Faserenden, bald zu „arbeiten",
d. h. mehr oder weniger aus der Schnittebene herauszuwachsen, wobei Quellungs-
erscheinungen unter dem Einfluß von Luftfeuchtigkeit mitwirken dürften, so
daß eine beträchtliche Profilierung der Oberfläche zum Nachteil der Schärfe des
Bildes zustande kommt. Sehr viel besser für photographische Aufnahmen eignen
sich die Anschnitte von Leder, die man wie ein mikroskopisches Präparat mit
einem Deckglas abdeckt. Am besten verwendet man hierzu ein Stück, von dem
man eben einen Gefrierschnitt abgeschnitten hat; man wartet, bis es sich vom
Gefriertisch des Mikrotoms abheben läßt, bringt es dann auf einen Objektträger und überdeckt die Anschnittfläche nach nochmaliger Befeuchtung mit
einem Tropfen Wasser mit einem Deckgläschen. Dieses Präparat ist natürlich
ebenfalls nur in auffallendem Licht zu betrachten. Die nassen Fasern verhalten

sich optisch etwas anders als die trockenen. Besonders auffallend ist die verschiedene Lichtdurchlässigkeit der Lederfaser bei Beobachtung in verschiedenen Richtungen: Senkrecht zur Faserachse gesehen erscheinen die Fasern undurchsichtig und reflektieren stark das Licht. In der Faserachse gesehen (also quergeschnittene Fasern) sind sie vergleichsweise stark durchsichtig und man kann „tief" in die Faser hineinschauen. Von der räumlichen Anordnung des Fasersystems gewinnt man bei derartigen Präparaten ein sehr deutliches Bild (Abb. 93).

c) Herstellung und Untersuchung von Schnittpräparaten durch Leder und Holz.

Narbenschnitte. Zur Untersuchung von Narbenfehlern irgendwelcher Art, die sich bei einer Betrachtung des Leders in auffallendem Licht in ihrer Verursachung nicht erklären lassen, empfiehlt sich folgendes einfaches Schnittherstellungsverfahren. Man legt das betreffende Lederstück über den Zeigefinger der linken Hand und zieht es mit Daumen und Mittelfinger fest an, derart, daß die zu untersuchende Stelle auf den Rücken des Zeigefingers zu liegen kommt. Dann schneidet man mit einem scharfen Rasiermesser die betreffende Stelle oberflächig ab, legt das abgeschnittene, sehr dünne Narbenfleckchen auf einen Objektträger und hellt es durch Überdecken mit Kanadabalsam auf. Zur Untersuchung wird noch ein Deckglas

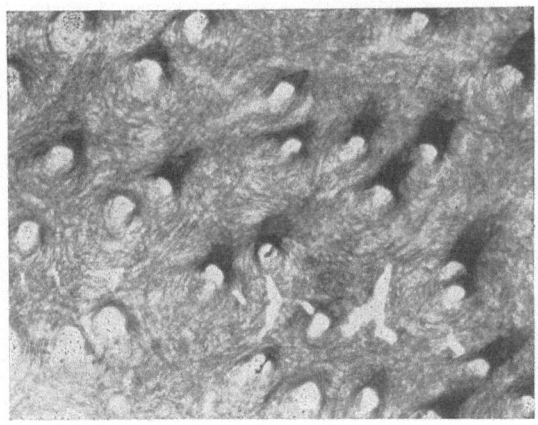

Abb. 94. Narbenpräparat eines narbenbeschädigten Leders im durchfallenden Licht (Vergr. 42mal).

daraufgelegt. Abb. 94 zeigt die Photographie eines derartig hergestellten Präparats, auf dem aufgeplatzte Narbenstellen zu erkennen sind.

Querschnitte durch Leder. Wenn es sich nicht um zu dickes oder zu festes Leder handelt, empfiehlt sich eine Einbettung in Paraffin zwecks Herstellung von Mikrotomschnitten. Die Lederstückchen werden lufttrocken ohne weitere Vorbehandlung mit erwärmtem Paraffin durchtränkt, bis keine Luftbläschen mehr aufsteigen, und in der früher beschriebenen Weise in einem Glasschälchen, worin man das Paraffin erstarren läßt, eingebettet. Die Schnitte von weichen Ledersorten (Glacéleder, Chromkalbleder) müssen auf dem Objektträger mit Eiweißglycerin festgeklebt werden. Von Sämischleder können nur Schnitte gemacht werden, die durch Celloidin oder Gelatine zusammengehalten werden (vgl. S. 213). Schnitte von widerstandsfähigeren Ledersorten werden nach Art des früher beschriebenen Verfahrens der Behandlung unaufgezogener Schnitte entparaffiniert und fertiggemacht. Eine Färbung der Lederschnitte ist im allgemeinen überflüssig.

Schneller kommt man zum Ziel, wenn man das zu untersuchende Lederstück in den Spalt eines Flaschenkorks einklemmt und mit der Hand Rasiermesserschnitte herstellt. Der aus dem Spalt herausragende Zipfel des Probestücks wird zunächst mit dem Rasiermesser so abgeschnitten, daß dieses mit der Schnittfläche in der Oberfläche des Korks liegt. Nun werden die eigentlichen Schnitte in der Weise hergestellt,

daß man das Messer flach auf die Oberfläche des Korks auflegt und unter
Ausübung eines leichten Drucks auf den Kork gegen die Narbenseite des Leders vorzieht. Die Messerschneide liegt parallel zum eingeklemmten Lederstreifen, doch wird das Messer nicht senk-
recht auf das Leder zu bewegt, sondern unter
Beibehaltung der parallelen Lage von Messer
und Lederstreifen schräg seitlich vorbeige-
zogen (siehe Abb. 95).

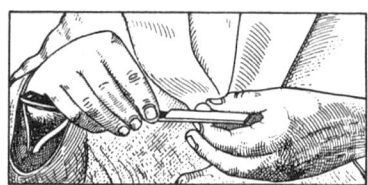

Abb. 95. Herstellen von Lederschnitten mit
dem Rasiermesser.

Die richtige Feinheit der Schnitte erzielt
man gewöhnlich nicht beim ersten Versuch.
Die Schnitte werden mit einer Nadel vom
Messer auf den Objektträger gebracht und
mit Kanadabalsam oder Zedernholzöl und
einem Deckglas bedeckt.

Diese Methode ist z. B. ausreichend, um genügend feine Schnittpräparate
durch Lackleder herzustellen (A. Küntzel, gerbereichem. Taschenbuch, S. 293).
Nicht geeignet sind weiche und zügige Leder.

Bei dicken und schweren Ledersorten (z. B. grubengegerbtem Sohlleder) ist
eine Paraffineinbettung zur Herstellung von Mikrotomschnitten nicht angebracht.
Das Leder ist fest genug, um ohne weitere Vorbehandlung geschnitten werden
zu können. Ein passend zugeschnittenes Lederstück von möglichst nicht zu
großer Anschnittfläche wird in die Mikrotomklammer an Stelle des Stabilit- oder
Holzblocks, der sonst den Paraffinblock trägt, eingespannt und direkt geschnitten.
Natürlich sind die bei diesem Verfahren erhaltenen Schnitte nur dann brauchbar,
wenn man sie sehr dick (100 bis 200 μ) schneidet. Weiterhin ist zu bemerken, daß
das Messer hierbei einer sehr großen Beanspruchung ausgesetzt ist. Man ver-
wende das für Gefrierschnitte vorgesehene Messer. Auch mit einem Tischlerhobel
kann man genügend dünne Späne von einem festen Leder, das in einen Schraub-
stock eingespannt wird, abheben. Ferner eignet sich die von F. Stather (1)
angegebene Lederzerkleinerungsmaschine für diesen Zweck, wenn man die Messer
auf geringere Schnittdicken einstellt.

Wenn man nicht auf Schnitte von völlig gleichmäßiger Dicke Wert legt, dann
behilft man sich auch wohl mit einem scharfen Taschenmesser, mit dem man
Späne vom Leder anschnitzt, deren keilförmig sich verjüngende Anfangs- und
Endteile genügend dünn sind, um nach Aufhellung durch Xylol bzw. Kanadabalsam alle Struktureinzelheiten in wünschenswerter Deutlichkeit erkennen zu
lassen.

Am besten schneidet man Sohlleder und Riemenleder mit dem Gefrier-
mikrotom. Allerdings muß das Leder hierfür in Wasser geweicht werden, wobei
Quellungsvorgänge und (bei pflanzlich gegerbtem Leder) Auswaschverluste unvermeidlich sind. Die Gefrierschnitte (40 bis 80 μ) lassen sich bei einem einigermaßen festen Leder ohne weitere Veränderung entwässern und in Kanadabalsam
oder einem gleichwertigen, nicht wässerigen Einbettungsmittel einbetten. Durch
die starke Füllung mit Gerbstoffen ändert sich die Faserdicke beim Entwässern
nicht oder nicht in störender Weise. Daher empfiehlt sich in allen Fällen eine
Kanadabalsameinbettung. Präparate, die in Gelatine oder Glycerin eingebettet
werden, verschmieren nach kurzer Zeit durch den Gerbstoff, der in das Einbettungsmedium hineindiffundiert.

Herstellen von Holzschnitten. An den Mikroskopiker, der gerbereitechnische
Probleme bearbeitet, kann auch die Aufgabe herantreten, Schnitte durch Gerb-
hölzer oder Gerbrinden auszuführen. Für Holzschnitte gibt es besonders stabil
gebaute Holzmikrotome. Das zu schneidende Holzstück wird gut geweicht und

während des Schneidens mit Dampf
behandelt. Wenn man das Präparat
richtig weicht, lassen sich auch mit
den einfacheren Mikrotomen brauchbare Schnitte herstellen. Abb. 96
zeigt einen Schnitt durch Quebrachoholz.

3. Technik der Herstellung von Mikrophotographien.

In Ergänzung der Ausführungen
über die Optik der mikrophotographischen Apparatur sollen noch
einige Angaben bezüglich der eigentlichen Aufnahmetechnik gemacht
werden.

Belichtung. Die Belichtungs-
dauer ist entweder empirisch durch
eine Probeaufnahme, bei der der
Kassettendeckel stufenweise geöffnet
wird, zu ermitteln oder mittels eines
einfachen Stufenbelichtungsmessers,
der aus einer Art Keil von über-
einandergelegtem Papier besteht,
in Steigerung von einfacher bis

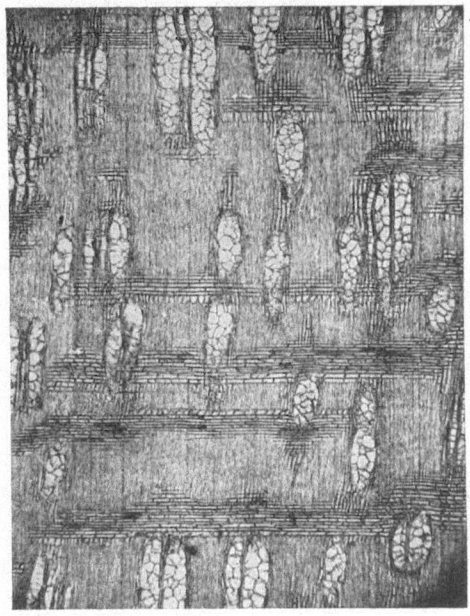

Abb. 96. Mikrotomschnitt von Quebrachoholz
(Vergr. 24mal).

20facher Papierdicke. Man legt den zwischen zwei umrandeten Glasscheiben befestigten Papierkeil auf die Spiegelglasscheibe der Kamera und sucht mit Hilfe
der Einstellupe diejenige Stelle aus, bei welcher gerade noch Einzelheiten des
Bildes erkennbar sind. Dieser Stufe entspricht eine bestimmte Belichtungszeit,
die durch Eichversuche bestimmt werden muß. Zeigt das Bild keine markanten,
durch unmittelbaren Wechsel von Licht und Schatten ausgezeichneten Stellen,
die sich für die Bestimmung der erforderlichen Belichtungszeit eignen, so befestigt man auf der Spiegelglasscheibe einen dünnen Streifen undurchsichtigen
schwarzen Papiers und stellt auf das Verschwinden des dadurch bedingten
Randbildes ein.

Entwicklung. Nicht weniger wichtig als eine richtige Belichtung ist die Anwendung eines zweckmäßigen und stets reproduzierbaren Entwicklungsverfahrens.
Die Farbenunterschiede kontrastreich gefärbter Hautschnitte lassen leicht
vergessen, daß die photographische Platte nur Helligkeitsunterschiede wiedergibt.
Um die Unterschiede möglichst gut herauszuarbeiten, ist deswegen die Anwendung
eines langsam und kontrastreich arbeitenden Entwicklers zu empfehlen. Als
solcher hat sich der Glycinentwickler von folgender Zusammensetzung gut
bewährt:

Lösung A: 20 g Glycin,
100 „ Natriumsulfit krist.,
1000 ccm Wasser.

Lösung B: 100 g Kaliumcarbonat,
1000 ccm Wasser.

170 ccm Lösung A und 90 ccm Lösung B und 1 ccm einer 10%igen Kalium-
bromidlösung geben einen gebrauchsfertigen Entwickler.

Man entwickle genau 5 Minuten, ohne das Fortschreiten der Entwicklung an
der Lampe zu kontrollieren, und achte darauf, daß sich die Temperatur des Entwicklungsbades immer ungefähr auf 18° C hält. Die vom Verfasser angefertigten

Schwarzweißaufnahmen sind meistens auf Perutz-Braunsiegelplatten aufgenommen und mit diesem Glycinentwickler entwickelt.

Wichtig ist es auch, daß man den Entwickler nicht zu oft benutzt, weil er
mit der Häufigkeit der Benutzung seine entwickelnden Eigenschaften ändert.
Gleichmäßigere Ergebnisse liefert der (zugleich auch sparsamere) Zweischalen-
entwickler, für den A. Köhler folgendes Rezept angibt:

1. Bad (2 Minuten): Metol . . . .   7 g
                     Kaliummetabisulfit .   80 „
                     Hydrochinon . . . .   10 „
                     Kaliumbromid. . . .   2 „
                     Wasser . . . . 1000 ccm

Nach dem Herausnehmen aus dem ersten Bad läßt man die Platten nur ablaufen
(nicht auswaschen!) und bringt sie dann in das zweite Bad, das aus einer 10%igen
Sodalösung besteht, worin sie unter Bewegen 3 bis 5 Minuten verbleiben.
Das Fixierbad ist das übliche:

          Natriumthiosulfat. . . . . . . 250 g
          Natriumbisulfit (wasserfrei) . . 40 „
          Wasser . . . . 1000 ccm

**Beurteilung von Mikrophotographien und der ihnen zugrunde liegenden
Präparate.** Für die Herstellung von Bildern, die miteinander verglichen werden
sollen, z. B. beim Vergleich der Auswirkung verschiedener Wasserwerkstattbehandlung auf die Hautstruktur, ist stets die gleiche Plattensorte, Belichtungs-
dauer, Entwicklerzusammensetzung, Temperatur des Entwicklungsbades und
Entwicklungsdauer anzuwenden, abgesehen davon, daß natürlich auch die
Schnittherstellung und Färbung für die Vergleichsuntersuchung absolut die
gleiche sein muß.

Besonderer Wert ist auf die Gleichartigkeit der Objektbeleuchtung und der
Blendenöffnung im Kondensator zu legen. Durch Verkleinern der Blende wird
die Struktur in vielen Einzelheiten „schärfer", d. h. es erscheinen Linien und
Lichtbrechungsunterschiede, die bei größerer Blendenöffnung nicht zum Vor-
schein kommen. Denselben Effekt erreicht man auch durch Verschieben des
Beleuchtungsapparats, wodurch nicht nur das Auflösungsvermögen des Ob-
jektivs gesteigert wird, sondern, besonders bei schwacher Vergrößerung, eine
Art Dunkelfeldeffekt erzielt wird.

Ein weiterer Punkt, der für die Beurteilung der Präparate sehr wichtig ist,
betrifft das Einbettungsverfahren. Die meistens verwendete Einbettung in
Kanadabalsam, der eine Behandlung des Gewebes mit Alkohol und Xylol vorangegangen ist, läßt die Faser in einem ganz anderen Zustand erscheinen als die
Einbettung in Gelatine.

Auch die verschiedenen Färbeverfahren haben einen mehr oder weniger
starken Einfluß auf den Gewebezustand, sei es im Sinne einer Schrumpfung
(z. B. durch die Pikrinsäure in der van Giesonschen Färbelösung), sei es im
Sinne einer Quellung (z. B. bei der Elastinfärbung), so daß die Beurteilung eines
Schnittbildes auch hierauf Rücksicht zu nehmen hat.

Bei dieser Gelegenheit sei auch vorwegnehmend erwähnt, daß der Charakter
der Doppelbrechung von der Art der Präparatzurichtung abhängt. So ist z. B.
die Umkehr der Doppelbrechung durch Tannin usw. nur dann gut sichtbar zu
machen, wenn man die gegerbte Faser trocknet, bzw. durch Alkohol entwässert
und in Xylol aufhellt.

Endlich ist an dieser Stelle noch darauf aufmerksam zu machen, daß die Mikrophotographien von schräg beleuchteten Aufsichtsbildern von Leder (Narbenaufnahmen)
bei der Reproduktion in einer bestimmten Orientierung wiederzugeben sind, und
zwar so, daß das Bild entgegengesetzt zur Beleuchtungsrichtung betrachtet wird, da

sonst Vertiefungen wie Erhabenheiten erscheinen und umgekehrt. In der Literatur findet man mitunter Reproduktionen, bei denen diese Regel nicht beachtet wurde, was zur Folge hat, daß das Dargestellte erst dann richtig zu erkennen ist, wenn man das Bild von der Seite oder vom Kopf her betrachtet [z. B. J. A. Wilson (1), S. 25, Abb. 10, Narbenoberfläche von Schafleder].

III. Untersuchung der Doppelbrechungseigenschaften der Bauelemente der Haut.

Von großer Bedeutung für das Erkennen des Feinbaues der Hautfaser und der Keratinbestandteile ist die Untersuchung dieser Gewebestrukturen in polarisiertem Licht. Diese Methode und ihre theoretische Grundlage müssen daher so weit beschrieben werden als notwendig ist, um Untersuchungen mit dem Polarisationsmikroskop selbständig auszuführen. Die Arbeiten auf diesem Gebiet sind nicht nur wissenschaftlich von großer Wichtigkeit und bieten nicht nur dem Beobachter hohen ästhetischen Reiz, sondern haben auch mitunter eine technische Bedeutung: abgesehen davon, daß durch die Gerbung mit gewissen Gerbstoffen das Vorzeichen der Doppelbrechung der Faser umgekehrt werden kann, kommt es auch vor, daß man gewisse Einlagerungen in der Haut, wie kristallinische Ablagerungen von Salzen, ferner Fettablagerungen pathologischer Entstehung, die bei gewöhnlicher mikroskopischer Untersuchung unbemerkt bleiben, im polarisierten Licht leicht feststellen kann.

1. Definition der Doppelbrechung.

Doppelbrechung oder optische Anisotropie ist die Eigenschaft eines lichtdurchlässigen Körpers, das durchfallende Licht in zwei linear-polarisierte Anteile zu zerlegen, deren Schwingungsrichtungen aufeinander senkrecht stehen. Diese optische Besonderheit, die man leicht mit Hilfe des Polarisationsmikroskops feststellen kann, ist ein Ausdruck dafür, daß der doppelbrechende Körper einen nach bestimmten Richtungen verschieden angeordneten Feinbau besitzt. Isotrope Körper haben entweder überhaupt keinen geordneten Feinbau oder einen solchen, bei dem keine Richtung vor der anderen ausgezeichnet ist. Der doppelbrechende Körper hat für die beiden Lichtanteile verschiedene Brechzahlen (Brechungsindices); daher pflanzen sie sich in ihm verschieden schnell fort. Die Differenz der Brechungsindices der beiden verschieden gebrochenen Lichtanteile gibt das Maß für die „Stärke" der Doppelbrechung.

Optisch einachsige doppelbrechende Körper. Die kollagene Faser ist von Natur aus positiv einachsig doppelbrechend, wobei einschränkend bemerkt sie, daß manchmal auch positiv zweiachsige Faserbildungen beobachtet werden. Um den Sinn der Aussage „positiv einachsig doppelbrechend" in einem einfachen Schema anzudeuten, stellen wir uns vor, daß ein gestrecktes Rotationsellipsoid (das sog. „Indexellipsoid") in die Faser hineingelegt sei, und zwar mit seiner Länge (Rotationsachse) parallel der Faserachse. Dann erhalten wir die Komponenten, in die das durchfallende Licht zerlegt wird dadurch, daß wir senkrecht zu dem einfallenden Lichtstrahl eine Ebene mitten durch das Ellipsoid legen; die Schnittfigur dieser Ebene mit dem Ellipsoid ist eine Ellipse, deren Achsen die Richtungen angeben, in der die Lichtkomponenten schwingen (Abb. 97). Die Längen der halben Achsen geben die Größe der Brechungsindices an. Die

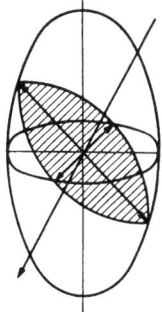

Abb. 97. Indexellipsoid mit Angabe der Schwingungsachsen; einachsige Doppelbrechung [W. J. Schmidt (4)].

Differenz der halben Achsen, also die Differenz der Brechungsindices der beiden Lichtanteile, ist das Maß für die Doppelbrechung: $D = n_\gamma - n_\alpha$.

Fällt das Licht parallel der Rotationsachse des Ellipsoids ein, so ergibt sich als Schnittfigur der senkrecht zur Lichtrichtung durch das Ellipsoid gelegten Ebene ein Kreis. In diesem Fall treten also keine bevorzugten Schwingungsrichtungen auf und das Licht, das in dieser Richtung den doppelbrechenden Körper durchdringt, bleibt unzerlegt wie beim Durchgang durch einen isotropen, einfach brechenden Körper. Man bezeichnet diese Richtung als die optische Achse des Körpers, und da ein Rotationsellipsoid nur e i n e derartig bevorzugte Richtung hat, die mit der Rotationsachse zusammenfällt, nennt man diejenigen doppelbrechenden Körper, deren optischer Charakter durch dieses Rotationsellipsoid schematisch wiedergegeben wird, einachsig. Die optische Achse der einachsig doppelbrechenden tierischen Faserstrukturen ist die Faserachse.

Man erkennt, daß die Stärke der Doppelbrechung ansteigt, je mehr die Lichteinfallsrichtung von der optischen Achse abweicht. Den größten Wert erreicht die Doppelbrechung, wenn das Licht senkrecht zur optischen Achse einfällt.

Auf die kollagene Faser angewendet, bedeutet das folgendes: Wenn beim Untersuchen eines Präparats eine Hautfaser längs getroffen ist, bzw. wenn man eine isolierte Faser, die auf dem Objektträger ausgestreckt ist, untersucht, so leuchtet zwischen gekreuzten Nicols die Faser mit maximaler Helligkeit auf; ist sie dagegen genau quer geschnitten, d. h. läuft sie parallel der Tubusachse des Mikroskops, so bleibt sie dunkel. Alle schräg geschnittenen Fasern zeigen, je nach dem Neigungswinkel ihres Richtungsverlaufs zur Tubusachse, eine zwischen den beiden Extremen liegende mehr oder weniger starke Doppelbrechung.

Charakter der Doppelbrechung: positiv oder negativ doppelbrechend. Bei der eben beschriebenen Richtungsänderung des einfallenden Lichts ist jeweils der eine linear polarisierte Anteil des durchfallenden Lichts in seinem Brechungsindex unabhängig von der Richtung des Lichteinfalls, d. h. er hat, wie gerichtet der Lichteinfall gegenüber der optischen Achse des doppelbrechenden Objekts auch immer sei, stets die gleiche Fortpflanzungsgeschwindigkeit. Dieser Lichtanteil wird der ordentliche Anteil genannt. Der andere Lichtanteil, der außerordentliche, hat einen veränderlichen Brechungsindex bzw. eine veränderliche Fortpflanzungsgeschwin-

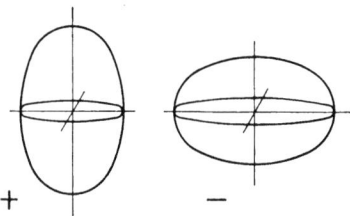

Abb. 98. Rotationsellipsoid als Symbole für positive (+) und negative (—) Doppelbrechung [W. J. S c h m i d t (4)].

digkeit; die extremsten Werte sind n_γ und n_α. Ist nun der Brechungsindex des außerordentlichen Lichtanteils größer als der des ordentlichen, so nennt man den Körper positiv doppelbrechend; der positiv doppelbrechende Körper wird durch das Ellipsoid dargestellt, welches durch Rotation einer Ellipse um ihre große Achse entsteht. Ist aber der Brechungsindex des außerordentlichen Lichtanteils kleiner als der des ordentlichen, so nennt man den Körper negativ doppelbrechend. Das Symbol für derartige Körper ist ein abgeplattetes Rotationsellipsoid, das dann entsteht, wenn eine Ellipse um die kleine Achse rotiert (Abb. 98). Man nennt diese Ellipsoide, aus denen man die Indices der Doppelbrechung quantitativ bestimmen kann, mit einem zusammenfassenden Ausdruck „Indexellipsoide". Wenn, wie das bei der kollagenen Faser möglich ist, der ursprünglich positive Charakter der Doppelbrechung in den negativen verwandelt wird oder umgekehrt, so spricht man von einer „Umkehr des Vorzeichens der Doppelbrechung". Diese Erscheinung läßt sich durch einen Farbeneffekt deutlich machen. Der Charakter der Doppelbrechung eines Fasergebildes wird in einfacher Weise durch Einzeichnen einer Ellipse in den Raum zwischen zwei parallel verlaufenden Linien (Andeutung der Faser) dargestellt. Liegt die Ellipse mit der großen Achse längs der Faser, dann soll damit positive Doppelbrechung angedeutet werden. Liegt sie mit der kleinen Achse in der Richtung der Faser, dann bedeutet das negative Doppelbrechung (Abb. 99 a und b).

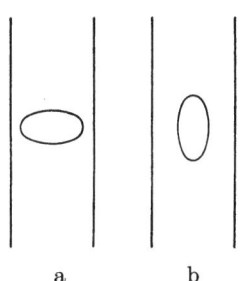

Abb. 99. Schema der positiv (a) und negativ (b) doppelbrechenden Faser [A. Küntzel (2)].

Optisch zweiachsige doppelbrechende Körper. Das Indexellipsoid eines zweiachsig doppelbrechenden Körpers ist ein dreiachsiges Ellipsoid. Während bei den Rotationsellipsoiden alle Schnitte senkrecht zur Rotionsachse Kreise ausschneiden, sind die Schnitte durch ein dreiachsiges Ellipsoid, die senkrecht zu einer Achse geführt werden, Ellipsen. Eine einfache Überlegung zeigt aber, daß es auch bei den dreiachsigen Ellipsoiden möglich ist, beim Hindurchlegen von Ebenen durch das Raumgebilde kreisförmige Schnitte zu erhalten, und zwar gibt es in der durch die größte und kleinste Ellipsoidachse bestimmten Ebene zwei unter einem bestimmten Winkel gegeneinander geneigte Richtungen, die mit der optischen Achse des Rotationsellipsoids die Eigenschaft gemeinsam haben, daß die senkrecht zu ihnen durch das Ellipsoid gelegten Ebenen Kreise ausschneiden. Man nennt diese Richtungen des dreiachsigen Ellipsoids daher ebenfalls „optische Achsen", weil bei einer Durchstrahlung des Körpers in dieser Richtung keine Zerlegung der Schwingungsrichtungen des Lichts in zwei linear polarisierte Anteile stattfindet (Abb. 100). Weil die Körper, die durch ein dreiachsiges Ellipsoid als Indexellipsoid gekennzeichnet sind, zwei optische Achsen haben, nennt man sie optisch zweiachsige doppelbrechende Körper.

Optischer Charakter der zweiachsigen doppelbrechenden Körper. Die beiden optischen Achsen schließen in ihrem Schnittpunkt ein Paar spitzer und ein Paar stumpfer Achsenwinkel ein. Die Ellipsoidachse, die den spitzen Achsenwinkel halbiert, heißt erste Mittellinie, die senkrecht dazu stehende Ellipsoidachse, die den stumpfen Achsenwinkel halbiert, heißt zweite Mittellinie. Ist die erste Mittellinie die größte Ellipsoidachse, so hat der zweiachsige doppelbrechende Körper positives Vorzeichen der Doppelbrechung, und umgekehrt ist der zweiachsig doppelbrechende Körper negativ doppelbrechend, wenn die erste Mittellinie die kleinste Ellipsoidachse ist.

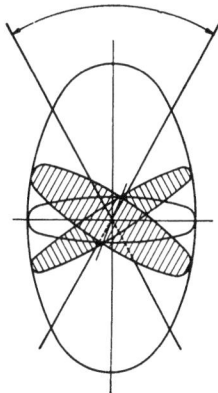

Abb. 100. Indexellipsoid bei zweiachsiger Doppelbrechung [W. J. Schmidt (4)].

Anschaulichmachung. Eine anschauliche Vorstellung von den Unterschieden zwischen den optisch isotropen, den einachsig doppelbrechenden und den zweiachsig doppelbrechenden Körpern kann man sich durch folgendes Gedankenexperiment machen. Ein aus einem frisch erstarrten Gelatinegel herausgeschnittener Würfel ist isotrop, d. h. seine optischen Verhältnisse sind durch eine Kugel (anstatt eines Ellipsoids) darzustellen. Drückt man den Würfel senkrecht zu zwei gegenüberliegenden Flächen zusammen, so wird er doppelbrechend, und zwar ist sein Indexellipsoid ein abgeplattetes Rotationsellipsoid, dessen Rotationsachse (optische Achse) mit der Richtung des Drucks zusammenfällt. Der seitlich gedrückte Gelatinewürfel ist also negativ doppelbrechend in Richtung des Drucks. Wird an Stelle des Drucks ein Zug ausgeübt, so entsteht positive Doppelbrechung in Richtung des Zugs. Greift aber die deformierende Kraft nicht nur in einer Richtung an, sondern drückt man den Würfel in verschiedener Stärke in zwei aufeinander senkrecht stehenden Richtungen, so erhält er die Eigenschaften eines zweiachsig doppelbrechenden Körpers.

2. Polarisationsoptische Bestimmungen und Messungen.

Untersuchungsverfahren zur Feststellung des optischen Charakters der Doppelbrechung. Zur Untersuchung eines mikroskopischen Präparats auf doppelbrechende Strukturen stellt man die beiden Nicols so ein, daß ihre Schwingungsrichtungen senkrecht aufeinanderstehen und dabei zugleich in bestimmter Weise zum Beobachter orientiert sind, derart, daß die Schwingungsrichtung des Polarisators in der Nord—Süd-Richtung und die des Analysators in der Ost—West-Richtung des Sehfelds verläuft. Das Sehfeld des Mikroskops erscheint bei so orientierten (d. h. bei „gekreuzten") Nicols dunkel; bringt man nun ein Präparat, das eine Faser auf dem Objektträger ausgestreckt enthält, in das Sehfeld, so leuchtet es je nach der Richtung, in der die Faser zu den Schwingungsrichtungen der Nicols im Sehfeld orientiert ist, hell auf, bzw. bleibt in gewissen Stellungen völlig dunkel, und zwar erfolgt beim Drehen des Objekttisches um 360^0, wobei auch die Faser in der Ebene des Objekttisches entsprechend die Richtung ändert, ein periodischer Wechsel zwischen Helligkeit und Dunkelheit. Immer, wenn die Faserrichtung diagonal zu dem Nicolkreuz steht (Diagonalstellung), leuchtet die Faser am hellsten auf, also in vier um 90^0 verschiedenen Stellungen des Tisches; in den vier Zwischenstellungen, parallel zu einer der beiden Nicolrichtungen, ist die Faser wieder dunkel (Auslöschstellung). Diejenige Diagonalstellung, die durch den Verlauf der Faser von Nordost nach Südwest gekennzeichnet werden kann, bezeichnet man als „Stellung unter $+45^0$", während die dazu senkrechte Stellung als „Stellung unter -45^0" bezeichnet wird. Die zu $+45^0$ zugehörigen Quadranten nennt man die positiven, die anderen die negativen Quadranten.

Interferenzerscheinungen als Ursache des Aufleuchtens doppelbrechender Strukturen. Die Aufhellung von Faserstrukturen in Diagonalstellung zwischen gekreuzten Nicols kann je nach der Dicke des Objekts weiß oder farbig sein. Die entstehenden Farben sind Interferenzerscheinungen. Um die folgende Methode der Bestimmung des optischen Charakters der Doppelbrechung mittels Gipsplättchen verständlich zu machen, ist es notwendig, die Entstehung dieser Interferenzen kurz zu erläutern.

Das aus dem Polarisator austretende und in die Faser eintretende linear polarisierte Licht wird auf Grund der Doppelbrechung der Faser in zwei Anteile zerlegt, deren Schwingungsrichtungen durch die Lage des Indexellipsoids in der Faser bestimmt sind. Liegt z. B. eine Faser unter $+45^0$, so schwingt die eine Hälfte des Lichts in Richtung der optischen Achse der Faser, d. h. in Richtung der Faserachse, und die andere senkrecht dazu. Diese beiden Lichtanteile besitzen aber verschiedene Fortpflanzungsgeschwindigkeit, weshalb der eine Lichtanteil dem anderen vorauseilt, und zwar um so mehr, je dicker der vom Licht durchlaufene Körper ist. Diese beiden Lichtanteile treten also mit einem bestimmten Gangunterschied aus dem Objekt aus und gelangen mit ihm in den Analysator. Jeder dieser Anteile wird nun beim Eintritt in den Analysator erneut in zwei Anteile zerlegt, von denen der eine, parallel zur Schwingungsrichtung des Analysators schwingende, durchgelassen wird und zum Auge gelangt, während der andere, senkrecht dazu schwingende, verschluckt wird. Der Analysator bewirkt also, daß Teile der beiden Lichtmengen, die ursprünglich in verschiedener Richtung schwingend mit einem bestimmten Gangunterschied aus der Faser ausgetreten sind, wiederum in der gleichen Richtung schwingen, wodurch die Möglichkeit der Interferenz gegeben ist.

Verwendet man zu der Untersuchung Tageslicht, so entstehen Interferenzfarben, weil sich die Interferenzerscheinung für jede Wellenlänge, d. h. für jeden Farbenanteil des weißen Lichts, verschieden abspielt und teils zur Verstärkung, teils zur Vernichtung der betreffenden Farbe führt. Hierdurch wird die normale Zusammensetzung des Tageslichts geändert und der Eindruck Weiß geht verloren.

Mit zunehmendem Gangunterschied der beiden aus dem Objekt austretenden Lichtanteile durchlaufen die Interferenzfarben eine Farbenreihe, innerhalb deren sich einzelne Farbtöne, allerdings nicht in der gleichen Nuance, wiederholen. Diese Reihe kann man am einfachsten dadurch in Erscheinung treten lassen, daß man einen geschliffenen Quarz- oder Gipskeil in weißem Licht zwischen gekreuzten Nicols betrachtet. Die nach steigendem Gangunterschied geordneten Hauptfarben der Skala sind in der folgenden Tabelle 4 wiedergegeben, wobei eine Einteilung der Farben in Ordnungen vorgenommen ist. Das Ende einer Ordnung wird jedesmal durch das Auftreten einer roten Farbe (Rot I. O., Rot II. O. usw.) bestimmt. Durch diese Einteilung ist die Bezeichnung der Farben wesentlich erleichtert.

Tabelle 4.

I. Ordnung	II. Ordnung	III. Ordnung	IV. Ordnung	V. Ordnung
Schwarz	Violett	Violett	Hellviolett	Hellblau
Graublau	Indigo	Blau	Bläulichgrün	Hellgrün
Hellgrau	Blau	Grün	Grün	Weißlich
Weiß	Grün	Gelb	Hellgrün-lichtgelb	Rot
Gelb	Gelb	Rosaorange	Hellgelblichrot	Rot
Orange	Orange	Rot	Hellrot	
Rot	Rot			

Bestimmung des optischen Charakters (Vorzeichens) der Doppelbrechung mit Hilfe von Interferenzfarben. Zur Bestimmung des Vorzeichens der Doppelbrechung benutzt man eine doppelbrechende Gipsplatte, die zwischen gekreuzten Nicols Rot I. O. als Interferenzfarbe liefert. Man schaltet sie an geeigneter Stelle zwischen die Nicols so ein, daß das ganze Sehfeld gleichmäßig in der Interferenzfarbe Rot I. O. erscheint und die große Achse der Indexellipse unter $+45^0$ C verläuft. Wird nun die Faser so orientiert, daß sie ebenfalls unter $+45^0$ liegt, dann liegen die Indexellipsen in Objekt und Gipsplättchen parallel und die Gangunterschiede von Objekt und Gipsplättchen addieren sich (Additionsstellung). Die Folge ist, daß dort, wo Faser und Gipsplättchen übereinanderliegen, die Interferenzfarbe im Sinne der durch die obige Tabelle wiedergegebenen Reihenfolge eine höhere Ordnung erreicht. Von dem Rot I. O. des Sehfelds hebt sich die Faser z. B. in Blau II. O. ab. Liegt dagegen die Faser im Sehfeld unter -45^0, oder hat man den Doppelbrechungscharakter der unter $+45^0$ liegenden Faser umgekehrt (d. h. die Faser negativ doppelbrechend gemacht), so fallen die ungleichnamigen Achsen der Indexellipsen von Gipsplättchen und Objekt zusammen; d. h. der schnellere Lichtanteil des Gipsplättchens durchläuft das Objekt als langsamer Anteil und umgekehrt (Subtraktionsstellung). Die Folge ist, daß in diesem Fall der Gangunterschied vermindert wird und die Farbe sich nach der anderen Richtung ändert. Im Sinne der Farbreihe der obigen Tabelle gesprochen, „sinkt" die Interferenzfarbe. Die Faser erscheint z. B. gelb oder weiß I. O. auf dem Rot I. O. des Sehfelds. Die Erhöhung bzw. die Erniedrigung der Interferenzfarbe des Gipsplättchens durch die Faser ist schematisch in Abb. 101 und 102 angegeben.

Auf Grund der bisherigen Ausführungen ist die Bestimmung des Charakters der Doppelbrechung sehr einfach: Eine Faser wird in Diagonalstellung unter

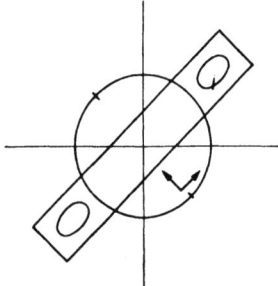

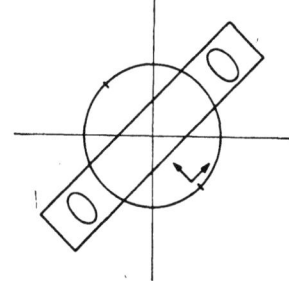

Abb. 101. Polarisationsoptische Analyse der Doppelbrechung durch Gipsplättchen: Erhöhung der Farbe des Gipsplättchens bei positiver Doppelbrechung.

Abb. 102. Polarisationsoptische Analyse der Doppelbrechung durch Gipsplättchen: Erniedrigung der Farbe des Gipsplättchens bei negativer Doppelbrechung.

$+45^0$ im Sehfeld des Mikroskops orientiert und das Gipsplättchen Rot I. O. wird mit der Richtung n_γ ebenfalls unter $+45^0$ an die dafür vorgesehene Stelle des Mikroskops eingelegt. Die Gipsplättchen, die der Polarisationseinrichtung beigegeben sind, tragen auf der Fassung einen Strich oder Pfeil, der die Richtung n_γ kennzeichnet (oft mit c bezeichnet). Wenn die Farbe des Gipsplättchens steigt, ist die Faser positiv doppelbrechend, wenn sie fällt, ist sie negativ doppelbrechend.

Bestimmung der Stärke der Doppelbrechung. Wenn es sich darum handelt, die Doppelbrechung nach ihrer Verursachung zu analysieren (siehe Abschnitt Eigendoppelbrechung und Formdoppelbrechung), so ist es nötig, den Gangunterschied $\Gamma = d\,(n_\gamma - n_\alpha)$ oder daraus und aus der Dicke des Objekts die Stärke der Doppelbrechung, d. h. den Wert für den Ausdruck $D = n_\gamma - n_\alpha$ zu bestimmen. (Betreffs der Ermittlung der Dicke des Objekts siehe S. 192.) Der Gangunterschied selbst wird mittels eines Kompensators bestimmt, d. h. man schiebt im einfachsten Fall einen Quarzkeil in den Strahlengang des Mikroskops ein, derart, daß Quarzkeil und Objekt sich in Subtraktionsstellung befinden, und bestimmt die Dicke des Keils an derjenigen Stelle, an der er eine vollständige Kompensation des vom Objekt erzeugten Gangunterschieds herbeiführt.

Von den verschiedenen Kompensationseinrichtungen ist besonders der Bereksche Kompensator der Firma Leitz in Wetzlar zu empfehlen, der durch einfachen Bau, bequeme Handhabung und große Empfindlichkeit ausgezeichnet ist. Er besteht aus einer senkrecht zur optischen Achse geschnittenen Kalkspatplatte, die in horizontaler Lage drehbar in den Tubusschlitz eingeführt wird; es fallen dann Tubusachse und optische Achse des Kalkspatkristalls zusammen und das Gesichtsfeld ist dunkel. Legt man dann ein Objekt unter das Mikroskop derart, daß die kleine Indexellipsenachse n parallel zu der horizontalen Drehachse des Kompensators steht, so kann man die Objektdoppelbrechung durch Drehen der Kristallplatte um ihre Achse rückgängig machen, d. h. kompensieren. Bei erfolgter Kompensation ist das Objekt dunkel. Der Neigungswinkel des Kristalls, welcher der Kompensationsstellung zugehört, ist an der Fassung des Kompensators abzulesen und nach einer beigegebenen Tabelle auf den entsprechenden Gangunterschied umzurechnen. Der Gangunterschied Γ ist das Produkt aus der Phasendifferenz der aus dem Objekt austretenden Lichtanteile und der Wellenlänge des angewandten Lichts:

$$\Gamma = x\,.\,\lambda = d\,(n_\gamma{}' - n_\alpha).$$

Die Stärke der Doppelbrechung ist bestimmt durch den Ausdruck

$$D = n_\gamma - n_\alpha = \frac{\Gamma}{d},$$

wobei d die Dicke des Objekts ist.

Bestimmung der zahlenmäßigen Größe der Brechzahlen. Für bestimmte Zwecke ist nicht nur die Bestimmung der Differenz der Brechzahlen einer doppelbrechenden Struktur, sondern auch die Bestimmung der Brechzahlen selbst von Interesse. R. H. Marriott (3) hat den Versuch unternommen, die Brechzahlen von Lederfasern pflanzlicher Gerbung mit Qualitätseigenschaften in Zusammenhang zu bringen (siehe S. 324). Da die Kollagenfaser je nach der Stellung gegenüber dem durchfallenden Licht verschiedene Brechungsverhältnisse aufweist, ist es zweckmäßig, die Werte für die beiden Extreme, die Hauptbrechzahlen (entsprechend dem parallelen und senkrecht zur optischen Achse schwingenden Licht), zu bestimmen. Die hierfür ausgearbeiteten Methoden werden eingehend von W. J. Schmidt (2) diskutiert.

Man arbeitet hierbei nur mit dem Polarisator und orientiert die Faser mit der optischen Achse parallel der Schwingungsebene der Nicols. Untersucht werden die Fasern in Einbettungsmedien von verschiedenen Brechzahlen. Dasjenige Medium, in welchem die Faser keine deutlichen Konturen zeigt, gibt mit seiner Brechzahl zugleich auch die größere Hauptbrechzahl der Faser an. Die kleinere Hauptbrechzahl bestimmt man in analoger Weise, wobei die Faser senkrecht zur Schwingungsebene des Polarisators orientiert wird. R. H. Marriott (3) benutzt für seine Messungen das weniger genaue Verfahren von Schröder von der Kolk: Stimmen Faser und Einbettungsmedium nicht in ihren Brechzahlen überein, so kann man an der Bewegung der Grenzkontur (die sog. Beckesche Linie) beim Heben des Tubus von der Scharfeinstellung aus leicht feststellen, welche der beiden Komponenten die höhere Brechzahl hat. Beim Heben des Tubus wandert die Helligkeit nämlich in das höher brechende Medium. [Näheres siehe W. J. Schmidt (2).]

3. Ursache der Doppelbrechung der Fasern.

Unterscheidung zwischen Eigendoppelbrechung und Formdoppelbrechung. Die in diesem Abschnitt wiedergegebenen Vorstellungen über die Gründe des Zustandekommens der Doppelbrechung von Gelen und organischen Strukturen verdanken wir den Untersuchungen von H. Ambronn. Die Doppelbrechung einer organischen Struktur kann dadurch hervorgerufen sein, daß ihre einzelnen Feinbausteine Kristallite sind, von denen jeder selbst doppelbrechend ist. Diese Art der Doppelbrechung nennt man Eigendoppelbrechung oder auch Micellardoppelbrechung, weil der kristalline Elementarbaustein von Biostrukturen vielfach als Micelle bezeichnet wird. Sie kann positiv oder negativ sein. Diese Erklärung der Doppelbrechung reicht aber nicht aus, um allen Erscheinungen gerecht zu werden, denn es zeigt sich, daß die Doppelbrechung organischer Strukturen geändert werden kann, wenn man sie mit Flüssigkeiten von verschiedenem Brechungsindex durchtränkt. Ein geordnetes System von Kristalliten mit dazwischen befindlichen Hohlräumen stellt einen Mischkörper nach der Definition von O. Wiener dar. Dieser ist aber unter den folgenden zwei Bedingungen doppelbrechend: 1. Es müssen die beiden Phasen des Mischkörpers (kompakte Phase und Hohlräume, welche durch Flüssigkeiten ausgefüllt sein können) verschiedene Brechungsindices haben; 2. es müssen die Teilchen der einen Phase anisodiametrisch, z. B. stäbchen- oder plättchenförmig sein. Ein derartiger Mischkörper ist auch dann doppelbrechend, wenn keine der beiden Phasen eine Eigendoppelbrechung aufweist. Man nennt diese Doppelbrechung bei Voraussetzung stäbchenförmiger Gestalt der Micellen Stäbchendoppelbrechung und bei Annahme einer regelmäßigen Anordnung von Plättchen Lamellardoppelbrechung. Allgemein nennt man die durch regelmäßige Anordnung anisodiametrischer Micellen hervorgerufene Doppelbrechung Formdoppelbrechung.

Die Stärke der Formdoppelbrechung ist um so größer, je mehr sich die Werte der Brechungsindices der beiden Phasen des Mischkörpers voneinander entfernen;

haben dagegen die beiden Phasen denselben Brechungsindex, so tritt keine Formdoppelbrechung auf. Durch Verändern des Brechungsindex der Durchtränkungsflüssigkeit ist also zwar eine Verstärkung und Abschwächung, niemals aber eine Umkehr der Doppelbrechung, soweit sie auf Formdoppelbrechung beruht, zu erreichen. Der Charakter der Formdoppelbrechung ist demnach unabhängig davon, ob der Brechungsindex des anisodiametrischen Teilchens größer oder kleiner ist als der des Einbettungsmediums. Er ist lediglich durch die Form der Teilchen bestimmt: Ein System aus parallel angeordneten Stäbchen zeigt stets positiv einachsige Formdoppelbrechung, ein System aus parallel geschichteten Plättchen besitzt negativ einachsige Doppelbrechung. Die optische Achse läuft in beiden Fällen der Orientierungsachse der anisodiametrischen Teilchen parallel; im letzteren Fall verläuft sie also senkrecht zur Plättchenfläche.

Unter der Annahme der Formdoppelbrechung wird also verständlich, daß Fasern ihre Doppelbrechung in Abhängigkeit von der Brechzahl der durchtränkenden Flüssigkeit ändern können.

Zusammenwirken von Form- und Eigendoppelbrechung. Es sind theoretisch vier Fälle des Zusammenwirkens von Form- und Eigendoppelbrechung bei organischen Strukturen möglich, die durch das folgende leicht verständliche Schema erläutert werden (Abb. 103). Im Fall der Gleichnamigkeit von Form- und Eigendoppelbrechung ist eine Umkehr der Gesamtdoppelbrechung durch Änderung der Durchtränkungsflüssigkeit nicht möglich. Im Fall der Ungleichnamigkeit läßt sich jedoch eine Umkehr auf diese Weise herbeiführen. Das geht aus der folgenden Kurve hervor, die man erhält, wenn man bei einem

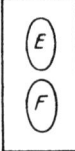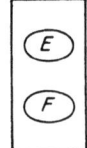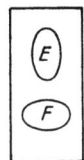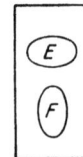

Abb. 103. Zusammenwirken von Eigendoppelbrechung (*E*) und Formdoppelbrechung (*F*) [W. J. Schmidt (4)].

Durchtränkungsversuch die Brechungsindices der Durchtränkungsflüssigkeit auf der Abszisse, die Werte der beobachteten Gesamtdoppelbrechung auf der Ordinate abträgt (Abb. 104). Im natürlichen Zustand des Systems sei die als positiv angenommene Formdoppelbrechung größer als die negative Eigendoppelbrechung (*A*). Bei Aufhebung der Formdoppelbrechung durch Verwendung eines geeigneten Durchtränkungsmittels (dessen Brechungsindex höher sein möge als der der ursprünglichen Durchtränkungsflüssigkeit) bestimmt die negative Eigendoppelbrechung das optische Verhalten des Systems (*B*). Bei weiterer Steigerung des Brechungsindex der Durchtränkungsflüssigkeit tritt wieder die positive Formdoppelbrechung in Erscheinung, die bei genügender Größe imstande ist, die Eigenbrechung überzukompensieren (*C*). Bei einem solchen Durchtränkungsversuch muß das System zweimal isotrop werden, d. h. Form- und Eigendoppelbrechung entgegengesetzten Charakters müssen sich gerade aufheben (was nur in monochromatischem Licht gelingt, während bei Verwendung von Tageslicht im Bereich der Umkehrpunkte anomale

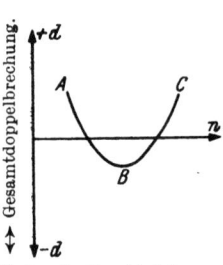

Index der Durchtränkungsflüssigkeit →

Abb. 104. Änderung bzw. Umkehr der Doppelbrechung bei Änderung der Durchtränkungsflüssigkeit [W. J. Schmidt (4)].

Interferenzfarben in Erscheinung treten). Die Umkehrpunkte sind die Schnittpunkte der Kurve.

Dichroismus. Bei natürlich oder künstlich gefärbten doppelbrechenden Objekten beobachtet man oft, daß den verschiedenen Schwingungsrichtungen des Objekts eine verschiedene Lichtabsorption entspricht. Prüft man ein derartiges Objekt über dem Polarisator (der Analysator wird weggenommen), so erscheint

es verschieden gefärbt, je nachdem die große oder die kleine Achse der Indexellipse der Schwingungsrichtung des Polarisators parallelläuft. So ist z. B. eine
mit Kongorot gefärbte Kollagenfaser in der einen Stellung rot, in der anderen
farblos. Diese Erscheinung wird damit erklärt, daß der Farbstoff in der Faser
in einer bestimmten gleichmäßigen Orientierung eingelagert wird. Der Dichroismus
ist ein indirekter Beweis für den geordneten Aufbau der betreffenden Struktur.

4. Herstellung und Untersuchung von Präparaten zum Studium von Doppelbrechungserscheinungen.

Die Herstellung der Präparate für polarisationsmikroskopische Untersuchungen ist insofern einfacher als die gewöhnliche Präparatherstellung, als
eine histologische Färbung überflüssig ist; eine Färbung stört höchstens, insofern
als durch sie die Interferenzfarbe verändert wird.

Bei der Untersuchung der Doppelbrechung spielt die Auswahl der Einbettungs-
und Durchtränkungsflüssigkeit eine große Rolle. Die Kollagenfaser ist nicht
nur wegen ihrer Quellbarkeit bzw. wegen ihrer Neigung, in Alkohol und Xylol
zu schrumpfen, sondern auch wegen der Beeinflussung der Formdoppelbrechung
sehr empfindlich gegen Wechsel der Durchtränkungsflüssigkeiten. Man untersucht daher Gefrierschnitte von möglichst frischem Material oder, noch einfacher, einzelne aus dem Gewebe herausgezupfte Fasern in Wasser. Quellung
in sauren und alkalischen Lösungen sowie eine Schrumpfung (Verleimung)
verhindert man durch Formaldehydgerbung.

Für Faseruntersuchungen eignen sich in hervorragender Weise die Schwanzsehnen der Ratte oder der Maus. Da diese Sehnen über große Strecken hin völlig
homogen und gleichmäßig dick sind, so eignet sich dieses Material auch sehr
gut für experimentelle Arbeiten, bei denen man verschiedene Einflüsse auf die
Doppelbrechung der Faser vergleichend untersuchen will. Man zerlegt eine etwa
10 cm lange Sehnenfaser in mehrere Teile und behandelt jeden Teil in verschiedener Weise. Diese Teile sind miteinander vergleichbar, während verschiedene Fasern, die man aus der Haut herauszupft, nicht immer miteinander
verglichen werden können.

Um Achsenbildpräparate zu bekommen, sucht man in dicken Schnittpräparaten durch die Haut diejenigen Stellen auf, wo möglichst dicke Fasern genau
quer geschnitten sind. Besser noch ist es, Sehnen quer zu schneiden, z. B.
Achillessehne vom Rind. Wenn man Rattenschwanzsehnen quer schneiden will,
muß man sie in einer Weise einbetten, die der Herstellung von Kerzen entspricht.
Man fertigt sich eine Gießform an, die aus einer am Boden geschlossenen Röhre
besteht, und die es ermöglicht, in der Mitte eine Faser aufzuspannen, so daß diese
wie ein Docht von der erstarrenden Paraffinmasse umschlossen wird.

Bei der Untersuchung schwach doppelbrechender Objekte (z. B. von Epidermisfasern) muß man für kräftige Beleuchtung sorgen; gleichzeitig ist es notwendig, alles von oben her auf das Präparat auffallende Licht abzuschirmen.
Man bringt dazu eine Papp röhre auf das Präparat, in welche das Objektiv von
oben her eingeführt wird, oder man arbeitet im verdunkelten Raum unter Benutzung einer Mikroskopierlampe. Oft ist es zweckmäßig, durch Vorlegen eines
Lichtfilters vor den Kondensor für monochromatisches Licht zu sorgen.

Doppelbrechungsbilder eignen sich sehr gut zum Photographieren; auch sind
die Interferenzfarben, da es nicht auf genaue Wiedergabe der Farbnuancen ankommt, recht gut durch die verschiedenen Farbaufnahmeverfahren (z. B.
Agfacolorverfahren) zu reproduzieren.

B. Histologie der tierischen Haut.

Literaturübersicht. Von den zahlreichen Hand- und Lehrbüchern der Histologie und mikroskopischen Anatomie, die zum größeren Teil der humanmedizinischen Literatur angehören, seien die von H. Petersen, W. v. Möllendorff, J. Schaffer (*1*), Ph. Stöhr und von W. Ellenberger und H. Baum genannt.

Monographische Darstellungen Hautanatomie und -physiologie liegen vor von Ed. Pernkopf und V. Patzelt, B. Bloch, F. Pinkus und W. Spalteholz und von W. Biedermann.

Die wichtigsten Angaben über die Systematik der Tiere findet man in den Lehrbüchern der Zoologie, z. B. in dem von C. Claus und K. Grobben. Die stammesgeschichtlichen Zusammenhänge im Bau der Haut bei den verschiedenen Wirbeltierklassen werden eingehend behandelt von L. Plate.

Die Histologie der Tierhaut vom Standpunkt der gerbereitechnischen Verarbeitung wird behandelt von A. Seymour-Jones, A. Küntzel (*1*), H. G. Turley (*1*) und M. Kaye (*2*); außerdem sei noch auf die der Hauthistologie gewidmeten Kapitel in den Lehrbüchern von J. A. Wilson (*1*) und E. Stiasny verwiesen.

In allen diesen Büchern sind weitere Literaturhinweise zu finden.

I. Die Gewebe des tierischen Körpers und ihr Vorkommen in der Haut.

Man unterscheidet folgende vier Arten von Geweben:

1. Das Epithelgewebe,
2. das Gewebe der Binde- und Stützsubstanzen,
3. das Muskelgewebe,
4. das Nervengewebe.

Im Zusammenhang mit der Histologie der Haut interessieren besonders die ersten beiden Gewebearten.

Die Namengebung und die Systematik der Gewebe lassen nicht einheitliche Gesichtspunkte erkennen: die Namen verdanken ihre Herkunft zumeist einer morphologischen oder physiologischen Betrachtungsweise; ausnahmsweise nur wird das chemische Verhalten eines Gewebeelements zur Namengebung herangezogen, wie z. B. beim Kollagen — wörtlich übersetzt — dem leimgebenden Gewebe. Eine große Rolle spielen ferner bei der Systematik der Gewebe, wie sie in den größeren Lehr- und Handbüchern niedergelegt erscheint, entwicklungsgeschichtliche Zusammenhänge. So faßt man z. B. unter Bindegewebe eine Gruppe verschiedenartiger Gewebe zusammen, die aber der Entwicklung nach verwandten Ursprungs sind.

1. Das Epithelgewebe.

Man versteht unter Epithel einen geschlossenen, flächenartig ausgebreiteten Zellenverband, der als Umkleidung und Abschirmung der freien Körperoberfläche oder der Innenflächen des Körpers und der Organe dient. Während die anderen Gewebearten im fertig ausgebildeten Zustand nur noch zum geringsten Teil aus Zellen bestehen, ist das Epithel ausschließlich aus Zellen aufgebaut und deswegen als die einfachste Gewebeart anzusprechen, insofern nämlich, als von einer Zelle, der Keimzelle, die Entstehung und das Wachstum des Organismus seinen Anfang nimmt. Der Begriff Epithel ist ein morphologischer, d. h. das

Gemeinsame der verschiedenen Arten von Epithelbedeckung im tierischen Organismus beruht in der Übereinstimmung des Aufbaues, während der Abstammung nach sich Epithelien unterscheiden lassen, die dem äußeren Keimblatt entstammen, neben solchen, die sich vom inneren oder mittleren Keimblatt ableiten. Auch die physiologische Leistung der verschiedenen Epithelien ist nicht einheitlich, wie z. B. der Vergleich eines Drüsenepithels (exkretorische Funktion) oder der Lunge (resorptive Funktion) mit dem Epithel der Oberhaut lehrt.

Die Definition des Epithels als Zellverband schließt aus, daß irgendwelche nichtzelligen Gewebebildungen in ihnen enthalten sind. Am auffälligsten ist in dieser Hinsicht das Fehlen der Blutgefäße. Die Ernährung der Epithelzellen erfolgt von den Gefäßen der bindegewebigen Unterlage her, weshalb diese bei dickeren und wachstumskräftigeren Epithelien eine besonders starke Durchblutung zeigt. Ein Beispiel hierfür sind die von Blutkapillaren ausgefüllten Coriumpapillen, die unter der stark verhornten Epidermis haarloser Hautstellen anzutreffen sind.

Man unterscheidet einschichtige und mehrschichtige Epithelien. Das Vorkommen der einschichtigen Epithelien in der Haut ist auf die innere Auskleidung der Blut- und Lymphgefäße und der Drüsen beschränkt. Die Oberhaut dagegen ist immer mehrschichtig, wobei die Anzahl der Zellschichten sehr verschieden sein kann, wenigstens aber drei bis vier beträgt. Die Besonderheiten des epithelialen Baues der Oberhaut werden in dem folgenden Kapitel beschrieben.

Die Zellen der Epithelien können alle Übergangsformen von einer langgestreckten, zylindrischen Gestalt bis zu einer flachen, plättchenförmigen Gestalt annehmen. Der Form der Zelle ist auch der Kern angepaßt. In den zylindrisch gestreckten Zellen ist er langgestreckt-ellipsoidisch, während er in den plättchenartigen Epithelzellen unter der Hornschicht der Epidermis linsenförmig abgeplattet erscheint.

Die äußere Epithelbekleidung des Körpers, das Deckepithel, ist in seinem Bau dadurch gekennzeichnet, daß es chemisch widerstandsfähige Deck- und Schutzgebilde entstehen läßt. Bei den höheren Tieren geschieht das durch allmähliches Umwandeln der Zellen in Hornschuppen, bei den niederen Tierklassen sondern die Epidermiszellen, ohne sich selbst in der Form zu ändern, Sekrete ab, die an der Außenfläche des Körpers rasch erstarren und durch Anlagerung immer neuer Schichten oft zur Bildung mächtiger Panzer führen (Cuticularbildungen der Insekten, Krebse usw.).

Anders sind die inneren Epithelauskleidungen des Körpers beschaffen. Bei ihnen fehlt vor allem eine Verhornung der obersten Zellschichten. Sehr oft tragen die randständigen Zellen an der äußeren Oberfläche einen Besatz von feinen Härchen, die durch Flimmerbewegung eine Flüssigkeitsströmung hervorrufen.

Eine besondere Ausbildung haben die Drüsenepithelien erfahren, die in ihren Zellen das Sekret der Drüsen bilden. Schon eine einzige Zelle im Epithel kann als Drüse funktionieren, wie das Beispiel der „Kolbenzellen" in der Oberhaut vieler Fische zeigt, welche den für die Fische charakteristischen Schleim produzieren. Auf Querschnittbildern erkennt man die einzelnen Drüsenzellen leicht an ihrer Größe und an dem abweichenden Zellinhalt.

Drüsen im eigentlichen Sinne sind aber erst die mehrzelligen Drüsen, die als gesonderte Organe angelegt werden (Speicheldrüse, Bauchspeicheldrüse u. a. m.). Die Hautdrüsen gehören zu den offenen Drüsen, weil die Sekrete, die aus den Epithelzellen in das Drüsenlumen austreten, von dort durch einen offenen Ausführungsgang an die Körperoberfläche gelangen können. Es gibt aber auch

Drüsen, die keine offene Verbindung mit der Körperoberfläche oder mit einem Hohlraum des Körpers haben; diese geschlossenen Drüsen bedienen sich der Blut- oder Lymphgefäße als Exportwege (Drüsen der inneren Sekretion: Schilddrüsen, Nebennieren usw.).

2. Das Gewebe der Binde- und Stützsubstanzen.

Die Gewebe dieser Klasse sind, abgesehen von gewissen zellularen Beimengungen, von einheitlichen und wohldefinierten Eiweißkörpern gebildet, dem Kollagen und dem Elastin. Diese Eiweißkörper sind durch ihre chemische Zusammensetzung aus bestimmten Aminosäuren definiert; darüber hinaus ist aber auch das Vorliegen in quellbarer, aber unlöslicher Form und ihre besondere Struktur ein wesentliches, zur Definition durchaus zugehöriges Merkmal, weshalb man diese Eiweißkörper zusammen mit denen der Seide, der Wolle, der Spinnfäden usw. zu den Gerüstproteinen oder Skleroproteinen in einer Gruppe zusammenfaßt. Welche Bedeutung die Struktur für die Definition dieser Eiweißkörper hat, erkennt man am besten am Beispiel des Kollagens, das sich von seinem durch Erhitzen herbeigeführten Umwandlungsprodukt lediglich durch seine geordnete Faserstruktur, aber nicht chemisch unterscheidet. Die sehr wichtigen physikochemischen Eigenschaften des Kollagens, wie Quellungsfähigkeit unter Verkürzung, Änderung der optischen Eigenschaften beim Quellen, Schrumpfung beim Erhitzen usw., sind ebenfalls mit dem Begriff Kollagen eng verbunden. Diese physikalisch-chemischen Eigenschaften bestimmen auch in hohem Grad das histologisch-morphologische Verhalten der Hautfaser und des ganzen Hautgewebes, weswegen sie bei einer histologischen Beschreibung der Haut nicht übergangen werden dürfen. Elastin ist demgegenüber weder quellbar, noch zeigt es die für Kollagen so charakteristischen Verkürzungserscheinungen beim Erhitzen.

Von manchen Histologen wird noch das sog. retikuläre Bindegewebe als eine besondere, nicht nur morphologisch, sondern auch chemisch von Kollagen und Elastin verschiedene Bindegewebsart verzeichnet. Unter retikulärem Bindegewebe im engeren Sinne versteht man das Gewebe, aus dem sich die überaus wichtigen Organe des Blut-Lymph-Systems (Lymphknoten, Milz, Knochenmark usw.) aufbauen, weswegen es auch den Namen „lymphadenoides" Gewebe trägt. Es besteht aus einem engmaschigen Netz von miteinander verwachsenen Fasern. Die netzartige Verzweigung bzw. Verwachsung dieser Fasern ist das Hauptunterscheidungsmerkmal des retikulären Gewebes von den im allgemeinen weniger verzweigten Kollagenfasern, doch können auch die kollagenen Fasern in netzartiger Verwachsung auftreten, und zwar in der Narbenmembran der Haut. Als weiteres Merkmal des retikulären Gewebes gilt seine Färbbarkeit mit Silber, weshalb man diese Fasern auch argyrophile Fasern nennt [A. Maximow (2)]. Doch ist die Silberschwärzbarkeit ein Merkmal, welches noch weiteren Strukturen als nur dem retikulären Gewebe [z. B. den sog. Gitterfasern (H. Plenk)] zukommt. Die Bezeichnung „argyrophile Fasern" ist wegen ihrer allgemeinen Anwendbarkeit dem Ausdruck „retikuläres Gewebe" vorzuziehen, doch wollen wir hier diese Bezeichnung beibehalten wegen der sprachlichen Verwandtschaft zu dem in der englischen und amerikanischen gerbereichemischen Literatur [M. Kaye (2), (3); M. Kaye und D. Jordan Lloyd; J. A. Wilson (1), Bd. I, S. 66] eingeführten Ausdruck „Retikulin".

Wie A. Ewald gezeigt hat, geben die retikulären Fasern die für Kollagen typische Verkürzungsreaktion, wenn man sie nach der Behandlung mit Formaldehyd in kochendes Wasser bringt (Ewald-Reaktion), ferner verhalten sie sich Trypsin gegenüber genau so wie Kollagen. Endlich ist eindeutig nachgewiesen, daß Retikulinfasern in kollagene Fasern übergehen können und umgekehrt (G. C. Heringa). Aus allen diesen Gründen ist es unzweckmäßig, das retikuläre Bindegewebe als Bildung einer besonderen Art von Gerüstprotein anzunehmen. Der einzige Unterschied, der auf chemische Differenzen schließen läßt, ist der, daß es sich mit Silber imprägnieren läßt. Von den meisten Untersuchern wird die Silberimprägnierbarkeit als ein Kennzeichen von neugebildeten Kollagenfasern angesehen und in diesem Sinne sind die argyrophilen Fasern als Frühstadien des kollagenen Gewebes aufzufassen, was ebenfalls voraussetzt, daß zwischen beiden Gewebearten in chemischer Hinsicht wenn nicht völlige Identität, so doch zum mindesten sehr nahe Verwandtschaft besteht.

Was die Verhältnisse in der Haut betrifft, so erscheint es jedenfalls ganz unbegründet, von einer Proteinart „Retikulin" zu sprechen, wie es D. J. Lloyd und M. Kaye und, diesen Autoren folgend, J. A. Wilson (1) tut. Siehe hierzu auch A. Küntzel und A. Seitz.

Die weiteren Unterschiede innerhalb der Gruppe der Binde- und Stützsubstanzen betreffen mehr die morphologischen Besonderheiten, so z. B. die Anordnung des Kollagens in isolierbaren Fasern oder in netzartiger Verwachsung und bei dem faserig gebauten Kollagen wiederum den Grad der Ordnung, wobei man zwischen geformtem und ungeformtem Bindegewebe unterscheidet. Bei den aus Elastin bestehenden Geweben unterscheidet man netzartige, ferner bandartig-parallelfaserige und membranartig strukturierte Gewebebildungen.

Bindegewebe und Stützgewebe. Eine brauchbare Unterscheidung ist die zwischen Bindegewebe und Stützgewebe. Darnach versteht man unter Bindegewebe dasjenige Gewebe, das die Haut mit den darunterliegenden Muskeln und Knochen, ferner die einzelnen Muskeln mit Knochen oder Knorpeln verbindet, das aber auch zwischen die einzelnen Muskelbündel, Nervenstämme, Drüsenlappen, Organteile, Blutgefäße usw. eindringt und die Verbindung zum ganzen Organismus herstellt bzw. eine Verschiebbarkeit der einzelnen Teile bedingt (interstitielles Bindegewebe). Hierzu gehört auch das lockere Bindegewebe der Unterhaut. In etwas anderem Sinne sind auch die Sehnen und Bänder als Bindegewebe aufzufassen, nämlich in dem Sinne, daß sie für eine gelenkige und dehnbare Verbindung der Konstruktionselemente des Bewegungsapparats zu sorgen haben.

Unter dem Stützgewebe versteht man dagegen Knochen, Knorpel und das Fettgewebe, also alle Gewebearten, die nicht so sehr eine verbindende Funktion zwischen anderen Organteilen ausüben als vielmehr eine bestimmte mechanische Aufgabe erfüllen. Man kann, wie immer bei derartigen Einteilungen, diese Unterscheidung nicht in allen Fällen konsequent durchführen, da es, abgesehen von der engen genetischen und strukturellen Verwandtschaft zwischen beiden Gruppen, Übergangsformen gibt, die eine eindeutige Zuordnung nicht erlauben. So wird man z. B. die Lederhaut besonders dort, wo sie eine erhöhte Festigkeit und Dicke aufweist (z. B. im Spiegel der Roßhaut, an den Füßen oberhalb der Hufe usw.), lieber als Stützgewebe bezeichnen wollen, ebenso wie man dem elastischen Fasersystem in der Papillarschicht eine stützende Funktion nicht absprechen kann. Andererseits sprechen manche Gründe dafür, die Lederhaut der Gruppe der Bindegewebe, im Gegensatz zu Stützgewebe, zuzurechnen.

a) Das geformte und ungeformte Bindegewebe.

Mehr nach morphologischen Gesichtspunkten verfährt man, wenn man die ganze Gruppe der Binde- und Stützsubstanzen nach „geformten" und „ungeformten" Erscheinungsarten des Bindegewebes einteilt. Diese Unterscheidung,

die natürlich in vielen Fällen ebenfalls nicht streng durchgeführt werden kann,
aber für eine Orientierung recht brauchbar erscheint, betrifft die folgenden
Punkte: Das geformte Bindegewebe ist das Material, welches die Sehnen,
Bänder und Kapseln bildet. Die Sehnen und Bänder sind immer parallel-
faserig und infolgedessen sehr zugfest und gleichzeitig äußerst biegsam (z. B.
Achillessehnen). In den Sehnen besitzt das Kollagen den höchsten Ordnungsgrad: Die feineren Bauelemente sind parallel orientiert und man erhält bei Verwendung von Sehnenmaterial ein klares Röntgendiagramm. Die Sehnen sind
außen von einer ebenfalls sehr dicht gewebten Kollagenhülle umgeben, in der
die Fasern ringförmig, also senkrecht zum Verlauf der eigentlichen Sehne, angeordnet sind. Bei einem Sehnenquerschnitt sieht man daher im polarisierten
Licht bei orthoskopischer Beleuchtung ein dunkles Feld (die senkrecht geschnittenen Sehnenfasern bleiben dunkel), das in Diagonalstellung von hell aufleuchten-
den Ringsegmenten begrenzt ist. Als besonders wertvoll für Strukturunter-
suchungen an Kollagen haben sich die Schwanzsehnen der Ratte und der Maus
erwiesen.

Auch in den Fällen, wo aus nicht parallel orientierten Fasern Hüllen und
Kapseln gebildet werden (z. B. die Augenkapseln), wird man das Formungs-
prinzip, dem dieses Gewebe gehorcht, anerkennen müssen. Zu solchen Hüllen
gehört auch die Lederhaut der Säugetiere. Die Fasern verlaufen in ihr scheinbar
regellos. Sie deshalb dem ungeformten Bindegewebe zuordnen zu wollen, verbietet der Umstand, daß die Häute der Fische und Reptilien in Schichten angeordnet sind, innerhalb der die Fasern parallel verlaufen, so daß in diesem
Fall die strenge Parallelfaserigkeit der Bänder und Sehnen auch in der Haut
auftritt.

Derartig flächenhaft ausgedehnte Bildungen von mehr oder weniger geformtem Bindegewebe, wie sie die Lederhaut darstellt, findet man grundsätzlich
überall im Körper, wo sich ein über größere Flächenräume ausgedehntes Epithel
befindet, das, um seine Funktion ausüben zu können, von einer stützenden
Bindegewebeschicht unterlegt sein muß. So ist z. B. die Schleimhaut des Darms
und des Magens von einer Art Lederhaut, der Submucosa (das soll heißen:
die unter der Schleimhaut [mucosa] befindliche Schicht) umhüllt oder, vom
Schleimhautepithel aus gesehen, „unterlegt". Die Submucosa des Darms oder
des Magens ist allerdings im Vergleich zu der äußeren bindegewebigen Hülle des
Körpers erheblich weniger fest und ihre Bindegewebesubstanz ist mehr dem
lockeren als dem festen Bindegewebe zuzurechnen. Doch läßt sich auch aus
diesen Membranen durch Gerben Leder machen, wie überhaupt alles Kollagen,
das im Körper vorkommt, gegerbt werden kann, aber nur dann eine Verarbeitung
verdient, wenn es von vornherein in einer brauchbaren Form und Festigkeit und
in einer genügenden Ausdehnung vorliegt. Auch das Knochenmaterial ist —
nach Entfernung der Kalksalze durch Säure — gerbbar. Im Hinblick auf eine
technische Verwertung der bindegewebigen Membranen des Körperinneren wäre
außer an die schon genannten Submucosaumhüllung des Verdauungstrakts noch
an die kugelig geformten Lederhautkapseln der Augen (z. B. Rinderaugen) zu
denken. Von dem aus der Magensubmucosa hergestellten Leder ist besonders
das Verarbeitungsprodukt des Netzmagens der Schafe und Ziegen zu erwähnen,
aus dem ein sog. „Fledermausleder" hergestellt wird. Angaben über eine
technische Verwertung der bindegewebigen Membranen des Körperinneren findet
man bei R. von Ostertag.

Das ungeformte oder lockere Bindegewebe ist am besten mit dem schon
genannten interstitiellen Bindegewebe gleichzusetzen, d. h. mit demjenigen sehr
anpassungsfähigen Zwischengewebe, das überall im Körper vorhanden ist und

alle Organteile miteinander beweglich verbindet, ohne dabei erheblichen mechanischen Beanspruchungen standhalten zu müssen. Außerdem sind aber diesem lockeren Bindegewebe wichtige physiologische Funktionen vorbehalten. In ihm sind nämlich viele für die Ernährung und Regeneration des Gewebes wichtige Zellen enthalten; besonders dort, wo das lockere Bindegewebe die Blutgefäße umhüllt, findet man diese Zellen in starkem Ausmaß. A. Maximow (1), der die Zellformen des lockeren Bindegewebes durch Vitalfärbung mit Neutralrot sichtbar gemacht hat, fand in ihm außer Fibroblasten, Mastzellen und Fettzellen, die auch in festem Bindegewebe vorkommen, gewisse Zellarten, die teils durch amöboide Beweglichkeit (Wanderzellen), teils durch ihr Speicherungsvermögen für Fremdkörper (Phagocyten) ausgezeichnet sind. Was die Haut betrifft, so kommen diese und andere morphologisch und färberisch unterscheidbare Zellen des lockeren Bindegewebes nur in der Unterhaut vor, dagegen nicht in der Lederhaut, wenigstens konnten sie dort noch nicht eindeutig nachgewiesen werden, was aber nicht ausschließt, daß auch dort lockeres Bindegewebe in geringen Mengen eingelagert zwischen den parallelfibrillären Fasern der Lederhaut vorkommt („lockeres Hüllgewebe" der Faser).

Eine besondere Art des lockeren Bindegewebes ist das schon erwähnte retikuläre Bindegewebe der blutbildenden Organe, ein Gewebe, das dem allgemeinen Aufbau nach völlig mit dem Mesenchymnetz übereinstimmt, aus dem sich alle Bindegewebebildungen herausdifferenzieren. Im retikulären Gewebe werden die Wanderzellen gebildet, welche von ihrer Bildungsstätte ausgehend sich überall wandernd im Körper verbreiten.

b) Das Fettgewebe.

Das Fettgewebe spielt einmal die Rolle eines Stützgewebes (z. B. Fettpolster in den Sohlenballen, Fettwulst im Roßkamm), außerdem aber ist es als ein Speichergewebe zu bezeichnen. Seinem histologischen Bau nach ist es eng verwandt mit dem ungeformten Bindegewebe. Man spricht von Fettgewebe dort, wo die Fettzellen, die vereinzelt häufig in lockerem Bindegewebe anzutreffen sind, zu einem besonderen Gewebekörper zusammentreten (Abb. 220 und 226). Die einzelne Fettzelle besteht aus einer dünnen Protoplasmahülle, welche durch halbflüssiges Fett kugelig aufgetrieben ist; der Zellkern befindet sich an der Peripherie des Fettkügelchens. Die einzelnen Fettzellen, die übrigens bei Schnittherstellungen sehr leicht verletzt werden (die freien Fetttröpfchen, die man in Gefrierschnitten von Fettgeweben immer findet, stammen von verletzten Fettzellen), werden im Fettgewebe von dünnen kollagenen Hüllen getrennt (Abb. 164). In Präparaten, in denen das Fett durch die Vorbehandlung gelöst wurde, sieht man nur die leeren, wabenähnlichen Maschen aus lockerem Bindegewebe, die man sich in natürlichem Zustand der Haut von kugeligen, stark lichtbrechenden Fettzellen ausgefüllt denken muß.

c) Die elastischen Gewebe.

Das Kollagen zeigt bei paralleler Faseranordnung, z. B. in den Sehnen, einen bläulichweißen Atlasglanz; bei nicht paralleler Faseranordnung, wie z. B. in der Lederhaut, ist das Kollagen rein weiß. Man nennt Kollagen daher auch das weiße Bindegewebe und stellt es damit dem Elastin gegenüber, das ein blaßgelbes Aussehen hat. Ebenso wie Kollagen kommt auch das Elastin in parallelfaseriger und in netzförmiger Anordnung vor. Ein Beispiel für den parallelfaserigen Aufbau des Elastins ist das Nackenband (Ligamentum nuchae), dessen fast ausschließlich aus Elastin bestehende Fasermassen gern zu chemischen und histologischen Elastinuntersuchungen verwendet werden, und zwar auch dann, wenn man über das Verhalten des Elastins der Haut Auskunft erhalten möchte; das Hautelastin ist nämlich nicht ohne tiefgreifende chemische Maßnahmen (Alkalihydrolyse des Kollagens) zu isolieren. Auch als Substrat für Beizwertbestimmungen ist Nackenbandelastin vorgeschlagen worden. Als Beispiel der netzförmigen Anordnung des Elastins ist in erster Linie das Elastinsystem der Papillarschicht der Haut zu nennen. Eine besondere Ausbildung hat das elastische Gewebe in den Blutgefäßen, besonders in den Aorten, erfahren. Dort ist das Fasernetz so eng und dicht geschlossen, daß zusammenhängende elastische Membranen gebildet werden. Auf Hautquerschnitten, bei denen Blutgefäße getroffen sind, erkennt man in der Gefäßwandung die elastische Membran an der ringförmig in sich zurücklaufenden, eng gefalteten Linie (Abb. 159). Diese Falten treten nur auf, wenn das Gefäß von Blut entleert ist; ist die Blutader gefüllt, ist die Membran glatt gespannt.

Ebensowenig wie beim Kollagen kann man beim Elastin irgendwo im Körper freie Faserenden entdecken. Man muß daher die Schlußfolgerung ziehen, daß die gesamte elastische Substanz des Körpers in sich verbunden ist.

Da hier nur ein Überblick über die Gewebearten, die im Körper vorkommen, gegeben werden soll, so ist hier nicht der Ort, auf die Probleme des Feinbaues der Bindegewebefaser einzugehen. Wir werden diesen Gegenstand im Zusammenhang mit der Besprechung der allgemeinen Histologie der tierischen Haut behandeln.

3. Das Muskelgewebe.

Die dritte Gewebeart, das Gewebe der Muskeln, ist in der Haut nur wenig vertreten. Immerhin finden wir an drei verschiedenen Stellen Muskeln, nämlich die Haarmuskeln, die Muskelzellen der Schweißdrüsen und die Muskeln der Unterhaut. Letztere bilden das „Fleisch", welches beim Entfleischen zusammen mit der Unterhaut entfernt wird.

Das Muskelgewebe ist charakterisiert durch den Besitz von eigentümlichen, der Zusammenziehung fähigen Fäserchen, von denen zwei dem Aussehen und der Leistung nach verschiedene Arten auftreten, das sind die glatten und die quergestreiften Muskelelemente. Im Körper der höheren Tiere sind die glatten Muskeln diejenigen, die dem Einfluß des Willens entzogen sind; sie verursachen die Bewegungen der Eingeweide und Gefäße. Das quergestreifte, willkürlich kontrahierbare Muskelgewebe wird zum Ausbau der Skelettmuskulatur verwendet. Die quergestreiften Muskeln können sich schnell zusammenziehen und auch wieder schnell ausdehnen; die Bewegung der glatten Muskeln dagegen ist langsamer. Eine besondere Stellung nimmt die Muskulatur des Herzbeutels ein, die zwar aus quergestreiften Elementen aufgebaut ist und auch eine energische und rasche Kontraktion leistet, jedoch nicht willkürlich bewegt werden kann. Auch im feineren histologischen Bau weicht die Herzmuskulatur von der übrigen quergestreiften Muskulatur erheblich ab.

Die Muskelgewebe sind stets mit kollagenem Bindegewebe durchsetzt, mit dem sie auch genetisch verwandt sind. Die enge Verbundenheit zwischen Muskelgewebe und Bindegewebe zeigt sich auch darin, daß die Anheftung des Muskels z. B. am Knochen immer nur durch Vermittlung kleiner bindegewebiger Sehnen erfolgt. Die glatten Muskeln beginnen und endigen an Bindegewebemembranen, so ist z. B. der Haarmuskel einerseits am Bindegewebe des Haarbalgs, andererseits an der bindegewebigen Grenzschicht des Coriums angeheftet.

Über den feineren Bau der Muskeln ist folgendes zu sagen: Die glatten Muskeln, zu denen auch die Haarmuskeln und die Muskeln der Schweißdrüsen gehören, bestehen aus einzelnen spindelförmig gestreckten Zellen, die der Länge nach von kontraktilen Fibrillen durchsetzt sind. Auch die Kerne sind langgestreckt und zeigen eine charakteristische Form. Um die Schweißdrüse herum liegen die glatten Muskelzellen in einer einfachen bindegewebigen Schicht, eingelagert zwischen dem Drüsenepithel und ‑dem bindegewebigen Drüsensack (Abb. 168). In den weitaus meisten Fällen sind die Muskelzellen in Bündeln angeordnet (z. B. Haarbalgmuskeln), die von lockerem Bindegewebe reichlich durchsetzt werden. Die Fasern des Bindegewebes verlaufen dabei zirkulär, da sie bei einem Parallelverlauf mit den Muskelfibrillen die Kontraktion behindern würden.

Da der Haarmuskel nicht isolierbar ist, muß man sich dafür Ersatzmaterial an leichter zugänglichen Muskelgeweben beschaffen, wenn man die Einflüsse der Wasserwerkstattbehandlung auf die Beschaffenheit auch der Haarmuskeln studieren will. G. D. McLaughlin wählte den Uterusmuskel vom Kalb als Modell für haarmuskelähnliche glatte Muskulatur und den Thoraxmuskel der Ziege als einen willkürlich bewegbaren Muskel.

Wesentlich komplizierter ist der Bau der quergestreiften Muskulatur, bei der die zellulare Natur der Muskelfaser nicht mehr erkennbar ist. Im Zusammenhang mit der Hauthistologie ist eine eingehendere Besprechung der Struktur dieser Muskeln entbehrlich, doch sei noch darauf hingewiesen, daß die Verkürzung, welche die kollagene Faser bei Säurequellung erfährt, eine gewisse Ähnlichkeit mit der Muskelkontraktion aufweist, weshalb die Probleme der Muskelphysiologie auch für den Hauthistologen von großem Interesse sind.

4. Das Nervengewebe.

Die charakteristischen Elemente des Nervengewebes sind Zellen, die in sehr vielgestaltigen, langgestreckten oder baumartig verästelten Fasern, den Neurofibrillen, auslaufen. Jede Nervenzelle bildet zunächst für sich eine Einheit — man nennt sie ein Neuron —; im Laufe der Entwicklung baut sich aber aus unendlich vielen Neuronen ein Nervensystem auf, das in seiner reizleitenden Funktion deutlich eine Einheit darstellt.

Dem aus einzelnen Neuronen und seinen Verästelungen bestehenden Nervensystem gehört eine eigentümliche Stützsubstanz zu, die man Neuroglia nennt. Außerdem werden die Nerven, das sind die reizleitenden Verbindungen zwischen Sinnesorgan und Zentralnervensystem bzw. zwischen Zntralnervensystem und Muskeln, Organen usw., von spezifischen, sehr kompliziert gebauten Hüllgeweben umgeben (Neurilemma, Markscheide). In den Nervensträngen verlaufen ganze Kabel von einzelnen Nerven, die gemeinsam von einer Bindegewebehülle umgeben und durch Bindegewebelamellen voneinander isoliert sind. Derartige Nervenstränge treten in die Haut ein und durchsetzen die untere Bindegewebeschicht in Begleitung der Blutgefäße, um sich in der Gegend der Drüsen und Haare zu verzweigen, bis sie unter Verlust ihrer Hüllsubstanzen in nackte Nervenendzellen ausmünden, die den einzelnen Organen anliegen.

So ungeheuer wichtig die Zellen für die Lebensäußerung der Haut sind, so gering ist die Rolle, die sie im materiellen Aufbau der Haut spielen. Ihr Anteil an der Gewebemasse, aus der die Haut besteht, ist verschwindend. Die Nerven stellen also kein konstruktives Element der Haut dar. Wieweit sie bei der Wasserwerkstattbehandlung zerstört werden, ist nicht bekannt. Daß die eigentlichen, die Nervensubstanz bildenden Zellen, die Neuronen, zerstört werden, ist sehr wahrscheinlich; dagegen ist anzunehmen, daß das Stützgewebe der Markscheiden bis in die Gerbung hinein erhalten bleibt.

5. Die Gerbfähigkeit der tierischen Gewebe.

Die verschiedenen Gewebe des tierischen Körpers werden von Eiweißkörpern aufgebaut und zeigen daher in chemischer Hinsicht gewisse Übereinstimmungen in der Reaktionsweise mit Gerbstoffen. Wenn eine Gerbung bedeutet, daß eine Verbindung irgendeiner Gewebestruktur mit Gerbstoffen zustande kommt, so kann man die Behauptung aufstellen, daß alle Gewebe gerbbar sind. Wenn man jedoch unter Gerbung die Bildung von Leder oder zum mindesten von Lederfasern versteht, so muß festgestellt werden, daß nur die kollagenen Bindegewebefasern gerbbar sind. Die verhornten Faserbildungen des Epithelgewebes, die Haare, sind insofern nicht gerbbar, als sie schon von Natur aus dasjenige Verhalten zeigen, das man bei der Bindegewebefaser erst herbeiführen muß: das Ausbleiben von Verklebungserscheinungen beim Trocknen. Bei den Haarfasern hätte eine Gerbung also überhaupt keinen technischen Nutzen. Auch das elastische Gewebe, z. B. das Nackenband, hat im Gegensatz zu Kollagen von vornherein Eigenschaften, welche das Kollagen erst nach der Gerbung aufweist, z. B. Unempfindlichkeit gegen die quellende Wirkung von Säuren. Abgesehen davon ist das elastische Gewebe wegen der ungeeigneten Form, in der die Elastinstrukturen vorkommen, kein Objekt für eine gerberische Verarbeitung. Wieder anders liegen die Verhältnisse bei dem Muskel- und Nervengewebe: die diesen Geweben zugrunde liegenden Fasern bringen für eine technische Verarbeitung viel zu mangelhafte mechanische Eigenschaften mit. Die Muskelfibrille weist nur in der kompakten Muskelmasse, nicht dagegen in der für technische Verarbeitungen unbedingt erforderlichen Isolierung eine genügende Reißfestigkeit auf. Diejenige der Nervenfaser ist noch geringer. Es bleibt also nur das Kollagen als Objekt für eine Gerbung eines tierischen Gewebes übrig, aber da auch nur dann, wenn die ursprüngliche Faseranordnung und die Gesamtstruktur technische Verwendung erlauben, bzw. wenn sich leicht Einzelfasern gewinnen lassen. In dieser Hinsicht ist unter den Kollagenstrukturen das Kollagen der Knochen kein geeigneter Gegenstand der gerbereitechnischen Verarbeitung, während — abgesehen von den Hauptobjekten, den äußeren und inneren bindegewebigen Körpermembranen — das lockere Bindegewebe und das streng parallelfaserige Sehnengewebe sich prinzipiell für Einzelfasern verarbeiten lassen dürften. Unter den sogenannten Fleischfasern, die in den ledertechnischen Tageszeitungen im Jahre 1938 mehrfach als Ausgangsmaterial für die Herstellung von Kunstleder genannt wurden (z. B. Die Lederindustrie, 81. Jahrg., Nr. 7 [1938]), waren nicht die eigentlichen Muskelfasern gemeint, sondern das intermuskuläre lockere Bindegewebe, das die Muskulatur durchsetzt.

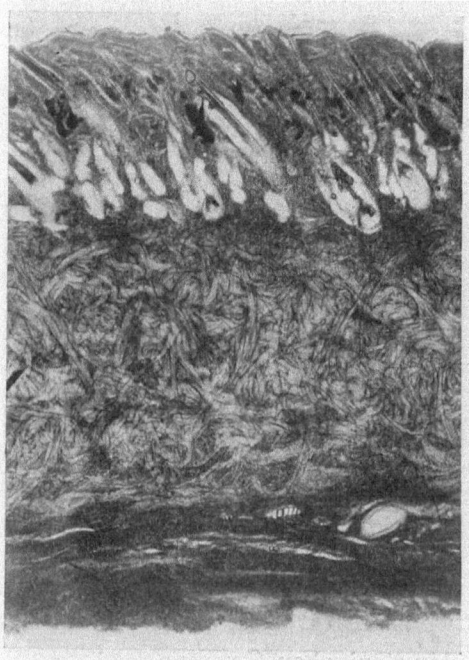

Abb. 105. Gefrierschnitt durch Kernstück der Rindshaut (natürlicher Zustand, keine Fixierung und Färbung) (Vergr. 10mal).

II. Allgemeine Charakteristik der Gerbhäute.

Alle tierischen Häute, die zu Leder verarbeitet werden, sind im Prinzip gleich gebaut: sie bestehen aus einer bindegewebigen, mehr oder weniger dicken Membran, der Lederhaut (Corium oder Cutis), die nach außen von der aus Zellen bestehenden Oberhaut (Epidermis) und ihren Verhornungsprodukten (Haaren, Schuppen) bedeckt ist, während sich zwischen der eigentlichen Lederhaut und dem tierischen Körper eine Schicht lockeren Bindegewebes, die Unterhaut (subcutanes Bindegewebe), befindet, die mit Fettablagerungen durchsetzt ist. Die Unterschiede der Körperbedeckungen bei verschiedenen Tierklassen betreffen bei den Säugetieren und Vögeln in erster Linie die Gestaltung der Oberhaut und des Haar- bzw. Federkleides, während bei den Reptilien und Fischen die Schuppen und Hautverknöcherungen, die von der Lederhaut gebildet werden, die morphologische Besonderheit der Haut bedingen. Wenn im folgenden ohne Rücksicht auf die Abweichungen bei den verschiedenen Tierklassen eine allgemeine Beschreibung der histologischen Einzelheiten der tierischen Haut gegeben wird, so halten wir uns dabei naturgemäß an das Bild derjenigen Tierhaut, die für die Lederbereitung die größte Rolle spielt, das ist die Haut der Großsäugetiere, insbesondere die des Rindes (Abb. 105, 105a und 106). Bei Besprechung der histologischen Eigentümlichkeiten der Häute anderer Tierklassen werden dann die Abweichungen von diesem Bild besonders betont werden.

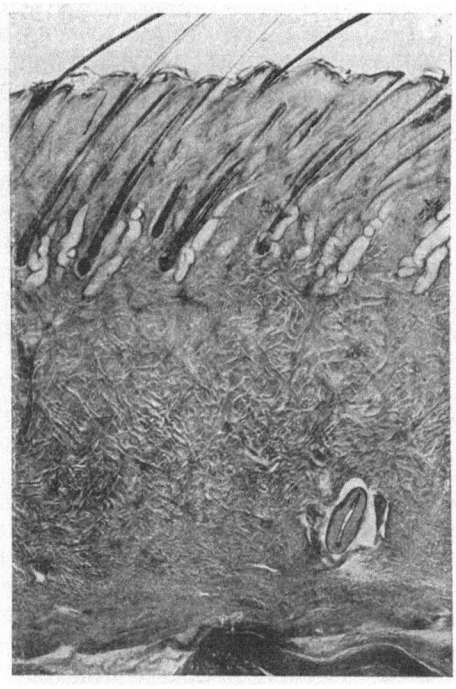

Abb. 105a. Schnitt durch Kernstück der Rindshaut (Paraffineinbettung; Färbung mit Hämatoxylin und Eosin) (Vergr. 15,3mal).

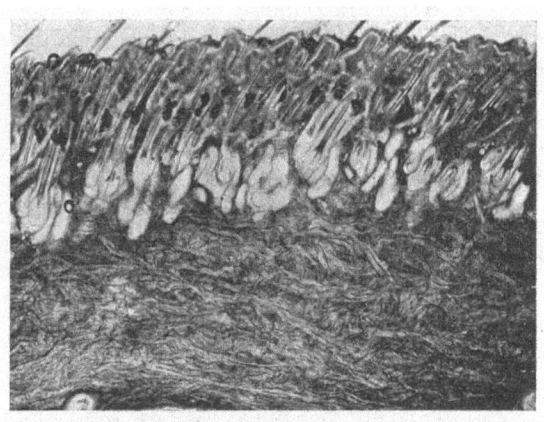

Abb. 106. Gefrierschnitt durch Flämenstück der Rindshaut (natürlicher Zustand, keine Fixierung und Färbung) (Vergr. 11,25mal).

Die Unterhaut. Die Verbindung der Haut mit dem tierischen Körper wird durch die Unterhaut hergestellt. Das fettreiche und auch von Muskeln durchsetzte lockere Bindegewebe der Unterhaut wird beim Abziehen der Haut vom tierischen Körper durchschnitten, wobei Reste zurückbleiben, die wegen der besonders auffälligen und störenden Anwesenheit von Muskelgewebe allgemein „Fleisch" genannt werden. Diese Reste werden durch den „Entfleischung" genannten Arbeitsprozeß so weit entfernt, bis das kompakte Fasergewebe der Lederhaut freigelegt ist. Die unmittelbare Verbindung zwischen Haut und

Körper durch die Hautmuskulatur tritt jedoch nur an gewissen Körperstellen in Erscheinung. Im übrigen wird durch die lockere Struktur des Unterhautbindegewebes bewirkt, daß die Haut faltbar und auf dem Körper weitgehend verschiebbar ist. Die Verschiebbarkeit ist besonders in den konkaven Körperstellen „Flämen", d. s. die Falten zwischen Brust und Vorderbeinen bzw. Bauch und Hinterbeinen, sehr groß. Am Kopf und an den Gliederenden ist die Haut dagegen fest mit der Unterlage verbunden; an diesen Stellen ist das lockere Bindegewebe der Unterhaut nur sehr schwach entwickelt und auch die Fetteinlagerungen treten hier nur in schwächerem Maß auf. Die Fettmassen, die besonders bei Masttieren oft den Umfang ausgedehnter Speckschichten annehmen, gehören mehr der Haut als dem Körper an, insofern nämlich, als bei einer Verschiebung der Haut gegenüber dem Körper die Fettmassen der Bewegung der Haut folgen.

Die Oberhaut. Die Oberhaut ist eine papierdünne, nur aus Zellen bestehende Schicht, die dem bindegewebigen Corium aufliegt, etwa wie eine Tuchbespannung einem Brett, wobei man sich die schrägstehenden Haare als Nägel zu denken hat, mit welcher das Tuch auf der Unterlage festgeheftet ist, mit dem Unterschied, daß die Oberhaut nicht von den Haaren durchstoßen wird, sondern daß sie die Haarlöcher vollständig auskleidet. Löst man Oberhaut mitsamt den Haaren von der bindegewebigen Unterhaut ab, was beim Äschern unter Umständen gelingt, so erkennt man, daß sich die Lederhaut zu den abgelösten Teilen verhält wie ein Bild zum Klischee oder wie ein Positiv zum Negativ; was im übrigen die Dicke der ganzen Haut betrifft, so wird sie durch die Entfernung der äußerst dünnen Oberhaut kaum beeinträchtigt.

Außer den Einstülpungen der Oberhaut, die wir als Haarwurzelscheiden bezeichnen, gibt es auch noch Einstülpungen der Epidermis, die so fein sind, daß sie im Narbenbild nach Entfernung der Oberhaut nicht zu erkennen sind. Das sind die Schweißdrüsen. Auch bei vorsichtigster Ablösung der Oberhaut würde es niemals gelingen, die Drüsensäcke in der gleichen Weise mit der abgelösten Oberhaut verbunden zu lassen, wie es bei den Haaren bisweilen möglich ist. Das hängt auch damit zusammen, daß das Epithel der Drüsenauskleidung nur einschichtig gebaut ist. Die Auskleidung der Haarlöcher ist dagegen genau so gebaut wie die äußere Epidermis, wie ja auch die Hornbildungsfunktion an dieser Stelle prinzipiell die gleiche ist, wenn auch erheblich gesteigert.

Außer den Schweißdrüsen sind noch als Anhangsgebilde der Oberhaut die Talgdrüsen zu nennen, die als sackartige Anhängsel der Haarwurzeln in dem Raum zwischen Haarwurzel und Haarmuskel gelegen sind.

Die Lederhaut. Der überwiegende Anteil der Gesamthaut wird durch die Lederhaut gebildet, die nahezu vollständig aus festem, in Fasern und Faserbündeln eng verflochtenem Bindegewebe besteht, im Gegensatz zu dem lockeren, fibrillären und oft membranartig strukturierten Bindegewebe der Unterhaut. So weit die Haare und die Drüsen als Einstülpungen der Oberhaut in die Lederhaut hineinreichen, ist sie durch eine feinere Faserstruktur, durch eine stärkere Durchblutung und durch einen größeren Zellreichtum ausgezeichnet. Dieser als Papillarschicht bezeichnete obere Teil der Lederhaut ist ferner durch die Anwesenheit von elastischen Fasern gegenüber dem unteren Teil, der Retikularschicht, charakterisiert. Die Retikularschicht besteht, abgesehen von Wasser, nahezu vollständig aus Kollagen, also aus mehr oder weniger dicken Faserbündeln, deren Richtungsverlauf und Gewebedichte für die technischen Eigenschaften des Leders ausschlaggebend sind. Die Retikularschicht enthält in vielen Fällen Einlagerungen von Knochenbildungen, insbesondere bei Reptilien (Abb. 194 und 195), doch ist auch bei Rindshäuten das Auftreten von Hautverknöcherungen als pathologische Seltenheit beobachtet werden (W. Hausam, E. Lieb-scher und T. Schindler). Die Häute der kleineren haarreichen Tiere (Pelz-tiere) haben im allgemeinen eine sehr wenig ausgebildete Retikularschicht, weil bei ihnen die Haarwurzeln die Haut fast in ihrer ganzen Dickenausdeh-nung durchsetzen (Abb. 135).

Der Name Papillarschicht leitet sich nicht von den Haarpapillen her, sondern von den Coriumpapillen, die sich bei haarlosen Hautstellen an der Epidermis-grenze befinden. Da aber gerade die stark behaarten normalen Tierhautstellen derartige Bindegewebepapillen nicht aufweisen, so werden vielfach andere Namen für diese Schicht vorgeschlagen, so z. B. Haarschicht oder Stratum pilosum, womit die Schicht bezeichnet wird, welche durch die Haarwurzeln charakteri-siert ist.

Die älteren Anatomen (Bonnet, Martin u. a.) unterschieden noch innerhalb der Papillarschicht zwischen einem Stratum papillare, womit die Schicht un-mittelbar an der Epidermisgrenze, also die Narbenmembran, gemeint ist, und einem Stratum intermedium, womit sie die übrige Papillarschicht bezeichnen.

J. A. Wilson (2) bevorzugt die Bezeichnung Thermostatschicht (thermostat layer). Diese Bezeichnung stellt die Wärmeausgleichfunktion der Haut, welche durch die Schweißdrüsen herbeigeführt wird, in den Vordergrund. Gegen sie ist einzuwenden, daß es Häute gibt, die nahezu frei sind von Schweißdrüsen. Wichtiger noch ist der Einwand, daß diese Ausdrucksweise in der internationalen anatomischen und physiologischen Literatur völlig unbekannt ist. Der Vollständigkeit halber sei noch erwähnt, daß A. Seymour-Jones in einer eigenen Terminologie die Papillarschicht Corium minor benennt im Gegensatz zum Corium major, der Retikularschicht. Diese Bezeichnungsweise wurde von H. G. Turley (1) übernommen.

Für den Gebrauch des Gerbers wäre es am praktischsten, die Papillarschicht mit Narbenschicht zu verdeutschen, worunter man die unter der Narben-oberfläche befindliche Schicht verstehen würde, soweit sie durch das Relief der Narbenmembran (welche als oberste Zone der Narbenschicht zu definie-ren wäre) geprägt ist.

Das Verhältnis der drei Teile der Haut zueinander und ihre Funktionen. Ganz im Gegensatz zu der geringen Raumbeanspruchung der Oberhaut gegenüber der Lederhaut ist die Oberhaut vom biologischen Standpunkt aus der durchaus wichtigere Teil der Gesamthaut. Die Epidermis ist nämlich mit der embryonalen Haut unmittelbar gleichzusetzen, während sich die Lederhaut sekundär ent-wickelt und dabei der formenden Kraft der Oberhaut nachgibt, die ihre Haar-wurzeln in das undifferenzierte embryonale Gewebe hineinsenkt. So entstehen die Haarlöcher, die nach Entfernung der Haare die für jede Tierart charakteri-stische Narbenzeichnung des Leders bedingen. Aber die Oberhaut ist weiterhin des-wegen das biologisch wichtigere Organ, weil sie zusammen mit ihren Abkömm-lingen, den Haaren und Drüsen, die komplizierten Verrichtungen eines thermo-statischen Apparats besorgt und als Sinnesorgan funktioniert, während die Bindegewebeanteile mehr als Unterlage für die Oberhaut dienen. Übrigens be-treffen auch die meisten Hautkrankheiten nur die Epidermis.

Die Lederhaut hat nur insofern eine selbständige physiologische Aufgabe zu erfüllen, als sie einen mechanischen Schutz ausübt und den Körper zu erwärmen hat. In der Ausübung dieser Schutzfunktionen wird die Lederhaut durch den Haarpelz und durch das Fettpolster unterstützt. Diese drei Schutzanlagen können sich infolgedessen auch im weiten Maß gegenseitig ersetzen: Je dicker der Haarpelz, um so mehr tritt die Dickenentwicklung der beiden bindegewebigen Hautschichten zurück, und umgekehrt, je haarärmer ein Tier, um so dicker die Entwicklung der Lederhaut, bzw. um so ausgedehnter sind die Fettablagerungen in der Haut. Auch die Dickenentwicklung der Oberhaut ist von der Ausbildung des Haarkleides abhängig: Je geringer die Haarkleidentwicklung, um so zell- und schichtenreicher ist die Epidermis.

Die Schutzwirkung der Haut gegen äußere mechanische Verletzungen ist vor allem durch die dichte, widerstandsfähige Faserstruktur der Lederhaut bedingt. Die Fasern bevorzugen, wenigstens in der Haut der Säugetiere, keine besondere Richtung, sondern durchsetzen sich kreuz und quer, so daß das Hautgewebe, auch wenn es verletzt ist, nicht weiter einreißt. Diese außerordentlich wertvollen mechanischen Eigenschaften bedingen auch die Überlegenheit des gewachsenen Hautfasergeflechts über die künstlich hergestellten Gewebe.

Was andererseits den Schutz betrifft, den die Haut dem Körper gegenüber Mikroorganismen und toxisch wirkenden Substanzen gewährt, so wird er durch die schuppenförmige Abdeckung der abgestorbenen Hornzellen besorgt, die gegen Fermente sehr unempfindlich sind. Diese Schutzwirkung wird außerdem noch durch die Sekretionstätigkeit der Talgdrüsen erhöht, durch welche die Epidermis in ihrer Quellungsfähigkeit in Wasser herabgesetzt und damit gegen Eindringen von Bakterien noch widerstandsfähiger gemacht wird.

III. Die Oberhaut.

1. Die Oberhaut im engeren Sinne.

a) Die Schichten der Oberhaut.

Auf dem Querschnitt durch die Oberhaut fallen im allgemeinen nur zwei mehr oder weniger deutlich getrennte Schichten auf, von denen die untere aus Zellen besteht, erkennbar an den gut färbbaren Kernen, eine Schicht, die in den meisten Fällen den weitaus größeren Anteil der Oberhaut ausmacht, während die zweite,

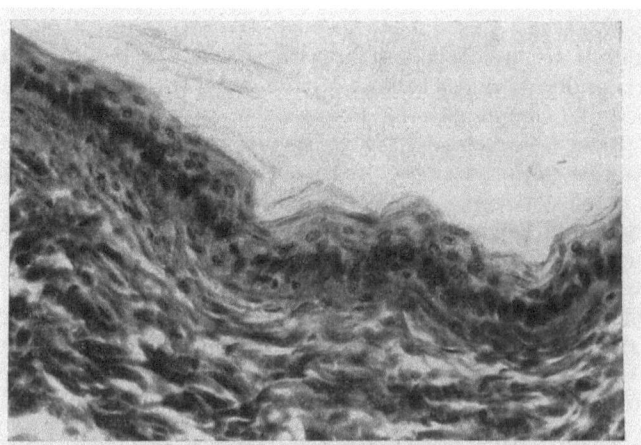

Abb. 107. Schnitt durch die Epidermis der Rindshaut (Paraffinschnitt, Färbung mit Hämatoxylin und Eosin) (Vergr. 200mal).

äußere Schicht von einer Lage kernloser Schuppen gebildet wird und anders färbbar ist als die untere, aus Zellen zusammengesetzte Schicht. Diese zweite, obere Schicht nennen wir Hornschicht. Die folgenden Abbildungen zeigen Oberhautquerschnitte vom Rind, vom Schaf und vom Schwein; die Abbildungen sind von gleichem Abbildungsmaßstab (Abb. 107, 108 und 109). Man erkennt deutlich die Dickenunterschiede der Epidermalbedeckung des haararmen Schweines gegenüber den haarreichen anderen Tieren; bei der Schweinehaut ist infolgedessen auch die Hornschicht zu einer viel stärkeren Ausbildung gelangt.

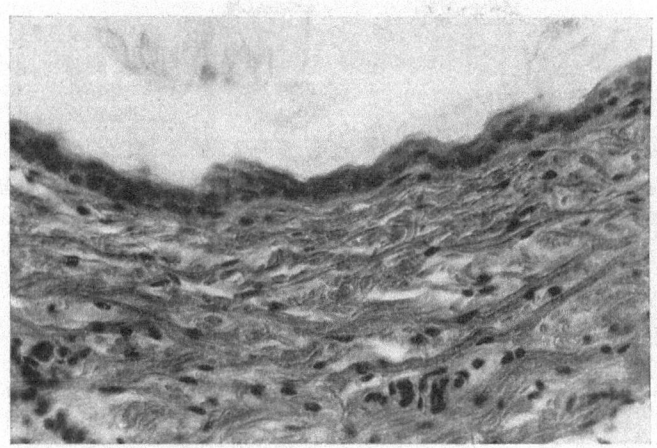

Abb. 108. Schnitt durch die Epidermis der Schafshaut (Paraffineinbettung, Färbung mit Hämatoxylin und Eosin) (Vergr. 200mal).

Beide Schichten, die Hornschicht und die eigentliche, aus lebenden Zellen bestehende Oberhaut, gehen ohne deutliche Grenze ineinander über. Nur an bestimmten Körperstellen, wo die Entwicklung der Oberhaut stärker und die Ver-

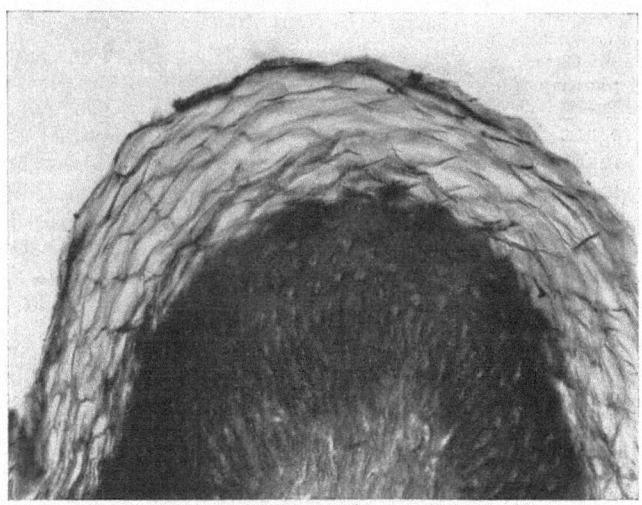

Abb. 109. Schnitt durch die Epidermis der Schweinshaut (Paraffineinbettung, Färbung mit Hämatoxylin und Eosin) (Vergr. 200mal).

hornung sehr viel intensiver vor sich geht, lassen sich gewisse Zwischenstadien der Verhornung schichtmäßig unterscheiden, doch sind in dem Bereich der gerberisch interessanten Haut diese Zonen als besondere Schichtungen im allgemeinen nicht zu erkennen.

Die in den Lehrbüchern der Histologie meistens angegebene Schichtenfolge der Epidermis:

Basalzellschicht	oder Stratum	germinativum,
Stachelzellschicht	,, ,,	spinosum,
Körnerschicht	,, ,,	granulosum,
Eleidinschicht	,, ,,	lucidum,
Hornschicht	,, ,,	corneum,

spielt also für die Betrachtung der normalen Tierhaut keine Rolle. Daß aber diese Unterscheidung in Fällen starker Hornschichtbildung berechtigt ist, geht aus dem folgenden Bild hervor, das eine Schnittzeichnung durch die Epidermis der menschlichen Fußsohle darstellt (Abb. 110, siehe auch Abb. 111). Zu der üblichen Einteilung der Epidermis in Schichten ist weiterhin noch zu sagen, daß man diese nicht mit denjenigen Schichten gleichsetzen darf, die man in der Lederhaut mit ungleich größerer Berechtigung zu unterscheiden pflegt, der Papillarschicht und der Retikularschicht. Die beiden Coriumschichten stellen nämlich unveränderliche, dauernde Lagebezirke der Haut dar. In der Oberhaut dagegen findet ein beständiges Wandern der einzelnen Zellagen statt, dadurch, daß sich die einzelnen Zellen unaufhörlich nach außen vorschieben und dabei einer weitgehenden chemischen und gestaltmäßigen Änderung unterliegen, bis sie an der Oberfläche als Hornschüppchen den Verband des Körpers verlassen. Da, wo man Epidermisschichten überhaupt unterscheiden kann, ist zu bedenken, daß man in ihnen nur vorübergehende Zustände eines ununterbrochenen Veränderungsprozesses vor sich hat. Zu dieser Umwandlung ist noch folgendes zu bemerken: Die unterste Zellschicht enthält dicht nebeneinandergelegene, tatsächlich schichtenmäßig angeordnete Zellen; je weiter wir aber nach oben kommen, um so mehr bemerken wir, daß der ursprüngliche, schichtmäßige Zusammenhang gestört ist und daß die Zellzonen beim Wandern nach außen erheblich an Zahl verlieren. Dadurch, daß die Zellen beim Abwandern nach außen sich verbreitern und aus zylindrischen Zellen in flache Schuppen umgewandelt werden, ist ja auch die Notwendigkeit gegeben, daß die Schicht aufgelöst wird und einen Teil ihrer Zellen verliert. Die Vorstellung, die man zunächst von diesem schichtweisen Wandern hat, daß nämlich ursprünglich nebeneinanderliegende Zellgenerationen gemeinsam nach außen vordringen und in Hornschuppen umgewandelt werden, muß dahin verbessert werden, daß jede Zelle ihr Verhornungsschicksal in einer anderen Geschwindigkeit erleidet als die benachbarten Zellen. Dieser Umstand vermindert erheblich den Wert der Einteilung der Oberhaut in besondere Schichten.

Auf die Bedeutung der Körnerschicht und der Eleidinschicht als Ausdruck besonderer Verhornungsstadien der Oberhaut wird noch bei Besprechung der Verhornungsvorgänge eingegangen werden. Für die normale Haut spielen, wie gesagt, nur die übrigen Schichten eine Rolle, die im folgenden eingehender beschrieben werden.·

Die Basalzellschicht. Die basalen Zellen sind von zylindrischer Form und stehen pallisadenartig nebeneinander aufgereiht. Entsprechend der länglichen

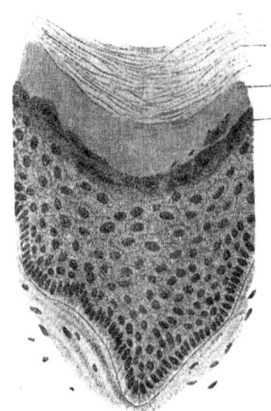

Abb. 110. Zeichnung nach einem Schnitt durch die Epidermis der menschlichen Haut (Vergr. 240mal) (nach Ph. Stöhr).

h Hornschicht,   *e* Eleidinschicht, *k* Körnerschicht.

Form der Zellen sind auch die Zellkerne langgestreckt. Die basale Zellschicht ist bereits im Embryonalstadium vorhanden; sie geht direkt aus dem äußeren Keimblatt oder dem Ektoderm hervor. Im Laufe der Entwicklung teilen sich die Zellen des Ektoderms und schieben die neugebildeten Tochterzellen in der schon beschriebenen Weise nach außen ab, wodurch die Mehrschichtigkeit der Oberhaut entsteht. Dieser Bildungsvorgang bleibt während des ganzen Lebens der gleiche. Die basale Zellschicht ist somit der wichtigste Teil der Oberhaut, der einzige unveränderliche und beständige Teil, die Muttersubstanz, aus der die anderen Epidermiszellen ihren Ursprung nehmen und sich immer wieder ergänzen.

Man sollte eigentlich in der basalen Zellschicht der Epidermis Kernteilungsfiguren erwarten, die der sichtbare Ausdruck für Zellvermehrung sind. Tatsächlich findet man aber auf den üblichen Hautschnitten keine Kerne, welche Spuren eines beginnenden Zerfalls in einzelne Chromosome zeigen oder erkennen lassen, daß sie sich aus neu zusammenschließenden Chromosomen gebildet haben. Wahrscheinlich geht die epidermale Zellteilung in der Säugetierhaut so schnell zu Ende, daß sie nicht fixiert werden kann.

Will man den Mechanismus der Zellteilung in der Epidermis studieren, so eignet sich hierzu sehr gut die Haut von Amphibienlarven (Feuersalamander oder Triton).

Die basalen Zellen der Oberhaut können unter dem Einfluß des Lichts auf im übrigen unbekannte Weise Pigmente bilden, welche die Farbe der Haut bestimmen. Durch Zellteilung kann das Pigment, das aus feinen Farbkörnern besteht, auch in die Tochterzellen hineingelangen, doch zeigen die höheren Zelllagen stets geringere Pigmentierung und die Hornschicht ist gewöhnlich völlig pigmentfrei. Mit fortschreitender Verhornung findet also eine Auflösung des Pigments statt. Das gilt jedoch nur für den Verhornungsvorgang in der Oberhaut, während beim Verhornungsvorgang, welcher der Haarbildung zugrunde liegt, das Pigment erhalten bleibt. Bei unseren Haustieren ist die Epidermis meistens unpigmentiert und das Pigment tritt nur in den Haaren auf. Die Häute der wild lebenden Tiere enthalten im Gegensatz dazu häufig auch in der Epidermis Pigmente. Bei niederen Wirbeltieren (Fischen, Amphibien, Reptilien) tritt Pigment auch im eigentlichen Bindegewebe auf (Abb. 196a).

Die höher gelegenen Zellen der Oberhaut. Die über der basalen Zellschicht liegenden Oberhautzellen werden, soweit überhaupt der Zellcharakter noch erkennbar ist, in der medizinischen Ausdrucksweise unter dem Namen Malpighische Schicht zusammengefaßt. Man bezeichnet diese Zellen auch als Stachelzellen, weil sie ringsum mit kleinen Stacheln besetzt erscheinen. Diese Stacheln sind Teile der Protoplasmafasern, welche die ganze Oberhaut durchsetzen. Als Tochterzellen der Basalzellen verhalten sich die höheren Oberhautzellen färberisch genau so wie diese; der einzige Unterschied gegenüber den Basalzellen macht sich in der Abrundung bzw. bei den noch mehr nach außen vorgeschobenen Zellen in der Abplattung bemerkbar, wobei auch der Kern dieselbe Gestaltveränderung erleidet, soweit er nicht dabei zerfällt.

Kurz bevor die Verhornung einsetzt, haben die Zellen die Gestalt erreicht, die sie auch als Hornschuppen beibehalten: sie sind zu runden, völlig abgeflachten Schuppen geworden, in denen die quergeschnittenen Kerne nur noch als ganz dünne Striche, oft auch überhaupt nicht erkennbar sind.

b) Die Gestaltung der Oberhaut an haararmen Stellen.

Während im allgemeinen die Oberhaut das Bindegewebe des Coriums wie ein dünnes Häutchen von gleichmäßiger Dicke bedeckt, derart, daß Ober- und Unterseite der Epidermis stets parallel verlaufen, gibt es gewisse Hautstellen, wo die

Unterseite nicht der Oberseite parallel verläuft, sondern wo sich, von der Unterseite ausgehend, zapfenförmige Fortsätze der Epidermis in das Gewebe der
Papillarschicht hinabsenken, ähnlich den jungen Haarkeimen in der embryonalen

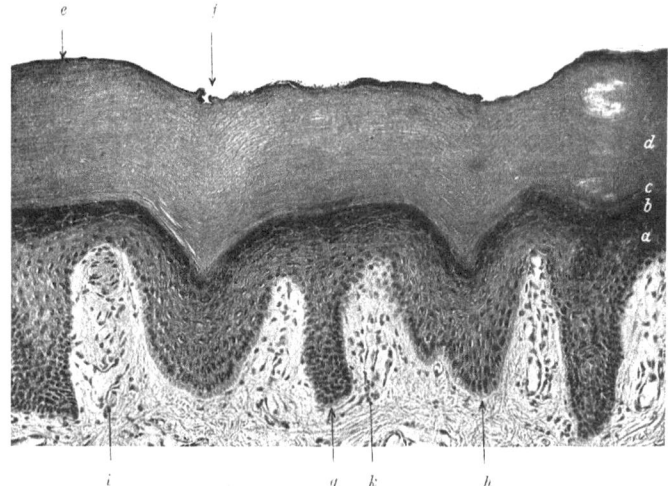

Abb..111.. Schnitt durch die Epidermis der menschlichen Haut (Vergr 100mal) (H. Petersen, S. 675).
a Stratum germinativum, *b* Stratum granulosum, *c* Stratum lucidum, *d* Stratum corneum, *e* Leiste, *f* Furche
der Oberfläche, *g* Drüsenkamm, *h* Haftkamm der Unterfläche, *i* Papille mit Tastkörperchen, *k* Papille mit Gefäßen.

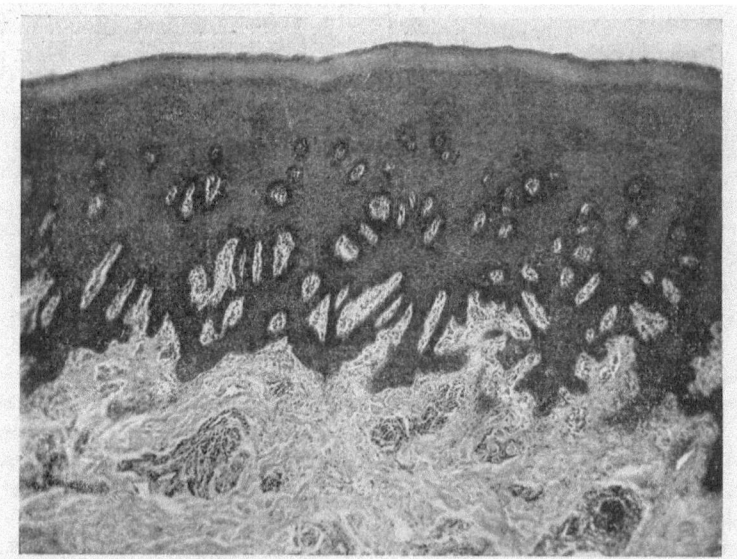

Abb. 112. Schrägschnitt durch die Epidermis am Lippenrand der Rindshaut (Paraffineinbettung, Färbung mit
Hämatoxylin und Eosin) (Vergr. 112,5mal).

Haut. Man kann auch umgekehrt sagen, daß von der Papillarschicht des Coriums
aus kegel- oder leistenförmige Vorsprünge in die Epidermis vorstoßen. Diese Vorsprünge sind von der Histologie der menschlichen Haut als Hautpapillen bekannt,
und der Name Papillarschicht für die obere Schicht der Lederhaut ist ursprünglich
nur für die Verhältnisse der menschlichen Haut zutreffend (Abb. 111), wird aber

heute auch für den oberen Teil der Lederhaut gebraucht, wo von Hautpapillen in diesem Sinne nicht die Rede sein kann. Doch findet auch an gewissen Stellen des Tierkörpers eine derartig enge Verzapfung zwischen Oberhaut und Lederhaut statt, wie die Abb. 112 erkennen läßt, welche einen Querschnitt durch die Haut des Rindes am Lippenrand zeigt. Der Schnitt ist etwas schräg geführt und die papillenartigen Ausstülpungen der Lederhaut sind in vielen Fällen schräg angeschnitten, so daß sie auf dem Schnitt vollständig von der Epidermis umringt erscheinen.

Es ist offensichtlich, daß diese Gestaltung der Oberhaut-Lederhaut-Grenze ein Charakteristikum der haararmen Hautstellen ist; so zeigen außer der Lippenhaut noch die Hautbedeckung der Nase, der Sohlenballen, ferner die innere Haut-bedeckung (Schleimhaut des Mundes, der Nase, Magenschleimhaut usw.) eine derartige Papillenentwicklung. Man findet aber diese Gestaltung auch bei der normalen Haut der haararmen Tiere, so z. B. bei der Schweinehaut. Am deutlichsten ist diese Gestaltung bei den gänzlich haarfreien Meeressäugetieren, z. B. beim Delphin (Abb. 113). Andererseits vermißt man bei der menschlichen Haut die Papillenentwicklung, wenn man die dichtbehaarte Kopfhaut untersucht. Dieser Zusammenhang läßt

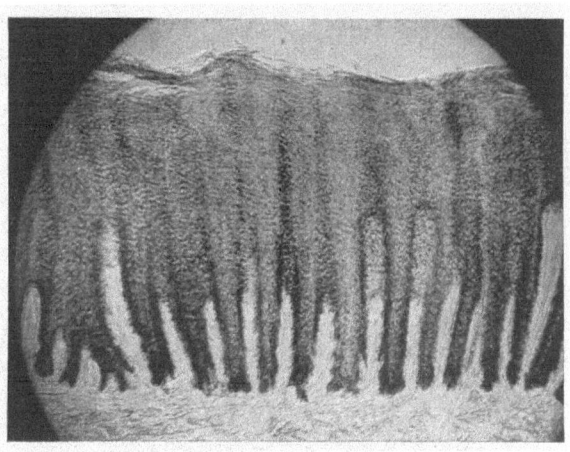

Abb. 113. Schnitt durch die Epidermis der Delphinhaut (keine Fixierung und Färbung) (Vergr. 21mal).

es wahrscheinlich erscheinen, daß wir es bei derartigen Epidermiszapfen mit rudimentären Haaranlagen zu tun haben, die einen Funktionswechsel er litten haben und nun zur Verzapfung der Epidermis mit der Lederhaut dienen. Offenbar erfordert die unbehaarte und deswegen weniger geschützte Epidermis eine engere, durch ausgedehntere Grenzflächen bedingte Verbindung mit der Lederhaut als die durch Haare geschützte, bzw. durch Haare gewissermaßen festgehaltene, sehr viel dünnere Oberhaut der normalen Hautstellen.

Die besondere Gestaltung der haarlosen Oberhaut hängt auch weitgehend mit der sehr viel größeren Dicke zusammen, welche die Epidermis an haarlosen Stellen erreicht. Die dickere Hornschicht erfordert eine größere Neubildungszone, die durch die Vergrößerung der Oberhaut-Lederhaut-Grenze erreicht wird; die Gestaltung der Papillen, die weit in die Epidermis hineinreichen, kann ferner durch die Notwendigkeit erklärt werden, eine so stark entwickelte Zellenmasse durch Heranführen von Blutkapillaren zu ernähren. Tatsächlich sind die Hautpapillen stets von Blutkapillaren ausgefüllt, die, z. B. an gewissen Stellen der menschlichen Haut, so nahe an die Körperoberfläche vordringen, daß man sie beim Menschen durch geeignete Vergrößerungs- und Beleuchtungsanordnung durch die dünne Hornschicht beobachten kann, und zwar am besten im Nagelwall der Fingernägel. Die diagnostische Methode der „Hautkapillarmikroskopie" (W. Jaensch) ist auf der Beobachtung der Hautkapillaren und ihrer pathologischen Veränderungen aufgebaut.

Endlich ist darauf hinzuweisen, daß die Bindegewebepapillen, die in die Epidermis vordringen, ein nahes Herankommen der Nervenenden an die Körperoberfläche erlauben; die Hautpapillen sind in vielen Fällen als empfindliche Tastkörperchen anzusehen.

c) Der feinere Bau der unverhornten Oberhaut.

In der vorhergehenden Beschreibung wurde nur eine grobe Morphologie der Oberhaut gegeben. Die genaue Untersuchung der einzelnen Zellen bei starker Vergrößerung und nach Färbung mit spezifischen Färbemethoden läßt zahlreiche Einzelheiten erkennen, die im folgenden kurz behandelt werden sollen.

Die Intercellularräume oder Saftspalten. Bei hinreichend dünnen Schnitten und Anwendung einer genügend starken Vergrößerung entdeckt man, daß die Oberhautzellen nicht unmittelbar nebeneinander liegen, sondern daß sie schmale Zwischenräume, sog. Intercellularräume oder Saftspalten zwischen sich frei lassen (Abb. 114). Diese bilden ein Kanalsystem, in welchem man sich eine der Ernährung der Zellen dienende Flüssigkeit zirkulierend zu denken hat. Die Saftspalten stellen darnach gewissermaßen ein Lymphsystem der Epidermis dar und die in ihm befindliche Flüssigkeit wäre als Epithel-lymphe zu bezeichnen. Dieses Saftspaltensystem steht aber nicht unmittelbar mit dem Lymphsystem des Coriums in Verbindung, wie man früher annahm, vielmehr dürfte der in den Intercellularräumen befindliche Lymphsaft durch Diffusion aus den unter der Epidermisgrenze verlaufenden Blutkapillaren in die Epidermis gelangt sein. Auch mit den Schweißdrüsen steht das Saftspaltensystem in keinem Zusam-

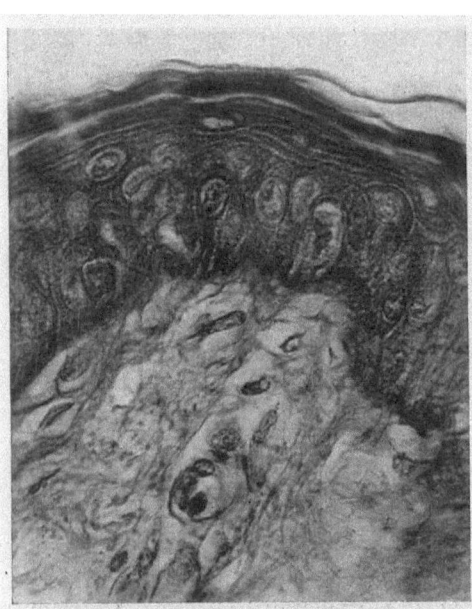

Abb. 114. Schnitt durch die Epidermis der Rindshaut (Formaldehydfixierung, Protoplasmafaserfärbung nach P. G. Unna) (Vergr. 200mal).

menhang. Eine eingehende Diskussion über diese Frage findet man in J. Schaffer, II, 1, (2) und in den Arbeiten von V. Patzelt.

Das Saftspaltensystem ist nur soweit ausgebildet, als die Epidermis unverhornt ist. Mit beginnender Verhornung sind die Zwischenräume zwischen den einzelnen Zellen nicht mehr zu finden.

Das Saftspaltensystem endet also an der Verhornungsgrenze blind; bei der bekannten Blasenbildung infolge Druck an Händen und Füßen findet an dieser Stelle eine Spaltung der Epidermis statt und die Lymphe ergießt sich in den entstehenden Hohlraum.

In den verhornten Teilen der Oberhaut liegen die Zellen unmittelbar nebeneinander, wobei V. Patzelt in der Hornschicht der menschlichen Epidermis eine mit Silbernitrat färbbare Kittsubstanz und auch noch Reste der Brückenknötchen fand.

Die Intercellularbrücken und Protoplasmafasern. Die Existenz eines Saftspaltensystems, wie es von der Mehrzahl der Forscher in der Epidermis angenommen wird, wäre unvorstellbar, wenn nicht die einzelnen Zellen durch Brücken miteinander verbunden wären, welche die Zellen in einem gleichmäßigen Abstand halten. Derartige Intercellularbrücken sind bei starker Vergrößerung tatsächlich festzustellen. Sie gehen in radiärer Anordnung von der Oberfläche jeder Zelle aus und treffen mit den Fortsätzen der benachbarten Zellen in der Mitte des Intercellularraumes zusammen.

Während die älteren Autoren nur die Intercellularbrücken kannten, fand man in späterer Zeit durch verbesserte Methoden, daß die Intercellularbrücken von Fasern durchsetzt sind, die sich im Innern der Zelle fortsetzen und auf der anderen Seite der Zelle wieder zum Vorschein kommen. Die Entdeckung dieser das ganze Epithelsystem durchsetzenden Faserstrukturen ist L. Ranvier zuzuschreiben. Da diese Fasern innerhalb der Zelle gebildet werden und somit ein Bestandteil des Protoplasmas sind, nennt man sie Protoplasmafasern im Gegensatz zu den außerhalb der Zelle gebildeten Fasersubstanzen, wie Kollagen. Da diese Fasern ferner für alle mehrschichtigen Epithelien charakteristisch sind, nennt man sie auch Epithelfasern. Diese Fasern sind aber nicht mit den oben

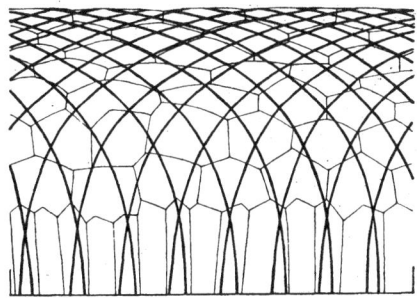

beschriebenen Brücken identisch; es gibt auch Brücken, welche nicht von Fasern durchsetzt sind, wie z. B. die seitlichen Verbindungen zwischen den Basalzellen. Die Brücken und die Fasern müssen also als zwei gänzlich verschiedene Bildungen angesehen werden. Sehr oft findet man nun, daß die von Fasern durchsetzten Brücken in der Mitte der Intercellularspalte eine knötchenförmige Verdickung tragen. Diese als Brückenknötchen bezeichneten Gebilde sind vermutlich Kittstellen der von beiden Seiten aus den Zellen heraus-wachsenden und sich in der Mitte tref-

Abb. 115. Schematische Darstellung des Verlaufes der Protoplasmafasern in der tierischen Epidermis (H. Petersen, S. 679).

fenden Fasern. Man ist beim Studium dieser feineren Verhältnisse auf eine subjektive Beobachtung geeigneter Präparate angewiesen.

Die eigentlichen Epidermisfasern steigen senkrecht in den Basalzellen empor und verlassen die Zellen senkrecht zur Zelloberfläche. Sie durchsetzen mehrere Zellen und ändern in dem Maße, wie sich die Zellen abplatten, ihre ursprüngliche Richtung, um in den oberen, schon ganz flachen Epidermiszellen horizontal zu verlaufen. Sie beschreiben auf diese Weise annähernd eine Parabel, und zwar gehen die Parabeln so weit, als die Oberhaut noch nicht verhornt ist. In den unmittelbar vor der Verhornung stehenden Zellen ist der Scheitelpunkt dieser parabelförmigen Fasern anzunehmen. Schematisch ist der Verlauf der Epithelfaserung in dem unverhornten Teil der Epidermis in Abb. 115 dargestellt. Dieses Faserbild erinnert auffallend an die bekannte Anordnung der spongiösen Knochensubstanz in den Enden der Röhrenknochen, die in ihrer Architektur die Richtung anzeigt, in welcher der Knochen am meisten durch Druck in Anspruch genommen wird. Ebenso wie die Lamellen im Knochen, so sind auch die Fasern der Epidermis als eine Art Stützsystem oder, anders ausgedrückt, als eine Art Skelett der Oberhaut anzusehen, dessen Anwesenheit es verstehen läßt, daß die an der Außenseite des Körpers gelegenen, sich stets vermehrenden und in Umlagerung befindlichen Zellen ihre Lebensfunktionen ausüben können, ohne durch die vielfachen mechanischen Beanspruchungen, die der Körper gerade an der Oberfläche auszuhalten hat, daran gestört zu werden.

Nach den Untersuchungen von V. Patzelt findet jedoch die Richtungsänderung der Fasern im Laufe der Verformung nicht allmählich statt, sondern
auf dem Weg über eine Einschmelzung und Neubildung, welch letztere im Zusammenhang mit der eigentlichen Verhornung erfolgt. Diese Fasern sind, wie
W. J. Schmidt [(1), S. 344] gezeigt hat, zweiachsig positiv doppelbrechend. Die
Doppelbrechung der Hornschicht, die der Haare und der übrigen Horngebilde ist
also auf die Anisotropie der in ihr dicht zusammengelagerten Protoplasmafasern
zurückzuführen. Die seitlichen, brückenartigen Verbindungen der Basalzellen
sind dagegen nicht doppelbrechend, woraus man erkennen kann, daß sie nicht von
Protoplasmafasern durchsetzt sind. Weil in den basalen Zellen der Epidermis
diese Fasern senkrecht zur Coriumoberfläche, in den höheren Zellschichten
entsprechend der Abflachung der Epidermiszellen dagegen mehr parallel
zur Coriumoberfläche ver-
laufen (Abb. 116), so er-
scheinen bei der Untersu-
chung eines Oberhautquer-
schnittes die Fasern der
Basalzellschicht, wenn sie
unter $+45^0$ verlaufen, in
steigender Interferenz-
farbe, die Hornschicht dagegen erscheint in sinken-
der Interferenzfarbe. Dieser
Befund gab irrtümlicher-
weise zu der Behauptung
von v. Ebener Anlaß, daß
der optische Charakter der
Epidermiszelle im Laufe
der Verhornung umgekehrt

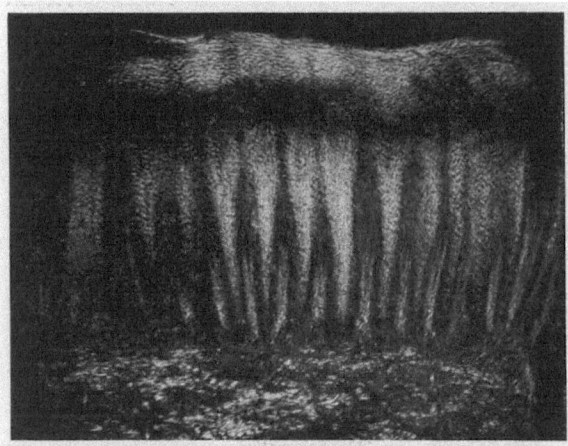

Abb. 116. Aufnahme des Präparats von Abb. 113 im polarisierten
Licht. Die Doppelbrechung zeigt den Verlauf der Protoplasmafasern
(Vergr. 21mal).

werde. Tatsächlich wird
aber der optische Charak-
ter der doppelbrechenden
Faserstruktur beibehalten und es ändert sich nur der Richtungsverlauf.

Weniger vom morphologischen als vom chemischen Standpunkt aus ist es
bemerkenswert, daß Sumachgerbstoff, der die Doppelbrechung der kollagenen
Faser umzukehren vermag, die positive Doppelbrechung der Protoplasmafasern ungeändert läßt. Übrigens hatte v. Ebener bereits gefunden, daß der optische
Charakter von Hornsubstanzen durch Phenol nicht umgekehrt wird, im Gegensatz zu Kollagen.

Was die Wachstumsbedingungen dieser Fasern betrifft, so ist vielfach die
Annahme ausgesprochen worden, daß die mechanische Beanspruchung der
Körperoberfläche die Ausbildung dieses Fasersystems begünstigte; doch spricht
die Tatsache, daß die Epithelfasern schon im Embryonalstadium angelegt sind,
dafür, daß diese Fasern schon durch die beim Wachsen auftretenden inneren
Gewebespannungen gebildet werden.

Wie aber die Wachstumsvorgänge vonstatten gehen, nachdem erst einmal
das geschlossene Fasersystem ausgebildet worden ist, läßt sich nur schwer vorstellen. Bleiben bei dem Nachaußenwandern der Epidermiszellen die Epithelfasern als übergeordneter Bestandteil der ganzen Epidermis bestehen oder ändert
sich die Anordnung der Fasern im Umkreis der einzelnen Zelle bei jeder Lage-
veränderung, welche die Zelle erfährt? Die Angabe von M. Heidenhain (2),
daß bei der mitotischen Teilung der Zellen die Fasern in Lösung gehen, konnte

von V. Patzelt für die Zellen der menschlichen Epidermis nicht bestätigt
werden. Dagegen ist gefunden worden, daß bei der Überhäutung von Wund-
flächen, wobei sich einzelne Zellen in spontaner Bewegung über die bindegewebige
Unterlage fortbewegen, um einen neuen Epithelbelag herzustellen, die Protoplasmafasern gelöst werden, um sich später entsprechend der neuen funktionellen
Beanspruchung wieder auszubilden.

d) Die Verhornung.

Die verschiedenen Arten der Verhornung. Die Hauptfunktion der Epidermiszellen ist die Verhornung. Man versteht darunter eine chemische Umwandlung
der Epidermiszellen in eine zusammenhängende, verhältnismäßig trockene Membran, die gegen mechanische und chemische Einflüsse in hohem Grade indifferent
ist. Die Hornschicht der Epidermis erscheint daher als Schutzschicht für
den Körper außerordentlich geeignet. Diese Hornschicht ist nur von be-
grenzter Lebensdauer; in dem Maße wie von unten her neue Zellen unter morphologischer und chemischer Umwandlung verhornen und dabei mit dem bereits vorhandenen Hornhäutchen verschmelzen, zerfällt an der Außenseite des Körpers
diese Hornschicht in kleine flache Schüppchen, die bei Berührung des Körpers
mit irgendwelchen Gegenständen abgestoßen werden.

Demgegenüber ist die Hornbildung, die zum Haar führt, von grundsätzlich
anderer Art. Das Haar wächst ständig weiter, bis es als Ganzes vom Körper abgestoßen wird. In diesem Zustand bleibt es bei trockener, vor Motten und
anderen Insekten geschützter Aufbewahrung unbegrenzt lange erhalten. Das
Abstoßen des ausgewachsenen Haares geschieht durch Unterbrechung der Neubildung von weiterem Horn in der Haarwurzel, womit ein grundlegender Umbau
der Haarwurzel verbunden ist.

Wieder anders liegen die Verhältnisse bei der dritten Art von Hornbildung,
welche die Oberhaut der höheren Wirbeltiere an bestimmten, ausgezeichneten
Körperstellen aufweist, nämlich derjenigen, welche zu Nägeln, Krallen, Hufen usw.
führt. Hier ist die Neubildung in gleicher Weise wie bei der freien Oberhaut des
Körpers kontinuierlich und lebenslänglich. Das gebildete Horn wird aber weder
nach Erreichen einer bestimmten Lebensdauer abgeworfen, noch zerfällt es freiwillig in seine Bildungszellen. In diesem Fall wird vielmehr die Regulierung von
Neubildung und Abstoßung durch die mechanische Beanspruchung besorgt, die
mit dem Gebrauch dieser Organe als Waffen oder Werkzeuge verbunden ist (Abschleifen der Krallen, Hufe usw. beim Laufen, Klettern usw.).

Die Verhornung der Epidermis. Die Verhornung kann in starker Vereinfachung
als ein Austrocknungsvorgang der basalen Epidermiszellen aufgefaßt werden:
Die Zellen der Hornschicht sind viel wasserärmer und an Stickstoff und Schwefel
reicher als die unverhornten Zellen der Basalschicht und der Stachelzellschicht.
Der Charakter der Epidermiszelle ist meistens auch noch im verhornten Zustand
erkennbar, z. B. an den Intercellularbrücken, welche die einzelnen Zellen der
Hornschicht miteinander verbinden. Meistens ist auch noch der Kern färberisch
nachweisbar, in den Hornbestandteilen des Haares allerdings nicht.

Außer dem Austrocknen findet aber bei der Verhornung der Epidermis auch
ein innerer Zerfall des Zellinhalts statt, dessen äußerlich sichtbares Zeichen das Auftreten von stark lichtbrechenden, bzw. sich stark mit dem Kernfarbstoff Hämatoxylin anfärbenden Körnchen und Schollen (Keratohyalinkörner) ist. Diese Körner
sind das Kennzeichen des Stratum granulosum, der Körnerschicht (Abb. 110).
In der nächsthöheren Verhornungsschicht, dem Stratum lucidum, sind die
Keratohyalinkörner zu einer homogenen Schicht zusammengeschmolzen, die man
als Eleidin bezeichnet hat. In der Eleidinschicht liegt das fertige Keratin vor,

das dann an der Körperoberfläche, bedingt durch mechanische oder chemische
Einflüsse, in die einzelnen Hornschuppen, welche mit den ursprünglichen Epidermiszellen identisch sind, zerfällt.

Bei der normalen behaarten Tierhaut, insbesondere bei gesalzenen oder
sonstigen konservierten Häuten, bereitet es allerdings ziemliche Mühe, das
Granulierungsstadium der Epidermiszellen zu erkennen. Von einer Körnerschicht, d. h. einer Lage granulierender, zusammenhängender Zellen, kann
im allgemeinen nicht die Rede sein. Man findet in diesem Fall Körnerzellen nur
vereinzelt und kann sie dann am besten beobachten, wenn man diejenigen Stellen
von Hautschnitten durchmustert, auf denen die Epidermis horizontal getroffen
ist, so daß die im Stadium der Granulierung weitgehend abgeplatteten Zellen
nicht quergeschnitten sind, sondern mit ihrer Fläche in der Schnittebene liegen

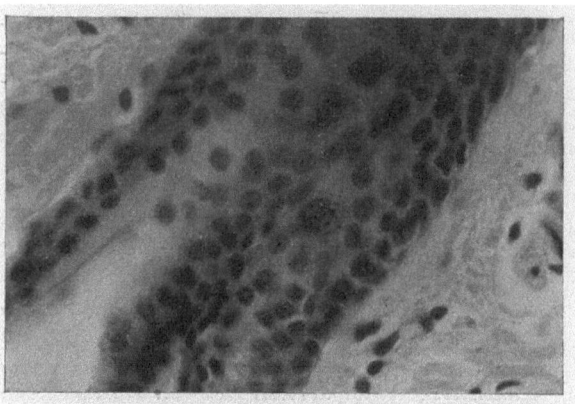

(Abb. 117). Natürlich
kann bei der normalen
dünnen Epidermis der
Haartiere auch nicht von
einem Stratum lucidum
die Rede sein, wie sie in
der Epidermis haararmer
oder haarloser Tiere bzw.
Hautstellen im allgemei-
nen vorkommt.

Die Herkunft der Ke-
ratohyalinkörner, ob aus
dem zerfallenen Zellkern
oder aus dem Plasma
mit Ausnahme der Epi-
thelfasern oder ob aus
letzteren selbst gebildet,
ist vielfach diskutiert

Abb. 117. Schnitt durch die epidermale Auskleidung der Haarpore mit
Zelle im Stadium der Granulierung (Mitte) (Vergr. 440mal).

worden (W. Biedermann), ohne daß sich eine allgemein anerkannte Vorstellung in der einschlägigen medizinisch-anatomischen Literatur herausge-
bildet hätte. Die freie Epidermis gehört zu denjenigen Hornbildungen, die
in ihre Bildungszellen freiwillig zerfallen. Da bei diesen Hornbildungen auch
eine Granulierung auftritt, so liegt die Annahme nahe, daß im Laufe der
Granulierung die Protoplasmafaserverbindungen zwischen den Zellen so geändert werden, daß der Zerfall in einzelne Schüppchen leicht erfolgen kann.

Die vollständig verhornten Epidermiszellen sind mehr oder weniger hohl und
quellen in Alkali leicht auf. Hierbei werden die Reste des Zellinneren (Kern-
reste usw.) erkennbar. Der Träger der mechanischen Festigkeit und chemischen
Widerstandsfähigkeit der verhornten Epidermiszelle sind die Zellmembran und
die Protoplasmafasern, welche in einer nicht genau bekannte Weise die
übrigen Bestandteile des Zellinneren in sich aufgenommen haben. Hierfür
spricht weniger die Übereinstimmung des Schwefelgehalts von verhornter
und unverhornter Epidermis, als die Identität der Röntgendiagramme,
welche in beiden Fällen die des α-Keratins sind. Durch mechanische Dehnung lassen sich sowohl die verhornte wie die unverhornte Epidermis so um-
formen, daß das Röntgendiagramm des β-Keratins auftritt (J. Derksen und
B. C. Heringa). Zwischen beiden Epidermisanteilen besteht insofern ein Unterschied, als in dem verhornten Anteil der Hauptrichtungsverlauf des strukturierten α-Keratins parallel der Hautoberfläche verläuft, während in der unverhornten Epidermis der Hauptrichtungsverlauf ein vertikaler ist. Die Keratin-

fibrillen des verhornten Keratins dürften sich von denen des unverhornten Keratins durch den Besitz von Cystin gegenüber Cystein bei unverhorntem Keratin unterscheiden. Im unverhornten Keratin oder Präkeratin liegt im Prinzip das gleiche Struktureiweiß, jedoch in noch nicht oxydierter Form vor. Soviel steht fest, daß jeglicher Hornbildung die strukturierten Gerüstproteine zugrunde liegen, die bereits in der unverhornten Zelle in Form der Tonofibrillen vorhanden sind.

Die älteren Verhornungstheorien, insbesondere die von P. G. Unna, schenkten dem System der Tonofibrillen im Zusammenhang mit der Verhornung keine besondere Beachtung. P. G. Unna betont in seiner Verhornungstheorie vor allem die Rolle der Zellmembran, aus der das Keratin A (nach der Bezeichnung von P. G. Unna) entsteht. Das Zellinnere unterliege einer Art Selbstverdauung bis herab zu den Aminosäuren, von denen die der Hemigruppe zugehörigen Aminosäuren, Tyrosin, Cystin und Tryptophan, in oder an die Zellmembran angelagert werden, während die Aminosäuren der Antigruppe im Inneren der Zelle zurückbleiben und dort mit den übrigen Bestandteilen des Zellinneren, zu denen außer den Resten der Epithelfaserung auch fettähnliche Körper, Cholesterinester, gehören, das Keratin B liefern. Der entscheidende Vorgang der Verhornung ist nach P. G. Unna die Imprägnierung der Zellmembran mit den genannten Aminosäuren, wodurch der Zelle der Stoffwechselverkehr mit der Lymphflüssigkeit unterbunden wird (P. G. Unna und J. Schumacher).

Die Verhornungstheorie von St. Rothmann und Fr. Schaaf geht der schwierigen Frage nach dem Verbleib des Protoplasmafasersystems aus dem Wege und begnügt sich mit dem Hinweis auf die Abgabe von Hydratwasser bei der Verhornung, womit eine Neubildung von Peptidbildungen zwischen den Eiweißbausteinen der Epidermiszellen Hand in Hand gehen soll.

Die bisher gegebene Beschreibung der Oberhaut betraf vornehmlich den äußeren, auf der freien Körperoberfläche liegenden Teil der Epidermis. Eine besondere Darstellung erfordern die Einstülpungen der Oberhaut in das Bindegewebe der Papillarschicht, aus denen die Haare hervorwachsen, bzw. die Einstülpungen, die als Drüsen funktionieren.

2. Die Haare.

Die Haare verdanken ihre Bildung einer gesteigerten Verhornungstätigkeit der Oberhaut, die indessen von dem Verhornungsvorgang der außenliegenden Oberhaut darin abweicht, daß bei ihr die Körnerbildung in den verhornenden Zellen größtenteils unterbleibt.

Das Verständnis für den Bau der Haarwurzeln mitsamt der sie umgebenden Schichten wird durch die Kenntnis von der Entwicklung der Haaranlage während des Embryonalstadiums erleichtert. Sie beginnt mit der Entstehung des Haarkeims, d. i. einer Zellwucherung der Oberhaut, die in derjenigen Richtung in das undifferenzierte Mesenchym (= Grundsubstanz, aus der sich die Bindegewebefasern ausbilden) vorstößt, in welcher das fertige Haar sich später befindet (Abb. 118 a, b und c). Aus dem Haarkeim entsteht so der Haarfollikel, ein ganz von Zellen gebildeter, aber noch undifferenzierter Zapfen. Bis hierher ist die Entwicklung der Haaranlage die gleiche wie die der Anlage der Schweißdrüse. Wenn der Haarfollikel seine größte Tiefe erreicht hat, bildet sich am unteren Ende aus dem Mesenchym eine Anhäufung von Zellen aus, die von den Zellen des Follikels von oben her seitlich überwuchert wird. Die so gebildete kopfförmige Anschwellung ist die Haarzwiebel, und die von ihr eingeschlossene, mesenchymatische, später von einer Blutgefäßschlinge angefüllte Zellmasse ist die Haarpapille, der Nährboden des Haares. Aus den unmittelbar über der Papille liegenden Zellen

des Haarfollikels (insgesamt Haarboden oder Matrix genannt) nimmt das Wachstum des Haares, gefördert von der Stoffzufuhr der Papille, seinen Ursprung:
das embryonale Haar, das durch Verhornung des inneren kegelförmigen Teils
des Follikels entsteht, bahnt sich von unten her als kleiner Hornkeil einen Weg

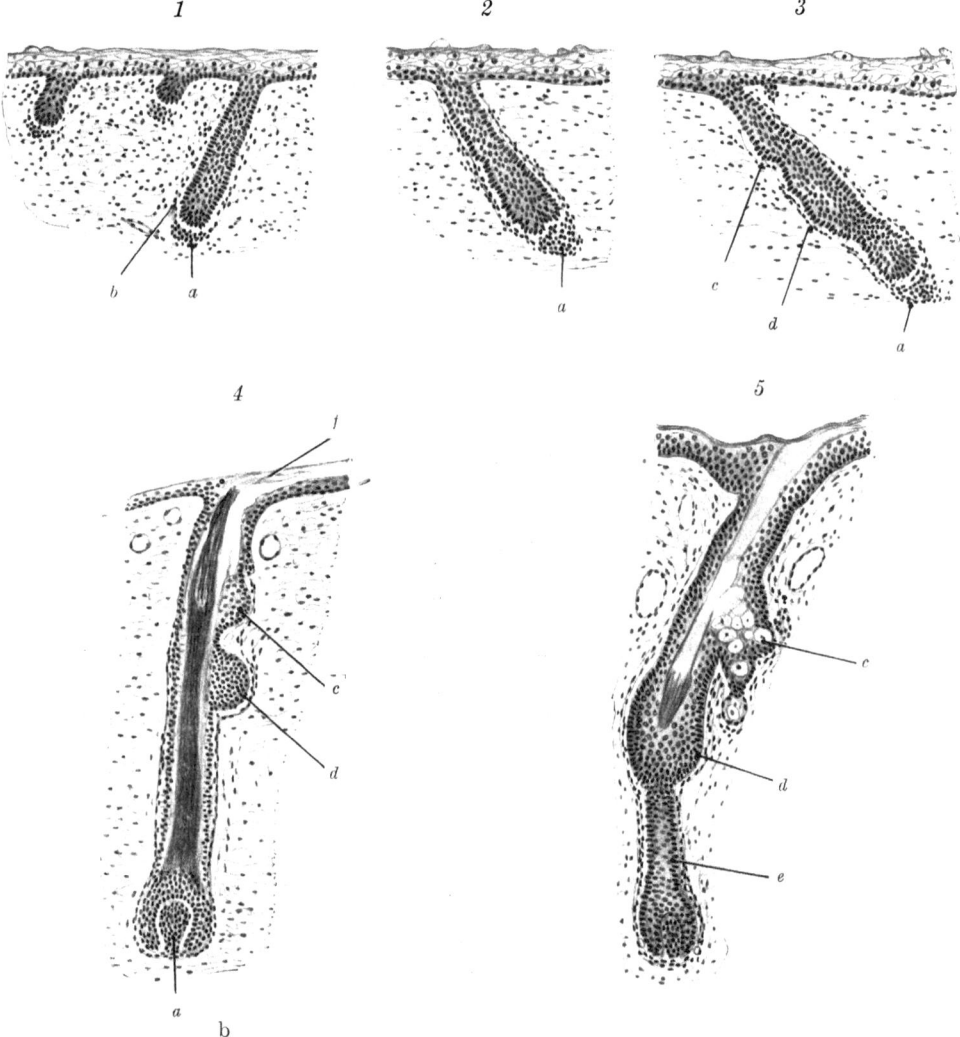

Abb. 118 a, b und c. Entwicklung der Haaranlage in der tierischen Haut (Vergr. 120mal) (H. Petersen, S. 726).
1 Nasenrücken (5 Monate),   *2, 3* Rücken (5 Monate),   *4* Rücken (5$^{1}/_{2}$ Monate),   *5* Rücken (7$^{1}/_{2}$ Monate).
a Papille, *b* bindegewebiger Haarbalg, *c* Anlage der Talgdrüse, *d* Haarwulst und Ansatzstelle des Arrector pili,
e neugebildete Haarwurzel, *f* Mündungstrichter, unter dem oberen Epidermisblatt verborgen, Haar schräg unter
diesem verlaufend.

nach außen durch die zerfallenden mittleren Zellen des Haarfollikels. Die äußeren
Zellen des Follikels gleichen sich dabei allmählich in ihrer Schichtenfolge der
äußeren Epidermis an, so daß, noch ehe das junge Haar mit der Spitze nach
außen durchgebrochen ist, die Haarpore von der gleichen Epidermis innerlich
ausgekleidet erscheint, wie die äußere Hautoberfläche. Diese Auskleidung wird
äußere Wurzelscheide genannt (Abb. 119).

Von dem Boden der Haarwurzel wird nun der Hornfaden des Haares ununterbrochen nach außen vorgetrieben; doch unterliegt auch die Haarwurzelanlage als solche einem weiteren, allerdings sehr viel langsamer verlaufenden Wachstumsprozeß, der sich darin äußert, daß die Haare der Tiere mit dem Alter allmählich etwas dicker werden. Das ist nur dadurch möglich, daß auch die Wurzel mit ihren Außenschichten größer wird. Diese Wachstumsänderung muß sich notwendigerweise auch auf die bindegewebige Hülle der Haarwurzel, den Haarbalg, erstrecken, dessen Bildungsweise und Gestaltung wir später beschreiben werden (siehe unten und S. 299 und 300).

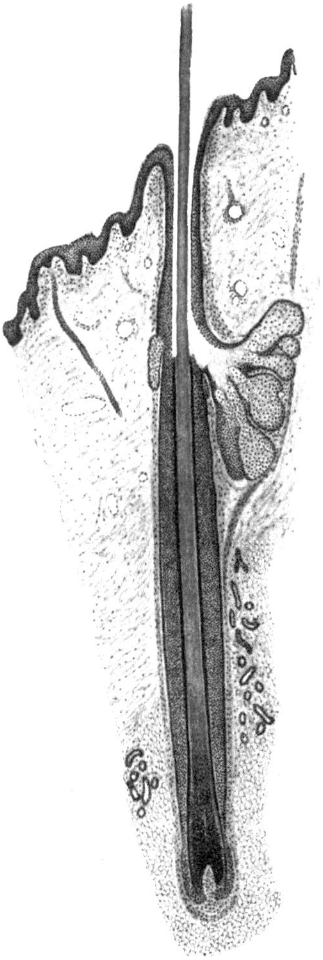

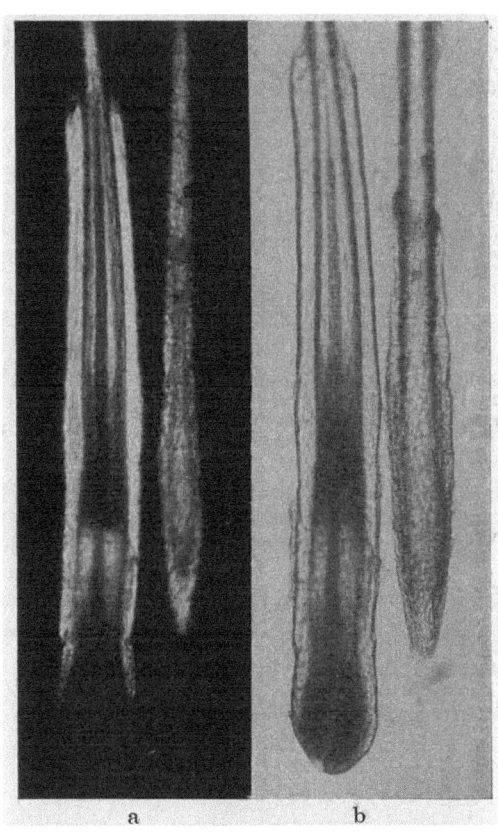

Abb. 119. Schematische Darstellung einer Ge-
samthaaranlage (H. Petersen, S. 720).

Abb. 120. Wurzeln von Papillen- (links) und Kolbenhaar (rechts).
a im polarisierten Licht, b im unpolarisierten Licht. Die hell-
aufleuchtende Umrandung des Papillenhaares ist die innere
Wurzelscheide (ohne Färbung) (Vergr. 60mal).

a) Die Haarwurzel (Papillenwurzel).

Den unteren Teil des Haares, soweit er in der Haarpore steckt, bezeichnet man als Haarwurzel; den freien Teil des Haares nennt man Haarschaft. Die Wurzel ist von einer hornigen Hülle, der sog. inneren Wurzelscheide, umschlossen (Abb. 120 a und b). Der Wurzelscheide verdankt das Haar seine Befestigung in der Haut. Denn oberhalb der kolbenförmigen Verdickung verengt sich der bindegewebige Haarbalg, der um die Haarwurzel herum liegt und der durch ein enges

Netz aus elastischen Fasern versteift wird. Dadurch wird verhindert, daß das Haar bereits bei einer geringen Zugbeanspruchung aus der Wurzel herausgleitet.

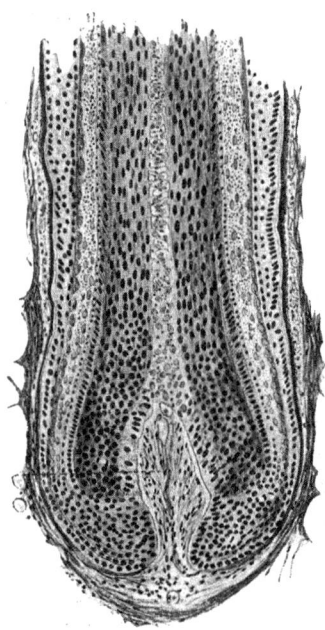

Abb. 121. Zeichnung nach einem Längsschnitt durch den untersten Abschnitt der Haarwurzel vom Papillenhaar (Vergr. 100mal) (nach Ph. Stöhr).

Wäre diese Art der mechanischen Befestigung nicht vorhanden, so könnten die Zellen des Haarbodens, die sich in dauernder Wachstumsveränderung befinden, eine genügende Befestigung der Haare in der Haut nicht bewirken.

Die innere Wurzelscheide ist, wenigstens im unteren Abschnitt, mehr oder weniger deutlich in drei Schichten gegliedert, die man von außen nach innen als die Huxleysche, die Henlesche Schicht und die Scheidencuticula bezeichnet (Abb. 121). Da diese drei Schichten ebenso wie das Haar selbst gemeinsam von unten nach oben wachsen, die Schichten aber von innen nach außen liegen, so sind sie nicht zu vergleichen mit den Schichten des Deckepithels, die auseinander hervor- und ineinander übergehen: sie werden vielmehr gleichzeitig von konzentrisch gelagerten Zellreihen des Haarbodens gebildet und wachsen als Hüllschichten der Haarwurzel mit dem Haar in die Höhe, um weiter oben zu einem homogenen, glasigen Hornzylinder zu verschmelzen. In noch weiterer Wachstumshöhe, etwas unterhalb der Einmündung der Talgdrüsen, hört die Wurzelscheide zu bestehen auf, indem sie dort vermutlich in einzelne Schuppen zerfällt, die, vermischt mit der Cholesterinschmiere der Talgdrüse, durch den Haarkanal nach außen befördert werden.

In den Schichten der Wurzelscheide treten bemerkenswerterweise ähnliche Verhornungsvorgänge auf wie in den Zellen des Deckepithels. Es bilden sich in ihnen ebenfalls als Vorstadium der Verhornung Körner und schollenartige Zerfallsprodukte aus, die wegen ihres Auftretens in den Bildungsschichten der Haarwurzel Trichohyalinkörner genannt werden.

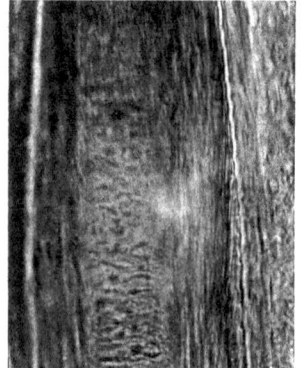
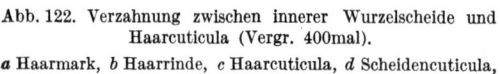

Abb. 122. Verzahnung zwischen innerer Wurzelscheide und Haarcuticula (Vergr. 400mal).

a Haarmark, *b* Haarrinde, *c* Haarcuticula, *d* Scheidencuticula, *e* innere Wurzelscheide.

Die Scheidencuticula besteht aus einer Lage von flachen, dachziegelartig übereinandergelegten Zellen, welche durch ihre Anordnung bewirken, daß der innere Rand der Wurzelscheide auf Querschnitten gesägt erscheint. Sie entspricht genau der Haarcuticula, d. i. der äußersten, ebenfalls aus dachziegelartig übereinandergelagerten Hornschuppen bestehenden Schicht des Haares. Die Schuppen beider Cuticulaschichten (des Haares einerseits, der Wurzelscheide andererseits) greifen in enger Verzahnung in die beiderseitig entstehenden Vorsprünge ein, wodurch eine derartig feste Verbindung zwischen Haar und Wurzelscheide herbeigeführt wird, daß man beim Herausziehen des Haares aus der Haut entweder das Haar oberhalb der Wurzelscheide abreißt oder aber die Wurzelscheide mit aus der Haut herauszieht (Abb. 122).

b) Die Schichten des Haares.

Das Haar erhält durch die Schuppenbedeckung der Cuticula nicht nur eine eigentümliche gesägte Randlinie, von der schon die Rede war, sondern eine in noch viel höherem Maße charakteristische Oberflächenzeichnung, die durch die oberen Ränder der hohlziegelartig das Haar umgreifenden und sich von unten

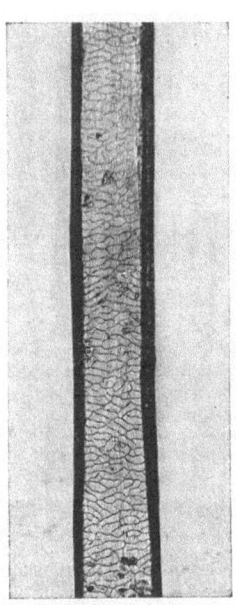

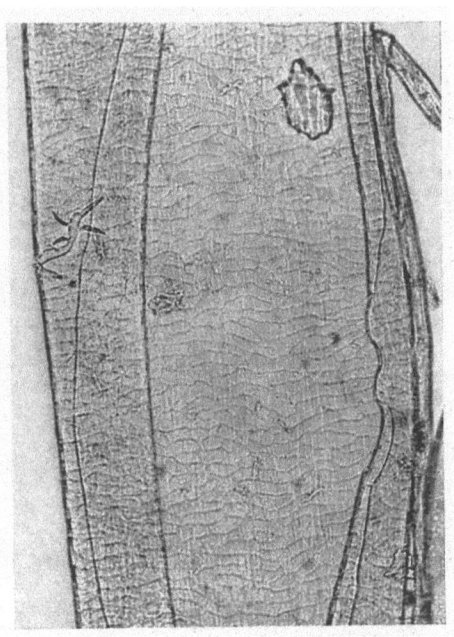

Abb. 123. Oberflächenzeichnung eines Kalbshaares (Vergr. 63mal).

Abb. 124. Cuticula eines Pferdehaares von Rinden- und Marksubstanz durch Alkohol und Na₂S-Lösung befreit (Vergr. 400mal).

nach oben überlagernden Schuppen gebildet wird. Um die hierdurch entstehende charakteristische Zeichnung erkennen zu können, betrachtet man die Oberfläche der freiliegenden (Abb. 123) bzw. mit der Unterseite eingebetteten Haare im auffallenden Licht (R-O-X-Verfahren nach E. Reumuth), bzw. untersucht einen Abdruck des Haares in einer gelierenden Masse (z. B. Collodium). Im Wasser erfährt die Cuticula ebenso wie das übrige Haar eine gewisse Quellung, welche bewirkt, daß die Zellen sich etwas voneinander abheben, wodurch die Schuppen ebenfalls besser hervortreten. Bei einer Säure- oder Alkalibehandlung des Haares rauhen sich die Schuppen noch mehr auf; Haare mit aufgerauhter Cuticula haben die Tendenz, sich durch gegenseitiges Verhaken in den Cuticulaschuppen zu verfilzen.

Die Cuticula ist chemisch der widerstandsfähigste Teil des Haares; durch geeignete Behandlung mit alkalischen, reduzierenden Lösungen läßt sich Mark- und Rindensubstanz in Lösung bringen, ohne daß die Cuticula zerstört wird. Abb. 124 zeigt ein solches Präparat, an dem man die Schuppenzeichnung gut studieren kann.

Weiterhin besteht das Haar aus der Rinde, dem wichtigsten Teil des Haares, der als eine feste homogene Röhre den locker gebauten, oft mit Luft angefüllten Markkanal umschließt. Die Rinde bildet die eigentliche, mechanisch leistungsfähige Substanz des Haares. In ihr scheinen die Zellen völlig zu einer einheitlichen Masse verschmolzen zu sein; selbst durch Färben oder Anwenden sehr starker Vergrößerungen sind weder Kerne noch Zellgrenzen wahrnehmbar. Es gelingt jedoch mit Hilfe alkoholischer Sulfidlösungen die Rindensubstanz in ihre Zellelemente aufzulösen (Abb. 125). Sie haben eine spindelförmige Gestalt und

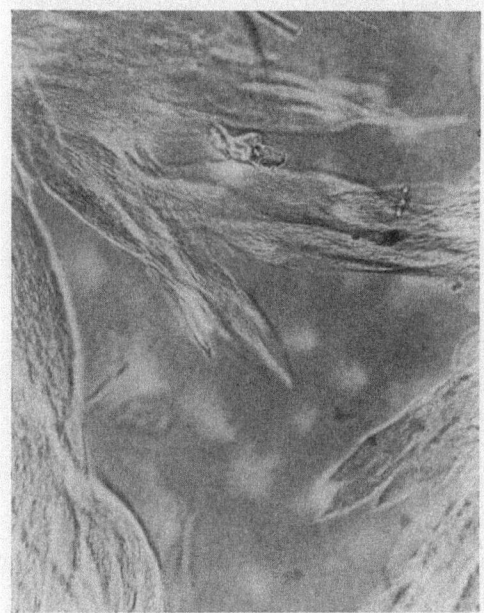

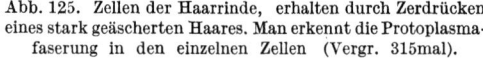

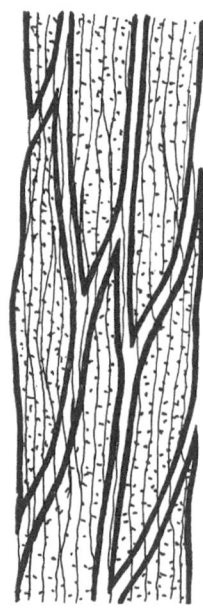

Abb. 125. Zellen der Haarrinde, erhalten durch Zerdrücken eines stark geäscherten Haares. Man erkennt die Protoplasmafaserung in den einzelnen Zellen (Vergr. 315mal).

Abb. 126. Schematische Darstellung der Verbindung der Zellen der Haarwurzel durch Protoplasmafasern.

sind dicht angefüllt mit äußerst feinen Protoplasmafasern, welche die Zellen miteinander verbinden und die eigentliche Gerüstsubstanz des Haares (deutliches Faserdiagramm bei Röntgenanalyse) bilden. Die Art der Verbindung der Zellen durch die Protoplasmafasern ist in Abb. 126 schematisch dargestellt.

Das Mark des Haares besteht aus Zellen, die sich im Gegensatz zu den die Rindenschicht bildenden, in die Länge gestreckten Zellen frühzeitig abplatten. Sie liegen bei einem einzelligen Markfaden anfangs wie die Münzen in einer Geldrolle übereinander, bevor sie eintrocknen und gleichmäßige, lufterfüllte Kammern zwischen sich lassen. Wird das Mark von mehreren nebeneinanderliegenden Reihen von Mark gebildet, so spricht man von mehrzelligem Mark. Das Mark zeigt von allen Haarbestandteilen die größten Verschiedenheiten (Th. Lochte). Bei der feinen Schafwolle fehlt es überhaupt, bei anderen Haarsorten, z. B. beim Haar der Ziege, nimmt es den größten Teil des Haares ein (Abb. 127). Je stärker das Mark entwickelt ist, um so geringer ist die Reißfestigkeit und umgekehrt sind Haare mit dicker Rindenschicht und geringer Markentwicklung sehr widerstandsfähig, dehnbar und elastisch (Roßhaar).

Man pflegt die Haare (Wolle) zusammen mit der Seidenfaser und den kollagenen Fasern in die Gruppe der tierischen Fasersubstanzen einzureihen und sie den pflanzlichen Fasern gegenüberzustellen. Dabei darf aber nicht übersehen werden, daß sich das Haar infolge seiner Bildung aus einzelnen Zellen von den anderen tierischen Fasern, die außerhalb der Zellen entstehen und daher einfacher und einheitlicher strukturiert sind, grundsätzlich unterscheidet. Nur das Epithelfasersystem, das sich in den Haarbildungszellen vor der Verhornung ausbildet und das die mechanisch wirksame Gerüstsubstanz der Haarfaser darstellt, kann nach Entstehung und Struktur mit den anderen, extracellular entstandenen Faserarten verglichen werden. Der Unterschied zwischen der Haarfaser und der kollagenen Bindegewebefaser kommt auch im mechanischen Verhalten dieser beiden Strukturen zum Ausdruck. Das Haar ist — genügende Durchfeuchtung vorausgesetzt — sehr weitgehend dehnbar, während die kollagene Faser nicht dehnbar ist. Bei der Dehnung ändert sich das Röntgenbild der Keratinfaser, wodurch zum Ausdruck kommt, daß nicht etwa das Epithelfasersystem des Keratins als Ganzes eine Streckung erfährt, sondern die Epithelfaser des Haarkeratins als solche gedehnt wird, wobei eine innermolekulare Umlagerung des Fasermaterials auftritt.

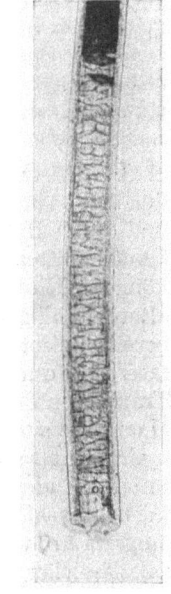

Abb. 127. Ziegenhaar (Vergr. 57mal).

Das Haar ist ebenso wie die übrigen Gerüstsubstanzen und Faserstrukturen der Tiere und der Pflanzen doppelbrechend, und zwar einachsig positiv in bezug auf die Haarachse. Zusammen mit dem Zahnschmelz und dem Keratin der Krallen und Hufe gehören die Haare zu den am stärksten anisotropen Strukturen des tierischen Körpers. Das Kollagen ist demgegenüber viel schwächer doppelbrechend. Man kann daher im Falle unpigmentierter Haare auf ungefärbten Schnittbildern Haare und Haarreste (z. B. in Präparaten von Blößen) am besten durch eine polarisationsmikroskopische Untersuchung herausfinden. Ferner läßt die polarisationsmikroskopische Untersuchung besser als jede andere Methode den Unterschied zwischen der inneren (verhornten) Wurzelscheide und der äußeren, epithelartigen und unverhornten Wurzelscheide erkennen.

c) Die Verhornungsvorgänge bei der Haarbildung.

Bei der Haarbildung ist zwischen der Verhornung, die zur Haarrinde führt, und zwischen der Markbildung zu unterscheiden. Bei der letzteren treten nämlich Trichohyalinkörner auf (Abb. 121), weshalb dieser Verhornungsvorgang mit der Hornschichtbildung des Deckepithels und der Ausbildung der inneren Wurzelscheide zu vergleichen ist. Die Rindenzellen zeigen dagegen keine Trichohyalinbildung. In der Haarrinde verläuft der Verhornungsvorgang folgendermaßen: Die unverhornten, vom Haarboden nach oben wachsenden Zellen zeigen die deutlichsten Merkmale der Epithelzellen, nämlich die Verbindung durch ein übergeordnetes Fasersystem. Sie strecken sich sehr bald in die Länge, wodurch das Fasersystem eine stärkere Ausdehnung in der Längsrichtung als in der Querrichtung erfährt. Desgleichen strecken sich die Kerne in die Länge. Die Kerne leisten der Homogenisierung der Zelle zu einer einheitlichen Hornmasse am längsten Widerstand, denn auch in einer Höhe, wo im übrigen eine Homogenisierung der Zellmasse erfolgt ist, erkennt man gewöhnlich noch die strichförmigen Reste der Zellkerne, die aber später ganz verschwinden. Nur die Pigmentkörner, die in den Basalzellen des Haarbodens gebildet werden, widerstehen auch weiterhin der optischen Homogenisierung. Trichohyalinkörner treten, wie schon gesagt, nicht auf, vielmehr scheint bei der

Verhornung der Haarrindenzellen der Zellinhalt ohne Degenerierung um das Epithelfasersystem herum zu erstarren. Trotzdem ein körniger Zerfall des Zellinhalts als Vorstadium des Verhornens bei der Haarrinde nicht erfolgt, besteht ein dem Stratum lucidum entsprechendes Verhornungsstadium, d. h. eine Zone, in welcher die Cysteingruppen des unverhornten Präkeratins durch Oxydation in die Cystingruppen des eigentlichen Keratins überführt werden. Während der unverhornte Teil des jungen Haares wieder resorbiert werden kann (näheres siehe bei den Ausführungen über das Kolbenhaar), ist das fertige Keratin nicht mehr rückbildungsfähig und wird daher periodisch vom Körper abgestoßen.

Der Ort des „Einschmelzens" des Zellmaterials zu dem Keratin der Haarrinde dürfte die verjüngte Stelle des Haarschafts sein, die man bei schwach gelockerten und durch Herausreißen aus der Haut isolierten Haaren besser bemerkt als auf Hautschnitten, wo die Haare nur in seltenen Fällen der Länge nach erfaßt werden können. Diese Stelle ist durch eine geringere Transparenz, verglichen mit dem älteren, völlig verhornten und dem jüngeren, noch nicht völlig verhornten, aber bereits anisotropen „Präkeratin" ausgezeichnet: an dieser Stelle ist die Haarfaser im durchfallenden Licht undurchsichtig bzw. von einer verminderten Transparenz (Abb. 120). Auch hinsichtlich des chemischen Verhaltens ist diese Haarstelle ausgezeichnet. Mit Nitroprussidnatrium, dem Reagens auf freie Sulfhydrylgruppen, erhält man genau an dieser Stelle die im Vergleich mit den darunterliegenden Haarstellen stärkste Violettfärbung. Nach oben zu hört die Färbung schlagartig auf, nach unten, also nach dem Wurzelende zu, nimmt sie langsam ab, was darauf beruht, daß nach dem Wurzelende hin die Zellen immer wasserreicher und voluminöser werden. Der Verhornungsprozeß der Haarzellen ist erst dann beendet, wenn die Zellmasse beim Vordringen im Haarkanal diese Stelle passiert hat. Die Markzellen verhornen in einer Weise, die am meisten an den Verhornungsvorgang der Oberhaut erinnert: Der Zellinhalt degeneriert unter Bildung von Trichohyalin und die Zelle trocknet aus, wodurch die leeren, später von Luft gefüllten Räume des Haarmarks auftreten können.

d) Die Altersform des Haares: das Kolbenhaar.

Die bisher beschriebene Form der Haarwurzel bezeichnet man wegen der charakteristischen Bindegewebepapille in der Haarwurzel als Papillenwurzelhaar und das ganze Haar dementsprechend Papillenhaar. Bei einem ausgewachsenen Tier sind diese Haare normalerweise in verhältnismäßig geringem Umfang vorhanden. Die meisten Haare der Haut sind vielmehr Kolbenhaare, worunter eine Altersform des Haares verstanden wird, die durch einen erheblich geringeren Widerstand beim Ausreißen gekennzeichnet ist. Wenn man die technische Haarlockerung in besonders schonender Form ausführt, so kommt es nicht selten vor, daß einige Haare in der Haut zurückbleiben, deren nachträgliche Entfernung unverhältnismäßig große Mühe bereitet. Man bezeichnet diese schwer entfernbaren und meistens auch nur wenig aus der Haut herausragenden Härchen als Grundhaare. Diese Grundhaare sind mit den Papillenhaaren identisch. Daraus geht hervor, daß die leicht entfernbaren Haare, die gewöhnlich in außerordentlich großer Überzahl vorhanden sind, Kolbenhaare sind.

Die Umwandlung des Papillenhaares in das Kolbenhaar geht so vor sich, daß von einem bestimmten Zeitpunkt an die Neubildung weiterer Zellen auf dem Boden der Haarpapille unterbleibt: das Haar wandert im Haarkanal weiter und hinter ihm fällt die Wurzelscheide als leerer Schlauch zusammen, wobei der unverhornte Teil der Haarwurzel resorbiert, d. h. durch die Gewebefermente gelöst und in den Stoffkreislauf zurückgeführt wird. Zugleich erleidet aber auch die Wurzelscheide eine Degenerierung, wie man besonders gut bei der Untersuchung von isolierten Papillen- und Kolbenhaaren im polarisierten Licht erkennt (Abb. 120). Die Bildung des Kolbenhaares ist dann als abgeschlossen anzusehen — die Abb. 128

zeigt Übergangsformen —, wenn die alte Haarpapille völlig verschwunden ist, bzw. die Überreste von ihr in keiner Verbindung mehr zu dem Haar stehen. Das fertige Kolbenhaar zeigt an seinem unteren Ende nicht mehr die Nitroprussidnatriumfärbung, da es unverhorntes „Präkeratin" nicht mehr besitzt. In diesem Zustand braucht das Haar keineswegs sofort auszufallen, sondern bleibt noch längere Zeit in der Haut stecken und „wächst" langsam weiter, d. h. wird durch den Druck der von unten her nachwachsenden neuen Haarbildungen langsam weiter nach außen weitergeschoben, bis es endlich ausfällt. Da nicht unter jedem Kolbenhaar Neubildungen zu bemerken sind, so ist anzunehmen, daß die Mehrzahl der Kolbenhaare längere Zeit in der Haut bleibt, ohne weiter zu „wachsen", d. h. nach der Porenöffnung vorgeschoben zu werden.

Bei manchen Tieren kommt es vor, daß zu bestimmten Zeiten — etwa bei Abwerfen des Winterkleides — viele Haare

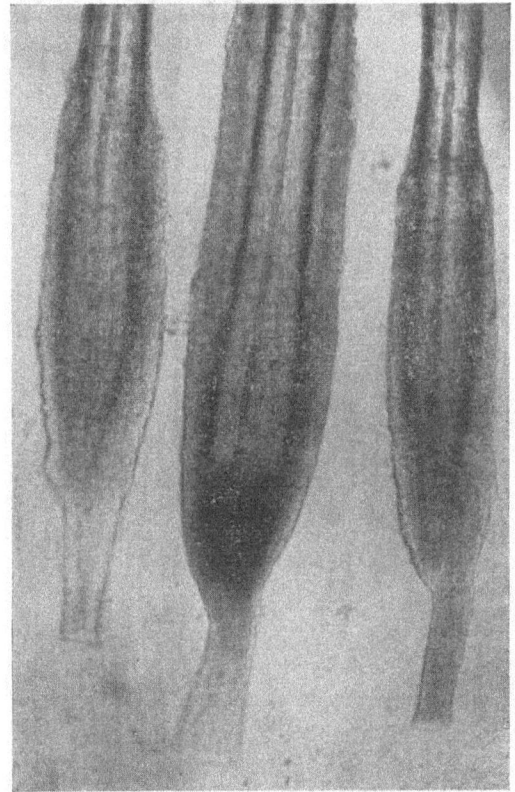

Abb. 128. Wurzeln von Haaren, die sich in der Umwandlung von der Papillenform in die Kolbenhaarform befinden (Vergr. 100mal).

auf einmal abgestoßen werden. Den Anlaß hierzu gibt ein besonders lebhaftes Wachstum von neuen Haaren. Derartige Häute besitzen ungewöhnlich viel Papillenhaare und sind deswegen schwerer zu enthaaren als man bei dem gleichen Hautmaterial sonst gewohnt ist.

Die Neubildung der Haare erfolgt in der Weise, daß von der unter dem Boden des Kolbenhaares befindlichen Zellmasse ein neuer Zellstrang in die Tiefe wächst, sich unten eindellt und eine neue Papille umschließt. Es bildet sich nun in genau der gleichen Weise, wie für die erste Haarbildung im Embryonalstadium geschildert, ein Ersatzhaar, das in den Haarkanal des zugehörigen Kolbenhaares hineinstößt und dieses allmählich zum Ausfallen bringt.

Diese Verhältnisse bringen es mit sich, daß die Haare einer Haut verschieden tief in die Haut hineinreichen. Auf einem Schnitt parallel zur Hautoberfläche trifft man um so mehr Haare, je näher man sich der Außenseite befindet. Verlegt man die Schnittebene dicht an die Grenze zwischen Papillar- und Retikularschicht, so erfaßt man nur noch Papillenhaare oder neuangelegte Ersatzhaare. Verfolgt man eine bestimmte Hautstelle an den Bildern einer Serie von aufeinanderfolgenden Schnitten, so nimmt die Anzahl von quergeschnittenen Haarwurzeln auf einem Flächenstück bestimmter Größe zu, wenn man sich all-

mählich der Außenseite der Haut nähert (A. Küntzel, G. Vago und Annemarie
Seitz). Nur an Hand von lückenlos hergestellten Schnittserien kann man erkennen, ob es sich bei quergeschnittenen Haaren um Kolbenhaare, Papillenhaare
oder Neuanlagen handelt. Ähnliches gilt für Schnitte parallel zur Haarrichtung.
Auch hier ist eine serienmäßige Durchmusterung eines bestimmten Hautbezirkes
angebracht, wenn man sich über die wirklichen Verhältnisse ein genaues Bild
machen möchte. Auf einem einzelnen Schnitt kann man nämlich nicht mit Bestimmtheit angeben, ob man das untere Ende eines Kolbenhaares getroffen hat
oder ob es sich hierbei um ein Papillenhaar handelt, dessen Wurzel sich auf einem
früheren oder späteren Schnitt der Serie befindet.

e) Die Arten der Haare.

Zwischen den stachelähnlichen Borsten des Igels und den feinen Wollhaaren
von hochgezüchteten Wollschafen gibt es alle Übergänge der Haarformen, die
man nach ihrer Länge, dem Feinheitsgrad, der Krümmung, der Markausbildung,
der Pigmentierung, der Form der Cuticulaschuppen und durch andere Merkmale
unterscheidet. Die Kenntnis der textiltechnisch wichtigen Haar- und Wollsorten
ist eine Wissenschaft für sich. An dieser Stelle sollen lediglich die Haararten
gekennzeichnet werden, die sich nach biologischen Gesichtspunkten unterscheiden
lassen.

Die Hauptmasse der Haare der gerberisch wichtigen Häute wird durch die
Deckhaare gebildet. Sie sind dem periodischen Wechsel unterworfen. Fast
immer sind sie markerfüllt, wobei der Markstrang an der Spitze öfters in einigen
dem Markkanal vorgelagerten Inseln verläuft und — bei der Kolbenhaarform —
auch nach der Wurzel zu in dieser Weise endet. Während also die Kolbenwurzel
der Deckhaare markfrei ist, sind die Papillenwurzeln der Deckhaare markhaltig.
An diesem Merkmal kann man, bei Versagen anderer Kennzeichen, Papillen- und
Kolbenformen der Deckhaare unterscheiden. Die Deckhaare sind im Gegensatz
zu den spiralig gekrümmten Wollhaaren meistens glatt und von rundem Querschnitt. Die stärkste Dickenausdehnung haben die Deckhaare etwa in der Mitte.

Unter den Deckhaaren sind bei vielen Tierarten, insbesondere bei Pelztieren,
einzelne regelmäßig über die Haut verteilte Haare besonders stark ausgebildet
und ragen über die übrigen Deckhaare weit heraus. Sie werden Leithaare
genannt. Bekannt sind die Leithaare bei Kaninchenfellen; das Narbenbild des
Kaninchenleders läßt deutlich erkennen, wo die Leithaare gestanden haben. Die
lange Rückgratbehaarung des Winterfells vom Gemsbock, der sog. Gemsbart,
besteht hauptsächlich aus Leithaaren.

Zur Unterscheidung gegenüber den Leithaaren nennt man die übrigen
kürzeren Deckhaare auch Grannenhaare.

Den Deckhaaren lassen sich als besondere Gruppe die meist periodisch
wechselnden Haare gegenüberstellen. Unter diesen gibt es Haarsorten, die
stärker sind als die Deckhaare (Langhaare, Sinushaare, Borsten), und solche, die
feiner sind (Woll- und Flaumhaare).

Beispiele für Langhaare sind die Schweif- und Mähnenkammhaare der
Pferde. Ihr Wechsel ist nicht an bestimmte und für alle Haare gleichmäßige
Zeiten gebunden. Sie sind glatt, drehrund, ziemlich dick und haben einen un-
regelmäßigen Markgehalt. Ähnlich gebaut sind die kürzeren und dickeren
Borsten der Schweine, die infolge ihrer Bauart durch eine besondere Sprödigkeit
ausgezeichnet sind. Eigentümlich ist der sternförmig verästelte Markkanal der
Schweineborsten. Die Spitze der Borsten ist meistens in 2 oder 3 Äste gespalten,
woran die große Sprödigkeit dieser Haargebilde und die besondere Gestaltung des
Markkanals schuld sind.

An besonderen Stellen des Körpers findet man die borstenähnlichen Tast-haare, so besonders an den Lippen und um die Augen herum (z. B. die Schnurr-haare der Katze). Sie sind bei normaler Markausbildung dicker und länger als die Deckhaare und tragen um den äußeren Haarbalg herum einen Blutsinus, d. h. einen mit Blut auffüllbaren bindegewebigen Sack, der wie ein Schwellkörper wirkt, das Haar aufrichtet und die Nervenendigungen dicht an das Haar heran-preßt, so daß jede Berührung der Haarspitze wahrgenommen wird.

Endlich sind die Woll- oder Flaumhaare zu erwähnen, die bei den Woll-schafen (Merino) fast das ganze Haarkleid bilden, aber auch bei vielen anderen Tieren besonders im Jugendstadium als Unterhaar des Deckhaarbelages auf-treten (Ziege). Die Wollhaare wechseln unperiodisch. Sie sind durch eine außerordentliche Feinheit, durch das Fehlen von Mark und eine starke Kräuselung ausgezeichnet. Der Querschnitt ist vielfach elliptisch. Die spiralischen Krüm-mungen entstehen dadurch, daß die Haarwurzel bereits ge-krümmt angelegt ist, weshalb es bei Querschnitten durch die Schafhaut nicht gelingt, einen Längsschnitt durch den Wurzelkanal in die Schnittebene zu bekommen. Charak-teristisch ist ferner das Durcheinanderwachsen der Woll-haare, wodurch — unterstützt durch die verklebende Wir-kung des Wollschweißes — ein auch nach der Entfernung aus den Wurzeln zusammenhängendes Vlies entsteht.

Bei den eigentlichen Pelztieren findet man vielfach einen 3stufigen Aufbau des Fells; die basale Stufe ist be-stimmt durch die Länge der Wollhaare und wird durch diese und die Schäfte der Grannen- und Leithaare gebildet. Die Grannenstufe umfaßt den Bereich der Spitzen der Grannen-haare. Die Stufe der freien Spitzen besteht aus den locker verteilten, über die Felloberfläche herausragenden Leithaa-ren (Abb. 129).

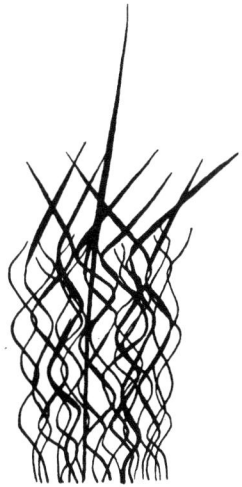

Abb. 129. Aufbau eines Pelztiervließes (Maul-wurf) aus Haaren ver-schiedener Höhe und Dicke (Leithaare, Gran-nenhaare und Wollhaare) (Vergr. 7,6mal) (K. Toldt, S. 188).

f) Die Farbe der Haare.

Die Farbe der Haare wird durch das Pigment und durch die Lichtbrechungseigenschaften der Cuticula und der Rin-denschicht hervorgerufen; ferner spielen Markgestaltung und die Luftverteilung im Mark eine große Rolle für den Farbeneindruck, den das Haar hervorruft. Das Pigment ist an sich immer gleichfarbig, nämlich braunschwarz. Die verschiedenen Haarfarben: gelbbraun, fuchsrot, rehbraun, dunkelbraun, schwarz usw., entste-hen also nicht durch verschieden gefärbte Pigmente, sondern durch das Zu-sammenwirken der genannten, für die Färbung ausschlaggebenden Faktoren. Der Sitz des Pigments ist das Mark und die Rindenschicht; die Cuticula ist, ebenso wie die Cuticula der Wurzelscheide, fast immer pigmentfrei. Bei den schwar-zen Haaren ist das ganze Haar von Pigment erfüllt, bei braunen Haaren nur das Mark. Bei rotbraunen Haaren ist nur die Rinde pigmentiert, während das Mark lufthaltig ist.

Die Haarcuticula kann glatt sein, wie bei den Schweineborsten, die daher auch hornig durchscheinend sind, oder durch Abstehen der Cuticulaschuppen mehr aufgerauht, was zur Folge hat, daß das Licht an der Haaroberfläche reflektiert wird und das Haar undurchsichtig erscheint (Wollhaare).

Was den Luftgehalt des Haarmarks betrifft, so ist es möglich, daß sich die Luft innerhalb der Markzellen selbst befindet oder daß sie die Räume zwischen den Markzellen erfüllt. Das erstere ist ebenso wie im Mark der Vogelfedern bei den Haaren der Hirsche und Rehe der Fall. Meistens befindet sich aber die Luft zwischen den Markzellen. Das Aussehen des Haares ändert sich auch in Abhängigkeit davon, ob die Markzellen in einer oder in mehreren Zellreihen übereinandergeschichtet sind. Je mehr einzelne Luftperlen im Haarmark angesammelt werden, um so stärker ist die Zerstreuung des auffallenden Lichts und um so weißer wird das Haar erscheinen, vorausgesetzt, daß kein

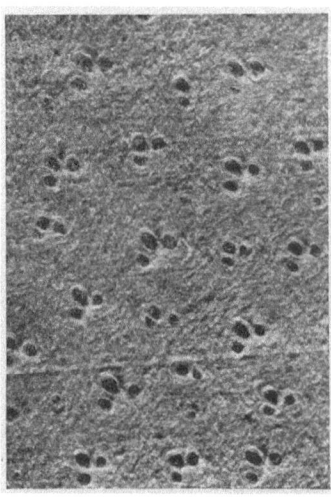

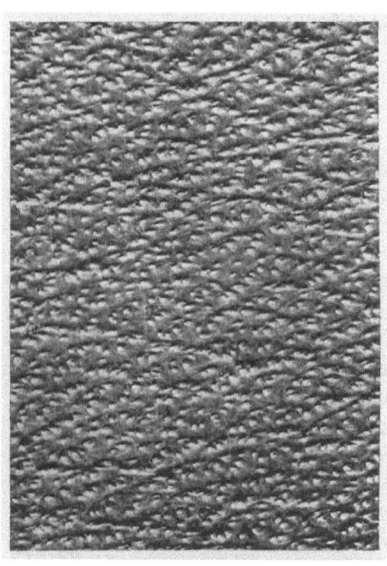

Abb. 130. Horizontalschnitt durch eine gegerbte Schweinshaut, die Haare sind entfernt (Vergr. 6mal).

Abb. 131. Narbenbild von gegerbter Kalbshaut (Vergr. 6mal).

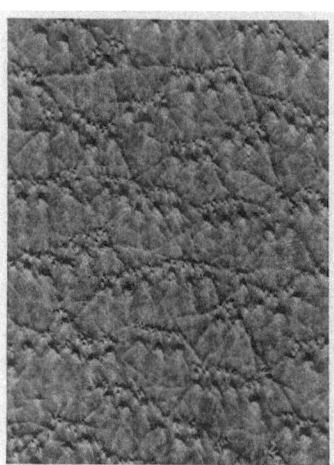

Abb. 132. Narbenbild von gegerbter Ziegenhaut (Vergr. 6mal).

Pigment vorhanden ist. Das Weißwerden der Haare im Alter hängt sowohl mit dem Schwinden des Pigments als auch mit einem zunehmenden Eintreten von Luft in den Markkanal zusammen.

g) Die Anordnung der Haare.

Wichtiger als die Verschiedenheit der Haare in Dicke, Länge, Farbe und schichtenmäßigem Bau ist vom Standpunkt der Lederherstellung die Verschiedenheit der Anordnung der Haare in der Haut, und zwar deswegen, weil ihr die Verteilung der Haarlöcher entspricht, die das für jede Tierart charakteristische Narbenmuster bedingt. Nur in den selteneren Fällen sind die Haare gleichmäßig über die Haut verteilt; meistens stehen sie in mehr oder weniger ausgeprägten Gruppen zusammen. Diese Anordnung hängt vermutlich mit den Schuppen zusammen, von denen die Haut der Vorfahren unserer nunmehr meist schuppenlosen Säugetiere bedeckt war. Der Zusammenhang zwischen Haarstellung und Hautschuppe ist an der Schwanzhaut der Ratte bzw. Maus noch deutlich zu erkennen. Dort erscheinen hinter jeder Schuppe drei nebeneinanderliegende Haare, von denen das Mittelhaar über die beiden seitlichen herausragt. Auch in der Schweinehaut stehen die Borsten, die ihre Wurzeln im fetthaltigen Unterhautzellgewebe haben, in einer deutlichen Dreiergruppe (Abb. 130), wobei

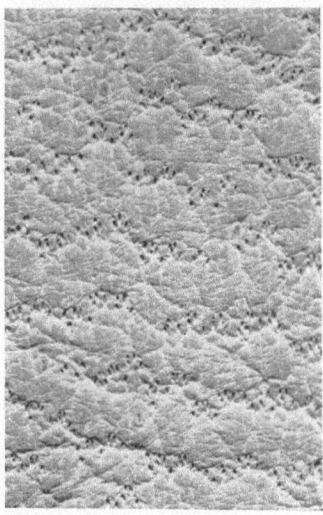

Abb. 133. Narbenbild von gegerbter Schafshaut (Vergr. 6mal).

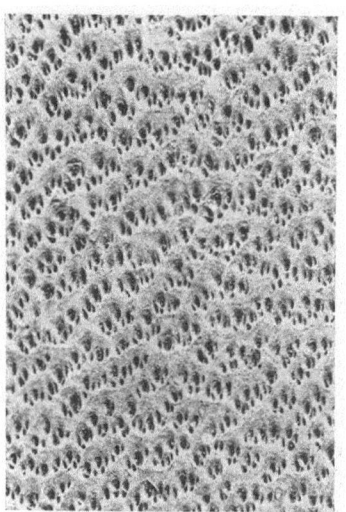

Abb. 134. Narbenbild von gegerbter Roßhaut (Vergr. 6mal).

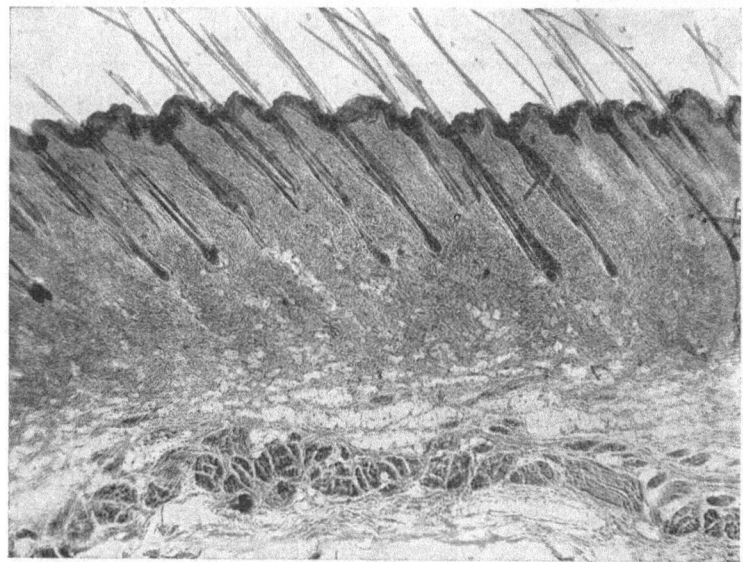

Abb. 135. Querschnitt durch die Haut der Katze (Paraffinschnitt, mit Hämatoxylin und Eosin) (Vergr. 18,9mal).

auch hier das Mittelhaar kräftiger und länger ist als jedes der Nebenhaare. Auch in der menschlichen Haut ist die Dreierstellung der Haare stellenweise zu erkennen.

In der Haut der Rinder ist die Haarstellung gleichmäßig (Abb. 131). Dagegen findet man bei den Ziegen und Pferden deutlich ausgeprägte Haargruppen. Bei manchen Ziegenrassen sind 3 bis 4 größere Haare (Deckhaare) mit mehreren kleineren Wollhaaren zu einer Gruppe vereinigt, wie man sehr deutlich aus der Anordnung der Haarlöcher im Narbenbild des Ziegenleders erkennen kann (Abb. 132). Beide Haargruppen sind in parallel gestellten Reihen angeordnet.

Auch beim Schaf sind die Haare mehr oder weniger ausgesprochen zeilenmäßig gestellt, jedoch mit dem Unterschied, daß die Haare von gleicher Dicke (Wollhaare) sind (Abb. 133). Im übrigen weisen die Haarporenanordnungen sehr große rassenmäßige Unterschiede auf.

Auch bei der Roßhaut erkennt man eine Gruppierung von verschieden dicken Haaren, doch sind sie hier nicht zeilenartig angeordnet wie in der Ziegenhaut, sondern das von den Haaren bestellte Feld ist etwa rhombisch geformt (Abb. 134).

Bei bestimmten Tieren kommt auch eine Verschmelzung der Haare zustande, derart, daß sie zu mehreren aus einer Öffnung herausragen, doch ist nur die Ausmündung gemeinsam und jedes Haar besitzt eine eigene Wurzel. Bei diesem „echten Haarbündel" unterscheidet man ein Stammhaar (Deckhaar), das als erstes angelegt wird, und eine Anzahl von Beihaaren (Wollhaaren), die später entstehen, indem sich ihre Follikel wie Knospen an dem Follikel des Stammhaares entwickeln. Ein Beispiel für echte Haarbündel liefert das Fell der Katze (Abb. 135).

3. Die Hautdrüsen.

a) Die Haarbalgdrüse.

Die Talgdrüse steht in engem Zusammenhang mit den Haaren, insofern als ihr Ausführungsgang in den Haarbalg einmündet, weshalb man diese Drüse auch Haarbalgdrüse nennt. Sie entwickelt sich aus einer Zellwucherung des Haarfollikels, die seitlich in das Bindegewebe hineinwächst und oft eine sehr mächtige Ausdehnung erreicht. Im einfachsten Fall hat die Talgdrüse eine einfache beutelförmige Gestalt; sehr oft aber auch ist die Drüse aus mehreren einzelnen Drüsensäcken zusammengesetzt. Im Gegensatz zu den Schweißdrüsen sind die Talgdrüsen von Zellen vollkommen ausgefüllt, und zwar von eigentümlich großen, scharf begrenzten Zellen mit schaumig-netzförmig strukturiertem Protoplasma (Abb. 136 und 137). Die Zellen werden von dem einschichtigen Bildungsepithel geliefert und in das Innere des Drüsenbeutels befördert; dort erleiden sie eine Degenerierung, bei der die Kerne schrumpfen, während im Zelleib Fetttröpfchen auftreten. Nachdem die Kerne ganz verschwunden sind, fließen die Fetttropfen zusammen und stellen die weißgelbe Masse des Hauttalgs dar, der bei Körpertemperatur eine salbenähnliche Konsistenz aufweist.

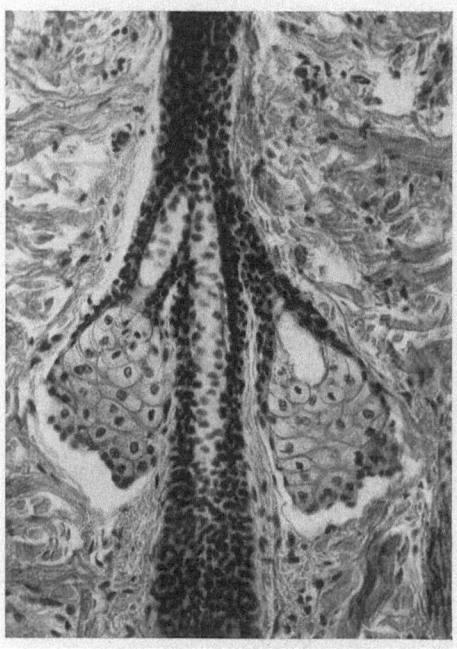

Abb. 136. Ausmündung der Talgdrüse in den Haarkanal (Rindshaut, Paraffinschnitt: mit Hämatoxylin und Eosin) (Vergr. 200mal).

Der Ausführungsgang der Drüse ist von einem Epithel ausgekleidet, das etwa dem der Oberhaut des Haarbalgs entspricht (Abb. 136).

Das Drüsensekret gelangt durch ihn in den Haarkanal und dient dazu, das sich an der Drüsenausmündung vorbeischiebende Haar einzufetten und geschmeidig zu erhalten. Doch werden nicht nur die Haare, sondern darüber hinaus auch die zwischen den Haaren liegenden Oberhautbezirke von dem öligen Drüsensekret eingefettet. Zwischen der Ausbildung der Talgdrüsen und der Größe der Haare läßt sich eine Abhängigkeit nicht feststellen. Oft haben die feinsten Haare (Wollhaare) unverhältnismäßig stark entwickelte Drüsen. Es sieht in diesem Fall so aus, als ob die Drüse nicht um des Haares willen, sondern das Haar für die Drüse da wäre, da das langsam wachsende Haar für eine geregelte Beförderung der Cholesterinschmiere an die Hautoberfläche sorgt. Die Zahl der Drüsen und die Lage zu dem Haar ist bei

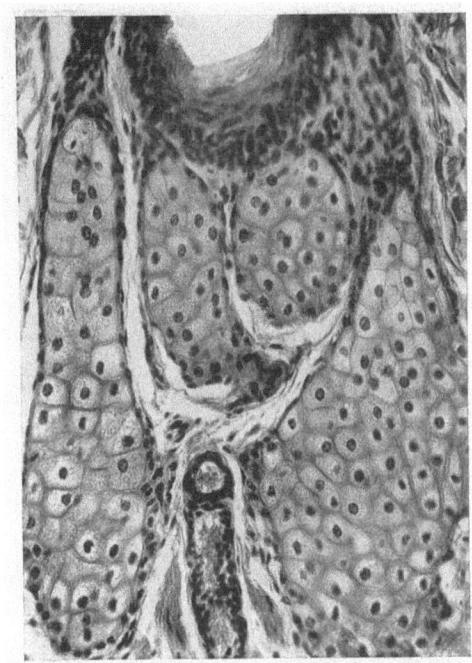

Abb. 137. Schnitt durch die Drüsenlappen einer verzweigten Talgdrüse. Am oberen Rand des Bildes befindet sich die Öffnung der Haarpore (Rindshaut, Paraffinschicht: mit Hämatoxylin und Eosin) (Vergr. 200mal).

den verschiedenen Tierarten recht abweichend. Im allgemeinen kommen jedem einzelnen Haar eine Talgdrüse mit einem oder mit mehreren Drüsenlappen zu; das Haarbündel der Katzenhaut besitzt nur eine einzige, verhältnismäßig sehr kleine Talgdrüse.

Der Drüsenkörper steht in einer deutlichen Beziehung zu dem Haarmuskel, indem die Drüse in den Dreiecksraum zu liegen kommt, der von dem Haarmuskel, dem oberen Teil des Haarbalgs und der äußeren Hautoberfläche gebildet wird. Die Kontraktion des Muskels hat offenbar den Sinn, die Sekretentleerung der Drüse zu befördern, was man daran erkennen kann, daß die Größe des Haarmuskels sich mehr nach der Größe der Drüsen als nach der der Haare richtet. Der Haarmuskel kann sich sogar bandartig verbreitern, um mehrere nebeneinanderliegende Drüsenbeutel berühren zu können. Nach Angaben von M. Kaye (2) wird beim Trocknen von Häuten die Talgdrüse durch das schrumpfende Gewebe zusammengepreßt, wodurch entweder die Fettschmiere nach außen befördert wird und Haare und Hautoberfläche einfettet, oder, was der für die technische Verarbeitung schwerwiegendere (allerdings wohl auch selten vorkommende) Fall ist, das Drüsengewebe dabei eingerissen wird, so daß das Fett nach innen dringt und die Haut von innen her schwer benetzbar macht.

b) Die Schweißdrüse.

Die Schweißdrüsen oder Knäueldrüsen haben ihren Namen von ihrer auffälligsten Funktion und ihrer häufigsten Form; allerdings gibt es auch Tiere, bei denen die Schweißdrüse aus langgestreckten, sackartigen Schläuchen besteht. Diese Drüsen zeigen ebenfalls eine gewisse Beziehung zu den Haaren. Der Drüsenkörper liegt mei-

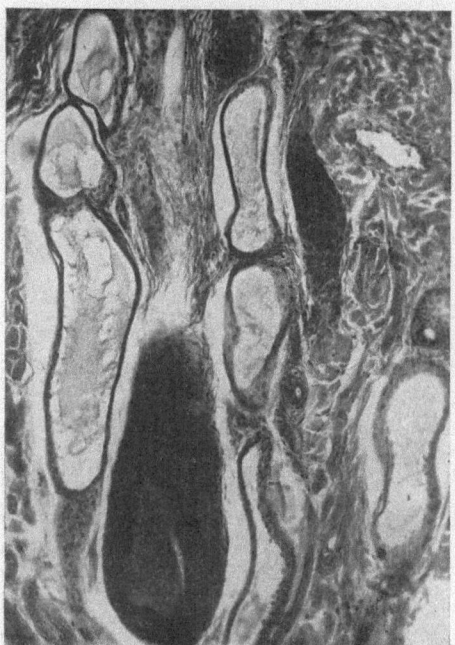

Abb. 138. Schnitt durch die Drüsengänge einer Schweißdrüse der Rindshaut. Der dunkle Kolben am unteren Rand
des Bildes gehört zu einer Haarwurzel (Paraffinschnitt:
mit Hämatoxylin und Eosin) (Vergr. 100mal).

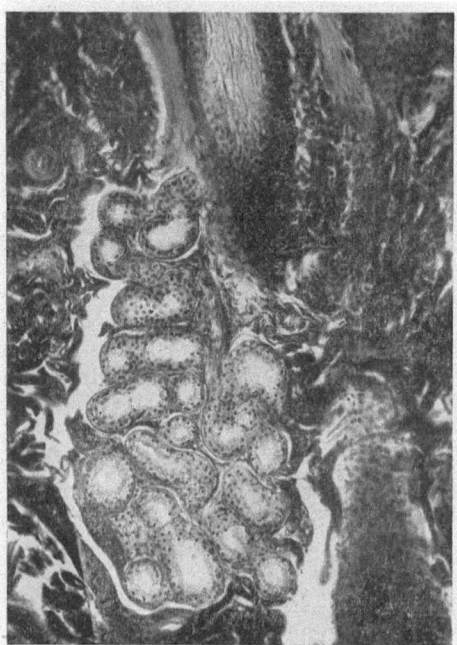

Abb. 139. Schnitt durch eine knäuelförmig gestaltete
Schweißdrüse der Pferdehaut. Am oberen Rand und in
der rechten unteren Ecke angeschnittene Haarwurzeln
(Vergr. 100mal).

stens in enger Nachbarschaft zu der
Haarwurzel, und der Drüsenausfüh-
rungsgang mündet in den Haarbalg-
trichter, allerdings an einer Stelle, die
schon mehr als der Hautoberfläche
zugehörig zu bezeichnen ist. Jedem
Haar gehört nur eine Schweißdrüse
zu. Die Drüsenausmündung ist bei
behaarten Hautstellen nicht zu erkennen und auch auf dem Narbenbild des Leders nicht feststellbar.
An den haarlosen Stellen der menschlichen Haut lassen sich dagegen die
Drüsenöffnungen als kleine Ein-
senkungen auf den Leisten des verhornten Epithels schon bei schwacher Vergrößerung feststellen, besonders deutlich auf den Finger-
beeren der menschlichen Hand.
Schlauchförmig gestaltete Schweißdrüsen finden wir in der Haut des
Rindes (Abb. 138), der Katze und
des Schafes. Die Knäuelform der
Drüse ist in der Haut des Schweines
und des Pferdes (Abb. 139) ausgebildet. Beide Arten von Drüsen
stimmen in ihrem übrigen histologischen Bau weitgehend überein und
unterscheiden sich sehr wesentlich
von den Talgdrüsen. Der Drüsenkörper ist bei den Schweißdrüsen
von einem einschichtigen Epithel
ausgekleidet und im übrigen leer.
Das Drüsenepithel ist mit einer
dünnen, wenn auch sehr festen membranartigen Bindegewebeschicht unterlegt, die weiterhin von einem
feinen Gitter von elastischen Fasern
durchsetzt ist. Das elastische Gitter
fehlt bei der viel schwächer ausgebildeten Bindegewebeumhüllung der
Talgdrüse. Besonders bemerkenswert
ist die Ausstattung der Schweißdrüse
mit feinen glatten Muskelzellen, die
zwischen der bindegewebigen Basalmembran und dem Drüsenepithel
liegen. Diese Muskeln spielen offenbar bei der Sekretbildung und der
Entleerung der Drüse eine große
Rolle. Mit ihr kann die Tätigkeit
des Haarmuskels bei der Entleerung
der Talgdrüsen verglichen werden.

Das Drüsensekret wird in dem Protoplasma der Epithelzellen gebildet und tritt von dort in die Drüsenhöhlung. Die Zellen bleiben dabei erhalten. In der Talgdrüse dagegen wird das Sekret dadurch gebildet, daß die Zellen in das Drüsenlumen wandern und dort zugrunde gehen. Wenn die Zellen des Schweißdrüsenepithels ihr Sekret gebildet, aber noch nicht abgegeben haben, so sind sie verhältnismäßig groß und die Kerne nehmen nur einen geringen Raumanteil ein; haben sie aber ihr Sekret abgegeben (bei dem Präparat in Abb. 138 ist das Sekret infolge seines Eiweißgehalts geronnen und auf dem Schnittbild als feiner Schleier im Drüseninneren zu erkennen), so sind die Zellen sehr klein und scheinen außer dem Kern nur wenig Zellplasma zu enthalten.

Die Aufgabe der Schweißdrüsen ist in erster Linie die, durch Abgabe von Wasser, das an der Körperoberfläche verdunsten kann, eine starke Körperabkühlung herbeizuführen (Verdunstungskälte!). Daß der Schweiß auch noch Ausscheidungsprodukte des Körpers (Salze, Harnstoff, Eiweißkörper und wahrscheinlich auch fettähnliche Bestandteile) abführt, spielt demgegenüber eine geringe Rolle. Der Regulierung der Körpertemperatur dient nach J. A. Wilson (1), S. 19, (2) auch die Talgdrüse, und zwar in der Weise, daß bei Bedarf durch Zusammenziehen des Haarmuskels Talgschmiere auf die Haut gebracht wird, welche die Schweißdrüsenöffnungen verschließt und dadurch die Wasserverdunstung an der Körperoberfläche unterbindet. Diese Anschauungsweise, die in der übrigen Literatur sonst nirgends zu finden ist, erscheint sehr unglaubwürdig; denn abgesehen davon, daß erfahrungsgemäß ein Einschmieren mit Fett die Schweißabsonderung nicht unterbindet, so hat auch die Schweißdrüse ihr eigenes Muskelsystem und ist nicht auf eine indirekte Regulierung durch das System Haarmuskulatur—Talgdrüse angewiesen.

Manche Autoren geben an, daß die Schweißdrüsen bei niederen Temperaturen, wenn eine Wasserabgabe nicht erforderlich ist, ein mehr öliges Sekret absondern, das in ähnlicher Weise wie das Sekret der Talgdrüsen dem Einfetten der Haut dient. Darnach paßt sich also die Drüse in der Erzeugung ihres Sekrets den jeweiligen Erfordernissen des Organismus an. Daraus erklärt sich auch, daß die Angaben über die Zusammensetzung des Schweißdrüsensekrets nur wenig übereinstimmend sind.

IV. Die Lederhaut.

1. Die nichtkollagenen Bestandteile der Lederhaut und ihre Verteilung auf Papillar- und Retikularschicht.

Denkt man sich die Oberhaut mitsamt den Haaren und Drüsen entfernt, so bleibt die Lederhaut übrig. Die Lederhaut ist also weitgehend identisch mit der „Blöße" im gerbtechnischen Sinne. Sie besteht zum allergrößten Anteil aus kollagenen und elastischen Fasern, doch sind noch sehr viele nichtbindegewebige Bestandteile in feiner Verteilung zwischen den Bindegewebefasern zerstreut, die man vom ledertechnischen Standpunkt aus als Verunreinigungen aufzufassen hat. Den größten Anteil davon nehmen die Fettzellen ein, die in fettreichen Häuten oft sogar Einlagerungen von Fettgeweben bilden. Fettreiche Häute (Schwein, Schaf, Ziege, Pferd) müssen daher auch bei der Lederbereitung einer besonderen Entfettung unterzogen werden. An zweiter Stelle sind die Haarmuskeln zu nennen, die bei der Lederbearbeitung weitgehend erhalten bleiben. Was die der Menge nach an letzter Stelle stehende Gewebeart, das Nervengewebe, betrifft, so ist es schon in der Rohhaut sehr schwer zu entdecken; ob noch Reste davon im Leder enthalten sind, läßt sich nicht sagen. Vermutlich bleiben nur die bindegewebigen Hüllen der Nervenstränge bestehen. Endlich

sind noch die zahlreichen Zellen zu erwähnen, die in der Lederhaut überall
verteilt liegen. Diese werden durch die Wasserwerkstattarbeiten in der Gerberei
wohl am weitgehendsten angegriffen.

Bei denjenigen Häuten, in denen man Papillarschicht und die Retikularschicht unterscheiden kann, ist die Papillarschicht reicher an nichtbindegewebigen Bestandteilen als die Retikularschicht (abgesehen von den bei der
Haarentfernung nicht völlig zu beseitigenden Bestandteilen der Oberhaut, den
Haarwurzeln und dem Inhalt der Talgdrüsen); enthalten Großtierhäute Fettzellen, so findet man sie jedoch mehr in der Retikularschicht bzw. im Unterhautzellgewebe.

Für Arbeiten, bei denen es sich darum handelt, möglichst reines Kollagenmaterial
zu erhalten, ist es daher zweckmäßig, den mit der Retikularschicht identischen
Mittelspalt von (fettarmen) Großtierhäuten aus der Haut durch Spaltung mit einer
Spaltmaschine zu isolieren (A. Küntzel und K. Buchheimer).

In der Papillarschicht ist der Anteil der Bindegewebefasern an der Gesamt-
masse nicht nur geringer, sondern die einzelnen Fasern sind im allgemeinen auch
viel dünner als die der Retikularschicht. Die Kollagenfasern der Papillarschicht
werden in ihrer mechanischen Funktion durch die elastischen Fasern unterstützt,
die ihrerseits ein dichtes Netz bilden, welches das Geflecht der Bindegewebefasern
durchsetzt; die Retikularschicht ist dagegen, abgesehen von den elastischen
Wänden der Blutgefäße, welche die Retikularschicht durchsetzen, nahezu frei
von Elastin.

Weiterhin ist für die Papillarschicht ein Kanalwerk von Blutkapillaren
charakteristisch, das die Drüsen und Haarwurzeln umspannt und bis dicht an
die Epidermis herangeht, um die Epidermis zu ihrer Lebenstätigkeit zu befähigen.
Um die Blutgefäße herum liegen Lymphräume, die mit zahlreichen Zellen ausgefüllt sind, unter denen sich besonders die Mastzellen durch besondere
Färbung deutlich hervorheben lassen; die Retikularschicht enthält keine Mastzellen. Überhaupt ist der Reichtum der Papillarschicht an Zellen groß zu nennen
gegenüber dem Gehalt der Retikularschicht an vereinzelten Bindegewebszellen.

Der charakteristischste Bestandteil der Papillarschicht, der auch der Oberfläche des Leders ihre typische Prägung erteilt, ist die Narbenmembran, jenes
Grenzgeflecht von miteinander verwachsenen Kollagenfibrillen, dessen abweichendes Verhalten gegenüber dem übrigen Fasergewebe noch eingehend zu besprechen sein wird (siehe S. 292).

Die besondere, viel reichhaltigere Gestaltung der Papillarschicht ist durch
ihre enge Beziehung zur Oberhaut bedingt: Alle ihre Besonderheiten, die elastischen Fasern, die Muskeln, das Blutgefäßsystem, dienen als Stützgewebe oder
stehen in funktionellem Zusammenhang mit den Haaren und Drüsen. Die
Retikularschicht ist demgegenüber nur Unterlage für die Papillarschicht, sie ist
also nur noch Stützschicht und hat keine unmittelbaren Beziehungen mehr zu
den vitalen Funktionen der Oberhaut.

Bei der Besprechung der weiteren Einzelheiten der Lederhaut wollen wir zunächst, unabhängig von der Schichteneinteilung, die bindegewebigen Fasern und
ihre Gestaltung besprechen; anschließend die nichtkollagenen Strukturelemente,
die zumeist in der Papillarschicht auftreten.

2. Die kollagenen Fasern.

a) Die Faserbündel, Fasern und Fibrillen.

Die kollagene Faser ist sowohl der wichtigste wie der am schwersten zu beschreibende Bestandteil der Haut. Für die Beschreibung gehen wir von einem

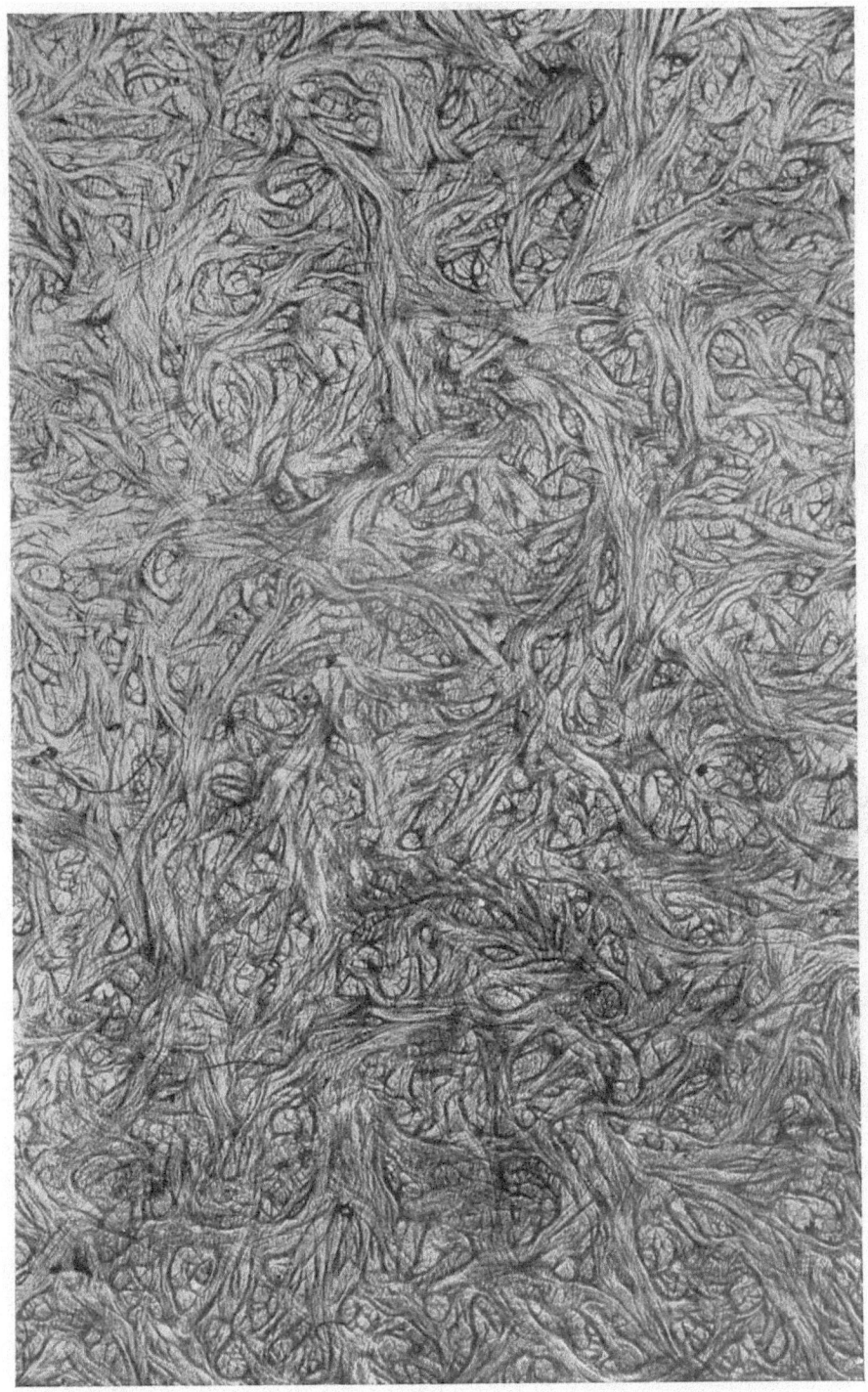

Abb. 140. Horizontalschnitt durch ein Kernlederstück, Rindshaut (Vergr. 40mal).

horizontal geführten Schnitt durch die Retikularschicht der lohgaren Rindshaut aus (Abb. 140). Der Umstand, daß die Fasern der Haut mit Gerbstoffen ange reichert sind, beeinträchtigt die Form und die Lageverhältnisse der Fasern in keiner Weise; andererseits bewirkt die Gerbung, daß die Fasern beim Entwässern in Alkohol und Aufhellen des Präparats in Xylol nahezu die gleiche Dicke be- halten, die sie im nassen Zustand hatten. Das Bild, das sich dem Beobachter bietet, entspricht also weitgehend dem Zustand des Hautfasergeflechts im nativen, wassergequollenen Zustand, jedoch mit dem Unterschied, daß die Faser infolge Aufhellung (Xylol) transparent geworden ist.

Um die Besonderheit der kollagenen Faser bzw. des kollagenen Fasergeflechts verstehen zu können, muß man zuerst die Art der Verflechtung und dann den Aufbau der einzelnen Faser näher untersuchen.

Was die Art der Verflechtung anbelangt, so wollen wir zur Kennzeichnung der Eigenart des Kollagenfasergeflechts die Unterschiede gegenüber einem Preß- filz bzw. einem Textilgewebe aus durchlaufenden glatten Fäden näher erörtern. Der Preßfilz besteht aus einzelnen miteinander verfilzten kurzen Haarfasern, die in dem Geflecht frei endigen. Das Kollagenfasergeflecht enthält demgegenüber keine freien Faserenden, sofern diese nicht durch die Herstellung des Schnittes künstlich entstanden sind. In dem Schnittbild stellen die Faserquerschnitte der- artige künstlich erzeugte freie Faserenden dar; wären jedoch in der Haut natür- liche freie Faserenden vorhanden, so müßten unter den längs getroffenen Fasern die eine oder die andere frei endigen. Ferner müßte man bei der Untersuchung

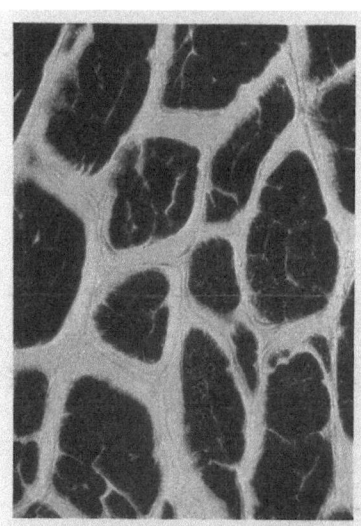

Abb. 141. Querschnitt durch die Retikular- schicht der Rindshaut. Zwischen den stark geschrumpften Fasern ist das lockere Binde- gewebe gut zu erkennen (Paraffinschnitt, Silberimprägnierung) (Vergr. 100mal) [H. G. Turley (1)].

von Leder mit Präpariernadeln und binoku- larem Mikroskop freie Faserenden auffinden. Alle derartigen Untersuchungen sind jedoch bisher negativ ausgefallen.

Vergleicht man das Kollagengeflecht an- dererseits mit einem aus durchlaufenden Fa- sern gewebten Textilprodukt, so besteht darin eine Übereinstimmung, daß hier wie dort freie Faserenden fehlen. Dagegen unterscheiden sich die Geflechte dadurch, daß das Textilge- webe auftrennbar ist und daß sich eine einzelne Faser aus ihm mühelos herausziehen läßt, während das Kollagengeflecht nicht aufge- trennt werden kann. Hierauf beruht die tech- nische Sonderstellung und die Überlegenheit des natürlichen Hautfasergeflechts gegenüber Textilgeweben (z. B. bei Verwendung als Treibriemen). Die Untrennbarkeit des Haut- fasergeflechts hängt damit zusammen, daß die Fasern miteinander verwachsen sind. Das soll folgendes bedeuten: die Fasern bestehen aus Bündeln von parallel geordneten Fibrillen, die sich in Teilbündel trennen und mit anderen Teil- bündeln wieder erneut zu stärkeren Bündeln zusammentreten können, um sich bald darauf

wieder in Teilbündel zu trennen und wieder zu neuen zu vereinigen (Abb. 140, vgl. auch Abb. 93). Man kann als das durchgehende Element der Faser die Fibrille bezeichnen, die bald dem einen Fibrillenbündel, d. h. also der einen Faser, bald einem anderen Fibrillenbündel, also einer anderen Faser angehört. Die Fibrille bzw. das Fibrillenbündel ist einem Eisenbahngleis zu vergleichen, das

sich innerhalb einer Bahnhofsanlage mit mehreren anderen in paralleler Neben-
einanderlagerung zusammenfindet (Bahnhofsgleisgelände = Faser); alle Gleise
streben hinter dem Bahnhof in verschiedenen Richtungen auseinander, um sich
über kurz oder lang mit anderen Gleisen zu anderen Gleisaggregaten (Bahnhöfen)
zusammenzufinden. Dieses Bild hat man sich so zu ergänzen, daß nicht nur die
Bahnhöfe dicht beieinander liegen, sondern daß die Gleise die Erdoberfläche
verlassen und in jeder beliebigen Richtung des Raumes verlaufen können.

Diese enge, durch Verwachsung der Fibrillen zu Fasern und umgekehrt durch
Zerfall der Fasern in Fibrillen gekennzeichnete Gewebebildung des Hautkollagens
wird noch in wirksamer Weise ergänzt durch die Anwesenheit eines Netzes von
lockeren, dem Hauptfibrillenverlauf nicht parallel gerichteten Kollagenfibrillen
(lockeres Hüllgewebe) und durch das Vorliegen von Netzen elastischer Fasern
in der Papillarschicht und, nach dem Unterhautzellgewebe hin, in der Grenzschicht der Retikularschicht. Von diesen beiden zusätzlichen Fasersystemen der
Lederhaut ist das kollagene lockere Hüllgewebe deswegen von besonderer Bedeutung, weil es am Aufbau der Einzelfaser beteiligt ist. Zunächst muß daher
das System der lockeren Bindegewebshüllen behandelt werden.

b) Die lockeren Bindegewebehüllen der Hautfasern.

Das lockere Bindegewebe heißt in der anatomischen Fachsprache interstitielles Gewebe, weil es in alle Zwischenräume (Interstitien) und Gewebelücken

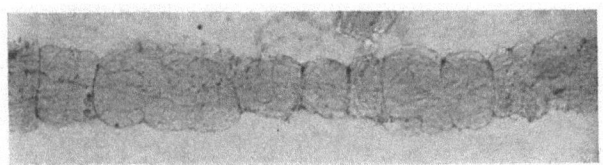

a

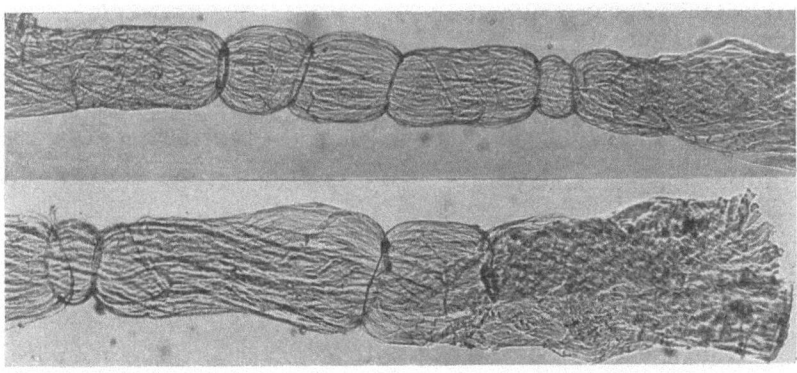

b

Abb. 142 a und b. Isolierte Hautfasern in Säure gequollen, zugleich Sichtbarmachung des lockeren Hüllgewebes
(Vergr. 42mal).

eindringt und deshalb überall im Körper anzutreffen ist. Es tritt daher auch
in der eigentlichen Lederhaut auf und durchzieht als ein locker gewebtes Netz
die Zwischenräume zwischen den Hautfasern, etwa in derselben Weise wie die
einzelnen Muskelbündel eines großen Körpermuskels von lockerem Bindegewebe
eingehüllt und dadurch voneinander getrennt werden (Abb. 141). Jede Faser

in der Lederhaut ist also mehr oder weniger deutlich von einer Hülle aus diesem lockeren Bindegewebe umgeben. Auf Schnitten durch die Haut bemerkt man sie nur dann, wenn das (ungegerbte) Gewebe durch Alkoholentwässerung und Xylolaufhellung entquollen ist; sie erscheinen auf derartigen Schnitten als feine Linien um die kompakten quergeschnittenen Fasern herum (Abb. 141). Auf unentwässerten Hautschnitten ist dagegen das Hüllgewebe der Fasern nicht zu bemerken, weil überhaupt keine Zwischenräume zwischen den Fasern erkennbar sind (Abb. 105). Das gleiche gilt für Schnitte durch lohgare Leder (Abb. 140).

Diese der Menge nach völlig untergeordneten lockeren Bindegewebebestandteile der Lederhaut wären wohl unbeachtet geblieben, wenn sie nicht zu einer eigentümlichen Erscheinung Anlaß gäben: Zupft man aus der Haut eine Faser heraus, wobei auch gewöhnlich ein Teil des lockeren Hüllgewebes um die Faser herum mit herausgezogen wird, und bringt sie in verdünnte Säure, so zeigt es sich, daß diese Hüllen die Faser an der Dickenzunahme durch die Quellung hindern. Es entstehen hier und dort ringförmige Einschnürungen, während die von Hüllgewebe nicht umgebenen Faserstellen ungehindert quellen können (Abb. 142 a und b). Man kann an den säuregequollenen Einzelfasern nun noch weiterhin erkennen, daß diese querverlaufenden Hüllfasern teilweise auch die Faser durchdringen und so eine Abgrenzung von Teilfasern innerhalb der Gesamtfaser bewirken. Die Durchdringung des Fibrillenbündels der Hautfaser mit querverlaufenden dünnen Hüllfasern ist jedoch so unregelmäßig und willkürlich, daß eine Unterscheidung von Teilfasern innerhalb der Gesamtfasern oder von Fasern innerhalb von Faserbündeln nicht eindeutig möglich ist. Daß die Hüllfasern am Aufbau der Einzelfasern mitbeteiligt sind, geht auch daraus hervor, daß es nicht gelingt, eine Hautfaser mit Hilfe von Nadeln zu zerzupfen, weil die auseinandergezogene Faser sich sofort wieder, wie von einer inneren Feder angetrieben, zusammenschließt. Im Gegensatz dazu lassen sich die hüllenfreien Sehnenfasern mühelos in Fibrillen zerlegen (siehe S. 286).

Die Bedeutung, welche dieses System feiner Kollagenfasern für den Zusammenhang der Hautfasern untereinander hat, erhellt aus der Beständigkeit, die ein Mikrotomschnitt der Haut an den Tag legt. Obwohl die Fasern in diesem Schnittscheibchen ebenfalls in dünne Scheibchen zerlegt worden sind, fällt der Schnitt nicht auseinander, wie man erwarten sollte, sondern man kann mit ihm wie mit einem dünnen Papierblättchen hantieren. Ja es bereitet sogar erhebliche Schwierigkeiten, aus dem Schnitt ein Faserbruchstück herauszupräparieren, weil hierbei die feinen Fäden zerstört werden müssen, welche die einzelnen Faserquerschnitte miteinander verbinden.

c) Die Retikulinhypothese.

Der Umstand, daß die kollagene Faser durch die Säureeinwirkung quillt, während die Fasern, welche die ringförmige Einschnürung hervorrufen, offensichtlich keine Quellung erfahren, hat Anlaß zu verschiedenen Theorien über die Besonderheit dieser Faserstrukturen gegeben. E. A. Schaefer gibt in Quains Elements of Anatomie (zitiert nach A. Seymour-Jones) eine Beschreibung des lockeren Bindegewebes in der Lederhaut (von dem englischen Anatomen areoläres Gewebe, „areolar tissue" genannt), aus der hervorgeht, daß es Elastinfasern sind, die, ohne selbst zu quellen, die Kollagenfasern ringförmig einschließen. Diese Annahme ist aber nicht richtig, da die einschnürenden Fasern nicht in vollem Umfang mit der Elastinfärbung färberisch hervorgehoben werden können. A. Seymour-Jones korrigiert daher auch die Ansicht E. A. Schaefers dahin, daß die areolären Fasern (in einer früheren Arbeit von demselben Autor „sarcolemma" genannt) die Natur von „weißen elastischen Fasern" besitzen, also ein Mittelding zwischen Kollagen und Elastin darstellen. Eine ähnliche, jedoch viel entschiedenere Deutung gibt M. Kaye (3) diesem Sachverhalt: das fragliche Gewebe bestehe aus einem Protein, das grundsätzlich andere Eigenschaften habe als das Kollagen und auch andere als das Elastin, nämlich aus dem Retikulin, von dem auch die Faserstruktur der Narbenmembran gebildet werde (siehe S. 295). Die bemerkenswerteste Eigenschaft des Retikulins, die es vom Kollagen unterscheidet, sei seine Unempfindlichkeit gegen die quellende und zerstörende Wirkung von Säure und Alkali, ferner eine spezifische Anfärbbarkeit in Pikrinsäure und Säurefuchsin. Das lockere Bindegewebe quillt jedoch genau so wie faserförmig strukturiertes Kollagen, was man besonders gut an der Bereitschaft des Unterhautgewebes feststellen kann, schon nach kurzer Alkali- oder Säureeinwirkung in eine schleimig-gelatinöse Masse überzugehen. Daß die ringförmig die Faser einschließenden Hüllen nicht quellen, beruht auf der Eigentümlichkeit des Kollagens, nur dann zu quellen, wenn es sich dabei verkürzen kann [A. Küntzel (8)]. Dadurch, daß die Faser, welche die Hülle umgibt, stark schwillt, wird der sie umschließende Ring stark angespannt und kann seinerseits nicht quellen. Schneidet man die Faser an der eingeschnürten Stelle durch und isoliert die Ringfasern, so bemerkt man, daß diese nunmehr auch zu einem amorphen, gelatinösen Gebilde aufquellen.

Was die besondere Anfärbbarkeit des Retikulins mit Pikrinsäure-Säurefuchsin betrifft, so konnten A. Küntzel und A. Seitz zeigen, daß der Farbenunterschied zwischen Kollagen und dem lockeren Hüllgewebe bei dieser Färbemethode nicht auf einer chemischen Verschiedenheit beider Strukturen beruht, sondern auf Verschiedenheiten der Gewebedichte. Wenn man das faserförmig angeordnete Kollagen mit Nadeln in Fibrillen zerzupft, so verschwindet der Farbunterschied.

M. Kaye und D. Jordan-Lloyd glaubten im Verhalten gegenüber kochendem Wasser ein unterschiedliches Verhalten des Retikulins festgestellt zu haben: Retikulin lasse sich nicht verleimen. Hiergegen ist aber einzuwenden, daß die ringförmige Einschnürung niemals auftritt, wenn man eine herausgezupfte Faser in kochendes Wasser bringt, obwohl sie dabei unter Schrumpfen eine nicht unerhebliche Dickenzunahme erfährt. Man muß also im Gegensatz zu der oben erwähnten Auffassung daraus schließen, daß die „Retikulinfasern" durch Kochen verleimt und dadurch ebenso leicht zerreißbar gemacht werden wie Kollagen.

A. Küntzel und A. Seitz konnten zeigen, daß der Verkochungsrückstand von Gewebekollagen mit Elastin identisch ist, so daß kein Grund vorhanden ist, außer Kollagen und Elastin noch eine dritte, chemisch verschiedene Gewebeart anzunehmen.

Zusammenfassend können wir sagen, daß das lockere Bindegewebe zwischen den Fasern der Lederhaut genau so aus Kollagen besteht wie das lockere Bindegewebe, das auch sonst überall im Körper verteilt ist. In ähnlicher Weise läßt sich zeigen, daß auch die Narbenmembran aus Kollagen besteht und daß das hypothetische Retikulin auch dort mit dem Kollagen identisch ist (vgl. S. 296). Das Bild, das wir uns von dem faserigen Aufbau der Haut machen, wird hierdurch wesentlich vereinfacht.

d) Die Bindegewebezellen innerhalb der Fasern.

Die bisherige Schilderung des Faseraufbaues nahm keine Notiz von den mehr oder weniger zahlreich in der Faser eingelagerten Zellen. Von ihnen sieht man zunächst nur vereinzelte, spindelförmig gestreckte Zellen, während das den Kernen zugehörige Zellprotoplasma nur sehr schlecht erkennbar ist. Das ist darauf zurückzuführen, daß einmal eine sehr nahe chemische Verwandtschaft zwischen dem Zellplasma und dem Kollagen besteht (man nimmt an, daß das Kollagen aus diesem Plasma hervorgegangen ist), und zweitens, daß das Zellprotoplasma so dünne, zwischen den Fasermassen verlaufende Lamellen bildet,

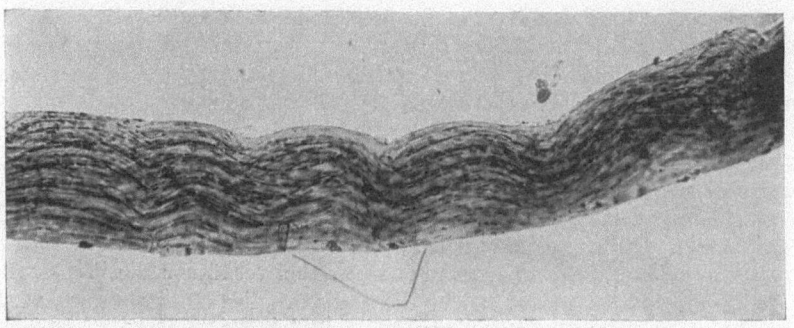

Abb. 143. Rattenschwanzsehne. Färbung der Zellkerne mit Methylenblau (Vergr. 80mal).

daß sie auch bei abweichendem chemischem Verhalten nicht gut färberisch dargestellt werden könnten.

Am besten studiert man die Einlagerung der Zellen in das Fasergewebe an Sehnenfasern (Rattenschwanzsehnen), weil diese Fasern im Gegensatz zu der

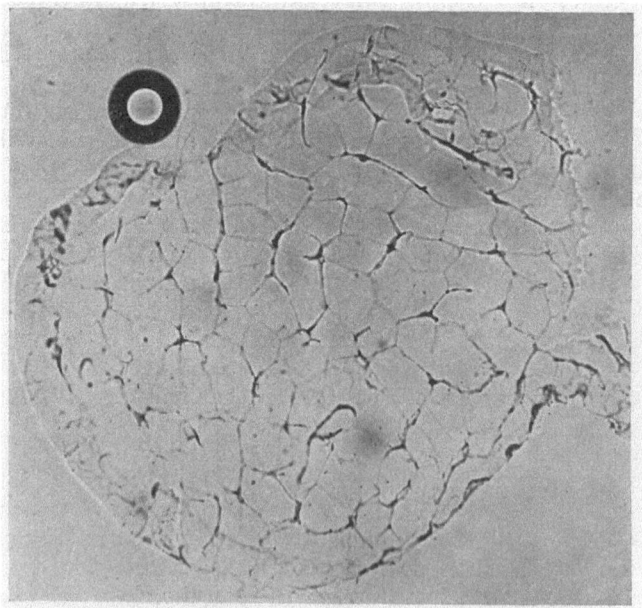

Abb. 144. Querschnittscheibchen der Rattenschwanzsehne, in Säure gequollen, zugleich Sichtbarmachung des Zellsystems (Vergr. 82mal).

Hautfaser sehr reich an Bindegewebezellen sind (Abb. 143). Auf Sehnenquerschnitten bilden die Bindegewebezellen sternartige Figuren, indem vom gut färbbaren Kern ausgehend radiäre Ausläufer von Protoplasma in die Fasermasse ausstrahlen und sich dort sehr bald verlieren. Läßt man ein Sehnenquerschnittscheibchen in Säure quellen, so heben sich die Protoplasmabestandteile von dem durch Quellung stark aufgehellten Kollagen gut ab und man entdeckt, daß die Zellen mit ihren Protoplasmafortsätzen netzartig zusammenhängen (Abb. 144). Auf die ganze Faser übertragen, heißt das aber, daß die Teilfasern der Sehne voneinander durch dünne Protoplasmalamellen getrennt sind, derart, daß jede Teilfaser in einer Röhre, gebildet aus Zellprotoplasma, steckt.

Stellt man mit Querschnittscheibchen von Hautfasern die gleiche Quellungsanalyse an, so kommen auch hier Unterteilungen zum Vorschein, die den Sehnenteilfasern entsprechen (Abb. 145). Daß es sich hierbei nicht um künstliche Strukturbildungen handelt, sondern daß auf diese Weise der natürliche Faseraufbau sichtbar wird, geht u. a. auch daraus hervor, daß auf Schnitten durch die gegerbte oder ungegerbte Haut eine ähnliche Unterteilung der quergetroffenen Faser beobachtet werden kann (Abb. 146). Die Dicke der Teilfaser der Rattenschwanzsehne be-

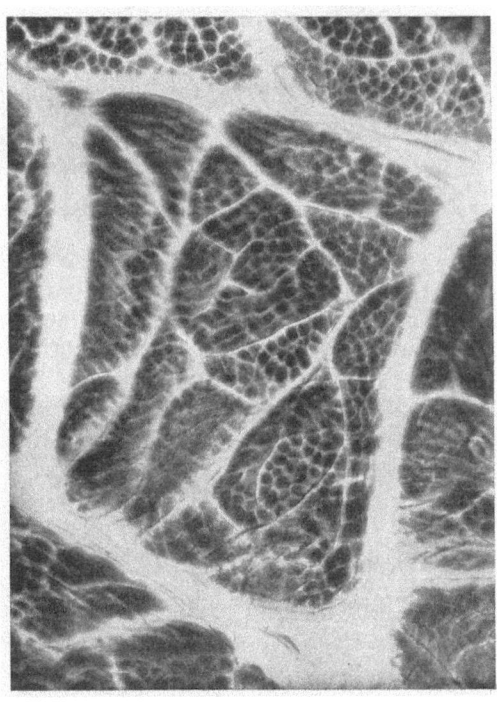

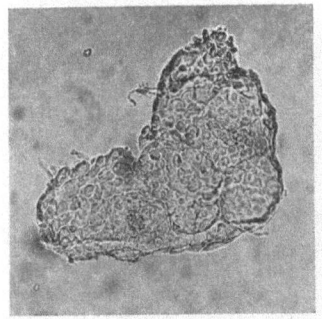

Abb. 145. Querschnittscheibchen einer Hautfaser in Säure gequollen (Vergr. 82mal).

Abb. 146. Querschnitt durch eine Hautfaser in einer Ochsenhaut (Paraffinschnitt, Silberimprägnierung) (Vergr. 410mal) [H. G. Turley (1)].

trägt ca. $10\,\mu$, bei der Hautfaser ca. $2\,\mu$ [A. Küntzel (8)]. Die Abgrenzung der Teilfasern gegeneinander erfolgt bei der Rattenschwanzsehne eindeutig durch die Protoplasmalamellen der Bindegewebezellen; bei der Hautfaser scheinen mehr die schon erwähnten lockeren Hüllfasern für die Abgrenzung der Teilfasern verantwortlich zu sein, welche bei der Sehnenfaser fehlen. Protoplasmalamellen sind jedenfalls bei der Hautfaser nicht nachweisbar, was aber keineswegs ausschließt, daß nicht auch Zelleiweiß in Lamellenform bei der Abgrenzung der Teilfasern beteiligt ist.

e) Der Aufbau der Hautfaser aus Fibrillen.

Die vorstehend geschilderten Teilfasern sind keineswegs die letzten mit Hilfe von Mikroskop und Präpariernadel isolierbaren bzw. unterscheidbaren Bausteine der Kollagenfasern. Vielmehr läßt sich die kollagene Faser durch Zerzupfen mit Präpariernadel oder auch chemisch (und zwar durch Anwendung geeigneter Elektrolytlösungen [A. Küntzel und F. Prakke]) in Faserelemente zerlegen, von denen wir wegen ihrer gleichmäßigen Dicke und wegen der Trennbarkeit durch chemische Einwirkungen annehmen können, daß sie die natürlich

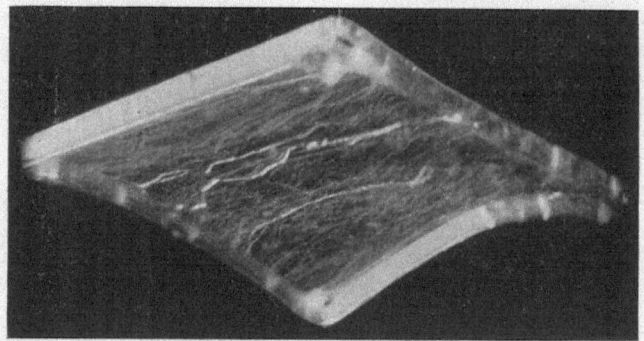

Abb. 147. Aufspaltung einer Rattenschwanzsehne in Fibrillen, Dunkelfeldbeleuchtung (Vergr. 42mal).

vorgebildeten Bauelemente der Hautfaser sind und nicht etwa Kunstprodukte darstellen. Wir bezeichnen sie als Fibrillen.

Die mechanische Aufspaltung der Hautfaser in Fibrillen gelingt am einfachsten bei Sehnenfasern, bei denen, wie schon erwähnt, querverlaufende Fibrillen, welche

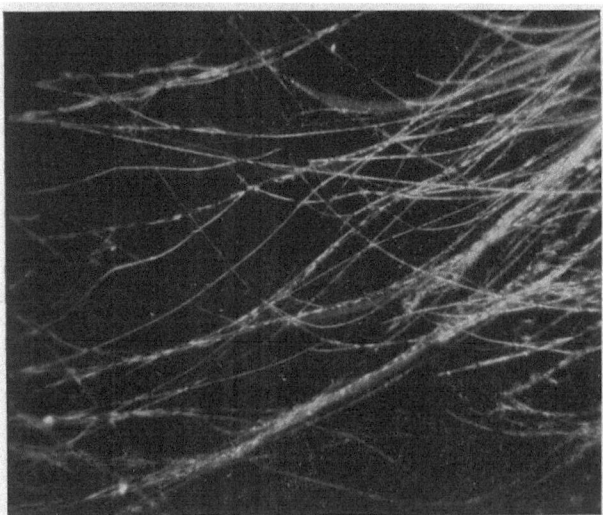

die Faser umhüllen (lockeres Hüllgewebe) bzw. durchdringen, fehlen[1]. Man sticht mit zwei Nadeln dicht nebeneinander in eine in Wasser geweichte Sehnenfaser hinein und zieht die beiden Nadeln gleichmäßig auseinander (Abb. 147). Hierbei wird das Fibrillennetz schleierartig auseinandergezogen, derart, daß die einzelnen Fibrillen in genügender Isolierung als gleichmäßige, im Ultramikroskop hell aufleuchtende Fäden wahrgenommen werden können (Abb. 148). Die

Abb. 148. Teilausschnitt aus Abb. 147 bei starker Vergrößerung, Fibrillen der Rattenschwanzsehne im Ultramikroskop (Vergr. 800mal).

Dicke der Fibrillen beträgt etwa 0,5 μ; ihre Dicke befindet sich also etwas oberhalb der Auflösungsgrenze des normalen Mikroskops. Ein ähnliches Bild erhält man, wenn man das Gewebe der Unterhaut auf einem Objektträger ausspannt und in

---

[1] Allerdings gelingt es, auch bei Sehnen ein Hüllgewebe nachzuweisen, das jedoch nicht aus durchdringenden Einzelfasern, sondern aus einem feinen, zellreichen Häutchen besteht. Es bewirkt beim Quellen der Sehnenfaser ebenfalls Hemmungen und ringförmige Einschnürungen (Henlesche Ringe [G. Leplat]). In der Mehrzahl der Fälle sind die aus Rattenschwänzen usw. extrahierten Sehnen frei von diesem Hüllgewebe.

gleicher Beleuchtungsanordnung und Vergrößerung untersucht. Hingegen gelingt es nicht, Hautfasern in der gleichen Weise wie Sehnenfasern in Fibrillen auseinanderzuziehen, woran die querverlaufenden Hüllfasern, die ihrerseits auch den Charakter von Fibrillen haben, schuld sind (vgl. S. 282).

Mit der Isolierung der Fibrille, welche ein allen Kollagenstrukturen gemeinsames Bauelement ist, sind die Möglichkeiten der histologischen Strukturanalyse der Kollagenfaser erschöpft. Einen Einblick in den „Feinbau", d. h. in den submikroskopischen Aufbau der Fibrille gewinnt man hingegen durch die Röntgenanalyse, ferner durch Messen der Formveränderung der Faser beim Quellen, beim Entquellen und bei der thermischen Denaturierung. Die Ergebnisse dieser Untersuchungen werden in diesem Band, Kapitel IV, behandelt.

f) Die Interfibrillarsubstanz.

Über die Abgrenzung der Teilfasern innerhalb einer Faser wurde schon gesprochen. Es bleibt noch übrig auf die Frage einzugehen, wodurch die Abgrenzung der Fibrillen innerhalb einer Teilfaser bewirkt wird. Die Tatsache, daß sich die Fasern durch bestimmte chemische Einwirkungen in Fibrillen aufteilen lassen, deutet darauf hin, daß die Fibrillen miteinander verbunden und zugleich gegeneinander abgegrenzt werden durch eine „Kittsubstanz", von der man annehmen darf, daß sie genetisch ein Überrest des undifferenzierten Bindegewebes ist, aus dem sich die Faserelemente beim ontogenetischen Aufbau des Tierkörpers gebildet haben. Die Untersuchungen über die Embryonalentwicklung der Lederhaut haben ergeben, daß die Fasern innerhalb der Maschen eines in sich geschlossenen Zellverbandes gebildet werden, dessen einzelne Zellen mit ihren Protoplasmaausläufern ineinander übergehen. Dieser Zellverband des embryonalen Bildungsgewebes der Lederhaut ist also ganz anders gestaltet als das kompakte und wohlgefügte Epithel der Oberhaut; man könnte es am besten als einen lockeren Protoplasmaschaum beschreiben, dessen Wandlamellen in weitläufiger Verteilung vereinzelte Kerne enthalten, während in den Hohlräumen dieses Schaumes die einzelnen kollagenen Fibrillen gebildet werden. Treten diese später zu einer Faser zusammen, so schließen sie die Protoplasmalamellen als Zwischensubstanz zwischen sich ein. Daß man diese nicht sichtbar machen kann, dürfte an der geringen Dickenausdehnung dieses die Fibrille umkleidenden Eiweißfilms liegen. Entsprechend ihrer Lagerung zwischen den Fibrillen nennt man diese Kittsubstanz auch Interfibrillarsubstanz. Sie spielt in gerbereichemischen Betrachtungen eine große Rolle, denn sie läßt sich durch Äschern, zum Teil auch durch geeignete Salzbehandlung bis zu einem gewissen Grad entfernen, was zur Folge hat, daß das Fibrillenbündel der Hautfaser wenn auch nicht auseinanderfällt, so doch erheblich gelockert wird und dadurch andere mechanische Eigenschaften erhält. In Säuren sind diese Eiweißkörper hingegen nicht löslich. Man kann sie daher isolieren, indem man sie mit Kalkwasser aus der Haut extrahiert und dann durch Ansäuern der Lösung ausfällt.

Auch die Zoologen und Anatomen haben festgestellt, daß man die Verkittung der Faserelemente durch Auflösen der Interfibrillarsubstanz lockern kann, und sie empfehlen dazu übereinstimmend Kalkwasser, und zwar deswegen, weil in verdünnter Natronlauge, worin diese Kittsubstanz natürlich auch aufgelöst wird, die Fasersubstanz in unerwünschter Weise unter Verkürzung quillt, während in Kalkwasser keine oder doch nur eine recht geringe Quellung auftritt. Die chemische Besonderheit dieser Proteine kann unter Umständen auch für das technische Verhalten der Faser von Bedeutung sein. Diese Proteine werden nämlich als hitzekoagulierbar angesehen und die schwere Weichbarkeit getrockneter, insbesondere sonnengetrockneter Häute wird unter anderen auf eine Hitzegerinnung der Interfibrillarsubstanz zurückgeführt (D. Jordan-Lloyd).

Diese und andere Unterschiede zwischen den Kollagenfibrillen einerseits und der Interfibrillarsubstanz andererseits sind in der folgenden Tabelle 5 nebeneinandergestellt:

Tabelle 5.

	Interfibrillarsubstanz	Kollagen
1. Entwicklungsgeschichtlicher Gegensatz	Protoplasma des Zellverbandes des Faserbildungsgewebes (Mesenchym)	Fibrilläre Bildung innerhalb der Maschen des Mesenchyms
2. Verhalten im polarisierten Licht	isotrop	doppelbrechend
3. Histologische Darstellung	optisch-färberisch nicht voneinander zu unterscheiden	
4. Verhalten bei Erwärmung	Hitzekoagulation	Schrumpfung (Verleimung)
5. Verhalten gegenüber proteolytischen Fermenten	leicht angreifbar	schwer angreifbar
6. Verhalten gegen Säure	unlöslich	Quellung
7. Verhalten gegen Alkali	löslich	Quellung

g) Der Aufbau der kollagenen Faser.

Nachdem wir bei der Besprechung der histologischen Besonderheiten der Hautfaser bis zu den Fibrillen vorgedrungen sind, ist es nunmehr möglich, eine kurze Schilderung des Aufbaues der Hautfaser zu geben. In dem Schrifttum werden für die Hautfasern Bezeichnungen, wie Fibrillen, Fasern und Faserbündel, meistens wahllos miteinander vertauscht, wobei man versucht, durch die Beiwörter dünn oder fein auf der einen Seite, dick oder stark auf der anderen Seite größere Unterscheidungsmöglichkeiten zu schaffen. Von diesen Benennungen hat nur das Wort Fibrille einen bestimmten Sinn, worunter die auf S. 186 beschriebenen, histologisch genau definierten Faserelemente zu verstehen sind. Dagegen lassen sich die Ausdrücke Fasern (Bündel von Teilfasern) und Faserbündel (Bündel von Fasern) nicht streng voneinander trennen, was, wie schon ausgeführt, damit zusammenhängt, daß die Hautfasern sich aus zusammentretenden Teilfasern bzw. Fibrillen bilden bzw. wieder in Teilfasern zerfallen, die ihrerseits mit anderen Teilfasern neue Fasern bilden. Von einer einzelnen, den Nachbarfasern gegenüber scharf abgegrenzten Hautfaser kann also immer nur an einzelnen Stellen des Fasernetzes und über ganz kurze Ausdehnungsstrecken des Fibrillenverlaufes die Rede sein. Es läßt sich eigentlich nur bei glücklich getroffenen Querschnitten durch Hautfasern von einer isolierten Faser sprechen, wie z. B. in Abb. 146.

An Hand dieser Abbildung sei der Faseraufbau zusammenfassend geschildert. Die Teilfasern erscheinen im Querschnitt als polygonale bis kreisrunde Einheiten; sie bestehen aus zahlreichen, im Querschnitt nicht unterscheidbaren Fibrillen, die durch eine proteine Kittsubstanz (Überreste des embryonalen

Mesenchyms) zusammengehalten und zugleich gegeneinander abgegrenzt werden. Die Teilfasern sind im Querschnitt zu unregelmäßig geformten Fasern vereinigt, die Fasern wiederum zur Gesamtfaser (oder zum Faserbündel). Die im Querschnitt auftretenden Spalte zwischen den Teilfasern sind mit den Spalten zwischen den Fasern gleichwertig. In den Spalten verlaufen lockere, querverlaufende Fibrillen, in ihnen befindet sich ferner Zellprotoplasma und — allerdings nur in der lebenden Haut — Gewebesaft (Lymphe). Das Faserbündel ist gegenüber den Nachbarfasern durch einen besonders breiten Spalt getrennt, in welchem das lockere Hüllgewebe deutlich sichtbar ist. Dieses Hüllgewebe steht mit demjenigen, welches die Spalte zwischen den Teilfasern durchsetzt, in unmittelbarem Zusammenhang.

Es sei noch besonders darauf hingewiesen, daß die im Bild sichtbaren Spalte insofern Kunstprodukte sind, als sie nur einem Entwässerungs- und Schrumpfungsprozeß der (ungegerbten) Hautfasern ihre besondere Deutlichkeit verdanken. In der nativen Haut sind die Fasern wassergequollen und die Faserbündel, Fasern und Teilfasern grenzen zwischenraumlos aneinander (vgl. Abb. 105).

h) Die Doppelbrechung der kollagenen Faser.

Ein wichtiges Kennzeichen der kollagenen Faser ist ihre Doppelbrechung, und zwar ist die Faser einachsig positiv doppelbrechend, wobei die optische

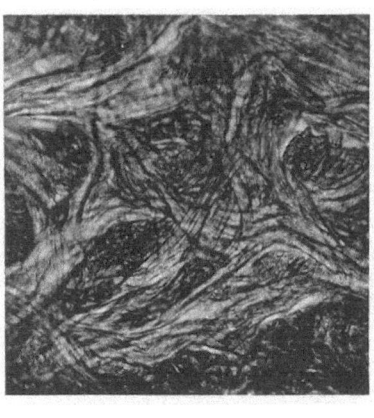
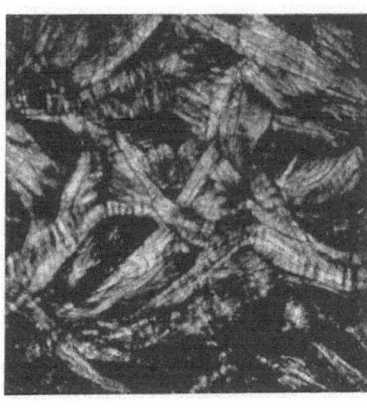

| a | b |

Abb. 149. Hautfasergeflecht der Rindshaut im unpolarisierten Licht (a) und im polarisierten Licht (b) (Gefrierschnitt, Vergr. 20mal).

Achse mit der Faserachse zusammenfällt. Eine längsgetroffene Faser leuchtet also zwischen gekreuzten Nicols auf, wenn sie in Diagonalstellung zu den Schwingungsebenen der Nicols liegt. Die quergeschnittenen Fasern bleiben, unabhängig von ihrer Lage zu den gekreuzten Nicols, dunkel. Die Doppelbrechung der kollagenen Faser bleibt bei allen Fixierungs- und Konservierungsmethoden erhalten. (Die Angabe, daß die Doppelbrechung durch Chromatbehandlung verlorengeht [H. Petersen, 3. Abschnitt, S. 157], konnte nicht bestätigt werden.) Durch die Entwässerung in Alkohol und Aufhellung mit Xylol werden die Interferenzfarben natürlich sehr viel klarer und leuchtender, doch ist auch bei der wassergequollenen nativen Faser die Doppelbrechung gut zu erkennen (Abb. 149 b). Durch die Beladung der Faser mit pflanzlichen Gerbstoffen wird die optische Transparenz und damit auch die Beobachtbarkeit der Doppelbrechung wesentlich gemindert, solange die Untersuchung

im wässerigen Medium vorgenommen wird. J. Jovanovits schlug vor,
das Verschwinden der Doppelbrechung als Kriterium der Durchgerbung zu
verwenden. Wenn man jedoch die Lederfaser entwässert und mit Xylol aufhellt, so erweist sich die Einlagerung von Gerbstoffen nicht mehr als ein Hindernis für den Lichtdurchgang und das Auftreten von Interferenzerscheinungen.
Im anderen Fall wäre es nicht möglich gewesen, die Umkehr der Doppelbrechung
durch bestimmte pflanzliche Gerbstoffe [A. Küntzel (2), 1925] festzustellen.

Untersucht man einen ca. 60 μ dicken, in Wasser befindlichen Rohhautschnitt
im polarisierten Licht, so gelangt nur ein Teil der Fasern zur Beobachtung
(nämlich soweit er diagonal zu der Schwingungsebene der Nicols verläuft), was
die Verfolgung der Zusammenhänge zwischen den Fasern wesentlich erleichtert
(Abb. 149 b). Die auf S. 280 beschriebene eigentümliche Faserverflechtung in der
Lederhaut kommt bei dieser Untersuchung aufs eindrucksvollste zur Geltung.

Die kollagene Faser ist in der nativen Haut nicht straff gespannt, sondern
leicht gewellt, wie man auch wieder auf dem Interferenzbild der Faser im polarisierten Licht erkennt (Abb. 149 b). Der leicht wellige Verlauf der Fibrillen hat
zur Folge, daß diejenigen Faserabschnitte, die nicht genau diagonal zu den gekreuzten Nicols liegen, eine eigentümliche Querstreifung, ähnlich derjenigen der
Muskelfaser, aufweisen. Durch Dehnen des Gewebes und Strecken der Faser
kann diese Querstreifung behoben werden.

Die eingehendere Untersuchung der Doppelbrechung und ihre Beeinflussung
durch Gerbstoffe und Lösungs- bzw. Durchtränkungsmittel ist für die Kenntnis
des Feinbaues der Faser [A. Küntzel (6); A. Küntzel und F. Prakke;
A. Küntzel und M. Schwank] von Wichtigkeit geworden.

i) Der Verlauf der Fasern.

In den Häuten der Säugetiere ist der Faserverlauf recht unübersichtlich und
es lassen sich nur ganz allgemeine Gesetzmäßigkeiten angeben. Anders ist es mit
den Häuten der niederen Wirbeltiere, die, wie später ausgeführt werden soll,
eine sehr viel größere Regelmäßigkeit der Faseranordnung erkennen lassen.

Was die Säugetierhaut betrifft, so verlaufen die Fasern in der Papillarschicht
überwiegend parallel zur Hautoberfläche, da die vertikalen Fasern durch die
bindegewebigen Haarbälge ersetzt werden. In der Retikularschicht ist dagegen
eine Angabe über den Hauptrichtungsverlauf der Fasern schwer zu geben. Die
üblichen Querschnittpräparate sind für derartige Untersuchungen recht ungeeignet; sie geben nur Auskunft darüber, ob in der betreffenden Haut die
Fasern im großen und ganzen horizontal verlaufen oder ob außer horizontal verlaufenden Fasern auch vertikal verlaufende Fasern auftreten. Die Kernpartien
der dicken Häute der großen Tiere enthalten in der Retikularschicht immer einen
beträchtlichen Anteil an schräg bzw. vertikal verlaufenden Fasern. In den
dünnen Häuten der kleinen Tiere ist die Retikularschicht nur schwach ausgebildet
(und zwar um so schwächer, je dichter das Haarkleid des Tiers ist), was zur Folge
hat, daß dort auch in der Retikularschicht fast ausschließlich horizontal verlaufende Fasern gefunden werden. Der Anteil an vertikal verlaufenden Fasern
ist maßgebend für die Festigkeit des Gewebes. Bei den Großtierhäuten finden
wir im dichten und festgefügten Kerngewebe sehr viel mehr Vertikalfasern als
im lockeren Gewebe der Flämen.

Will man feststellen, welche Richtung die horizontal verlaufenden Fasern
bevorzugen (z. B. Kopf-Schwanz-Richtung oder Rücken-Bauch-Richtung), ist es
unzweckmäßig, Horizontalschnitte durch die Retikularschicht auszuführen (in
dem Hautbezirk, der auf Abb. 140 getroffen wurde, Rücken an der Schwanzwurzel, unterer Teil der Retikularschicht, ist eine Bevorzugung einer bestimmten

Richtung nicht zu erkennen), vielmehr empfiehlt es sich, Querschnitte in verschiedenen Richtungen (von möglichst benachbarten Stellen hergestellt) miteinander zu vergleichen. Abb. 150 und 151 zeigen zwei derartige Schnitte durch den Kern einer Rindshaut parallel bzw. senkrecht zum Haarverlauf geschnitten. Es ist deutlich zu erkennen, daß die Schnittebene, in welcher die Haarbälge verlaufen, auch den größeren Teil der Fasern längsverlaufend enthält.

Eine recht einfache und zuverlässige Methode, den Hauptrichtungsverlauf der Horizontalfasern festzustellen, besteht in der Beobachtung der Krümmung von geschrumpften Blösenstücken. Es zeigt sich nämlich, daß quadratisch oder rechteckig ausgestanzte Blößenstücke beim Hineinwerfen in kochendes Wasser bei der Schrumpfung eine Krümmung immer in der Richtung erfahren, in welcher die meisten Horizontalfasern verlaufen, weil in dieser Richtung auch die stärkste Zusammenziehung erfolgt.

In ähnlicher Weise kann die Festigkeit des Gewebes durch die Art und Weise der Schrumpfung beurteilt werden. Das weiche, schwammige Gewebe der Bauchseite schrumpft ungefähr doppelt so stark zusammen als das feste Kerngewebe. Bemerkenswert ist ferner, daß die lokker gebauten Hautteile beim Schrumpfen sehr dick werden (wegen des Fehlens der senkrecht verlaufenden Fasern), während die festen Stücke beim Schrumpfen eher dünner als dicker werden. Bestimmt man auf diese Weise den Hauptrichtungsverlauf der Horizontalfasern

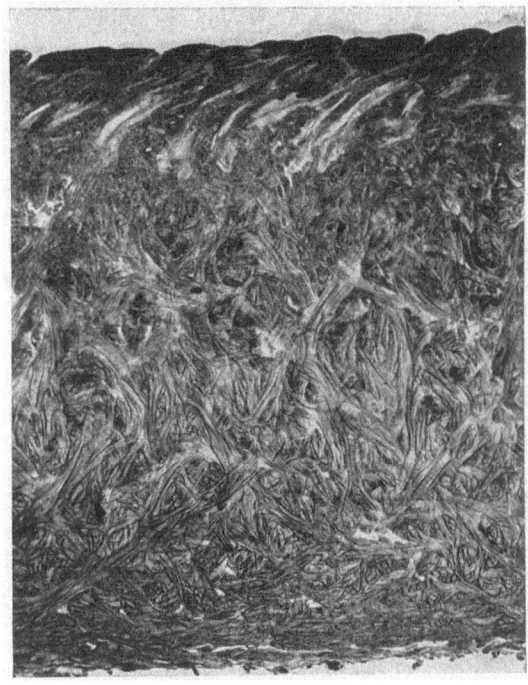

Abb. 150. Faserverlauf im Kernstück der Rindshaut, Schnittebene parallel der Haarrichtung (Sohlleder) (Vergr. 11,25mal).

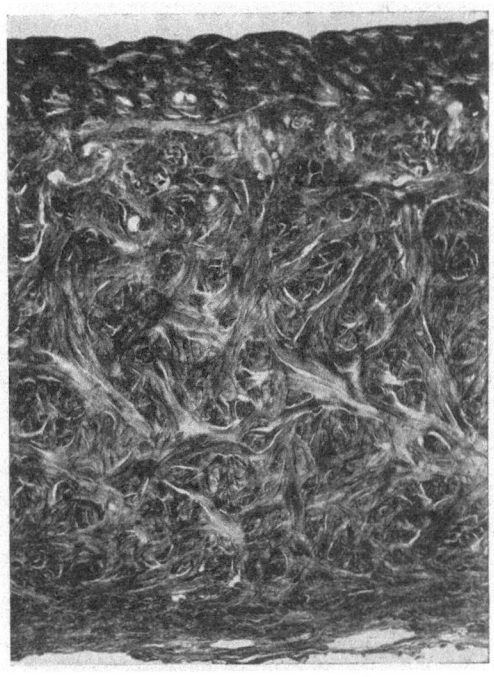

Abb. 151. Dasselbe Präparat wie Abb. 150, senkrecht zum Haarverlauf geschnitten (Vergr. 11,25mal).

19*

an verschiedenen Hautstellen, so findet man, daß der Richtungsverlauf im allgemeinen mit der Haarrichtung übereinstimmt.

Daß die Strichrichtung der Haare den Verlauf der wichtigsten Hautfasern mitbestimmt, ist auch auf andere Weise festgestellt worden. Dupuytrem, Malgaigne und Langer beurteilten den Faserverlauf nach der Spaltbarkeit der Haut. Sie machten in die Haut mit einem stielrunden Instrument Einstiche, die sich immer dann, wenn eine bevorzugte Faserrichtung vorlag, zu einer elliptischen Form verzogen. Der Längsdurchmesser der Öffnung zeigte den Hauptrichtungsverlauf an. Durchflechten sich dagegen die Fasern rechtwinklig, d. h. ist eine besondere Faserrichtung nicht ausgeprägt, dann blieben die Einstichöffnungen nach Entfernung der Nadel rund.

3. Die Narbenmembran.

Die bisherige Schilderung bezog sich auf die Gewebeanordnung in der Retikularschicht der Großtierhäute. In der Papillarschicht ist die Gewebeanordnung im Prinzip die gleiche, nur werden die Fasern mit Annäherung an die Epidermisgrenze immer feiner und das Fasergeflecht ist infolge der starken Durchsetzung mit nichtbindegewebigen Strukturen sehr viel lockerer als in der Retikularschicht. Eine ganz abweichende Gestaltung hat das Hautbindegewebe jedoch überall dort, wo das Bindegewebe der Lederhaut mit der Oberhaut in Berührung kommt, also auch um die Haarwurzeln und die Drüsensäcke herum; hier hat es eine besonders feste und dichte Faserverwebung erfahren. Man nennt diese Zone die Narbenmembran. Diese Grenzschicht, die nach Entfernung der Oberhaut die Lederoberfläche bildet, ist gerbereitechnisch von allergrößter Bedeutung, denn ihre Unversehrtheit bedingt die dichte Abgeschlossenheit des Lederfasersystems nach außen; andererseits ist sie infolge ihrer Exponiertheit besonders empfindlich, so daß von der Art, wie die Narbenmembran behandelt wird, die Qualität des Leders in hohem Grad abhängt.

a) Die hyaline Schicht.

Untersucht man auf kunstgerecht hergestellten und gefärbten Rohhautpräparaten die Grenze zwischen Oberhaut und Lederhaut, so gewinnt man oft den Eindruck, als ob eine besondere Membran zwischen der Basalzellschicht der Oberhaut und dem eigentlichen Fasersystem der Lederhaut eingeschoben werde. Man gibt daher dieser Membran in der histologischen Nomenklatur besondere Namen, um sie von dem darunterliegenden Fasergewebe als eine besonders bemerkenswerte Gewebebildung hervorzuheben. Weil sie als Unterlage für die Basalzellschicht der Oberhaut dient, nennt man sie Basalmembran oder Membrana propria, während man sie andererseits Glashaut oder hyaline Schicht nennt, um damit die glasähnliche Homogenität des Gewebes innerhalb dieser Zone zum Unterschied zu dem deutlichen Geflechtcharakter der tiefer liegenden Zonen hervorzuheben.

Die Struktur der Narbenmembran läßt sich indessen optisch auflösen, wobei es allerdings erforderlich ist, daß man die Präparate mit bestimmten Farbstoffen behandelt, durch welche die einzelnen Kollagenfibrillen scharf voneinander trennbar werden. Ein solches Färbeverfahren ist die Mallorysche Bindegewebefärbung. Präparationsverfahren, welche eine Quellung des Gewebes begünstigen, lassen natürlich die Grenzschicht völlig homogen erscheinen, werden ja durch solche Methoden auch die tiefer liegenden Hautstellen optisch homogen, bei denen sonst kein Zweifel daran besteht, daß sich dort das Hautgewebe aus einzelnen Fasern zusammensetzt. Die Abb. 152 und 153 zeigen zwei Schnittbilder, gezeichnet bei starker Vergrößerung, aus denen die Struktur der Grenzschicht der Lederhaut deutlich zu erkennen ist. Auf dem Querschnitt sieht man scheinbar freie Faserenden in die Zellen der Oberhaut hineinragen. Auf dem anderen, tangential geführten Schnitt sieht man dagegen, daß die äußersten, nach dem Epithel der Oberhaut vorstoßenden Fasern, die den Charakter von Fibrillen haben, miteinander verwachsen sind und ein sehr enges und dichtes Netz bilden. Man muß sich die einzelnen Fibrillen dieser Grenzschicht im natürlichen Zustand weniger entquollen vorstellen als sie auf dem Schnittbild erscheinen; dadurch wird es verständlich, daß bei Präparaten, die nicht auf diese Weise behandelt sind, das Fasergeflecht noch enger gewebt erscheint, bzw. optisch nicht mehr auflösbar ist. Kombiniert man die beiden Schnittbilder miteinander, so gewinnt man die Vorstellung, daß die Außenseite der Lederhaut von einem engmaschigen Netz leistenförmig verbreiterter Fasern gebildet wird. Besonders hervorzuheben

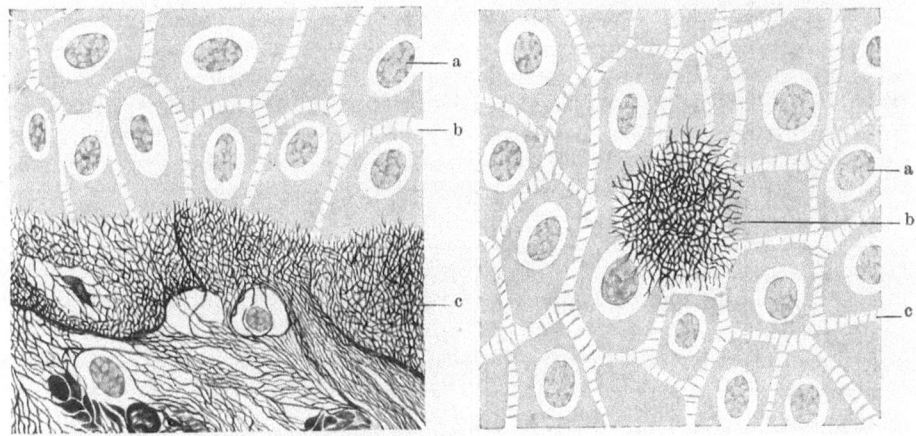

Abb. 152. Fibrillenaufteilung der Narbenmembran an der Corium-Epidermisgrenze, gezeichnet nach einem Hautquerschnitt, mit Malloryscher Bindegewebsfärbung gefärbt (Vergr. 1600mal) [A. Küntzel (1)].

a Kern, b Interzellularbrücken, c Kollagenes Fasernetz.

Abb. 153. Horizontalschnitt durch die Haut an der Corium-Epidermisgrenze. Der oberste Teil einer Coriumpapille ist noch von dem Schnitt miterfaßt worden (Vergr. 1600mal) [A. Küntzel (1)].

a Kern, b Kollagenes Fasernetz, c Interzellularbrücken.

ist, daß das Netz in sich geschlossen ist. Das ist wohl der auffälligste Unterschied gegenüber dem Gewebesystem der tiefer liegenden Hautschichten, in denen eine Verzweigung bzw. ein Zusammenwachsen von Fibrillen zu einem dichten, netzartigen Geflecht nicht beobachtet werden kann. Dieses dichte, membranartige Geflecht bildet bei dem Leder nicht nur den Abschluß des Fasergeflechts nach der Lederoberfläche hin, sondern setzt sich auch in das Innere der Haarzone hinein fort. Am Grund der Haarzone hat die Narbenmembran jedoch Löcher, was mit der Gestaltung des Haarbodens zusammenhängt. Diesen Unterbrechungen der Narbenmembran am Grund der Haarzone ist es zu verdanken, daß Gerbstofflösungen von der Narbenseite schneller in die Haut eindringen als von der Fleischseite her, was bei einem ununterbrochenen Abschluß des Hautgewebes durch die Narbenmembran nicht zu verstehen wäre.

b) Die Befestigung der Epidermis auf der Narbenmembran.

Die netzartige Gestaltung der Narbenmembran ist für die Befestigung der Epidermis auf ihrer Unterlage von großer Bedeutung: Die Epithelfasern der

Oberhaut, die senkrecht zur Narbenoberfläche die Zellen der Basalzellschicht durchziehen, setzen sich nach unten fort und dringen in die Poren des beschriebenen Grenzgeflechts ein. Man nennt diese Fortsätze sehr treffend Wurzelfüßchen, weil sie in dem Bindegewebenetz verwurzelt sind und damit das ganze Epithelfasergerüst der Oberhaut eng mit der bindegewebigen Unterlage verbinden.

Man erkennt das Hineinragen der freien Enden der Epithelfasern in die Grenzschicht auf Präparaten, bei denen die Epithelfaserung gefärbt ist; man kann aber diesen Tatbestand auch dadurch unmittelbar anschaulich machen, daß man an frischen Hautstücken die Epidermis durch eine Säurebehandlung, noch besser durch geeignete Fermentbehandlung von der Unterlage ablöst. Auf Querschnitten durch diese abgelöste Epidermis (Gefrierschnitte) gelingt es gelegentlich, einen Wimpernsaum zu erkennen, der von den frei aus dem Plasma des Epithels herausragenden Wurzelfüßchen gebildet wird (Abb. 170).

Es besteht noch die Frage, ob außer der eben beschriebenen mechanischen Verzahnung zwischen Epidermis und Corium auch noch eine weitere Verbindung durch eine Kittsubstanz, durch welche die Wurzelfüßchen der Epithelfasern in den Poren der Narbenmembran eingekittet sind, vorhanden ist. Diese viel diskutierte Frage ist dahin zu beantworten, daß im Bereich der normalen tierischen Haut eine Kittsubstanz als besondere, zwischen Bindegewebe und Epithel eingelagerte Schicht nicht sichtbar ist. Das schließt aber nicht aus, daß eine derartige Verkittung durch irgendeine Substanz erfolgt, die ebensowenig sichtbar gemacht werden kann wie die Interfibrillarsubstanz der Kollagenfaser. Der Umstand, daß durch geeignete chemische Behandlung, z. B. durch Fermente, der Zusammenhang zwischen Epidermis und Corium gelockert werden kann, ohne daß die Epidermis oder das Corium angegriffen erscheint, bestärkt uns in der Annahme, daß zwischen Oberhaut und Unterhaut eine nicht sichtbar zu machende Eiweißsubstanz existiert, welche die Rolle einer Kittsubstanz spielt, da nach ihrem enzymatischen Abbau die Epidermis-Corium-Verbindung aufgehoben ist. Wenn von manchen Autoren im Zusammenhang mit der Kittsubstanzfrage von einer deutlich erkennbaren Zwischenschicht gesprochen wird, so muß man jedoch wissen, daß sie die bindegewebige Basalmembran oder Glashaut gesehen haben und sie mit dieser Kittsubstanz identifizieren. Nur beim Haarbalgepithel tritt kurz vor dem Haarwechsel eine mikroskopisch sichtbare Schichtbildung dieser Kittsubstanz auf (V. Patzelt). Im engen Zusammenhang mit der Frage nach der Existenz einer Kittsubstanz steht die auch im gerbereiwissenschaftlichen Schrifttum mehrfach erörterte Frage nach der chemischen Natur der Narbenmembran.

c) Theorien über die chemische Besonderheit der Narbenmembran.

In der gerbereiwissenschaftlichen Literatur gibt es drei Auffassungen über das Wesen der Narbenmembran:

1. Zwischen Epidermis und der aus Kollagen bestehenden Narbenmembran befindet sich eine „hyaline" Schicht, von einer Substanz aufgebaut, die weder Kollagen ist, noch mit dem Zellprotoplasma der Epidermis identifiziert werden kann [A. Seymour-Jones, H. G. Turley (1), J. A. Wilson (1), S. 24].

2. Eine hyaline Schicht existiert nicht. Doch besteht die Narbenmembran nicht aus Kollagen, sondern aus einem anderen Protein, dem Retikulin, das sonst noch im Corium in Form von lockeren Hüllen um die Faserbündel herum vorkommt [M. Kaye (1)].

3. Die Narbenmembran ist Kollagen, das sich vom tiefer liegenden Hautgewebe nur durch die besondere, netzartige Verwachsung der Fibrillen (also physikalisch), dagegen nicht chemisch unterscheidet. Die vermeintlichen chemi-

schen Unterschiede (andere Färbbarkeit, schwerere Verleimbarkeit, höhere Widerstandsfähigkeit gegen Säure und Alkali) lassen sich auf die netzartige Verwachsung der Fibrillen in der Narbenmembran zurückführen. Das ist die hier vertretene Anschauung.

Im einzelnen ist zu den verschiedenen Anschauungen folgendes zu sagen: Der Ausdruck „hyaline Schicht" entstammt dem zoologisch-anatomischen Schrifttum und besagt dasselbe wie Glashaut ($\H{v}\alpha\lambda o\varsigma$ = Glas). Mit dieser Bezeichnung soll nur der optische Eindruck der Homogenität und Strukturlosigkeit der Grenzmembran wiedergegeben werden; ein Gebrauch des Wortes „hyalin" im Sinne einer chemischen Charakteristik (A. Seymour-Jones beispielsweise spricht von „Hyalin auf dem Narben") ist dagegen durchaus abwegig. Ein Protein oder einen anderen organischen Körper mit dem Namen Hyalin gibt es nicht.

In der gerbereichemischen Literatur wird die Existenz einer hyalinen Schicht zum erstenmal von A. Seymour-Jones diskutiert, der sie zwar nicht auf seinen Hautschnitten finden konnte, jedoch der Autorität der zoologischen Literatur sich beugend und sie zugleich mißverstehend daran festhielt. Er versucht in seiner Darstellung dem eigenen Befund dadurch gerecht zu werden, daß er von hyaliner Schicht im Sinne einer „hyalinen Oberfläche" spricht. Ebensowenig wie A. Seymour-Jones konnte H. G. Turley (1) auf Rohhautschnitten eine zwischen Corium und Epidermis gelagerte besondere Schicht entdecken; dagegen glaubte dieser Autor sie auf der enthaarten Haut gefunden zu haben, weshalb er ebenfalls an der Existenz einer hyalinen Schicht festhält. Den Argumenten H. G. Turleys schloß sich J. A. Wilson in seinem bekannten Buch an. Die Bilder, mit denen H. G. Turley seinen Befund belegt, zeigen jedoch deutlich, daß es Epidermisreste sind, die er für diese hyaline Schicht hielt und die er wegen des Fehlens von Kernen nicht als solche erkannt hat. Um das Fehlen dieser Schicht im Frischhautpräparat zu erklären, machte H. G. Turley die schwer verständliche Annahme, daß sie im unenthaarten Zustand der Haut von der Epidermis verdeckt (obscured) werde. Was die chemische Natur dieser hyalinen Schicht betrifft, so nimmt H. G. Turley an, daß sie mehr dem Protoplasma der Oberhaut als dem Kollagen der Lederhaut nahesteht. Die Gestaltung der Haut an der Corium Epidermis-Grenze wird von H. G. Turley durch das nebenstehende Schema wiedergegeben (Abb. 154).

Daß die Narbenmembran nicht von kollagenen Fasern, sondern von einem

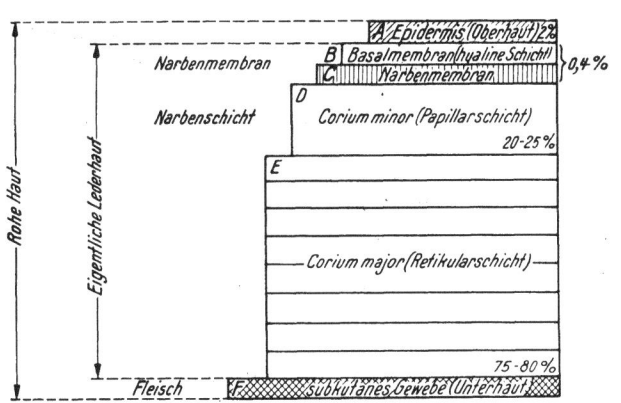

Abb. 154. Schema des schichtenmäßigen Aufbaues der Haut [H. G. Turley (1)].

anderen strukturierten Eiweißkörper, nämlich von Retikulin gebildet wird, versucht M. Kaye (1) glaubhaft zu machen. Die Gründe, die zu dieser Hypothese führen, stützen sich auf die Unterschiede der Narbenmembran im Färbungs-, Quellungs- und Verleimungsverhalten gegenüber dem Faserkollagen. Nach der Ansicht von M. Kaye besteht in diesem Verhalten zwischen dem „Retikulin" des lockeren Hüllgewebes und der Narbenmembran Übereinstimmung, was zu der Schlußfolgerung führte, daß die Narbenmembran aus dem gleichen Retikulin besteht, aus dem die lockeren Hüllfasern gebildet sind, und daß die Verbindung der Narbenmembran mit dem kollagenen Fasergeflecht durch Vermittlung der Retikulinfasern erfolgt, die unter Bildung eines dicht verschlungenen Netzes das Hautfasergewebe durchsetzen.

Ebenso wie sich die Retikulinhypothese im Fall der lockeren Hüllfasern leicht widerlegen läßt (vgl. S. 282), ist auch die Beweisführung nicht schwer, daß die Narbenmembran nicht aus Retikulin, sondern aus Kollagen besteht. Das läßt sich einmal morphologisch nachweisen, denn die Narbenmembran ist, wie aus allen Schnittbildern durch die Haut zu ersehen ist, unmittelbar mit den Fasern der Haut verwachsen oder, besser ausgedrückt, die Fasern der Haut vereinigen sich unterhalb der Epidermis, um in gegenseitiger Verwachsung der Fibrillen dieses membranartige Geflecht zu bilden. Die enge Verbundenheit zwischen Hautfasern und Narbenmembran wird fernerhin durch den Versuch deutlich, das Narbenhäutchen vom Leder durch Abreißen zu entfernen. Hat man ein Stück der Narbenmembran mit einem scharfen Messer vom übrigen Gewebe abgetrennt, so läßt sich nur bei fehlerhaftem Leder, dessen Fasergeflecht in der Papillarschicht durch zu intensive Behandlung in der Wasserwerkstatt „überanstrengt" worden war, die ganze Membran wie ein schlecht festgeleimtes Papier von der übrigen Lederhaut abziehen. In diesem Fall kann man deutlich erkennen, wie die Lederfasern auf der Unterseite der Membran angewachsen sind. Bei gesunden Ledern ist das Abreißen dagegen nicht möglich; da zerreißt eher die Narbenmembran in sich, als daß sie sich von ihrer Unterlage löst. Diese feste Verbindung könnte man sich nicht erklären, wenn die Narbenmembran nur durch Vermittlung der immerhin spärlich ausgebildeten, niemals zu eigentlichen Faserbündeln zusammentretenden Retikulinfasern mit der Haut verbunden wäre. Dann lassen sich aber auch chemische Nachweise für die kollagene Natur der Narbenmembran erbringen. So zeigt z. B. das Geflecht der Narbenmembran in deutlicher Weise die Ewaldsche Kollagenreaktion (reversible Hitzeschrumpfung nach Formaldehydbehandlung). Auch gegenüber proteolytischen Fermenten verhält sich das Narbenkollagen genau so wie das Faserkollagen: beide Arten von Kollagen werden an der Oberfläche durch die Fermentbehandlung schlüpfrig, ohne im übrigen ihre Form und ihre chemischen Eigenschaften zu verlieren.

Die besondere Färbbarkeit der Narbenmembran (im histologischen Präparat) bei bestimmten Farbstoffkombinationen beruht nicht auf einer anderen Affinität des Narbenkollagens zu den histologischen Farblösungen, sondern darauf, daß die Wurzelfüßchen des Epithelfasersystems oft anders gefärbt werden als Kollagen und damit auch einen von Kollagen abweichenden Farbeneindruck der Grenzschicht herbeiführen.

Die schwerere Verleimbarkeit und die herabgesetzte Säure- und Alkaliempfindlichkeit des Narbenmembrankollagens beruht auf der besonderen Struktur der Narbenmembran: Dadurch, daß die Fibrillen miteinander netzartig verwachsen sind, können sie unter dem Einfluß der Erwärmung oder dem von Säure oder Alkali nur eine sehr geringe Verkürzung in ihrer Längenausdehnung und damit verbunden eine geringe Verdickung erfahren. Jedenfalls hindern sie sich durch die gegenseitige Verwachsung in sehr viel stärkerer Weise an einer Verdickung als die tiefer liegenden Gewebefasern, die nicht miteinander verwachsen sind. Daraus erklärt sich wiederum ihre größere Widerstandsfähigkeit gegen die lösende Wirkung des heißen Wassers bzw. von Säure und Alkali, denn diese Wirkung ist um so größer, je mehr man dem kollagenen Fasergebilde gestattet, der zunächst quellenden und auflockernden Wirkung nachzugeben.

Andererseits ist das Narbenkollagen in gleicher Weise wie das gespannte Faserkollagen gegen Alkalieinwirkung empfindlich, wenn man nur genügend konzentrierte Alkalilösungen oder verdünntere Lösungen genügend lange einwirken läßt.

Die Eigentümlichkeit der Narbenmembran, sich beim Verleimen weniger stark zusammenzuziehen als die freiliegenden Fasern des tiefer liegenden Gewebes, läßt sich in sehr einfacher Weise durch einen Versuch demonstrieren.

Bringt man ein Stück dicker Blöße in kochendes Wasser, so schnurrt es auf der Fleischseite mehr zusammen als auf der Narbenseite, derart, daß das geschrumpfte Stück nach der Narbenseite zu gewölbt erscheint (Abb. 155a). Dasselbe zeigt sich, wenn auch erheblich schwächer, im Fall einer starken Säure- oder Alkaliquellung. Durch starke Äscherung prall gewordene Blößen pflegen sich immer nach innen zu krümmen, besonders stark an den Rändern, wo für die angeschnittenen Fasern bessere Bedingungen für die Quellungsverkürzung bestehen. Die Krümmung beim Quellen und besonders beim Schrumpfen

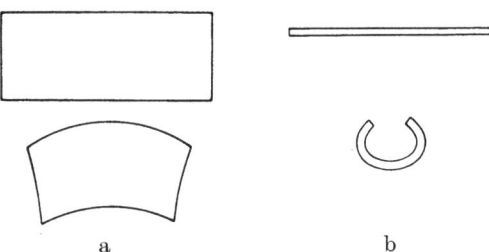

Abb. 155. Schematische Darstellung a der Formveränderung einer dicken Haut beim Erhitzen in Wasser (Narbenseite oben), b der Krümmung der Narbenmembran beim Erhitzen in Wasser (Narbenseite oben).

ist darauf zurückzuführen, daß sich die Narbenmembran weniger zusammenzieht als die Fasern der Retikularschicht es tun.

Macht man dagegen den Schrumpfungsversuch nicht mit einem Blößenstück, sondern mit einem möglichst dünn abgeschnittenen Narbenspalt, so krümmt sich das Stück nach der anderen Seite, so daß die Narbenoberfläche nach innen eingerollt wird (Abb. 155 b). Das ist folgendermaßen zu erklären: Wäre die Narbenmembran auf der Unterseite ebenso gestaltet wie auf der Oberseite, so würde sie beim Kochen bis zu einem gewissen Grad in sich zusammenschnurren, ohne sich dabei zu krümmen. Ein derartiges Verhalten zeigen nämlich gleichmäßig gebaute Gewebeschichten, z. B. Spaltkollagenscheiben, die der Retikularschicht entstammen. Die Narbenmembran ist aber auf der Unterseite anders beschaffen als auf der Oberseite, dadurch, daß sich auf der Unterseite freie Faserenden befinden. Bei dem Zusammenschnurren verbreitern sich die Faserenden erheblich und drücken sich gegenseitig zur Seite, wie die obenstehende schematische Figur (Abb. 156) zeigt.

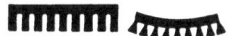

Abb. 156. Schematische Darstellung der Einrollung der Narbenmembran beim Erhitzen in Wasser.

d) Die mechanischen Eigenschaften der Narbenmembran.

Spaltet man ein glattes Narbenleder von der Narbenmembran aus mit der Anschärfmaschine, so gelingt es immer, die oberste Schicht in beliebiger Feinheit abzutrennen. Dagegen darf man bei den tiefer liegenden Hautschichten mit der Schnittfeinheit nicht unter ein gewisses Maß heruntergehen, da sonst der Spalt zu leicht zerreißt. Prüft man die Reißfestigkeit verschiedener gleich dicker Spaltschichten, die der Reihe nach vom Narben ausgehend erhalten werden, so zeigt es sich, daß der erste Spalt erheblich fester ist als alle späteren Schichten. Die Festigkeit der Spalte nimmt ab, je gröber die Faserstruktur ist, d. h. je mehr man sich dem Gewebe der Retikularschicht nähert.

Aus diesem Versuch geht hervor, daß die Narbenmembran vergleichsweise sehr fest ist; damit hängt aber auch zusammen, daß sie weniger dehnbar ist als die tiefer liegenden Gewebeschichten. Die Narbenmembran ist deswegen in nur begrenztem Maß dehnbar, weil ihre Fasern eng miteinander verwachsen sind, während sich in den übrigen Hautbezirken die Fasern bei der Dehnung gegeneinander verschieben können. Bei Reiß- und Dehnungsmessungen von Lederstreifen lassen sich daher zwei verschiedene Ablesungsmöglichkeiten unterscheiden: Belastung und Dehnung einmal im Augenblick des Zerreißens der Narbenmembran und das andere Mal im Augenblick des Zerreißens des übrigen Leders. Die Narbenmembran zerreißt immer bei sehr viel geringerer Belastung und bei einem geringeren Dehnungsgrad.

Die gleiche Gesetzmäßigkeit kommt auch in der verschiedenen Quellbarkeit der beiden Schichten, der Narbenschicht und der Fleischschicht, zum Ausdruck: Die Narbenschicht ist weniger quellbar, d. h. sie gewinnt durch die Quellung weniger an Fläche als die Fleischschicht (G. D. McLaughlin, J. H. Highberger, F. O'Flaherty und K. Moore).

e) Die doppelte Abschälbarkeit der Narbenmembran.

Durch ihren besonderen Bau ist die Narbenmembran scharf von den tiefer liegenden Fasergeweben unterschieden. Wenn durch zu starke Beanspruchung der Hautsubstanz bei der Wasserwerkstattbehandlung diejenigen Fasern, die unmittelbar unter der Narbenmembran gelegen sind und die die Verbindung zwischen ihr und dem übrigen Hautgewebe bewirken, angegriffen sind, so kann es vorkommen, daß die Narbenmembran als Ganzes vom Leder abgezogen werden kann. Oft wird aber auch bemerkt, daß die Narbenhaut zusammen mit dem Fasergewebe der Papillarschicht von dem Retikulargewebe abtrennbar ist. Die Spaltung der Haut in zwei Schichten erfolgt dann etwa in der Zone der Haarwurzeln, dort, wo die kolbenförmig verdickten Haarpapillen und die verbreiterten Drüsensäcke so viel Platz in der Haut beanspruchen, daß für die verbindenden Kollagenfasern nur wenig Raum übrigbleibt (Abb. 105). Eine Lockerung der Haut, die zu einer fehlerhaften Abschälbarkeit der Narbenschicht führt, wäre außerdem noch in Höhe der Talgdrüsen zu vermuten, weil auch dort durch die Raumbeanspruchung der Drüsen eine starke Unterbrechung des Faserzusammenhanges erfolgt. Doch konnte eine derartige Narbenabschälbarkeit noch nicht beobachtet werden.

4. Die elastischen Fasern.

Die elastischen Fasern kommen in der tierischen Haut hauptsächlich in der Papillarschicht und im unteren Teil der Retikularschicht (Abb. 157) vor. Doch enthält auch das übrige Hautgewebe ein sehr feines und nur schwer sichtbar zu machendes Netz von elastischen Fasern, welches die Verbindung zwischen den genannten Hauptausbildungszonen der elastischen Fasern in der Haut bildet (Abb. 158). Außerdem kommt das Elastin in den Wänden der Blutgefäße vor, welche die Haut durchsetzen (Abb. 159). In den Blutgefäßen ist das Elastin membranartig ausgebildet und bewirkt durch seine kautschukartige Elastizität, daß die durch den Blutdruck ausgeweiteten Gefäße beim Nachlassen des Blutdruckes sich kontrahieren. Das Elastin, das sich außerhalb der Blutgefäße befindet, ist anders gebaut: es besteht aus feinen, vielfach verzweigten Einzelfasern, die untereinander zusammenhängen und ein weitmaschiges Netz bilden, das einem in sich geschlossenen Pilzmycel vergleichbar ist. Die einzelne elastische Faser ist nicht fibrillär aufgebaut wie die kollagene Faser, sondern homogen und hat selbst den Charakter einer Fibrille, jedoch mit dem Unterschied gegenüber der Kollagenfibrille, daß sie in verschiedener Dicke auftreten kann.

Im ungedehnten Zustand ist die elastische Faser optisch isotrop; sie wird aber durch Dehnung doppelbrechend.

a) Die elastischen Fasern in der Papillarschicht.

Das Vorkommen der elastischen Fasern in der Papillarschicht steht in engem Zusammenhang mit den Haaren und Haarmuskeln. Um die Haare herum bilden die elastischen Fasern ein dichtes Gitter von zumeist längsverlaufenden, parallel angeordneten Einzelfasern, um die sich wiederum eine Lage mehr ringförmig verlaufender Fasern anordnet. Beide Faserlagen sind an einzelnen Stellen unmittelbar miteinander verwachsen. Von diesem Elastingitter des bindegewebigen Haarbalgs gehen nach allen Seiten in vielfacher Verzweigung Ausläufer aus, die in die gleichartig gebauten Gitter der benachbarten Haarbälge einmünden. Der Verlauf der Elastinfasern zwischen den Haarbälgen ist im wesentlichen parallel zu der Narbenoberfläche orientiert (Abb. 160 und 161). Dieses System von Elastinfasern ist am stärksten im mittleren Drittel der Haarbälge ausgebildet; oberhalb und unterhalb ist die Elastinausbildung weniger dicht. Die Einrichtung dieses Elastingerüstes hat offenbar den Sinn, die Papillarschicht zu

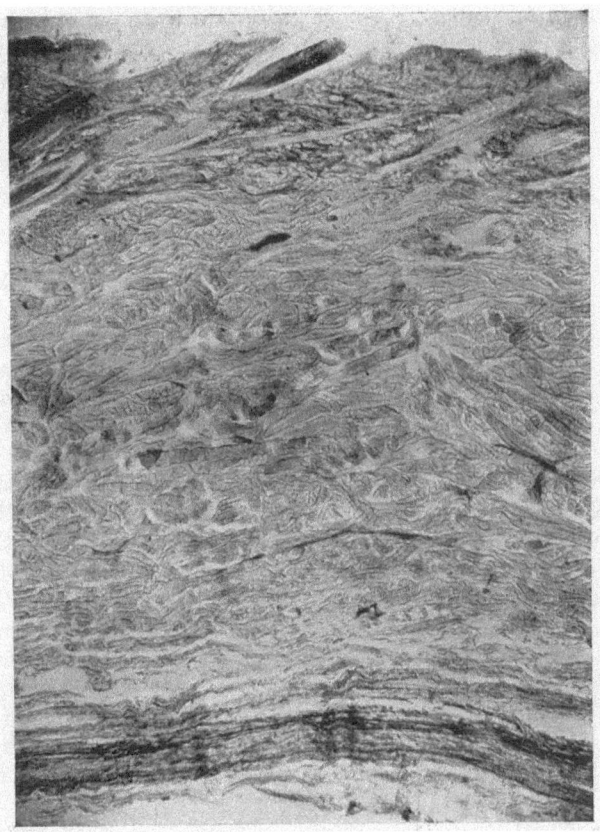

Abb. 157. Paraffinschnitt durch die Kalbshaut (Elastinfärbung mit Orcein) (Vergr. 36mal).

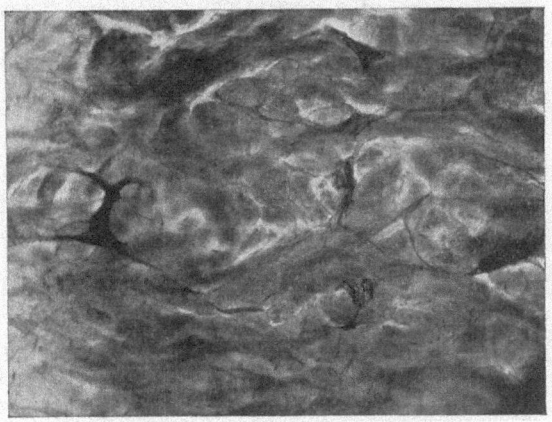

Abb. 158. Schnitt durch die Retikularschicht der Rindshaut (Elastinfärbung mit Orcein) (Vergr. 23mal).

versteifen und zu bewirken, daß die Haare nach äußeren Einwirkungen in ihre ursprüngliche Lage zurückkehren. Die Einrichtung eines federnden Gerüsts innerhalb der nachgiebigen Kollagenmassen erscheint um so wichtiger, als innerhalb der Papillarschicht das Kollagenfasergeflecht von den Haarlöchern, Drüsenschläuchen,

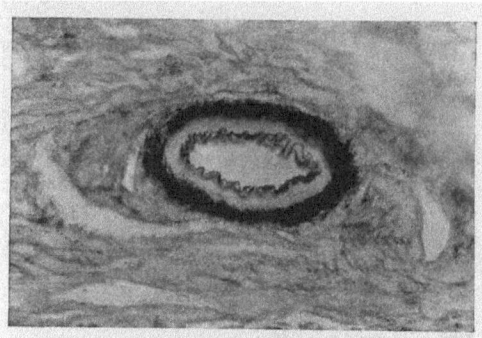

Abb. 159. Blutgefäß an der unteren Grenze der Retikularschicht der Rindshaut (Elastinfärbung mit Orcein) (Vergr. 126mal).

Zellinseln, Blutgefäßen usw. weitgehend unterbrochen ist. Die elastischen Fasern spielen außerdem eine Rolle bei der Befestigung der Haare in der Haut: Das Haar findet mit seiner verdickten Wurzel einen Widerstand an dem engen Elastingitter des Haarbalgs derart, daß ein auf das Haar ausgeübter Zug von der empfindlichen unverhornten Haarwurzel weggeführt und auf die Gesamthaut abgelenkt wird. Beim Ausfall des Haares bewirkt das Elastingitter, daß sich das Haarloch schließt.

Auch die Wirkung der Haarmuskeln ist nur im Zusammenhang mit dem Netz von elastischen Fasern verständlich. Die Haarmuskeln gehen von dem durch das Elastingitter versteiften bindegewebigen Haarbalg aus und münden am anderen Ende ins kollagene Fasernetz der obersten Papillarschichtzone, das wiederum durch ein Elastinnetz versteift ist. Eine Kontraktion des Muskels führt nur deswegen zu einem Aufrichten des Haares, weil er auf der anderen Seite in dem Elastingitter Widerstand findet.

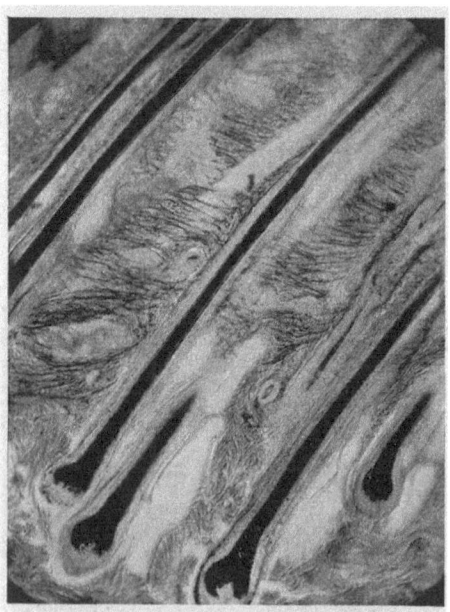

Abb. 160. Elastische Fasern in der Narbenschicht der Ochsenhaut, Paraffinschnitt, Färbung nach F. Weigert (Vergr. 26,2mal) [H. G. Turley (1)].

Auch an den Schweißdrüsen bilden die elastischen Fasern eine gitterartige Versteifung des Bindegewebes, das dem Drüsensack unmittelbar anliegt. Da die Drüsenwand auch Muskelzellen besitzt, die bei der Entleerung der Drüse in Funktion treten, so dürfte hier eine ähnliche Beziehung zwischen der Kontraktionswirkung der Muskelzellen und der Federwirkung des Elastingitters bestehen wie beim Haarmuskel.

b) Die elastischen Fasern an der Corium-Epidermis-Grenze.

Der Eindruck, daß das elastische Fasernetz in erster Linie die Aufgabe hat, die Haarbälge und damit die Haare selbst zu versteifen und in einer bestimmten Lagebeziehung zu erhalten, wird dadurch verstärkt, daß die elastischen Fasern gegen die Corium-Epidermis-Grenze hin deutlich an Dichte abnehmen. Trotzdem lassen sich diese Fasern bis dicht an die Coriumgrenze verfolgen, wo sie in feinen Spitzen senkrecht zur Epidermis-Corium-Grenze endigen, ohne jedoch mit den Protoplasmafasern der Oberhaut in Verbindung zu stehen (Abb. 162). In der eigentlichen Narbenmembran spielen also die elastischen Fasern nur eine sehr untergeordnete Rolle. Diese, im wesentlichen aus Kollagen bestehende Schicht scheint wegen ihrer besonderen Bauweise genügend verfestigt und versteift, um der Epidermis als Unterlage dienen zu können.

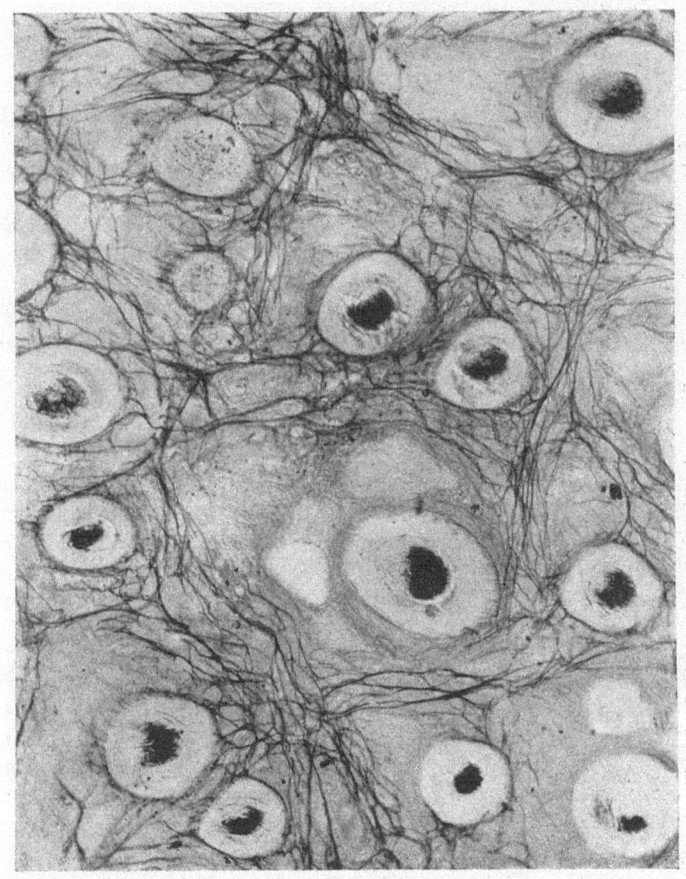

Abb. 161. Horizontalschnitt (0,62 mm unter der Oberfläche) durch Ochsenhaut. Die Abbildung zeigt den Verlauf der elastischen Fasern in der mittleren Höhe der Haarwurzeln (Paraffin, Elastinfärbung nach F. Weigert) (Vergr. 78,24mal) [H. G. Turley (1)].

c) Die elastischen Fasern an der Unterhautgrenze.

Die unterste Zone der Retikularschicht, welche durch einen ausgesprochenen Horizontalverlauf der Kollagenfasern ausgezeichnet ist (Abb. 157), enthält zahlreiche, ebenfalls horizontal verlaufende elastische Fasern. Sie hängen einerseits mit dem Blutgefäßsystem an der Unterhaut zusammen, andererseits mit der Muskulatur, welche in dem lockeren fettreichen Gewebe der Unterhaut verläuft. Je deutlicher die Haut nach der Unterhaut hin abgegrenzt ist, um so ausgeprägter ist auch das Elastinnetz an der Grenzzone. Bei Häuten ohne Retikularschicht, bzw. Häuten, bei denen die Haare aus dem Unterhautgewebe hervorwachsen (Schwein), ist diese Elastinschicht nicht vorhanden.

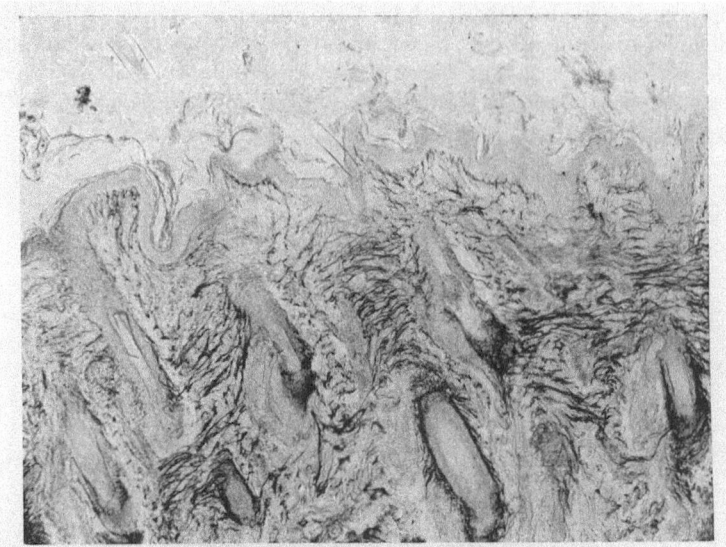

Abb. 162. Querschnitt durch oberen Teil der Papillarschicht; die Abbildung zeigt die Verzweigung des Elastinnetzes an der Corium-Epidermisgrenze (Vergr. 63mal).

5. Das Blutgefäßsystem der Haut.

Der Blutkreislauf in der Haut hat nicht nur die Aufgabe, den Stoffverbrauch beim Wachstum der Haare und der Epidermis und bei der Tätigkeit der Drüsen

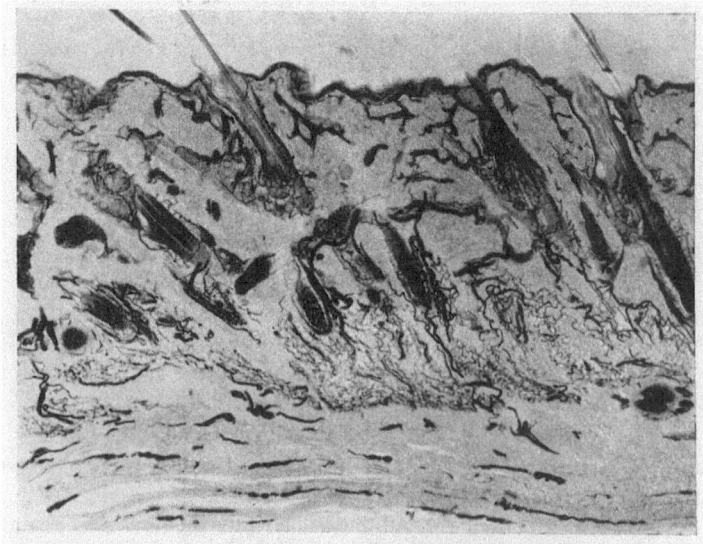

Abb. 163. Schnitt durch menschliche Kopfhaut mit Blutgefäßinjektion (Vergr. 14,76mal).

zu decken, sondern hat auch weiterhin die Aufgabe, die Regulation der Körperwärme durch Wärmeabgabe (Wärmeabstrahlung der Körperoberfläche) zu besorgen. Das Blutgefäßsystem ist bei den Tierhäuten ohne ausgesprochene Retikularschicht weitgehend übereinstimmend mit dem Hautgefäßsystem der menschlichen Kopfhaut, über das ausführliche Untersuchungen angestellt sind [W. Spalte-holz, P. G. Unna (1), H. Petersen]. Die bindegewebereichen Häute der haar-ärmeren Großtiere sind dadurch von dem Gefäßsystem der menschlichen Haut (Abb. 163) unterschieden, daß außer an der Grenze zwischen Corium und Unter-haut (subcutanes Gefäßnetz) auch noch an der Grenze Retikularschicht zu Papillarschicht ein horizontal verlaufendes Adernetz existiert (intracutanes Ge-fäßnetz). Von den sehr ausgeprägten, mit starken Elastinwänden versehenen Gefäßen an der Unterhautgrenze steigen Abzweigungen auf, die die Retikular-schicht durchsetzen und das horizontale Gefäßnetz an der Grenze der Papillar-schicht mit Blut versorgen (bzw. umgekehrt, nämlich bei dem Venensystem, das Blut wieder abführen). Von diesem zuletzt genannten Gefäßsystem der Basis der Papillarschicht steigen nun Arterien auf, um die einzelnen Organe der Haut mit Kapillarschlingen zu umspinnen, und zwar werden die einzelnen Organe unabhängig voneinander durch besondere Arterienäste versorgt. An besonderen Kapillargebieten sind zu unterscheiden: 1. Haare mit Haarwurzeln und Haar-balgdrüsen, 2. Schweißdrüsen, 3. Epidermisgrenze. Die Gefäße, die zur Epidermis-grenze führen, um sich dort in zahlreichen dünnwandigen Blutkapillaren auf-zulösen, welche haarnadelartig gebogen bis dicht an die Narbenmembran heran-führen, sind besonders gut auf Schnittbildern zu erkennen, und zwar verrät sich ihre Anwesenheit durch die große Anzahl von Zellen, die um diese Gefäße herum im Gewebe angereichert sind. Mit der Feinheit der Aufteilung der Ge-fäße nimmt auch ihre Wandstärke ab. Die Endkapillaren lassen eine Umspinnung mit elastischen Fasern nicht mehr erkennen; sie bestehen nur aus einer dünnen Membran, die innen mit flachen Zellen (Endothel) ausgekleidet ist. Bei Schnitten durch die gut fixierte Rohhaut findet man häufig Blutkörperchen in den Kapil-laren und man erkennt, daß die Endschlingen dieser Gefäße gerade so groß sind, daß die Blutkörperchen einzeln hindurchgetrieben werden können. Bei haararmen Tieren ist, wie schon erwähnt, die Corium-Epidermis-Grenze in Pa-pillen aufgeteilt, wobei im allgemeinen in jede Bindegewebepapille eine Kapillar-schlinge vorstößt. In ähnlicher Weise tritt auch eine Blutgefäßschlinge in die Bindegewebepapille hinein, die von der Zwiebel des Papillenhaares umschlossen wird.

Dem beschriebenen 2stufigen Arteriennetz entspricht ein ebenfalls 2stufiges Venennetz. Diese Gefäße sind normalerweise von der Bindegewebefasermasse der Lederhaut so wirksam eingehüllt, daß die Narbengestaltung des Leders den Weg nicht erkennen läßt, den die intra- und subcutanen Gefäße in bzw. unter der Haut nehmen. Nur bei minderwertigen Fellen von ungenügendem Er-nährungszustand bilden sich die starken subcutanen Gefäße auf der Narben-oberfläche durch entsprechende Hervorwölbungen oder grabenartige Vertiefungen ab (Kalb- und Ziegenhäute). Die Hervorwölbung kommt dadurch zustande, daß die stärkeren Gefäße beim Entfleischen nicht entfernt wurden und sich beim Glanzstoßen durchdrücken. Die Eindellungen findet man bei besonders sub-stanzarmen Häuten, unabhängig davon, ob beim Entfleischen die starken Ge-fäße entfernt wurden oder nicht.

Das intracutane Gefäßnetz bildet sich nur dann ab, wenn beim Schlachten des Tiers die Entblutung nicht vollständig war, so daß sich in diesen Gefäßen knötchenartige Blutgerinnsel in regelmäßigen Abständen bildeten. Diese Ver-dickungen zeichnen sich dann ebenfalls als Erhebungen auf dem Narbenbild ab. [Abbildungen siehe A. Küntzel (5) und F. Stather (2), ferner A. C. Orth-mann und W. M. Higby.]

6. Die Zellen im Bindegewebe der Haut.

Das Bindegewebe in der Haut schließt, wie auch das Bindegewebe von anderen Körperstellen, zahlreiche Zellen ein, die als einzelne Zellindividuen anzusehen sind, also nicht untereinander in der Weise zusammenhängen, wie beim Epithel der Oberhaut beschrieben. Was die Zahl und Art dieser Zellen betrifft, so unterscheiden sich Papillar- und Retikularschicht im hohem Grad voneinander.

In der Retikularschicht begegnet man nur vereinzelten Zellen, die wir als Bindegewebezellen bezeichnen. Man erkennt sie nur an den spindelförmigen, gestreckten Kernen, während das Zellprotoplasma höchstens unmittelbar um den Kern herum sichtbar gemacht werden kann, dagegen sich im weiteren Abstand vom Kern in feinen, schleierartigen Ausläufern verliert, die sich neben der Fasersubstanz nicht mehr durch besondere Färbung hervorheben lassen. Es wurde schon früher darauf hingewiesen, daß die fadenförmigen bzw. schleierartig ausgebreiteten Protoplasmafortsätze dieser Zellen aller Wahrscheinlichkeit nach miteinander zusammenhängen und einen lockeren Zellverband bilden, dessen Protoplasmalamellen die Fibrillen des Kollagenfasermaterials mit einem dünnen Film umkleiden und auf diese Weise sowohl voneinander abtrennen als auch wieder miteinander verkitten.

Die Papillarschicht ist demgegenüber als reich an Zellen zu bezeichnen, und zwar begegnet man besonders um die Verästelungen des Blutgefäßes herum ganzen Anhäufungen von Zellen, die bereits auf Übersichtspräparaten bei schwachen Vergrößerungen so deutlich ins Auge fallen, daß man sie geradezu als Hinweis auf das Vorhandensein und den Verlauf von feineren Blutgefäßen in der Papillarschicht ansprechen kann. Bei den einzelnen Zellen der beschriebenen Anhäufungen handelt es sich meistens um Zellbildungen, die, verglichen mit den oben beschriebenen Bindegewebezellen, scharf gegen die Umgebung abgegrenzt sind, also ohne gegenseitige Verbindung in rundlicher Form vorliegen. Wir haben es hier also mit einer ganz anderen Zellart zu tun und die Aufgabe dieser Zellen in der Haut ist auch eine ganz andere.

Diese beiden verschiedenen Typen von Zellen begegnet man auch auf Bindegewebekulturen, die man dadurch erhält, daß lebendes Gewebe außerhalb des Körpers in einem geeigneten Nährmaterial zum Weiterwachsen veranlaßt wird. Der eine Grundtypus ist eine unbewegliche Form mit schleierartig sich verdünnenden protoplasmatischen Ausläufern (sie entspricht der Form, die wir als einzige in der Retikularschicht in enger Verbindung mit den kollagenen Fasern vorfanden) und eine bewegliche, zu freier Fortbewegung befähigte Form, die im Ruhezustand einen etwa eirunden Protoplasmaleib hat. Sie kann sich durch Ausbildung von amöboiden, protoplasmatischen Ausläufern (Pseudopodien) fortbewegen. Wir begehen wohl keinen Fehler, wenn wir die im Umkreis der Blutkapillaren befindlichen Zellen als diesem beweglichen Grundtyp zugehörig annehmen. Sie sind teilweise identisch mit den beweglichen Zellen der Lymphocyten und ihnen ist eine wichtige Rolle bei Abwehrvorgängen (Phagocytose bei Verletzungen, Entzündungen usw.) zuzuschreiben. Vom gerberischen Standpunkt aus interessieren uns diese Zellen wenig, da sie spätestens im Äscher weitgehend zerstört und entfernt werden. Auf das Weglösen dieser Zellanhäufungen der Papillarschicht ist zum Teil auch die äußerst lockere Gewebeanordnung der Narbenschicht des Leders zurückzuführen; allerdings ist das nicht die Hauptursache für diese Erscheinung.

Es gibt nun zwei besondere Arten von Zellen, die eingehender zu besprechen sind, und zwar handelt es sich einmal um einen besonderen Zelltypus innerhalb der Zellanhäufungen um die Blutgefäße herum, die Mastzellen, und zweitens um diejenigen Bindegewebezellen, die unter günstigen Ernährungsumständen zu Fettspeichern werden, d. h. sich in Fettzellen umwandeln können.

Die Mastzellen. Färbt man einen mit absolutem Alkohol konservierten Schnitt einer frischen Haut (gewässerte oder gar gesalzene Häute sind für die Darstellung von Mastzellen nicht mehr geeignet) mit basischen Farbstoffen, die sich in Alkohol lösen (z. B. Thionin), so findet man in den beschriebenen Zellanhäufungen, aber auch hier und da vereinzelt innerhalb der Papillarschicht scharf umrissene Zellen, deren Protoplasma mit kleinen, dunkelrot gefärbten Körnchen angefüllt ist. An dieser sich metachromatisch (d. h. in einem anderen Farbton als der Zellkern, der blau gefärbt ist) färbenden Körnung erkennt man die Mastzellen (Abb. 164), deren Auftreten mit Mästen, also mit überreichlicher Nahrungsaufnahme nichts zu tun hat. Die Bedeutung dieser Zellen und die chemische Natur der im Plasma angehäuften Körnchen ist nicht bekannt. Wegen ihrer auffallenden Färbbarkeit haben die Mastzellen zu manchen Zeiten die Aufmerksamkeit der Histologen in höherem Maß auf sich gelenkt als gerechtfertigt erscheint. Es wurden auch mehrfach gerbereichemische Erörterungen spekulativer Art (z. B. hinsichtlich der Bildung von Salzflecken) an die Existenz dieser Mastzellen geknüpft (W. Moeller). Diese Theorien sind aber verdientermaßen bald wieder in Vergessenheit geraten.

Die Fettzellen. In der Mehrzahl der Fälle liegt das Fett in der Haut in Form von besonderem Fettgewebe in der Unterhaut vor. Unter günstigen Ernährungsbedingungen wird Fett aber auch in der eigentlichen Lederhaut abgelagert,

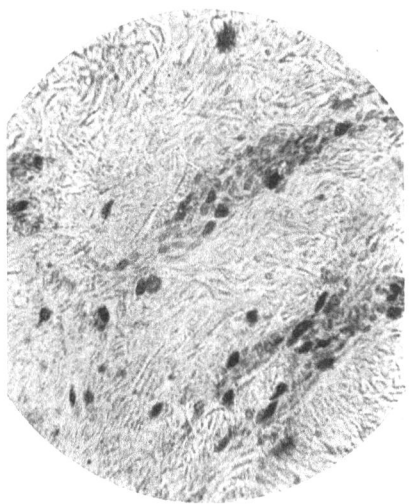

Abb. 164. Paraffinschnitt durch die Papillarschicht der Rindshaut. Mastzellenfärbung mit Polychrom-Methylenblau (Vergr. 396mal).

und zwar wandeln sich hier einzelne Bindegewebezellen in Fettzellen um. Die Fettzelle ist fast vollständig von Fett erfüllt und das Protoplasma mit dem Kern bilden die Hülle für einen kugeligen, bei Körpertemperatur salbenartig flüssigen Fettkörper. Diese Fettzellen bilden sich, wenn der Organismus sonst keine Speicherungsmöglichkeit findet, zunächst unmittelbar an der Fleischseite; bei weiterer Fettzufuhr entstehen dann allmählich auch in der mittleren Schicht der Lederhaut Fettzellen (Abb. 165). Man erkennt sie am besten auf ungefärbten Rohhautschnitten an dem stark lichtbrechenden Fetttröpfchen, das den Inhalt der kugeligen Fettzelle bildet. Bei dem Herstellen der Schnitte ist es unvermeidlich, daß die eine oder andere Fettzelle getroffen wird und der Inhalt in Form von kleinen Fetttröpfchen sich über das umliegende Gewebe verteilt. Doch lassen sich diese künstlich entstandenen Fetttröpfchen deutlich von den sehr viel größeren unversehrten Fettzellen unterscheiden.

Die Stellen, an denen Fettzellen gebildet werden, hängen nur von dem Faserverlauf ab. Es zeigt sich nämlich, daß diese Zellen zunächst dort entstehen, wo sich mehrere Fasern von verschiedenem Richtungsverlauf kreuzen und ein von Fasermaterial unausgefüllter Zwickel entsteht. Auf diese Weise trägt die Fettspeicherung in der Lederhaut zur Aufpolsterung und Verfestigung des Hautfasergeflechts bei. Überschreitet die geschilderte Umwandlung von Bindegewebezellen

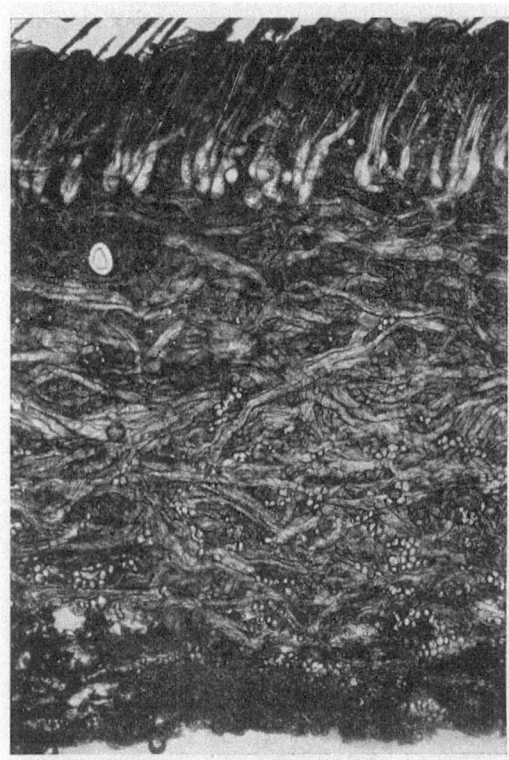

Abb. 165. Gefrierschnitt durch eine unpräparierte, fettreiche Rindshaut, Bauchseite mit zahlreichen Fettkörpereinlagerungen (Vergr. 11,25mal).

in Fettspeicherzellen ein gewisses Maß, so sind Mißstände und technische Nachteile die Folge. Bei fettreichen Häuten weist das fertige Leder (Sohlleder) Fettflecken besonders in der Nierengegend auf („kidney region"). Zu der Fettfleckbildung kommt es nicht, solange die Fettzellen unversehrt sind; doch ist eine Zerstörung der Zellmembranen bzw. der die Fettzellen umschließenden bindegewebigen Häutchen unvermeidlich, wenn die Häute bei der Verarbeitung zu Leder mechanisch verarbeitet werden (Walken, Walzen usw.); hierbei wird das Fett von seiner ursprünglichen Speicherstelle her in das Fasergewebe hineingepreßt und zu einer feinen Verteilung in der Haut gebracht.

Auch wenn man Fettzellen der beschriebenen Art mikroskopisch nicht findet, was bei deutschen Rindhäuten meistens der Fall ist, so ist doch in der Haut

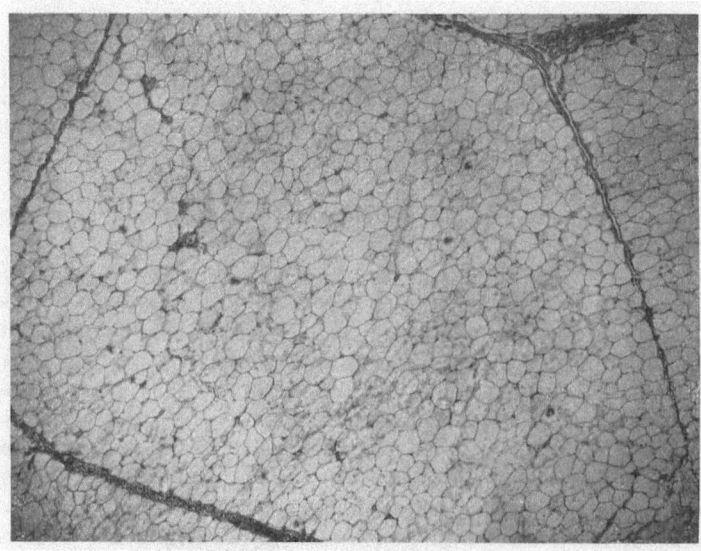

Abb. 166. Paraffinschnitt durch das Fettgewebe der Unterhaut vom Schwein. (Das eigentliche Fett ist durch Lösungsmittelbehandlung entfernt) (Vergr. 31,5mal).

stets eine bestimmte Fettmenge enthalten (und zwar triglyceridisches Fett im Gegensatz zu dem aus Cholesterin bestehenden Inhalt der Talgdrüsen, der bei jeder Haut, auch bei der fettärmsten, mikroskopisch leicht zu finden ist). Dieses Fett ist in 1 bis 3 μ großen Tröpfchen, die in der amerikanischen Literatur Chylomikronen genannt werden, im Gewebe verteilt und nur bei Anwendung von besonderen Darstellungsverfahren sichtbar zu machen [F. O'Flaherty und W. T. Roddy (3)]. Diese Chylomikronen stellen die Form dar, in der das Fett bei der Aufspeicherung in der Haut zu den betreffenden Speicherstellen hintransportiert, bzw. bei Abbau der Fettspeicher wieder aus der Haut entfernt wird.

Bei den locker gebauten Häuten der Haar- und Pelztiere (z. B. Schaf, gemästete Kaninchen usw.) findet sich triglyceridisches Fett in einer etwas anderen Form in der Haut gespeichert: die Fettzellen reichern sich hier unter Umständen in so hohem Maß an (was bei der lockeren Bauart dieser Häute auch möglich ist), daß schon innerhalb der Fasermasse der Lederhaut an einzelnen Stellen ein zusammenhängendes Fettgewebe entsteht (Abb. 135); in der Haut und Unterhaut des Schweines ist das Fettgewebe in besonders starkem Maß ausgebildet (Abb. 220). Die Fettzellen liegen hier in den Maschen eines Netzwerkes aus lockerem Bindegewebe, also nicht in den Zwischenräumen zwischen den eigentlichen Hautfasern. Bei den üblichen entwässerten Schnittpräparaten ist infolge Anwendung fettlösender Lösungsmittel das Fett verschwunden und nur das leere Maschennetz aus lockerem Bindegewebe zu erkennen, das für das Vorliegen von Fettgewebe besonders charakteristisch ist (Abb. 166).

7. Die Muskeln der Haut.

In der Lederhaut kommen drei Arten von Muskeln vor: 1. die Muskulatur des Unterhautgewebes, welche die Haut als Ganzes zu bewegen und gegenüber dem übrigen Körper zu verschieben imstande ist, 2. der Haarmuskel, welcher als arrector pili bezeichnet und für die Aufrichtung der Haare verantwortlich gemacht wird, und 3. die Muskulatur der Schweißdrüsen, welche nur aus einzelnen Muskelzellen besteht, die der Wand des Drüsensackes außen anliegen.

Was die Muskulatur der Fleischseite betrifft, so ist eine nähere Beschreibung überflüssig, weil beim Abziehen der Haut vom Körper diese Muskeln größtenteils mit entfernt werden; Reste dieser Muskulatur werden beim Entfleischen bzw. Spalten, Blanchieren und Falzen entfernt. In einem sachgemäß hergestellten Leder treten also Reste dieser Muskulatur nicht mehr auf.

Hingegen ist für das Verständnis der Haut die nähere Kenntnis der Haarmuskulatur wichtig. Jedes Haar besitzt einen derartigen Muskel, der aus einem Strang parallel geordneter, langgestreckter Muskelzellen (glatte Muskulatur) besteht. Der Muskel sitzt am unteren Ende des bindegewebigen Haarbalgs und läuft von dort spitzwinklig zum Haarverlauf nach der Narbenmembran hin, wo er etwas unterhalb der Narbenmembran in das Bindegewebesystem der Papillarschicht ausmündet (Abb. 167). In das Dreieck, das vom Haarbalg, Haarmuskel und der Narbenmembran gebildet wird, kommt die Talgdrüse zu liegen (siehe S. 274).

Der Haarmuskel ist, wie jede andere Muskulatur des tierischen Körpers (das sog. Fleisch), von zahlreichen Bindegewebefibrillen und Bindegewebezellen durchsetzt, die zusammen man als das intermuskulare Bindegewebe bezeichnet. Es handelt sich hierbei um das gleiche, lockere Bindegewebe, das die Hautfasern durchsetzt bzw. in Form von lockeren Hüllen umschlingt. Das intermuskulare Bindegewebe geht in das lockere Hüllgewebe des Coriums über, das wiederum — wenigstens in der Papillarschicht, in welcher der Haarmuskel nur auftritt — mit dem Elastinnetz in so dichter Verbindung steht, daß die Muskeln beim Kontra-

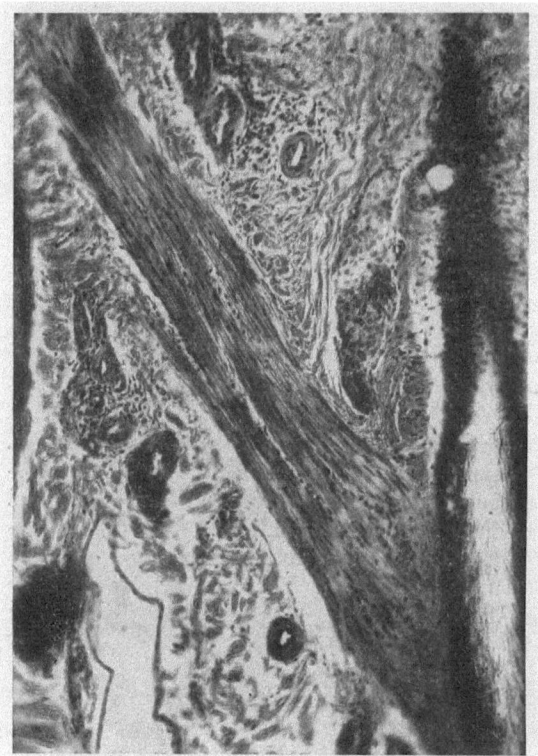

Abb. 167. Schnitt durch den Haarmuskel der Rindshaut (am rechten Rand des Bildes angeschnittener Haarbalg, links unten angeschnittene Schweißdrüse) (Vergr. 112,5mal).

hieren ihre Zugwirkung praktisch auf das Elastinsystem ausüben. Die Frage, ob die Muskelfibrillen direkt in kollagene Fasern übergehen oder ob die Verbindung zwischen Muskel und Kollagen indirekt durch das beiden gemeinsame lockere Bindegewebe (Sarkolemm der Muskeln) bewirkt wird, ist durch W. J. Schmidt (3) im Sinne der erstgenannten Auffassung entschieden worden.

Der Haarmuskel läßt sich auch im fertigen Leder deutlich wiedererkennen, wobei dahingestellt bleiben mag, wieviel von der eigentlichen kontraktilen, salz- und alkaliempfindlichen Muskelsubstanz durch die Wasserwerkstattoperationen hinübergerettet worden ist. Für die mechanischen und ästhetischen Eigenschaften des Leders sind die im Leder verbliebenen bindegewebigen Überreste der Haarmuskulatur offenbar von keiner Bedeutung.

Dasselbe gilt erst recht von den einzelnen Muskelzellen der Schweißdrüsen, die in dünner Schicht Muskelzelle an Muskelzelle, kenntlich an der fibrillären Zeichnung und dem langgestreckten Zellkern, zwischen dem Drüsenepithel und dem bindegewebigen Drüsensack angeordnet sind (siehe Abb. 168).

8. Das Nervensystem der Haut.

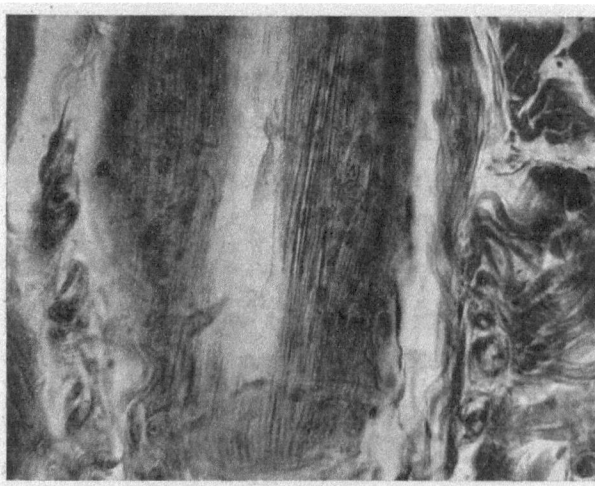

Abb. 168. Muskelzellen der Schweißdrüse vom Rind (die runden Kerne gehören den Zellen des Drüsenepithels an (Vergr. 320mal).

Wie alle anderen Organe des tierischen Körpers ist auch die Haut im Besitze eines Nervensystems, welches die Aufgabe hat, von außen kommende Reize weiterzuleiten und andererseits vom Zentralnervensystem ausgehende Erregungen weiterzugeben und zu verarbeiten. Die Nerven, die in ihrer besonderen Gewebeart schon kurz geschildert wurden, treten als Begleiter der Hautblutgefäße in die Haut hinein und verteilen sich in ihr etwa in der gleichen Weise wie sich die Blutgefäße verteilen. Die Ausläufer der Nervenzellen gelangen in äußerst feinen Verästelungen bis in das Epithel der Oberhaut hinein, wo sie etwa an der Grenze der Verhornungszone in feinen Knötchen endigen. Von besonderer Bedeutung sind die Nerven des Haares, da die Haare, besonders in der Form von Sinushaaren, hochempfindliche Sinnesorgane darstellen. Bei ihnen ist die epitheliale Wurzelscheide dicht von Nerven umsponnen, die in der Lage sind, den feinsten Berührungsreiz durch Vermittlung des starren Haares zu registrieren.

Die Sichtbarmachung der Nervenfibrillen bereitet erhebliche Schwierigkeiten, wenigstens wenn es sich um die Darstellung der feinsten Verästelungen handelt. Die mit den Hauptblutgefäßen aufsteigenden Hauptnervenstämme sind dagegen leicht zu erkennen (bei frischen Hautschnitten z. B. nach der Färbemethode von P. G. Unna und L. Fezer). Da die Nervenfasern, solange sie von nennenswertem Ausmaß sind, im Schutz der Blutgefäße verlaufen, so gewinnen sie keine selbständige konstruktive Bedeutung für den Aufbau der Haut, soweit er technisch interessiert. Die von den Blutgefäßen abgehenden Verästelungen sind so fein und vermutlich auch so empfindlich gegenüber den chemischen Eingriffen der technischen Verarbeitung (diesbezügliche Untersuchungen liegen nicht vor), daß den Nerven als Bestandteil der tierischen Haut vom gerbereitechnischen Standpunkt keinerlei Bedeutung zukommt.

C. Histologie der gerbtechnisch veränderten Haut.

Das Interesse des Gerbers an histologischen Problemen der tierischen Haut ist zum großen Teil aus der Hoffnung erwachsen, mit Hilfe histologischer Methoden nicht nur die Wirkungsweise der gerbtechnischen Operationen besser zu verstehen, sondern auch mit ihnen eine Kontrolle über diese Vorgänge ausüben zu können. Diese Hoffnung ist nicht im vollen Umfang in Erfüllung gegangen, was einmal an der Kompliziertheit der histologischen Methoden liegt, hauptsächlich aber damit zusammenhängt, daß bei der mikroskopischen Untersuchung der Hautschnitte wesentliche Vorgänge, nämlich alle topochemischen Veränderungen der Hautsubstanz einschließlich der Gerbung, überhaupt nicht wahrgenommen werden können, während andererseits die Untersuchung eines Hautschnittes oder einer einzelnen Faser sich auf isolierte, aus dem Zusammenhang des Gesamtaufbaues der Haut herausgenommene Bauelemente bezieht, so daß Rückschlüsse auf die Beschaffenheit der ganzen Haut nicht möglich sind. Es genügt daher, wenn die Besprechung der Hauthistologie im Zusammenhang mit den technischen Maßnahmen der Lederbereitung auf die wesentlichsten Gesichtspunkte beschränkt wird.

Bei den gerbtechnischen Veränderungen der Haut, die mikroskopisch wahrgenommen werden können, handelt es sich erstens um Lösungsvorgänge, denen nur die nichtkollagenen Bestandteile der Haut unterliegen bzw. unterliegen sollen, zweitens um Quellungsvorgänge des kollagenen (nicht des elastischen) Fasermaterials in der Rohhaut und in der Blöße und drittens um Lageveränderungen der histologischen Bauelemente, insbesondere der Hautfasern, die durch mechanische Beanspruchungen der Haut (Ausstoßen der Blöße, Walkarbeit im Faß, maschinelle Zurichtarbeiten am fertigen Leder usw.) bedingt sind. Unter die genannten Veränderungen fallen nicht hinein die Einflüsse, die die Trocknung als Konservierungsmethode ausübt, ferner nicht die Schädigungen, die durch Parasiten der lebenden oder toten Tierhaut einschließlich der Bakterien innerhalb und außerhalb der Gerbereien und Häutelager verursacht werden. Die histologischen Veränderungen der Haut der letztgenannten Art sind im Kapitel Häuteschäden behandelt und können hier übergangen werden.

Einfrieren der Häute und Lagern in diesem Zustand ist nicht mit erkennbaren Gewebeänderungen verknüpft [F. O'Flaherty und W. T. Roddy (1)].

I. Trocknung (Konservierung) der Haut.

Trockene, insbesondere sonnengetrocknete Rohhäute lassen sich bekanntlich schlecht weichen, was von D. Jordan-Lloyd auf eine Hitzedenaturierung und Koagulierung der interfibrillären Proteine zurückgeführt worden ist. Die ungenügende Weiche kann aber auch durch zu intensives Trocknen des eigentlichen Kollagens verursacht sein, denn es ist von allen hydrophilen, quellbaren Kolloiden bekannt, daß ihr Quellungsvermögen durch zu weitgehenden Wasserentzug herabgesetzt wird. Unvergleichlich viel größer sind jedoch die Hemmungen, die sich der normalen Weiche entgegensetzen, wenn unter dem Einfluß einer zu starken Trocknungswärme das natürliche Hautfett ausgeschmolzen und die Fasermasse mit ihm imprägniert wird („Verschmoren" der Haut).

Jede ungenügende Weiche macht sich im Äscher durch ein mangelhaftes Aufgehen der Hautfaser bemerkbar. Die Faserstruktur weicht in diesen Fällen gegenüber normal geweichten und geäscherten Hautfasern deutlich ab [Bildmaterial bei W. B. Pleass (2)].

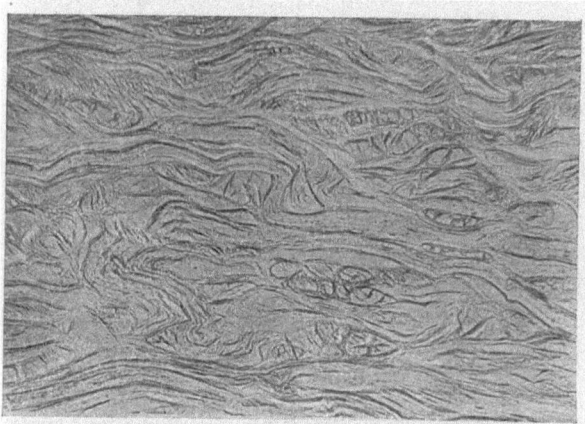

a

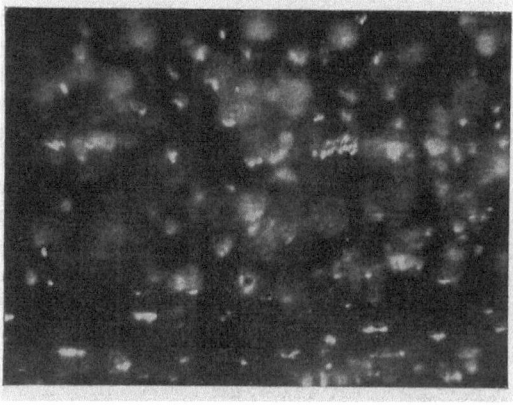

b

Abb. 169. Schnitt durch ein Leder.
a Teilweise verleimte Fasern, kenntlich an eingeschlossenen kleinen Luftbläschen. (Vergr. 30mal). b Teilweise verleimte Fasern mit Luftbläscheneinschluß im Ultramikroskop (Vergr. 800mal).

Andererseits kann beim heißen Trocknen von Rohhäuten auch eine Verleimung der Bindegewebsfaser auftreten, was zu einer vollkommenen Entwertung des Rohhautmaterials führt. Die Schädigung durch Verleimung findet fast immer in der Mittelzone der Lederhaut und auch nur bei dicken Häuten statt, da in den Außenschichten bzw. bei dünnen Häuten in der gesamten Lederhaut die Trocknung schneller erfolgt als die Erwärmung, welche zu der Verleimung führt.

Eine stattgefundene Verleimung erkennt man bei isolierten Fasern oder bei Fasern, die sich im lockeren Gewebeverband befinden, an dem Verlust der Doppelbrechung; im Falle der Trocknungsverleimung ist jedoch dieses Merkmal nicht verwendbar, weil es sich hierbei um Fasern handelt, die sich unter starker natürlicher und zum Teil auch künstlicher (nämlich bei aufgespannten Häuten) Spannung befinden, weshalb die optische Anisotropie auch bei einer Schädigung der Faser durch Verleimung erhalten bleibt. Es lassen sich jedoch Verleimungen dieser Art am Auftreten feiner Luftbläschen innerhalb der Fasern erkennen; diese Luftbläschen können am besten bei Dunkelfeldbeleuchtung wahrgenommen werden (Abb. 169a und b).

II. Lösungsvorgänge.

Unter dem Einfluß der normalen Wasserwerkstattarbeiten werden nicht nur die der Oberhaut angehörigen Bestandteile der Haut, insbesondere Epidermis und Haare, entfernt, sondern zugleich mit ihnen auch zum großen Teil die nichtkollagenen Bestandteile der Lederhaut, insbesondere die Zelleiweiße, die zugleich als Kittsubstanz der Fibrillen beim Faseraufbau eine bedeutsame Rolle spielen. Während die Entfernung der gesamten Oberhaut eine selbstverständliche Voraussetzung für die Lederherstellung ist, kann man über die Entfernung der nichtkollagenen Proteine der Lederhaut verschiedener Meinung sein. Wer auf eine weitgehende Auflockerung der Hautfaser und Zerlegung in Fibrillen hinarbeitet, wird bestrebt sein, bei den Wasserwerkstattarbeiten auch diese Bestandteile möglichst weitgehend zu entfernen. Diesem Wunsch steht auf der anderen Seite der Vorteil gegenüber, den man sich von einer Erhaltung der nichtkollagenen Proteine der Lederhaut verspricht, ein Vorteil, der sich in einem besseren Hautsubstanzrendement bei schweren, nach Gewicht verkauften Lederarten auswirkt. Diejenigen Haarlockerungsverfahren, die auf Nutzbarmachung von Fermenten und ihrer abbauenden Wirkung gegenüber den Epidermis- und Haarwurzelproteinen beruhen, werden daher mit dem besonderen Hinweis auf die Schonung der eigentlichen Lederhautproteine (worunter auch die nichtkollagenen Proteine gemeint sind) empfohlen. Die Fermente, die ihrer chemischen Natur nach hochmolekulare Eiweißkörper sind, dringen nämlich nicht oder nicht tief in die eigentliche Lederhaut ein, so daß sich ihre lösende Tätigkeit nur auf die Oberhautproteine, mitunter allerdings auch auf die Narbenmembran erstreckt.

Wir müssen demnach die Veränderungen der nichtkollagenen Proteine bei den gerbtechnischen Operationen gesondert und unabhängig von denjenigen der Epidermisproteine betrachten. Das ist auch deswegen notwendig, weil im allgemeinen die Geschwindigkeit des Inlösunggehens dieser Proteingruppen eine verschiedene ist. Die „post mortem-Veränderungen", ferner die Vorgänge der Salzkonservierung und Weiche betreffen mehr die Proteine der Lederhautzellen; im Äscher hingegen wird mehr die Oberhaut angegriffen. Im folgenden sollen daher die beiden Proteingruppen getrennt behandelt werden.

1. Epidermisproteine.

Der empfindlichste Anteil der Epidermisproteine ist die mit mikroskopischen Methoden nicht sichtbar zu machende Kittsubstanz zwischen Epidermis und Lederhaut. Es gelingt, durch Behandlung der Haut mit haarlockernden Fermenten diese Kittsubstanz in Lösung zu bringen, ohne daß eine sonstige Änderung des

Strukturbildes der Epidermis erkennbar wird (Abb. 170). Da sich eine ähnliche
Kittsubstanz auch zwischen der epidermalen Haarwurzelscheide und dem bindegewebigen Haarbalg befindet, so genügt unter Umständen schon eine derartige
schonende Fermentbehandlung, um die Haare, zum mindesten die Kolbenhaare,
so zu lockern, daß sie mit den üblichen mechanischen Maßnahmen von der Haut
entfernt werden können.

Die strukturelle Veränderung der Epidermis bei den üblichen Sulfidäschern
läßt sich schwer verfolgen, weil die ohnehin schon sehr empfindliche Epidermis
durch die Äscherbehandlung so sehr in der Empfindlichkeit gesteigert wird, daß
sich brauchbare Schnitte im allgemeinen nicht mehr anfertigen lassen. Immerhin
kann man auch bei derartigen Untersuchungen erkennen, daß der unverhornte

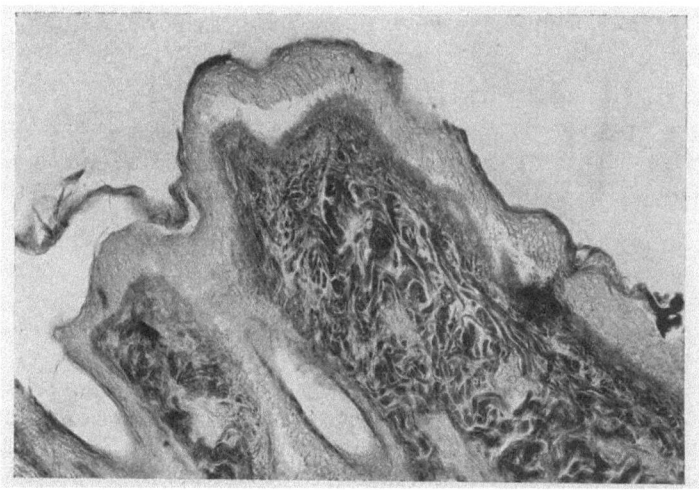

Abb. 170. Schnitt durch eine fermentgeschwödete Haut mit sich ablösender Epidermis (Paraffin, Mallorysche
Bindegewebsfärbung) (Vergr. 144mal).

Anteil der Epidermis schon bei einer schwachen Alkalibehandlung angegriffen
wird, derart, daß die Einzelheiten des Zellprotoplasmas, insbesondere die Protoplasmafasern, nicht mehr nachgewiesen werden können: die Epidermis läßt sich
zwar noch mit sauren Farbstoffen färben, aber nicht mehr in feinere Strukturelemente (z. B. Protoplasmafasern) differenzieren. Demgegenüber sind die Zellkerne relativ unempfindlich und zeigen auch dann noch Einzelheiten der Struktur,
wenn das Zellprotoplasma zu einer gleichmäßig gequollenen, homogenen Masse
geworden ist.

Das normale Schnittbild der haarreif geäscherten Haut läßt gewöhnlich nur
den verhornten Teil der Epidermis bzw. Bruchstücke davon erkennen, während
der unverhornte Anteil gelöst zu sein scheint; es läßt sich fast nie entscheiden,
ob diese Lösung bereits im Äscher zu Ende gegangen war oder ob die Reste der
unverhornten Epidermisproteine während der Schnittherstellung verlorengegangen sind. Von H. G. Turley (1) wurden die auf Schnitten durch geäscherte Haut noch erkennbaren Epidermisreste mit der hypothetischen „hyalinen
Schicht" identifiziert (vgl. S. 295).

In den Haarwurzeln scheinen im geringeren Umfang Veränderungen statt-
zufinden als in der freien Epidermis; im allgemeinen sind in haarreif geäscherten
Häuten noch sämtliche Haarwurzelschichten zu unterscheiden. Die chemische
Haarlockerung besteht also nicht in einer Auflösung der unverhornten bzw. ver-

hornten Haarwurzelschichten, sondern nur in einem chemischen Angriff, womit eine Herabsetzung der mechanischen Festigkeit der morphologischen Strukturen verbunden ist, die als solche erhalten bleiben. Während bei den Kolbenhaaren die Lösung der Kittsubstanz und ein chemischer Angriff der Haarwurzelepidermis genügt, um die Verwurzelung in der Haut in einer für die technischen Ansprüche ausreichenden Weise herabzusetzen,

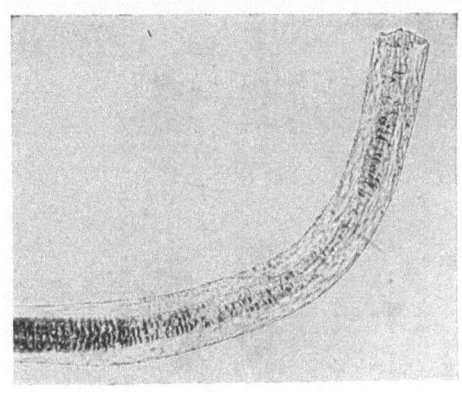

muß bei den Papillenhaaren auch der verhornte Anteil der Haarwurzel, die innere Wurzelscheide, angegriffen werden, damit die verdickte Haarwurzel durch den verengten mittleren Bezirk des bindegewebigen Haarwurzelsackes hindurchgezogen werden kann. Ob der Angriff der verhornten Wurzelscheide ausreichend ist, läßt sich auf Schnittpräparaten nicht feststellen. Dagegen läßt sich an isolierten, durch schwachen Sulfidäscher ge-

a

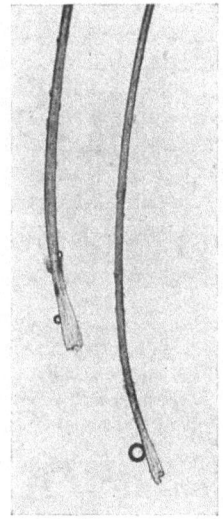

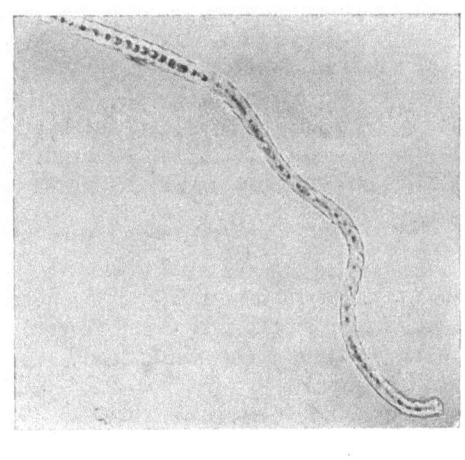

b

Abb. 171. Schwellung der sulfidgeschwödeten Haarwurzelenden in Wasser (Vergr. 22,5mal).

Abb. 172 a und b. Wurzelenden von sulfidgeäscherten Haaren, kenntlich an der Deformierung (Vergr. 160mal).

lockerten Haaren bzw. Haarwurzeln der chemische Angriff daran erkennen, daß die innere Wurzelscheide mit Präpariernadeln od. dgl. leicht in ihre einzelnen Bildungszellen zerlegt werden kann. Die eigentliche Haarrinde zerfällt erst bei einer viel energischeren Sulfidbehandlung in ihre Bildungszellen (Abb. 125). Zwischen dem Wurzelscheidenkeratin und dem eigentlichen Haarkeratin bestehen also wesentliche Unterschiede, die mit der verschiedenen Art der Verhornung (siehe S. 259) zusammenhängen. Hierdurch ist die Möglichkeit gegeben, auch die Papillenhaare einwandfrei zu entfernen, ohne sie vollständig zerstören zu müssen.

Untersucht man die Haarwurzel eines durch Schwöden von der Fleischseite gelockerten und durch Herausziehen aus der Haut isolierten Haares, so fehlt, wenn die Schwöde bis zu dem technisch gewünschten Grad eingewirkt hat, die eigentliche Haarwurzel, die durch die Schwöde zerstört worden ist. Das untere Ende des aus der Hautpore gezogenen Haarschaftes, soweit es mit Sulfid durch-

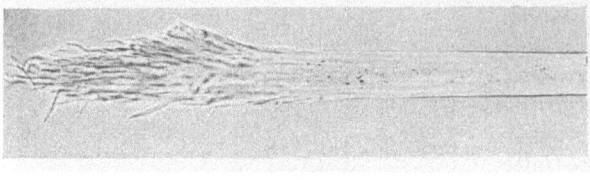

a

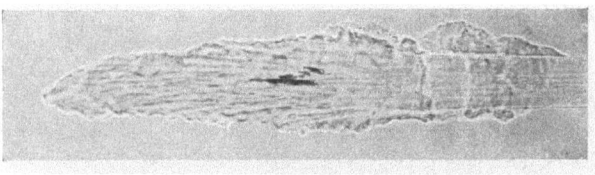

b

Abb. 173 a und b. Wurzeln von fermentgeschwödeten Haaren mit typischer Keratinaufspaltung am Wurzelende. a ohne Wurzelscheidenreste, b mit Resten der Wurzelscheide (Vergr. 200mal).

tränkt ist, quillt tüten-förmig auf, wenn man es in Wasser bringt (Abb. 171). Die Vermu-tung, daß die Ascher-sulfide in der Mark-schicht des Haares durch Kapillarkräfte schneller hochgesogen werden als die Diffusion in der übri-gen Haut bzw. in der Haarrinde erfolgt, konn-te durch experimentelle Beobachtung nicht ge-stützt werden.

Auch an trockenen Tierhaaren, welche durch gerbereitechnische Maß-nahmen von der Haut entfernt sind, kann man noch aus der Beschaffenheit des Wurzelendes Schlüsse auf die Art der Haar-entfernung ziehen. Sulfidgeschwödete Haare zeigen häufig eine Krümmung des Wurzelendes (Abb. 172 a und b); Haare, welche ein aufgesplissenes Wur-zelende besitzen (Abb. 173 a) oder noch Reste der Wurzelscheide tragen (Abb. 173 b), entstammen gewöhnlich einem fermentativen Haarlockerungsverfahren.

2. Proteine der Lederhaut.

Aus zahlreichen Beobachtungen weiß man, daß unmittelbar nach dem Tode des Tiers im tierischen Körper chemische Reaktionen einsetzen. Zusammen-fassend nennt man alle diese Vorgänge „post mortem-Veränderungen". Sie haben jedoch auf das Strukturbild der tierischen Haut normalerweise keinen Einfluß. Nur das Inlösunggehen bzw. das Aufhören der Färbbarkeit der Mast-zellkörnung gibt einen Hinweis darauf, daß die post mortem-Veränderungen auch die Zelleiweiße der Bindegewebe- und Plasmazellen der Lederhaut betreffen. Für die gerbtechnische Beschaffenheit der Haut sind diese post mortem-Ver-änderungen nur dann von Bedeutung, wenn man die Haut zu lange in unkon-serviertem Zustand liegen läßt (G. D. McLaughlin).

Für die gerbtechnische Beschaffenheit der Häute ist wichtiger, daß bei un-genügendem Ausbluten des Tiers in den intrakutanen Gefäßen der Haut Blut-koagulationen zu knötchenartigen Verdickungen Anlaß geben können, die zu einer Abzeichnung der Blutgefäße auf der Narbenmembran führen (siehe S. 303). Von noch größerer Bedeutung ist jedoch die Beeinflussung der Interfibrillar-substanz der kollagenen Faser durch die Konservierungsmaßnahmen bzw. die Wasserwerkstattarbeiten. Ein Herauslösen dieser Substanz hat eine Aufspaltung der Faser in Fibrillen zur Folge, wobei allerdings darauf hingewiesen werden muß, daß dieser Effekt zugleich auch durch die Quellungsvorgänge der Haut-faser im Ascher und durch die mechanischen Beanspruchungen der Haut mit-beeinflußt wird. Diese Lösung findet bereits bei der Konservierung der Haut mit Salz statt, da die Zelleiweiße salzlösliche Globuline enthalten; diese werden zum Teil schon entfernt, wenn durch das Einsalzen der Haut Wasser aus der Haut herausgezogen wird. Die weitere Herauslösung erfolgt im Äscher, und zwar hat ein reiner Kalkäscher eine stärker lösende Wirkung als ein Äscher, der Alkali-hydroxyde enthält, da die in letzterem Fall auftretende starke Faserquellung die Diffusion der gelösten Proteine erheblich verlangsamt.

Der fettlösende Einfluß des Äschers beeinflußt das mikroskopische Bild nicht in erkennbarer Weise, weder was die Wachse und Cholesterine der Talgdrüsen, noch was die triglyceridischen Fette der Fettzellen betrifft.

3. Lösung des Elastins durch Beizfermente.

J. A. Wilson und G. Daub hatten bemerkt, daß durch die Behandlung der Haut mit proteolytischen Fermenten in der Beize das Geflecht der elastischen Fasern angegriffen bzw. zum Verschwinden gebracht wird. Unter den normalen Bedingungen der Fermentbeize kommt es allerdings nicht zu einem Ver-schwinden des Elastins. J. A. Wilson [(1), S. 298ff.] gibt selbst zu, daß die Enzymbeize mit Erfolg durchgeführt werden kann, ohne daß die elastischen Fasern dabei in erkennbarer Weise angegriffen werden. Die Bedeutung dieses Befundes für das Verständnis des Beizprozesses und als Kontrollmethode für den Beizvorgang wird weiterhin durch die Tatsache eingeschränkt, daß die elastischen Fasern unter dem Fermenteinfluß nur so weit verändert werden, daß sie ihre spezifische Färbbarkeit in Elastinfarblösungen verlieren, als Fasern jedoch noch weiterhin erhalten bleiben [A. Küntzel(1), S. 31; (3)]. Von neueren Autoren wird demgegenüber als wesentlicher Vorgang bei der Fermentbeize ein gelinder pro-teolytischer Angriff der Kollagenfaser angesehen. Derartige Veränderungen, unter Umständen auch Verluste der eigentlichen Hautsubstanz lassen sich naturgemäß mit mikroskopischen Methoden nicht nachweisen, ebensowenig wie das Ver-schwinden der Protoplasmaeiweiße, die sich färberisch genau so verhalten wie Kollagen. Der histologische Nachweis von Lösungsvorgängen ist also nur möglich bei Strukturen, die sich durch Kontrastfärbung gegenüber der kollagenen Grund-masse der Haut hervorheben lassen (Elastin, Zellkerne, Mastzellkernung), bzw. indirekt durch Beobachtungen der Veränderung der Faserstruktur, sofern diese mit Lösungsvorgängen zusammenhängt (Lösung der Interfibrillarsubstanz).

III. Quellungsvorgänge.

Während die eigentlichen chemischen Veränderungen der Hautsubstanz, z. B. Salzbildung mit Säure und Alkali, Gerbstoffanlagerung, Farbstoffbindung und Abbauvorgänge das Strukturbild der Haut nicht ändern, sind alle Quellungs- und Entquellungsvorgänge von Einfluß auf das histologische Bild. Insofern die Gerbung die Art der Auftrocknung des Hautfasergewebes bestimmt, ist auch die Gerbung ein Faktor, der die mikroskopische Hautstruktur bestimmt. Be-sonders aber ist die durch ionische Aufladung bedingte Quellung der Haut-faser, die sog. Ladungsquellung, von entscheidendem Einfluß auf die Be-schaffenheit des Strukturbildes der Hautfaser. Da eine derartige Quellung der Hautfaser die Beschaffenheit des fertigen Leders im Äscher bzw. bei der sau-ren Angerbung maßgebend bestimmt, so lag es nahe, die histologische Unter-suchung der Haut im Äscher und in der sauren Angerbung als Methode zur Kontrolle der genannten gerbtechnischen Operationen einzusetzen. Es ist jedoch sehr unwahrscheinlich, daß diese Methoden einmal Allgemeingut der praktischen Betriebskontrolle sein werden. Die hierbei auftretenden Schwierigkeiten sind schon zum Teil genannt; eine weitere besteht darin, daß Mikrotomschnitte von sauer oder alkalisch geschwollenen Blößenstücken eine Nachquellung erfahren (weil die aus dem Gewebezusammenhang genommenen Faserbruchstücke nun erst ungehindert quellen können), derart, daß das Schnittbild nicht mehr zuverlässig den Quellungszustand des Blößenstückes wiedergibt, von dem der Schnitt gewonnen wurde. Diese Schwierigkeit ist besonders groß im Falle der Säureschwellung.

Zur Besprechung der Einzelheiten empfiehlt sich die Unterscheidung zwischen der Wasserquellung, also dem Übergang von getrockneter Hautsubstanz zum geweichten Zustand (und umgekehrt vom geweichten Zustand zur trockenen pergamentartigen Rohhaut bzw. zum Leder), und der Ladungsquellung im Äscher und in der sauren Angerbung.

1. Auftrocknen der ungegerbten und gegerbten Haut.

Ein Gefrierschnitt durch die Rohhaut zeigt auch bei ausgesprochen lockeren Hautstellen (Flämen) eine vollständig kompakte Struktur in der Weise, daß die Fasern — bei lockeren Hautstellen in mehr oder weniger stark gewelltem Zustand — lückenlos aneinanderliegen (Abb. 105). Verarbeitet man diesen Gefrierschnitt zu einem Dauerpräparat durch Entwässerung des Schnittes in Alkohol und Einbetten in Xylol bzw. Zedernholzöl, so schrumpfen die Fasern in sich zusammen, was zur Folge hat, daß zwischen den Fasern mehr oder weniger weiträumige Spalten entstehen. Schnittbilder der letztgenannten Art erhält man auch durch Herstellen von Paraffinschnitten von Hautmaterial, das vorher im Ganzen entwässert und über Xylol in Paraffin eingebettet wurde. Wiederum das gleiche Schnittbild würde man erhalten, wenn man ein im ganzen entwässertes Hautstück an der Luft durch Verdunsten des Alkohols auftrocknen lassen und das so erhaltene Pseudoleder trocken und ohne weitere Einbettung mit dem Mikrotom in entsprechend dünne Schnitte zerlegen würde (was wegen der Nachgiebigkeit des porösen Fasergeflechts in praxi nur bei sehr dicken Schnitten gelänge). Man kann nun an Stelle der Entwässerung mit Alkohol ein gepickeltes oder chromgegerbtes Hautstück unmittelbar an der Luft trocknen lassen und bekommt dann bei Zerlegung dieses Hautstückes in Mikrotomschnitte und Einbettung in Zedernholzöl wiederum das gleiche Schnittbild: zwischen den stark geschrumpften Hautfasern befinden sich breite Zwischenräume (Abb. 174). Ein ganz anderes Bild entsteht, wenn man Leder zu Schnittpräparaten verarbeitet, bei denen der Gerbstoff zu einer Füllung der Faser geführt hat, die im optimalen Fall mengenmäßig ebensoviel ausmacht, als die eigentliche Hautsubstanz

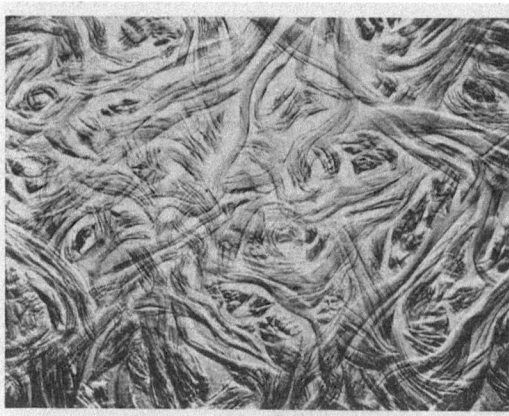

Abb. 174. Schnitt durch chromgegerbte Rindshaut (Vergr. 21mal).

beträgt (Abb. 150 und 151). Durch die Füllung der Hautfaser mit Gerbstoffen wird nicht nur der für die Lederbildung charakteristische Auftrocknungseffekt (Auftrocknen bei getrennten Fasern) bewirkt, sondern es wird außerdem vermieden, daß die Fasern in sich zusammenschrumpfen und weiträumige Spalten zwischen sich entstehen lassen. Die Schrumpfung ist in diesem Fall so gering, daß die

Fasern in ihrer Dicke sich kaum von den ungegerbten Fasern der wasserdurchtränkten grünen Haut unterscheiden. Die füllende Gerbung mit pflanzlichen Gerbstoffen ist also die einzige Art der „Fixierung" der Haut, durch welche es gelingt, Schnittpräparate in Dauerpräparierung von einem annähernd natürlichen Quellungszustand zu gewinnen.

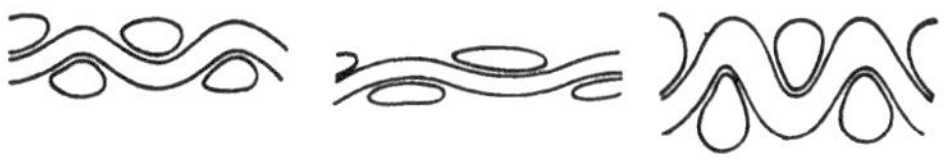

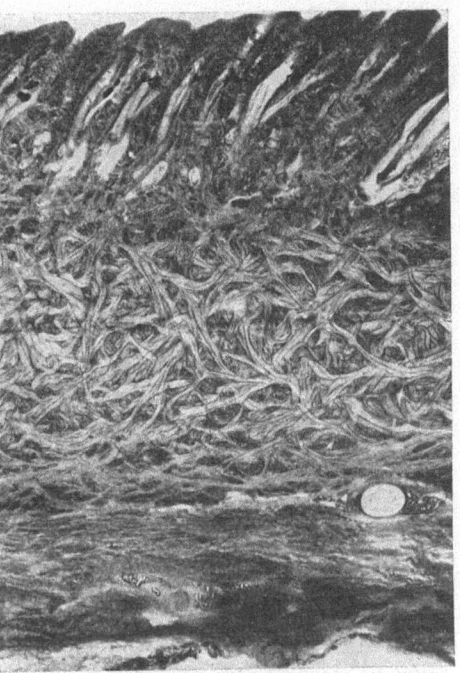

Abb. 175. Schematische Darstellung der horizontalen und vertikalen Faserverflechtung nach M. Kaye (2).

Die Veränderung der Faserstruktur beim Auftrocknen der ungegerbten Haut braucht nicht eingehend besprochen zu werden, da die hornig aufgetrocknete Haut wegen des völlig homogenen Zusammenklebens der einzelnen Fasern überhaupt keine Unterscheidung der einzelnen Fasern ermöglichen würde, falls es gelänge, aus ihr ein Schnittpräparat herzustellen. Die Deformierung, welche die Fasern hierbei erleiden, betrifft hauptsächlich ihre Dicke. Die von M. Kaye (2) angegebenen schematischen Darstellungen für eine horizontale Faserverwebung im Gegensatz zu einer vertikalen Faserverwebung (Abb. 175) lassen sich zur Veranschaulichung der Lageänderungen der Fasern beim Weichen getrockneter Häute bzw. beim Auftrocknen von Blößen zu Pergament mit Vorteil heranziehen.

2. Ladungsquellung.

Die Ladungsquellung, welche die Faser unter dem Einfluß von mittelschwachen, organischen Säuren und verdünnten Mineralsäurelösungen auf der einen Seite und von Alkalihydroxyden [nicht Erdalkalihydroxyden wie $Ca(OH_2)$] erleidet, ist deswegen von so großer Bedeutung für die Lagebeziehung der Hautfasern in der Lederhaut, weil diese Art von Quellung mit einer Verkürzung der Faser — im günstigsten Fall etwa um ein Drittel der ursprünglichen Länge — ver-knüpft ist. Die Verkürzung und damit die Quellung kann jedoch nur erfolgen, wenn die Faser genügend locker im Gewebe eingebaut ist. Ist das Gewebe von Natur aus sehr fest und sind die Fasern eng und dicht verspannt (Gewebe der Retikularschicht im Kern von Großtierhäuten, in besonders markanter Ausbildung im Schild der Roßhaut), so kann es zu einer starken Alkaliquellung nicht kommen, weil teils sich die Fasern nicht kontrahieren, aber auch weil sie sich nicht in entsprechender Weise seitlich ausdehnen können. Locker gebaute Häute und innerhalb der einzelnen Häute die locker gebauten Hautstellen (Flämen) und Hautzonen (Papillarschicht in Höhe der Haarbalgdrüsen) können also der quellenden Wirkung von Säuren und Alkalien in erheblich stärkerem Maß nachgeben als feste Hautstellen. Da diese

Abb. 176. Gefrierschnitt durch Rindshaut, die aus einem CaO-Na_2S-Äscher entnommen wurde (Kernstück) (Vergr. 10mal).

Quellung alle Abbauvorgänge hydrolytischer Art wesentlich begünstigt, so sind die locker gebauten Hautstellen in sehr viel stärkerem Maß den Abbauwirkungen der Äscherchemikalien und der Beizfermente ausgeliefert als die festen Haut-stellen. Die Verschiedenartigkeit des Quellungseinflusses auf die Hautfaser-beschaffenheit bei Hautstellen verschiedener Gewebedichte erkennt man aus den Abb. 176 und 177. Abb. 176 entspricht dem Rohhautschnitt Abb. 105 Infolge der natürlichen Gewebedichte und des Vorhandenseins von vertikal ver-laufenden Fasern hat die Äscherschwellung zu keiner wesentlichen Verdickung der Haut geführt. Dafür sind aber die Fasern durch die Quellungsverkürzung

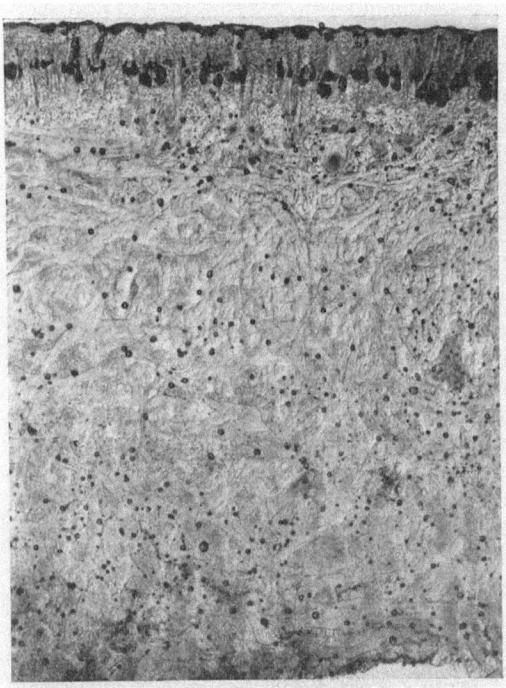

Abb. 177. Gefrierschnitt durch Rindshaut, die aus einem CaO-Na₂S-Äscher entnommen wurde (Flankenstück) (Vergr. 11,25mal).

gestrafft worden, so daß das Strukturbild der Faserverflech-tung sehr viel klarer zutage tritt als in der ungequollenen Roh-haut. Im unteren Teil der Pa-pillarschicht ist hingegen durch die leeren Haarporen und die Drüsensäcke, die dem Quellungs-druck der umgebenden Binde-gewebefasern nachgegeben ha-ben, genügend Platz vorhanden, um den dort befindlichen Kol-lagenfasern die Freiheit zu ge-ben, in starkem Maß zu quellen.

Ganz anders sieht das Struk-turbild der äschergequollenen Haut an einer locker gebauten Flankenstelle aus (Abb. 177; vgl. damit Abb. 106). Durch die lose Verknüpfung der Fa-sern und bedingt durch das Feh-len von vertikal verlaufenden Fasern kommt es hier zu einer Schwellung der Haut, die zu einer Verdopplung der Dicke führt und die in ihrem Ausmaß nicht durch die gegenseitige Spannung der Fasern begrenzt wird, sondern nur durch den Raummangel, welcher einer weiteren seitlichen Ausdehnung und Verdickung der Fasern entgegensteht. Auch in diesem Fall ist die durch Drüsensäcke und Haarpa-pillen stark durchbrochene untere Zone vollständig von den Bindegewebefasern zu-gequollen. An dem Dickenverhältnis Papillarschicht : Retikularschicht erkennt man, daß die Retikularschicht im Vergleich zur Papillarschicht eine erheblich stärkere Quellungsverdickung erfahren hat.

3. Verwebungswinkel.

Der Unterschied zwischen dicht und locker verwobenen Hautfasergeflechten läßt sich auch durch die Auswertung des sog. Verwebungswinkels zum Ausdruck bringen. Die Festigkeit der dichten Hautstellen beruht auf der Anwesenheit von vertikal oder annähernd vertikal zur Hautfläche verlaufenden Fasern neben horizontal verlaufenden, während die lockeren Hautstellen im wesentlichen nur aus horizontal verlaufenden Fasern aufgebaut sind. Im ersten Fall findet man einen hohen Verwebungswinkel, im zweiten Fall einen niedrigen.

F. O'Flaherty (2) hat an einzelnen Stellen einer Rindshaut den durchschnittlichen Verwebungswinkel der Hauptfaserbündel in der Mitte der Retikularschicht gemessen.

Tabelle 6.

Hautstelle siehe Skizze	Winkel der Hauptfaserbündel
1	65—70⁰
2	55—60⁰
3	55—60⁰
4	20—25⁰
5	15—20⁰
6	25—30⁰

Die erwartete Beziehung zwischen Verwebungswinkel und Reißfestigkeiten konnten W. T. Roddy und F. O'Flaherty jedoch nicht feststellen.

In den Arbeiten von M. Kaye (1), D. Jordan-Lloyd, R. H. Marriott (2) und G. O. Conabere wird auf den Verwebungswinkel als Kriterium für die Gütebeurteilung von Unterleder besonderer Wert gelegt, und zwar insofern mit Recht, als eine vertikale Faserverflechtung zweifellos erkennen läßt, daß das betreffende Lederstück aus der Kernstelle der Haut genommen ist. Wenn jedoch in diesen Arbeiten zum Ausdruck gebracht wird, daß die vertikale Verwebung der Fasern durch eine richtige Wasserwerkstattbehandlung bzw. durch die Schwellung der Haut bei der Angerbung bedingt sei, so kann hierdurch leicht die falsche Vorstellung entstehen, als ob eine durch Quellung künstlich herbeigeführte Erhöhung des Verwebungswinkels einer ursprünglich lockeren Hautstelle (Abb. 177) dem daraus hergestellten Leder diejenigen Ledereigenschaften verleihe, die ein Leder mit einer natürlichen Vertikalverflechtung der Fasern hat. Eine Beeinflussung des Gewebewinkels durch Säure- oder Alkaliquellung, die nur bei locker gebauten Haarstellen von ursprünglich horizontaler Faseranordnung erfolgen kann, verhindert aber nicht, daß im fertigen Leder diese Stellen nach wie vor locker und schwammig sind.

4. Öffnung der Faser.

Während bei der Ladungsquellung eine eindeutige Abhängigkeit der Faserverdickung von der Verkürzungsmöglichkeit besteht, gibt es auch eine Art von Quellung, bei der die Faser sich unabhängig von einer Verkürzungsmöglichkeit verdickt. Hierauf hat besonders R. H. Marriott (1) aufmerksam gemacht. Bei dieser Art von Quellung, die am besten durch längere Kalkbehandlung in Abwesenheit von Alkaliionen bewirkt wird, spielt die Lösung der Interfibrillarsubstanz eine wichtige Rolle, welche eine Lockerung des Fibrillenbündels zur Folge hat. Die Quellung betrifft also nur das Faserbündel und nicht das Molekülgitter der Faser selbst. Sie führt zu einem „Öffnen" der Faser (R. H. Marriott gebraucht den Ausdruck opening up). Doch ist auch die Ladungsquellung, wenn sie genügend stark zur Einwirkung gelangt, in der Lage, eine „Öffnung" des Fibrillenbündels, d. h. Aufspaltung in Fibrillen herbeizuführen, besonders dann, wenn zu der chemischen Einwirkung eine mechanische Lockerungsarbeit, z. B. durch Walken der Häute, hinzukommt. Da die Öffnung der Faser als Strukturmerkmal des richtig geäscherten Zustandes auch im fertigen Leder in Erscheinung tritt

(R. H. Marriott), so ist die histologische Untersuchung der Haut im Äscher unter Umständen von Nutzen, allerdings nur für denjenigen, der über genügend Erfahrung verfügt, um die durch die Äscherung bedingten Strukturveränderungen als solche erkennen zu können. W. B. Pleass (2) hat an Hautschnittbildern die Bedeutung der richtig geführten und mit geeigneten Zusätzen unterstützten Weiche von sonnengetrockneten Rohhäuten zur Erreichung des gewünschten Strukturbildes im Äscher nachgewiesen.

Eine Überäscherung äußert sich bei einem locker verflochtenen und daher empfindlichen Hautstück natürlich sehr viel früher und deutlicher als bei einem kernigen Stück: Die Faser wird (falls sie im normal geäscherten Zustand opak war) gallertig-transparent und zeigt eine mehr oder weniger ausgesprochene „Öffnung" (Abb. 178). Hautschnitte von stark überäscherten Häuten zeigen, wie M. Kaye (1) gefunden hat, auch eine abweichende Färbung mit Elastinfarbstoffen. Ein ähnliches Bild wie überäschertes Kollagengeflecht bieten Blößen, die durch zu lange Aufbewahrung im Pickel bzw. durch Schimmelpilzfermente verändert worden sind [W. B. Pleass (1), daselbst viele Abbildungen].

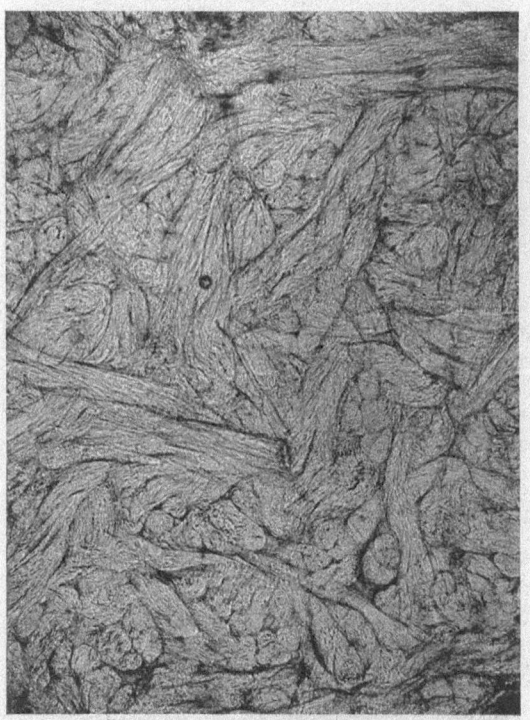

Abb. 178. Gefrierschnitt durch „Leimleder" (mit CaO überäscherte Rindshaut) (Vergr. 27mal).

Im Zusammenhang mit der Auflockerung und Öffnung der Faser im Äscher muß auch kurz auf die Frage eingegangen werden, ob das lockere Bindegewebe in der Haut durch die Wasserwerkstattarbeiten in merklicher Weise verändert wird. Nach den früher von M. Kaye und D. Jordan-Lloyd geäußerten Ansichten ist die Unversehrtheit des Hüllgewebes bzw. der Grad ihrer Zerstörung für die Qualität des Leders von ausschlaggebender Bedeutung. Darnach kann ein geschmeidiges, weiches Leder nur durch Aufsprengung der Hüllfasern erzielt werden, während bei festen Ledern die Fasern intakte Hüllgewebe besitzen können.

G. D. McLaughlin, J. H. Highberger, F. O'Flaherty und K. Moore betonen die mechanische Aufgabe der Faserhüllen besonders im Zusammenhang mit der Fermenteinwirkung der Beize. Diese Autoren halten nämlich die Zerstörung der Hüllen durch Fermente für diejenige Beizwirkung, die durch andere Maßnahmen (Weichen der Haut im Salzwasser, Äschern usw.) nicht herbeigeführt werden können. Die andere Beizwirkung, welche eine Lockerung der Faserstruktur herbeiführe, sei die Entfernung der Interfibrillarsubstanz; sie könne aber auch durch eine Kochsalzbehandlung der Haut in der Weiche herbeigeführt werden.

Die Bedeutung, welche die genannten Autoren dem Hüllgewebe zuschreiben, halten wir für übertrieben, und zwar aus folgendem Grund. Man findet die ringförmigen Einschnürungen immer nur an herausgezupften Fasern, niemals dagegen auf Schnittpräparaten durch eine gequollene Haut. Aus den Schnittbildern geht vielmehr hervor, daß die Hemmungen, welche einer Verbreiterung der Faser bei der Quellung in den Weg gestellt werden, nicht von Seiten der Hüllen, sondern durch die gegenseitige Behinderung der Fasern selbst zustande kommen: sämtliche Räume zwischen den Fasern sind durch die Quellung völlig ausgefüllt, ohne daß von einer ringförmigen Einschnürung auch nur eine Andeutung an irgendeiner Stelle zu sehen wäre. Es ist also unmöglich, daß die Hüllfasern durch den Quellungsdruck der Fasern im Äscher oder in der sauren Angerbung gesprengt werden können.

Die Alkaliquellung, die durch die Äscheralkalien herbeigeführt wurde, kann im Gegensatz zu der sauren Schwellung in sauren Gerbbrühen nicht erhalten bleiben, wenn die Haut zur Gerbung gelangt. Die Entquellung der geäscherten Haut im kombinierten Entkälkungs- und Beizbad kommt in erster Linie dadurch zustande, daß die in Spannung befindlichen, gequollenen Hautfasern bei Beseitigung der Alkaliquellwirkung wieder in den gestreckten Zustand überzugehen bestrebt sind. Isolierte Hautfasern oder alkalisch gequollenes Hautpulver lassen sich auf diese Weise nicht zum Entquellen bringen. Die besondere Rolle, welche die Beizfermente bei diesem Entquellungsprozeß spielen, ist nach wie vor umstritten. Die histologische Untersuchung konnte zur Klärung dieser Frage keinen Beitrag leisten [A. Küntzel (4)]. Die Beobachtung, daß die Fasern hierbei entquellen, also aus dem glasig-gelatinösen Zustand in die ursprüngliche Form der seidenweißen Faser zurückkehren, hat zu der völlig abwegigen Annahme geführt, daß die Fermentbeize einem Labungsprozeß der Milch an die Seite zu stellen sei. Die Quellungsempfindlichkeit der geäscherten Haut ist so groß, daß auch größere Temperaturänderungen den Quellungszustand beeinflussen können. Die Beobachtung, daß das Narbenbild einer gebeizten Ziegenhaut beim Einlegen in kaltes Wasser sich ändert (G. D. McLaughlin, J. H. Highberger, F. O'Flaherty und K. Moore), steht mit den Erfahrungen über die Quellungsempfindlichkeit der Kollagenfaser in Übereinstimmung, so daß die Annahme einer Kontraktionswirkung der in der gebeizten Blöße verbliebenen Haarmuskulatur zur Erklärung dieser Beobachtung nicht erforderlich ist.

IV. Lageveränderungen der Fasern durch mechanische Behandlung der Haut.

In den Arbeiten von D. Jordan-Lloyd und R. H. Marriott (1) und von R. H. Marriott und E. W. Merry über die Qualitätsbeurteilung von pflanzlich gegerbtem Leder spielt das Qualitätsmerkmal der Ungeordnetheit (disorderliness) der Fasern eine große Rolle. Dieser Ausdruck läßt die Meinung entstehen, daß durch technische Maßnahmen der Gerberei die natürliche Faseranordnung in irgendeiner Weise verändert werden könnte, derart, daß aus dem sinnvoll geordneten Geflecht von netzartig verwachsenen Fasern ein wirrer ungeordneter Filz mit zahlreichen freien Faserendigungen entstehen könnte. Das wäre nur möglich, wenn ein Zerreißen der Fasern durch starke mechanische Beanspruchung der Haut bei der Maschinenbehandlung oder bei der Walkarbeit im Faß erfolgte. Es ist aber niemals beobachtet worden, daß durch normale technische Maßnahmen Fasern im Innern des

Leders quer durchreißen, so daß freie Faserenden im Leder entstehen. Fälle grober äußerlicher Verletzung des Leders, z. B. beim Falzen, sind natürlich hierbei ausgenommen. Selbst die lockeren Hüllfasern bleiben bei noch so intensiven mechanischen Dehnungen und Verzerrungen der Haut ungeschädigt. Überbeanspruchungen des Leders bzw. der ungegerbten Haut durch mechanische Arbeiten, z. B. durch Walken der im Äscher gequollenen Blöße, ändern also grundsätzlich nichts an der Lagebeziehung und der inneren Verflechtung der Fasern.

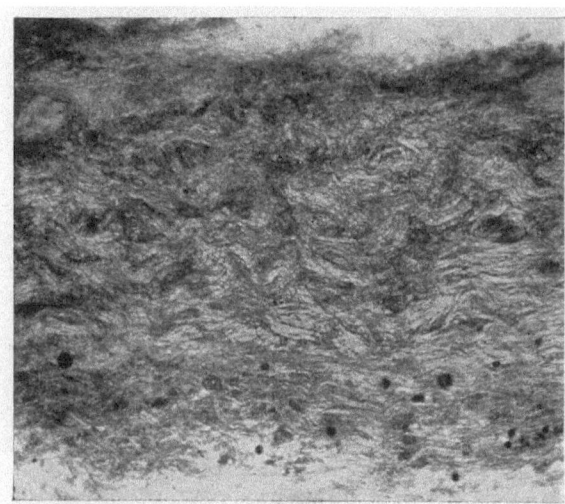

Abb. 179. Schnitt durch narbenfreie Schafsblöße vor Beginn der Sämischgerbung (Vergr. 42mal).

Die einzige Zerstörung, die nachgewiesen werden kann, betrifft die Talgdrüse. Beim Ausstreichen und Reinemachen der Blöße konnte in einzelnen Fällen beobachtet werden, daß der Talgdrüseninhalt in das umgebende Gewebe hineingedrückt wurde. Ob solche Zerstörungen auch bei Fettzellen im Gewebe der Retikularschicht möglich sind, ist nicht bekannt, erscheint jedoch sehr unwahrscheinlich.

Die mechanischen Arbeiten, besonders diejenigen in der Wasserwerkstatt, haben jedoch einen Einfluß auf das Strukturbild der Haut insofern, als sie die Aufspaltung der Fasern in Fibrillen begünstigen. Der Unterschied zwischen faß- und grubengegerbten Ledern ist in dieser Beziehung sehr deutlich [siehe die Abb. bei A. Küntzel (9)], doch ist eine weitgehende „Öffnung" der Faserbündel und Zerlegung in feinere Teilfasern nicht in allen

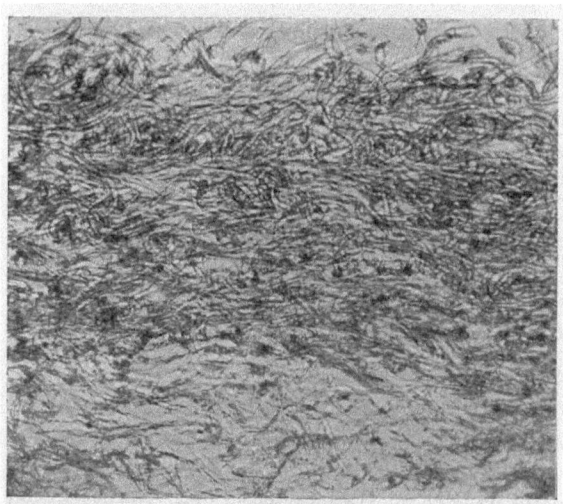

Abb. 180. Schnitt durch sämischgegerbtes Schafleder, fertig zugerichtet (Vergr. 42mal).

Fällen eindeutig mit der Walkarbeit während der Faßgerbung in Zusammenhang zu bringen, da auch eine Faßäscherung der Haut bei nachträglicher Gerbung in der Grube ein ähnliches Strukturbild der Lederfaser bewirkt. M. P. Balfe konnte eine Aufteilung der Fasern in Fibrillen auch unter dem Einfluß des Einwalkens von Fett in die Haut beobachten. Da weder das Walzen des Unterleders noch das Stollen von Chromoberleder einen Effekt bezüglich der Aufspaltung der Fasern in Fibrillen erkennen ließ (eigene Versuche; ein etwas abweichendes Ergebnis teilt A. Subin mit), so muß angenommen werden, daß diese Strukturänderung der Faser nur erfolgt, wenn die Haut- bzw. Lederfaser ausreichend gequollen ist. Hingegen ist bei Sämischleder die Aufteilung in Fibrillen besonders weitgehend (Abb. 179 und 180). Sie wird hier vorbereitet durch eine außerordentlich intensive Walkarbeit und begünstigt durch die Art der Zurichtarbeit (Stollen).

V. Mikroskopische Beurteilung des Leders.

Um die Nutzbarmachung der mikroskopisch-histologischen Untersuchungsmethodik zur Qualitätsbeurteilung von Leder haben sich besonders nachdrücklich englische Autoren bemüht [M. Kaye (1), D. Jordan-Lloyd und R. H. Marriott(1), G. O. Conabere]. Diese Arbeiten betreffen ausnahmslos Unterleder, da die besonderen Qualitätseigenschaften des Oberleders, wie Farbe, Glanz, Griff, Narbenfestigkeit usw., mit mikroskopisch zu ermittelnden Strukturmerkmalen der Fasern in keiner Verbindung stehen. Zur Untersuchung der Unterleder im Mikroskop werden von R. H. Marriott (2) folgende Strukturmerkmale einer Bewertung unterzogen: 1. Ausgeprägtheit der Faserbündel, 2. Ordnungsgrad der Struktur, 3. Verwebungswinkel, 4. Dichte der Verwebung, 5. Fülle der Faserbündel, 6. Streckung der Faserbündel, 7. Grad der Aufspaltung in Fasern und Fibrillen, 8. Trennung der Fasern und Fibrillen voneinander, 9. Deutlichkeit der Faserbegrenzung, 10. allgemeiner Zustand des Schnittes. Bildbeispiele für gut, mittelmäßig und schlecht zu bewertende Strukturen in Hinblick auf die genannten 10 Gesichtspunkte gibt G. O. Conabere. Die Art der Bewertung auf Grund dieser Strukturmerkmale hat Ablehnung gefunden [A. Küntzel (1), (4)]: Die mikroskopische Untersuchung eines Lederschnittes läßt zwar mit einiger Sicherheit erkennen, ob das Hautstück aus dem Kern, dem Hals oder der Flanke entnommen wurde, doch ist über die Art der Gerbung wenig aus dem Schnitt herauszulesen. Grubengegerbte Leder sind im allgemeinen durch unaufgeschlossene Fasern gekennzeichnet; faßgegerbte Leder haben eine Faser, die mehr in Fibrillen aufgeteilt ist. Dieses Kennzeichen ist jedoch nicht eindeutig, da die „Öffnung" der Faser in Einzelfibrillen auch durch eine Walkarbeit im Äscherfaß bewirkt sein kann.

Abgesehen von diesen Einwänden, lassen sich die in England ausgearbeiteten Methoden der Lederbeurteilung auch deswegen nicht für andere Länder verallgemeinern, weil über die Frage, welche Qualitätseigenschaften des Leders bei der Bewertung an die Spitze gestellt werden sollen, eine Übereinstimmung nicht besteht. Ein weiterer Nachteil der mikroskopischen Qualitätsbeurteilung ist, daß schwerwiegende Lederfehler, wie Säureschädigungen u. dgl., die zu einer völligen Entwertung des Leders führen, bei der mikroskopischen Analyse im allgemeinen unbemerkt bleiben [A. Küntzel (10)].

Ein zuverlässiges Kennzeichen für langsam-grubengegerbtes Leder ist die Ellagsäureabscheidung in kristallinischer Form, die besonders gut bei polarisationsmikroskopischer Untersuchung zu erkennen ist (A. Küntzel und A. Schaefer).

Auch die Doppelbrechung der gegerbten Faser erlaubt Rückschlüsse auf die Art der Gerbung. Die meisten Gerbstoffe der Ellagsäure- und Tanninklasse bewirken, daß die mit ihnen gegerbte Faser eine negative Doppelbrechung hat [A. Küntzel(2)]. Den gleichen Effekt hat auch eine Behandlung des Kollagens mit Phenol und Resorcin (A. Küntzel und M. Schwank). Die Umkehr des Vorzeichens der Doppelbrechung ist am deutlichsten, wenn die Lederfaser mit Alkohol entwässert und mit Xylol und Zedernholzöl aufgehellt worden ist. R. H. Marriott (5) fand, daß die Fasern englischer Sohlleder zum größten Teil negativ doppelbrechend sind. In diesem Fall dürfte die Mitverwendung von Myrobalanengerbstoffen für die Veränderung des optischen Charakters verantwortlich zu machen sein. In Deutschland gegerbte vegetabilische Leder zeigen immer nur positive Doppelbrechung. R. H. Marriott hat weiter gezeigt, daß für den veränderten optischen Charakter der Hautfaser vor allen Dingen das Auswaschbare im Leder verantwortlich zu machen ist: Wäscht man die Leder gut aus, so sind sie wieder positiv doppelbrechend; andererseits lassen sich ursprünglich positiv doppelbrechende Lederfasern nach Behandlung mit einem Extrakt, hergestellt durch Auswaschen von negativ doppelbrechendem Leder, dem Charakter der Doppelbrechung nach umwandeln.

Ferner läßt sich eine Beziehung zwischen der Stärke der Doppelbrechung, unabhängig davon, ob diese positiv oder negativ ist, und den mechanischen Eigenschaften des Leders (Abnutzungswiderstand) feststellen [R. H. Marriott (5)]. Darnach haben Leder mit einer isotropen Faser einen schwachen Abnutzungswiderstand. Der Verlust der Anisotropie ist in diesem Fall nicht auf die Einlagerung von Nichtgerbstoffen zurückzuführen, die als kristallisierte Hydrate eine negative Eigendoppelbrechung haben und die positive Eigendoppelbrechung der Faser kompensieren, sondern auf eine sehr starke Auflockerung des Fasergefüges, welche auch die Ursache für die mechanische Wertverminderung ist.

R. H. Marriott (3) hat weiterhin versucht, einen Zusammenhang zwischen dem Gerbstoff- bzw. Nichtgerbstoffgehalt der Lederfaser und ihrem Brechungsindex zu ermitteln, der durch die Einbettungsmethode in organischen Lösungsmitteln von verschiedenem Brechungsindex bestimmt wird. Die von R. H. Marriott gefundenen Brechzahlen pflanzlich gegerbter Lederfasern liegen zwischen 1,567 und 1,5875. Auswaschen der Lederfasern führt zur Verringerung der Brechungsindices (1,5585 bis 1,5745). Die Unterschiede zwischen den Brechungsindices verschieden gegerbter Fasern lassen erkennen, daß der Brechungsindex um so größer ist, je größer die Menge unauswaschbar gebundenen Gerbstoffs ist; doch sind die Unterschiede nicht groß genug, um für eine Qualitätsbestimmung von Leder nutzbar gemacht werden zu können.

D. Spezielle Histologie der verschiedenen Wirbeltierhäute, die sich zu Leder verarbeiten lassen.

Von allen Tieren, welche die Erde bevölkern, haben nur die Wirbeltiere eine Körperbedeckung, die sich zur technischen Verarbeitung zu Leder eignet. Bei allen übrigen Tierklassen ist die Körperbedeckung hartschalig (Chitinpanzer der Insekten, Kalkpanzer der Crustaceen) oder besteht aus Muskellagen (Hautmuskelschlauch der Würmer) oder ist überhaupt nicht von dem übrigen Körper als besonderes Organ abgetrennt (Protozoen). Wenn man nach denjenigen tierischen Membranbildungen fragt, aus denen sich Leder machen läßt, so ist es jedoch zweckmäßiger, nicht die Art der Körperbedeckung im Tierreich zu studieren, als vielmehr auf die besondere Art des Gewebes zu achten, welche für eine Lederbildung Voraussetzung ist. Gerbfähig ist einzig und allein das kollagene Bindegewebe in einer bestimmten Faserverflechtung (hierzu gehört also nicht das lockere Bindegewebe und auch nicht das den Knochen zugrunde liegende Kollagen). Man findet nun, daß die eigentümliche membranartige, aber doch aus einzelnen Fasern geflechtartig zusammengesetzte Kollagenschicht, die wir für

die Herstellung von Leder brauchen, nicht auf die Haut der Wirbeltiere beschränkt ist, sondern daß ein derartiges Gewebe auch in der bindegewebigen
Hülle des Magen-Darmkanals der Wirbeltiere, insbesondere der großen Säugetiere, vorliegt; aus ihr läßt sich auch Leder machen, wenn auch nur ein Leder,
das, mit dem des äußeren Integuments des Körpers verglichen, sehr minderwertig
ist. Zusammenfassend ist also zu sagen, daß nur der Körper der Wirbeltiere
zur Lederherstellung geeignete Membranen aufweist und daß hierfür in erster
Linie die äußere Haut in Frage kommt.

In der folgenden Übersicht sollen kurz die wichtigsten histologischen Besonderheiten der Häute der verschiedenen Wirbeltierklassen besprochen werden,
soweit sie technisch eine Rolle spielen. Es ist natürlich unmöglich, alle Tiere
der Reihe nach zu behandeln, weil von vielen, insbesondere von exotischen
Tieren, Angaben über den histologischen Aufbau nicht zu finden sind, bzw. geeignetes Material für eigene Untersuchungen nicht leicht zu erhalten ist. Bei der
nahen Verwandtschaft der Wirbeltiere innerhalb der einzelnen Klassen, Ordnungen usw. und bei der prinzipiellen Übereinstimmung des Hautaufbaues bei
allen Wirbeltieren wäre jedoch ein Eingehen auf alle Vertreter ohnehin überflüssig.

Voraussetzung für die industrielle ledertechnische Verarbeitung von Tierhäuten ist: 1. daß die betreffenden Tierarten in gleichartiger Beschaffenheit und
in genügend ausreichenden Mengen jederzeit zur Verfügung stehen, und 2. daß
die Häute entweder dick genug oder bezüglich der Flächenausdehnung groß
genug sind, um eine Verarbeitung rentabel werden zu lassen. Es sind daher
meistens die wenigen als Fleisch-, Milch- und Arbeitstiere gezüchteten Haustiere, deren Haut industriell verwertet wird; in zweiter Linie kommen Tiere in
Frage, die in halbwilden Herden leben, die jedoch von Menschen ständig über-
wacht werden, und weiterhin Tiere, die sich in Farmen halten lassen. Die eigentlichen Wildtiere stellen den geringsten Anteil an den Häutelieferanten. Bei ihnen
ist die Gefahr der Ausrottung groß, wenn das Leder aus ihren Häuten Mode-
artikel wird (Eidechsen).

I. Niedere Wirbeltiere (Fische, Amphibien, Reptilien).

Bei den niederen Wirbeltieren ist der Anteil der Epidermis am Aufbau der
Haut ein sehr viel geringerer als bei den höheren Wirbeltieren. Bei diesen bilden
die Haare und Federn, also Abkömmlinge der Epidermis, einen wesentlichen
Körperschutz, bei den niederen Wirbeltieren übernehmen Abkömmlinge der
bindegewebigen Lederhaut (Zähne, Schuppen, Hautknochenplatten) den Ausbau
der Gesamtheit zu einer wirksamen, den Körper vor mechanischen Verletzungen
schützenden Hülle. Infolge Fehlens der Haare, die bei den Wirbeltieren durch
den Besitz an Pigmenten Träger der Körperfärbung sind, sind die Pigmente der
niederen Tiere zum größten Teil in der Lederhaut enthalten, so daß die natürliche, oft sehr charakteristische Pigmentierung der Haut bei der Verarbeitung
zu Leder erhalten werden kann. Während also die Blöße der Säugetierhaut
immer annähernd weiß ist, ist die epidermisfreie „Blöße" der niederen Tiere im
allgemeinen stark pigmentiert.

Vom ledertechnischen Standpunkt aus ist als ein weiteres wichtiges Kennzeichen der Haut der niederen Wirbeltiere die Regelmäßigkeit der Faserverflechtung anzusprechen. Die Fasern verlaufen mehr oder weniger deutlich
nach den drei verschiedenen Richtungen des Raums entsprechend einem
3achsigen rechtwinkligen Koordinatensystem. Die beiden horizontal, also
parallel zur Körperoberfläche verlaufenden Fasergruppen sind am stärksten

ausgebildet, während der Anteil der senkrecht verlaufenden Fasern an Bedeutung zurücktritt (Abb. 190, 191, 207 und 209). Zwischen den 3achsig angeordneten Faserbündeln finden ähnliche Verwachsungen statt, wie sie bei der Säugetierhaut eingehend geschildert wurden. Das Fasergewebe der niederen Wirbeltierhaut ist also ebenso wenig wie das der Säugetierhaut auftrennbar. Die Zerlegung in einzelne Faserbündel bereitet aber viel geringere Schwierigkeiten als bei der Säugetierhaut, da die Fasern auf viel größere Entfernungen ohne Abzweigungen bleiben und die Verwachsung zwischen zwei sich begegnenden Faserbündeln immer nur durch relativ unbeträchtliche Fibrillenstränge bewirkt wird. Ein Netz von querverlaufenden und umhüllenden lockeren Bindegewebefibrillen scheint ganz zu fehlen. Der Begriff der Faser, der bei der Säugetierhaut, insbesondere bei dicht verflochtenen Stellen, außerordentlich schwer definiert werden konnte, ist bei den niederen Wirbeltierhäuten verhältnismäßig eindeutig zu umschreiben. Die große Selbständigkeit der als Fasern anzusprechenden Fibrillenbündel läßt es verstehen, daß verschiedentlich der Vorschlag gemacht wurde, aus derartigen Häuten, insbesondere aus Fischhäuten, Einzelfasern zu isolieren, die dann als Spinnfasern Verwendung finden sollten (L. Brühl). Die Trennung der Fasern sollte hierbei nach Gerbung der Haut durch geeignete Zerreißmaschinen, also durch Zerreißung der die Verwachsung herbeiführenden Fibrillenstränge besorgt werden. Gleichfalls mit dem Fehlen der Haare und dem Mangel an Drüsen (Ausnahme: Ochsenfroschhaut) hängt es zusammen, daß die Häute der niederen Wirbeltiere eine ausgesprochene Papillarschicht nicht besitzen. Die oberste Schicht der Lederhaut, die meistens durch Höcker und Schuppen von sehr fester und zugleich äußerst charakteristischer Faserverflechtung gekennzeichnet ist, läßt sich also nicht durch technische Maßnahmen, wie Krispeln u. dgl., zu bestimmten Narbengestaltungen verändern, wie das bei den Häuten der Säugetiere wegen der lockeren Beschaffenheit der Papillarschicht gelingt. Der Abschluß des Hautfasergewebes nach der Epidermis zu wird durch die gleiche Narbenmembran herbeigeführt wie bei den Säugetieren, mit dem Unterschied, daß die Narbenmembran hier ein sehr viel geringeres Maß von Selbständigkeit aufweist. Eine Abschälbarkeit tritt bei diesen Häuten natürlich nicht auf.

Das Fehlen der Haare mit ihrer komplizierten Verwurzelung im Bindegewebe der Lederhaut hat weiterhin zur Folge, daß die technische Entfernung der Oberhaut im Äscher keine besonderen Schwierigkeiten macht; das gilt am meisten für die Fischhäute, bei denen die Epidermis überhaupt nicht zur Verhornung gelangt. Die Probleme, die beim Äschern auftauchen, betreffen die Hautverknöcherungen (fälschlicherweise oft Verhornungen genannt), z. B. bei Aligatorenhäuten und die Entfernung bzw. geeignete Erhaltung oder Formveränderung (z. B. Abschleifen der Spitzen) der Hautzähne der Fische.

Endlich ist noch darauf hinzuweisen, daß die eigentümlich regelmäßige und zugleich dichte Faserverflechtung dieser Häute die Herstellung dehnbarer, glacéähnlicher Ledertypen von vornherein ausschließt.

1. Fische.

Als Fische wollen wir im Sinne der zoologischen Systematik diejenigen niederen Wirbeltiere bezeichnen, die völlig im Wasser leben, mit Kiemen atmen und sich mit Flossen fortbewegen. Über die luftatmenden Meeressäugetiere, deren Haut auch mit derjenigen der übrigen Säugetiere mehr übereinstimmt als mit der Haut der Fische, wird an anderer Stelle gesprochen (s. S. 354). Nicht nur für die ledertechnische Charakterisierung der Fischhäute, sondern auch für die systematische Einteilung in Verwandtschaftsklassen sind die Schuppen die wichtigsten Bestandteile der Fischhaut. Es handelt sich bei ihnen um Bildungen der Lederhaut, die

aber, ähnlich wie die Haare, aus dem Bereich der eigentlichen Haut heraus-
wachsen und nur noch mit dem unteren Teil in Schuppentaschen des Bindegewebes eingelagert sind. Man unterscheidet Placoidschuppen (Haifische und
Rochen), Ganoidschuppen (Störe) und Cykloidschuppen (Schuppenfische). (Von
der Benutzung der in der zoologischen Literatur üblichen Nomenklatur und
Systematik wird bewußt Abstand genommen.)

Die oben gemachten Angaben über die Hautfaserstruktur der niederen Wirbeltiere gelten für die Fische mit der Einschränkung, daß das Kollagen der Fischhaut in nativem, ungegerbtem Zustand sehr viel empfindlicher ist als das Kollagen der Häute der höheren Tiere. Der hier bestehende Unterschied ist ähnlich
dem zwischen dem lockeren, wasserreichen, leicht verdaulichen Fischfleisch und
dem Fleisch der Säugetiere. Bei den Fischhäuten sind also höhere Ansprüche
an die Konservierung zu stellen; auch muß bei den Wasserwerkstattarbeiten,
insbesondere bei der Fermentbeize, besonders vorsichtig verfahren werden (A.
Rogers). Untersuchungen über das abweichende Verhalten von Fischhaut-
kollagen gegenüber Säugetierkollagen beim Quellen in Säuren und Alkalien
machten J. C. Kernot und J. Knaggs, ferner M. Kaye (1). Im Kapitel
„Fischhaut" des ersten Bandes der Rohstoffe des Tierreiches, bearbeitet von
L. Brühl, findet man zahlreiche interessante Angaben (Abbildungen und ein-
gehendes Literaturverzeichnis) über die Verwendung von Fischhäuten zu gewerblichen und kunstgewerblichen Zwecken.

Haifische. Die Gruppe der haiartigen Fische ist äußerst artenreich und umfaßt 0,5 bis 20 m lange Fische, die teils schlank gebaut (Haie im engeren Sinne),
teils schollenartig abgeplattet sind (Rochen).

Die Rochen liegen meistens mit der Bauchseite auf dem Meeresgrund, so daß
nur die Rückenseite eventuellen Angriffen ausgesetzt und in entsprechender
Weise bewehrt ist. Es han-
delt sich bei der Verarbeitung von Rochenhäuten nur
um die Rückenhaut; die
Bauchseite ist, abgesehen
von dem Fehlen der Pig-
mente, der Hautzähne usw.,
auch durch die Mundöff-
nung und durch die Kie-
menöffnung, ferner durch
die Flossenansätze so weitgehend unterbrochen, daß
eine Verarbeitung nicht in
Frage kommt. Die Häute
der eigentlichen Haifische
lassen sich demgegenüber

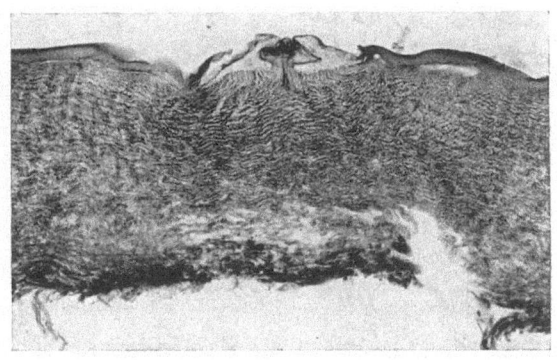

Abb. 181. Schnitt durch Haifischhaut mit quer getroffener Zahnschuppe (Vergr. 27mal).

ganz verwenden. Die abgezogene Haut besteht aus zwei Teilen, die die Seiten-
bedeckung des Körpers bilden. Sie hängen nur im vorderen Teil miteinander zusammen, da beim Abziehen die Haut von der Rückenflosse an bis zum
Schwanz längs der Rückenlinie durchgeschnitten werden muß.

Die Haut der Haifische und Rochen ist durch den Besitz von Placoidschuppen
ausgezeichnet. Man versteht hierunter rhombische Plättchen, die in der Mitte
einen zahnartig, bald hakenförmig spitz (Abb. 181 und 182), bald würfelartig geformten, oft muschelartig gezeichneten Fortsatz (Abb. 183 und 184), den Hautzahn,
tragen. Der Ausdruck Zahn ist richtiger als Schuppe, weil diese Gebilde in Bau
und Entwicklungsweise mit den echten Zähnen der Mundhöhle übereinstimmen.

Wie diese besitzt der Hautzahn der Haifische im Innern eine mit Blutgefäßen erfüllte Höhle, die Pulpa, und außen eine Schmelzschicht (Abb. 181). Diese Zähne liegen bei manchen Haien stark vereinzelt in der Haut, bei anderen

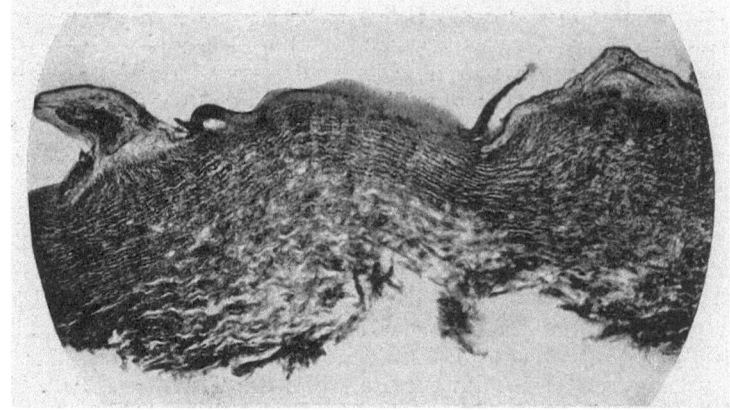

Abb. 182. Schnitt durch Haifischhaut mit längs getroffener Zahnschuppe (Vergr. 27mal).

wiederum liegen sie mosaikartig dicht aneinander, ohne sich dabei zu überdecken (Abb. 185 und 186). Solange dieser Hautzahn sich in der Entwicklung befindet, also im Innern der Haut wächst, ist er von der Epidermis überzogen. Später stößt dann der Zahn durch die Epidermis durch und liegt, genau so wie der Zahn der Mundhöhle, mit seiner Schmelzschicht völlig frei (im Gegensatz zur Schuppe der Schuppenfische, die von der Epidermis überdeckt bleibt). Nur die Häute der großen, 2 bis 5 m langen Haifische (Menschenhai [Carcharis glaucus], Hundshai [Scyllium canicula], Scyllium catulus,

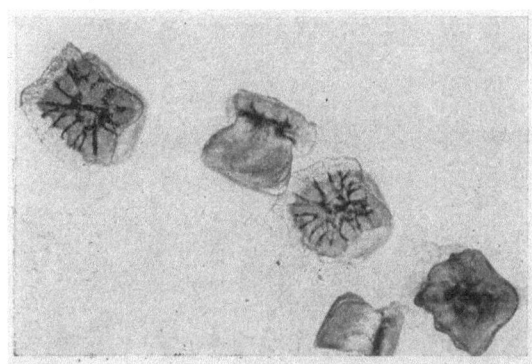

Abb. 183. Placoidschuppen von Haifischhäuten (Vergr. 23,4mal).

von beiden Hautschnittbilder im 8. Jahresbericht der British Leather Manufactures Research Association, 1928, S. 72) bzw. der selteneren Riesenhaie, die bis 5 m lang werden, sind genügend dick, um zur Verarbeitung auf Unterleder (nach Entfernung der Hautzähne) dienen zu können. Die kleineren Haifische und die Rochen, insbesondere der Perlrochen (Hypolochus sephen), können meistens nur unter Erhaltung der Zähne verarbeitet werden, da die Haut nach Entfernung

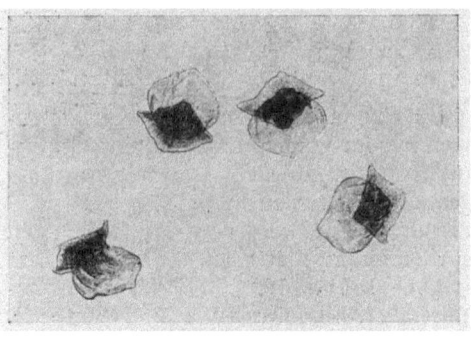

Abb. 184. Placoidschuppen von Haifischhäuten
(Vergr. 23,4mal).

der Zähne zu dünn wäre, bzw. die restlose Entfernung die verbleibende Haut
stark entwerten würde. Zum größten Teil sind aber die gezähnten Häute
der kleineren Haie und Rochen gerade wegen ihres Schuppenbelags reizvoll,

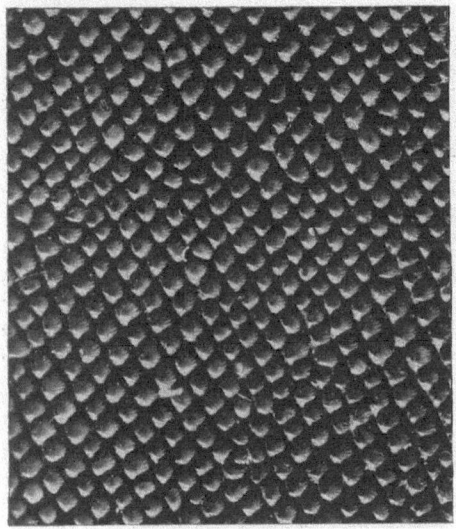 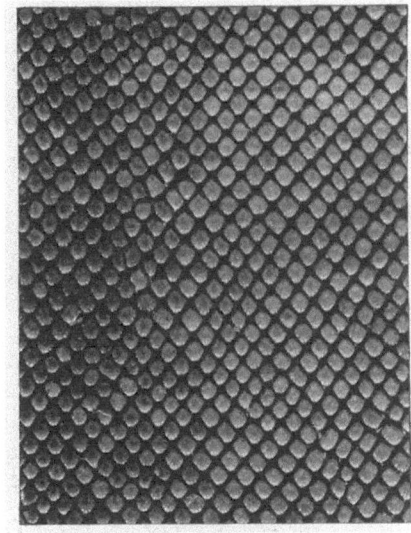

Abb. 185. Narbenbild von Leder von Centrophorus   Abb. 186. Narbenbild von Leder von Centrophorus
            coelepsis (Vergr. 4,5mal).   granulosus (Vergr. 4,5mal).

insbesondere die Häute der Haifischart Centrophorus, in Gerberkreisen auch Seiden-
fisch genannt. Die Zähne der letztgenannten Art sind sehr klein und nicht spitz
und stehen so dicht, daß das Narbenbild nur durch die Schuppenbedeckung gekennzeichnet wird und das eigentliche Hautgewebe überhaupt nicht zum Vor-

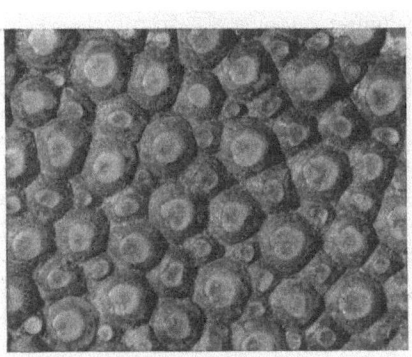 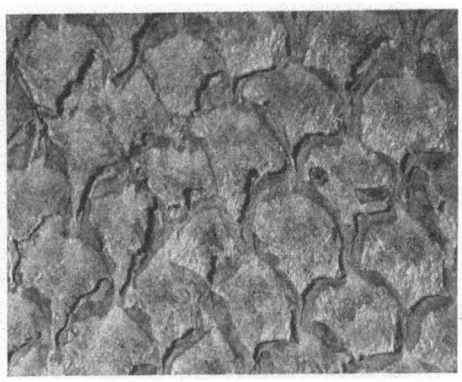

Abb. 187. Narbenbild von Perlrochenleder   Abb. 188.   Narbenbild von Schellfischleder
            (Vergr. 3,5mal).   (Vergr. 3,5mal).

schein kommt (Abb. 185 und 186). Die Kleinheit der Schuppen in diesem Fall hat
zur Folge, daß die Hautzähne nicht sehr tief in das Bindegewebe eingesenkt sind,
so daß sich die Haut mitsamt den Schuppen gut gerben läßt und wegen der
Kleinheit der Schuppen genügend geschmeidig gemacht werden kann. Anders
ist es bei der Haut des Perlrochens, dessen Perlzähne sehr groß sind und mit

ihren Basalplatten tief im Bindegewebe der Lederhaut wurzeln (Abb. 187). Diese Haut wird infolgedessen fast ausschließlich ungegerbt im getrockneten Zustand verwendet, und zwar zur Überkleidung von Schmuckgegenständen aller Art, Säbelgriffen, also immer im Zusammenhang mit einer festen Unterlage.

A. A. Braun beobachtete bei der Gerbung von Haifischhäuten ein Häutchen auf der Narbenschicht des unzugerichteten Leders, das nicht die restliche Epidermis, sondern eine der Lederhaut angehörige, „unterepidermale" Schicht sein soll, da es aus dicht verflochtenen dünnen Fasern bestehe und mit der Lederhaut locker verbunden sei.

Schuppenfische. Die meisten der zu Speisezwecken auf den Markt kommenden See- und Süßwasserfische (Gadus morrhua, Kabeljau; Gadus aeglefinus, Schellfisch) gehören den Teleostiern oder Knochenfischen an, deren Haut durch den Besitz von dachziegelartig sich überdeckenden Cykloidschuppen ausgezeichnet ist. Die Anordnung der gewöhnlich kreisrund bis oval geformten Schuppe ist so, daß je eine vordere die angrenzenden Teile zweier hinterer Schuppen dachziegelartig überdeckt. Es entsteht auf diese Weise ein meist sehr regelmäßiges Muster aus Quer-, Schräg- und Längsreihen. Der Silberglanz der

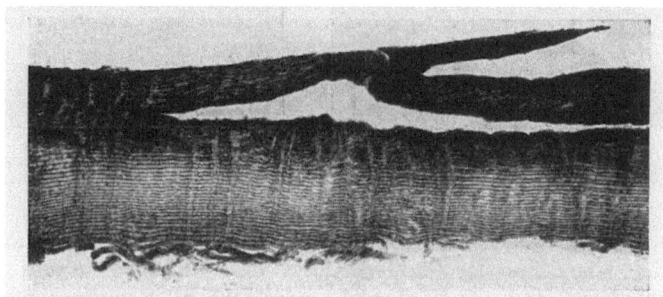

Abb. 189. Querschnitt durch leere Schuppentasche des Schellfischleders (Vergr. 24mal).

Schuppen ist durch eine dünne Schicht von Guaninkristallen bedingt, die übrigens auch technisch gewonnen und für die Erzeugung eines Silberglanzes in Deckappreturen bei der Phantasielederherstellung Verwendung finden können. Die Schuppen liegen ziemlich locker in den bindegewebigen Schuppentaschen, aus denen sie hervorgewachsen sind. Nach Entfernung der — in allen Schichten unverhornten, mit großen Schleimzellen reichlich versehenen und daher leicht hydrolysierbaren — Epidermis lassen sich die Häute leicht von den Schuppen befreien; es bleibt dann die Lederhaut zurück, deren Oberfläche durch die leeren Schuppentaschen eine Musterung erhält, die für die Hautart nicht weniger charakteristisch ist als die ursprüngliche Anordnung der Schuppen (Abb. 188). Diese leeren Schuppentaschen (Abb. 189) sind jedoch für die Verwendung des Leders eher ein Nachteil als ein durch die Zeichnung bedingter Vorteil, da beim Gebrauch des Leders für Täschnerzwecke die Ränder der Schuppentaschen leicht umgebogen werden können, ferner deshalb, weil sich in den Schuppentaschen Schmutz ablagern kann, der schwer zu entfernen ist. Ein anderer Nachteil dieser Häute, die bei der fabrikationsmäßigen Herstellung von Fischkonserven (Seelachs, aus Gadus virens) oder in der Klippfischindustrie in großem Umfang anfallen, ist die Kleinheit der Häute bzw. die Unterbrechung der Hautfläche durch Flossen. Zur praktischen Verwendung für Schuhoberleder in nennenswertem Umfang ist die durch größere Pigmentflecke getigerte Haut des Seewolfs (Anarrhichas lupus) gelangt, der in den arktischen Meeren gefangen und von

Norwegen aus auf den europäischen Markt gebracht worden ist. Die Schuppentaschen der Haut dieses Fisches sind verhältnismäßig klein und stehen ziemlich weit auseinander, so daß die bei den sonstigen Schuppenfischhäuten (Lachs, Schellfisch u. a. m.) auftretende, sehr lästige schuppige Beschaffenheit der Leder hier weniger auffällt. Dementsprechend ist bei der Haut des Seewolfs auch die Ausbildung der Lederhaut unterhalb der Schuppenzone von günstigen Ausmaßen.

Die histologische Struktur der Haut von Gadus morrhua wurde von M. Kaye (1), diejenige einiger Anarrhichas- und anderer Gadusarten von A. A. Braun und Mitarbeitern an Hand von Schnittpräparaten studiert.

Schnittbilder durch die Rohhaut von Gadus morrhua (Kabeljau) und Molva vulgaris findet man im 8. Jahresbericht der British Leather Manufactures Research Association, 1928, S. 74 und 75.

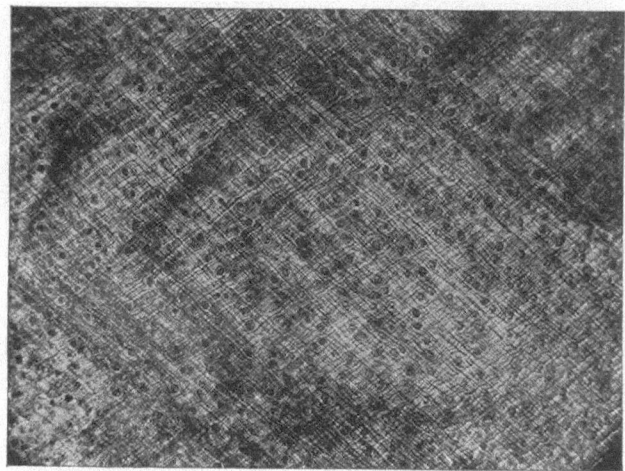

Abb. 190. Horizontalschnitt durch Schellfischleder (Vergr. 24mal).

Nach Angabe von A. A. Braun und W. W. Reiwid wird in Rußland die Haut des im Süßwasser lebenden Wels (Silurus glanis), welcher der größte in Europa vorkommende Knochenfisch ist, in großen Mengen zu Leder verarbeitet. Die Welshaut ist schuppenfrei und glatt, mit Ausnahme einiger Höcker an bestimmten Körperstellen. Nähere histologische Beschreibung der Welshaut vor und während der Verarbeitung zu Leder bei A. A. Braun.

Störhaut. Der Stör ist der wichtigste Vertreter derjenigen Gruppe von Fischen, die man nach ihren Ganoidschuppen Ganoiden nennt, obwohl die Störe selbst diese besondere Art von Schuppen nicht besitzen, sondern aus anderen Gründen der Systematik dieser Fischklasse zugerechnet werden. Die mit starken Knochenplatten versehene Haut des Störs läßt sich nur für Schmuckzwecke verwenden, ähnlich wie die Haut des Perlrochens. Doch gibt es auch einzelne schuppenfreie Hautstellen, die sich angeblich zu Nähriemen verarbeiten lassen (L. Brühl).

2. Amphibien.

Die Amphibien oder Lurche sind zumeist kleinere Tiere, deren Haut bis auf eine Ausnahme die Verarbeitung nicht lohnt. Der größte der gegenwärtig lebenden Lurche, der bis über 1,5 m lang werdende Riesensalamander (Megalobatrachus maximus), ein in Japan beheimatetes Nachttier, hat vermutlich eine

Haut, die brauchbar wäre. Wenn sie nicht verarbeitet wird, so liegt das an dem seltenen Vorkommen dieses Tiers.

Von gerbtechnischem Wert sind bei den Amphibien nur die Häute der großen Frösche, von denen der nordamerikanische Ochsenfrosch (Rana catesbyana) und

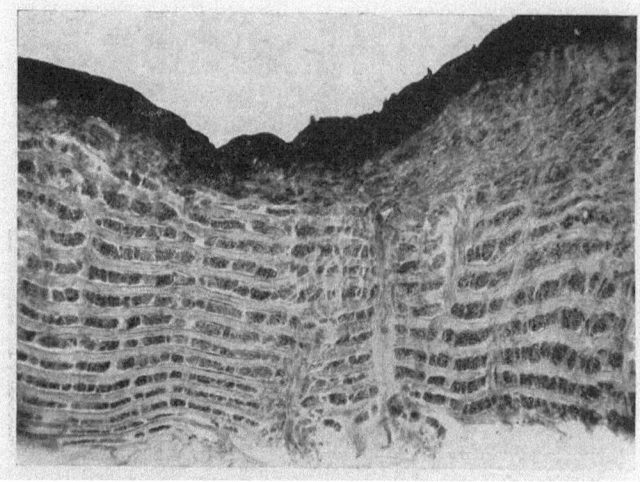

Abb. 191. Querschnitt durch Ochsenfroschleder (Vergr. 28mal).

der indische Ochsenfrosch (Calula pulchra) am bekanntesten sind. Die Männchen haben eine mächtige Schallblase, womit sie zur Brunstzeit ein stierartiges Gebrüll hervorbringen können. Es ist sehr wahrscheinlich, daß die meisten der als Ochsenfrösche in den Handel gebrachten Tierhäute von anderen Riesenfröschen als den genannten stammen.

Das Kennzeichen der Haut der Ochsenfrösche sind die zahlreichen Hautdrüsen, die besonders in der Ohrgegend mächtige Drüsenwülste bilden. Diese

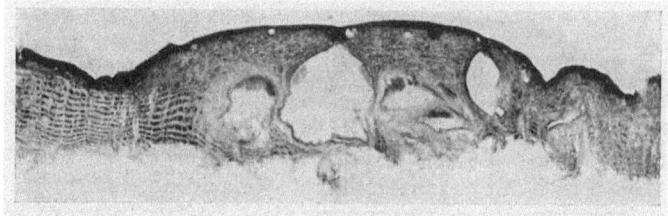

Abb. 192. Querschnitt durch den Drüsenwulst von Ochsenfroschleder (Vergr. 11,5mal).

geben der an sich kleinen Haut eine äußerst charakteristische Narbengestaltung, die nur schlecht auf anderem Leder durch Pressung imitiert werden kann, weil an den Drüsenwülsten die Haut erheblich dicker ist als an den drüsenfreien Stellen. Die drüsenfreien Stellen zeigen die dreidimensionale Faseranordnung in besonders ausgeprägter Form (Abb. 191). An den Drüsen selbst ist die Haut durch große Drüsenhöhlen unterminiert, die, ähnlich wie die Drüsen der Säugetierhaut, von einem sezernierenden Epithel ausgekleidet sind. Das Fasergeflecht um die Drüsenhöhlen herum ist so fest, daß nach Entfernung der Oberhaut einschließlich des Drüseninhalts die Drüsenhöhlen in der ursprünglichen Form erhalten bleiben und nicht zusammensacken (Abb. 192).

Die Amphibienhäute sind durch den Besitz großer Lymphräume im Unterhautgewebe ausgezeichnet, wodurch sich die Häute sehr leicht vom Körper abziehen lassen. Schuppenbildungen und Hautverknöcherungen kommen nur bei Lurcharten vor, die für gerbtechnische Zwecke bedeutungslos sind.

3. Reptilien.

Bei den Reptilien unterscheidet man vier verschiedene Verwendungsgruppen, von denen die der Eidechsen, Schlangen und Krokodile ledertechnisch wertvolle Häute haben, während die Haut der Schildkröten, welche die vierte Gruppe bilden, nicht so sehr vom ledertechnischen Standpunkt aus wichtig ist, als wegen des Schildpatts, worunter man die mächtigen Hornplatten versteht, die zusammen

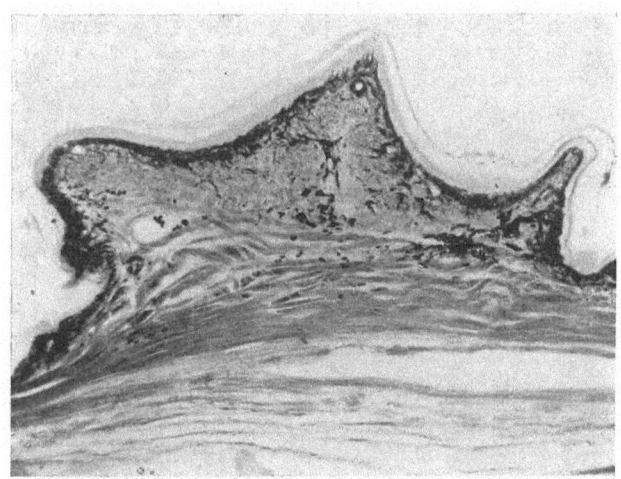

Abb. 193. Querschnitt durch Schuppe der Javaeidechse (Vergr. 56mal).

mit den Knochentafeln der verknöcherten Lederhaut den bekannten Schild bilden. Die Bauchhaut der Schildkröte ist unverknöchert, aber kommt mengen- und größenmäßig für die Ledererzeugung nicht in Betracht.

In Anpassung an die völlige oder überwiegende Lebensweise außerhalb des Wassers bildet die Epidermis der Reptilienhaut eine starke Hornschicht, die wiederum eine vielschichtige Ausbildung des unverhornten Teils der Oberhaut zur Voraussetzung hat. Die verhornte Epidermis wird, um ein Weiterwachsen des Tiers zu ermöglichen, als geschlossene Hülle bei den Schlangen und Eidechsen periodisch abgeworfen; man findet bei Tieren, die kurz vor der Häutung stehen, unter der äußeren, bereits gelockerten Hornschicht bereits eine zweite ausgebildet. Eine gute Übersicht über die gerbtechnisch wichtigen Reptilien, ihre wissenschaftlichen Namen, ihr Vorkommen und ihre Größe findet man in dem vom Imperial Institut 1933 herausgegebenen Katalog; daselbst sind auch einige Angaben über die Art des Abhäutens und der Konservierung enthalten.

Eidechsen. Die folgenden Angaben beziehen sich auf die bekannteste Eidechsenart, die Javaeidechse (Varanus salvator), die aber auch außerhalb Javas in Indien, auf den Inseln des Malaiischen Archipels, auf den Philippinen usw. vorkommt. Die Haut besitzt zahlreiche, regelmäßig angeordnete ovale

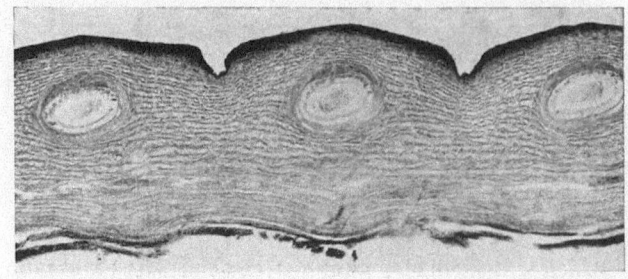

a

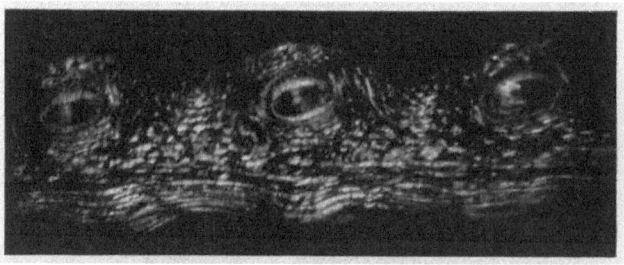

b

Abb. 194. Schnitt durch Leder der Javaeidechse mit Hautverknöcherungen, die Schuppen sind quer geschnitten
(Vergr. 14,4mal).
a im unpolarisierten Licht,   b im polarisierten Licht.

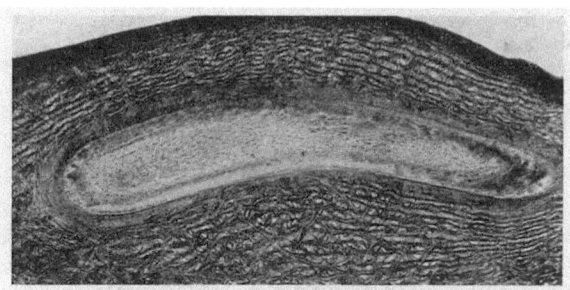

a

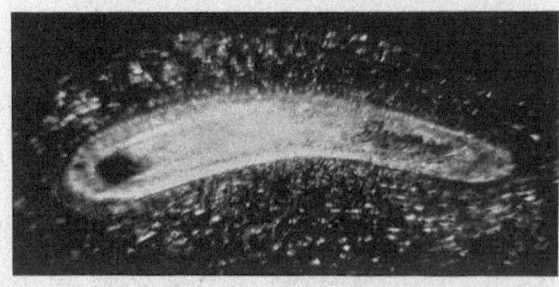

b

Abb. 195. Schnitt durch Schuppe der Javaeidechse mit Hautverknöcherung, Schuppe ist längs geschnitten
(Vergr. 28mal).
a im unpolarisierten Licht,   b im polarisierten Licht.

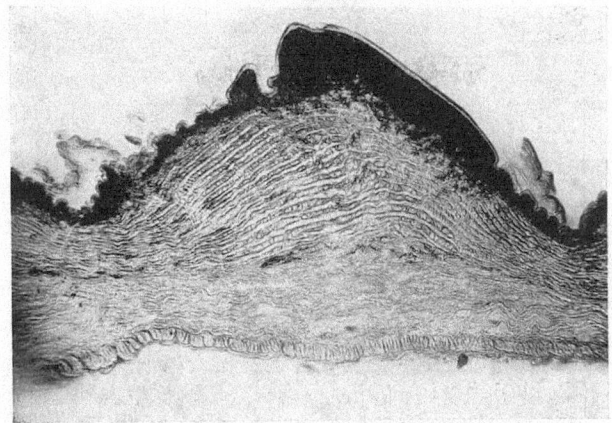

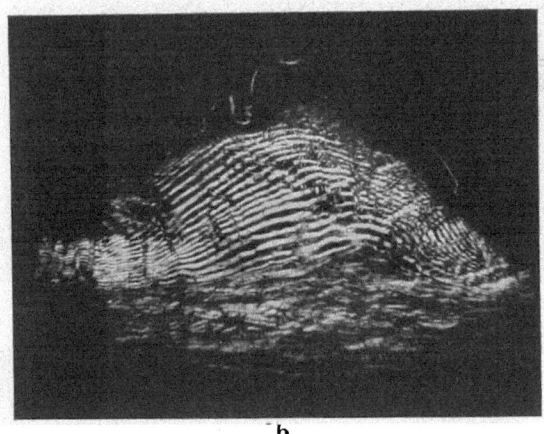

Abb. 196. Schnitt durch stark pigmentierten Hauthöcker der Javaeidechse (Vergr. 17,6mal).
a im unpolarisierten Licht,   b im polarisierten Licht.

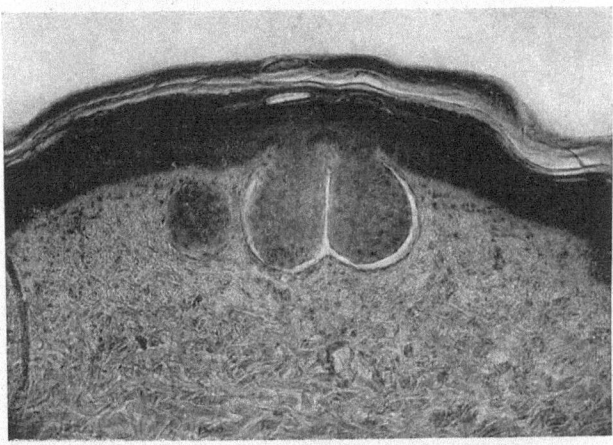

Abb. 197. Schnitt durch eine Hautdrüse der Javaeidechse (Paraffinschnitt von ungeäscherter Haut)
(Vergr. 112mal).

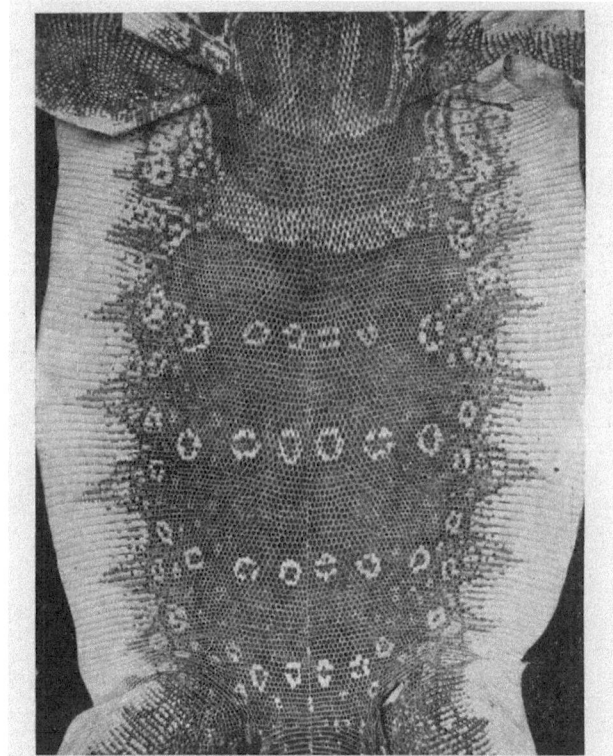

Abb. 198. Pigmentierung der Haut der Javaeidechse (¹/₃ der natürl. Größe).

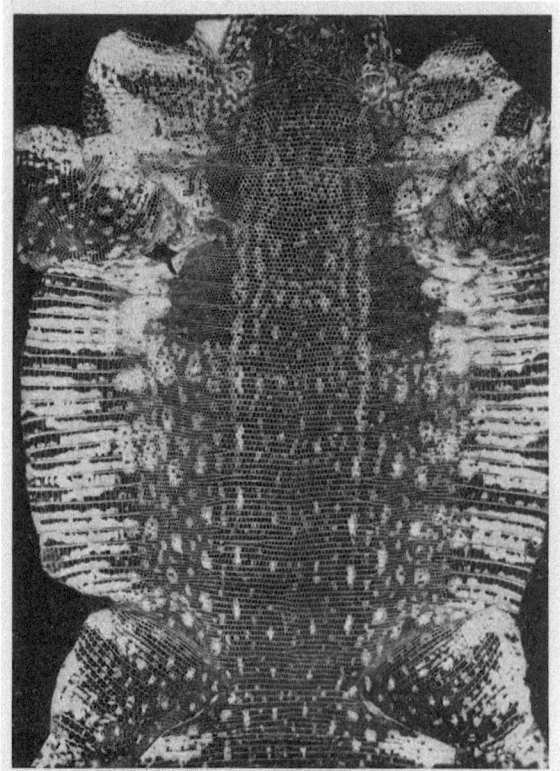

Abb. 199. Pigmentierung der Haut der Tejueidechse (¹/₃ der natürl. Größe).

Höcker, die auf der Rückenseite, insbesondere auf der Mittellinie, mehr oder weniger kammartig emporstehen (Abb. 193), während sie auf der Bauchseite mehr plattenförmig abgeflacht sind. Bei älteren Exemplaren findet man in diesen schuppenartigen Feldern der Lederhaut Knocheneinlagerungen, die wegen ihrer geringen Ausbildung die ledertechnische Verarbeitung nur wenig behindern (Abb. 193, 196 a und b). Die für die Verarbeitung zu Portefeuilles erforderliche Geschmeidigkeit der Haut wird dadurch herbeigeführt, daß an den Stellen, wo die Schuppen aneinanderstoßen, die Haut etwas dünner und daselbst gelenkartig beweglich ist (Abb. 196 a und b). Innerhalb dieser Gelenkstellen ist die Haut von Verknöcherungen frei. Bei Schnitten durch die Rohhaut der Eidechsen findet man am vorderen Ende der Hauthöcker kleine Hautdrüsen, denen in abgeworfenen Hornhüllen (die man beim Äschern gewöhnlich in zusammen

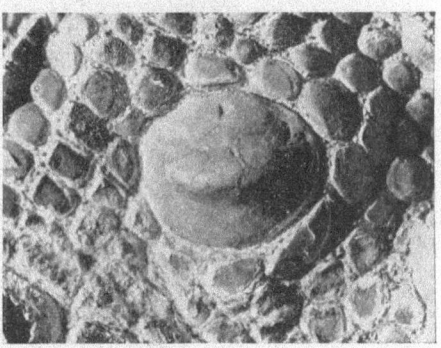

Abb. 200. Hauthöcker am Kopfe des Leguan, Narbenbild des Leders (Vergr. 5,3mal).

hängender Schicht erhält) kreisrunde Löcher entsprechen (Abb. 197). Am fertigen Leder sind die Porenöffnungen der Drüsen im allgemeinen nicht mehr zu erkennen, da die Hauthöcker durch die Zurichtarbeiten, insbesondere durch das Glanzstoßen, sehr erheblich zusammengedrückt werden.

Die Eidechsenhäute sind außer durch die Form und Anordnung der Hauthöcker auch noch durch die ungemein reizvolle Pigmentierung gekennzeichnet;

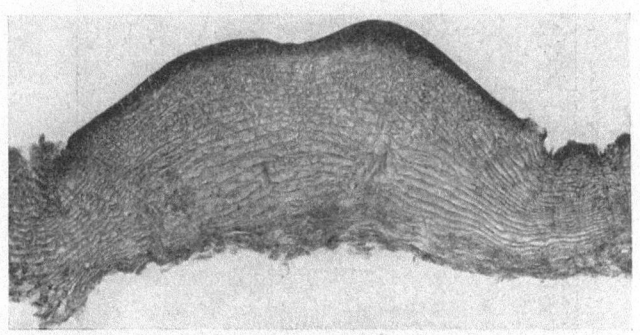

Abb. 201. Querschnitt durch Hauthöcker von Abb. 200 (Vergr. 10mal).

die Pigmente sitzen in der obersten Schicht der Lederhaut und sind besonders in den Spitzen und Kämmen der Hauthöcker angereichert, mitunter in solchen Mengen, daß auch auf dünnen Schnitten die Faserstruktur durch die Pigmente vollständig verdeckt wird (Abb. 196 a und b). An der Pigmentierung sind die verschiedenen Arten von Eidechsen leichter zu unterscheiden als an der Form und Anordnung der Höcker, wie man aus einem Vergleich der Narbenbilder der Javaeidechse und der südamerikanischen Tejueidechse (Tupinambis teguexin) erkennt (Abb. 198 und 199).

Ähnlich gebaut wie diese Eidechsen sind die nur in Südamerika vorkommenden Leguane (Iguana iguana), jedoch mit dem Unterschied, daß sie mit abenteuer

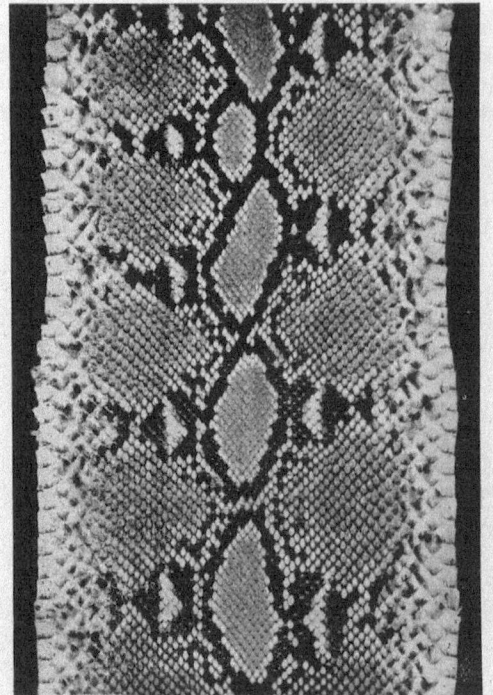

Abb. 202. Pigmentzeichnung der javanischen Pythonschlange ($^1/_3$ der natürl. Größe).

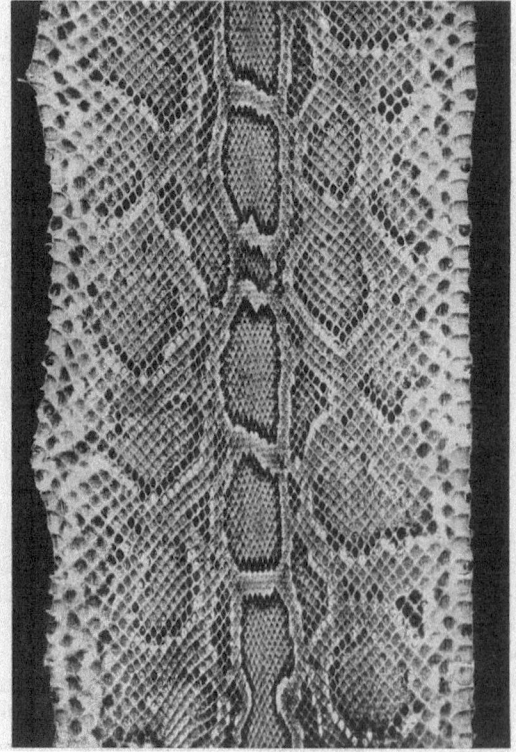

Abb. 203. Pigmentzeichnung der indischen Pythonschlange ($^1/_3$ der natürl. Größe).

lichen, drachenähnlichen Rückenkämmen und bizarr geformten Hauthöckern versehen sind, weshalb die Häute dieser Tiere nicht in der gleichen Weise aufgeschnitten werden können wie die der rückenkammlosen Echsen. Der Leguan wird auch südamerikanisches Chamäleon genannt, ist aber nicht zu verwechseln mit dem eigentlichen, sehr viel kleineren Chamäleon, das durch das lebhafte Spiel der Hautchromatophoren und den dadurch bedingten Farbwechsel sprichwörtlich geworden ist (Abb. 200 und 201).

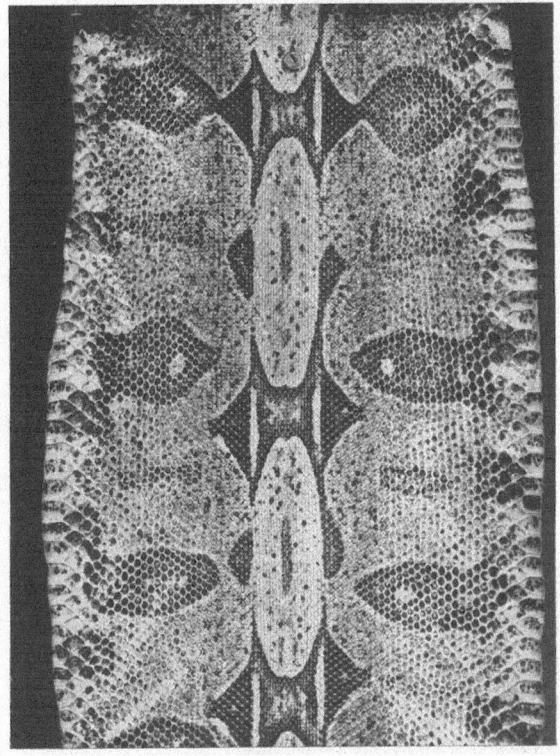

Abb. 204. Pigmentzeichnung der Boa constrictor (¹/₂ der natürl. Größe).

Einzelheiten über Farbe, Größe, Schuppengestaltung und Faserstruktur von 16 Eidechsenarten aus den Familien der Varaniden, Tejiden, Iguaniden und Agamiden (persische Horneidechse) werden von M. E. Robertson mitgeteilt.

Schlangen. Die Schlangen gehören zu denjenigen Tieren, deren Haut infolge Fehlens von Gliedmaßen und Flossen sich nahezu abfallos für die Lederbereitung verwenden läßt. Ihre sehr charakteristische Zeichnung ist ebenso wie die der Eidechsenhäute durch starke Pigmentierung gruppenweise zusammenstehender Höcker bzw. Hautschuppen bedingt. Oft stehen unmittelbar neben stark durchpigmentierten Schuppen aus Kontrastgründen völlig pigmentfreie (Abb. 202 bis 206). Die Schuppen der Schlangen sind unverknöcherte Bindegewebebildungen, ähnlich den Hauthöckern der Eidechsenhäute. Die Schuppenanordnung ist bei den ausgesprochen geschuppten Häuten (Pythonschlangen) ähnlich derjenigen der Schuppentaschen von Knochenfischhäuten, deren Cykloidschuppen entfernt

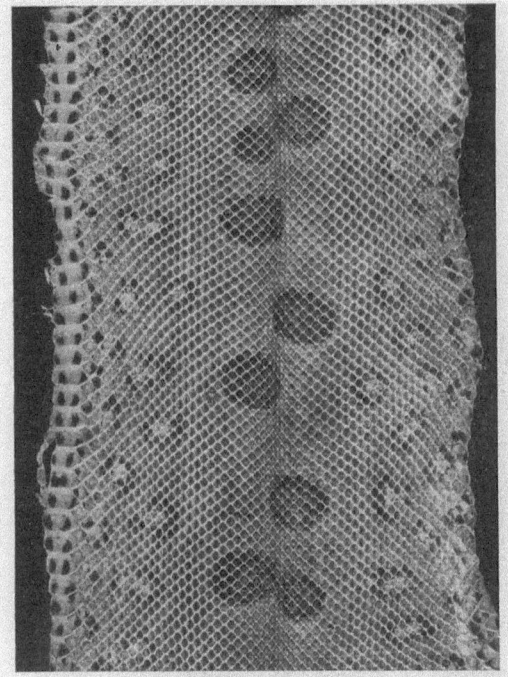

Abb. 205. Pigmentzeichnung der Anaconda (¹/₃ der natürl. Größe).

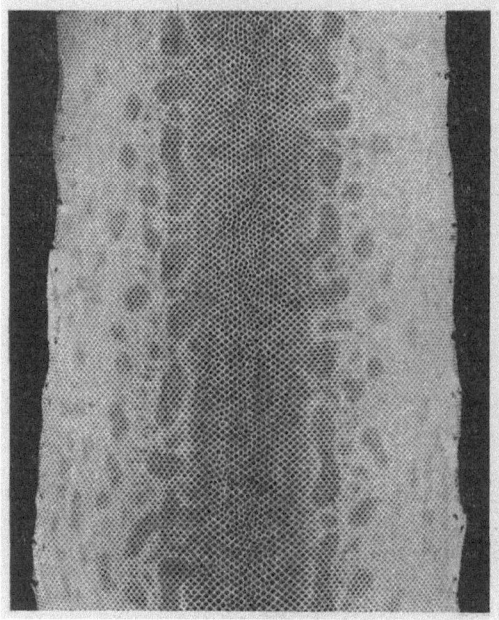

Abb. 206. Pigmentzeichnung der Karungschlange (¹/₃ der natürl. Größe).

worden sind; doch gehen die Spalten, die durch die dachziegelartigen Überdeckungen der Schuppenränder entstehen, bei weitem nicht so tief in die Haut hinein wie bei der genannten Fischhaut. Diese Oberflächenbeschaffenheit ist jedoch auch hier nicht als ein Vorteil zu betrachten. Bei anderen Schlangen (Anaconda, Boa constrictor) tritt die Schuppung nur auf der Bauchseite auf.

Unter den Riesenschlangen ist nur die Karungschlange (Achrochordus javanicus, Holländisch-Indien) schuppenfrei; ihre Haut enthält kleine, rhombische und relativ weit auseinanderstehende Höcker, ähnlich denen der Varane, die bei der Zurichtung des Leders fast vollständig eingeebnet werden.

An Gleichmäßigkeit und Schönheit des Faserverlaufes sind die Schlangenhäute allen anderen Häuten überlegen (Abb. 207 bis 211). Besonders gut kommt der für die niederen Wirbeltiere typische Faserverlauf bei Horizontalschnitten durch die Schuppen zur Darstellung. Die Horizontalfasern verlaufen diagonal zu den Körperachsen, also unter 45⁰ gegenüber der Hauptkörperrichtung. Die Richtungsänderung der Horizontalfasern beim Aufbau der Schuppen bzw. Höcker erkennt man am deutlichsten bei Schnittbeobachtung im polarisierten Licht.

Krokodile. Die Krokodile und Alligatoren haben mit den Schildkröten (mit denen sie auch systematisch zu der Gruppe der Hydrosaurier zusammengefaßt werden) gemeinsam, daß die Rückenhaut im starken Maß von Knochentafeln gepanzert ist, so daß eine gerbtechnische Verarbeitung höchstens bei ganz jungen

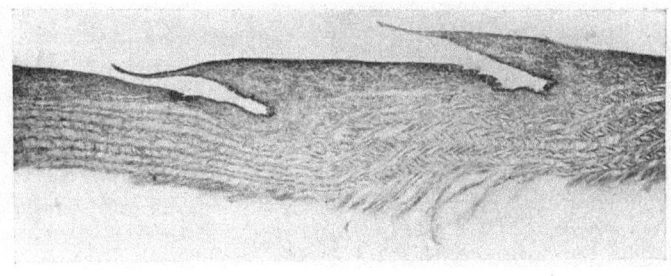

a

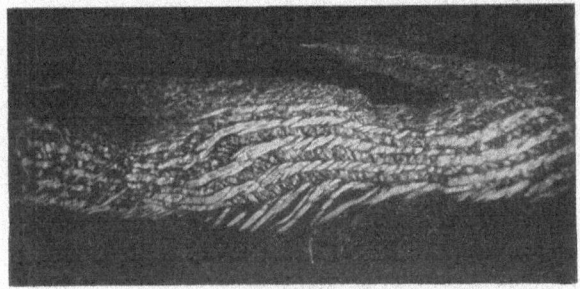

b

Abb. 207. Querschnitt durch Leder der Pythonschlange. Schuppe ist längs getroffen (Vergr. 10,8mal).
a im unpolarisierten Licht, b im polarisierten Licht.

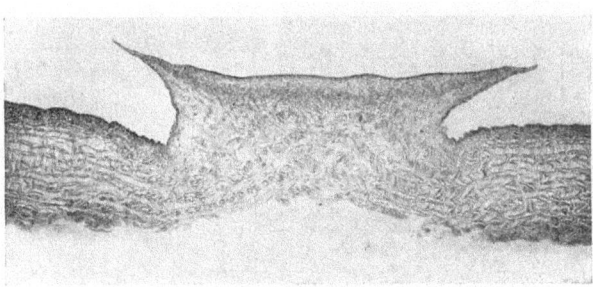

a

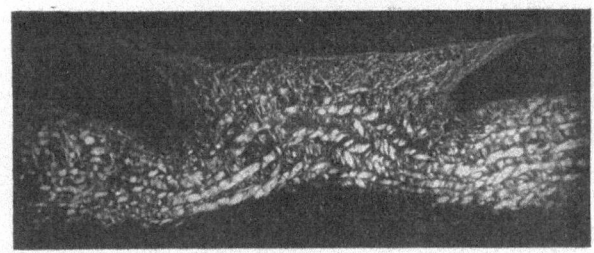

b

Abb. 208. Querschnitt durch Leder der Pythonschlange. Schuppe ist quer getroffen (Vergr. 10,8mal).
a im unpolarisierten Licht, b im polarisierten Licht.

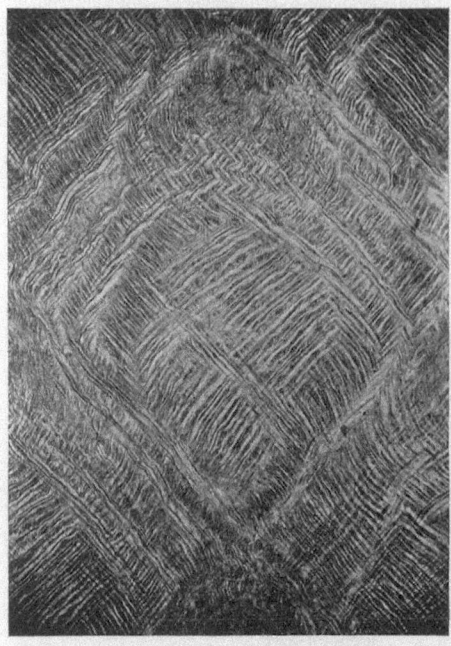

a

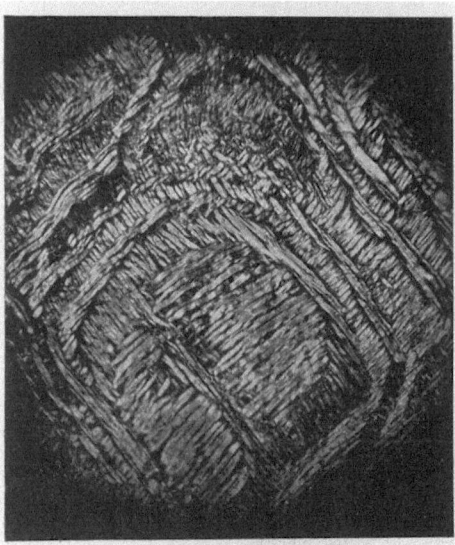

b

Abb. 209. Horizontalschnitt durch Leder der Pythonschlange unterhalb einer Hautschuppe (Vergr. 10mal).

a im unpolarisierten Licht,   b im polarisierten Licht.

Tieren gelingt, bei denen sich die Hautknochen innerhalb erträglicher Zeiten durch eine geeignete Pickelbehandlung kalksalzfrei und weich machen lassen. Für die Verarbeitung zu Leder kommt im allgemeinen nur die Bauchhaut in Frage, aber auch nur bei nicht zu alten Tieren, weil mit dem Alter die Schuppen der Bauchhaut ebenfalls Verknöcherungen erhalten, die in der Form weitgehend denjenigen der Eidechsen (Abb. 194 und 195) entsprechen. Die in Mittel- und Südamerika beheimateten Kaimans (Caiman sclerops) zeigen auch auf der Bauchseite so erhebliche Hautknocheneinlagerungen, daß die Häute dieser Tiere sich nicht für die Gerbung eignen.

Die Hautschuppen auf der Bauchseite der Krokodile (z. B. Crocodilus intermedius, Venezuela; C. porosus, Malaiischer Archipel; C. palustris, Indien) und Alligatoren (A. mississipiensis, Nordamerika; A. sinensis, Yangtsekiang) sind je nach dem Alter des Tieres mehr oder weniger große, regelmäßige Rechtecke von gleichmäßiger Höhe. Sie sind sehr schwach oder gar nicht pigmentiert. Abb. 212 zeigt, wie die Schuppen durch etwas weniger fest gebaute Hautfalten gelenkartig miteinander verbunden sind.

II. Vögel.

Nur der Strauß (Struthio camelus, Afrika) ist unter den lebenden Vögeln groß genug, um eine Haut von genügender Flächenausdehnung zu liefern. Die spärliche Ausbildung des Gefieders (gleichmäßige Verteilung stärkerer Konturfedern in regelmäßigen Abständen, bei Fehlen von Daunenfedern) kommt der Verarbeitung der Haut zu Leder in hohem Maß entgegen. Wäre das Gefieder so dicht, wie das bei den Vögeln sonst der Fall ist, so wäre die Haut infolge zu starker Durchbrechung der Lederhaut mit Federporen unbrauchbar. Die Federn entsprechen den Haaren der Säugetiere, sind also auch Epidermalbildungen. Sie wachsen jedoch nicht vom Grund einer Papillarschicht heraus, sondern aus Ein-

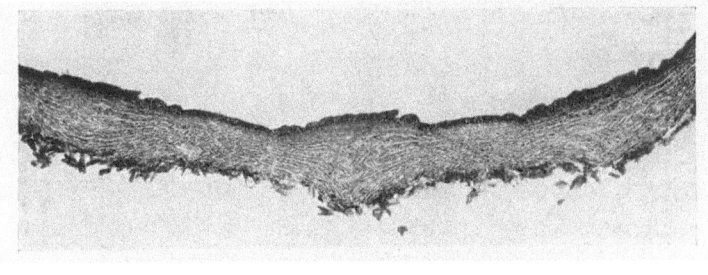

a

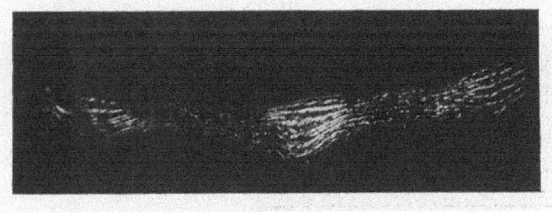

b

Abb. 210. Querschnitt durch Leder der Wasserschlange (Karung) (Vergr. 16,2mal).
a im unpolarisierten Licht,   b im polarisierten Licht.

senkungen der Epidermis, die über den Bereich der eigentlichen Lederhaut hinaus tief in das Fettgewebe der Unterhaut vorstoßen. Die Federn stehen also zur Lederhaut in einem ähnlichen Verhältnis wie die Borsten in der Schweinehaut.

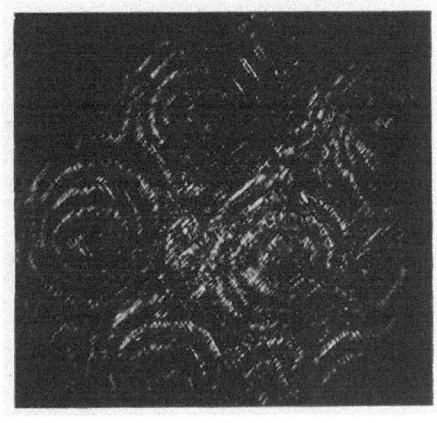

a   b

Abb. 211. Horizontalschnitt durch Leder der Wasserschlange (Karung) (Vergr. 12,6mal).
a im unpolarisierten Licht,   b im polarisierten Licht.

Die Straußhaut ist demnach stark durchlöchert, doch wird beim Zurichten im allgemeinen der relativ langgestreckte, schlauchartige Federbalg so zusammengedrückt, daß die Öffnungen geschlossen erscheinen. Die regelmäßig verteilten Federbälge geben die reizvolle Zeichnung der Straußenhaut ab (Abb. 213).

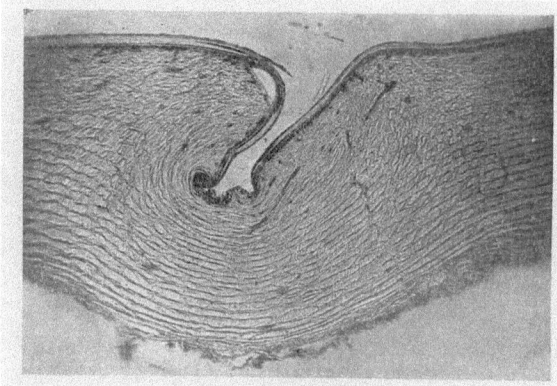

a

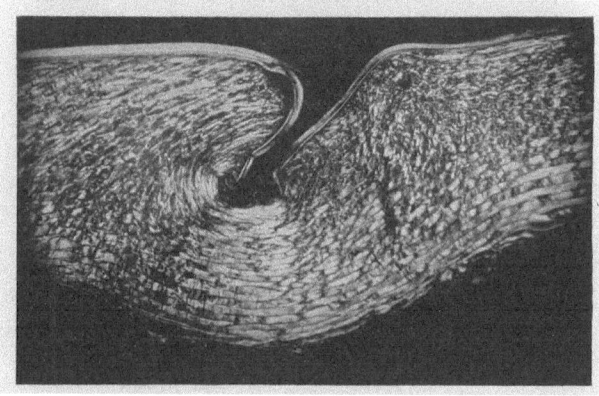

b

Abb. 212. Querschnitt durch Gelenkstelle zwischen zwei Schuppen der Krokodilshaut (Vergr. 12,8mal).
a im unpolarisierten Licht,   b im polarisierten Licht.

Außerhalb dieser Stellen ist die Haut äußerst dicht und relativ grobfaserig geflochten (Abb. 214). Die Faseranordnung erinnert an die Reptilienhaut, doch ist der Faserverlauf nicht so übersichtlich.

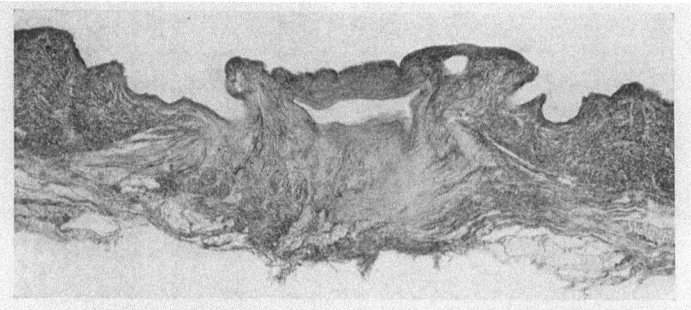

Abb. 213. Querschnitt durch umgestülpten, schlauchartigen Federbalg der Straußenhaut (Vergr. 11,25mal).

Die Strauße haben in den Laufvögeln der südamerikanischen und australischen Steppen (Nandu [Rhea americana], Emu [Dromaeus novaehollandiae]) Verwandte, deren Haut vermutlich ähnliche Eigenschaften hat.

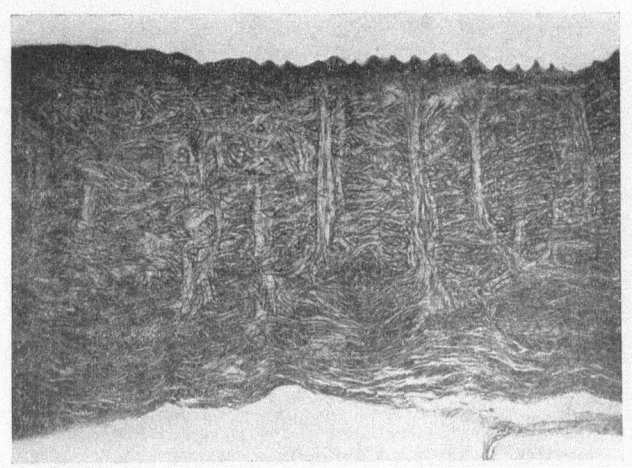

Abb. 214. Schnitt durch Straußenhaut an einer federfreien Stelle (Vergr. 24mal).

III. Säugetiere.

Die Säugetierhaut ist durch den Besitz der Haare und der beiden Hautdrüsenarten (von der Milchdrüse sei hier abgesehen) ausgezeichnet, was nicht ausschließt, daß auch zahlreiche Arten existieren, die Hautschuppen tragen, wie das Schuppentier (Manis pentadactyla) und das Gürteltier (Dasypus sexcinctus). Besonders häufig findet man an den Schwänzen der Säuger Schuppen, so bei vielen Nagern und Insektenfressern und Halbaffen. Bekannt ist die Beschuppung des Schwanzes der Ratten und Mäuse: unter jeder Schuppe treten drei Haare hervor, was zu der Hypothese Anlaß gegeben hat, daß die bei den meisten Säugetierhäuten auftretende gruppenartige Stellung der Haare eine Folge der Beschuppung der Haut ist, die im Laufe der stammesgeschichtlichen Entwicklung bis auf geringe Überreste verlorengegangen ist. Die Schuppen sind Verdickungen und flache Höcker der Lederhaut, wie bei der Reptilienhaut; ihnen entsprechen stärker verhornte Bezirke in der Epidermis. Auch Hautverknöcherungen treten bei Säugetieren im Zusammenhang mit einer starken Schuppenpanzerung (Gürteltier) auf.

Vom ledertechnischen Standpunkt aus können wir die Säugetierhäute außerhalb jeder zoologischen Klassifizierung in Pelzhäute, Gerbhäute und Dickhäute einteilen. Die Pelzhäute sind durch eine so reichliche Behaarung ausgezeichnet, daß nur eine Verarbeitung als Pelz in Frage kommt, da die Lederhäute der Pelztiere entsprechend der reichlichen Haarentwicklung außerordentlich dünn, feinfaserig und äußerst locker gebaut sind. Eine Zwischenstellung zwischen den Pelzhäuten und den Gerbhäuten nehmen die Schafhäute ein. Die Häute der ausgesprochenen Wollschafe haben für die Herstellung von Leder nur einen eingeschränkten Wert; je weniger wertvoll jedoch die Wolle, um so geeigneter ist die Haut für Gerbzwecke.

Die Gerbhäute sind das eigentliche Rohmaterial des Gerbers; wir wollen darunter flächenausgedehnte Häute verstehen, bei denen der Wert der Haare hinter dem Wert der Lederhaut wesentlich zurücktritt. Sie haben eine mehr oder weniger ausgesprochene Retikularschicht, doch ist diese Schicht niemals so stark entwickelt, daß eine Beweglichkeit und Geschmeidigkeit des aus ihr hergestellten Leders nicht mehr erreicht werden kann.

Wenn das der Fall ist, so können wir von Dickhäuten sprechen; das sind die Häute von Nilpferden, Nashörnern, Elefanten (diese Tiere wurden früher in der zoologischen Systematik in der Klasse der Pachydermen [Dickhäuter] zusammengefaßt), ferner Häute von Seelöwen, Walrossen, Seekühen usw. Für die aus Dickhäuten hergestellten Leder, die oft mehrere Zentimeter dick, brettähnlich hart und sehr grobfaserig sind, ist nur ein relativ geringer Bedarf (Schleifscheibenleder) vorhanden. Charakteristisch ist für die Dickhäuter die starke Faltung und Zerklüftung der Narbenseite des Leders, welche derjenigen der Schweinehaut ähnelt, jedoch gewaltig vergröbert ist.

Im folgenden sollen einige der wichtigeren Gerbhäute vom histologischen Standpunkt aus besprochen werden. Eine Vollständigkeit ist hier ebensowenig möglich wie bei der Besprechung der Häute der niederen Wirbeltiere.

1. Rindshaut (Abb. 105).

Bei der Beschreibung der histologischen Einzelheiten der tierischen Haut wurde im wesentlichen der Aufbau der Rindshaut geschildert. Die verschiedenen

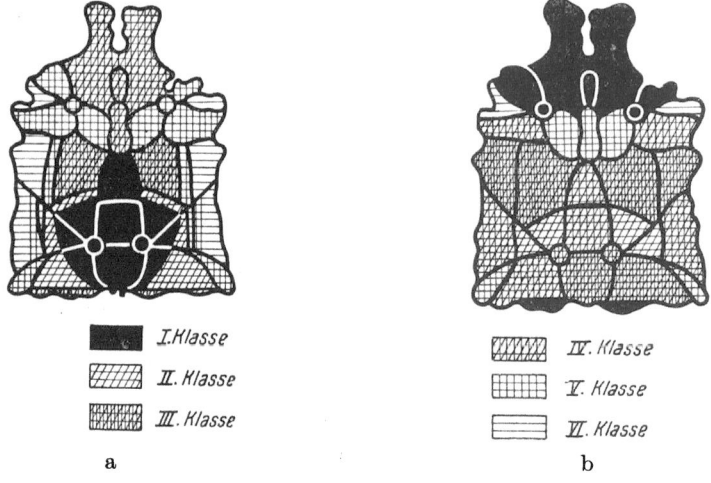

Abb. 215. Schema der Dickenverteilung in ukrainischer Kuhhaut (a) bzw. kalmükischer Bullenhaut (b) nach A. A. Braun.

Rassen und Züchtungen des Bos taurus, deren Behandlung in bezug auf die ledertechnische Beschaffenheit der Haut nicht in das Kapitel Histologie gehört, zeigen einen völlig übereinstimmenden Aufbau der Haut. Die rassenmäßigen Unterschiede und innerhalb einer Rasse die Unterschiede der Geschlechter beziehen sich auf Dicke und Dichte des Gewebes und die „Stellung" der Haut, d. h. Verteilung und Ausmaß der kernigen Hautstellen gegenüber den flachen bzw. schwammig-dicken Partien. Die Lage der verschieden strukturierten bzw. verschieden dicht verwebten Bezirke innerhalb der Gesamthautfläche zu ermitteln, ist Aufgabe der „topographischen" Beschreibung der Haut. A. A. Braun, M. F. Iwanow, A. A. Rjabinin haben an dem Beispiel von ukrainischen Kuh- und Ochsenhäuten und kalmükischen Bullenhäuten zeigen können, daß die topographische Dickenverteilung bei letzteren grundsätzlich anders ist als die der Kuh- oder Ochsenhaut (Abb. 215a und b).

Die Haut des in Indien beheimateten Zebus (Bos indicus), die Kipshaut, stimmt im histologischen Bild ebenfalls weitgehend mit den eigentlichen Rinderhäuten überein; die Kipshaut ist jedoch wesentlich kleiner und dünner und die

Haare sind etwas lockerer gestellt. Noch mehr fällt die relative Haararmut bei den indischen und anderen asiatischen Büffeln (Buffelus bubalus) auf. Die Fasern der Büffelhaut sind zwar dick, aber nicht so dicht verwebt; wegen der kräftigen Fasern eignen sich diese Häute gut zur Herstellung von Riemenledern.

Die vereinzelten und verhältnismäßig dicken Haare liegen tief in der Haut, ohne daß es zur Ausbildung einer starken Papillarschicht kommt.

Die Haut des Kalbes unterscheidet sich histologisch nur dadurch von der des Rindes, 'daß die Hautschichten und die Lederhaut entsprechend dünner und die Fasern sehr viel feiner bleiben. Auch die Haare sind kürzer und feiner. Die Haarporen stehen enger beieinander, da die Zahl der Haaranlagen dieselbe ist wie beim ausgewachsenen Tier. Das Kollagen ist quellungsempfindlicher als das des ausgewachsenen Tiers.

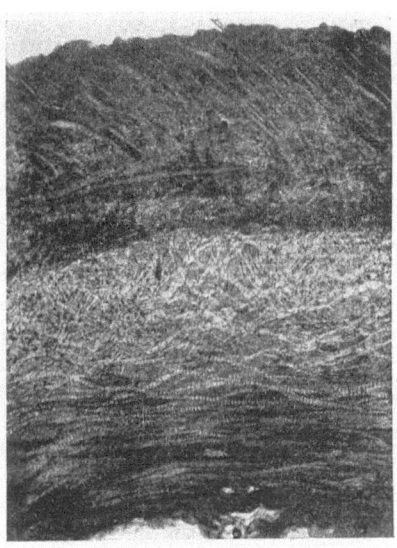

a

2. Roßhaut (Abb. 216).

Die Haut des Pferdes (Equus caballus) ist flächenmäßig größer als die des Rindes; in der Dickenausbildung steht sie jedoch wesentlich hinter jener zurück. Das Roßhaar ist länger und dicker und daher auch tiefer in der Haut verwurzelt; die knäuelförmigen Schweißdrüsen sind stark entwickelt (vgl. Abb. 142). Die Papillarschicht der Roßblöße ist daher lockerer und schwammiger als die der Rindshaut. Damit hängt die Empfindlichkeit der Narbenschicht und Neigung zur Lockerung von der Retikularschicht zusammen.

Die gruppenartige Anordnung der Haare und der erhebliche Tiefgang der Haarwurzeln bei starker Schrägstellung der Haare geben dem aus der Roßhaut hergestellten Leder einen chevreauähnlichen Narben (Abb. 134).

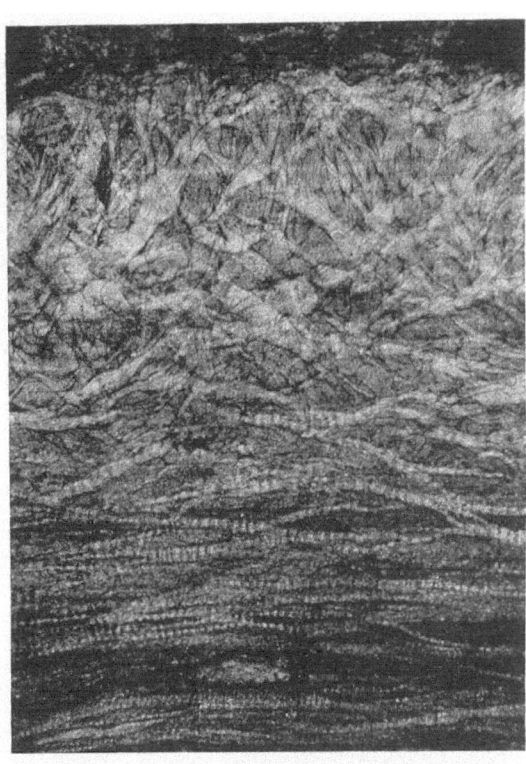

b

Abb. 216. Gefrierschnitt durch Roßhaut (Spiegel), keine Fixierung und Färbung.

a Vergr. 11,25mal, b Vergr. 27mal.

Weiterhin ist die Roßhaut durch eine auffällige Ungleichmäßigkeit der Dichte des Fasergeflechts bei an sich feinen Fasern gekennzeichnet. Der untere Teil der Retikularschicht im Schild ist von einer Festigkeit der Faserverflechtung, wie sie sonst bei den Gerbhäuten nicht bekannt ist. Man bezeichnet diesen Teil der Haut, der symmetrisch zur Mittellinie etwas über der Schwanzwurzel sich befindet, als den Spiegel der Roßhaut (Abb. 217). Die Fasern sind in der für den Spiegel charakteristischen Schicht fast so regelmäßig verflochten wie in den Häuten der niederen Wirbeltiere (Abb. 216 a und b). Die Fasern verlaufen jedoch hauptsächlich unter einem Winkel von 45⁰ zur Hautoberfläche, ohne im übrigen bestimmte Ebenen zu bevorzugen. Die auf Querschnitten längsgetroffenen Fasern innerhalb dieser Schicht überkreuzen und durchdringen sich im rechten Winkel. Ähnlich ist die Roßhaut an den Fußenden (Vorderseite an den Fesseln) gebaut. Übrigens ist auch bei anderen Tieren, z. B. bei Rindern, die Vorderseite der den Fußknochen bedeckenden Haut durch verdichtetes Gewebe schildartig versteift.

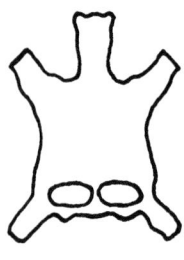

Abb. 217. Lage des Spiegels in der Roßhaut.

Die übrigen Teile der Roßhaut, auch der mittlere Rückenteil, der bei Rindshäuten noch mit auskrouponiert wird, sind locker gebaut und verhältnismäßig flach; zur Herstellung von pflanzlich gegerbtem Unterleder ist die Haut also nicht geeignet. Die lockere Bauart und die große Flächenausdehnung macht sie für Bekleidungsleder sehr geeignet; die chevreauähnliche Narbenzeichnung für die Fabrikation von Schuhoberleder, das gegenüber echtem Chevreau den Vorteil einer größeren Dicke aufweist.

3. Ziegenhaut (Abb. 218).

Während Rinds- und Roßhaut einheitliche Haare aufweisen, hat die Haut der Hausziege (Capra hircus) Grannenhaare und Wollhaare, die in regelmäßiger Zuordnung bestimmte, rassenmäßig sehr stark abgewandelte Narbenmuster bedingen (Abb. 132). Doch ist das Narbenmuster nach B. Cuccodoro bei Ziegenhäuten an dem Vorhandensein von großen und kleinen Haarporen in einer Gruppe stets eindeutig gegenüber Schafen (gleichmäßige Größe der Haarlöcher) zu identifizieren. Das charakteristische Narbenprofil des Ziegenleders wird dadurch noch besonders hervorgehoben, daß die Haare schräg gegen die Hautoberfläche in die Haut eingesenkt sind. Die dicken, markreichen Grannenhaare sind tief in der Haut verwurzelt, was zur Folge hat, daß die Papillarschicht trotz der Schrägstellung der Haare eine erhebliche Tiefenausdehnung hat. Im Ziegenleder dominiert jedoch immer noch die Retikularschicht gegenüber der Papillarschicht, während bei der Schafhaut das Umgekehrte der Fall ist.

Die Ziegenhaut wird aus Fasern aufgebaut, die im Verhältnis zu der Größe der Haut außerordentlich kräftig sind. Sogar die Papillarschicht enthält sehr kräftige Fasern, besonders in den haarfreien Bereichen zwischen den Haargruppen. Ohne daß die Festigkeit der Faserverbindungen mit dem Retikulargewebe leidet, können infolge der starkfaserigen Retikularschicht und der kräftigen Faserbezirke der Papillarschicht weitgehende Lageverschiebungen innerhalb der Papillarschicht durch mechanische Arbeiten (z. B. durch Krispeln) vorgenommen werden. Die stärkere Profilierung des Narbenbildes durch technische Maßnahmen wird dadurch erleichtert, daß die Fasern in der Retikularschicht auch in den Kernteilen überwiegend horizontal verlaufen. Durch die Krispelarbeit wird auch die Retikularschicht aufgelockert und die Haut besonders weich und geschmeidig gemacht.

Die Haut des Zickels verhält sich zu der Haut der ausgewachsenen Ziege wie die Kalbshaut zur Rindshaut. Obwohl die Fasern an sich noch sehr dünn sind, sind die charakteristische Narbenprofilierung und die verhältnismäßig dichte Faserverflechtung besonders auch in der Papillarschicht völlig ausgeprägt.

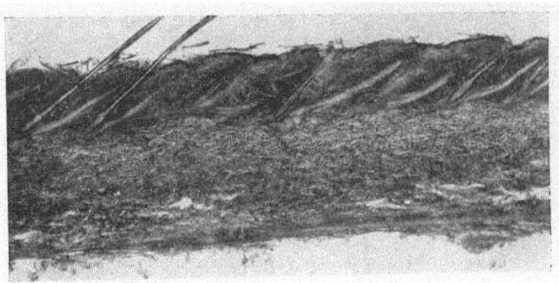

a

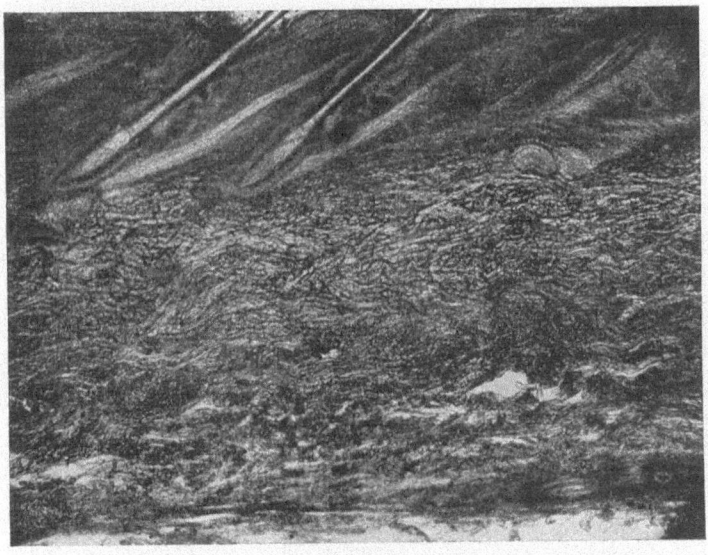

b

Abb. 218. Gefrierschnitt durch Ziegenhaut ohne Fixierung und Färbung.
a Vergr. 11,25mal. b Vergr. 27mal.

Diese Eigenschaften machen die Zickelhaut für die Glacégerbung besonders geeignet und lassen sie der für gleiche Zwecke verwendeten Schafhaut überlegen erscheinen.

4. Schafhaut (Abb. 219).

Das Schaf (Ovis aries) ist im Laufe der menschlichen Kulturgeschichte durch Züchtungen, Kreuzungen und Bastardierungen in stärkerer Weise rassenmäßig differenziert worden als alle anderen Haustiere. Der Hauptzweck der züchterischen Bemühungen bestand in einer Steigerung der Wollausbeute und einer Veredlung der Qualität der Schafwolle. Die Folge dieser Entwicklung ist das Vorhandensein einer Unzahl von Rassen, die sich in der Beschaffenheit der Haut

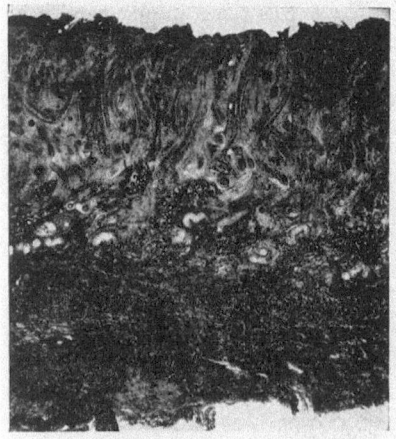

a

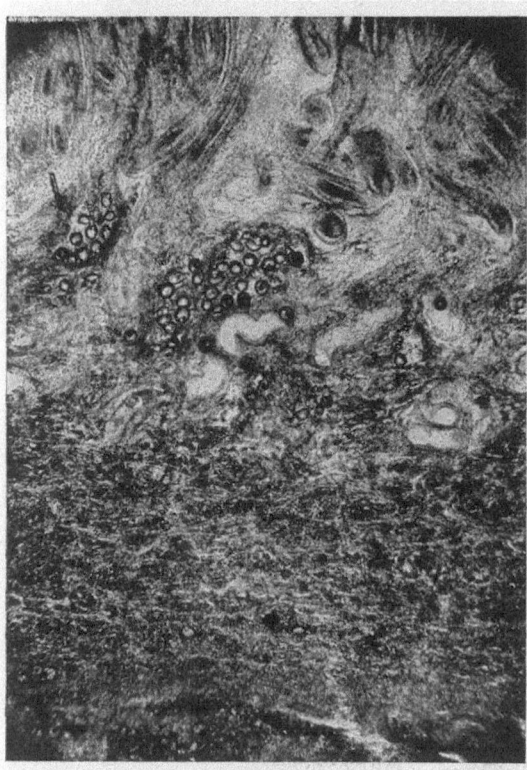

b

Abb. 219. Gefrierschnitt durch Schafhaut ohne Fixierung und
Färbung.

a Vergr. 11,25mal, b Vergr. 27mal.

und natürlich auch in ihrer übrigen Körperbeschaffenheit in extremen Fällen nicht weniger voneinander unterscheiden als die Schafhaut von der Ziegenhaut. Näheres über die Einteilung der Schafrassen nach der Beschaffenheit der Wolle bei K. Grafe, dieses Handbuch, Bd. I/2, S. 365/66. Die folgende histologische Charakterisierung bezieht sich auf das deutsche Fleischwollschaf, das zu den merinowolligen Schafrassen mit Wolle von ausgeprägter Kräuselung gerechnet wird.

Die Schafhaut ist ihrem histologischen Charakter nach eine Papillarschicht, der eine Retikularschicht von nur untergeordneter Ausdehnung und ein sehr fettreiches Unterhautgewebe unterlegt ist. Die Hautfasern unterhalb der Haarwurzeln verlaufen ausschließlich horizontal, was offenbar damit zusammenhängt, daß für die Einlagerungen von Fettzellen zwischen den Fasern Raum vorhanden sein muß. Da die Haare sehr dicht nebeneinanderliegen (vgl. auch Abb. 133) und da die Schweißdrüsen zu einer sehr beträchtlichen Ausbildung gelangen, so ist das Gewebe der Schafblöße außerordentlich porös und schwammig. Die einzelnen Fasern sind äußerst fein. Infolgedessen gelingt es leicht, die spärlichen und dünnen Fasern der Narbenschicht im Äscher so weit anzugreifen, daß die Narbenmembran leicht von der restlichen Haut heruntergestoßen werden kann. Der verbleibende Spalt eignet sich gut für die Sämischlederherstellung wegen der überaus großen Porosität (Abb. 179 und 180) des Gewebes.

Die spiralige Form der Haare, auf der die Verfilzung der Wolle des Schafes zu einem zusammenhängenden Vlies beruht, wird durch die spiralige Form der Haarwurzeln hervorgerufen. Es gelingt infolgedessen nicht, auf Längsschnitten durch die Schafhaut die Haarwurzeln in ihrer ganzen Längsausdehnung in die Schnittebene zu bekommen.

Eine interessante Studie über den Einfluß der Ernährung auf die histologische Beschaffenheit der Schafhaut verdanken wir I. D. Clarke, J. L. Stuart und R. W. Frey (zahlreiche Mikrophotographien); P. White und F. G. Caughley haben die jahreszeitlich bedingten Veränderungen im Aufbau der Schafhaut näher untersucht. Im Hochsommer ist die Ausbildung der Schweißdrüsen erheblich stärker als im Winter; die Drüsensäcke reichen in der Sommerhaut tief unter die Haarwurzelzone herab. Die Haut ist in diesem Fall schwammiger und gibt ein weniger wertvolles Leder.

W. Herre und I. Rabe haben eine eingehende Untersuchung über die Gesamthaut (Epidermis und Lederhaut) des Karakulschafes (Persianer) angestellt und hauptsächlich die Beziehung zwischen Hautdicke, Haarqualität und Schichtenausbildung verfolgt.

5. Schweinshaut (Abb. 220).

Das Hausschwein leitet sich von dem noch weit verbreiteten, aber für die Häutegewinnung nicht in Betracht kommenden europäischen Wildschwein (Sus scrofa) ab. Bei keinem anderen Tier hat die Kultivierung durch den Menschen eine derartige Degeneration zur Folge gehabt wie bei dem Hausschwein. Das zeigt sich auch im Aufbau der Haut sehr deutlich. Das Hausschwein ist im Gegensatz zu dem Wildschwein sehr haararm und normalerweise ungeheuer fettreich, wobei das Fett hauptsächlich in bzw. unter der Haut sitzt. Die übliche Zweiteilung in Retikularschicht und Papillarschicht läßt sich bei der Schweinshaut nicht aufrechterhalten, da die Haare so vereinzelt stehen, daß sie das Narbenbild und die histologische Gestaltung der Haut im Gegensatz zu den meisten der anderen Säugetierhäute wenig beeinflussen. Die Schweinshaut besteht aus einem ziemlich dünnen, aber sehr kompakt gebauten und dicht verflochtenen Bindegewebeteil, der von der Narbenmembran an bis zur Grenze der Fettkörper der Unterhaut einheitlich aufgebaut ist. Die Narbenmembran ist durch die papillenartige Verzahnung mit der Epidermis stark profiliert, wodurch auch das Narben-

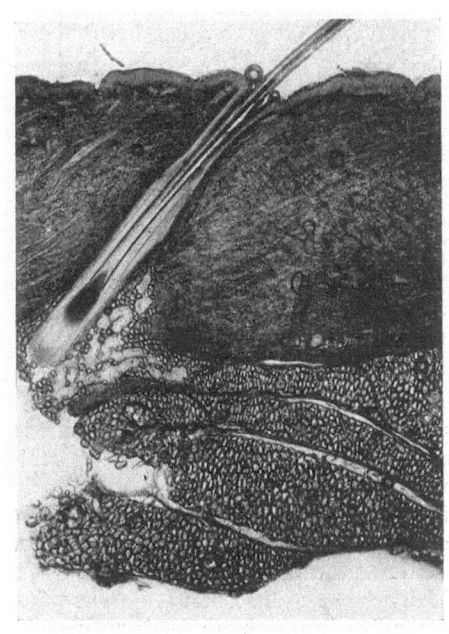

Abb. 220. Gefrierschnitt durch Schweinshaut (Vergr. 10mal).

bild des Schweinsleders charakterisiert ist (Abb. 221). Zum Charakteristikum der Schweinshaut gehören jedoch auch die weitabständigen Dreiergruppen von Haarporen (Abb. 130), die bei Schweinslederimitationen (z. B. auch Schafleder) leicht nachgeahmt werden können, während die Papillenprofilierung und die Zeichnung durch charakteristische Falten und Linien sich der Nachahmbarkeit entziehen.

Die sehr starken borstenähnlichen Haare verlangen ihrer Stärke entsprechend

eine tiefe Verwurzelung. Die Haarpapillen befinden sich infolgedessen nicht in
der eigentlichen Lederhaut, sondern in dem Fettgewebe der Unterhaut. Die
Folge davon ist, daß Schweinsleder auch auf der Fleischseite die charakteristischen Haarporen aufweist. Das Schweinsleder ist also von den Haarporen
durchlöchert, wodurch die Verwendbarkeit des Schweinsleders eingeschränkt
wird. Wegen der dichten und gleichmäßigen Faserverflechtung und der Feinheit
der Einzelfasern hat das Schweinsleder jedoch hervorragende Reißfestigkeits-
eigenschaften bei hoher Geschmeidigkeit und Weichheit. Bekannt ist die Verwendung für Bucheinbände und für Handschuhleder. Die histologischen Besonderheiten der Schweinshaut wurden von O. R. Bogomolowa an Hand von
Mikrophotographien erörtert.

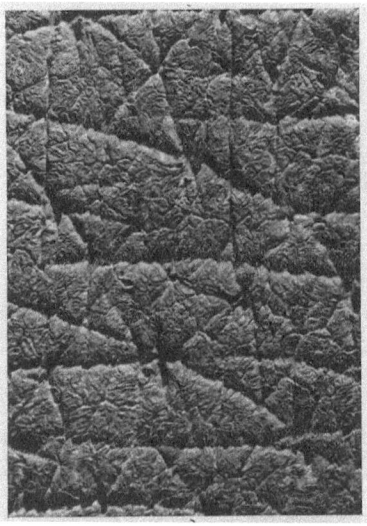 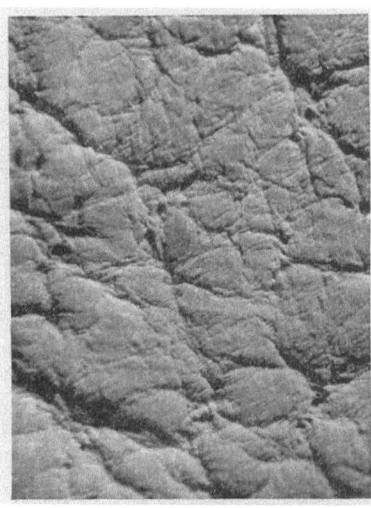

Abb. 221. Narbenbild des Schweinsleders (Vergr. 5,25mal).

Abb. 222. Narbenbild des Pekari mit charakteristischer Hautpapille (genau in der Mitte des Bildes) (Vergr. 5,25mal).

Zu einer gewissen Bedeutung ist in letzter Zeit das in Mittelamerika wild
vorkommende Nabelschwein (Dicotyles torquatus), auch Pekari genannt,
wegen seiner für Handschuhleder geeigneten Haut gelangt. Das Nabelschwein
ist kleiner als das europäische Hausschwein. Die Wurzeln der Borstenhaare
stoßen nicht bis in die Unterhaut vor, so daß die Fleischseite des Leders frei
von Haarlöchern ist. Die Zeichnung des Narbens ist etwas anders als die beim
Hausschwein: Die Borsten stehen wiederum in Dreier- oder Vierergruppen beieinander, doch nicht in Dreiecksform, sondern nahezu geradlinig, mit weiterem
Abstand aufgereiht und begleitet von den Poren zahlreicher kleiner Wollhaare.
Die auf diese Weise zustande kommenden Gruppen von Haarlöchern erinnern also
an diejenigen der Ziegenhaut; andererseits ist der Charakter der Schweinshaut,
bedingt durch die weiträumigen Abstände zwischen den Haarlöchergruppen und
die Liniatur, unverkennbar ausgeprägt. Ein weiteres Merkmal sind die weit-
räumig verteilten „Papillen" (B. Avenati-Bassi), das sind kreisrunde, etwas
dunkler gefärbte Stellen des Narbens, die offenbar mit einer stärkeren Drüsen-
entwicklung in Zusammenhang stehen (Abb. 222).

Mit dem Nabelschwein wird häufig verwechselt das Wasserschwein (Hydrochoerus capibara), ein Tier, das zu den Nagern gehört und der größte lebende

Vertreter dieser Gattung ist. In der Narbenzeichnung soll diese Haut der Schweinshaut noch näherkommen als die des Nabelschweins (B. Avenati-Bassi). Die Häute des Wasserschweins und des Nabelschweins werden gern unter Zugrundelegung von Schaf- oder Ziegenleder imitiert.

6. Rotwildhaut.

Das Häutematerial des europäischen Jagdrotwildes wäre an sich ein geeignetes Rohmaterial für Narbenoberleder, wenn es nicht fast immer einerseits durch Parasiten, Stacheldrahtrisse und Schußlöcher, andererseits durch unsachgemäßes Abziehen und mangelhafte Konservierung entwertet wäre. Infolgedessen verlohnt sich nur noch eine Verarbeitung zu Sämischleder, nach Abstoßen der im

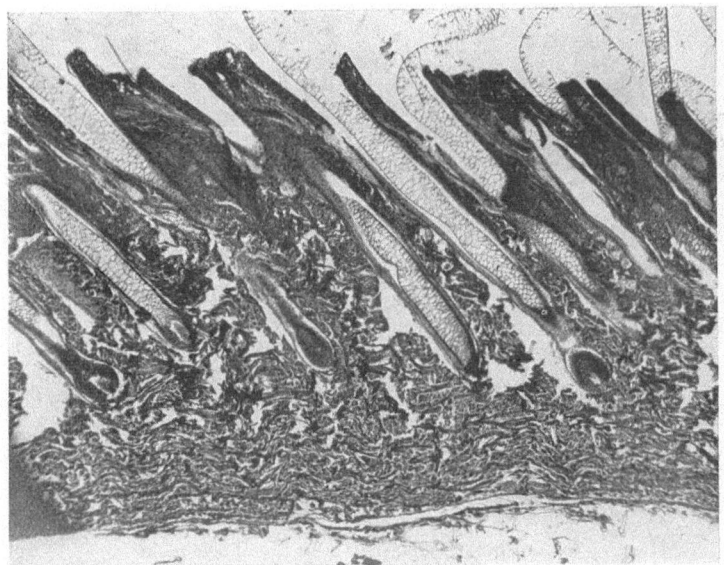

Abb. 223. Paraffinschnitt durch Rehhaut (Vergr. 27mal).

Äscher gelockerten Narbenschicht. Die Haut des Rehs (Capriolus capriolus) entspricht etwa einer dünnen Ziegenhaut, hat jedoch etwas weniger kräftige Fasern und noch tiefer hinabreichende, weil steiler gestellte Haare (Abb. 223). Das Verhältnis von Papillarschicht zu Retikularschicht entspricht daher mehr demjenigen der glatthaarigen Schafrassen. Eine Einlagerung von Fett in der Haarwurzelzone kommt nicht vor. Die geraden Haare sind nicht so dicht gestellt wie bei der Schafhaut; da aber die Haare verhältnismäßig dick sind (und zwar infolge einer starken Entwicklung der Markschicht auf Kosten der Rindenschicht; deutliches Charakteristikum der Rehhaut), so ist die Durchbrechung der Papillarschicht ebenso weitgehend wie bei der Schafhaut.

Die Häute des Edelhirsches (Cervus elaphus), des Damhirsches (Cervus dama), ferner die des Renntiers (Rangifer tarandus) sind ähnlich gebaut, nur flächengrößer und kräftiger.

7. Robbenhaut.

Die Robben sind ihrer Körperform nach vollständig dem Wasserleben angepaßt: Der Körper ist walzenförmig rund und besitzt als Extremitäten vier kurze

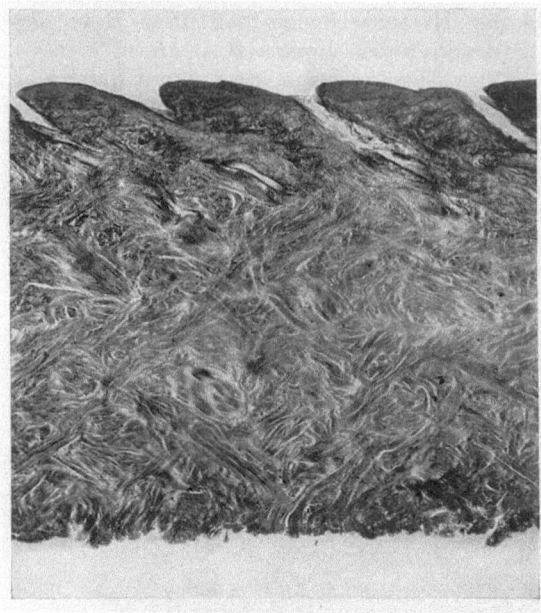

Abb. 224. Querschnitt durch Seehundleder, pflanzlich gegerbt
(Vergr. 11,25mal).

Flossenfüße. Im Gegensatz zu den Meeressäugetieren haben Seehunde, Seelöwen und See-Elefanten eine kurze, dicht anliegende Haarbekleidung. Hautdrüsen (soweit das auf Schnitten durch Robbenleder [Abb. 224] zu erkennen ist) scheinen zu fehlen oder sind schwach entwickelt. Die einheitlichen kräftigen Haare liegen schräg in der Haut und bilden geschlossene Reihen, die Abstände weisen 2 bis 3 mm auf, während innerhalb jeder Reihe die Haare sehr viel dichter aufeinanderfolgen. Das Auffälligste an der Robbenhaut ist die Verstärkung der Haarbälge durch längs dem Haarbalg verlaufende, stark entwickelte Bindegewebsfasern. Diese Fasern fallen auch beim fertigen Leder, z. B. bei Lupenbetrachtung des Anschnittes, deutlich auf. Diese Verstärkung der Haarwurzeln läßt verständlich werden, daß sich Seehundsfelle mit Vorteil beim Schneeschuhlaufen zur Erleichterung des Aufstiegs verwenden lassen.

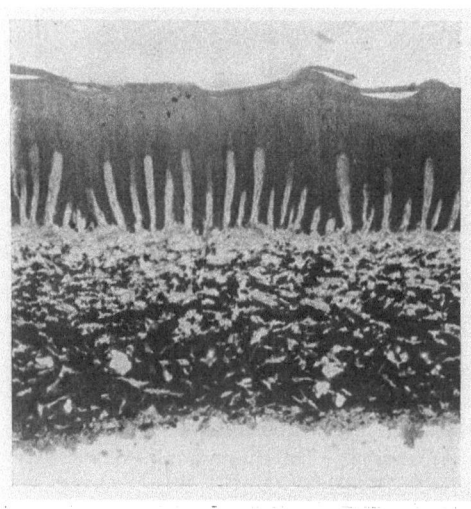

Abb. 225. Gefrierschnitt durch die Rohhaut des Delphins
(Fettfärbung): Fettgewebe = schwarz, Bindegewebe = weiß
(Vergr. 10mal).

Die Retikularschicht hat gegenüber der Papillarschicht kaum wesentlich stärkere Fasern, obwohl der Dicke nach die Retikularschicht deutlich ausgeprägt ist. Auch fehlen in der Retikularschicht die vertikal verlaufenden Fasern, so daß die Robbenhaut trotz verhältnismäßig guter Gewebedichte und beträchtlicher Gesamtdicke nicht als Bodenleder in Frage kommt. Hingegen läßt sich das Robbenleder infolge der Gleichmäßigkeit der Faseranordnung und Faserdicke in allen Schichten der Haut gut in Spalte zerlegen, die einander ziemlich gleichwertig sind.

8. Haut von Delphinen und anderen Walen.

Bei den Meeressäugetieren, deren Leben ausschließlich im Wasser verläuft, sind Körpergestalt und Skelettgliederung der Fischform bis zum Verwechseln genähert. Die kolossale Körpergröße, die die Wale erreichen, wäre außerhalb des tragfähigen und nahrungsreichen Meereswassers nicht möglich. Ebenfalls in Anpassung an die

Fischform ist die Haut drüsenlos und haarlos, nur in einigen Fällen finden sich an der Oberlippe Borstenhaare. Als Ersatz für den mangelnden Pelz befindet sich unter der Lederhaut eine mächtige Fettmasse, die gleichzeitig als Wärmeschutz und zur Herabsetzung des spezifischen Gewichts dient. Im Gegensatz zu der Fettschicht der Unterhaut des Schweins ist zwischen der Bindegewebeschicht und der Fettzone bei den Meeressäugetieren eine klare Abgrenzung nicht vorhan-

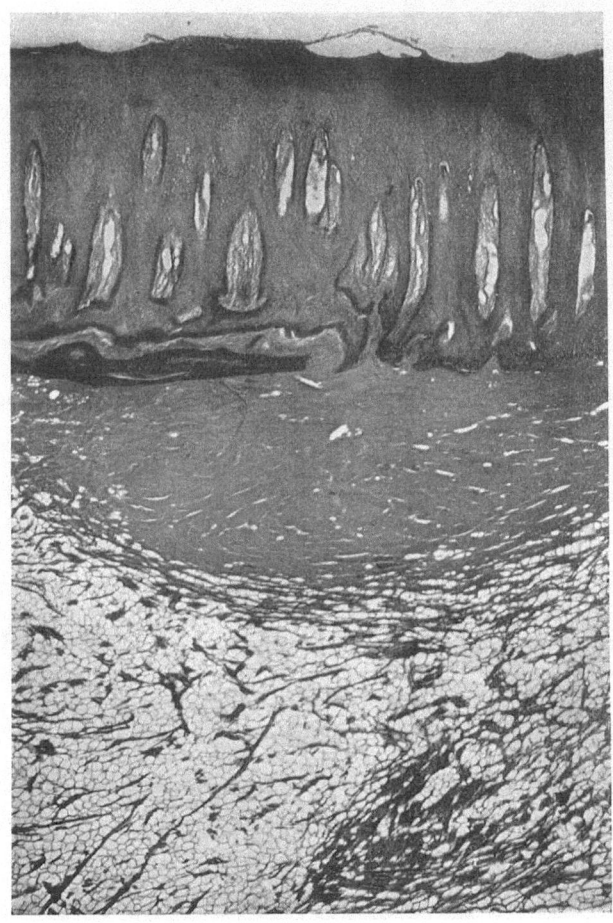

Abb. 226. Paraffinschnitt durch die Haut des Finwals (Eosinfärbung): Fettgewebe = weiß, Hautfasern = dunkel (Vergr. 13,5mal).

den. Fettmassen und Bindegewebefasern durchsetzen sich in gleichmäßiger Weise, doch überwiegt mit Annäherung an die Narbenschicht das Fasergeflecht, und die äußerste Zone der Lederhaut nach der Epidermis hin ist vollständig fett-frei (Abb. 226). Charakteristisch für die haarfreie Haut der Meeressäugetiere ist die intensive Verzahnung von Lederhaut und Epidermis durch Bindegewebe-papillen, die weit in die vielschichtige Epidermis vorstoßen (Abb. 113, 116 und 225). Hierdurch ist ein eigentümliches, an Velourleder erinnerndes Narbenbild ge-schaffen, das dem aus der Haut des Delphins hergestellten Leder seinen besonderen Wert gibt (Abb. 227). Der übrige Faseraufbau entspricht mehr demjenigen der

Säugetiere als dem der Fische. Infolge des großen Fettgehalts ist das Lederhautgewebe, mit Ausnahme der obersten Zone, ziemlich schwammig und locker.

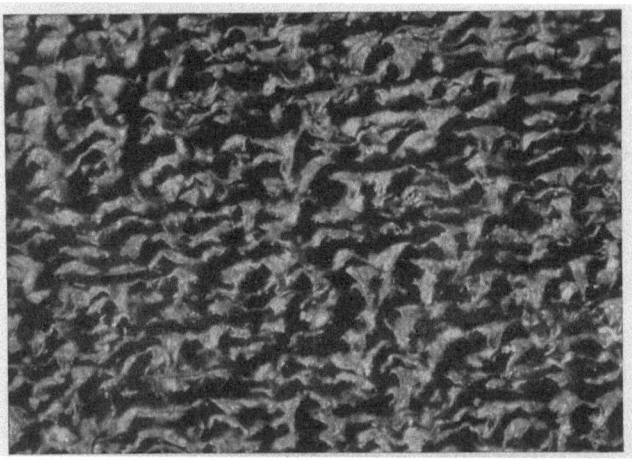

Abb. 227. Narbenbild des Delphinleders (Vergr. 7,5mal).

Die Haut der Wale (z. B. Balaenoptera musculus, Blauwal) ist die größte Haut, die man überhaupt von einem Tier erhalten kann, und läßt sich unzerteilt überhaupt nicht verarbeiten. Die enge Verbindung der äußeren bindegewebigen Zone der Haut, die für die gerberische Verwertung allein in Frage käme, mit der mächtigen Transchicht der Unterhaut, eine Verbindung, die sich ohne maschinelle Einrichtung nicht trennen lassen dürfte, hat der technischen Verarbeitung der Walhaut zu Leder bisher im Wege gestanden.

Die Originalphotographien zu den Abb. 105a und 226 wurden von Herrn Prof. W. Graßmann, Dresden, die der Abb. 141, 160 und 161 von Herrn H. G. Turley, Philadelphia, zur Verfügung gestellt. Beiden Herren sei an dieser Stelle bestens gedankt. Das übrige Abbildungsmaterial von Hautschnitten und dgl. wurde im Institut für Gerbereichemie der Technischen Hochschule Darmstadt angefertigt. Der größte Teil der Mikrophotogramme bzw. der ihnen zugrunde liegenden Präparate wurde von Frl. Annemarie Seitz, Darmstadt, hergestellt.

Literaturübersicht.

Ambronn, H.: Handwörterbuch der Naturwissenschaften, Bd. VI, S. 879. Jena: G. Fischer, 1912—1915.
Ambronn, H u. A. Frey: Das Polarisationsmikroskop. Leipzig: Akadem. Verlagsges. m. b. H., 1926.
Avenati-Bassi, B.: Boll. R. Staz. speriment. Ind. Pelli mater. concianti 12, 395 (1934).
Balfe, M. P.: J. I. S. L. T. C. 20, 368 (1936).
Biedermann, W.: Vergleichende Physiologie des Integuments der Wirbeltiere in „Ergebnisse der Biologie", Bd. I, S. 1. Berlin: 1936.
Bloch, B., F. Pinkus u. W. Spalteholz: Handbuch der Haut- und Geschlechtskrankheiten, Bd. I, Teil 1: Anatomie der Haut. Berlin: Springer, 1927.
Bogomolowa, O. R.: Russ. Led. Ber. 1, 15 (1932); Ref. Collegium 1933, 179; Beherrschung der Technik (russ.) 5 (1932); Ref. Collegium 1933, 179, 355.
Braun, A. A.: Russ. Led. Ber., 2, 15 (1932); Ref. Collegium 1933, 180.
Braun, A. A., M. F. Iwanow u. A. A. Rjabinin: Russ. Led. Ber. 1, 10 (1931); Ref. Collegium 1933, 642.
Braun, A. A., M. F. Iwanow, A. A. Rjabinin u. G. N. Orlowa: Russ. Led. Ber. 1, 13 (1932); Ref. Collegium 1933, 180.
Braun, A. A. u. W. W. Reiwid: Beherrsch. Led. Techn. 8, 27, 28 (1932); Collegium 1934, 54.
Brühl, L.: „Fischhaut", „Fischhaut als Schleif- und Glättungsmittel", „Faserstoffe aus Fischhaut" in: F. Pax u. W. Arndt: Die Rohstoffe des Tierreichs. Berlin: Gebr. Borntraeger, 1929—1930.
Clarke, I. D., L. S. Stuart u. R. W. Frey: Stiasny-Festschrift, S. 29. Darmstadt: 1937.
Claus, C. u. K. Grobben: Lehrbuch der Zoologie. Marburg: N. G. Elwert, 1917.

Conabere, G. O.: J.I.S.L.T.C. **21**, 616 (1937).

Cuccodoro, B.: Boll. R. Staz. speriment. Ind. Pelli mater. concianti **13**, 57 (1935).

Derksen, J. u. G. C. Heringa: Odbitka z Polskiej Gazety Lekarskiej **28**, 29 (1936).

Dupuytrem, Malgaigne u. Langer: Sitzungsber. Kais. Akad. 1861.

Ebener, V. v.: Untersuchungen über die Ursache der Anisotropie organischer Substanzen. Leipzig: 1882.

Ehringhaus, A.: Das Mikroskop. Leipzig-Berlin: B. G. Teubner, 1921.

Ehrlich, P.: Verhandl. physiol. Ges. Berlin **8** (1878/79).

Ellenberger, W. u. H. Baum: Handbuch der vergleichenden Anatomie der Haustiere. 17. Aufl. Berlin: Springer, 1932.

Ettisch, G. u. A. Szegvari: Protoplasma **1**, 214 (1927).

Ewald, A.: Ztschr. physiol. Chem. **105**, 135 (1919).

Gerbereichemisches Taschenbuch, herausg. von der Vereinigung akad. Gerbereichemiker Darmstadt (V.A.G.D.A.), 5. Aufl., Dresden-Leipzig: Th. Steinkopff, 1943.

Gieson, F. van: New Yorker Med. Journ. 1889.

Hausam, W., E. Liebscher u. T. Schindler: Collegium **1939**, 529.

Hauser, F.: Blätter f. Unters. u. Forsch.Instr. **2**, 71 (1928).

Heidenhain, M. (*1*): Ztschr. wiss. Mikroskopie **9**, 204 (1891); (*2*): Plasma und Zelle. Jena: 1911.

Heringa, G.C.: Verhandl. anat Ges. **40**, 123 (1931); Anat. Anz. **72**, Erg.-Heft (1931).

Herre, W. u. I. Rabe: Ztschr. mikrosk.-anat. Forsch. **42**, 525 (1937).

Herxheimer, G.: Histologische Technik in: E. Abderhalden: Handbuch der biologischen Arbeitsmethoden. Abt. VIII, Teil 1, 1. Hälfte. Berlin-Wien: Urban u. Schwarzenberg, 1922.

Jaensch, W.: Die Hautkapillarmikroskopie. Halle a. S.: 1929.

Jovanovits, J.: Collegium **1927**, 226.

Kaye, M. (*1*): Proc. Roy. Soc., London, Ser. B **105**, 294 (1929); (*2*): J.I.S.L.T.C. **13**, 73, 118 (1929); (*3*): Ebenda **20**, 223 (1936).

Kaye, M. u. D. J. Lloyd: Proc. Roy. Soc., London, Ser. B **96**, 293 (1924).

Kernot, J. C. u. J. Knaggs: Proc. Roy. Soc., London, Ser. B **105**, 280 (1929).

Köhler, A.: In E. Abderhalden: Handbuch der biologischen Arbeitsmethoden. Abt. II, Teil 2. Berlin-Wien: Urban u. Schwarzenberg, 1927—1928.

Küntzel, A. (*1*): Die Histologie der tierischen Haut. Dresden-Leipzig: Th. Steinkopff, 1925; (*2*): Collegium **1925**, 623; (*3*): Ebenda **1926**, 176; (*4*): Gerber **56**, 199 (1930); (*5*): Collegium **1929**, 153; (*6*): Ebenda **1929**, 207; (*7*): Ebenda **1931**, 381; (*8*): Ebenda **1934**, 1; (*9*): Die Qualitätsbeurteilung von Sohlleder, herausg.von der Vereinigung akad. Gerbereichemiker Darmstadt, 1935; (*10*): Collegium **1936**, 455.

Küntzel, A. u. K. Buchheimer: Collegium **1930**, 205.

Küntzel, A. u. F. Prakke: Biochem. Ztschr. **267**, 243 (1933).

Küntzel, A. u. A. Schaefer: Collegium **1936**, 571.

Küntzel, A. u. M. Schwank: Collegium **1940**, 489.

Küntzel, A. u. A. Seitz: Collegium **1936**, 567.

Küntzel, A., G. Vago u. A. Seitz: Collegium **1937**, 85.

Leplat, G.: Extrait d. Arch. de Biol. **46**, 336 (1935); Collegium **1935**, 514.

Line, E.: J.I.S.L.T.C. **16**, 93 (1932).

Lloyd, D. J.: J.A.L.C.A. **32**, 362 (1937).

Lloyd, D. J. u. R. H. Marriott (*1*): J.I.S.L.T.C. **16**, 57 (1932); (*2*): Biochemical Journ. **27**, 911 (1933).

Lochte, Th.: Atlas der menschlichen und tierischen Haare. Leipzig: Dr. P. Schöps, 1938.

McLaughlin, G. D.: J.A.L.C.A. **16**, 435 (1921).

McLaughlin, G. D. u. F. O'Flaherty: J.A.L.C.A. **21**, 336 (1926).

McLaughlin, G. D., J. H. Highberger, F. O'Flaherty u. K. Moore: J.A.L.C.A. **24**, 339 (1929).

Mallory: Ztschr. wiss. Mikroskopie **18**, 175 (1901).

Marriott, R. H. (*1*): J.I.S.L.T.C. **17**, 178 (1933); (*2*): Ebenda **18**, 22, 68, 307 (1934); (*3*): Ebenda **19**, 133 (1935); (*4*): Ebenda **19**, 169 (1935); (*5*): Ebenda **19**, 246 (1935).

Marriott, R. H. u. E. W. Merry: J.I.S.L.T.C. **18**, 562, 600 (1934).

Maximow, A. (*1*): Arch. miskrosk. Anat. **67**, 680 (1906); (*2*): Ztschr. mikrosk. anat. Forsch. **17**, 625 (1929).

Mayer, P.: Ztschr. wiss. Mikroskopie **20**, 410 (1904).

Möllendorf, W. v.: Handbuch der mikroskopischen Anatomie des Menschen. Berlin: Springer, 1927.

Moeller, W.: Collegium **1917**, 17.

O'Flaherty, F. (*1*): J.A.L.C.A. **26**, 257 (1931); (*2*): Ebenda **32**, 488 (1937).

O'Flaherty, F. u. W. T. Roddy (1): J.A.L.C.A. 26, 172 (1931); (2): Ebenda 29, 53 (1934); (3): Ebenda 29, 476 (1934); 30, 290 (1935).

Orthmann, A. C. u. W. M. Higby: J.A.L.C.A. 24, 654 (1929).

Ostertag, R. v.: „Därme, Schlünde, Magen und Blasen der Haussäugetiere" in: F. Pax u. W. Arndt: Die Rohstoffe des Tierreiches. Berlin: Gebr. Borntraeger, 1930.

Patzelt, V.: Ztschr. mikrosk.-anat. Forsch. 5, 371 (1926); 17, 253 (1929).

Pernkopf, Ed. u. V. Patzelt: Anatomie und Histologie der Haut in: Haut- und Geschlechtskrankheiten, herausg. von L. Arzt u. K. Zieler. Wien-Berlin: Urban u. Schwarzenberg, 1933.

Petersen, H.: Histologie und mikroskopische Anatomie. München: J. F. Bergmann, 1935.

Plate, L.: Allgemeine Zoologie und Abstammungslehre. Jena: G. Fischer, 1922.

Pleass, W. B. (1): J.I.S.L.T.C. 18, 476 (1934); 19, 4 (1935); (2): Ebenda 21, 599 (1937).

Plenk, H.: Erg. Anat. 27, 302 (1927).

Ranvier, L.: C. r. hebd. séances Acad. Sci. 88, 1361 (1879).

Raymond, B. W.: J.I.S.L.T.C. 21, 372 (1937).

Reumuth, E.: Kunstseide u. Zellwolle 19, 247 (1937).

Robertson, M. E.: J.I.S.L.T.C. 18, 9 (1934).

Roddy, W. T. u. F. O'Flaherty: J.A.L.C.A. 33, 368 (1938).

Rogers, A.: J.A.L.C.A. 13, 528 (1928).

Romeis, B.: Taschenbuch der mikroskopischen Technik. 13. Aufl. München-Berlin: 1932.

Rothmann, St. u. Fr. Schaaf: „Chemie der Haut" in Handbuch der Haut- und Geschlechtskrankheiten, Bd. I/2, S. 161. Berlin: Springer, 1929.

Schaffter, J. (1): Lehrbuch der Histologie und Histogenese, 3. Aufl. Berlin-Wien: Urban u. Schwarzenberg, 1933; (2): Handbuch der mikroskopischen Anatomie des Menschen. Bd. II, 1.: Gewebe, Epithel- und Drüsengewebe. Berlin: Springer, 1927. (Siehe W. v. Möllendorf.)

Schmidt, W. J. (1): Die Bausteine des Tierkörpers in polarisiertem Licht. Bonn: F. Cohen, 1924; (2): „Einige Verfahren zur mikroskopischen Bestimmung der Brechzahlen von Zellen und Geweben" in Abderhaldens Handbuch der biologischen Arbeitsmethoden, Abt. V, Teil 10, S. 827. Berlin-Wien: Urban u. Schwarzenberg, 1935; (3): Ztschr. Zellforsch. u. mikrosk. Anat. 24, 336 (1936); (4): Anleitung zur polaris.mikroskopischen Untersuchung für Biologen. Bonn: Cohen, 1924; (5): Polaris.-optische Analyse des submikroskopischen Baues von Zellen und Geweben in E. Abderhaldens Handbuch der biologischen Arbeitsmethoden. Berlin-Wien: Urban u. Schwarzenberg, 1926.

Seymour-Jones A.: J.I.S.L.T.C. 1, 69, 96, 136, 182 (1917); 2, 16, 34, 76, 122, 143, 161, 181, 203, 234, 280 (1918); 3, 85, 107 (1919).

Spalteholz, W.: Siehe B. Bloch, F. Pinkus u. W. Spalteholz.

Stather, F. (1): Ledertechn. Rdsch. 6, 63 (1932); (2): Haut- und Lederfehler. Wien: Springer, 1934.

Stiasny, E.: Gerbereichemie (Chromgerbung). Dresden-Leipzig: Th. Steinkopff, 1931.

Stöhr, Ph.: Lehrbuch der Histologie, herausg. von W. v. Möllendorf. Jena: G. Fischer, 1933.

Subin, A.: Collegium 1934, 437.

Toldt, K.: Aufbau und natürliche Färbung des Haarkleides der Wildsäugetiere. Leipzig: Dr. P. Schöps, 1935.

Turley, H. G. (1): J.A.L.C.A. 21, 117 (1926); (2): Ebenda 27, 316 (1932).

Unna, P. G. (1): Ztschr. wiss. Mikroskopie 12, 61 (1891); (2): Histochemie der Haut. Leipzig-Wien: F. Deuticke, 1928.

Unna, P. G. u. L. Fezer: Virchows Arch. 246, 183 (1923).

Unna, P. G. u. J. Schumacher: Lebensvorgänge in der Haut der Menschen und der Tiere. Leipzig-Wien: F. Deuticke, 1925.

Waldeyer, W.: Beitr. Anat. u. Embryol., Henle-Festgabe, 1882.

Warns, E. H. J.: Protoplasma 13, 21 (1931).

Weigert, F.: Optische Methoden der Chemie. Kap. 12. Leipzig: Akadem. Verlagsges. m. b. H., 1927.

White, P. u. F. G. Caughley: J.I.S.L.T.C. 21, 64 (1937).

Wiener, O.: Abhandlungen der Sächs. Ges. d. Wiss. math.-phys. Kl. 32 (1912).

Wilson, J. A. (1): Die Chemie der Lederfabrikation, 2. Aufl. 1927. Deutsche Bearbeitung von F. Stather u. M. Gierth. Wien: Springer, 1930; (2): „Viewing Leather trough the eyes of science", Amer. Shoemaking and the Leather Manufacturer 1924.

Wilson, J. A. u. G. Daub: Ind. engin. Chem. 13, 1137 (1921).

Drittes Kapitel

Chemie der Haut unter besonderer Berücksichtigung der Proteine.

Von Prof. Dr. **Wolfgang Graßmann** und Dipl. Ing. **Juliana Trupke,** Dresden.

A. Einleitung.

Unsere Kenntnis der Gerbvorgänge ist auch in Fällen, wo der eine Reaktionspartner, der Gerbstoff, einigermaßen erforscht ist, wie z. B. bei der Chromgerbung,
eine recht unvollkommene. Dies hängt in der Hauptsache damit zusammen,
daß der andere Reaktionspartner, die Haut, nur ungenügend bekannt ist und daß
damit zwangsläufig auch alle Vorstellungen vom Wesen der Gerbung, also der
Reaktion zwischen Haut und Gerbstoff, in vieler Hinsicht im Ungewissen bleiben
müssen.

Wir wissen zwar, daß die ledergebende Hautsubstanz, das Corium, praktisch
fast ausschließlich aus dem Protein Kollagen besteht, und wir kennen das allgemeine Strukturprinzip, nach dem das Kollagen ebenso wie andere Eiweißkörper aufgebaut ist; auch wissen wir mit mehr oder weniger großer Sicherheit,
daß für die Umwandlung des Kollagens in eine wasser- und fäulnisfeste Substanz,
die das Wesen des Gerbprozesses ausmacht, die Reaktion der Gerbstoffe mit
bestimmten chemischen Gruppen des Hauteiweisses, sei es den Peptidbindungen,
den basischen Resten oder anderen Gruppierungen, wesentlich ist. Aber schon
die Anordnung und Verteilung der basischen und sauren, hydrophilen und
hydrophoben Reste im Kollageneiweiß, die für die Reaktion mit dem Gerbstoff
von ausschlaggebender Bedeutung sein muß, ist uns zum größten Teil unbekannt. Es kommt hinzu, daß aus Gründen, die wir wiederum gegenwärtig nur
sehr unvollkommen umschreiben können, der Gerbvorgang nur verstanden
werden kann als eine Reaktion des Gerbstoffs mit der hochmolekularen
Eiweißsubstanz. Dies zeigt vielleicht am deutlichsten die Tatsache, daß man die
Reaktion zwischen Tannin und Eiweiß seit längerer Zeit verwendet, um Eiweißkörper von ihren Abbauprodukten zu trennen (S. G. Hedin). Während fast alle
hochmolekularen Eiweißkörper durch Tannin gefällt werden, reagieren die aus
ihnen beispielsweise mit Enzymen erhaltenen noch relativ hochmolekularen Abbaugemische nicht oder jedenfalls nicht unter Bildung unlöslicher Produkte mit
Tannin, obwohl sie die gleichen sauren und basischen Gruppen und sicher auch
reichliche Mengen von Peptidbindungen enthalten müssen.

Der eigentliche Gerbvorgang ist aber außerdem, im Gegensatz zu den vielfach studierten Reaktionen zwischen Gerbstoffen und löslichen Eiweißkörpern,
z. B. Gelatine, nicht nur eine Reaktion mit einem hochmolekularen, sondern
auch mit einem unlöslichen, zum Teil wohl in amorphem, in seinem wesentlichen Teil aber in geordnetem kristallinischem Zustand vorliegenden Faser-

protein. Dies bedeutet, daß neben der rein chemischen Anordnung der Polypeptidkette (also des Moleküls im chemischen Sinn) das Zusammentreten solcher
Ketten zu dem übergeordneten 3-dimensionalen Verband des Faserkristalliten
und weiterhin zur biologischen Struktur der Faser und darüber hinaus des Faser-
geflechtes der Haut wesentlich ist und daß neben die rein chemischen Vorgänge
der Gerbung die Oberflächenreaktionen des heterogenen Systems als gleichbe-
rechtigte Faktoren treten, die ihrerseits von der Struktur und dem physikalischen
Zustand der Hautsubstanz bedingt sind.

Diese Ausführungen mögen zeigen, daß das Studium der Gerbvorgänge
zwangsläufig hinführt zu den grundsätzlichen Problemen der Eiweißforschung,
und zwar sowohl nach der Seite der Eiweißchemie wie nach der Seite des physikalisch-chemischen und kolloid-chemischen Verhaltens und der Feinstruktur
der Eiweißkörper. Zum Verständnis der Gerbvorgänge ist daher eine allgemeine
Kenntnis der Eiweißkörper unerläßlich, die im folgenden in einem chemischen
Teil (dieses Kapitel) und einem physikalisch-chemischen Teil (Kapitel IV) vermittelt werden soll.

Die Kennzeichnung der übrigen Hautbestandteile, wie Fette, Mineralsalze
usw., ist teils einfacher, teils von untergeordneter Bedeutung, so daß wir uns
hierbei auf die Besprechung der in der Haut vorkommenden Substanzen selbst
beschränken können. Im einzelnen werden die verschiedenen Stoffe an den
entsprechenden Stellen dieses Kapitels behandelt; hier soll nur zur Orientierung
eine kurze Übersicht (siehe Abb. 228) über die Zusammensetzung der Haut
erfolgen.

Wie schon oben erwähnt, stellen die Proteine und unter ihnen wieder das
zu fast 100% die eigentliche Lederhaut (Corium) bildende Kollagen den Hauptanteil der Hautsubstanz (vgl. Abb. 228). Das Kollagen gehört zu den sog. Skleroproteinen, die sich von den übrigen Proteinen hauptsächlich durch ihre Unlöslichkeit und ihr kristallines Fasergefüge unterscheiden. Hierher zählt auch das
zu ca. 1% d. Tr. S. im Corium enthaltene Elastin, das etwas reichlicher im
Unterhautgewebe vorkommt, welch letzteres jedoch bereits beim Entfleischen
entfernt wird. Die Gerüstsubstanz der Oberhaut (Epidermis) und ihrer mehr
oder weniger stark verhornten Adnexe ist das Keratin. Trotzdem dieses also
in größerer Menge vorhanden ist, tritt auch seine Wichtigkeit zurück, da nur
bei der Pelzgerbung Oberhaut und Haare erhalten bleiben, während bei der
eigentlichen Lederherstellung, beim Äschern oder diesem entsprechenden Prozessen, alle Keratinbestandteile entfernt werden. Ebenso werden auch die in der
Haut enthaltenen Albumine und Globuline während des Äscherns und
der Weiche zum größten Teil herausgelöst. Auch der Blutfarbstoff, das Hämoglobin, muß entfernt werden, da er durch seinen Eisengehalt Ursache zur
Fleckenbildung auf dem Leder geben könnte (vgl. Kap. Stather). Als weitere Hautproteine sind die mucinähnlichen zu nennen, die in den Schleimstoffen und der
umstrittenen sog. Faserzwischensubstanz ebenfalls nur in der Rohhaut in Erscheinung treten.

Nächst den Proteinen spielen die wichtigste Rolle die Fettstoffe, die in allen
Hautschichten, bei den einzelnen Tierarten jedoch in sehr verschiedenen Mengen,
enthalten sind und bei reichlichem Vorhandensein (besonders in der Nierengegend)
vielfach Anlaß zu den gefürchteten Fettausschlägen auf dem Fertigleder geben.
Die fettreichste Landsäugetierhaut ist die des Schafes, welche bis zu ca. 30%
Fett enthalten kann.

Rein mengenmäßig erreicht in der Rohhaut das Wasser den höchsten Prozentsatz, nämlich bis zu ca. 70% bei fettarmer Haut (Wasser- und Fettgehalt
verlaufen entgegengesetzt). Im Leder ist unter normalen Verhältnissen nur mehr

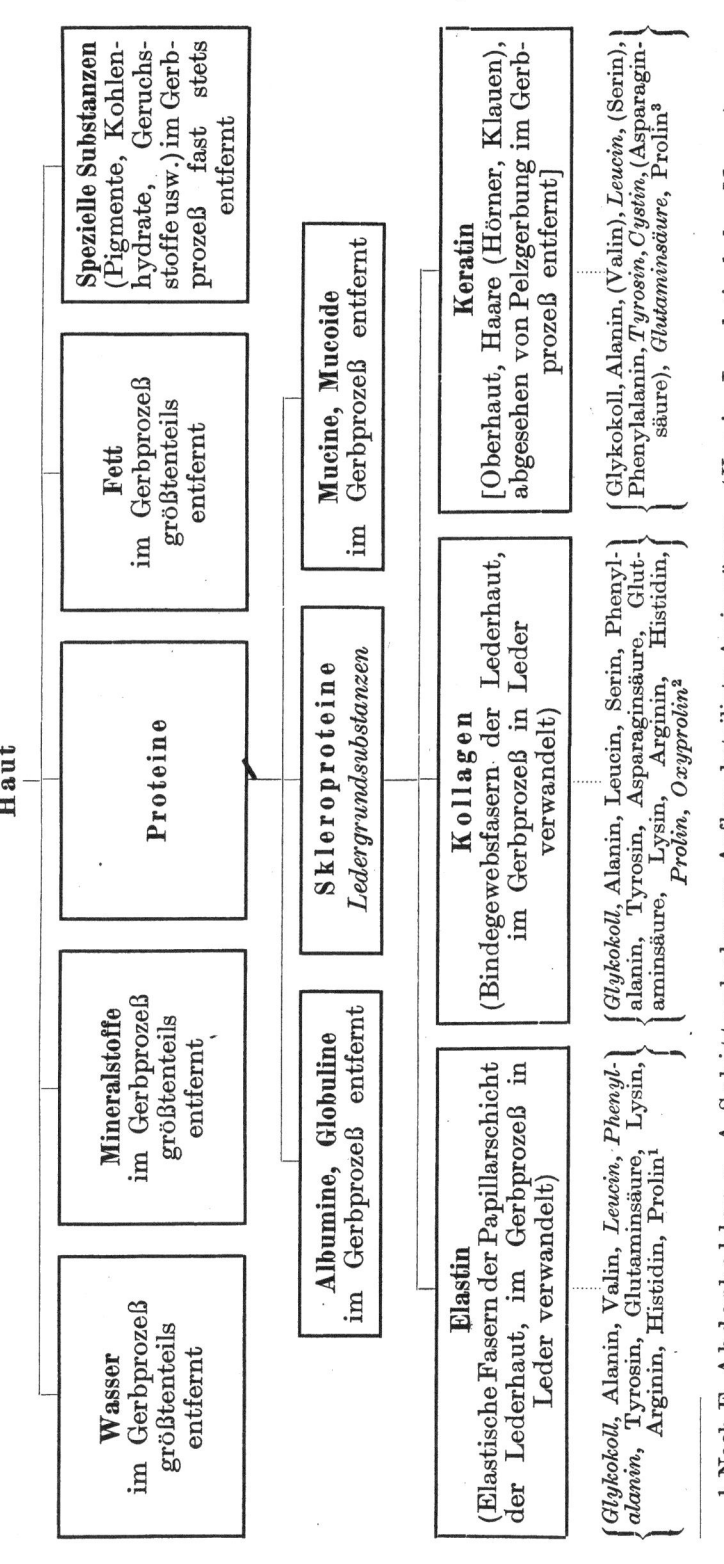

Abb. 228. Überblick über die Zusammensetzung der Haut.

[1] Nach E. Abderhalden u. A. Schittenhelm am Aufbau beteiligte Aminosäuren. (Kursiv: In relativ hoher Menge.)
[2] Nach H. D. Dakin (5), (7), weiter vgl. Anmerkung 1.
[3] Nach E. Stiasny (In Klammern: Nicht in allen Keratinen gefunden), weiter vgl. Anmerkung 1.

23 a

höchstens 20% Wasser vorhanden. Dann wären in der Hauptsache noch die Mineralstoffe zu nennen, von denen nur der Kalk bei der Gerbung von Seetierhäuten unliebsam als Hautzähne u. dgl. stärker in Erscheinung tritt.

Die weiteren Inhaltsstoffe der Haut stehen für den Gerber technisch an Wichtigkeit gegenüber den vorgenannten zurück. In erster Linie sind hier die Pigmente zu erwähnen, von denen das zu den Melaninen gehörige der basalen Stachelschicht die Hautfarbe verursacht. Bei der Säugetierhaut werden dieselben, da sie in bezug auf das Aussehen störend wirken und fast ausschließlich in der Epidermis lokalisiert sind, beim Gerbprozeß ziemlich restlos entfernt, während besonders bei den tiefgehend pigmentierten Reptilienhäuten auf möglichste Erhaltung der die schöne Zeichnung bedingenden Farbstoffe gesehen wird. Geruchstoffe, Giftstoffe u. dgl. dürften für den Gerbprozeß unwichtig sein.

Inwieweit das Mengen- und Verteilungsverhältnis all dieser Substanzen, das Vorhandensein und die variable Zusammensetzung manches einzelnen Bestandteils — wir unterscheiden z. B. viele verschiedene Keratine — die Eignung der Haut für die Herstellung eines guten Leders bedingt (vgl. dazu W. Graßmann und J. Trupke), darüber sind wir heute noch nicht im Bilde und die Klärung all dieser Probleme bedarf noch langwieriger Arbeit; doch läßt sich bei den stetigen großen Fortschritten, besonders auf dem Gebiet der Proteine, dem hohen Stand unserer Methodik und Hilfsmittel hoffen, daß eine weitgehende Lösung der wichtigsten Fragen durch den Chemiker in absehbarer Zeit erzielt und damit auch das Verständnis der Gerbprozesse vertieft werden kann.

B. Proteine und ihre Abbauprodukte.

Die organische Substanz, welche in allen Bestandteilen des thierischen Körpers, so wie auch, wie wir bald sehen werden, im Pflanzenreiche vorkommt, könnte Protein von πρωτεῖος, primarius, genannt werden. (G. J. Mulder: J. prakt. Chem. **16**, 138 [1839].)

I. Allgemein-Theoretisches.

1. Begriff und Zusammensetzung der Proteine.

Unter „Proteine" faßt man eine Gruppe hochmolekularer, kolloidaler Stoffe zusammen, die ein lebensnotwendiger und nie fehlender Bestandteil des Pflanzen- und Tierorganismus sind und eine ziemlich einheitliche Zusammensetzung von 50 bis 55% Kohlenstoff, 7% Wasserstoff, 25 bis 30% Sauerstoff und als charakteristischen Baustein 15 bis 18% Stickstoff aufweisen; meist ist auch ein Schwefelgehalt von 0,5 bis 2,5%, oft Phosphor, manchmal auch Eisen, Jod, Brom, Chlor vorhanden. Ihr Stickstoffgehalt unterscheidet sie von den zwei anderen großen Klassen der organischen Naturstoffe, den „Fetten" und „Kohlenhydraten".

Die natürlich vorkommenden Eiweißstoffe sind zum Teil amorph. In kristallisierter Form finden sich die schon lange bekannten tierischen und pflanzlichen Embryonennährstoffe, so in den Dotterplättchen von Fischen (Frémy und Valenciennes 1857, Radelkofer 1859) das Vitellin — Ichthulin, Ichthidin — und die „Aleurone" oder „Kristalloide" (Hartig 1855, Maschke 1859, Pfeffer 1872) in Pflanzensamen. Die Ausnutzung der auch bei den übrigen Eiweißstoffen vorhandenen Kristallisationsfähigkeit [F. Hofmeister (3), (4)] hat neuerdings die Reindarstellung vieler Proteine ermöglicht.

Kristallinische Struktur weisen schließlich alle in der Natur vorkommenden Faserproteine, wie das Keratin der Wolle, der Haare und der Federn, das Kollagen und Elastin der Haut und der Sehnen, das Fibroin der Seide und das Myosin der Muskeln auf, Eiweißkörper, die als strukturbildende Elemente von großer technischer Bedeutung sind und demzufolge im weiteren noch eingehender behandelt werden sollen.

Chemisch zeigen sich die Eiweißstoffe als Ampholyte und ihre Reaktionen beweisen, daß im Molekül eine Vielzahl von basischen und sauren Gruppen enthalten ist. Der hydrolytische Abbau der Eiweißkörper führt stets und fast ausschließlich zu α-Aminosäuren als letzte Abbaustufe; man nimmt daher an, daß sich das Eiweißmolekül aus amidartig verknüpften Aminosäuren aufbaut, wobei die eine Aminosäure mit ihrem Carboxyl sich unter Wasserabspaltung an die α-Aminogruppe einer zweiten Aminosäure bindet. Diese Form der Bindung wird als Peptidbindung, eine so entstehende Verbindung als Peptid bezeichnet, und zwar spricht man von Dipeptid wenn nur zwei, von Tripeptid wenn drei, von Polypeptid wenn eine größere Anzahl von Aminosäuren auf diese Weise kettenförmig verknüpft sind (vgl. Formel S. 363 und 364). Bei der durchgreifenden Hydrolyse der Eiweißkörper werden stets komplizierte Gemische einer großen Zahl verschiedener α-Aminosäuren erhalten, die sich im allgemeinen nur dadurch voneinander unterscheiden, daß mit dem α-C-Atom verschiedene Reste R (vgl. untenstehende Formel) verbunden sind. In dem Kettenmolekül der Polypeptide ragen diese Reste R, die verschieden substituiert sein können, wie Seitenketten heraus und sind unter anderem auch die Träger der Salzbildung. Dem geschilderten Aufbau kommt auch für die Ein- und Anlagerung der Gerbstoffe beim Gerbvorgang eine besondere Bedeutung zu [vgl. K. H. Gustavson (1), S. 1].

Zahlreiche physikalische und chemische Untersuchungen haben die zuerst um 1900 von E. Fischer sowie F. Hofmeister (5) aufgestellte Theorie des peptidartigen Aufbaues der Eiweißkörper immer wieder aufs Neue bestätigen und erweitern können. E. Fischer (11) gelang es auch, Aminosäuren zu höher molekularen Peptiden zu vereinigen, welche annähernd die Eigenschaften der entsprechenden natürlichen Eiweiß-Spaltstücke aufweisen. Wenn es auch noch nicht geglückt ist, Proteine selbst zu synthetisieren, so kann man sich doch nach allen bisherigen Ergebnissen den Aufbau eines Eiweißmoleküls folgendermaßen vorstellen:

$$\underset{R_2}{\overset{H}{H_2N-C-COOH}} + \underset{R_1}{\overset{H}{H_2N-C-COOH}} \rightarrow \underset{R_2}{\overset{H}{H_2N-C-CO-N}}-\underset{R_1}{\overset{H}{C-COOH}}$$

Dipeptid.

$$\underset{R_3}{\overset{H}{H_2N-C-COOH}} + \underset{R_2}{\overset{H}{H_2N-C-CO-N}}-\underset{R_1}{\overset{H}{C-COOH}} \rightarrow$$

$$\rightarrow \underset{R_3}{\overset{H}{H_2N-C-CO-N}}-\underset{R_2}{\overset{H}{C-CO-N}}-\underset{R_1}{\overset{H}{C-COOH}}$$

Tripeptid.

23 a*

$$H_2N-\overset{\overset{\displaystyle H}{|}}{\underset{\underset{\displaystyle R_x}{|}}{C}}-COOH + H_2N-\overset{\overset{\displaystyle H}{|}}{\underset{\underset{\displaystyle R_{x-1}}{|}}{C}}-CO-\ \ldots\ -\overset{\overset{\displaystyle H}{|}}{N}-\overset{\overset{\displaystyle H}{|}}{\underset{\underset{\displaystyle R_3}{|}}{C}}-CO-\overset{\overset{\displaystyle H}{|}}{N}-\overset{\overset{\displaystyle H}{|}}{\underset{\underset{\displaystyle R_2}{|}}{C}}-CO-\overset{\overset{\displaystyle H}{|}}{N}-\overset{\overset{\displaystyle H}{|}}{\underset{\underset{\displaystyle R_1}{|}}{C}}-COOH \rightarrow$$

$$\rightarrow\ H_2N-\overset{\overset{\displaystyle H}{|}}{\underset{\underset{\displaystyle R_x}{|}}{C}}-CO-\overset{\overset{\displaystyle H}{|}}{N}-\overset{\overset{\displaystyle H}{|}}{\underset{\underset{\displaystyle R_{x-1}}{|}}{C}}-CO-\ \ldots\ -\overset{\overset{\displaystyle H}{|}}{N}-\overset{\overset{\displaystyle H}{|}}{\underset{\underset{\displaystyle R_3}{|}}{C}}-CO-\overset{\overset{\displaystyle H}{|}}{N}-\overset{\overset{\displaystyle H}{|}}{\underset{\underset{\displaystyle R_2}{|}}{C}}-CO-\overset{\overset{\displaystyle H}{|}}{N}-\overset{\overset{\displaystyle H}{|}}{\underset{\underset{\displaystyle R_1}{|}}{C}}-COOH$$

Polypeptid.
↓
Eiweiß.

Man kennt heute als Eiweißspaltstücke etwas über zwanzig Aminosäuren, die man auf Grund ihres chemischen Charakters wie folgt einteilen kann:

I. Neutrale Aminosäuren:

    1. Aliphatische Monoaminomonocarbonsäuren,
    2. aromatische Monoaminomonocarbonsäuren,
    3. heterocyclische Monoaminomonocarbonsäuren,
    4. schwefelhaltige neutrale Aminosäuren.

II. Saure Aminosäuren — Monoaminodicarbonsäuren.

III. Basische Aminosäuren:

    1. Aliphatische Diaminomonocarbonsäuren,
    2. heterocyclische Diaminomonocarbonsäuren.

IV. Iminosäuren.

I. Neutrale Aminosäuren:

1. Aliphatische Monoaminomonocarbonsäuren.

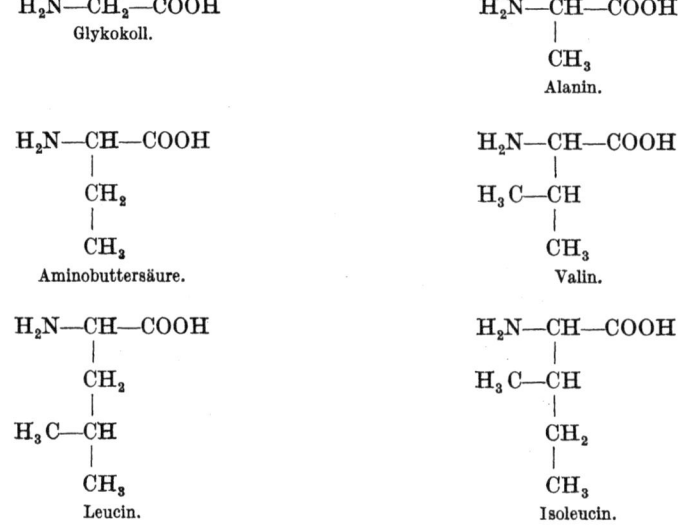

$$H_2N-CH_2-COOH$$
Glykokoll.

$$H_2N-\underset{\underset{\displaystyle CH_3}{|}}{CH}-COOH$$
Alanin.

$$H_2N-\underset{\underset{\underset{\underset{\displaystyle CH_3}{|}}{CH_2}}{|}}{CH}-COOH$$
Aminobuttersäure.

$$H_2N-\underset{\underset{\underset{\displaystyle CH_3}{|}}{\underset{\displaystyle H_3C-CH}{}}}{CH}-COOH$$
Valin.

$$H_2N-\underset{\underset{\underset{\underset{\displaystyle CH_3}{|}}{\underset{\displaystyle H_3C-CH}{|}}}{CH_2}}{CH}-COOH$$
Leucin.

$$H_2N-\underset{\underset{\underset{\underset{\displaystyle CH_3}{|}}{CH_2}}{|}}{\underset{\displaystyle H_3C-CH}{}}-COOH$$
Isoleucin.

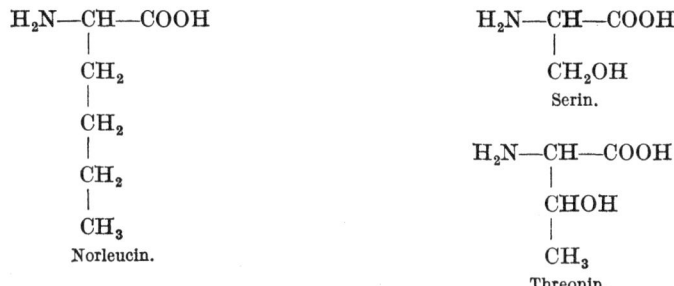

H₂N—CH—COOH
|
CH₂
|
CH₂
|
CH₂
|
CH₃

Norleucin.

H₂N—CH—COOH
|
CH₂OH

Serin.

H₂N—CH—COOH
|
CHOH
|
CH₃

Threonin.

2. Aromatische Monoaminomonocarbonsäuren.

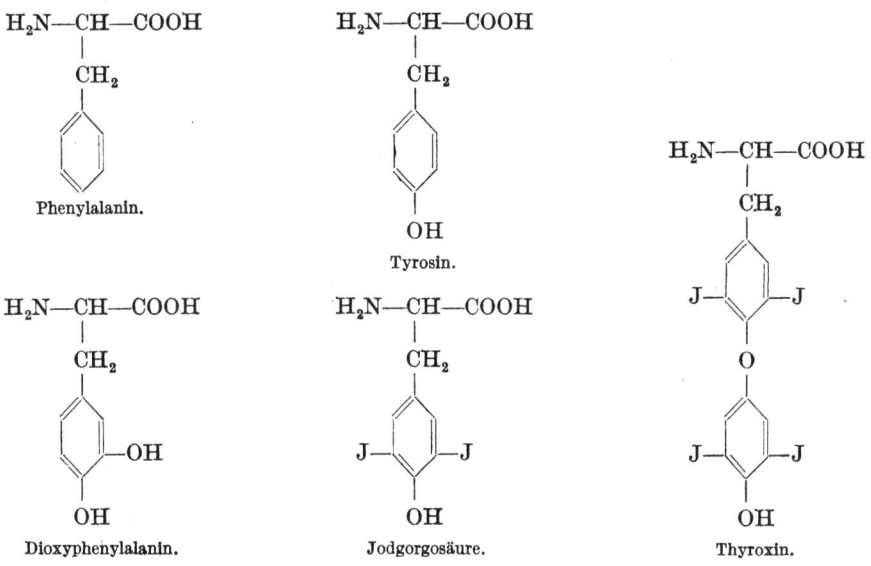

H₂N—CH—COOH
|
CH₂

Phenylalanin.

H₂N—CH—COOH
|
CH₂

OH

Tyrosin.

H₂N—CH—COOH
|
CH₂

J—⟨⟩—J

O

J—⟨⟩—J

OH

Thyroxin.

H₂N—CH—COOH
|
CH₂

—OH

OH

Dioxyphenylalanin.

H₂N—CH—COOH
|
CH₂

J—⟨⟩—J

OH

Jodgorgosäure.

3. Heterocyclische Monoaminomonocarbonsäuren.

H₂N—CH—COOH
|
CH₂
|
CH
‖
CH
|
N
|
H

Tryptophan.

4. Schwefelhaltige neutrale Aminosäuren.

H₂N—CH—COOH
|
CH₂—SH

Cystein.

H₂N—CH—COOH
|
CH₂—S
|
S—CH₂
|
H₂N—CH—COOH

Cystin.

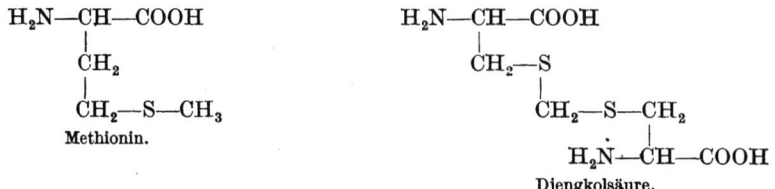

Methionin.   Djengkolsäure.

II. Saure Aminosäuren — Monoaminodicarbonsäuren.

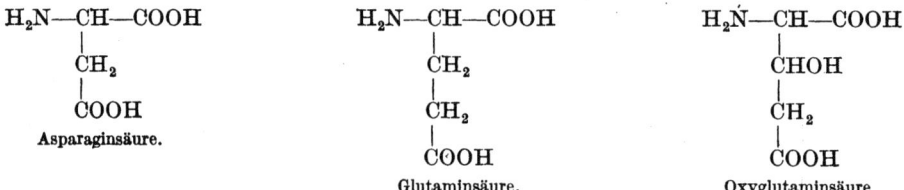

Asparaginsäure.   Glutaminsäure.   Oxyglutaminsäure.

III. Basische Aminosäuren.

1. Aliphatische Diaminomonocarbonsäuren.

Ornithin.   Lysin.

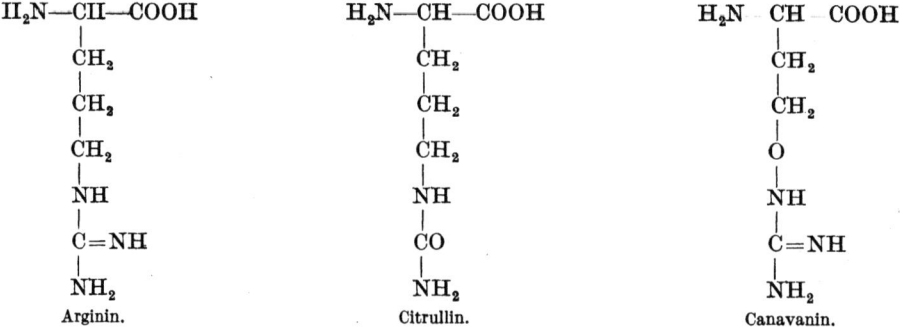

Arginin.   Citrullin.   Canavanin.

2. Heterocyclische Diaminomonocarbonsäuren.

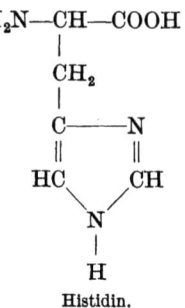

Histidin.

IV. Iminosäuren.

$$\begin{array}{cc}
\mathrm{H-N \quad\quad CH-COOH} & \mathrm{H-N \quad\quad CH-COOH} \\
\mathrm{H_2C \quad\quad CH_2} & \mathrm{H_2C \quad\quad CH_2} \\
\mathrm{C} & \mathrm{C} \\
\mathrm{H \quad H} & \mathrm{OH \quad H}
\end{array}$$

Prolin.   Oxyprolin.

Bei vorsichtiger Zerlegung von Eiweißstoffen hat man Gemische von Spalt-stücken mehr oder weniger beträchtlicher Molekulargröße erhalten, für welche unter anderem die Namen Albumosen (Mialhe) und Peptone (C. G. Lehmann) geprägt wurden. Nach W. Kühne (3) werden Albumosen von Peptonen dadurch unterschieden, daß die ersteren wie die Proteine noch aussalzbar (Ammonsulfat, Zinksulfat), die Peptone jedoch nicht mehr aussalzbar sind.

Während ein Teil der Eiweißkörper ausschließlich aus Aminosäuren auf-gebaut ist und demzufolge bei der Hydrolyse ausschließlich Aminosäuren liefert, gibt es andere Eiweißkörper, an deren Aufbau außer den (der Menge nach immer überwiegenden) Aminosäuren noch andere Verbindungen wie z. B. Kohlenhydrate, Farbstoffe, Lipoide beteiligt sind. Solche Eiweißkörper, die also in ihrem Molekül noch einen nicht eiweißartigen Bestandteil („prosthetische Gruppe") enthalten, werden als „zusammengesetzte Proteine" oder „Proteide" von den lediglich aus Aminosäuren aufgebauten „einfachen Proteinen" unterschieden. Diese auf einen Vorschlag von F. Hoppe-Seyler (2), S. 229, zurückgehende Unterscheidung und Einteilung läßt sich aber heute kaum mehr aufrecht halten, nachdem die Ergebnisse der letzten Zeit es wahrscheinlich gemacht haben, daß auch die meisten der üblicherweise zu den einfachen Proteinen gerechneten Eiweißkörper, so z. B. wohl alle Globuline und Albumine [M. Sørensen und G. Haugaard (2)] sowie das Kollagen (W. Graßmann und H. Schleich) geringe Mengen anderer Stoffe, insbesondere Kohlenhydrate, als „prosthetische Gruppen" enthalten. Richtiger sowohl vom funktionellen wie vom chemischen Standpunkt scheint es heute, die Eiweißkörper in strukturierte und nichtstrukturierte einzuteilen.

Einteilung der Proteine.

I. Strukturierte Proteine (Gerüsteiweißkörper oder Skleroproteine):

Kollagen,	Myosin
Keratin,	Fibrin,
Elastin,	Elastoidin,
Seidenfibroin,	Spongin.

II. Unstrukturierte Proteine:

Albumine:	Prolamine und Glutenine,
tierische Albumine,	Protamine,
pflanzliche Albumine.	Histone,
Globuline:	Chromoproteine,
tierische Globuline,	Phosphoproteine,
pflanzliche Globuline,	Glykoproteine,
Enzyme.	Viren.

2. Allgemeine Eigenschaften der Proteine.

a) Löslichkeit.

Nach ihrem Löslichkeitsverhalten gegenüber Wasser kann man dreierlei Gruppen von Eiweißkörpern unterscheiden: Ein Teil der Eiweißkörper, so z. B. die Albumine und die Protamine, lösen sich in Wasser bei jeder Reaktion. Andere,

die Globuline, sind nur löslich als Säure- bzw. Alkalisalze oder in neutralsalz-
haltiger Lösung, lösen sich also nicht in reinem Wasser an ihrem isoelektrischen
Punkt. Schließlich gibt es Eiweißkörper, die mit Wasser lediglich bis zu gewissem Grade quellen und nur durch einen mehr oder weniger weitgehenden
Abbau in Lösung gebracht werden können. Zu dieser Kategorie gehören unter
anderem die Faserproteine (Skleroproteine). Durch ein besonderes und eigentümliches Löslichkeitsverhalten sind die pflanzlichen Prolamine ausgezeichnet,
sie sind unlöslich in Wasser, lösen sich aber in Wasser-Alkohol-Gemischen.
Davon abgesehen, sind die Eiweißkörper in organischen Lösungsmitteln wie
Alkohol, Aceton, Äther usw. unlöslich; aus ihren wässerigen Lösungen können sie
dementsprechend durch mit Wasser mischbare organische Lösungsmittel ausgefällt werden. Lediglich das Glycerin weist ein nicht ganz unbeträchtliches
Lösevermögen für Eiweißkörper auf.

b) Optisches Verhalten.

Die Proteine drehen in wässeriger Lösung die Ebene des polarisierten Lichts
nach links (vgl. dazu D. M. Greenberg), die Drehung ist p_H-abhängig; sie besitzen einen hohen Brechungskoeffizienten [H. D. Dakin (1)], der im Refrakto-
meter oder Interferometer gemessen auch zu quantitativen Eiweißbestimmun-
gen dienen kann [z. B. W. Graßmann (2)].

Nur wenige Eiweißkörper erscheinen infolge Vorhandenseins einer farbigen
prosthetischen Gruppe gefärbt, wie Hämoglobin, Hämocyanin, gelbes Ferment;
die meisten Eiweißlösungen absorbieren im sichtbaren Bereich kein Licht, sondern
erst im Ultraviolett (2500 bis 3000 Å), wo sie charakteristische Absorptionsbanden zeigen (vgl. dazu D. M. Greenberg), die auf dem Gehalt von aromatischen Aminosäuren (Phenylalanin, Tyrosin, Tryptophan) beruhen.

c) Diffusion.

In gelöstem Zustand diffundieren die Eiweißstoffe nicht durch tierische
Membranen, sie gehören also nach der Definition von Th. Graham zu den
Kolloiden und besitzen eine Teilchengröße von über 1 $\mu\mu$. Da sie mit dem jeweiligen Lösungsmittel im allgemeinen solvatisieren, z. B. mit Wasser hydrati-
sieren (Albumin), kann man sie als lyophile Kolloide bezeichnen. Nach den Untersuchungen von The Svedberg (5) geben die Eiweißstoffe im allgemeinen monodisperse Lösungen.

d) Verhalten gegen Neutralsalze.

Durch hinlänglich konzentrierte Lösungen von Neutralsalzen kann man die
Eiweißstoffe aus ihren Lösungen aussalzen. Auf Grund der Tatsache, daß die
zur Aussalzung notwendige Salzkonzentration von einem Eiweißkörper zum
anderen verschieden ist und außerdem in charakteristischer Weise vom p_H-Wert
abhängt, können Eiweißkörper in vielen Fällen aus ihren Gemischen durch Aussalzung fraktioniert abgeschieden und damit voneinander getrennt werden.
Unter geeigneten Bedingungen kann auf diese Weise auch eine Abscheidung
bestimmter Eiweißkörper in kristallisierter Form erreicht werden. Nach der
Aussalzungstheorie von P. Debye, der auf Anschauungen F. Hofmeisters (2)
fußte, wird bei diesem Vorgang das Eiweiß aus der wässerigen Phase sozusagen
herausgedrückt, da die Neutralsalzionen größere Affinität zu den stärker polarisierten Wassermolekülen besitzen.

Der Einfluß der Neutralsalze spielt auch eine wichtige Rolle in der Gerberei,
ihren entquellenden Eigenschaften kommt z. B. beim Pickelprozeß und bei der
Behandlung der Haut mit Chromsalzlösungen in der Chromgerbung Wichtigkeit
zu [vgl. K. H. Gustavson (1), S. 226].

e) Kristallisationsfähigkeit.

Seitdem 1860 das erste pflanzliche Eiweiß und 1889 von F. Hofmeister (3) das Eieralbumin als erstes tierisches Eiweiß kristallisiert dargestellt wurde, sind eine große Anzahl von Proteinen, meist allerdings als Salze (Sulfate, Hydrochloride) kristallisiert erhalten worden und das Kristallisationsverfahren hat heute als Methode zur Isolierung und Reindarstellung von Fermenten und anderen Wirkstoffen eine große wissenschaftliche Bedeutung erlangt. Für die Kristallisationsfähigkeit können Herkunft und Vorgeschichte des Eiweißes von entscheidender Bedeutung sein. So

kristallisiert das Hämoglobin vom Pferd sehr leicht, das vom Rind dagegen oft schwer; rasch und schonend dargestellte Eiweißkörper kristallisieren relativ leicht, Eiweißkörper dagegen, die denaturiert oder im Gange der Isolierung sonstwie verändert oder geschädigt sind, überhaupt nicht.

Ein genauer Einblick in Gestalt- und Größenverhältnisse von Proteinkristallen gelang mit Hilfe des Übermikroskops (E. Ruska; B. v. Borries und E. Ruska; M. v. Ardenne) bei pflanzenpathogenen Viren, die nach neuesten Ergebnissen als Eiweißmoleküle zu betrachten sind [G. A. Kausche; G. A. Kausche, E. Pfankuch und H. Ruska (1), (2); G. A. Kausche und H. Ruska; E. Pfankuch und G. A. Kausche]

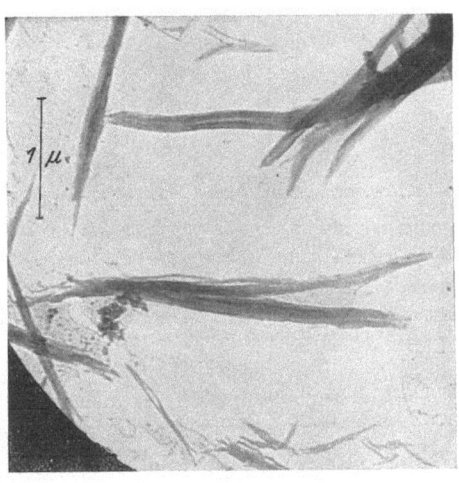

Abb. 229. Ammonsulfatgefälltes Tabakmosaikvirusprotein im Übermikroskop. Maßstab elektronenoptisch 1 : 16 000 (G. A. Kausche und H. Ruska).

(Abb. 229), über deren Belebtheit oder Unbelebtheit noch nichts Endgültiges ausgesagt werden kann. Jedenfalls steht aber fest, daß es sich hier um einheitliche Körper handelt (E. Pfankuch).

f) Verhalten gegen Säuren und Basen.

Die Proteine verhalten sich in saurer Lösung als Basen, in basischer Lösung als Säuren; dieser amphotere Charakter ist durch die Amino- und Carboxylgruppen bedingt. In saurer Lösung sind die Eiweißkörper positiv geladen und wandern zur Kathode, in alkalischer sind sie negativ geladen und wandern zur Anode. Diese als Elektrophorese bezeichnete Erscheinung ist bereits 1899 von Hardy beobachtet worden, der auch erkannte, daß sich in einem dazwischen liegenden Grenzbereich das Eiweißmolekül elektrisch neutral erweist, für den später von Michaelis der Ausdruck „isoelektrischer Punkt" in die wissenschaftliche Nomenklatur eingeführt wurde.

Als isoelektrischen Punkt eines Eiweißkörpers bezeichnet man diejenige Wasserstoffionenkonzentration, bei welcher der Eiweißkörper nach außenhin ungeladen erscheint, also weder zur Kathode noch zur Anode wandert. Da der isoelektrische Punkt für alle Proteine spezifisch und verschieden ist, stellt er einen wichtigen Wert zur Charakterisierung der Proteine dar (z. B. isoelektrischer Punkt von Seidenfibrion aus Seide $p_H = 2{,}0$ bis 2,4, von Gelatine aus Kalbfell 4,8, von Myosin aus Rattenmuskel 6,2 bis 6,6; vgl. auch Kap. Küntzel, Tabelle 36, S. 541). Am isoelektrischen Punkt zeigt Löslichkeit,

osmotischer Druck, Viskosität und (bei unlöslichen Proteinen) Quellung ein
Minimum, die Aussalzbarkeit ein Maximum.

Nach der alten klassischen Anschauung ist das Eiweiß im isoelektrischen
Bereich ungeladen, nach der modernen Zwitterionentheorie[1] trägt es sowohl
positive wie negative Ladungen, die sich intramolekular kompensieren.

$$H_2N—CH—CO—NH—CH—CO \ldots NH—CH—COOH$$
$$\qquad | \qquad\qquad\qquad | \qquad\qquad\qquad\quad |$$
$$\qquad R \qquad\qquad\qquad R \qquad\qquad\qquad\quad R$$

Neutralmolekül (klassische Theorie).

$$\overset{+}{H_3N}—CH—CO—NH—CH—CO \ldots NH—CH—\overset{-}{COO}$$
$$\qquad | \qquad\qquad\qquad | \qquad\qquad\qquad\quad |$$
$$\qquad R \qquad\qquad\qquad R \qquad\qquad\qquad\quad R$$

Zwitterion.

Die freien Carboxylgruppen der Aminodicarbonsäuren (Asparagin-, Glutaminsäure) sowie in zweiter Linie die phenolische Hydroxylgruppe des Tyrosins verursachen den sauren Charakter der Eiweißstoffe und bilden mit Basen in stöchiometrischen Verhältnissen Salze. Vice versa gilt dasselbe für die basische Guanidogruppe des Arginins, die Aminogruppe des Histidins und die ε-Aminogruppe
des Lysins, auf deren Salzbildung mit sauren Gruppen von Farbstoffen z. B.
die Anfärbbarkeit von Wolle, Seide, Leder zurückgeführt wird [K. H. Meyer (1)].
Eine Reaktion dieser Art ist von L. M. C. Chapman, D. M. Greenberg und
C. L. A. Schmidt sowie L. M. Rawlins und C. L. A. Schmidt zur Bestimmung
des Säure- bzw. Basenbindungsvermögens von Eiweißstoffen benutzt worden, indem den Eiweißlösungen bei einem bestimmten p_H saure oder basische Farbstoffe
im Überschuß zugesetzt und nach Entfernung des ausgefallenen Eiweiß-Farbstoff-
Salzes die übriggebliebenen Farbstoffmengen ermittelt wurden. Sonst wird für
gewöhnlich das Säure-Basen-Bindungsvermögen von Proteinen potentiometrisch,
von E. R. Theis und T. F. Jacoby z. B. auch jodometrisch, bestimmt; aus
seinen Werten kann man unter Bezugnahme auf Äquivalentgewicht, N-Gehalt des
Eiweißes usw. auf die Anzahl der freien sauren oder basischen Gruppen schließen.

g) Denaturierung.

Eine besonders charakteristische Eigenschaft vieler Eiweißkörper ist ihre
Denaturierbarkeit. Durch zahlreiche chemische Agenzien, wie Säuren, Alkalien,
Aceton, Alkohol, Sulfosalicylsäure, Phosphorwolframsäure, Harnstoff, vor allem
aber durch Erhitzen, werden lösliche Eiweißkörper in vielen ihrer Eigenschaften
in spezifischer Weise verändert, wobei ihre Kristallisationsfähigkeit verlorengeht.
Die augenfälligste dieser Veränderungen betrifft die Löslichkeit: denaturierte
Eiweißkörper sind am isoelektrischen Punkt unlöslich, und zwar im Gegensatz
zu den Globulinen auch in Gegenwart von Neutralsalzen. Erhitzt man also
denaturierbare Eiweißkörper in der Nähe ihres isoelektrischen Punktes auf höhere
Temperatur, so kommt es zu einer für Eiweißkörper charakteristischen Gerinnung oder Ausflockung.

Die Hitzeflockung der koagulierbaren Proteine erfolgt in einem bestimmten
Temperaturbereich, welcher von Protein zu Protein verschieden, im übrigen
aber auch von den Versuchsbedingungen, insbesondere der Anwesenheit von
Salzen oder dergleichen, abhängig ist (Koagulationspunkt). In Wahrheit handelt
es sich hier nicht um einen echten Umwandlungspunkt, sondern die Denatu-

---

[1] Eingehende Angaben über die Zwitterionentheorie sowie alle anderen physikalischen Fragen siehe Kap. Küntzel, S. 511 ff.

rierung, die wahrscheinlich auch bei niedriger Temperatur, wenn auch sehr langsam, vor sich geht, zeigt einen so hohen Temperaturkoeffizienten, daß sie erst bei einer ganz bestimmten Temperatur einzusetzen scheint.

Die Änderung der Löslichkeitseigenschaften ist ohne Zweifel die Folge einer heute nur teilweise bekannten Änderung in der Struktur des Moleküls. Im allgemeinen wird jetzt angenommen, daß gewisse Querverbindungen (SS- oder H-Brücken, vgl. S. 376 und 377), welche die Polypeptidketten in ihrer Lage zueinander im Eiweißmolekül fixieren, bei Denaturierung teilweise gesprengt werden, so daß die Polypeptidketten freie Entfaltbarkeit gewinnen und sich aufrollen (A. E. Mirsky und L. Pauling; A. E. Stearn und H. Eyring). Diese Theorie erfährt eine Stütze durch die Befunde von A. E. Mirsky und M. L. Anson, welche bei Denaturierungsvorgängen das Auftreten aktiver reduzierender Gruppen (SH-Gruppen u. a.) feststellten.

Denaturierte Proteine sind in hervorragendem Maße und besser als nicht-denaturierte als Schutzkolloide geeignet, d. h. sie vermögen Suspensionen von lyophoben Kolloiden vor Ausfällung durch Elektrolyte zu bewahren (R. Zsigmondy), wobei sie nach J. Loeb feste Häutchen an der Oberfläche der zu schützenden Kolloidteilchen bilden.

Die Schrumpfung der Kollagenfaser, die weiter unten ausführlich behandelt wird, erinnert in vielen Eigenschaften an die Denaturierung löslicher Eiweiße.

Die Denaturierung ist den meisten und wichtigsten Eiweißkörpern eigentümlich, fehlt jedoch oder ist in nicht ausgeprägter Weise vorhanden bei einigen von ihnen, z. B. bei Casein, Protamin, Gelatine, wobei zu berücksichtigen ist, daß diese Eiweißkörper sehr wahrscheinlich zum Teil nicht mehr im ursprünglichen Zustand vorliegen, sondern bereits Abbau- oder Umwandlungsprodukte des ursprünglichen, des „nativen" Proteins sind.

3. Konstitution der Proteine.

a) Molekulargewicht.

Auf Grund vieler Eigenschaften der Proteine, z. B. ihrer kolloidalen Löslichkeit, hat man schon früh auf ein hohes Molekulargewicht geschlossen. Ebenso lassen sich aus dem Anteil bestimmter Aminosäurebestandteile sowie aus dem Säure-Basenbindungsvermögen (vgl. S. 370) Anhaltspunkte über das Molekulargewicht gewinnen.

Die gewöhnlichen physikalisch-chemischen Bestimmungsmethoden (Bestimmung des osmotischen Druckes, Diffusions- und kryoskopische Messungen) sind wegen der Molekülgröße, der meist vorhandenen Verunreinigung durch Neutralsalze usw. mit großen Schwierigkeiten verbunden, doch gelang es S. P. L. Sørensen (3) durch Messung des osmotischen Drucks, E. J. Cohn und J. B. Conant auf kryoskopischem Wege, J. H. Northrop und M. L. Anson nach dem Diffusionsverfahren zu gesicherten Ergebnissen zu gelangen. In neuerer Zeit wurde u. a. auch versucht, durch Fällungstitration nach H. Staudinger [Br. Jirgensons (1)] und durch Bestimmung der longitudinalen Streuung ultraroter Strahlen in Eiweißlösungen [W. W. Lepeschkin (1)] Rückschlüsse auf das Molekulargewicht von Proteinen zu ziehen. Allen diesen Methoden aber weitaus überlegen ist die von The Svedberg [The Svedberg (1), (2), (3), (4), (5); The Svedberg und Kai O. Pedersen] ausgearbeitete Bestimmung der Teilchengröße mit der Ultrazentrifuge.

Svedberg mißt das Sedimentationsgleichgewicht, das sich nach längerem Zentrifugieren einstellt, und hat daraus sowie aus der Sedimentationsgeschwindigkeit die Teilchengröße (kinetisches Molekulargewicht) bestimmt. Dabei hat

24*

Tabelle 7. Molekulargewichte einiger Proteine
(nach The Svedberg und K. O. Pedersen).

Protein	M_S [1]	M_G [2]
Lactalbumin	17400	—
Myoglobin	16900	17500
Gliadin	27500	27000
Lactoglobulin	41500	38000
Pepsin	35500	39000
Insulin	41000	35000
Ovalbumin	44000	40500
Hämoglobin (Pferd)	68000	68000
Hämoglobin (Mensch)	63000	—
Serumalbumin (Pferd)	70000	68000
Gelbes Ferment	82000	78000
Serumglobulin (Pferd)	167000	150000
Serumglobulin (Mensch)	176000	—
Myogen A	150000	136000
Edestin	310000	—
Katalase	250000	—
Hämocyanin (Palinurus)	450000	450000
Urease	480000	—
Hämocyanin (Helix pomatia, Hauptkomp.)	6600000	6700000

sich überraschenderweise herausgestellt, daß die Teilchen Größen von 34500 oder einem ganzzahligen Vielfachen dieser Zahl aufweisen. Später fand er auch für einige wenige Eiweißstoffe Werte von etwa 17500 — etwa die Hälfte der obigen Grundzahl — so daß dieser letzte Wert von 17500 als Molekulargewichtseinheit zu betrachten ist (vgl. Tabelle 7). Diese Zahlen sind heute mit hoher Wahrscheinlichkeit durch die Annahme zu deuten, daß für die Eiweißkörper der Aufbau aus einer bestimmten Zahl einzelner Aminosäurereste charakteristisch ist; auf jeden Fall weisen sie darauf hin, daß der Aufbau der Proteine nach gesetzmäßigen Regeln vor sich geht (vgl. S. 374). Ob die physikalisch ermittelte Teilchengröße immer als wahres Molekulargewicht anzusprechen ist (bei Viruseiweiß wurden Millionen gefunden), läßt sich noch nicht mit Sicherheit sagen. Auf jeden Fall aber zeigen die wichtigsten löslichen Eiweißstoffe der Tier- und Pflanzensäfte, die Albumine und Globuline, im allgemeinen gut definierte Molekülstrukturen, d. h. man kann wenigstens für diese Proteine die Aussage machen, daß sie aus Teilchen gleicher und festgelegter Größe bestehen, was bei hochmolekularen Stoffen nicht ohne weiteres vorausgesetzt werden kann.

Die Molekulargewichte der Eiweißstoffe ändern sich übrigens unter dem Einfluß der äußeren Bedingungen, vor allem bei p_H-Verschiebungen, es tritt Desaggregation ein, die Molekulargewichte sinken — jedoch wiederum in ganzzahligem Verhältnis. Auch andere Eiweißstoffe können desaggregierend wirken [A. S. McFarlane (2); The. Svedberg (2)]. Alle diese Fragen sind eingehend im Kap. Küntzel, S. 511 ff., behandelt, auf das in diesem Zusammenhang verwiesen werden muß.

b) Peptidtheorie.

Als Stütze der Peptidtheorie lassen sich viele Befunde anführen, von denen nachstehend einige genannt seien.

Bei der Hydrolyse von Proteinen entstehen Produkte mit hohem Gehalt an Aminostickstoff und Carboxylgruppen, während die Eiweißkörper selbst

---

[1] M_S = Molekulargewicht nach Messung der Sedimentationsgeschwindigkeit und der Diffusion.

[2] M_G = Molekulargewicht nach Messung des Sedimentationsgleichgewichts.

nur wenige freie Amino- und Carboxylgruppen enthalten. Es ist also sicher, daß die Verknüpfung der Aminosäuren zum Eiweißmolekül unter Bindung der freien Amino- und Carboxylgruppen erfolgt. Die verhältnismäßig leichte Hydrolysierbarkeit der Eiweißstoffe zu Aminosäuren ist nur bei amidartiger Bindung zu erklären, da andere Bindungsarten als Säureamidbindungen, z. B. CH_2—NH—CH_2, unter den Hydrolysebedingungen beständig wären.

Emil Fischer gelang es auch, bei partieller Hydrolyse Peptide abzufangen sowie umgekehrt aus Monoaminocarbonsäuren Peptide zu synthetisieren, die einigen bei der Hydrolyse gewonnenen entsprachen, und diese auch wieder mit Hilfe von Säuren, Alkalien oder proteolytischen Enzymen, genau wie die aus Proteinen gewonnenen, abzubauen.

Zu einer umfassenden Bestätigung der Peptidtheorie hat die neuere Entwicklung der eiweiß- und peptidspaltenden Enzyme geführt [E. Waldschmidt-Leitz, A. Schäffner und W. Graßmann; E. Waldschmidt-Leitz und G. Küstner; E. Waldschmidt-Leitz; W. Graßmann (1); W. Graßmann und F. Schneider (2); J. H. Northrop (2); J. H. Northrop und M. Kunitz (2); M. Bergmann und L. Zervas (3) u. a. m.]. Dabei hat sich folgendes ergeben:

Die enzymatische Proteolyse besteht ausschließlich in der Freilegung der sauren und basischen (Carboxyl- und Amino-) Gruppen im Verhältnis 1:1 [W. Graßmann (1), (3); E. Waldschmidt-Leitz (1)]; alle Arten von Peptiden, die aus den verschiedensten α-Aminosäuren aufgebaut waren, erwiesen sich als durch Peptidasen spaltbar [W. Graßmann (1), (3); M. Bergmann, L. Zervas und J. Fruton; M. Bergmann, L. Zervas und W. F. Roß; M. Bergmann und L. Zervas (3), (4); M. Bergmann und J. Fruton (1), (2), (3); M. Bergmann, L. Zervas, J. Fruton, F. Schneider und H. Schleich; E. Waldschmidt-Leitz (1), (3)].

Die Anwesenheit von Aminodicarbonsäuren einerseits, von Diaminocarbonsäuren andererseits im Eiweißmolekül läßt das Vorkommen von Eiweißmolekülen mit verzweigten und unregelmäßigen Ketten als möglich erscheinen (vgl. nachstehende Formeln).

$$
\begin{array}{c}
H_2N\text{—CH—CO—NH—CH—CO—NH—CH—CO—NH—CH—CO—NH—CH} \ldots \\
\quad\mid \qquad\qquad \mid \qquad\qquad \mid \qquad\qquad \mid \qquad\qquad \mid \\
\quad R_1 \qquad\qquad R_2 \qquad\qquad CH_2 \qquad\qquad R_3 \qquad\qquad R_4 \\
\qquad\qquad\qquad\qquad\qquad \mid \\
\qquad\qquad\qquad\qquad\qquad CH_2 \\
\qquad\qquad\qquad\qquad\qquad \mid \\
\qquad\qquad\qquad CO\text{—NH—CH—CO—NH—CH—CO} \ldots \\
\qquad\qquad\qquad\qquad\qquad \mid \qquad\qquad \mid \\
\qquad\qquad\qquad\qquad\qquad R' \qquad\qquad R''
\end{array}
$$

$$
\begin{array}{c}
H_2N\text{—CH—CO—NH—CH—CO—NH—CH—CO—NH—CH—CO—NH—CH} \ldots \\
\quad\mid \qquad\qquad \mid \qquad\qquad \mid \qquad\qquad \mid \qquad\qquad \mid \\
\quad R_1 \qquad\qquad R_2 \qquad\qquad CH_2 \qquad\qquad R_3 \qquad\qquad R_4 \\
\qquad\qquad\qquad\qquad\qquad \mid \\
\qquad\qquad\qquad\qquad\qquad CH_2 \\
\qquad\qquad\qquad\qquad\qquad \mid \\
\qquad\qquad\qquad\qquad\qquad CH_2 \\
\qquad\qquad\qquad\qquad\qquad \mid \\
\qquad\qquad\qquad\qquad\qquad CH_2 \\
\qquad\qquad\qquad\qquad\qquad \mid \\
\ldots NH\text{—CH—CO—NH—CH—CO—NH} \\
\qquad \mid \qquad\qquad \mid \\
\qquad R'' \qquad\qquad R'
\end{array}
$$

Alle bisherigen chemischen Untersuchungen sprechen aber dafür, daß die Peptidverknüpfung mindestens der Hauptsache nach durch die am α-C-Atom befindlichen Amino- und Carboxylgruppen vermittelt wird. Es hat sich bisher kein Anhaltspunkt dafür ergeben, daß sich andere Gruppen, z. B. die endständigen Carboxyl- oder Aminogruppen der Diamino- und Dicarbonsäuren, OH-Gruppen usw., an der Verknüpfung der Aminosäuren beteiligen [vgl. dazu auch Chibnall und Damodaran (M. Damodaran)]; im Gegenteil wurde gefunden, daß die Guanidogruppen des Arginins (A. Kossel und F. Weiß), die ε-Aminogruppe des Lysins (D. D. van Slyke und L. Birchard; S. J. Hopkins und A. Wormall) und der Imidazolring des Histidins (K. Z. Hirayama; A. Kossel und S. Edlbacher) ungebunden vorliegen. Ferner haben W. Graßmann und H. Bayerle und W. Graßmann und F. Schneider (1) gezeigt, daß aus enzymatischen Gründen die β- bzw. γ-Carboxyle der Asparagin- und Glutaminsäure für eine Verknüpfung wahrscheinlich nicht in Betracht kommen.

Die vorliegenden chemischen und enzymchemischen Beobachtungen sprechen also in ihrer Gesamtheit dafür, daß die Aminosäuren im Eiweißmolekül durch die Carboxyle und die ihnen benachbarten α-Aminogruppen verbunden sind, entsprechend der unverzweigten Peptidkettenformel (vgl. S. 363 und 364).

Diese Vorstellung bedeutet eine gewisse Vereinfachung gegenüber der nahezu unendlich großen Zahl von Mannigfaltigkeiten, welche bei der Verknüpfung so vieler und so verschiedenartiger Aminosäuren denkbar sind. Trotzdem würde die chemische Aufklärung derartiger aus so zahlreichen und verschiedenen Grundsteinen aufgebauter Riesenmoleküle nahezu hoffnungslos sein, wenn nicht die Wahrscheinlichkeit bestünde, daß die Anordnung und Reihenfolge der Aminosäuren im Kettenmolekül der Proteine durch einen periodischen Aufbau der Polypeptidkette, d. h. durch eine gesetzmäßige Wiederholung gleicher oder doch ähnlich gebauter Anordnungen aus verhältnismäßig wenigen Aminosäuren durch das gesamte Kettenmolekül hindurch geregelt ist. Diese zum erstenmal von Bergmann klar formulierte Theorie [M. Bergmann (2); M. Bergmann und C. Niemann (1), (2), (3), (5)], die zugleich die von The Svedberg gefundenen ganzzahligen Verhältnisse der Molekulargewichte (siehe S. 372) verständlich zu machen scheint, stützt sich im wesentlichen auf die Feststellung, daß in vielen Eiweißkörpern die wichtigsten der am Aufbau beteiligten Aminosäuren in einem einfachen ganzzahligen Verhältnis zueinander stehen. Auch andere Forscher verfolgten gleiche Gedankengänge, so daß bereits viele Befunde vorliegen, die als Stütze angesehen werden können [E. Waldschmidt-Leitz und E. Kofranyi; K. Felix und A. Mager; R. Kuhn, N. A. Sørensen und L. Birkofer; W. Graßmann und O. Lang; W. Graßmann und K. Riederle; P. Bálint und M. Bálint (1)], wenn auch die Zwangläufigkeit der Folgerungen nicht allseits anerkannt wird [vgl. z. B. W. Harrison (1); A. H. Gordon, A. J. P. Martin und R. L. M. Synge].

So trifft in dem Protamin Clupein auf zwei Argininreste genau eine Monoaminosäure. Von den Monoaminosäuren ist ein Fünftel Prolin, der Rest verteilt sich auf andere einfache Aminosäuren. Im Eieralbumin sind, wie Tabelle 8 zeigt, die acht Aminosäuren, und zwar diejenigen, die mit einer ziemlich hohen Genauigkeit bestimmt werden können, im Mengenverhältnis von 36:16:12:12:12:8: :4:4 enthalten. Weitere Eiweißkörper, für die ein ganzzahliges Verhältnis der aufbauenden Aminosäuren wahrscheinlich oder bewiesen ist, sind z. B. Kollagen, Elastin, Seidenfibroin, Fibrin, Hämoglobin und Ferritin (vgl. Tabelle 8).

Im Kollagen kommen, wie man sieht, auf 8 Mol Glykokoll acht andere Monoaminosäuren — einschließlich Asparaginsäure und Glutaminsäure —, 4 Mol Prolin, 2 Oxyprolin, 1 Arginin und 1 Lysin [F. Schneider (3), vgl. S. 435].

Tabelle 8. Verhältniszahlen der Aminosäurebausteine einiger Proteine.

Aminosäure	Mol.-Gew.	Kollagen[1] Gew.-%	Kollagen[1] Ver-hältnis	Elastin[2] Gew.-%	Elastin[2] Ver-hältnis	Fibroin[3] Gew.-%	Fibroin[3] Ver-hältnis	Fibrin[5] Gew.-%	Fibrin[5] Ver-hältnis	Hämoglobin[9] Gew.-%	Hämoglobin[9] Ver-hältnis	Eieralbumin[9] Gew.-%	Eieralbumin[9] Ver-hältnis	Ferritin[13] Gew.-%	Ferritin[13] Ver-hältnis
Glykokoll	75	24,5	8	29,4	192	43,8	1296	—	—	—	—	—	—	1,1	18
Alanin	89	—	—	—	—	26,4	648	—	—	—	—	—	—	—	—
Valin	—	—	—	—	—	—	—	—	—	—	—	—	—	—	—
Leucin	—	—	—	—	—	—	—	—	—	—	—	—	—	—	—
Isoleucin	—	—	—	—	—	—	—	—	—	—	—	—	—	—	—
Serin	—	—	—	—	—	—	—	—	—	—	—	—	—	0,9	6 (8)
Phenylalanin	165	—	—	—	—	—	—	—	—	3,3[10]	12	4,2[11]	8	6,4	48
Tyrosin	181	—	8	—	—	13,2	162	5,0[6]	18	0,6	3	—	—	0,9	(6)
Tryptophan	204	—	—	—	—	—	—	1,5[7]	9	—	—	1,3[11]	4	1,1	12
Cystein	121	—	—	0,23	1	—	—	2,6[8]	12	—	—	5,2[8]	12	1,5	12
Methionin	149	—	—	0,38	1	—	—	5,9	32	—	—	6,1[11]	16	—	—
Asparaginsäure	133	—	—	—	—	—	—	14,1	72	6,4	32	14,0[11]	36	—	—
Glutaminsäure	147	—	—	—	—	—	—	10,1	48	3,5	16	—	—	—	—
Lysin	146	4,9	1	—	—	0,25[4]	4	7,7	32	8,0	36	5,0[12]	12	2,5	24
Arginin	174	8,3	1	1,0	3	0,95	12	2,5	12	3,1	12	5,6[12]	12	9,95	72
Histidin	155	0,6	—	—	—	0,07[4]	1	5,1	32	7,4	32	1,5[12]	4	0,25	2
Prolin	115	18,9	4	15,2	64	—	—	—	—	2,1	12	—	—	—	—
Oxyprolin	131	10,8	2	—	—	—	—	—	—	—	—	—	—	—	—

[1] F. Schneider (3).
[2] W. H. Stein und E. G. Miller.
[3] M. Bergmann und C. Niemann (4).
[4] H. B. Vickery und R. J. Block.
[5] M. Bergmann und C. Niemann (1).
[6] G. E. Holm und G. R. Greenbank.
[7] H. B. Vickery und A. White (2).
[8] H. D. Baernstein (2).
[9] M. Bergmann und C. Niemann (3).
[10] J. Roche (1).
[11] H. O. Calvery (2).
[12] H. B. Vickery und A. Shore.
[13] R. Kuhn, N. A. Sørensen und L. Birkofer.

Daraus ergibt sich, daß jede 3. Aminosäure Glykokoll, jede 6. Prolin, jede 12. Oxyprolin und jede 24. Lysin bzw. Arginin ist. Diese Befunde weichen etwas ab von
den Ergebnissen M. Bergmanns, nach denen jede 3. Aminosäure Glykokoll, jede
6. Prolin und jede 9. Oxyprolin sein soll.

Für die Einordnung der wichtigsten Aminosäuren des Kollagens in eine
Periode von 24 innerhalb der Peptidkette käme dann etwa folgende Formel in
Betracht, die es zugleich ermöglicht, alle bis jetzt aus dem Gelatineabbau ge-
wonnenen Peptide einzuordnen:

$$\text{Lys—P—G—M—OP—G—M—P—G—M—M—G—}$$
$$\text{Arg—P—G—M—OP—G—M—P—G—M—M—G}$$

(G = Glykokoll,   M = übrige Monoaminosäuren,   P = Prolin,   OP = Oxyprolin,
Arg = Arginin, Lys = Lysin.)

Auch die beim stufenweisen proteolytischen Eiweißabbau gefundenen ganzzahligen Verhältnisse (vgl. S. 402) lassen sich nur unter der Annahme eines
periodischen Aufbaues verstehen.

Die Tatsache, daß die Eiweißmoleküle, wie es nach diesen Ergebnissen den
Anschein hat, aus unverzweigten (in sich periodisch und gesetzmäßig aufgebauten)
Peptidketten bestehen, läßt es verständlich erscheinen, daß eine Vielzahl solcher
Ketten sich gleichfalls nach einem streng geregelten Bauprinzip parallel zu-
sammenzulagern vermag. Dies ist der Weg, der zur Entstehung von Kristall-
gittern, insbesondere zu den kristallinischen Micellen der Faserproteine führt (vgl. Kap.
Küntzel, S. 515). Der Zusammenhalt der aneinandergelagerten Ketten kann dabei
durch reine Nebenvalenzkräfte, durch die von CO—NH ausgehende Wasserstoffbindung
(Schema 1), durch salzartige Bindungen zwischen freien basischen und sauren Gruppen
benachbarter Ketten (Schema 2) und schließlich durch Hauptvalenzverknüpfung bewirkt
werden. Die Hauptvalenzverknüpfung ist ver-wirklicht in der Disulfidbrücke des Cystins, das
infolge seiner doppelt vorhandenen COOH- und NH₂-Gruppen zwei benachbarten Polypeptidketten angehören kann (Schema 3).

Schema 1.

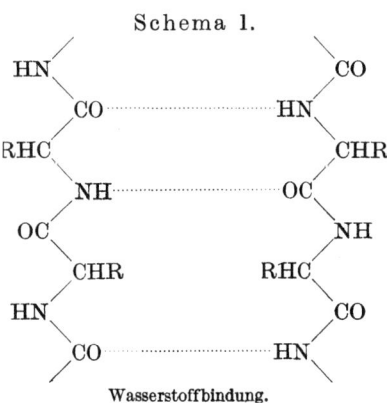

Wasserstoffbindung.

Schema 2.

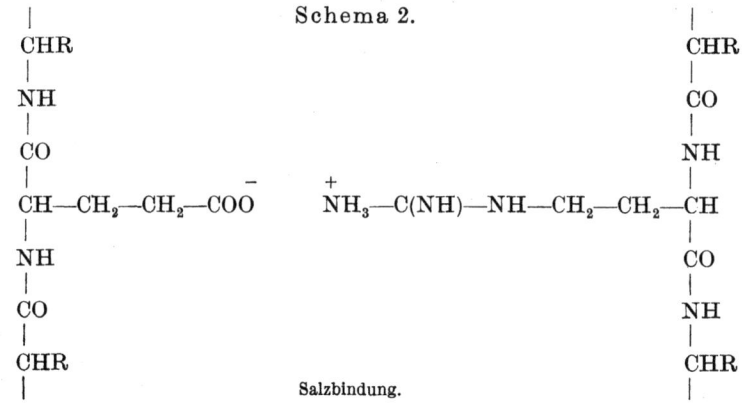

Salzbindung.

Die Bedeutung dieser Verknüpfung für die Eigenschaften der Keratine wird in dem betreffenden Abschnitt ausführlich behandelt (vgl. S. 439ff.).

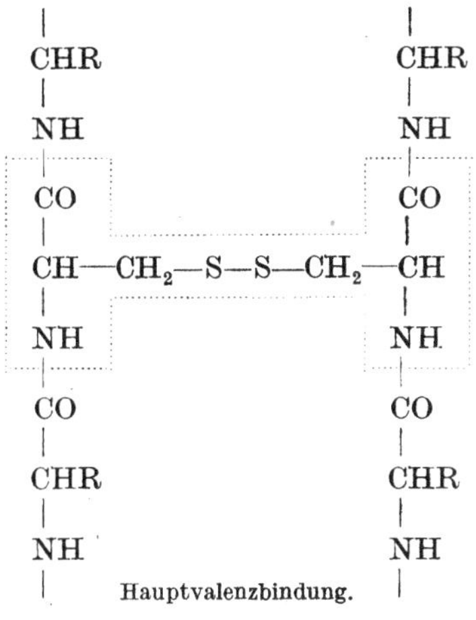

Im allgemeinen wird die Verknüpfung der einzelnen parallel gelagerten Polypeptidketten zum Kristalliten um so fester sein, einerseits je stärker die derartige Querverbindungen vermittelnden Valenzkräfte sind, andererseits je weniger die Regelmäßigkeit und der Zusammenhalt des Kristallgitters durch raumbeanspruchende oder zur Hydratisierung neigende Reste R der Seitenketten gestört wird.

Wie die neueren Ergebnisse der Röntgenstrukturanalyse gezeigt haben, gibt es Eiweißkörper, deren Kristallite aus völlig gestreckten Polypeptidketten bestehen, sowie andere, deren Molekülketten in regelmäßiger Weise gefaltet sind (α- und β-Keratin, vgl. Kap. Küntzel, S. 517).

Schema 3.

$$
\begin{array}{ccc}
\mid & & \mid \\
CHR & & CHR \\
\mid & & \mid \\
NH & & NH \\
\mid & & \mid \\
CO & & CO \\
\mid & & \mid \\
CH-CH_2-S-S-CH_2-CH \\
\mid & & \mid \\
NH & & NH \\
\mid & & \mid \\
CO & & CO \\
\mid & & \mid \\
CHR & & CHR \\
\mid & & \mid \\
NH & & NH \\
\mid & & \mid
\end{array}
$$

Hauptvalenzbindung.

c) Andere neuere Theorien.

Es ist immer wieder versucht worden, die Peptidtheorie durch andere Theorien der Eiweißstruktur zu ersetzen oder zu modifizieren.

Dies ist wohl zumeist unter dem Gesichtspunkt geschehen, daß die chemisch verhältnismäßig stabilen Peptide, wie sie durch Synthese erhalten werden, als Modell für die hochreaktionsfähigen, labilen und physiologisch aktiven Eiweißkörper nicht voll befriedigen. Dieser Einwand übersieht aber, daß die Mehrzahl der synthetisch bisher aufgebauten Peptide in bezug auf ihre Aminosäurenzusammensetzung außerordentlich einfach und in bezug auf ihre Molekulargröße von den echten Eiweißkörpern noch weit entfernt ist und daß ein großer Teil der chemisch und physiologisch charakteristischen Eigenschaften der Eiweißkörper nicht in der Zusammensetzung der Polypeptidketten als solcher, sondern in der geregelten dreidimensionalen Anordnung ihrer reaktionsfähigen Gruppen begründet liegt.

Von den verschiedenen Theorien der Eiweißstrukturen, die im Laufe der Zeit zur Diskussion gestellt wurden, sollen nur die beiden folgenden kurz erwähnt werden.

Erstens die Diketopiperazintheorie, die unter Einbeziehung der Beobachtungen von W. S. Ssadikow und N. D. Zelinsky (1922) E. Abderhalden (9), (11) seit 1923 auszubauen und zu untermauern suchte. E. Abderhalden geht von der Vorstellung aus, daß Komplexe aus Diketopiperazinen — als einfachstes Glied dieser Gruppe sei hier das bereits 1883 von Curtius dargestellte Glykokollanhydrid

$$
\begin{array}{ccc}
CO & -NH- & CH_2 \\
\mid & & \mid \\
CH_2 & -NH- & CO
\end{array}
$$

genannt — durch Nebenvalenzen zusammengehalten würden. Dieser Annahme widersprechen sowohl die Ergebnisse der Molekulargewichtsbestimmung wie auch die Tatsache, daß die bisher bekannt gewordenen Diketopiperazine nicht zur Aggregation zu neigen scheinen. Die beim Proteinabbau erhaltenen Diketopiperazinderivate dürften in der Hauptsache erst durch äußere Einwirkungen gebildet werden und nicht präformiert vorliegen, wie Ssadikow und Abderhalden annahmen (vgl. z. B. P. Brigl).

Die umfangreichen Untersuchungen zu dieser Frage haben zwar unsere Kenntnis der Chemie der Diketopiperazine sehr gefördert, für das Problem der Eiweißstruktur läßt sich jedoch kaum mehr daraus entnehmen als eine gewisse Wahrscheinlichkeit, daß vielleicht auch ringförmige Komplexe irgendwie am Bau der Eiweißmoleküle beteiligt sein könnten (F. Lieben, S. 368).

Die Cycloltheorie, die von Wrinch aufgestellt wurde [D. M. Wrinch (1), (2), (3), (4), (5); W. T. Astbury und D. M. Wrinch], versucht gleichfalls die kettenförmige durch eine ringförmige Anordnung zu ersetzen. Auf der Vorstellung W. T. Astburys über in die Peptidketten eingefaltete offene Sechserringe (vgl. S. 440, α-Keratin) fußend, nimmt sie Strukturen von geschlossenen Sechserringen, „cyclisierte" Polypeptide, an, in welchen die Aminosäurereste in bestimmten mathematischen Reihen (2, 6, 18, 42 usw.) eingebaut werden können. Eine solche Anordnung aus 6 Aminosäuren, das „Cyclol 6", ist im folgenden Schema wiedergegeben. Die Ringe sind in einer Ebene liegend gedacht, die Reste R ragen alle auf derselben Seite heraus, dies ist die bei den einzelnen Proteinen verschiedene „individuelle" Seite des Eiweisses, während die andere, flächenhafte, bei allen eine ähnliche Struktur aufweist.

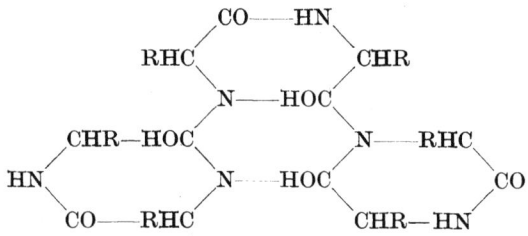

„Cyclol 6"-Molekül.

Aggregate dieser Art können sich flächenmäßig oder in ihren Ebenen gegeneinander geneigt (Bildung von Cyclolpolyedern — Sphäroproteinmodelle) vereinen, z. B. D. M. Wrinch (6), (7).

Auch diese Theorie ist in ihren Hauptpunkten unbewiesen oder widerlegt (F. Haurowitz; K. H. Meyer und H. Mark, S. 415; A. Neuberger). Vgl. auch Kap. Küntzel, S. 529.

Auf andere Hypothesen, wie z. B. die Acropeptidtheorie von Fodor (A. Fodor und N. Lichtenstein) oder die Anschauungen M. Bergmanns (1) über die Rolle von Iso- und Allo-Formen gewisser Anhydride beim Aufbau der Proteine soll hier nur hingewiesen werden.

d) Prosthetische Gruppe und ihre Verknüpfung.

Außer den Grundsubstanzen, über deren Art und Anordnung im Vorhergehenden die Rede war, sind auch noch die sog. prosthetischen Gruppen zu nennen, nichteiweißartige Bestandteile, die bis jetzt in vielen Proteinen aufgefunden wurden und die einen reaktionsmäßig wichtigen Bestandteil darstellen, der jedoch stets nur in geringer Menge vertreten ist, wie aus der nachstehenden Tabelle 9 ersichtlich.

Die auf Grund des Vorhandenseins oder Nichtvorhandenseins einer prosthetischen Gruppe geschaffene Abgrenzung in (einfache) Proteine und (zusammengesetzte) Proteide läßt sich heute kaum mehr vertreten (vgl. S. 367).

Tabelle 9. Trägerproteingewichte (g Protein pro g-Äquivalent prosthetische Gruppe), nach E. E. Broda und C. F. Goodeve.

Substanz	Trägerprotein- gewicht	Chemische Natur der prosthetischen Gruppe
Gruppe 1:		
Hämoglobin (Pferd)[1]	16 200	Häm
Myoglobin (Pferd)[1]	16 200	Eine Fe-Verbindung
Erythrocruorin (Cyclostomata)	17 500	Eine Fe-Verbindung
Cytochrom C (Pferd, Ochse)[1]	16 400	Eine Fe-Verbindung
Hämocuprein (Ochse)[1]	18 700	Eine Cu-Verbindung
Hepatocuprein (Ochse)	18 700	Eine Cu-Verbindung
Laccase (Rhus succedanea)[2]	18 700	Eine Cu-Verbindung
Carbo-Anhydrase (Ochse)[3]	19 800	Eine Zn-Verbindung
Carboxylase (Hefe)[4]	18 700	Eine Mg-Verbindung
Thyreoglobin (Mensch)[5]	18 100	Eine J-Verbindung

Durchschnittliches Trägerproteingewicht 17 900
Mittlere Abweichung von 17 600 . . . . 6%
Größte Abweichung 12%

Gruppe 1,5:		
Hämocyanin (Helix pomatia)	25 900	Eine Cu-Verbindung
Hämocyanin (Busycon canaliculatum) . .	25 900	Eine Cu-Verbindung
Hämocyanin (Octopus vulgaris)	25 400	Eine Cu-Verbindung
Hämocyanin (Loligo pealei)[1]	24 400	Eine Cu-Verbindung
Zusammengesetztes Protein (Tyrosinase?) von Lactarius piperatus[1, 6]	24 500	Eine Cu-Verbindung

Durchschnittliches Trägerproteingewicht 25 200
Mittlere Abweichung von 1,5·17 600 . . . . . . 4%
Größte Abweichung 8%

Gruppe 2:		
Hämocyanin (Limulus polyphemus) . . .	36 700	Eine Cu-Verbindung
Hämocyanin (Homarus americanus) . . .	34 000	Eine Cu-Verbindung
Hämocyanin (Dromia vulgaris)[7]	37 400	Eine Cu-Verbindung

Durchschnittliches Trägerproteingewicht 36 000
Mittlere Abweichung von 2·17 600 . . . . 5%
Größte Abweichung 6%

Polyphenol-Oxydase (Agaricus campestris)	< 21 200	Eine Cu-Verbindung
Polyphenol-Oxydase (Kartoffel)	ca. 31 800	Eine Cu-Verbindung
Ascorbinsäure-Oxydase (Fruchtsaft)[8] . . .	< 41 000	Eine Cu-Verbindung
Phycocyan Phycoerythrin · · · · · · · · ·	ca. 30 000	Phycobilin
Altes gelbes Ferment[1]	70—80 000	Phosphoryliertes Fla- vin-adenin- dinucleotid
Herzflavoprotein (Schwein)[9]	70 000	
Aminosäure-Oxydase (Schaf, Niere) . . .	< 87 000	
Milchflavoprotein[10, 11]	140 000	
Katalase (Ochsenleber)[1, 12]	124 000	Häm
Ovoverdin	144 000	Astaxanthin

---

[1] Kristallisierte Verbindungen.
[2] Keilin, D. u. T. Mann (1).
[3] Keilin, D. u. T. Mann (2).
[4] Green, D. E., S. 124.
[5] Pedersen, K. O. u. M. Heidelberger.
[6] Dalton, H. R. u. J. M. Nelson.
[7] Kubowitz, F. (2).
[8] Lovell-Janison, P. L. u. J. M. Nelson.
[9] Straub, F. B.
[10] Corran, H. S., J. G. Dewan, A. H. Gordon u. D. E. Green.
[11] Philpot, J. St. L.
[12] Sumner, J. B. u. A. L. Dounce (3).

Die Natur der prosthetischen Gruppe ist vielfach sehr genau bekannt, während ihre Bindungsart am oder im Eiweißmolekül, abgesehen von der Phosphorsäure, noch nicht geklärt ist. Die Bindung der in den Phosphorproteinen Casein und Vitellin als prosthetische Gruppe fungierenden Phosphorsäure erfolgt über die Hydroxyle der Oxaminosäuren, wie Lipmann und Levene an Hand der tryptischen Abbauprodukte diese Proteine nachweisen konnten [F. A. Lipmann und P. A. Levene; P. A. Levene (3); F. A. Lipmann (1)].

Über die Natur der „hämaffinen" Gruppe des Globins liegen keine eindeutigen Versuchsergebnisse vor; H. Theorell (3) vermutet eine Kopplung zwischen den Vinylseitenketten des Protoporphyrins und dem Cystin, außerdem wurde festgestellt, daß bei Denaturierung des Globins die hämaffine Gruppe stark verändert und der isoelektrische Punkt nach dem alkalischen Bereich hin verschoben wird (F. Haurowitz und H. Waelsch).

Ebensowenig bekannt ist die Bindung der Chlorophylle an die Eiweißstoffe, des Kupfers in den Hämocyaninen (A. C. Redfield) oder des Vanadiums im Blut von Seetieren (M. Henze).

Auch über die Verknüpfung von vielfach mit den Eiweißstoffen vergesellschafteten Zuckern ist wenig bekannt. Der Kohlenhydratanteil des Eieralbumins scheint mit dem Imidazolring des Histidins glukosidisch gebunden zu sein [C. Rimington (3)].

4. Chemismus der Proteine.

a) Nachweis.

Ein für Eiweiß für sich allein spezifischer Nachweis existiert nicht, doch kann man aus dem positiven Ausfall mehrerer Reaktionen zugleich mit ziemlicher Sicherheit auf das Vorliegen eines Eiweißstoffes schließen. Zu diesem Zweck wurden verschiedene Fällungs- und Farbreaktionen ausgearbeitet.

α) **Fällungsreaktionen.** Eiweißstoffe werden aus ihren wässerigen Lösungen durch mit Wasser mischbare Lösungsmittel, z. B. Alkohol, gefällt, zum Teil auch durch starke Mineralsäuren, wie Salzsäure und vor allem Salpetersäure (klinische Eiweißprobe). Größere Wichtigkeit haben als Fällungsmittel Schwermetallsalze, so die Acetate von Eisen, Kupfer, Quecksilber, Zink, Uran und Blei, die teilweise vollständige Fällungen liefern.

Viel mehr als alle diese genannten Stoffe werden aber zur qualitativen (und teilweise auch quantitativen) Abscheidung die sog. Alkaloidreagenzien benutzt, organische und komplexe Säuren, die in saurer Lösung eine vollständige Fällung der Eiweißstoffe bewirken. Unter diesen stehen Trichloressigsäure, Phosphorwolframsäure, Sulfosalicylsäure, Metaphosphorsäure und Tannin an erster Stelle, außerdem werden noch Phosphormolybdänsäure, Ferrocyanwasserstoffsäure, Quecksilberjodid- und Wismutjodid-Jodwasserstoffsäure, Platinchlorid-Chlorwasserstoffsäure sowie Pikrinsäure verwandt.

Zur Fällung mit Tannin nimmt man entweder die Hedinsche Tanninlösung (70 g Tannin, 100 g Kochsalz, 50 ccm Eisessig in Wasser gelöst und auf 1000 ccm aufgefüllt) oder die Almensche Lösung (4 g Tannin in 25%iger Essigsäure gelöst und mit 190 ccm 40- bis 50%igem Alkohol versetzt).

β) **Farbreaktionen.** Wichtiger als die Fällungsreaktionen sind für den Nachweis von Eiweiß die Farbreaktionen. Diese sind fast alle spezifische Reaktionen von im Eiweiß enthaltenen Aminosäuren, nur die Biuretprobe stellt eine Reaktion des höheren Komplexes selbst dar, sie wird von allen Eiweißstoffen und Peptiden, jedoch nicht von Aminosäuren gegeben.

Biuretprobe. Beim Versetzen einer alkalischen Eiweißlösung in der Kälte mit einigen Tropfen verdünnter Kupfersulfatlösung entsteht unter Bildung von Kupfer(I)-biuret eine blau- bis rotviolette Färbung, deren Ton nach A. Küntzel und Th. Dröscher von den Reaktionsumständen mitbedingt wird; überschüssiges Kupfersulfat verdeckt mit seiner Eigenfarbe die Reaktions-färbung, ist daher zu vermeiden. Die Biuretprobe geht auf eine Angabe Roses aus dem Jahre 1833 zurück, ihr Reaktionsmechanismus wurde verschiedentlich untersucht [z. B. F. Hofmeister (6); R. Neumeister; I. Fine; F. Lieben und H. Jesserer; H. Jesserer und F. Lieben], ohne daß ihr Wesen bis heute völlig aufgeklärt werden konnte.

Ninhydrinreaktion. Diese empfindliche Reaktion wird von allen Eiweiß-stoffen sowie deren Spaltstücken (Aminosäuren, außer Prolin und Oxyprolin, die in anderer Weise reagieren [W. Graßmann und K. v. Arnim]) ge-geben; sie beruht auf einer Blaufärbung beim Kochen mit Ninhydrin (Tri-ketohydrindenhydrat) und wurde von Ruhemann (1) 1910 eingeführt. Die Prüfung muß in ammonsalzfreier Lösung bei $p_H = 7,0$ vorgenommen werden, zu diesem Zweck wird genau neutralisiert, mit wenig Phosphatpuffer $p_H = 7,0$ versetzt und mit einer 1%igen Ninhydrinlösung (1 ccm auf 10 ccm Lösung) eine Minute gekocht. Sind Aldehyde oder Ketone anwesend, so ist es erforderlich, 3 Minuten zu kochen und darnach mit Amylalkohol auszuschütteln, wobei die durch Eiweiß hervorgerufene Farbe in Lösung geht, während die durch Aldehyde oder Ketone verursachte Färbung nicht ausschüttelbar ist. Der Farbstoff-bildung dürfte ein ähnlicher Mechanismus wie der Murexidreaktion zugrunde liegen [S. Ruhemann (1), (2)].

Sakaguchi-Reaktion (siehe S. Sakaguchi; C. J. Wever; G. Klein und K. Tauböck; E. Jorpes und S. Thorén). Diese Probe ist eine Argininreaktion und wird, da diese Aminosäure in allen Proteinen vorhanden ist, von allen Eiweißstoffen gegeben. Sie besteht in einer Rotfärbung, die bei Zusatz von α-Naph-thol und Natriumhypochlorit oder (noch besser) Natriumhypobromit zur Eiweißlö-sung auftritt. Guanidin, Kreatin und Kreatinin geben die Reaktion nicht, während sie mit Guanidoessigsäure, Methylguanidin und Argininsäure positiv ausfällt.

Diazoreaktion von Pauly. Die Probe beruht auf einer Reaktion der in den meisten Eiweißstoffen enthaltenen Aminosäuren Tyrosin (vgl. S. 412) und Histidin (vgl. S. 419). Beim Zusatz von diazotierter Sulfanilsäure zu einer soda-alkalischen Eiweißlösung tritt eine kirschrote Färbung ein. Proteine, in denen Tyrosin und Histidin fehlen, geben dementsprechend die Reaktion nicht.

Xanthoproteinreaktion. Eiweißstoffe, die Tyrosin (vgl. S. 412) oder Trypto-phan (vgl. S. 413) enthalten, geben diese Reaktion. Sie besteht in einer dunklen Gelb-färbung bei Einwirkung von starker Salpetersäure — oft schon in der Kälte — infolge Bildung von gefärbten Nitroderivaten der genannten Aminosäuren.

Millonsche Reaktion [F. Hoppe-Seyler und H. Thierfelder (2), S. 945]. Diese wurde von N. A. Millon 1851 angegeben und beruht auf einer rosa- bis dunkelroten Oxydationsfärbung von vorhandenem Tyrosin (vgl. S. 412) bzw. eines gefärbten Niederschlages beim Kochen mit dem Millonschen Reagens (Quecksilber in dem doppelten Gewicht Salpetersäure [spez. Gew. = 1,42] lösen, erst in der Kälte, dann unter Erwärmen das doppelte Volumen Wasser zugeben, nach einigen Stunden die klare Flüssigkeit vom Niederschlag abgießen). Liegen tyrosinfreie tryptophanhaltige Eiweißstoffe vor, so tritt Braunfärbung ein.

Reaktion von Adamkiewicz-Hopkins [A. Adamkiewicz; F. G. Hopkins und S. W. Cole (1), (2), (3)]. Diese beruht auf einer Reaktion von Tryptophan (vgl. S. 413) mit Glyoxylsäure. Löst man trockenes, möglichst entfettetes Eiweiß in käuflichem Eisessig (der stets glyoxylsäurehaltig ist) oder in verdünnter wässeriger Glyoxylsäure und unterschichtet mit konz. Schwefel-säure, so bildet sich an der Grenze ein dunkelviolett gefärbter Ring.

Reaktion nach Voisenet (E. Voisenet). Auch diese beruht auf der Anwesenheit von Tryptophan. Bei Zugabe von wenig Formaldehyd, starker Salzsäure und Oxydation mit stark verdünnter Natriumnitritlösung entsteht eine blauviolette Farbe, die unter geeigneten Bedingungen auch kolorimetrierbar und zur quantitativen Tryptophanbestimmung geeignet ist (vgl. Tryptophan, S. 413).

Ebenfalls eine Aldehyd-Tryptophan-Reaktion ist die nach Ehrlich (T. Tomiyama und S. Shigematsu), die in einer Rotfärbung bei Zugabe von p-Dimethylaminobenzaldehyd und konz. Schwefelsäure besteht.

Schwefelbleireaktion. Diese wird von cystinhaltigen Eiweißstoffen gegeben. Beim Kochen mit Alkali und einem Bleisalz (Pb-Acetat) werden die S-S-Brücken des Cystins gesprengt (vgl. Cystin, S. 414), es spaltet sich Schwefelwasserstoff ab, der mit dem Blei dunkelgefärbte Sulfidlösung bzw. schwärzlichen Niederschlag gibt.

Liebermannsche Reaktion. Beim Kochen von Proteinen mit starker Salzsäure tritt Violettfärbung auf. Nach Berzelius soll diese auf der Anwesenheit von Tryptophan beruhende Probe bereits von dem Alkaloid- und Chlorophyllforscher Caventou angegeben worden sein.

Reaktion von Molisch. Diese beruht auf der Bildung von Furfurol aus im Eiweiß enthaltenen Kohlenhydratgruppen. Versetzt man eine Eiweißlösung mit einigen Tropfen alkoholischer α-Naphthollösung und dann mit konz. Schwefelsäure, so erhält man eine violette Färbung. (Beim Rückschluß auf im Eiweiß vorhandene Kohlenhydratgruppen muß man jedoch vorsichtig sein, da die Reaktion auch bei geringen Kohlenhydratbeimengungen positiv ausfällt.)

b) Bestimmung.

Die gebräuchlichsten Methoden zur Bestimmung des Gesamteiweißes bzw. einer Eiweißfraktion sind das gravimetrische Verfahren, die in zahlreichen Modifikationen angewandte Bestimmung des Stickstoffgehaltes nach J. Kjehldahl und — in der medizinischen Chemie — das refraktometrische Verfahren. Für die Bestimmung cystinhaltiger Proteine kann auch die äußerst empfindliche polarographische Methode herangezogen werden (vgl. R. Brdička, S. 579; J. Heyrovský), die auch eine Unterscheidung gewisser Proteine ermöglicht (C. Tropp, L. Jühling und F. Geiger). Zur Charakterisierung von Eiweißgemischen ist neuerdings auch die Fällung mit Invertseifen vorgeschlagen worden (K. H. Schmidt).

Zur gravimetrischen Bestimmung von löslichem und koagulierbarem Eiweiß wird das Eiweiß bei einem p_H, das ungefähr seinem isoelektrischen Punkt entspricht, durch halbstündiges Erhitzen auf 100° C in Gegenwart von etwas Neutralsalz koaguliert. Zur Einstellung des p_H-Wertes, der gewöhnlich auf schwach saurem Gebiet liegt, verwendet man beispielsweise Acetatpuffer $p_H = 4,8$. Das koagulierte Eiweiß wird mit Wasser, dann mit Alkohol-Äther gewaschen und nach Trocknung bei 105° C gewogen.

Zur Bestimmung des Stickstoffgehalts wird das Eiweiß mit Trichloressigsäure ausgefällt und der Niederschlag kjeldahlisiert. Multiplikation des gefundenen Werts mit 6,25 liefert die Eiweißmenge. Durch Anwendung des Einheitsfaktors 6,25 für verschieden zusammengesetzte Proteine wird der erhaltene Wert etwas ungenau.

Auch das refraktometrische Verfahren weist Unsicherheitsmomente auf, da es an gewisse Voraussetzungen gebunden ist, die nicht immer zutreffen, nämlich daß sowohl das Gesamteiweiß wie die Restrefraktion (Refraktion der enteiweißten Lösung) konstante Werte aufweisen.

Außer den genannten sind auch nephelometrische, colorimetrische und verschiedene andere Methoden in Anwendung und Vorschlag gebracht worden (K. Hinsberg und K. Lang; H. Bennhold, E. Kylin und St. Ruszniak; D. D. van Slyke und J. P. Peters), welche aber alle größere oder kleinere Mängel und Nachteile aufweisen.

Die quantitative Bestimmung des Eiweißgehaltes von Haut oder Leder beruht beinahe ausschließlich auf der Stickstoffbestimmung nach Kjeldahl (Umrechnungsfaktoren 5,62 bzw. 7,87)[1]. Ein exaktes Verfahren, um den Eiweißgehalt von Haut oder Leder bei gleichzeitiger Anwesenheit anderer, durch Auswaschen nicht entfernbarer N-haltiger Verbindungen zu ermitteln, fehlt. Die einzige in den meisten Fällen genaue Möglichkeit für die Lösung dieser Aufgabe besteht in der durchgreifenden Hydrolyse mit Mineralsäuren und der Aminostickstoffbestimmung nach van Slyke.

c) Darstellung.

Die Darstellung von Proteinen in reiner und einheitlicher und vor allem in nativer Form stößt oft auf große Schwierigkeiten und ist bei manchen überhaupt noch nicht mit Sicherheit erzielt worden. Bei ihrer Neigung, sich mit anderen Stoffen zu verbinden, unter der Einwirkung chemischer Agenzien usw. zu denaturieren, sowie der Tatsache, daß sie in der Natur in schwer trennbaren Gemischen vorkommen, ist die Art der Darstellungsweise von ausschlaggebender Bedeutung für chemische Zusammensetzung und Eigenschaften des erhaltenen Endprodukts.

Die am häufigsten angewandte Methode zur Isolierung gelöster Proteine ist das Aussalzen mittels Ammonsulfat oder eventuell anderer Neutralsalze. Da bei den einzelnen Proteinen große Unterschiede in der Aussalzbarkeit bestehen, kann man durch fraktionierte Ammonsulfatfällung mit Lösungen verschiedener Stärke in Verbindung mit einer geeigneten p_H-Einstellung auch eine Trennung von Eiweißstoffen aus ihren natürlichen Gemischen vornehmen. Die Eiweißstoffe werden dabei nicht oder kaum denaturiert und zeigen charakteristische und spezifische Grenzen der Aussalzbarkeit.

Andere Darstellungsmethoden sind das Ausfrieren aus konzentrierten Lösungen, ferner, zur Vermeidung von Denaturierungserscheinungen, rasches Fällen mit der 10fachen Menge Alkohol-Äther (1:1) oder der 5- bis 10fachen Acetonmenge bei ca. 5⁰, wobei ebenfalls durch Änderung der Fällungsmittelmengen fraktionierte Fällungen ermöglicht werden.

Versagen die chemischen Trennungsmethoden, so wurden schon oft durch rein physikalische Verfahren gute Resultate erzielt, so durch Adsorption, durch Elektrophorese [A. Tiselius (2)], durch Ultrazentrifugieren, letzteres vor allem bei besonders hochmolekularen Proteinen, z. B. Viren (R. W. G. Wyckoff; R. W. G. Wyckoff und R. B. Corey; J. W. Beard und R. W. G. Wyckoff). Um die Eiweißstoffe aus den Gewebezellen darstellen zu können, muß man sie erst in Freiheit setzen, was z. B. durch Ausziehen mit physiologischer Kochsalzlösung (wenigstens teilweise) erreicht werden kann, oder durch Extraktion mit Pufferlösungen von verschiedenem p_H (P. E. Howe; Fr. Urban), gegebenenfalls können die Zellen vorher unter geeigneten Bedingungen (Kohlensäureschnee, Entwässerung mit Aceton-Äther) pulverisiert werden (M. Heidelberger und F. E. Kendall; F. B. Aires und M. Mc Lee). Bei Bakterien wurden zur Freilegung von Enzymen gute Ergebnisse nach dem Frier-Autolyse-Verfahren erzielt (W. Franke und B. Banerjee).

Eine Reinigung der dargestellten Proteine zur Herabsetzung ihres Elektrolytgehaltes kann zum Teil durch Auswaschen mit Wasser am isoelektrischen Punkt, weiter durch Dialyse oder Elektrodialyse gegen Pufferlösungen und destilliertes Wasser vorgenommen werden.

---

[1] 1 mg N entspricht 5,62 mg, 1 Äquivalent N (= 1,4 mg N) 7,87 mg Substanz.

Wie schon oben erwähnt, beeinflußt die Darstellungsart in oft undurchsichtiger Weise Eigenschaften und chemische Zusammensetzung des erhaltenen Endprodukts, d. h. man weiß oft nicht, ob man das in dem natürlichen Ausgangsstoff vorhanden gewesene Protein in seiner ursprünglichen Form erhalten und ob es sich dabei um einen einheitlichen Körper gehandelt hat, bzw. handelt. Wie komplizierte Verhältnisse in dieser Beziehung vorliegen, zeigen unter anderem die Feststellungen Sørensens, die ihn zu der Theorie führten, daß manche Eiweißstoffe reversibel dissoziierende Komponentensysteme darstellen [S. P. L. Sørensen (6); G. Haugaard und A. H. Johnson; K. Linderstrøm-Lang (3)]. Sørensen hat nämlich, in Übereinstimmung mit Befunden von W. B. Hardy sowie H. Chick beobachtet, daß die Löslichkeit vieler kristallisierter Proteine in verdünnten Salzlösungen nicht unabhängig von der Menge des ungelösten Bodenkörpers ist, es scheint, daß ein derartiges Protein ein System irgendwie aneinander gebundener, aber leicht und reversibel dissoziierender Anteile darstellt, das sich osmotisch wie eine einzige Substanz verhält.

Unter Weiterentwicklung dieser Theorie von Sørensen gelangte R. J. Block (2), (3) zu der Auffassung, daß z. B. das gesamte Eiweiß des Serums ein einheitliches Ganzes sei, die aus dem Serum dargestellten einzelnen Proteine, wie Serumalbumin, Serumglobulin, sollen nach dieser Theorie erst bei der Darstellung entstehen.

Bei der erforderlichen Prüfung der erhaltenen Proteine auf Einheitlichkeit kann man sich dieser Beobachtungen Sørensens bedienen, indem sich nämlich die Löslichkeit als unabhängig von der jeweiligen Menge an festem Bodensatz erweisen muß. Die Sedimentationsbilder bei der Ultrazentrifugierung geben ebenfalls Aufschluß darüber, ob ein einheitliches oder mehrere Proteine vorliegen [A. S. Mc Farlane (1); The Svedberg und K. O. Pedersen].

Als Kennwerte für die Zugehörigkeit des Proteins zu einer bestimmten Gruppe können seine physikalischen Konstanten (Löslichkeit, Aussalzbarkeit, isoelektrischer Punkt, Koagulationstemperatur) dienen; um das Eiweiß genau zu identifizieren, d. h. z. B. um festzustellen, ob das Kollagen aus der Haut eines Rindes mit dem aus der Haut eines Delphins identisch oder nur ähnlich ist, bedarf es schärferer Methoden, so der Ermittlung der spezifischen Drehung, der charakteristischen Absorptionsbanden, der Aminosäurenzusammensetzung, der Kristallform (A. K. Boor) u. a. m. Auch die serologische Spezifität hat sich oftmals als sicheres Kennzeichnungsmittel bewährt (vgl. dazu K. Landsteiner).

d) Chemische Umsetzungen.

α) **Oxydation.** Oxydierende Mittel bewirken eine Aufspaltung der Proteine unter Zerstörung ihrer natürlichen Bausteine zu teilweise N-freien Endprodukten.

Anwendung von Permanganat in alkalischer Lösung führt z. B. bei Eialbumin zu Essigsäure, deren Homologen, Oxalsäure sowie Ammoniak und anderen basischen Verbindungen. Bei Vorhandensein schwer angreifbarer Bestandteile entstehen auch undefinierte Zwischenstufen (Oxyprotsäure u. dgl.).

Bei Einwirkung von Wasserstoffsuperoxyd entstehen neben Säuren auch Aldehyde und Ketone; bei Keratinen hat man, ebenso wie durch Verwendung von Brom in Eisessig enzymatisch weiter spaltbare Bruchstücke gefunden [Z. Stary (1)]. Hingegen wirkt Brom in alkalischer Lösung viel energischer und zerstört vor allem das Cystin, als Spaltstücke treten neben Fettsäuren usw. auch Nitrile auf [St. Goldschmidt (1), (2); St. Goldschmidt und Ch. Steigerwaldt].

β) **Reduktion.** Bei Reduktionswirkungen an Eiweißstoffen handelt es sich in den bis jetzt durchgeführten Versuchen um eine Hydrierung der S—S-Brücken des im Eiweiß enthaltenen Cystins, wobei SH-Verbindungen entstehen. Dies konnte z. B. von D. R. Goddard und L. Michaelis (1), (2) nachgewiesen werden, welche Keratine mit Thioglykolsäure bei $p_H = 10$ hydrierten (vgl. S. 442). Interessant ist die leichte Angreifbarkeit des entstandenen neuen Eiweißstoffes durch Fermente, im Gegensatz zu dem Ausgangsprodukt. Bei Insulin gelang Jensen eine ähnliche reduktive Spaltung (E. D. Schock, H. Jensen und L. Hellermann; H. Jensen und E. A. Evans).

γ) **Desaminierung.** Von den chemischen Umsetzungen hat die größte Bedeutung die durch salpetrige Säure erfolgende Abspaltung von Stickstoff aus den Proteinen erlangt, da auf ihr eine wichtige Methode zur Analyse von Eiweißstoffen, die quantitative Bestimmung der freien Aminogruppen nach van Slyke (vgl. S. 408) beruht. Der bei der Einwirkung von salpetriger Säure auf ungespaltene Eiweißkörper entstandene Stickstoff entstammt, mindestens größtenteils, der ε-Aminogruppe des Lysins. Das entstandene Reaktionsprodukt wird als „Desaminoprotein" bezeichnet. Sphäroproteine scheinen sich bei Desaminierung in Linearproteine umzuwandeln [Br. Jirgensons (2)].

δ) **Substitution.** Nitrierung. Durch Einwirkung starker Salpetersäure (unter Harnstoffzusatz zur Abfangung salpetriger Säure) tritt Nitrierung und Oxydation der Eiweißstoffe, oder richtiger ihrer Bausteine Tyrosin und Tryptophan, ein. Dies zeigt sich durch eine gelb- bis rotbraune Färbung an, die zum Farbnachweis für Proteine benutzt wird (Xanthoproteinreaktion, vgl. S. 381). Die ersten Versuche zur Eiweißnitrierung wurden bereits 1799 von Hatchett durchgeführt, der Name „Xanthoproteinsäure" für das entstehende gelbe Produkt stammt von G. J. Mulder (1837). Durch Anwendung rauchender Salpeter-Schwefel-Säure gelang bei argininreichen Proteinen (Protaminen) auch die Nitrierung von Arginin an den Guanidogruppen (A. Kossel und E. L. Kennaway), was zur Bestimmung des Arginins als Mononitroarginin dienen kann.

Azoproteine. Bei Kupplung mit Diazoniumsalzen tritt die Diazogruppe in den aromatischen Kern der betreffenden Aminosäuren (K. Landsteiner). Die entstandenen sog. Azoproteine finden bei Spezifitätsfragen in der Serologie Anwendung.

Acylierung. Acylierung von Proteinen führt zum Verlust verschiedener charakteristischer Eigenschaften der Proteine. So verliert benzoylierte Wolle die Anfärbbarkeit durch saure und basische Farbstoffe. (Bei Benzoylierung von Eiweißstoffen werden vorhandene freie Hydroxyl-, Amino- und Guanidogruppen acyliert, es entstehen sowohl O-Benzoyl- wie N-Benzoyl-Abkömmlinge.) Umsetzung von Haut mit den Chloriden höherer aliphatischer Carbon- und Sulfosäuren führt unter Einführung von Acyl- bzw. Sulfacylresten in die Hautsubstanz zu einer Gerbung, die als Ersatz der Sämischgerbung angewandt wird (Immergan-Gerbung; D. R. P. 728816 vom 3. 8. 1940 der I. G. Farbenindustrie A. G.).

Über Benzoylierungen liegen zahlreiche Arbeiten vor, so von St. Goldschmidt und W. Schoen, von E. Abderhalden und H. Brockmann (2), von K. Felix, von K. Dirr und K. Felix.

Bei Acetylierung von Insulin und proteolytischen Enzymen geht das katalytische Vermögen, bzw. die physiologische Wirksamkeit verloren [K. Freudenberg und W. Dirscherl (1), (2)]. Mit Benzolsulfochlorid behandelte Gelatine wird im Gegensatz zu dieser selbst von Pepsin nicht gespalten (S. Gurin und H. T. Clarke).

Alkylierung. Methylierung erfolgt durch Einwirkung von Dimethylsulfat und Alkali bei p_H 8 bis 9 nach Edlbacher (1919) oder durch Diazomethan nach Herzig (1914); dabei reagieren die freien Aminogruppen, ferner werden der Imidazolring des Histidins, wahrscheinlich auch das phenolische sowie das aliphatische Hydroxyl der Oxyaminosäuren methyliert [E. Edlbacher; J. Herzig

(1), (2)]. Methylierte Eiweißstoffe sind enzymatischer Spaltung unzugänglich [Hoppe-Seyler-Thierfelder (2), S. 516].

Halogenisierung. Bei Behandlung mit Halogenen unter schonenden Bedingungen tritt eine Substitution der aromatischen Teile der Proteine ein, eine Reaktion, die bei der Konstitutionsforschung einige interessante Befunde vermittelte (H. Bauer und G. Strauß).

Aldehydverbindungen. Anders als die bisher angeführten Umsetzungsprodukte, die nur auf Spezialgebieten von Wichtigkeit sind, haben die Verbindungen von Eiweiß mit Aldehyden, vor allem Formaldehyd, ausgedehnte praktische und technische Bedeutung.

So wurden Kunstmassen aus solchen Umsetzungsprodukten entwickelt (z. B. Galalith aus Casein), formaldehydgehärtete Gelatine dient zur Filmherstellung usw. und, was hier am meisten interessiert, die Einwirkung von Aldehyden, in erster Linie wieder von Formaldehyd, auf Hautproteine findet in der Gerberei als Aldehydgerbung (O. Gerngroß, S. 344) Anwendung, der zur Herstellung weißer Leder sowie in vielfacher Hinsicht als Kombinationsgerbung Bedeutung zukommt [K. H. Gustavson (1), S. 583].

5. Hydrolyse der Proteine.

a) Allgemeines.

Unter den Verfahren zur Erforschung der Zusammensetzung und Struktur der Proteine und ihrer Bausteine nimmt die Hydrolyse die erste Stelle ein und soll deshalb hier gesondert behandelt werden.

Im wissenschaftlichen Gebrauch sind zwei Abbauwege, die Spaltung durch Mineralsäuren und die Spaltung durch Enzyme. Als Säuren werden Schwefelsäure, die 1820 von H. Braconnot eingeführt wurde und mit der ihm die Isolierung der Glykokolls aus Leim gelang, und vor allem Salzsäure verwendet, deren sich schon 1873 H. Hlasiwetz und J. Habermann bedienten. Die Hydrolyse durch protcolytische „Enzyme" — die Bezeichnung stammt von W. Kühne — wurde ebenfalls bereits im vorigen Jahrhundert in erster Linie durch P. Schützenberger (1875) und W. Kühne (1876) praktisch verwendet.

In der Gerbereitechnik macht man dagegen in erster Linie von der Hydrolyse durch Alkalien oder Enzyme Gebrauch.

Beim Äschern wird durch Einwirkung der Alkali- oder Erdalkalihydroxyde — besonders des Calciums — ein hydrolytischer Abbau der Proteine der Oberhaut erzielt, der sich vor allem auf die basale Zellschicht und die Schleimschicht erstreckt und so zu einer Lösung der Epidermis vom Corium führt (vgl. H. Herfeld, S. 62). Die Hydrolyse durch Enzyme findet beim Fermentäscherprozeß Gebrauch sowie beim Schwitzen, bei dem Bakterienenzyme den Abbau verursachen. Eine weitere Verwendung der enzymatischen Hydrolyse ist der Abbau der Proteine in der Beize (vgl. H. Herfeld, S. 120 und 202).

Der Abbau der Eiweißstoffe zu ihren Bausteinen, den α-Aminosäuren, erfolgt allmählich über eine Reihe von Zwischenstufen, die unter bestimmten Hydrolysebedingungen (partielle Hydrolyse) faßbar sind. Behandelt man z. B. Proteine mit verdünnten (0,1 n) Säuren bei Zimmer- oder Brutschranktemperatur, so entstehen Albumosen und Peptone (vgl. S. 367). M. Siegfried (4) isolierte aus den mit 12 bis 20%iger Salzsäure bei Brutschranktemperatur gebildeten Abbauprodukten als basische Bestandteile die sog. „Kyrine", die nach neueren Untersuchungen als verhältnismäßig einfach und einheitlich zusammengesetzt gelten dürfen (W. Graßmann und O. Lang; W. Graßmann und K. Riederle). Durch Einwirkung 10%iger Schwefelsäure während 30 Minuten bei 100⁰ auf Protamine bildeten sich von A. Kossel „Protone" benannte Stoffe (A. Kossel (2), (3); A. Kossel und A. Mathews; A. Kossel und H. Pringle; M. Goto).

Peptone entstehen auch bei Einwirkung von Pepsin auf natürliche Proteine, sie sind das Endprodukt der spezifischen Wirkung dieses Enzyms, die damit zum Stillstand kommt, was schon Meißner 1859 bekannt war. Auf Grund des auch bei den anderen proteolytischen Enzymen vorhandenen spezifischen Verhaltens sind in älterer und neuerer Zeit fraktionierte enzymatische Hydrolysen durchgeführt worden (vgl. S. 402). Während durch Säuren und Alkalien alle Peptidbindungen zwar mit unterschiedlicher Geschwindigkeit, aber doch mehr oder weniger unspezifisch angegriffen werden, ist die Wirkung bestimmter und einheitlicher proteolytischer Enzyme spezifisch auf bestimmte Peptidbindungen gerichtet und kommt nach deren Auflösung zum Stillstand (vgl. S. 399). Es besteht also auf diesem Weg die Möglichkeit der Gewinnung verhältnismäßig einheitlicher Abbauprodukte.

Zur vollständigen Aufspaltung in Aminosäuren ist eine recht kräftige und langdauernde Einwirkung starker Mineralsäuren in der Hitze erforderlich (siehe unten). Unter etwas gelinderen Bedingungen können Abbauprodukte erhalten werden, die noch einen Teil der ursprünglichen Peptidbindungen enthalten. Aus solchen Abbaugemischen konnten als chemisch definierte Zwischenprodukte verschiedene Peptide isoliert werden.

So erhielten E. Fischer und E. Abderhalden (1), (2) durch Einwirkung 70%iger Schwefelsäure auf Seidenfibroin bei Zimmertemperatur Glycyl-1-alanin, ferner Glycyl-1-tyrosin, aus Elastin Alanyl-leucin, aus Gliadin ein kristallisiertes Tetrapeptid (Bestandteile: Glykokoll, Alanin, Tyrosin). Spätere Untersuchungen führten zur Auffindung weiterer Peptide, meist Dipeptide [E. Abderhalden (6); T. B. Osborne und J. F. Harris]. Auch bei enzymatischer Hydrolyse konnten vereinzelt Peptide abgefangen werden.

Zur Verfolgung des hydrolytischen Abbaues, der nach unseren heutigen Vorstellungen eine Lösung der Peptidbindungen bewirkt, wobei freie Amino- (bzw. Imino-) und Carboxylgruppen entstehen, dient in erster Linie die Messung der Zunahme an solchen Gruppen. Die einzelnen Verfahren, die auch zur quantitativen Bestimmung der Aminosäuren dienen, sind dort ausführlich besprochen (S. 408ff.), hier sollen nur die Bestimmung des Aminostickstoffs nach D. D. van Slyke (3), (5) (vgl. dazu auch S. 405) und, zur Ermittlung der Carboxylgruppen, die Formoltitration von S. P. L. Sørensen (1), (2), sowie das Verfahren der Titration in alkoholischer Lösung von R. Willstätter und E. Waldschmidt-Leitz, das W. Graßmann und W. Heyde zu einer Mikromethode ausbauten, erwähnt werden. Für eine Abschätzung der mittleren Molekulargröße von Eiweißabbauprodukten hat sich vor allem die Ermittlung des Verhältnisses zwischen Amino- und Gesamtstickstoff als geeignet erwiesen. Auch physikalische Messungen (viskosimetrisch, nephelometrisch usw.) gelangen zur Anwendung.

Da die Ermittlung und Bestimmung ihrer einzelnen Bausteine die Grundlage zur chemischen Charakterisierung der Proteine bildet, wird man in der Regel bemüht sein, die Hydrolyse so zu leiten, daß man die α-Aminosäuren möglichst vollständig freilegt.

Die Aufarbeitung der so erhaltenen Abbaugemische und die Isolierung der einzelnen Aminosäuren aus ihnen ist infolge der großen Schwierigkeiten noch nicht restlos gelungen, meist wurden nur 65 bis 85% der gesamten Bausteine gewonnen, bei Gelatine etwas mehr (93%), bei Zein bis zu 102% (der Wert über 100 erklärt sich daraus, daß bei der Hydrolyse Wasser aufgenommen wird, quantitative Ausbeuten müßten zwischen 110 und 120% liegen). Um den absoluten Gehalt eines Proteinhydrolysats an einer bestimmten Aminosäure festzustellen, wurde neuerdings mit Erfolg der Zusatz der betreffenden deuterierten Aminosäure (d. h. mit stabil eingebautem schwerem Wasserstoff) und die

Berechnung des ursprünglichen Aminosäuregehaltes aus der resultierenden Verdünnung des Isotops versucht (H. H. Ussing; R. Schoenheimer, S. Ratner und D. Rittenberg; D. Rittenberg und G. L. Foster; S. Graff, D. Rittenberg und G. L. Foster; F. Kögl, H. Erxleben und G. J. van Veersen; vgl. auch S. 417).

Bei der Hydrolyse mit Mineralsäuren können sich infolge sekundärer Umwandlung aus einzelnen Aminosäuren (Tryptophan, Tyrosin, Lysin, Cystin) oder den Kohlenhydratanteilen dunkelgefärbte Humine [J. Mulder (2)] oder Melanoide[1] bilden. Hydrolyse mit Alkalien bewirkt tiefgreifende Veränderungen (Racemisierung usw.), was ein Mitgrund dafür ist, daß man sie für wissenschaftliche Untersuchungen kaum mehr anwendet.

b) Nichtenzymatische Hydrolyse und Aufarbeitung des Hydrolysats.

Zur vollständigen Hydrolyse mit Schwefelsäure kocht man das Protein 12 bis 15 Stunden (manchmal auch länger) am Rückflußkühler mit der 5- bis 6fachen Menge 25%iger Schwefelsäure. Die Schwefelsäure kann nach Beendigung des Vorgangs als Bariumsulfat ausgefällt werden, was jedoch umständlich und mit Verlusten verbunden ist.

Bequemer als die Anwendung von Schwefelsäure gestaltet sich die von Salzsäure. In diesem Falle kocht man 8 bis 15 Stunden am Rückflußkühler mit der 3fachen Menge rauchender Salzsäure (spez. Gew. 1,19). Das bei der Hydrolyse erhaltene Aminosäurengemisch muß nunmehr getrennt werden. Einen allgemein gültigen Trennungsweg gibt es nicht, man muß vielmehr von Fall zu Fall ein individuelles Verfahren unter Kombination geeigneter Methoden zur Anwendung bringen, um zu möglichst quantitativen Ergebnissen zu gelangen.

Als ältestes Isolierungs- und Trennungsverfahren ist das von A. Kossel und F. Kutscher für die basischen Aminosäuren (Hexonbasen) Arginin, Lysin und Histidin zu nennen. Die erste generelle, auch heute noch vorzüglich bewährte Aufarbeitungsmethode für ein Aminosäuregemisch wurde von E. Fischer in seiner Estermethode, die auf der fraktionierten Destillation der Aminosäureester beruht, gegeben. Einen weiteren Fortschritt bedeutete die Extraktionsmethode von Dakin, der aus der wässerigen Lösung der Aminosäuren die Monoaminosäuren mit Butylalkohol auszieht. Das Verfahren von Jones und Foreman macht sich die Tatsache zunutze, daß Aminodicarbonsäuren in wässerigem Alkohol schwer lösliche Calcium- oder Bariumsalze bilden. Sind die zur Verfügung stehenden Substanzmengen zu gering, um die Isolierung nach einer dieser oder ähnlichen Methoden zu erlauben, so führt man eine „Bestimmung der Stickstoffverteilung nach Gruppen" durch (Hausmann, van Slyke), vgl. S. 397.

Außer diesen wichtigsten Methoden existieren noch andere Aufarbeitungsmöglichkeiten, so z. B. mittels Elektrophorese und chromatographischer Adsorption, ferner spezielle Trennungsverfahren für einzelne Aminosäuren.

Estermethode nach E. Fischer (3). Nach der Hydrolyse mit Salzsäure wird verdünnt und von den Huminsubstanzen abfiltriert. Das Filtrat wird darauf im Vakuum eingeengt und die Glutaminsäure als Chlorhydrat, das in Salzsäure schwer löslich ist, zum größten Teil abgeschieden. Ist wenig Glutaminsäure vorhanden, so muß der Kristallisation mittels Animpfens nachgeholfen werden. Nach Filtration wird das Filtrat im Vakuum eingedampft, mit der dreifachen Menge absoluten Alkohols versetzt, mit trockenem HCl-Gas verestert und dann im Vakuum abgedampft. Diese Operation wird noch zweimal wiederholt. Beim Einengen scheidet sich bei glykokollreichen Proteinen, wie Kollagen oder Elastin, das Glykokoll als Chlorhydrat hier zum größten Teil aus und kann so isoliert werden. Die Filtrate und Mutterlaugen werden dann zur Trockne verdampft.

---

[1] Der Ausdruck Melanoidinsäure stammt von O. Schmiedeberg.

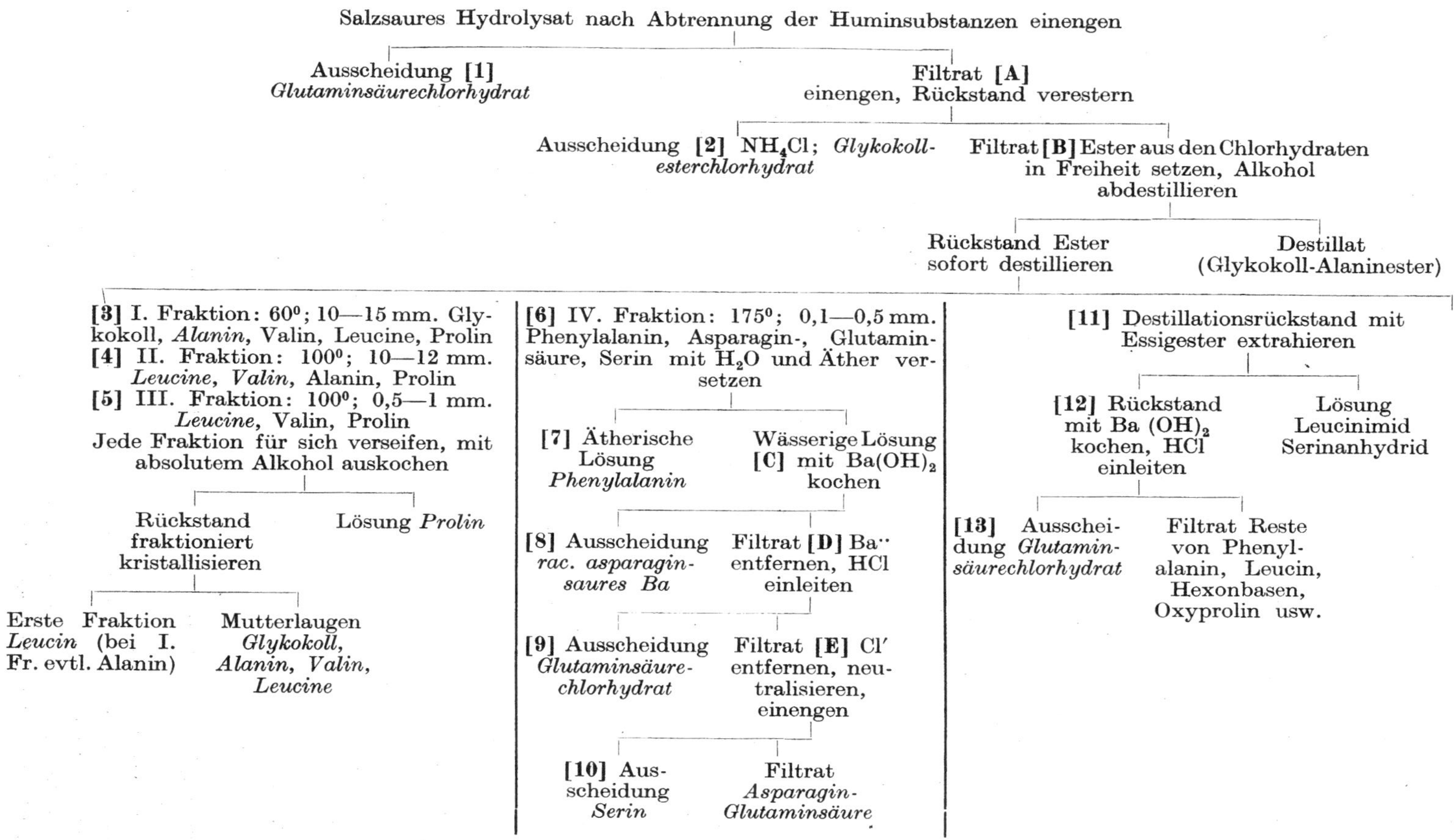

Salzsaures Hydrolysat nach Abtrennung der Huminsubstanzen einengen

Ausscheidung [1] *Glutaminsäurechlorhydrat*

Filtrat [A] einengen, Rückstand verestern

Ausscheidung [2] NH₄Cl; *Glykokoll-esterchlorhydrat*

Filtrat [B] Ester aus den Chlorhydraten in Freiheit setzen, Alkohol abdestillieren

Rückstand Ester sofort destillieren

Destillat (Glykokoll-Alaninester)

[3] I. Fraktion: 60°; 10—15 mm. Glykokoll, *Alanin*, Valin, Leucine, Prolin
[4] II. Fraktion: 100°; 10—12 mm. *Leucine, Valin*, Alanin, Prolin
[5] III. Fraktion: 100°; 0,5—1 mm. *Leucine, Valin*, Prolin
Jede Fraktion für sich verseifen, mit absolutem Alkohol auskochen

Rückstand fraktioniert kristallisieren

Lösung *Prolin*

Erste Fraktion *Leucin* (bei I. Fr. evtl. Alanin)

Mutterlaugen *Glykokoll, Alanin, Valin, Leucine*

[6] IV. Fraktion: 175°; 0,1—0,5 mm. Phenylalanin, Asparagin-, Glutaminsäure, Serin mit H₂O und Äther versetzen

[7] Ätherische Lösung *Phenylalanin*

Wässerige Lösung [C] mit Ba(OH)₂ kochen

[8] Ausscheidung *rac. asparagin-saures Ba*

Filtrat [D] Ba·· entfernen, HCl einleiten

[9] Ausscheidung *Glutaminsäure-chlorhydrat*

Filtrat [E] Cl′ entfernen, neutralisieren, einengen

[10] Ausscheidung *Serin*

Filtrat *Asparagin-Glutaminsäure*

[11] Destillationsrückstand mit Essigester extrahieren

[12] Rückstand mit Ba (OH)₂ kochen, HCl einleiten

Lösung *Leucinimid Serinanhydrid*

[13] Ausscheidung *Glutamin-säurechlorhydrat*

Filtrat Reste von Phenylalanin, Leucin, Hexonbasen, Oxyprolin usw.

Abb. 230. Trennung der Aminosäuren nach E. Fischer [E. Fischer (3)].

Zur Freisetzung der Ester aus den Chlorhydraten wendete E. Fischer NaOH und K_2CO_3 und Ausätherung an. In neuerer Zeit wurden verschiedene verbesserte Vorschläge dafür gemacht, so schüttelt P. A. Levene (1) die Esterchlorhydrate in ätherischer Suspension mit Ba-Oxyd aus, während F. W. Foreman (1) zuerst die Bleisalze bildet, diese in Alkohol mit HCl-Gas umsetzt und dann die freien Ester mit BaO und Chloroform gewinnt.

Hier soll das am meisten verwendete Verfahren beschrieben werden, nämlich das von E. Abderhalden, der die Ester mit Na-Alkoholat in Alkohol freisetzt. E. Abderhalden löst den Sirup der Chlorhydrate in Alkohol und füllt bis zu einem bestimmten Volumen auf. Darauf wird das zur Bindung des gesamten Chlors, dessen Menge vorher genau bestimmt wurde, nötige Natrium in Alkohol gelöst und unter guter Kühlung zur Lösung der Chlorhydrate zutropfen gelassen; vorher wurde mit etwas trockenem Äther versetzt. Das gebildete NaCl wird durch Stehen in Eis in körnigen Zustand überführt, dann wird abfiltriert, mit etwas ausgeglühtem Na_2SO_4 getrocknet und der Äther abdestilliert. Der Alkohol wird im Vakuum (Badtemperatur 40° C) vorsichtig abgedampft, da geringe Mengen Glykokoll- und Alaninester mit übergehen können. Das zurückbleibende Estergemisch wird unter den aus Abb. 230 ersichtlichen Bedingungen fraktioniert destilliert.

Die Ester der einzelnen Fraktionen werden darauf durch 6- bis 8stündiges Kochen mit der 8- bis 10fachen Menge Wasser am Rückflußkühler (bis zum Verschwinden der alkalischen Reaktion) verseift. Dann wird das Prolin durch Auskochen der zur Trockne eingedampften Aminosäuren mit absolutem Alkohol getrennt und der Rückstand durch fraktionierte Kristallisation zerlegt (vgl. Abb. 230).

Fraktion IV und der Destillationsrückstand, in dem sich die Basen befinden, sind besser als nach Fischer nach den dafür entwickelten Spezialverfahren aufzuarbeiten.

Butylalkoholmethode nach H. D. Dakin (4), (5), (8). Als Vorteil der Dakinschen Methode ist die ausgezeichnete Trennung der Monoaminosäuren von den basischen und sauren Aminosäuren zu nennen. Dazu tritt noch ein weiterer, der sie zur Aufarbeitung von prolin- und oxyprolinreichen Proteinen, wie Kollagen, besonders geeignet macht, nämlich die hervorragend gute Ausbeute, die gerade an den zwei Iminosäuren mit dem Butylalkoholverfahren erzielt wird.

Da das Extraktionsoptimum für die Monoaminosäuren bei deren isoelektrischem Punkt, also im schwach sauren Gebiet liegt, wird das schwefelsaure Hydrolysat mit BaO schwach lackmussauer gestellt, es darf gegen Kongorot nicht mehr ansprechen.

Die Extraktion mit Butylalkohol wird zur Vermeidung einer Anhydridbildung im Vakuum bei einer Badtemperatur von ca. 40 bis 50° vorgenommen. Es werden ca. 100 g Material in 250 ccm Wasser gelöst, die überstehende Butylalkoholschicht soll möglichst klein sein. Als Extraktionsdauer muß man 36 bis 40 Stunden rechnen, bei glykokollreichen Substanzen wie Kollagen noch mehr. Um etwa noch vorhandenes Oxyprolin zu erfassen, empfiehlt sich am Schluß noch eine Nachextraktion mit Propylalkohol, welcher dasselbe gut aufnimmt.

Von den aus der butylalkoholischen Lösung abgeschiedenen Aminosäuren wird abgenutscht und so im Filtrat das gesamte Prolin erhalten, das durch Eindampfen zur Trockne und Ausziehen mit absolutem Alkohol von noch anhaftenden Aminosäuren gereinigt wird.

Das Oxyprolin befindet sich unter den auskristallisierten Aminosäuren, von denen es auf Grund seiner Löslichkeit in 90%igem Methylalkohol getrennt wird. Über die Aufarbeitung der Monoaminosäuren sowie der in der nach dem Extrahieren mit Butylalkohol erhaltenen wässerigen Lösung befindlichen basischen Aminosäuren und Dicarbonsäuren vgl. Abb. 231.

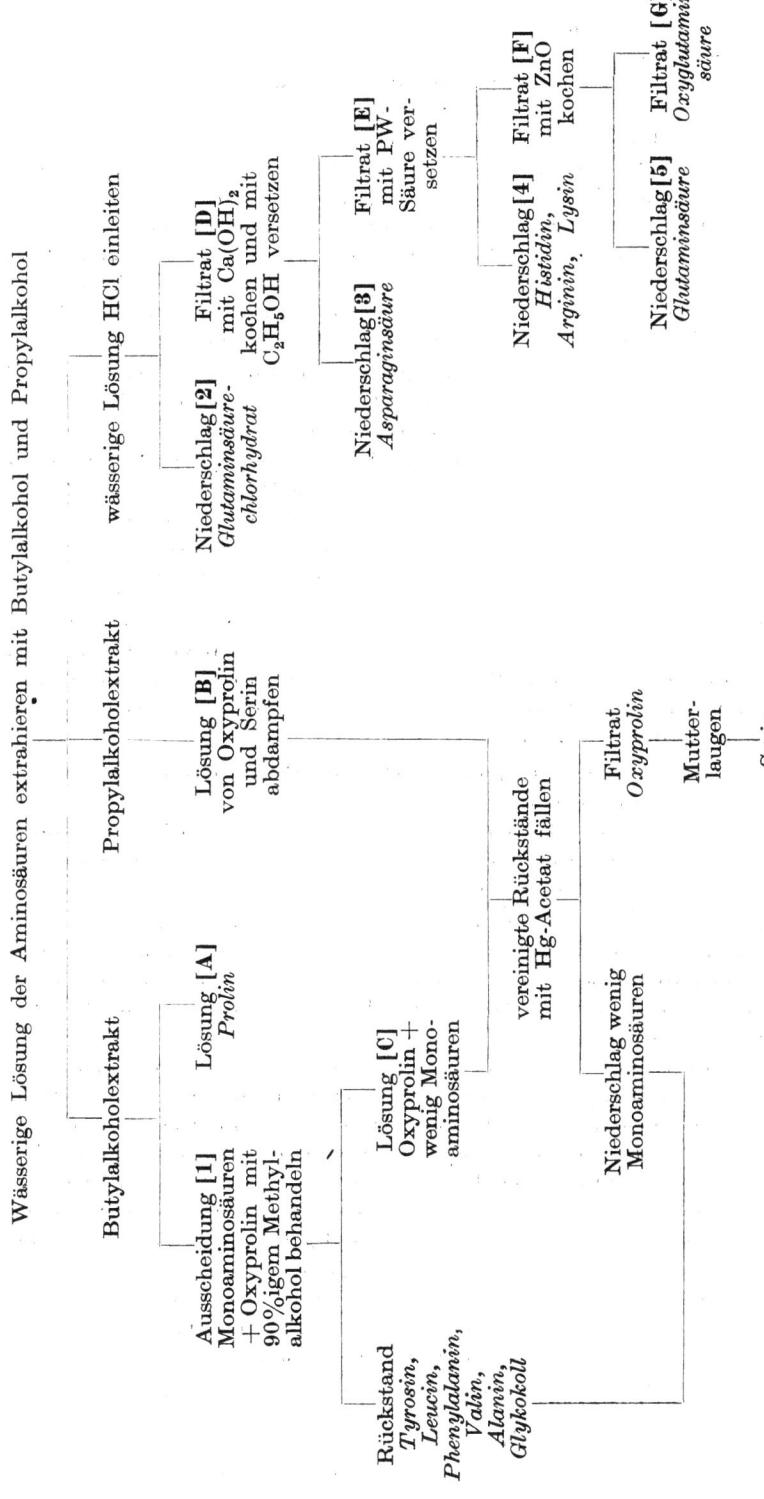

Abb. 231. Trennung der Aminosäuren nach H. D. Dakin [H. D. Dakin (5)].

Trennungsmethode nach Jones und Foreman [D. B. Jones und C. O. Johns; F. W. Foreman (1)]. Dieses Verfahren beruht im großen und ganzen auf der geeigneten Kombination schon von anderer Seite entwickelter Verfahren und macht sich vor allem die Möglichkeit der Abtrennung der Dicarbonsäuren als Calcium- bzw. Bariumsalze zunutze, aus denen die Oxyglutaminsäure durch Freilegung und Trocknen der Aminosäuren mittels Eisessig in quantitativer Ausbeute erhalten werden kann.

Man geht so vor, daß nach Abfiltrieren von der aus dem salzsauren Hydrolysat auf übliche Weise abgeschiedenen Hauptmenge der Glutaminsäure die Basen mit Phosphorwolframsäure gefällt werden. Dann wird abfiltriert, die Phosphorwolframsäure aus dem Filtrat mit Amylalkohol-Äther 1:1 ausgeschüttelt und, falls noch Spuren übrig sein sollten, diese mit Calciumhydroxyd entfernt. Nach Eindampfen auf Sirupdicke wird mit Wasser verdünnt, bis eine 15%ige Lösung erhalten wird, die man bis zur Barytsättigung mit Bariumhydroxyd versetzt. Dann verdünnt man auf das Doppelte und gießt die Lösung in die 5fache Menge 95%igen Alkohols. Dabei scheiden sich die Calciumsalze der Dicarbonsäuren ab, die nach 2tägigem Stehen abgenutscht, nochmals in Wasser gelöst und mit 95%igem Alkohol umgefällt werden. Aus den Bariumsalzen werden die Dicarbonsäuren selbst mittels Schwefelsäure freigesetzt, die Oxyglutaminsäure trennt man mittels Eisessig ab.

Die Aufarbeitung des nach der Fällung mit Bariumhydroxyd erhaltenen Filtrats kann aus der beigegebenen Abb. 232 entnommen werden.

An **weiteren generellen Aufarbeitungsmethoden** sei noch die Trennung auf Grund der verschiedenen Löslichkeit der Kupfersalze erwähnt. Das Verfahren wurde von B. W. Town (1) zwecks Erfassung von Prolin entwickelt und von M. A. B. Brazier ausgebaut, welche das Hydrolysegemisch in folgenden Fraktionen aufteilt:

A. In Wasser unlösliche Kupfersalze (Leucin, Phenylalanin, Asparaginsäure).

B. In Wasser lösliche Kupfersalze.

1. In Methylalkohol unlösliche Kupfersalze (Alanin, Tyrosin, Glutaminsäure, Histidin, Arginin und soweit vorhanden Glykokoll und basische Aminosäuren).

2. In Methylalkohol lösliche Kupfersalze (Valin, Prolin).

Ferner sei noch das Carbaminatverfahren von H. L. Kingston und S. B. Schryver genannt, mit dem die Autoren die Spaltprodukte von Gelatine aufgearbeitet haben; die dabei gewonnenen Ergebnisse weichen zum Teil nicht unerheblich von den anderen Autoren ab. Der Arbeitsgang ist aus dem Schema Abb. 233 zu ersehen.

A. J. P. Martin und R. L. M. Synge (1) arbeiteten eine Methode zur Trennung der höheren Monoaminosäuren (die nach R. L. M. Synge mit Hilfe ihrer Acylderivate vorgenommen wird) durch Extraktion im Gegenstrom zwischen zwei Flüssigkeiten aus; dieselbe soll nach Angabe der Autoren gewisse Vorteile vor der Butanolextraktion nach H. D. Dakin (vgl. S. 390) voraus haben.

Mit Hilfe dieser und ähnlicher Verfahren hat man bei vielen Proteinen die am Aufbau beteiligten Aminosäuren sichern können. Voraussetzung für ihre Anwendung ist das Vorhandensein einer Proteinmenge, die genügt, um die Darstellung und Bestimmung der einzelnen Bausteine zu gestatten; eine Bedingung, deren Erfüllung nicht immer möglich ist. In einem solchen Falle kann man unter Umständen von einer Trennung mittels Elektrophorese oder chromatographischer Adsorption Gebrauch machen, mit deren Hilfe recht genaue Einzelwerte erzielbar sind, oder man bedient sich der sinnreichen Bestimmung der Stickstoffverteilung nach Gruppen, welche immerhin zu einer ziemlich guten Charakterisierung des Aufbaues der zu untersuchenden Substanz führt.

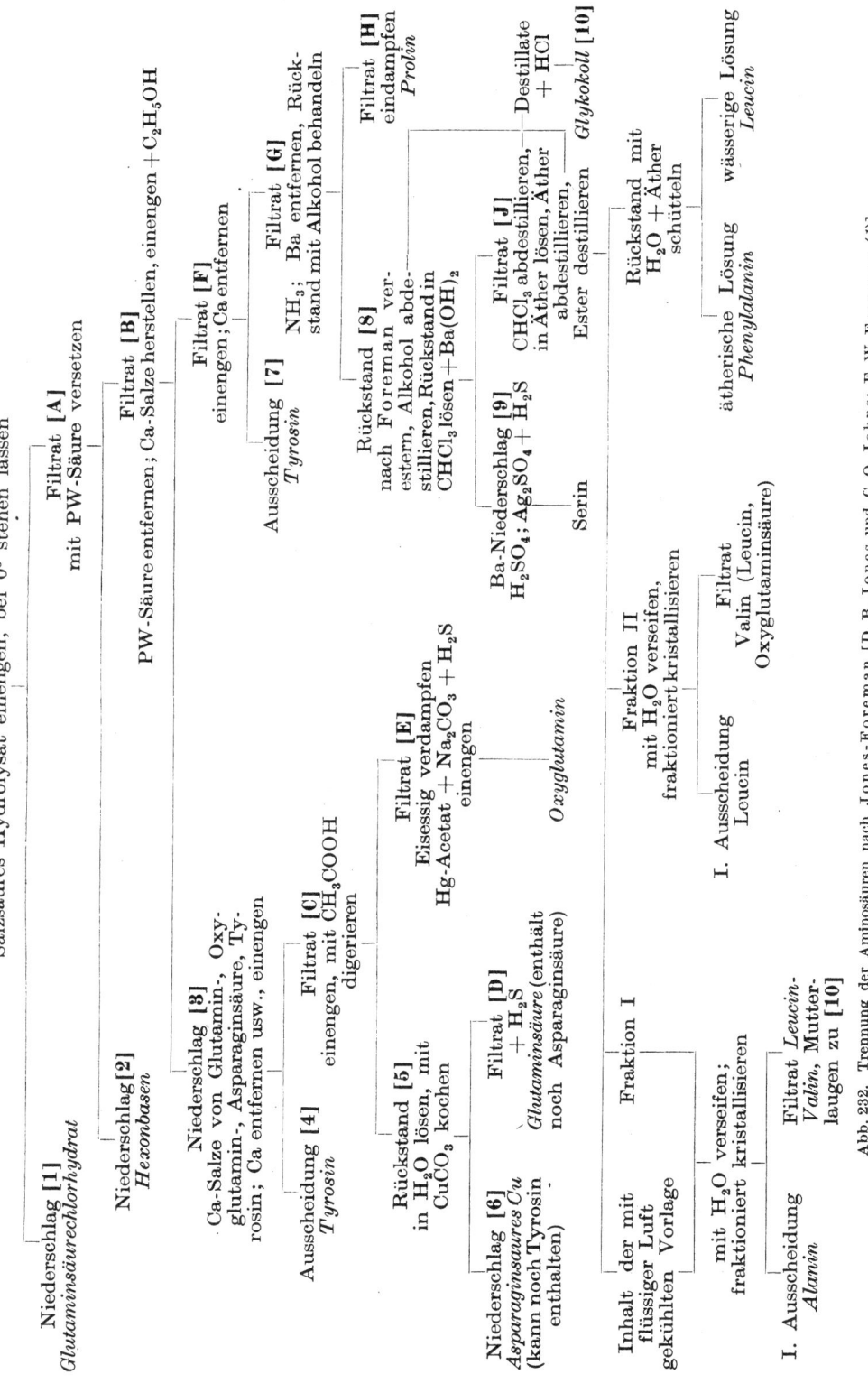

Abb. 232. Trennung der Aminosäuren nach Jones-Foreman [D. B. Jones und C. O. Johns; F. W. Foreman (1)].

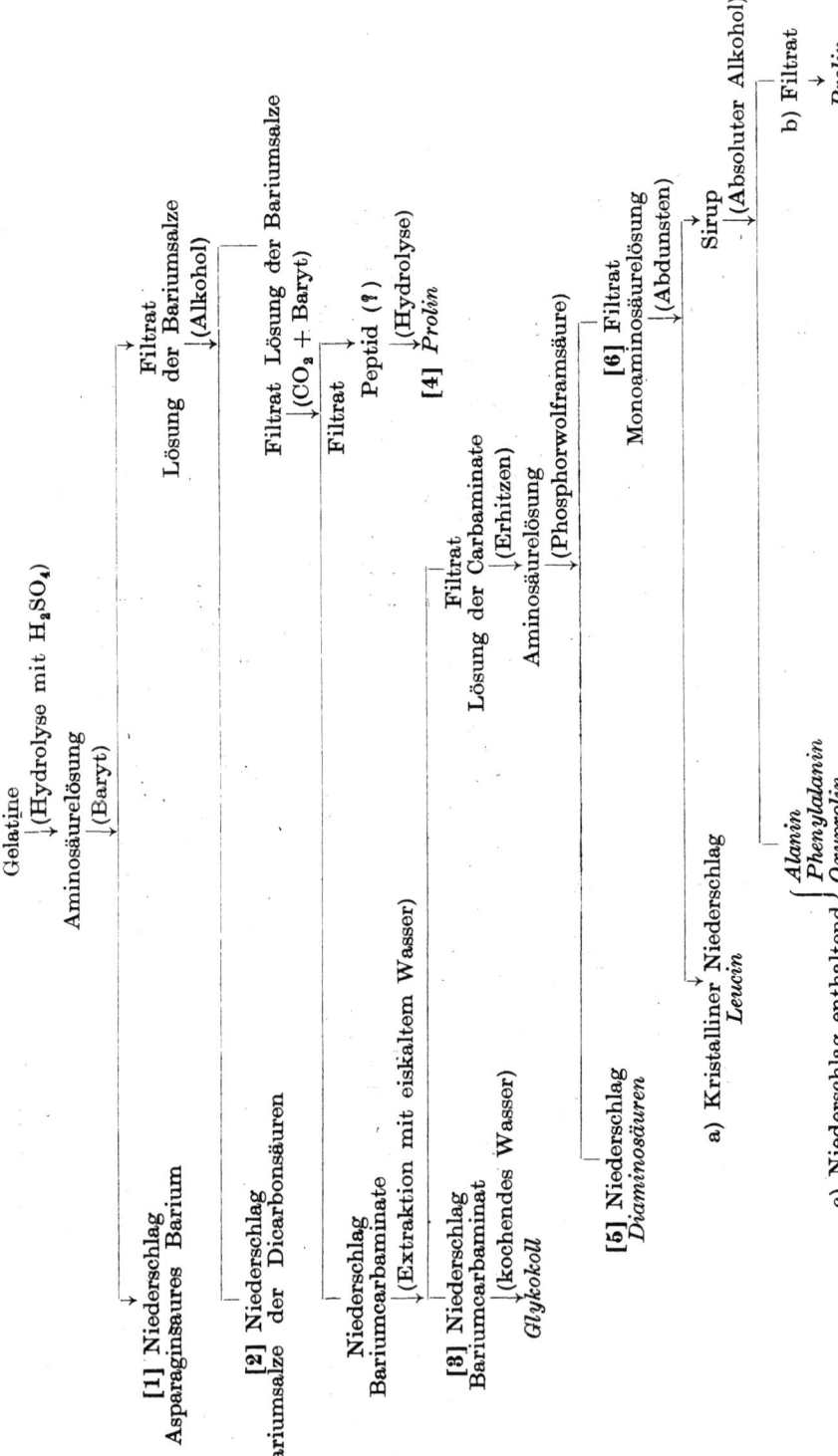

Abb. 233. Trennung der Hydrolysenprodukte von Gelatine (nach H. L. Kingston und S. B. Schryver).

Elektrophorese. Dieses Verfahren wurde zuerst zur Abtrennung der Glutaminsäure aus Proteinhydrolysaten benutzt und, da das Mononatriumsalz der Glutaminsäure im Orient als Würzmittel dient, auch dafür zum Patent angemeldet (K. Ikeda und S. Suzuki, A. P. 1015891 vom 30. 1. 1912).

Bei Ausführung der Methode, welche sich den Einfluß des p_H-Wertes auf den Dissoziationsgrad der Aminosäuren zunutze macht, verfährt man im Prinzip so, daß man das auf p_H 5,5 eingestellte Proteinhydrolysat in die Mittelzelle eines dreikammerigen Elektrophoreseapparats bringt und den Strom direkt durch die Lösung leitet. Dabei tritt eine ziemlich scharfe Trennung der Aminosäuren in drei Gruppen ein: in die Anodenzelle wandern die (sauren) Monoaminodicarbonsäuren, in die Kathodenzelle die (basischen) Diaminomonocarbonsäuren, während die bei p_H 5,5 nur wenig dissoziierten Monoaminomonocarbonsäuren (vgl. Abb. 234) in der Mittelzelle verbleiben.

Um eine Trennung der Hexonbasen vorzunehmen, muß man deren Lösung aus der Kathodenzelle in die Mittelzelle überführen und bei p_H 7,5 der Einwirkung des

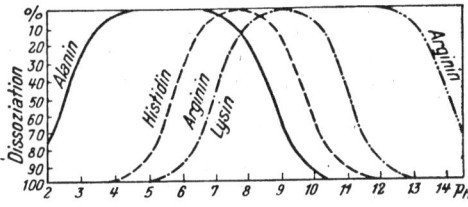

Abb. 234. Dissoziation von Aminosäuren bei verschiedenen p_H-Werten [G. L. Foster und C. L. A. Schmidt (2)].

elektrischen Stromes aussetzen. Arginin und Lysin wandern zur Kathode, während das Histidin in der Mittelzelle verbleibt, was z. B. zur Darstellung desselben aus Blutkörperchen benutzt worden ist (G. Cox, J. King und C. P. Berg). Auch bei der Bestimmung der basischen Aminosäuren im gelben Ferment konnten von R. Kuhn und P. Desnuelle sehr gute Ergebnisse erzielt werden. Außerdem wurde die Methode auch vielfach zur Isolierung bestimmter Aminosäuren benutzt [vgl. z. B. G. L. Foster und C. L. A. Schmidt (1), (2), (3)].

Chromatographische Adsorption. Versuche, die Adsorption zur Kennzeichnung von Eiweißhydrolysaten, Unterscheidung von Aminosäuregruppen u. dgl. heranzuziehen, reichen zwar schon einige Jahre zurück (z. B. M. Mashino und N. Shikazono; D. Ackermann und H. Fuchs; K. Felix und A. Lang; vgl. ferner W. Koschara), doch haben diese nicht zu für die Trennung von Aminosäuren brauchbaren Resultaten geführt. In neuester Zeit hat nun F. Turba die chromatographische Adsorption nach M. Tswett herangezogen, um eine quantitative Trennung der Hexonbasen voneinander und von den übrigen Aminosäuren zu erzielen. Das Verfahren soll auch auf basische Peptide anwendbar sein (E. WaldschmidtLeitz und F. Turba; E. Waldschmidt-Leitz, J. Ratzer und F. Turba).

F. Turba trägt, um gewisse methodische Unzulänglichkeiten, wie Reißen der Säule usw., auszuschalten, das Adsorbens in verhältnismäßig dünner Schicht auf eine Glasfritte auf; infolgedessen kommt ein Zerschneiden in einzelne Zonen nicht in Betracht, sondern nur ein Eluieren mit verschiedenen Mitteln. F. Turba hat verschiedene Aminosäuregemische hergestellt, chromatographiert und, wie durch Kontrollbestimmungen festgestellt, die einzelnen Komponenten fast durchweg 100%ig wiedergefunden, so daß dieses Verfahren auch für die Aufarbeitung natürlicher Gemische aussichtsreich erscheint. Die Trennung der Diaminosäuren von den übrigen Aminosäuren erfolgt durch Adsorption der ersteren an die aktivierte Bleicherde Filtrol-Neutrol (Herstellerfirma H. Bensmann, Bremen), das Adsorbat wird mit einem Pyridin-Schwefelsäure-Gemisch eluiert. Mit Hilfe des Adsorbens Floridin XXF Extra (Herstellerfirma H. Bensmann, Bremen) gelingt es, Histidin nebst den Monoaminosäuren von Lysin und Arginin zu trennen, wobei die beiden letzteren vom Adsorbens festgehalten werden, aus dem man sie eluiert und dann mittels Adsorption an Filtrol-Neutrol trennt (beim Entwickeln mit KH_2PO_4 wird nur das Lysin herausgelöst). Histidin und Monoaminosäuren, welche in der Ausgangslösung zurückgeblieben sind, kann man durch Adsorption an Filtrol-Neutrol voneinander trennen (siehe oben). An Substanzmengen wurden von jeder Aminosäure ca. 5 bis 10 mg eingesetzt.

Th. Wieland (1) führt eine Trennung der basischen Aminosäuren Lysin und Arginin von den neutralen + sauren Aminosäuren durch, indem er die ersteren in einer „basischen Säule" (Aluminiumoxyd Merck) adsorbiert; Histidin wird unter diesen Bedingungen nicht quantitativ festgehalten. Zur Adsorption der Aminocarbonsäuren verwendet er eine „saure Säule" aus Aluminiumoxyd Merck, das mit der drei- bis vierfachen Menge n-HCl behandelt wurde, und gelangt zu sehr zufriedenstellenden Ergebnissen; vgl. auch Th. Wieland und L. Wirth. Unabhängig davon fanden im Gegensatz hierzu F. Turba und M. Richter, daß von mit n-HCl oder n-Essigsäure vorbehandeltem Aluminiumoxyd festgehalten wurde, erst Schütteln des Aluminiumoxyds mit n-Essigsäure-Acetatpuffer vom p_H 3,3 führte zum Ziel. G. Schramm und J. Primosigh gelang, fußend auf den Untersuchungen von A. Tiselius (3), die Trennung der neutralen aliphatischen von den aromatischen Aminosäuren durch Adsorption an Aktivkohle sowie die Trennung von Glykokoll und Serin von den übrigen neutralen Aminosäuren mittels Aluminiumoxyd in Gegenwart von Formaldehyd. Zur Mikrobestimmung der höheren Aminosäuren schlagen A. J. P. Martin und R. L. M. Synge (2) eine neuartige Form der Chromatographie mittels zweier flüssiger Phasen vor, wobei die Stoffe entsprechend den Teilungskoeffizienten von einer beweglichen Flüssigkeit an eine unbewegliche (z. B. an Kieselsäuregel adsorbiertes Wasser) abgegeben werden.

Trennung der Aminosäuren durch chromatographische Adsorption.

Aminosäure-Gemisch adsorbiert an: ↓		
Floridin XXF Extra oder bas. Al$_2$O$_3$. Filtrat adsorbiert an: ↓	im Adsorbat: Arginin Lysin	Eluat (H$_2$SO$_4$-Pyridin) adsorbiert an. . . .Filtrol-Neutrol eluiert mit KH$_2$PO$_4$. .Lysin dann eluiert mit H$_2$SO$_4$-Pyridin . . .Arginin
Filtrol-Neutrol.Filtrat adsorbiert an: ↓	im Adsorbat: Histidin	
Saures Al$_2$O$_3$. Filtrat adsorbiert an: ↓	im Adsorbat: Glutaminsäure Asparaginsäure Cystin Oxyglutaminsäure	eluiert mit H$_2$S ges. H$_2$O . . . . . .Cystein dann mit 0,5 n Essig- säure . . . . . . .Glutaminsäure dann mit verd. Lauge .Asparaginsäure
Aktivkohle. Filtrat adsorbiert an: ↓	im Adsorbat: Tryptophan Tyrosin Phenylalanin	
Saures Al$_2$O$_3$ i. 10%igem CH$_2$O. Filtrat als N-Acetyl-Verbindungen adsorbiert an: ↓	im Adsorbat: Glykokoll Serin	
Silicagel + Wasser.	im Adsorbat: Alanin im Filtrat nacheinander: 1. Leucin 2. Prolin Isoleucin Valin Methionin	

Unter Kombinierung dieser Verfahren schlägt Th. Wieland (2) *vorstehenden Analysengang* für die Trennung der Aminosäuren eines Proteinhydrolysats vor, der infolge des geringen Aufwandes an Material und Zeit sowie der größeren Genauigkeit unter Umständen den alten klassischen Methoden vorzuziehen sein dürfte.

Ähnliche Gedankengänge verfolgen K. Freudenberg, H. Walch und H. Molter, die eine Trennung von Zuckern, Aminozuckern und Aminosäuren mit Hilfe von Austauschern durchführen. So wird z. B. aus einem Gemisch von Alanin und Asparaginsäure nur die letztere durch den Austauscher auf Kunstharzbasis „Wofatit KS" festgehalten. P. Karrer versucht eine Trennung der neutralen Aminosäuren durch Adsorption ihrer Acylverbindungen an basisches Zinkcarbonat (P. Karrer, R. Keller und G. Szönyi).

Bestimmung der Stickstoffverteilung nach Gruppen. Das Verfahren wurde von W. Hausmann entwickelt, welcher eine Trennung des Proteinstickstoffs in Amid-, Monoaminosäuren- und Diaminosäurenstickstoff vornahm.

Zu diesem Zweck wird das Eiweißhydrolysat — als Ausgangsmengen genügen 1 bis 6 g Eiweiß — mit Magnesiumoxyd übersättigt, der Amidstickstoff als Ammoniak übergetrieben und in der Vorlage durch Titration bestimmt. Der Destillationsrückstand wird dann nach dem Kjeldahlschen Verfahren auf Monoaminosäurenstickstoff (mit Phosphorwolframsäure nicht fällbare Aminosäuren) sowie Diaminosäurenstickstoff (mit Phosphorwolframsäure fällbare Aminosäuren) aufgearbeitet.

Eine weitgehende Trennung der Bestandteile dieser zwei mit Phosphorwolframsäure fällbaren Gruppen läßt sich unter Anwendung der gasometrischen Stickstoffbestimmung nach D. D. van Slyke (2) (vgl. S. 408) erzielen. Mit Hilfe dieser Methode läßt sich eine Aufteilung auf sieben Untergruppen:

1. Ammoniak,	3. Cystin,	5. Histidin,	7. Monoamino-
2. Arginin,	4. Lysin,	6. Iminosäuren (Prolin, Oxyprolin),	säuren,

und damit eine gute Orientierung über die Zusammensetzung eines Proteins bewerkstelligen, wenn auch manche Mängel dabei in Kauf zu nehmen sind. So werden die Hexonbasen mit Phosphorwolframsäure oft unvollständig ausgefällt, die Stickstoffbestimmung liefert unter Umständen zu hohe Werte, auch bei dem Untersuchungsmaterial selbst ist es erforderlich, manche Vorsichtsmaßregeln zu beachten, so muß das zu analysierende Protein frei von stickstoffhaltigen Beimengungen, wie Ammoniak oder Purinbasen, sein. Bezüglich näherer Einzelheiten der Methode sei auf die ausführlichen Darstellungen bei E. Abderhalden [S. 53; D. D. van Slyke (6)] sowie bei F. Hoppe-Seyler und H. Thierfelder (2), S. 445, hingewiesen, hier soll nur das Prinzip des Verfahrens aufgezeigt werden, das kurz folgendermaßen geschildert werden kann:

Der bei der Phosphorwolframsäurefällung entstehende Niederschlag wird wieder gelöst und in der Lösung Cystin, Arginin, Lysin und Histidin bestimmt. Der Gehalt an Cystin wird durch Schwefelbestimmung ermittelt, der an Arginin entweder (van Slyke) auf Grund der Tatsache, daß dieses beim Kochen mit Alkalien die Hälfte seines Gesamtstickstoffs als Ammoniak verliert, oder besser durch direkte Fällung als Flavianat nach A. Kossel und R. E. Groß (1). Beim Behandeln mit salpetriger Säure nach van Slyke geben innerhalb 30 Minuten Lysin den gesamten, Histidin ein Drittel und Arginin ein Viertel ihres Stickstoffs in Form von Aminostickstoff ab, aus dem Unterschied zwischen Gesamtstickstoff und Aminostickstoff ergibt sich der Nichtaminostickstoff dieser drei Säuren. Da Cystin- und Argininmengen direkt bestimmt wurden und also bekannt sind, kann man den Gehalt an Histidin und Lysin folgendermaßen berechnen:

Histidin-N = 1,5 Nichtamino-N der Basen — 1,125 Arginin-N

Lysin-N = Gesamt-N — (Arginin-N + Cystin-N + Histidin-N).

Das Filtrat der Phosphorwolframsäurefällung wird auf Monoaminosäuren aufgearbeitet, wobei Prolin und Oxyprolin die einzigen Aminosäuren sind, deren Stickstoff bei der van Slyke-Bestimmung nicht erfaßt wird. Bestimmt man also in dieser Fraktion einerseits den Gesamtstickstoff, am besten nach der Mikro-Kjeldahl-Methode (F. Pregl, S. 120), andererseits den Aminostickstoff nach van Slyke, so entspricht die Differenz dem Gehalt an Prolin und Oxyprolin, während der Aminostickstoff auf die übrigen Monoaminosäuren entfällt.

Damit sind die wichtigsten generellen Aufarbeitungsverfahren für größere und kleine Mengen an Ausgangssubstanz besprochen, im folgenden sei aber noch auf einige Methoden hingewiesen, die zwecks Trennung einzelner Aminosäuren entwickelt wurden. Unter diesen speziellen **Trennungsverfahren für bestimmte Aminosäuren** ist in erster Linie das von A. Kossel und F. Kutscher (1) für die basischen Aminosäuren Lysin, Arginin und Histidin (die sog. Hexonbasen) gefundene zu nennen, das als erste brauchbare Trennungsmethode von Aminosäuren überhaupt bezeichnet werden kann (vgl. S. 388).

Diese Trennung der Hexonbasen beruht auf der verschiedenen Löslichkeit der Silbersalze der genannten Aminosäuren in verschieden stark alkalischer Lösung. Wie später H. B. Vickery und Ch. S. Leavenworth (2) feststellten, sind dabei genaue p_H-Bedingungen einzuhalten. Im einzelnen verfährt man so, daß das schwefelsaure Hydrolysat mit Bariumhydroxyd bis zur eben noch vorhandenen Kongobläuung neutralisiert wird. Diese Lösung, die pro Liter ca. 50 g Aminosäuren enthalten soll, wird mit einem Überschuß einer wässerigen Aufschlämmung von Ag_2O versetzt und dabei durch Zugabe von wenig Schwefelsäure eben kongosauer gehalten. Dann wird mittels gesättigter Barytlösung unter Rühren auf $p_H = 7$ eingestellt, wobei sich das Silbersalz des Histidins ausscheidet, aus dem das Histidin selbst mittels Salzsäure in Freiheit gesetzt werden kann. Das erhaltene Filtrat wird mit Schwefelsäure schwach angesäuert (Kongorot), mit einem Überschuß von Ag_2O versetzt und mit heiß gesättigter Bariumhydroxyd-lösung gegen Phenolphthalein gut alkalisch gestellt. Im Niederschlag befindet sich das Arginin, das z. B. nach der Flavianatmethode bestimmt werden kann. Im Filtrat von Argininsilber wird dann das Lysin nach Entfernung des Silbers durch Schwefelwasserstoff als Phosphorwolframat gefällt.

Von den weiteren zahlreichen Methoden, die zur Trennung einzelner Aminosäuren voneinander ausgearbeitet wurden, sollen nur einige erwähnt sein, so z. B. die Trennung von *Valin* und *Norvalin* nach E. Abderhalden und K. Heyns, von *Glykokoll, Glutaminsäure* und *Leucin* nach M. Siegfried und H. Schmitz, von *Valin* und *Alanin* nach P. A. Levene und D. D. van Slyke; ferner von *Glykokoll* und *Alanin* sowie von *Glykokoll* und *Leucin* nach P. Pfeiffer und F. Wittka, von *Leucin* und *Isoleucin* und *Valin* nach P. A. Levene und D. D. van Slyke, von *Leucin* und *Tyrosin* nach J. Habermann und R. Ehrenfeld, von *Glutaminsäure* und *Asparaginsäure* nach F. Kutscher (2) und schließlich von *Arginin* und anderen Aminosäuren nach M. Bergmann und L. Zervas (1).

Als besonders vorteilhaft hat sich die Tatsache erwiesen, daß eine Reihe einzelner Aminosäuren in Form bestimmter, schwer löslicher Verbindungen unmittelbar aus Eiweißhydrolysaten oder Mischungen mit anderen Aminosäuren gefällt werden kann (vgl. auch Aminosäuren, spezieller Teil), beispielsweise:

Glutaminsäure als Chlorhydrat [E. Fischer (3)],
Glykokoll als Nitranilat [B. Town (2)],
Prolin und Oxyprolin als Reineckat (J. Kapfhammer und R. Eck),
Prolin als Rhodanilat [M. Bergmann (2)],
Arginin als Flavianat [A. Kossel und R. E. Groß (1)],
Lysin als Styphnat [F. Schneider (3)],
Histidin als Nitranilat [R. J. Block (8)].

c) Enzymatische Hydrolyse.

Unter den Mitteln des Eiweißabbaues haben die eiweißspaltenden Enzyme oder Proteasen eine stets steigende und zweifellos auch in Zukunft noch weiter wachsende Bedeutung erlangt. Sie sollen hier nur kurz behandelt werden, nachdem wir[1] an anderer Stelle dieses Handbuches das Wesen der Enzyme im allgemeinen und die eiweißspaltenden und proteolytischen Enzyme im besonderen bereits ausführlich dargestellt haben, so daß hier auf das dort Gesagte verwiesen werden kann.

Als Biokatalysatoren der lebenden Zellen sind die eiweißspaltenden Enzyme Träger des gesamten biologischen Eiweißabbaues (möglicherweise auch des Eiweißaufbaues), sei es, daß er im Verdauungstrakt des tierischen Organismus, oder in Zellen, Organen und Geweben im Rahmen des intermediären Stoffwechsels im Tier- und Pflanzenreich oder schließlich durch die von Bakterien, Schimmelpilzen oder anderen Mikroorganismen erzeugten und sezernierten Enzyme bei den Abbauprozessen, wie Fäulnis, Gärung oder dergleichen, erfolgt. Wir stellen fest, daß alle diese biologischen Abbauprozesse ähnlich wie der rein chemische Abbau der Eiweißkörper zunächst zu Peptonen, weiterhin zu Aminosäuren und mitunter darüber hinaus zu deren Abbau- und Zersetzungsprodukten, wie Ammoniak, Amine, Schwefelwasserstoff, Aldehyde, Fettsäuren usw., führt, aber — im Gegensatz zu der Eiweißhydrolyse durch Säuren und Alkalien — unter erstaunlich gelinden Bedingungen, nämlich bei neutraler, schwach saurer oder schwach alkalischer Reaktion und in der Kälte oder bei wenig erhöhter Temperatur erfolgt. Diese Wirksamkeit unter gelindesten Bedingungen und damit die Möglichkeit, den Abbau unter Ausschluß sekundärer Zersetzung durchzuführen, bedeutet einen besonderen Vorzug, der die Enzyme als „biologische Abbaureagenzien" gegenüber den rein chemischen Reagenzien, wie Säuren oder Alkalien, auszeichnet; in der Tat sind einzelne leicht zersetzliche Aminosäuren, wie z. B. das säureempfindliche Tryptophan, nur auf dem Wege des enzymatischen Abbaues aus Eiweiß zu gewinnen.

Ein weiterer Vorzug der Enzyme als Hilfsmittel des Eiweißabbaues liegt in ihrer besonders spezifischen Wirkung. Durch Säuren und Alkalien werden Eiweißkörper, zusammengesetzte Kohlenhydrate, Fette, andere Ester und Amide usw. unterschiedslos gespalten und auch im Bereich der Eiweißspaltung selbst erstreckt sich die Hydrolyse durch diese rein chemischen Mittel, wenn auch mit Unterschieden in der Spaltungsgeschwindigkeit, auf alle Peptidbindungen des Eiweißmoleküls. Für den biologischen Abbau der Fette, der Kohlenhydrate und der Eiweißkörper hat dagegen die Natur jeweils besondere spezifische Agenzien in den Enzymgruppen der Lipasen, der Glukosidasen und der Proteasen gebildet. Darüber hinaus ist aber auch am hydrolytischen Eiweißabbau selbst eine große Zahl von Einzelenzymen beteiligt, auf deren streng spezifische Funktion und sinnreiches Zusammenwirken erst die Forschung der letzten Zeit Licht geworfen hat. Wir wissen heute, daß die wichtigsten, seit langem bekannten und praktisch angewendeten Enzymmaterialien, wie das „Trypsin" der Pankreasdrüse, das „Erepsin" der Dünndarmschleimhaut, das „Pepsin" des Magens, oder die eiweißspaltenden Enzymsysteme der Hefen, Bakterien und Schimmelpilze in Wahrheit Mischungen zahlreicher verschiedener und spezifisch wirkender Einzelenzyme sind, deren Trennung mit sinnreichen Methoden in den meisten Fällen gelungen ist (vgl. dazu das an anderer Stelle[2] gegebene Schema für die Auftrennung der Pankreasproteasen).

---

[1] In: H. Herfeld, dieses Handbuch, Bd. I/2, S. 202 ff. Wien: Springer, 1938; siehe auch diesen Band, Kap. Hausam, S. 643 ff.
[2] Dieses Handbuch, Bd. I/2, S. 211. Wien: Springer, 1938.

Der großen Zahl von proteolytischen Einzelenzymen, die auf diese Weise bekannt geworden sind, ist gemeinsam, daß sie ausnahmslos Peptidbindungen, also die chemische Gruppierung

$$\begin{array}{ccc} \diagdown & & \diagup \\ \mathrm{C-CO-NH-C} \\ \diagup \ | & & | \ \diagdown \\ \mathrm{R} & & \mathrm{R'} \end{array}$$

unter Freisetzung von Carboxyl- und Aminogruppen hydrolytisch aufspalten. Im übrigen lassen sich in der Vielheit der hierher gehörenden Enzyme zunächst zwei Hauptgruppen unterscheiden:

die Proteinasen, welche hochmolekulares Eiweiß zu peptidartigen Abbauprodukten, und zwar, soweit bekannt, ohne Bildung freier Aminosäuren zerlegen, und die

Peptidasen, welche gegen höheres Eiweiß unwirksam sind und Peptide unter Freisetzung von Aminosäuren aufspalten.

Die neuere Forschung hat ein sehr anschauliches Bild von der Wirkungsweise dieser beiden Enzymgruppen vermittelt, die, wie gesagt, beide die hydrolytische Aufspaltung von Kettenmolekülen polypeptidartiger Struktur bewirken:

Die Proteinasen greifen lange Peptidketten irgendwo in der Mitte an, und zwar jeweils an bestimmten, wohl durch die Nachbarstellung bestimmter Aminosäuren ausgezeichneten Peptidbindungen; sie sind unfähig, die den Kettenenden benachbarten Peptidbindungen zu spalten und können daher auch keine Aminosäuren in Freiheit setzen.

Die Peptidasen greifen Polypeptidketten mittlerer oder geringer Länge an, und zwar jeweils an Peptidbindungen, die einem der Kettenenden benachbart sind; sie zerlegen also die Ketten unter Abspaltung der jeweils endständigen Aminosäure.

Je nachdem, ob dieser Angriff der Peptidasen vom Amino- oder vom Carboxylende der Kette her erfolgt, unterscheiden wir innerhalb dieser Gruppe die sog. „Amino-polypeptidasen" und die „Carboxy-polypeptidasen". Die „Dipeptidasen" schließlich vermögen nur solche Bindungen anzugreifen, die sowohl dem Amino- wie dem Carboxylende benachbart sind, ein Fall, der, wie leicht einzusehen ist, nur bei den niedrigsten Kettengliedern, den Dipeptiden, verwirklicht ist.

Innerhalb der Gruppe der Proteinasen ist eine so einfache Unterteilung auf Grund der spezifischen Wirkung vorerst noch nicht möglich. Wir unterscheiden hier nach den Wirkungsbedingungen im wesentlichen drei Typen: den im alkalischen wirksamen Typus des Trypsins oder der Pankreasproteinase, den im neutralen oder schwach sauren Gebiet wirksamen und in den meisten Zellen und Geweben des Tier- und Pflanzenreichs anzutreffenden Enzymtypus des Papains (Pflanze) und des Kathepsins (Tier) und den im stärker sauren Gebiet wirksamen Typus des Pepsins des Magens (vgl. hierzu z. B. F. Turba und A. Schäffner).

Man gelangt so zu dem folgenden Einteilungsschema der proteolytischen Enzyme, ohne daß dieses Schema beim heutigen Stand der Forschung als vollständig und endgültig anzusprechen wäre.

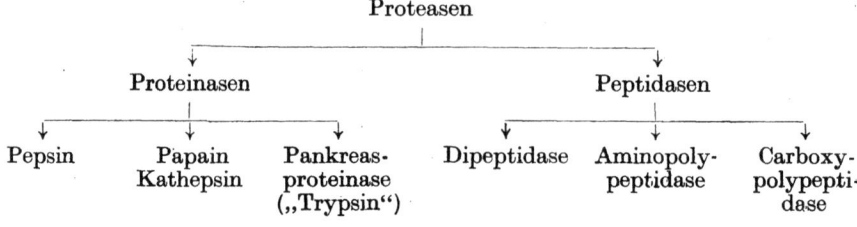

Die spezifische Wirkung der proteolytischen Enzyme kann in vielen Fällen benutzt werden, um die Konstitution von Peptiden oder Eiweißkörpern aufzuklären. Dies möge an folgenden Beispielen erläutert werden:

1. Das physiologisch wichtige Tripeptid Glutathion (vgl. S. 424) besteht, wie man festgestellt hat, aus je einem Molekül Glutaminsäure, Cystein und Glykokoll, zu denen es leicht durch eine vollständige Hydrolyse, z. B. mittels Säure, aufgespalten werden kann. Für ein Tripeptid dieser Zusammensetzung sind nun, je nachdem in welcher Anordnung und Reihenfolge diese drei Aminosäuren verknüpft sind, nicht weniger als zehn Strukturmöglichkeiten denkbar. Welche von den zehn möglichen Strukturen dem Glutathion tatsächlich zukommt, konnte durch enzymatischen Abbau geklärt werden (W. Graßmann, H. Dyckerhoff und H. Eibeler). Durch Carboxy-polypeptidase kann nämlich das Glutathion unter Aufspaltung nur einer Peptidbindung zerlegt werden in Glykokoll und ein Dipeptid aus Glutaminsäure und Cystein. Es kann leicht gezeigt werden, daß an der Peptidbindung, die bei dieser Spaltung geöffnet wird, das Glykokoll mit seiner Aminogruppe und das Cystein mit seiner Carboxylgruppe beteiligt ist. Das ungespalten gebliebene Dipeptid ist Glutaminyl-cystein. Für ein Dipeptid dieser Zusammensetzung sind nun, je nachdem, welche von den beiden Carboxylgruppen der Glutaminsäure peptidartig mit dem Cystein verknüpft ist, die beiden folgenden Formeln möglich (I und II).

Das Peptid I sollte durch Dipeptidase spaltbar sein, weil die Peptidbindung der freien Aminogruppe benachbart ist (siehe oben), Peptid II muß unspaltbar sein, weil diese Voraussetzung nicht erfüllt ist. Das isolierte Peptid hat sich als unspaltbar durch Dipeptidase erwiesen, muß also der Formel II entsprechen. Dem Glutathion selbst muß demnach Formel III zukommen, die durch Synthese bestätigt wurde (vgl. S. 424).

2. Der zu den sog. Protaminen (vgl. S. 460) gehörende basische Eiweißkörper Clupein enthält im Molekül, wie durch vollständige Hydrolyse mit Säure gezeigt werden kann, 10 Moleküle Arginin, 4 Moleküle einfacher Monoaminosäuren und 1 Molekül Prolin. Es handelt sich also um eine Polypeptidkette aus 15 Aminosäuren, für deren Anordnung und Verknüpfung es, wie man sich leicht überzeugt, eine beinahe unendlich große Zahl von Möglichkeiten gibt. Durch ein spezifisches Enzym, das der Gruppe der Carboxy-polypeptidasen angehört („Protaminase"), werden von den 14 Peptidbindungen, die in dem Molekül enthalten sind, zwei aufgespalten, wobei zugleich 2 Moleküle Arginin als freie Aminosäure abgespalten werden (E. Waldschmidt-Leitz, F. Ziegler, A. Schäffner und L. Weil). Diese beiden Moleküle Arginin müssen also dem Carboxylende der Kette entstammen. Der hinterbliebene Rest des Eiweißmoleküls, der nun noch aus

13 Aminosäuren besteht, wird durch darauffolgende Einwirkung von Trypsin
an 4 Peptidbindungen aufgespalten. Das Trypsin spaltet in diesem Fall ausschließlich Bindungen, die sich zwischen je zwei Argininresten befinden. Als Produkt
dieser Aufspaltung müssen aus der Kette von 13 Aminosäuren fünf peptidartige
Bruchstücke entstehen, und zwar handelt es sich, wie die Aufarbeitung ergibt
(E. Waldschmidt-Leitz und E. Kofranyi), um 3 Tripeptide und 2 Dipeptide.
Jedes der 3 Tripeptide enthält, wie man zeigen kann, 2 Moleküle Arginin an den
beiden Kettenenden und dazwischen eine andere Aminosäure, die in zwei Fällen
eine gewöhnliche Monoaminosäure, in einem Falle Prolin ist, entsprechend
den Formeln

$$A\,M\,A \quad und \quad A\,P\,A$$

(A = Arginin, M = Monoaminosäure und P = Prolin).

Die beiden Dipeptide entsprechen den Formeln A M und M A, d. h. eines von
ihnen enthält das Arginin am Amino-, das andere am Carboxylende. Berücksichtigt man nun, daß durch das Trypsin jeweils die Bindungen zwischen zwei
Argininresten gespalten wurden (siehe oben), so läßt sich aus diesen Spaltstücken
zwangsläufig die folgende Formel für das ursprüngliche Clupein rekonstruieren,
wobei die durch Trypsin, die durch Protaminase spaltbaren Peptidbindungen
        T   P
bedeuten; in dieser Formel ist lediglich die Stellung des Prolins noch willkürlich:

$$H_2N\text{---}MA \; AMA \; APA \; AMA \; AM \; A \; A\text{---}COOH$$
$$\quad\;\; T \qquad T \qquad T \qquad T \quad\; P \;\; P$$

Die Strukturaufklärung auf dem Wege des enzymatischen Abbaues führt
also zu dem Ergebnis, daß die Polypeptidkette des Eiweißmoleküls im Clupein
periodisch aufgebaut ist, wobei auf je zwei aufeinanderfolgende Argininreste
jeweils eine andere Aminosäure folgt. Zu dem gleichen Ergebnis, nämlich, daß
die langen Peptidketten der Eiweißkörper aus immer wiederkehrenden Perioden
gleicher oder ähnlicher Aminosäuren aufgebaut sind, führt nun auch die chemische
Zusammensetzung vieler Eiweißkörper, wobei man einfache und ganzzahlige
Zahlenverhältnisse zwischen den einzelnen am Aufbau beteiligten Aminosäuren
gefunden hat (vgl. S. 374).

Zu derselben Schlußfolgerung gelangt man aber auch auf Grund der Zahlenverhältnisse, die beim fraktionierten enzymatischen Abbau durch aufeinanderfolgende Einwirkung mehrerer spezifischer proteolytischer Enzyme angetroffen
werden, und zwar auch bei Eiweißkörpern, deren Struktur noch viel weniger
geklärt werden konnte, als dies beim Clupein der Fall ist. Beim aufeinanderfolgenden proteolytischen Abbau durch mehrere Proteasen wird nämlich stets
gefunden, daß die Wirkung eines einzelnen Enzyms A nach Auflösung einer
bestimmten Zahl von Peptidbindungen scharf zum Stillstand kommt, d. h. daß
das betreffende Enzym bestimmte Bindungen gespalten, andere unangegriffen
gelassen hat. Läßt man nun auf das Gemisch der so gebildeten Abbauprodukte
ein zweites spezifisches Enzym B einwirken, so findet man wieder eine bestimmte
Zahl von Peptidbindungen angreifbar; wieder andere Peptidbindungen können
durch die darauffolgende Einwirkung eines weiteren Enzyms C gespalten werden
usw., bis schließlich die Hydrolyse mit dem völligen Abbau zu Aminosäuren abgeschlossen ist. Es hat sich nun ergeben, daß die Zahl der Peptidbindungen,
welche jedes einzelne der spezifischen eiweißspaltenden Enzyme innerhalb eines
solchen fraktionierten enzymatischen Abbaues zu spalten vermag, sowohl untereinander wie auch zur Gesamtzahl der überhaupt vorhandenen Peptidbindungen
in einem einfachen ganzzahligen Verhältnis steht. Diese Erscheinung, die in
Tabelle 10 an einer Reihe von Beispielen veranschaulicht wird [vgl. auch z. B.

Tabelle 10. Stufenweise Hydrolyse von Eiweißkörpern durch aufeinanderfolgenden Abbau mit mehreren proteolytischen Enzymen.

Protein	Enzym	Abbauleistung ccm $n/5$- KOH	Abbauverhältnis	Protein	Enzym	Abbauleistung ccm $n/5$- KOH	Abbauverhältnis
Clupein 0,142 g	Trypsin	0,92	1	Histon 0,1727 g	Pepsin	0,70	1
	Erepsin	0,93	1		Erepsin	1,42	2
	Trypsin + Kinase	0,89	1		Trypsin + Kinase	2,12	3
	Erepsin	1,70	2		Erepsin	2,45	— (4)
Casein 0,300 g	Trypsin + Kinase	4,54	2				
	Pepsin	2,40	1				
	Trypsin + Kinase Erepsin	2,50	1				

E. Waldschmidt-Leitz (3)], wäre unverständlich, wenn die Eiweißkörper aus den in ihnen vorhandenen verschiedenartigen Aminosäuren in völlig unregelmäßiger Weise aufgebaut wären; sie findet hingegen eine zwanglose Erklärung, wenn die Eiweißmoleküle aus immer wiederkehrenden Gruppen gleicher oder ähnlicher Aminosäuren periodisch aufgebaut sind, so daß auch Bindungen, die sich gegenüber bestimmten Enzymen gleichartig verhalten, in regelmäßigen Abständen innerhalb der Peptidkette immer wiederkehren müssen.

II. Abbauprodukte der Proteine.

1. Aminosäuren.

a) Allgemein-Theoretisches.

α) **Allgemeines.** Den Aminosäuren kommt als Grundsubstanzen für den Aufbau und Abbau der pflanzlichen und tierischen Proteine eine ausschlaggebende Bedeutung in der Natur zu. Die Wissenschaft bedient sich dieser letzten Abbaustufen der Eiweißkörper zu deren Kennzeichnung und Differenzierung. Ein künstlicher Aufbau aus diesen Spaltstücken konnte allerdings nur bis zu Peptiden vorgetrieben werden, die Synthese eines Proteins ist bis jetzt noch nicht gelungen (vgl. S. 363). Die in der Natur vorkommenden Aminosäuren sind in der Regel α-Aminosäuren (vgl. S. 363) und gehören ein- und derselben sterischen Reihe an [E. Fischer und K. Raske; P. Karrer (1); P. Karrer, K. Escher und R. Widmer; P. Karrer, W. Jäggi und T. Takahashi], die nach der von K. Freudenberg eingeführten Benennung als l-Reihe bezeichnet wird (K. Freudenberg und F. Rhino).

Abgesehen von dem keine Seitenkette, sondern an zwei Bindungen Wasserstoff tragenden Glykokoll, sind alle Aminosäuren zufolge ihres asymmetrischen, d. h. in jeder der vier Hauptvalenzen verschieden substituierten C-Atoms optisch aktiv, d. h. sie drehen die Ebene des polarisierten Lichts nach rechts (+) oder links (—), so daß sich z. B. nebenstehende Schreibweise zur Kennzeichnung ergibt.

$$l\,(+)\text{-Alanin} \quad \left(H_3C-\underset{\underset{H}{|}}{\overset{\overset{NH_2}{|}}{C}}-COOH\right).$$

Über das Vorkommen von Aminosäuren der d-Reihe in der Natur liegen erst aus neuerer Zeit Angaben vor, so über ein d-Prolin (W. A. Jakobs und

L. C. Craig), über d-Glutaminsäure als Baustoff der Kapselsubstanz der Milz-
brandbacillen (G. Ivanovics und V. Bruckner (1), (2), (3); V. Bruckner
und G. Ivanovics) und in Pflanzen [B. W. Town (3), (4)]. Infolge der auf-
sehenerregenden Befunde von Kögl über das Vorliegen von d-Aminosäuren, vor
allem d-Glutaminsäure, in größerer Menge in bösartigen Geschwülsten [F. Kögl
und H. Erxleben (1), (2), (3); F. Kögl, H. Erxleben und A. M. Ackermann;
F. Kögl, H. Herken und H. Erxleben; H. Erxleben und H. Herken;
F. Kögl, H. Erxleben und H. Herken; F. Kögl] haben sich eine Reihe
von Forschern mit diesem Problem befaßt, besonders da man eine Krebsdiagnose
und -therapie darauf aufzubauen hoffte [z. B. E. Waldschmidt-Leitz (2)].
Nach dem jetzigen Stand scheint es jedoch, als ob d-Glutaminsäure in vielen, wenn
nicht den meisten Geweben enthalten sei, wobei die Tumorproteine keinen dia-
gnostisch auswertbaren Mehrgehalt aufweisen dürften [vgl. z. B. Th. Wieland (3)].
Zur Klärung der Frage von Vorkommen und Zweck dieser sog. „unnatürlichen"
Aminosäuren dürften die gerade in der letzten Zeit erzielten Fortschritte auf dem
Gebiet der d-Peptid spaltenden Enzyme [vgl. hierzu z. B. E. Waldschmidt-
Leitz (4)], die Feststellung der weiten Verbreitung dieser Peptidasen in tierischen und pflanzlichen Geweben sowie besonders die Erkenntnis ihrer erhöhten
bzw. überhaupt erst wahrnehmbaren Wirkung in aktiviertem Zustand [E. Masch-
mann (2), (3); E. Bamann und O. Schimke (1), (2)] Erhebliches beitragen.

Bei synthetischer Herstellung von Aminosäuren gelangt man zu gleichmäßigen
Gemischen der d- und l-Form, zu Racematen, die dann auf chemische, mechanische
oder biologische (Bakterien- und andere Fermente) Weise getrennt werden müssen.

Ihrem äußeren Ansehen nach sind die natürlichen Aminosäuren farblose,
oft süßlich schmeckende Körper. Trotzdem sie im allgemeinen gut kristallisieren,
weisen sie keinen scharfen Schmelzpunkt auf. Sie lösen sich bis auf wenige
Ausnahmen (Cystin, Tyrosin, Leucin) leicht in Wasser und, abgesehen vom alkohol-
löslichen Prolin, schwer in organischen Lösungsmitteln. Ihr Verhalten gegen diese
ähnelt dem eines Ammonsalzes, was leicht zu verstehen ist, wenn man sich die
Aminosäuren als Zwitterionen vorstellt, wofür das beim Eiweiß Gesagte gilt
(vgl. S. 370). Auf Grund ihres Gehaltes an Amino- und Carboxylgruppen zeigen sie
auch wie die Proteine amphoteren Charakter, doch ist es falsch, die Aminosäuren
als schwache Basen oder Säuren anzusehen; dieser Anschein wird nur durch
gegenseitige Kompensation der alkalischen und sauren Gruppen erweckt, in
Wirklichkeit ist das Glykokoll z. B. eine stärkere „Säure" als die Essigsäure
und zugleich eine stärkere „Base" als Methylamin. Richtig gesehen sind die Aminosäuren also innere Salze einer mittelstarken Säure mit einer mittelstarken Base.

Der Einfluß der einen auf die andere Gruppe kann übrigens durch verschiedene
Kunstgriffe fast vollkommen ausgeschaltet werden, was eine Bestimmung der
Carboxyl- bzw. Aminogruppen ermöglicht (vgl. S. 409).

In saurer Lösung wandern die Aminosäuren kathodisch, in alkalischer anodisch,
dazwischen liegt ein isoelektrischer Bereich; Entsprechendes gilt, wie schon ausgeführt, für die Eiweißstoffe (vgl. S. 369), gleich denen die Aminosäuren auch
Komplex- und Molekülverbindungen eingehen.

β) **Chemische Umsetzungen.** Acylierung. Bei der Bildung von Acylverbindungen, z. B. durch Einführung eines Acetyl-, Benzoyl-, Benzolsulfo- oder
Naphtholsulforestes, wird die Aminogruppe der Aminosäuren blockiert und
ihrer basischen Eigenschaften beraubt. Die entstandenen Reaktionsprodukte
sind also Säuren und sie eignen sich infolge ihrer schweren Löslichkeit in Wasser
oft zur Identifizierung der betreffenden Aminosäure (vgl. Einzelbeschreibung
der Aminosäuren). Darüber hinaus hat die Einführung der Carbobenzoxygruppe
eine spezielle Bedeutung für die Peptidsynthese erlangt, da dieser Rest nach

erfolgter Kupplung der ersten an eine zweite Aminosäure unschwer durch katalytische Hydrierung wieder abgespalten werden kann [Carbobenzoxyverfahren von M. Bergmann und L. Zervas (2), vgl. S. 423].

Desaminierung. Bei Einwirkung von salpetriger Säure entstehen Oxysäuren, der Stickstoff wird abgespalten und kann volumetrisch quantitativ erfaßt werden (Bestimmung nach D. D. van Slyke, vgl. S. 408).

$$R\!-\!\underset{\underset{NH_2}{|}}{CH}\!-\!COOH + HNO_2 \rightarrow R\!-\!\underset{\underset{OH}{|}}{CH}\!-\!COOH + N_2 + H_2O$$

Im Organismus erfolgt eine Desaminierung unter Ammoniakabspaltung beim oxydativen Abbau der Aminosäuren, wobei die entstehende stickstofffreie α-Ketosäure unter Decarboxylierung weiter zu dem um ein C ärmeren Aldehyd oxydiert wird, wie O. Neubauer und K. Fromher sowie L. Flatow in Fütterungsversuchen und H. Wieland und F. Bergel in Modellversuchen zeigen konnten.

$$R\!-\!\underset{\underset{NH_2}{|}}{CH}\!-\!COOH \xrightarrow{-2H} R\!-\!\underset{\underset{NH}{\|}}{C}\!-\!COOH \xrightarrow{+H_2O} R\!-\!\underset{\underset{O}{\|}}{C}\!-\!COOH + NH_3 \rightarrow$$

$$\rightarrow R\!-\!\underset{\underset{O}{\|}}{C}\!-\!H + CO_2$$

Daß für den Aufbau der Aminosäuren neben anderen Bildungsweisen, z. B. der Umaminierung [A. E. Braunstein und M. G. Kritzmann (1), (2), (3), (4); M. G. Kritzmann (1), (2), (3); A. I. Virtanen und T. Laine (2), (3); E. Adler, N. B. Das, H. v. Euler und E. Heymann; H. v. Euler, E. Adler, G. Günther und N. B. Das; P. P. Cohen; A. E. Braunstein; F. Knoop und C. Martius], der umgekehrte Weg, d. h. die reduktive Synthese aus Ketosäuren, in Betracht kommt, konnte durch Fütterungsversuche [F. Knoop (2)], Durchblutungsexperimente (G. Embden und E. Schmitz) und eindeutig im Modellversuch (F. Knoop und H. Oesterlin) bewiesen werden.

Aldehydverbindungen. Mit Aldehyden erfolgt in alkalischer Lösung eine Bildung von sog. Schiffschen Basen, auf deren Titrierbarkeit die quantitative Aminosäurebestimmung nach Sørensen (vgl. S. 409) beruht und die auch für spezielle Umsetzungsreaktionen eine gewisse Wichtigkeit erlangt haben.

$$R\!-\!\underset{\underset{NH_2}{|}}{CH}\!-\!COOH + R\!-\!\underset{\underset{H}{|}}{C}\!=\!O \rightarrow R\!-\!\underset{\underset{N=CH-R}{|}}{CH}\!-\!COOH + H_2O$$

Veresterung. Im Gegensatz zu den bis jetzt genannten Umsetzungen, welche an der Aminogruppe erfolgen, führt die Veresterung zur Ausschaltung der Carboxylgruppe. Gewöhnlich wird diese mit gasförmiger HCl in absolutem Alkohol vorgenommen;

$$R\!-\!\underset{\underset{NH_2}{|}}{CH}\!-\!COOH \xrightarrow[ROH]{HCl} R\!-\!\underset{\underset{NH_2\cdot HCl}{|}}{CH}\!-\!COO\!-\!R + H_2O$$

ein Verfahren, das schon von E. Fischer (3) zur Aufarbeitung von Proteinhydrolysaten in Anwendung gebracht wurde (vgl. S. 388). Die freien Ester, basisch riechende, meist leicht flüchtige farblose Flüssigkeiten, können aus den gebildeten salzsauren Salzen, z. B. mittels Alkali, unschwer erhalten werden.

Aus den Aminosäureestern können nach erfolgter Acetylierung durch Reduktion mittels Na + Alkohol die entsprechenden Aminoalkohole dargestellt werden.

Säurechloride. Die Säurechloride der Aminosäuren sind sehr reaktionsfähig und lassen sich leicht in die Amide, Ester usw. überführen. Ihre Darstellung gelang durch Chlorierung mit PCl_5 in Acetylchlorid E. Fischer (9) bereits 1907 und mit ihrer Hilfe konnte die Verknüpfung von Aminosäuren zu längeren Peptidketten durchgeführt werden (vgl. S. 423).

Decarboxylierung. Die Decarboxylierung hat nicht die analytische Bedeutung der Desaminierung, doch spielt sie beim Abbau der Aminosäuren im Organismus eine gewisse Rolle. Auf dieser Reaktion beruht nicht nur die Bildung der Fäulnisbasen Putrescin und Cadaverin [A. I. Virtanen und T. Laine (1)], sondern auch die des physiologisch wichtigen β-Alanins [A. I. Virtanen und T. Laine (1)] und des Histamins (K. Hirai; A. H. Eggerth; A. H. Heinsen; E. Werle und H. Herrmann; E. Werle und K. Krautzun; E. Werle und G. Mennicken; P. Holtz und H. Janisch; P. Holtz, R. Heise und W. Spreyer; P. Holtz).

Künstlich kann die COOH-Gruppe durch Erhitzen mit trockenem Bariumhydroxyd eliminiert werden, wobei Kohlendioxyd und das betreffende Amin entstehen.

$$R{-}CH{-}COOH \rightarrow R{-}CH_2 + CO_2$$
$$\quad\quad | \quad\quad\quad\quad\quad\quad | $$
$$\quad\quad NH_2 \quad\quad\quad\quad\quad NH_2$$

Oxydation. Läßt man auf Aminosäuren Wasserstoffsuperoxyd und Eisensalze einwirken, so werden unter Abspaltung der Amino- und Carboxylgruppe Aldehyde gebildet [H. D. Dakin (1), (2)]. Um einen Kohlenstoff ärmere Aldehyde entstehen auch durch Natriumhypochlorit (K. Langheld), durch Uransalze unter Belichtung [C. Neuberg (2)] usw.

γ) **Nachweis der Aminosäuren.** Fällungsreaktionen. Die Fällungsreaktionen spielen bei den Aminosäuren eine viel größere Rolle als bei den Proteinen; sie dienen nicht nur zum Nachweis, sondern auf ihnen beruhen unter anderem auch viele Trennungsverfahren für Einzelaminosäuren bzw. Aminosäuregruppen (vgl. S. 388 ff.).

Phosphorwolframate. Durch Phosphorwolframsäure werden in erster Linie Diaminosäuren gefällt (vgl. Trennungsmethode nach Jones und Foreman, S. 392), Monoaminosäuren im allgemeinen nur dann, wenn Aminosäuren sowie Fällungsmittel in sehr starker Konzentration vorliegen. Über nähere Einzelheiten vgl. P. A. Levene und W. Beatty.

Carbaminate. Die Erdalkalisalze der Aminosäuren werden durch Einleiten von Kohlensäure in die Carbaminate

$$R \quad\quad\quad\quad\quad\quad R$$
$$| \quad\quad\quad\quad\quad\quad\quad | $$
$$H{-}C{-}NH_2 + CO_2 \quad H{-}C{-}NH{-}COO{\searrow}$$
$$| \quad\quad\quad\quad\quad\quad\quad\quad\quad | \quad\quad\quad\quad\quad Ba$$
$$COO\left(\frac{Ba}{2}\right) \quad\quad\quad CO{-}O{\nearrow}$$

übergeführt [M. Siegfried (3); M. Siegfried und C. Neumann; M. Siegfried und H. Liebermann (1), (2); H. Liebermann].

Die ungleiche Löslichkeit der Bariumcarbaminate verschiedener Aminosäuren in Alkohol/Wasser kann zur Trennung derselben benutzt werden, z. B. machten H. L. Kingston und S. B. Schryver (vgl. S. 392) von dieser Tatsache Gebrauch.

Eine etwas andere Art der Abscheidung als Carbaminate bildeten C. Neuberg und J. Kerb aus, indem sie die Aminosäuren aus wässeriger, mit Natriumcarbonat stark alkalisch gemachter Lösung durch Mercuriacetat ausfällten. Die entstandenen Quecksilbercarbaminate sind frei von Zuckern, anorganischen Salzen usw., nicht aber von Peptiden, welche mit niedergeschlagen werden. Die Fällung kann dann durch nachträgliche Alkoholzugabe noch vollständiger gestaltet werden.

Kupfersalze. Die Aminosäurelösung wird mit Kupferhydroxyd gekocht oder in der Kälte versetzt (P. A. Kober und K. Sugiura), wobei sich Kupfersalze der Aminosäuren bilden. Auf ihre verschiedene Löslichkeit konnten Verfahren zur Trennung der Aminosäuren aufgebaut werden (vgl. S. 392).

Silbersalze. Bei Zugabe von kaltgesättigtem Barytwasser zu einer mit Silbernitrat versetzten Lösung der Aminosäuren scheiden sich gewisse Aminosäuren als schwer lösliche Silberverbindungen ab, worauf das von A. Kossel und F. Kutscher (*1*) ausgearbeitete Verfahren zur Trennung der sog. Hexonbasen (siehe S. 398) beruht. Vgl. auch F. Kutscher (*1*). Die Diaminosäuren lassen sich auch mittels Pikrolonsäure trennen (H. Steudel).

Neutralsalzverbindungen. Mit manchen Neutralsalzen (Alkali- und Erdalkalisalzen) sind gut kristallisierte Molekülverbindungen der Aminosäuren zu erhalten, die infolge ihrer verschiedenen Löslichkeit wiederum zur Identifizierung und zur Trennung Verwendung finden können. So ist z. B. nach P. Pfeiffer und F. Wittka und P. Pfeiffer und O. Angern Calciumchlorid-Glykokoll in wässerigem Alkohol schwer löslich, Calciumchlorid-Alanin löslich, was die Autoren zur Trennung des Glykokolls von Alanin benutzten (vgl. S. 398).

Benzoylverbindungen. Benzoylverbindungen der Aminosäuren

$$\begin{matrix} C_6H_5 & & R \\ | & & | \\ CO-NH-CH-COOH \end{matrix}$$

erhält man am besten durch Schütteln einer mit Natriumcarbonat stark alkalisierten wässerigen Aminosäurelösung mit Benzoylchlorid. Dann wird filtriert, mit Salzsäure angesäuert, der entstandene Niederschlag zur Entfernung der Benzoesäure mit Ligroin ausgekocht und aus heißem Wasser umkristallisiert [E. Fischer (*1*)].

β-Naphthalinsulfoverbindungen. Bei den Naphthalinsulfoverbindungen erfolgt die Verknüpfung mit der Aminosäure über den SO_2-Rest

$$\begin{matrix} C_{10}H_7 & & R \\ | & & | \\ SO_2-NH-CH-COOH \end{matrix}$$

Man stellt sie her, indem man zu der ätherischen Lösung von β-Naphthalinsulfochlorid die alkalische Aminosäurelösung zufügt und längere Zeit schüttelt, wobei in Abständen noch weiteres Alkali zugefügt wird. Die wässerige Schicht wird dann nach Trennung von der ätherischen im Scheidetrichter filtriert und die Naphthalinsulfoverbindung durch Übersättigen mit Salzsäure als Öl abgeschieden, welches nach einiger Zeit kristallisiert [E. Fischer und P. Bergell (*1*)].[1] Ähnliche Verwendung können die p-Toluolsulfoverbindungen (E. Fischer und A. Lipschitz; E. Fischer und M. Bergmann), die 4-Nitrotoluol-2-sulfoverbindungen [M. Siegfried (*2*)] sowie andere aromatische Sulfosäureverbindungen (D. G. Doherty, W. H. Stein und M. Bergmann) oder die 2,4-Dinitrophenylverbindungen (E. Abderhalden und P. Blumberg) finden.

Phenyl- und α-Naphthylisocyanatverbindungen. Diese Verbindungen erscheinen

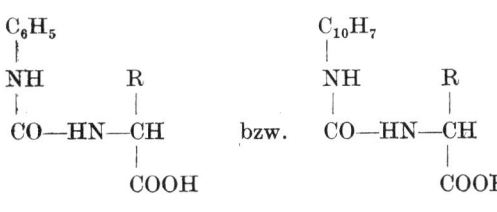

ebenfalls in vielen Fällen zur Identifizierung von Aminosäuren geeignet. Die Darstellung erfolgt durch Zugabe von Phenyl- bzw. Naphthylisocyanat zu der alkalischen Aminosäurelösung. Nach mehrmaligem Durchschütteln wird filtriert und dann mit Salzsäure angesäuert, wodurch die Verbindung ausfällt.

----

[1] Asparagin- und Glutaminsäure lassen sich auf diese Weise nicht abscheiden (P. Bergell).

Hydantoine. Die gleichfalls zur Identifizierung geeigneten Hydantoine

R
|
NH—CH
|
CO |
| |
NR—CO

werden durch Kochen der Phenylisocyanatverbindung mit 25%iger Salzsäure und nachfolgendes Eindampfen gewonnen [C. Paal; E. Fischer (2); A. Mouneyrat]. Sie können auch aus den sog. Uraminosäuren (d. h. Harnstoffverbindungen der Aminosäuren; über deren Verwendung zur Erkennung sehr kleiner Aminosäuremengen, vgl. F. Lippich) dargestellt werden [F. Lippich; H. D. Dakin (6)].

Betaine. Die Betaine der Aminosäuren kann man mittels Sublimat, Gold- und

R   CH₃
| + /
HC—N—CH₃
| \
C—O   CH₃
‖
O

Platinchlorid voneinander trennen, eine Methode, die sich besonders bei der Isolierung von Prolin bewährt. Die Darstellung der Betaine erfolgt am besten durch Einwirkung von Dimethylsulfat [R. Engeland (1), (2), (3); F. Kutscher (3); J. Novak].

Farbreaktionen. Außer den bereits bei den Proteinen aufgeführten Farbreaktionen (vgl. S. 380), die teils, wie die Ninhydrinreaktion, von allen Aminosäuren gegeben werden, teils nur für bestimmte spezifisch sind, wären an wichtigeren zum Nachweis noch u. a. zu nennen:

Reaktion nach O. Folin. Beim Versetzen einer sodaalkalischen Aminosäurelösung mit Naphthochinonsulfosäure in der Kälte bildet sich eine rötliche Färbung. Um diese stärker hervortreten zu lassen, kann man noch ein Gemisch von Essigsäure und Acetat sowie Thiosulfat zufügen.

Reaktion nach E. Lieben und E. Edel. Durch Zugabe von Alloxan zu einer Aminosäurelösung, die gegen Lackmus neutralgestellt wurde, tritt Rosafärbung auf, welche man durch kurzes Erwärmen (ca. 10 Minuten lang) auf 75° noch verstärken kann.

Reaktion nach E. Waser. Man versetzt die Aminosäurelösung mit Pyridin und p-Nitrobenzoylchlorid und erhitzt zum Sieden. Beim Zugießen verdünnter Sodalösung entsteht eine für α-Aminosäuren streng spezifische dunkelweinrote bis violette Färbung.

δ) Bestimmung der Aminosäuren. Zur quantitativen Bestimmung von Aminosäuren benutzt man neben verschiedenen Spezialverfahren (vgl. Einzelbeschreibung der Aminosäuren) einerseits Umsetzungen an den Amino-, andererseits an den Carboxylgruppen. Auf die Wichtigkeit dieser Verfahren zur Messung des Abbaues von Eiweißkörpern ist bereits hingewiesen worden (siehe S. 387). Wir können dabei zweierlei allgemeine Bestimmungsarten unterscheiden, und zwar die volumetrische Methode einerseits, andererseits die Titrationsmethoden.

Volumetrische Bestimmung der freien Aminogruppen nach D. D. van Slyke (1). Durch Einwirkung von salpetriger Säure erfolgt eine Desaminierung, der Stickstoff wird abgespalten (siehe S. 405) und kann quantitativ erfaßt werden. Dazu ist es nötig, die gleichzeitig entstehenden Stickoxyde in alkalischer Kaliumpermanganatlösung abzufangen. Die für die Durchführung der Bestimmung im übrigen vorgeschriebenen Bedingungen und dafür nötigen Apparaturen sind in Methodikbüchern [z. B. A. Bertho und W. Graßmann, S. 57; W. Graßmann und P. Stadler, S. 1107; F. Hoppe-Seyler und H. Thierfelder (2), S. 585] genau angegeben, hier kann nicht näher darauf eingegangen werden. D. D. van Slyke (4), (5) baute das Verfahren auch zu einer Mikrobestimmung aus.

Was nun die der van Slyke-Bestimmung zugrunde liegenden chemischen Umsetzungen betrifft (vgl. S. 405), so ist hervorzuheben, daß sowohl Zeit wie Reaktionsmedium eine entscheidende Rolle dabei spielen. So reagieren in essigsaurer Lösung die α-Aminogruppen bereits innerhalb 5, maximal 10 Minuten, quantitativ, während der Stickstoff der ε-Aminogruppe des Lysins erst nach 20 bis 30 Minuten in Freiheit gesetzt wird. Die Guanidogruppe des Arginins sowie Amide und Harnstoff reagieren nur in mineralsauren Lösungen; diese sind daher vor Beginn der Untersuchung zu neutralisieren. Störungen der Bestimmungen (zu hohe Werte) werden durch Glykokoll, Glycinpeptide, niedere Alkohole hervorgerufen, während sich der heterocyclisch gebundene Stickstoff von Tryptophan, Histidin, Prolin und Oxyprolin unter den vorgeschriebenen Bedingungen indifferent verhält.

Titration der freien Amino- bzw. Carboxylgruppen. Eine einfache, direkte Titration der basischen bzw. sauren Gruppen ist bei amphoteren Elektrolyten, wie Eiweißstoffen, Peptiden, Aminosäuren, nicht möglich, da Amino- und Carboxylgruppe einander gegenseitig in ihrer Reaktionsfähigkeit behindern. Je nachdem man eine alkalimetrische oder acidimetrische Bestimmung vornehmen will, muß man die durch die Amino- bzw. durch die Carboxylgruppe hervorgerufene Störung beseitigen. Dies gelingt entweder durch eine chemische Blockierung der Aminogruppe, beispielsweise mittels Formaldehyd, oder noch einfacher, indem man statt Wasser ein Medium von niedrigerer Dielektrizitätskonstante anwendet, z. B. Alkohol oder Aceton. Unter Ausnutzung dieser Ausschaltungsmöglichkeiten konnten einige Bestimmungsverfahren entwickelt werden die recht zufriedenstellende Resultate liefern.

Formoltitration nach Sørensen [S. P. L. Sørensen (1); K. Henriques und S. P. L. Sørensen; V. Henriques und J. K. Gjaldbäck]. Titrimetrisch erfaßt werden hierbei die Carboxylgruppen, die Ausschaltung der Aminogruppen erfolgt durch großen Formaldehydüberschuß in ganz schwach saurer Lösung (p_H 6,8). Zur Titration wird 0,2 n Lauge verwendet, als Indikator dient Phenol- oder Thymolphthalein. Um richtige Resultate zu erlangen, ist eine Leerwertbestimmung erforderlich.

Bestimmung der Carboxylgruppen nach R. Willstätter und E. Waldschmidt-Leitz. Zufolge ihrer bequemeren Durchführbarkeit und größeren Genauigkeit hat diese Methode die Formoltitration von Sørensen fast verdrängt. Auch dieses Verfahren ergibt ausgezeichnete Resultate; nur Prolin, das übrigens nach Sørensen nicht erfaßbar ist, und die zweibasischen Aminosäuren liefern zu niedrige Ergebnisse [F. W. Foreman (2); R. Willstätter und E. Waldschmidt-Leitz]. Die Ausschaltung der Aminogruppen geschieht hier durch Alkohol. Zur Durchführung der Bestimmung verwendet man eine möglichst konzentrierte wässerige Lösung der Substanz und versetzt diese mit einigen Tropfen einer 5%igen alkoholischen Lösung von Thymolphthalein. Dann wird mit 90% alkoholischer $^n/_5$- oder $^n/_{20}$-Kalilauge bis zur Blaufärbung titriert. Durch Zusatz der in bezug auf das angewandte Wasser 9fachen Menge an absolutem Alkohol wird diese wieder zum Verschwinden gebracht, worauf mit der alkoholischen Lauge zu Ende titriert wird. Auch hier muß der Alkaliverbrauch einer Leerprobe ermittelt werden.

Das Verfahren wurde von W. Graßmann und W. Heyde auch einer Mikrobestimmung zugrunde gelegt.

Bestimmung der Aminogruppen nach K. Linderstrøm-Lang (2). Bei dieser Methode wird die Störung durch die Carboxylgruppen mittels Aceton beseitigt. Die Substanzprobe wird in Wasser gelöst und gegen Naphthylrot mit alkoholischer Salzsäure bis zur Rotfärbung titriert. Darauf wird soviel Aceton zugegeben, daß die Lösung gerade noch klar bleibt, und mit Salzsäure weitertitriert, bis die Rotfärbung etwas stärker als die einer unter vergleichbaren Bedingungen angesetzten Blindprobe ist. Durch nochmaligen Acetonzusatz bis zu einer Konzentration der Lösung von 90% verblaßt die Färbung, man titriert darauf fertig, bis zur Farbe der Kontrolle.

Auch dieses Verfahren wurde zu einer Mikrobestimmung ausgebaut, die es gestattet, bei histochemischen Untersuchungen den enzymatischen Eiweißabbau in Schnitten, die nur aus wenigen Zellen bestehen, zu verfolgen (K. Linderstrøm-Lang und H. Holter).

b) Einzelbeschreibung der Aminosäuren.

α) **Neutrale Aminosäuren.**

1. Aliphatische Monoaminocarbonsäuren.

Glykokoll, $\mathrm{H_2N\!-\!CH\!-\!COOH}$ ist eine der am längsten bekannten Amino-
$\qquad\qquad\qquad\quad\underset{\displaystyle H}{|}$ säuren, die bereits 1819 von H. Bracon-
not aus dem Leim isoliert wurde. Sein Vorkommen konnte in fast allen Eiweißkörpern gesichert werden, nur tierische Albumine sind frei davon. Während es in den Keratinen einen relativ kleineren Prozentsatz stellt — z.B. im Rinderhorn 0,3% [E. Fischer und Th. Dörpinghaus; E. Abderhalden und A. Voitinovici (3)], in weißem Menschenhaar bis zu 9% [H. Buchtala (2)] — ist es in den meisten anderen strukturierten Proteinen, besonders auch in Kollagen, reichlich vertreten.

Glykokoll bildet farblose, harte monokline Kristalle, welche süßlich schmecken („Leimsüß") und bei 232 bis 236° unter Zersetzung schmelzen [vgl. auch Beilstein (1), S. 333 (462) {771}; Beilstein (2), S. 1283; Beilstein (3), S. 1123][1]. Es ist optisch inaktiv (siehe S. 403), löst sich leicht in Wasser, schwer in heißem, gar nicht in kaltem Alkohol. Gegen Lackmus reagiert es sauer. Zum Unterschied gegen andere Aminosäuren reduziert es in alkalischer Lösung Methylenblau (F. Hasse).

Um Glykokoll nachweisen zu können, muß man es vorher isolieren, was am besten durch Bildung des salzsauren Äthylesters gelingt. Zur Identifizierung eignen sich die Benzoyl-, die β-Naphthylsulfoverbindung sowie Phenyl- und α-Naphthylisocyanat. Für Nachweis und Bestimmung kann man von der Farbreaktion mit o-Phthaldialdehyd Gebrauch machen (W. Zimmermann; G. Klein und H. Linser), eine gute quantitative Bestimmung ermöglicht auch die Fällung mittels Nitranilsäure nach B. W. Town (2).

Das einfache Methylderivat des Glykokolls, das Sarkosin

$$\mathrm{H_3C\!-\!NH\!-\!CH_2\!-\!COOH,}$$

findet sich allgemein im Muskel, während das Betain des Glykokolls $\mathrm{(CH_3)_3N^+\!-\!CH_2\!-\!COO^-}$ bisher nur in den Muskeln von Fischen und Wirbellosen nachgewiesen werden konnte. Ein weiterer mit dem Glykokoll verwandter Bestandteil des Wirbeltiermuskels ist das Kreatin; seine Phosphorsäureverbindung spielt eine große Rolle bei der Muskelarbeit, wobei sie zerfällt und wieder resynthetisiert wird. Das Kreatin wird (als Kreatinin) mit dem Harn ausgeschieden, ebenso wie die Benzoesäureverbindung des Glykokolls, die Hippursäure.

$$\mathrm{HN\!=\!C}\!\!\begin{array}{l}\diagup\,\mathrm{NH_2}\\[4pt]\diagdown\,\underset{\displaystyle\underset{\displaystyle CH_3}{|}}{N\!-\!CH_2\!-\!COOH}\end{array}$$

Kreatin.

l(+)-Alanin, $\mathrm{CH_3}$ wurde zuerst von T. Weyl aus Seide erhalten,
$\qquad\qquad\quad\underset{\displaystyle\;}{|}$ in der es sich in hohem Prozentsatz findet —
$\qquad\qquad\mathrm{H\!-\!C\!-\!NH_2}$ der Gehalt des Seidenfibroins an dieser Amino-
$\qquad\qquad\quad\underset{\displaystyle COOH}{|}$ säure wird mit bis zu 25% angegeben (vgl. Tabelle 17, S. 448) —, wohingegen es bei Kollagen sowie Elastin und Keratin mengenmäßig zurücktritt. Auch in den übrigen Eiweißkörpern, in denen es fast allen vorkommt, stellt es nur einen geringen Anteil.

---

[1] In runden Klammern: Seite des I. Ergänzungswerkes. In geschweiften Klammern: Seite des II. Ergänzungswerkes.

Alanin kristallisiert, schmeckt süßlich, ist optisch aktiv, $(\alpha)_D^{20} = + 10{,}3^0$ für das Chlorhydrat, und zersetzt sich bei 297^0. Es ist sehr leicht löslich in heißem Wasser, in Alkohol schwer löslich [vgl. dazu auch Beilstein (1), S. 381 (489) {809}].

Dem Nachweis von Alanin muß die Isolierung vorangehen, zur Identifizierung sind Benzoyl- und .p-Toluolsulfoverbindung geeignet.

β-*Alanin*, $H_2N—CH_2—CH_2—COOH$,
ist als Baustein der Peptide Anserin und Carnosin (vgl. S. 425 und 426) die einzige natürlich vorkommende β-Aminosäure. Es zeigt sowohl als freie Säure gegen Hefe (N. Nielsen; N. Nielsen und V. Hartelius) wie in Form der Pantothensäure (R. J. Williams und E. Bradway; R. J. Williams und R. T. Major; R. Reichstein und A. Grußner; R. Kuhn und Th. Wieland) Wuchsstoffwirkung.

l (+)-*Valin*,

$$H_3C—CH—CH_3$$
$$H—C—NH_2$$
$$COOH$$

konnte zuerst von v. Gorup-Besanez (1) aus Pankreas, später von E. Schulze und J. Barbieri aus Pflanzenkeimlingen isoliert werden. Es findet sich in kleineren Mengen in den meisten Proteinen, einen größeren Gehalt (ca. 9,7%) weist Fischbein auf (E. Abderhalden und B. Landau), auch in manchen Keratinen ist es etwas reichlicher vertreten (vgl. Tabelle 15, S. 440).

Valin kristallisiert in feinen sechseckigen Blättchen, schmeckt schwach süßlich mit etwas bitterem Beigeschmack, $(\alpha)_D^{20} = + 28{,}8^0$ in 20%iger HCl; in Wasser ist es leicht löslich [vgl. dazu Beilstein (1), S. 427 (513) {852}].

Vor dem Nachweis muß es isoliert werden, zu seiner Identifizierung eignet sich das Phenylhydantoin.

l (—)-*Leucin*,

$$H_3C—CH—CH_3$$
$$CH_2$$
$$H—C—NH_2$$
$$COOH$$

gehört zu den am längsten bekannten (es wurde 1818 durch J. L. Proust entdeckt) und bestuntersuchten Aminosäuren. Es kommt in vielen Proteinen, oft in beträchtlicher Menge vor, so enthalten Zein, Oxyhämoglobin sowie Elastin und gewisse Keratine um 20%.

Es kristallisiert in weißen dünnen Kristallblättchen, schmeckt süß, $(\alpha)_D^{20} = —10{,}45$, ist ziemlich leicht löslich in heißem Wasser und Alkohol; über seine weiteren Eigenschaften vgl. Beilstein (1), S. 437 (518) {859}.

Vor dem Nachweis muß auch Leucin isoliert werden; zur Identifizierung können Benzoyl- und Phenylhydantoinverbindung herangezogen werden.

l (+)-*Isoleucin*,

$$H_3C—CH—CH_2—CH_3$$
$$H—C—NH_2$$
$$COOH$$

das von F. Ehrlich in der Melasseschlempe aufgefunden wurde, ist ebenfalls in den meisten Proteinen vorhanden, und zwar vergesellschaftet mit dem Leucin, von dem es nur schwer zu trennen ist.

Eine weitere isomere Verbindung, Norleucin, entdeckte J. L. W. Thudichum, S. 257, bei Gehirnanalysen; es konnte dann von E. Abderhalden und T. Weil (1, 2, 3,) aus Proteinen der Nervensubstanz erhalten werden.

l (—)-*Serin*,

$$CH_2—OH$$
$$H—C—NH_2$$
$$COOH$$

wurde von Cramer (1) im Seidenleim aufgefunden, es findet sich auch in den meisten anderen Eiweißstoffen, aber stets nur in geringen Mengen, im Kollagen z. B. ein halbes Prozent [H. D. Dakin (5), (7)].

Serin kristallisiert in winzigen Nadeln, schmeckt ziemlich stark süß, $(\alpha)_D^{20} =$ $= -6,83^0$ in Wasser; es ist leicht löslich in Wasser, beim Erhitzen zersetzt es sich [vgl. Beilstein (1), S. 505 (544) {919}].

Zum Nachweis, dem Isolierung vorangehen muß, erscheinen β-Naphthalinsulfo- und p-Nitrobenzoylverbindung geeignet.

d(—)-Threonin,

$$
\begin{array}{c}
CH_3 \\
| \\
HO—C—H \\
| \\
H—C—NH_2 \\
| \\
COOH
\end{array}
$$

das 1935 von Rose entdeckt und aus Fibrin dargestellt wurde (M. Womack und W. C. Rose; McLoy, C. E. Meyer und W. C. Rose), entspricht konfigurativ dem Zucker d-Threose, wovon sich auch der Name ableitet.

Es kristallisiert in hexagonalen Blättchen, $(\alpha)_D^{25} = -27,8^0$, wird beim Erhitzen dunkel und schmilzt bei ca. 255 bis 257°.

Threonin zeigt eine starke Ninhydrinreaktion, zum Nachweis können nach erfolgter Isolierung Kupfersalz oder Benzoylverbindung dienen.

2. Aromatische Monoaminocarbonsäuren.

l (—)-Phenylalanin,

$$
\begin{array}{c}
CH_2—\bigcirc \\
| \\
H—C—NH_2 \\
| \\
COOH
\end{array}
$$

wurde von E. Schulze in Pflanzen- keimlingen und -samen entdeckt [E. Schulze und J. Barbieri; E. Schulze (1)] und findet sich in vielen, auch in den strukturierten Proteinen in geringer Menge.

Phenylalanin kristallisiert in Blättchen oder in kristallwasserhaltigen feinen Nadeln, schmeckt leicht bitter, $(\alpha)_D^{20} = -35,1^0$ in Wasser. Es schmilzt unter Zersetzung, ist leicht in heißem Wasser, schwer in verdünntem Alkohol löslich [vgl. ferner Beilstein (4), S. 495 (604)].

Für Nachweis und Bestimmung liefert das Verfahren von R. Kapeller- Adler (1) gute Resultate, das auf Überführung des Phenylalanins mittels Ni- triergemisches in Dinitrobenzoesäure beruht, welche in ammoniakalischer Lösung beim Zusatz von Hydroxylamin eine colorimetrisch erfaßbare Blauviolett- färbung ergibt. Zur Identifizierung können auch die p-Toluolsulfoverbindung sowie Phenyl- und Naphthylisocyanat herangezogen werden.

l (—)-Tyrosin,

$$
\begin{array}{c}
CH_2—\bigcirc—OH \\
| \\
H—C—NH_2 \\
| \\
COOH
\end{array}
$$

wurde von J. Liebig im Käse aufgefunden ($\tau\nu\varrho\acute{o}\varsigma$ = Käse) und konnte im weiteren in den meisten Proteinen nachgewiesen werden, meist jedoch, abgesehen vom Seidenfibroin, das ca. 11%

enthält (vgl. Tabelle 17, S. 448), nur in kleineren Mengen. Relativ viel ist auch in den Keratinen enthalten, als deren charakteristischen Baustein man es (neben Cystin) ansprechen kann. Der Gehalt an Tyrosin soll mit fortschreitender Ver- hornung steigen, ja sogar als Maß derselben dienen können (E. Stiasny, S. 105).

Tyrosin kristallisiert in winzigen, farblosen, zu Büscheln vereinigten Nadeln, es weist einen faden Geschmack auf, $(\alpha)_D^{20} = -8,64^0$ in 21%iger HCl. Es ist sehr schwer löslich in Wasser, in absolutem Alkohol oder Äther unlöslich [vgl. dazu auch Beilstein (4), S. 605 (662)]. Beim Erhitzen zersetzt es sich unter Geruch nach verbranntem Horn.

Zur Erkennung können verschiedene Farbreaktionen dienen, auf denen zum Teil auch der Nachweis von Proteinen beruht (vgl. S. 381), z. B. die Millonsche Probe, die von O. Folin und A. D. Marenzi (*1*) auch zu einem quantitativen Verfahren ausgestaltet wurde, die Xanthoproteinreaktion, die Paulysche Diazoreaktion. Zu erwähnen wäre ferner die Probe nach Denigès, bei der eine weinrote Färbung entsteht, wenn man Tyrosin zu einer Formaldehyd-Schwefelsäure-Lösung zugibt. Durch sofortigen Zusatz von Eisessig und Aufkochen schlägt die Farbe in Grün um.

Zur Identifizierung sind auch Phenylhydantoin, p-Toluolsulfoverbindung und Naphthylisocyanat geeignet.

In naher Beziehung zu den Hormonen stehen die Jod- bzw. OH-Substitutionsprodukte des Tyrosins, die Jodgorgosäure bzw. das Dioxyphenylalanin (vgl. Formeln, S. 365). Von der Jodgorgosäure, die z. B. aus Spongin erhalten werden konnte [H. L. Wheeler und L. B. Mendel; A. Oswald (*2*)], läßt sich das wichtigste Hormon der Schilddrüse, das Thyroxin (E. C. Kendall) ableiten, vom Dioxyphenylalanin das Adrenalin der Nebennierenrinde, das als erstes Hormon überhaupt 1901 in kristallisierter Form isoliert werden konnte (J. Takamine). Von Tyrosin bzw. Dioxyphenylalanin führen auch Wege zu pflanzlichen Alkaloiden (C. Schöpf); Melaninbildung mittels des Enzyms Tyrosinase ist ziemlich gesichert (vgl. S. 492).

3. Heterocyclische Monoaminomonocarbonsäuren.

l (—)-*Tryptophan*,

$$\text{[Indol]}-CH_2-\underset{\underset{H}{|}}{\overset{\overset{NH_2}{|}}{C}}-COOH$$

auf dessen Existenz schon lange vor Entdeckung der Aminosäure selbst infolge des Auftretens einer rotvioletten Färbung durch Zugabe von Bromwasser („Tryptophanreaktion") bei Eiweißverdauung geschlossen wurde, auf welche Tatsache auch der Name zurückzuführen ist ($\delta\varrho\acute{\upsilon}\pi\tau\epsilon\iota\nu$; $\varphi\alpha\acute{\iota}\nu\epsilon\iota\nu$ — zerbrechen; erscheinen), ist eine lebensnotwendige Aminosäure, die jedoch nicht in allen Eiweißstoffen zu finden ist. In den Hautproteinen Kollagen, Elastin, Keratin scheint nur wenig vorhanden zu sein, in ziemlich reichlicher Menge (1,3%) konnte es in Fibrinogen [E. Abderhalden und A. Voitinovici (*4*); C. Neuberg und N. Popowsky] sowie in Casein [1,5%; E. Fischer (*3*), (*6*); F. G. Hopkins und S. W. Cole (*2*)] nachgewiesen werden, Serumglobulin enthält etwa halb so viel [K. Mörner (*4*)]. H. C. Eckstein gibt für Menschenhaut den hohen Wert von 1,8% an.

Tryptophan kristallisiert in Blättchen, ist fast geschmacklos, $(\alpha)_D^{20} = -35^0$ in wässeriger Lösung. Es ist wenig löslich in kaltem, leichter in heißem Wasser und schmilzt langsam unter Verfärbung [vgl. dazu Beilstein (*5*), S. 546 (677)].

Wie mit Tyrosin lassen sich auch mit Tryptophan verschiedene Farbreaktionen anstellen, welche sowohl zum Nachweis der Aminosäure selbst wie auch zu dem von Eiweißkörpern überhaupt herangezogen werden, z. B. die Ehrlichsche Probe, die Reaktionen nach Adamkiewics-Hopkins und nach Voisenet (siehe S. 381 und 382). Wie das Tyrosin dürfte auch das Tryptophan an der Bildung der sog. Melanine beteiligt sein (vgl. S. 492). Für die Identifizierung können Pikrat, Benzolsulfosäureverbindung und Naphthylisocyanat Verwendung finden.

Abbauprodukte des Tryptophans sind u. a. Skatol sowie Indoxyl, das als

Indican mit den Körperflüssigkeiten ausgeschieden wird und zu Indigo oxydierbar ist (pathologische Blaurotfärbung von Harn und Schweiß). Auch beim Tryptophan bestehen Beziehungen zu Hormonen, so der die Zellstreckung fördernden β-Indolylessigsäure (Heteroauxin) von Kögl (F. Kögl, A. J. Haagen-Smit und H. Erxleben), sowie zu Alkaloiden.

4. Schwefelhaltige neutrale Aminosäuren.

l (—)-*Cystin*,

$$\begin{array}{cc} CH_2—S—S—CH_2 \\ | \quad\quad | \\ H—C—NH_2 \; H—C—NH_2 \\ | \quad\quad | \\ COOH \quad\quad COOH \end{array}$$

wurde von K. A. H. Mörner (2) bei der Säurespaltung von Keratin aufgefunden und kommt auch in vielen anderen Eiweißstoffen vor.

Aus ammoniakalischer Lösung scheidet es sich in sechsseitigen flachen Kristallen ab, $(\alpha)_D^{20} = -205,1^0$ in n-HCl. In kaltem Wasser ist es nur sehr schwer, in heißem sowie in Alkalien leichter löslich. Beim Erhitzen zersetzt es sich [vgl. ferner auch Beilstein (1), S. 507 (544) {925}].

In den Keratinen stellt Cystin den wichtigsten Baustein dar, nicht nur mengenmäßig [in Wolle z. B. 9,5%; H. B. Vickery und A. White (2)], sondern auch in bezug auf die Struktur, da auf der hauptvalentigen starken S—S-Brückenbindung die saubere micellare Ausrichtung und relativ hohe physikalische und chemische Stabilität der Keratine zu beruhen scheint (vgl. S. 377 und 440). Andererseits spielt wieder die verhältnismäßig leichte reduktive Aufspaltbarkeit der S—S-Bindung im biologischen Geschehen eine Rolle, da dabei *Cystein*

$$\begin{array}{c} CH_2—SH \\ | \\ H—C—NH_2 \\ | \\ COOH \end{array}$$

entsteht, mit dem zusammen es ein Redoxsystem bildet, wie es ähnlich auch im Glutathion als reaktionsfähiges Prinzip vorhanden ist (vgl. S. 425).

Vom gerbereichemischen Standpunkt ist aber bedeutend wichtiger die Aufspaltung, welche das Cystin durch Alkalisulfid erfährt (vgl. auch S. 444), da durch diese die Wirkung von Schwöde und Sulfidäscher auf die Keratine der Epidermis und ihrer Adnexe hervorgerufen wird.

$$\begin{array}{ccccc} CH_2—S—S—CH_2 & & & CH_2—SH & CH_2—S—SH \\ | \quad\quad | & & & | & | \\ H—C—NH_2 \; H—C—NH_2 + H_2S & \to & H—C—NH_2 + & H—C—NH_2 \\ | \quad\quad | & & & | & | \\ COOH \quad\quad COOH & & & COOH & COOH \end{array}$$

Nach M. Kaye und R. H. Marriott sowie P. Pulewka (1), (2) sollen für die Keratinzerstörung durch Sulfide nur die S″-Ionen verantwortlich sein. Nicht minder wichtig ist die hydrolytische Aufspaltung der S—S-Brücke durch Alkali-Kalkäscher (vgl. auch S. 444)

$$\begin{array}{ccccc} CH_2—S—S—CH_2 & & CH_2—SH & CH_2—SOH \\ | \quad\quad | & & | & | \\ H—C—NH_2 \; H—C—NH_2 & \to & H—C—NH_2 + & H—C—NH_2 \\ | \quad\quad | & & | & | \\ COOH \quad\quad COOH & & COOH & COOH \end{array}$$

eine Reaktion, die auch im weiteren Verlauf, bei dem schließlich Schwefelwasserstoff, Ammoniak und Brenztraubensäure gebildet werden, besonders von A. Schöberl [A. Schöberl (1), (2), (3); A. Schöberl und P. Rambacher (1), (2)] genau untersucht wurde (vgl. auch S. 443). Auch die Wirkung von Feuchtigkeit und Hitze, sowie von Ammoniak [A. Schöberl (5)] auf die Keratine führt zu einer hydrolytischen Aufspaltung derselben.

Besondere Bedeutung hat die Kenntnis dieser beiden Reaktionen in letzter Zeit erlangt, wo es gilt, eine Lockerung bzw. Entfernung der hochwertigen Haare und Wolle unter möglichster Verhütung einer Schädigung, also Keratinzerstörung, zu erzielen.

Andere Aufspaltungsmöglichkeiten des Cystins, die hier von geringerem Interesse sind, wären z. B. die durch Cyanide, von welcher bei der colorimetrischen Cystinbestimmung mit 1,2-Naphthochinon-4-sulfosäure nach Sullivan (K. Felix, L. Baumer und E. Schörner) Gebrauch gemacht wird, sowie die mit Sulfiten, welche O. Folin und A. D. Marenzi (2) ebenfalls zu einem quantitativen colorimetrischen Verfahren (Blaufärbung der sulfitreduzierten Lösung bei Zugabe von Phosphorwolframsäure) ausgebaut haben (vgl. S. 444).

Auf der hydrolytischen Aufspaltung der Disulfidbrücke beruht auch der Nachweis des Cystins mittels der Schwefelbleiprobe, bei welcher durch Kochen mit Bleiacetat in stark alkalischer Lösung schwarzes Schwefelblei abgeschieden wird.

Zum Nachweis kann man ferner von der Reaktion nach R. Fleming (tiefblaue Färbung bei Erwärmen des Hydrochlorids mit Dimethyl-p-phenylendiamin + Eisen(III)-chlorid) oder von der Nitroprussidnatriumprobe (Blaurotfärbung) Gebrauch machen, die eine Reaktion des Cysteins darstellt, das Cystin muß dazu erst mittels KCN aufgespalten werden.

Als Abkömmlinge des Cysteins stellen sich die von A. G. van Veen und A. J. Hymann (1), (2) aufgefundene Djengkolsäure (vgl. Formel S. 366) dar, das Taurin der Ochsengalle, ferner das von M. J. Horn, D. B. Jones und S. J. Ringel sowie M. J. Horn und D. B. Jones (1) aus Wolle bzw. Menschenhaar usw. isolierte Lanthionin, $HOOC—CH(NH_2)—CH_2—S—CH_2—CH(NH_2)—COOH$. Den letztgenannten Autoren gelang auch die Darstellung einer weiteren S-haltigen α-Aminosäure aus Tragantblättern, die zusammen mit der korrespondierenden Se-haltigen Aminosäure als kristallierter Komplex erhalten wurde [M. J. Horn und D. B. Jones (2)].

Methionin, $CH_2—S—CH_3$ wurde von J. H. Mueller (1) entdeckt und konnte in vielen Eiweißstoffen, jedoch stets nur in geringer Menge, nachgewiesen werden [J. H. Mueller (2); S. Odake].

$$\begin{array}{c} CH_2—S—CH_3 \\ | \\ CH_2 \\ | \\ H—C—NH_2 \\ | \\ COOH \end{array}$$

Es kann kristalliert erhalten werden, $(\alpha)_D^{20} = -7,2$, löslich in Wasser. Bei 283° C schmilzt es unter Zersetzung. Zur Identifizierung sind Pikrolonat, Naphthylisocyanat und das Kupfersalz geeignet, eine quantitative Bestimmungsmethode arbeitete H. D. Baernstein (1), (2) aus [vgl. dazu auch Beilstein (1), S. {938}].

Zum Cystin bestehen enge Beziehungen, wie u. a. E. Brand, G. F. Cahill und R. J. Block zeigten, welche eine Umwandlung von Methionin in Cystin im Organismus nachweisen konnten.

β) Saure Aminosäuren — Monoaminodicarbonsäuren.

l (—)-*Asparaginsäure*[1], $H_2N—CH—COOH$ wurde von A. Plisson und Henri 1827 aufgefunden und ist in vielen Proteinen, oft mit mehreren Prozent vertreten, z. B. im Spongin mit 4,7% (E. Abderhalden

$$\begin{array}{c} H_2N—CH—COOH \\ | \\ CH_2 \\ | \\ COOH \end{array}$$

und E. Strauß; A. Kossel und F. Kutscher (2)], im Lactalbumin sogar mit 9,3% (E. Abderhalden und H. Pribram; T. B. Osborne, W. Jones,

---

[1] Der Drehungssinn ist stark von Temperatur und p_H abhängig (vgl. Beilstein (1), S. {892}].

C. S. Leavenworth und M. Vinograd). Über ihr Vorkommen im Kollagen liegen neuere Befunde von F. Schneider (3) vor, doch dürften die für Asparaginsäure und Glutaminsäure genannten Werte (siehe Tabelle 13, S. 434) zu niedrig sein, da die Titrationszahlen von W. R. Atkin für einen höheren Gehalt an Dicarbonsäuren sprechen (vgl. S. 435). Nach F. Schneider ist es notwendig, die Isolierungs- und Bestimmungsmethoden noch zu verbessern, bevor über diese Frage endgültig entschieden werden kann. Die Asparaginsäure liegt im Eiweiß vermutlich nicht in freier Form, sondern als Halbamid, l (—)-Asparagin HOOC—CHNH$_2$—CH$_2$—CONH$_2$, vor (M. Damodaran), das übrigens vor allem in Pflanzenkeimlingen in freier Form vorkommt und für den N-Stoffwechsel der Pflanzen wichtig ist.

Asparaginsäure kristallisiert in rhombischen Prismen, schmeckt im Gegensatz zu den meisten Aminosäuren, auch der Glutaminsäure, stark sauer. Während bei den Monocarbonsäuren der isoelektrische Punkt zwischen p_H 5 und 6 liegt, erniedrigt hier die zweite Carboxylgruppe denselben auf $p_H = 2,8$. $(\alpha)_D^{20} = 25,7^0$ in 4%iger Lösung und 3 Mol HCl. In kaltem Wasser ist sie ziemlich schwer, leichter in heißem löslich [vgl. dazu auch Beilstein (1), S. 473 (531) {892}]. Zum Unterschied gegen die Monoaminosäuren ist ihr Calciumsalz unlöslich. Beim Titrieren im Wasser verhält sie sich wie eine einbasische Säure.

Vor dem Nachweis muß die Isolierung erfolgen, zur Identifizierung erscheinen Kupfersalz und Benzoylverbindung geeignet.

l (+)-*Glutaminsäure*,   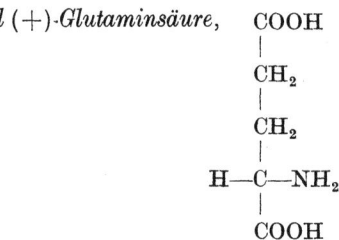   wurde zuerst von C. H. L. Ritthausen aus Weizeneiweißhydrolysaten erhalten. Sie kommt in allen Proteinen, außer den Protaminen, und zwar meist in beträchtlicher Menge vor. So enthält z. B. Fischbein 8,9% [E. Abderhalden und B. Landau], Spinnenseide 11,7% [E. Fischer (10)], Spongin 18,1 [E. Abderhalden und E. Strauß; A. Kossel und F. Kutscher (2)], während in Keratinen 3,0 bis 17,2% gefunden wurde (siehe Tabelle 15, S. 440). Pflanzliches Eiweiß zeigt oft einen noch höheren Gehalt daran, so Weizengliadin 44%. Wie bei der Asparaginsäure dürfte auch hier die Säure im Eiweiß nicht in freier Form, sondern als Halbamid, l (+)-Glutamin, vorliegen.

l (+)-Glutaminsäure kristallisiert in farblosen rhombischen Kristallen, schmeckt schwach sauer mit fadem Nachgeschmack [E. Fischer (5)], $(\alpha)_D = + 12,6^0$ in Wasser. Der Schmelzpunkt wird verschieden angegeben [vgl. dazu Beilstein (1), S. 488 (537) {902}]. Sie ist in Wasser recht gut, in Alkohol schwer, in Äther unlöslich.

Von der charakteristischen Schwerlöslichkeit ihres Chlorhydrats in salzsaurer Lösung macht man bei der Aufarbeitung der Proteinhydrolysate zur Abtrennung von den anderen Aminosäuren Gebrauch (vgl. S. 388). Zum Nachweis können Pikrolonat und Naphthylisocyanat herangezogen werden.

d (—)-*Glutaminsäure*,   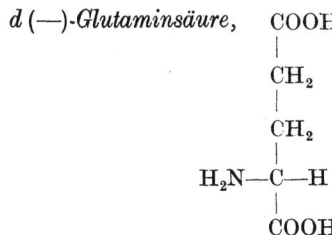   gehört als Antipode der l (+)-Glutaminsäure der sterischen Reihe der sog. unnatürlichen Aminosäuren an. Auf ihr Vorkommen in der Natur (Kapselsubstanz der Milzbrandbazillen, G. Ivanovics und V. Bruckner; Pflanzenteile, B. W. Town; Tumorproteine, F. Kögl) ist bereits hingewiesen worden (siehe S. 403). Über Menge und

Häufigkeit des Vorkommens der d-Säure können heute noch keine präziseren Aussagen gemacht werden. Infolge der leichten Löslichkeit der racemischen Salze besteht die Gefahr, daß bei Aufarbeitung des Hydrolysats die d-Form „herausgereinigt" wird [vgl. dazu z. B. E. Abderhalden (12)], was Kögl durch eine speziell für die Isolierung von d-Glutaminsäure entwickelte Methode zu vermeiden sucht [F. Kögl und H. Erxleben (2); F. Kögl, H. Erxleben und A. M. Ackermann]; anderseits konnte nachgewiesen werden, daß bei längerem Kochen mit Salzsäure fast bis zu 5% der eingesetzten l-Glutaminsäure in die d-Form verwandelt wird (J. M. Johnson). Während F. Kögl, H. Erxleben und G. J. van Veersen ihre ursprünglichen Befunde mittels des Verfahrens der Isotopenverdünnung (vgl. S. 387) im Gegensatz zu S. Graff, D. Rittenberg und G. L. Foster neuerdings erhärten konnten, wurden in den meisten Untersuchungen die Ergebnisse von Kögl über das hochprozentige Vorhandensein von d-Glutaminsäure in Tumorproteinen nicht bestätigt (z. B. A. C. Chibnall; S. Graff; A. S. Konikova; C. Dittmar u. a.); eine Übersicht über die einschlägigen Arbeiten, die Brauchbarkeit der Methoden und mögliche Fehlerquellen gibt V. Klingmüller, der selbst nur ganz geringe Mengen von d-Glutaminsäure (höchstens 5,6% der l-Form, d. i. 0,2 bis 0,3% im Trockeneiweiß) aus Tumoren isolieren konnte.

β-*Oxyglutaminsäure*,

$$
\begin{array}{c}
\text{COOH} \\
| \\
\text{CH}_2 \\
| \\
\text{CHOH} \\
| \\
\text{H—C—NH}_2 \\
| \\
\text{COOH}
\end{array}
$$

wurde zuerst von H. D. Dakin (4) im Casein aufgefunden. Lactalbumin enthält ca. 10% (D. Jones und C. O. Johns), auch in Pflanzenproteinen ist sie nachgewiesen worden.

Oxyglutaminsäure kristallisiert in dicken Prismen; $(\alpha)_D = + 0,8^0$ in 4%iger Lösung, Löslichkeit in Wasser sehr gut; fast unlöslich in Alkohol und Äther, der Schmelzpunkt ist unscharf. Vgl. ferner Beilstein (1), S. (550) {346}.

Ihre wässerige Lösung gibt mit Resorcin und konz. Schwefelsäure eine hellpurpurrote Färbung, dem Nachweis muß die Isolierung vorangehen.

γ) Basische Aminosäuren.

1. Aliphatische Diaminomonocarbonsäuren:

$l(+)$-*Lysin*,

$$
\begin{array}{c}
\text{CH}_2\text{—NH}_2 \\
| \\
(\text{CH}_2)_3 \\
| \\
\text{H—C—NH}_2 \\
| \\
\text{COOH}
\end{array}
$$

wurde von E. Drechsel (1), (2) als Abbauprodukt des Caseins entdeckt und konnte des weiteren in vielen anderen Proteinen nachgewiesen werden, in manchen kommt es in ziemlich hohem Prozentsatz vor, z. B. sind im Kollagen ca. 5,0% enthalten (vgl. Tabelle 13, S. 434), im Fibrin 10% [M. Bergmann und C. Niemann (1)], in den meisten Albuminen fast ebensoviel. A. Kossel und H. D. Dakin (1) fanden im Cyprinin sogar 28,8%, während es dagegen im Salmin fehlt [A. Kossel und H. D. Dakin (2)].

Lysin ist nur äußerst schwierig kristallin zu erhalten und zersetzt sich leicht; $(\alpha)_D^{20} = + 14,6^0$ in wässeriger Lösung. Es ist löslich in Wasser und kann aus seinen Lösungen durch Phosphorwolframsäure, nicht aber durch Gerbsäure gefällt werden [vgl. ferner auch Beilstein (1), S. 435 (517) {857}].

Dem Nachweis muß Isolierung vorangehen, für diesen sowie für die quantitative Bestimmung eignet sich das Pikrat oder noch besser die Fällung mit Styphninsäure (Trinitroresorcin), wie von F. Schneider (3) gefunden wurde, nach A. C. Kurtz auch die Abtrennung als ε-Benzoyl-l-lysinkupfer. Die Trennung des Lysins und der anderen Diaminocarbonsäuren (man faßt Lysin, Arginin und das heterocyclische Histidin gewöhnlich unter dem Namen „Hexonbasen" zusammen, da alle drei je 6 C-Atome enthalten) kann nach dem Verfahren von A. Kossel und F. Kutscher (1) (siehe S. 398) durchgeführt werden, das dadurch bemerkenswert ist, daß es das erste für die Trennung von Aminosäuren entwickelte Verfahren überhaupt ist (vgl. S. 388), und das in der Folgezeit verschiedentlich modifiziert wurde [H. B. Vickery und S. Leavenworth (1); R. J. Block (4)].

Den Hexonbasen wird eine besondere Wichtigkeit beim strukturellen Aufbau von an ihnen reichen Proteinen, z. B. gewissen Fasereiweißstoffen, zugeschrieben. So wurde eine Definition der Keratine auf Grund eines bestimmten molekularen Verhältnisses der basischen Aminosäuren vorgeschlagen [R. J. Block und H. B. Vickery (2); R. J. Block (1); vgl. S. 441]. Es ist auch ohne weiteres einleuchtend, daß Aminosäuren mit so stark polaren Seitenketten im periodischen Aufbau der Molekülketten (vgl Schema S. 437) eine bedeutsame Rolle zukommen muß. Dies drückt sich z. B. darin aus, daß die Quellfähigkeit bei Proteinen mit stark polaren Bausteinen (Diamino- bzw. Dicarbonsäuren), z. B. beim Kollagen, sehr groß ist, während das zum überwiegenden Teil aus Monoaminosäuren bestehende Seidenfibroin nur ein geringes Schwellvermögen besitzt.

$l(+)$-*Arginin*,   CH$_2$—NH—C(NH)—NH$_2$ von E. Schulze und E. Steiger
|
(CH$_2$)$_2$
|
H—C—NH$_2$
|
COOH

von E. Schulze und E. Steiger in den Kotyledonen von Lupinensamen entdeckt, wurde zuerst von S. G. Hedin als Proteinabbauprodukt nachgewiesen. Soweit bisher festgestellt werden konnte, fehlt es in keinem Eiweiß, ungewöhnlich reichlich ist es in manchen Protaminen vertreten, so fanden A. Kossel und H. D. Dakin (2) im Salmin eines Rheinlachses 87,4%, während in Kalifornien gewonnenes Salmin sogar einen Gehalt von 91,7% aufwies (A. E. Taylor). Infolge seines reichlichen Vorkommens und der schon früh ausgebildeten Isolierungsmethode (siehe oben) gehört Arginin zu den am meisten untersuchten Aminosäuren.

Es kristallisiert in Drusen aus Tafeln und Prismen, reagiert zufolge seiner Guanidogruppe stark alkalisch (isoelektrischer Punkt bei $p_H = 9,9$), $(\alpha)_D^{20} = +10,7^0$ für Argininchlorhydrat in Wasser. An der Luft zieht es Kohlensäure an, Zersetzungspunkt ca. 207^0 [siehe ferner auch Beilstein (1), S. 420 (510) {845}].

Zur Identifizierung eignen sich Pikrolonat, Nitrat und Dibenzoylverbindung sowie die Sakaguchi-Reaktion, die auch als Farbreaktion zum Eiweißnachweis eingesetzt wird (siehe S. 381). Diese kann auch zur quantitativen colorimetrischen Bestimmung des Arginins benutzt werden, meist findet dafür allerdings die Flavianatfällung nach Kossel [A. Kossel und R. E. Groß (1); A. Kossel und W. Staudt] Verwendung. A. Hunter und J. A. Dauphinee entwickelten eine Methode, bei der durch enzymatische Einwirkung gebildetes CO$_2$ manometrisch gemessen wird. Über die Darstellung von Arginin unter Trennung von den anderen Hexonbasen vgl. oben.

An mit dem Lysin und Arginin verwandten Aminosäuren wären hier noch zu nennen das zuerst von M. Jaffe aus Ornithursäure dargestellte Ornithin, Citrullin, das von M. Wada (1), (2) aus Wassermelonensaft und Casein isoliert wurde, und Canavanin, das als erste M. Kitagawa und S. Monobe aus Sojabohnenmehl erhielten (Formeln vgl. S. 366).

2. Heterocyclische Diaminomonocarbonsäuren:

l (—)-*Histidin*, 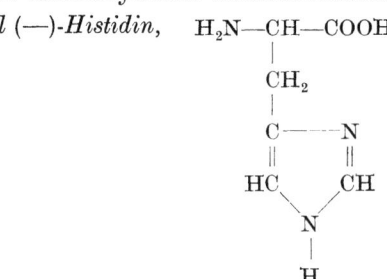 wurde von A. Kossel (2) im Sturin entdeckt, auf den ihm allein unter allen Aminosäuren eigentümlichen Imidazolring wies als erster H. Pauly hin, der endgültige Konstitutionsbeweis wurde von Knoop [F. Knoop und H. Windaus; F. Knoop (1)] erbracht. Während Arginin in allen Eiweißstoffen nachgewiesen wurde, scheint Histidin in manchen Protaminen zu fehlen. In den meisten Proteinen ist sein Gehalt ziemlich gering, relativ viel enthalten Blutglobin [11%; E. Abderhalden (1)] sowie Sturin [12,9%; A. Kossel und H. D. Dakin (3)], im Keratin der Schafwolle fanden E. Abderhalden und A. Voitinovici (2) 4,4%.

Histidin kristallisiert in sechseckigen Tafeln, schmeckt fade und reagiert alkalisch, $(\alpha)_D = -39,7^0$; in heißem Wasser ist es leicht löslich, schwer in kaltem, fast unlöslich in organischen Lösungsmitteln, es schmilzt bei ca. 280° unter Zersetzung [vgl. ferner Beilstein (6), S. 513 (714)].

Für seinen Nachweis gibt es verschiedene Farbreaktionen, vor allem die bereits bei den Eiweißproben (S. 381) aufgeführte Diazoreaktion von Pauly. Da dieselbe auch von Tyrosin gegeben wird, wurden verschiedene Unterscheidungsmodifikationen in Anwendung gebracht. M. Inouje versetzt zu diesem Zweck die zu prüfende Lösung mit Benzoylchlorid; bei Zugabe des Diazoreagens entsteht nunmehr nur mit Histidin, nicht aber mit Tyrosin Rotfärbung. Nach E. Gebauer-Füllnegg arbeitet man statt mit diazotierter Sulfanilsäure mit diazotierten p-Nitranilin oder p-Toluidin, bei nachfolgender Extraktion mit Butylalkohol ergeben Tyrosin und Histidin verschieden gefärbte Auszüge. Eine Farbreaktion, die auch zur colorimetrischen Bestimmung ausgebaut wurde, welche gute Resultate liefert, ist die nach F. Knoop (3) [R. Kapeller-Adler (2)], für quantitative Fällung sind Flavianat, Pikrolonat und Reineckesalz geeignet. Über Bestimmung und Trennung von den anderen Hexonbasen vgl. oben und S. 395.

Durch enzymatische Einwirkung (Histidin-Decarboxylase) wird aus dem Histidin das biologisch wichtige Histamin gebildet; ein anderes Enzym, die Histidase, verursacht eine oxydative Sprengung des Imidazolringes, wodurch Glutaminsäure entsteht.

δ) Iminosäuren.

l (—)-*Prolin*, H—N——CH—COOH wurde von E. Fischer (3) im Salzsäurehydrolysat von Casein entdeckt, es kommt in sehr vielen Eiweißstoffen, meist zu mehreren Prozent vor, einen recht hohen Gehalt zeigen manche Protamine [Salmin 11%; A. Kossel und H. D. Dakin (2); A. E. Taylor] sowie Faserproteine, wobei die Diskrepanz zwischen den von E. Abderhalden und A. Schittenhelm und den von W. H. Stein und E. G. Miller für Elastin genannten Werten (1,7 bzw. 15,2%) besonders auffällig und wohl durch die unzureichende ältere Methodik zu erklären ist. Entgegen von M. Bergmann (2) sowie F. Schneider (3) gefundenen, um ca. 2% höheren Werten (vgl. S. 434) geben W. H. Stein und M. Bergmann einen Prolingehalt von 17,5 (±0,5)% für Kollagen und Gelatine an (vgl. S. 420).

27*

Prolin kristallisiert in kleinen Prismen, schmeckt stark süß, $(\alpha)_D^{20} = -84,9^0$ in Wasser. Es ist nicht nur in Wasser, sondern zum Unterschied gegen andere Aminosäuren auch in absolutem Alkohol leicht löslich, beim Erhitzen fängt es bei ca. 215^0 C an sich zu zersetzen [vgl. ferner Beilstein (5), S. 2 (483)].

Zum Nachweis sind Phenylhydantoin, Pikrat und Phenylisocyanat geeignet, außerdem eine in neuerer Zeit von W. Graßmann (W. Graßmann und K. v. Arnim) entwickelte Farbreaktion, die für Prolin spezifisch ist und hier kurz angegeben sei: Nach Neutralisation der Probelösung wird zu ca. 1 ccm derselben ein wenig fester Phosphatpuffer ($p_H = 7$) gegeben, etwas verdünnt, einige Fäden Acetatseide eingelegt und eine geringe Menge Isatin zugefügt. Läßt man einige Minuten kochen und nimmt dann die Fäden heraus, so zeigen diese nach Abspülen mit heißem Wasser eine rein blaue Farbe, wodurch noch 1γ Prolin im Kubikzentimeter nachgewiesen werden kann. Prolin gibt auch die Pyrrolreaktion, d. h. die beim trockenen Erhitzen entweichenden Dämpfe färben einen mit Salzsäure befeuchteten Fichtenspan rot

Quantitativ kann Prolin als Rhodanilat bestimmt werden [M. Bergmann (2)], die nach dem neuen Verfahren von M. Bergmann und H. Stein aus der Löslichkeit des Rhodanilats bestimmten Werte liegen tiefer als die anderen (vgl. S. 419), die Methode bedürfte noch der Nachprüfung [F. Schneider (3)].

Das Prolin nimmt ebenso wie das Oxyprolin eine Sonderstellung unter den Eiweißbausteinen ein, da die Einbeziehung des Stickstoffs in den Ring den Verlust der sonst stets vorhandenen primären Aminogruppe bedingt. Die Verknüpfung muß hier also über eine NH-Gruppe erfolgen, was den direkten Einbau des Ringes in die Peptidkette bedeutet. Dadurch entstehen an den Einbaustellen strukturelle Besonderheiten, wie aus den Schemabildern S. 438 zu ersehen ist.

l (—)-Oxyprolin, wurde von E. Fischer (4) im Gelatinehydrolysat aufgefunden; da es nicht einfach zu isolieren ist, können die in der Literatur für das Vorkommen in verschiedenen Eiweißstoffen angegebenen Werte nicht durchwegs für gesichert gelten. Auf jeden Fall ist es im Kollagen in größerer Menge vorhanden.

Oxyprolin kristallisiert in tafelförmigen Kristallen, schmeckt süß, $(\alpha)_D^{20} = 80,6^0$ in wässeriger Lösung. Im Wasser ist es leicht, in absolutem Alkohol im Gegensatz zu Prolin schwer löslich. Es schmilzt bei ca. 274^0 unter Zersetzung. Vgl. hierzu auch noch Beilstein (5), S. 191 (545).

Zum Nachweis können Pikrat, Reineckesalz und β-Naphthalinsulfosäureverbindung herangezogen werden; für Nachweis und Bestimmung hat sich eine auf der Überführung in Pyrrol und dessen Umsetzung mit Isatinschwefelsäure aufgebaute colorimetrische Methode [K. Lang (2); E. Waldschmidt-Leitz und S. Akabori] als gut geeignet erwiesen. Auf dem für Kollagen charakteristischen größeren Gehalt an Oxyprolin, der es z. B. vor Elastin und Keratin auszeichnet, hat W. Morse einen Farbtest für Kollagen begründet, der die Unterscheidung desselben von den anderen Faserproteinen ermöglichen soll.

2. Peptide.

a) Eigenschaften.

Die Peptide stellen die ersten definierten Abbauprodukte des Eiweißes dar, ihre Charakterisierung und Synthese wurde besonders im Hinblick auf eine mögliche Verknüpfung von Peptiden zum Eiweißmolekül eingehend bearbeitet.

Aufgebaut sind die Peptide aus Aminosäuren, wobei das Carboxyl einer Aminosäure jeweils mit einer Aminogruppe der nächstfolgenden unter Wasserabspaltung zur „peptidartigen Verknüpfung" zusammentritt (vgl. Formeln S. 363 und 364). Die Verbindung erfolgt fast immer in α-Stellung, doch gibt es auch Ausnahmen (siehe S. 424, natürlich vorkommende Peptide).

Sind am Aufbau nur Monoamino-monocarbonsäuren beteiligt, so enthält das Peptid unabhängig von seiner Kettenlänge nur je eine freie endständige Amino- und Carboxylgruppe. Sind auch Monoamino-dicarbonsäuren oder Diamino-monocarbonsäuren vorhanden, so treten hierzu noch entsprechend weitere saure bzw. basische Gruppen. Die Peptide sind also amphoter.

Polypeptide sind im allgemeinen im Wasser ziemlich leicht, in organischen Lösungsmitteln unlöslich. Ausnahmen bilden z. B. gewisse Peptide des Leucins und Phenylalanins sowie höhere Glykokollpeptide, die alle in Wasser schwer löslich sind. Das Kristallisationsvermögen der Polypeptide scheint mit der Molekülgröße abzunehmen, weist jedoch — vielleicht infolge der Verschiedenheit der am Aufbau beteiligten Aminosäuren — recht große Schwankungen auf.

Bei (synthetisch hergestellten) Polypeptiden erheblicher Kettenlänge hat man einige wenige Eigenschaften hochmolekularer Stoffe angetroffen; sie sind zum Teil aussalzbar und durch Phosphorwolframsäure fällbar. Der Zusammenhang zwischen Kettenlänge und Aussalzbarkeit ist nicht völlig eindeutig und dürfte wie die Kristallisationsfähigkeit auch von den am Aufbau beteiligten Aminosäuren abhängen. Eine gewisse Ähnlichkeit mit den Eiweißstoffen ist zwar vorhanden, z. B. die Aufspaltbarkeit durch bestimmte proteolytische Enzyme, die Peptidasen, doch fehlt allen Peptiden ausnahmslos die für die nativen Proteine charakteristische Eigenschaft der Hitzekoagulation, der Denaturierung.

b) Bestimmung und Reaktionen.

In ihrer Eigenschaft als amphotere Elektrolyte können die Peptide ebenso wie Proteine und Aminosäuren alkalimetrisch und acidimetrisch titriert werden (vgl. S. 409). Da die Dissoziationskonstanten denen der Aminosäuren nicht gleich sind, so sind die Bestimmungsbedingungen zum Teil verschieden. So kann eine alkalimetrische Titration von Aminosäuren erst bei einer Alkoholkonzentration von über 90% vorgenommen werden, während viele Polypeptide schon in wässeriger Lösung weitgehend, in 50% alkoholischer Lösung bereits quantitativ erfaßt werden. Die freien Aminogruppen können ebenfalls wie in den Aminosäuren nach D. D. van Slyke (vgl. S. 408) bestimmt werden. In der Ermittlung der freien sowie der peptidartig gebundenen, d. h. der mit salpetriger Säure erst nach Hydrolyse reagierenden Aminogruppen, hat man eine einfache Möglichkeit an der Hand, sich über die Kettenlänge des Peptids zu orientieren.

An Farbreaktionen geben die Peptide wie die Aminosäuren die Ninhydrinreaktion, von den Tripeptiden aufwärts zeigen sie auch die Biuretreaktion. Die Millonsche Probe u. a. m. verlaufen wie beim Eiweiß natürlich nur dann positiv, wenn die betreffende charakteristische Aminosäure im Molekül vorhanden ist.

Substitution ist wie bei den Aminosäuren möglich, am Carboxylende lassen sich Amide, Ester, Chloride bilden, während sie am Aminoende Acetyl-, Benzoyl- und ähnliche Derivate ergibt; der Einführung solcher Radikale bedient man sich z. B. bei der Kettenverlängerung in der Peptidsynthese.

c) Synthese.

Schon sehr früh hat man versucht, durch Erhitzen von Aminosäuren oder deren Estern, gegebenenfalls in Gegenwart wasserentziehender Mittel, Komplexe höherer Ordnung zu erhalten (R. Schaal; Grimaux; H. Schiff; P. Schützen-

berger; L. Lilienfeld; L. Balbiano und D. Trasciatti). Da man dabei
aber nur zu hornartigen, unkristallisierten und chemisch nicht genau definierten
Produkten von amidartigem Charakter gelangte, hat man diese Versuche bald
wieder eingestellt. Für die Synthese von Peptiden sind sie auch nicht von grundsätzlicher Bedeutung, wohl aber haben sie sehr viel später den Weg gewiesen für
die Entwicklung einigermaßen eiweißähnlicher Kunststoffe von vorzüglichen
technischen Eigenschaften und großer technischer Bedeutung (Superpolyamid-
faser, Nylonfaser, Igamiden; vgl. z. B. L. Kollek, S. 312).

Heute wird die Peptidsynthese auf zweierlei Weise bewerkstelligt, entweder
indem man eine Verlängerung der Kette am Carboxyl- oder indem man sie am
Aminoende vornimmt.

Die erste Darstellung freier Peptide (vgl. dazu S. 423) erzielte 1901 E. Fischer
über die Diketopiperazine (E. Fischer und E. Fourneau), der beim Erhitzen
von Glykokollanhydrid mit konz. Salzsäure Glycylglycin erhielt; doch kommt
man bei dieser Methode über einfache Dipeptide nicht hinaus.

$$\begin{array}{c} NH-CH_2-CO \\ | \qquad\qquad | \\ CO-CH_2-NH \end{array} \xrightarrow{+\ H_2O} NH_2-CH_2-CONH-CH_2-COOH.$$

Die Diketopiperazine können aus den freien Estern der α-Aminosäuren
leicht durch Erhitzen oder Stehen in wässeriger Lösung erhalten werden.

$$\begin{array}{c} HNH-CHR-CO-OCH_3 \\ \\ H_3CO-CO-CHR-NHH \end{array} \rightarrow \begin{array}{c} NH-CHR-CO \\ | \qquad\qquad | \\ CO-CHR-NH \end{array} +\ 2\ CH_3OH.$$

Sind β- oder ε-Aminogruppen vorhanden, so nimmt die Reaktion einen anderen
Verlauf.

Unter etwas abweichenden Bedingungen können, wie schon Th. Curtius fand,
Aminosäureester zu den Estern höherer Peptide mit offener Kette kondensiert
werden (Biuretbase" von Curtius). Ähnlich gehen nach E. Fischer (7) auch
Tripeptidester beim Erhitzen in die entsprechenden Glieder höherer Ordnung, in
diesem Fall also Hexapeptidester, über, aus denen dann das Hexapeptid durch Verseifung in Freiheit gesetzt werden kann. Das Verfahren ist auf Tripeptide der einfachen Monoaminomonocarbonsäuren beschränkt.

Unter Verwendung der Halogenacylverbindungen (E. Fischer und
E. Otto) kann eine Verlängerung am Aminoende erzielt werden, indem man eine
α-Halogenfettsäure in die Aminogruppe einführt und dann mit NH_3 zum Peptid
umsetzt usw.

$$\begin{array}{c} CH_3 \\ \diagdown \\ \qquad CH-CH_2-CH-CO\ Br\ +\ H\ HN-CH_2-COOH \rightarrow \\ \diagup \qquad\qquad | \\ CH_3 \qquad\qquad Br \end{array}$$

Bromisocapronylbromid.   Glykokoll.

$$\rightarrow \begin{array}{c} CH_3 \\ \diagdown \\ \qquad CH-CH_2-CH-CO-NH-CH_2-COOH \xrightarrow{NH_3} \\ \diagup \qquad\qquad | \\ CH_3 \qquad\qquad Br \end{array}$$

Bromisocapronylglycin.

$$\rightarrow \begin{array}{c} CH_3 \\ \diagdown \\ \qquad CH-CH_2-CH-CO-NH-CH_2-COOH\ +\ HBr \\ \diagup \qquad\qquad | \\ CH_3 \qquad\qquad NH_2 \end{array}$$ Leucylglycin.

Diese Methode hat den Nachteil, daß optisch aktive Peptide mit ihrer Hilfe
nicht leicht erhältlich sind.

Eine Verlängerung der Ketten am Carboxylende kann auf verschiedene Art bewerkstelligt werden.

Mit den Säurechloriden der Aminosäuren arbeitet ein Verfahren, das wie das obige schon E. Fischer (8) aufgefunden hat und mit dem vielgliedrige Peptide dargestellt wurden (E. Abderhalden und A. Fodor). Man geht dabei so vor, daß man Aminosäuren oder deren Halogenacylderivate mittels Phosphorpentachlorid in Acetylchlorid als Lösungsmittel zu den Säurechloriden umsetzt, die dann mit Aminosäuren oder Peptiden bzw. deren Estern verknüpft werden können. (Arbeitet man mit Halogenacylderivaten, so müssen diese dann mit NH_3 in Peptide übergeführt werden; siehe oben.)

Die Methode hat unter anderem den Nachteil, daß bei der Chlorierung mit PCl_5 meist weitgehende Racemisierung eintritt.

$$NH_2—CH—COOH \xrightarrow[CH_3COCl]{PCl_5} NH_2—CH—COCl$$
$$\qquad\quad | \qquad\qquad\qquad\qquad\qquad\quad |$$
$$\qquad\quad R \qquad\qquad\qquad\qquad\qquad\quad R$$

Sehr viel einfacher und glatter gestaltet sich die Verknüpfung an

$$NH_2—CH—COCl + NH_2—CH_2—CO—NH—CH_2—COOH \rightarrow$$
$$\qquad\quad |$$
$$\qquad\quad R$$

$$NH_2—CH—CO—NH—CH_2—CO—NH—CH_2—COOH.$$
$$\qquad\quad |$$
$$\qquad\quad R$$

den Carboxylgruppen, wenn man die Aminogruppe während der Umsetzungsmaßnahme an der Carboxylgruppe abschirmt. Die alte von T. Curtius entwickelte Methode bedient sich dazu der Benzoylsubstitution der Aminogruppe und gelangt über Ester, Hydrazid und Azid auch zu einer peptidartigen Verknüpfung mit einer anderen Aminosäure. Leider läßt sich der Benzoylrest ohne Wiederaufsprengen der gebildeten Peptidbindung nicht eliminieren, so daß man auf diese Weise nur zu Acylpeptiden, nicht aber zu freien Peptiden, gelangen kann.

Dieser Nachteil wird vermieden, wenn statt des Benzoylrestes zur Substitution der Aminogruppe die Carbobenzoxygruppe verwandt wird, die sich leicht einführen und durch katalytische Hydrierung unter schonendsten Bedingungen wieder abspalten läßt, so daß die optisch aktiven natürlichen Aminosäuren zur Synthese verwandt werden können.

Das Carbobenzoxyverfahren von M. Bergmann und L. Zervas (2) hat aber noch weitere Vorteile. Erstens tritt hier bei der Umwandlung in Chlorid und Azid keine Racemisierung ein und eine Verknüpfung mit weiteren Aminosäuren bietet keine Schwierigkeiten. Ferner kann man auch z. B. Diamino- oder heterocyclische Aminosäuren aneinanderketten und erzielt, geht man von optisch aktiven Aminosäuren aus, auch optisch ziemlich einwandfreie Peptide, da der asymmetrische Kohlenstoff stets unverändert bleibt. Man geht dabei so vor, daß man die Aminosäure mittels des Benzylesterkohlensäurechlorids in die Carbobenzoxy-aminosäure überführt und diese dann in das Chlorid oder Azid verwandelt. Das dann durch Verknüpfung mit einer zweiten Aminosäure gebildete Carbobenzoxypeptid läßt sich durch katalytische Hydrierung glatt zum freien Peptid umsetzen wobei der Carbobenzoxyrest in Form von Toluol und Kohlensäure austritt.

Dieses Verfahren bedeutet einen großen Fortschritt und hat die Durchführung der Synthese und Herstellung künstlicher Peptide in den letzten Jahren außerordentlich gefördert. Auf die Azlactonmethode von M. Bergmann, F. Stern und C. Witte sowie die sog. Azidomethode (K. Freudenberg, H. Eichel und F. Leutert; A. Bertho und J. Maier), welche infolge verschiedener Nachteile keine besondere Verbreitung gefunden haben, sei hier nur hingewiesen.

$$
\begin{array}{c}
\text{R} \\
| \\
\text{H—C—NH—CO—O—CH}_2\text{—}\langle\text{—}\rangle \\
| \\
\text{COOH}
\end{array}
\rightarrow
\begin{array}{c}
\text{R} \qquad\qquad \text{H H} \\
| \qquad\qquad\quad : \\
\text{H—C—NH}\!\vdots\!\text{CO—O}\!\vdots\!\text{CH}_2\text{—}\langle\text{—}\rangle \\
| \\
\text{CO—NH—CH—COOH} \\
| \\
\text{R}
\end{array}
\rightarrow
$$

Carbobenzoxy-aminosäure.   Carbobenzoxy-peptid.

$$
\rightarrow
\begin{array}{c}
\text{R} \\
| \\
\text{H—C—NH}_2 \\
\\
\text{CO—NH—CH—COOH} \\
| \\
\text{R}
\end{array}
\;+\;
\text{H}_3\text{C—}\langle\text{—}\rangle
\;+\;\text{CO}_2
$$

Freies Peptid.   Toluol.

d) Konstitutionsermittlung.

Zur Ermittlung der Konstitution der Peptide wurden verschiedene Verfahren ausgearbeitet, die ein direktes stufenweises Herauslösen der Aminosäuren ermöglichen sollen. Am besten eignen sich hierzu die von St. Goldschmidt, E. Wiberg, F. Nagel und K. Martin und die von M. Bergmann und L. Zervas unter Mitarbeit von F. Schneider [vgl. auch F. Schneider (1)] entwickelten Methoden, die aber über viele Zwischenstufen führen, was große Verluste verursacht und die praktische Eignung zum Abbau langkettiger Peptide in Frage stellt.

Bei anderen Verfahren wird die am Aminoende des Peptids stehende Aminosäure durch einen schwer abspaltbaren Rest substituiert und läßt sich dann nach Hydrolyse in Form der substituierten Aminosäure isolieren. Als Schutzgruppe benützen E. Fischer und P. Bergell (2) sowie E. Abderhalden und C. Funk den β-Naphthalinsulfonsäurerest, M. Bergmann, A. Mickeley und E. Kann Phenylisocyanat. An weiteren Abbauverfahren, die jedoch auf große Durchführungsschwierigkeiten stoßen und deshalb in der Praxis kaum angewendet werden, seien noch die von E. Abderhalden und H. Brockmann (1) sowie von P. Schlack und W. Kumpf erwähnt.

e) Einzelbeschreibung der natürlich vorkommenden Peptide.

Die Reihe der bis jetzt in der Natur aufgefundenen und konstitutionell gesicherten Peptide ist sehr klein, es sind dies nur drei, nämlich das biologisch wichtige Glutathion und die an Bedeutung dagegen zurückstehenden Carnosin und Anserin benannten Verbindungen. Für die aus Bakterien isolierten toxischen Körper von polypeptidartigem Charakter „Gramicidin" und „Tyrocidin"(R. D. Hotchkiss und R. J. Dubos; A. H. Gordon, A. J. P. Martin und R. L. M. Synge) sowie für das „Phalloidin", einen Giftstoff des Knollenblätterpilzes von peptidartigem Aufbau (F. Lynen und U. Wieland; H. Wieland und B. Witkop) liegen eindeutige Konstitutionsbeweise noch nicht vor.

Glutathion, γ-Glutaminyl-cysteinyl-glykokoll,

$$
\begin{array}{c}
\text{CH}_2\text{—SH} \\
| \\
\text{H—C—NH—CO} \\
| \qquad\qquad | \\
\text{H}_2\text{C—NH—C} \qquad \text{CH}_2 \\
| \qquad\qquad\quad | \\
\text{COOH} \qquad\quad \text{CH}_2 \\
\qquad\qquad\quad | \\
\qquad\quad \text{H—C—NH}_2 \\
\qquad\qquad\quad | \\
\qquad\qquad \text{COOH}
\end{array}
$$

ist in Wasser leicht löslich, kann kristallisiert erhalten werden und schmilzt bei 203⁰ (vgl. W. Graßmann, O. v. Schoenebeck und H. Eibeler). Glutathion kommt reichlich im Blut sowie in tierischem und pflanzlichem Gewebe vor, sein Nachweis kann z. B. mittels der Farbreaktion mit Nitroprussidnatrium geführt werden, die auch zur quantitativen Bestimmung herangezogen werden kann [A.

Fujita und D. Iwatake; A. Fujita und J. Numata (2); J. Numata]. Quantitativ bestimmt werden kann das Glutathion auch z. B. nach F. Hartner und E. Schleiß oder mittels jodometrischer Verfahren [L. Binet und G. Weller; A. Fujita und J. Numata (1)]. Die Schwierigkeit bei der Glutathionbestimmung, die meist auf dessen Reduktionsvermögen beruht, liegt darin, daß man die anderen fast stets in größerer oder kleinerer Menge mit anwesenden reduzierenden Substanzen entweder entfernen oder mit berücksichtigen muß, da sie den Analysenwert verfälschen.

Dargestellt wurde Glutathion zuerst von F. G. Hopkins, und zwar aus Hefe, für die Aufklärung seiner Konstitution war unter anderem das Ergebnis des enzymatischen Abbaus wesentlich (W. Graßmann, H. Dyckerhoff und H. Eibeler; vgl. S. 401).

Das Besondere seines Aufbaues liegt darin, daß die Verknüpfung der Aminosäuren nicht in α-Stellung statthat, sondern daß die Glutaminsäure über ihre γ-Carboxylgruppe mit dem Cystin verbunden ist. Auf dieser von der Norm abweichenden Verknüpfung dürfte übrigens seine im Vergleich zu anderen Peptiden größere Resistenz gegen die peptidspaltenden Fermente beruhen, auf dem Vorliegen des Cysteins im Molekül seine biologische Reaktionsfähigkeit. Oxydierte und reduzierte Stufe des Glutathions (G) bilden nämlich ein Redoxsystem, wobei einerseits die dem Cystin entsprechende Disulfidverbindung vorliegt, die anderseits durch H-Aufnahme in die SH-Form übergeht:

$$2\text{ G}-\text{SH} \xrightleftharpoons[\text{Reduktion}]{\text{Oxydation}} \text{G}-\text{S}-\text{S}-\text{G} + 2\text{ H}.$$

Auf Grund dessen dürfte das Glutathion eine gewisse Rolle bei der Gewebsatmung spielen; seine reduzierte Form wurde als Aktivator enzymatischer Vorgänge vielfach mit Erfolg eingesetzt.

Der von W. Graßmann erbrachte Konstitutionsbeweis konnte einige Jahre später durch Synthese des Glutathions gesichert werden (C. R. Harington und T. H. Mead).

Carnosin, β-Alanyl-Histidin,

$$\text{H}_2\text{N}-\text{CH}_2-\text{CH}_2-\text{CO}-\text{NH}-\text{CH}-\text{COOH}$$

löst sich leicht in Wasser, $(\alpha)_D = 25{,}0^0$ (13%ige Lösung), es kristallisiert in Form winziger Nadeln, die sich zwischen 241 und 245° zersetzen.

Carnosin wurde von W. Gulewitsch bereits 1900 im Säugetiermuskel aufgefunden [W. Gulewitsch und S. Amiradzibi (1), (2)] und seitdem in verschiedenen Muskelgeweben, auch in Carcinomen (J. C. Drummond), nachgewiesen (vgl. die Literaturzusammenstellung bei L. Baumann und T. Ingvaldsen).

Es gibt eine positive Diazoreaktion (vgl. S. 381); über quantitative Bestimmungsmethoden liegen Arbeiten von O. v. Fürth und Th. Hryntschak, F. Bubanović, R. Kapeller-Adler (3), W. M. Clifford und V. H. Mottram vor, diese beruhen auf der Überführung des Carnosins in Histidin, das dann colorimetrisch erfaßt werden kann.

Auch Carnosin weist in seinem einen Bestandteil, dem biologisch wichtigen β-Alanin (siehe S. 411) ähnlich dem Glutathion eine unnatürliche Konstitution auf, welche seine Ausnahmestellung verursachen und das Peptid vermutlich zum Träger bestimmter spezifischer Funktionen im Organismus machen dürfte.

Seine Konstitutionsformel konnte von A. Kossel und S. Edlbacher, L. Baumann und T. Ingvaldsen sowie G. Barger und F. Tutin usw. gesichert werden, über seine Darstellung aus Kalbsmuskeln vgl. M. Dietrich.

Anserin, N-Methylcarnosin,

$$H_2N—CH_2—CH_2—CO—NH—CH—COOH$$

ist löslich in Wasser und Methylalkohol, $(\alpha)_D^{16}$ in 10,255%iger Lösung = 11,26°, es kristallisiert aus Wasser in kreisförmigen Aggregaten von Nadeln.

Aufgefunden wurde es im Vogelmuskel (D. Ackermann, O. Timpe und K. Poller), der Name „Anserin" geht auf die als Versuchsmaterial verwendeten Vögel, die Gänse, zurück.

Es gibt eine positive Ninhydrinreaktion (vgl. S. 381), während die Diazoreaktion ebenso wie die Biuret- und Millonsche Probe negativ ausfallen. Wie aus seiner Konstitutionsformel, die von W. Linneweh, A. W. Keil und F. A. Hoppe-Seyler aufgestellt wurde, zu ersehen ist, weist auch Anserin β-Alanin als Molekülbestandteil auf, so daß für seine Rolle im physiologischen Geschehen Ähnliches wie beim Carnosin gelten dürfte.

III. Einzelbeschreibung der Proteine unter besonderer Berücksichtigung der in der Haut vorkommenden Eiweißstoffe.

1. Strukturierte Proteine.
(Gerüsteiweißkörper oder Skleroproteine.)

a) Allgemeines.

Als Gerüsteiweißkörper oder Skleroproteine faßt man seit langem eine Anzahl verschiedenartiger Eiweißkörper zusammen, welchen die physiologische Aufgabe gemeinsam ist, dem tierischen Organismus als Grund- oder Skelettsubstanzen zu dienen.

Sie weisen wahrscheinlich sämtlich Faserstruktur auf; die meisten von ihnen gehören histologisch dem Bindegewebe im weitesten Sinn an, andere, wie z. B. das Seidenfibroin, sind erhärtete Sekrete. Die Gerüstproteine sind ausnahmslos in Wasser unlöslich und im Gegensatz zu der großen Mehrzahl wasserlöslicher anderer Eiweißkörper, aber auch im Gegensatz zu den wasserlöslichen Vorstufen, aus denen sie im physiologischen Geschehen hervorgehen dürften, chemisch und biochemisch scheinbar wenig reaktionsfähige Körper, die für die Erfüllung ihrer physiologischen Aufgabe vor allem mechanisch widerstandsfähig und elastisch sein müssen [vgl. K. H. Gustavson (1), S. 1]. Von eiweißabbauenden Fermenten werden sie im Gegensatz zu anderen Proteinen nicht oder doch nur sehr schwer angegriffen.

Mit Rücksicht auf die außerordentlich große Verschiedenheit der chemischen Zusammensetzung, welche die hierher gehörenden Eiweißkörper, denen lediglich eine physiologisch-anatomische Funktion gemeinsam ist, aufweisen, ist vielfach bezweifelt worden, ob es berechtigt ist, sie überhaupt zu einer Gruppe zusammenzufassen (A. Kestner, S. 260). Tatsächlich ist der Versuch, die besonderen Eigenschaften dieser Eiweißkörper, vor allem ihre Unlöslichkeit und enzymatische Unverdaulichkeit, auf ein besonderes Strukturprinzip, beispielsweise auf einen Aufbau aus Diketopiperazinen, zurückzuführen [E. Waldschmidt-

Leitz und A. Schäffner; R. O. Herzog und W. Janke; R. O. Herzog; R. Brill (*1*); E. Abderhalden (*10*)] als gescheitert anzusehen. Im Gegenteil steht heute, insbesondere dank der neueren Auswertung der Röntgenstrukturanalyse, fest [K. H. Meyer und H. Mark; W. T. Astbury (*1*), (*2*); O. Schiebold; vgl. Kap. Küntzel, S. 513], daß der wesentliche und kennzeichnende Teil der Faser-strukturen der Gerüsteiweiße aus Kristalliten geordnet nebeneinander gelagerter und sehr langer Polypeptidkettenmoleküle besteht. Da also die Gerüsteiweiß-körper durch einen geregelten Aufbau aus kleinsten geordneten und kristal-linischen Strukturelementen gekennzeichnet und da sie andererseits die wich-tigsten eiweißartigen Träger der mikroskopisch und makroskopisch sichtbaren Strukturen des Tierkörpers sind, ist es berechtigt, sie als strukturierte Pro-teine der großen Anzahl strukturloser anderer Eiweißkörper gegenüberzustellen.

Die Gerüsteiweißkörper — fast ausschließlich Faser-(fibrilläre)Proteine — sind also nach unseren heutigen Kenntnissen die reinsten Repräsentanten der Peptid-kettenstruktur der Eiweißkörper im Sinne Emil Fischers, ihre besonderen Eigenschaften bedürfen nicht der Erklärung durch eine spezielle, vom normalen Polypeptidtypus abweichende chemische Struktur, sondern sie verstehen sich aus der Tatsache, daß der Zusammenhalt der außerordentlich langen Polypeptid-ketten zu geordneten Kristalliten in ihnen ein außerordentlich fester ist. Die beson-deren Eigenschaften, welche die faserförmigen Gerüsteiweißkörper auszuzeichnen scheinen, beginnen mit der Aufweitung des Kristallgitters, z. B. durch Quellung, verwischt zu werden und sie gehen verloren, wenn die Kristallgitter zerstört werden.

Daß die Faserproteine im Gegensatz zu anderen Eiweißkörpern geordnete Kristallite aus langen, parallel gelagerten Polypeptidketten zu bilden vermögen, ist ohne Zweifel auf ihre chemische Zusammensetzung, d. h. auf Art, Menge und Anordnung der an ihrem Aufbau beteiligten Aminosäuren zurückzuführen, aber die chemischen Kräfte, welche den Zusammenhalt der Polypeptidketten zu den Kristalliten bedingen (vgl. S. 376 und 377), einerseits und die chemischen Ein-flüsse, welche ihn zu lockern und aufzulösen trachten, anderseits, sind entsprechend der verschiedenen chemischen Zusammensetzung offenbar bei den hierher ge-hörigen Eiweißkörpern weitgehend verschiedenartig und auch verschieden stark.

Das Seidenfibroin, das zum allergrößten Teil aus Glykokoll und Alanin aufgebaut ist, bildet nahezu völlig „glatte", lediglich die kleinen Methylgruppen des Alanins als Seitenketten tragende Molekülketten, deren Zusammenhalt im Kri-stalliten wohl lediglich durch die H-Bindungen oder reine Nebenvalenzbindungen gewährleistet und durch keinerlei raumbeanspruchende Atomgruppen gelockert ist.

Der Abstand der Polypeptidketten in Richtung der Wasserstoffbindung wurde neuerdings mit 4,77 Å berechnet [R. Brill (*2*)]. Es erscheint denkbar, daß die in geringer Anzahl im Seidenfibrion enthaltenen Tyro-sinreste durch ihre phenolische OH-Gruppe, deren Affinität zur CO—NH-Gruppe der Peptidketten bekannt und für die Theorie der pflanz-lichen Gerbung wichtig ist [vgl. K. H. Gustavson (*1*), S. 22], einen zusätzlichen Zusammenhalt des Kristalliten bedingen (vgl. das nebenstehende Schema).

Auch das Kollagen hat einen verhältnismäßig hohen Gehalt an Aminosäuren, die· keine oder nur

wenig raumbeanspruchende Reste in das Kettenmolekül einführen: Glykokoll, das rund ein Drittel der gesamten Aminosäuren ausmacht, Alanin, Prolin und Oxyprolin. Daneben enthält aber das Kollagen eine
verhältnismäßig große Menge von polaren Gruppen, wie die Reste der Dicarbonsäuren, des Lysins und Arginins, die durch ihre entgegengesetzte elektrostatische
Ladung einen zusätzlichen Zusammenhalt des Gitters bewirken. Dies wird
jedoch nur bei Abwesenheit von Wasser im vollen Umfange der Fall sein; bei
Hinzutritt von Wassermolekülen werden die elektrostatischen Anziehungskräfte
weitgehend überwunden durch die Tendenz der polaren Gruppen, sich mit
Hydrathüllen zu umgeben, und die nunmehr hydratisierten polaren Gruppen
werden im Gegenteil auseinanderstreben und eine Ausweitung des Gitters (Quellung) zu bewirken trachten, ein Vorgang, der durchaus dem Verhalten entgegengesetzt geladener anorganischer Ionen, etwa des Na^+-Ions und des Cl^--
Ions im Kochsalz, beim Hinzutritt von Wasser entspricht.

Das Wesen des Gerbvorganges ist es, wie auch sein Zustandekommen im
einzelnen gedeutet werden mag, daß er die geschilderte Wirkung, welche die
hydratisierten Gruppen beim Dazutritt von Wasser ausüben, verhindert oder
ihren Einfluß auf den Zusammenhalt des Kristallgitters abschwächt.

Von allen Faserproteinen weisen die Keratine den höchsten Gehalt an
raumbeanspruchenden und den Zusammenhalt und die Regelmäßigkeit des
Gitters störenden Aminosäuren auf. In diesem Falle dürfte aber der Zusammenhalt der Polypeptidketten zum Kristalliten durch die Hauptvalenzkräfte der
Cystinbindung gewährleistet sein; er geht verloren, wenn die Disulfidbrücken
des Cystins durch alkalische Hydrolyse oder durch reduktive bzw. oxydative
Aufspaltung zerstört werden.

b) Kollagen.

Das Kollagen ist von den Skleroproteinen die wichtigste Substanz für den
Aufbau des tierischen Körpers und bildet einen großen Anteil der inneren und
äußeren Stütz- und Hüllgewebe. Von der hier am meisten interessierenden Haut
besteht der für die Lederbereitung praktisch allein in Frage kommende Anteil,
das Corium, zu ca. 98% aus Kollagen [A. Küntzel und K. Buchheimer (2)].
Für Knochen [H. Weiske (1)] und Knorpel [L. Morochowetz (2); T. Lönnberg; C. Th. Mörner (1), (3)] bildet es die organische Grundsubstanz. Im Knorpel
ist es vergesellschaftet mit Mucoiden sowie mit zum Teil in freier Form vorliegender Chondroitinschwefelsäure. Im Knochen sind die vorherrschenden
Begleitsubstanzen des Kollagens Kalksalze, welche in dieses eingelagert sind und
die Starrheit der Knochen bewirken. Daneben wurde auch ein Mucoid gefunden.
Außerdem wurde sein Vorkommen auch in anderen Körperorganen gesichert,
so z. B. in Hornhaut (80% der Trockensubstanz) durch die Untersuchungen von
L. Morochowetz (1) und C. Th. Mörner. O. H. Lowry, D. R. Gilligan und
E. M. Katersky fanden mit dem von ihnen ausgearbeiteten Verfahren zur
Kollagen- und Elastinbestimmung u. a. in gewissen Sehnen (tendo calcaneus,
Elefant) sogar bis zu 93% d. Tr. S. an Kollagen.

Auch die Muskeln von Vertebraten (z. B. Hundeherz; H. E. Alburn und
V. C. Meyers) und Cephalopoden sowie die Fischschuppen [H. Weiske (1)]
enthalten Kollagen, nach C. Th. Mörner (4) sollen die letzteren sogar zu vier
Fünfteln daraus bestehen. Der Kollagengehalt im Stroma von Vagina, Cervix
und Uterus der normalen Maus soll sich mit steigendem Alter erhöhen (L. Loeb,
V. Suntzeff und E. L. Burns).

Bei der kurz als Kollagen bezeichneten Substanz handelt es sich übrigens möglicherweise nicht um einen einheitlichen Körper, richtiger müßte man von Kollagenen
sprechen, da art-, geschlechts- und altersbedingte Unterschiede nachgewiesen

zu sein scheinen. So glauben J. v. Schroeder und J. Päßler bei der Elementaranalyse von Kollagen aus verschiedenen Häuten signifikante Unterschiede feststellen zu können (Tabelle 11).

Tabelle 11. Elementaranalyse von Kollagen verschiedener Herkunft (nach J. v. Schroeder und J. Päßler).

Corium aus der Haut	% C	% H	% N	% O + % S	% C / % N
des Ochsen, Kalbes, Pferdes, Schweines, Kameles und Rhinozerosses	50,2	6,4	17,8	25,6	2,82
der Ziege, des Hirsches und Rehes . .	50,3	6,4	17,4	25,9	2,89
des Schafes und Hundes	50,2	6,5	17,0	26,3	2,96
der Katze	,51,1	6,5	17,1	25,3	2,99

Nach E. Strauß und W. A. Collier (S. 674) enthielt ein von F. Hofmeister (1) dargestelltes Kollagen 17,86% Stickstoff, während ein solches aus Cornea nur 16,95% aufwies.

Bei den genannten Zahlen muß man freilich in Betracht ziehen, daß eventuell nichtkollagene Bestandteile (Muskelfasern u. dgl.) miterfaßt sein können.

Auch die Abbauprodukte von Kollagenen verschiedener Herkunft sind nicht identisch, so stellte Y. Okuda bei der Hydrolyse von Gelatine aus Haifischhaut mehr Glykokoll, Alanin, Leucin, Phenylalanin, Glutaminsäure, Asparaginsäure und weniger Prolin fest als in solcher von Säugetieren (Knochengelatine).

Geschlechtsbedingte Unterschiede wurden ebenfalls gefunden, so konnte H. Hara einen höheren Arginingehalt des Kollagens von männlichen Knochen nachweisen; in seinen umfangreichen Untersuchungen über Geschlechtsunterschiede vom Standpunkt der Biochemie kam auch T. Tadokoro (1) zu dem Ergebnis, daß das Kollagen weiblicher Tiere chemisch anders beschaffen sei als das männlicher.

Kennzeichnend für alle Kollagenfasern ist ihre Eigenschaft, beim Erhitzen mit Wasser auf einen bestimmten Temperaturbereich, der für die Kollagenfaser der Säugetierhaut bei ungefähr 62 bis 64° gelegen ist, auf etwa ein Drittel der ursprünglichen Menge zu schrumpfen. Bei weiterem, und zwar langem Erhitzen geht das Kollagen in Lösung, es wird in Glutin oder Gelatine (Leim, siehe unten) umgewandelt.

Schrumpfung. Die Schrumpfung, die außer durch Erhitzen auch durch Einwirkung von hydrotropen Elektrolyten (Lithiumjodid, Calciumsalzen) oder Nichtelektrolyten (Harnstoff, Formamid, Chloralhydrat) bewirkt wird, ist mit einer im wesentlichen irreversiblen Veränderung der meisten Eigenschaften verbunden. So ist die geschrumpfte Faser im Gegensatz zur nativen glasig durchsichtig und während native Kollagenfasern nur eine verhältnismäßig geringe Dehnbarkeit aufweisen, ist die geschrumpfte Faser kautschukelastisch und kann bis zu etwa der ursprünglichen, vor der Schrumpfung vorhandenen Länge wieder gedehnt werden. Die geschrumpfte Kollagenfaser ergibt kein Faserdiagramm mehr, sondern ein Debye-Scherrer-Diagramm, dessen Identitätsperioden im übrigen darauf hinweisen, daß die charakteristischen Abstände des Kristallgitters erhalten geblieben sind. Durch Wiederausdehnung kann das ursprüngliche Faserdiagramm vollständig wieder hergestellt werden. Es scheint also, daß bei der Schrumpfung zwar die Kristallite der Fasern im wesentlichen erhalten geblieben sind, aber ihre Parallelanordnung zueinander eingebüßt haben. Es ist verschiedentlich der Versuch unternommen worden, die Schrumpfung der Kollagenfaser mit bestimmten chemischen Veränderungen im oder am

Kollagenmolekül, z. B. mit der Abgabe von Kristallwasser in Zusammenhang zu bringen, so hat A. Küntzel, S. 191, den Gedanken entwickelt, daß die native Kollagenfaser Hydratwasser als wesentlichen Bestandteil des Molekülgitters enthalte, das bei der Schrumpfung abgegeben werden oder in eine andere lockerere Bindung übergehen soll. Obwohl diese Vorstellung auf anderweitige Erfahrungen der Eiweißchemie gestützt werden kann, die es wahrscheinlich erscheinen lassen, daß Proteine Wasser in irgend einer festgebundenen Form enthalten, kann sie gegenwärtig wohl bestenfalls als eine mehr oder weniger gesicherte Arbeithypothese gelten. Der Stickstoffgehalt der Kollagenfaser erfährt durch die Schrumpfung keinerlei Veränderung [W. Graßmann (2)].

Eine ausführliche Erörterung der mit der Schrumpfung verbundenen Änderungen der Kollagenfasern wird im Kapitel Küntzel, S. 511 ff., gegeben.

Die Lage der Schrumpfungstemperatur ist abhängig von der Wasserstoffionenkonzentration, von der Gegenwart von Salzen usw., vor allem aber auch von der Spannung, unter der die Kollagenfaser steht, und zwar in dem Sinne, daß gespannte Kollagenfasern bei höherer Temperatur schrumpfen als ungespannte. Alle Gerbstoffe erhöhen die Schrumpfungstemperatur, eine Tatsache, welche für die Theorie aller Gerbvorgänge von erheblicher Bedeutung ist [vgl. K. H. Gustavson (1), S. 1.]. Eine Sonderstellung nimmt hier die Formaldehydgerbung ein: Formaldehydgegerbte Kollagenfasern schrumpfen nicht nur bei höheren Temperaturen als ungegerbte, sondern man findet die Erscheinung der Schrumpfung auch qualitativ verändert, indem in der Hitze geschrumpfte Kollagenfasern sich beim Abkühlen ausdehnen und bei erneutem Erhitzen wieder kontrahieren (Ewaldsche Reaktion).

Unter vergleichbaren Bedingungen bestimmt scheinen die Schrumpfungstemperaturen für die Kollagene der Säugetiere nicht wesentlich verschieden zu sein. Dagegen schrumpfen die Kollagenfasern der Fische erheblich niedriger als die von Säugetieren [W. Graßmann (4), K. H. Gustavson (2), (3)]. Entsprechende Unterschiede werden hinsichtlich der Umwandlungsfähigkeit von verschiedenen Kollagenen zu Leim festgestellt. Am leichtesten läßt sich Kollagen von Fischen in Glutin überführen, unschwer auch das von nackten Amphibien, wohingegen das von höheren Wirbeltieren stärkerer Einwirkungen bedarf und mit fortschreitendem Alter immer resistenter wird. Bei der sog. kollagenen Substanz von subkutanem Gewebe, Darmmucosa usw. geht diese Resistenz so weit, daß die dem Kollagen eigentümliche Verleimungsfähigkeit ganz verloren ist, so daß man dieselbe besser nicht dem eigentlichen Kollagen zuzählen würde. Teilweise werden diese Körper zum „Reticulin" [M. Siegfried (1); M. Kaye und D. J. Lloyd] gerechnet, dessen Existenz aber nicht unwidersprochen geblieben ist (M. C. Tebb; A. Küntzel und A. Seitz; vgl. Kap. Küntzel, S. 241 und 282).

Verhalten gegen Enzyme. Wohl die eindruckvollste Veränderung, welche die Kollagenfaser bei der Schrumpfung erfährt, betrifft das Verhalten gegen proteolytische Fermente. Während geschrumpfte Kollagenfasern ebenso wie Leim und Gelatine von Proteinasen, wie Trypsin, Pepsin, Papain, Kathepsin, leicht und rasch abgebaut werden, erweisen sich native Kollagenfasern gegenüber den meisten Proteinasen als nicht oder doch nur sehr wenig angreifbar. Unvollständig geschrumpfte Fasern werden teilweise abgebaut, d. h. sie verhalten sich wie Mischungen aus einem leicht angreifbaren und einem schwer oder nicht angreifbaren Bestandteil [W. Graßmann (2)].

Hinsichtlich des Verhaltens des Kollagens gegenüber Pankreasproteinase (ungereinigtes Trypsin) liegen in der Literatur zahlreiche Widersprüche vor, die darauf zurückzuführen sind, daß die verschiedenen Autoren ihre Untersuchungen mit Kollagenmaterial unterschiedlicher Vorgeschichte, mit sehr verschiedenen

Enzymmengen und verschiedener Methodik ausgeführt haben. Nach dem derzeitigen Stand besteht aber kein Zweifel, daß die alte Angabe des Physiologen W. Kühne (1), (2), derzufolge (natives) Kollagen von Trypsin nicht angegriffen wird, im wesentlichen zutreffend ist [W. Graßmann, J. Janicki und F. Schneider, S. 74; vgl. auch z. B. G. Hoppe-Seyler; G. Hoppe-Seyler und K. Lang; W. Ssadikow (1), (2)].

Kollagenpräparate, die im Gange der Herstellung bereits mehr oder weniger verleimt sind, wie dies insbesondere bei dem für solche Versuche häufig verwendeten Hautpulver (F. Stather und H. Machon) zutrifft, werden von Trypsin in größerem oder geringerem Maß, entsprechend ihrem Gehalt an verleimtem Kollagen, verdaut [W. Graßmann, J. Janicki und F. Schneider, S. 74; A. W. Thomas und F. L. Seymour-Jones; A. Küntzel und O. Dietsche (1)]. Auch zwischen Quellung und Enzymangriff bestehen Beziehungen [E. Stiasny und W. Ackermann; F. Nauen (1), (2)].

Bei langer Einwirkung großer Mengen Trypsin beobachtet man jedoch auch einen merklichen Angriff auf Hautstückchen [H. B. Merrill und J. W. Fleming; H. W. Thomas und F. L. Seymour-Jones; A. Küntzel und O. Dietsche (2)], der von der Oberfläche her erfolgt. Sehr viel rascher findet dieser jedoch bei stärker erhöhten Temperaturen statt (vgl. F. Stather und H. Machon), und zwar tritt diese Steigerung in außerordentlichem Maße von 45⁰ an ein [A. Küntzel und O. Dietsche (1)].

Das Verhalten gegenüber Papain und Kathepsin entspricht im wesentlichen demjenigen gegenüber Trypsin.

Bei Einwirkung von Pepsin beobachtet man eine verhältnismäßig rasche Verdauung [W. Ssadikow (1)], jedoch nur, wenn das Enzym wie üblich bei saurer Reaktion und in Abwesenheit von Kochsalz angewendet wird, also unter Bedingungen, bei denen eine starke Quellung der Faser erfolgt. Wird die Quellung durch Salzzusatz verhindert, so erfolgt keine oder höchstens eine ganz geringfügige Verdauung der nativen Kollagenfasern [W. Graßmann (4)], die Gelatinespaltung wird dagegen durch den Salzzusatz nicht gehindert. Nach den Ergebnissen J. H. Northrops (1), die an reinstem, kristallisiertem Pepsin gewonnen wurden, ist für den Abbau von Gelatine ein spezifisches, dem eigentlichen Pepsin beigemengtes Enzym (Gelatinase) verantwortlich, das vom Pepsin abgetrennt werden kann und sich bei der Gelatineverflüssigung 450mal aktiver als das reine Pepsin erwies.

Zusammenfassend kann gesagt werden, daß die Unangreifbarkeit durch die üblichen Proteinasen an das Vorhandensein der intakten Kollagenfaser gebunden ist. Ein enzymatischer Angriff erfolgt jedoch, wie es scheint, immer, wenn die Faser stärker gequollen, verleimt oder in erheblichem Maße verletzt ist.

Im Gegensatz zu den besprochenen Proteinasen bewirken gewisse proteolytisch stark aktive anaerobe Bakterien, insbesondere aus der Gruppe der Gasbranderreger (Welch-Fraenkelscher oder Bacillus perfringens; Bacillus histolyticus), einen außerordentlich raschen Abbau von Kollagen. Hierher gehört auch ein von W. Hausam, E. Liebscher und T. Schindler (vgl. auch Kap. Hausam, S. 756) beschriebener, der Gruppe der Gasbranderreger angehörender, aber nicht pathogener Bakterienstamm, der eine vollständige Zerstörung von nativer Hautsubstanz innerhalb relativ kurzer Zeit (24 bis 48 Stunden) bewirkt. Ein von E. Maschmann (1) aus Bazillen der Gasödemgruppe isoliertes und weitgehend gereinigtes Enzym, für das die Bezeichnung „Kollagenase" vorgeschlagen wurde, erwies sich gegenüber zahlreichen Eiweißkörpern, wie Ovalbumin, Serumproteinen, Casein, Fibrin, Edestin, Clupein usw., als unwirksam, während Gelatine rasch angegriffen wurde; Versuche mit nativem Kollagen sind jedoch mit dem gereinigten Enzym bisher nicht ausgeführt worden.

Untersuchungen von R. P. Hobson (*1*), (*2*) an den Exkreten von Schmeiß-
fliegenlarven lassen ebenfalls die Existenz einer spezifischen Kollagenase wahrscheinlich erscheinen.

Darstellung des Kollagens. Während für alle Studien über das physikalische
Verhalten des Kollagens vorwiegend Haut- oder Sehnenfasern, gegebenenfalls
auch Sehnen- oder Hautstücke benützt werden, empfiehlt sich für chemische
Untersuchungen von Hautkollagen die Verwendung eines Materials, das unter
schonenden Bedingungen zerkleinert und von den vorhandenen Begleitproteinen
möglichst weitgehend befreit ist. Das für viele Untersuchungen herangezogene
sog. Hautpulver, das im wesentlichen durch Zerkleinern von getrocknetem
Mittelspalt in der Schlagkreuzmühle erhalten wird und üblicherweise für die
analytische Gerbstoffbestimmung oder für Untersuchungen über Gerbstoffbindung Verwendung findet, genügt, auch soweit es nicht chromiert bzw. mit
Formaldehyd behandelt ist, keineswegs den Anforderungen, welche an eine
chemisch einheitliche und reine Substanz gestellt werden müssen, da es im Gange
der Darstellung in gewissem Umfange verleimt (siehe oben) und außerdem naturgemäß nicht von Begleitproteinen befreit ist.

Für die Gewinnung von reinem Hautkollagen, die zweckmäßig aus dem
frischen, nicht geäscherten Mittelspalt von Rinderhäuten erfolgt, ist die Abtrennung der Begleitproteine — als solche kommen im wesentlichen Albumin,
Globulin und Mucoid in Frage (vgl. Tabelle 12) — durchwegs erforderlich. Eine
Abtrennung des Elastins kann auf Grund von Unterschieden der Löslichkeit

nicht durchgeführt
werden. Der Ela-
stingehalt ist aber
an sich sehr gering
(er scheint je nach
Herkunft des Co-
riums etwas zu
schwanken), wie z.
B. aus Tabelle 12
ersichtlich ist.

Tabelle 12. Proteinbestandteile von Rindercorium
[G. D. McLaughlin und E. R. Theis (*1*)].
(Prozent bezogen auf Coriumfrischgewicht.)

Proteinanteil	Stier	Kuh	Kalb
Albumin und Globulin . . .	0,70	0,37	1,87
Mucoid	0,16	0,13	0,23
Elastin	0,34	0,10	0,02
Kollagen	33,20	32,16	30,80

Ebenso ist der Mittelspalt der Rindshaut im allgemeinen ziemlich frei von
Keratinbestandteilen, deren Entfernung nur unter etwas eingreifenderen Bedingungen möglich wäre.

Von G. D. McLaughlin und E. R. Theis (*1*) wird in Anlehnung an die Arbeitsweise von G. J. Rosenthal das durch mechanische Entfernung von Haaren,
Oberhaut und Unterhautzellgewebe befreite Corium frischgeschlachteter Tiere
durch Extraktion mit 5%iger Kochsalzlösung von Albuminen und Globulinen befreit, die durch Hitzekoagulation isoliert, gegebenenfalls auch durch Dialyse voneinander getrennt [F. Schneider (*2*)] werden können. Die ungelöst bleibende
Hautsubstanz wird hierauf mit halbgesättigtem Kalkwasser behandelt, wobei die
Mucoide in Lösung gehen, die dann durch Neutralisieren mit Essigsäure gefällt
werden. Der verbleibende Rückstand wird geteilt, die eine Hälfte wird zur
Reingewinnung des Elastins 4 Tage lang mit Wasser gekocht, wobei nur das Elastin
ungelöst bleibt, aus der anderen Hälfte wird das Kollagen durch enzymatische
Behandlung in alkalischem Medium gewonnen.

Will man nur das Kollagen rein darstellen, so kann mit Rücksicht darauf,
daß dieses in nativem Zustand durch Trypsin praktisch unangreifbar ist (siehe
S. 431), die Abtrennung der Begleitproteine durch direkten tryptischen Abbau
derselben erfolgen. Dem entspricht die nachstehende Methodik (W. Graßmann, J. Janicki und F. Schneider, S. 74):

Gemäß der Arbeitsweise von A. Küntzel und K. Buchheimer (1) werden aus der Haut einer eben geschlachteten Kuh ca. 7 kg eines nativen Mittelspalts gewonnen, der nach kurzem Aufbewahren im Eis zerschnitten und durch einen Fleischwolf gedreht wird. Dabei wird darauf geachtet, daß die Hautstücke nicht längere Zeit ohne Kühlung sind. Der Fleischwolf wird ebenfalls von Zeit zu Zeit mittels Durchgabe von Eis kühl gehalten. Dann wird in so viel Wasser aufgeschlämmt, daß die Masse im Holländer zirkulieren kann und so lange behandelt, bis ein vollkommen homogener Faserbrei erhalten ist. Ein Teil dieses Faserbreies wird abzentrifugiert und so vom Wasser abgetrennt.

Auf 2,37 kg feuchten Faserkuchen, entsprechend 533 g Trockensubstanz, werden viermal je 8 l einer 0,1%igen Trypsinlösung (Schering-Kahlbaum) bei p_H 7,8 bis 8,0 (eingestellt mit 0,5% Calciumcarbonat) bei 35⁰ je 20 Stunden lang einwirken gelassen. Die trypsinbehandelten Fasern werden dann viermal hintereinander je eine Stunde lang mit $5^1/_2$ l kaltgesättigter Calciumhydroxydlösung geschüttelt und abzentrifugiert.

Das mit Kalkwasser behandelte Kollagen wird sodann in einer großen Menge Wasser suspendiert und am besten in mehreren Portionen durch Zugeben von Eisessig von anhaftendem Calciumcarbonat befreit, wobei so lange Eisessig zugegeben werden muß, bis keine Kohlensäureentwicklung mehr auftritt, was bei zwei- bis dreimaligem Behandeln erreicht werden kann. Dabei ist darauf zu achten, daß eine Quellung möglichst vermieden wird.

Das Kollagen wird dann viermal mit destilliertem Wasser gut ausgewaschen, unter Kühlung mit Alkohol und zweimal mit Alkohol-Äther 1:1 behandelt und die abgenutschten Fasern an der Luft getrocknet. Man erhält ein weißes, leichtes und vollkommen faseriges Material.

Da das Kollagen der Haut einen höheren Stickstoffgehalt als die abtrennbaren Begleiteiweißkörper aufweist — Stickstoffgehalt des Hautalbumins 15,04%, des Globulins 15,45%, des Mucoids 10,65% [F. Schneider (2)] — gibt der Stickstoffgehalt einen guten Anhalt, in welchem Maße die Abtrennung der Begleitproteine gelungen ist. Der Stickstoffgehalt des Kollagens wird angegeben von F. Hofmeister (1) zu 17,86%, von J. v. Schroeder und J. Paeßler zu 17,8% (vgl. S. 429), von M. W. Kelly zu 17,83%, von A. Küntzel und K. Buchheimer (1) zu 17,75%, von F. Schneider für ein nach G. D. McLaughlin und E. R. Theis (1) gewonnenes Präparat zu 17,92% und von W. Graßmann, J. Janicki und F. Schneider, S. 74, für ein durch Trypsinbehandlung dargestelltes Präparat zu 18,05%. Bei den gerbereitechnischen Untersuchungen wird den Berechnungen der Wert 17,8% zugrunde gelegt.

Unter bestimmten Bedingungen gelingt eine Wiederausfällung von gelöstem Kollagen in faseriger Form aus verdünnter Säure (vgl. z. B. S. 450).

Aminosäurezusammensetzung und chemische Struktur des Kollagens. Während über den Aminosäuregehalt der Gelatine, die in bezug auf ihre Zusammensetzung zu den bestuntersuchten Eiweißkörpern gehört, zahlreiche und sehr vollständige Analysen vorliegen, haben sich nur wenige Untersuchungen mit der Zusammensetzung des Kollagens befaßt, die sich zudem meistens nur auf die Bestimmung einzelner Aminosäuren beschränken. An sich erscheint es unbedenklich, die mit Gelatine gewonnenen Ergebnisse auf Kollagen zu übertragen, denn es ist nicht anzunehmen, daß die Veränderungen, welche beim Verkochen von Kollagen zu Gelatine erfolgen, die Aminosäurezusammensetzung in irgendwie wesentlicher Weise beeinflussen. Es ist aber zu bedenken, daß die in der Literatur untersuchten Gelatinen wohl ausnahmslos Handelspräparate, wenn auch meist hochwertige Sorten, gewesen sind, die im Gange der Darstellung sicher nicht von einem großen Teil der Begleitproteine befreit wurden und deren Herkunftsmaterial nach Qualität und vielfach auch nach Art (Haut- oder Knochengelatine) nicht hinlänglich feststeht. Eine Neubestimmung der wichtigsten Aminosäuren im Kollagen selbst und eine kritische Gegenüberstellung mit den Angaben der Literatur ist vor kurzem durch F. Schneider (3) vorgenommen worden (siehe Tabelle 13).

Tabelle 13. Aminosäurezusammensetzung des Kollagens [F. Schneider (3)].

Aminosäuren	Gelatine			Kollagen			Wahrscheinlicher Wert % N
	Gew.-%	% N	Autor[1]	Gew.%	% N	Autor[1]	
1. Glykokoll	25,5	26,4	D	24,7	25,6	S[2]	
	26,9	27,9	B-S	27,2	27,9	S[3]	26,8
	25,6	26,5	T	—	—	—	
Glykokoll + Serin	26,4	—	R	—	—	—	
2. Alanin	8,7	7,6	D	—	—	—	7,6
3. Leucin	7,1	4,2	D	—	—	—	4,2
4. Phenylalanin	1,4	0,7	D	—	—	—	0,7
	1,2	0,6	K-A	—	—	—	0,7
5. Tyrosin	0,2	0,2	Ge	1,0	0,4	Ge	0,4
				1,0	0,4	S[4]	
6. Serin	0,4	0,3	D	—	—	—	0,3
7. Methionin	1,0	0,6	Ba	—	—	—	0,6
8. Asparaginsäure	3,4	2,0	D	3;5	2,0	S[5]	2,0
9. Glutaminsäure	5,8	3,1	D	5,75	3,0	S[5]	3,1
				5,65			
Summe aus 1—9							45,7
Monoamino-N nach van Slyke	—	56,5	v. Sl.	—	50,0	Kü	
Monoamino-N ber. aus Ges.-Amino-N — Basen-Amino-N	—	—	—	—	56,0	S	} 53,0
10. Prolin	19,7	13,3	B	18,9	12,8	S[6]	13,1
11. Oyprolin	14,1	8,3	D	—	—	—	
	14,0	8,2	B	10,8	6,4	S[7]	6,4
	10,7	6,4	W-L	—	—	—	
Summe aus 10 und 11	—	—	—	—	—	—	19,5
Nicht-Amino-N der Nichtbasen nach van Slyke	—	—	—	—	21,7	S	
					23,3	S	} 21,6
					19,8	S	
12. Arginin	8,2	14,7	D	8,4	15,0	S[8]	
	9,1	16,8	Ko	8,1	14,5	S[9]	} 14,6
	8,3	14,9	S	7,7	13,7	High	
13. Lysin	5,9	6,3	D	4,7	5,0	S[10]	
	—	—	—	5,0	5,3	S[10]	} 5,5
	—	—	—	3,8—4,1	4,1—4,4	High	
	—	—	—	—	7,1	S[11]	
14. Histidin	0,9	1,35	D	0,6	0,9	S[12]	
	—	—	—	0,5	0,8	S[12]	} 0,8
	—	—	—	0,4	0,7	High	
Summe aus 12—14	—	—	—	—	—	—	20,9
Basen-N nach van Slyke	—	—	—	—	21,2	S	21,7
	—	—	—	—	22,2	S	
Ges.-Amino-N ber.	—	—	—	—	—	S	65,2
Ges.-Amino-N nach van Slyke	—	—	—	—	65,4	S	65,4

[1] Erläuterungen der Abkürzungen: B-S = M. Bergmann und W. H. Stein; B = M. Bergmann (2); Ba = M. Baernstein (1); D = H. D. Dakin (5); Ge = O. Gerngroß, K. Voß und H. Herfeld; High = J. H. Highberger; K-A = R.

Im allgemeinen kann festgestellt werden, daß die Angaben der verschiedenen Autoren in bezug auf die Aminosäurezusammensetzung innerhalb der zu erwartenden Grenzen übereinstimmen und daß auch zwischen der Zusammensetzung der Gelatine und des Kollagens im allgemeinen keine entscheidenden Unterschiede gefunden zu sein scheinen. Soweit in einzelnen Fällen größere Differenzen auftreten, dürften sie auf die Anwendung verschiedener Bestimmungsmethoden, die alle mit gewissen Mängeln behaftet sind, zurückzuführen sein [vgl. F. Schneider (3)].

Obwohl die für die Dicarbonsäuren (Asparaginsäure, Glutaminsäure) ermittelten Werte gut übereinstimmen, scheint es möglich, ja sogar wahrscheinlich, daß der Gehalt an diesen Aminosäuren in Wirklichkeit erheblich höher liegt, da die Titrationszahlen mit Säure und Lauge, die W. R. Atkin für Gelatine und Kollagen erhalten hat, für einen weit höheren Gehalt an sauren Gruppen sprechen. (W. R. Atkin, S. 13; W. E. Braybrooks).

Eine vollkommene Aufarbeitung des Monoaminosäurengemisches wie bei den anderen Eiweißkörpern ist beim Kollagen noch nicht gelungen, die gefundenen Werte sind deshalb als Mindestwerte zu betrachten. Die Gesamtheit des Monoaminosäurenstickstoffs kann jedoch nach D. D. van Slyke (vgl. S. 408) mit genügender Genauigkeit ermittelt werden. Die als am wahrscheinlichsten angesehenen Werte stimmen befriedigend mit dem nichtbasischen Aminostickstoff nach van Slyke überein.

Ebenso steht die Summe der basischen Aminosäuren mit dem nach van Slyke bestimmbaren Basenstickstoff in Einklang.

In ihrer Gesamtheit sprechen die gefundenen Zahlen, wie schon im allgemeinen Teil hervorgehoben wurde (vgl. S. 374ff.), dafür, daß jede dritte Aminosäure im Kollagen Glykokoll ist sowie daß die übrigen Aminosäuren des Kollagens in einem einfachen ganzzahligen molaren Verhältnis zueinander und zum Glykokoll stehen, und zwar treffen auf 8 Mol Glykokoll acht andere Monoaminosäuren (einschließlich Asparaginsäure und Glutaminsäure), 4 Mol Prolin, 2 Oxyprolin, 1 Arginin und 1 Lysin (vgl. Tabelle 14). Dies läßt einen Aufbau des Kollagenmoleküls aus Perioden von 24 Aminosäuren erwarten.

Man hat versucht, auf Grund der gefundenen Aminosäurezusammensetzung Formeln für die Molekülkette des Kollagens aufzustellen, wobei man von der Vorstellung ausgeht, daß jede einzelne Aminosäure entsprechend ihrer Häufigkeit periodisch wiederkehrt.

Berücksichtigt man zunächst, daß jede dritte Aminosäure Glykokoll, jede sechste Prolin ist, so gelangt man zu der sehr plausiblen Vorstellung, daß die

---

Kapeller-Adler (1); Ko = A. Kossel und R. F. Groß (2); Kü = A. Küntzel und J. Philips; R = S. Rapoport; S = F. Schneider (3); v. Sl. = D. D. van Slyke (2); T = B. W. Town; W-L = E. Waldschmidt-Leitz (2) und S. Akabori.

[2] Methode: Elektrophorese; Fällung mit Nitranilsäure nach B. W. Town, l. c.

[3] Methode: Elektrophorese; colorimetrische Bestimmung nach G. Klein und H. Linser.

[4] Methode: Colorimetrische Bestimmung nach O. Gerngroß, K. Voß und H. Herfeld, l. c.

[5] Methode: Isoliert als Ba-Salze aus dem Filtrat der PWS-Fällung.

[6] Methode: Bestimmung als Rhodanilat nach M. Bergmann, l. c.

[7] Methode: Colorimetrische Bestimmung nach K. Lang (2) und E. Waldschmidt-Leitz, l. c.

[8] Methode: Abscheidung als Flavianat aus dem Hydrolysat.

[9] Methode: Elektrophorese; Abscheidung als Flavianat aus der Kathodenzelle.

[10] Methode: Abscheidung mit Styphninsäure.

[11] Methode: Bestimmung nach D. D. van Slyke.

[12] Methode: Elektrophorese, colorimetrische Bestimmung nach R. Kapeller-Adler, l. c.

Tabelle 14. Verhältniszahlen der Aminosäurebausteine des Kollagens
[F. Schneider (3)].

	Prozent des Gesamt-N		Mol.-Verhältnis	
	gefunden	berechnet	gefunden	berechnet
Glykokoll (G)	26,8	27,4	8	8
Übrige Monoaminsäuren (M) . . .	26,2 (etwa)	27,4	7,9 (etwa)	8
Prolin (P)	13,1	13,7	3,9	4
Oxyprolin (OP)	6,4	6,8	1,9	2
Arginin (Arg)	14,6	13,7	1,1	1
Lysin (Lys)	5,3	6,8	0,8	1
Histidin	0,8	—	—	—
Amid-N	4,2	(4,2)	—	—
	97,4	100,0	23,6	24

Kette des Kollagens aus Dreierperioden von Aminosäuren aufgebaut ist, von
denen jede einzelne mit Glykokoll beginnt und jede zweite einen Prolinrest
enthält. Dies führt zunächst zu Formeln, wie

oder
$$\ldots G—X—P——G—X—X——G—X—P——G—X—X——\ldots$$
$$\ldots G—P—X——G—X—X——G—P—X——G—X—X——\ldots,$$

wobei G Glykokoll, P Prolin und X jede andere Aminosäure bedeutet und entsprechend der üblichen Schreibweise von Polypeptiden das Aminoende der
Polypeptidkette links, das Carboxylende rechts gedacht ist [M. Bergmann (2)].
Nun ist durch vorsichtigen Abbau von Gelatine ein basisches Tripeptid erhalten worden, das als Lysyl-prolyl-glycin identifiziert werden konnte (W. Graßmann und K. Riederle; vgl. auch W. Graßmann und O. Lang). Dies schließt
die zweite der oben aufgestellten Alternativformeln aus, da in dieser das genannte Tripeptid nicht — wohl aber in der ersten Formel — unterzubringen
ist [W. Graßmann und K. Riederle; vgl. auch M. Bergmann und C. Niemann (1)]. Versucht man weiterhin, dem Oxyprolin in den prolinfreien Dreiergruppen eine dem Prolin korrespondierende Stellung, dem basischen Arginin eine
dem gleichfalls basischen Lysin korrespondierende Stellung zuzuteilen, so gelangt
man etwa zu folgendem Bilde für die aus insgesamt 24 Aminosäuren aufgebaut
gedacht gedachte Periode des Kollagenmoleküls

$$\ldots G—Lys—P——G—X—OP——G—X—P——G—X—X——G—Arg—P——$$
$$——G—X—OP——G—X—P——G—X—X \ldots,$$

wobei Lys Lysin, OP Oxyprolin, X Monoaminsäuren, einschließlich Asparaginsäure
und Glutaminsäure bedeutet [vgl. dazu F. Schneider (3); siehe auch S. 375].
Diese Vorstellung über den Aufbau der Kollagenkette bedeutet eine völlig
gleichmäßige Verteilung der Glykokollreste sowie der basischen Aminosäuren
Lysin und Arginin über die gesamte Kette und eine annähernd gleichmäßige
Anordnung von Prolin und Oxyprolin.
Unter der weiteren Annahme, daß die Menge der sauren Aminosäuren Glutaminsäure und Asparaginsäure ungefähr derjenigen der basischen äquivalent
ist — eine Annahme, die mit Rücksicht auf die oben zitierten Unsicherheiten
der Analyse plausibel, aber keineswegs gesichert ist —, bereitet es keine Schwierigkeiten, auch die Dicarbonsäuren über die Polypeptidkette so zu verteilen, daß
sie jeweils mit einer basischen Aminosäure der benachbarten Polypeptidkette
korrespondieren und einen Zusammenhang der Ketten zum Faserkristalliten
durch elektrostatische Anziehung vermitteln könnten (Abb. 235).

Auch die bisher beim Abbau von Gelatine bzw. Kollagen aufgefundenen Peptide Lysylprolylglycin (W. Graßmann und K. Riederle), Prolylglycinanhydrid (N. Gawrilow), Leucylglycinanhydrid (N. Gawrilow), Oxyprolylglycinanhydrid (A. Fodor und R. Schönfeld), sowie ein Arginintripeptid (W. Graßmann, Heki und F. Schneider), das vermutlich aus Glykokoll, Arginin und Prolin besteht, lassen sich mühelos darin unterbringen.

Die Werte, welche sich, wenngleich mit erheblichen Unsicherheiten, aus der Röntgenstrukturanalyse für die Identitätsperiode des Kollagenmoleküls in der Faserrichtung ableiten lassen (vgl. Kap. Küntzel, S. 606), scheinen mit diesen auf Grund rein chemischer Befunde entwickelten Vorstellungen größenteils vereinbar. So kann die Identitätsperiode, deren Wert mit 9,1 bis 9,7 Å angegeben wird, als die Länge einer Periode von drei Aminosäuren aufgefaßt werden, wenn man die besondere räumliche Anordnung (vgl. Abb. 236 und 237), berücksichtigt, welche durch die Anwesenheit eines Prolin- oder Oxyprolinrestes bedingt ist, ein Gedanke, der erstmalig im Prinzip von G. L. Clark und J. A. Schaad, später und in ausführlicherer Form von W. T. Astbury (1940) ausgesprochen worden ist.

Auch die sog. großen Identitätsperioden, welche für die Kollagenfaser aus neueren Messungen abgeleitet werden, scheinen mit den entwickelten Vorstellungen vereinbar, so entspricht ein Identitätsabstand von 70 bis 80 Å (R. B. Corey und R. W. G. Wykoff) der Länge von 24 Aminosäuren bzw. von acht Dreiergruppen, während die von

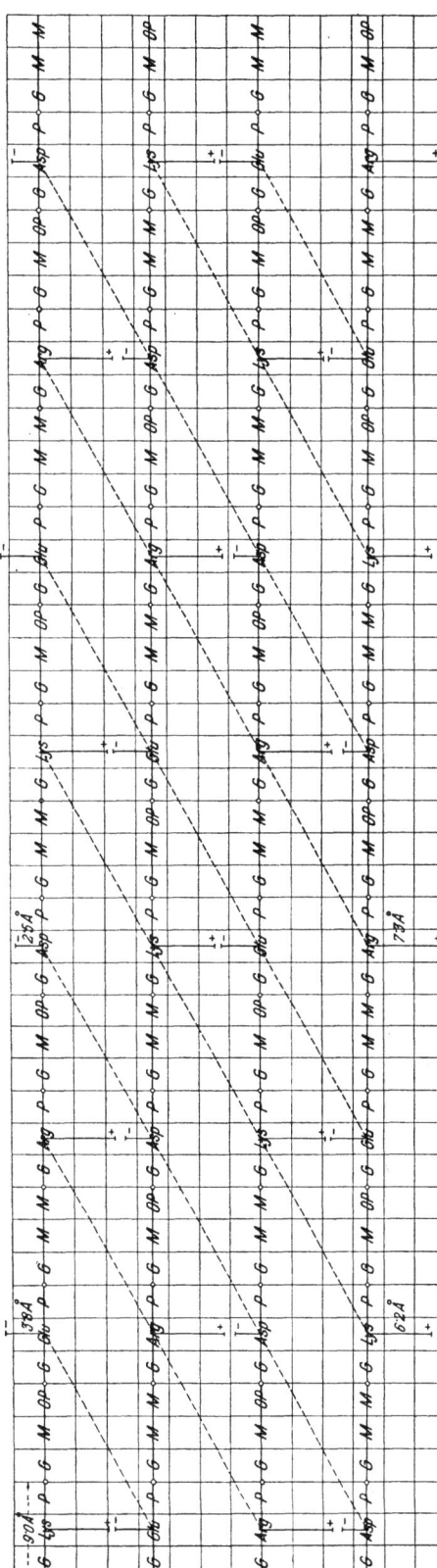

Abb. 235. Hypothetisches Strukturschema des Kollagens. Zusammenhalt der Ketten im Faserkristalliten durch basische und saure Reste.

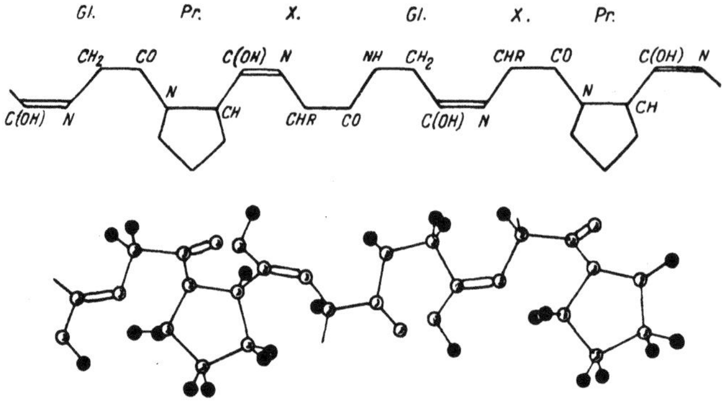

Abb. 236.

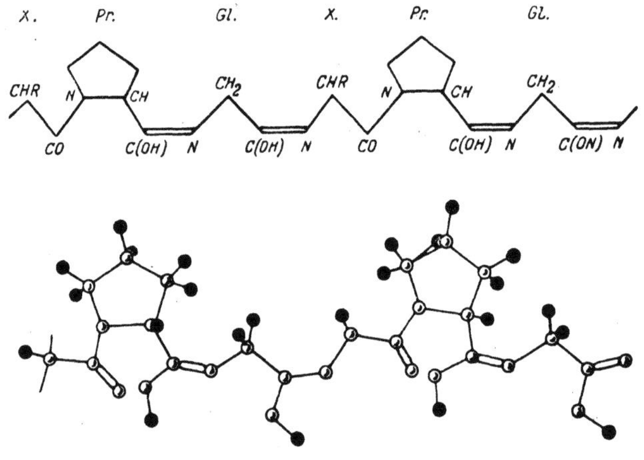

Abb. 237.

Abb. 236 und 237. Einbau des Prolinrestes in die Aminosäurenkette des Kollagens (W. Graßmann und S. Grünler).

Die Abb. 236 und 237 stellen Raummodelle dar, die vom Verfasser für Vorträge im Jahre 1939 entwickelt wurden [vgl. dazu W. T. Astbury (1), 1940].

G. L. Clark, E. A. Parker, J. A. Schaad und W. J. Warren angegebenen Identitätsperioden von 220 bzw. 440 Å das Dreifache (72 Aminosäuren) bzw. Sechsfache (144 Aminosäuren) dieses Wertes darstellen. Bei einem mittleren Molekulargewicht von 120 für die einzelne Aminosäure des Kollagens entsprechen 72 Aminosäuren einem Molekulargewicht von 8300, das ist ein Viertel der Svedbergschen Zahl.

Derartige Vorstellungen, so bestechend sie auch sind, können aber nach heutigem Stande lediglich als mehr oder weniger plausible Arbeitshypothesen bewertet werden, die einer experimentellen Bestätigung einerseits durch Isolierung von weiteren Abbauprodukten, andererseits durch entsprechende Vertiefung der durch physikalische, insbesondere Röntgenmethoden gewinnbaren Erkenntnisse bedürfen.

Gelatine. Beim Behandeln des Kollagens mit überhitztem Dampf wird dasselbe löslich und geht in Gelatine über; von Wichtigkeit ist dabei eine Vorbehandlung mit Kalk, bei der eine leichte Hydrolyse stattfindet (vgl. z. B. A. Küntzel, S. 191). Eine Hydrolyse oder ein Abbau in eigentlichem Sinne scheint mit dem Umwandlungsvorgang selbst nicht verbunden zu sein. Ob es allerdings angängig ist, alle an Gelatine gewonnenen Befunde einfach auf das Kollagen zu übertragen, wie dies zu geschehen pflegt, da Gelatine entgegen unverändertem Kollagen ein bequem zugängliches Untersuchungsmaterial darbietet, möge dahingestellt bleiben. Denn auf jeden Fall erfolgt wenigstens ein Zusammenbrechen der Kristallstrukturen des Kollagens, was in verschiedenen Veränderungen der Eigenschaften zum Ausdruck kommt, so daß man Gelatine nicht mehr als Faserprotein ansprechen kann, wenn auch eine Eingruppierung derselben auf Grund ihres physikalisch-chemischen Verhaltens (Löslichkeit usw.) bei den Globulinen, wie dies H. L. Kingston und S. B. Schryver tun, abwegig erscheint. Nach K. Krishnamurti und T. Svedberg sowie J. H. Northrop und M. Kunitz (1) soll Gelatine aus einer Anzahl verschiedener Proteine mit einem Molekulargewicht von 11000 bis 70000 bestehen, doch ist die Isolierung eines definierten Körpers daraus noch nicht gelungen. Bezüglich eingehender Behandlung aller mit Entstehung, Verhalten usw. der Gelatine zusammenhängenden Fragen, die sämtlich in das Gebiet der physikalischen Chemie hinüberspielen, sei auf das Kap. Küntzel, besonders S. 605 ff., verwiesen.

Gelatine kommt in der Natur nicht vor, ihre technische Herstellung erfolgt aus tierischen Knochen, Knorpeln usw., und vor allem Hautsubstanzen (Leimleder u. a.) durch Behandeln mit Kalkmilch — die Knochen bedürfen vorher einer Entkälkung mit Schwefelsäure — und Waschen, auf das ein „Ausschmelzen" (Verkochen) bei möglichst niedriger Temperatur (meist ca. 50 bis 55⁰ C) folgt, deren Höhe jedoch von der Herkunft des Materials (Körperteil, Tierart usw.; vgl. S. 430) weitgehend abhängig ist. Zur Erzielung verschiedener Qualitäten werden mehrere Abzüge hintereinander entnommen, die gegebenenfalls im Vakuum eingedickt werden können. Bei minderwertigerem Ausgangsmaterial und weniger schonenden Bedingungen gelangt man statt zu Gelatine zu Leim. Über nähere Einzelheiten der Gelatine- und Leimerzeugung vgl. E. A. Bohne, S. 312.

Gelatine ist wegen des Fehlens aromatischer Aminosäuren als Eiweiß ernährungsphysiologisch nicht vollwertig; sie findet trotzdem ausgedehnte Verwendung zu Speisezwecken (vgl. S. 460) — als Ausgangsmaterial schalten hier z. B. die Abfälle der indischen Arsenikkipse wegen Giftigkeit aus —, ferner auch in der pharmazeutischen und photographischen Industrie; auf dem Gebiet des Verpackungswesens, auf dem sie früher eine größere Rolle spielte, ist sie heute durch Kunstfolien (Cellophan und ähnliche) weitgehend verdrängt.

Außer für die Erzeugung von Leim und Gelatine finden Hautabfälle auch Verwendung zur Herstellung von plastischen Massen und Faserstoffen (Naturin), vgl. E. A. Bohne, S. 337 und 338.

Kohlenhydratanteil des Kollagens. Mittels der quantitativen Orcinreaktion von M. Sørensen [M. Sørensen und G. Haugaard (1); M. Sørensen (1)] kann in den Proteinen der tierischen Haut Zucker in chemischer Bindung an Eiweiß nachgewiesen werden (W. Graßmann und H. Schleich). Der Kohlenhydratgehalt des Hautglobulins wird zu 2,2%, der des Albumins zu 2,2 bis 2,6%, der des Mucoids zu 7,7%, der des Kollagens zu 0,65% angegeben (W. Graßmann, J. Janicki, L. Klenk und F. Schneider).

Es darf als einigermaßen wahrscheinlich, wenn auch nicht als völlig sicher gelten, daß der gefundene geringe Kohlenhydratgehalt dem Kollagen selbst und nicht einer Beimengung zugehört. Die Kohlenhydratkomponente des Kollagens konnte in Anlehnung an das Verfahren von C. Rimington (2) stark angereichert und so weit isoliert werden, daß auf 1 Mol Disacchárid, als Lactose berechnet, nur noch etwa drei Atome Stickstoff treffen [F. Schneider (3)].

Die isolierte Zuckerverbindung ist dialysabel und niedermolekular, gibt erst nach durchgreifender Hydrolyse eine Fehling-Reaktion und scheint Glukose, Galaktose und Glukosamin in ungefährem molekularem Verhältnis 1:1:1 zu enthalten [F. Schneider (3); vgl. dagegen F. Schneider (2) und J. Beek]. F. Schneider (3) nimmt an, daß die Kohlenhydratkomponente glukosidisch mit einem basischen, stickstoffhaltigen Körper verbunden ist.

c) Keratin.

Als Keratine bezeichnet man eine Gruppe von in Wasser unlöslichen und durch Trypsin und Pepsin unverdaulichen Eiweißkörpern, die den Hauptbestandteil der Epidermis und ihrer Adnexe, wie Haare, Wolle, Nägel, Klauen, Federn u. dgl. bilden.

Der Struktur nach sind die Keratine Faserproteine, die sich durch wohldefinierte Faserdiagramme kennzeichnen lassen, und zwar zeigt das Keratin der verhornten und der unverhornten Epidermis sowie der Haare und der Wolle in natürlichem (ungedehntem) Zustand das Diagramm des α-Keratins, dem nach W. T. Astbury [vgl. z. B. (1)] eine regelmäßig gefaltete Anordnung der Polypeptidketten entspricht [vgl. dagegen W. Harrison (2)], während das Keratin der Vogelfedern sowie von gedehnten Haaren und Epidermis β-Struktur mit annähernd gestreckten Peptidketten aufweist (vgl. dieses Handbuch, Bd. I/2, S. 368).

Chemisch sind alle Keratine durch einen mehr oder weniger hohen Gehalt an Schwefel ausgezeichnet, der ganz oder doch zum größten Teil auf das in allen Keratinen vorhandene und für ihre Eigenschaften wichtige Cystin zurückzuführen ist. Das Cystin ist der Träger der bei allen Keratinen stark positiven Schwefelbleireaktion sowie der nach Behandlung mit Kaliumcyanid in Erscheinung tretenden Nitroprussidnatriumreaktion.

Nach einer ziemlich allgemein anerkannten Vorstellung ist das Cystin wesentlich für den widerstandsfähigen Faseraufbau aller Keratinsubstanzen, weil es durch seine Disulfidbrücke benachbarte Polypeptidketten fest zusammenzuhalten, zu vernetzen, vermag.

Es ist indessen darauf hinzuweisen, daß der Cystingehalt nicht nur bei Keratinsubstanzen verschiedener Art und Herkunft, sondern auch bei Keratinen gleicher Art je nach deren Vorgeschichte in weiten Grenzen variiert, wie überhaupt die Angaben über die Aminosäurezusammensetzung der Keratine recht stark schwankend sind. Durch hohen Cystingehalt (etwa 15%) sind Menschen-

Tabelle 15. Aminosäurezusammensetzung einiger Keratine.

Aminosäure	Menschenhaar	Schafwolle	Rinderhorn	Hühnerfeder
	in Prozent			
Glykokoll	4,3[3]	6,5[3]	9,8[3]	9,5[3]
Alanin	6,9[1, 5]	4,4[4]	1,2[6]	1,8[2, 7]
Valin	+	2,8[4]	5,7[6]	0,5[2, 7]
Leucin	} 12,1[1, 5]	11,5[4]	18,3[6]	8,0[2, 7]
Isoleucin				
Serin	—	0,1[4]	0,7[6]	—
Threonin	—	—	—	—
Phenylalanin	2,6[3]	4,0[3]	4,0[3]	5,3[3]
Tyrosin	3,0[3]	4,5[3]	3,7[3]	2,2[3]
Tryptophan	0,7[3]	0,7[3]	0,7[3]	0,7[3]
Cystin	15,5[3]	13,1[3]	8,2[3]	6,8[3] .
Methionin	—	—	—	—
Asparaginsäure	—	2,3[4]	2,5[6]	1,1[2, 7]
Glutaminsäure	8,0[1, 5]	12,9[4]	16,0—18,0[7]	2,3[2, 7]
Lysin	2,5[3]	2,5[3]	2,4[3]	1,6[3]
Arginin	8,0[3]	8,7[3]	8,6[3]	6,0[3]
Histidin	0,6[3]	0,7[3]	0,6[3]	0,3[3]
Prolin	—	4,4[4]	3,6[6]	—
Oxyprolin	—	—	—	—

[1] Es handelt sich hierbei um weißes Menschenhaar.
[2] Es handelt sich hierbei um Gänsefedern.
[3] R. J. Block (7).
[4] E. Abderhalden und A. Voitinovici (2).
[5] H. Buchtala (1).
[6] E. Fischer und Th. Dörpinghaus.
[7] E. Abderhalden und E. R. Le Count.

haar sowie die meisten Säugetierhaare ausgezeichnet, während beispielsweise Horn und Federn einen wesentlich geringeren Cystingehalt bei relativ hohem Glykokollgehalt aufweisen. Auch für die Mengen an Tyrosin und anderen Aminosäuren werden so starke Schwankungen angegeben, daß die chemische Einheitlichkeit der als Keratine bezeichneten Eiweißkörper als stark zweifelhaft angesehen werden muß (vgl. Tabelle 15).

Diese wenig einheitliche Zusammensetzung erscheint verständlich, wenn man die komplizierte Mikrostruktur der im wesentlichen aus Keratinen aufgebauten biologischen Gebilde und den zur Entstehung der Keratine führenden Vorgang der Verhornung betrachtet (vgl. Kap. Küntzel, S. 259), der sich im wesentlichen als eine sekundäre chemische Umwandlung der ursprünglich lebenden und chemisch sicher keineswegs einheitlichen Epidermiszellen, wahrscheinlich unter Einlagerung von Cystein bzw. Cystin und aromatischen Aminosäuren, auffassen läßt. In einem frühen Stadium dieses Vorganges kommt es zur Bildung von resorbierbarem und wahrscheinlich enzymatisch noch angreifbarem „Präkeratin" (vgl. Kap. Küntzel, S. 286), in welchem das Cystin/Cystein-System (vgl. S. 414) im wesentlichen in der reduzierten Form des durch Nitroprussidnatrium nachweisbaren Cysteins vorzuliegen scheint. Der Fortgang des Verhornungsprozesses führt unter Dehydrierung des Cysteins zu Cystin zur Ausbildung von Disulfidbrücken zwischen den Polypeptidketten der Eiweißmoleküle und damit gleichzeitig zur Ausbildung fester und schwer angreifbarer, im wesentlichen aus Faserkristalliten bestehender Keratinstrukturen; gleichzeitig verschwindet die für SH-Gruppen charakteristische Nitroprussidreaktion. Es scheint dieser Vorstellung zu entsprechen, daß der Cystingehalt der Haare älterer Tiere höher gefunden wird als derjenige von jungen Individuen (W. D. Block und H. B. Lewis). Auf der anderen Seite kann durch natürliche Schädigung, beispielsweise des Wollhaares durch Licht und Luft, der Cystingehalt nicht unwesentlich herabgedrückt werden [J. B. Speakman (3); M. Harris (1), (2); A. Schöberl (3)]. T. Tadokoro (2) fand bei seinen Untersuchungen über geschlechtsspezifische Unterschiede den Cystingehalt von Haaren und Wolle bzw. Federn beim Weibchen größer als beim Männchen, und zwar sowohl beim Menschen als auch bei Rind, Pferd, Schaf, Schwein, Hund, Katze, Kaninchen und Huhn.

Während der Gehalt der Keratine an Cystin, Glykokoll, Tyrosin und anderen Aminosäuren in weiten Grenzen schwankt, ist hinsichtlich des Gehaltes an Hexonbasen eine für die praktisch wichtigsten Keratine gültige Regel gefunden worden, derzufolge das molekulare Verhältnis zwischen Histidin, Lysin und Arginin recht genau der Proportion 1:4:12 entspricht [R. J. Block (6), (7); R. J. Block und H. B. Vickery (1)]. Diese Regel gilt jedoch nur für die Adnexe der Epidermis, deren Keratinsubstanz von R. J. Block Eukeratin benannt wird, während für die Epidermis selbst und für das Keratin der Nervenscheiden (Neurokeratin) andere Verhältnisse zwischen den drei Hexonbasen angetroffen werden. Diese Keratine werden von R. J. Block als Pseudokeratine bezeichnet.

Die Vorstellung, daß der Zusammenhalt der Keratinmizelle und damit die Bildung einer festen, gegen physikalische, chemische und biochemische Einflüsse widerstandsfähigen Faser im wesentlichen durch die vernetzende Wirkung der Disulfidbrücken des Cystins bedingt ist, findet starke Stützen in dem Verhalten der Keratine gegenüber Fermenten sowie gegenüber vielen chemischen Agenzien.

Keratine sind unter normalen Bedingungen gegenüber Pepsin und Trypsin weitgehend resistent, durch wochenlange tryptische Einwirkung soll sich jedoch Wollkeratin bis auf die Spindelzellen lösen (E. Elöd und H. Zahn); sowohl durch oxydierende [Z. Stary (1), (2); Th. Lissizin (1), (2); E. Waldschmidt-Leitz und G. v. Schuchmann] als auch durch Reduktionsmittel [D. R. Goddard und L. Michaelis (1), (2); J. I. Routh und H. B. Lewis] lassen sie sich in enzymatisch leicht verdauliche Umwandlungsprodukte überführen. Als Oxydationsmittel kommen in Frage Brom/Eisessig, Wasserstoffsuperoxyd, Kaliumpermanganat, welche die Bindung der S-S-Gruppen unter Bildung von Sulfogruppen oxydativ aufspalten (vgl. das untenstehende Schema), als Reduktionsmittel vor allem die Salze der Thioglykolsäure in Gegenwart von Alkali.

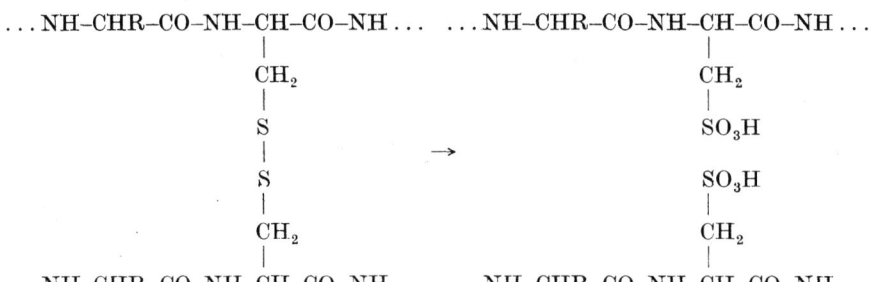

Die Thioglykolsäure bewirkt eine reduktive Aufspaltung der Disulfidgruppe des Cystins unter Bildung von Sulfhydrylgruppen. Die gleichzeitige Mitwirkung von Alkali ist notwendig, um auch den durch elektrostatische Anziehung basischer und saurer Gruppen erzielten Zusammenhalt benachbarter Polypeptidketten aufzuheben bzw. zu lockern. Die durch Einwirkung von Thioglykolsäure erhältlichen reduzierten Keratine oder Kerateine sind hochmolekulare und, abgesehen von der Reduktion der schwefelhaltigen Gruppe, offenbar im wesentlichen unveränderte Eiweißkörper, sie lösen sich ähnlich wie etwa Casein unter Salzbildung in verdünnten Säuren oder Alkalien, sind aber unlöslich am isoelektrischen Punkt, der nach D. R. Goddard und L. Michaelis (1) bei p_H 4,6 bis 4,7 liegt, in ungefährer Übereinstimmung mit dem isoelektrischen Punkt des nativen Keratins, den J. B. Speakman (1) sowie E. Elöd und E. Silva für Wollkeratin übereinstimmend bei p_H 4,8 bis 4,9 gefunden haben. Die Kerateine geben eine starke Nitroprussidreaktion und werden von Pepsin und Trypsin spielend leicht verdaut. Man wird annehmen dürfen, daß ebenso wie das Keratein auch das Sulfhydrylgruppen enthaltende Präkeratin in mehr oder weniger starkem Maße enzymatisch angreifbar ist, was für die haarlösende Wirkung von Enzymäschern wesentlich zu sein scheint.

Durch organische Halogenverbindungen lassen sich die Kerateine leicht an der SH-Gruppe substituieren. Durch milde Oxydation, beispielsweise durch Luft oder Ferricyankalium, können sie unter Rückverwandlung der Cysteingruppen zu Cystingruppen in das sog. Metakeratin überführt werden. Metakeratin ist wasserunlöslich und amorph, wird aber ebenso wie die Kerateine durch Pepsin oder Trypsin leicht verdaut. Dieser Befund scheint zu zeigen, daß nicht die Anwesenheit von Disulfidbrücken als solche für die enzymatische Unangreifbarkeit der Keratine verantwortlich ist, sondern genau wie bei den anderen Faserproteinen die Ausbildung einer geordneten Faserstruktur, denn im Metakeratin sind offenbar die Cystinbindungen von der gleichen Art wie im ursprünglichen Keratin regeneriert, nicht aber die ursprüngliche Faserstruktur mit ihren geordneten und durch starke Kräfte zusammengehaltenen Kristalliten.

Es ist interessant, daß die enzymatische Verdauung von Wolle oder von Haaren im Darm der Kleidermotte auf einem ähnlichen Mechanismus beruht. Die Verdauung kommt hier zustande durch ein eiweißspaltendes Enzym, das in dem relativ stark alkalischen Milieu des Raupendarmes (p_H etwa 10) mit einer stark reduzierenden Verbindung zusammenwirkt, die ihrerseits das Keratin zu dem verdaulichen Sulfhydrylkeratin (Keratein) reduziert [K. Linderstrøm-Lang und F. Duspiva (1), (2)].

Auch durch eine gelinde Einwirkung von Säuren, beispielsweise von HCl-Gas in Gegenwart von wenig Feuchtigkeit, Eisessig/Bromwasserstoff, Ameisensäure oder dergleichen, lassen sich Keratinsubstanzen unter Erhaltung ihrer äußeren Form in wasserunlösliche, aber enzymatisch verdauliche Produkte umwandeln (W. Graßmann, D.R.P. 673203/12p vom 3. 1. 33 und D.R.P. 682257/12p vom 3. 1. 33). Diesem Vorgang dürfte neben der Aufhebung elektrostatisch bedingter Quervernetzungen eine Verkürzung der Polypeptidketten durch schwache hydrolytische Einwirkung zugrunde liegen. Ebenso verlieren Keratine ihre enzymatische Unverdaulichkeit, wenn sie, beispielsweise in Kupferoxydammoniak, gelöst und aus diesen Lösungen wieder in amorpher Form abgeschieden werden (W. Graßmann, D.R.P. 643142/12p vom 3. 1. 33).

Auch durch längere Einwirkung von Alkali (L. Meunier, P. Chambard und H. Comte) sowie durch intensives und lange fortgesetztes Vermahlen, wobei der Cystingehalt erheblich absinkt, kann Keratin (Wolle) in ein teilweise verdauliches Produkt verwandelt werden (J. I. Routh und H. P. Lewis).

Keratine können durch Säuren und Alkalien unter kräftigen Reaktionsbedingungen aufgelöst werden, in beiden Fällen erfolgt ein weitgehender Abbau des Moleküls unter hydrolytischer Aufspaltung von Polypeptidbindungen; gleichzeitig erfolgt dabei eine Zerstörung einzelner Aminosäurebausteine, beispielsweise des Tryptophans bei der sauren, des Cystins (siehe unten) bei der alkalischen Hydrolyse.

Daneben gibt es aber eine Reihe von Reaktionen, bei welchen im wesentlichen ohne hydrolytischen Abbau und unter Erhaltung der Polypeptidketten die Fasermicellen der Keratinsubstanzen entweder weitgehend aufgelockert oder unter Überführung in wasserlösliche Produkte aufgelöst werden. Alle die hierher gehörenden Reaktionen, von denen viele für das Verständnis der Äschervorgänge erhebliche Bedeutung haben, sind Reaktionen des Cystins und führen zu einer Auflösung der von dieser Aminosäure gebildeten Disulfidbrücken. Die reduktive und oxydative Aufspaltung der Disulfidgruppe ist bereits erwähnt worden. In naher Analogie zu diesen Reaktionen steht die hydrolytische Aufspaltung der Disulfidbrücke (Gleichung I, S. 444) sowie die Aufspaltung durch Cyanide (Gleichung II) und Sulfite (Gleichung III), die beide fälschlicherweise vielfach als Reduktionswirkungen aufgefaßt werden; auch die Einwirkung von Sulfiden auf Keratinsubstanzen wird richtiger wahrscheinlich nicht als Reduktionsvorgang, sondern als Disproportionierung (gemäß Gleichung IV) gedeutet.

Die hydrolytische Aufspaltung der Disulfidbindung, die insbesondere von A. Schöberl (vgl. S. 414) eingehend untersucht wurde, erfolgt außerordentlich leicht, nicht nur bei der Einwirkung von Alkalien, sondern auch schon bei der Behandlung von Wolle mit kochendem Wasser. Es entsteht dabei primär eine Sulfhydrylverbindung und eine Sulfensäure (vgl. Gleichung I), die ihrerseits weiteren Veränderungen unter Abspaltung von Schwefel und SH_2 unterliegen [A. Schöberl (3)].

Sowohl durch KCN wie bekanntlich durch Natriumsulfid kann Keratin in Lösung gebracht werden. Bei Einhaltung vorsichtiger Reaktionsbedingungen kann aus den erhaltenen Lösungen ein noch hochmolekulares, hydrolytisch nicht wesentlich abgebautes Eiweiß zurückerhalten werden, das in beiden Fällen starke Nitroprussidreaktion zeigt [D. R. Goddard und L. Michaelis (1)].

Bei der Einwirkung von Sulfiten auf Keratin, die ebenso wie die entsprechende Reaktion zwischen Sulfiten und Cystin im Gebiet von p_H 5 mit maximaler Geschwindigkeit verläuft, tritt eine Auflösung der Keratinsubstanzen nicht ein, doch wird das Sulfit unter Bildung von Sulfhydrylgruppen und S-Cystein-

$$
\begin{array}{ccc}
\begin{array}{l} COOH \\ | \\ CH-NH_2 \\ | \\ CH_2-S \end{array}\!\!-\!\!S\!\!-\!\!\begin{array}{l} COOH \\ | \\ CH-NH_2 \\ | \\ CH_2 \end{array} + H_2O & \rightarrow & \begin{array}{l} COOH \\ | \\ CH-NH_2 \\ | \\ CH_2-SH \end{array} + \begin{array}{l} COOH \\ | \\ CH-NH_2 \\ | \\ CH_2-SOH \end{array} \quad (I)
\end{array}
$$

$$
\begin{array}{ccc}
\begin{array}{l} COOH \\ | \\ CH-NH_2 \\ | \\ CH_2-S \end{array}\!\!-\!\!S\!\!-\!\!\begin{array}{l} COOH \\ | \\ CH-NH_2 \\ | \\ CH_2 \end{array} + HCN & \rightarrow & \begin{array}{l} COOH \\ | \\ CH-NH_2 \\ | \\ CH_2-SH \end{array} + \begin{array}{l} COOH \\ | \\ CH-NH_2 \\ | \\ CH_2-S-CN \end{array} \quad (II)
\end{array}
$$

$$
\begin{array}{ccc}
\begin{array}{l} COOH \\ | \\ CH-NH_2 \\ | \\ CH_2-S \end{array}\!\!-\!\!S\!\!-\!\!\begin{array}{l} COOH \\ | \\ CH-NH_2 \\ | \\ CH_2 \end{array} + H_2SO_3 & \rightarrow & \begin{array}{l} COOH \\ | \\ CH-NH_2 \\ | \\ CH_2-SH \end{array} + \begin{array}{l} COOH \\ | \\ CH-NH_2 \\ | \\ CH_2-S-SO_3H \end{array} \quad (III)
\end{array}
$$

$$
\begin{array}{ccc}
\begin{array}{l} COOH \\ | \\ CH-NH_2 \\ | \\ CH_2-S \end{array}\!\!-\!\!S\!\!-\!\!\begin{array}{l} COOH \\ | \\ CH-NH_2 \\ | \\ CH_2 \end{array} + H_2S & \rightarrow & \begin{array}{l} COOH \\ | \\ CH-NH_2 \\ | \\ CH_2-SH \end{array} + \begin{array}{l} COOH \\ | \\ CH-NH_2 \\ | \\ CH_2-S-SH \end{array} \quad (IV)
\end{array}
$$

sulfonat (gemäß Gleichung III) vom Keratineiweiß aufgenommen (F. F. Elsworth und H. Phillips).

Die hydrolytische Aufspaltung der Disulfidbrücken gemäß Gleichung I
dürfte den wesentlichen chemischen Vorgang bei allen Schädigungen von Wolle
durch Erhitzen, durch Alkalieinwirkung und wahrscheinlich auch durch Licht
und Luft darstellen. Wie aus den angeführten Reaktionsgleichungen hervorgeht,
kommt in den ersten Stadien der Reaktion Cystin zum Verschwinden, ohne daß
zunächst Schwefel oder Schwefelwasserstoff abgespalten werden muß. Bei der
Schädigung von Wolle oder Haar nimmt also der Cystingehalt sehr viel rascher
ab als der Schwefelgehalt; dies ist die Grundlage des von A. Schöberl [A. Schöberl und P. Rambacher (2)] vorgeschlagenen und sehr brauchbaren „Schwefel-
Bilanzverfahrens" zum Nachweis von Wollschädigungen, wobei Gesamtschwefel
und Cystinschwefel bestimmt und hieraus die Zahl verschwundener, d. h. in
Reaktion getretener S-S-Bindungen berechnet und damit die zahlenmäßige
Angabe eines Schädigungsgrades ermöglicht wird. Zur Bedeutung des Cystin-
gehaltes und der auf seiner Veränderung beruhenden „Schädigungsreaktionen"
für die Filz- und Walkfähigkeit von Tierhaaren vgl. W. Graßmann und O. Engel.

Bemerkenswerte, wenn auch in ihrer Bedeutung noch keineswegs geklärte
Einwände gegen diese Auffassung, die den Disulfidbrücken des Cystins eine entscheidende Rolle für den Zusammenhalt der Keratinmicellen und darüber hinaus
der Keratinfasern zuschreibt, sind in neuerer Zeit von E. Elöd vorgebracht
worden [E. Elöd, H. Nowotny und H. Zahn (1), (2), (3), (4); E. Elöd und
G. Schmitt]. Nach J. W. Speakman (2) [vgl. auch A. Schöberl (1)]
wird von Wolle, wenn man sie in Gegenwart von Quecksilberdampf mit
Wasser erhitzt, Quecksilber in Form von Quecksilbersulfid in der Wollfaser
abgelagert, wobei der Sulfidschwefel dem Keratin entstammt. Nach E. Elöd
läßt sich diese Einlagerung von Quecksilbersulfid soweit führen, daß ein erheblicher Anteil des Cystinschwefels — 50% und mehr, was einer vollkommenen
Zerstörung des Cystins entsprechen würde — umgesetzt ist, ohne daß dabei
die äußere Beschaffenheit und das Röntgendiagramm der Faser sowie deren

mechanische Eigenschaften, abgesehen von einem gewissen Rückgang der Reißfestigkeit, entscheidende Änderungen erfahren sollen.

Eine Verkürzung der Wollfasern im Sinne einer Überkontraktion erfolgt
bei der Quecksilberreaktion nicht; bei einer nachfolgenden Behandlung
der Quecksilberwolle mit Natriumbisulfit in der Hitze, wie sie zur Herbeiführung der Überkontraktion bei Wolle üblich ist, kann auch bei
Quecksilberwollen eine normale Überkontraktion herbeigeführt werden. Obwohl also nach den Schlußfolgerungen von E. Elöd in den Quecksilberwollen
keine Cystinbrücken mehr vorhanden sein sollen, bewirkt Natriumbisulfit eine
normale Überkontraktion. Aus seinen Versuchen schließt E. Elöd, daß die Cystinbrücken als Seitenketten nicht maßgebend am Keratingerüst beteiligt seien und
daß insbesondere die Überkontraktion — im Gegensatz zu der Auffassung von
J. B. Speakman — mit der Sprengung von Cystinbrücken in keinem Zusammenhang steht. Von E. Elöd wird daher eine verschiedenartige Anordnung der
Disulfidbindungen diskutiert; neben der Vernetzung benachbarter Ketten durch
Cystinbrücken wird der Einbau von Disulfidbrücken in der Hauptkette, Disulfidbindungen mit einem freien Cystinrest, ja sogar die Anwesenheit von salzartig
gebundenem „freiem" Cystin diskutiert.

Im Hinblick auf das geschilderte sehr umfangreiche Tatsachenmaterial, demzufolge Zerstörung der Disulfidbrücken einerseits und Zerstörung oder eingreifende
Änderungen der Keratinfaserstruktur andererseits eng miteinander verbunden
sind und sich gegenseitig bedingen, wird man so weitgehenden Schlußfolgerungen
zunächst mit großer Vorsicht gegenüberzustehen haben. Die für die Beweisführung Elöds grundlegende Annahme, daß wirklich das gesamte Cystin oder
doch der größte Teil desselben mit Quecksilber umgesetzt und damit zerstört sei,
scheint durch die quantitative Abschätzung des Quecksilbersulfidgehaltes auf
Grund der Röntgendiagramme [E. Elöd, H. Nowotny und H. Zahn (2)]
sowie durch die Bestimmung des von der Faser aufgenommenen Quecksilbers
(also nicht des Sulfidschwefels) nicht genügend gesichert. In der Tat zeigen
neuere Versuche von A. Schöberl (4), daß unter den Bedingungen der Quecksilberreaktion auch bei langer Versuchsdauer ein sehr großer Teil des Cystins
unverändert geblieben ist. Wenn dies zutrifft und wenn man davon ausgeht,
daß im Sinne der Vorstellungen von A. Frey-Wyßling nur ein relativ geringer
Anteil der Wollfaser in Form geordneter Kristallite vorliegen wird, dann besteht
keine prinzipielle Schwierigkeit, die Ergebnisse von Elöd zu deuten. Im Gegensatz zu anderen Reagenzien, welche die Disulfidbindungen auch innerhalb der
Kristallite anzugreifen vermögen ($NaHSO_3$, Na_2S, KCN) dürfte die Umsetzung
mit Quecksilbermetall auf die amorphen Zwischenbereiche der Fasern beschränkt
sein; hier aber dürfte den Cystinbrücken für die Festigkeit des Zusammenhaltes
keineswegs die gleiche Bedeutung zukommen wie in den Kristalliten.

d) Elastin.

Das Elastin bildet den Hauptbestandteil des elastischen Gewebes, sei es in
Form derber Faserstränge, wie sie beispielsweise im Ligamentum nuchae, dem
Nackenband, vorliegen, sei es in flächenhaften Gebilden, wie in den Fascien
und der Wand der Aorta, oder endlich in einzelnen Fibrillen in anderes Bindegewebe eingefügt, wie in den Sehnen usw. (vgl. auch Kap. Küntzel, S. 243).
Die Haut enthält in den zur Lederbereitung verwendeten Teilen nur
wenig Elastin (ca. 1% der Trockensubstanz des Coriums), während dasselbe im Unterhautgewebe etwas reichlicher vertreten ist. Als einer der ersten
hat wohl Münz Elastin aus der Haut isoliert, doch dürfte sein Produkt nicht rein
gewesen sein. Mengenangaben über das Vorkommen von Elastin in der Haut

machen G. D. McLaughlin und E. R. Theis (1), welche nach tagelangem Kochen von mit 5%iger Kochsalzlösung und Kalkwasser vorbehandelter Haut bei Ochsen 0,92%, bei Kälbern 0,64% und bei Kühen 0,35% unlöslichen Rückstand — Elastin — fanden.

Das Elastin ist wie Keratin oder Seidenfibroin durch Unlöslichkeit in wässerigen Medien und durch verhältnismäßig hohe Widerstandsfähigkeit gegen kalte Säuren, Alkalien und Fermente ausgezeichnet. Im Gegensatz zum Kollagen quillt das Elastin mit Säure und Alkali nur außerordentlich wenig. Trypsin und vor allem Pepsin spalten das Elastin nur langsam. Der Fermentabbau wird durch Vorbehandlung mit heißem Wasser, Laugen, Säuren und Alkohol befördert [E. Strauß und W. A. Collier, S. 679; A. Ewald (1); E. Abderhalden und E. Steinbeck; E. Abderhalden und F. W. Strauch; E. Abderhalden und F. Wachsmuth].

Die Darstellung des Elastins, bei der im allgemeinen das Nackenband des Rindes als Ausgangsmaterial dient, besteht ähnlich wie beim Keratin darin, daß durch aufeinanderfolgende Einwirkung von Wasser, verdünnter Säure und Lauge die begleitenden leichter löslichen Eiweißkörper entfernt werden.

Die Aminosäurezusammensetzung scheint ähnlich wie beim Seidenfibroin eine sehr einfache zu sein (siehe Tabelle 16), das Elastin ist nämlich im wesentlichen aus aliphatischen Monoaminomonocarbonsäuren, unter denen Glykokoll und Leucin vorherrschen, sowie aus Prolin aufgebaut; zu diesen Aminosäuren treten kleine Mengen an Arginin, Phenylalanin, Oxyprolin, Cystin, Tyrosin und einigen anderen Aminosäuren, von denen es zum Teil fraglich sein dürfte, ob sie dem Elastin selbst oder beigemengten anderen Eiweißkörpern angehören. Der chemischen Zusammensetzung nach nähert sich also das Elastin dem Seidenfibroin und in geringerem Maße dem Kollagen. Wie im Falle des Seidenfibroins dürfte die Bildung fester und schwer angreifbarer Faserkristallite auf das Vorherrschen einfach gebauter Aminosäuren zurückzuführen sein, welche entweder keine (Glykokoll, Prolin) oder nur eine hydrophobe (Valin, Leucin) Seitenkette tragen; dem weitgehenden Fehlen ionisierter und hydrophiler Verbindungen entspricht die geringe Quellbarkeit.

Tabelle 16. Aminosäurezusammensetzung des Elastins
(W. H. Stein und E. G. Miller).

Aminosäure	Gew.-%	Aminosäure	Gew.-%
Glykokoll	29,4	Cystin	0,23
Alanin	0,0	Methionin	0,38
Valin	13,5	Asparaginsäure	0,0
Leucin	—	Glutaminsäure	—
Isoleucin	—	Lysin	0,0
Serin	—	Arginin	1,0
Threonin	—	Histidin	0,0
Phenylalanin	3,34 [1]	Prolin	15,2
Tyrosin	1,6	Oxyprolin	2,0
Tryptophan	0,0		

Auch im Falle des Elastins bestehen starke Anhaltspunkte für ein einfaches und ganzzahliges Verhältnis der einzelnen Aminosäurekomponenten, entsprechend einem Aufbau der Polypeptidkette aus Perioden von je drei Aminosäuren (vgl. Tabelle 8, S. 375). Nach W. H. Stein und E. G. Miller ist nämlich wie beim Kollagen genau jede dritte Aminosäure Glykokoll, jede neunte Aminosäure

---

[1] R. Kapeller-Adler (1).

Prolin. Unter der — keineswegs sicheren — Annahme, daß die in kleiner Menge vorhandenen Aminosäuren Arginin, Cystin und Methionin dem Elastin selbst angehören, würde sich ein Molekulargewicht des Elastins von 49500 errechnen.

An definierten peptidartigen Abbauprodukten des Elastins sind isoliert: Alanyl-Leucin [E. Abderhalden (7); E. Fischer und E. Abderhalden (2)], Glycyl-Leucin [E. Abderhalden (4)] und Leucyl-Glycin [E. Abderhalden (4)].

e) Seidenfibroin.

Die von der Seidenraupe (Bombyx mori) gesponnenen Fäden bestehen aus dem faserförmigen Seidenfibroin, das von einer leimartigen Hülle, dem sog. Seidenleim oder Sericin umgeben ist. Das Mengenverhältnis zwischen Seidenfibroin und Seidenleim ist nach Rasse und Herkunft der Seidenraupe verschieden (vgl. z. B. G. Colombo), im allgemeinen dürfte der Sericinanteil etwa 20 bis 30% betragen. Die Abtrennung des Seidenleims gelingt durch Kochen mit Wasser oder auch durch enzymatischen Abbau (vgl. unten), technisch degummierte (entbastete) Seiden enthalten noch einige Prozente des Seidenleims. Seidenleim zeigt etwa die Löslichkeitseigenschaften des Glutins, seine wässerigen Lösungen, wenigstens die konzentrierteren, erstarren beim Abkühlen zu einer gelatinösen Masse, über weitere kolloidchemische Eigenschaften vgl. L. Bonnet.

Seidenfibroin ist völlig unangreifbar durch Wasser sowie unverdaulich durch Enzyme (siehe unten), von Säuren und Alkalien wird es in der Kälte nicht, in der Hitze unter hydrolytischem Abbau in Lösung gebracht. Mit Hilfe von Hypobromit gelang es St. Goldschmidt und K. Straub, den amorphen Teil abzutrennen und kristallinische Bestandteile zu isolieren. Nach H. Kaneko und Ch. Komatsu soll das Seidenfibroin aus mehreren Komponenten aufgebaut sein. Angaben über einen Kohlenhydratgehalt des Seidenleims und des Seidenfibroins finden sich bei T. Ito und K. Komori.

Vielfach untersucht ist die Bildung des unlöslichen, schwer angreifbaren und durch ein scharfes Faserdiagramm ausgezeichneten Seidenfadens aus dem eiweißartigen Inhalt der Spinndrüse des Seidenspinners, ein Vorgang, der sich beim Spinnen innerhalb weniger Sekunden abspielt. Nach den Untersuchungen von C. Foa, die von H. Münch sowie von K. H. Meyer und J. Jeannerat bestätigt werden, steht fest, daß die Fadenbildung weder durch die Wirkung der Luft bzw. des Sauerstoffs bewirkt wird, noch fermentativer Natur ist oder mit der Anwesenheit von Kalk zusammenhängt.

Die Drüse enthält zwei zunächst wasserlösliche Eiweißkörper, die chemisch mit dem Fibroin und Sericin der Seide identisch sind. Wird der Inhalt der Drüsen getrocknet oder mit Säuren, Salzlösungen usw. behandelt, so wird er unlöslich und gibt Kristallinterferenzen. Der so erhaltene frisch koagulierte Drüseninhalt kann wie Kautschuk reversibel bis zur zehnfachen Länge gedehnt werden. Wird aber der Drüseninhalt 10 bis 30 Sekunden in gespanntem Zustand erhalten, so kommt es zur Ausbildung der kristallinischen Faserstruktur — parallel orientierte Kristallite — und die durchkristallisierte Faser kontrahiert sich nicht wieder nach der Entspannung. Die Drüse enthält die Eiweißkörper als übersättigte Lösung in einem metastabilen Zustand, durch die mechanische Streckung kann die Übersättigung aufgehoben und die Parallelanordnung der Faserkristallite bewirkt werden [K. H. Meyer (2)].

Mit der Ausbildung des Fadens sind, wie insbesondere H. Münch gezeigt hat, charakteristische Unterschiede der enzymatischen Angreifbarkeit verbunden. Der lösliche Inhalt der Spinndrüse ist durch proteolytische Enzyme leicht angreifbar. Aber auch der koagulierte und aus nicht parallelorientierten Kristalliten bestehende Drüseninhalt wird durch Papain (in Gegenwart von Blausäure) noch

leicht verdaut, erst mit der Parallelorientierung der Kristallite, d. h. mit der Ausbildung der fertigen Seidenfaser, geht die enzymatische Angreifbarkeit des Seidenfibroins vollständig und irreversibel verloren, während der Seidenleim auch im
fertigen Faden noch enzymatisch angreifbar bleibt (H. Münch).

Chemisch ist das Seidenfibroin durch eine außerordentlich einfache Aminosäurezusammensetzung ausgezeichnet. Sein Molekül besteht nahezu ausschließlich aus Glykokoll, Alanin und Tyrosin neben kleinen Mengen Arginin, Lysin
und Histidin (vgl. Tabelle 17). Nach R. J. Block und H. B. Vickery (1) sowie
M. Bergmann und C. Niemann (4) stehen Glykokoll, Alanin und Tyrosin in
dem einfachen molaren Verhältnis von 8:4:1 (vgl. Tabelle 8, S. 375). E. Abderhalden (13) sucht das regelmäßige Vorkommen von d,l-Alanin unter den Hydro-
lyseprodukten auf die Aufspaltung eines im Seidenfibroin primär vorliegenden
Diketopiperazins (optisch inaktives Glycyl-alaninanhydrid) zurückzuführen.
Über Faserdiagramm des Seidenfibroins vgl. Kap. Küntzel, S. 513.

Tabelle 17. Aminosäurezusammensetzung des Seidenfibroins.

Aminosäure	Gehalt in Prozent	Autor
Glykokoll	43,8	M. Bergmann und C. Niemann (4)
Alanin	26,4	M. Bergmann und C. Niemann (4)
Valin	—	
Leucin . . . . }	2,5	E. Abderhalden (5)
Isoleucin . . . . }		
Serin	1,8[1]	E. Abderhalden (5)
Phenylalanin	1,5	E. Abderhalden (5)
Tyrosin	13,2	M. Bergmann und C. Niemann (4)
Tryptophan	—	
Cystin	—	
Methionin	—	
Asparaginsäure	—	
Glutaminsäure	0	E. Abderhalden (5)
Lysin	0,25	H. B. Vickery und R. J. Block
Arginin	0,7	H. B. Vickery und R. J. Block
Histidin	0,07	H. B. Vickery und R. J. Block
Prolin	1,0	E. Abderhalden (5)
Oxyprolin	—	

f) Myosin.

Das in den quergestreiften Muskeln aus dem Myosinogen gebildete Myosin
ist ebenfalls ein Faserprotein, wie sich aus seinem mechanischen [H. H. Weber
(1), (2); E. Wöhlisch (3)], polarisationsoptischen [H. H. Weber (1), (2); E. Wöhlisch (3)] und röntgenoptischen [G. Boehm und H. H. Weber; W. T. Astbury und S. Dickinson (1)] Verhalten ergibt und in neuester Zeit auch durch
Untersuchungen mittels des Elektronenmikroskops (M. v. Ardenne und H. H.
Weber) bestätigt werden konnte. Da es sich jedoch in seinen Eigenschaften
bis zu gewissem Grade den Globulinen nähert, wird es meist zu diesen, also zu
den unstrukturierten Eiweißstoffen, gezählt. So ist Myosin aus dem ruhenden
Muskel z. B. mit einer 10%igen Ammonchloridlösung ausziehbar, was es sozusagen in Gegensatz zu den für Salzlösungen mehr oder minder unangreifbaren
eigentlichen Faserproteinen Kollagen, Keratin, Fibroin stellen könnte, wenn
nicht im gestreckten Muskel das Myosin ebenfalls in einer fast unlöslichen Form
vorliegen würde. Dieses Verhalten, welches noch durch die Röntgenbefunde

---

[1] In Gegensatz hierzu stehen die von B. H. Nicolet und L. J. Saidel gefundenen
hohen Werte für Oxyaminosäuren (Serin: 13,57%, Threonin: 1,36%).

eine Ergänzung findet, die bei dem Streckungsvorgang eine intramolekulare α-β-Umwandlung, welche bei zwar labilerer Cystinkettenbindung ähnlich wie beim Keratin verläuft [W. T. Astbury und S. Dickinson (1), (2); siehe auch G. Boehm und K. F. Schotzky; G. Boehm (1); G. Boehm und H. H. Weber], wahrscheinlich machen, sowie die physiologische Funktion des Myosins lassen seine Einreihung an dieser Stelle gerechtfertigt erscheinen (vgl. auch U. Ebbecke), um so mehr als in neuerer Zeit durch W. J. Schmidt (3) gezeigt wurde, daß die Myofibrillen des Rückenflossenmuskels von Hippocampus (Seepferdchen) ohne polarisationsoptische Grenze in Sehnen, also kollagene Substanz, übergehen.

Tabelle 18. Aminosäurezusammensetzung des Myosins.

Aminosäure	Kaninchenmuskel [1] Gew.-%	Menschenmuskel [3] Gew.-%	Rindermuskel [4] Gew.-%
Glykokoll	1,9		2,1
Alanin	3,7	4,9	3,7
Valin	3,0	6,4	0,8
Leucin	} 11,1	8,9	11,7
Isoleucin			
Serin	—	—	?
Threonin	1,2	—	—
Phenylalanin	4,0	5,2	3,2
Tyrosin	3,4 [2]	4,1	2,2
Tryptophan	0,82 [2]	2,3	1,3 [5]
Cystin	0,77 [2]	2,3	1,6 [5]
Methionin	3,4	—	3,7 [6]
Asparaginsäure	8,9	—	5,9 [7]
Glutaminsäure	22,1	—	13,4
Lysin	9,9	6,6	7,6
Arginin	7,0	8,8	7,5
Histidin	1,7	2,4	1,8
Prolin	0,5	4,1	5,8
Oxyprolin	—	—	—

Durch Proteinasen ist Myosin unschwer spaltbar, gegen Säuren zeigt es eine charakteristische Reaktion, indem es nämlich durch geringe Konzentrationen ausgefällt, durch höhere aber wieder in Lösung gebracht wird, ein Verhalten, das offenbar für seine Rolle bei der Herbeiführung der Muskelkontraktion von gewisser Bedeutung sein dürfte. Durch stark verdünnte Säuren wird das Myosin denaturiert, ebenso auch durch Hitze. Der letztere Vorgang — das Myosin wird zu diesem Zweck in isometrischer Calciumchloridlösung suspendiert — verläuft in zwei Phasen. Bei der ersteren, die bei Temperaturen um 56° stattfindet, geht das Myosin in eine in Salzlösungen unlösliche Form über, die Anzahl der aktiven SH-Gruppen — natives Myosin enthält nach A. Todrick und E. Walker 0,27% — erhöht sich dabei um ein geringes. Die zweite Stufe, die stärkere Erhitzung benötigt und einen bedeutend kleineren Temperaturkoeffizienten aufweist, führt zu weiterer Freilegung von SH-Gruppen.

[1] J. G. Sharp.
[2] K. Bailey.
[3] A. Sharpenak und O. Balashova.
[4] T. B. Osborne und D. B. Jones.
[5] D. B. Jones, C. E. F. Gersdorff und O. Moeller.
[6] H. D. Baernstein (1).
[7] D. B. Jones und O. Moeller.

Bei der Muskelkontraktion erfolgt eine der ersten Denaturierungsstufe entsprechende Reaktion [M. L. Anson, S. 417; A. E. Mirsky (1), (2)], während
Muskeln in Totenstarre keine Vermehrung der SH-Gruppen des Myosins zeigen
[A. E. Mirsky (2)]. Der Schwefel des Myosins scheint größtenteils in Form von
Methionin vorzuliegen, wie aus Tabelle 18 ersichtlich ist, der Gehalt an Glutaminsäure, aber auch an Lysin und Arginin, ist ein ziemlich hoher, während das Glykokoll mengenmäßig stark zurücktritt.

g) Fibrin.

Fibrin entsteht bei der Gerinnung des Blutes durch Einwirkung des Thrombins
aus dem Fibrinogen; über die für diesen Vorgang maßgeblichen Reaktionen und
Bedingungen konnte noch keine einheitliche Anschauung gebildet werden (vgl.
S. 458).

Fibrin ist wie seine Grundsubstanz, das Fibrinogen, unlöslich in Wasser,
ferner in Alkohol und Äther. Seine Koagulationstemperatur liegt höher als bei
diesem, nämlich bei ca. 75°. Durch Proteinasen wird Fibrin leicht verdaut.
Während Fibrinogen unstrukturiert ist und seinen Eigenschaften nach zu den
Globulinen gehört, weist das natürlich entstandene oder künstlich dargestellte
Fibrin zwar ebenfalls die Zusammensetzung eines Globulins, jedoch faserigen
Charakters auf, wie auch G. Boehm (2) auf Grund seiner Strömungsdoppel-
brechung sowie J. R. Katz und A. de Rooy im Röntgendiagramm nachweisen
konnten. Bei der Blutgerinnung bilden sich als ultramikroskopisch differen-
zierte spezifische Typen zarte Nadeln, feine und dicke Fädchen oder auch nur
Körnchen aus (U. Ebbecke und F. Knüchel), ein Befund, der von besonderem Interesse im Hinblick auf die Versuche von J. Nageotte ist, dem es
gelang, nach vorsichtigem Auflösen von Mäuseschwanzsehnen in Essigsäure
1:20000 bis 25000 durch Zusatz von Salz und Rekoagulation die kollagenen
Fasern neu zu bilden, wobei je nach Konzentration des zugesetzten Salzes genau
dieselben drei Kristalltypen entstanden, wie sie auch für das Fibrin charakteristisch
sind (vgl. auch A. v. Buzágh). Weitere Ähnlichkeiten mit dem Kollagen ergeben sich hinsichtlich des Verhaltens bei Formolbehandlung, wie U. Ebbecke
beim Vergleich der Versuche von A. Ewald (2) [siehe dazu auch A. Rolett
(2), S. 54; L. Hermann (1), (2), S. 471; Th. W. Engelmann (1), (2)] an Kollagen und seiner eigenen an Fibrin feststellen konnte, so daß nach Ansicht
dieses Autors (U. Ebbecke) Fibrin und Kollagen trotz ihrer sehr unterschiedlichen
Zusammensetzung nahe verwandt sein sollen. Abgesehen davon, treten hierzu noch
seine mechanischen Eigenschaften, seine Elastizität und Dehnbarkeit in feuchtem
Zustand sowie seine physiologische Funktion, bei Blutaustritt die erste stützende
und schützende Hülle zu bilden, die nach und nach durch echtes kollagenes
Gewebe ersetzt wird. Es erscheint also nicht unberechtigt, das Fibrin den
Skleroproteinen zuzuordnen.

h) Elastoidin.

Ein dem Kollagen ähnliches Faserprotein ist in den Flossen von Fischen,
besonders von Knorpelfischen, enthalten. Aber auch bei gewissen Knochenfischen konnte es nachgewiesen werden, und zwar sollen nach H. Garrault
im Laufe der Entwicklung verschiedene Formen dieses Skleroproteins entstehen.

Die Verwandtschaft des Elastoidins mit dem Kollagen konnte auf physikali-
schem Wege nachgewiesen werden, da seine Fäden ein dem Kollagen sehr ähnliches Diagramm zeigen (G. Champetier und E. Fauré-Fremiet) und
beim Erhitzen wie Kollagen zusammenschnurren [W. J. Schmidt (2), (3);

E. Fauré-Fremiet; E. Fauré-Fremiet und R. Woelfflin]. Über seine Zusammensetzung ist recht wenig bekannt. R. Engeland und A. Bastian fanden bei langem Erhitzen von Elastoidin aus Blauhai mit verdünnter Schwefelsäure einen Gehalt an Glykokoll, Alanin, Serin, Oxyprolin und Dioxyaminovaleriansäure, daneben auch eine Aminohexose.

i) Spongin.

Spongin, der Skelettbildner des Badeschwammes und anderer verwandter Arten (G. Staedeler) ist der bekannteste Vertreter der Gerüstsubstanzen gewisser Avertebraten, die oftmals unter dem Namen „Skelettine" zusammengefaßt werden und ihrer Funktion nach den Skleroproteinen der Vertebraten entsprechen; deshalb sollen sie an dieser Stelle behandelt werden, trotzdem über ihre Struktur keine eingehenden Angaben vorliegen, wenn es auch als gesichert gelten kann, daß z. B. das Hornskelett der Ceratosa (Hornschwämme) aus von der Basis des Tierstockes ausgehenden Hauptfasern besteht, welche durch ein dichtes Netz feinster Querfasern verbunden sind.

Charakteristisch für diese Klasse von Proteinen ist ihr Halogengehalt; die Trockensubstanz der Schwämme enthält bis zu 14% Jod, das aus ihnen dargestellte Spongin bis zu 2% dieses Elements, welche ungefähr zur Hälfte am Tyrosin gebunden vorliegen [A. Oswald (1)]. Dementsprechend kann beim Abbau von Spongin unter den Spaltprodukten auch kein freies Tyrosin [A. Kossel und F. Kutscher (1); E. Abderhalden und E. Strauß], sondern nur Jodgorgosäure (Dijodtyrosin, vgl. Formel S. 365) nachgewiesen werden [A. Oswald (1)]. In neuerer Zeit konnten auch ein Gehalt an Bromgorgosäure gesichert (D. Ackermann und E. Müller) sowie das Vorkommen anderer halogentragender Spaltungsprodukte des Spongins wahrscheinlich gemacht werden (D. Ackermann und C. Burchard), während der von F. Hundeshagen seinerzeit aufgestellte Befund über das Vorkommen von organisch gebundenem Chlor bei den von diesen Autoren untersuchten Schwammarten nicht bestätigt werden konnte.

Eine dem Spongin ähnliche Substanz, das Gorgonin, bildet das Skelett der Gorgonaceen (Hornkorallen), Pennatulaceen (Seefedern) und verwandter Korallenarten. Es enthält 0,05 bis 7% Jod, von dem ca. 80% in gebundener Form vorliegen, ferner Brom und geringe Mengen Chlor. Im Gegensatz zum Spongin unterscheiden sich die älteren und jüngeren Teile eines Skeletts nicht in ihrem Halogengehalt, dessen Höhe im übrigen von Umwelteinflüssen (Klima, Standort, Gehalt des Meerwassers an Halogenen) unabhängig und nur Artunterschieden zu unterliegen scheint.

Über die Aminosäurezusammensetzung des Spongins und Gorgonins vgl. R. J. Block und D. Bolling.

2. Unstrukturierte Proteine.

a) Allgemeines.

Der Klasse der strukturierten Proteine, welche verhältnismäßig wenige Vertreter zählt, denen jedoch als Baustoffe der Stütz- und Hüllgewebe eine wichtige, wohldefinierte Stellung im biologischen Geschehen und damit auch eine führende Rolle als Grundsubstanzen in der Haut zufällt, steht eine Vielfalt unstrukturierter Proteine gegenüber, die auf Grund ihrer unterschiedlichen Eigenschaften in zahlreiche Gruppen und Untergruppen einzuteilen versucht werden. Zu ihnen gehören außer den unstrukturierten Proteinen des Tierkörpers sämtliche Pflanzeneiweißstoffe (vgl. Übersicht S. 367).

b) Albumine.

Ganz allgemein sind die Albumine ausgezeichnet durch ihre leichte Löslichkeit, insbesondere im salzfreien Wasser. Dementsprechend werden sie auch durch verdünnte Säuren oder Salzlösungen nicht gefällt, auch nicht durch Halbsättigung mit Ammonsulfat, was für ihre Trennung von anderen Eiweißstoffen von Bedeutung ist. Sie sind koagulationsfähig sowie enzymatisch angreifbar, leicht durch Pepsin, langsam durch mit Enterokinase aktiviertes Trypsin, während ein Abbau durch Papain erst nach dessen Aktivierung mit Blausäure erfolgt. Allgemein sind native Albumine enzymatisch weit schwerer angreifbar als denaturierte. Ein weiteres Charakteristikum ist das Fehlen von Glykokoll bei tierischen Albuminen. Für gewöhnlich enthalten sie eine mittlere Menge von Hexonbasen, ziemlich viel Schwefel und sind vor allem reich an Dicarbonsäuren, so daß ihr isoelektrischer Punkt in schwach saurem Gebiet liegt. Sie konnten größtenteils kristallisiert erhalten werden; in den Messungen von The Svedberg hat sich für die meisten von ihnen ein für Eiweißkörper relativ „niedriges" Molekulargewicht von ca. 35000 ergeben. Die Albumine finden sich in der Natur meist zusammen mit Globulinen, von denen sie sich jedoch auf Grund ihrer unterschiedlichen Eigenschaften leicht trennen lassen, sie kommen sowohl im tierischen wie pflanzlichen Organismus vor, wobei zu erwähnen ist, daß manche tierische Albumine, z. B. das Ovalbumin, zu den bekanntesten Proteinen überhaupt gehören.

α) **Tierische Albumine. Ovalbumin.** Das als Hauptbestandteil des Eiklars im Vogelei vorhandene „Eiweiß", das der ganzen Stoffklasse den Namen gegeben hat, wurde in bezug auf Eigenschaften und Zusammensetzung von O. Hammarsten und Starke als ersten gründlich untersucht. Wegen seiner bequemen Zugänglichkeit befaßten sich im weiteren Verlauf zahlreiche andere Wissenschaftler mit diesem Protein, so daß es heute zu den meist erforschten überhaupt gehört.

Aus frischem Eiklar kann es unschwer kristallisiert erhalten werden. Das von S. P. L. Sørensen und M. Höyrup (1), (2) zur Gewinnung des für ihre eingehenden Untersuchungen benötigten Materials angewendete Darstellungsverfahren liefert sehr gute Resultate und geht auf eine von F. G. Hopkins und S. N. Pinkus modifizierte Methode von F. Hofmeister (3), (4) zurück.

Sørensen geht dabei so vor, daß er das Eiweiß von 60 Eiern (ca. 2 l) nach Zusatz des gleichen Volumens gesättigter Ammonsulfatlösung schlägt, wobei sich Globulin und andere Proteinbestandteile abscheiden, von denen man abfiltriert. Das rotgelbe Filtrat wird wieder mit Ammonsulfatlösung bis zur bleibenden Trübung versetzt, dann fügt man $n/5$ H_2SO_4 zu, bis das für die Kristallisation günstige p_H von 4,6 bis 4,7 erreicht ist. Die Kristallbildung, die nötigenfalls durch Animpfen eingeleitet werden muß, beansprucht 2 bis 5 Tage. Durch Lösen der Kristalle in Wasser und Umkristallisieren mit Ammonsulfat wird weiter gereinigt. Zur Entfernung des Ammonsulfats wird unter öfterem Zusatz von ein wenig Ammoniak in einem sechszelligen Apparat dialysiert, wodurch der an das Albumin gebundene Schwefelsäureanteil beseitigt wird. Nachfolgend dialysiert man eine Woche gegen Wasser, bestimmt den noch vorhandenen Ammoniak und neutralisiert denselben mit Säure, wodurch man eine wohldefinierte Eieralbuminlösung in der Hand hat, welche nur eine geringe, bekannte Menge an Ammonsalz enthält. Dieselbe kann unter Toluol monatelang aufgehoben werden.

Gegen Säuren ist Ovalbumin empfindlicher als Serumalbumin, von starker Lauge wird es in eine gallertige Masse verwandelt. Seine Koagulationstemperatur liegt bei 56⁰, durch Salzgegenwart wird der Koagulationspunkt heraufgesetzt. Bei Denaturierung erfolgt eine Freilegung von S—H-Gruppen (A. E. Mirsky und M. L. Anson; A. Todrick und E. Walker), die als solche im nativen Protein nicht nachweisbar sind.

Das Molekulargewicht des Ovalbumins wird meist mit 34000 bis 35000, von

The Svedberg und I. B. Eriksson-Quensel jedoch mit 40500 angegeben; $(\alpha)_D = -30,7^0$.

' Trotz der vielen Bemühungen ist die mengenmäßige Erfassung der Bausteine bis jetzt unvollständig geblieben (vgl. Tabelle 19).

Tabelle 19. Aminosäurezusammensetzung des Ovalbumins.

Aminosäure	Gehalt in Prozent	Autor
Glykokoll	1,7	A. R. Patton
Alanin	2,4	T. B. Osborne, D. Jones und C. Leavenworth
Valin	2,5	T. B. Osborne, D. Jones und C. Leavenworth
Leucin	} 10,7	T. B. Osborne, D. Jones und C. Leavenworth
Isoleucin		
Serin	?	T. B. Osborne, D. Jones und C. Leavenworth
Phenylalanin	5,1	T. B. Osborne, D. Jones und C. Leavenworth
Tyrosin	3,2	H. O. Calvery (2)
Tryptophan	1,3	H. O. Calvery (2)
Cystin	1,3	H. O. Calvery (2)
Methionin	4,5	H. D. Baernstein (3)
Asparaginsäure	6,1	H. O. Calvery (2)
Glutaminsäure	14,0	H. O. Calvery (2)
Lysin	5,0	H. Vickery und A. Shore
Arginin	5,4	H. Vickery und A. Shore
Histidin	1,4	H. Vickery und A. Shore
Prolin	4,2	H. O. Calvery (2)
Oxyprolin	6,1	H. O. Calvery (2)
	71,2	

Ovalbumin enthält als Molekülbestandteile ungefähr 0,12% Phosphor [K. Kaas; E. G. Willcock; S. P. L. Sørensen und M. Höyrup (1); S. P. L. Sørensen (5)], sowie 1,7% Kohlenhydrat, das als Mannose identifiziert wurde [C. Rimington (4)].

Serumalbumin. Als Bestandteil des Blutplasmas und Serums ist dieses Albumin auch in der Haut, besonders in den anhängenden Gewebeteilen, enthalten und wird im Verlauf der Vorarbeiten zur Gerbung entfernt.

Es weist in bezug auf Löslichkeit, Verhalten gegen Säuren, Alkalien usw. die üblichen Eigenschaften der Albumine auf, zum Unterschied von Ovalbumin wird es in Salzgegenwart von Alkohol koaguliert und löst sich nach Koagulation durch Hitze leicht in Salpetersäure. Nach Ansicht von S. P. L. Sørensen (6) handelt es sich beim Serumalbumin ebenso wie bei Ovalbumin, Serumglobulin oder Casein um keine einheitliche Substanz, da der gelöste Anteil stets abhängig von der anwesenden Menge des ungelösten Proteins ist [vgl. dagegen R. A. Gortner (2)].

Kristallisiert dargestellt hat Serumalbumin als erster Gurber, sein Verfahren wurde durch Pemsel verbessert (vgl. Krieger), welcher nach Abtrennung der Globulinfraktion mittels Ammonsulfat die Ausfällung durch $^n/_5$ Schwefelsäure herbeiführte. In neuerer Zeit haben G. S. Adair und M. E. Robinson eine raschere Methode ausgearbeitet. Interessant ist in diesem Zusammenhang der Befund von M. Grinstein, daß bei den Kristallformen ein artspezifischer Unterschied besteht. Während nämlich die Kristalle des Serumalbumins der verwandten Pferd, Maultier und Esel einander vollkommen gleichen, zeigen die von Meerschweinchen und von Menschen jedes wieder ganz andere Formen.

Die Koagulationstemperatur des Serumalbumins liegt bei ca. 67°, $(\alpha)_D = -57$ bis $-64°$. Seine Zusammensetzung ist nicht allzu weitgehend geklärt, es weist verhältnismäßig viel Cystin sowie Hexonbasen auf (vgl. Tabelle 20).

Tabelle 20. Aminosäurezusammensetzung des Serumalbumins.

Aminosäure	Gehalt in Prozent	Autor
Glykokoll	0,0	E. Abderhalden (2)
Alanin	2,7	E. Abderhalden (2)
Valin	—	—
Leucin	} 20,0	E. Abderhalden (2)
Isoleucin		
Serin	0,6	E. Abderhalden (2)
Phenylalanin	3,1	E. Abderhalden (2)
Tyrosin	4,7	O. Folin und A. Marenzi (1)
Tryptophan	1,4	D. Jones, C. Gersdorff und O. Moeller
Cystin	5,7	M. Sullivan und Heß
Methionin	—	
Asparaginsäure	3,1	E. Abderhalden (2)
Glutaminsäure	7,7	E. Abderhalden und Slavu
Lysin	10,2	R. J. Block (2)
Arginin	4,6	R. J. Block (2)
Histidin	1,9	R. J. Block (2)
Prolin	1,0	E. Abderhalden (2)
Oxyprolin	—	
	66,7	

Auch im Serumalbumin konnte ein Kohlenhydratanteil nachgewiesen werden, und zwar scheint es sich in der leicht löslichen Serumalbuminfraktion um ein Gemisch aus Mannose und Galaktose zu handeln, von dem 0,47% festgestellt werden konnten, während der schwer lösliche Albuminanteil nur 0,02% eines nicht näher definierten Zuckers enthält [M. Sørensen und G. Haugaard (2); C. Rimington (4)]. Über einen Gehalt an Glucosamin berichtet L. Langstein (1) (vgl. dagegen E. Abderhalden, P. Bergell und Th. Dörpinghaus).

Hautalbumin. Über die in der Haut vorkommenden Albuminstoffe liegen nur wenige und größtenteils nicht sehr eingehende Untersuchungen vor. Albumine sind in der Rohhaut in der Hauptsache im Bindegewebeanteil enthalten. Da sie sehr fäulnisempfindlich sind, muß für eine möglichst baldige Entfernung, also schon in der Weiche, Sorge getragen werden.

Zu ihrer Gewinnung haben G. D. McLaughlin und E. R. Theis (1) Coriummittelspalt mit 5%iger Kochsalzlösung extrahiert (vgl. S. 432) und eine Fällung mittels Hitzekoagulation in salzsaurer Lösung vorgenommen. Die dabei erhaltene Albumin-Globulin-Fraktion wurde jedoch nicht weiter zerlegt. Wie aus Abb. 238 ersichtlich, ist die Menge der koagulierbaren Proteine beim Jungtier überraschend hoch.

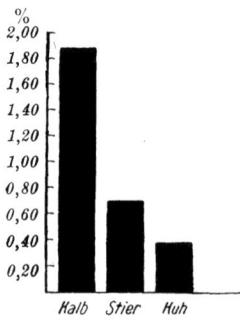

Abb. 238. Unterschiede im Gehalt an Albumin und Globulin des Coriums von Rinderhäuten [nach G. D. McLaughlin und E. R. Theis (1)].

In Anlehnung an dieses Verfahren erfolgten eingehendere Untersuchungen über die einzelnen Begleitproteine des Collagens in der Haut von seiten W. Graßmanns [W. Graßmann, J. Janicki und F. Schneider, S. 74; W. Graßmann, J. Janicki, L. Klenk und F. Schneider; F. Schneider (2)].

Beim dreimaligen Ausziehen mit je 3 l 10%iger Kochsalzlösung wurde aus 1330 g Coriumfaserbrei einer Kuhhaut (nur durch den Wolf gedreht, ohne Wasserzugabe) eine Albumin/Globulin-Fraktion isoliert, welche 443 mg Stickstoff, das sind auf den Gesamtstickstoff bezogen 0,82%, enthielt. Um das Albumin zu gewinnen, wurde ein aliquoter Teil des Extrakts mit Toluol versetzt und 72 Stunden lang gegen Leitungswasser und weitere 24 Stunden gegen destilliertes Wasser in Cellophan dialysiert. Darauf wurde von den ausgefallenen Globulinen abzentrifugiert, 1% NaCl zugegeben, aufgekocht und nach dem Abkühlen mit Alkohol zum Verhältnis 1:1 aufgefüllt. Es fiel ein flockiger Niederschlag aus, der in der Zentrifuge abgeschleudert, mit destilliertem Wasser gewaschen und schließlich mit Alkohol/Äther getrocknet wurde. Aus der Stickstoffbestimmung ergab sich, daß der größte Teil des herausgelösten Stickstoffs (0,82%, siehe oben) in der Albuminfraktion enthalten war, nämlich bezogen auf den Gesamtstickstoff 0,57%.

Über Einheitlichkeit, Aminosäurezusammensetzung usw. dieses Albuminanteils der tierischen Haut liegen noch keine Befunde vor, was bei dem äußerst geringen Gehalt an demselben auch weiter nicht verwunderlich ist. Hingegen ist es gelungen, über das Vorhandensein eines Kohlenhydrats in dieser Albuminfraktion eine weitgehende Klärung zu erzielen. Mit Hilfe der sehr empfindlichen Sørensenschen Orcinmethode [M. Sørensen und G. Haugaard (1); M. Sørensen (2)], welche sich als stufenphotometrische Methode bewährt hatte (W. Graßmann, J. Janicki, L. Klenk und F. Schneider), konnten in dem Albumin 2,2% Zucker nachgewiesen werden [F. Schneider (2), vgl. S. 439]. Vermutlich handelt es sich dabei um ein Gemisch von Mannose : Galaktose = 1:1.

Außer diesen eigentlichen Zuckern wurde auch noch der Aminozuckeranteil bestimmt [W. Graßmann, J. Janicki, L. Klenk und F. Schneider; F. Schneider (2)], und zwar nach der Methode von F. Zuckerkandl und L. Messiner-Klebermaß, welche etwas modifiziert wurde, so daß die Bestimmung von 0,2 mg Glucosamin neben 100 mg Protein noch exakt durchführbar war. Auf diese Weise konnten im Coriumalbumin 0,64% Aminozucker nachgewiesen werden.

Tabelle 21. Aminosäurezusammensetzung des Lactalbumins.

Aminosäure	Gehalt in Prozent	Autor
Glykokoll	0,4	D. Jones und C. O. Johns
Alanin	2,4	D. Jones und C. O. Johns
Valin	3,3	D. Jones und C. O. Johns
Leucin	} 14,0	D. Jones und C. O. Johns
Isoleucin		
Serin	1,8	D. Jones und C. O. Johns
Phenylalanin	1,3	D. Jones und C. O. Johns
Tyrosin	1,9	D. Jones und C. O. Johns
Tryptophan	2,7	D. Jones, C. Gersdorff und O. Moeller
Cystin	2,6	H. B. Vickery und A. White (2)
Methionin	2,3	H. D. Baernstein (3)
Asparaginsäure	9,3	D. Jones und C. O. Johns
Glutaminsäure	12,9	D. Jones und C. O. Johns
Lysin	8,1	T. B. Osborne, D. D. van Slyke,
Arginin	3,0	C. S. Leavenworth und
Histidin	1,5	M. Vinograd
Prolin	3,8	D. Jones und C. O. Johns
Oxyprolin	—	—
	82,6	

Lactalbumin. Dieses Albumin ist in geringem Prozentsatz in Milch und Colostrum enthalten, aus denen es auf ähnliche Weise wie beim Serumalbumin erwähnt dargestellt werden kann; in kristallinischer Form wurde es unter anderen von A. Wichmann sowie von S. J. Rowland erhalten.

Lactalbumin koaguliert bei ca. 72^0, $(\alpha)_D = -37^0$. Die erfaßte Aminosäuremenge ist etwas größer als bei den oben genannten Albuminen (vgl. Tabelle 21); es weist verhältnismäßig viel Aminodicarbonsäuren auf und ist vor allem durch einen hohen Gehalt an der lebenswichtigen Aminosäure Tryptophan ausgezeichnet, was in Anbetracht seiner Funktion als Nahrungsmittel des Jungtiers notwendig und verständlich erscheint.

β) **Pflanzliche Albumine.** Die pflanzlichen Albumine weisen im großen und ganzen die gleichen Eigenschaften und die gleiche Zusammensetzung wie die tierischen auf, abgesehen davon, daß einige Glykokoll in geringen Mengen enthalten. Eingehende Untersuchungen über Pflanzenalbumine hat T. B. Osborne angestellt (T. B. Osborne; T. B. Osborne und E. Strauß, S. 383). An Vertretern dieser Eiweißklasse wären hier zu nennen das Leukosin, welches in Getreidesamen in einer Menge von ca. $0,5\%$ vorkommt und am besten aus Weizenembryonen gewonnen werden kann, in denen es einen Anteil von ca. 10% stellt. Ferner das in reichlicherem Prozentsatz in den Samen vieler Leguminosen, so der Erbse, Linse, Sojabohne, enthaltene Legumelin. Das interessanteste von diesen allen ist das im Samen der Ricinusölpflanzen gefundene Ricin, das einen weder durch Adsorption noch durch Enzymwirkung [P. Karrer (2)] vom Protein abtrennbaren starken Giftstoff aufweist, der demnach an das Eiweiß selbst geknüpft sein muß. Durch Jod wird Ricin entgiftet, eine Wirkung, die durch Thiosulfat wieder aufgehoben werden kann. Charakteristisch in der Zusammensetzung des Ricins tritt der hohe Glutaminsäuregehalt (ca. 20%) hervor, auch Arginin ist ziemlich viel vorhanden, während Histidin und Glykokoll vollständig fehlen.

c) Globuline.

Unter „Globuline" faßt man eine Gruppe von koagulierbaren Proteinen zusammen, die im Tier- und Pflanzenreich weit verbreitet sind und sich besonders reichlich in Pflanzensamen finden, deren Hauptanteil an Eiweißstoffen sie stellen. Sie sind im Unterschied zu den Albuminen charakterisiert durch Unlöslichkeit in Wasser und relativ leichte Löslichkeit in verdünnten Neutralsalzlösungen (Natrium- oder Ammonchlorid, Magnesiumsulfat). Sie werden bei wesentlich geringeren Salzkonzentrationen ausgesalzen als die Albumine, auch von Alkohol werden sie leichter koaguliert bzw. gefällt als diese, sie sind weniger hydrophil und ihr Verhalten spricht für geringere Dispersität. Für ihre sichere Identifizierung und Unterscheidung voneinander wirkt sich ihre Neigung zum Denaturieren sehr ungünstig aus, die so groß ist, daß z. B. schon beim Aufbewahren in trockener Form ihre Löslichkeit sich vermindert oder verloren geht. Ihre Empfindlichkeit gegen physikalische Einflüsse ist überhaupt so groß, daß es oft unsicher ist, ob man das betreffende Globulin bei der Fällung in nativem Zustand erhalten hat.

Unter den Bausteinen der Globuline findet man ziemlich viel Dicarbonsäuren, so daß sie den isoelektrischen Punkt im schwach sauren Gebiet aufweisen, ferner eine mittlere Menge Hexonbasen. Sie enthalten weniger Schwefel als die Albumine und im Unterschied zu diesen stets Glykokoll.

α) **Tierische Globuline.** Serumglobulin. Dieses Globulin kommt, wie schon sein Name besagt, außer in Lymphe, Transsudaten und unter pathologischen Umständen auch in Harn und Milch, vor allem im Blutserum, also auch in den durchbluteten Teilen der Haut vor. Für den eigentlichen Gerbprozeß spielt es keine Rolle, da es vor Beginn desselben entfernt wird.

Seine Darstellung erfolgt am besten durch Aussalzen mit Ammonsulfat. Dabei zeigte es sich, daß fraktionierte Fällung möglich ist, also mehrere Globuline nebeneinander existieren. S. P. L. Sørensen (4) unterscheidet ein phosphorhaltiges wasserunlösliches Euglobulin, welches in verdünnten Neutralsalzlösungen löslich und durch ein halbes Volumen gesättigter Ammonsulfatlösung fällbar ist, vom Pseudoglobulin, das keinen Phosphor enthält, wasserlöslich ist und durch ein gleiches Volumen gesättigter Ammonsulfatlösung ausgefällt werden kann.

O. Porges und K. Spiro teilen die Pseudoglobulinfraktion noch weiter in Pseudoglobulin I und II, während A. Tiselius (1) mittels Elektrophorese eine Auftrennung des Globulins in Globulin α, β und γ vornahm.

Auch bei Serumglobulin ist wie beim Albumin die mengenmäßige Erfassung der Bausteine keine vollständige. Die Aminosäurezusammensetzung weist kein besonderes Charakteristikum auf (vgl. Tabelle 22), höchstens einen etwas höheren Glykokollgehalt, der angeblich die Ursache für die relativ schwere Spaltbarkeit dieses Eiweißstoffs durch proteolytische Enzyme darstellt. Die Gesamtmenge des Schwefels (ca. 1,00%) soll nach K. A. H. Mörner (3) als Cystin vorliegen.

Tabelle 22. Aminosäurezusámmensetzung des Serumglobulins.

Aminosäure	Gehalt in Prozent	Autor
Glykokoll	3,5	E. Abderhalden (3)
Alanin	2,2	E. Abderhalden (3)
Valin	+	E. Abderhalden (3)
Leucin	} 18,7	E. Abderhalden (3)
Isoleucin		
Serin	—	—
Phenylalanin	3,8	E. Abderhalden (3)
Tyrosin	6,7	O. Folin und J. M. Looney
Tryptophan	2,3	O. Folin und J. M. Looney
Cystin	0,7	E. Abderhalden (3)
Methionin	—	—
Asparaginsäure	2,5	E. Abderhalden (3)
Glutaminsäure	8,5	E. Abderhalden und Slavu
Lysin	6,9	R. J. Block (2)
Arginin	4,6	R. J. Block (2)
Histidin	0,8	R. J. Block (2)
Prolin	2,8	E. Abderhalden (3)
Oxyprolin	—	—
	64,0	

Serumglobulin enthält ebenfalls einen Kohlenhydratanteil, wie als erster K. A. H. Mörner (1), (3) nachweisen konnte. Nach M. Sørensen und G. Haugaard (2) [vgl. dazu auch C. Rimington (4)] besteht derselbe aus Mannose+ +Galaktose, im Pferdeserumglobulin z. B. sind 1,82% vorhanden. L. Langstein (2), (3) macht Angaben über einen Gehalt an Glucose und Glucosamin.

Hautglobulin. Mit dem Hautalbumin vergesellschaftet kommt auch Globulin vor, welches ebenso wie das Albumin leicht der Fäulnis unterliegt und gleichzeitig mit diesem aus der Haut entfernt wird.

Auch über das Hautglobulin sind noch keine eingehenderen Befunde vorhanden. Im Zuge ihrer Arbeiten über das Kollagen und seine Begleitproteine stellten W. Graßmann, J. Janicki und F. Schneider, S. 74, fest, daß der

Globulinanteil, der nach dem oben beschriebenen Verfahren (vgl. S. 455) dargestellt und mit Alkohol/Äther getrocknet wurde, gegenüber dem Albuminanteil zurücktritt, da von dem herausgelösten Stickstoff (0,82%, auf den Gesamtstickstoffgehalt des Coriumspalts bezogen) nur 0,24% auf die Globulinfraktion entfielen.

W. Graßmann gelang es ferner [W. Graßmann, J. Janicki, L. Klenk und F. Schneider; F. Schneider (2)] im Globulin auch einen Kohlenhydratbestandteil in der Höhe 2,2% nachzuweisen, welcher wie der des Albumins (vgl. S. 455) aus Mannose:Galaktose 1:1 bestehen dürfte. Aminozucker scheint nicht vorhanden zu sein.

Fibrinogen. Auch dieses Globulin kommt im Blutplasma aller Wirbeltiere vor und spielt als Grundsubstanz eine ausschlaggebende Rolle im Blutgerinnungsvorgang, bei dem es durch noch nicht eindeutig feststehende Einflüsse [vgl. z. B. E. Wöhlisch (1), (2); E. Wöhlisch und H. Weitnauer; E. Wöhlisch und W. Grüning; W. Grüning; E. Wöhlisch, H. Weitnauer und W. Grüning; W. H. Howell; E. Bordet; H. Dyckerhoff und H. F. Kürten; H. Dyckerhoff und R. Marx; H. Dyckerhoff, W. von Behm, N. Goossens und H. Miehler; H. Dyckerhoff, R. Steiner und H. Miehler; H. Dyckerhoff, H. Miehler und R. Steiner; H. Dyckerhoff und N. Goossens; H. Dyckerhoff; K. Lenggenhager; F. Widenbauer und Ch. Reichel (1), (2), T. Astrup] in das faserige Fibrin verwandelt wird, welches auf Grund seiner Eigenschaften bei den strukturierten Proteinen besprochen wurde (vgl. S. 450). Die Koagulationstemperatur des Fibrinogens liegt bei 56°, es wird wie Serumglobulin von Enzymen nicht ganz leicht gespalten und scheint wie dieses nicht einheitlich zu sein.

Myosinogen. Ähnliche Zusammenhänge wie zwischen Fibrinogen und Fibrin bestehen auch zwischen Myosinogen und Myosin. Myosinogen, der Haupteiweißbestandteil der quergestreiften Muskeln, geht durch einen gerinnungsartigen Vorgang in Myosin über, das aus demselben Grunde wie Fibrin bei den strukturierten Proteinen eingereiht wurde (vgl. S. 448).

In die Gruppe der Globuline sind ferner noch zu zählen die Hormone Insulin, das den Kohlenhydratstoffwechsel reguliert und in den Langerhansschen Inseln der Bauchspeicheldrüse vorkommt, sowie das Thyreoglobulin der Schilddrüse (eigentlicher Träger der Hormonwirkung ist sein Bestandteil Thyroxin), das durch seinen Gehalt an Jod in Form der Aminosäuren Jodgorgosäure und Thyroxin (vgl. Formeln S. 365) ausgezeichnet ist. Außerdem gehört hierher auch das bei Knochenmarkerkrankungen in reichlicher Menge im Harn ausgeschiedene sog. Bence-Jonessche Protein (H. Bence-Jones; vgl. dazu auch z. B. A. Magnus-Levy sowie D. W. Wilson), dessen Auftreten jedoch schon vor ihm von dem Wiener Pathologen J. F. Heller beschrieben worden sein soll.

β) Pflanzliche Globuline. Die reichlich in den Pflanzensamen als Nahrung für den Embryo gespeicherten Globuline weisen ähnliche Eigenschaften wie die tierischen auf, fallen jedoch schon bei geringerer Verdünnung der Salzlösungen aus und sind schwerer koagulierbar als diese; so zeigt das Glycinin der Sojabohne auch beim Kochen kaum eine Veränderung, während die Denaturierungsneigung bei beiden Gruppen ungefähr die gleiche ist. Die Darstellung der Pflanzenglobuline erfolgt einfach durch Extraktion der zerkleinerten entfetteten Samen mittels Neutralsalzlösungen, ihre Kristallisationsfähigkeit ist sehr gut, oft können sie wie niedermolekulare Verbindungen aus ihrer warmen Salzlösung direkt umkristallisiert werden. Eingehende Untersuchungen zu allen diesen Fragen liegen von T. B. Osborne (1) vor.

Das bestbekannte unter den Pflanzenglobulinen ist das Edestin der Hanfsamen, seine Aminosäuren konnten fast bis 98% erfaßt werden. Als Verwandte wären noch zu nennen die Globuline des Baumwoll- und Kürbissamens, das Amandin der Mandel, Juglansin der Walnuß und Excelsin der Paranuß, das bereits in der Natur in kristallisierter Form vorhanden ist. Alle diese Globuline weisen infolge ihres hohen Gehalts an Hexonbasen auch einen hohen Stickstoffgehalt auf (18,5 bis 19%) sowie als Aufbaustoffe viel Tryptophan.

Auch die Leguminosensamen enthalten reichlich Globuline, so die Sojabohne das aus 10%iger NaCl-Lösung mit Ammonsulfatlösung bei 55%iger Sättigung ausfällbare Glycinin und ein zweites, erst bei 65%iger Sättigung ausfallendes Globulin (D. Jones und F. A. Csonka). In den Bohnen finden sich Phaseolin und Phaselin. J. B. Sumner und St. Howell konnten aus Jack-Bohnen vier verschiedene Globuline, deren eines mit Urease identisch ist, isolieren. Auch in den Samen der Getreidearten konnte neben Albumin Globulin nachgewiesen werden. Erwähnung verdient auch noch das Kartoffeleiweiß Tuberin (T. B. Osborne; B. Sjollema und J. Rinkes) auf dessen biologisch eigenartiges Verhalten bei Fütterungsversuchen erst vor kurzem A. Bickel (A. Bickel und A. Parlow) hingewiesen hat.

γ) **Enzyme.** Seit Emil Fischer im Jahre 1907 die weitgehende Ähnlichkeit zwischen Fermenten und Proteinen hervorhob [E. Fischer (*11*), II. Bd., S. 16], verging eine Zeit von fast 20 Jahren, bis die Eiweißnatur von einigen Fermenten gesichert werden konnte. Bei den einfachen handelt es sich dabei in der Hauptsache um globulinartige Proteine, weshalb diese hier besprochen werden sollen; über zusammengesetzte Proteine mit Enzymcharakter vgl. S. 463.

Als erstes kristallisiertes Enzym überhaupt gelang es J. B. Sumner 1926 Urease aus Jackbohnen (vgl. oben) durch Herstellung eines 30%igen Acetonextrakts, aus dem das Enzym bei Stehen in der Kälte direkt auskristallierte, zu gewinnen. Weiterhin konnten Northrop und seine Schule durch Kristallisation des Pepsins [J. H. Northrop (*1*)] und einiger Enzyme des Pankreas deren Eiweißcharakter beweisen, so von Trypsin [(J. H. Northrop und M. Kunitz (*3*); M. Kunitz und J. H. Northrop (*2*)], Chymotrypsin [M. Kunitz und J. H. Northrop (*1*)] und Carboxypeptidase (M. L. Anson). An weiteren Proteinasen, die als Proteine erkannt worden sind, wären z. B. noch zu nennen eine aus Feigen herstammende Proteinase („Ficase") [A. Walti (*1*), (*2*)] sowie das von K. A. Balls, H. Lineweaver und R. R. Thompson aus Carica Papaya kristallisiert erhaltene Papain. Für manche Enzyme liegen auch einander völlig widersprechende Befunde vor, so z. B. für Amylase, deren Proteinnatur von M. L. Caldwell, L. B. Bocher und H. C. Sherman postuliert wurde, ein Befund, dem vieles entgegensteht und der z. B. von E. Waldschmidt-Leitz und M. Reichel angegriffen und widerlegt wurde.

Außer für die bis jetzt kristallisierbar erhaltenen Enzyme konnte auch für alle bisher rein dargestellten Apofermente [z. B. Apoflavinfermente — H. Theorell (*2*); Alkohol-Apodehydrase — E. Negelein und H. J. Wulff] ihre Zugehörigkeit zu den Eiweißstoffen bewiesen werden und es ist anzunehmen, daß bei fortschreitender Kenntnis über die jetzt oft noch weitgehend ungeklärte chemische Natur der Enzyme noch manch anderes Ferment als Protein identifiziert werden wird.

d) Prolamine und Glutenine.

Sowohl Prolamine wie Glutenine sind nur im Pflanzenreich vertreten, und zwar kommen sie in dem Endosperm von Getreidesamen vor, während der Keimling Albumin und Globulin erhält. Nach T. B. Osborne (*2*) bilden ein Prolamin und ein Glutenin als einzige Bestandteile das Klebereiweiß Gluten, während dasselbe nach The Svedberg und K. O. Pedersen sowie A. G. McCalla und N. Gralén ein Proteinsystem aus mehreren chemisch und physikalisch variierenden Komponenten darstellt. Auf jeden Fall beruht die Backfähigkeit des Mehles auf dem gemeinsamen Gehalt an Prolamin und Glutenin und Cerealien, in denen einer der beiden Stoffe fehlt, z. B. Reis oder Hafer, erweisen sich als zum Backen ungeeignet. Um die Erforschung dieser Proteine hat sich vor allem T. B. Osborne verdient gemacht (T. B. Osborne und E. Strauß, S. 383).

α) **Prolamine** sind im Unterschied zu anderen Eiweißstoffen in verdünntem (50 bis 90%igem) Alkohol löslich, nicht jedoch in absolutem Alkohol oder in reinem Wasser. Sie weisen einen hohen Gehalt an Dicarbonsäuren, vor allem Glutaminsäure (Gliadin des Weizens 43%; D. B. Jones und R. Wilson), sowie an Prolin auf, während die Hexonbasen mengenmäßig zurücktreten. Durch Pepsin und Trypsin sind sie spaltbar. Als Vertreter dieser Gruppe wären das Prolamin des Weizens (Gliadin) und Roggens zu nennen, ferner das Hordein aus Gerste und das Zein aus Mais, dessen Bausteine sehr vollständig erfaßt sind. Wegen seines äußerst geringen Tryptophangehaltes ist letzteres ernährungsphysiologisch nicht vollwertig, kann aber, ähnlich wie Gelatine, in gewissem Umfange zur Ergänzung eiweißarmer Nahrung herangezogen werden (W. Lintzel und J. Rechenberger).

β) **Glutenine** unterscheiden sich von den Prolaminen dadurch, daß sie weder von Alkohol noch von reinem Wasser gelöst werden, dagegen als Salze in Wasser leicht löslich sind. Glutenine finden sich neben Prolamin in Weizen, im Roggen, im Mais usw., ferner im Reis, in welchem ein Prolamin fehlt. Das letztgenannte Glutenin weist einen hohen Gehalt an Tryptophan sowie an Lysin auf, was den Einsatz von Reis als Hauptnahrungsmittel gewisser Völker ermöglicht. Mit den Gluteninen verwandt sind die von A. C. Chibnall [A. C. Chibnall (1); E. J. Miller und A. C. Chibnall; A. C. Chibnall, E. J. Miller, D. H. Hall und R. G. Westall] beschriebenen Eiweißstoffe der grünen Blätter, welche sich durch eine besonders leichte Ausfällbarkeit durch Neutralsalze auszeichnen.

e) Protamine.

Als Protamine bezeichnet man wasserlösliche, nicht durch Hitze koagulierbare Proteine, die dadurch charakterisiert sind, daß sie fast ausschließlich aus Hexonbasen aufgebaut sind, während die Monoaminosäuren stark zurücktreten und Dicarbonsäuren bis jetzt überhaupt nicht nachgewiesen werden konnten; demgemäß zeigen sie stark basischen Charakter. Sie sind niedermolekular, ihr Aufbau ist einfach und dementsprechend unter allen Proteinen am besten geklärt.

Die Protamine stellen den Hauptanteil der reifen Spermazellen der Fische dar, in welchen sie in Verbindung mit Nucleinsäure als „Nucleoproteine"[1] vorkommen und sind nach deren Namen benannt.

Die alte Anschauung, daß Protamine nur in tierischen Zellen vorkommen, konnte durch Befunde von Martino sowie von E. Fulchignoni widerlegt werden, welche die Anwesenheit dieser Proteine in den Pollen von Fichte und Palme, bzw. in Lycopodiumsporen nachweisen konnten.

Das erste Protamin „Salmin" wurde von F. Miescher (1), (2) aus Lachssperma dargestellt, die ersten eingehenden Untersuchungen über diese Proteingruppe stammen von A. Kossel [(2), (3), (4); A. Kossel und D. Dakin (1), (2), (3); A. Kossel und H. Pringle], der im Zusammenhang damit eine Theorie über eine Zentralstellung des Arginins im Aufbau der Eiweißkörper vertrat.

---

[1] Eine Zusammenstellung über mehrkomponentige Proteinsysteme, wie Nucleoproteine, Lipoproteine, findet sich bei St. J. v. Przyłęcki, S. 432.

E. Waldschmidt-Leitz gelang es durch Aufspaltung von Clupein mittels der Enzyme Protaminase und Trypsin den Aufbau dieses Protamins nahezu vollständig zu klären (E. Waldschmidt-Leitz, F. Ziegler, A. Schäffner und L. Weil; E. Waldschmidt-Leitz und F. Kofranyi; vgl. S. 401). Nach diesen Befunden ergibt sich, daß das Clupeinmolekül aus 10 Arginin, 1 Prolin und 4 anderen Monoaminosäuren besteht — von 3 Aminosäuren sind also jeweils immer 2 Arginin — und ein Molekulargewicht von 2021 aufweist. Als Struktur-schema kommt folgende Anordnung in Betracht:

$$M—A—A—\overset{+}{M}—A—A—\overset{+}{M}—A—A—P—A—A—M—A—A.$$

(A = Arginin, P = Prolin, M = andere Monoaminosäuren.)

Die Stellung des Prolins ist noch nicht gesichert, es könnte auch anstatt eines der beiden mit + gekennzeichneten Monoaminosäurereste auftreten. Zu einem etwas anderen Aufbauschema gelangte K. Felix (K. Felix und A. Mager).

A. Kossel (5) teilt die Protamine in drei Gruppen ein: 1. Mono-Protamine, welche nur Arginin und weder Histidin noch Lysin enthalten (Salmingruppe, bis zu 90% Arginin, vgl. S. 418); 2. Di-Protamine, welche Arginin und entweder Histidin oder Lysin aufweisen (z. B. Cypriningruppe mit wenig Arginin und viel Lysin) und 3. Tri-Protamine, in welchen sich alle drei Hexonbasen finden (z. B. Sturingruppe).

Der hohe Gehalt an Hexonbasen ist im Hinblick auf Wachstum und Ent-wicklung des Embryos von großer Bedeutung.

f) Histone.

Die Histone sind ähnlich den Protaminen wasserlösliche und durch Lösungen saurer Proteine fällbare Stoffe, sie sind jedoch durch Hitze koagulierbar; ein spezifisches Merkmal ist ihre Unlöslichkeit in verdünntem Ammoniak, durch konzentrierten werden sie denaturiert [A. Kossel (5)]. In bezug auf den Basen-gehalt nehmen sie eine Zwischenstellung zwischen den Protaminen und den übrigen Eiweißstoffen ein, doch scheinen nach Ergebnissen verschiedener Autoren [R. A. Gortner (1); R. A. H. Plimmer und J. Lowndes; H. O. Calvery (1)] graduelle Übergänge von histonartigen zu protaminartigen Eiweißstoffen möglich.

Die Histone finden sich, ebenfalls in Verbindung mit Nucleinsäure als Nucleo-proteide, in noch nicht ausgereiften tierischen Samen sowie in Lymphgeweben, vor allem der Thymusdrüse. Trotzdem manche Befunde damit nicht ganz in Ein-klang zu bringen sind, könnte man vielleicht auch die Eiweißanteile der Chromo-proteine Hämoglobin und Hämocyanin den Histonen zurechnen. In Pflanzen konnten bis jetzt keine Vertreter dieser Gruppe nachgewiesen werden. Das erste Histon wurde von A. Kossel (1) aus den roten Blutkörperchen der Gans isoliert (vgl. auch I. Bang). Auch aus dem unreifen Sperma von Fischen konnten Hi-stone, z. B. Gadushiston [A. Kossel und H. Kutscher (1)] oder Scomberhiston (I. Bang) dargestellt werden, die offenbar während der Reifung nach und nach durch Protamine ersetzt werden, bzw. in solche übergehen. In allen diesen Hi-stonen ebenso wie in dem an sich ebenfalls typische Histoneigenschaften auf-weisenden Kupferproteid Hämocyanin, das bei den Invertebraten dieselbe Funktion wie das Hämoglobin bei den Vertebraten erfüllt, ist von den Hexon-basen das Arginin in überragender Menge vorhanden.

g) Chromoproteine.

Unter „Chromoproteine" faßt man eine Gruppe von Stoffen zusammen, die als prosthetische Gruppe einen — meist unter Beteiligung eines Metalls, wie

Eisen oder Kupfer, aufgebauten — Farbstoff enthalten und demzufolge gefärbt erscheinen.

Hämoglobin, der rote Blutfarbstoff der Vertebraten, besteht aus dem Eiweiß Globin und dem eisenhaltigen Pyrrolderivat „Häm", die Verknüpfungsart dieser zwei Komponenten konnte bis jetzt nicht eindeutig geklärt werden (vgl. S. 380). Das Eisen, von dem es 0,34% enthält, liegt in der Eisen(II)-Form vor, was für die Fähigkeit des Hämoglobins, leicht Sauerstoff aufzunehmen, entscheidend ist. Auf dieser leichten Sauerstoffaufnahme, bei der es sich in Oxyhämoglobin verwandelt, beruht seine Rolle beim Transport des Sauerstoffs im Blut. (Es handelt sich dabei jedoch nicht um eine wahre Oxydation, da der Sauerstoff an das Eisen, das dabei 2wertig bleibt, nur angelagert und daher auch leicht wieder abgegeben wird; das wahre Oxydationsprodukt des Hämoglobins ist das sog. Methämoglobin oder nach neuerer Bezeichnungsweise [M. Kiese und H. Kaeske] Hämiglobin.) Außer zum Sauerstoff weist Hämoglobin auch große Affinität zu Kohlenoxyd auf — die eingetretene Verbindung ist an dem charakteristischen Absorptionsspektrum kenntlich — ferner auch zu Blausäure.

Hämoglobin, das also einen integrierenden Bestandteil des Blutes darstellt und infolgedessen auch in der Haut enthalten ist, sollte aus dieser stets sorgfältig entfernt werden, da sein Eisengehalt Anlaß zur Fleckenbildung werden kann (vgl. Kap. Stather). 1 Mol Hämoglobin vom Molekulargewicht 68000 enthält vier Eisenatome, die prosthetische Gruppe stellt im Hämoglobin ungefähr einen Anteil von 4% dar; sie kann bereits in der Kälte durch verdünnte Säuren oder Alkalien abgespalten werden. Der Eiweißkörper des Hämoglobins, das Globin, nähert sich in seiner Zusammensetzung den Albuminen, zu welchen es, weil auch einige Löslichkeitseigenschaften Ähnlichkeit aufweisen, von manchen Forschern gezählt wird. Da es aber die charakteristischen Histonreaktionen [siehe z. B. F. Hoppe-Seyler und H. Thierfelder (1)] zeigt [vgl. dagegen E. Abderhalden (8)], wird neuerdings die Einreihung dieses Eiweißstoffs unter die Histone wieder vertreten (vgl. z. B. D. Jordan Lloyd und A. Shore).

Globine verschiedener Herkunft sind nicht identisch, es existieren artspezifische Unterschiede, die auf den wechselnden Gehalt an Cystin und Methionin zurückzuführen sein sollen [H. B. Vickery und A. White (1); R. J. Block (5); J. Valer; E. Kaiser; G. Balassa]. So enthält Globin von Rindern 0,55% Cystin und 1,8% Methionin, das von Pferden ca. 0,8% Cystin und 1% Methionin (L. Birkofer und A. Taurins), während die Globine innerhalb derselben Art oder Familie eine diesbezüglich gleiche Zusammensetzung aufweisen, so z. B. das von Menschen oder Affen 1,2% Cystin und 1,45% Methionin, dasjenige von Fuchs, Schakal oder Hund 1,6% Cystin und 0,6% Methionin. Ähnliche artspezifische Unterschiede weist auch Hämoglobin bzw. Oxyhämoglobin, z. B. in der Löslichkeit (A. A. Green, E. J. Cohn und M. H. Blanchard), in der Bestandfähigkeit gegen Alkalien (F. Krüger) oder in der Kristallform (E. T. Reichert und L. A. Brown) auf. Die Befunde von E. G. Schlenck sowie K. Lang (1) u. a. über eine beim Menschen von Individuum zu Individuum verschiedene Globinzusammensetzung konnten nicht bestätigt werden [P. und M. Balint (2)].

Der isoelektrische Punkt des Globins liegt zufolge seines hohen Gehaltes an Hexonbasen im basischen Bereich bei ca. $p_H = 8$. Für seine Darstellung arbeitete E. Schulz ein Verfahren aus, das jedoch in neuerer Zeit durch bessere Methoden ersetzt worden ist, die sich der Fällung als Hydrochlorid durch Eingießen einer Oxyhämoglobinlösung in salzsäurehaltiges Aceton bedienen (M. L. Anson und A. E. Mirsky; E. G. Schlenck; L. Birkofer und A. Taurins).

Die ursprünglich mit dem Hämoglobin für identisch gehaltene (H. C.

Brinkman und R. Margaria) Kohlensäureanhydrase erwies sich bei weiteren Untersuchungen als eine von diesem verschiedene Substanz (H. C. Brinkman, R. Margaria, N. U. Meldrum und F. J. W. Roughton).

Dem Hämoglobin sehr nahe steht das Myoglobin, der Muskelfarbstoff, welcher wie jenes aus dem Eiweißkörper Globin und dem eisenhaltigen Häm besteht und ebenfalls 0,34% Eisen enthält. Bemerkenswert ist seine starke Affinität zum Sauerstoff, welche diejenige des Hämoglobins ca. um das 6fache übertrifft. Auch für Myoglobine konnten artspezifische Unterschiede gefunden werden, so stellten J. Roche und V. Derrien Variationen besonders im Gehalt an Histidin, Tyrosin, Alanin und Leucin zwischen Rind, Pferd und Hund fest.

An weiteren eisenhaltigen Blutfarbstoffen wären noch das Chlorocruorin und das Hämerythrin zu nennen. Chlorocruorin besteht aus einem Hämin, das an eine Eiweißkomponente gebunden ist, und konnte aus dem Blut von Borstenwürmern dargestellt werden [H. Fischer und C. v. Seemann (1), (2)]. Auch Hämerythrin kommt nach den bisherigen Forschungsergebnissen nur in Würmern vor, nach M. Florkin ist es ein eisenhaltiges Globulin.

Haemocyanin. Die Rolle, welche das Haemoglobin im Wirbeltierblut spielt, kommt dem Hämocyanin für gewisse Wirbellose, so Krebse, Tintenfische, Schnecken usw. zu. Das Metall der prosthetischen Gruppe ist in diesem Fall Kupfer, das wie das Eisen des Hämoglobins in der reaktiven Kupfer(II)-Form (J. B. Conant, F. Dersch und W. E. Mydans) vorliegt. Während jedoch der Eisengehalt in allen Hämoglobinen gleich ist, weisen die Hämocyanine unterschiedliche Kupfermengen auf, so das Chromoprotein der Crustaceen (Hummer, Krabben usw.) 0,18%, während das der Mollusken etwa 0,25% enthält. Auch herkunftsbedingte Unterschiede in bezug auf die Sauerstoffdissoziationskurven (A. C. Redfield) sowie das Molekulargewicht, das bei den Hämocyaninen außerordentlich hohe Werte erreichen kann (Hämocyanin der Weinbergschnecke Helix pomatia über 6000000) wurden gefunden. Nähere Einzelheiten über alle diese Fragen sind aus den Arbeiten von A. C. Redfield sowie J. Roche (2) zu entnehmen.

Der Blutfarbstoff gewisser Ascidienarten enthält, wie M. Henze nachweisen konnte, als sauerstoffübertragendes Metall Vanadium — wahrscheinlich in Form seiner 2wertigen Stufe — in größerer Menge (über 10% Vd_2O_3). Der Blutfarbstoff ist wasserlöslich, scheint also ähnlich wie das Hämoglobin einen Eiweißbestandteil mit den Löslichkeitseigenschaften eines Albumins aufzuweisen, er färbt sich an der Luft dunkelbraun und ergibt mit Pyrogallol, Brenzcatechin oder Tannin tiefblauschwarze Ausfällungen. Die Angaben von Harleß über von Kohlensäure hervorgerufene tiefblaue Verfärbungen des Blutes, welche durch Sauerstoffeinwirkung wieder rückgängig gemacht würden, konnten von M. Henze nicht bestätigt werden.

Eine weitere Gruppe von Chromoproteinen enthält außer dem Metall noch Nucleinsäure od. dgl. Hierher gehören die gelben Atmungsfermente (vgl. z. B. O. Warburg; O. Warburg und W. Christian; E. Haas), die Cytochrome, z. B. Cytochrom C [H. Theorell (1)], das eisenhaltige Ferritin der Milz (V. Laufberger; R. Kuhn, N. A. Sörensen und L. Birkofer), die kupferhaltige Kartoffelphenoloxydase [F. Kubowitz (1)], die eisenhaltige Katalase aus Leber [H. v. Euler und K. Josephson; J. B. Sumner und A. L. Dounce (1), (2)] u. a. m.

h) Phosphoproteine.

Das Vorkommen von Phosphoproteinen konnte bis jetzt nur in Aufbaustoffen des Tierreichs nachgewiesen werden, in denen sie meist als Calciumsalze enthalten sein dürften. Sie tragen ausgesprochen sauren Charakter und sind dementsprechend in Alkalien löslich. Die Lösungen ihrer Salze sind nicht koagulierbar, in reinem Wasser lösen sie sich nicht und ihre Neigung zum Denaturieren ist gering. Wie schon der Name besagt, enthalten die Phosphoproteine als charakteristischen Bestandteil Phosphor, der jedoch, z. B. im Gegensatz zu dem der Nucleoproteide, leicht abgespalten werden kann. Nach C. Rimington (1) soll der Phosphor in esterartiger Bindung an das β-Hydroxyl der Oxyglutamin-säure geknüpft vorliegen, neuere Forschungen [S. Posterniak; F. A. Lipmann und P. A. Levene; F. A. Lipmann (1), (2)] machen eine Bindung an das Serin wahrscheinlich.

$$H_2N-CH-COOH$$
$$|$$
$$CH_2$$
$$|$$
$$O-PO(OH)_2$$

F. A. Lipmann und P. A. Levene und F. A. Lipmann konnten aus den Phosphoproteinen Casein und Vitellin eine Phosphoaminosäure, Phosphoserin, isolieren, der sie die nebenstehende Formel zuschreiben.

Gemäß ihrer Funktion als Nährstoffe für Embryo und Jungtier sind die Phosphoproteine verhältnismäßig reich an Hexonbasen und Tryptophan, ihr für den Aufbau der Skelettsubstanz wichtiger Gehalt an Calcium und Phosphor erhöht noch ihren biologischen Wert.

Casein. Das Casein (oder nach englischer Nomenklatur Caseinogen) ist das wichtigste Protein der tierischen Milch. Es liegt fast immer an Calcium gebunden vor, nur in der menschlichen Milch dürfte es in Form seiner Kaliumverbindung vorhanden sein. Die Eigenschaften der Caseine verschiedener Tierarten sind nicht ganz gleich, auch in der Racemisierbarkeit ihrer Spaltprodukte wurden Unterschiede gefunden, auf Grund deren H. W. Dudley und H. E. Woodman die Anschauung vertreten, daß es sich z. B. bei Casein aus Kuhmilch und Casein aus Schafsmilch um zwei nicht identische Proteine handelt. Es scheinen auch die einzelnen Caseine keine einheitlichen Substanzen darzustellen, da z. B. Kuhcasein in Fraktionen von verschiedenem Löslichkeitsverhalten und Phosphorgehalt zerlegt werden konnte [K. Linderstrøm-Lang (1)], ein Befund, der sich mit den auf anderem Wege gewonnenen Erkenntnissen S. P. L. Sørensens (6) (vgl. S. 453) deckt. Die Darstellung des Caseins erfolgt am besten durch Abscheidung mittels 0,05 n HCl in der Nähe seines isoelektrischen Punktes, also bei p_H 4,6 bis 4,7.

Durch Pepsin sowie durch aktiviertes Trypsin wird Casein sehr leicht gespalten, durch Einwirkung des Labferments (Labung) tritt Gerinnung ein, das Casein geht in das lösliche Paracasein [nach englischer Bezeichnungsweise (siehe oben) Casein] über, welches in Form seines unlöslichen Kalksalzes ausfällt. Für das Eintreten der Gerinnung ist demnach die Anwesenheit eines löslichen Kalksalzes notwendig.

Die Bausteine des Caseins sind zu über 95% erfaßt, bemerkenswert ist der hohe Gehalt an Dicarbonsäuren [H. D. Dakin (4) fand 21% Glutaminsäure und 10,5% Oxyglutaminsäure], welche ihm den sauren Charakter verleihen. Neben dem Phosphor enthält Casein auch einen Kohlenhydratanteil in Höhe von ca. 0,3%, der nach Angabe von M. Sørensen und G. Haugaard (2) nur aus Galaktose bestehen soll.

Casein wird zur Herstellung von Caseindeckfarben für Leder herangezogen; eine neuere technische Verwendung ist die Darstellung wollähnlicher Fasern (Lanital) daraus, während die Verarbeitung mit Formaldehyd zu Kunstmassen wie Galalith (vgl. S. 389) und dergleichen schon lange bekannt ist.

Vitellin. Der klassische Vertreter der Vitelline ist das Ovovitellin [F. Hoppe-Seyler (1)], das im Hühnereidotter in Verbindung mit Lecithin in Form seines Calciumsalzes vorkommt.

Es enthält ca. 1,0% Phosphor, nach C. Neuberg (1) auch Glucosamin. Ovovitellin zeigt die Löslichkeitseigenschaften eines Globulins, trägt sauren Charakter (ca. 13.% Glutaminsäure; T. B. Osborne und D. B. Jones) und enthält als spezieller Nährstoff für den Embryo noch etwas mehr Hexonbasen als das Casein. Nach E. Chargaff (1) ist die Möglichkeit in Erwägung zu ziehen, daß die Lipoidbildung über das Vitellin erfolgt.

Serumvitellin, das z. B. im Serum legender Hennen zu finden ist, unterscheidet sich kaum von dem Vitellin des Eidotters (R. R. Roepke und L. D. Bushnell).
In diese Gruppe gehören auch die Ichthuline, welche in den Eiern von Knochenfischen vorkommen. Das Ichthulin der Karpfeneier (Valenciennes und Frémy) ist vermutlich als Lecithinverbindung darin enthalten, während das Ichthulin der Dorscheier für lecithinfrei befunden wurde. Aus Froscheiern wurde ein entsprechender Stoff „Batrachiolin" isoliert.

i) Glykoproteine.

Die Glykoproteine sind Eiweißstoffe, welche einen Kohlenhydratanteil in labilerer Bindungsform und besonders in weit größerer Menge enthalten als die anderen Proteine. Durch längere Behandlung mit verdünnter Säure oder Alkali können sie in ihre zwei Bestandteile aufgespalten werden, Fehlingsche Lösung reduzieren sie erst nach erfolgter Hydrolyse. Sie sind nicht koagulierbar durch Hitze. Die Glykoproteine bilden einen wesentlichen Bestandteil der Knorpel und Schleimsubstanzen und sind auch für die Haut von einer gewissen Bedeutung.

Während über die in diese Gruppe einzureihenden Stoffe selbst ziemliche Einhelligkeit besteht, gehen die Definitionen und Einteilungsprinzipien weit auseinander. So unterscheidet P. Levene (2) zwei Untergruppen, nämlich die Mucine mit Mucoitinschwefelsäure als prosthetischer Gruppe, schleimige Stoffe, welche in den Sekreten von Schnecken, Speicheldrüsen u. a. sowie in der Glaskörperflüssigkeit usw. auftreten. Hierher gehören auch Ovomucoid und Serummucoid. Die andere Gruppe sind die Mucoide, welche als prosthetische Gruppe Chondroitinschwefelsäure aufweisen und in den Stützgeweben wie Knorpeln, Knochen usw. vorkommen. In neuerer Zeit schlägt Karl Meyer (C. L. A. Schmidt, S. 296) die nachstehende, wohl nicht in allen Punkten stichhaltige Einteilung vor:

Mucoide, welche keine Uronsäure enthalten und deren Polypeptidanteil fest an ein Polysaccharid, wie polymerisierte Glucosamin-Mannose, gebunden ist. Sie enthalten meist viel organischen, aber keinen anorganischen Schwefel (G. Blix, C. O. Oldfeldt und O. Karlberg). Hierher gehören z. B. Ovomucoid und Serummucoid.
Mucine, welche durch ihren Gehalt an Uronsäure charakterisiert sind, deren Carboxylgruppe vermutlich in salzartiger Bindung mit den basischen Proteingruppen verknüpft ist. Sie enthalten keinen Schwefel. Als Beispiele wären hier u. a. zu nennen die Glaskörperflüssigkeit und die Whartonsche Flüssigkeit. Sulfomucine enthalten neben der Uronsäure auch noch Schwefelsäure (K. Meyer, J. W. Palmer und E. M. Smyth).
Chondrosulfomucine nennt K. Meyer die gewöhnlich als Chondroproteine bezeichneten Eiweißstoffe, bei welchen Chondroitinschwefelsäure als prosthetische Gruppe auftritt und die z. B. im Knorpel und anderen Stützgeweben enthalten sind, also den Mucoiden Levenes (siehe oben) entsprechen. Den Chondrosulfomucinen entsprechen die Glykosulfomucine, welche aber beim Abbau Glucosamin statt Chondrosamin liefern.

Nach E. Strauß und W. A. Collier, S. 625, welche einer Gruppe von mucoitinschwefelsäurehaltigen Mucinen und Mucoiden die Chondroproteine und das Virchowsche Amyloid gegenüberstellen, ist das Charakteristikum der echten Mucine, daß sie als saure Körper mit Alkalien oder Erdalkalien saure oder neutrale Salze bilden, welche in Wasser zu einer schleimigen fadenziehenden Flüssigkeit löslich sind.

Der Sprachgebrauch wiederum macht überhaupt keine differenzierten Unterschiede, was auch zu verstehen ist, da die Zusammensetzung meist wenig geklärt und gleitende Übergänge zwischen den einzelnen Stoffen vorhanden sind. Um einige Substanzen zu nennen: Das Submaxillarismucin der Speicheldrüse mit 23,5 Glucosamin, Trachealmucin mit 35% Glucosamin, das Mucoid aus Blutserum, das Gallertmucoid des Gallertschwammes, das Corneamucoid der Hornhaut usw. Das oben schon erwähnte Ovomucoid, das im Eiereiweiß zu 1,5% enthalten ist, enthält 35% Glucosamin (auf Traubenzucker berechnet); ihm nahe steht das Serummucoid. In diesem Zusammenhang wichtiger sind die Chondroproteine (die Mucoide P. Levenes bzw. Chondrosulfomucine K. Meyers, siehe oben), da sie Bestandteile des Stütz- und Hüllgewebes darstellen. Sie sind durch Gerbsäure nicht fällbar und verhindern auch durch ihre Anwesenheit die Fällung von anderen Proteinen, z. B. Glutin, durch Gerbsäure (Schutzkolloidwirkung?).

Coriummucoid. Dieser Name wurde von E. H. B. van Lier für eine von ihm aus der Lederhaut von Tieren und auch aus Menschenhaut gewonnene, dem Mucoid aus Sehnen nahestehende Substanz geprägt. Schon A. Rollet (1) wies nach, daß fibrilläres Bindegewebe von Haut und Sehnen in Kalkwasser einen mit Essigsäure fällbaren Körper abgab, der offenbar als Kittsubstanz gewirkt hatte. Während der aus Sehnen gewonnene Stoff als Mucoid identifiziert werden konnte, wurde die Existenz eines Mucoids in der Haut abgestritten (Reiner; Th. Körner, S. 4). Um diesen Sachverhalt zu klären zog E. H. B. van Lier Hautstückchen, welche durch Rasieren enthaart und durch 24 Stunden langen Druck von 250 Atmosphären entblutet und entsaftet waren, mehrere Tage lang mit Kalkwasser aus, wobei er zuerst trübe, schließlich aber ganz klare Lösungen erhielt, in denen Zusatz von 5%iger Essigsäure einen voluminösen Niederschlag aus zähen Fäden hervorrief. E. H. B. van Lier führt den gegensätzlichen Befund von Reiner, welcher, wie oben erwähnt, kein Mucoid aus der Haut isolieren konnte, wohl nicht mit Unrecht darauf zurück, daß Reiner keine frische, sondern eine mit Kalkmilch enthaarte und mit Wasser durchgeknetete Haut untersuchte, aus der die mit Kalk eine lösliche Verbindung bildende interfibrilläre Substanz natürlich bereits zum größten Teil entfernt war. Ebenso wie E. H. B. van Lier fanden auch G. J. Rosenthal; G. D. McLaughlin und E. R. Theis (1) sowie A. Küntzel [A. Küntzel und K. Buchheimer (1); A. Küntzel und J. Philips] in der Haut einen mucoidartigen Körper, ein Befund, der in neuerer Zeit von W. Graßmann bestätigt werden konnte [W. Graßmann, J. Janicki und F. Schneider, S. 74; F. Schneider (2)]. Dabei wurde von den letztgenannten Autoren so vorgegangen:

Der durch Kochsalzbehandlung von Albuminen und Globulinen befreite Coriummittelspalt (vgl. S. 455) wurde mit halbgesättigtem Kalkwasser versetzt, längere Zeit geschüttelt und dann der in Lösung gegangene Stickstoff bestimmt. Diese Operation wurde im ganzen 4mal wiederholt. Dann wurden die Fraktionen vereinigt, durch Zentrifugieren geklärt und mit Essigsäure gerade sauer gestellt. Innerhalb von 24 Stunden hatte sich ein weißer voluminöser Niederschlag abgesetzt, der nach Zentrifugieren mit Aceton entwässert und dann im Exsikkator getrocknet wurde. Aus der Stickstoffbestimmung ergab sich, daß 53% des insgesamt bei der Kalkbehandlung in Lösung gegangenen Stickstoffs als Mucoid gefällt worden waren.

Auch hier wurde wieder wie bei Albumin und Globulin (vgl. S. 455 u. 458) der Kohlenhydratanteil bestimmt. Es zeigte sich, daß 7,7% Zucker, vermutlich ein Gemisch Galaktose: Glukose 1:1, anwesend waren. Aminozucker wurden 1,53% gefunden.

Das dem „Coriummucoid" ähnliche Tendomucoid der Sehnen, das M. F. Loebisch aus Rindersehnen darstellte, wurde schon erwähnt, P. B. Hawk und W. J. Gies gewannen Ligamentomucoid aus Ligamentum nuchae und Osseomucoid aus Knochen. Aus Knorpelsubstanz konnte das Chondromucoid erhalten werden [C. Mörner (2)]. Diesen Substanzen bis zu gewissen Graden ähnlich, jedoch frei von Chondroitinschwefelsäure ist das „Amyloid" Virchows. Dieses tritt in pathologischen Fällen in Milz, Leber, Niere als Infiltration oder in serösen Häuten als konzentrisch geschichtete Körnchen je nach der Natur des metaplasierten Gewebes auf.

Ein phosphorhaltiges Glykoproteïd wurde aus der Eidrüse von Helix pomatia dargestellt.

k) Viren.

Zufolge ihrer besonderen Beschaffenheit, die ihnen eine noch ungeklärte Stellung zwischen belebter und unbelebter Natur anweist, sollen die Viren auch als gesonderte Gruppe behandelt werden.

Es sind meist ultrafiltrierbar kleine Körper, die sich in Tieren und Pflanzen auf noch nicht recht geklärte Art vermehren und schwere Krankheiten hervorrufen (Schwarze Blattern, Gelbfieber, Rinderpest, Maul- und Klauenseuche, Tollwut u. a. m.; Kräuselkrankheit der Zuckerrübe, Mosaikkrankheiten auf Kartoffeln, Tabak usw.) (virus = Gift [lat.]); ihre Weiterzüchtung auf Substraten ohne lebende Zellen ist — bis jetzt wenigstens — nicht gelungen, trotzdem sie teilweise, z. B. gewisse phytopathogene Viren, als aktives reines Proteinmolekül (also scheinbar unbelebt) gewonnen werden konnten. Schon W. M. Stanley (1) konnte zeigen, daß das biologisch aktive Prinzip an ein Nucleoprotein gebunden und von diesem nicht abtrennbar sei, so daß es sich also um einen einheitlichen Eiweißstoff handeln muß. Neuerdings stellte E. Pfankuch auf Grund von Spaltungsversuchen, bei denen das native Virusprotein in 50 bis 100 identische Bruchstücke zerfiel, folgendes Bindungsschema für Virusmoleküle auf

Protein—Nucleinsäure—Protein—Nucleinsäure—....,

das Molekül wäre demnach durch Verkettung (Veresterung, Amidierung) normaler niedermolekularer Nucleoproteine entstanden. Aus Vergleichsversuchen mit Blatt- und Virusprotein an der Katalaseaktivität von Seidenspinnerraupen usw. schließen K. Yamafuji, K. So und T. Kitano, daß die Wirkung der Viren zum Teil auf deren Eiweißkomponente beruhe und daß eine Viruskrankheit auch ohne Infektion mit Viren entstehen könne.

Das als erstes isolierte [W. M. Stanley (2)] Tabakmosaikvirusprotein liegt bei Ausfällung in Form von Nadeln vor. Den Kristallen fehlt nach F. C. Bawden und N. W. Pirie die völlige Gitteranordnung, so daß das Aggregat nur durch Kohäsion in Parallelhaftung zusammenbleibt, wie auch röntgenographische Messungen (I. B. Bernal und J. Fankuchen) und übermikroskopische Aufnahmen [G. A. Kausche, E. Pfankuch und H. Ruska (1); G. A. Kausche und H. Ruska] ergaben (vgl. dazu Abb. 229, S. 369). Das innermolekulare Muster wiederholt sich in Perioden von 69 Å in Richtung der Faserachse, die stäbchenförmigen Gebilde scheinen faserige Riesenmoleküle aus möglicherweise nur $11 \cdot 10 \cdot 10$ Å großen Untereinheiten zu sein [W. T. Astbury (2), S. 521]. Sie besitzen einen hexagonalen Querschnitt (Durchmesser 152 Å), ihre Länge konnte unter gewissen Vorsichtsmaßregeln im Elektronenmikroskop mit 2500 Å ermittelt werden. Das Molekulargewicht, für das früher Werte von 17 bzw. 50 Millionen genannt wurden (The Svedberg und K. O. Pedersen, S. 356) liegt nach neueren Messungen bei 46 Millionen (G. Schramm).

Von der Erforschung der Viren mit modernen Hilfsmitteln und der Entschleierung ihrer noch immer recht geheimnisvollen Beschaffenheit hängt für die Medizin und für viele andere Zweige der Naturwissenschaften Großes ab: Die wirksame Bekämpfung der schwersten Krankheiten und Seuchen von Menschen, Tieren und Pflanzen, die Aufklärung der Natur von Substanzen und Vorgängen, die gewissermaßen am Beginn des Lebens zu stehen scheinen.

C. Andere Inhaltsstoffe der Haut.

I. Fette.

1. Einführung.

Die Fettstoffe sind nächst den Proteinen, an die sie auch in mehr oder minder loser Bindung angelagert als „Lipoproteine" vorkommen [vgl. z. B. W. W. Lepeschkin(2), S. 154; E. Chargaff(2); siehe auch S. 460], der wichtigste Bestandteil der Haut. Beim lebenden Tier spielen sie in der Schutzwirkung der Haut eine erhebliche positive Rolle, nach der Gerbung treten sie jedoch nur unliebsam hervor, sie sind unter Umständen schuld oder mit schuld an der Bildung von Fettflecken oder Fettausschlägen im Fertigleder. Abgesehen von strukturellen Gründen sind auch deshalb stark fettdurchsetzte Häute in den Gerbereien nicht gern gesehen (Ölkuchen-Mastvieh!). Der Fettgehalt der Haut ist größtenteils fütterungsbedingt, so fanden I. D. Clarke, L. S. Stuart und R. W. Frey, S. 29, bei Analyse der Haut von gut- bzw. unterernährten Zwillingslämmern als hervorstechendsten chemischen Unterschied einen bedeutend höheren Fettgehalt bei den ersteren. Selbstverständlich spielen aber auch andere Umweltfaktoren, wie Klima, Haltung der Tiere usw., sowie individuelle Verschiedenheiten eine Rolle (vgl. z. B. R. W. Frey, I. D. Clarke und L. S. Stuart).

Über die Entstehung der Fettstoffe in der Haut wurden verschiedene Theorien aufgestellt und manche Einzelreaktionen konnten auch bewiesen werden, im großen und ganzen kann man aber noch nicht von einer vollständigen Klärung sprechen. Widerlegt werden konnte die alte Theorie von R. Virchow, nach der die Talgbildung als ein typisches Merkmal der Zellverfettung und ein Beweis für die intracellulare Entstehung der Fette aus Eiweiß angesehen wurde. Für die epidermalen Fettbestandteile konnte eine Einwanderung aus der Blutbahn ziemlich gesichert werden. So fand z. B. W. L. L. Carol bei den der Blutbahn am nächsten liegenden Basalzellen die stärksten Fettfärbungen; M. B. Schmidt erzielte bei Fettfütterung subcorneale Fettcysten bei Mäusen („Olivenölmäuse").

Sowohl Fettmengen wie Fettzusammensetzung sind innerhalb derselben Tierart, ja innerhalb derselben Haut nicht die gleichen, von Unterschieden zwischen den Rassen ganz abgesehen. Von den einzelnen Hautschichten ist die Unterhaut am fettreichsten, aber auch im Corium bilden die Fettzellen manchmal ein zusammenhängendes Gewebe, z. B. bei vielen Pelztieren (vgl. Kap. Küntzel, S. 307). In Corium und Epidermis scheinen geschlechts- und altersbedingte Verschiebungen stattzufinden (vgl. S. 472). Aber auch die Lokalisation der Fette in den einzelnen Hautstellen ist recht ungleich, so fanden I. D. Clarke und R. W. Frey Zahlen von 1,8 bis 27,7% des Trockengewichts in der Hälfte einer fetten Rindshaut (siehe auch Abb. 243, S. 480). Dies sind ganz abnorm hohe Werte, da sich der Fettgehalt einer Rindshaut in der Regel zwischen 0,5 und 2% bewegt. Bei chinesischen Häuten fand G. Grasser allerdings auch Werte von 13 bis 20%. Von den übrigen Landsäugetieren weisen Ziegenhäute einen recht schwankenden Fettgehalt zwischen 3 und 10% [R. F. Innes(1)], Schweinshäute je nach der Enthäutungs- und Entspeckungsart einen solchen von 4 bis 29% auf (W. Hausam), während Schafshäute Mengen bis zu 30% (E. Stiasny), ja sogar 40% (L. Jablonski, S. 22) zeigen können; diese Häute werden im Fettreichtum noch übertroffen von denen der Meeressäuger, die ja einer besonders gut isolierenden und wasserabstoßenden Hülle bedürfen. Bei den Großwalen reicht die Verfettung der Unterhaut auch in das Corium soweit hinein, daß die Haut schwammige Struktur aufweist, wodurch sie zur Ledererzeugung wenig geeignet scheint (Kap. Freudenberg, S. 96; vgl. Kap. Küntzel, S. 354).

Die Kaltblütler mit ihrer ganz anders strukturierten Haut brauchen keinen wasserabstoßenden Fettmantel, ihre Haut zeigt mit wenigen Ausnahmen (z. B. Aale, vgl. S. 480) einen recht niedrigen Fettgehalt, beispielsweise in Kochsalz konservierte Seewolfhaut 1,2% (V. Kotov) oder Kabeljauhaut sogar nur 0,3% (M. A. Reiman, B. I. Rubin und O. P. Chudinov). Die Selachier scheinen sich den eigentlichen Fischen in bezug auf den Fettgehalt der Haut anzureihen. So fand M. Shimidzu bei der Analyse der Häute von zwei Haifischarten (Yoshiriki und Aburasama) 0,33 bzw. 1,29% Öl.

Ebensolche Unterschiede wie bei der Menge scheinen auch in der chemischen Zusammensetzung der Hautfette auf, und zwar treten hier die artbedingten Ungleichheiten relativ hinter den schichtbedingten zurück, d. h. die Coriumfette z. B. von Stier und Schaf zeigen chemisch verwandtere Bestandteile als Corium und Epidermis der Stierhaut in sich.

Wie die Untersuchungen ergaben, ist das aus der Haut extrahierte Fett kein einfaches Neutralfett, es enthält Phosphatide, Cholesterin usw., aus diesem Grunde spricht man in der Gerbereiliteratur auch meist von den „Hautlipoiden". Deshalb ist der Ausdruck auch hier beibehalten worden, obzwar er keine chemisch definierte Klasse von Körpern umreißt, sondern nach I. Bang und R. Degkwitz unter Lipoiden alle die Zellbestandteile zusammengefaßt werden, die durch Äther, Benzol, Chloroform oder ähnliche Fettlösungsmittel extrahiert werden können (R. Kunze und H. C. Buer, S. 15). Darunter fallen also:

1. Neutralfette bzw. Fette (Ester der höheren Fettsäuren mit Glycerin).
2. Wachse (Ester hochmolekularer Alkohole mit Fettsäuren).
3. Sterine (hochmolekulare Substanzen meist alkoholischer Natur mit kondensierten hydroaromatischen Ringsystemen, in freier Form oder als Ester).
4. Cerebroside (Verbindungen von Sphingosin als organische Base mit Galaktose und bestimmten höheren Fettsäuren).
5. Phosphatide (Lipoide, die Phosphorsäurereste in chemischer Bindung enthalten).

Allgemein wäre noch zu sagen, daß vom Körperäußeren gegen das Körperinnere hin Schmelzpunkt und Verseifungszahlen der Fette zu-, Wassergehalt, Jodzahl und meist auch spezifisches Gewicht abnehmen, wie C. R. Moulton und P. E. Trowbridge in Untersuchungen am Rind feststellten; Untersuchungen am Menschen ergaben einen mit zunehmendem Alter sinkenden Schmelzpunkt (H. Jaeckle). Was nun die Zusammensetzung der Fette der verschiedenen Schichten betrifft, so sind in den eigentlichen Fettzellen in der Hauptsache Glycerinester der Stearin- ($C_{17}H_{35}COOH$, F = + 72°), Palmitin- ($C_{15}H_{31}COOH$, F = + 62,6°) und Oleinsäure ($C_{17}H_{33}COOH$, F = + 14°) enthalten, und zwar sowohl Triglyceride wie auch gemischte Glyceride, z. B. Stearodipalmitine in Schweinefett, Palmitodistearine in Hammel- und Rindstalg (W. Hansen). Das Vorherrschen der einen oder anderen Komponente hängt von Tierart und äußeren Faktoren ab. Kälte (Außenseite des Körpers, kaltes Klima) bedingt Vorherrschen der Ölsäure, Fleischfresser haben palmitinsäurereicheres und demnach weicheres Fett als Pflanzenfresser, die dafür mehr Stearinsäure aufweisen. Der Inhalt der epidermalen Talgdrüsen wird hauptsächlich aus Wachsen, also den Fettsäureestern einwertiger Alkohole, gebildet, z. B. des Cetylalkohols $C_{16}H_{33}OH$ (F = + 59°), des Eikosylalkohols $C_{20}H_{41}OH$ (F = + 70°), des Cerylalkohols $C_{26}H_{53}OH$ (F = + 79°).

Die Entstehung der für die bestuntersuchtesten aus der Haut stammenden Fette, den Walrat (Pottwal) und das Wollfett (Schaf), charakteristischen Alkohole dürfte nach J. Parnas wahrscheinlich durch Reduktion der entsprechenden Fettsäuren zum Aldehyd stattfinden, aus dem dann nach der Cannizzaro-Reaktion der Alkohol gebildet wird:

$$2\,R\text{—CHO} + H_2O \xrightarrow{\text{Aldehydmutase}} R\text{—CH}_2OH + R\text{—COOH}.$$

Eine Stütze erfährt diese Theorie dadurch, daß diese Alkohole (ebenso wie im gleichfalls gut untersuchten Bürzeldrüsensekret der Vögel) mit Säuren gleicher C-Zahl zum Ester zusammentreten.

Walrat:

$$C_{16}H_{33}O \vdots H \qquad HO \vdots OC_{16}H_{31} \qquad\qquad F = 53,5$$

Cetylalkohol.   Palmitinsäure.

Bürzeldrüsensekret:

$$C_{18}H_{37}O \vdots H \qquad HO \vdots OC_{18}H_{37}$$

Octadecylalkohol.   Stearinsäure.

Wollfett:

$$C_{26}H_{53}O \vdots H \qquad HO \vdots OC_{26}H_{51} \qquad\qquad F = 84$$

Cerylalkohol.   Cerotinsäure.

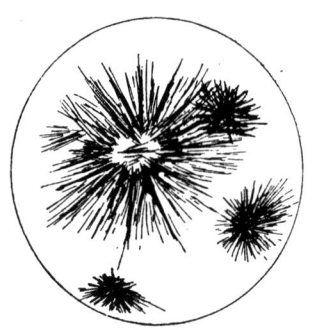

Abb. 239. Cholesterinkristall aus Stierhaut (Vergr. 100 mal) [F. O'Flaherty und W. T. Roddy (1)].

Die größte Rolle unter allen Fettbestandteilen der Haut spielt jedoch das *Cholesterin*, $C_{27}H_{46}O$, das in allen Hautteilen, oft in freier Form, in geringerer oder größerer Menge vorhanden ist. Abb. 239 zeigt ein Cholesterinkristall, das sich bei postmortaler Abkühlung in der Stierhaut gebildet hat [F. O. Flaherty und W. T. Roddy (1)].

Aus Äther kristallisiert Cholesterin in Nadeln, aus Alkohol in wasserhaltigen Tafeln, es ist unlöslich in Wasser, schwer löslich in kaltem Eisessig und Alkohol, in kochendem absolutem Alkohol löslich 1:9; vakuumtrocken besitzt es einen Schmelzpunkt von 148,5°, $(\alpha)_D = -31,12°$ in ätherischer Lösung. Die von ihm gegebenen Farbreaktionen sind nicht spezifisch; über seine quantitative Bestimmung sei auf die Zusammenstellung bei K. Hinsberg und K. Lang, S. 245, verwiesen. Seine Konstitutionsaufklärung verdanken wir in erster Linie A. Windaus, der 1919 eine hypothetische Formel aufstellte, der erst 1932 der eindeutige Konstitutionsbeweis folgte [A. Windaus (1), (2)].

Cholesterin.

Im tierischen Organismus wurde Cholesterin erstmalig von Hartmann als Cholesterinsäureester im Wollfett der Schafe aufgefunden. 1880 konnte O. Liebreich (1), (2) Cholesterinester mit Hilfe der Liebermann-Burchardtschen Reaktion in verhornten Adnexen, so Hörnern, Federn, Stachelborsten, nachweisen. Auf Grund des Vorkommens in der talgfreien Haut des Faultiers nahm er Entstehung in den verhornenden Epithelien an. Dies scheint insofern zu stimmen, als mit der Verhornung eine Veresterung des Cholesterins vor sich geht. P. G. Unna und L. Golodetz fanden nämlich im Fett der Oberhaut — Hornschicht + Stachelschicht — 14% freies Cholesterin, in der Hornschicht nur 10,7%, wogegen sich letztere als viel reicher an Cholesterinestern (8,9% gegen 2%) erwies. Überhaupt scheint mit fortschreitender Zellentwicklung eine Veresterung vor sich zu gehen, so enthält das menschliche Colostrum 50% freies Cholesterin, die Milch nur mehr Ester (W. Hueck). Über die in der Haut vorhandenen Cholesterinmengen existieren in der Hauptsache Untersuchungen am Menschen

(S. Rothmann und F. Schaaf; P. G. Unna und L. Golodetz; H. C. Eckstein und U. J. Wile; R. Pachur; D. J. Kooymann), eine Untersuchung an tierischem Material führte J. Weill durch (Tabelle 23).

Tabelle 23. Cholesteringehalt der tierischen Haut und ihrer Adnexe (nach J. Weill).

Tier	Teil	Cholesteringehalt in Prozent des Trockengewichtes (Mittelwerte)
Rind	Haut (Epidermis + Cutis + + Subcutis)	0,28
Kaninchen		0,425
Meerschweinchen		0,48
„ , hungernd . .		0,55
Murmeltier		0,35
Natter		0,85
Frosch		0,65
Karpfen		0,40
Weißling		0,49
Kaninchen	Haare	0,44
Meerschweinchen		0,46
Murmeltier		0,07
Hammel	Hufe	0,465
Lammföten		0,79
Taube, Ente, Rebhuhn	Federn	0,11—0,38

Das in den äußeren Schichten stark angereicherte Cholesterin schützt die Haut gegen schädliche Einwirkungen chemischer Natur (Cholesterinmantel). Auf das Vorkommen von Isocholesterin [E. Schulze (2)] und Oxycholesterinen, die durch Einwirkung von Licht und Luft entstehen dürften, wie J. Liftschütz (1), (2), (3) im Rahmen seiner genauen Untersuchungen über das Wollschweißfett der Schafe feststellte, sei hier ebenfalls hingewiesen, da die Cholesterinderivate die hohe Wasseraufnahmefähigkeit der Hautfette verursachen sollen [J. Liftschütz (3); P. G. Unna]. Dieser kommt in Verbindung mit der Wasserundurchlässigkeit insofern Lebenswichtigkeit zu, als dadurch Wasseraufnahme und -abgabe der Haut geregelt wird.

2. Die Rolle der Hautfette vom gerbereichemischen Standpunkt.

Verhältnismäßig spät erst haben sich die Gerbereichemiker für die Hautfette interessiert und die Bearbeitung dieses Problems ist bis auf den heutigen Tag mehr oder minder auf einen kleinen Kreis von Autoren beschränkt geblieben.

G. D. McLaughlin und E. R. Theis (1) haben in ihrer in diesem Kapitel mehrmals erwähnten Standardarbeit über die Zusammensetzung der tierischen Haut auch das Fettvorkommen untersucht und gefunden, daß ein Teil der Coriumfette direkt extrahierbar seien, ein Teil erst nach stattgehabter Hydrolyse. Bei direkter Extraktion mit Aceton, Alkohol und schließlich Äther erwies es sich, daß die Menge an erhaltenem Fett spezifisch verschieden sei (vgl. Abb. 240; zur Untersuchung gelangten je drei Häute).

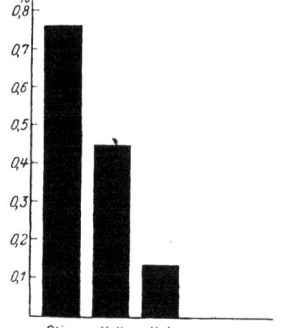

Abb. 240. Unterschiede im Gesamtfettgehalt des Coriums von Rinderhäuten [nach G. D. McLaughlin und E. R. Theis (1)].

Tabelle 24 [G. D. McLaughlin
und E. R. Theis (1)].

Schicht	Gesamtfett in Prozent
Oberste	1,94
Mittlere	0,28
Unterste	1,03

Bei Unterteilung von 100 g Stierhaut in drei Lagen (Oberste [Haar-] Schicht 27 g, Mittelschicht 48 g, Unterste Schicht 25 g) zeigte sich ebenfalls eine beträchtliche Mengenverschiedenheit an Fett (Tabelle 24).

In einer späteren Arbeit konnten G. D. McLaughlin und E. R. Theis (3) diesen Befund noch weiter geschlechtsspezifisch ausbauen, wobei sich auch altersbedingte Unterschiede in der Verteilung des Fettes zwischen Corium und Epidermis ergaben (Tabelle 25).

Soviel wir feststellen konnten, ist darüber hinaus der Einfluß von Geschlecht und Alter (vgl. auch S. 483, 484 und 486) auf den Fettgehalt der Haut kaum systematisch untersucht worden.

Tabelle 25 [G. D. McLaughlin und E. R. Theis (3)].

Hautart	Gesamtfett	
	Corium in Prozent	Epidermis in Prozent
Reifer Stier	65	35
Junger Stier	11	89
Ochse	14	86
Färse	82	18

Genannt seien die Arbeiten T. Tadokoros (1), (2) über Geschlechtsunterschiede im Fettstoffwechsel von Rind, Huhn, Kaninchen und Schwein, bei denen u. a. bei weiblichen Tieren ein höherer Gehalt an ungesättigten Fettsäuren sich ergab. Ferner erwähnt R. M. Koppenhoefer (5) den auffallend hohen Gehalt an freien Fettsäuren und den niedrigeren Wachsgehalt im Fett eines Ziegenbockes im Vergleich zu dem eines weiblichen und kastrierten Tieres.

Von F. Stather und H. Herfeld konnten überhaupt keine geschlechtsbedingten Unterschiede im Fettgehalt der Haut gefunden werden (vgl. auch S. 484). Ein Rückschluß auf Unrichtigkeit der Ergebnisse von G. D. McLaughlin und E. R. Theis (1) kann aus dieser Veröffentlichung allerdings nicht gezogen werden, da die Untersuchung außer an einem beschränkten und rassenmäßig vielleicht nicht sehr glücklich ausgewählten Versuchsmaterial (schwarzbuntes Niederungsvieh) an Proben von ganzer Haut, nicht nur von Corium, durchgeführt worden ist. Daß dabei im Corium bestehende spezifische Unterschiede verdeckt oder verfälscht werden können, ist nicht nur ohne weiteres möglich, sondern nach den Befunden in den Arbeiten von G. D. McLaughlin und E. R. Theis sogar wahrscheinlich. F. Stather und H. Herfeld stellten einen mit dem Alter zunehmenden Gehalt an extrahierbarem Fett fest, der innerhalb derselben Haut jedoch stets im Schild am größten war.

Untersuchung der postmortalen Änderungen [G. D. McLaughlin und E. R. Theis (2)] zeigte bei direkter Extraktion mit verlängerter Lagerdauer ein Ansteigen der Fettmenge nach den ersten 24 Stunden um ca. 12%, dem im weiteren nur noch eine geringe Zunahme folgte, d. h. daß unter den gewählten Versuchsbedingungen die stärkste Abspaltung der Fette aus ihrer Proteinbindung innerhalb 24 Stunden stattfindet (Abb. 241).

In dieser Zeit nimmt die Säurezahl nur unwesentlich (5%) zu, um daran anschließend bis Versuchsende (72 Stunden) auf 103% zu steigen, es ändert sich also der Charakter des Fettes, in dem nun mehr freie Fettsäuren vorhanden sind (Abb. 242).

Diese Änderungen sind wichtig und sollen ebenso wie die bei den anderen Vorbereitungsarbeiten zur Gerbung auftretenden hier kurz mitbehandelt werden, da auch der Zusammensetzung der in den eigentlichen Gerbprozeß gelangenden

Fette, besonders dem Vorhandensein freier Fettsäuren, bei der Bildung der Fett-flecken eine ausschlaggebende Rolle zukommen dürfte (vgl. auch S. 481).

Ähnlich wie Hydrolyse mit Essigsäure vor der Extraktion eine mit wachsender Säurekonzentration steigende Fettausbeute ergab [G. D. McLaughlin und E. R. Theis (1)], so zeigte sich auch in der Weiche eine mit höherer Temperatur vergrößerte Fettmenge [G. D. McLaughlin und E. R. Theis (2)]. Da der An-stieg bei 44⁰ rückläufig wird, ist anzunehmen, daß es sich hier um eine bakterielle Hydrolyse handelt, welche durch Bakterienschädigung zum Stillstand gebracht wird. Die bakterielle Zersetzung ist relativ sehr stark, es ergaben sich dabei um

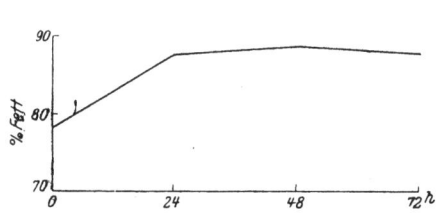

Abb. 241. Postmortale Veränderungen von Stier-hautfett; Änderung der extrahierbaren Fettmenge mit der Lagerdauer [G. D. McLaughlin und E. R. Theis (2)].

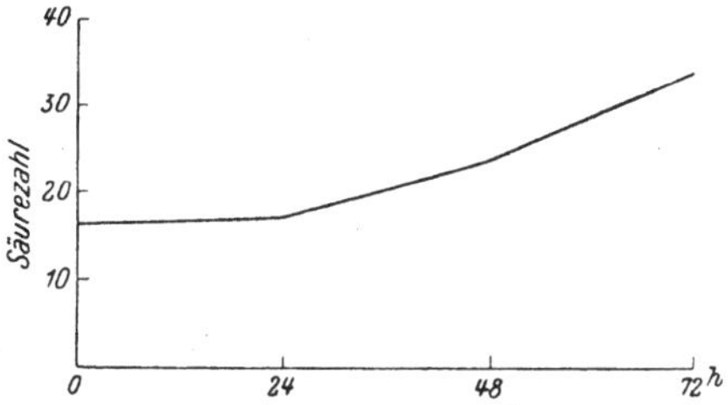

Abb. 242. Postmortale Veränderungen von Stier-hautfett; Änderung der Säurezahl mit der Lager-dauer [G. D. McLaughlin und E. R. Theis (2)].

bis zu 74% erhöhte Fettwerte, während bei chemischer Hydrolyse bis zu ca. 100% mehr gefunden wurden.

Die — allerdings etwas summarische — chemische Untersuchung der Fette zeigte auch Änderungen der Kennzahlen zwischen unvorbehandelter und ge-weichter bzw. geäscherter Haut. Der Gehalt der tierischen Haut an Phosphor-lipoiden ist recht gering, E. R. Theis fand z. B. 2,04% Phosphorlipoide gegen 24,00 feste und 73,9 flüssige Fettanteile. Er bringt dies mit dem stoffwechsel-chemisch relativ wenig aktivem Verhalten der Haut in Zusammenhang, hoch-aktive Gewebe wie Leber enthalten viel mehr,[1] und vertritt die Ansicht, daß zwischen Phosphorlipoiden und Neutralfett eine Art Gleichgewichtszustand herrsche:

Organ	Phosphorlipoid		Neutralfett
Rinderherz (sehr aktiv)	61%	⇄	39%
Rinderleber (sehr aktiv)	55—65%	⇄	35—45%
Stierhaut (nicht aktiv)	0,5—4,5%	⇄	95,5—99,5%

Neuerdings wurden Methoden ausgearbeitet, die es gestatten, die einzelnen Lipoidbestandteile der Haut voneinander zu trennen und eingehend zu charakte-risieren. Ein Aufarbeitungsgang dieser Art findet sich bei R. M. Koppen-hoefer und J. H. Highberger; bezüglich Bestimmung der Zusammensetzung und Konstanten von Fetten sei auf die Ausführungen von H. Gnamm in Band III/1 dieses Handbuchs, S. 320ff., verwiesen.

Bei Aufarbeitung einer Stierhaut fand sich in der Epidermisschicht ein Über-wiegen von Phosphorlipoiden und Cholesterin; außerdem wurde in diesem Teil ein Wachs aus aliphatischen Alkoholen und langkettigen Säuren gefunden. Das Corium enthielt weniger Phosphorlipoide und Cholesterin, dafür reichlich Triglyceride. Durch Zerlegung der Haut in sechs horizontale

---

[1] Vgl. hierzu auch die Untersuchungen von W. R. Bloor an Ochsen, der fand, daß eine Einordnung der Gewebe nach ihrem Phosphorlipoidgehalt auch gleichzeitig dem Grade ihrer Aktivität entspricht.

Schichten konnten genaue Analysenresultate an Einzelfraktionen gewonnen werden. [R. M. Koppenhoefer (1)]. Aus diesen ergibt sich, daß die Coriumlipoide in zwei Gruppen einzureihen sind. Die eine umfaßt Lipoide und Sterine, sie ist es, die in der Haut die aktiven Bestandteile des Protoplasmas stellt und eng verflochten mit dem physiologischen Geschehen im Gewebe ist. Daß Phosphorlipoide und Cholesterin im Unterschied zu den großen Schwankungen des Triglyceridgehaltes im Corium gleichmäßig verteilt sind, stützt diese Anschauung. Die andere Gruppe, die Triglyceride, ist in den Fettzellen, nahe dem Unterhautgewebe gelagert, die Menge schwankt individuell und ist offenbar auch fütterungsbedingt.

Für die epidermale Schicht sind Wachse, Phosphorlipoide und Cholesterin charakteristisch. Talgdrüsen und epidermale Kernzellen liefern die Hauptlipoidmenge dieses Teiles.

Die lebhaftesten Umsetzungen finden in der Basalschicht statt; aus den Kernzellen, welche die Talgdrüsen umgeben, entsteht durch Degeneration der Hauttalg und Phosphorlipoide und Cholesterin werden in die Wachse und Cholesterinester des Talgs verwandelt. Bei der Verhornung der Epidermiszellen unterliegen deren Lipoide einer Degeneration, die vermutlich der in den Talgdrüsen vor sich gehenden ähnelt und bei der Phosphorlipoide zerstört werden, während eine Anhäufung und schrittweise Oxydation von Cholesterin stattfindet. Oxycholesterin ist nur in der obersten (Horn-) Schicht der Epidermis vorhanden.

Unter Anwendung der 'erwähnten Methode wurden die Veränderungen untersucht, welche das Fett der Stierhaut bei Lagerung, Konservierung usw. erleidet.

Als Ergebnis postmortaler Veränderungen treten freie Fettsäuren in Corium und Epidermis auf, die Phosphorlipoide scheinen sich im ersten Zersetzungsstadium zu befinden. Cholesterin war in der Beobachtungsperiode (24 Stunden bei 30° C) nicht beeinflußt [R. M. Koppenhoefer (2)]. Um die Einwirkung der Konservierung zu studieren, wurden Häute in Streifen geschnitten, gesalzen und 30 Tage bzw. 6 Monate gelagert. Corium und Epidermis wurden gesondert untersucht [R. M. Koppenhoefer (3)]. Bei Auswertung der Ergebnisse zeigte es sich, daß die Phosphorlipoide nach 30 Tagen verringert, nach 6 Monaten infolge Zersetzung fast verschwunden waren. Ebenso wurden von den Coriumtriglyceriden 15 bzw. 67% hydrolytisch zerstört und auch die Wachsfraktion der Epidermis angegriffen. Diese Veränderungen führen zu einem dauernd steigenden Gehalt an freien Fettsäuren, die im Corium aus den Phosphorlipoiden und Triglyceriden, in der Epidermis aus den Phosphorlipoiden und Wachsen entstehen. Der Cholesteringehalt ändert sich auch bei 6 Monate langer Lagerung nicht, höchstens sind dann Spuren von Oxycholesterin nachweisbar. Ein Ranzigwerden der Fette trat nur bei Coriumlipoiden nach 6monatiger Lagerung ein. Durch die Arbeiten der Wasserwerkstatt werden die Coriumlipoide nicht verändert; im Äscherprozeß werden die freien Fettsäuren fast vollständig neutralisiert, die restlichen Phosphorlipoide durch Verseifung zerstört, die epidermalen Wachse auf ein Drittel reduziert. Bezogen auf das Gesamtlipoid bilden sich im Corium nur 8% Kaliumseifen, ebenso wird das Coriumcholesterin nicht angegriffen [R. M. Koppenhoefer (4)]. Von den Epidermislipoiden werden während des Weichens, Äscherns und Ausstreichens ca. 70% entfernt [R. M. Koppenhoefer (4)].

Bei Analyse von Ziegenhaut nach der von R. M. Koppenhoefer und J. H. Highberger angegebenen Weise zeigte es sich, daß deren Fette im großen und ganzen denen der Stierhaut ähnlich und nur durch einen größeren Cholesteringehalt ausgezeichnet sind [R. M. Koppenhoefer (5)]. Bemerkenswert ist der schwankende Gehalt an Phosphorlipoiden, denen Schuld an den Fettausschlägen auf Ziegenleder gegeben wird. Bei der konservierten Haut [hier trocken gesalzene Patnafelle; R. M. Koppenhoefer (6)] ist auffällig die fast völlige Zersetzung der Phosphorlipoide unter Bildung von Fettsäuren, die Hydrolyse der Cholesterinester zu Cholesterin und Fettsäuren, sowie die Hydrolyse der Coriumtriglyceride zu freien Fettsäuren. Ungefähr die Hälfte dieser vielen freien Fettsäuren bilden mit dem Konservierungssalz stark unlösliche Seifen. Die Gesamtcholesterinmenge zeigte sich nicht verändert. Die Auswirkungen des Äscherns [R. M. Koppenhoefer (8)] bestehen in einer fast vollständigen Zerstörung der Phosphorlipoide und einer Bildung von Calciumseifen aus den freien Fettsäuren, auch ein Teil der Triglyceride wird verseift. Beim Ausstreichen wird ein gewisser Prozentsatz aller Lipoide entfernt. Die Untersuchung der Beizwirkung zeigte als wichtigste Tatsache die Umwandlung der meisten Seifen der geäscherten Haut in freie Fettsäuren.

R. M. Koppenhoefer erstreckte seine Untersuchungen auch auf die Schafshaut und fand, daß diese mehr Lipoide aufweist als die Stier- und Ziegenhaut [R. M. Koppenhoefer (9)]. Während Unterhautgewebe und Corium wie meist vor allem Triglyceride enthalten, zeichnet sich die epidermale Schicht durch Wachse aus, die höher ungesättigt sind als die der Haut von anderen Tieren. Im übrigen enthält die Epidermis Cholesterin, Cholesterinester, Phosphorlipoide und freie Fettsäuren. Durch Behandlung mit Sulfid werden diese nur teilweise unter Seifenbildung neutralisiert [R. M. Koppenhoefer (10)], die Phosphorlipoide jedoch verschwinden. Über die Entfernung der Lipoide der Schafshaut während den der eigentlichen Gerbung vorangehenden Prozessen gibt die folgende Tabelle 26 Auskunft.

Um einen Überblick über die oben beschriebenen chemischen Veränderungen sowie die unterschiedliche Zusammensetzung der Fette der einzelnen Tierarten geben zu können, haben wir in den Koppenhoeferschen Arbeiten enthaltenes Zahlenmaterial in kurzer einheitlicher Form für Stierhaut, Ziegenhaut und Schafshaut in Tabellen (Tabellen 27, 28 und 29) zusammengefaßt. Diese Tabellen bieten sowohl eine Vergleichsmöglichkeit in sich, d. h. z. B. über die Unterschiede zwischen Epidermis und Corium, zwischen frischem, konserviertem, geäschertem Corium usw., sowie auch untereinander, beispielsweise zwischen dem Cholesteringehalt von Stier- und Ziegenhaut. Leider sind aus den Unterlagen bei Schafen und Ziegen keine Geschlechtsangaben zu ersehen, bei den Arbeiten wurde auf diesen Punkt wohl auch kein Gewicht gelegt; inwieweit eine Verschiebung der Daten bei Benutzung nur männlichen oder nur weiblichen Materials gewissen relativen Alters eintreten würde, läßt sich in keiner Weise vorhersagen. Vermutlich werden die nachstehenden Zahlen infolge Verwendung eines größeren Untersuchungsmaterials aber brauchbare Durchschnittswerte darstellen.

Tabelle 26. Änderung des Lipoidgehaltes der Schafshaut während der Vorbereitungsarbeiten zur Gerbung [R. M. Koppenhoefer (10)].

Lipoide	Gewicht der Lipoide in Gramm	Anteil der Gesamtlipoide in Prozent
In der konservierten Haut	113,1	100,00
Zurückgewonnen aus den Weichwässern	11,6	10,20
Entfernt während des Entwollens.	38,1	33,70
Entfernt aus den Haspelflüssigkeiten	5,3	4,77
Zurückgewonnen aus dem Äscher	1,5	1,33
Verblieben in der geäscherten Haut	**56,6**	**50,00**

Tabelle 27. Einfluß der Operationen vor der Gerbung auf die Lipoide der Stierhaut.

	Corium							
	Frisch[1]			Konserviert[2]			Geäschert[3]	
	frisch	post mortem (24 Stunden)	vor Kons.	Nach 30 Tg. Kons. (Salz)	vor Kons.	nach 180 Tg. Kons. (Salz)	vorher	nachher
1. Naßgewicht, g	2510,00	2483,00	3434,00	2937,00	2925,00	2755,00	3204,00	4355,00
2. Trockengewicht	1015,00	1013,00	1411,00	1220,00	1192,00	1154,00	1192,00	1454,00
3. Trockengewicht in Prozent des Naßgewichts	40,40	40,80	41,10	47,20	40,80	41,90	37,20	33,40
4. Gewicht der Lipoide, g	121,00	112,30*	15,00	14,20	13,20	15,00	21,45	21,68
5. Lipoide in Prozent des Trockengewichts	11,90	11,10	1,06	1,16	1,11	1,30	1,80	1,49
6. Lipoid-Phosphor, mg/kg Tr.-Mat.	27,30	24,20	27,00	22,80	68,10	16,40	37,20	0,78
7. Prozent Lipoid-Phosphor (gefällt als Phospholipoid)	62,60	53,50	82,40	53,20	87,20	40,50	47,60	—
8. Cholesterin (Gesamt-), g/kg Tr.-Mat.	0,63	0,59	0,64	0,62	0,83	0,88	0,76	0,67
9. Cholesterin (als Ester), g/kg Tr.-Mat.	—	—	—	—	—	—	—	—
10. Freie Fettsäuren, g/kg Tr.-Mat.	0,28	0,91	0,15	1,45	0,48	5,19	1,52	0,19
11. Freie Fettsäuren (als Seifen), g/kg Tr.-Mat.	—	—	—	—	—	—	—	1,24
12. Freie Fettsäuren in Prozent der Gesamtlipoide	—	—	—	—	—	—	—	8,32
13. Triglyceridfraktion, g/kg Tr.-Mat.	110,00	102,00	6,60	5,64	4,80	1,59	11,30	8,94
14. Wachsfraktion, g/kg Tr.-Mat.	—	—	—	—	—	—	—	—
15. Jodzahl der ätherlöslichen Lipoide	54,50×	52,20×	61,00	59,70	61,50	65,50	64,60×	63,20×

	Epidermis									
	Frisch[1]		Konserviert[2]				Geäschert[3]			
									nach Äschern	
	frisch	post mortem (24 Stunden)	vor Kons.	nach 30 Tg. Kons. (Salz)	vor Kons.	nach 180 Tg. Kons. (Salz)	vorher	vor Ausstr.	nach Ausstr.	Grund
1. Naßgewicht, g.	1226,00	980,00	1189,00	896,00	1298,00	1142,00	1401,00		1438,00	
2. Trockengewicht, g.	337,00	276,00	383,00	364,00	401,00	383,00	482,00		232,00	212,00
3. Trockengewicht in Prozent des Naßgewichts	27,50	28,20	32,20	44,70	30,90	33,50	34,40	44,40	15,70	—
4. Gewicht der Lipoide, g.	27,70	23,60	37,60	28,30	31,80	22,90	40,10	34,71	11,13	23,58
5. Lipoide in Prozent des Trockengewichts	8,22	8,55	9,82	7,78	7,93	5,99	8,32	7,82	4,80	10,96
6. Lipoid-Phosphor, mg/kg Tr.-Mat.	628,00	602,00	506,00	264,00	728,00	75,10	384,00	63,60	32,90	96,50
7. Prozent Lipoid-Phosphor (gefällt als Phosphorlipoid).	81,50	77,70	77,90	58,40	86,30	41,10	68,20	88,90	67,20	—
8. Cholesterin (Gesamt-), g/kg Tr.-Mat.	9,66	9,21	11,37	12,24	11,82	12,56	15,00	11,06	8,12	14,50
9. Cholesterin (als Ester), g/kg Tr.-Mat.								1,43	0,71	2,23
10. Freie Fettsäuren, g/kg Tr.-Mat.	5,51	11,46	5,05	5,70	6,05	16,26	2,30	1,24	0,42	2,15
11. Freie Fettsäuren (als Seifen), g/kg Tr.-Mat.								24,80	10,55	40,30
12. Freie Fettsäuren in Prozent der Gesamtlipoide.								31,70	22,00	36,30
13. Triglyceridfraktion, g/kg Tr.-Mat.										
14. Wachsfraktion, g/kg Tr.-Mat.	27,80	24,20	41,60	30,80	20,40	11,80	29,30	9,49	6,00	13,14
15. Jodzahl der ätherlöslichen Lipoide.	59,80×	59,40×	54,60	61,50	57,80	56,80	62,80	—	83,60	59,40

[1] M. Koppenhoefer (2). Die Werte sind bezogen auf Trockengewicht des Hautmaterials.

[2] M. Koppenhoefer (3). Die Werte sind bezogen auf trockenes salzfreies Material.

[3] M. Koppenhoefer (4).

* Keine Abnahme, auf ungleiche Verteilung der Triglyceride in den beiden Hauthälften zurückzuführen.

× Jodzahl der ätherlöslichen Lipoide + ätherunlöslichen Lipoide.

Tabelle 28. Einfluß der Operationen vor der Gerbung auf die Lipoide der Ziegenhaut.

	Frisch[1]				Konserviert[1]		Geäschert[2] (ausgestrichen)		Grund[2]	
	Unterhautgewebe	Corium	Epidermis	Corium und Epidermis	Haut normal, ohne Fettflecke	Haut fettfleckig	Haut normal, ohne Fettflecke	Haut fettfleckig	Haut normal, ohne Fettflecke	Haut fettfleckig
1. Naßgewicht, g	32,50	123,50	104,00	227,50	283,00	231,00	246,00	234,00	246,00	234,00
2. Trockengewicht	—	—	—	—	—	—	—	—	—	—
3. Trockengewicht in Prozent des Naßgewichts	—	—	—	—	—	—	—	—	—	—
4. Gewicht der Lipoide, g	18,50	2,83	9,56	12,40	10,20	16,10	4,39	11,37	1,10	1,18
5. Lipoide in Prozent des Trockengewichts	57,10	2,29	9,20	5,45	3,62	6,96	1,79	4,84	2,69	2,73
6. Lipoid-Phosphor, mg/kg Tr.-Mat.	281,00	148,00	558,00	335,00	76,40	92,90	16,50	19,40	30,40	17,00
7. Prozent Lipoid-Phosphor (gefällt als Phosphorlipoid)	—	—	—	—	—	—	—	—	—	—
8. Cholesterin (Gesamt-), g/kg Tr.-Mat.	4,34	2,48	18,50	9,81	8,32	8,52	3,98	4,52	3,70	1,90
9. Cholesterin (als Ester), g/kg Tr.-Mat.	0,00	1,16	14,10	7,09	3,15	2,71	1,35	1,89	2,33	1,95
10. Freie Fettsäuren, g/kg Tr.-Mat.	13,90	1,83	4,65	3,13	7,66	13,70	0,24	1,41	0,42	0,19
11. Freie Fettsäuren (als Seifen), g/kg Tr.-Mat.	—	—	—	—	—	—	—	—	0,37	0,55
12. Triglyceridfraktion, g/kg Tr.-Mat.	—	—	—	—	1,69	13,50	5,23	21,30	1,18	2,04
13. Wachsfraktion, g/kg Tr.-Mat.	—	—	19,00	8,70	4,52	4,38	1,96	2,43	3,63	3,75
14. Verseifbare Lipoide	—	—	—	—	7,71	21,10	3,98	16,40	1,50	1,91
15. Jodzahl der ätherlöslichen Lipoide	—	—	—	—	—	—	—	—	—	—
16. Asche, Prozent	57,50	58,80	43,70	—	—	—	—	—	—	—

[1] R. M. Koppenhoefer (5). Die Werte sind bezogen auf lipoidfreies Trockengewicht. Bei der konservierten Haut handelt es sich um trockengesalzene Patnafelle.

[2] R. M. Koppenhoefer (8). Bezugswerte und Material wie Anmerkung 1. „Grund" hier = Schleim + Haare.

Tabelle 29. Einfluß der Operationen vor der Gerbung auf die Lipoide der Schafshaut.

	Unterhautgewebe[1]					Corium[1]					Epidermis[1]					Prozent Gesamt-rückstand[2]
	Frisch	Konserviert	Mit Sulfid behandelt	Konserviert	Mit Sulfid und Kalk behandelt	Frisch	Konserviert	Mit Sulfid behandelt	Konserviert	Mit Sulfid und Kalk behandelt	Frisch	Konserviert	Mit Sulfid behandelt	Konserviert	Mit Sulfid und Kalk behandelt	
1. Naßgewicht, g	48,50	—	—	—	—	93,70	61,20	76,40	176,00	142,00	221,00	210,00	163,80	228,00	255,40	—
2. Trockengewicht, g.	45,10	7,76	12,30	28,70	31,30	29,90	28,90	45,30	106,20	103,20	48,20	52,00	45,80	98,90	94,70	74,10
3. Trockengewicht in Prozent des Naßgewichts	93,00	43,70	35,50	89,60	90,60	31,80	47,50	59,30	60,40	72,60	21,80	24,80	27,90	43,40	37,00	—
4. Gewicht der Lipoide, g	—	—	—	—	—	—	—	—	—	—	—	—	—	—	—	59,80
5. Lipoide in Prozent des Trockengewichts	—	—	—	—	—	—	—	—	—	—	—	—	—	—	—	—
6. Lipoid-Phosphor, mg/kg Tr.-Mat.	248,00	568,00	288,00	312,00	289,00	393,00	320,00	9,80	162,00	0,00	829,00	276,00	27,70	461,00	8,60	73,00
7. Cholesterin (Gesamt-), g/kg Tr.-Mat.	5,54	16,80	83,00	8,50	54,00	5,56	6,21	7,32	4,72	4,83	45,00	48,20	46,10	60,20	49,00	43,70
8. Cholesterin (als Ester), g/kg Tr.-Mat.	—	—	16,30	—	8,88	—	—	—	—	—	15,90	29,50	26,20	40,20	29,50	48,30
9. Freie Fettsäuren, g/kg Tr.-Mat.	14,50	98,00	22,40	21,60	6,70	7,52	19,70	11,50	3,81	1,41	15,90	28,40	12,20	31,70	1,33	50,00
10. Freie Fettsäuren (als Seifen), g/kg Tr.-Mat.	—	—	59,40	—	75,00	—	—	35,70	—	13,80	—	—	16,50	—	29,80	41,70
11. Triglyceridfraktion, g/kg Tr.-Mat.	824,00	619,00	238,00	266,00	253,00	194,30	403,00	462,00	568,00	658,00	—	—	—	—	—	—
12. Wachsfraktion, g/kg Tr.-Mat.	—	464,00	—	287,30	—	—	—	—	—	—	91,50	176,20	165,50	325,00	231,00	72,30
13. Asche, Prozent	—	69,00	21,40	44,80	24,60	—	27,20	4,27	22,30	8,28	—	40,70	4,37	33,30	—	—

[1] R. M. Koppenhoefer (10). Die Werte sind bezogen auf fett- und aschefreies Trockengewicht.
[2] Prozent Gesamtrückstand im gekälkten Narben.

Im Unterschied zu den Landsäugetieren enthält die Haut von Seesäugetieren, z. B. die des Seehundes, hoch ungesättigte Fettsäuren und ist durch einen großen Gehalt der Lipoide an freien Fettsäuren ausgezeichnet. In der Epidermisschicht findet sich ein stark ungesättigter, unverseifbarer Körper unter Überwiegen von Cholesterin in freier und veresterter Form. Bei Untersuchung an schnell erlegten Tieren und einem, das erst nach langem Trieb getötet wurde, ergaben sich Unterschiede im Fettgehalt (R. A. Partridge). Ob die Annahme von Partridge, daß diese auf Veränderungen infolge Muskelanstrengungen zurückzuführen seien, zutrifft, läßt sich an Hand des einmaligen Befundes wohl kaum entscheiden. Im übrigen weisen die Häute der im Wasser lebenden Säugetiere einen so hohen Gesamtfettgehalt auf, daß eine Entfettung vor Einsatz in den Gerbprozeß auf jeden Fall nötig ist. Diese wird gewöhnlich durch Walken mit schwacher Natronlauge bei etwas erhöhter Temperatur vorgenommen, das herausgelöste Fett kann z. B. in der Seifenfabrikation Verwendung finden (G. Sidorov; N. Losev).

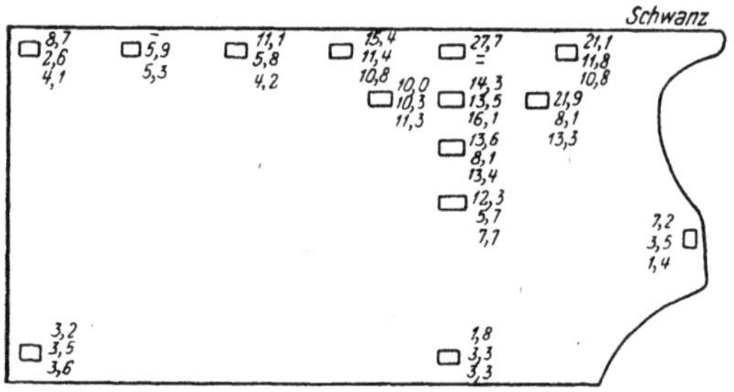

Abb. 243. Fettgehalt an verschiedenen Stellen in wasserfreier konservierter fetter Rindshaut (I. D. Clarke und R. W. Frey).

Oberste Zahl: Hälfte Nr. 19 (Texasvieh),
Mittlere Zahl: Hälfte Nr. 7 (Michiganvieh),
Unterste Zahl: Hälfte Nr. 58 (Michiganvieh).

Bei anderen Wasserbewohnern, den Aalen, machte sich sogar eine Entfettung der Häute vor dem Versand nötig; bei einer von Neuseeland nach England geschickten Partie Aalhäute trat nämlich infolge des hohen Ölgehalts (12 bis 15%) auf dem langen Transport eine Art Sämischgerbung ein, welche durch Extraktion der Häute mit Fettlösungsmitteln vor Absendung der Ware im weiteren vermieden werden konnte (Monthly Bulletin).

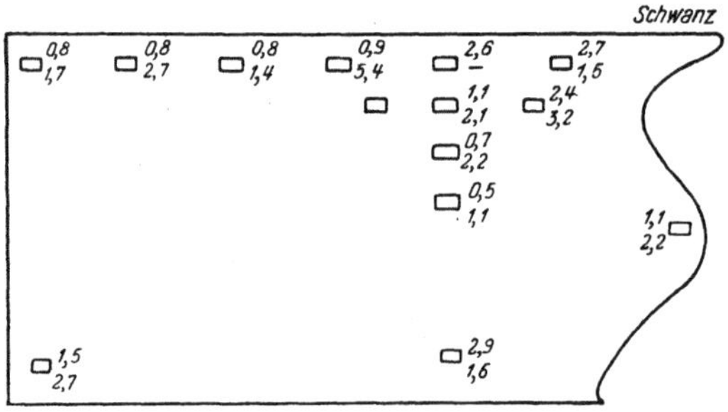

Eine Entfettung wird übrigens auch vielfach bei Häuten von Landsäugetieren gehandhabt, um der Entstehung der „Fettflecken" auf dem Leder vorzubeugen, für die neben dem erst beim Zurichtprozeß in das Leder eingebrachten auch das natürlich in der Haut, besonders in der Nierengegend, oft in abnorm hoher Menge vorhandene Fett verantwortlich gemacht wird [J. H. Highberger und E. K. Moore (1)]. Eine solche Fettansammlung in der Nierengegend bei fetten Häuten zeigt in Gegenüberstellung zur Verteilung in nicht fetten Häuten die folgende Abb. 243, welche an Herford-Vieh gewonnene Analysenwerte wiedergibt (I. D. Clarke und R. W. Frey) (Abb. 243 und 244).

Abb. 244. Fettgehalt an verschiedenen Stellen in wasserfreier konservierter nicht-fetter Rindshaut (I. D. Clarke und R. W. Frey).

Obere Zahl: Hälfte Nr. 20 (Texasvieh),
Untere Zahl: Hälfte Nr. 22 (Michiganvieh).

Daß ein tatsächlicher Zusammenhang zwischen Fettgehalt und „Nierenflecken" besteht, geht aus der nachstehenden Tabelle 30 (S. 481) hervor (R. W. Frey, I. D. Clarke und L. S. Stuart). Dies mit Texas- und Michiganhäuten erhaltene

Ergebnis darf wohl verallgemeinert werden. Ob das Fett stets ursprünglich in der Haut enthalten ist oder, wie P. White und F. G. Caughly meinen, oftmals erst durch Druck im Häutestapel aus dem anhängenden Fettgewebe in dieselbe gelangt, dürfte nur von Fall zu Fall entschieden werden können und auf das Ergebnis ohne besonderen Einfluß sein.

Abgesehen von der Fettmenge sind auch chemische Unterschiede zwischen den Fetten fleckiger und fleckenloser Häute (Ziegen) zu finden, und zwar zeigen jene einen höheren Gehalt an Triglyceriden nebst deren Zersetzungsprodukten — Seife und Fettsäuren [R. M. Koppenhoefer (6)]. Bei Untersuchungen des Fettausschlages von Ziegenleder erwies sich derselbe auch als aus Fettsäuren und Triglyceriden zusammengesetzt [R. M. Koppenhoefer (7)], epidermale Lipoide scheinen an der Fleckenbildung offenbar nicht beteiligt zu sein. R. F. Innes (2) fand bei Analyse einen Fettausschlag — ebenfalls auf Ziegenleder — aus Palmitin- und Stearinsäure bestehen. Als Ursache für deren Vorhandensein nimmt er Ranzigwerden des Fettes in der konservierten Haut an und weist auch nach, daß schimmelbefallene Stellen diesem Ranzigwerden leichter

Tabelle 30. Beziehung zwischen dem Vorkommen von Nierenflecken und dem Fettgehalt in konservierter und gegerbter Haut (R. W. Frey, I. D. Clarke und L. S. Stuart).

Haut Nr.	Krouponproben (Texas-Vieh)[1]					Nierenfleckig		
	Fettgehalt		Jodzahl des Fettes der linken zugerichteten Hälfte	Teile Fett auf 100 Teile Hautsubstanz		Rechte Hälften		Linke Hälften
	Konservierte rechte Hälfte in Prozent	Zugerichtete linke Hälfte in Prozent		Konservierte rechte Hälfte	Zugerichtete linke Hälfte	Unzugerichtetes Leder	Zugerichtetes Leder	Zugerichtetes Leder
1	2,8	2,4	42,2	3,7	5,2	rein	rein	rein
2	8,0	6,9	51,5	11,4	15,7	rein	schwach	mäßig
4	2,4	2,2	43,1	3,3	4,8	rein	rein	rein
5	4,8	3,8	49,3	6,7	8,4	rein	rein	sehr schwach
7	5,0	6,0	49,9	7,0	14,0	rein	rein	mäßig
10	5,5	5,8	50,4	7,4	13,1	rein	rein	mäßig
3	2,8	2,3	41,0	3,8	4,9	rein	rein	rein
6	2,7	3,1	41,8	3,6	6,9	rein	rein	rein
8	1,7	2,1	44,8	2,2	4,5	rein	rein	rein
9	7,2	6,6	54,4	10,3	15,3	rein	schwach	schwach
11	3,3	3,5	46,2	4,6	8,0	rein	rein	rein
12	4,7	3,3	49,8	6,6	7,4	rein	rein	rein
13	2,9	3,6	47,7	3,8	8,1	rein	rein	rein
14	3,2	2,8	42,7	4,5	6,4	rein	rein	rein
15	4,6	5,7	51,4	6,3	13,0	rein	rein	schwach
16	3,0	4,0	45,5	4,1	8,9	rein	rein	rein
17	11,4	9,8	52,4	17,1	23,1	rein	stark	sehr stark
18	4,2	4,2	46,2	5,7	9,5	rein	rein	rein
19	21,1	—	—	33,8	—	stark	sehr stark	—
20	1,4	—	—	1,9	—	rein	rein	—

Anmerkung: Der prozentual höhere Fleckenbefall der linken Hälften erklärt sich daraus, daß bei den rechten vor der Gerbung längs der Rückenlinie ein 10 cm breiter Streifen abgeschnitten wurde, mit dem manchmal praktisch der ganze Teil der Haut, welcher den hohen Fettgehalt aufweist, entfernt wurde.

---

[1] Alle Ergebnisse bezogen auf wasserfreies Gewicht.

unterliegen. E. K. Moore (2) nennt als Ursache saure Lipoide und empfiehlt dagegen eine Extraktion der trockenen konservierten Häute mit Fettlösungsmitteln.

Die Behandlung der Häute mit organischen Lösungsmitteln vor dem Gerben ist nicht neu. Schon W. Eitner schlug für diesen Zweck Benzin-Alkohol vor. Heute werden vorwiegend Tetrachloräthan, Pentachloräthan, Di-, Tri- und Tetrachloräthylen verwandt. Zur Entfettung von Schaffellen ist bei E. Andreis eine Benzin-Methylalkohol-Mischung erwähnt. E. K. Moore (1) gibt die Verwendung von petroleumartigen Lösungsmitteln bei Schaf-, Ziegen- und Schweinshäuten an.

Ein anderer Weg ist der Versuch einer Entfettung während der Weiche. Ein Zusatz von 0,1% Natriummetasilikat zur Weiche konnte zwar die Entstehung starker Flecken nicht hindern, half jedoch in leichteren Fällen, eine Herabsetzung der Intensität der Flecken konnte durch Zugabe von 1% Methylamin bzw. 0,12% Natriumsulfid zur Weiche erzielt werden (E. K. Moore und J. H. Highberger).

Einen Überblick über die verschiedenen chemischen und physikalischen Verfahren, die zur Entfettung von Schaffellen in Anwendung kommen, gibt M. Richard. Über Entfettungsmethoden von Häuten existieren auch eine Reihe von Patenten (an neueren seien z. B. genannt: K. A. Krassnow und G. G. Powarnin, R. P. 50804 v. 13. 3. 1936; Zus.-P. 50986 v. 13. 3. 1936; A. A. Awerbuch, R.P. 54782 v. 21. 10. 1936; B. J. Griliches, A. A. Awerbuch und S. A. Wolodarski, Zus.-P. 57354 v. 28. 7. 1939; Böhme Fettchemie G. m. b. H., D.R.P. 696735/28a v. 2. 4. 1938; A. und L. Poujade, F.P. 846569 v. 24. 11. 1938, über die älteren vgl. A. Miekeley und G. Schuck, dieses Handbuch, Band III/1, S. 914).

Über technische Durchführung der Entfettung siehe L. Jablonski, dieses Handbuch, Band III/1, S. 22.

Daß alle diese Verfahren nicht hundertprozentig zum Ziele führen, ist nicht unverständlich, wenn man unter anderem bedenkt, daß die Hautlipoide während der Lagerung der Felle in gepickeltem oder gesalzenem Zustand sowie während der Gerbung aus den Fettzellen in die Faserzwischenräume übertreten [M. P. Balfe, J. H. Bowes, R. F. Innes und W. B. Pleass; F. O'Flaherty und W. T. Roddy (2)], vgl. auch Kap. Küntzel, S. 306, oder wenn man sich die interessanten Befunde von J. H. Highberger und E. K. Moore (2) vor Augen hält. Diese konnten unter Abspalten einer 0,5 bis 0,8 mm dicken Narbenschicht in schweren Ledern nachweisen, daß während des Trocknens die natürlichen Fette gegen die Narbenschicht zu wandern. (Bei den Fettungsölen liegt es umgekehrt, diese ziehen sich von außen nach innen. Eine Erklärung für diese Tatsache kann nicht gegeben werden.) Wurde die Trocknungstemperatur sehr tief, unter dem Erstarrungspunkt der natürlichen Hautfette, gehalten, so entstanden anfänglich keine Fettflecken, später traten sie aber doch, wenn auch nur leicht, in Erscheinung.

Wie man aus dem Vorstehenden entnehmen kann, sind Entstehungsursachen und Verhinderungsmöglichkeiten der Fettfleckenbildung noch lange nicht eindeutig geklärt. Aus den bisherigen Arbeiten ergibt sich aber jedenfalls so viel, daß eine möglichste Vermeidung des Auftretens von sauren Zersetzungsprodukten der Fette, also sorgfältige Behandlung der Rohhaut von der ersten Stunde an, zwecks Verhinderung postmortaler Veränderungen usw., als vorbeugende Maßnahme gegen das Auftreten von Fettflecken und Fettausschlägen als geeignet und notwendig angesehen werden muß.

II. Mineralbestandteile und Wasser.

1. Mineralbestandteile.

Für das biologische Geschehen im Organismus sind die Mineralbestandteile von großer Wichtigkeit. Sie sind am Aufbau und den Funktionen des Körpers in starkem Maße beteiligt, so daß ihr Verhalten in Knochen, Innenorganen und Körperflüssigkeiten unter normalen und pathologischen Umständen Gegenstand eingehender Untersuchungen war und noch ist. Über die Zusammensetzung der Haut der höheren Tiere liegen offenbar in dieser Richtung jedoch nur wenige Veröffentlichungen, und diese meist aus älterer Zeit, vor, da die Hautsubstanz selbst im Mineralhaushalt nur eine untergeordnete Rolle zu spielen scheint und die einzelnen Bestandteile, von wenigen Ausnahmen abgesehen, teils nur in Spuren, teils überhaupt nicht oder in nicht nachweisbarer Menge enthält. Gewisse Stoffe finden sich reichlich in den Keratinadnexen gespeichert und sind so der Analyse leichter zugänglich; soweit Daten bei der Tierhaut selbst fehlen, sollen deshalb im folgenden diese sowie einige aus der Humanmedizin mit angeführt werden.

Im großen und ganzen konnten neben Aufbausubstanzen, wie Calcium, Magnesium, Eisen, Phosphorsäure, alle auch in den übrigen Körperorganen vorkommenden Ionen nachgewiesen werden, die man unter dem Begriff „biologische Spurenelemente" zusammenfassen kann. Dies ist auch verständlich, denn wenn auch noch nicht für alle ihre Lebensnotwendigkeit oder Wichtigkeit belegt wurde, so ist es doch wahrscheinlich, daß sich diese früher oder später einmal noch erweisen wird. Darauf deuten viele Befunde aus neuerer Zeit, welche z. B. manche dieser Kationen, wie Eisen, Mangan, Kobalt, Kupfer und Magnesium, aber auch das Chlor-, Brom- und Jodion als Aktivatoren von Enzymen oder als Bestandteile prosthetischer Gruppen zeigen.

Calcium findet sich, wie in allen Teilen des Tierkörpers, so auch in der Haut in größeren oder kleineren Mengen, wo es entweder nur seine üblichen physiologischen Funktionen oder in Form schwerlöslicher Verbindungen auch noch die einer mineralischen Stütz- und Schutzsubstanz in Form einer Art Hautskelett erfüllt.

Was die Lokalisation des Calciums in der Säugetierhaut betrifft, so soll dasselbe nach Untersuchungen von N. Watermann, welche dieser nach einer von A. B. Macallum ausgearbeiteten histochemischen Methode durchführte, ausschließlich im Bindegewebe vorliegen, ein Befund, der sich mit dem von G. D. Lieber (1), (2) deckt. Bei schweren Entzündungen und Ekzemen dringt es aber bis in die Narbenschicht vor. Mengenmäßig sind auch innerhalb derselben Tierart große Schwankungen festzustellen, so fand H. Brown (1) bei Kaninchenhaut

Tabelle 31. Mineralbestandteile des Coriums von Rindshäuten in Prozent, bezogen auf Coriumfrischgewicht [G. D. McLaughlin und E. R. Theis (1)].

	Stier	Kuh	Kalb	Ochse	Färse
Asche	0,4530	0,3630	0,4950	0,4920	—
SiO_2	—	0,0037	0,0048	—	—
$Fe_2O_3 + Al_2O_3$.	0,0107	0,0190	0,0134	0,0124	0,0194
CaO	0,0101	0,0038	0,0095	0,0124	0,0038
MgO	0,0032	0,0036	0,0073	0,0039	0,0034
NaCl	0,4450	0,3530	0,4430	0,4825	0,4410
Cl	0,2730	0,2130	0,2690	0,2930	0,2670
SO_3	0,0702	0,0614	0,0952	0,0689	0,0685
P_2O_5	0,0318	0,0262	0,0829	0,0334	0,0181
MgO : CaO . . .	1:3,20	1:1,00	1:1,30	1:3,20	1:1,10
P_2O_5 : CaO . . .	1:0,32	1:0,14	1:0,11	1:0,37	1:0,18

Unterschiede von 170%, bei Hundehaut sogar über 180% (Untersuchungen an je zehn Tieren). Ähnliches gilt übrigens auch für Mg, Na, und K, für die derselbe Autor teilweise noch größere Differenzen (bei Mg über 306%) sichern konnte. Vielleicht kann ein Ergebnis von G. D. McLaughlin und E. R. Theis (1) zur Aufklärung mit herangezogen werden, die sowohl den Kalkgehalt allein als auch das Verhältnis CaO : MgO geschlechtsabhängig fanden (Abb. 245; Tabelle 31, S. 483).

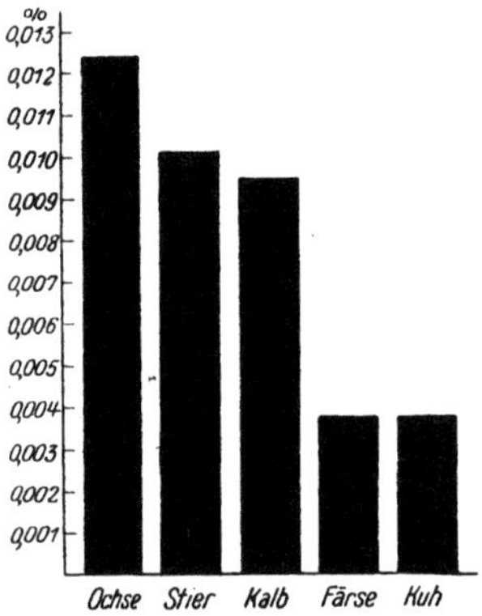

Nach diesen Angaben weist die Ochsenhaut den größten Kalkgehalt auf, ein Befund, der sich mit den Ergebnissen von F. Stather und H. Herfeld nicht deckt, welche beim erwachsenen Stier den höchsten Wert fanden. Zahlen- und ergebnismäßig lassen sich die Befunde der amerikanischen und der deutschen Autoren jedoch nicht vergleichen, da die letzteren ihre Prozentzahlen auf das Hautfrischgewicht und nicht wie McLaughlin und Theis auf das Coriumfrischgewicht bezogen (vgl. S. 472). Nachdem also andere Teile erfaßt werden, sollen auch diese Werte hier aufgeführt werden, aus denen die Autoren übrigens wiederum schließen, daß geschlechts- oder altersbedingte Unterschiede nicht bestehen, lediglich im Wassergehalt liegen die Häute jüngerer Tiere etwas höher (Tabelle 32).

Abb. 245. Unterschiede im Calciumgehalt des Coriums von Rinderhäuten [G. C. McLaughlin und E. R. Theis (1)].

In Ziegenhaut wurden 0,019% CaO gefunden [G. D. McLaughlin und E. R. Theis (1)], ein Wert, der hinter den für Rindshaut aufgeführten zurückbleibt.

Tabelle 32. Wasser- und Mineralsalzgehalt von Rinderhäuten nach vorherigem Entfernen der Haare (nach F. Stather und H. Herfeld).

	Wasser	Asche	$Al_2O_3 + Fe_2O_3$	CaO	MgO
			in Prozent		
Milchkalb, 16 Tage . . . . . ♂	66,90	0,58	0,080	0,025	0,032
Milchkalb, 23 Tage . . . . . ♂	67,00	0,42	0,062	0,038	0,029
Junger Stier, 1—1¼ Jahre . ♂	67,10	0,46	0,051	0,042	0,021
Junger Stier, 1½ Jahre . . ♂	67,50	0,25	0,016	0,038	0,038
Junger Ochse, 1½ Jahre . .	66,80	0,47	0,069	0,054	0,050
Kalbin, 1½—2 Jahre . . . . ♀	65,40	0,35	0,049	0,041	0,041
Alte Kuh (6mal gekalbt), ca. 8 Jahre . . . . ♀	65,00	0,65	0,090	0,039	0,019
Alter Ochse, ca. 6 Jahre . .	64,40	0,44	0,055	0,050	0,044
Alter Ochse, ca. 7 Jahre . .	64,10	0,52	0,062	0,043	0,025
Alter Bulle, ca. 6 Jahre . . ♂	64,50	0,25	0,027	0,066	0,041

Eine wesentlich andere und für die Gerberei wichtigere Rolle als die über Zehntelprozent nicht hinausgehenden Kalkmengen der Säugetierhäute spielen die der Epidermis eingelagerten calciumhaltigen Hautknochen- und Schuppenbildungen bei Fischen und Reptilien, welche die Geschmeidigkeit der Haut vermindern oder aufheben und von beträchtlicher Härte sein können.

So weist die bei den größten Vertretern ihrer Gattung qualitätsmäßig der Rindshaut ebenbürtige Haifischhaut Rudimente eines Hautskeletts auf, das aus Placoidschuppen mit zahnähnlichen Gebilden besteht, die in tiefen Taschen stecken (vgl. Kap. Küntzel, S. 327 und 328, Abb. 181 bis 184). Sowohl histologischer Aufbau wie chemische Zusammensetzung entsprechen auch echten Zähnen, die Aufbausubstanz besteht größtenteils aus Calciumphosphat, Calciumcarbonat und einer geringen Menge von Magnesium-, Eisen- und Fluorsalzen. M. Shimidzu fand bei Gesamtanalyse von Häuten zweier Haifischarten einen Aschegehalt von 17,55% bzw. 18,98% und eine Härte des Hautskeletts zwischen 5 und 6. Diese hochprozentig vorhandenen starren Teile lassen eine Verwendung der Haut der Haifische und übrigen Selachier (abgesehen von kleinen Arten, z. B. Perlrochen) als Leder vor Entfernung des Hautskeletts nicht zu. Da dieselbe technisch schwierig durchzuführen ist (gilt es doch das Problem ohne Schädigung der Haut auf chemische Weise zu lösen, da infolge ihrer Einbettung nur die herausragenden Teile mechanisch abschleifbar sind), wurden dafür viele zum Teil patentierte Verfahren veröffentlicht. Die meisten benutzen die Löslichkeit der Kalkbestandteile in verdünnter Salzsäure, die folgende Methode soll sich gut bewährt haben: Die, um die Bauchfläche ganz zu erhalten, gemäß F.P. 598239 (Soc. Française pour l'exploitation de la faune océanique) am Rücken aufgeschnittene Haifischhaut wird geweicht, entfleischt, geäschert und dann mit einer Lösung von Salzsäure und Kochsalz behandelt (4 n HCl bei 20⁰ oder 5 n HCl bei 18⁰ C, 30% NaCl vom Hautgewicht, Einwirkungsdauer 30 Minuten; M. Shimidzu). Ähnliche Verfahren, zum Teil mit anderen Lösungsmitteln, so HF, Enzymen, usw., behandeln z. B. C. Ziegler, F. A. Coombs sowie die Patente von A. Ehrenreich, London, z. B. E.P. 284197 v. 24. 3. 1937 usw., von J. Paisseau und R. Germain, Paris (E.P. 272199 v. 27. 5. 1927, F.P. 630485 v. 3. 6. 1926) u. a. m. Auch Entchagrinierung nach der Gerbung wird vorgeschlagen, so von A. Ehrenreich und K. Bendixen (F.P. 573921 v. 2. 7. 1924), oder in A.P. 1524039 und A.P. 1524040 von T. H. Kohler (23. 7. 1921).

Ähnliches gilt für die Zusammensetzung und Verarbeitung der Krokodilhäute, deren Horn- und Kalkeinlagerungen zu einem vollständigen Panzer zusammenwachsen, der bei alten Tieren so stark ist, daß er eine Verwendung der Haut zu Leder überhaupt unmöglich macht. Bei den kleinen Echsen, z. B. der Javaeidechse, beschränken sich die Hautskeletteile auf Knocheneinlagerungen in der Lederhaut der Hauthöcker (vgl. Kap. Küntzel, S. 334, Abb. 194 und 195), welche bei der Ledererzeugung nicht weiter stören.

Zu ganz ähnlichen Kalkeinschlüssen kann es, allerdings nur aus pathologischen Gründen, übrigens auch bei der Säugetierhaut kommen. So fanden W. Hausam, E. Liebscher und T. Schindler in dem unteren Drittel des Coriums einer argentinischen Rindshaut harte, ca. 1,5 mm starke plattenartige Einlagerungen von ca. 4 cm Breite und 9 cm Länge, welche sich im Schnitt als knöchernes Gewebe erwiesen (siehe Kap. Hausam, Abb. 341, S. 687).

Da in Italien in Vorschlag gebracht wurde, auch gewisse Seewalzenarten zur Ledergewinnung heranzuziehen (M. Sella), sei erwähnt, daß auch die Haut dieser Tiere durch körnchenartige Kalkablagerungen versteift ist, was bei ihrer Verarbeitung berücksichtigt werden müßte.

Ein steter Begleiter des Calciums ist das *Magnesium*, das in Säugetierhäuten in Mengen der gleichen Größenordnung wie das Calcium vorkommt. Ziegenhaut enthält z. B. 0,019% CaO und 0,025% MgO [G. D. McLaughlin und E. R. Theis (1)], auch aus den Werten für Rindshäute ist dies zu ersehen (vgl. Tabellen 31 und 32). G. D. McLaughlin und E. R. Theis (1) finden im Stiercorium ein Verhältnis CaO:MgO = 3:1, während das der Kuh nur 1:1 zeigt. Nach J. Aloy (1), (2) ist das Verhältnis Ca:Mg in Hundehaaren gleich 8,2:12,7. Viel extremer stellt sich dies Verhältnis selbstverständlich bei stark verkalkten Hautadnexen, wie den Fischschuppen, dar. So enthalten Karpfenschuppen 15,98% CaO gegen 0,48% MgO, Hechtschuppen sogar nur 0,51% MgO bei einem Gehalt von 21,93% CaO [H. Weiske (2)]. Im Alter soll, wie H. Brown (2)

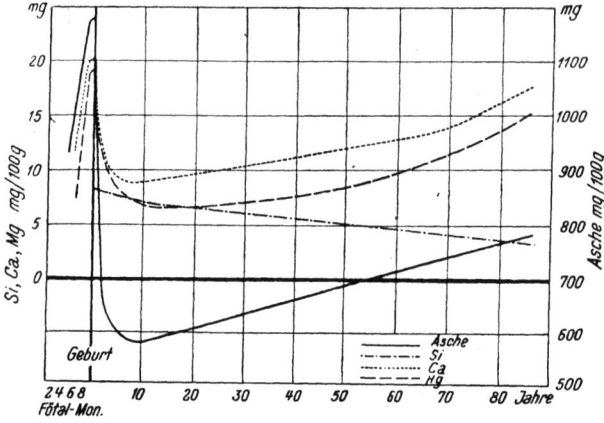

Abb. 246. Veränderungen des Mineralgehaltes der Haut mit dem Alter [H. Brown (2)].

an Hand eines größeren Untersuchungsmaterials (Menschen) nachwies, der Magnesium- sowie der Calciumgehalt der Haut steigen, was eine Erhöhung des Gesamtaschenwerts mit sich bringt (vgl. Abb. 246).

Das *Kalium* steht in einem gewissen Antagonismus zum Calcium, es befindet sich in der normalen Haut hauptsächlich in Epidermis, Haarbälgen und Haaren (N. Watermann), während Calcium, wie erwähnt, ein Bindegewebebestandteil ist. Nach H. Dähn enthalten im Gegensatz zu den Talgdrüsen, in denen sich nur Calcium findet, die Schweißdrüsen nur Kalium.

Das Kalium kommt in der Haut in relativ großer Menge vor, Hundehaut weist bis zu 395 mg, Kaninchenhaut bis zu 188 mg auf 100 g getrocknete Haut auf, während die entsprechenden Werte für Calcium bei 58 bzw. 86 mg lagen [H. Brown (1)].

Auch zwischen Kalium und Natrium herrscht ein gewisser Antagonismus, da Kalium hauptsächlich in den Geweben, Natrium in den Körperflüssigkeiten vorherrscht.

Das *Natrium* ist aus diesem Grunde auch nicht in so großer Menge vorhanden, wie man annehmen möchte, als Bestandteil der Körpersäfte wird es nämlich, größtenteils mit dem Schweiß, welcher ca. 0,05% NaCl enthält, immer wieder ausgeschieden.

H. Brown (1) gibt Maximalwerte von ca. 250 mg pro 100 g trockene Haut bei Hunden und Kaninchen an, W. Hausam in fetten Schweinshäuten ca. 0,4%, in gut entspeckten bis 0,66% NaCl. G. D. McLaughlin und E. R. Theis (1) finden in Rindshaut (Corium) knapp 0,5% NaCl.

Mit steigendem Alter soll der Natriumgehalt der Haut abnehmen (E. Rissel und O. Wiedemann).

Kieselsäure, die in den Gerüst- und Hüllsubstanzen mancher niedriger Tiere die Stelle des Kalkes einnimmt, kommt in der Säugetierhaut nur in geringen Mengen vor.

G. D. McLaughlin und E. R. Theis (1) fanden im Corium vom Kalb 0,0048%, in dem der Kuh 0,0037%, F. Kall im Haar eines neugeborenen Kalbes 0,10%, H. Schulz erhielt auf 1000 g Trockensubstanz Haut bei jungen Menschen 0,051 g, bei älteren 0,0389 g.

Wie bereits H. Schulz feststellte, findet also im Alter ein Abstieg der SiO_2-Werte statt, ein Befund, der auch mit den an tierischer Haut erhaltenen Zahlen von G. D. McLaughlin und E. R. Theis in Einklang steht. In der Humantherapie hat man mit wenig Erfolg versucht, Alterserscheinungen an der Haut durch Kieselsäurezufuhr zu beheben.

In neuerer Zeit hat sich auch H. Brown (2) mit den altersbedingten Veränderungen des Mineralgehalts der (menschlichen) Haut befaßt und dieselben in einem Schaubild zusammengestellt, aus dem der Abstieg der SiO_2-Kurve mit zunehmendem Alter klar ersichtlich ist (Abb. 246, S. 486).

Im Gegensatz dazu soll der Kieselsäuregehalt der Horngebilde mit dem Alter noch weiter steigen (A. J. Kunkel). Diese können auch bedeutend größere Kieselsäuremengen als die Haut enthalten, so z. B. die Asche von Ochsenhaaren ca. 11%, die von Schafhaaren über 8% [E. F. Gorup-Besanez (2)]; M. Gonnermann (2) fand in der Fahne von Ringeltaubenschwungfedern sogar bis zu 77% SiO_2. Die Werte sind jedoch auch hier recht uneinheitlich, da die Fahnen der Gänseschwungfedern dagegen nur 0,7% aufwiesen.

Das *Eisen* findet sich als eines der biologisch wichtigsten Elemente in allen Teilen des Körpers, so auch in der Haut. Früher nahm man an, daß es nur in den durchbluteten Geweben vorhanden sei, doch konnte dies durch Boussingault widerlegt werden, dem der Nachweis auch in gefäßlosen epidermalen Gebilden gelang. Der Eisengehalt des Blutes — Hämoglobin enthält ca. 0,336% — ist überdies auch gerberisch nicht unwichtig, da er zur Fleckenbildung im Leder Anlaß geben kann (vgl. Kap. Stather).

Einige Eisenwerte gibt Boussingault an; für frisch enthaarte Kaninchenhaut 0,0039 g auf 100 g Substanz, für Kaninchenhaar 0,021 g; für Schafwolle 0,04 g. Im Rahmen seiner Untersuchungen an Vogelfedern fand M. Gonnermann (1) wiederum höhere Werte von ca. 0,15 bis 1,0 g-%. Relativ große Eisenmengen enthalten auch die Hautpigmente. Damit mag zusammenhängen, daß bei Untersuchungen an Negern und Weißen nicht nur der Aschengehalt in der Haut der Neger doppelt so groß als in der der Weißen gefunden wurde (2% gegen 1%), sondern auch der Eisengehalt (J. C. Abel und W. S. Davis; F. P. Floyd). Dieser Befund ist deshalb besonders interessant, da für Tiere mit dunkler und heller Hautfarbe ähnliches gelten soll (N. Floresco).

Die Werte für Eisen + Aluminium im Rindercorium bestimmten G. D. McLaughlin und E. R. Theis (1), in Proben aus ganzer Rindshaut F. Stather und H. Herfeld (vgl. Tabellen 31 und 32, S. 483 bzw. 484). Die amerikanischen Autoren führen auch einen Wert für Ziegenhaut an, nämlich 0,5650%, also ein Vielfaches der in Rindshäuten gefundenen Werte.

Für *Aluminium* allein liegen uns nur relativ sehr hohe Zahlen vor. W. Wiechowsky gibt für Haut einen Gehalt von 30 mg-% an, M. Gonnermann (1) nennt für Vogelfedern 0,2 bis 2,5%.

Auch *Kupfer* kommt in den Vogelfedern in relativ großen Mengen vor (G. B. Janda), nach K. B. Lehmann wurden in Taubenfedern 7,6 bis 10,0 mg-% Cu gefunden. In den Körpergeweben ist es in vielmal geringerer Menge enthalten — abgesehen natürlich von den Arthropoden und Mollusken, in deren Blutfarbstoff Hämocyanin es eine ähnliche Rolle spielt wie das Eisen im Hämoglobin höherer Tiere (vgl. S. 463).

Zink kommt in allen tierischen Teilen in wägbarer Menge vor, der Zinkgehalt der Gewebe ist jedoch größer als derjenige der verhornten Teile [20 bis 40 mg/kg Zn in frischen Körpersubstanzen des Pferdes (G. Bertrand und R. Vladesco) gegen 9 mg/kg Zn in Menschenhaaren (E. Rost)].

Mangan, das dem Eisen nahesteht, ist in allen durchbluteten Geweben, aber auch in den verhornten Gebilden vorhanden, so findet J. McCrae in menschlichen Haaren im Durchschnitt 1,4 mg/kg Mn.

Der Nachweis von *Kobalt* und *Nickel*, die nur in Spuren vorkommen, gelang G. Bertrand und M. Macheboeuf, aus deren Arbeit die nachfolgende Tabelle 33 für Nickel angeführt sei.

Tabelle 33 (G. Bertrand und M. Macheboeuf).

| Material | Ni in $^1/_{1000}$ mg/kg Substanz bezogen auf | | |
	Frisch- gewicht	Trockenes Material	Asche
Haut (14jähr. Mädchen)	25	60	2 630
Ochsenhorn.	50	59	2 200
Federn.	300	330	10 700

Wie man sieht, sind die Federn das nikkelreichste Material.

Auch *Blei* soll nach M. G. Meillère in verhornten Teilen stets in Spuren enthalten sein, er fand in Nägeln und Haaren 1 bis 2 mg pro Kilogramm.

Für *Arsen* gilt das gleiche. In den Haaren wird es in unlöslicher Form fest gebunden (E. Schiff; A. Heffter; Sh. Delépine), bei gesteigerter Arsenzufuhr kommt auch der Haut selbst eine Speicherungsfunktion zu. Im übrigen ist Arsen stets auch unter normalen Umständen in der Haut enthalten, was bereits A. Gautier (1), (2), (3) nachweisen konnte. Nach O. Billeter und E. Marfurt fanden sich in einer Probe aus Menschenhaut mit Haaren 9,7% As. Schäfer fand in menschlicher Haut 0,0026 mg As.

Auch *Quecksilber* ist als normaler Bestandteil des Organismus anzusehen, wie erstmalig E. Fellétar und J. Jahn (E. Fellétar, S. 114) an menschlichem Untersuchungsmaterial feststellen konnten. Nach Befunden von A. Stock (1) scheint die Haut Quecksilber jedoch höchstens nur in Spuren zu enthalten, auch das Speicherungsvermögen derselben ist offenbar nur gering. Die Versuche wurden durch Belassen von Meerschweinchen in quecksilberhaltiger Luft durchgeführt. Die Analyse des abgezogenen Felles ergab maximal bei einem Fell von 121 g einen Gehalt von 1,5 γ Hg, beim Einbringen von Tieren in Hg-freie Luft verschwand das aufgenommene Quecksilber binnen kurzem wieder. Derselbe Autor fand in den Haaren quecksilberfremder Personen auf 100 g Substanz 4,9 γ, in denen von Amalgamträgern 21,6 γ Quecksilber und darüber [A. Stock (2)] und schließt auf eine Anreicherung des Quecksilbers in Form von HgS in den Keratinen [A. Stock (3)]; vgl. dazu S. 444.

Für das *Chlor* gilt das beim Natrium (vgl. S. 486) Gesagte. Mengenmäßig am Mineralstoffwechsel des Körpers mit am höchsten beteiligt stellt es doch nur einen geringen Anteil an bleibender Substanz. So enthielt nach M. Nencki und E. Schoumow-Simanowski 100 g frische Hundehaut 145 mg Chlor, V. Wahlgren fand etwas höhere Werte, nämlich 276 mg; über den Chloridgehalt vgl. Tabellen 31 und 32, S. 483 bzw. 484.

Fluor und die anderen Halogene sind in noch weit geringeren Mengen in der Haut vertreten; A. Gautier und P. Clausmann fanden in Haaren, Epidermis usw. bis zu 6 mg Fluor pro Kilogramm Substanz, die Fluormenge soll beim Erwachsenen größer sein als beim Kind und Greis. Der Fluorgehalt ist auch von äußeren Einflüssen abhängig, so weisen J. Brandl und H. Tappeiner bei gesteigerter NaF-Zufuhr eine Fluorretention in der Haut nach. D. Jordan Lloyd nennt für menschliche Haut einen Fluorgehalt von 16 bis 19 Teilen auf 1 000 000 Teile Tr. S.

Über die Art der Bindung des Fluors liegt eine Theorie von A. Gautier (4) vor: Nach seinen Befunden bleibt in lebenden Geweben die Relation Fluor : Phosphor immer gleich, während im Verlauf der Keratinisierung der Phosphorgehalt relativ immer mehr sinkt, um in abgestorbenen Horngebilden das Verhältnis F : P = 1 : 3,5 — 7,5 zu erreichen, wie es der Apatit aufweist. A. Gautier schließt daraus auf eine Umwandlung der organischen in eine anorganische Bindung des Fluors im Verlaufe der Keratinisierung.

Beim *Brom* wurden noch niedrigere Werte gefunden; J. Justus (3) bestimmte seine Menge im Rinderhuf mit 30,2 mg pro 100 g, nach H. Bernhardt und H. Ucko enthielt Hundehaut 0,37 bis 0,43 mg-% des Frischgewichts.

Jod, von dem in Spongienarten bis zu 14% vorkommt (F. Hundeshagen; vgl. auch S. 451), tritt im Säugetierkörper nur in bescheidenen Mengen auf, J. Justus (1), (2) fand in 100 g Kalbshaut und -haaren 0,43 mg, in Kälberhufen 1 mg. Menschenhaut und -haare enthalten ca. 0,85 mg. Nach Th. v. Fellenberg sollen von allen Organen des Meerschweinchens Haut und Haare am jodärmsten sein, während J. Justus (1), (2) beim Kalb in den meisten Innenorganen, wie Milz, Lunge, Leber und besonders Niere, bedeutend niedrigere Werte als in Haut und Haaren feststellen konnte.

Der *Schwefel* liegt in der Haut in organischer und anorganischer Form vor; besonders hohen Gehalt an organisch gebundenem Schwefel weisen die verhornten Adnexe auf, die sich durch ihren Cystinreichtum auszeichnen (vgl. S. 440). In diesen kann der Schwefelgehalt mehrere Prozent betragen, schon G. J. Mulder (3) gibt den Schwefelgehalt im Pferdehuf mit 4,2% an, P. Mohr nennt ungefähr die gleiche Menge für Kälberhaare, etwas niedrigere Werte, nämlich ca. 2,5%, wurden für das Epithel von Walfischbarten gefunden [E. F. Gorup-Besanez(2)]; im Unterschied zu diesen Horngebilden zeigt Epidermis nur einen niedrigen Schwefelgehalt [0,74%; G. J. Mulder (3)]. R. J. Block findet in Schlangenhaut 2,2% Schwefel, P. Wehmeyer[1] im Hornstoff der Kriechtiere 1,6%. Interessant ist die Feststellung des letztgenannten Autors, daß der Schwefelgehalt der Haare von Primaten und Raubtieren größer ist als der anderen Tiere, daß Schaf und Ziege die niedrigsten Werte aufweisen, sowie daß der Schwefelgehalt von Kaninchenhaaren mit dem Gewicht des Tieres bis zu einer bestimmten Höhe wächst. Am schwefelreichsten sollen weiße Haare sein (P. Valdignie und Dachary).

Nach Befunden an Kaninchen- und anderen Haaren soll der Gehalt von organisch gebundenem Schwefel mit dem Alter zunehmen (F. Düring), also einen entgegengesetzten Verlauf nehmen wie der im Hautgewebe in anorganischer Form vorliegende Schwefel. Wie G. D. McLaughlin und E. R. Theis (1) nämlich feststellen konnten, weist Kälbercorium eine weit größere Sulfatmenge auf als das erwachsener Rinder (Abb. 247).

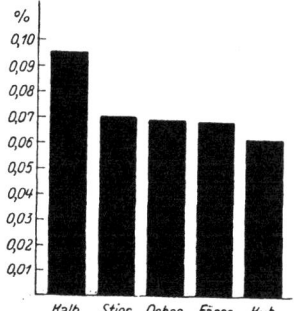

Abb. 247. Unterschiede im Sulfatgehalt des Coriums von Rinderhäuten [nach G. D. McLaughlin und E. R. Theis (1)].

Wertmäßig noch etwas höher — über 1% des Frischgewichts — liegt die von denselben Autoren für Sulfat erhaltene Zahl bei einer allerdings ungespaltenen Probe von Ziegenhaut.

Der *Phosphor* kommt ähnlich dem Schwefel in organischer und anorganischer Bindung vor, nur ist es mengenmäßig hier umgekehrt. Während die organische Form, in der Hauptsache der Phosphatidphosphor, stets nur geringe Werte aufweist (vgl. S. 473), kann in gewissen Teilen, u. a. äußeres Hautskelett, der Phosphatgehalt viele Prozent erreichen. Als Beispiel seien die Schuppen

---

[1] Herrn Direktor Ørskov vom Staatlichen Seruminstitut København möchten wir an dieser Stelle nochmals unseren besten Dank für die freundliche Überlassung der Daten aussprechen.

vom Karpfen und Hecht genannt, die nach H. Weiske (2) 13,12 bzw. 18,00%
P_2O_5 enthalten. Dieser hohe Gehalt an Phosphat in Verbindung mit den großen Calciummengen (vgl. S. 486) läßt es erklärlich erscheinen, daß der Mineralstoffgehalt in solchen Gebilden auf über 30 bzw. 40% steigt, während bei Säuge-
tierrohhaut nur ca. 2% auf den natürlichen Mineralgehalt entfällt (G. Grasser).
Für Säugetierhäute gelten nämlich selbstverständlich so hohe Werte nicht, im Gegenteil ist die Haut sogar als vergleichsweise sehr phosphorarm anzusprechen. So
fand W. Heubner in entfetteter Hundehaut (mit Haaren) nur einen Gehalt von
0,04 bis 0,07% des Frischgewichtes, während innere Organe ca. 0,2% aufweisen.
Die von G. D. McLaughlin und E. R. Theis (1) untersuchte, in jeder Beziehung mineralreiche (Aschegehalt: 2,85%) Ziegenhaut enthielt auch hier eine
relativ große Menge an P_2O_5, nämlich 0,0956%, ein Wert, der lediglich von der
Kalbshaut mit 0,0829% im Corium annähernd erreicht wird, während die Zahlen
beim Corium erwachsener Rinder nur ca. ein Drittel so groß sind (vgl. Tabelle 31,
S. 483), was auf altersbedingte Unterschiede hindeuten könnte.

Da das Vorkommen von *Uran* in Wasser und Pflanzen nachgewiesen werden
konnte, war es sehr wahrscheinlich, daß dasselbe auch im menschlichen und
tierischen Organismus vorliegen könnte. Mittels einer von ihm ausgearbeiteten
Spezialmethode gelang es auch J. Hoffmann (1), (2), (3) in Knochen, Organen
und Blut einen Urangehalt festzustellen, der z. B. im Rinderblut $1,6 \cdot 10^{-13}$ g U/ccm
Blut beträgt. Derselbe Forscher erfaßte Uran auch in den Hautadnexen [Haaren
und Nägeln des Menschen $4 \cdot 10^{-7}$ g bzw. $1,27 \cdot 10^{-7}$ g U/g Substanz, gewaschener
Schafwolle mit $1,3 \cdot 10^{-7}$ und Taubenfedern mit $2,5 \cdot 10^{-7}$ g U/g; J. Hoffmann
(4)] und in der Haut selbst (J. Hoffmann, persönliche Mitteilung[1]).

2. Wasser.

Wasser ist in jeder Rohhaut in großer Menge, meist 50 bis 60%, oft aber auch
mehr vorhanden. Die Wassermenge nimmt unter dem Einfluß des Alters ab,
was sowohl für das Corium — G. D. McLaughlin und E. R. Theis (1) fanden
für diese Schicht beim Kalb einen Wert von über 63%, beim Stier von 61% —
wie für die ganze Haut (F. Stather und H. Herfeld) nachgewiesen werden
konnte, außerdem auch sogar für verhornte Teile (Vogelfedern) von H. Weiske(3).
Nach L. G. Lowrey nimmt der Wassergehalt der Haut junger Ratten in den
ersten Tagen um ca. 30% ab.

Auf einen gewissen Antagonismus zwischen Wasser- und Fettgehalt der Haut
ist bereits hingewiesen worden, aus der folgenden Tabelle 34, die Befunde an
Schweinshäuten enthält, ist dies deutlich ersichtlich.

Tabelle 34. Zusammenhänge zwischen Wasser- und
Fettgehalt in fettreichen Schweinshäuten
(nach W. Hausam).

	In Prozent			
Wassergehalt	50,7	48,5	47,4	47,3
Fettgehalt	22,0	25,6	26,2	28,7

Ebenso scheint mit abnehmender Hautdicke der Wassergehalt zuzunehmen,
da Vl. Nemec in Übereinstimmung mit F. Stather und H. Herfeld im Kern
von Rindshaut niedrigere Wasserwerte fand als in den Hals- und Seitenteilen.

---

[1] Herrn Professor J. Hoffmann, der uns die Daten über Hauturan brieflich am
14. 3. 1943 und 31. 3. 1943 zur Verfügung stellte, möchten wir an dieser Stelle
nochmals den verbindlichsten Dank für seine Liebenswürdigkeit aussprechen.

Auch für das spezifische Gewicht scheint eine gewisse Abhängigkeit zu bestehen (vgl. dazu J. Trupke).

Bei Unterteilung von Rindshaut in Schichten (oberer Spalt 20%, Mittelspalt 50%, unterer Spalt 30% des Gesamtgewichts der Probe) fanden G. D. Mc Laughlin und E. R. Theis (*1*) die oberste Schicht mit einem Gehalt von 74,35% als die weitaus wasserreichste, da die Mittelschicht 61%, die unterste Schicht nur 29,78% Wasser enthielt.

Bei Fischhäuten scheint der Wassergehalt in derselben Größenordnung zu liegen wie bei den Säugetierhäuten, so geben M. A. Reiman, B. I. Rubin und O. P. Chudinov beim Kabeljau 67,6% Wasser an; bei den Selachiern sind infolge des starken Hautskeletts die Werte niedrig; M. Shimidzu findet in der Haut der Haifischart „Yoshiriki" 13,81%, in der von „Aburasame" 11,44% Wasser. Auch hier ist wiederum der Antagonismus Fett-Wasser feststellbar, da der Ölgehalt beim erstgenannten Hai 0,33%, beim zweiten jedoch 1,29% beträgt. P. Wehmeyer[1] findet in Schlangenhaut einen Wassergehalt von 10 bis 11% bei einem Aschewert von 1,8%.

III. Spezielle Substanzen.

1. Pigmente.

Durch Einlagerung kleinster Farbstoffteilchen in diffuser oder granulierter Form in die Haut selbst und ihre Adnexe — Haare, Federn, Schuppen — entsteht eine farbige Zeichnung, die bei Säugetieren meist recht unregelmäßig, bei Reptilien und Fischen dagegen ornamentartig angeordnet ist. Bei den ersten sind die „Pigmente" nur in den oberen Schichten enthalten — bei vielen Tieren, besonders Haustieren, ist die Epidermis sogar farbstofffrei und sind nur die Haare gefärbt (vgl. Kap. Küntzel, S. 325) — während sie bei Amphibien, Reptilien und Fischen bis in das eigentliche Bindegewebe hinunterreichen. Dieser Sachverhalt ist von Wichtigkeit für den Gerber, da einerseits die Entfernung der großflächigen unregelmäßigen Farbflecke der Säugetierhaut, welche dem Leder ein unordentliches Aussehen verleihen würden, dadurch erleichtert, andererseits die Erhaltung der Schmuckzeichnung bei den niederen Wirbeltieren ermöglicht wird, eine Tatsache, die besonders der Verarbeitung zu Galanteriewaren, für welche diese letzteren Häute in erster Linie eingesetzt werden, zugute kommt.

P. G. Unna und J. Schumacher teilen nach ihrem Vorkommen in den verschiedenen Schichten die Hautpigmente in drei genetisch verschiedene Gruppen ein.

1. Die Epithelpigmente, welche von Oxydationsmitteln, wie H_2O_2, Chlor- und Bromwasser, angegriffen und von Kalilauge gelöst werden. Hierher gehört das Pigment des sog. stratum germinativum, des Haarbulbus usw.

2. Die Bindegewebspigmente, welche von den meisten Bleich- und Oxydationsmitteln nicht angegriffen und von Kalilauge nicht gelöst werden. Chlor und Brom färben als „Hämosiderine" bezeichnete hierunter gezählte Stoffe grünlich bis bräunlich.

3. Die Haarpigmente, welche unter Einwirkung von Trichloressigsäure und Salpetersäure abblassen, ohne gelöst zu werden, während sie sich beim Kochen mit Kalilauge bzw. Kalilauge + H_2O_2 auflösen. Genannt werden hier z. B. die Farbstoffe des stratum corneum der Epidermis sowie des Haarschaftes usw.

Als pigmentierende dunkle Farbstoffe der normalen Vertebratenhaut treten eigentlich ausschließlich die sog. *Melanine* in Erscheinung, dunkel gefärbte,

---

[1] Siehe Anmerkung S. 489.

amorphe Stoffe, über deren Konstitution keine eindeutigen Befunde vorliegen. Sie weisen mehr Kohlenstoff und weniger Stickstoff auf als die Proteine, manche enthalten Eisen oder Schwefel. Im polarisierten Licht bleiben die Melaningranula bei gekreuzten Nichols stets dunkel [W. J. Schmidt (1)].

Obzwar also über die Beschaffenheit der Melanine selbst noch keine konkreten Aussagen gemacht werden können, scheint ihre Bildung aus zyklischen Aminosäuren, welche reaktionsfähige Gruppierungen aufweisen — z. B. Tyrosin und Dioxyphenylalanin (OH-Gruppen) oder Tryptophan (Indolkern) — durch das Enzym Tyrosinase und eventuell andere Oxydasen als so gut wie gesichert gelten zu dürfen. Die Theorie einer Melaninbildung durch oxydative Fermente, wie sie bereits durch G. Bertrand beobachtet wurde, haben erstmalig O. Fürth und H. Schneider auf Grund ihrer Auffindung der Tyrosinase in Insektenblut und der Tintendrüse von Cephalopoden aufgestellt. Der genauere Mechanismus dieser Reaktion ist allerdings auch heute nur in seinen ersten Stufen bekannt. Schon B. Block hat angenommen, daß zunächst Tyrosin zu Dioxyphenylalanin oxydiert werde, welches als eigentliche Melaninvorstufe zu gelten habe, während eine Entstehung der Melanine über zyklisierte Zwischenprodukte unter Bildung pyrrolartiger Bindungen von A. Angeli (1), (2) angenommen wird, welche vermutlich sekundär aus Tyrosin oder Dioxyphenylalanin entstehen sollen. Weitgehend geklärt wurden die Verhältnisse durch die Arbeiten von H. S. Raper (E. M. Pugh und H. S. Raper; H. S. Raper), nach denen die Melaninbildung über folgende Zwischenstufen verläuft:

Tyrosin.   Dioxyphenylalanin.   Dioxydihydroindolcarbonsäure.

Rotes chinonartiges Zwischenprodukt.   Melanin.

H. Schmalfuß vertritt die Ansicht, daß zwar Tyrosin als Vorstufe des Melanins in Betracht kommt, daß jedoch der oxydierende Faktor in der Haut nicht Tyrosinase sein könne, da dieses Ferment in derselben bisher noch nie gefunden worden sei (H. Barrenscheen). Damit dunkler Farbstoff entstehen könne, müssen nach den umfassenden Untersuchungen von H. Schmalfuß gewisse „stoffliche" und „nichtstoffliche" Bedingungen zusammentreffen (eine geeignete Farbvorstufe, ein geeigneter Anreger — für die Haut vielleicht Magnesium oder Eisen —, genügend Sauerstoff usw., bzw. geeignete Wärme und geeignetes Licht).

Die Tyrosinumwandlung wird bekanntlich durch Strahlen stark beeinflußt, und zwar fördern UV-Strahlen in Größenordnung über 300 oder 315 mμ bei neutraler oder leicht alkalischer Reaktion der menschlichen Haut die Melaninbildung, ohne daß ein Erythem auftritt (siehe z. B. R. Schulze und M. Henschke; vgl. auch H. Helfer; A. Calame). Auch innersekretorischen Einwirkungen unterliegt die Melaninentstehung, wie die Notwendigkeit des von Lunde [G. Lunde und H. Kringstad (1)] als Vitamin Bx bezeichneten Antigraue-Haare-Faktors in der Nahrung beweist [G. Lunde und H. Kringstad (2), (3); H. M. Evans], dessen Fehlen übrigens auch Fruchtbarkeit und Lactation schädlich beeinflussen soll [A. F. Morgan; G. Lunde und H. Kringstad (3)], sowie das Auftreten der Schwangerschaftspigments. Bei diesen handelt es sich um ein eisenfreies Melanin, dessen Bildung auf Vermehrung der Oxydase, nicht der Eiweißvorstufen, beruhen soll (F. Tschamer). Da im System Tyrosinase-Tyrosin die O_2-Bindung durch Mg-Ionen befördert, durch Ca-Ionen vermindert wird (M. Piéry, J. Enselme und S. Petel), erscheint es nicht ausgeschlossen, daß diese Elemente bei der Melaninbildung eine gleichsinnige Rolle spielen könnten.

Die unter pathologischen Umständen auftretenden Hautverfärbungen, z. B. durch Gallenfarbstoffe und Porphyrine, oder die Xanthosis, eine Gelbverfärbung der Haut durch übermäßige Zufuhr von Carotinoiden (H. Hymans v. d. Bergh und P. Muller) und ähnliches mehr sind hier nicht von Interesse. Einen Überblick über weitere im Tierreich vorkommenden Farbstoffe, deren Erörterung zu weit führen würde, gibt R. Lemberg (1), der auch über physikalisch-chemische Eigenschaften derselben berichtet [R. Lemberg (2)].

2. Kohlenhydrate.

Jede Haut enthält Kohlenhydrate in größerer oder geringerer Menge, was sich eigentlich von selbst versteht, da viele ihrer Bestandteile ja Kohlenhydrate in mehr oder minder fest gebundener Form aufweisen. Erinnert sei hier z. B. an das Kollagen [0,65% Galaktose + Glukose; F. Schneider (2), (3)], an das Coriummucoid [7,7% Galaktose + Glukose, 1,53% Glukosamin; F. Schneider (2)], sowie an Serumalbumin und Serumglobulin [0,47 bzw. 1,82% Mannose + + Galaktose; M. Sørensen und G. Haugaard (2)]. Die Menge des Hautzuckers soll keine konstante sein, sondern von der Ernährung abhängen und auch herkunftsbedingt sein; wie nämlich festgestellt werden konnte, ist das Verhältnis Hautzucker : Blutzucker bei den einzelnen Tierarten verschieden.

In normaler Menschen- und Tierhaut (Hund) hat W. W. Palmer bei einem Blutzuckerwert von ca. 110 mg-% nur Spuren von Zucker (höchstens 20 mg-%) gefunden, während O. Folin, H. C. Trimble und L. H. Newman bei Hunden viel höhere Mengen feststellten, nämlich in der Haut 67 mg-% Glukose gegen 84 mg-% im Blut und 54 mg-% in der Leber. Nach E. Urbach und O. Fantl sind die viel zu niedrigen Werte Palmers mit einer Verhinderung der Kupferoxydulausscheidung (nach Michaelis) durch anwesendes Glutin zu erklären.

Glykogen, das in der fötalen Epidermis reichlich vorhanden ist, findet sich noch in der Haut Neugeborener in Spuren [0,05 bis 0,06%; A. Cramer (2)], während die normale Haut im späteren Leben frei (vgl. z. B. M. Sasakawa) oder fast frei (O. Folin, H. C. Trimble und L. H. Newman) von Glykogen ist. Scheinbar übernimmt bereits gegen Ende der Fötalzeit die Leber die Funktion als Glykogenspeicher.

3. Sonstige Stoffe.

Zu erwähnen wären noch einzelne Inhalts- oder Abscheidungsstoffe der Haut, die zufolge ihrer eigenartigen Funktion von gewissem allgemeinem Interesse sind.

Hier sind z. B. zu nennen die *Hautgerüche*, welche z. T. aus mit dem Schweiß abgesonderten Abbauprodukten stammen, geschlechtsspezifisch sind und als Anlockmittel für den Partner eine große Rolle im Tierleben spielen (vgl. z. B. P. Schieferdecker). Eine Nachahmung dieser Gerüche auf künstliche Weise setzt man z. B. neuerdings mit gutem Erfolg für Insektenfallen ein. Auf einer Geruch- oder Geschmackswahrnehmung dürfte auch die überraschende Wirkung des Schreckstoffs aus Elritzenhaut beruhen, welcher beim gewaltsamen Tod einer Elritze aus der Haut auszutreten scheint und ihre Artgenossen in panischer Angst von der Unfallstelle verjagt und längere Zeit fernhält (K. von Frisch). Nach R. Hüttel, der bei den vorgenommenen Untersuchungen in den Hautextrakten auch eine lactoflavinähnliche blaufluorescie-

rende Verbindung auffand (R. Hüttel und G. Sprengling), dürften in diesem Stoff purin- oder pterinähnliche Substanzen vorhanden sein. Ähnliche
Umstände scheinen auch bei der Jagd auf Großfische, z. B. Haifische, als ein
praktisch sehr erschwerendes Moment in Erscheinung zu treten.

Ein spezifisches *Hautvitamin* (Vitamin H), bei dessen Fehlen Entzündungs-
erscheinungen, Haarausfall und Schuppenbildung auftreten, konnte von St.
György gesichert und als identisch mit dem Filtratfaktor Y von M. A. Boas
erkannt werden. Über die Konstitution dieses Stoffs ist nicht viel bekannt,
F. J. Gorter zieht das Vorliegen einer neuen Aminosäure in Erwägung, während nach T. W. Birch und P. St. György eine so einfache Erklärung nicht
hinreichen, sondern das Vitamin H möglicherweise mit Biotin identisch sein soll. Als
wichtigste Vitamin H-Quellen sind Leber, Niere und Reiskleie zu nennen.

Die Möglichkeit, daß gewisse auch für den Ledertechniker merkbar werdende
Mängel der Tierhäute auf unzureichender Versorgung mit Vitaminfaktoren beruhen, ist im Prinzip gegeben und sollte beachtet werden; allerdings dürften
solche Erscheinungen beim normal ernährten Pflanzenfresser selten sein. Umgekehrt ist wenigstens theoretisch die Möglichkeit gegeben, durch reichliche
Versorgung mit derartigen Wirkstoffen die Hautqualität zu verbessern.

Auch bestimmte hormonale Stoffe dürften zuweilen in der Haut vorkommen,
so fanden M. Nahatani und Y. Ohara bei einem Extrakt aus der Haut getrockneter kleiner Fische oestrogene Wirkung.

Unter Umständen sondert Haut auch bestimmte *Gifte* ab, so das umstrittene
Menstruationsgift „Menotoxin", das von B. Schick entdeckt, von anderen
Untersuchern für Cholin gehalten und dessen Existenz später vielfach abge-
leugnet, bzw. als erhöhte Absonderung auch sonst vorhandener Substanzen
erklärt wurde (O. Polano und K. Dietl; G. Schubert und O. Steuding).

Manche Tierarten verfügen normalerweise über Giftstoffe in der Haut oder
ihren Adnexen, z. B. scheiden u. a. das Petermännchen sowie bestimmte
Rochenarten Gift an den Flossenstrahlen aus, die Haut von gewissen Fischen, aber ganz besonders die von Kröten, sondert giftige Schleimstoffe, so
die Bufagine (vgl. z. B. V. Deulofeu) ab; eingehende Untersuchungen über
Krötengifte liegen von H. Wieland (z. B. H. und Th. Wieland; H. Wieland und H. Behringer) sowie von japanischer Seite vor (M. Kotake und
K. Kuwada; H. Kondo und S. Ohno), einen Überblick über derartige Giftstoffe gibt H. Behringer sowie D. von Klobusitzky. Nach Befunden von
M. Vialli konnten auch aus Bauch- und Rückenhaut von Wasserfröschen phenolische Stoffe extrahiert werden, die offenbar aus den Giften herrühren, welche
wie bei den Kröten in den granulären Hautdrüsen gebildet werden.

Literaturübersicht.

Abderhalden, E. (*1*): Ztschr. physiol. Chem. **37**, 484 (1902/03); (*2*): Ebenda **37**,
    495 (1903); (*3*): Ebenda **44**, 17 (1905); (*4*): Ebenda **62**, 315 (1909); **63**, 401 (1909);
    (*5*): Ebenda **120**, 207 (1922); (*6*): Ebenda **58**, 373 (1908); **62**, 401 (1909); **64**, 436
    (1909); **65**, 417 (1910); **66**, 13 (1910); **129**, 106 (1923); (*7*): Ebenda **131**, 284 (1923);
    (*8*): Handbuch der physiologischen und pathologisch-chemischen Analyse, 9. Aufl.,
    Berlin: Springer, 1924; (*9*): Naturwiss. **12**, 716 (1924); (*10*): Ztschr. physiol. Chem.
    136, 160 (1924); **144**, 147 (1925); (*11*): Ebenda **128**, 119 (1923); **265**, 23 (1940);
    (*12*): Ebenda **275**, 135 (1942); (*13*): Ebenda **277**, 248 (1943).
Abderhalden, E. u. P. Blumberg: Ztschr. physiol. Chem. **65**, 318 (1910).
Abderhalden, E. u. H. Brockmann (*1*): Biochem. Ztschr. **225**, 386 (1930);
    (*2*): Ebenda **211**, 395 (1929); **226**, 209 (1930).
Abderhalden, E. u. A. Fodor: Ber. Dtsch. chem. Ges. **49**, 561 (1916).
Abderhalden, E. u. C. Funk: Ztschr. physiol. Chem. **64**, 436 (1910).
Abderhalden, E. u. K. Heyns: Ztschr. physiol. Chem. **206**, 142 (1932).
Abderhalden, E. u. B. Landau: Ztschr. physiol. Chem. **71**, 455 (1911).

Abderhalden, E. u. E. R. Le Count: Ztschr. physiol. Chem. **46**, 40 (1905).
Abderhalden, E. u. H. Pribram: Ztschr. physiol. Chem. **51**, 409 (1907).
Abderhalden, E. u. A. Schittenhelm: Ztschr. physiol. Chem. **41**, 293 (1904).
Abderhalden, E. u. Slavu: Ztschr. physiol. Chem. **59**, 247 (1909).
Abderhalden, E. u. E. Steinbeck: Ztschr. physiol. Chem. **68**, 293 (1910).
Abderhalden, E. u. F. W. Strauch: Ztschr. physiol. Chem. **71**, 316 (1911).
Abderhalden, E. u. E. Strauß: Ztschr. physiol. Chem. **48**, 49 (1906).
Abderhalden, E. u. A. Voitinovici (*1*): Ztschr. physiol. Chem. **52**, 348 (1907);
   (*2*): Ebenda **52**, 349 (1907); (*3*): Ebenda **52**, 352 (1907); (*4*): Ebenda **52**, 371 (1907).
Abderhalden, E. u. F. Wachsmuth: Ztschr. physiol. Chem. **71**, 339 (1911).
Abderhalden, E. u. A. Weil (*1*): Ztschr. physiol. Chem. **81**, 207 (1912); (*2*): Ebenda
   84, 39 (1913); (*3*): Ebenda **88**, 272 (1913).
Abderhalden, E., P. Bergell u. Th. Dörpinghaus: Ztschr. physiol. Chem. **41**,
   530 (1904).
Abel, J. C. u. W. S. Davis: Journ. exp. Med. **1**, 361.
Ackermann, D. u. C. Burchard: Ztschr. physiol. Chem. **271**, 183 (1941).
Ackermann, D. u. H. Fuchs: Ztschr. physiol. Chem. **240**, 198 (1936).
Ackermann, D. u. E. Müller: Ztschr. physiol. Chem. **269**, 146 (1941).
Ackermann, D., O. Timpe u. K. Poller: Ztschr. physiol. Chem. **183**, 1 (1929).
Adair, G. S. u. M. E. Robinson: Biochem. Journ. **24**, 993 (1930).
Adamkiewics, A.: Pflügers Arch. ges. Physiol. **9**, 156 (1874).
Adler, E., N. B. Das, H. v. Euler u. E. Heymann: Compt. rend. Lab. Carlsberg,
   Sér. Chim. **22**, 15 (1938).
Aires, G. B. u. M. McLee: Journ. biol. Chemistry **115**, 139 (1936).
Alburn, H. E. u. V. C. Meyers: Journ. biol. Chemistry **131**, 713 (1939).
Aloy, J. (*1*): Compt. rend. Acad. Sciences **54**, 601 (1862); (*2*): Compt. rend. Soc.
   Biologie **65**, 604 (1902).
Andreis, E.: Le Cuir **11**, 158 (1922).
Angeli, A. (*1*): Gazz. chim. Ital. **46**, II, 279 (1916); **48**, II, 21, 67 (1918); (*2*): Rend.
   Acad. Linc. (5) **24**, I, 3 (1915); Ebenda (5) **27**, I, 417 (1918); Ebenda (6) **11**, II,
   439 (1930).
Anonymus: Conceria **22**, 337.
Anson, M. L. (*1*): in C. L. A. Schmidt: Chemistry of amino acids and proteins.
   Springfield and Baltimore: C. Thomas, 1938; (*2*): J. gen. Physiol. **20**, 663 (1937).
Anson, M. L. u. A. E. Mirsky: Journ. gen. Physiol. **13**, 469 (1929/30).
Ardenne, M. v.: Elektronen-Übermikroskopie. Berlin: Springer, 1940.
Ardenne, M. v. u. H. H. Weber: Kolloid-Ztschr. **97**, 322 (1941).
Astbury, W. T.: (*1*): J. I. S. L. T. C. **24**, 69 (1940): (*2*): in Die Methoden der Ferment-
   forschung, hrsg. v. E. Bamann u. K. Myrbäck. Leipzig: G. Thieme, 1940.
Astbury, W. T. u. S. Dickinson (*1*): Nature (London) **135**, 95, 1765 (1935);
   (*2*): Ebenda **137**, 909 (1936).
Astbury, W. T. u. D. M. Wrinch: Nature (London) **139**, 718 (1937).
Astrup, T.: Biochem. Ztschr. **313**, 229 (1942).
Atkin, W. R.: Stiasny-Festschrift. Darmstadt: Ed. Roether, 1937.
Baernstein, H. D. (*1*): Journ. biol. Chemistry **97**, 663 (1932); (*2*): Ebenda **106**,
   451 (1934); (*3*): Ebenda **115**, 25 (1936).
Bailey, K.: Biochem. Journ. **31**, 1406 (1937).
Bang, I.: Ztschr. physiol. Chem. **27**, 463 (1899).
Balassa, G.: Biochem. Ztschr. **283**, 221 (1938).
Balbiano, L. u. D. Transciatti: Ber. Dtsch. chem. Ges. **33**, 2323 (1900); **34**, 1501 (1901).
Balfe, M. P., J. H. Bower, R. F. Innes u. W. B. Pleass: J. I. S. L. T. C. **24**, 329 (1940).
Bálint, P. u. M. Bálint (*1*): Biochem. Ztschr. **306**, 296 (1940); (*2*): Ebenda **308**, 83 (1941).
Balls, K. A., H. Lineweaver u. R. R. Thompson: Science **86**, 379 (1937).
Bamann, E. u. O. Schimke (*1*) Naturwiss. **29**, 365 (1941); (*2*): Biochem. Ztschr.
   310, 119 (1941); **310**, 131 (1941).
Barbieri, J. u. E. Schulze: Journ. prakt. Chem., N. F. **27**, 337 (1883).
Barger, G. u. F. Tutin: Biochem. Journ. **12**, 402 (1918).
Barrenscheen, H.: Biochem. Ztschr. **285**, 130 (1936).
Bauer, H. u. G. Strauß: Biochem. Ztschr. **284**, 197 (1936).
Baumann, L. u. T. Ingvaldsen: Journ. biol. Chemistry **35**, 263 (1918).
Bawden, F. C. u. N. W. Pirie: Proc. Roy Soc. London, Ser. B, **123**, 274 (1937).
Beard, J. W. u. R. W. G. Wyckoff: Science, New York **85**, 201 (1937).
Beck, J.: Journ. Amer. chem. Soc. **63**, 1483 (1941); Journ. Res. nat. Bur. Standards
   27, 507 (1941).
Behringer, H.: Chemie **56**, 83, 105 (1943).

Beilsteins Handbuch der organischen Chemie. Berlin: Springer. *(1)*: **4**, 1922 (1929) {1942}; *(2)*: Ebenda **6**, 1927 (1931); *(3)*: Ebenda **10**, 1927 (1932); *(4)*: Ebenda **14**, 1931 (1933); *(5)*: Ebenda **22**, 1935 (1935); *(6)*: Ebenda **25**, 1936 (1936).

Bence-Jones: Philosoph. Transact. **1**, 55 (1848).

Bennhold, H., E. Kylin u. St. Ruszniak: Die Eiweißkörper des Blutplasmas. Dresden u. Leipzig: Th. Steinkopff, 1938.

Bergell, P.: Ztschr. physiol. Chem. **89**, 465 (1914).

Bergh, H. van der u. P. Muller: Biochem. Ztschr. **108**, 279 (1920).

Bergmann, M. *(1)*: Collegium **1926**, 488; *(2)*: Journ. biol. Chemistry **110**, 471 (1935).

Bergmann, M. u. J. Fruton *(1)*: Journ. biol. Chemistry **118**, 405 (1937); *(2)*: Science, New York **83**, 306 (1936); **87**, 557 (1938); *(3)*: Compt. rend. Lab. Carlsberg, Sér. Chim. **22**, 62 (1938).

Bergmann, M. u. C. Niemann *(1)*: Journ. biol. Chemistry **115**, 77 (1936); *(2)*: Science, New York **86**, 187 (1937); *(3)*: Journ. biol. Chemistry **118**, 301 (1937); *(4)*: Ebenda **122**, 577 (1937); *(5)*: Ann. Rev. of Biochem. **7**, 110 (1938).

Bergmann, M. u. H. Stein: Journ. biol. Chemistry **128**, 217 (1939).

Bergmann, M. u. L. Zervas *(1)*: Ztschr. physiol. Chem. **152**, 282 (1926); *(2)*: Ber. Dtsch. chem. Ges. **65**, 1192 (1932); *(3)*: Ztschr. physiol. Chem. **224**, 11 (1934); *(4)*: Journ. biol. Chemistry **114**, 711 (1936).

Bergmann, M., A. Miekeley u. E. Kann: Liebigs Ann. **458**, 56 (1927).

Bergmann, M., F. Stern u. C. Witte: Liebigs Ann. **449**, 277 (1926).

Bergmann, M., L. Zervas u. J. Fruton: Journ. biol. Chemistry **111**, 225 (1935).

Bergmann, M., L. Zervas u. W. F. Roß: Journ. biol. Chemistry **111**, 245 (1935).

Bergmann, M. u. L. Zervas unter Mitarbeit von F. Schneider: Journ. biol. Chemistry **113**, 341 (1936).

Bergmann, M., L. Zervas, J. Fruton, F. Schneider u. H. Schleich: Journ. biol. Chemistry **109**, 325 (1934).

Bernal, I. B. u. J. Fankuchen: Nature **139**, 923 (1937).

Bernhardt, H. u. H. Ucko: Biochem. Ztschr. **170**, 459 (1926).

Bertho, A. u. W. Graßmann: Biochemisches Praktikum. Berlin: W. de Gruyter, 1936.

Bertho, A. u. J. Maier: Liebigs Ann. **498**, 50 (1932).

Bertrand, G.: Compt. rend. Acad. Sciences **122**, 1215 (1896).

Bertrand, G. u. M. Macheboeuf: Compt. rend. Acad. Sciences **180**, 1380 (1925).

Bertrand, G. u. R. Vladesco: Compt. rend. Acad. Sciences **171**, 744 (1920).

Berzelius: Jahresber. **1828**; Lehrbuch, 9. Bd., S. 39.

Bickel, A. u. A. Parlow: Biochem. Ztschr. **304**, 105 (1940).

Billeter, O. u. E. Marfurt: Helv. chim. Acta **6**, 780 (1923).

Binet, L. u. G. Weller: Bull. Soc. Chim. biol. **16**, 1284 (1934).

Birch, T. W. u. P. György: Journ. biol. Chemistry **131**, 761 (1939).

Birkofer, L. u. A. Taurins: Ztschr. physiol. Chem. **265**, 94 (1940).

Blix, G., C. O. Oldfeldt u. O. Karlberg: Ztschr. physiol. Chem. **234**, 111 (1935).

Block, B.: Ztschr. physiol. Chem. **98**, 226 (1916/17).

Block, R. J. *(1)*: Journ. biol. Chemistry **93**, 113 (1931); *(2)*: Ebenda **104**, 343 (1934); *(3)*: Ebenda **103**, 261 (1933); **105**, 455 (1934); *(4)*: Ebenda **106**, 457 (1934); *(5)*: Cold Spring Harb. Sympos. quant. Biol. **6**, 79 (1938); *(6)*: Journ. biol. Chemistry **121**, 761 (1937); *(7)*: Ebenda **128**, 181 bzw. 183 (1939); *(8)*: Ebenda **133**, 76 (1940).

Block, R. J. u. D. Bolling: Journ. biol. Chemistry **127**, 685 (1939).

Block, W. D. u. H. B. Lewis: Journ. biol. Chemistry **125**, 561 (1938).

Block, R. J. u. H. B. Vickery *(1)*: Journ. biol. Chemistry **93**, 113 (1931); *(2)*: Ebenda **104**, 339 (1934).

Bloor, W. R.: Journ. biol. Chemistry **68**, 33 (1926); **72**, 327 (1927); **80**, 443 (1928).

Boas, M. A. von: Biochem. Journ. **21**, 712 (1927).

Boehm, G. *(1)*: Ztschr. Biol. **91**, 203 (1931); *(2)*: Biochem. Ztschr. **294**, 325 (1937).

Boehm, G. u. K. F. Schotzky: Naturwiss. **18**, 282 (1930).

Boehm, G. u. H. H. Weber: Kolloid-Ztschr. **61**, 269 (1932).

Bohne, E. A.: Dieses Handbuch Bd. I/2, Wien: Springer, 1938.

Bohnstedt, R. M.: Klin. Wochenschr. **1931**, 1666.

Bonnet, L.: Ind. Textile **58**, 428 (1941).

Boor, A. K.: Journ. gen. Physiol. **13**, 307 (1929/30).

Bordet, E.: Compt. rend. Soc. Biologie **82**, 921 (1919).

Borries, B. E. u. E. Ruska: Wissensch. Veröffentl. Siemens-Konzern **17**, 99 (1938).

Boussingault: Compt. rend. Acad. Sciences **74**, 1353 (1872).

Braconnet, H.: Ann. Chim. II, **13**, 119 (1820).

Brand, E., F. G. Cahill u. R. J. Block: Journ. biol. Chemistry **110**, 399 (1935).

Brandl, J. u. H. Tappeiner: Ztschr. Biol. **28**, 518.

Braunstein, A. E.: Nature **143**, 609 (1939).
Braunstein, A. E. u. M. G. Kritzmann (*1*): Nature **140**, 503 (1937); (*2*): Bull. Biol. Med. exp. URSS. **3**, 229 (1937); (*3*): Enzymologia **2**, 129 (1937); **5**, 44 (1938); **7**, 25 (1939); (*4*): Biochimia (Russ.) **2**, 242, 859 (1937); **3**, 590 (1938); **4**, 168 (1939).
Braybrooks, W. E.: J. I. S. L. T. C. **23**, 73 (1939).
Brazier, M. A. B.: Biochem. Journ. **24**, 1188 (1930).
Brdička, R.: in Die Methoden der Fermentforschung, hrsg. v. E. Bamann u. K. Myrbäck. Leipzig: G. Thieme, 1940.
Brigl, P.: Ber. Dtsch. chem. Ges. **56**, 1887 (1923).
Brill, R. (*1*): Liebigs Ann. **434**, 204 (1923); (*2*): Ztschr. physikal. Chem. Abt. B **53**, 61 (1943).
Brinkman, H. C. u. R. Margaria: Journ. Physiol. **72**, 6 (1931).
Brinkman, H. C., R. Margaria, N. U. Meldrum u. F. J. W. Roughton: Journ. Physiol. **75**, 3 (1932).
Broda, E. E. u. C. F. Goodeve: Nature (London) **148**, 200 (1941).
Brown, H. (*1*): Journ. biol. Chemistry **68**, 729 (1926); (*2*): Ebenda **75**, 789 (1927).
Bruckner, V. u. G. Ivanovics: Ztschr. physiol. Chem. **247**, 281 (1937).
Bubanović, F.: Biochem. Ztschr. **92**, 125 (1918).
Buchtala, H. (*1*): Ztschr. physiol. Chem. **85**, 246 (1913); (*2*): Ebenda **85**, 249 (1913).
Buzágh, A. v.: Mat. Termeszettudományi Ertesitö, A. M. Tud. Akad. III (Math.-naturwiss. Anz. ung. Akad. Wiss.) **60**, 99 (1941). Ref. Chem. Ztrbl. **1943** I, 1376.
Calame, A.: Seifensieder-Ztg. **65**, 456 (1938).
Caldwell, M. L., L. B. Booher u. H. C. Sherman: Science **74**, 37 (1931).
Calvery, O. H. (*1*): Journ. biol. Chemistry **83**, 231 (1929); (*2*): Ebenda **94**, 613 (1931/32).
Carol, W. L. L.: Dermatol. Wochenschr. **63**, 843 (1916).
Champetier, G. u. E. Fauré-Fremiet: Journ. Chim. physique **34**, 197 (1937).
Chapman, L. M. C., D. M. Greenberg u. L. A. C. Schmidt: Journ. biol. Chemistry **72**, 707 (1927).
Chargaff, E. (*1*): Journ. biol. Chemistry **142**, 505 (1942); (*2*): Ebenda **142**, 491 (1942).
Chibnall, A. C. (*1*): Journ. biol. Chemistry **61**, 303 (1924); (*2*): Nature (London) **144**, 71 (1939).
Chibnall, A. C., E. J. Miller, D. H. Hall u. R. G. Westall: Biochem. Journ. **27**, 1879 (1933).
Chick, H.: Biochem. Journ. **8**, 404 (1914).
Clark, G. L. u. J. A. Schaad: Radiology **27**, 339 (1936).
Clark, G. L., E. A. Parker, J. A. Schaad u. W. J. Warren: Journ. Amer. chem. Soc. **57**, 1509 (1935).
Clarke, I. D. u. R. W. Frey: J. A. L. C. A. **28**, 416 (1933).
Clarke, I. D., L. S. Stuart u. R. W. Frey: Stiasny-Festschrift. Darmstadt: Ed. Roether, 1937.
Clifford, W. M. u. V. H. Mottram: Biochem. Journ. **22**, 1246 (1928).
Cohen, P. P.: Biochem. Journ. **33**, 551 (1939).
Cohn, E. J. u. J. B. Conant: Ztschr. physiol. Chem. **159**, 93 (1926).
Colombo, G.: Boll. uff. R. Staz. sperim. Seta **4**, 59 (1944).
Conant, J. B., F. Dersch u. W. E. Mydans: Journ. biol. Chemistry **107**, 755 (1934).
Coombs, F. A.: Hide and Leather **80**, Nr. 11, S. 24 (1930).
Corey, W. B. u. R. W. G. Wykoff: Journ. biol. Chemistry **114**, 407 (1936).
Corran, H. S., J. G. Dewan, A. H. Gordon u. D. E. Green: Biochem. Journ. **33**, 1694 (1939).
Cox, G., J. King u. C. P. Berg: Journ. biol. Chemistry **81**, 755 (1929).
Cramer, A. (*1*): Journ. prakt. Chem. **96**, 76 (1865); (*2*): Ztschr. Biol. **24**, 67 (1888).
Curtius, T.: Journ. prakt. Chem. **24**, 239 (1881); **26**, 145, 175 (1882); **70**, 57 (1904).
Dähn, H.: Dermatol. Wochenschr. **82**, 425 (1926).
Dakin, H. D. (*1*): Journ. biol. Chemistry **1**, 171 (1906); (*2*) Ebenda **4**, 63 (1908); (*3*): Journ. Amer. chem. Soc. **44**, 48 (1910); (*4*): Biochem. Journ. **12**, 290 (1918); (*5*): Journ. biol. Chemistry **44**, 499 (1920); (*6*): Ebenda **44**, 517 (1920); (*7*): Collegium **1921**, 411; (*8*): Ztschr. physiol. Chem. **130**, 159 (1923).
Damodaran, M.: Biochem. Journ. **26**, 235 (1932).
Dalton, F. R. u. J. M. Nelson: Journ. Amer. chem. Soc. **61**, 2469 (1939).
Debye, P.: Ztschr. physikal. Chem. **130**, 56 (1927).
Debye, P. u. J. McAulay: Physik. Ztschr. **26**, 22 (1925).
Delépine, Sh.: Journ. ind. Hyg. **4**, 346, 410 (1923).
Denigès, G.: Compt. rend. Acad. Sciences **130**, 583 (1900).
Deulofeu, V.: Bol. Soc. quim. Peru **6**, Nr. 3, S. 27 (1940).
Dietrich, M.: Ztschr. physiol. Chem. **92**, 212 (1914).

Dirr, K. und K. Felix: Ztschr. physiol. Chem. **205**, 83 (1932).
Dittmar, C.: Ztschr. Krebsforsch. **49**, 397, 441 (1939); **50**, 472 (1940).
Doherty, D. G., W. H. Stein u. M. Bergmann: Journ. biol. Chem. **135**, 487 (1940).
Drechsel (*1*): Journ. prakt. Chem. (2) **39**, 425 (1889); (*2*) Arch. Anat. u. Physiol.
    1801, 248; Ber. Dtsch. chem. Ges. **25**, 2454 (1892).
Drummond, J. L.: Biochem. Journ. **11**, 246 (1917).
Dudley, H. W. u. H. E. Woodman: Biochm. Journ. **9**, 97 (1915).
Düring, F.: Ztschr. physiol. Chem. **22**, 281 (1896/97).
Dyckerhoff, H.: Biochem. Ztschr. **305**, 181 (1940); Fermentforsch. **17**, 94 (1942).
Dyckerhoff, H. u. N. Goossens: Biochem. Ztschr. **299**, 437 (1938).
Dyckerhoff, H. u. H. F. Kürten: Biochem. Ztschr. **284**, 111 (1936).
Dyckerhoff, H. u. R. Marx: Biochem. Ztschr. **313**, 107 (1942).
Dyckerhoff, H., H. Miehler u. R. Steiner: Biochem. Ztschr. **297**, 342 (1938).
Dyckerhoff, H., R. Steiner u. H. Miehler: Biochem. Ztschr. **297**, 1 (1938).
Dyckerhoff, H., W. von Behm, N. Goossens u. H. Miehler: Biochem. Ztschr.
    288, 271 (1936).
Ebbecke, U.: Kolloid-Ztschr. **91**, 134 (1940).
Ebbecke, U. u. F. Knüchel: Pflügers Arch. ges. Physiol. **243**, 65 (1939).
Eckstein, H. C.: Proc. Soc. Exp. Biol. a. Med. **32**, 1573 (1935).
Eckstein, H. C. u. U. J. Wile: Journ. biol. Chemistry **67**, 59 (1926); **69**, 181 (1926).
Edlbacher, E.: Ztschr. physiol. Chem. **107**, 52 (1919); **108**, 287 (1919); **110**, 153
    (1920); **112**, 80 (1921).
Eggerth, A. H.: Journ. Bakteriology **37**, 205 (1939).
Ehrlich, F.: Ber. Dtsch. chem. Ges. **37**, 1809 (1964).
Eitner, W.: Gerber **1912**, Nr. 904.
Elöd, E. u. G. Schmitt: Melliand Textilber. **21**, 405 (1940).
Elöd, E. u. E. Silva: Ztschr. physiol. Chem. **137**, 142 (1928).
Elöd, E. u. H. Zahn: Melliand Textilber. **22**, 305 (1941).
Elöd, E., H. Nowotny u. H. Zahn (*1*): Kolloid-Ztschr. **93**, 50 (1940); (*2*): Melliand
    Textilber. **21**, 385 (1940); (*3*): Ebenda **21**, 617 (1940); (*4*): Ber. Dtsch. chem. Ges.
    74, 1759 (1940).
Elsworth, F. F. u. H. Philipps: Biochem. Journ. **32**, 837 (1938).
Embden, G. u. E. Schmitz: Biochem. Ztschr. **29**, 423 (1910).
Engeland, R. (*1*): Ber. Dtsch. chem. Ges. **42**, 2962 (1909); **43**, 2662 (1910); (*2*):
    Ztschr. Biol. **63**, 470 (1914); (*3*): Ztschr. physiol. Chem. **120**, 130 (1922).
Engeland, R. u. A. Bastian: Compt. rend. Acad. Sciences **207**, 945 (1938).
Engelmann, Th. W. (*1*): Pflügers Arch. ges. Physiol. **8**, 95 (1874); (*2*): Sitzungsber.
    Preuß. Akad. Wiss., Berlin **1906**.
Erxleben, H. u. H. Herken: Ztschr. physiol. Chem. **264**, 240 (1940).
Euler, H. von, u. K. Josephson: Liebigs Ann. **452**, 158 (1927); **455**, 1 (1927).
Euler, H. von, E. Adler, G. Günther u. N. B. Das: Ztschr. phys. Chem. **254**, 61 (1938).
Evans, H. M.: Journ. biol. Chem. **133**, 17 (1940).
Ewald, A. (*1*): Ztschr. Biol. **26**, 1 (1890); (*2*): Ztschr. physiol. Chem. **105**, 115, 135 (1919).
Fauré-Fremiet, E.: Arch. Anat. Micros. **33**, 81 (1937).
Fauré-Fremiet, E. u. R. Woelfflin: Journ. Chim. physique **33**, 801 (1936).
Fellenberg, Th. von: Biochem. Ztschr. **174**, 355 (1926).
Fellétar, E.: Elemente der forensischen Chemie. Budapest 1897.
Felix, K.: Ber. ges. Physiol. **61**, 349 (1931).
Felix, K. u. A. Lang: Ztschr. physiol. Chem. **182**, 125 (1929).
Felix, K. u. A. Mager: Ztschr. physiol. Chem. **249**, 111 (1937).
Felix, K., L. Baumer u. E. Schörner: Ztschr. physiol. Chem. **243**, 52 (1936).
Fine, J.: Bioch. Journ. **29**, 799 (1935).
Fischer, E. (*1*): Ber. Dtsch. chem. Ges. **32**, 2451 (1899); (*2*): Ebenda **33**, 2381, 2386
    (1900); (*3*): Ztschr. physiol. Chem. **33**, 151 (1901); (*4*): Ber. Dtsch. chem. Ges.
    35, 2660 (1902); (*5*): Ebenda **35**, 2662 (Anm.) (1902); (*6*): Ztschr. physiol. Chem.
    39, 155 (1903); (*7*): Ber. Dtsch. chem. Ges. **39**, 453, 2893 (1906); (*8*): Ebenda **40**,
    1754 (1907); (*9*): Ebenda **40**, 1754 (1907); (*10*): Ztschr. physiol. Chem. **53**, 126
    (1907); (*11*): Untersuchungen über Aminosäuren, Polypeptide und Proteine,
    I und II. Berlin: Springer, 1906 bzw. 1923.
Fischer, E. u. E. Abderhalden (*1*): Ber. Dtsch. chem. Ges. **39**, 752, 2315 (1906);
    (*2*): Ebenda **40**, 3544 (1907).
Fischer, E. u. P. Bergell (*1*): Ber. Dtsch. chem. Ges. **35**, 3779 (1902); (*2*): Ebenda
    36, 2592 (1903).
Fischer, E. u. M. Bergmann: Liebigs Ann. **398**, 117 (1913).
Fischer, E. u. Th. Dörpinghaus: Ztschr. physiol. Chem. **36**, 462 (1902).

Fischer, E. u. E. Fourneau: Ber. Dtsch. chem. Ges. **34**, 2868 (1901).

Fischer, E. u. A. Lipschitz: Ber. Dtsch. chem. Ges. **48**, 360 (1915).

Fischer, E. u. E. Otto: Ber. Dtsch. chem. Ges. **36**, 2106, 2982 (1903).

Fischer, E. u. K. Raske: Ber. Dtsch. chem. Ges. **40**, 3717 (1907); **41**, 893 (1908).

Fischer, H. u. C. v. Seemann (*1*): Ztschr. physiol. Chem. **242**, 133 (1936); (*2*): Angew. Chem. **49**, 461 (1936).

O'Flaherty, F. und W. T. Roddy (*1*): J.A.L.C.A. **29**, 476 (1934); (*2*): Ebenda **30**, 290 (1935).

Flatow, L.: Ztschr. physiol. Chem. **64**, 367 (1910).

Fleming, R.: Biochem. Journ. **24**, 965 (1930).

Floresco, N.: Arch. med. exp. **14**, 141.

Florkin, M.: Compt. rend. Soc. Biol. **111**, 1059 (1932).

Floyd, E. P.: Journ. Soc. chem. Ind. **1**, 329.

Foa, C.: Kolloid-Ztschr. **10**, 7 (1911).

Fodor, A. u. N. Lichtenstein: Enzymologia **4**, 36 (1937).

Fodor, A. u. R. Schönfeld: Biochem. Ztschr. **200**, 223 (1928).

Folin, O.: Journ. biol. Chemistry **51**, 377 (1922).

Folin, O. u. J. M. Looney: Journ. biol. Chemistry **51**, 421 (1922).

Folin, O. u. A. D. Marenzi (*1*): Journ. biol. Chemistry **83**, 89 (1929); (*2*): Ebenda **83**, 103 (1929).

Folin, O., H. C. Trimble u. L. H. Newmann: Journ. biol. Chemistry **75**, 263 (1927).

Foreman, F. W. (*1*): Biochem. Journ. **8**, 463 (1914); **13**, 378 (1919); (*2*): Ebenda **14**, 451 (1920).

Foster, G. L. u. C. L. A. Schmidt (*1*): Proc. Soc. exp. Biol. a. Med. **19**, 348 (1921/22); (*2*): Journ. biol. Chemistry **56**, 545 (1923); (*3*): Journ. Amer. chem. Soc. **48**, 1709 (1926).

Franke, W. u. B. Banerjee: Biochem. Ztschr. **305**, 57 (1940).

Freudenberg, K. u. W. Dirscherl (*1*): Naturwiss. **15**, 832 (1927); (*2*): Ztschr. physiol. Chem. **175**, 1 (1928).

Freudenberg, K. u. F. Rhino: Ber. Dtsch. chem. Ges. **57**, 1547 (1924).

Freudenberg, K., H. Eichel u. F. Leutert: Ber. Dtsch. chem. Ges. **65**, 1183 (1932).

Freudenberg, K., H. Walch u. H. Molter: Naturwiss. **30**, 87 (1942).

Frey, R. W., I. D. Clarke u. L. S. Stuart: J.A.L.C.A. **28**, 490 (1933).

Frey-Wyßling, A.: Submikroskopische Morphologie des Protoplamas und seiner Derivate. Berlin: Gebr. Borntraeger, 1938.

Frisch, K. von: Naturwiss. **26**, 601 (1938); **29**, 321 (1941).

Fürth, O. von u. Th. Hryntschak: Biochem. Ztschr. **64**, 172 (1914).

Fürth, O. von u. H. Schneider: Beitr. z. chem. Physiol. u. Pathol. **1**, 229 (1902).

Fujita, A. u. D. Iwatake: Biochem. Ztschr. **277**, 286 (1935).

Fujita, A. u. J. Numata (*1*): Biochem. Ztschr. **299**, 249, 262 (1938); (*2*): Ebenda **300**, 246, 257 (1939).

Fulchignoni, E.: Arch. die Sci. biol. **22**, 66 (1936).

Garrault, H.: Amer. Physiol. Physicochem. Biol. **12**, 291 (1936).

Gautier, A. (*1*): Journ. Soc. Biol. **54**, 727; (*2*): Compt. rend. Acad. Sciences **129**, 929 (1899); **130**, 284 (1900); **134**, 1394 (1902); (*3*): Ztschr. physiol. Chem. **36**, 391 (1902); (*4*): Compt. rend. Acad. Sciences **158**, 159 (1914).

Gautier, A. u. P. Clausmann: Compt. rend. Acad. Sciences **157**, 94 (1913).

Gawrilow, N.: Biochem. Ztschr. **190**, 278 (1917); **283**, 53 (1931).

Gebauer-Füllnegg, E.: Ztschr. physiol. Chem. **191**, 222 (1930).

Gerngroß, O.: Dieses Handbuch, Bd. II/2. Wien: Springer, 1939.

Gerngroß, O., K. Voß u. H. Herfeld: Ber. Dtsch. chem. Ges. **66**, 435 (1933).

Gnamm, H.: Dieses Handbuch, Bd. III/1. Wien: Springer, 1936.

Goddard, D. R. u. L. Michaelis (*1*): Journ. biol. Chemistry **106**, 605 (1934); (*2*): Ebenda **112**, 361 (1935).

Goldschmidt, St. (*1*): Liebigs Ann. **456**, 1 (1927); (*2*): Ztschr. physiol. Chem. **165**, 149 (1927).

Goldschmidt, St. u. W. Schoen: Ztschr. physiol. Chem. **165**, 279 (1927).

Goldschmidt, St. u. Ch. Steigerwaldt: Ber. Dtsch. chem. Ges. **58**, 1346 (1925).

Goldschmidt, St. u. K. Straub: Liebigs Ann. **480**, 263 (1930).

Goldschmidt, St., E. Wiberg, F. Nagel u. K. Martin: Liebigs Ann. **456**, 1 (1927).

Gonnermann, M. (*1*): Ztschr. physiol. Chem. **102**, 78 (1918); (*2*): Biochem. Ztschr. **95**, 286 (1919).

Gordon, A. H., A. J. P. Martin u. R. L. M. Synge: Biochem. Journ. **35**, 1369 (1941); **37**, 86 (1943).

Gorup-Besanez, E. F. von (*1*): Liebigs Ann. **98**, 1 (1856); (*2*): Lehrbuch der physiologischen Chemie. 4. Aufl. Braunschweig 1878.

Gorter, F. J.: Ztschr. Vitaminforsch. **5**, 1 (1936).
Gortner, R. A. (*1*): Journ. Amer. chem. Soc. **36**, 1556 (1914); (*2*): Selected Topics in Colloid Chemistry. London and New York, 1937.
Goto, M.: Ztschr. physiol. Chem. **37**, 94 (1902).
Graff, S.: Journ. biol. Chemistry **130**, 13 (1939).
Graff, S., D. Rittenberg u. G. L. Foster: Journ. biol. Chemistry **133**, 745 (1940).
Graham, Th.: Philosophical Transactions **151**, I, 183 (1861).
Grasser, G.: Cuir techn. **18**, 202 (1929).
Graßmann, W. (*1*): Ergebn. Enzymforsch. **1**, 127 (1931); (*2*): Kolloid-Ztschr. **77**, 205 (1936); (*3*): Angew. Chem. **50**, 65 (1937); (*4*): Unveröffentlichte Versuche.
Graßmann, W. u. K. v. Arnim: Liebigs Ann. **509**, 288 (1934).
Graßmann, W. u. H. Bayerle: Biochem. Ztschr. **268**, 214 (1934).
Graßmann, W. u. O. Engel: Collegium **1943**, 113.
Graßmann, W. u. S. Grünler: Unveröffentlicht.
Graßmann, W. u. W. Heyde: Ztschr. physiol. Chem. **183**, 32 (1929).
Graßmann, W. u. O. Lang: Biochem. Ztschr. **269**, 211 (1934).
Graßmann, W. u. K. Riederle: Biochem. Ztschr. **284**, 177 (1936).
Graßmann, W. u. H. Schleich: Biochem. Ztschr. **277**, 320 (1935).
Graßmann, W. u. F. Schneider (*1*): Biochem. Ztschr. **273**, 452 (1934); (*2*) Ergebn. Enzymforsch. **5**, 79 (1936).
Graßmann, W. u. P. Stadler: in Methoden der Fermentforschung, herausg. von E. Bamann und K. Myrbäck. Leipzig: Thieme, 1940.
Graßmann, W. u. J. Trupke: Züchtungskunde **17**, 73 (1942).
Graßmann, W., H. Dyckerhoff u. H. Eibeler: Ztschr. physiol. Chem. **189**, 112 (1930).
Graßmann, W., Heki u. F. Schneider: Unveröffentlichte Versuche.
Graßmann, W., J. Janicki u. F. Schneider: Stiasny-Festschrift. Darmstadt: Ed. Roether, 1937.
Graßmann, W., O. von Schoenebeck u. H. Eibeler: Ztschr. physiol. Chem. **194**, 124 (1930).
Graßmann, W., J. Janicki, L. Klenk u. F. Schneider: Biochem. Ztschr. **294**, 95 (1937).
Green, A. A., J. Cohn u. M. H. Blanchard: Journ biol. Chemistry **109**, 631 (1935).
Green, D. E.: The Mechanism of biological Oxidations. Cambridge: Univ. Press, 1940.
Greenberg, D. M. in C. L. A. Schmidt: The Chemistry of amino acids and proteins. Springfield: C. Thomas, 1938.
Grimaux: Bull. Soc. Chim. (2) **38**, 64 (1882).
Grinstein, M.: Anales Asoc. quim. Argentina **24**, 11 (1936), nach Brit. Chem. Abstr. **1936**, 1400.
Grüning, W.: Biochem. Ztschr. **305**, 193 (1940).
Gulewitsch, W. u. S. Amiradzibi (*1*): Ztschr. physiol. Chem. **30**, 565 (1900); (*2*): Ber. Dtsch. chem. Ges. **33**, 1902 (1900).
Gurber: Sitzungsber. phys.-med. Ges. Würzburg **1894**, 143.
Gurin, S. u. H. T. Clarke: Journ. biol. Chemistry **107**, 395 (1934).
Gustavson, K. H. (*1*): Dieses Handbuch Bd. II/2. Wien: Springer, 1939; (*2*): Biochem. Ztschr. **311**, 347 (1942); (*3*): Svensk. kem. Tidskr. **54**, 74 (1942).
Haas, E.: Biochem. Ztschr. **298**, 378 (1938).
Habermann, J. u. R. Ehrenfeld: Ztschr. physiol. Chem. **37**, 18, 33 (1902).
Hammarsten, O. u. Starke: Malys Jahresber. d. Tierchem. **1881**, 17.
Hansen, W.: Arch. Hygiene **42**, 1 (1902). ·
Hara, H.: Bull. agric. chem. Soc. Japan **7**, 22 (1935).
Hardy, W. B.: Journ. Physiol. **33**, 251 (1905).
Harington, C. R. u. T. H. Mead: Biochem. Journ. **29**, 1602 (1935).
Harleß: Müllers Arch. **1847**, 148.
Harris, M. (*1*): Journ. Res. nat. Bur. Standards **20**, 563 (1938); (*2*): Text. Res. **10**, 17 (1939).
Harrison, W. (*1*): Chem. a. Ind. **61**, 316 (1942); (*2*): Ebenda **60**, 558 (1941).
Hartmann: Dissertation. Göttingen 1868.
Hartner, F. u. E. Schleiß: Mikrochemie, N. F. **14**, 163 (1936).
Hasse, F.: Biochem. Ztschr. **98**, 159 (1919).
Haugaard, G. u. A. H. Johnson: Compt rend. Trav. Lab. Carlsberg **18**, 2 (1930).
Haurowitz, F.: Ztschr. physiol. Chem. **256**, 28 (1938).
Haurowitz, H. u. H. Waelsch: Ztschr. physiol. Chem. **182**, 82 (1929).
Hausam, W.: Collegium **1941**, 153.
Hausam, W., E. Liebscher u. T. Schindler: Collegium **1939**, 529.
Hausmann, W.: Ztschr. physiol. Chem. **27**, 95 (1899); **29**, 136 (1900).
Hawk, P. B. u. W. J. Gies: Amer. Journ. Physiol. **5**, 387 (1901).

Hedin, S. G.: Ztschr. physiol. Chem. **20**, 186 (1895); **21**, 155 (1895/96).

Heffter, A.: Vjschr. gerichtl. Med. **49**, 194 (1915).

Heidelberger, M. u. F. E. Kendall: Journ. exp. Med. **54**, 515 (1931).

Heinsen, H. A.: Ztschr. physiol. Chem. **245**, 1 (1937).

Helfer, H.: Manufact. Perfumer **3**, 121 (1938).

Henriques, V. u. J. K. Gjaldbäck: Ztschr. physiol. Chem. **67**, 8 (1910).

Henriques, V. u. S. P. L. Sørensen: Ztschr. physiol. Chem. **64**, 120 (1910).

Henze, M.: Ztschr. physiol. Chem. **72**, 494 (1911); **213**, 125 (1932).

Herfeld, H.: Dieses Handbuch Bd. I/2. Wien: Springer, 1938.

Hermann, L. (*1*): Pflügers Arch. ges. Physiol. **7**, 417 (1894); (*2*): Lehrbuch der Physiologie. Berlin: 1910.

Herzig, J. (*1*): Biochem. Ztschr. **61**, 458 (1914); (*2*): Ztschr. physiol. Chem. **110**, 156 (1920); **117**, 1 (1921).

Herzog, R. O.: Naturwiss. **11**, 172 (1923).

Herzog, R. O. u. W. Janke: Ber. Dtsch. chem. Ges. **53**, 2162 (1920).

Heubner, W.: Arch. exp. Pathol. **78**, 24 (1915).

Heyrovský, J.: Polarographie. Wien: Springer, 1941.

Highberger, H. J.: Stiasny-Festschrift. Darmstadt: Ed. Roether, 1937.

Highberger, J. H. u. E. R. Moore (*1*): J.A.L.C.A. **29**, 16 (1934); (*2*): Ebenda **30**, 426 (1935).

Hinsberg, K. u. K. Lang: Medizinische Chemie. Berlin und Wien: Urban und Schwarzenberg, 1938.

Hirai, K.: Biochem. Ztschr. **267**, 1 (1933).

Hirajama, K. Z.: Ztschr. physiol. Chem. **59**, 285 (1909).

Hobson, R. P. (*1*): Journ. exp. Biol. **8**, 109 (1931); (*2*): Biochem. Journ. **25**, 1458 (1931).

Hoffmann, J. (*1*): Biochem. Ztschr. **311**, 247 (1942); (*2*): Ebenda **313**, 377 (1942); (*3*): Ztschr. physiol. Chem. **273**, 115 (1942); (*4*): Ebenda **279**, 120 (1943).

Hofmeister, F. (*1*): Ztschr. physiol. Chem. **2**, 299 (1878); (*2*): Arch. exp. Pathol. u. Pharmakol. (Naunyn-Schmiedeberg) **24**, 247 (1887/88); (*3*): Ztschr. physiol. Chem. **14**, 165 (1890); (*4*): Ebenda **16**, 187 (1892); (*5*): Ergebn. Physiol. **1**, 759 (1902); (*6*): Ztschr. physiol. Chem. **2**, 288 (1878); **4**, 253 (1880).

Holm, G. E. u. G. R. Greenbank: Journ. Amer. chem. Soc. **45**, 1788 (1923).

Holtz, P.: Ztschr. physiol. Chem. **251**, 226 (1938).

Holtz, P. u. H. Janisch: Arch. exp. Pathol. u. Pharmakol. **186**, 684, 377 (1937).

Holtz, P., R. Heise u. W. Spreyer: Arch. exp. Pathol. u. Pharmakol. **188**, 580 (1938).

Hopkins, F. G.: Biochem. Journ. **15**, 286 (1921).

Hopkins, F. G. u. S. W. Cole (*1*): Proc. Roy. Soc. London **68**, 21 (1901); (*2*): Journ. Physiol. **27**, 418 (1902); (*3*): Ebenda **29**, 451 (1904).

Hopkins, F. G. u. S. N. Pinkus: Journ. Physiol. **25**, 306 (1900).

Hopkins, S. J. u. A. Wormall: Biochem. Journ. **27**, 740, 1706 (1933); **28**, 228 (1934).

Hoppe-Seyler, F. (*1*): Med.-chem. Unters. **215**, 209, 221 (1868); (*2*): Handbuch der physiologischen und pathologisch-chemischen Analyse, 4. Aufl., 1875.

Hoppe-Seyler, F. u. H. Thierfelder·(*1*): Ztschr. physiol. Chem. **37**, 494 (1903); (*2*): Handbuch der physiologischen und pathologisch-chemischen Analyse, herausg. von H. Thierfelder. Berlin: Springer, 1924.

Hoppe-Seyler, G.: Ztschr. physiol. Chem. **98**, 285 (1917).

Hoppe-Seyler, G. u. K. Lang: Ztschr. physiol. Chem. **215**, 193 (1933).

Horn, M. J. u. D. B. Jones (*1*): Journ. biol. Chemistry **139**, 473 (1941); (*2*): Ebenda **139**, 649 (1941).

Horn, M. J., D. B. Jones u. S. J. Ringel: Journ. biol. Chemistry **138**, 141 (1941); **144**, 87, 93 (1942).

Hotchkiss R. D. u. R. J. Dubos: Journ. biol. Chemistry **141**, 155, 163, 171 (1941).

Howe, P. E.: Journ biol. Chemistry **61**, 493 (1924).

Howell, W. H.: Physiol. Rev. **15**, 435 (1935).

Hueck, W.: Verh. dtsch. pathol. Ges. Würzburg **1925**, 18.

Hundeshagen, F.: Ztschr. angew. Chem. **1895**, 473.

Hunter, A. u. J. A. Dauphinee: Journ. biol. Chemistry **85**, 627 (1930).

Hüttel, R.: Naturwiss. **29**, 333 (1941).

Hüttel, R. u. G. Sprengling: Liebigs Ann. **554**, 69 (1943).

Ing, H. P. u. M. Bergmann: Journ. biol. Chemistry **129**, 643 (1939).

Innes, R. F. (*1*): J.I.S.L.T.C. **13**, 375 (1929); (*2*): Leather World **27**, 511 (1935).

Inouje, M.: Ztschr. physiol. Chem. **122**, 230 (1922).

Ito, T. u. K. Komori: Bull. agric. chem. Soc. Japan **15** (1939).

Ivanovics, G. u. V. Bruckner (*1*): Naturwiss. **25**, 250 (1937); (*2*): Ztschr. Immunitätsforsch. exp. Therap. **90**, 304 (1937); (*3*): Ebenda **93**, 119 (1938).

Jablonski, L.: Dieses Handbuch Bd. III/1. Wien: Springer, 1936.
Jacobs, W. A. u. L. C. Craig: Journ. biol. Chemistry 110, 521 (1935).
Jaeckle, H.: Ztschr. physik. Chem. 36, 53 (1902).
Jaffe, M.: Ber. Dtsch. chem. Ges. 10, 1925 (1877).
Jand, G. B.: Biochim. e Terap. sper. 1924, Nt. 1,7.
Jensen, H. u. E. A. Evans: The chemistry of insulin. Physiol. Rev. 14, 188 (1934).
Jesserer, H. u. F. Lieben: Biochem. Ztschr. 292, 403 (1937); 297, 369 (1938).
Jirgensons, Br. (1): Biochem. Ztschr. 310, 325 (1941); 311, 332 (1942); Journ. prakt.
     Chem. 159, 303 (1942); Kolloid-Ztschr. 98, 70 (1942); (2): Journ. prakt. Chem.
     161, 181, 293 (1942); 162, 224, 237 (1943).
Johnson, J. M.: Journ. biol. Chemistry 134, 459 (1940).
Jones, D. B. u. F. A. Csonka: Journ. biol. Chemistry 97, XXIX (1932).
Jones, D. B. u. C. O. Johns: Journ. biol. Chemistry 48, 347 (1921).
Jones, D. B. u. O. Moeller: Journ. biol. Chemistry 79, 429 (1928).
Jones, D. B. u. R. Wilson: Cereal Chem. 5, 473 (1928).
Jones, D. B., C. E. F. Gersdorff u. O. Moeller: Journ. biol. Chemistry 62, 183 (1924/25).
Jordan Lloyd, D.: Collegium 1933, 698.
Jordan Lloyd, D. u. A. Shore: Chemistry of proteins. London: J. u. A. Churchill, 1938.
Jorpes, E. u. S. Thorén: Biochem. Journ. 26, 1504 (1932).
Justus, J. (1): Orossi hetilap 1904, 15; (2): Virchows Arch. Pathol. 170, 501; 176, 1;
     (3): Ebenda 190, 524.
Kaas, K.: Monatsschr. Chemie 27, 403 (1906).
Kaiser, E.: Biochem. Ztschr. 192, 58 (1928).
Kall, F. Dissertation. Würzburg 1898.
Kaneko, H. u. Ch. Komatsu: Bull. agric. chem. Soc. Japan 12, 152 (1936).
Kapeller-Adler, R. (1): Biochem. Ztschr. 252, 185 (1932); (2): Ebenda 264, 131
     (1933); (3): Ebenda 269, 263 (1934).
Kapfhammer, J. u. R. Eck: Ztschr. physiol. Chem. 170, 294 (1927).
Karrer, P. (1): Helv. chim. Acta 6, 957 (1923); (2) Ztschr. physiol. Chem. 135, 129 (1923).
Karrer, P., K. Escher u. R. Widmer: Helv. chim. Acta 9, 301 (1926).
Karrer, P., W. Jäggi u. T. Takahashi: Helv. chim. Acta 8, 360 (1925).
Karrer, P., R. Keller u. G. Szönyi: Helv. chim. Acta 26, 38 (1943).
Katz, J. R. u. A. de Rooy: Naturwiss. 21, 559 (1933).
Kausche, G. A.: Naturwiss. 27, 77, 212 (1939).
Kausche, G. A. u. H. Ruska: Biochem. Ztschr. 303, 221 (1939).
Kausche, G. A., E. Pfankuch u. H. Ruska (1): Naturwiss. 27, 292 (1939); (2):
     Ebenda 29, 573 (1941).
Kaye, M. u. D. J. Lloyd: Proc. Roy. Soc., Ser. B, 96, 293 (1924).
Kaye, M. u. R. H. Marriott: J. I. S. L. T. C. 9, 591 (1925).
Keilin, D. u. T. Mann (1): Nature 143, ?3 (1939); (2) Biochem. Journ. 34, 1163 (1940).
Kelly, M. W.: J. A. L. C. A. 21, 573 (1926).
Kendall, E. C.: Thyroxine. New York 1929.
Kestner, A.: Chemie der Eiweißkörper, 4. Aufl. Braunschweig: Friedr. Vieweg, 1925.
Kiese, M. u. H. Kaeske: Biochem. Ztschr. 312, 121 (1942).
Kingston, H. L. u. S. B. Schryver: Biochem. Journ. 18, 1070 (1924).
Kitagawa, M. u. S. Mónobe: Journ. Biochem. Japan 18, 333 (1933).
Kjeldahl, J.: Ztschr. analyt. Chem. 22, 366 (1883); Compt. rend. Trav. Lab. Carls-
     berg 2, 1 (1883).
Klein, G. u. H. Linser: Ztschr. physiol. Chem. 205, 251 (1932).
Klein, G. u. K. Tauböck: Biochem. Ztschr. 251, 14 (1932).
Klingmüller, V.: Ztschr. physiol. Chem. 278, 97 (1943).
Klobusitzky, D. von: Österr. Chem.-Ztg. 42, 185 (1939).
Knoop, F. (1): Beitr. chem. Physiol. u. Pathol. 10, 111 (1907); (2): Ztschr. physiol.
     Chem. 67, 489 (1910); (3): Hofmeisters Beitr. 11, 356 (1908).
Knoop, F. u. H. Oesterlin: Ztschr. physiol. Chem. 170, 186 (1927).
Knoop, F. u. C. Martius: Ztschr. physiol. Chem. 254, I, II (1938).
Knoop, F. u. H. Windaus: Beitr. chem. Physiol. u. Pathol. 7, 144 (1906); 8, 406 (1906).
Kober, P. A. u. K. Sugiura: Journ. biol. Chemistry 13, 1 (1912/13).
Kögl, F.: Naturwiss. 30, 46 (1942).
Kögl, F. u. H. Erxleben (1): Naturwiss. 27, 486 (1939); (2): Ztschr. physiol. Chem.
     258, 57 (1939); (3): Ebenda 261, 154 (1939); 264, 108, 198 (1940).
Kögl, F., H. Erxleben u. A. M. Ackermann: Ztschr. physiol. Chem. 261, 141 (1939).
Kögl, F., H. Erxleben u. H. Herken: Ztschr. physiol. Chem. 263, 107 (1940).
Kögl, F., H. Erxleben u. G. J. van Veersen: Ztschr. physiol. Chem. 277, 251 (1943).
Kögl, F., A. J. Haagen-Smit u. H. Erxleben: Ztschr. physiol. Chem. 228, 90 (1934).

Kögl, F., H. Herken u. H. Erxleben: Ztschr. physiol. Chem. **264**, 220 (1940).

Kollek, L.: in Chemie und Technologie der Kunststoffe, hrsg. v. R. Houwink, Bd. II. Leipzig: Akad. Verlag Becker u. Erler, 1942.

Kondo, H. u. S. Ohno: Journ. pharmac. Soc. Japan **58**, 235 (1938); **59**, 186 (1939)

Konikova, A. S.: Nature **145**, 312 (1940).

Koppenhoefer, R. M. (*1*): Journ. biol. Chemistry **116**, 321 (1936); (*2*): J.A.L.C.A. **32**, 142 (1937); (*3*): Ebenda **32**, 152 (1937); (*4*): Ebenda **32**, 210 (1937); (*5*): Ebenda **32**, 627 (1937); (*6*): Ebenda **32**, 637 (1937); (*7*): Ebenda **33**, 27 (1938); (*8*): Ebenda **33**, 79 (1938); (*9*): Ebenda **33**, 203 (1938); (*10*): Ebenda **34**, 240 (1939).

Koppenhoefer, R. M. u. J. H. Highberger: J.A.L.C.A. **29**, 598 (1934).

Körner, Th.: Jahresber. d. Dtsch. Gerberschule zu Freiberg/Sa. 1898/99.

Kossel, A. (*1*): Ztschr. physiol. Chem. **8**, 511 (1884); (*2*): Ebenda **22**, 176 (1896/97); (*3*): Ebenda **25**, 165 (1898); (*4*): Ebenda **26**, 588 (1899); **40**, 311 (1903/04); (*5*): The protamines and histones. London and New York: 1928.

Kossel, A. u. H. D. Dakin (*1*): Ztschr. physiol. Chem. **40**, 567 (1903/04); (*2*): Ebenda **41**, 407 (1904); (*3*): Ebenda **44**, 342 (1905).

Kossel, A. u. S. Edlbacher: Ztschr. physiol. Chem. **93**, 396 (1915).

Kossel, A. u. R. E. Groß (*1*): Ztschr. physiol. Chem. **135**, 169 (1924); (*2*): Ebenda **224**, 187 (1934).

Kossel, A. u. E. L. Kennaway: Ztschr. physiol. Chem. **72**, 486 (1911).

Kossel, A. u. F. Kutscher: Ztschr. physiol. Chem. **31**, 165 (1900).

Kossel, A. u. A. Mathews: Ztschr. physiol. Chem. **25**, 190 (1898).

Kossel, A. u. H. Pringle: Ztschr. physiol. Chem. **49**, 301 (1906).

Kossel, A. u. W. Staudt: Ztschr. phsyiol. Chem. **156**, 270 (1926).

Kossel, A. u. F. Weiß: Ztschr. physiol. Chem. **78**, 402 (1912); **84**, 1 (1913).

Koshara, W.: Ztschr. physiol. Chem. **239**, 89 (1936).

Kotake, M. u. K. Kuwada: Sci. Pap. Inst. physic. chem. Res. **36**, 106 (1939).

Kotov, V.: Kozh. Obuv. Prom. SSSR. **12**, 464 (1933), durch J.A.L.C.A. **30**, 242 (1936).

Kooymann, D. J.: Arch. Dermat. Syphilis **29**, 12 (1934); **25**, 444 (1932).

Krieger: Dissertation. Straßburg 1899.

Krishnamurti, K. u. The Svedberg: Journ. Amer. chem. Soc. **52**, 2897 (1930).

Kritzmann, M. G. (*1*): Enzymologia **5**, 44 (1938); (*2*): Nature (London) **143**, 603 (1939); (*3*): Biochimia **4**, 184 (1939).

Krüger, F.: Ztschr. vergl. Physiol. **2**, 254 (1925).

Kubowitz, F. (*1*): Biochem. Ztschr. **292**, 221 (1937); **299**, 32 (1938); (*2*): Ebenda **299**, 51 (1938).

Kuhn, R. u. P. Desnuelle: Ber. Dtsch. chem. Ges. **70**, 1907 (1937).

Kuhn, R. u. Th. Wieland: Ber. Dtsch. chem. Ges. **73**, 962, 971, 1134 (1940).

Kuhn, R., N. A. Sörensen u. L. Birkofer: Ber. Dtsch. chem. Ges. **73**, 823 (1940).

Kühne, W. (*1*): Unterss. a. d. Physiol. Inst. Heidelberg **1**, 219 (1877); (*2*): Verh. d. Naturw. med. Vereins zu Heidelberg **198**, 451 (1877); (*3*): Virchows Arch. **39**, 130 (1867); vgl. auch W. Kühne u. Chittenden: Ztschr. Biol. **20**, 11 (1884).

Kunitz, M. u. J. H. Northrop (*1*): Journ. gen. Physiol. **18**, 433 (1935); (*2*) Ebenda **19**, 991 (1936).

Kunkel, A. J.: Sitzungsber. phys.-med. Ges. Würzburg **1898**, 78.

Küntzel, A.: Stiasny-Festschrift. Darmstadt: Ed. Roether, 1937.

Küntzel, A. u. K. Buchheimer (*1*): Collegium **1930**, 205; (*2*): Ebenda **1930**, 215.

Küntzel, A. u. O. Dietsche (*1*): Collegium **1931**, 136; (*2*): Ebenda **1931**, 146.

Küntzel, A. u. Th. Dröscher: Biochem. Ztschr. **306**, 177 (1940).

Küntzel, A. u. J. Philips: Collegium **1933**, 193.

Küntzel, A. u. A. Seitz: Collegium **1936**, 567.

Kunze, R. u. H. C. Buer: Arzneimittelforschungen, Bd. I „Lecithin". Berlin: Rosenmaier u. Saenger, 1941.

Kurtz, A. C.: Journ. biol. Chemistry **140**, 705 (1941).

Kutscher, F. (*1*): Sitzungsber. Preuß. Akad. Wiss., Berlin **26**, 588 (1902); (*2*): Ztschr. physiol. Chem. **38**, 114 (1903); (*3*): Ztschr. Biol. **59**, 415 (1913).

Landsteiner, K.: The specifity of serological reactions. London: Bailliere 1936.

Lang, K. (*1*): Arch. exp. Pathol. Pharmakol. **174**, 63 (1933); (*2*): Ztschr. physiol. Chem. **219**, 148 (1933).

Langheld, K.: Ber. Dtsch. chem. Ges. **42**, 392, 2360 (1909).

Langstein, L. (*1*): Beitr. chem. Physiol. u. Pathol. **1**, 259 (1902); (*2*): Ergebn. Physiol. **3**, 460 (1904); (*3*): Monatsschr. Chem. **24**, 445 (1903); **25**, 453 (1904); **26**, 531 (1905).

Laufberger, V.: Bull. Soc. Chim. biol. **19**, 1575 (1937).

Lehmann, C. G.: Lehrbuch der physiologischen Chemie, Bd. II. 1850.

Lehmann, K. B.: Arch. Hygiene **24**, 1, 18 (1895).

Lemberg, R. (1): Ann. Rev. Biochem. 7, 421 (1938); (2): Rep. Meet. Austral. New Zealand Assoc. Advancement Sci. 24, 303 (1939).
Lenggenhager, K.: Helv. med. Acta 7, 262 (1940).
Lepeschkin, W. W. (1): Biochem. Ztschr. 309, 254 (1941); 314, 135 (1943); (2): Kolloidchemie des Protoplasmas, 2. Aufl. Dresden u. Leipzig: Th. Steinkopff, 1938.
Levene, P. A. (1): Journ. biol. Chemistry 6, 419 (1909); (2): The hexonamines and mucoproteins. Monographs on Biochem. London 1925; (3): Journ. biol. Chemistry 101 711 (1933).
Levene, P. A. u. W. Beatty: Ztschr. physiol. Chem. 47, 149 (1906).
Levene, P. A. u. D. D. van Slyke: Journ. biol. Chemistry 16, 103 (1913); 18, 391 (1914).
Lieben, F.: Geschichte der physiologischen Chemie. Leipzig u. Wien: F. Deuticke, 1935.
Lieben, F. u. E. Edel: Biochem. Ztschr. 244, 403 (1932).
Lieben, F. u. H. Jesserer: Biochem. Ztschr. 285, 36 (1936).
Lieber, G. D. (1): Verh. Dtsch. Röntgenges. 16, 73 (1925); (2): Strahlentherapie 18, 536 (1924); 20, 93 (1925); 29, 139 (1928).
Liebermann, H.: Ztschr. physiol. Chem. 58, 84 (1908).
Liebig, J.: Liebigs Ann. 57, 127 (1846).
Liebreich, O. (1): Virchows Arch. 121, 384 (1880); (2): Dtsch. med. Wochenschr. 1885, 770.
Lier, E. H. B. van: Ztschr. physiol. Chem. 61, 177 (1909).
Liftschütz, J. (1): Biochem. Ztschr. 52, 206 (1913); 83, 18 (1917); (2) Ztschr. physiol. Chem. 50, 436 (1907); 53, 140 (1907); 58, 175 (1908); 63, 222 (1909); 91, 309 (1914); 92, 383 (1914); 93, 209 (1914); (3): Ebenda 114, 108 (1921).
Lilienfeld, L.: Dubois Arch. 1894, 383, 555.
Linderstrøm-Lang, K. (1): Compt. rend. Trav. Lab. Carlsberg, 16, 48 (1925); (2): Ztschr. physiol. Chem. 173, 32 (1927); (3): Compt rend. Trav. Lab. Carlsberg, 17, 9 (1929).
Linderstrøm-Lang, K. u. F. Duspiva (1): Nature (London) 135, 1039 (1935); (2): Ztschr. physiol. Chem. 237, 131 (1935).
Linderstrøm-Lang, K. u. H. Holter: Ztschr. physiol. Chem. 201, 9 (1931); 204, 15 (1932).
Linneweh, W., A. W. Keil u. F. A. Hoppe-Seyler: Ztschr. physiol. Chem. 183, 11 (1929).
Lintzel, W. u. J. Rechenberger: Biochem. Ztschr. 304, 214 (1940).
Lipmann, F. A. (1): Biochem. Ztschr. 262, 9 (1933); (2): Naturwiss. 21, 236 (1933).
Lipmann, F. A. u. P. A. Levene: Journ. biol. Chemistry 98, 109 (1932).
Lippich, F.: Ztschr. physiol. Chem. 90, 132 (1914); 90, 138 (1914).
Lissizin, Th. (1): Biochem. Bull. 4, 18 (1915); (2): Ztschr. physiol. Chem. 173, 309 (1928).
Loeb, J.: Die Eiweißkörper und die Theorie der kolloidalen Erscheinungen. (Deutsch von C. van Eweyk.) Berlin: Springer, 1924.
Loeb, L., V. Suntzeff u. E. L. Burns: Amer. Journ. Cancer 35, 159 (1939).
Loebisch, M. F.: Ztschr. physiol. Chem. 10, 40 (1886).
Lönnberg, T.: Malys Jahrb. 19, 325 (1889).
Losev, N.: Kozh. Obuonaja Prom. SSSR. 13, 478 (1934), durch J. A. L. C. A. 31, 154 (1936).
Lovell-Janison, P. L. u. J. M. Nelson: Journ. Amer. chem. Soc. 62, 1409 (1940).
Lowrey, L. G.: Anatom. Rec. 7, 144 (1913).
Lowry, O. H., D. R. Gilligan u. E. M. Katersky: Journ. biol. Chemistry 139, 795 (1941).
Lunde, G. u. H. Kringstad (1): Ztschr. physiol. Chem. 257, 201 (1939); (2): Norsk Pelsdyrblad 13, 500 (1939); (3): Naturwiss. 27, 755 (1939); 28, 550 (1940).
Lynen F. u. U. Wieland: Liebigs Ann. 533, 93 (1937).
Macallum, A. B.: Die Methoden und Ergebnisse der Mikrochemie in der biologischen Forschung. Ergebn. Physiol., biol. Chem. exp. Pharmakol. 7, 552 (1908).
Magnus-Levy, A.: Ztschr. physiol. Chem. 30, 200 (1900).
Martin, A. J. P. u. R. L. M. Synge (1): Biochem. Journ. 35, 91 (1941); (2): Ebenda 35, 1358 (1941).
Martino, siehe E. Fulchignoni.
Maschmann, E. (1): Biochem. Ztschr. 297, 284 (1938); (2): Naturwiss. 29, 518 (1941); (3): Ebenda 29, 691 (1941).
Mashino, M. u. N. Shikazono: Journ. Soc. chem. Ind. Japan (Suppl.) 39, 54 B—55 B, 88 B, 136 B (1936).
McCalla, A. G. u. N. Gralén: Nature (London) 146, 60 (1940).
McCrae, J.: Journ. South African chem. Inst. 6, 18 (1923).
McFarlane, A. S. (1): Biochem. Journ. 29, 66 (1935); (2): Ebenda 29, 407 (1935).
McLaughlin u. E. R. Theis (1): J. A. L. C. A. 19, 428 (1924); (2): Ebenda 20, 234 (1925); (3): Ebenda 21, 551 (1926).

McLoy, R. H., C. E. Meyer u. W. C. Rose: Journ. biol. Chemistry 112, 283 (1935).
Meillère, M. G.: Compt. rend. Soc. Biol. 55, 517 (1903).
Merrill, H. B. u. J. W. Fleming: J. A. L. C. A. 22, 139, 274 (1927).
Meunier, L., P. Chambard u. H. Comte: Compt. rend. Acad. Sciences 184, 1208(1927).
Meyer, K. H. (1): Naturwiss. 15, 129 (1927); (2): Proc. Roy. Soc. (London), Ser. A, 170, 40 (1939).
Meyer, K. H. u. J. Jeannerat: Helv. chim. Acta 22, 22 (1939).
Meyer, K. H. u. H. Mark: Hochpolymere Chemie, Bd. II. Leipzig: Akad. Verlagsges. 1940.
Meyer, K., J. W. Palmer u. E. M. Smyth: Journ. biol. Chemistry 119, 501 (1937).
Mialhe: Cannstatts Jahresber. d. Pharmazie 6, 163 (1864).
Miekeley, A. u. G. Schuck: Dieses Handbuch Bd. III/1. Wien: Springer, 1936.
Miescher, F. (1): Ber. Dtsch. chem. Ges. 7, 376 (1874); (2): Verh. Naturforschges. Basel 4, H. 1, S. 153 (1874).
Miller, E. J. u. A. C. Chibnall: Biochem. Journ. 26, 392 (1932).
Mirsky, A. E. (1): Journ. gen. Physiol. 19, 571 (1936); (2): Science, New York 84, 333 (1936).
Mirsky, A. E. u. M. L. Anson: Journ. gen. Physiol. 18, 307 (1935); 19, 427, 437, 451 (1936).
Mirsky, A. E. u. L. Pauling: Proc. nat. Acad. Sci., USA. 22, 439 (1936).
Mörner, C. Th. (1): Upsal. läkar. forsh. 23, 363 (1887); 24, 100 (1888); (2): Skand. Arch. Physiol. 1, 210 (1889); (3): Ztschr. physiol. Chem. 24, 125 (1897).
Mörner, K. A. H. (1): Zentralbl. Physiol. 7, 581 (1894); (2): Ztschr. physiol. Chem. 28, 595 (1899); (3): Ebenda 34, 253 (1902); (4): Ebenda 34, 268 (1901/02).
Morochowetz, L. (1): Verh. naturh.-med. Vereins Heidelberg, N. F. 1, 480 (1876); (2): Ebenda, N. F. 18, 213 (1893).
Mohr, P.: Ztschr. physiol. Chem. 20, 403 (1895).
Monthly Bulletin, durch Gerber Nr. 1467/1468 (1936).
Moore, E. K. (1): J. A. L. C. A. 31, 4 (1936); (2): Ebenda 32, 48 (1937).
Moore, E. K. u. J. H. Highberger: J. A. L. C. A. 30, 2 (1935).
Morgan, A. F. u. H. D. Simms: Science, New York 89, 565 (1939).
Morse, W.: Journ. biol. Chemistry 100, 373 (1933).
Moulton, C. R. u. P. E. Trowbridge: Ind. engin. Chem. 1, 761 (1909).
Mouneyrat, A.: Ber. Dtsch. chem. Ges. 33, 2393 (1900).
Mueller, J. H. (1): Proc. Soc. exp. Biol. Med. 18, 14 (1920); (2): Journ. biol. Chemistry 58, 373 (1923).
Mulder, G. J. (1): Journ. prakt. Chem. 16, 138 (1839); (2): Ebenda 21, 343 (1840); (3): Versuch einer allgemeinen physiologischen Chemie, 1844.
Münch, H.: Angew. Chem. 48, 797 (1935).
Münz: Compt. rend. Acad. Sciences 73, 1024 (1873).
Nadel, A.: Biochem. Ztschr. 249, 83 (1932).
Nageotte, J.: Compt. rend. Soc. Biologie 96, 828 (1927); 97, 559 (1928); 98, 15 (1928); 104, 156 (1930).
Nahatani, M. u. Y. Ohara: Coll. Pap. Fac. Med. Osaka Imp. Univ. 1939, 143.
Nauen, F. (1): Biochem. Ztschr. 231, 441 (1931); (2): Collegium 1931, 151.
Negelein, E. u. H. J. Wulff: Biochem. Ztschr. 293, 351 (1937).
Nemec, Vl.: Techn. Hlídka Koželužská 1938, 75; Auszug: J. I. S. L. T. C. 24, 243 (1940).
Nencki, M. u. E. Schoumow-Simanowski: Arch. exp. Pathol. Pharmakol. 34, 313.
Neubauer, O. u. K. Fromher: Ztschr. physiol. Chem. 70, 326 (1911).
Neuberg, C. (1): Ber. Dtsch. chem. Ges. 34, 3963 (1902); (2): Biochem. Ztschr. 13, 305 (1908).
Neuberg, C. u. J. Kerb: Biochem. Ztschr. 40, 498 (1912); 67, 119 (1914).
Neuberg, C. u. N. Popowsky: Biochem. Ztschr. 2, 357 (1907).
Neuberger, A.: Proc. Roy. Soc. (London), Ser. A, 170, 40 (1939).
Neumeister, R.: Ztschr. Biol. 26, 324 (1890).
Nicolet, B. H. u. L. J. Saidel: Journ. biol. Chemistry 139, 477 (1941).
Nielsen, N.: Compt. rend. Trav. Lab. Carlsberg, Sér. Physiol. 21, 395 (1936).
Nielsen, N. u. V. Hartelius: Biochem. Ztschr. 295, 211 (1937).
Northrop, J. H. (1): Journ. gen. Physiol. 13, 739, 767 (1930); (2): Ergebn. Enzymforsch. 1, 302 (1931).
Northrop, J. H. u. M. L. Anson: Journ. gen. Physiol. 12, 543 (1928/29).
Northrop, J. H. u. M. Kunitz (1): Journ. gen. Physiol. 12, 379 (1929); (2): Ergebn. Enzymforsch. 2, 104 (1932); (3): Journ. gen. Physiol. 16, 267 (1932).
Novak, J.: Ber. Dtsch. chem. Ges. 45, 834 (1912).
Numata, J.: Biochem. Ztschr. 304, 404 (1940).
Odake, S.: Biochem. Ztschr. 161, 446 (1925).
Okuda, Y.: Journ. Agric. Tokio 5, 355 (1916).

Osborne, T. B. (1): The vegetable proteins. London 1924; (2): Carnegie Inst. Wash. Pub. 84 (1907).
Osborne, T. B. u. J. F. Harries: Amer. Journ. Physiol. 18, 123 (1937).
Osborne, T. B. u. D. B. Jones (1): Amer. Journ. Physiol. 24, 437 (1909); (2): Ebenda 24, 153 (1909).
Osborne, T. B. u. E. Strauß: in Handbuch der biologischen Arbeitsmethoden, hrsg. v. E. Abderhalden, Abt. I, Teil 8. Berlin u. Wien: Urban u. Schwarzenberg, 1922.
Osborne, T. B., D. B. Jones u. C. S. Leavenworth: Amer. Journ. Physiol. 24, 252 (1909).
Osborne, T. B., D. B. Jones, C. S. Leavenworth u. M. Vinograd: Journ. biol. Chemistry 22, 266 (1915).
Osborne, T. B., D. D. van Slyke, C. S. Leavenworth u. M. Vinograd: Journ. biol. Chemistry 22, 259 (1915).
Oswald, A. (1): Ztschr. physiol. Chem. 70, 310 (1911); 72, 374 (1911); 75, 353 (1911); (2): Ebenda 75, 358 (1911).
Paal, C.: Ber. Dtsch. chem. Ges. 27, 974 (1894).
Pachur, R.: Dermatol Ztschr. 60, 486 (1931).
Palmer, W. W.: Journ. biol. Chemistry 30, 79 (1917).
Parnas, J.: Biochem. Ztschr. 28, 275 (1910).
Partridge, R. A.: J.A.L.C.A. 33, 144 (1938).
Patton, A. R.: Journ. biol. Chemistry 108, 267 (1935).
Pauly, H.: Ztschr. physiol. Chem. 42, 508 (1904).
Pedersen, K. O. u. M. Heidelberger: Journ. gen. Physiol. 19, 95 (1935).
Pfankuch, E.: Biochem. Ztschr. 306, 125 (1940).
Pfankuch, E. u. G. A. Kausche: Biochem. Ztschr. 306, 68 (1940).
Pfeiffer, P. u. O. Angern: Ztschr. physiol. Chem. 133, 180 (1924).
Pfeiffer, P. u. F. Wittka: Ber. Dtsch. chem. Ges. 48, 1041 (1915).
Philpot, J. St. L.: Biochem. Journ. 33, 1707 (1939).
Piéry, M., J. Enselme u. S. Petel: Compt. rend. Acad. Sciences 206, 129 (1938).
Plimmer, R. A. H. u. J. Lowndes: Biochem. Journ. 21, 254 (1927).
Plisson, A. u. Henri: Ann. Chim. (2) 35, 175 (1827).
Polano, O. u. K. Dietl: Münchener med. Wochenschr. 1924, 1385.
Porges, O. u. K. Spiro: Beitr. chem. Physiol. u. Pathol. 3, 277 (1903).
Posterniak, S.: Compt. rend. Acad. Sciences 187, 313 (1928).
Pregl, F.: Die quantitative organische Mikroanalyse. Berlin 1930.
Proust, J. L.: Ann. Chim. (2) 10, 40 (1818).
Przyłęcki, St. J. v.: in Die Methoden der Fermentforschung, hrsg. von E. Bamann u. K. Myrbäck. Leipzig: G. Thieme, 1940.
Pugh, E. M. u. H. S. Raper: Biochem. Journ. 21, 1370 (1927).
Pulewka, P. (1): Ztschr. physiol. Chem. 146, 130 (1925); (2): Arch. exp. Pathol. Pharmakol. 140, 181 (1929).
Raper, H. S.: Biochem. Journ. 20, 735 (1926); 21, 89 (1927); 26, 2000 (1932), vgl. auch ebenda 27, 36 (1933).
Rapoport, S.: Biochem. Ztschr. 281, 30 (1935).
Rawlins, L. M. u. L. C. A. Schmidt: Journ. biol. Chemistry 82, 709 (1929).
Redfield, A. C.: The Haemocyanins. Biol. Rev. 9, 175 (1934).
Reichert, E. T. u. A. P. Brown: The Crystallography of the Haemoglobins. Bul. No. 116, Carnegie Inst. of Washington.
Reichstein, R. u. A. Grüssner: Helv. chim. Acta 23, 650 (1940).
Reimann, M. A., B. J. Rubin u. O. P. Chudinov: Zentr. Nauch.-Issl. Inst. Kozh. Prom. 1932, 3, durch J.A.L.C.A. 28, 238 (1933).
Reiner: Dinghingers polytechn. Journ. 205, 143.
Richard, M.: Journ. Fed. Curriers 17, 167 (1936).
Rimington, C. (1): Biochem. Journ. 21, 274 (1927); (2): Ebenda 25, 1062 (1931); (3): Ergebn. Physiol., biol. Chem. exp. Pharmakol. 35, 712 (1933); (4): Ann. Rev. Biochem. 5, 138 (1936).
Rissel, E. u. O. Wiedemann: Klin. Wochenschr. 1940, 953.
Rittenberg, D. u. G. L. Foster: Journ. biol. Chemistry 133, 737 (1940).
Ritthausen, C. H. L.: Journ. prakt. Chem. 99, 454 (1866).
Roche, J. (1): Essai sur la biochimie générale et comparée des pigments respiratoires. Paris 1936; (2): Ann. Rev. Biochem. 5, 463 (1936).
Roche, J. u. Y. Derrien: Compt. rend. Acad. Sciences 214, 192 (1942).
Roepke, R. R. u. L. D. Bushnell: Journ. Immunology 30, 109 (1936).
Rollet, A. (1): Wiener Sitzungsber. 30, 37 (1858); (2): in Strickers Handbuch der Gewebelehre 1 (1871).

Rosenthal, G. J.: J.A.L.C.A. **11**, 463 (1916).

Rost, E.: Med. Klin. **1921**, 123.

Rothmann, S. u. F. Schaaf: Handbuch der Haut- und Geschlechtskrankheiten, Bd. 1, Teil 2. Berlin: Springer, 1929.

Routh, J. I. u. H. P. Lewis: Journ. biol. Chemistry **124**, 725 (1938).

Rowland, S. J.: Journ. Dairy Res. **9**, 30 (1938).

Ruhemann, S. (*1*): Journ. chem. Soc. London **97**, 2025 (1910); (*2*): Ebenda **97**, 1438 (1910); **99**, 792, 1486 (1911).

Ruska, E.: Ztschr. Physik **87**, 580 (1934).

Sakaguchi, S.: Journ. Biochem. **5**, 13, 133 (1925).

Sasakawa, M.: Arch. Dermatol. **134**, 418 (1921).

Schaal, R.: Liebigs Ann. **157**, 24 (1871).

Schäfer: Ann. Cim. analyt. Cim. appl. **12**, 52.

Schick, B.: Wien. klin. Wochenschr. **1920**, 395.

Schiebold, O.: Kolloid-Ztschr. **96**, 296 (1941).

Schieferdecker, P.: Die Hautdrüsen der Menschen und der Säugetiere, ihre biologische und rassenanatomische Bedeutung sowie muskularius sexualis. Stuttgart: Schweizerbart, 1922.

Schiff, E.: Wien. klin. Wochenschr. **1898**, 537.

Schiff, H.: Liebigs Ann. **303**, 183 (1898); **307**, 231 (1899).

Schlack, P. u. W. Kumpf: Ztschr. physiol. Chem. **154**, 125 (1926).

Schlenck, E. G.: Arch. exp. Pathol. Pharmakol. **150**, 160 (1930).

Schmalfuß, H. Fette u. Seifen **45**, 393 (1938).

Schmid, R.: Arch. Dermatol. u. Syphil. **175**, 493 (1937).

Schmidt, C. L. A.: Chemistry of amino acids and proteins. Springfield and Baltimore: C. Thomas, 1938.

Schmidt, K. H.: Ztschr. physiol. Chem. **277**, 117 (1943).

Schmidt, M. B.: Virchows Arch. **253**, 432 (1924).

Schmidt, W. J. (*1*): Ztschr. Mikrochem. **35**, 1 (1918); (*2*): Ztschr. Biol. **81**, 193 (1924); (*3*): Die Doppelbrechung von Karyoplasma, Cytoplasma und Metaplasma. Berlin: Borntraeger, 1937.

Schmiedeberg, O.: Arch. exp. Pathol. Pharmakol. **39**, 1 (1897), und zwar S. 65.

Schneider, F. (*1*): Dissertation München 1935; (*2*): Collegium **1937**, 522; (*3*): Ebenda **1940**, 97.

Schöberl, A. (*1*): Collegium **1936**, 412; (*2*): Angew. Chem. **53**, 227 (1940); Ebenda **54**, 313 (1941); (*4*): Ber. Dtsch. chem. Ges. **74**, 1225 (1941); (*5*): Biochem. Ztschr. **313**, 214 (1942).

Schöberl, A. u. P. Rambacher (*1*): Liebigs Ann. **538**, 84 (1939); (*2*): Biochem. Ztschr. **306**, 269 (1940).

Schock, E. D., H. Jensen u. L. Hellermann: Journ. biol. Chemistry **111**, 553 (1935).

Schoenheimer, R., S. Ratner u. D. Rittenberg: Journ. biol. Chemistry **130**, 703 (1939).

Schöpf, C.: Die Synthese von Alkaloiden aus Aminosäuren in der Pflanze in „Chemie und Physiologie des Eiweißes". Dresden u. Leipzig: Th. Steinkopff, 1938.

Schramm, G.: Chemie **56**, 197 (1943).

Schramm, G. u. J. Primosegh: Ber. Dtsch. chem. Ges. **76**, 373 (1943).

Schroeder, J. von u. J. Paeßler: Dinglers polytechn. Journ. **287**, 285 (1893).

Schubert, G. u. O. Steuding: Monatsschr. Geburtsh. **72**, 201 (1926).

Schulz, E.: Journ. gen. Physiol. **13**, 469 (1929/30).

Schulz, H.: Pflügers Arch. ges. Physiol. **84**, 67 (1901); **89**, 112 (1902); **131**, 447 (1910).

Schulze, E. (*1*): Ztschr. physiol. Chem. **9**, 63 (1885); (*2*): Ber. Dtsch. chem. Ges. **31**, 1200 (1898).

Schulze, E. u. J. Barbieri: Ber. Dtsch. chem. Ges. **12**, 1924 (1879); **14**, 1785 (1881).

Schulze, E. u. E. Steiger: Ztschr. physiol. Chem. **11**, 43 (1887).

Schulze, R. u. M. Henschke: Naturwiss. **26**, 142 (1938).

Schützenberger, P.: **106**, 1407 (1888); **112**, 198 (1891).

Sella, M.: Umschau Wiss. Techn. **45**, 331 (1941).

Sharp, J. G.: Biochem. Journ. **33**, 679 (1939).

Sharpenak, A. u. O. Balashova: Journ. Physiol. USSR. **17**, 1070 (1934).

Shimidzu, M.: Gerber **1933**, 1393/1394.

Sidorov, G.: Westnik **7**, 159, 310, 383 (1928), durch J.A.L.C.A. **30**, 220 (1935).

Siegfried, M. (*1*): Reticulin, Habil.-Schrift. Leipzig 1892; (*2*): Ztschr. physiol. Chem. **43**, 68 (1905); (*3*): Ebenda **44**, 85 (1905); **46**, 401 (1905); (*4*): Ebenda **43**, 44 (1904); **48**, 54 (1906); **50**, 163 (1906/07); **58**, 215 (1908).

Siegfried, M. u. H. Liebermann (1): Ztschr. physiol. Chem. **54**, 437 (1908); (2): Ergebn. Physiol., biol. Chem. exp. Pharmakol. **9**, 334.
Siegfried, M. u. C. Neumann: Ztschr. physiol. Chem. **54**, 423 (1908).
Siegfried, M. u. H. Schmitz: Ztschr. physiol. Chem. **65**, 315 (1910).
Sjolema, B. u. J. Rinkes: Ztschr. physiol. Chem. **76**, 369 (1912).
Slyke, D. D. van (1): Ber. Dtsch. chem. Ges. **43**, 3170 (1910); **44**, 1648 (1911); (2): Journ. biol. Chemistry **10**, 15 (1911); (3): Ebenda **9**, 185 (1911); **12**, 275 (1912); (4): Ebenda **16**, 121 (1913); (5): Ebenda **23**, 407 (1915); (6): in Handbuch der biologischen Arbeitsmethoden, hrsg. v. E. Abderhalden, Abt. I, Teil 7. Berlin u. Wien: Urban u. Schwarzenberg, 1923.
Slyke, D. D. van u. L. Birchard: Journ. biol. Chemistry **15**, 539 (1913); **16**, 539 (1914).
Slyke, D. D. van u. J. P. Peters: Quantitative chemical chemistry, Bd. II, Methods. London u. Baltimore 1932.
Sørensen, M. (1): Biochem. Ztschr. **269**, 211 (1934); (2): Ebenda **269**, 271 (1934).
Sørensen, M. u. G. Haugaard (1): Biochem. Ztschr. **260**, 247 (1933); (2): Compt. rend. Trav. Lab. Carlsberg **19**, Nr. 12 (1933).
Sørensen, S. P. L. (1): Biochem. Ztschr. **7**, 45 (1907); (2): Compt rend. Trav. Lab. Carlsberg, **7**, 1 (1907); (3): Ebenda **12**, 1 (1917); (4): Proteins. New York: 1925; (5): Compt. rend. Trav. Lab. Carlsberg, **16**, 1 (1927); (6): Ebenda **18**, Nr. 5 (1930).
Sørensen, S. P. L. u. M. Höyrup (1): Compt. rend. Trav. Lab. Carlsberg, **12**, 12 (1917); (2): Ztschr. physiol. Chem. **103**, 15 (1918).
Speakman, J. B. (1): Journ. Soc. Dyers Colourists **41**, 172 (1925); (2): Nature (London) **132**, 930 (1933); (3): Trans. Faraday Soc. **33**, 844 (1937).
Ssadikow, W. (1): Collegium **1926**, 512; (2): Biochem. Ztschr. **181**, 267 (1927).
Ssadikow, W. S. u. N. D. Zelinsky: Biochem. Ztschr. **136**, 241 (1923); **138**, 156 (1923).
Staedeler, G.: Liebigs Ann. **111**, 12 (1859).
Stanley, W. M. (1): Phytopath. **26**, 305 (1936); (2): Science **81**, 644 (1935).
Stary, Z. (1): Ztschr. physiol. Chem. **136**, 160 (1924); **144**, 157 (1925); (2): Ebenda **175**, 178 (1928).
Stather, F. u. H. Herfeld: Collegium **1939**, 307.
Stather, F. u. H. Machon: Biochem. Ztschr. **239**, 430 (1931).
Staudinger, H.: Ber. Dtsch. chem. Ges. **59**, 3019 (1926).
Stearn, A. E. u. H. Eyring: Journ. chem. Physics **5**, 113 (1937).
Stein, W. H. u. M. Bergmann: Journ. biol. Chemistry **134**, 633 (1940).
Stein, W. H. u. E. G. Miller: Journ. biol. Chemistry **125**, 599 (1938).
Stiasny, E.: Gerbereichemie (Chromgerbung). Dresden u. Leipzig: Th. Steinkopff, 1931.
Stiasny, E. u. W. Ackermann: Kolloidchem. Beih. **17**, 219 (1923).
Steudel, H.: Ztschr. physiol. Chem. **37**, 219 (1903); **44**, 157 (1905).
Stock, A. (1): Biochem. Ztschr. **216**, 243 (1929); (2): Ebenda **304**, 73 (1940); (3): Ebenda **316**, 108 (1943).
Straub, F. B.: Biochem. Journ. **33**, 787 (1939).
Strauß, E. u. W. A. Collier: in Handbuch der Biochemie des Menschen und der Tiere, hrsg. von C. Oppenheimer. 2. Aufl., Bd. I. Jena: G. Fischer, 1924.
Sullivan, M. u. Heß: Publ. Health Rep. U. S. P. H. S., Suppl. **86** (1903).
Sumner, J. B.: Journ. biol. Chemistry **69**, 435 (1925).
Sumner, J. B. u. A. L. Dounce (1): Science **85**, 366 (1937); (2): Journ. biol. Chemistry **121**, 417 (1937).
Sumner, J. B. u. St. Howell: Journ biol. Chemistry **113**, 607 (1936).
Svedberg, The (1): Naturwiss. **22**, 225 (1934); (2): Chem. Rev. **20**, 81; (3): Nature (London) **139**, 1051 (1937); (4): Kolloid-Ztschr. **85**, 119 (1938); (5): Les molécules protéiques. Actualités scientifiques et industrielles Nr. 783. Paris: Hermann u. Cie, 1939.
Svedberg, The u. J. B. Eriksson-Quensel: Tabulae Biologicae **11**, 247 (1936).
Svedberg, The u. Kai O. Pedersen: Die Ultrazentrifuge; Theorie, Konstruktion und Ergebnisse, Bd. 7 des Handbuches der Kolloidwissenschaften in Einze darstellungen. Herausgeg. von W. Ostwald. Dresden u. Leipzig: Th. Steinkopff, 1940.
Synge, R. L. M.: Biochem. Journ. **33**, 1913, 1918, 1924, 1931 (1939).
Tadokoro, T. (1): Journ. Fac. Sci., Hokkaido Imp. Univ., Ser. III, Chem. **1**, 1 (1930); (2): Ebenda Ser. III **1** 185 (1930).
Takamine, J.: Amer. Journ. Pharm. **73**, 523 (1901).
Taylor, A. E.: Journ. biol. Chemistry **5**, 389 (1909).
Tebb, M. C.: Journ. Physiology **27**, 463 (1902).
Theis, E. R.: J. A. L. C. A. **23**, 4 (1928).
Theis, E. R. u. T. F. Jacoby: Journ. biol. Chemistry **146**, 163 (1942).

Theorell, H. (*1*): Biochem. Ztschr. **279**, 463 (1935); **285**, 207 (1936); (*2*): Ebenda **278**, 263 (1935); (*3*): Ebenda **301**, 201 (1939).

Thomas, A. W. u. F. L. Seymour-Jones: Journ. Amer. chem. Soc. **45**, 1515 (1923).

Thudichum, J. L. W.: Die chemische Konstitution des Gehirns der Menschen und der Tiere. Tübingen 1901.

Tiselius, A. (*1*): Biochem. Journ. **31**, 313, 1464 (1937); (*2*): Ann. Rev. Biochem. **8**, 155 (1939); (*3*): Ark. Kem., Mineral. Geol. **14** B, Nr. 32; **15** B, Nr. 6.

Todrick, A. u. E. Walker: Biochem. Journ. **31**, 292 (1937).

Tomiyama, T. u. S. Shigematsu: Proc. Soc. exp. Biol. Med. **32**, 446 (1934).

Town B. W. (*1*): Biochem. Journ. **22**, 1083 (1928); (*2*): Ebenda **30**, 1837 (1936); (*3*): Nature (London) **145**, 313 (1940); (*4*) Biochem. Journ. **35**, 417 (1941).

Tropp, C., L. Jühling u. F. Geiger: Ztschr. physiol. Chem. **262**, 225 (1939).

Trupke, J.: Arch. techn. Mess., V 8262/3. München u. Berlin: R. Oldenbourg, 1941.

Tschamer, F.: Arch. Gynäkol. **169**, 325 (1939).

Tswett, M.: Ber. Dtsch. bot. Ges. **24**, 384 (1906).

Turba, F.: Ber. Dtsch. chem. Ges. **74**, 1829 (1941).

Turba, F. u. M. Richter: Ber. Dtsch. chem. Ges. **75**, 340 (1942).

Turba, F. u. A. Schäffner: Fermentforsch. **17**, 63 (1942).

Unna, P. G.: Med. Klin. **1907**, 1257, 1292.

Unna, P. G. u. L. Golodetz: Biochem. Ztschr. **20**, 469 (1909); **25**, 425 (1910).

Unna, P. G. u. J. Schumacher: Lebensvorgänge in der Haut der Menschen und der Tiere. Leipzig u. Wien: F. Deuticke, 1925.

Urbach, E. u. O. Fantl: Biochem. Ztschr. **196**, 474 (1928).

Urban, Fr.: Biochem. Ztschr. **283**, 435 (1936).

Ussing, H. H.: Nature **144**, 977 (1939).

Valdignie, P. u. Dachary: Compt. rend. Soc. Biologie **101**, 855 (1937).

Valenciennes u. Frémy: Compt. rend. Acad. Sciences **38**, 471 (1854).

Valer, J.: Biochem. Ztschr. **190**, 444 (1927).

Veen, A. G. van u. A. J. Hymann (*1*): Rec. Trav. chim. Pays-Bas **54**, 493 (1935); (*2*): Geneeskund. Tijdschr. Nederl.-Indie **73**, 991 (1933); **76**, 840 (1936), Ref.: Chem. Abstr. **29**, 5816 (1935); **30**, 4880 (1936).

Vialli, M.: Biochim. Terap. speriment. **25**, 393 (1938).

Vickery, H. B. u. R. J. Block: Journ. biol. Chemistry **93**, 105 (1931).

Vickery, H. B. u. S. Leavenworth (*1*): Journ. biol. Chemistry **76**, 707 (1928); (*2*): Ebenda **72**, 403 (1927); **75**, 115 (1927); **79**, 377 (1928).

Vickery, H. B. u. A. Shore: Biochem. Journ. **26**, 1101 (1932).

Vickery, H. B. u. A. White (*1*): Proc. Soc. exp. Biol. Med. **31**, 6 (1933); (*2*): Journ. biol. Chemistry **99**, 701 (1933).

Virchow, R.: Cellularpathologie, 15. Vorlesung. Berlin: A. Hirschwald, 1895.

Virtanen, A. I. u. T. Laine (*1*): Enzymologia **3**, 266 (1937); (*2*): Nature **141**, 748 (1938); (*3*): Biochem. Journ. **33**, 412 (1939).

Voisenet, E.: Bull. Soc. chim. France (3) **33**, 1198 (1905).

Wada, M. (*1*): Proc. Imp. Acad. Japan **6**, 15 (1930); (*2*): Biochem. Ztschr. **224**, 420 (1930); **257**, 1 (1933).

Wahlgren, V.: Arch. exp. Pathol. Pharmakol. **61**, 97 (1909).

Waldschmidt-Leitz, E. (*1*): Angew. Chem. **40**, 576, 1246 (1927); Vorträge aus dem Gebiet der Eiweißchemie. Leipzig; (*2*): Ztschr. physiol. Chem. **262**, IV (1939); **263**, I (1940); **267**, 79 (1940); (*3*): Forschungsber. d. Zellwolle- u. Kunstseiderings **1942**, H. 2 (Chemie, Beiheft 45); (*4*): Ergebn. Enzymforsch. **9**, 193 (1943).

Waldschmidt-Leitz, E. u. S. Akabori: Ztschr. physiol. Chem. **224**, 187 (1934).

Waldschmidt-Leitz, E. u. E. Kofranyi: Ztschr. physiol. Chem. **236**, 181 (1935).

Waldschmidt-Leitz, E. u. G. Küster: Ztschr. physiol. Chem. **171**, 70, 290 (1927).

Waldschmidt-Leitz, E. u. M. Reichel: Ztschr. physiol. Chem. **204**, 197 (1932)

Waldschmidt-Leitz, E. u. A. Schäffner: Ber. Dtsch. chem. Ges. **58**, 1356 (1925).

Waldschmidt-Leitz, E. u. G. von Schuckmann: Ber. Dtsch. chem. Ges. **62**, 1891 (1929).

Waldschmidt-Leitz, E. u. F. Turba: Journ. prakt. Chem. **156**, 55 (1940).

Waldschmidt-Leitz, E., J. Ratzer u. F. Turba: Journ. prakt. Chem. **158**, 72 (1941).

Waldschmidt-Leitz, E., A. Schäffner u. W. Graßmann: Ztschr. physiol. Chem. **156**, 68 (1926).

Waldschmidt-Leitz, E., F. Ziegler, A. Schäffner u. L. Weil: Ztschr. physiol. Chem. **197**, 219 (1931).

Walti, A. (*1*): Journ. biol. Chemistry **119**, CI (1937); (*2*): Journ. Amer. chem. Soc. **60**, 493 (1938).

Warburg, O.: Biochem. Ztschr. **152**, 479 (1924); **189**, 354 (1927).

Warburg, O. u. W. Christian: Naturwiss. **20**, 688, 988 (1932); Biochem. Ztschr. **254**, 438 (1932); **257**, 492 (1933); **298**, 368 (1938).

Waser, E.: Schweiz. med. Wochenschr. **1929**, 602.

Watermann, N.: Biochem. Ztschr. **133**, 535 (1922).

Weber, H. H. (*1*): Pflügers Arch. ges. Physiol. **235**, 206 (1934); (*2*): Naturwiss. **27**, 33 (1939).

Weyl, T.: Ber. Dtsch. chem. Ges. **21**, 1529 (1888).

Weill, J.: Journ. Physiol. Pathol. gén. **16**, 188 (1914/15).

Weiske, H. (*1*): Ztschr. physiol. Chem. **7**, 466 (1882/83); (*2*): Untersuchungen über Qualität und Quantität der Vogelknochen und Federn in verschiedenen Altersstufen. Landwirtschaftl. Versuchsst. **36**, 81.

Weitnauer, H., W. Grüning u. E. Wöhlisch: Biochem. Ztschr. **307**, 325 (1940/41).

Werle, E. u. H. Herrmann: Biochem. Ztschr. **291**, 105 (1937).

Werle, E. u. K. Krautzun: Biochem. Ztschr. **296**, 315 (1938).

Werle, E. u. G. Mennicken: Biochem. Ztschr. **291**, 325 (1937).

Wever, C. J.: Journ. biol. Chemistry **86**, 217 (1930); **88**, 353 (1930).

Wheeler, H. L. u. L. B. Mendel: Journ. biol. Chemistry **7**, 7 (1909).

White, P. u. F. G. Caughly: New Zealand Journ. Sci. Technol. **15**, 163 (1933).

Wichmann, A.: Ztschr. physiol. Chem. **27**, 575 (1899).

Widenbauer, F. u. Ch. Reichel (*1*): Klin. Wochenschr. **1941**, II, 1; (*2*): Biochem. Ztschr. **311**, 307 (1942).

Wiechowsky, W.: Münchener med. Wochenschr. **1921**, 1082.

Wieland A. u. B. Witkop: Liebigs Ann. **543**, 171 (1940).

Wieland, H. u. H. Behringer: Liebigs Ann. **549**, 209 (1941).

Wieland, H. u. F. Bergel: Liebigs Ann. **439**, 196 (1924).

Wieland, H. u. Th. Wieland: Liebigs Ann. **528**, 234 (1937).

Wieland, Th. (*1*): Ztschr. physiol. Chem. **273**, 24 (1942); Naturwiss. **30**, 374 (1942); (*2*): Chemie **56**, 213 (1943); (*3*) Ber. Dtsch. Dtsch. chem Ges. **75**, 1001 (1942).

Wieland, Th. u. L. Wirth: Ber. Dtsch. chem. Ges. **76**, 823 (1943).

Willcock, E. G.: Journ. Physiol. **37**, 27 (1908).

Williams, R. J. u. E. Bradway: Journ. Amer. chem. Soc. **53**, 783 (1931).

Williams, R. J. u. R. T. Major: Science, New York **91**, 246 (1940).

Willstätter, R. u. E. Waldschmidt-Leitz: Ber. Dtsch. chem. Ges. **54**, 2988 (1921).

Wilson, D. W.: Journ. biol. Chemistry **56**, 203 (1923).

Windaus, A. (*1*): Nachr. Ges. Wiss. Göttingen, math.-physik. Kl., 1919; (*2*): Ztschr. physiol. Chem. **213**, 147 (1932).

Windaus, A. u. F. Bock: Ztschr. physiol. Chem. **245**, 168 (1937).-

Wöhlisch, E. (*1*): Ergebn. Physiol., biol. Chem. exp. Pharmakol. **28**, 443 (1929); (*2*): Biochem. Ztschr. **304**, 326 (1940); **309**, 238 (1941); (*3*): Naturwiss. **28**, 305, 326 (1910).

Wöhlisch, E. u. W. Grüning: Biochem. Ztschr. **305**, 183 (1940).

Wöhlisch, E. u. H. Weitnauer: Biochem. Ztschr. **288**, 137 (1936).

Wöhlisch, E., H. Weitnauer und W. Grüning: Biochem. Ztschr. **307**, 325 (1940/41).

Womack, M. u. W. C. Rose: Journ. biol. Chemistry **112**, 275 (1935).

Woodman, H. E.: Biochem. Journ. **9**, 97 (1915).

Wrinch, D. M. (*1*): Science, New York **85**, 566 (1937); (*2*): Philos. Mag. Journ. Sci. Ser. 7, **24**, 940 (1937); (*3*): Proc. Roy. Soc., London, Ser. A **160**, 59 (1937); **161**, 505, (1937); (*4*): Nature (London) **137**, 411 (1936); **138**, 241, 758 (1936); **139**, 972 (1937); **142**, 581, 955 (1938); (*5*): Journ. Amer. chem. Soc. **60**, 2005, 2247 (1938); (*6*): Philos. Mag. Journ. Sci. **31**, 177 (1941); (*7*): Nature **150**, 270 (1942).

Wyckoff, R. W. G.: Science, New York **84**, 291 (1936).

Wyckoff, R. W. G. u. R. B. Corey: Science, New York **84**, 513 (1936).

Yamafuji, K., K. So u. T. Kitano: Biochem. Ztschr. **315**, 411 (1943).

Ziegler, C.: Cuir techn. **15**, 23 (1926).

Zimmermann, W.: Ztschr. physiol. Chem. **189**, 4 (1930).

Zsigmondy, E.: Kolloidchemie, 5. Aufl. Leipzig, I, 1925; II, 1927.

Zuckerkandl, F. u. L. Messiner-Klebermaß: Biochem. Ztschr. **236**, 19 (1931).

Viertes Kapitel

Physikalische Chemie und Kolloidchemie der Eiweißkörper unter besonderer Berücksichtigung des Kollagens.

Von Prof. Dr. **Adolf Küntzel,** Darmstadt.

A. Einleitung.

Das physikalisch-chemische Verhalten der Eiweißkörper ist durch ihre makromolekulare Natur bedingt. Die Proteine verhalten sich in vieler Hinsicht ähnlich wie andere in der Natur vorkommende hochpolymere Stoffe aus der chemischen Klasse der Kohlehydrate oder der Kohlenwasserstoffe. Auch besteht eine deutliche Übereinstimmung zwischen Proteinen und gewissen künstlichen hochpolymeren Stoffen; so wurden synthetisch hergestellte Polyäthylamine und Polykarbonsäuren als Modellsubstanzen des Eiweißes bezeichnet und unter diesem Gesichtspunkt untersucht (W. Kern; W. Kern und E. Brenneisen).

Die natürlichen und auch die meisten künstlichen Stoffe von makromolekularer Beschaffenheit entziehen sich nun weitgehend einer exakten physikochemischen Untersuchung, wie sie an einfachen niedrigmolekularen Verbindungen oder an den Elementen möglich ist. Besonders behindert wird eine derartige Untersuchung, wenn der zu beschreibende hochmolekulare Körper Umsetzungen selbst einfacher Weise, wie z. B. den Übergang von einer festen Form in den gelösten Zustand, nicht übersteht, ohne mehr oder weniger irreversible Veränderungen dabei zu erleiden. Derartige Verhältnisse treten besonders auffällig bei den Eiweißkörpern auf, die als Naturprodukte von höchster biologischer Spezialisierung vielfach mit einer „Denaturierung" reagieren, wenn man sie aus ihrer biologischen Bedingtheit herausnimmt.

Auf Grund dieser Sonderstellung der hochpolymeren Stoffe und besonders derjenigen biologischen Ursprungs gegenüber einfach und übersichtlich gebauten Verbindungen organischer oder anorganischer Natur, werden die hochpolymeren Verbindungen den Kolloiden zugezählt und die chemische und insbesondere physikalisch-chemische Untersuchungstätigkeit, welche auf sie abzielt, der Kolloidchemie. Was in diesem Zusammenhang die Eiweißkörper betrifft, so wird der Ausdruck Kolloidchemie vielfach bevorzugt [W. Pauli und E. Valkó (2)], obwohl er eine Zeitlang dahin mißverstanden wurde, daß sich innerhalb der Kolloidchemie Gesetzmäßigkeiten und Überlegungen der klassischen physikalischen Chemie oder Beziehungen zwischen physikochemischem Verhalten und chemischer Konstitution nicht anwenden bzw. aufzeigen ließen. Es waren aber gerade die Proteine, an denen J. Loeb nachweisen konnte, daß ihr kolloides Verhalten, wie Quellung und Viskositätsänderung in Abhängigkeit von dem Elektrolytgehalt ihrer wässerigen Lösungen, durch die klassische Elektrolytlehre verständlich gemacht werden kann.

Die Erkenntnis, daß Proteine als Elektrolyte — wenn auch als Elektrolyte besonderer Art — mit anderen Elektrolyten ihrer wässerigen Lösungen in Wechselwirkung treten, daß sie mit Säuren und Basen Salze zu bilden vermögen, deren Dissoziationsgrad die Ladung und damit einerseits Viskosität und Quellung, andererseits Flockung und Entquellung bestimmt, ist seitdem der Hauptgegenstand dessen, was man physikalische Chemie bzw. Kolloidchemie der Proteine bezeichnet. Da aber nicht nur die Gesetzmäßigkeiten der Elektrolytreaktionen für die Eiweißkörper gelten, sondern gleichzeitig auch noch Reaktionen auftreten, bei denen Nebenvalenzen zwischen Proteinmolekülen und ihren Reaktionspartnern betätigt werden, so ist es nicht möglich, ausschließlich mit der Elektrolyttheorie das Lösungs- und Reaktionsverhalten der Proteine zu beschreiben. Diese Überlagerung verschiedener Reaktionsweisen am gleichen Molekül, welches zudem als Makromolekül die reagierenden Gruppen in einer gewissen Häufung enthält, ist für den kolloiden Charakter der Eiweißkörper charakteristisch. Wie bei anderen kolloiden Systemen auch lassen sich zwar die auftretenden Reaktionen gedanklich auseinander halten und konstitutionschemisch im allgemeinen befriedigend deuten, experimentell jedoch nicht so sauber voneinander trennen, daß quantitative Ansätze der Reaktionskinetik oder der Gleichgewichtseinstellung ohne weitgehende Ausnahmen, Sekundäreffekte, Nebenreaktionen usw. möglich wären.

Was diese Nebenreaktionen betrifft, so muß man sich damit begnügen, sie qualitativ verständlich zu machen und auf ihre konstitutionschemischen Bedingtheiten zurückzuführen. Wenn sie damit dem unbestimmten Sammelbegriff „kolloide Erscheinungen", welche die Kolloidchemie weitgehend in Mißkredit gebracht hat, entrissen und in ein klares Licht chemisch begründeter Vorstellungen gerückt werden, so ist schon viel gewonnen. Ein Mißverständnis des Wortes Kolloidchemie in Verbindung mit Proteinen ist um so weniger zu befürchten, als sich seit den Arbeiten von H. Staudinger aus dem Stoffbereich der klassischen Kolloidchemie immer mehr die „organischen Kolloide" absondern, deren Behandlung mit den Methoden der organischen Konstitutionschemie und außerdem mit physikochemischen Meßmethoden durch den genannten Forscher eine wesentliche Förderung erfahren hat. Im Bereiche dieser organischen Kolloide, der wiederum ein Teilgebiet dessen ist, was man als „makromolekulare Chemie" (H. Staudinger) oder „hochpolymere Chemie" [K. H. Meyer und H. Mark (1, 2)] bezeichnet, nehmen die Eiweißkörper allerdings eine Sonderstellung ein; sie stellen zweifellos die am schwersten zu erforschende Stoffgruppe dar, was teils auf der Vielgestaltigkeit ihrer Grundmoleküle, der Aminosäuren, beruht (die hochpolymeren Kohlehydrate oder Kohlenwasserstoffe haben gewöhnlich einheitliche Grundmoleküle, wie Glucose, Isopren usw.), teils auf die biologische Vielgestaltigkeit der Eiweißkörper und schließlich auf ihr Auftreten in Vergesellschaftung mit anderen Naturstoffen zurückzuführen ist.

Die folgende Darstellung der Kolloidchemie der Proteine zielt nicht auf eine vollständige Aufzählung aller Erscheinungen ab, die hier einzuordnen wären. Es wurde insbesondere auf die biologische Seite dieses vielschichtigen Problems verzichtet und dafür die technische Fragestellung stärker bevorzugt. Dem Zweck des Handbuches gemäß wurde das Kollagen und die Gelatine vor den übrigen Proteinen bevorzugt behandelt und unter den Reaktionen diejenigen, welche bei der technischen Verarbeitung der Haut zu Leder eine Rolle spielen.

B. Aufbau der Proteine, Form und Größe der Moleküle.

I. Aufbau der fibrillären Eiweißkörper.

Während die ältere Eiweißchemie ihre Erfahrungen bevorzugt an löslichen Eiweißkörpern, insbesondere den Albuminen und Globulinen des Blutes, des Hühnereiweißes und der Milch, sammelte, treten seit der von P. Scherrer und gleichzeitig von R. O. Herzog und W. Jancke gemachten Entdeckung, daß fibrillär gebaute Naturstoffe, darunter auch Eiweißfasern, im Röntgendiagramm eine gittermäßige Ordnung der Moleküle verraten, die unlöslichen Skleroproteine als Untersuchungsobjekt stark in den Vordergrund. Alle diese faserförmigen Strukturen zeigen ein sogenanntes Faserdiagramm (M. Polanyi), das sich von dem aus konzentrischen Interferenzringen bestehenden Röntgendiagramm regellos verteilter Kristallpulver (Debye-Scherrer-Diagramm) dadurch unterscheidet, daß die Interferenzringe zu einzelnen Kreissegmenten aufge-

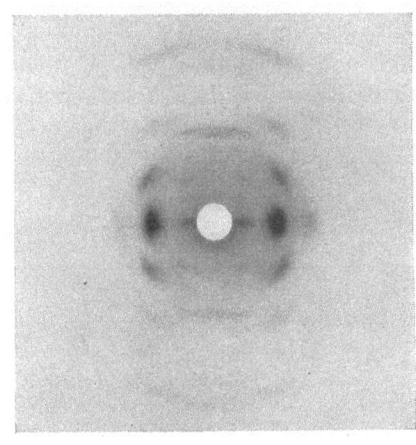

Abb. 248. Röntgendiagramm des Seidenfibroins (nach C. Trogus und K. Heß).

spalten oder Punkten zusammengeschrumpft sind (Abb. 248, 249, 250 und 251). Die Ursache hierfür liegt darin, daß die zur Interferenz der Röntgenstrahlen Anlaß gebenden kristallinen Bereiche in der Faser nicht völlig ungeordnet sind, sondern daß sie mit einer Achse in die Faserachse gestellt sind. Was jedoch die anderen Achsen der Raumgitter betrifft, so besteht zwischen den einzelnen Kristalliten keine Gleichausrichtung. Der Ordnungsgrad der Kristallite einer organischen Faser entspricht also demjenigen eines Bündels von Bleistiften, deren Firmenschilder nach verschiedenen Richtungen weisen. Das hat zur Folge, daß der Idealfall einer röntgenographischen Strukturuntersuchung, diejenige eines orientierten Einkristalls, bei den organischen Fasern nicht zu verwirklichen ist und daß man die Größe und die Symmetrie des Elementarkörpers (d. i. des kleinsten, sich nach den drei Richtungen des Raumes periodisch wiederholenden Bausteins, der sich aus

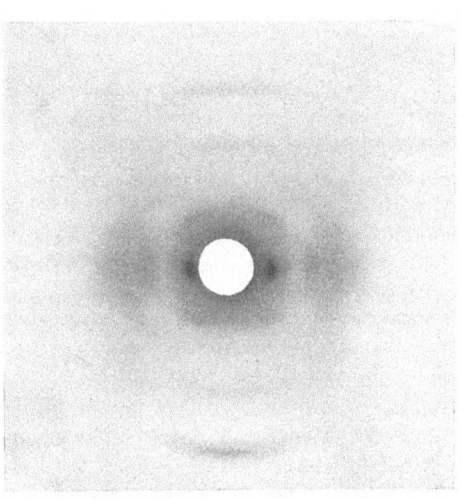

Abb. 249. Röntgendiagramm der lufttrockenen Kollagenfaser (Originalaufnahme).

dem Gitter gedanklich ausschneiden läßt) sehr viel weniger genau bestimmen kann, als bei Einkristallen möglich ist. Ein weiteres Kennzeichen der Faserdiagramme besteht darin, daß der organische Stoff, aus dem sich die

Faser aufbaut, immer nur zu einem Bruchteil kristallisiert und im übrigen amorph ist. Dieser amorphe Anteil beruht zum Teil auf „Verunreinigungen", d. h. Bausteinen und Faseraufbauelementen, die biologisch bedingt sind, aber nicht der eigentlichen Fasersubstanz angehören, wofür als besonders eindrucksvolles Beispiel die aus Zellmembranen, Protoplasmafasern und Zellkernresten bestehende Haarfaser (vgl. Kap. Küntzel, S. 261) genannt sei. Aber auch bei histologisch einheitlich gebauten Fasern, wie bei der Seidenfaser und der kollagenen Faser, ist der amorphe Anteil recht beträchtlich; von bestimmten Aminosäuren läßt sich von vornherein mit Sicherheit angeben, daß sie nur im amorphen Bereich vorkommen. Das gilt z. B. für die in Menge von 10% im Seidenfibroin vorkommenden Tyrosinreste, die ihrer Größe wegen in der Elementarzelle nicht unterzubringen sind. Auf die Bedeutung des amorphen Anteils sowie auf den Zusammenhang zwischen diesem und dem kristallinen Anteil

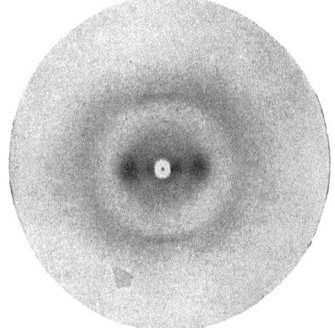

Abb. 250. Röntgendiagramm der Wollfaser [α-Keratin, nach W. T. Astbury (4)].   Abb. 251. Röntgendiagramm der gedehnten Wollfaser [β-Keratin, nach W. T. Astbury (4)].

kommen wir noch zurück. Durch die Anwesenheit des amorphen Anteils tritt im Röntgenbild eine mehr oder weniger starke Verschleierung des Untergrundes auf, welche die Erkennbarkeit schwacher Reflexschwärzungen wesentlich vermindert. Die Ausdeutung der Faserdiagramme führt wegen der geringen Zahl der vermeßbaren Interferenzen nur zu einigen Anhaltspunkten über die Gitterstruktur des kristallinen Anteils und damit über die Dimensionierung der Moleküle, welche die Fasern aufbauen. Bevor jedoch hierauf eingegangen wird, sind die Beziehungen zwischen Molekülgröße und Elementarkörper, bzw. Größe des kristallinen Bereichs (Micelle) näher zu erörtern.

Während bei niedrigmolekularen organischen Verbindungen der Elementarkörper definitionsgemäß mindestens 1 Molekül enthält, so enthält der Elementarkörper der kristallin gebauten Faserstoffe nur Bruchstücke (Elementarteile) von Molekülen, welche als Kettenmoleküle mehrere Elementarkörper nacheinander durchsetzen und mit ihrer innermolekularen Periodizität — bei Eiweißkörpern bedingt durch die periodische Wiederkehr gleicher Gruppen von Aminosäuren — die Periodizität des Kristalls längs der Faserachse hervorrufen. Bei den ersten röntgenographischen Untersuchungen der Naturfasern glaubte man in dem kleinen Elementarkörper ein Molekül oder mehrere vollständige Moleküle unterbringen zu müssen, in Analogie zu den vordem bekanntgewordenen Kristallanalysen, was vorübergehend zu einer Abkehr der von E. Fischer aus strukturchemischen Untersuchungen gewonnenen Vorstellung von der Polypeptidkettenform der Eiweißmoleküle geführt hat (vgl. Abschnitt Peptidtheorie, Kap. Graßmann und Trupke, S. 372). Daß sich jedoch langgestreckte

Fadenmoleküle mit einem kleinen in Richtung der Faserachse sich über nur wenige Elementarteile des Moleküls erstreckenden Elementarkörper sehr gut in Einklang bringen lassen, wenn man „durchgehende" Moleküle annimmt, haben erstmalig H. Staudinger, H. Johner, R. Signer, G. Mie und J. Hengstenberg am Beispiel des Polyoxymethylens gezeigt. Später haben andere Forscher auf dem Gebiet der hochmolekularen Chemie diese Auffassung übernommen. K. H. Meyer und H. Mark (1) nannten ein Molekülgitter der geschilderten Art „Hauptvalenzkettengitter".

Nicht weniger reich an Irrtümern als die Aufklärung des Verhältnisses von Molekülgröße zum röntgenographisch ermittelten Elementarkörper war die Klarstellung der Beziehung zwischen Molekülgröße und der Größe des kristallinen Bereiches, den man auch mit dem vieldeutigen Verlegenheitsbegriff Micelle [A. Frey-Wyssling (2)] bezeichnet hat. Hier ist die Fragestellung folgende: Wird die Größe der Moleküle durch die Länge der als stäbchenförmig angenommenen Micellen und die Zahl der Moleküle innerhalb der Micelle durch die

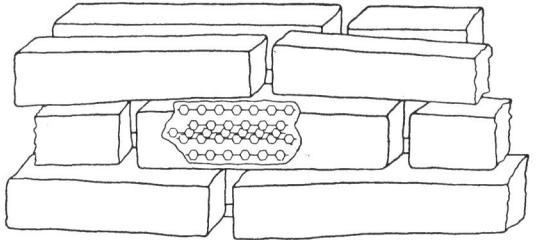

Abb. 252. Mizellarstruktur von gewachsenen Fasern [nach W. Seifriz sowie K. H. Meyer (1)].

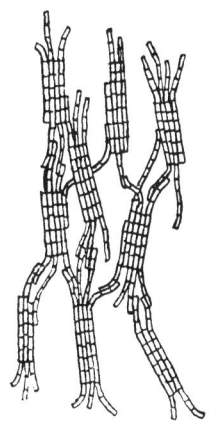

Abb. 253. Fransenmizelle (nach O. Gerngroß, K. Hermann und W. Abitz).

Dicke und Breite dieser Stäbchen bedingt, oder überschreiten die Moleküle den kristallinen Bereich? Die ursprüngliche Theorie des micellaren Aufbaus fibrillärer organischer Strukturen, die von W. Seifriz stammte und von K. H. Meyer (1) übernommen wurde, faßte die Micellen als längliche Vierkantstäbe auf, die wie Ziegelsteine zu einer mörtellosen Mauer aufeinandergeschichtet und ineinandergefugt waren (Abb. 252). Dieses Modell ließ die Frage nach der Beschaffenheit der amorphen Intermicellarsubstanz und nach der Art des Zusammenhaltes der Micellen im Faserverband unbeantwortet oder konnte doch keine befriedigende Erklärung hierfür vermitteln. Einen wesentlichen Schritt weiter gingen O. Gerngroß, K. Herrmann und W. Abitz, die aus Untersuchungen über die Gelatine eine Vorstellung einer Micelle entwickelten, die als „Fransenmizelle" bekanntgeworden und als solche in die einschlägige Literatur eingegangen ist (Abb. 253). Danach gehen die Moleküle über den kristallinen Bereich der eigentlichen Micelle hinaus und bilden an den beiden Stirnseiten einen ungeordneten Bereich freier Enden, die man sich wie die Fransen am Rande eines Gewebes vorzustellen hat, die sich aber auch bis zum Eintritt in andere benachbarte Kristallite fortsetzen können. Dieses Bild wurde von A. Frey-Wyssling (1) für die Cellulose übernommen und in einer Weise ausgebaut, welche nun als gültiges Schema für den molekularen und micellaren Aufbau aller faserförmigen organischen Molekülaggregate anzusehen ist: ausgehend von der Tatsache, daß bei der Cellulose die viskosimetrisch und osmometrisch gefundenen Molekulargewichte zu der Berechnung einer Moleküllänge von etwa $1\,\mu$ führten, welche Länge die der kristallinen Bereiche mit Sicherheit um ein Vielfaches überschreitet, nahm dieser Forscher an, daß die Kettenmoleküle dieser Fasern mehreren Micellen angehören. Die Micellen werden also durch fortlaufende Kettenmoleküle zusammengehalten und der Wechsel zwischen kristallinem Bereich (Micellen) und amorpher Substanz (Intermicellarsubstanz) wird zurückgeführt auf den Wechsel zwischen einem gittermäßig geordneten und einem weniger geordneten Bereich des Verlaufes der Fasermoleküle (Abb. 254). Bei letzterem reicht der Ordnungsgrad nicht aus, um andere Interferenzen von Röntgenstrahlen zu veranlassen als sogenannte amorphe Schwärzungen.

Der Vorstellung der die Micellen der Länge nach durchlaufenden Kettenmoleküle von übermicellarer Länge entspricht in einer kleineren Größenordnung der Durchgang der Fadenmoleküle durch eine große Anzahl von Elementar-

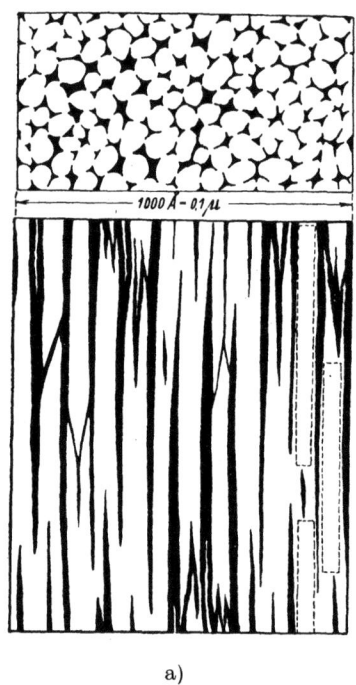

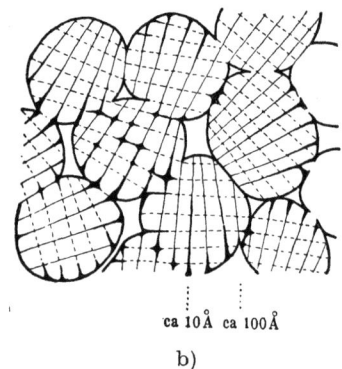

a)   b)

Abb. 254. Mizellarstruktur von gewachsenen Faserstoffen (Bastfasern) [nach A. Frey-Wyßling (2)].
a) Quer- und Längsschnitt mit gleichartigen Intermizellarräumen,   b) Querschnitt mit verschiedenartigen
gröberen und feineren Intermizellarräumen.

körpern innerhalb jeder Micelle. Diese Vorstellung findet aber auch eine Entsprechung im mikroskopisch sichtbaren Bereich der Faserstruktur. Bei der Beschreibung des Aufbaus der Haut aus kollagenen Fasern wurde gezeigt, daß die „Fasern" aus durchgehenden Fibrillen gebildet werden, welche vorübergehend zu einer „Faser" zusammentreten, um alsbald wieder auseinanderzustreben und anderweitige „Fasern" zusammen mit anderen Fibrillen aufzubauen (vgl. Kap. Küntzel, S. 280). Eine Vertiefung in den fibrillären Aufbau des Hautfasergeflechtes steigert das Verständnis für den Aufbau der Fibrillen und Micellen aus den Kettenmolekülen und verleiht das Gefühl, daß die Theorie des micellaren Faseraufbaus aus durchlaufenden Kettenmolekülen der Wirklichkeit bei weitem näher kommen dürfte als alle anderen Strukturvorstellungen, die im Laufe der Zeit entstanden sind.

Die eigentliche röntgenographische Ausdeutung der Faserdiagramme von Eiweißfasern zielt auf die Ausmessung der Netzebenenabstände und anschließend auf die Konstruktion eines Gittermodells ab, welches sich natürlich immer nur auf den kristallinen Anteil der Faser bezieht. Am weitesten ist die Aufklärung der Gitterstruktur bei dem Seidenfibroin gediehen. Weniger übersichtlich liegen die Verhältnisse bei dem Haarkeratin, das erst nach einer Dehnung auf das Doppelte der ursprünglichen Länge ein dem Seidenfibroin ähnliches Diagramm aufweist (β-Keratin), während das ungedehnte Keratin, wie zuerst W. T. Astbury (1) gezeigt hat, ein deutlich abweichendes Diagramm besitzt (α-Keratin) (vgl. Abb. 3 und 4). Außer der Verbesserung der Orientierung, die beim Keratin durch Dehnen herbeigeführt werden kann, ist eine weitere Erhöhung des Ordnungsgrades des Gitters durch Walzen und Quetschen der Eiweißfasern (Keratin, Seidenfibroin) möglich gewesen [W. T. Astbury (2); O. Kratky und S. Kuriyama]. Neuerdings wurden auch die Ergebnisse der röntgenographischen Untersuchung von Polyamidfasern zum Aufbau eines Gittermodells natürlicher Eiweißfasern mitverwandt [R. Brill (3)].

Das allgemeine Strukturmodell der kristallinen Anteile dieser Eiweißfasern besteht aus einem Gitter, welches durch zickzackförmig gestaltete Hauptvalenzketten aufgebaut wird, und zwar derart, daß die mit den Kettenmolekülen am dichtesten belegten Netzebenen miteinander zwei verschiedene Abstände bilden. Der eine Abstand beträgt etwa 4,5 Å und tritt — von kleinen Schwankungen abgesehen — übereinstimmend bei allen röntgenographisch ausdeutbaren Proteinstrukturen, insbesondere auch bei verschiedenen nichtfibrillären Proteinen auf [W. T. Astbury und R. Lomax (1)]. Man nimmt an, daß dieser Abstand durch Wasserstoffbindungen zwischen den Peptidgruppen der Polypeptidketten bestimmt wird; er wird von Astbury „backbone"-Abstand genannt. Der andere Netzebenenabstand ist stets größer und weist, je nach der Art des Proteins und — bei einigen Proteinen, wie z. B. bei Kollagen — abhängig vom Hydratationsgrad, recht unterschiedliche Werte auf.

Diese Variabilität des großen Netzebenenabstandes ist durch die Verschiedenartigkeit der Aminosäuren bedingt, welche an der Gitterbildung teilnehmen. Bezeichnet man den charakteristischen, bei allen Aminosäuren wiederkehrenden

Molekülteil H_2N—$\overset{|}{C}H$—$COOH$ als Baugruppe, welcher die Polypeptidkette aufbaut, und den Rest des Moleküls als Seitenkette, insofern er seitlich aus dem Kettenmolekül herausragt, so sind die Seitenketten derjenige Bestandteil der Hauptvalenzkette, welcher den großen Abstand bestimmt. Man nennt daher diesen Abstand auch den Seitenkettenabstand. Beim Seidenfibroin wird der gitterbildende Anteil des Eiweißmoleküls nur von den Aminosäuren Glykokoll und Alanin gebildet. Von einer Seitenkette kann hier nur bei der Methylgruppe des Alanins die Rede sein. Infolgedessen ist der Seitenkettennetzebenenabstand im Falle des Seidenfibroins sehr klein; er beträgt zirka 5 Å (vgl. Kap. Graßmann und Trupke, S. 427).

Bei Keratin und noch ausgeprägter bei Kollagen ist der Seitenkettenabstand durch Aufnahme von größeren, mit polaren Gruppen versehenen Seitenketten gegenüber dem Seidenfibroin erheblich aufgeweitet [vgl. dazu Kap. Graßmann und Trupke, Abb. 235, S. 437. Der dort angegebene Seitenkettenabstand von 10,4 Å entspricht einer über P_2O_5 getrockneten Faser, siehe W. T. Astbury (5)]. Er beträgt bei Keratin 9,8 Å, bei Kollagen je nach dem Wassergehalt 11,5 bis 16 Å.

Die Netzebenen, in welchen die „backbone"-Abstände liegen, sind Gleitebenen; denn diese Ebenen stellen sich beim Walzen des Proteins parallel zur Walzebene ein (W. T. Astbury und W. A. Sisson). Daraus geht hervor, daß in ihnen die Moleküle stärker aneinander gebunden sind als in anderen Richtungen, insbesondere als in der mit den Seitenkettenabständen belegten Netzebene. Eine Schar von in einer Ebene angeordneten Kettenmolekülen, die miteinander durch Wasserstoffbindungen verbunden sind, besitzt demnach eine gewisse Selbständigkeit und wird Molekülrost genannt. Das Gitter baut sich demnach aus einer kartenspielmäßig geordneten Anzahl von Molekülrosten auf; in diesem Sinne wird neuerdings von einem laminaren Aufbau des Eiweißgitters gesprochen (H. Nowotny und H. Zahn). Demgegenüber wurde in den weiter zurückliegenden Arbeiten von W. T. Astbury (1) bei Keratin eine Verknüpfung der Moleküle durch Seitenkettenbindungen, insbesondere über die sog. Cystinbrücke, zu Molekülrosten angenommen. Die laminare Verknüpfung über die Wasserstoffbindung gewinnt jedoch infolge der gleichartigen Verhältnisse bei Polyamidfasern [die Netzebene, welche die Wasserstoffbindungen enthält, ist hier ebenfalls die Gleitebene, R. Brill (3)] erhöhte Wahrscheinlichkeit. Die Umwandlungsfähigkeit des Keratins durch Dehnung, derart, daß aus dem nativen α-Keratin das besser orientierte β-Keratin entsteht, ist darauf zurückzuführen, daß im α-Keratin die Kettenmoleküle gefaltet vorliegen. W. T. Astbury (1) hat eine vieldiskutierte Hypothese aufgestellt, wonach die Polypeptidketten so gefaltet sind, daß Pseudodiketopiperazinringe entstehen. Infolge ihrer großen Anschaulichkeit ist diese Anschauung sehr bekannt geworden und dabei für sehr viel gesicherter gehalten worden, als den Annahmen Astburys entsprach, der sie außerdem später wieder fallen gelassen hat [W. T. Astbury (4)]. Es erübrigt sich daher, näher auf die Hypothese einzugehen, zumal sie im 2. Teil des I. Bandes dieses Handbuches, S. 368, näher behandelt ist. Gelegentlich der Besprechung der Cycloltheorie von D. M. Wrinch, welche von der Astburyschen Vorstellung ausgeht, kommen wir auf letztere noch einmal zurück (siehe S. 529). Eine mit den röntgenographischen Gegebenheiten besser in Einklang zu bringende Strukturvorstellung des α-Keratins wurde von E. Schiebold entwickelt; auch hiergegen sind jedoch kritische Einwände laut geworden (H. Nowotny und H. Zahn), so daß es verfrüht erscheint, sich auf eine spezielle Form der Kettenfaltung im α-Keratin festlegen zu wollen.

Die Diagramme der besser orientierten Proteinfasern lassen nicht nur Abstandsberechnungen der von Eiweißmolekülen belegten Netzebenen zu, sondern geben auch über die Periodizitäten innerhalb der Kettenmoleküle Anhaltspunkte. Aus dem Diagramm des Seidenfibroins und des gedehnten Keratins geht hervor, daß die kleinste Identitätsperiode 3,5 Å beträgt. Sie kann als die Länge einer Aminosäurebaugruppe aufgefaßt werden. Auf die Besonderheiten des Röntgendiagramms der Kollagenfaser wird auf S. 605 näher eingegangen.

II. Aufbau der nichtfibrillären Eiweißkörper.

Die löslichen Proteine des Blutes, der Gewebeflüssigkeiten, der Pflanzensamen usw., sowie die Proteine mit Fermentcharakter sind trotz der Fähigkeit, in einzelnen Fällen Kristalle von gut bestimmbarer Kristalltracht zu bilden, viel schwerer in ihrem allgemeinen Aufbau zu verstehen als die fibrillären Proteine. Diese Kristalle lieferten bei der röntgenographischen Analyse zunächst immer nur verwaschene Pulverdiagramme, auf denen lediglich zwei Ringe festgestellt werden konnten, welche die Berechnung von Netzebenenabständen von 4 bis 5 bzw. 10 bis 11 Å erlaubten. Dieser Befund ließ nur erkennen, daß den beiden großen Gruppen von Eiweißkörpern ein gemeinsames Bauprinzip zugrunde liegen muß, da die gemessenen Gitterabstände mit der Rückgratdicke und dem Seitenkettenabstand der fibrillären Proteine größenordnungsmäßig übereinstimmten. Infolge der Unvollkommenheit der Methodik konnten jedoch größere Netzebenenabstände zunächst nicht gefunden werden. Das gelang erst bei Untersuchung von Proteineinkristallen in ihrer Mutterlauge, woraus hervorgeht, daß diese Kristalle beim Trocknen an der Luft ihr Kristallwasser unter erheblichen Gitterstörungen verlieren. Die erste Elementarzellenbestimmung nichtfibrillären kristallinen Eiweißes gelang 1934 J. D. Bernal und D. M. Crowfoot beim Pepsin. Übersichtlicher liegen die Verhältnisse beim Insulin, das später von D. M. Crowfoot untersucht wurde. Aus den Abmessungen der Elementarzelle des Insulins geht hervor, daß in ihr sich ein annähernd kugelförmig gestaltetes Molekül vom Molekulargewicht 37000 befindet. Doch reichen die röntgenographischen Daten nicht zu einer weitergehenden Strukturaufklärung, insbesondere des innermolekularen Strukturaufbaus, aus (J. M. Robertson).

Zu ähnlichen Ergebnissen über die Molekülform kamen Sedimentationsmessungen im Schwerefeld der Ultrazentrifuge, die Th. Svedberg durchgeführt hat. Diese Untersuchungen haben ergeben, daß diese Eiweißkörper im nativen Zustand nicht aus Fadenmolekülen extremer Abmessung, sondern aus kompakten, annähernd kugelförmigen Teilchen bestehen. Bei der Messung der Sedimentationsgeschwindigkeit kann man nämlich den molaren Reibungskoeffizienten der sedimentierenden Teilchen bestimmen. Beim Vergleich der erhaltenen Werte mit dem unter der Annahme der Kugelgestalt errechneten Reibungskoeffizienten eines Teilchens der gleichen Masse stellte sich heraus, daß beide Koeffizienten bei den meisten Eiweißkörpern, insbesondere bei denen von kleinem Molekulargewicht, innerhalb der Fehlergrenzen übereinstimmen. Daraus ergibt sich, daß die untersuchten Eiweißmoleküle bzw. Molekülaggregate eine angenähert sphärische Gestalt, bzw. die Form eines Rotationsellipsoids haben.

Wir finden andererseits bei den Lösungen dieser Proteine nicht die Eigenschaften, welche einzelne Kettenmoleküle von größenordnungsmäßig gleichem Molekulargewicht haben; so ist z. B. die Viskosität der Lösungen nativer globulärer Proteine überraschend niedrig. Auch ist der Hydratationsgrad dieser Eiweißkörper sehr niedrig, wenn man den Kristallwassergehalt der Eiweißkristalle dafür als Maßstab nimmt: Eieralbumin hat nach S. P. L. Sørensen und M. Høyrup 22%, Chymotrypsin, nach den röntgenographischen Vermessungen von J. D. Bernal, J. Fankuchen und M. Perutz im nassen und durch Trocknung geschrumpften Zustand etwa 30% Kristallwasser. Die Bedeutung dieser Zahlen wird verständlich, wenn man bedenkt, daß das Kollagen der Haut zirka 70% Wasser enthält und daß eine 1%ige Gelatinelösung bereits strukturbildend ist.

Alle diese Beobachtungen führen zu der Vorstellung, daß die Moleküle bzw. Teilchen der Lösungen globulärer Proteine in einer kompakten, innerlich gittermäßig gehaltenen Form vorliegen, deren Packungsdichte derjenigen der fibrillären Skleroproteine gleichkommt. In diesen annähernd kugelförmigen Gebilden existieren jedoch ebenfalls langgestreckte Fadenmoleküle, welche durch eine „Denaturierung" des Eiweißkörpers zur Entfaltung gebracht und dann durch Dehnung in eine Anordnung gebracht werden können, in welcher sie ein Faserdiagramm analog demjenigen der fibrillären Proteine geben. Umgekehrt zeigen auch die fibrillären Proteine eine ausgesprochene Tendenz, aus der gestreckten Form in eine verknäulte überzugehen, wofür die unter Schrumpfung verlaufende Denaturierung der kollagenen Faser (Verleimung) das überzeugendste Beispiel ist. Diese Zusammenhänge behandelt der folgende Abschnitt. Diejenigen fibrillären Proteine, die sich dehnen lassen, wie das Keratin, das Elastin und die Muskelfaser, enthalten ihre Kettenmoleküle bereits in einer mehr oder weniger weitgehenden Faltung.

III. Formänderung der Moleküle bei der Denaturierung der Eiweißkörper.

Die meisten löslichen und unlöslichen Eiweißkörper erleiden unter dem Einfluß von Hitze, von Lösungsmitteln verschiedener Art, von hydrotropen Stoffen, durch Trocknung, unter Umständen durch mechanische Einwirkungen irreversible Veränderungen, welche sich sehr verschiedenartig äußern und daher nicht einheitlich erklärt werden können. Die Irreversibilität dieser Einwirkungen ist der Grund, weshalb man alle diese Erscheinungen als Denaturierung, d. h. Veränderung gegenüber dem natürlichen Zustand bezeichnet.

Das bekannteste Beispiel für eine Denaturierung ist das Festwerden des Eierklars beim Kochen von Hühnereiern. Das am leichtesten zu verstehende Beispiel ist das Verleimen des Kollagens. Beide Vorgänge zeigen zwar in ihrem Endergebnis große Verschiedenheit, insofern als die Verleimung einen Schritt vom unlöslichen zum löslichen Zustand darstellt, während die Hitzekoagulation des Ovalbumins und vieler anderer löslicher Eiweißkörper den entgegengesetzten Schritt bedeutet; andererseits bestehen viele Übereinstimmungen in den äußeren Umständen, welche diese Denaturierungsvorgänge zur Auslösung bringen: sie haben eine vollständige Hydratation beider Eiweißkörper zur Voraussetzung und werden durch die gleichen thermischen und chemischen Einflüsse ausgelöst bzw. beeinflußt. Die Annahme liegt daher nahe, daß dem verschiedenartigen Geschehen ein gleichartiger Primärvorgang zugrunde liegt, während sich in den anschließenden Folgevorgängen die Unterschiede zwischen den löslichen und fibrillären Eiweißkörpern auswirken müssen.

Bei der Verleimung des Kollagens ist der Primärvorgang als eine Schmelze des durchhydratisierten Molekülgitters erkannt worden, wodurch die gestreckten Fadenmoleküle eine gewisse Freiheit gewinnen und sich in Übereinstimmung mit dem Verhalten gedehnter kautschukähnlicher hochpolymerer Natur- und Kunststoffe unter Faltung und Einrollung kontrahieren [A. Küntzel(4)]. Nach den Untersuchungen von E. Wöhlisch, K. H. Meyer und C. Ferri, W. Kuhn u. a. m. ist diese Erscheinung aus der Molekularkinetik von Kettenmolekülen zu erklären. Die Gestalt, welche ein Kettenmolekül in freier Lösung einnimmt, ist nicht eindeutig bestimmt, sondern es sind infolge der Drehbarkeit der Atombindungen innerhalb des Kettenmoleküls sehr viele energetisch gleichwertige Molekülkonstellationen möglich, von denen sich unter der Voraussetzung der thermischen Erregung des Moleküls diejenige einstellen wird, die nach den Gesetzen der Statistik am wahrscheinlichsten ist. Nach den von W. Kuhn durchgeführten Berechnungen bildet ein sich selbst überlassenes thermisch angeregtes Fadenmolekül im Endzustand einen lockeren, annähernd kugelförmigen Knäuel, dessen Durchmesser proportional der Quadratwurzel der Kettengliederzahl z ist, also den Wert $\sqrt{z}$ annimmt. Wenn, wie im Kollagen, das einzelne Fadenmolekül nicht vollständig frei ist, sondern einer übergeordneten Struktur, der Faserstruktur, angehört, so kann es sich nur so weit der Idealgestalt des freien Moleküls, der lockeren Knäuelform, annähern, als die übergeordnete Struktur das zuläßt. Aus der energischen Verkürzung der Faser beim Verleimen geht jedoch eindeutig hervor, daß das ursprünglich gestreckte Molekül eine Faltung oder Einrollung erleidet.

Bei der Denaturierung der globulären Proteine tritt primär ebenfalls eine Art von Schmelzprozeß auf. Das kompakte, gittermäßig gehaltene, kugelförmig zusammengefaltete Molekül wird, falls durchhydratisiert, bei genügender Erhitzung „gelöst" und kann die der Kuhnschen Berechnung entsprechende Molekülform annehmen, d. h. sich zu einem lockeren Knäuel entfalten. Über das Ausmaß dieser Entfaltung gibt die Theorie den Anhaltspunkt, daß das Volumen des Molekülknäuels proportional $z^{\frac{3}{2}}$ zunimmt, also stärker, als dem Wachsen der Kettengliederzahl z entspricht. Ein Molekül mit 100 000 Kettengliedern wird demnach einen Knäuel bilden, dessen Volumen einige hundertmal größer ist als das Volumen der Trockensubstanz. Die entfalteten Kettenmoleküle erscheinen also, verglichen mit der Raumerfüllung ihrer Trockensubstanz und derjenigen ihrer 20 bis 30% Kristallwasser enthaltenden Kristalle, als stark gequollen. Diese Entfaltungstheorie der Denaturierung globulärer Proteine wird durch die Viskositätserhöhung der Proteinlösungen als Folge der Denaturierung gestützt (J. Anson und E. E. Mirsky; W. J. Loughlin und W. C. M. Lewis; J. Jeannerat). Sie läßt ferner verstehen, daß mit der Denaturierung das Kristallisationsvermögen dieser Proteine verlorengeht. Eine weitere Stütze dieser Theorie ist in den Befunden von W. T. Astbury und R. Lomax (1) zu erblicken, die aus denaturiertem Edestin und Eialbumin einen Film herstellten, dessen Dehnungsprodukt ein typisches Faserdiagramm aufwies. Auch bei dem Denaturierungsprodukt fibrillärer Proteine (z. B. Gelatine) läßt sich durch Dehnung eine Molekülstreckung und -ausrichtung erhalten, die durch das Auftreten eines Faserdiagramms belegt wird (J. R. Katz und O. Gerngroß).

Den geschilderten Denaturierungsvorgängen ist demnach nicht nur der Primärprozeß, bestehend aus einer Gitteraufsprengung entsprechend einer Schmelze gemeinsam, sondern es lassen sich auch in beiden Fällen die unmittelbar anschließenden Folgevorgänge auf eine gemeinsame Formel bringen. Die Tendenz von gittermäßig festgelegten Molekülen, unter Deformierung (in einem Falle Einfaltung, im anderen Entfaltung und Molekülquellung) einen Zustand der geringsten Ordnung und der gleichmäßigsten Verteilung anzunehmen, ist ein Ausdruck für eine Entropiezunahme. Hierin ist das Wesen der Denaturierung zu erblicken; dies für die Denaturierung der globularen Proteine erkannt zu haben, ist das Verdienst von A. E. Mirsky und L. Pauling. Worauf der bei der Hitzegerinnung auftretende dritte Prozeß, die eigentliche Koagulation, beruht, soll im übernächsten Abschnitt (S. 531) behandelt werden.

Die vorstehend geschilderte Auffassung der Eiweißdenaturierung betrifft nur einen Teil derjenigen Veränderungsvorgänge von nativen Eiweißkörpern, die unter dem Namen Denaturierung zusammengefaßt werden. Es wurde schon betont, daß für alle diese Vorgänge eine einheitliche Erklärung nicht möglich ist. So ist z. B. das von A. E. Hopkins gefundene und später von M. L. Mirsky und F. G. Anson näher untersuchte Auftreten freier Sulfhydrylgruppen in denaturierten Proteinen vom globularen Typus als Begleiterscheinung der Denaturierung zu bewerten, welche nicht bei allen Proteinen, sondern nur bei den schwefelhaltigen Typen auftritt. Sie beruht vermutlich auf einer hydrolytischen Spaltung von Disulfidbrücken, die gleichzeitig mit der Denaturierung unter. den Einfluß der Erwärmung oder durch die Einwirkung chemischer Denaturierungsmittel erfolgt.

Mit der vorstehend geschilderten Denaturierung hat auch das Unlöslichwerden von nativem Eiweiß durch Trocknen oder durch intensive Alkoholbehandlung grundsätzlich nichts zu tun, da diese Veränderung auch bei Eiweißkörpern mit im wesentlichen unveränderter Molekülanordnung, z. B. bei nativem Kollagen, auftreten kann (siehe S. 594).

Es gibt auch Eiweißkörper, die keine Denaturierung im obigen Sinne aufweisen. Zu ihnen gehört das Milchcasein, dessen Moleküle bereits im nativen Zustand entfaltet, wenn auch nicht frei gelöst, sondern zu kugeligen Gebilden aggregiert vorliegen (A. Küntzel und K. Doehner). Von den fibrillären Proteinen ist das Wollkeratin durch Hitze u. dgl. nur schwer denaturierbar, was mit der Vernetzung der Kettenmoleküle durch Disulfidbrücken zusammenhängt. Die Denaturierung kann durch starkes Erhitzen in Schwefelsäure oder in Kanadabalsam bzw. durch reduktive Aufspaltung der Disulfidbrücken ausgelöst werden und äußert sich dann in einer starken Kontraktion, ähnlich der Verleimung des Kollagens (A. Küntzel und G. Vágó). Dieser Kontraktionsvorgang wurde erstmalig von W. T. Astbury und H. J. Woods (2) beobachtet und Überkontraktion genannt. H. Z a h n konnte zeigen, daß auch eine längere Erhitzung in Wasser auf 130⁰ bzw. eine kürzere auf 150⁰ in Glycerin eine Schrumpfung bewirkt. Der Seiden-fibroinfaden ist zwar nicht durch Erhitzen zu denaturieren; doch führen stärkere Denaturierungsmittel, nämlich Hydrotropika, wie Lithiumbromid, konz. Ameisen-säure u. a. m., eine Schrumpfung und Quellung des Seidenfibroins, ähnlich wie beim Kollagen, herbei.

Hinsichtlich der Empfindlichkeit der Eiweißkörper gegen denaturierende Eingriffe bestehen also sehr große Unterschiede zwischen den einzelnen Eiweiß-körpern. Am empfindlichsten sind die gelösten, globulären Proteine vom Typus des Eialbumins. Dieses Protein läßt sich schon durch mechanische Einwirkung, wie Schütteln und Einblasen von Luft, denaturieren (W. R a m s d e n), ferner durch Ausblasen aus einer Kapillare auf eine Wasseroberfläche, ein Verfahren, das man „Spreiten" nennt. Bei allen diesen Verfahren reichert sich nämlich das denaturierte Eiweiß auf der Wasseroberfläche an und bildet einen feinen Film, dessen Fläche man leicht ausmessen kann [J. L a n g m u i r (2)]. Kennt man die Menge des zur Spreitung gebrachten Eiweißes, so kann man aus den Messungsergebnissen der Filmfläche die Filmdicke berechnen. Beim Ei-albumin in isoelektrischer Lösung fanden E. G o r t e r, J. v a n O r m o n d t und F. J. P. D o m eine Filmdicke von ungefähr 10 Å. Da nach den Molekular-gewichtsbestimmungen des Eialbumins mit der Ultrazentrifuge ein Mole-kül einen Durchmesser von 44 Å hat, so muß durch das Spreiten eine Entfaltung des Moleküls und eine Umformung der kompakten Kugel zu einer flachen Scheibe stattfinden, welche auf der Wasseroberfläche schwimmt und die Kennzeichen einer irreversiblen Denaturierung trägt (H. B. B u l l). Die Scheibe hat die Dicke einer monomolekularen Schicht, in welcher die Poly-peptidketten flach auf der Wasseroberfläche ausgebreitet sind, im übrigen aber so dicht zusammengefaltet vorliegen, daß ein homogener, dabei jedoch elastischer Eiweißfilm gebildet wird.

Diese Übersicht über Denaturierungsvorgänge läßt die große Formverände-rungsfähigkeit der Eiweißmoleküle erkennen. Sie können im Extrem als aus-gestreckte Ketten oder in kompakter, kugelähnlicher Faltung auftreten, in welcher Form sie durch Gitterkräfte gehalten werden. Das Gitter der natürlichen Keratin-faser (α-Keratin) enthält das Molekül in einer geordneten Faltungsform, welche ein Mittelding zwischen den beiden Extremzuständen herstellt. Beim Aufsprengen des geordneten Gitters gewinnen die Moleküle die Freiheit, Formen und Lagen anzunehmen, welche einerseits durch molekular kinetische Gesetze, andererseits durch den Freiheitsgrad (Einschränkung der freien Deformierung durch restliche intermolekulare Bindungskräfte oder durch übergeordnete Strukturen oder Mole-külbündelung [= Faserstruktur]) bestimmt sind. Die Anordnung eines entfalteten Moleküls zu einer flachen Scheibe ist hiervon ein Extremfall, der durch die Grenz-flächenspannung der Wasseroberfläche und durch die mit der Entfaltung (De-naturierung) zusammenhängende Verminderung der Wasserlöslichkeit des Eiweiß-moleküls herbeigeführt wird.

IV. Molekulargewicht.

Die Kenntnis vom Lösungszustand der globulären Proteine ist hauptsächlich durch die Arbeiten von Th. S v e d b e r g und seinen Mitarbeitern erworben worden, welche mit Hilfe der Ultrazentrifuge die Sedimentationsgeschwindigkeit bzw. das sich in einem bestimmten Schwerefeld einstellende Sedimentationsgleich-gewicht von verdünnten Lösungen nativer Eiweißkörper von 1926 an in einer ununterbrochenen Folge von wertvollen Untersuchungen maßen (vgl. hierzu auch

Kap. Graßmann und Trupke, S. 371). Die Methode Svedbergs knüpft an ältere Arbeiten von J. Perrin an, der zunächst die Sedimentationsgeschwindigkeit von mikroskopisch erkennbaren Partikeln, die in einer Flüssigkeit suspendiert sind, benutzte, um daraus deren Teilchengewicht zu berechnen. Weiterhin gelang J. Perrin der Nachweis, daß in einem genügend kleinen Volumen ein Gleichgewicht besteht zwischen dem Sedimentationsbestreben der Teilchen und der Tendenz, sich auf Grund von Diffusion in der Suspension gleichmäßig zu verteilen; aus der Lage dieses Gleichgewichtes kann ebenfalls das Teilchengewicht berechnet werden. Eine Übertragung dieses Prinzips auf weniger große Teilchen als Perrin benutzte, also auf optisch nicht mehr auflösbare Kolloide oder auf Makromoleküle in echter Lösung, wurde erst möglich, als durch Anwendung des Zentrifugenprinzips die Intensität des die Sedimentation bewirkenden Kraftfeldes auf ein Vieltausendfaches verstärkt wurde. Die Hauptschwierigkeit, die es dabei zu überwinden galt, bestand in der Verhinderung von Konvektionsströmen thermischer oder mechanisch bedingter Art innerhalb der in der rotierenden Zentrifugenkammer eingeschlossenen Flüssigkeit; weiterhin bereitete die schichtenweise durchzuführende Konzentrationsmessung der Flüssigkeit große Mühe, weil sie während des sehr schnellen Umlaufens des Gefäßes in einem Rotor zu erfolgen hatte. Diese Konzentrationsmessung wurde mit Hilfe optischer Methoden (Bestimmung von Brechungsindex und Lichtabsorption der Flüssigkeit über einen größeren Sedimentationsweg) ermöglicht. Wie diese Schwierigkeiten überwunden wurden und wie die außerordentlich verfeinerte Maschinenanlage der Ultrazentrifuge im einzelnen gebaut ist, wird in dem Buch von Th. Svedberg und K. O. Pedersen bzw. bei O. Lamm, S. 659, geschildert. Das wichtigste Resultat derartiger Messungen an Eiweißkörpern (abgesehen von den schon auf S. 519 erwähnten Folgerungen über die Form der Moleküle) besteht darin, daß diejenigen Eiweißkörper, die sich für derartige Untersuchungen eignen — es handelt sich hauptsächlich um Hämoglobine verschiedener Säugetiere, Vögel und Fische, ferner um Serumproteine, Pflanzensamenproteine, endlich um Fermente und Hormone — entweder monodispers sind oder nur wenige Lösungsformen von bestimmtem Teilchengewicht aufweisen. Die Molekulargewichte lassen unbeschadet häufiger Abweichungen einen gesetzmäßigen Zusammenhang erkennen, derart, daß die höheren auftretenden Molekulargewichte einfach Vielfache von Teilchen niederen Molekulargewichtes sind, denen insgesamt ein einheitlicher Typus von Elementarbaustein zugrunde liegt. Ursprünglich glaubte Svedberg, daß die Molekulargewichte der bis dahin untersuchten Proteine Vielfache des Eialbuminmoleküls vom Molekulargewicht etwa 35000 seien. Später fanden sich Proteine vom Molekulargewicht 17000. In einer zusammenfassenden Übersicht von 1940 geben Th. Svedberg und K. O. Pedersen die Einheit 17600 als Grundtypus an, welche in den Molekulargewichten der teilchengrößeren Proteine mit dem Aggregationsgrad 2, 4, 8, 16, 24, 48, 96, 168, 192, 384 und 576 auftreten (vgl. hierzu Kap. Graßmann und Trupke, Tabelle 7, S. 372). Natürlich wird von dieser Hypothese nur die ungefähre größenordnungsmäßige Gleichheit der Grundbausteine behauptet, nicht hingegen Gleichheit hinsichtlich der Zusammensetzung aus verschiedenen Aminosäuren und ihrer Aufeinanderfolge. Th. Svedberg vermutet in diesem Bautypus eine Folge der Art und Weise, wie die Proteine im lebenden Organismus zu den Grundeinheiten synthetisiert werden. Diese Grundbausteine können sich nur zu Aggregaten bestimmten, durch die genannten Zahlen gekennzeichneten Aggregationsgrades zusammenfinden. Aggregationsformen, denen andere Zahlen zugrunde liegen, sind nicht genügend stabil. Wenn sich auch diese Hypothese für bestimmte Klassen von Proteinen, insbesondere für die respiratorischen Proteine (Hämoglobine), bewährt hat, so kann doch nicht

übersehen werden, daß häufig Unstimmigkeiten beobachtet wurden. So ist z. B.
die ursprüngliche Messung von Eialbumin (Th. Svedberg und J. B. Nichols),
welche das Molekulargewicht 34500 ± 1000 ergab, später revidiert und durch
Werte von 40000 bis 46000 ersetzt worden (Th. Svedberg und K. O. Pedersen). Auch reicht die Genauigkeit der Ultrazentrifugenmethode nicht für den
Nachweis aus, ob das Molekül ungespalten oder in zwei genau gleiche Hälften
aufgeteilt ist. Auch wenn in dem Originalmolekül die beiden Hälften durch eine
dritte Substanz von niedrigem Molekulargewicht zusammengehalten werden,
so könnte man in dem Zerfallsprodukt die Anwesenheit letzterer wegen zu
geringer Gesamtmenge aus dem Sedimentationsdiagramm nicht feststellen
[K. O. Pedersen (2)].

Aufspaltungen der genannten Art treten sehr leicht ein, sei es durch Herabsetzen der Konzentration, sei es durch eine Änderung des p_H-Wertes der
Eiweißlösungen, welche beim isoelektrischen Punkt das maximale Molekulargewicht aufweisen. Auch die Einwirkung von Salzen, von Harnstoff, von
anderen Proteinen, weiterhin von ultraviolettem Licht und von Ultraschallwellen
äußert sich unter Umständen in einem Zerfall der Lösungsteilchen [K. O. Pedersen (2)]. Diese Erscheinung ist an sich nicht überraschend, da die Aggregations-
freudigkeit der Proteine von der Kristallisationsfähigkeit, der Aussalzbarkeit,
der Koagulierbarkeit und der Gelbildung her wohlbekannt ist. Ebenso leicht,
wie sich nun Proteine aggregieren lassen, so lassen sie sich auch desaggregieren.
Das umfangreiche Beobachtungsmaterial, das gerade über diese Eigentümlichkeit
der Eiweißkörper vorliegt, hat S. P. L. Sørensen dazu geführt, die Proteine als
,,reversible dissoziable Komponentensysteme'' zu kennzeichnen.

Alle diese Beobachtungen machen jedoch größte Zurückhaltung gegenüber dem
Begriff Molekül zur Pflicht. Bei verschiedenen Eiweißkörpern, z. B. beim Milchka-
sein, bei der Gelatine u. a. m., ist es von vornherein klar, daß die in Lösung befindlichen Teilchen uneinheitliche Molekülaggregate höheren Grades darstellen. Aber
auch bei den Lösungen der globulären, durch Kristallisationsvermögen ausgezeichneten Proteine ist das gemessene Molekulargewicht auf das in Lösung
befindliche Molekülaggregat zu beziehen und daher zweckmäßiger als Teilchengewicht zu bezeichnen. Unter Molekül ist nämlich dasjenige kleinste Eiweißteilchen zu verstehen, dessen Atome lediglich durch Hauptvalenzen zusammengehalten werden. Da die Lösungsteilchen der globulären Proteine sehr leicht
durch Einwirkungen aufgespalten werden, die so energiearm sind, daß Hauptvalenzen dabei nicht aufgerissen werden können (z. B. durch Einwirkung von
Harnstofflösung), so stellen sie aller Wahrscheinlichkeit nach Aggregate von
Molekülen vorstehender Definition dar, wobei über die Bindungskräfte, welche die
Aggregation bewirken, zunächst nur ausgesagt werden kann, daß sie schwach sind.

Sind also die Schwierigkeiten einer wirklichen Molekulargewichtsbestimmung
bereits bei den von Natur aus löslichen Proteinen sehr groß, so müssen sie bei
den fibrillären Proteinen als unüberwindlich bezeichnet werden. Bei den Gerüstproteinen ist die Abgrenzung nicht nur einzelner Moleküle, sondern auch die
von Molekülaggregaten (Micellen), wie schon gezeigt wurde, unmöglich. Man
kann zwar beim Seidenfibroin und beim Kollagen annehmen, daß diese Fasern
aus parallel orientierten Fadenmolekülen von großer Länge bestehen, zwischen
denen keine hauptvalentigen Querverbindungen existieren; diese Annahme
läßt sich jedoch nicht exakt beweisen. Nimmt man sie trotzdem wegen einer
gewissen Wahrscheinlichkeit als richtig an, so gilt dieser Bautypus doch nicht
für alle fibrillären Proteine. Bei den Keratinfasern werden die Hauptvalenzketten
nach gut gesicherten Vorstellungen durch hauptvalentige Querverbindungen
in Form von Disulfidbrücken vernetzt. Ähnliche Vernetzungen liegen beim

Elastoidin vor. Demnach ist bei den fibrillären Proteinen die Frage ungeklärt, ob die gestreckten oder mehr oder weniger gefalteten Polypeptidketten, welche das röntgenographisch erkennbare Gitter aufbauen, die Bedeutung von einzelnen Molekülen haben; oder ob die Moleküle aus verzweigten Polypeptidketten oder durch Querverbindung vernetzten Kettenrosten bestehen.

Was weiterhin die Länge der freien oder vernetzten Polypeptidketten der fibrillären Proteine betrifft, so sind neuerdings Anhaltspunkte hierfür durch die Entdeckung großer Perioden längs der Faserachse des Kollagens gegeben (R. W. G. Wyckoff, R. B. Corey und J. Biscoe; G. L. Clarke und J. A. Schaad; O. Kratky und A. Sekora), welche auf maximale Kettenlängen von 432 Å (G. L. Clarke und J. A. Schaad) oder von 642 Å (O. Kratky und A. Sekora) schließen lassen; diese röntgenographischen Daten lassen sich jedoch auch als Periodizitäten innerhalb viel längerer Kettenmoleküle auffassen.

Die von W. T. Astbury (3) unter Berücksichtigung spekulativer Annahmen von M. Bergmann und C. Niemann angegebene Grundperiode 838 Å ist jedoch nach den Messungen von O. Kratky und A. Sekora unrichtig.

Bei dieser Sachlage ist es nicht angebracht, die Svedbergschen Ergebnisse von der Existenz eines einheitlichen Grundbautypus der Proteinmoleküle auf die fibrillären Proteine zu übertragen, die ja auch unter physiologisch ganz andersartigen Bedingungen als die globulären Proteine gebildet werden. Zur Zeit, als noch die Zahl 35000 als Molekulargewicht des Grundmoleküls angesehen wurde, wurden von verschiedenen Autoren Spekulationen über ein allgemeines Baugesetz der Proteine angestellt, wobei diese Zahl auch für fibrilläre Proteine als gültig angesehen und mit der experimentell gefundenen Aminosäurezusammensetzung in Zusammenhang gebracht wurde [W. T. Astbury (3); W. T. Astbury und H. J. Woods (1), M. Bergmann und C. Niemann]. Diesen Ansichten kommt jedoch keine Beweiskraft zu, über ihre Richtigkeit kann erst die künftige Entwicklung der Eiweißchemie entscheiden (vgl. hierzu auch O. Kratky und A. Sekora).

V. Löslichkeit und Assoziation der Eiweißmoleküle.

Die chemische Zusammensetzung der Eiweißkörper aus den verschiedenartigsten Aminosäuren wirkt sich in einer Affinität zu Lösungsmitteln aus, die im allgemeinen einander ausschließen. Diese Affinität ist am stärksten gegenüber Wasser, weniger ausgesprochen gegenüber Alkohol und am schwächsten gegenüber nichtwässerigen, mit Wasser nicht mischbaren Lösungsmitteln vom Typus der aromatischen Kohlenwasserstoffe. Doch ist letztere durchaus vorhanden. Die Verwendung von Xylol oder Toluol als „Aufhellungsmittel" für mikroskopische Präparate von Gerüsteiweißstrukturen, welche allerdings zunächst eine vollkommene Entwässerung des Eiweißkörpers durch Alkohol zur Voraussetzung hat, ist nur dadurch zu verstehen, daß diese Stoffe gegenüber bestimmten Gruppen der Proteine Affinität aufweisen.

Die Affinität gegenüber einem der genannten Lösungsmittel ist jedoch bei keinem Eiweißkörper so groß, daß eine vollständige Lösung im Sinne einer Entfaltung der Eiweißmoleküle bzw. Gittertrennung zustande käme. Im allgemeinen erfolgt nur eine Quellung, worunter bei Gerüstproteinen eine partielle Reaktion mit einem Lösungsmittel ohne Aufgabe des übergeordneten Molekülverbandes verstanden wird. Bei den löslichen Proteinen gehen die Eiweißmoleküle als kompakte, in sich gittermäßig gehaltene Teilchen in Lösung, wobei der Grund für die Löslichkeit in einer besonderen Anordnung des kompakten Moleküls zu erblicken ist, derart, daß die Affinitätsgruppen zum Lösungsmittel nach außen gerichtet sind. Es ist zweckmäßig, die zu einem Lösungsmittel in Beziehung tretenden Gruppen summarisch in hydrophile und in lipophile einzuteilen. Die hydrophilen Gruppen sind hauptsächlich die polaren Gruppen, d. h. diejenigen, welche durch Dissoziation in Wasser dem Eiweiß Ladungspole vermitteln können, also die Carboxylgruppen und die Aminogruppen bzw. die Guanidinogruppe der Aminodicarbonsäuren bzw. der Diaminocarbonsäuren. Weiterhin bewirken die Hydroxylgruppen des Serins, Tyrosins und Oxyprolins sowie die Sulfhydryl-gruppe des Cysteins Hydrophilie. Für die Lipophilie der Proteine sind die un-polaren, endständigen Seitenketten der anderen Aminosäuren verantwortlich; je länger die seitenständigen Kohlenwasserstoffketten sind, um so mehr macht sich die lipophile Komponente der Proteine bemerkbar. Das gilt sowohl für die freien Aminosäuren wie für die Proteine selbst, welche die Aminosäuren enthalten; nur sind die Löslichkeitsverhältnisse eines Eiweißkörpers aus der Bausteinanalyse nicht ohne weiteres abzuleiten, da diese Analyse keine Kenntnis der räumlichen Verteilung der Aminosäuren im Molekül vermittelt. In besonderen Fällen gelingt es jedoch, Zusammenhänge zwischen der Aminosäurezusammensetzung eines Eiweißkörpers und seinem Lösungsverhalten zu erkennen. So ist z. B. das (neutral) wasserunlösliche, dagegen in 50- bis 90%igem Alkohol lösliche Zein, das Samenprotein des Mais, durch einen Gehalt von 25% Leucin (welches einen Isobutylrest als Seitengruppe enthält) und 8,4% Prolin ausgezeichnet.

Die mosaikartige Aufeinanderfolge von lipophilen und hydrophilen Gruppen innerhalb der Eiweißmoleküle ist die Ursache für die Emulgatoreigenschaft der Proteine Fetten gegenüber, die sowohl physiologisch wie technisch von Wichtigkeit ist. Die Leichtigkeit, mit welcher die kollagenen Fasern der Haut im ungegerbten und im gegerbten Zustand Fett aufnehmen und abbinden, findet hierin ihre Erklärung.

Eine besondere Rolle spielt bei der Beurteilung der Löslichkeit von Proteinen die Peptidgruppe, welche die charakteristische Gruppe der Proteine überhaupt ist. Aus der Wasserlöslichkeit des Glycinanhydrids, welches außer zwei Peptid-gruppen nur noch zwei hydrophobe Methylengruppen enthält, geht hervor, daß die Peptidgruppen eine gewisse Affinität zu Wasser besitzen. Andererseits werden die Polypeptide des Glykokolls oder des Albumins mit der wachsenden Zahl der Grundmoleküle immer weniger löslich. Die Häufung der Peptidgruppe führt also statt eine Löslichkeitserhöhung eine Verminderung herbei. Die von J. H. de Boer und C. J. Dippel geäußerte Ansicht, daß die Peptidgruppe der Träger der Hydratation der Proteine ist, indem die nebeneinanderliegenden CO- und NH-Gruppen die dipolartig gebauten Wassermoleküle entgegengesetzt orientieren,

$$CO \boxed{H_2O}\boxed{H_2O}$$
$$NH \boxed{OH_2}\boxed{OH_2}$$

steht demnach nicht mit den Erfahrungen im Einklang.

Die Peptidgruppen sind vielmehr als die hauptsächlichsten Träger der Assoziation der Eiweißmoleküle zu kompakten Kugelmolekülen oder zu geordneten Gittern oder zu amorphen Flockungen anzusehen. Hieran können auch wohl noch andere Gruppen beteiligt sein, doch sprechen alle Erfahrungen dafür, daß die Peptidgruppe als die häufigste Gruppe der Proteine die zwischen- oder innermolekulare Aggregation der Eiweißkörper in erster Linie bedingt. Beweisend hierfür ist in erster Linie die Lösung der Aggregationsbindungen durch chemische Verbindungen von einer der Peptidgruppe verwandten Konstitution, wie Harn-stoff, Thioharnstoff und Formamid (siehe S. 574 ff.), weiterhin die Untersuchungen über den Gitterbau der Polyamidfasern [R. Brill (1)].

Entsprechend dieser Vorstellung beruht die Denaturierung auf einer Lösung der gittermäßigen, wachstumsbedingten Aggregation, die entweder zwischenmolekularer Natur (fibrilläre Proteine) oder innermolekularer Natur (globuläre Proteine) sein kann.

Über die Natur der durch Peptidgruppen vermittelten Kohäsion geben uns röntgenographische Untersuchungen am kristallisierten Diketopiperazin Auskunft (R. B. Corey). Im Molekülgitter der Glycinanhydridkristalle sind die Ringmoleküle einander so weit genähert, daß zwischen dem Carbonylsauerstoffatom des einen Moleküls und dem Imidstickstoffatom des ande-

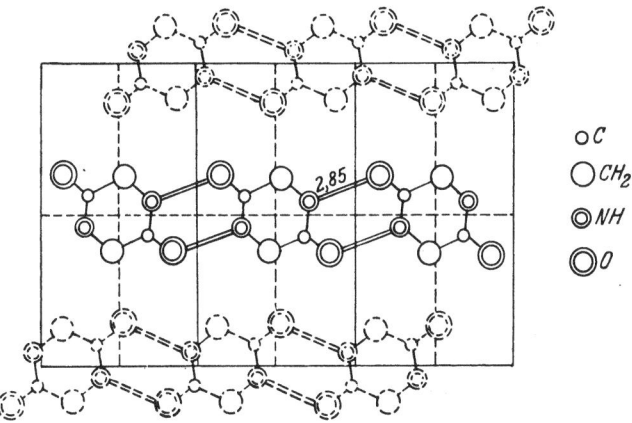

Abb. 255. Gitterstruktur des Diketopiperazins (nach R. B. Corey).

o C
O CH₂
◎ NH
◉ O

ren ein Abstand von 2,85 Å gegenüber einem aus analogen Gitterabmessungen zu erwartenden Wert von 3,5 Å gemessen wird (Abb. 255). Diese Annäherung ist aus der mesomeren Elektronenverschiebung innerhalb der Peptidgruppe zu verstehen, durch welche diese Gruppe Dipolcharakter mit positiver Ladung am Imidstickstoff und negativer Ladung am Carbonylsauerstoff erhält.

$$
\begin{array}{ccccc}
& CH_2 & O & & \\
HN & & C & & \\
| & & | & & \\
C & & NH & & \\
O & & CH_2 & &
\end{array}
\quad\leftrightarrow\quad
\begin{array}{ccccc}
& CH_2 & O^- & & \\
{}^+HN & & C & & \\
\| & & \| & & \\
C & & NH_+ & & \\
{}^-O & & CH_2 & &
\end{array}
$$

Die Bindung zwischen den Peptidgruppen ist demnach eine Folge von elektrostatischer Wechselwirkung zwischen den dipolmäßig aufgeladenen Peptidgruppen. Da bei einer derartigen Bindung das Wasserstoffatom der Imidgruppe teils dem Sauerstoffatom, teils dem Stickstoffatom anzugehören scheint, derart, daß eine „Resonanz" zwischen

$$
\leftrightarrow
$$

besteht, bezeichnet man diese Bindungsart auch als Wasserstoffbindung. Sie stellt einen Sonderfall unter denjenigen zwischenmolekularen Bindungsarten dar, die in unbestimmter und mehrdeutiger Weise als „nebenvalentig" bezeichnet werden. Die Molkohäsion der Peptidketten kann nicht wie beim ringförmigen Diketopiperazin in der Weise erfolgen, daß die beiden miteinander reagierenden Peptidgruppen zweier Moleküle zwei Bindungswasserstoffatome gemeinsam haben; wegen der Zickzackanordnung der gestreckten

Peptidketten, die aus Gründen der räumlichen Verteilung der Valenzen der Kohlenstoff- und Stickstoffatome gefordert werden muß, kann je eine CO-NH-Gruppe einer Kette immer nur ein Bindungswasserstoffatom mit je einer benachbarten Kette gemeinsam haben. Es entsteht dadurch das folgende Bindungsschema:

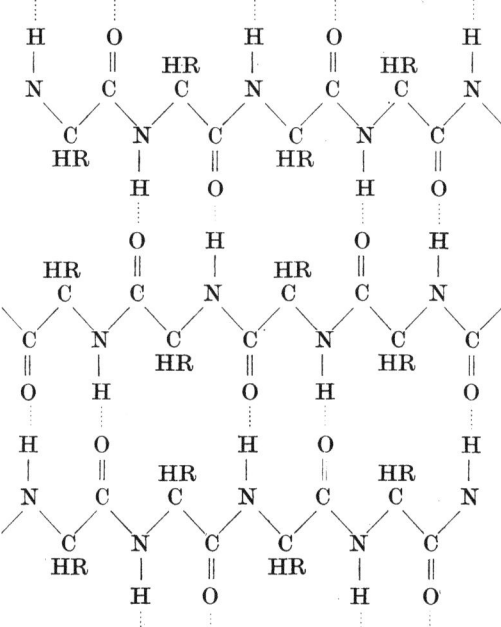

Die Molkohäsion der CO·NH-Gruppe beträgt 10600 cal, ist also sehr groß. Man versteht so qualitativ die hohe Reißfestigkeit der Eiweißfasern; bei einem Polymerisationsgrad 100, entsprechend einer Kettenlänge von 350 Å würde die Molkohäsion $> 10^6$ cal sein, also derjenigen einer Cellulosekette nahekommen, bei welcher das gleiche Bindungsprinzip, eine Wasserstoffbindung zwischen den OH-Gruppen benachbarter Moleküle, als Ursache der hohen Reißfestigkeit angenommen wird.

Man muß aber fragen, warum bei den Eiweißkörpern diese Bindungen unterschiedlich fest sind, wie aus der leichteren oder schwereren Denaturierbarkeit der Proteine hervorgeht.

Daß sich Kollagen im Vergleich zu Seidenfibroin so leicht denaturieren läßt, hängt vermutlich mit dem hohen Prolin- und Oxyprolingehalt des Kollagens zusammen, der eine starke Unterbrechung der Peptidgruppenfolge innerhalb der Kette durch Prolinpeptidgruppen (vgl. auch Kap. Graßmann und Trupke, S. 438)

zur Folge hat, in denen das Imidwasserstoffatom, das für eine Wasserstoffbindung benötigt wird, fehlt. Hiermit hängt vermutlich auch die starke Hydratation des Kollagens zusammen (siehe auch S. 607).

Daß auch in den globulären Proteinen die Peptidgruppen als Träger der innermolekularen Vergitterung wirken, kann aus dem Auffinden des Abstandes von 4,5 Å bei Albumin, Globulin, krist. Trypsin, Pepsin u. a. m. hergeleitet werden [W. T. Astbury und R. Lomax (1)], welcher Abstand bei den fibrillären Proteinen und den synthetisch herstellbaren Polyamiden der Wasserstoffbindung zugeschrieben wird. Da wir über den innermolekularen Aufbau der kompakten, annähernd kugelförmigen Moleküle der löslichen Proteine so gut wie nichts wissen, so können darüber hinaus über die Art der Faltung und den inneren Zusammenhalt nur hypothetische Annahmen gemacht werden.

Eine seit 1936 vielfach diskutierte Theorie der inneren Einfaltung der kettenförmigen Proteinmoleküle liegt in der Cycloltheorie von D. M. Wrinch vor. Sie geht von den Molekülmodellen W. T. Astburys über die Zusammenhänge zwischen α- und β-Keratin aus. Dieser Forscher hatte die — später wieder fallen gelassene — Annahme gemacht, daß die Faltung der Proteinmoleküle im natürlichen, bekanntlich bis zu 100% dehnbaren Haarkeratin so geartet ist, daß Pseudodiketopiperazinringe entstehen [W. T. Astbury (1)].

Diese Ringbildungen innerhalb der Kettenmoleküle, welche bei weiterer Kontraktion der Keratinfaser (der sogenannten „Überkontraktion" [vgl. S. 521]) in der folgenden Weise im Sinne einer nochmaligen Verkürzung des Moleküls vermehrt

werden, sollen durch eine innermolekulare Wasserstoffbindung zwischen den endständigen CO- bzw. CNH-Gruppen eines aus dem Molekül herausgehobenen Gliedes von zwei Aminosäuren zustande kommen. Da aber die durch eine Wasserstoffbindung verbundenen N- und C-Atome einen Abstand von 3 Å haben, während sich in einem Diketopiperazinring Kohlenstoff- und Stickstoffatom auf 1,3 Å nähern, so schlug C. F. Frank eine Laktam-Laktim-Umlagerung zwischen den in Frage stehenden Imino- und Carbonylgruppen vor, wodurch ein geschlossener Sechsring zustande kommt.

Die Cycloltheorie von D. M. Wrinch nimmt an, daß die Eiweißmoleküle unter Einfaltung zu Pseudodiketopiperazinringen bzw. geschlossenen Diketopiperazinen im ganzen ringförmig geschlossen sind und dabei eine Anzahl von Aminosäuren enthalten, welche die Ausbildung regelmäßiger hochsymmetrischer Faltungsmuster erlauben. Der einfachste Typus ist das „Cyclol 6", über seine Formel vgl. Kap. Graßmann und Trupke, S. 378. Molekülformen von ähnlicher Symmetrie erhält man bei den Aminosäurezahlen 18,42 ... 18 + 24 n, wobei n die Reihe der einfachsten Zahlen durchläuft. Mit den Cyclolen als Bausteinen lassen sich nun mühelos alle möglichen Gebilde aufbauen, da die Cyclole untereinander unter Benutzung der noch nicht in Reaktion getretenen Peptidgruppen aggregieren können.

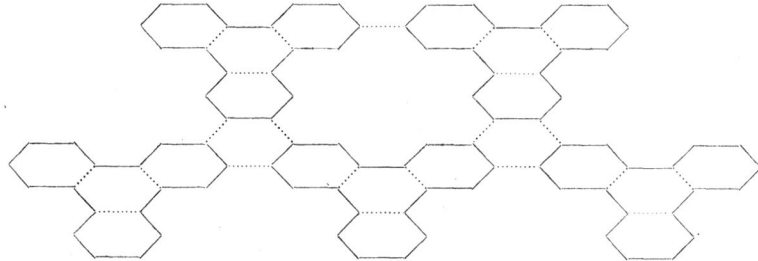

D. M. Wrinch diskutiert weiterhin die Möglichkeit der Bildung kugelförmiger Strukturen, gebildet durch ein Netzwerk von Cyclolen, welche die Peripherie der Kugel bilden. Das kleinste dieser kugelförmigen Modelle enthält 72, das nächste 288 Aminosäuren; die allgemeine Formel ist 72 n^2, wobei n die Reihe der einfachen Zahlen durchläuft. Auch eine schichtenweise Übereinanderlagerung der scheibenförmigen Cyclole zu kompakteren globulären Teilchen wurde von Wrinch in Erwägung gezogen; hierbei wird die Bindung zwischen den Cyclolen unter sich einerseits durch elektrostatische Anziehung zwischen den polaren Gruppen, andererseits durch Nebenvalenzen bewirkt, und zwar wechseln diese Bindungsarten schichtenweise ab, da infolge der gleichartigen sterischen Konfiguration der natürlich vorkommenden Aminosäuren alle Seitenketten eines Cyclols nach einer Seite gerichtet sind. Hierbei wird also für die globulären Proteine eine ähnliche laminare Struktur angenommen, wie sie die anorganischen Netzpolymeren Montmorillonit, Bentonit usw. aufweisen.

So sehr alle diese Spekulationen über die Molekülaggregate, die sich aus innermolekular gefalteten und ringförmig in sich geschlossenen Cyclolen aufbauen sollen, auf den ersten Blick bestechend wirken, so halten sie doch einer kritischen Betrachtung nicht stand. Wenn nämlich die Moleküle unter Faltung sich zu Diketopiperazinringen schließen — eine Reaktion, welche nach den Berechnungen von L. Pauling und C. Niemann einen erheblichen Wärmeaufwand erfordern würde und daher nicht freiwillig verlaufen kann, — dann ist nicht zu verstehen, warum sich die gefalteten Moleküle so leicht entfalten und durch Dehnung in eine gestreckte Form überführen lassen. Auch rein chemische Überlegungen sind gegen die Cycloltheorie vorgebracht worden [K. H. Meyer und W. Hohenemser; F. Haurowitz (2)]. Verzichtet man jedoch auf den Ringschluß, so entfällt damit die Möglichkeit, die Moleküle zu symmetrischen Sechsringen zu falten und weiterhin die hochsymmetrischen Cyclole aufzubauen.

Die Cycloltheorie ist die einzige Theorie geblieben, welche über die innermolekulare Faltung und Aggregation der Proteinmoleküle ins einzelne gehende Vorstellungen entwickelte. Nachdem sie zu Folgerungen führte, die mit chemischen und röntgenographischen Erfahrungen im Widerspruch stehen, muß man zunächst auf die Beantwortung der Frage nach dem innermolekularen Aufbau der globulären Proteine verzichten. Außer der Art der Faltung, über welche keine gesicherten Angaben gemacht werden können, ist aber auch die Art der innermolekularen Aggregation ungeklärt. A. E. Mirsky und L. Pauling nehmen an, daß der innermolekulare Zusammenhalt durch elektrostatische Anziehung seitens der entgegengesetzt geladenen polaren Gruppen, also durch Salzbrücken erfolgt.

Das Auffinden der „Seitenketten- und Rückgratabstände" in den Röntgen-
diagrammen des Pepsinkristalls durch W. T. Astbury und R. Lomax (2)
deutet jedoch dahin, daß die Art der Packung analog derjenigen in den fibrillären
Molekülen ist, daß also parallel gelagerte Molekülteile sowohl durch Wasserstoffbindungen wie über die Seitenketten miteinander zu einem Gitterverband zu-
sammengetreten sind.

Die Eiweißkoagulation als Folgereaktion der Denaturierung (z. B. Hitzegerinnung von Eierklar, Blutfibrin usw.) stellt zweifellos eine Umwandlung der
innermolekularen Aggregation des nativen Eiweißmoleküls in eine zwischen
molekulare Aggregation dar, womit eine Vernetzung zahlreicher Moleküle untereinander und schließlich eine Ausbildung unlöslicher Flocken, bzw. beim Eierklar
eine Gerinnung zu einem in sich zusammenhängenden Gel erfolgt. Dieser Vorgang ist unabhängig davon, welche Gruppen diese beiden Arten der Aggregation
bewirken, solange leicht zu verstehen, als die Koagulation erst nach Entfernung
des Denaturierungsmittels erfolgt; das ist z. B. bei der Denaturierung durch
Säure der Fall, bei welcher die Flockung
erst erfolgt, wenn die Säure neutralisiert wird (Abb. 256). Schwieriger ist
es, die Hitzedenaturierung, sofern sie
unmittelbar mit einer Eiweißgerinnung
verbunden ist, nach dem gleichen
Schema zu erklären; denn wenn die
Aggregationsbindung durch Erhitzung
aufgespalten wird, dann sollte es nicht
möglich sein, daß sich bei der gleichen
Temperatur derselbe Typus von Bindung zurückbildet.

Hier führt nun die Überlegung
weiter, daß die Moleküle des nativen Eiweißkörpers sich in einem labilen Lagezustand befinden und daß
die Aufsprengung der primären Ag-

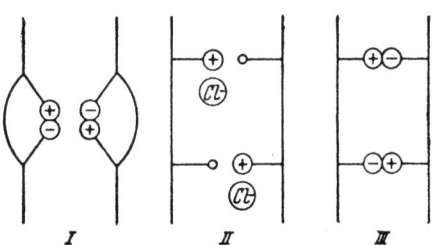

Abb. 256. Schema der Denaturierung von Proteinen
durch Säure [nach F. Haurowitz (2)].

I Labile Zwitterionenstruktur mit starker Krümmung
der Peptidketten im nativen Eiweiß. *II* Denaturierung durch HCl unter Aufrichtung der Peptidketten.
III Flockung durch Neutralisieren der Salzsäure
und Rückbildung stabiler, zwitterionischer Aggrega-
tionsverbindungen.

gregation in erster Linie eine Folge der kinetischen Deformierungsenergie
des Moleküls ist, mit welcher es in einen stabilen („entfalteten", bzw.
bei fibrillären Proteinen in einen locker geknäuelten) Zustand überzugehen
bestrebt ist. Die von F. Haurowitz (1) entwickelte Theorie der Koagulation
der Proteine (vgl. Abb. 256) hat derartige Gedankengänge bereits angedeutet.
Unabhängig von Haurowitz haben A. E. Mirsky und L. Pauling ähnliche
Vorstellungen entwickelt.

Sowohl die letztgenannten Autoren wie F. Haurowitz (1) denken bei der
Aggregation der koagulierenden Eiweißmoleküle ausschließlich an eine Bindung
über die polaren Gruppen; man wird jedoch die Peptidgruppen hierfür mindestens
in gleicher Weise verantwortlich zu machen haben. Der für die Denaturierung
einzelner Proteine (z. B. von Eialbumin) kennzeichnende Umstand, daß Sulfhydrylgruppen freigelegt werden, die beim nativen Protein nicht nachweisbar
sind (V. Arnold; A. E. Mirsky und M. L. Anson), kann für die Unlöslichkeit
des Hitzedenaturierungsprodukts nicht verantwortlich gemacht werden; denn
da die Sulfhydrylgruppen wahrscheinlich infolge einer hydrolytischen Aufspaltung von Disulfidbrücken in Erscheinung treten, so sollte das denaturierte
Albumin eher löslicher sein als das native.

C. Reaktionsverhalten der Proteine.

I. Problemstellung.

Neben den Peptidgruppen sind es hauptsächlich die polaren Gruppen der Seitenketten, welche das charakteristische Verhalten der Eiweißkörper bedingen. Sie verleihen den Proteinen das Kennzeichen eines Elektrolyten. Dieser Elektrolytcharakter äußert sich weniger in der Eigenleitfähigkeit der von allen verunreinigenden Elektrolyten, insbesondere von Mineralsalzen, befreiten Eiweißkörper in wässeriger Lösung, die größenordnungsmäßig zwischen $K = 10^{-5}$ und 10^{-6} für 1- bis 3%ige Lösungen liegt [W. Pauli und E. Valkó (2)], und auch nicht so sehr in der Beeinflußung der Dielektrizitätskonstante des Wassers durch gelöste Eiweißkörper [S. Arrhenius (2)], als vielmehr in der Wechselwirkung mit anderen Elektrolyten, insbesondere mit Säuren und mit Basen. Bei dieser Wechselwirkung fällt zunächst eine weitgehende Änderung der Löslichkeit auf: Säuren und Basen können an sich unlösliche Eiweißkörper, z. B. durch Denaturierung geflocktes Eieralbumin, in Lösung bringen, oder, wie im Fall des Kollagens und der Gelatine, eine sehr starke Quellung herbeiführen. Soweit die Eiweißkörper bereits gelöst sind, können Säuren und Basen eine Viskositätserhöhung hervorrufen. Auch Salze können Eiweißkörper lösen, doch bewirken Salze auch das Gegenteil, indem sie unter Umständen eine Fällung der Proteine herbeiführen.

Für die Erklärung dieser physiologisch und auch für die technische Verarbeitung von Eiweißkörpern so wichtige Reaktionsfähigkeit mit Elektrolyten ist eine Untersuchung der sich einstellenden Gleichgewichte von Bedeutung geworden. Man fand dabei, daß Säuren ebenso wie Basen von Eiweißkörpern gebunden werden, wodurch sich die Proteine anionisch bzw. kationisch aufladen. Die Proteine reagieren also einerseits als Basen, andererseits als Säuren; sie sind demnach amphothere Elektrolyte.

Es lag nahe, auf diese Verhältnisse die Gesetzmäßigkeit der klassischen Elektrolyttheorie anzuwenden und eine quantitative Berechnung der Dissoziationskonstanten der reagierenden Gruppen durch Anwendung des Massenwirkungsgesetzes anzustreben. Die wissenschaftlichen Zeitschriften der physikalisch-chemischen, physiologisch-chemischen und kolloidchemischen Richtung enthalten eine unübersehbare Fülle von Einzeluntersuchungen, welche diesem Ziele dienen. Ebenso zahlreich sind die Untersuchungen, welche — ebenfalls mit dem mathematischen Rüstzeug des Physikochemikers — an die Berechnung der Löslichkeitsänderungen herangehen, die durch die kationische oder anionische Aufladung herbeigeführt wird. Hier ist insbesondere die Procter-Wilsonsche Quellungstheorie anzuführen, welche aus der Konzentration der Säure und dem Umsetzungsverhältnis des Eiweißkörpers mit Säure rechnerisch den Quellungsgrad ableitet.

Wenn nun auch die Anwendung des Massenwirkungsgesetzes auf die Eiweiß-Säure- bzw. Eiweiß-Alkali-Gleichgewichte zu vernünftigen Ergebnissen geführt hat, wobei nur einschränkend zu bemerken ist, daß infolge hydrolytischer Abbauvorgänge, verursacht durch Säure und Alkali, leicht Gleichgewichtsstörungen auftreten können [G. Ettisch und G. V. Schulz (1)], so hat andererseits die rechnerische Behandlung der mit dieser Säure- und Alkaliaufnahme zusammenhängenden Löslichkeits- bzw. Quellungsänderungen dazu beigetragen, den unbefangenen Blick gegenüber den sich zutragenden Erscheinungen zu trüben. Sowohl A. R. Procter und J. A. Wilson wie später J. Loeb, welcher die Procter-Wilsonsche Quellungstheorie mit großem Nachdruck verfocht, bemerkten nicht, daß man nur mit einigen einfachen Säuren zu Ergebnissen kam, welche der theoretischen Voraussage entsprachen. Sehr viele Säuren lassen sich nicht in das Schema der Theorie einordnen, nämlich alle diejenigen, die außer mit den polaren Gruppen der Proteine auch mit den Peptidgruppen im Sinne einer Gitteraufspaltung reagieren. J. Loeb glaubte, daß die Säurequellung einzig und allein eine Funktion der Konzentration der Wasserstoffionen sei, welche mit dem Protein in eine durch das Massenwirkungsgesetz geregelte Beziehung treten. Man hat aber tatsächlich außer dieser Funktion der Säure auch noch eine lösende Wirkung im Sinne der Aufhebung der Molkohäsion und endlich eine lösende Wirkung im Sinne des hydrolytischen Abbaus der Polypeptidketten zu berücksichtigen. Das gleiche gilt auch für die Alkaliwirkung. Da durch alle diese Einflüsse eine Quellungsänderung zustande kommt, so kann die beobachtete Gesamtquellung nicht einer Theorie entsprechen, welche nur für die Ladungsquellung gelten kann.

Noch stärker tritt die lösende Wirkung auf die Molkohäsion bei den Neutralsalzen in den Vordergrund. Andererseits beeinflussen die Neutralsalze die Dissoziation der mit Säuren und Basen sich bildenden Proteinsalze und greifen auf diese Weise in die Beziehungen zwischen polaren Gruppen und Lösungsmittel und damit ebenfalls in den Quellungs- und Lösungsmechanismus ein. Ist es schon bei den Säuren oder Basen nicht möglich, ihre Wirkung auf Eiweißkörper auf einen Nenner (z. B. den p_H-Wert) zurückzuführen, so besteht diese Unmöglichkeit erst recht bei der Neutralsalzwirkung. Der Versuch, den Einfluß der Neutralsalze auf Proteine ganz allgemein als osmotisch zu deuten, hat die Klärung der komplizierten Verhältnisse lange Zeit aufgehalten. Von einem restlosen Verständnis dieser Zusammenhänge ist man jedoch auch nach Aufgabe dieses einseitigen Standpunktes weit entfernt.

Zur Klarlegung der wichtigsten Tatsachen gehen wir von dem Elektrolytcharakter der Proteine aus, der am besten am Verhalten der Aminosäuren in wässeriger Lösung studiert wird. Er ist durch den Ionisierungsgrad der COOH- und NH_2-Gruppen bestimmt. Die wichtigsten Begriffe, die in diesem Zusammenhang erläutert werden müssen, sind die Zwitterionentheorie und der isoelektrische Zustand. Im Anschluß daran werden die Wechselwirkungen von Säuren und Basen mit Proteinen erörtert, soweit diese mit den polaren Gruppen der Proteine reagieren. Es folgt die Behandlung des Einflusses der Gegenionen auf die Gleichgewichtseinstellung der Proteine mit Säuren und Basen; diese Ausführungen leiten zu dem schwierigen Kapitel der Neutralsalzwirkung über (Abschnitt II).

Die Wechselwirkung der Säuren, Basen und neutralen Salze mit Proteinen ist aber, wie schon angedeutet, nicht auf die elektrovalenten Beziehungen mit den polaren Gruppen beschränkt, sondern es erfolgen vielfach auch Reaktionen mit den Peptidgruppen, die teils zusätzlich zu den Reaktionen mit polaren Gruppen, teils dominierend in Erscheinung treten. Sie werden im Abschnitt III behandelt. Beide Reaktionsweisen zusammen erlauben erst, den Einfluß von Elektrolyten und hydrotropen Verbindungen auf den Lösungszustand der Proteine verständlich zu machen. Hierüber handelt Abschnitt IV.

II. Polare Gruppen der Proteine und ihre Wechselwirkung mit Säuren, Basen und Neutralsalzen.

1. Zwitterionentheorie.

Als Modellsubstanzen für die Eiweißkörper sind die einfachen Aminosäuren besonders gut geeignet, da sie ebenso wie die Proteine selbst durch den Besitz von Aminogruppen und Carboxylgruppen den Charakter eines amphoteren

Elektrolyten erhalten. Die Frage nach dem Ladungszustand der Proteine in Abwesenheit irgendwelcher Fremdelektrolyte läßt sich daher durch Modellversuche an Aminosäuren einfacher beantworten als bei den hochmolekularen Eiweißkörpern.

F. Küster hat 1897 die Hypothese aufgestellt, daß die Aminosäuren nicht in der Form, in der ihre Strukturformel geschrieben wird, sondern als innermolekulare Salze vorliegen.

$$^-OOC{-}CH_2{-}NH_3{}^+$$

Der von Küster eingeführte Ausdruck „Zwitterion" ist insofern nicht glücklich, als das Gebilde kein Ion darstellt, welches im elektrischen Felde wandert. Für die Eiweißkörper selbst, insbesondere die unlöslichen, gilt das in noch höherem Grade. Man wird aber den Ausdruck Zwitterion bzw. zwitterionischer Ladungszustand beibehalten und nicht auf den Ausdruck „inneres Salz" zurückgreifen, weil sich mit letzterem die Vorstellung eines Ringschlusses verbindet und weil feststeht, daß die Aminosäuren nur dann eine Annellierung der polaren Gruppen vornehmen, wenn sich ein inneres Komplexsalz z. B. mit Chrom oder Kupfer bilden kann; in allen übrigen Fällen sind die geladenen Gruppen getrennt und bedingen dadurch Hydratation und Löslichkeit des Moleküls.

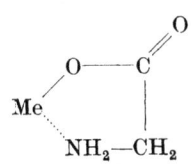

Die Zwitterionentheorie wurde von L. Michaelis, dem im übrigen die wichtige Ableitung des p_H-Wertes für den isoelektrischen Zustand aus den Dissoziationskonstanten der Aminosäuren zu verdanken ist, abgelehnt, insofern als Michaelis die als Zwitterion vorhandene Menge als verschwindend klein ansah. Daß gerade das Umgekehrte der Fall ist, also ein weitgehendes Überwiegen der Zwitterionenform über die ungeladene Form, wurde von N. Bjerrum gezeigt. Seine Beweisführung greift auf die Titrationskurven der Aminosäuren mit Säuren und Basen zurück. Berechnet man aus ihnen die Dissoziationskonstanten der polaren Gruppen der Aminosäure, also diejenige der Aminogruppe bei der Säuretitration und die der Carboxylgruppe bei der Alkalititration, so erhält man Werte, die, verglichen mit den Dissoziationskonstanten aliphatischer Amine und einfacher Carbonsäuren, viel zu niedrig sind.

Tabelle 35.

Essigsäure	$10^{-4,47}$	Ammoniak	$10^{-4,75}$
Glykolsäure	$10^{-3,82}$	Methylamin	$10^{-3,35}$
Glykokoll, als Säure titriert	$10^{-9,75}$	Glykokoll, als Base titriert	$10^{-11,6}$

Da man annehmen muß, daß die Carboxylgruppe der α-Aminoessigsäure ungefähr ebenso stark sauer reagiert wie diejenige der Essigsäure, so scheint das vorstehend mitgeteilte Meßergebnis schwer verständlich zu sein. Man kommt aber zu den experimentell gefundenen Dissoziationskonstanten, wenn man diese, ausgehend von einer zwitterionischen Reaktionsweise, folgendermaßen berechnet:

$$^-OOC.CH_2.NH_3{}^+ + H^+ \rightarrow HOOC.CH_2.NH_3{}^+,$$
$$^-OOC.CH_2.NH_3{}^+ + OH^- \rightarrow {}^-OOC.CH_2.NH_2 + H_2O.$$

Für die Reaktion des Zwitterions mit dem Wasserstoff bzw. Hydroxylion gilt

$$K_s = \frac{[^-OOC.CH_2.NH_3{}^+][H^+]}{[HOOC.CH_2.NH_3{}^+]} \quad bzw. \quad K_b = \frac{[^-OOC.CH_2.NH_3{}^+][OH^-]}{[^-OOC.CH_2.NH_2]}.$$

Um nun K_s bzw. K_b mit den bekannten Werten der Dissoziationskonstanten

von Carboxyl- bzw. Aminogruppen auszudrücken, bildet man die Dissoziationsgleichungen unter der Annahme der nichtzwitterionischen Reaktion

$$^-OOC.CH_2.NH_2 + H^+ \rightarrow HOOC.CH_2.NH_2,$$
$$HOOC.CH_2.NH_3^+ + OH^- \rightarrow HOOC.CH_2.NH_2 + H_2O,$$

welche die Form

$$k_s = \frac{[^-OOC.CH_2.NH_2][H^+]}{[HOOC.CH_2.NH_2]} \quad \text{bzw.} \quad k_b = \frac{[HOOC.CH_2.NH_3^+][OH^-]}{[HOOC.CH_2.NH_2]}$$

haben. Die Werte k_s und k_b sind in diesem Falle mit denjenigen der Essigsäure
bzw. der einfachen Amine gleichzusetzen.

Da nun $[^-OOC.CH_2.NH_3^+]$ der zwitterionischen Reaktionsweise gleich
$[HOOC.CH_2.NH_2]$ der früher angenommenen Reaktionsweise ist, so erhält
man aus den vier Dissoziationsgleichungen

$$K_s = \frac{[H^+][OH^-]}{k_b} \quad \text{und} \quad K_b = \frac{[H^+][OH^-]}{k_s}$$

In diesen beiden Gleichungen wird rechts der Zähler durch das Ionenprodukt
des Wassers gebildet, welches den Wert 10^{-14} hat.

Wir erhalten also

$$K_s = \frac{10^{-14}}{10^{-4,74}} = 10^{-9,26}$$

$$K_b = \frac{10^{-14}}{10^{-3,85}} = 10^{-11,65}$$

in Übereinstimmung mit den experimentell gefundenen Werten. Der Sinn
dieser Gleichungen ist durch die formale Übereinstimmung mit den Ausdrücken
für die Hydrolysenkonstante der jeweils anderen Gruppe zu geben: die für die
Carboxylgruppe charakteristisch erscheinende (zwitterionische) Dissoziationskonstante K_s ist mit der Hydrolysenkonstante identisch, welche der (nichtzwitterionischen) Basendissoziationskonstante k_b entspricht. Indem das Zwitterion als Säure zu reagieren scheint, nämlich bei der Umsetzung mit Basen, findet
tatsächlich eine Reaktion an der basischen Gruppe statt, dadurch daß deren
Dissoziation zurückgedrängt wird, wodurch aus dem Zwitterion ein reines Anion
wird. Das Entsprechende gilt für die Reaktion des Zwitterions mit Säure.

Diese Vorstellung hat sich seitdem nicht nur bei den Aminocarbonsäuren,
sondern auch bei den Aminosulfonsäuren gut bewährt. Auch wurden noch
vielfach zusätzliche Beweise für die Richtigkeit der Zwitterionentheorie der
Aminosäuren beigebracht (L. Ebert; H. Borsook und D. A. MacFadyen;
L. J. Harris; T. W. Birch und L. J. Harris u. a. m.). Besonders überzeugend
waren dielektrische Messungen an Aminosäurelösungen, die vor allem von
G. Devoto und M. Ardissone, und von J. Wyman durchgeführt wurden
und die sich einer Methode bedienten, mit der auch der Zwitterionen-
zustand der Eiweißkörper im neutralen bzw. isoelektrischen Zustand später
nachgewiesen wurde. Sie beruht auf der Messung der Dielektrizitätskonstante
des Wassers, die durch gelöste Aminosäuren und Betaine beträchtlich erhöht
wird, und zwar proportional ihrer Konzentration. Dagegen bleibt die Dielektrizitätskonstante der Lösung von anderen dipolmäßig gebauten Verbindungen,
die aber keine Zwitterionen bilden, gegenüber Wasser fast unverändert. Die
eingehenden Untersuchungen der genannten Autoren haben gezeigt, daß das
dielektrische Inkrement $\frac{d\varepsilon}{dc}$, d. h. die Änderung der Dielektrizitätskonstante
mit der Konzentration, um so größer wird, je mehr die beiden ent-
gegengesetzt geladenen polaren Gruppen im Molekül voneinander entfernt

sind. So steigt $\frac{d\,\varepsilon}{d\,c}$ von $+26$ auf $+74$ an, wenn man von einer α-Aminosäure zu einer ε-Aminosäure schrittweise vorgeht. In der Reihe der einfachen Peptide der α-Aminosäuren wächst das Inkrement von $+70$ beim Dipeptid bis $+234$ beim Hexapeptid. Diese an Modellkörpern gewonnenen Erfahrungen sind für die Beurteilung der Meßergebnisse der Dielektrizitätskonstante von Eiweißlösungen allerdings nicht ohne weiteres nutzbar zu machen. Derartige Messungen bieten nämlich infolge Abhängigkeit der Dielektrizitätskonstanten von der Frequenz der angewandten Wellen ein wenig klares Bild [W. Pauli und E. Valkó (2)].

Daß auch die Proteine selbst zwitterionisch aufgeladen sind, wurde zunächst nicht auf diese Weise und auch nicht entsprechend der Beweisführung von N. Bjerrum, sondern mit Hilfe anderer Methoden gezeigt, in vorderster Linie von H. H. Weber. Auf die Proteine ließen sich nämlich die Bjerrumschen Überlegungen so lange nicht anwenden, als man die jeweils in Reaktion tretenden Gruppen der Menge und ihrer Dissoziationskonstante nach nicht genau kannte. Weber verglich die Wärmetönungen und Volumenänderungen, die beim Reagieren einerseits der Eiweißkörper, andererseits der Aminosäuren mit Säuren und Basen auftreten. Die Übereinstimmung der in beiden Fällen gefundenen Effekte sowie die vergleichenden Messungen der Volumenänderungen und Wärmetönungen bei Neutralisationsreaktionen von einfachen Aminen und niedrighomologen Fettsäuren führte zu dem Ergebnis, daß isoelektrische Eiweißkörper zwischen 70% bis 100% zwitterionisch aufgeladen sein müssen. Diese Prozentzahlen beziehen sich jedoch nur auf diejenige Anzahl von polaren Gruppen, die sich zu einem Paar entgegengesetzt geladener Gruppen ergänzen. Da die Zahl der sauren Gruppen bei bestimmten Eiweißkörpern größer ist als die der basischen, während bei anderen Proteinen, zu denen auch Kollagen gehört, die basischen Gruppen über die sauren überwiegen, so gibt es in beiden Fällen „überzählige" dissoziierbare Gruppen, welche natürlich im isoelektrischen Zustand nicht stärker ionisiert sind, als es die basischen Gruppen aliphatischer Amine bzw. die Carboxylgruppen einfacher Fettsäuren bei gleichem p_H-Wert und bei gleichem Elektrolytmilieu auch wären.

Die schon erwähnten dielektrischen Messungen der Proteinlösungen sind über die Feststellung, daß Proteine zweifellos zwitterionisch geladen sind, hinausgehend für die Beurteilung des Molekulargewichtes und der Teilchengestalt nutzbar gemacht werden (M. A. Elliott und J. W. Williams). Da die Ergebnisse derartiger Messungen sehr verschieden gedeutet werden können, sei hier nicht näher auf sie eingegangen.

Eine weitere, überzeugende Beweisführung für die Richtigkeit der zwitterionischen Ladungstheorie der neutralen Eiweißkörper ist durch die Untersuchung von L. J. Harris bekanntgeworden. Sie beruht auf der Veränderung des elektrochemischen Verhaltens der Proteine durch die Einwirkung von Formaldehyd, mit der auch die bekannte Formoltitration der Aminosäuren, Peptide und Proteine zusammenhängt. Diese Veränderung wirkt sich nur bei der Titration mit Alkali aus, nicht dagegen bei der Titration mit Säure. Da Formaldehyd nur mit Aminogruppen unter Verminderung bzw. Aufhebung ihres basischen Charakters reagiert, so ist dadurch gezeigt, daß die Säuretitration der Proteine, welche durch Formaldehyd unbeeinflußt bleibt, in einer Reaktion der Säure mit den Carboxylgruppen der Proteine besteht. Das ist aber auch die Folgerung, die aus der Zwitterionentheorie zu ziehen ist.

Die Bedeutung der Theorie von der zwitterionischen Ladung der Eiweißkörper im neutralen Bereich ist weniger für das Verständnis ihrer Reaktionsweise mit Säuren und Salzen wichtig, da diese auch nach der früheren Auffassung mit gleichem Gewinn interpretiert werden kann. Der kaum zu überschätzende **Wert** dieser Theorie ist vielmehr darin zu erblicken, daß man mit ihrer Hilfe das Verhalten der Proteine gegenüber Wasser und Neutralsalzen leichter verständlich machen kann. Die Eiweißkörper sind im natürlichen Vorkommen bis auf wenige Ausnahmen stark hydratisiert. Diese Hydratation ist zweifellos auf die zahlreichen ionischen Gruppen im Eiweißmolekül zurückzuführen, in Übereinstimmung mit dem Verhalten aller in Ionen aufgespaltenen Elektrolyte. Auf das Problem der Wasserbindung der neutralen Proteine gehen wir im Abschnitt IV näher ein.

2. Isoelektrischer Zustand.

Der zwitterionische Ladungszustand der Proteine wird durch eine Reaktion mit Säuren oder Basen allmählich zugunsten einer einsinnigen positiven oder negativen Ladung verschoben. Hierbei werden nicht nur die zwitterionischen Ladungsgruppen in ihrer Ionisierung zurückgedrängt, sondern es werden auch die überschüssigen polaren Gruppen aktiviert. Säuren entionisieren einerseits die zwitterionischen $R \cdot COO^-$-Gruppen, andererseits aktivieren sie nichtzwitterionische überschüssige NH_2-Gruppen, sofern letztere im Protein vorhanden sind. Beide Vorgänge zusammen stellen die Bindung der Wasserstoffionen durch das Protein dar. Analoge Verhältnisse gelten für die Reaktion mit Alkali:

$$
\begin{array}{ccc}
& H & & & H \\
^-OOC-C-NH_3^+ + H^+ & \rightarrow & HOOC-C-NH_3^+ \\
& | & & & | \\
& R & & & R \\
& | & & & | \\
& COOH & & & COOH
\end{array}
$$

$$
\begin{array}{ccc}
& H & & & H \\
^-OOC-C-NH_3^+ + 2\,H^+ & \rightarrow & HOOC-C-NH_3^+ \\
& | & & & | \\
& R & & & R \\
& | & & & | \\
& NH_2 & & & NH_3^+
\end{array}
$$

$$
\begin{array}{ccc}
& H & & & H \\
^-OOC-C-NH_3^+ + OH^- & \rightarrow & ^-OOC-C-NH_2 + H_2O \\
& | & & & | \\
& R & & & R \\
& | & & & | \\
& NH_2 & & & NH_2
\end{array}
$$

$$
\begin{array}{ccc}
& H & & & H \\
^-OOC-C-NH_3^+ + 2\,OH^- & \rightarrow & ^-OOC-C-NH_2 + 2\,H_2O \\
& | & & & | \\
& R & & & R \\
& | & & & | \\
& COOH & & & COO^-
\end{array}
$$

Im Gleichgewicht mit Säuren wird also das Protein je nach dem Grad der Wasserstoffionenaufnahme mehr kationische als anionische Gruppen besitzen; im Gleichgewicht mit Basen werden die anionischen Ladungsgruppen überwiegen. Man sieht leicht ein, daß es einen ausgezeichneten Zwischenzustand geben wird, der durch die gleiche Anzahl der an einem Eiweißmolekül befindlichen kationischen und anionischen Gruppen gekennzeichnet ist. Diesen Zustand bezeichnet

man als den isoelektrischen Zustand (W. B. Hardy). Er ist dadurch gekennzeichnet, daß ein isoelektrisches Protein im elektrischen Feld keine Wanderung
nach der einen oder anderen Richtung aufweist. Gleichzeitig zeigen die isoelektrischen Proteine ein Minimum der Löslichkeit, des osmotischen Drucks,
der Quellung oder der Viskosität (Abb. 257) und ein Maximum der Spreitungs-
fläche (E. Gorter, J. van Ormondt und F. J. P. Dom). Auf Grund dieser
sehr auffälligen Zusammenhänge nahmen die Eiweißchemiker vor der Einführung der Zwitterionentheorie in die Elektrochemie der Proteine an, daß der
isoelektrische Zustand gleichbedeutend mit Ladungslosigkeit bzw. einem Minimum der Ladung sei.

L. Michaelis verknüpfte Ladungsvorzeichenmessungen im elektrischen Feld
mit der Bestimmung der Wasserstoffionenkonzentration der Eiweißlösungen
und konnte den isoelektrischen Zustand von Ampholyten einem bestimmten,
für ihn charakteristischen p_H-Wert zuordnen. Dieser p_H-Wert als ausgezeichneter
Punkt auf der fortlaufenden p_H-Skala gedacht, wird der „isoelektrische Punkt"
genannt. Da aber nicht allein die Wasserstoff- bzw. Hydroxylionen, sondern
auch sonstige in der Eiweißlösung vorhandene bzw. ihr zugesetzte Kationen und
Anionen die Ionisation der polaren Gruppen des Proteins und damit seinen
Ladungszustand beeinflussen, so schlugen S. P. L. Sørensen, K. Linderström-
Lang und E. Lund für den p_H-Wert einer wässerigen Lösung, welche isoelek-
trisches Eiweiß enthält, den umfassenderen Ausdruck „isoionischen Punkt" vor.

Erfahrungsgemäß wird der Zusammenhang zwischen isoelektrischem Punkt
und dem p_H-Wert der reinen elektrolytfreien Eiweißlösung aus den üblichen
Darstellungen nicht immer richtig verstanden. Man orientiert sich hier wieder
am einfachsten an der wässerigen Lösung von einfachen Aminosäuren. Glykokoll
reagiert wie alle Aminosäuren außer denjenigen mit 2 basischen Gruppen in
verdünnter wässeriger Lösung schwach sauer; eine 0,1 molare Lösung hat einen
p_H-Wert von 6,4. Mit Recht werden daher die monomeren Spaltprodukte der
Proteine Aminosäuren genannt. Die saure Reaktion beruht auf einem Überwiegen der Dissoziationsstärke der Carboxylgruppe über die Aminogruppe. Die
Glykokollösung verhält sich also nicht wie eine — neutral reagierende — Lösung
von Ammoniumacetat, mit der sie oft verglichen wird, sondern wie eine Lösung
des essigsauren Methylamins, welche infolge Hydrolyse schwach sauer reagiert.
Die reine Glykokollösung enthält also außer den zwitterionischen Ammonium-
ionen noch Wasserstoffionen; die Summe beider muß den zwitterionischen
COO^--Gruppen äquivalent sein. Mit anderen Worten: es liegt ein Gleichgewicht
zwischen zwitterionisch geladenem und anionisch geladenem Glykokoll vor. Im
elektrischen Felde würde letzteres anionisch wandern. Um die Lösung isoelektrisch
zu machen, muß man soviel H^+ zugeben, daß der anionische Anteil wieder
zwitterionisch wird:

$$^-OOC \cdot CH_2 \cdot NH_2 + H^+ \rightarrow {}^-OOC \cdot CH_2 \cdot NH_3^+.$$

Hierzu braucht man infolge der Umsetzung des Ampholyten mit H-Ionen,
welche gleichbedeutend mit dem Pufferungsvermögen der Aminosäuren ist,
mehr Säure, als zur Einstellung von reinem Wasser auf den p_H-Wert des isoelektrischen Punktes von Glykokollösung erforderlich wäre. Diese Überlegung ist
deswegen wichtig, weil L. Michaelis als Bestimmungsmethode des isoelektrischen Punktes das Aufsuchen derjenigen Lösung vorgeschlagen hat, deren
p_H-Wert sich beim Zugeben des Ampholyten nicht ändert. Diese Methode
führt jedoch nur bei sehr gut gepufferten Lösungen zum Ziel, wobei die
Pufferung naturgemäß die Schärfe der Bestimmung stark beeinträchtigt; bei
ungepufferten Lösungen vom p_H-Wert des isoelektrischen Punktes wird bei

Ampholytzugabe die Säure zum Teil verbraucht und der p_H-Wert der Lösung entsprechend verschoben. Diese Messung ergibt in diesem Fall ein fehlerhaftes Ergebnis.

Völlig gleichartig verhalten sich die Eiweißkörper. Aus zahlreichen Messungen geht hervor, daß native Eiweißkörper in wässeriger, neutral reagierender Lösung eine schwach anodische Wanderung aufweisen [W. Pauli und E. Valkó (2); A. Küntzel und K. Doehner], da sie zum Teil als Alkali- und Erdalkalisalze vorliegen. Werden sie durch Elektrodialyse elektrolytfrei gemacht, so reagieren sie schwach sauer, woraus auf den Besitz einer anionischen Überschußladung zu schließen ist [W. Pauli und E. Valkó (2)]. Der p_H-Wert der Lösungen der nativen, elektrolytfrei gemachten Proteine liegt zwischen dem Neutralpunkt und dem isoelektrischen Punkt und ist ebenso wie dieser eine charakteristische Konstante des betreffenden Eiweißkörpers. Das gilt sinngemäß auch für unlösliche oder nur in wässeriger Lösung dispergierbare Proteine; dieser p_H-Wert existiert dann allerdings nur in der Lösungssphäre unmittelbar um das suspendierte Eiweißteilchen herum.

Der isoelektrische Punkt ist neben dem Säure- und Basenbindungsäquivalent die am häufigsten gemessene Konstante der Proteine. Zur Beurteilung der sich oft widersprechenden Messungsergebnisse ist es aber unerläßlich, sich über die Verfahren zu vergewissern, mit· welcher sie gewonnen worden sind. Außer der schon genannten Methode von L. Michaelis wurde häufig ein mit dem isoelektrischen Zustand im Zusammenhang stehendes extremes Verhalten, z. B. das Quellungs-, Viskositäts- und Löslichkeitsminimum, das Minimum des osmotischen Drucks, ferner das Trübungsmaximum oder das

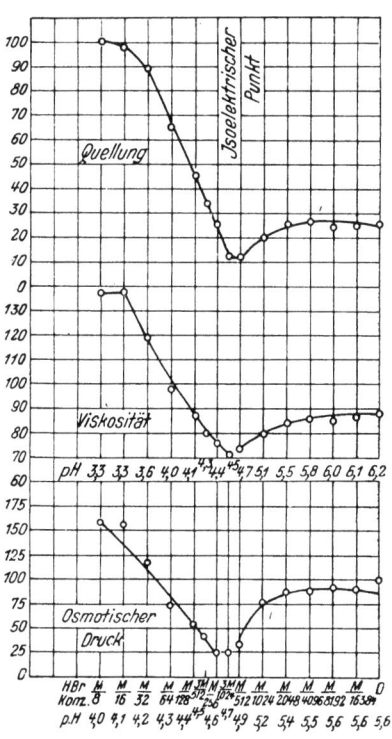

Abb. 257. Minimumeigenschaften von Gelatine im isoelektrischen Punkt [nach J. Loeb, entnommen W. Pauli und E. Valkó (2), S. 86].

Fällungsoptimum als Kriterium für den gesuchten Punkt der p_H-Skala angesehen (Abb. 257). Daß man bei derartigem Vorgehen leicht zu falschen Folgerungen gelangt, zeigt der bekannte Befund von J. A. Wilson und Mitarbeitern, daß Gelatine und Hautpulver zwei isoelektrische Punkte, erkennbar an zwei Minimumspunkten der Quellung, besitzen, von denen der eine im auch anderweitig gefundenen isoelektrischen Punkt bei etwa p_H 4,7—5,1 liegt, während der andere im alkalischen Gebiet bei p_H 7,7 gefunden wurde (J. A. Wilson und A. F. Gallun; J. A. Wilson und E. J. Kern). Dieses zweite Quellungsminimum konnte bestätigt, zugleich aber auch auf die Verwendung von Phosphatpuffern zurückgeführt werden, bei denen die Quellung in komplizierter Weise durch das Zusammenwirken primärer oder sekundärer Phosphationen beeinflußt wird; in andersartig hergestellten p_H-Reihen wurde das zweite Quellungsminimum nicht gefunden [A. Küntzel (3)]. Damit entfiel die experimentelle Grundlage für die gerade in gerbtheoretischen Erörterungen vielgenannte Theorie von der Existenz eines zweiten isoelektrischen

Punktes. Die Theorie des zweiten isoelektrischen Punktes läßt sich übrigens auch durch rein logische Folgerungen widerlegen. Angenommen, diese Behauptung wäre richtig, so müßte im Gebiete $p_H > 7{,}7$ die Gelatine wegen der freien OH-Ionen bestimmt negativ geladen sein; daraus folgt, daß im Gebiete $p_H < 7{,}7$ notwendigerweise die Gelatine positive Ladung tragen muß, wenn anders es sich um einen isoelektrischen Punkt handelt. Es gilt also folgende Ladungsverteilung (Abb. 258):

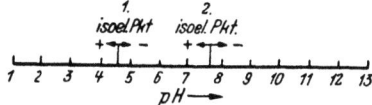

Abb. 258. Ladungsverteilung der Gelatine bei Annahme eines zweiten isoelektrischen Punktes [nach A. Küntzel (3)].

In dem engen Bereich zwischen $p_H = 4{,}7$ und 7,7 sollte daher die Gelatine wieder ihre Ladung wechseln. Mit anderen Worten: Es müßte dann zwischen $p_H = 4{,}7$ und $p_H = 7{,}7$ noch ein dritter, durch ein Minimum ausgezeichneter Punkt existieren. Diese Überlegung führt also zu dem Schluß, daß es längs der p_H-Skala von 1 bis 14 höchstens einen oder drei, niemals aber zwei isoelektrische Punkte geben darf. Da aber nur zwei ausgezeichnete Punkte der p_H-Skala bei Phosphorsäure gefunden werden, so kann nur einer von ihnen den Bedingungen des isoelektrischen Punktes genügen [A. Küntzel (3)].

Trotzdem tauchen immer wieder Angaben über mehrere isoelektrische Punkte bei Gelatine bzw. bei Kollagen in der Literatur auf. J. M. Johlin interpretiert viskosimetrische Messungen von Gelatinelösungen, welche Neutralsalzzusätze

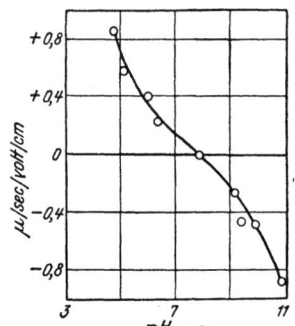

Abb. 259. Elektrophoretische Wanderung von Hautpulverteilchen [nach J. H. Highberger (2)].

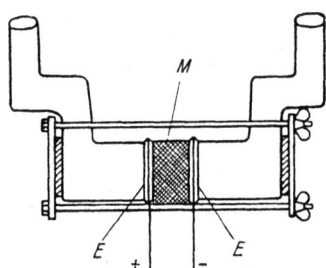

Abb. 260. Messung des Potentials wasserunlöslicher Proteine durch Elektroosmose (nach T. Takada und K. Kanamaru).

enthalten, dahin, daß die Gelatine einen I. P. bei p_H 4,68 und einen zweiten bei 5,26 besitzt. J. H. Highberger (1) bringt ein engbegrenztes Quellungsminimum von Kollagen in stark alkalischer Lösung (p_H 12,3 bis 12,4) mit einem dritten isoelektrischen Punkt des Kollagens in Zusammenhang. Von allen diesen Autoren wurde übersehen, daß ein Quellungsminimum nicht notwendigerweise mit dem isoelektrischen Zustand verknüpft sein muß. Aussagen über den letzteren sind nur dann einwandfrei, wenn sie durch elektrophoretische Messungen bestätigt sind.

Derartige Messungen lassen sich nicht nur mit homogenen Eiweißlösungen im U-Rohr [O. Gerngroß und St. Bach (2); K. O. Pedersen (1)], sondern auch mit ungelöstem Eiweiß durchführen. Hierbei kann man entweder die Wan-

derung einzelner suspendierter Eiweißteilchen (z. B. Hautpulverpartikel [Abb. 259]
oder Splitter von fein zermahlenem Haarkeratin) im elektrischen Feld mikroskopisch ausmessen [J. H. Highberger (2); M. Harris] oder die Bewegung
der Flüssigkeit durch ein feststehendes Filter aus unlöslichem Eiweiß (Kollagen, Seide) in Abhängigkeit von einer angelegten Spannung bzw. die Änderung des Potentials des Eiweißmaterials bei bewegter Flüssigkeit zum Gegenstand der Beobachtung machen (T. Ta̧kada und K. Kanamaru) (Abb. 260).
A. Dumanski und O. A. Dumanski beobachteten die Abweichung eines frei aufgehängten Eiweißfadens im elektrischen Feld („Kataphorese des befestigten
Fadens"). Die mikroskopische Beobachtung der Wanderungsrichtung von Einzelteilchen ist aber auch bei homogenen Eiweißlösungen möglich, indem man in
ihr feine Quarzsplitter suspendiert und deren Wanderung im elektrischen Feld
unter dem Mikroskop verfolgt. Die elektrokinetischen Eigenschaften der Quarz-
teilchen werden durch das von ihnen adsorbierte Eiweiß bestimmt. Diese von
H. A. Abramson und H. Freundlich ausgearbeitete Methode wurde zur Messung des I. P. bei gelöstem Seidenfibroin (M. Harris) und bei Gelatine (J. Beek
und A. M. Sookne) angewandt.

Die folgende Tabelle 36 stellt einige Meßergebnisse der wichtigsten Proteine
zusammen.

Tabelle 36. Isoelektrische Punkte von Proteinen.

Eieralbumin	4,7	Elektrophorese	C. R. Smith
Serumalbumin	4,88	,,	Th. Svedberg und B. Sjögren
Serumglobulin	5,4	,,	F. O. Howitt und E. B. R. Prideaux
Pepsin	2,75—3,0	,,	J. H. Northrop
Trypsin	5,0—8,0	,,	J. H. Northrop und M. Kunitz (2)
Casein	4,6	,,	L. Michaelis und H. Pechstein
Protamine	12,0—12,4	elektrometrisch	S. Miyake
Wollkeratin	4,6	elektrometrisch	E. Elöd und Chr. Vogel
Wollkeratin	3,6	Quellungsminimum	L. Muenier und G. Rey
Wollkeratin	3,4	Extrapolation auf p_H-Wert, bei dem keine Säure gebun-den wird	H. R. Marston
Wollkeratin	3,4	Elektrophorese	M. Harris
Wollkeratin	4,9	Kataphorese des be-festigten Fadens	A. Dumanski und O. Dumanski
Seide	4,2	Quellungsminimum	L. Meunier und G. Rey
Seide	3,6—4,0	elektrometrisch	W. Denham und W. Brash
Seide	5,0	,,	E. Elöd und E. Pieper
Seide	2,8	Elektrophorese	T. G. Hawley und T. B. Johnson
Seide	2,1—2,4	Viskositätsminimum	M. Harris und T. B. Johnson
Seide	2,5	Elektrophorese von Quarzsplittern	M. Harris
Seide	5,1	Kataphorese des befestigten Fadens	A. Dumanski und O. Dumanski

Tabelle 36 (Fortsetzung).

Kollagen			
Hautpulver	4,8	Quellungsminimum	E. C. Porter
Hautpulver (?) . . .	4,8	Methode ungenannt	F. L. Seymour-Jones
Hautpulver	5,0	Farbstoffaufnahme	A. W. Thomas und M. W. Kelly
Hautpulver	5,8	Quellungsminimum	A. W. Thomas und M. W. Kelly
Blöße.	5,1 u. 7,6	Quellungsminimum	J. A. Wilson und A. F. Gallun
Hautpulver	5,5	elektrometrisch (ungepuffert)	L. Meunier, P. Chambard und A. Jamet
Reine Hautsubstanz .	7,1—10	Quellungsminimum	J. H. Highberger (1)
Hautpulver	5,3[1]	—	W. R. Atkin, S. 13
Hautpulver	7,7[1]	—	J. Beek
Reine Hautsubstanz (ungeäschert). . . .	7.0	Elektrophorese	J. Beek und A. M. Sookne
Reine Hautsubstanz (geäschert)	5,3	Elektrophorese	J. Beek und A. M. Sookne
Reine Hautsubstanz (ungeäschert). . . .	7,8	Elektrophorese (Abb. 259)	J. H. Highberger (2)
Gelatine	4,6	Quellungsminimum	R. Chiari
Gelatine	4,7	Elektrophorese	L. Michaelis und W. Grinoff
Gelatine	4,6	Trübungsoptimum	R. Wintgen und H. Vogel
Gelatine	4,7 u. 7,7	Quellungsminimum	J. A. Wilson und E. J. Kern
Gelatine (Knochengelatine)	5,05	Elektrophorese	O. Gerngroß und St. Bach
Gelatine (aus gereinigter Ziegenhaut	5,5	Elektrophorese	O. Gerngroß und St. Bach
Gelatine (Hautgelatine)	5,0	Trübungsoptimum	E. O. Kraemer und S. T. Dexter
Gelatine (Knochengelatine)	5,5	Trübungsoptimum	E. O. Kraemer und St. Dexter
Gelatine (Schweinshautgelatine)	8,0	Trübungsoptimum	E. O. Kraemer und St. Dexter
Gelatine (aus ungekälktem Hautkollagen) . .	7,0	Elektrophorese an Glassplittern	J. Beek und A. M. Sookne

Bemerkenswert ist die Übereinstimmung der Lage der isoelektrischen Punkte bei den meisten Proteinen im p_H-Gebiet zwischen 4 und 6. Das bedeutet, daß diese Eiweißkörper in Abwesenheit von Elektrolyten, welche ihre Ladung beeinflussen, sich wie ganz schwache Säuren verhalten. An Proteinen, deren isoelektrischer Punkt im stärker sauren Gebiet liegt, ist besonders das Pepsin hervorzuheben, dessen Fermentaktivität im stärker sauren Gebiet ein Optimum hat. Daß Trypsin ebenfalls im p_H-Gebiet seiner größten Fermentwirkung iso-

---

[1] Die Werte von W. R. Atkin und J. Beek werden in dieser Tabelle mit aufgeführt, weil sie in dem Buch von D. J. Lloyd und A. Shore als gemessene Werte für den I. P. des Kollagens genannt sind. Tatsächlich handelt es sich jedoch nicht um eigentliche Messungen. W. R. Atkin ging von einem technischen, „isoelektrischen" Hautpulver aus, das mit Wasser im Verhältnis 1 : 100 den p_H-Wert 5,3 herbeiführte. J. Beek behandelte Hautkollagen, welches HCl enthielt, mit der äquivalenten Menge NaOH und fand nach 4tägiger Gleichgewichtseinstellung in der Flotte den p_H 7,7 und glaubte damit die Annahme zu belegen, daß „der Neutralpunkt und der kataphoretisch bestimmte isoelektrische Punkt identisch sind".

elektrisch ist, kann als experimentelle Stütze für eine von L. Michaelis aufgestellte Theorie über den Zusammenhang zwischen Aktivitätsoptimum von Fermenten und isoelektrischer Zone angesehen werden.

Im stärker alkalischen Gebiet liegt der isoelektrische Bereich der Protamine, das sind Proteine hauptsächlich des Spermas von Seefischen, die durch einen hohen Gehalt an Hexonbasen ausgezeichnet sind (vgl. hierzu Kap. Graßmann und Trupke, S. 460).

Auffällig ist die Divergenz, welche unter den Meßergebnissen verschiedener Autoren bei dem gleichen Protein besteht. Das bezieht sich vor allem auf die fibrillären Proteine. Bei Kollagen, desgleichen bei Gelatine, stehen diese Schwankungen in einem klar erkennbaren Zusammenhang mit der Herstellungsweise des Präparats. Vermeidet man hierbei stärkere Eingriffe, wie lange Aescher-Behandlung u. dgl., so hat Kollagen einen isoelektrischen Punkt um 7 herum. Verwendet man jedoch Hautpulver oder stark geäschertes Blößenmaterial, so liegt der isoelektrische Punkt bei etwa 5, wie in allen älteren Arbeiten übereinstimmend gemessen wurde. Vielleicht ist auch eine leichte Formaldehydgerbung, welche bei der Hautpulverherstellung aus Kollagen angewandt wird, an dem niedrigen isoelektrischen Punkt der älteren Messungen schuld. Formaldehyd reagiert mit den basischen Aminogruppen und verschiebt dadurch notwendigerweise den isoelektrischen Punkt nach dem sauren Gebiet [O. Gerngroß und St. Bach (1)], ebenso wie eine Entfernung gewisser NH_2-Gruppen mit salpetriger Säure den isoelektrischen Punkt des Kollagens herabsetzt [D. J. Hitchcock (1); W. R. Atkin]. Auch bei Gelatine wurde in besonders zahlreichen Arbeiten überwiegend der isoelektrische Punkt im Bereich von 4,7 bis 5,5 gefunden; erst in jüngster Zeit wurde an Gelatine, die unter Vermeidung einer alkalischen Vorbehandlung des Kollagens ausgeschmolzen war, der Wert 7 festgestellt (J. Beek und A. M. Sookne). Auf die Frage, warum die Alkalibehandlung den isoelektrischen Punkt des Kollagens und damit auch den der Gelatine stark ins saure Gebiet verschiebt, kommen wir im Zusammenhang mit der Besprechung des Säure- und Basenbindungsvermögens der Proteine zurück (siehe S. 549).

Ähnliche Unterschiede in der Beschaffenheit des Versuchsmaterials, zugleich aber auch die Ungenauigkeiten mancher Bestimmungsmethoden dürften auch für die Schwankungen der Messungen des isoelektrischen Punktes bei Wolle und Seide verantwortlich sein.

3. Säure- und Basenbindungsvermögen der Proteine.

Ebenso wichtige Konstanten wie die isoelektrischen Punkte sind die Äquivalentgewichte der Proteine gegenüber Säuren und Basen. Besonders im Zusammenhang mit technischen Problemen interessieren diese Zahlen und unter ihnen wiederum am meisten die Äquivalentgewichte der Proteine als Basen, d. h. die Zahl und unter Umständen auch die Dissoziationsstärke der säurebindenden Gruppen. Die Aufnahme von sauren Farbstoffen durch Proteinfasern und durch Leder wird — jedenfalls nach der allgemein verbreiteten Auffassung — von dem Säurebindungsvermögen der genannten Eiweißkörper bestimmt. Aber auch das Alkalibindungsvermögen der Proteine spielt in technischer Beziehung eine wichtige Rolle. So ist diese Größe bei Keratin und Kollagen zur quantitativen Behandlung des Äscherprozesses von Wichtigkeit; bei Kasein interessiert sie, weil dieses Protein häufig in alkalischer Lösung verarbeitet wird.

Zur Bestimmung der Aufnahmewerte wird die Konzentrationsabnahme von Säure- oder Alkalilösungen durch hinzugebrachtes Eiweiß elektrometrisch oder titrimetrisch verfolgt, woraus sich die gebundenen H^+- oder OH^--Äquivalente berechnen lassen. An Stelle einer Bindung von OH⁻-Ionen wird im Sinne der Zwitterionentheorie öfter auch von H^+-Ionenabgabe durch das Protein gesprochen. Zur Auswertung derartiger Versuche stehen nach Umrechnung auf die Gewichtseinheit Protein (z. B. 1 g) drei Werte zur Verfügung: 1. Die angewandte Säure- oder Alkalimenge, ausgedrückt in Kubikzentimetern einer eingestellten Lösung oder — besser — in Äquivalenten. 2. Die nach Gleichgewichtseinstellung in der Lösung verbliebene, meßbare Säure- oder Alkalimenge, ausgedrückt in Äquivalenten oder in p_H-Werten. 3. Die an Protein gebundenen Äquivalente, die sich aus 1 und 2 berechnen lassen.

Durch Auftragen dieser Werte auf das Achsenpaar eines Koordinatensystems erhält man je nach der paarweisen Zuordnung drei verschiedene Funktionen.

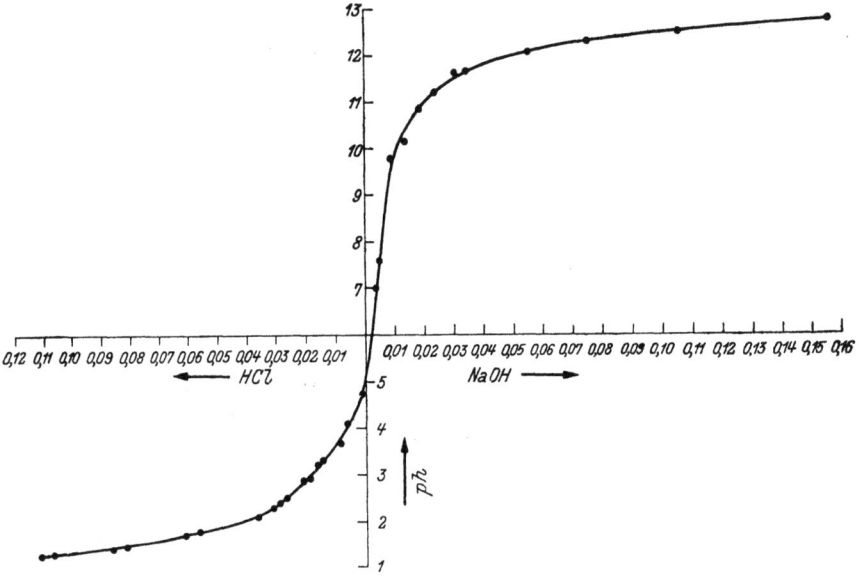

Abb. 261. Titrationskurve einer 2%igen Serumalbuminlösung [nach G. Ettisch und G. V. Schulz (2)].
Abszisse: Zur Eiweißlösung zugegebene Säure- bzw. Alkalimenge in Äquivalenten. Ordinate: p_H-Werte der Eiweißlösung nach Gleichgewichtseinstellung.

Vereinigt man 1 und 2 miteinander, wobei man die Werte von 2 zweckmäßig als p_H-Werte auf der Ordinate aufträgt, so resultieren die sogenannten Titrationskurven, welche den üblichen Titrationskurven von Neutralisierungsreaktionen entsprechen (Abb. 261). Bei der Zuordnung von 2 und 3 erhält man Säure- bzw. Alkaliaufnahmekurven, bezogen auf den p_H-Wert bzw. die Normalität der Gleichgewichtslösungen. Diese Funktionen werden, soweit sie Proteine betreffen, in der Literatur gewöhnlich ebenfalls Titrationskurven genannt, was bisweilen zu Mißverständnissen führt. Zweckmäßig nennt man nach einem Vorschlag von H. H. Weber diesen Kurventypus Pufferungskurve (Abb. 262). Die Meßergebnisse werden in der Mehrzahl der Fälle in dieser Art wiedergegeben. Endlich ist es auch noch möglich, die Werte von 1 und 3 miteinander zu kombinieren, wobei Säure- bzw. Alkaliaufnahmekurven, bezogen auf die angewandte Säure- oder Alkalimenge, entstehen (Abb. 263). Auch diesem Typus von Bindungskurven begegnet man in der Literatur häufig, besonders dann, wenn es sich um technische Probleme handelt. Die beiden Aufnahmekurven führen im extrem sauren bzw. basischen Gebiet zu einem mehr oder weniger konstanten Wert, aus dem man das Aufnahmemaximum berechnet.

Die Zuverlässigkeit dieser Berechnung ist durch verschiedene Fehler, die bei der `Messung in Kauf genommen werden müssen, wesentlich beeinträchtigt. Die Proteine sind vielfach gegen Basen und Säuren sehr empfindlich und werden durch diese unter Hydrolyse verändert, wodurch sich auch das Gleichgewicht des Proteins mit dem wirksamen Reagens verschiebt. G. Ettisch und G. V. Schulz (1) nannten die bei genügend löslichen Proteinen sofort erfolgende Gleichgewichtseinstellung mit Elektrolyten „Primärreaktion“, der sich eine langsamer verlaufende, aber deutlich meßbare „Sekundärreaktion“ unter Veränderung des anfänglichen Gleichgewichts-p_H-Wertes anschließt. Die genannten Autoren geben für Sekundärreaktionen der Proteine nicht nur zahlreiche Beispiele, bei denen Alkali der Katalysator ist, sondern sie zeigen das Auftreten von langsam verlaufenden Spaltungsreaktionen auch bei Säureeinwirkung [G. Ettisch und G. V. Schulz (3)]. Solange es sich um lösliche Proteine handelt, kann man durch Messen des Gleichgewichts-p_H-Wertes unmittelbar nach der Zusammengabe bzw. durch Extrapolation auf die Einwirkungszeit 0 diese Sekundärreaktion ausschalten. Bei den unlöslichen Proteinen ist das jedoch unmöglich, da bei ihnen die Ionenreaktion mit Säuren

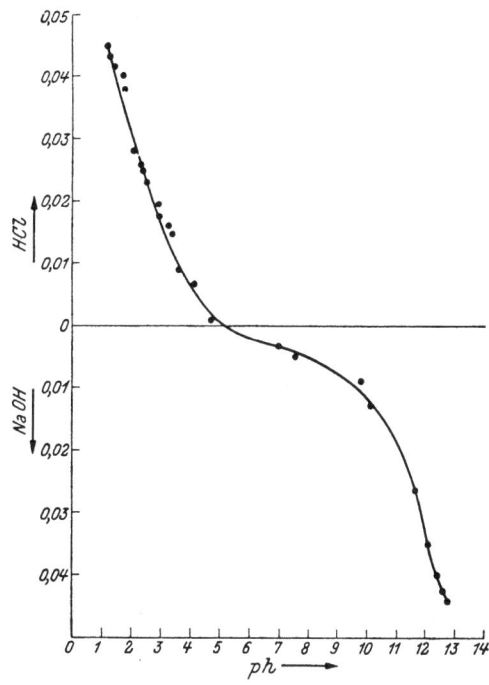

Abb. 262. Pufferungskurve einer 2%igen Serumalbuminlösung [nach Messungen von G. Ettisch und G. V. Schulz (2)].

Abszisse: p_H-Werte der Eiweißlösung nach Gleichgewichtseinstellung. Ordinate: Von Eiweiß entbundene Säure- bzw. Alkaliäquivalente.

oder Basen durch einen zeitraubenden Diffusionsvorgang gehemmt wird. Sämtliche Messungen, welche sich auf Kollagen, Wolle und Seide beziehen, sind in dieser Beziehung mit einem erheblichen Unsicherheitsfaktor belastet.

Besondere Schwierigkeiten bereitet die Messung des Alkaliaufnahmemaximums. Zu einer Konstanz des Bindungswertes gelangt man niemals, woran in

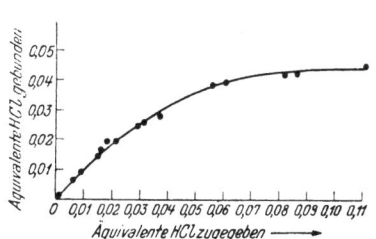

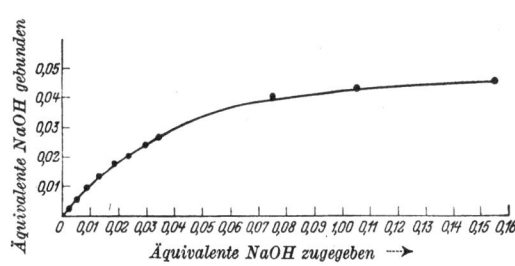

Abb. 263. Säure- und Alkaliaufnahmekurven einer 2%igen Serumalbuminlösung [nach Messungen von G. Ettisch und G. V. Schulz (2)].

Abszisse: Zur Eiweißlösung zugegebene Säure- bzw. Alkalimengen in Äquivalenten. Ordinate: Von Eiweiß gebundene Säure- bzw. Alkaliäquivalente.

erster Linie die starke Dissoziation der Guanidinogruppe des Arginins schuld ist — diese bindet Alkali merklich erst bei p_H-Werten über 13 — wofür zum Teil aber auch eine Mitreaktion der Peptidgruppe bei hohen Alkalikonzentrationen verantwortlich zu machen ist, welche von E. Stiasny und H. Scotti bewiesen wurde. Abgesehen davon ist die p_H-Messung in stark alkalischem Medium experimentell schwierig (Störung durch Luftkohlensäure, Elektrodenfehler u. dgl.). Da man aus Gründen der besseren Meßbarkeit der Lösung die Eiweißkonzentration nicht zu hoch wählen darf, so ist bei hoher Alkalikonzentration die sich einstellende p_H-Erniedrigung gewöhnlich so klein, daß Ungenauigkeiten der Messung sich in den als Alkaliaufnahme errechneten Werten besonders stark auswirken. Sämtliche in der Literatur angegebenen Werte für das OH^--Ionenbindungsvermögen können daher nur als Annäherungswerte bezeichnet werden.

Besondere Schwierigkeiten treten bei den unlöslichen Proteinen auf, die in meßtechnischer Hinsicht allerdings den Vorteil besitzen, daß die von Eiweiß nicht gebundene Säure- bzw. Alkalimenge in der überstehenden, weitgehend eiweißfreien Lösung durch einfache Neutralisationstitration ermittelt werden kann. Die Schwierigkeiten bestehen darin, daß die Gleichgewichtseinstellung besonders bei Aufnahmemessungen in sehr verdünnten Säure- und Alkalilösungen sehr lange dauert, wobei nicht nur Sekundärreaktionen auftreten, sondern auch bestimmte Verunreinigungen der Eiweißkörper allmählich in Lösung gehen. Das ist besonders bei Kollagen der Fall, und zwar dann am meisten, wenn man bemüht ist, ein möglichst natives Kollagen diesen Messungen zu unterziehen. Die Korrektur des genannten Fehlers durch Stickstoffbestimmung in der überstehenden Lösung leidet daran, daß die löslichen Eiweißfraktionen des Hautkollagens einen von dem Haupteiweißmaterial abweichenden Stickstoffgehalt haben (A. Küntzel und J. Philips). Ein weiterer Fehler, der aber umstritten ist, kann dadurch gemacht werden, daß in der Quellungsflüssigkeit der Eiweißfasern eine andere, durch das sogenannte Donnansche Membrangleichgewicht bestimmte Säure- bzw. Alkalikonzentration besteht als in der Außenflüssigkeit. Da sich dieser Anteil einer direkten Konzentrationsmessung entzieht und da eine rechnerische Korrektur wegen Unbestimmtheit des durch das Donnan-Gleichgewicht bestimmten Quellungsanteils nicht möglich ist, wird dieser Faktor bei den Gleichgewichtsmessungen mit Säure und Alkali gewöhnlich nicht weiter berücksichtigt. Falls diese ungleichmäßige Ionenverteilung tatsächlich vorhanden ist, würde sie sich dahin auswirken, daß man bei der Messung in der beschriebenen Weise etwas zu niedrige Werte erhält.

Es liegt nahe, die gefundenen Werte für die maximale Säure- und Basenbindung auf den Gehalt des betreffenden Proteins an basischen und sauren Gruppen zurückzuführen, und zwar ist die Säurekapazität durch die Summe aller basischen Gruppen, die Alkalikapazität durch die Summe aller sauren Gruppen bedingt. Vom Standpunkt der Zwitterionentheorie erscheint vielleicht auf den ersten Blick die gewählte Zuordnung nicht verständlich, da ja nach ihr die H^+-Bindung an der COO^--Gruppe, die OH-Bindung oder besser die H-Abgabe an der NH_3^+-Gruppe erfolgt. Hierzu ist folgendes zu bemerken: Solange die Anzahl der beiden Gruppen identisch ist, ist es gleichgültig, ob man die Säurebindung mit der Zahl der sauren oder mit den basischen Gruppen vergleicht. Liegt jedoch ein Überschuß etwa an basischen Gruppen vor, wie das bei Kollagen der Fall ist, so muß im isoelektrischen Punkt wegen der Gleichheit der Ladungen der Basenüberschuß in unionisierter Form vorliegen. Vom isoelektrischen Zustand an bis zur maximalen Säureaufnahme werden durch die Säure sowohl die überschüssigen basischen Gruppen ionisiert, wie die COO^--Gruppen entionisiert. Da im isoelektrischen Punkt die Zahl der COO^--Gruppen gleich der Zahl der ionisierten basischen Gruppen ist, so ergibt sich hieraus die Richtigkeit der Gleichsetzung von Säurebindungsvermögen und Summe von basischen Gruppen.

Trotz der starken Vorbehalte, unter denen die zahlreichen in der Literatur mitgeteilten Meßergebnisse betrachtet werden müssen [Zusammenstellung bis 1932 bei W. Pauli und E. Valkó (2), S. 42 bis 48], ist die zu fordernde Übereinstimmung der Säure- und Alkalibindungswerte mit der Bausteinanalyse beim Vergleich mehrerer Proteine so gut, daß hierin nicht nur die Bestätigung der Elektrolytauffassung der Proteine überhaupt, sondern auch diejenige der spezielleren Anschauung vom Einbau der basischen und sauren Aminosäuren in die Kettenmoleküle erblickt werden kann. Deren Einbau erfolgt nach dieser Auffassung so, daß die endständigen polaren Gruppen der Seitenketten frei sind und mit Säuren bzw. Basen reagieren.

Tabelle 37. Vergleich der OH^--Bindung der Eiweißkörper mit ihrem Gehalt an Dicarbonsäuren [nach W. Pauli und E. Valkó (2)].

Eiweiß	Dicarbonsäuren in 1 g Eiweiß					Maximale OH^--Bindung für 1 g Eiweiß Mol $\times$ 10^{-5}
	Glutamin-säure a Mol $\times$ 10^{-5}	Asparagin-säure b Mol $\times$ 10^{-5}	β-Oxyglut-aminsäure c Mol $\times$ 10^{-5}	mit Amidgruppe verbunden d Mol $\times$ 10^{-5}	freie Dicarbonsäure a + b + + c + d Mol $\times$ 10^{-5}	
Kasein . .	148,0	30,8	64,4	94,5	148,7	183
Gelatine.	39,4	25,5	0,0	23,5	41,4	57
Zein . .	212,8	13,5	15,3	211,5	30,1	30

Tabelle 38. Vergleich der H^+-Bindung der Eiweißkörper mit ihrem Gehalt an basischen Aminosäuren [nach W. Pauli und E. Valkó (2), ergänzt].

Eiweiß	Basische Aminosäuren in 1 g Eiweiß				Maximale H^+-Bindung für 1 g Eiweiß Mol $\times$ 10^{-5}
	Histidin Mol $\times$ 10^{-5}	Arginin Mol $\times$ 10^{-5}	Lysin Mol $\times$ 10^{-5}	Summe Mol $\times$ 10^{-5}	
Eieralbumin . . .	9	31	33	73	90
Wolle	4	45	16	65	80
Seidenfibroin. . .	0,4	4,5	1,6	6,5	24
Gelatine	3,4	47,2	35,6	86,2	90

Soweit die Übereinstimmung zwischen den analytischen Befunden und den Titrationswerten zu wünschen läßt, kann man natürlich ebenso gut die Ungenauigkeit der Bausteinanalyse als Fehlerquelle betrachten.

Es gibt aber noch eine andere Möglichkeit, die maximalen Säure- und Alkalibindungswerte mit anderen Kennzahlen in Zusammenhang zu bringen und auf diese Weise ihre Zuverlässigkeit zu kontrollieren. Man muß nämlich erwarten, daß durch das Verhältnis von säurebindenden zu basenbindenden Gruppen die Lage des isoelektrischen Punktes der Proteine bestimmt wird, und zwar sollte ein Überschuß an sauren Gruppen die Lage des isoelektrischen Punktes in das saure Gebiet, ein Überschuß an basischen Gruppen die umgekehrte Verschiebung bewirken. Überprüft man die zur Verfügung stehenden Zahlen unter diesem Gesichtspunkt, so findet man sehr wenig klare Beziehungen. Während die isoelektrischen Punkte der näher untersuchten Proteine fast ausnahmslos im sauren Gebiet liegen, was ein Überwiegen der sauren Gruppen oder zum mindesten Gleichheit der Äquivalente bei stärkerer Dissoziation der sauren Gruppen voraussetzt, ist nur bei Kasein ein starkes Überwiegen der sauren

Gruppen zu bemerken. Bei den Serumproteinen ist ein schwaches Übergewicht der sauren Gruppen zu verzeichnen; bei Eieralbumin widersprechen sich die Angaben. Bei Gelatine hingegen überwiegen offenbar´ die basischen Gruppen. Das gilt nach Aussage der maximalen Bindungswerte in noch höherem Grade für Kollagen.

Tabelle 39.

Protein	Autor	Maximale H´-Bindung pro Gramm Eiweiß in Milliäquivalenten	Maximale OH´-Bindung pro Gramm Eiweiß in Milliäquivalenten	Verhältnis Säure-Alkalibindung	I. P.
Eialbumin	St. Bugarski und L. Liebermann	1,14	0,94	1,91	4,7
	J. Frisch, W. Pauli und E. Valkó	1,10	1,34	0,82	
	H. H. Weber	0,86	1,05	0,82	
	E. B. R. Prideaux und O. E. Woods	0,83	0,72	1,15	
Serumalbumin	W. Pauli und F. Blank, S. 43	1,47	1,60	0,92	4,9
	H. H. Weber	1,25	1,30	0,98	
	E. B. R. Prideaux und O. E. Woods	0,72	0,70	0,98	
Serumglobulin	H. H. Weber	0,89	1,22	0,73	5,4
	G. Ettisch und G. V. Schulz (2)	2,375	2,53	0,94	
Casein	T. B. Robertson	—	1,80	0,47	4,6
	W. M. Sondstrom	0,85	—	0,47	
Gelatine	H. H. Weber	0,84	0,68	1,23	4,7 bis 8
	A. Küntzel (3)	0,82	0,46	1,78	
Kollagen	J. Beek	0,92[1]	0,33[1]	2,79	4,7 bis 7,8
	A. Küntzel und K. Buchheimer	0,87	—	3,48	
	A. Küntzel und J. Philips	—	0,25	3,48	

Es ist für den heutigen Stand der Eiweißforschung kennzeichnend, daß bei den am häufigsten untersuchten Proteinen Eialbumin und Gelatine die Angaben am wenigsten klar sind. Besondere Schwierigkeiten bereitet die Erklärung der sehr unübersichtlichen Verhältnisse bei Kollagen und bei Gelatine. Nicht nur, daß die gefundenen isoelektrischen Punkte sehr weitgehend differieren, und zwar sowohl bei Kollagen wie bei Gelatine, sondern es bestehen hierbei auch Differenzen bezüglich der maximalen Alkalibindung zwischen Kollagen und Gelatine, obwohl beide Proteine chemisch weitgehend identisch sind und die gleichen Resultate

---

[1] Diese Werte wurden aus den von J. Beek angegebenen Zahlen unter der Annahme errechnet, daß sein in 65% feuchtigkeitsgesättigter Luft konditioniertes Kollagenmaterial (Alkoholentwässerung) 14% H_2O enthält.

bei der Bausteinanalyse ergeben. Kollagen und Gelatine besitzen das gleiche Säurebindungsvermögen, doch bindet Gelatine etwa die doppelte Menge Alkali als Kollagen.

Die Erklärung hierfür kann nur in den Eingriffen gesucht werden, die bei der technischen Bearbeitung des Kollagens im Laufe der Gelatinefabrikation erfolgen. Durch das lange Kälken des Kollagens wird dieses Protein durch eine topochemische Hydrolyse abgebaut, d. h. es werden die Kettenmoleküle hydrolytisch in Bruchstücke zerspalten, ohne daß das übergeordnete Struktursystem der Faser aufgelöst wird (A. Küntzel und H. Koepff). Die bei dieser Hydrolyse aufgespaltenen Peptidbindungen können zum Teil Prolinpeptidgruppen sein, durch deren Lösung eine normal saure Carboxylgruppe und eine nur sehr schwach basische Iminogruppe eines Pyrrolidinringes frei werden. Gesicherter als die Aufspaltung von Prolinpeptidgruppen ist die Abspaltung des an die Carbxylgruppen der Seitenketten gebundenen Amidstickstoffs, wodurch ebenfalls ein Zuwachs an sauren Gruppen erfolgt. So ist zu verstehen, daß auf dem Wege von Kollagen zur Gelatine der Gehalt an sauren Gruppen wächst, während der basische Gruppenanteil ungeändert bleibt. Diese Verschiebung des Verhältnisses von polaren Gruppen zugunsten der sauren Gruppen kann natürlich den isoelektrischen Punkt nicht ungeändert lassen, was auch durch die Erfahrungen über die Verschiebung des isoelektrischen Punkts der Proteine bei Formaldehydbehandlung bzw. Desamidierung mit salpetriger Säure bestätigt wird. Die bisher als selbstverständlich angesehene Annahme, daß Kollagen und Gelatine den gleichen isoelektrischen Punkt besitzen, kann unmöglich zutreffen.

Eine Verschiebung des isoelektrischen Punkts beim Übergang Kollagen → Gelatine findet nun auch in der Tat statt, wenn man die älteren Angaben über den isoelektrischen Punkt des Kollagens fallen läßt und den mit einwandfreier Methode gewonnenen und seiner Lage nach überzeugenden isoelektrischen Punkt von 7,8 [J. H. Highberger (2)] als richtig annimmt, während bei der Gelatine an dem sehr oft bestätigten und ebenfalls mit einwandfreien Methoden gewonnenen isoelektrischen Punkt von etwa 5 festzuhalten ist. Daß man aus ungekälktem Kollagen durch geeignete Methoden ein lösliches, gelatineähnliches Abbauprodukt gewinnen kann, welches diese Verschiebung des isoelektrischen Punkts ins saure Gebiet nicht aufweist, steht damit nicht im Widerspruch. Der im neutralen Gebiet gelegene, gegenüber Kollagen unveränderte isoelektrische Punkt tritt nämlich nur dann auf, wenn bei der Gewinnung der Gelatine die lange Kälkung des Kollagens vermieden wird (J. Beek und A. M. Sookne; vgl. auch weiter unten die Angaben über sauer ausgeschmolzene Gelatine). Diese Erklärung setzt zwar die isoelektrischen Punkte von Kollagen und Gelatine mit den Säure- und Alkaliaufnahmezahlen in das richtige Verhältnis, doch bleibt nach wie vor unerklärt, daß der isoelektrische Punkt der Gelatine im sauren Gebiet liegt, während doch das auch bei Gelatine immer noch stärkere Säurebindungsvermögen beweist, daß die basischen Gruppen über die sauren überwiegen. Der isoelektrische Punkt der Gelatine liegt an der gleichen Stelle wie bei Casein und den Serumproteinen, bei welchen die sauren Aminosäuren nach Aussage der Bausteinanalyse eindeutig, wenn auch verschieden stark, dominieren. Daß hier ein ungelöstes Problem, zum mindesten aber eine Unklarheit vorliegt, ist erst in letzter Zeit bemerkt worden. W. E. Braybrooks nimmt, um den isoelektrischen Punkt des Kollagens und der Gelatine mit der Bausteinanalyse in Einklang zu bringen, ohne jede experimentelle Rechtfertigung an, daß bei letzterer die gefundene Zahl von 23 freien Carboxylgruppen in einem Kollagenmolekül (das in ebenfalls spekulativer Betrachtung als aus 360 Aminosäuren bestehend angenommen wird), durch eine Zahl von 49 zu ersetzen sei. Das bedeutet, daß von

den im Kollagen vorhandenen Dicarbonsäuren nur 47% erfaßt worden sein
sollen. Zu grundsätzlich der gleichen Lösung der bestehenden Unklarheit wie W. E.
Braybrooks gelangt die Untersuchung von J. Lichtenstein: an Stelle von
0,42 Milliäquivalenten COOH-Gruppen sind in 1 g Gelatine 0,96 Millimol anzunehmen. Die Bausteinanalyse müßte also 56% der vorhandenen Dicarbonsäuren nicht gefunden haben. Das ist nach der Bestätigung der von H. D.
Dakin angegebenen Werte durch W. Graßmann, F. Schneider und G.
Richter recht unwahrscheinlich. Im übrigen ist die Arbeit von J. Lichtenstein durch die Methode der Bestimmung der Zahl und der Dissoziations-
bereiche der ionogenen Gruppen in Eiweißkörpern bemerkenswert, · wenn auch
in vielen Einzelheiten nicht überzeugend.

Man findet in dem Schrifttum keine befriedigende und durch klare Experimente
gestützte Lösung des merkwürdigen elektrochemischen Verhaltens der Gelatine.
Es können daher nur Vermutungen über die Ursachen der gefundenen Differenzen
angestellt werden. Diese Ursachen dürften einmal in einem gewissen Kohlensäure-
gehalt der Gelatine zu suchen sein, welche eine Blockierung der überschüssigen
basischen Gruppen bewirkt. Er hängt ebenfalls mit der technischen Herstellungsweise der Gelatine zusammen und übt nur auf die Lage des isoelektrischen Punkts, nicht aber auf das mit starken Mineralsäuren bestimmte
Säurebindungsvermögen einen Einfluß aus. Gelatine, die sauer ausgeschmolzen wird, z. B. technische Gelatine aus Schweinehaut, hat nach Angabe
der Literatur einen isoelektrischen Punkt von etwa 8 (E. O. Kraemer
und S. T. Dexter). Weiterhin wurde bei den bisherigen Untersuchungen
über den Zusammenhang von isoelektrischem Punkt und chemischer Konstitution der Proteine grundsätzlich übersehen, daß nicht nur die polaren Gruppen, sondern auch die Peptidgruppen einen Einfluß auf die Lage des isoelektrischen Punkts ausüben. Das haben E. Stiasny und H. Scotti in einer leider zu
wenig beachteten grundsätzlichen Untersuchung gezeigt (vgl. S. 572). Wenn
nun schon die gewöhnlichen Peptidgruppen den sauren Charakter des Ampholyten
begünstigen, dann dürfte das bei den Prolinpeptidgruppen in noch stärkerem
Maße der Fall sein. Solange die Frage des isoelektrischen Punkts bei Gelatine
und damit zusammenhängend auch bei Kollagen so wenig geklärt erscheint,
ist es nicht ratsam, Gerbtheorien auf einer bestimmten Lage des isoelektrischen
Punkts aufzubauen, wie das sehr häufig getan wird. Die Wechselwirkungen
zwischen Kollagen und Gerbstoffen lassen sich übrigens restlos ohne Festlegung
auf einen bestimmten isoelektrischen Punkt verstehen.

4. Analyse der Titrations- und Pufferungskurven der Proteine.

Der amphotere Charakter der Proteine ist nicht wie bei den einfachen Aminosäuren durch das Zusammenwirken je einer sauren und einer basischen Gruppe,
sondern durch eine Übereinanderlagerung der Wirkungsbereiche mehrerer verschieden gearteter Gruppen auf beiden Seiten des isoelektrischen Punkts bedingt. Dadurch wird ein rechnerischer Ansatz zur Bestimmung der Dissoziationsverhältnisse des Ampholyten, wie er bei den Aminosäuren leicht gelingt, bei den
Proteinen sehr erschwert. Der einfachste Weg zur näherungsweisen Ermittlung einer
mittleren Dissoziationskonstante der sauren und der basischen Gruppen besteht
darin, daß man diejenige Wasserstoff- bzw. Hydroxylionenkonzentration aufsucht,
bei der das Protein gerade zur Hälfte mit H-Ionen auf der sauren Seite, bzw.
OH-Ionen auf der alkalischen Seite abgesättigt ist. Die so gefundenen p_H- bzw.
p_{OH}-Werte sind dem negativen Logarithmus der sauren bzw. basischen Dissoziationskonstante des Proteins ($p K_s$ bzw. $p K_b$) gleichzusetzen. Nach einer
Abschätzung von W. Pauli und E. Valkó (2) unter Benutzung von Angaben

des Schrifttums, liegen diese Werte im sauren Gebiet zwischen 2,9 und 4,2, im alkalischen Gebiet zwischen 3,3 und 6,3 (Tabelle 40).

Für Gelatine wurde immer nur die saure Dissoziationskonstante berechnet (Tabelle 41).

Für Serumalbumin analysierte E. J. Cohn unter Benutzung der Versuchsergebnisse verschiedener Autoren den Verlauf der Pufferungskurve und las für die Wendepunkte die p_H-Werte 3,16 und 11,1 ab. Die mittlere saure Dissoziationskonstante beträgt also $K_s = 10^{-3,16}$ und die mittlere basische Dissoziationskonstante $K_b = 10^{-2,9}$ (Abb. 264). Dieses Verfahren ist im sauren Gebiet zulässig, da die beiden in Frage kommenden Carboxylgruppen der Asparagin- und Glutaminsäure dicht beieinanderliegende Konstanten haben (vgl. Tabelle 42). Von den ebenfalls den sauren Gruppen zuzurechnenden phenolischen Hydroxylen des Tyrosins wird hierbei abgesehen, da Tyrosin nicht in allen Proteinen vorkommt. Dagegen liegen die basischen Gruppen der Proteine mit ihren Konstanten sehr weit auseinander, was auch in dem zum sauren Ast der Pufferungskurve unsymmetrischen basischen Teil zum Ausdruck kommt.

Zu einer verfeinerten Analyse der Gleichgewichte zwischen Proteinen und Säuren bzw. Basen muß man daher die einzelnen wirksamen Gruppen entsprechend Menge und Dissoziationsgrad in Ansatz bringen. Auf dieses Ziel haben es zahlreiche Untersuchungen abgesehen. Zu seiner Erreichung stehen grundsätzlich zwei Wege offen. Entweder konstruiert man die Pufferungskurve des Eiweißes auf Grund der Zahl der sauren und basischen Gruppen, welche die Bausteinanalyse angibt, und auf Grund der Kenntnis der Konstanten der polaren Gruppen, die man aus Messungen an den freien Aminosäuren gewinnt. Die so erhaltene theoretische Kurve vergleicht man dann mit der empirisch gefundenen. Oder man versucht deduktiv aus dem Verlauf der experimentell gefundenen Pufferungs-

Tabelle 40. Negative Logarithmen von „mittleren Dissoziationskonstanten" von Proteinen [nach W. Pauli und E. Valkó (3)].

Eiweiß	$p K_s$	$p K_b$
Eialbumin	3,2	3,3
Serumalbumin . . .	3,3	3,5
Hämoglobin	3,0	3,5
Wolle	2,2	2,1

Tabelle 41. Negativer Logarithmus der mittleren Säuredissoziationskonstante von Gelatine.

Autor	$p K_s$
A. R. Procter	2,3
R. Wintgen und K. Krüger .	3,6
R. Wintgen und H. Vogel . .	3,7
W. Pauli und H. Witt	3,8
W. B. Pleass	3,7

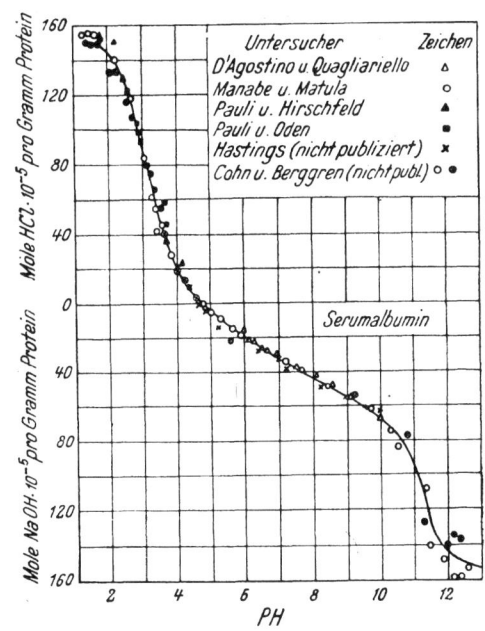

Abb. 264. Pufferungskurve von Serumalbumin nach Messungen verschiedener Autoren [entnommen W. Pauli und E. Valkó (2), S. 59].

bzw. Titrationskurven die Zahl und die Stärke der reagierenden Gruppen abzuleiten. Den ersten Weg beschritt H. S. Simms bei der Analyse des Edestins; die erhoffte Übereinstimmung zwischen errechneter und gefundener Kurve ergab sich nicht ohne weiteres, sondern erst nach Einführung bestimmter Zusatzhypothesen. Die an den isolierten Aminosäuren gemessenen Konstanten der seitenständigen polaren Gruppen, die man bei diesem Verfahren benötigt, enthält folgende Tabelle 42.

Tabelle 42.

Aminosäure	Art der Gruppe	pK	p_H-Grenzen des Pufferungsbereiches	Autor
Asparaginsäure . .	δ—COOH	3,9	2,4—5,4	J. P. Greenstein
Glutaminsäure . .	γ—COOH	4,2	2,7—5,7	P. L. Kirk und C. L. A. Schmidt
Arginin	Guanidinogruppe	1,5	11—14	J. P. Greenstein
Lysin	ε—NH$_2$	3,5	9—12	
Histidin	Imidazolgruppe	7,9	4,6—7,6	

Wie weit hierbei die an freien Aminosäuren in verdünnten Lösungen gefundenen Gruppenkonstanten auf die gleichen Gruppen übertragen werden dürfen, wenn diese Aminosäuren in das gleiche Kettenmolekül eingebaut sind, kann bei der ungeklärten Bauweise der Eiweißmoleküle bezüglich der Aufeinanderfolge der Aminosäuren nicht angegeben werden. Die Erfahrungen, die bei dem nunmehr zu schildernden zweiten Verfahren der elektrometrischen Gruppenanalyse gewonnen wurden, deuten darauf hin, daß der innermolekulare Zusammenhang dieser Aminosäuren die Dissoziationsverhältnisse nicht unbeeinflußt läßt (vgl. S. 554).

Der andere Weg wurde erfolgreich von G. Ettisch und G. V. Schulz(3) bei der Analyse der Serumproteine begangen. Sie berechneten aus der Bjerrumschen Dissoziationsgleichung für das Gleichgewicht eines Ampholyten mit Hydroxylionen:

$$K_b = \frac{[\text{R—NH}_3{}^+][\text{OH}^-]}{[\text{R—NH}_2]}$$

bei jedem Punkt der Titrationskurve den Wert für K_b, und zwar zunächst auf Grund der Messungen im stark alkalischen Gebiet. Hierbei ist [R—NH$_3{}^+$] gleich der maximalen OH-Aufnahme, vermindert um die Menge der jeweils gebundenen Hydroxylionen; [OH$^-$] ist durch den p_H-Wert der Gleichgewichtslösung gegeben und R—NH$_2$ ist die Konzentration der abgesättigten basischen Gruppen, also gleich der Menge der gebundenen OH-Ionen. Man erhält daher K_b einerseits aus den üblichen Resultaten der Gleichgewichtsmessungen, andererseits aus dem maximalen Bindungswert, der allerdings, wie schon erwähnt, im alkalischen Gebiet nicht sehr genau ermittelt werden kann. Im p_H-Bereich von 11,5 bis 12,8 erwies sich K_b für Serumalbumin konstant, was als Ausdruck dafür anzusehen ist, daß in dem stark alkalischen Gebiet nur eine basische Gruppe dieses Proteins puffert. Bei kleineren p_H-Werten, wo der Wert für K_b beträchtlich absank, mußte die Teilnahme einer weiteren Gruppe an der Pufferung angenommen werden, für die sich in ähnlicher Weise eine Konstante auffinden ließ. Desgleichen wurde noch eine dritte Konstante, welche einer dritten basischen Gruppe zugehört, aus den gemessenen Daten unter Benutzung des Massenwirkungsgesetzes ermittelt. Außer den Konstanten gehen aber auch die vorhandenen Mengen dieser Gruppen aus dieser Rechenweise hervor. Die Probe aufs Exempel wird in der Gruppenanalyse von G. Ettisch und G. V. Schulz (3) dadurch vorgenommen, daß die Titrationskurve im basischen Bereich aus den Bindungskurven der drei so gefundenen Gruppen und aus der Kurve der freien Hydroxylionen durch Addition rekonstruiert wird. Zwischen der berechneten und der primär gefundenen Titrationskurve wurde eine sehr gute Übereinstimmung gefunden (Abb. 265).

Das gleiche Verfahren wurde zur Zerlegung der Titrationskurve im sauren Bereich angewandt (Abb. 266).

Im ganzen wurden für 1 g Serum-

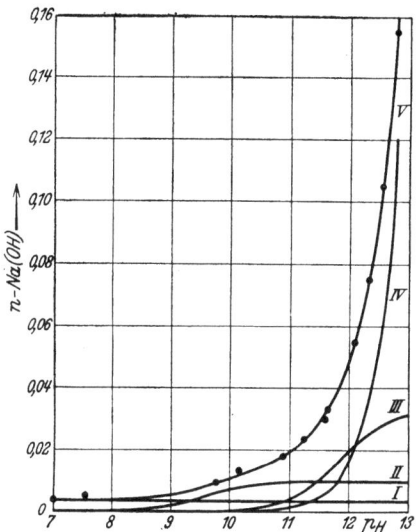

Abb. 265. Theoretische alkalische Titrationskurve des Serumalbumins mit gemessenen Punkten [nach G. Ettisch und G. V. Schulz (2)].

I Bindung der 3. basischen Gruppe. *II* Bindung der 2. basischen Gruppe. *III* Bindung der 1. basischen Gruppe. *IV* Konzentration der freien Hydroxylionen. *V* Titrationskurve (Summe der Kurven *I—IV*).

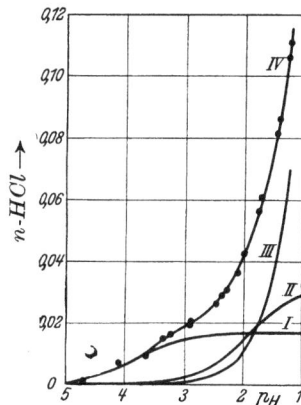

Abb. 266. Theoretische saure Titrationskurve des Serumalbumins mit gemessenen Punkten [nach G. Ettisch und G. V. Schulz (2)].

I Bindung der 2. sauren Gruppe. *II* Bindung der 1. sauren Gruppe. *III* Konzentration der freien Wasserstoffionen. *IV* Titrationskurve (Summe der Kurven *I—III*).

albumin folgende Mengen und Konstanten der sauren und basischen Gruppen gefunden (siehe Tabelle 43).

Ettisch und Schulz haben eine Gegenüberstellung mit den Werten der Bausteinanalyse nicht vorgenommen. Es liegt jedoch nahe, die aus der Titrationskurve deduktiv ermittelten Dissoziationskonstanten der polaren Gruppen des Serumalbumins mit den entsprechenden Konstanten der wichtigsten Aminosäuren zu vergleichen (vgl. die Tabellen 42 und 43). Es fällt hierbei auf, daß die erste saure Gruppe viel stärker dissoziert ist als die Carboxylgruppe der Asparaginsäure. Umgekehrt sind die basischen Gruppen, die man den Aminosäuren Arginin und Lysin zuordnen muß, schwächer basisch als die Guanidino- bzw. die ε-Aminogruppe der genannten Aminosäuren.

Tabelle 43.

Art der Gruppe	Menge Milliäquivalente	pK	p_H-Grenzen des Pufferungsbereiches
1. saure Gruppe	1,68	1,9	0,4— 3,4
2. ,, ,, ...	0,85	3,8	2,3— 5,3
1. basische Gruppe	1,7	1,96	10,4—13,4
2. ,, ,, ... — . .	0,5	4,2	8,1—11,1
3. ,, ,, ...	0,175	8	6,5— 9,5

Es liegt sehr nahe, diese nicht unerheblichen Abweichungen, welche dem Serumalbumin im ganzen einen stärker sauren Charakter verleihen, als man bei dem Gehalt der gleichen Mengen saurer und basischer Aminosäuren und bei Annahme der direkt ermittelten Konstanten erhalten würde, mit dem Einbau dieser Aminosäuren in das Kettenmolekül in Zusammenhang zu bringen. Dieser Einbau kann eine gegenseitige Beeinflussung der polaren Gruppen zur Folge haben, über deren Ausmaß wegen der Unkenntnis der Aufeinanderfolge der Aminosäuren auch nicht einmal Schätzungen möglich sind. Von größerer Bedeutung ist aber der Einfluß, den die Peptidgruppen zusätzlich auf den elektrochemischen Charakter der Proteine ausüben. Wie E. Stiasny und H. Scotti gezeigt haben, hat eine Häufung von Peptidgruppen eine ständig wachsende Verschiebung des isoelektrischen Punkts in das saure Gebiet zur Folge. Damit findet nun auch die allgemeine Verschiebung des Ampholytcharakters von Serumalbumin ins saure Gebiet, der bei dem Vergleich der Gruppenwerte von G. Ettisch und G. V. Schulz (3) mit den Aminosäurewerten auffällt, eine glaubhafte Erklärung.

5. Spezifischer Einfluß der Gegenionen.

Die wichtigsten Untersuchungen über das Gleichgewicht der Eiweißkörper sind mit Salzsäure und Natronlauge ausgeführt worden. Es wäre jedoch falsch, die an diesem speziellen Fall gewonnenen Erfahrungen allgemein auf Säuren und Basen übertragen zu wollen, ohne für die zahlreichen Abweichungen bei der Untersuchung anderer Säuren Platz in der theoretischen Behandlung der physikalischen Eiweißchemie zu lassen. Es handelt sich hierbei um zwei grundsätzlich verschiedene Erscheinungen, die von der Art der Säurereste oder der Basenkationen abhängig sind und daher zweckmäßig gemeinsam als „spezifische Gegenionenwirkung" behandelt werden. Denn die Säureanionen und Basenkationen sind ja die Gegenionen der durch Säure zu vielwertigen Proteinkationen und durch Basen zu vielwertigen Proteinanionen aufgeladenen Eiweißkörper.

Der spezifische Einfluß der Gegenionen äußert sich 1. in einer unterschiedlichen Aktivität der Gegenionen und 2. in dem Auftreten zusätzlicher Bindungskräfte dieser Ionen an das Proteinmolekül, durch welche die reine elektrochemische Valenzbeziehung zwischen Protein und Gegenion gestört wird. Beide Erscheinungen sind von großem Einfluß auf die Wechselwirkung zwischen Eiweißkörpern und Elektrolyten; besonders bestimmen sie die Löslichkeitsänderung des Proteins und damit Quellung, Viskosität, osmotischen Druck usw. in entscheidender Weise. Wir behandeln diese beiden Effekte nacheinander.

a) Aktivität der Gegenionen.

Läßt man ein Protein mit Salzsäure in einem Verhältnis reagieren, bei welchem das Bindungsmaximum erreicht wird, so erhält das Eiweiß die Eigenschaft einer mehrwertigen ammoniumsalzartigen Verbindung, auf deren Ammoniumsalzgruppen und zugehörige Gegenionen sich in gleicher Weise das Massenwirkungsgesetz anwenden läßt wie auf das Gleichgewicht zwischen Proteinen und Wasserstoffionen. Das Gegenion des Proteinsalzes wird nämlich mehr oder weniger weitgehend durch die Ladungsgruppe des Proteins inaktiviert. Die sich hierin äußernden interionischen Beziehungen lassen sich in vereinfachter Darstellung durch ein Dissoziationsgleichgewicht $RNH_3^+ + X^- \rightleftarrows RNH_3X$ darstellen, dessen Konstante

$$K = \frac{[R.NH_3^+][X^-]}{[RNH_3X]}$$

wertmäßig von der Art des Gegenions abhängt. Sie ist bei Proteinsulfaten kleiner als bei Proteinchloriden, was mit der bekannten Tatsache in Übereinstimmung steht, daß die Löslichkeit des Ammonsulfats in Wasser geringer ist als die des Ammonchlorids.

Während nun die Bindungsgleichgewichte der H^+ und OH^--Ionen sehr leicht durch Wasserstoffionenaktivitätsmessungen bestimmt werden können, ist die Messung der Aktivität der Gegenionen bei Protein-Säure- bzw. Protein-Basen-Verbindungen mit Hilfe elektrometrischer Methoden auf wenige experimentell einfache Fälle beschränkt. Besonders gut ist die Chlorionenaktivität in Protein-Salzsäure-Lösungen untersucht. Mit Hilfe von Silber-Silberchlorid-Elektroden bestimmte D. J. Hitchcock (2) das Bindungsgleichgewicht in einem Gelatine-Salzsäure-Gemisch, in dem das Bindungsmaximum für die Wasserstoffionen erreicht war. Die maximale Wasserstoffionenaufnahme in einer 0,1 m HCl und 1,35% Gelatine enthaltenden Lösung wurde mit 0,94 Milliäquivalent pro 1 g Gelatine gemessen, die der Chlorionen mit 0,17 Milliäquivalent. Daraus ist zu ersehen, daß im Bindungsmaximum für Salzsäure das entstehende Gelatinechlorhydrat zu 80% dissoziiert ist. Hieraus berechnet sich der Wert der obigen Konstante mit $3,2 \cdot 10^2$.

Diese Konstante gilt jedoch nur für die Beziehung des Chloridions zu dem mit Wasserstoffionen abgesättigten Proteinkation und ist nicht auf das Verhältnis von Cl' zu zwitterionischem Protein zu übertragen, wie es z. B. in einer Protein-Kochsalz-Lösung besteht. In diesem Fall nimmt die Konstante, welche die Affinität des Cl-Ions zu der $R.NH_3^+$-Gruppe kennzeichnen, einen sehr viel größeren Wert an. Die Chlorionenaktivität einer Kochsalzlösung wird durch neutrales Eiweiß in meßbarem Ausmaß überhaupt nicht vermindert (K. Manabe und J. Matula). Man erkennt hieraus, daß das Gleichgewicht zwischen dem Protein und Gegenionen (von denen die H^+- und OH^--Ionen ausgenommen sind) von dem Ladungszustand des Proteins, im Falle des Proteinchlorids also von dem Ausmaß der Wasserstoffionenbindung, abhängig ist Zur Erklärung dieser Beziehungen der beiden Gleichgewichte zueinander dient die Überlegung, daß im zwitterionischen Protein die COO^--Gruppen die „Gegenionen" der NH_3^+-Gruppen darstellen und umgekehrt, wobei durch den innermolekularen Zusammenhang dieser beiden Gruppen verhindert wird, daß andere Ionen, z. B. die eines Neutralsalzes mit ihnen in nennenswertem Ausmaß in elektrostatische Wechselwirkung treten; die „moleküleigenen" Gegenionen sind also gegenüber „freien" Gegenionen stark bevorzugt. Die Absättigung des Proteins mit H^+- oder OH^--Ionen läßt die „moleküleigenen" Gegenionen verschwinden, wodurch nun die „freien" Gegenionen Zugang zu einer elektrostatischen Wechselwirkung mit den Ladungsgruppen des Proteins erhalten.

Erweist sich somit, daß die Cl^--Bindung von der H^+-Bindung abhängt, so besteht jedoch auch eine umgekehrte Abhängigkeit. Erhöht man die Cl^--Aufnahme des kationisch geladenen Proteins durch Kochsalzzugabe, so wird auch der Wasserstoffionenbindungswert deutlich erhöht [A. Küntzel (3)].

Die gegenseitige Abhängigkeit zwischen den beiden Bindungsgleichgewichten läßt weiterhin verstehen, daß die Wasserstoffionenbindung der Proteine aus Schwefelsäure immer etwas größer ist als aus einer p_H-gleichen Salzsäurelösung. Das Säurebindungsvermögen der Proteine ist mit anderen Worten nur theoretisch eine Konstante. Praktisch wird der theoretische Wert immer nur annähernd erreicht, je nach der Aktivität des Gegenions der in Frage stehenden Säure. Da infolge der sehr großen Aktivität der Säurerest-Ionen bei den wenigen starken Säuren, mit denen derartige Messungen gewöhnlich ausgeführt werden, dieser Gegenioneneinfluß sehr klein ist, so wurden die Schwankungen in der maximalen Säurebindung meistens als Versuchsfehler angesehen. Die von mehreren Autoren übereinstimmend beobachtete Differenz der Säurebindungswerte bei Schwefelsäure und Salzsäure [A. Küntzel (3), daselbst weitere Literatur] ist jedoch zweifellos den spezifischen Gegenionenwirkungen zuzurechnen.

Wir fassen nun wieder den Fall des mit Wasserstoffionen abgesättigten Gelatinechlorhydrats ins Auge und fragen, wie sich die Chlorionenbindung ändert, wenn in dem System die Chlorionenkonzentration, sei es durch Zugabe weiterer Salzsäure, sei es durch Zugabe eines neutralen Chlorids, erhöht wird. Hierbei erweisen sich die Massenwirkungsbetrachtungen als besonders nützlich. Ihnen zufolge muß nämlich die Bindung der Chlorionen mit ihrer Konzentrationserhöhung zunehmen, während die H^+-Bindung weiterhin konstant bleibt. Das bedeutet aber, daß im gleichen Maße die Ladung des Proteins abnimmt. Letzteres konnten W. Pauli und H. Witt an Leitfähigkeitsmessungen des Systems Gelatine-Salzsäure beweisen: der dem Proteinsalz zukommende Leitfähigkeitsanteil des Systems steigt mit zunehmender Säureaufnahme bis zum Aufnahmemaximum stetig an und nimmt mit weiterer Säurezugabe wieder ab. Bis zum Säurebindungsmaximum erfolgt stetig eine Umwandlung der zwitterionischen Ladung in eine einsinnige Ladung; vom Bindungsmaximum ab tritt eine Entladung durch zunehmende Inaktivierung der Gegenionen auf. Die Dissoziationszurückdrängung und Entladung ist bei Neutralsalzen noch ausgeprägter als bei überschüssiger Säure. Hierauf beruht das Ausfällen bzw. Entquellen von Eiweiß durch eine Lösung, welche neben wenig Säure viel Kochsalz enthält. Während die entladende Wirkung der Säure erst dann eintritt, wenn das Protein seine maximale Säurebindung erreicht hat, so wirken die Neutralsalze bereits entladend, wenn die Umwandlung des zwitterionischen Proteins in die kationische Form noch nicht vollständig ist. Auch für die Neutralsalzwirkung gegenüber einsinnig aufgeladenen Proteinen gelten die Überlegungen über die spezifischen Affinitätseigenschaften der Gegenionen zum geladenen Protein. Ebenso wie Schwefelsäure im Bindungsoptimum dem Protein eine geringere Ladung erteilt als Salzsäure, so wirken die Alkalisulfate stärker entladend auf ein Säureprotein als Alkalichloride oder -nitrate.

In analoger Weise ist die Ladung der Proteine in alkalischer Lösung von der Art des — kationischen — Gegenions abhängig. Es liegen hier übereinstimmende Ergebnisse bezüglich des Ladungsunterschiedes zwischen Alkali- und Erdalkaliproteinaten vor (D. M. Greenberg und L. A. Schmidt; A. Küntzel und K. Doehner). Die Erdalkaliproteinate sind ungleich weniger ionisiert und daher weniger löslich als die Alkaliproteinsalze. Da die Gegenionen der anionischen Proteinate zu Carboxylgruppen in Dissoziationsbeziehung stehen, so ist es nicht überraschend, daß hier ähnliche Löslichkeits- und Dissoziationsverhältnisse bestehen wie bei den Alkali- und Erdalkalisalzen der aliphatischen Carbonsäuren (Seifen).

b) Zusätzliche Bindung der Gegenionen an das Protein.

Die bisherigen Darlegungen über spezifische Gegenionenwirkungen gingen davon aus, daß bei der Wechselwirkung zwischen Proteinen und Säuren bzw. Alkalien das Massenwirkungsgesetz in vollem Umfange anwendbar ist. Der Beweis für seine Gültigkeit kann dadurch als geführt angesehen werden, daß sich die Gleichgewichte der Proteine mit Wasserstoff- bzw. Hydroxylionen durch Dissoziationsansätze nach Art des Massenwirkungsgesetzes quantitativ beschreiben lassen. Man kann diesen Beweis aber auch auf einfachere Weise erbringen, indem man zu der gleichen Gleichgewichtseinstellung auf verschiedenen Wegen zu gelangen versucht. Ein bestimmtes Bindungsgleichgewicht des Proteins mit Wasserstoffionen kann z. B. ausgehend von wenig Säure und reinem Protein herbeigeführt werden. Es müßte aber auch dadurch einstellbar sein, daß man zunächst die Säure in höherer Konzentration auf ein unlösliches Protein einwirken läßt und dann durch Zugabe von Wasser das gleiche Verhältnis von Säure zu Protein einstellt,. das dem ersten Versuch zugrunde lag. Wenn in beiden Fällen dasselbe Endgleichgewicht gefunden wird, dann ist der Beweis für die Anwendbarkeit von Gleichgewichtsüberlegungen als geführt zu betrachten. Diesen wichtigen Versuch haben E. Elöd und E. Silva bei dem System Kollagen-Salzsäure ausgeführt, und zwar mit den zu erwartenden Ergebnissen der vollständigen Reversibilität der Gleichgewichtseinstellung. Die Schlußfolgerungen dieses Versuches können zweifellos auf eine große Zahl von Stoffen übertragen werden, die mit Proteinen in Wechselwirkung treten. Eine von ihnen besagt, daß sich Elektrolyte, die von Proteinen gebunden werden, auch wieder auswaschen lassen. Die Verzögerungen, welche beim Auswaschen von Säuren oder Alkalien aus der geäscherten Haut auftreten, ändern nichts an der Gültigkeit der Gleichgewichtsgesetze und hängen mit der Heterogenität des gelförmigen Kollagens und den dadurch bedingten Diffusionsschwierigkeiten zusammen.

Es lassen sich andererseits aber auch technische Erfahrungen anführen, welche in sehr auffälliger Weise den bisher als richtig erkannten Gesetzmäßigkeiten widersprechen, indem Elektrolyte zwar leicht aufgenommen, jedoch beim Auswaschen nicht mehr abgegeben werden. Dieser Fall ist verwirklicht bei der Bindung saurer Farbstoffe an Wolle, Leder, Seide, Casein usw. und weiterhin bei der Aufnahme von Gerbstoffen durch Kollagen oder Gelatine.

An übersichtlichen Stoffen wurden die Aufnahmeverhältnisse von Gerbsäuren durch C. Felzmann studiert. Kondensationsprodukte von zwei Molen einer aromatischen Sulfosäure und einem Mol Formaldehyd, vereinfacht als Gerbsulfosäure bezeichnet, werden von der Hautsubstanz unter Salzbildung aufgenommen, was daraus hervorgeht, daß die mit einfachen Mineralsäuren gefundenen Äquivalenzwerte des Kollagens hier ebenfalls auftreten. Im Gegensatz zu den einfachen Säuren lassen sich jedoch die Gerbsulfosäuren nur in geringen Bruchteilen, bis zu 15% der aufgenommenen Menge, auswaschen, und wenn man die ausgewaschene Hautsubstanz erneut mit Lösungen der Gerbsulfosäuren behandelt, werden wieder 85 bis 90% irreversibel gebunden, so daß schließlich bei mehrfacher Behandlung alle basischen Gruppen der Haut irreversibel mit diesen Sulfosäuren abgesättigt erscheinen. Daß auch Farbsäuren irreversibel aufgenommen werden, bedarf keines zahlenmäßigen Beleges; werden doch die sauren Wollfarbstoffe und die chemisch ähnlich gebauten substantiven Farbstoffe außer auf ihren Farbcharakter besonders auf Wasch- und Reibechtheit hin ausgewählt, in welchen Eigenschaften die irreversible Bindung an die Faser zum Ausdruck kommt.

Diese Erscheinung ist aus dem besonderen chemischen Charakter der Anionen dieser Sulfosäuren zu verstehen. Immer handelt es sich bei ihnen um phenolische oder allgemeine aromatische Verbindungen, die mindestens zwei Benzolkerne in einer irgendwie gearteten Verknüpfung besitzen. Derartige kondensierte Phenole, z. B. Dioxydiphenylmethan, werden auch ohne Sulfosäuregruppe von Eiweißkörpern gebunden, und zwar durch diese völlig unauswaschbarer Weise (siehe S. 579). Auf seiten des Proteins werden für diese Bindung, wie sich leicht an Säureaufnahmeversuchen zeigen läßt, nicht die Carboxyl- oder Aminogruppen in Anspruch genommen, sondern andere Gruppen, in erster Linie die Peptidgruppen, daneben wohl auch die Phenolreste des Phenylalanins und des Tyrosins, ferner die lipophilen Seitenketten. Um zum Ausdruck zu bringen, daß die Bindung dieser Körper durch Eiweiß nicht salzartig erfolgt, kann zweckmäßig von „substantiver Bindung" gesprochen werden. Damit wird auch die Analogie der ebenfalls nebenvalentigen Bindung substantiver Farbstoffe durch Baumwolle hervorgehoben.

Man hat infolgedessen die Aufnahme dieser aromatischen Farb- bzw. Gerb-sulfogruppen durch Eiweißkörper primär als Salzbildung zwischen den polaren Gruppen des Proteins einerseits und dem Wasserstoffion und Anion der Säure andererseits aufzufassen, wobei das Säureanion noch zusätzlich durch andere Proteingruppen festgehalten wird. Die Menge, mit der die Gerbsulfosäuren von dem Eiweiß aufgenommen werden, wird aber durch die Säurebindungs-kapazität des Eiweißkörpers nach oben begrenzt, so daß der elektrovalente Bin-dungsmechanismus als dominierend anzusehen ist (A. Küntzel und M. Schwank). Bei der Aufnahme bestimmter einbasischer Farbsäuren durch Seide fanden K. H. Meyer und H. Fikentscher allerdings eine beträchtliche Überschreitung der ma-ximalen Säureaufnahme. Das ist als Hinweis dafür anzusehen, daß die Beziehungen zwischen Säuren und Proteinen alle Übergänge von vorwiegend elektrovalenter Wechselwirkung (Mineralsäuren) über das Zusammenwirken von Elektrovalenz und Nebenvalenzkräften (Gerbsulfosäuren, Farbsäuren) bis zu rein nebenvalentiger Wechselwirkung (pflanzliche Gerbsäuren, unsulfonierte synthetische Gerbstoffe) in sich einschließen. Wie weit diese beiden Bindungsprinzipien nebeneinander bestehen, kann man experimentell vielfach nicht klar abgrenzen.

Die gleiche Zurückhaltung hat man sich aufzuerlegen, wenn man das an Säureresten geschilderte Zusammenwirken verschiedener Bindungsprinzipien auf die Bindung ähnlich gebauter Basenreste zu übertragen versucht. Rein formal läßt sich bei basischen Farbstoffen ebenfalls eine elektrovalente Bindung von einer substantiven, durch Nebenvalenzen bedingte Bindung aufzeigen. Da jedoch die basischen Farbstoffe hinsichtlich ihrer Basenstärke nicht mit den starken Farbsulfosäuren verglichen werden können — die Farbbasen sind chemisch mittelstarke bis schwache Carbonium- oder Ammoniumbasen — so steht der substantive Bindungsmechanismus ungleich stärker im Vordergrund als bei den sauren Farbstoffen. In der Praxis der Woll- und Seidenfärbung mit basischen Farbstoffen wird in schwach saurer Lösung gearbeitet, wobei eine Mitwirkung von Elektrovalenzen an der Farbstoffaufnahme kaum in Frage kommt; die Bindung ist daher hauptsächlich eine substantive. Auf einen weiteren, nur bei einatomigen Kationen auftretenden Fall einer zusätzlichen Bindung an Proteine gehen wir anläßlich der Behandlung der Neutralsalzwirkung ein (siehe S. 565). Eine eingehende Diskussion der substantiven Bindung durch die Peptidgruppe und der Beziehungen dieser Reaktion zu den Erscheinungen der Hydrotropie und des Gerbeffekts findet man auf S. 574 ff.

c) Störung der Gleichgewichtseinstellung zwischen Proteinen und Säuren (bzw. Basen) durch die zusätzliche Bindung der Gegenionen.

Vergleicht man die aromatischen Sulfosäuren mit einfachen Mineralsäuren hinsichtlich der Umsetzungsgeschwindigkeit mit Eiweiß, so ergibt sich aus zahlreichen Beobachtungen über die Schnelligkeit des Aufziehens saurer Farbstoffe auf Wolle, daß die Kinetik der Bildung eines Proteinfarbstoffsalzes gegenüber der Bildung von Proteinchlorid oder Proteinsulfat erheblich vermindert ist. Das steht mit der Tatsache der festeren Bindung der Farbstoffe nicht im Widerspruch, wie es zunächst den Anschein hat, sondern erklärt sich aus dem Gelcharakter des in Frage stehenden strukturierten Proteins, für welches nur diese Beobachtung zutrifft. Bei der Färbung der Wolle mit einem sauren Farbstoff findet man folgenden zeitlichen Ablauf (Abb. 267). Zunächst wird von der Wollfaser die dem Farbbad zugesetzte einfache Säure (Mineralsäure oder Ameisensäure) aufgenom-men, weil, deren Anionen kleiner sind als die Farbstoffionen und auch beim Diffusionsvorgang nicht durch den zusätzlichen Bindungsmechanismus des Proteins gehemmt werden. Allmählich und begünstigt durch Temperaturerhöhung findet ein Ionenaustausch statt, indem die Farbstoffanionen die primär gebundenen Säureanionen aus ihren Haftstellen am Proteinmolekül verdrängen. Die Gleichgewichtseinstellung erfordert eine sehr lange Zeitspanne, deren Aus-

maß außer durch die chemische Beschaffenheit des Farbstoffions (Affinität zur COO^--Gruppe, zusätzliche Proteinaffinität, Molekülgröße) auch durch die Eigenschaften der Proteinstruktur (bei Wolle z. B. Dicke, Quellungsgrad, Schwefelgehalt usw.) beeinflußt wird. Unter den technischen Verhältnissen kommt es niemals zu einer Absättigung mit dem Anion von Farb- und Gerbsulfosäuren in den entsprechenden Bädern, schon allein deswegen nicht, weil

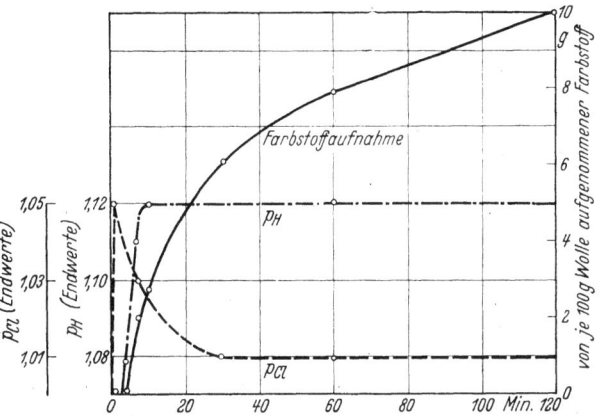

Abb. 267. Aufnahme von sauren Farbstoffen durch Wolle in Abhängigkeit von der Einwirkungszeit (nach E. Elöd und A. Köhnlein, entnommen E. Valkó, S. 437).

eine Absättigung mit Wasserstoffionen aus Rücksicht auf die Säureempfindlichkeit der Proteine vermieden wird. Soweit Wasserstoffionen aufgenommen werden, brauchen die mitaufgenommenen Anionen nicht ausschließlich die gewünschten, langsam und behindert diffundierenden Sulfosäurereste zu sein. Hiermit hängt es zusammen, daß bei Gleichgewichtsmessungen von Farbstoff-

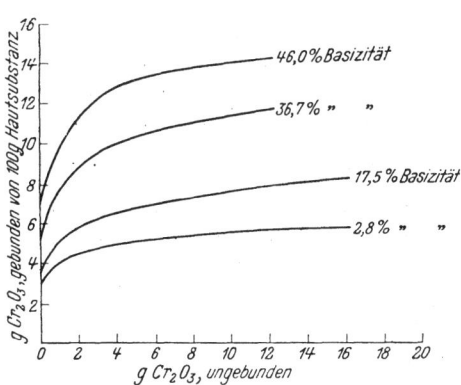

Abb. 268. Aufnahme von Chrom durch Hautsubstanz aus Chromsulfatlösungen verschiedener Basizität (nach Messungen von G. D. McLaughlin, D. H. Cameron und R. S. Adams).

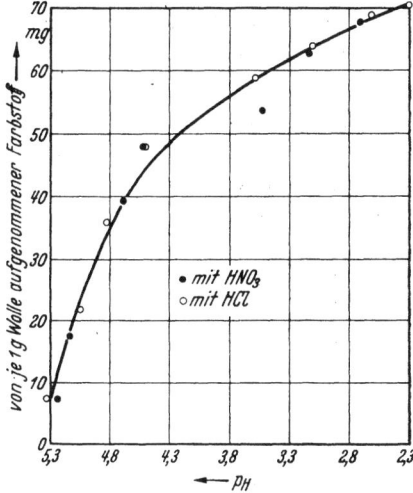

Abb. 269. Aufnahme von sauren Farbstoffen durch Wolle, abhängig vom p_H-Wert (nach T. R. Briggs und A. W. Bull, entnommen E. Valkó, S. 429).

und Gerbstofflösungen mit strukturierten Proteinen das bei einfachen Säuren gültige Massenwirkungsgesetz nicht anwendbar zu sein scheint, sofern man hierbei die Beziehung des Proteins zum Säureanion (z. B. die kolorimetrisch verfolgte Verarmung von Farbflotten oder die Gewichtszunahme von Kollagen nach Behandlung mit Gerbsäuren) zum Gegenstand der Messung macht.

d) Deutung einer unvollständigen Gleichgewichtseinstellung als Adsorption.

Man erhält für die Beziehungen zwischen der aufgenommenen Stoffmenge und der Konzentration der Gleichgewichtslösung in Fällen von gestörter Gleichgewichtseinstellung eine parabolische Kurve, die in der Literatur außerordentlich häufig beschrieben ist und die allgemein als Adsorptions-isotherme bezeichnet wird. Dieser Kurventyp ist äußerst charakteristisch für unvollkommene Gleichgewichtseinstellungen bei gelartigen Strukturen mit gelösten Stoffen (Abb. 268), tritt aber auch auf, wenn der Grad der Umsetzung in Abhängigkeit von der Einwirkungsdauer (Abb. 267), vom p_H-Wert (Abb. 269), von der freien Oberfläche eines strukturierten Eiweißkörpers usw. zur kurven-mäßigen Darstellung gelangt. Auch die Säurequellung der Gelatine in Abhängigkeit der Säurekonzentration läßt sich durch eine Adsorptionskurve darstellen [Wo. Ostwald und R. Köhler (2); A. Kuhn]. Dieser Kurvenverlauf ist qualitativ gewöhnlich leicht zu verstehen: der Anfangsteil verläuft mehr oder weniger geradlinig, weil das Gel dem aufzunehmenden Stoff zunächst so viel unbesetzte Gruppen an seiner Oberfläche anbietet, daß die Umsetzung proportional der Lösungskonzentration zu erfolgen scheint (Henrysches Verteilungsgesetz). Sind die leicht erreichbaren Stellen des Gels besetzt, so klingt die Aufnahme zunehmend ab, da die weitere Absättigung eine ständig sich steigernde Diffusionsleistung seitens des gelösten Stoffes durch die bereits besetzte Oberflächenzone des Gels zur Voraussetzung hat. Schließlich wird die weitere Umsetzung so stark verlangsamt, daß ein Stillstand eingetreten zu sein scheint und die Kurve ein konstantes Maximum erreicht..

Aus dem Bedürfnis heraus, auch derartigen empirisch gefundenen und gewöhnlich durch das Zusammenwirken von mehreren Teilvorgängen bedingten Abhängigkeiten eine mathematische Formulierung zu geben, hat man sich vielfach der bekannten Exponentialfunktion

$$\frac{x}{m} = K\,c^n$$

bedient, in der x die von der Adsorbensmenge m gebundene Stoffmenge ist, deren Gleichgewichtskonzentration in der Lösung durch c ausgedrückt wird. K und n sind Konstante, wobei $n < 1$ ist. Durch geeignete Wahl dieser Konstanten ist die Exponentialfunktion den empirisch gefundenen Adsorptionskurven — zum mindesten innerhalb bestimmter Konzentrationsbereiche — weitgehend anpaßbar.

Die empirisch gefundene Adsorptionskurve kann aber auch durch eine andere Funktion wiedergegeben werden, die von J. Langmuir (1) für die Anreicherung von Gasen in monomolekularer Schicht an einer Metalloberfläche abgeleitet wurde:

$$\frac{x}{m} = \frac{b}{1 + \dfrac{K}{c}}.$$

Die Bedeutung der Symbole mit Ausnahme von b und k, welche Konstante sind, ist die gleiche wie bei der Exponentialfunktion. W. Pauli und E. Valkó (1) konnten zeigen, daß die Langmuirsche Adsorptionsisotherme mit dem Massenwirkungsgesetz identisch ist, wenn man es für Oberflächenreaktionen an heterogenen Systemen ableitet. Natürlich ist es nicht erlaubt, diese Beziehung für ein durch unvollständige Diffusion gestörtes Bindungsgleichgewicht zwischen Proteinen und Elektrolyten anzuwenden. Wendet man sie aber auf ein im echten Gleichgewicht befindliches System an, was grundsätzlich möglich ist, so ist mit der Auswertung der beiden Langmuirschen Konstanten weniger gewonnen als mit der Berechnung der Dissoziationskonstanten nach dem Massenwirkungsgesetz.

Die Anwendbarkeit der Langmuirschen Adsorptionsgleichung auf ein Eiweiß-
system darf insbesondere nicht dahin führen, die Eiweißreaktionen als Ober-
flächen- oder Grenzflächenreaktionen in dem Sinne mißzuverstehen, als ob die
kolloiden Teilchen von Eiweißlösungen heterogen reagierten. Die Proteine, und
zwar sowohl die löslichen wie die unlöslichen, reagieren prinzipiell wie homogen
gelöste Körper, was bei den unlöslichen, „permutoid" durchreagierenden Proteinen
durch Quellung grundsätzlich ermöglicht, wenn auch häufig durch Diffusionsstö-
rungen der geschilderten Art beeinträchtigt, wird. Die Behandlung der Elektrochemie der Proteine und anderer lyophiler Kolloide mit Überlegungen,
welche an kapillarelektrischen Erscheinungen angestellt wurden (H. R. Kruyt
und H. G. Bungenberg de Jong), ist zweifellos leicht im Sinne von heterogenen Grenzflächenreak-
tionen mißzuverstehen und
auch so verstanden worden.

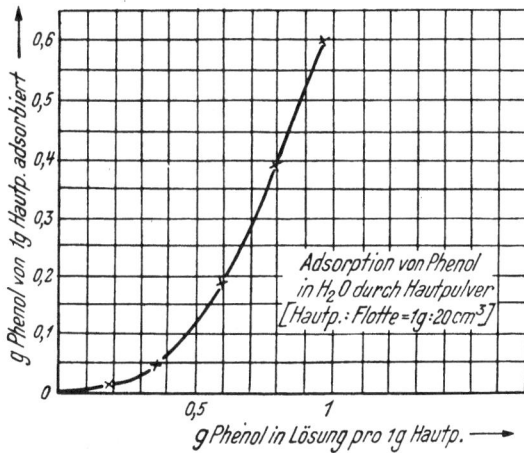

Abb. 270. Aufnahme von Phenol durch Hautsubstanz
(nach A. Küntzel und M. Schwank).

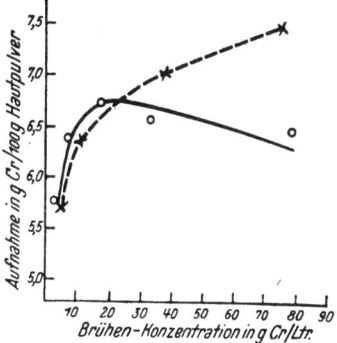

Abb. 271. Anomale Adsorption von basischen Chromsalzen durch Kollagen (nach
A. Küntzel, R. Kinzer und E. Stiasny).

- - - - neutralsalzfreie Chromsalzlösung,
———— Chromsalzlösung, 0,5 Mol Na$_2$SO$_4$
pro 1 Mol Cr enthaltend.

Vor nicht allzu langer Zeit wurde das Auftreten einer Adsorptionskurve und die Gültigkeit der
Exponentialbeziehung zwischen aufgenommener
und in Lösung verbleibender Menge eines Stoffes als Beweis dafür angesehen, daß
diese Stoffe von dem aufnehmenden Gel nicht chemisch, sondern „physikalisch",
z. B. durch Oberflächenkräfte, gehalten werden. Es wurde so der Ausdruck
Adsorption in einen Gegensatz zu chemischer Bindung gebracht. Der gleiche
Gegensatz hat auch längere Zeit zwischen physikalischen und chemischen Gerbtheorien bestanden. Obwohl das Wort Adsorption für die Verarmung einer
Lösung an Farbstoffen, Gerbstoffen, Seifen, Farben u. dgl. durch hereingebrachtes
Eiweiß (Hautsubstanz, Wolle, Seide) sehr praktisch ist, weil es zunächst nichts
anderes beinhaltet als eben diese Konzentrationsverringerung der Lösung und
die entsprechende Anreicherung der anfänglich gelösten Stoffe am Adsorbens,
so geht man ihm besser aus dem Wege, um nicht dahin mißverstanden zu werden,
daß die bindenden Kräfte bei einer derartigen Adsorption außerhalb des Bereiches
der Chemie lägen. Wir ersetzen daher das Wort Adsorption durch den ebenfalls
neutralen Ausdruck Bindung oder Aufnahme, durch den nur der Tatbestand
einer Bindung, nichts dagegen über die Art der Bindungskräfte oder über die
Stöchiometrie der Wechselwirkung ausgesagt wird.

Wie wenig der empirisch gefundene Verlauf einer Verteilungskurve etwas über
die Kräfte aussagt, die bei der Bindung in Funktion treten, erkennt man, wenn

man sich mit den nicht seltenen Abweichungen von der landläufigen Adsorptionsisotherme beschäftigt.

Untersucht man z. B. die Aufnahme von Phenol durch Kollagen aus wässeriger Lösung, so erhält man eine Aufnahmekurve, die zur Abszissenachse konvex verläuft, während die gewöhnliche Adsorptionsisotherme konkav zur Achse ist (A. Küntzel und M. Schwank; Abb. 270). Dieser konvexen Kurve wird eine Exponentialfunktion gerecht, bei welcher der Exponent > 1 ist. Eine naheliegende Erklärung für eine derartige Anomalie ist folgende: es bilden sich in der wässerigen Lösung Aggregate des zu adsorbierenden Stoffes, die stärker gebunden werden als die monomere Form. Für den Fall der Bildung eines dimeren Aggregats, das von dem Adsorbens entsprechend seiner Konzentration aufgenommen wird, während die monomere Form ungebunden bleibt, würde der Exponent den Wert 2 annehmen.

Eine andere anomale Adsorptionskurve tritt bei der Aufnahme von Chrom aus basischen, neutralsalzhaltigen Chrombrühen durch Hautpulver auf. Mit wachsender Chromkonzentration wird ein Maximum erreicht (Abb. 271), bei weiterer Konzentrationssteigerung sinkt jedoch die Chromaufnahme erheblich ab. Es ist interessant zu sehen, wie viele komplizierte Theorien zur Deutung dieses Adsorptionsverlaufes vorgebracht wurden, bis sich herausstellte, daß die Verringerung der Chromaufnahme auf einer Entquellung der Hautsubstanz, verursacht durch eine mit der Chromkonzentration gleichfalls zunehmende Säure- und Neutralsalzkonzentration, beruht (A. Küntzel, R. Kinzer und E. Stiasny).

6. Proteine und Neutralsalze.

Bei der vielfach erörterten und schwer einer einheitlichen Theorie unterzuordnenden Neutralsalzwirkung muß man unterscheiden, ob das neutrale Salz mit einem durch Säure oder Alkali einsinnig aufgeladenen Protein zusammengebracht wird oder ob es sich um Reaktionen mit zwitterionischem Eiweiß handelt.

a) Neutralsalze und einsinnig geladene Proteine.

Die Wirksamkeit der Neutralsalze gegenüber kationischem oder anionischem Eiweiß wurde schon angedeutet; sie erhöhen die Konzentration der wirksamen Gegenionen des Proteinsalzes und bewirken dadurch eine Ionisationszurückdrängung unter mehr oder weniger weitgehender Entladung des Proteins. Hierbei sind, wie ebenfalls schon erwähnt, die spezifischen Eigenschaften der durch das Neutralsalz in die Eiweißsalzlösung hineingebrachten Gegenionen zu beachten. Ist das Gegenion, welches dem Neutralsalz angehört, ein anderes als das des Eiweißsalzes, so findet ein Ionenaustausch statt. So wird z. B. aus Natriumproteinat durch Zugabe eines Kalksalzes Calciumproteinat; oder aus Gelatinechlorhydrat wird durch Zugabe von Natriumsulfat Gelatinesulfat. In beiden Fällen wird die Ladung des ursprünglichen Proteinsalzes vermindert, und zwar weniger wegen der Konzentrationserhöhung der Gegenionen als deswegen, weil die mit dem Neutralsalz eingebrachten Gegenionen zu der Ladungsgruppe des Proteins eine wesentlich höhere Affinität besitzen als die Gegenionen, welche dem Eiweißsalz ursprünglich zukamen.

Läßt man umgekehrt auf Calciumproteinat ein Natriumsalz einwirken und auf ein Proteinsulfat ein neutrales Chlorid, so erhöht sich trotz der Erhöhung der Gegenionenkonzentration die Ladung, da die mit den Neutralsalzen in die Lösung gebrachten Gegenionen nach Austausch mit den ursprünglich vorhandenen Gegenionen des Eiweißsalzes eine größere Aktivität als Gegenionen des Proteins besitzen.

Die Wirkung der Neutralsalze auf einsinnig geladenes Protein läßt sich also zwanglos der bekannten Schulz-Hardyschen Wertigkeitsregel über die Ausflockung von Kolloidelektrolyten durch Neutralsalze unterordnen. In dieser Regel wird zum Ausdruck gebracht, daß immer nur die dem Kolloidelektrolyten entgegengesetzt geladenen Ionen des Neutralsalzes wirksam werden und daß die Wirksamkeit um so größer ist, je höher die Wertigkeit des entladenden Ions ist.

b) Neutralsalze und Aminosäuren.

Weniger einfach ist es, in der Neutralsalzwirkung auf Proteine im isoelektrischen bzw. neutralen Bereich ein einheitliches Prinzip zu erkennen. Die hierbei sich darbietende Unübersichtlichkeit der Effekte hängt damit zusammen, daß gleichzeitig die Anionen und die Kationen in ihrem Wirkungseinfluß betrachtet werden müssen und daß nicht nur für die Anionen eine elektrovalente und eine nebenvalentige Beziehung zu den Proteinen möglich ist, sondern daß ähnliches auch für die Kationen gilt. Die Anionen- und Kationenwirkung sind nun außerdem noch insofern voneinander abhängig, als etwa eine Anionenwirkung dadurch modifiziert wird, daß das mit ihm vergesellschaftete Kation die Löslichkeit des Anions, ferner den Grad des hydrolytischen Zerfalls des Neutralsalzes und damit den p_H-Wert der Lösung mitbedingt. So kann z. B. in einem Sulfat nicht schlechthin von ·einer Wirkung des Sulfations gesprochen werden, ohne gleichzeitig zu überprüfen, wie das ihm zugeordnete Kation beschaffen ist.· Während die Alkalisulfate und das Ammoniumsulfat für eine Neutralsalzwirkung auf Proteine genügend löslich sind, wird die Löslichkeit nach Ersetzen der einwertigen Kationen durch die zweiwertigen der Erdalkalireihe so weitgehend vermindert, daß von einer Neutralsalzwirkung auf Proteine überhaupt nicht mehr die Rede sein kann. Gehen wir zu den 3- und 4wertigen Kationen über, so treten die besonders komplizierten Überlagerungen durch hydrolytische p_H-Verschiebung, durch Bildung basischer Salze, durch Aggregation der letzteren zu mehratomigen „polybasischen" Kationen usw. auf. Aluminiumsulfat zerfällt in wässeriger Lösung in basisches Aluminiumsulfat und freie Schwefelsäure; letztere ladet das Protein positiv auf, so daß wir den schon besprochenen Fall einer Neutralsalzwirkung auf einsinnig geladenes Protein vor uns haben, der aber durch eine zusätzliche, bisher noch nicht erwähnte Nebenvalenzbindung des Kations überlagert wird.

Diese wenigen Hinweise können bereits eine ungefähre Vorstellung von der Mannigfaltigkeit und Unübersichtlichkeit der Erscheinungen vermitteln, denen man bei der Neutralsalzwirkung auf isoelektrische Proteine begegnet. Wollte man sie aus den Beobachtungen an Proteinen allein analysieren, so würde man wohl noch nicht zu klaren, auf konstitutionschemischen Grundlagen aufbauenden Vorstellungen gekommen sein. Durch Einbeziehung der Aminosäuren in den Untersuchungsbereich ist jedoch die grundlegende Frage beantwortet worden, wie man sich die Wechselwirkung zwischen den polaren Gruppen der Proteine und Neutralsalzen zu denken hat. Wir beginnen daher mit der Besprechung der Beziehungen zwischen Neutralsalzen und Aminosäuren, Arbeiten, die hauptsächlich P. Pfeiffer zu verdanken sind.

Das wichtigste Ergebnis der Modellversuche an Aminosäuren ist in der Auffindung definierter Molekülverbindungen zwischen Aminosäuren und Neutralsalzen zu erblicken, die in größerer Zahl kristallisiert isoliert wurden (P. Pfeiffer und J. v. Modelsky; P. Pfeiffer und Fr. Wittka). Bemerkenswert ist ihre Stabilität in Wasser, denn sie können aus Wasser umkristallisiert werden. Es kann sich bei ihnen also nicht um einfache Doppelsalze handeln. P. Pfeiffer und Mitarbeiter nehmen vielmehr an, daß diese Verbindungen — wenigstens in wässeriger Lösung —

Amphisalze darstellen, indem sich die saure und die basische Gruppe der zwitterionischen Aminosäure mit dem jeweils entgegengesetzt geladenen Ion des Salzes absättigt.

$$^-OOC \cdot R \cdot NH_3^+ + Me^+X^- \rightarrow MeOOC \cdot R \cdot NH_3X.$$

Die aufgefundenen kristallisierten Salztypen umfassen jedoch nicht nur Aminosäuren und Neutralsalze im Mol- bzw. Äquivalentverhältnis 1 : 1, sondern auch solche, die mehr Aminosäuren pro Kationenäquivalent enthalten.

Die von P. Pfeiffer isolierten Additionsverbindungen gehören den folgenden neun Typen an (A bedeutet Aminosäure):

Me^IX, 1 A	Me^IX, 2 A	Me^IX, 3 A	Me^IX, 4 A
$Me^{II}X_2$, 1 A	$Me^{II}X_2$, 2 A	$Me^{II}X_2$, 3 A	$Me^{II}X_2$, 4 A
		$Me^{III}X_3$, 3 A	

Bei der Formulierung der rechts des Trennungsstriches angeführten Molekülverbindungen, die von P. Pfeiffer und J. v. Modelski als anomal bezeichnet werden, muß man zu Hilfshypothesen greifen, z. B. derart, daß statt eines Moleküls Aminosäure ein Doppelmolekül oder ein höheres Polymerisat in das Neutralsalzmolekül „eingelagert" wird, oder daß ein Amphisalz mit einem oder mehreren freien Aminosäuremolekülen erneut Molekülverbindungen bildet. Im Zusammenhang mit den Problemen der Neutralsalzwirkung auf die Eiweißkörper bereitet aber die Existenz der anomalen Aminosäure-Neutralsalz-Verbindungen deswegen keine besondere Schwierigkeit, weil es zwischen Aminosäuren und Säuren ebenfalls Additionsverbindungen mit einem Überschuß an Aminosäuremolekülen gibt, z. B.

$$2 NH_2 \cdot CH_2 \cdot COOH, HCl \text{ oder } 2 NH_2 \cdot \underset{|}{CH} \cdot COOH, HCl.$$
$$CH_3$$

Da nun die Reaktionsweise zwischen Säuren und Aminosäuren zweifellos auf einer elektrovalenten Wechselwirkung zwischen den Ionen der Säure und der zwitterionischen Aminosäure beruht, so ist — zum mindesten in wässeriger Lösung — die gleiche Reaktionsweise auch zwischen Aminosäuren und Neutralsalzen anzunehmen.

Im Hinblick auf die Kationenspezifität der Neutralsalzwirkung auf Proteine ist es von Wichtigkeit, die zahlreichen Beispiele der von P. Pfeiffer durchforschten Anlagerungsverbindungen darauf zu prüfen, welche Kationen in ihnen auftreten. In der Reihe der Alkalimetalle sind es nur die Li- und Na-Ionen, also die mit dem kleinsten Atomgewicht. Additionsverbindungen mit Kaliumsalzen und Glykokoll sind zwar auch in der Literatur genannt, konnten aber von P. Pfeiffer und J. v. Modelski nicht wieder erhalten werden. Leichter herzustellen als die Alkalimolekülverbindungen sind die mit Erdalkalisalzen; hier ist die Neigung zur Bildung der Anlagerungsverbindung auch auf die Ionen höheren Molekulargewichts ausgedehnt. Verbindungen wurden erhalten mit den Halogeniden des Mg, Ca, Sr, Ba und Zn (Be wurde nicht untersucht). Die Reihenfolge der Kationen, in welcher diese Neutralsalze Additionsverbindungen bilden, ist die gleiche, die man hinsichtlich der Löslichkeitserhöhung der Aminosäuren erhält; am wirksamsten sind diejenigen Kationen, die die höchste Ladungsdichte (größte Ladung bei gleichem Atomgewicht oder bei gleicher Ladung das kleinste Atomgewicht) besitzen. Diese Gesetzmäßigkeit tritt auch bei der hydrotropen Wirkung der Neutralsalze auf Proteine in Erscheinung.

Außer der Anlagerungsverbindung der Zinkhalogenide an Aminosäuren gibt es auch innere Komplexsalze des Zinks mit Aminosäuren, die in Analogie zu dem bekannten Glykokollkupfersalz wie folgt zu formulieren sind:

$$Zn\left(\begin{array}{c} O{-}CO \\ | \\ N{-}CH_2 \\ H_2 \end{array}\right)_2$$

Die Existenz dieses, durch gute Kristallisierbarkeit und geringe Leitfähigkeit der wässerigen Lösung ausgezeichneten Verbindungstypus, dem weiterhin auch die innerkomplexen Aminosäuresalze des Chroms, Kobalts, Platins, Nickels und Kupfers angehören, führt nun zu der Frage, ob nicht auch die bisher genannten Anlagerungsverbindungen so zu formulieren sind, daß das Metallatom dem Stickstoffatom der Aminosäure koordiniert ist:

$$\begin{array}{c} H \\ | \\ Me\cdot N\cdot CH_2\cdot COOH. \\ | \\ H \end{array}$$

Diese Formulierung ist nicht als Amphisalz, sondern als Molekülverbindung vom Typus der Metallammoniaksalze zu bezeichnen. P. Pfeiffer glaubt diese Möglichkeit für diejenigen Aminosäure-Neutralsalz-Verbindungen, welche noch das Neutralsalzanion enthalten, ausschließen zu müssen, weil die Betaine, deren Stickstoffatom koordinativ mit Methylgruppen abgesättigt ist und kein gegen Metallatom austauschbares Wasserstoffatom mehr besitzt, ebenfalls die Amphisalze mit Säuren und Neutralsalzen bilden:

$$^-OOC\cdot CH_2\cdot N(CH_3)_3{}^+ + MeX \rightarrow MeOOC\cdot CH_2\cdot \overset{..}{N}(CH_3)X,$$
$$^-OOC\cdot CH_2\cdot N(CH_3)_3{}^+ + HX \rightarrow HOOC\cdot CH_2\cdot \overset{..}{N}(CH_2)X.$$

Da Zn sowohl Amphisalze als auch innere Komplexsalze mit Aminosäuren zu bilden imstande ist, so besteht auch bei anderen Kationen die Möglichkeit, daß sie — abhängig von den übrigen Bedingungen, wie Anionbeschaffenheit, p_H-Wert der Lösung usw., — in der wässerigen Lösung mit Aminosäuren und Eiweißkörpern teils mehr nach dem Schema der Amphisalzbildung, teils mehr nach dem Prinzip der inneren Salze, also unter Nebenvalenzbetätigung gegenüber dem Stickstoffatom, reagieren.

Durch diese Verschiedenartigkeit der Reaktionsmöglichkeiten wird bereits der Überblick über die Neutralsalzverbindungen mit Aminosäuren erschwert. Bei den Proteinen kommt dann noch die weitere Komplikation hinzu, daß auch die Peptidgruppen mit den Neutralsalzen in Beziehung treten.

Von besonderer Wichtigkeit sind die inneren Komplexsalze der Aminosäuren mit Chrom geworden, und zwar im Hinblick auf die Theorie der Chromgerbung (vgl. hierzu auch K. H. Gustavson, S. 27, sowie D. Balányi, S. 70). Man kennt zwei Typen von Chrom-Glykokoll-Verbindungen, ein rotes Salz, das 3 Glykokollreste auf ein Chromatom enthält und analog dem Kupferglykokollsalz gebaut ist, und ein violettes Chromsalz, das 2 Chromatome im Molekül und je 2 Glykokollreste pro Chromatom enthält. Es leitet sich von den 1/3 basischen Chromsalzen ab.

$$\left[Cr\left(\begin{array}{c} O \\ \diagup \diagdown \\ O{-}C \\ \vdots \\ NH_2{-}CH_2 \end{array}\right)_3\right] \qquad \left[\left(\begin{array}{c} O \\ \diagdown \\ C{-}O \\ | \\ H_2C{-}H_2N \end{array}\right)_2 Cr\overset{H}{\underset{H}{\overset{O}{\underset{O}{\diagup\diagdown}}}}Cr\left(\begin{array}{c} H_2N{-}CH_2 \\ | \\ O{-}C \\ \diagup\diagdown \\ O \end{array}\right)_2\right]$$

Rot.   Violett.

Der Typus des mehrkernigen inneren Salzes wurde nur bei Chrom gefunden. Dieses violette Chromglykokollsalz ist als Modellkörper für die Chrom-Haut-substanzverbindung von großer Bedeutung. Es läßt verstehen, daß die Chrom-salze deswegen eine Sonderstellung gegenüber anderen komplexbildenden Metall-salzen einnehmen, weil sie auch als basische Salze Komplexe mit den polaren Gruppen von Aminosäuren und Proteinen bilden können; als basische Salze bilden diese Chromkomplexe andererseits mehrkernige Aggregate. Hieraus er-klärt sich die vernetzende Wirkung der basischen Chromsalze auf das System parallel orientierter Fadenmoleküle in der Hautfaser und damit die besonders gerberische Wirkung des Chroms [A. Küntzel (7)].

c) Neutralsalze und zwitterionisch geladene Proteine.

Wenn von einer Neutralsalzwirkung auf Proteine die Rede ist, dann denkt man zunächst an den Einfluß, den Neutralsalze auf die Löslichkeit, die Viskosität und die Quellung von Eiweißkörpern haben. Das sind jedoch sekundäre Effekte, die teils auf die Ladungsbeeinflussung der Proteine durch Neutralsalze, teils auf die Verringerung der Kohäsion von gittermäßig geordneten oder locker aggregierten Proteinmolekülen zurückzuführen sind. Für die Theorie der Neutral-salzwirkung ist es erforderlich, diese beiden Teilursachen der Löslichkeitsänderung für sich allein zu studieren. An dieser Stelle handelt es sich darum, ob und wie-weit eine Wechselwirkung der Neutralsalze mit den polaren Gruppen der Proteine erfolgte. Auf die lösende Wirkung, soweit sie sich auf die Verringerung der Mol-kohäsion bezieht, wird auf S. 581 ff. eingegangen.

Eine direkte Adsorptionsmessung, etwa in der Weise, daß man unlösliche Proteine mit Neutralsalzlösungen behandelt und die Restflotte auf eine Ver-armung an Neutralsalz untersucht, erlaubt keine Aussagen, ob eine Neutralsalz-bindung stattgefunden hat. Wenn das der Fall ist, dann sicherlich nur bei ziemlich hohen Neutralsalzkonzentrationen und in so geringen Mengen, daß eine Konzen-trationsdifferenz der Restflotte gegenüber der Ausgangslösung in den Versuchs-fehlerbereich fällt.

Ein eindeutiger Nachweis einer Neutralsalzbindung durch Proteine ist jedoch in der Erhöhung der Löslichkeit schwerlöslicher Salze durch Eiweißlösungen zu erblicken. Die Löslichkeit von $CaSO_4$ nimmt durch $1/2\%$ Eiweiß (Serum-albumin, Globulin) um etwa 5% zu, und zwar für beide Ionen in gleichem Aus-maß (W. Pauli und R. Stenzinger).

Auch die Erniedrigung der Leitfähigkeit einer Neutralsalzlösung durch Zu-fügen von Eiweiß kann als Bindung des Neutralsalzes angesprochen werden, obwohl hierbei zunächst offen bleibt, wie weit die einzelnen Ionen aus der Lösung verschwinden. E. Goigner und W. Pauli untersuchten die Leitfähigkeitsänderung von Silbernitratlösungen durch verschiedene lösliche Proteine und werteten die Ergebnisse dahingehend aus, daß das Ag-Ion durch Proteine in beträchtlichem Ausmaß inaktiviert wird. In einer 4%igen Eialbumin- und 0,01 molaren Silber-nitratlösung wurden 96% der ursprünglich vorhandenen Silberionen inaktiviert gefunden. Zu übereinstimmenden Ergebnissen führten elektrometrische Mes-sungen, bei denen die durch Eiweiß herbeigeführte Potentialänderung einer Silbernitratlösung gegenüber einer Silberelektrode gemessen wurde (E. Goigner und W. Pauli; H. R. Kruyt und A. B. Boelman). Eine Kombination derartiger Versuche mit kataphoretischen Ladungsmessungen hat gezeigt, daß das isoelek-trische Protein durch Aufnahme des Silberions eine positive Überschußladung erhält, bzw. daß ein bereits positiv geladenes Protein durch Bindung von Silberionen eine Erhöhung seiner positiven Ladung erfährt (H. R. Kruyt und A. B. Boelman).

Eine besonders elegante Methode zur Bestimmung des Protein-Neutralsalz-Gleichgewichts wurde von H. J. Northrop und M. Kunitz (1) angewandt; sie hat überdies den Vorteil, daß bei ihr auch die Bindungen von solchen Ionen gemessen werden können, welche einer direkten elektrometrischen Bestimmung infolge Fehlens geeigneter Elektrodensysteme nicht zugänglich sind. H. J. Northrop und M. Kunitz kombinierten eine eiweißhaltige Neutralsalzlösung mit einer eiweißfreien von im übrigen gleicher Beschaffenheit zu einer Konzentrationskette, wobei beide Flüssigkeiten durch eine halbdurchlässige Membran getrennt wurden, und maßen das sich nunmehr einstellende „Membranpotential π", dessen Zahlenwert unter Benutzung der Theorie des Donnanschen Membrangleichgewichts der diffusiblen Ionen eine Aussage über das Konzentrationsverhältnis der freien Ionen beiderseits der Membran zuläßt.

$$\pi = \frac{RT}{nF} \cdot \ln \frac{A_a}{A_i} = \frac{RT}{nF} \cdot \ln Z.$$

A_i und A_a sind die Aktivitäten einer Ionenart (z. B. Cu^{++}- oder Cl^--Ionen) innerhalb und außerhalb der Eiweißlösung. Werden außerdem die Gesamt-konzentrationen C_a und C_i der Ionen beiderseits der Membran analytisch bestimmt (Cl als AgCl, Cu als CuSCN), so ergibt sich die Konzentration der an Eiweiß gebundenen Ionen als Differenz der Gesamt-ionenkonzentration C_i und der Konzentration der freien Ionen innerhalb der Eiweißlösung; letztere ist aus Z bzw. dem Wert des Membranpotentials und C_a zu berechnen.

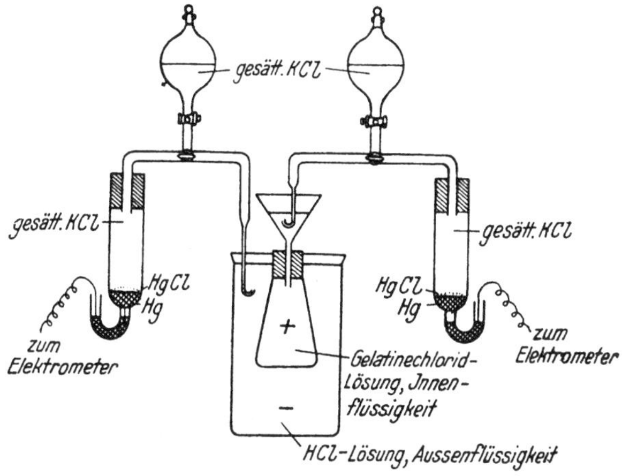

$$n_{\text{geb.}} = C_i - \frac{C_a}{Z}.$$

Diese Bestimmung kann man sowohl für die Kationen als auch für die Anionen durchführen.

Abb. 272. Meßanordnung zur Bestimmung des Membranpotentials von Eiweißlösungen [nach J. Loeb, entnommen W. Pauli und E. Valkó (2), S. 191].

Die Anordnung zur Messung des Membranpotentials ist in Abb. 272 wiedergegeben.

Die Ergebnisse für die Ionenaufnahme aus Cu-chlorid durch Gelatine enthalten Tabelle 44 und 45.

Bemerkenswert ist, daß die maximale Kupferaufnahme, in Äquivalenten ausgedrückt, genau der maximalen Wasserstoffionenbindung der Gelatine entspricht. Auch wird durch Desamidierung der Gelatine die Cu^{++}-Ionenbindung in gleichem Ausmaß herabgesetzt wie die Bindung der H-Ionen. Weiteren Versuchen von J. H. Northrop und M. Kunitz (2) ist zu entnehmen, daß die Cu^{++}-Bindung am isoelektrischen Protein am größten ist und mit wachsender [H$^+$] allmählich abnimmt, wobei die Summe von gebundenen H$^+$- und Cu^{++}-Ionen konstant bleibt. Die Cu^{++}-Ionen konkurrieren also mit den H$^+$-Ionen um das Eiweiß; beide können sich gegenseitig verdrängen.

Die Ionen Li, K, Na, NO$_3$ und SO$_4$ lassen eine Bindung an Gelatine außerhalb der Versuchsfehlergrenze nicht erkennen. Dagegen wird Cl aufgenommen, wenn auch in geringem Maße. Ca wird bei $p_H > 3$ steigend mit abnehmender Acidität

Tabelle 44. Bindung von Cu++- und Cl⁻-Ionen durch isoelektrische Gelatine [nach J. H. Northrop und M. Kunitz (1)].

% Gelatine	Bestimmung bezieht sich auf	Membranpotential in Millivolt	Cu++-Konzentration in Millimol/Liter		Mol gebunden von 1 g Gelatine Faktor: 10⁻⁴	
			Eiweißlösung	eiweißfreie Lösung	Cu	Cl
1,8	Cl	2,5	10,7	8,8	1,9	1
4,5	Cl	8,1	13,1	8,1	2,0	1
			13,2	8,0	1,9	
4,5	Cl	5,8	23,8	16,6	2,8	1,4
4,5	Cl	3,5	54,4	43,95	4,4	1,8
4,5	Cu	1,8	107,6	94,5	5,8	3,0
			107,4	91,4	6,3	
1,8	Cl	0,75	101,3	95,8	6,0	3,2
1,8	Cu	0,50	185,0	179,0	7,2	
			184,0	177,0	7,8	
4,5	Cu	1,1	203,0	187,5	6,6	3,5
			206,2	188,3	7,2	
1,8	Cl	0,50	199,5	193,0	7,8	2,8
			199,5	192,0	8,4	
4,5	Cu	0,80	355,0	329,0	9,8	
			356,0	330,0	9,8	
1,8	Cu	0,26	342,0	334,0	8,3	
1,8	Cl	0,15	494,0	484,0	8,9	
			497,0	486,0	9,2	
4,5	Cl	0,63	495,2	479,2	9,0	2,3
			497,5	479,0	8,9	3,1

Tabelle 45. Bindung von Cu++ und H+-Ionen durch Gelatine [nach J. H. Northrop und M. Kunitz (1)]. p_H der Lösung = 2; Gelatinegehalt: 4,5%.

Membranpotential in Millivolt	Cu++-Konzentration in Millivolt/Liter		Mol gebunden von 1 g Gelatine Faktor: 10⁻⁴		
	Eiweißlösung	eiweißfreie Lösung	Cu	H	Cu + H
8,3	7,1	12,5	0,1	9,4	9,5
6,6	16,3	23,8	0,4	9,2	9,6
	16,0	23,5	0,4	9,6	10,0
3,3	47,6	53,0	1,4	7,9	9,3
	47,3	53,4	1,3	7,9	9,2
1,9	97,0	101,0	2,1	5,9	8,0
	100,0	100,0	2,9	5,9	8,0

gebunden, wobei der Aufnahmewert vom isoelektrischen Punkt an konstant bleibt. Bei genügend hoher Ca-Konzentration wird ein Aufnahmemaximum von 0,9 erreicht, das merkwürdigerweise durch Desamidierung nicht verringert wird. Wenn auch die Messungen von J. H. Northrop und M. Kunitz in vielen Einzelheiten nicht ganz überzeugen (so ist z. B. unwahrscheinlich, daß Cl gebunden wird und SO₄ ungebunden bleibt) und wenn auch die Auswertung der Potentialmessung bei höherer Wasserstoffionenkonzentration gewisse Einwände erlaubt, bzw. Nachprüfungen erfordert, so steht doch das Hauptergebnis mit anderen Messungen im Einklang: Die Neutralsalzionen werden vom isoelektrischen Protein in einzelnen Fällen bestimmt gebunden, in anderen Fällen sagen die Versuche darüber nichts Bestimmtes aus. Die Bindung der Ionen ist für den chemischen Charakter der Ionen spezifisch und beeinflußt die Bindung des Gegenions nicht merklich. Daher kann in einem Fall das Protein das Anion bevorzugt aufnehmen (z. B. bei KCl), im anderen Falle das Kation (z. B. bei $CaCl_2$ und $MgCl_2$). Damit erhält das Protein eine Ladungsverschiebung einmal nach der negativen, das andere Mal nach der positiven Seite hin; zugleich ändert sich auch der isoelektrische Punkt, d. h. der p_H-Wert, bei dem durch Säure- oder Baseneinwirkung das Protein, in diesem Falle die Protein-Neutralsalz-Verbindung, isoelektrisch wird. Hiermit und mit der weiteren Feststellung, daß auch im sauren Gebiet Kationen gebunden werden können, ist aber der von J. Loeb eingenommene Standpunkt, daß isoelektrisches Protein Neutralsalze so gut wie gar nicht, positiv geladenes Protein dagegen nur Anionen, negativ geladenes Protein nur Kationen von Neutralsalzen aufnimmt, als erledigt zu betrachten.

Genauere Angaben über die Affinität der einzelnen Ionen zu dem Protein und über die Art der bindenden Gruppe lassen sich jedoch nicht machen. Man ist geneigt, a priori anzunehmen, daß die Neutralsalze im engeren Sinne, d. s. die Halogenide, Sulfate und Nitrate der Alkali- und Erdalkalimetalle, ferner die des Ammoniums, amphisalzartig mit den Proteinen reagieren, während die Salze der komplexbildenden Schwermetalle nach Art der inneren Salze mit den Proteinen Komplexe bilden. Zwischen diesen beiden Typen von Anlagerungsverbindungen sollte der Unterschied bestehen, daß nur im zweiten Falle eine irreversible Bindung erfolgt. Soweit Versuche darüber vorliegen, sind sie jedoch nicht sehr aufschlußreich. H. Schorn hat unter Benutzung der von H. Bechhold ausgearbeiteten Methode der Ultrafiltration Versuche über die Auswaschbarkeit von Salzen aus Eiweißkörpern angestellt, welche bei Erdalkalisalzen, bei den Salzen des Nickels, des 2wertigen Kobalts eine vollständig reversible Bindung ergaben, während $AgNO_3$ und die Salze von Zn, Al, Cr^{III} und Fe^{III} in einer Menge von $0,2 \cdot 15^4$ pro 1 g Albumin zurückgehalten wurden. Bei der Aufnahme von Ag hat man wohl in erster Linie an Schwefelgruppierungen des Proteins zu denken, denen gegenüber Ag und Hg hochaktiv sind. Bei den Salzen des Zn, Al, Cr^{III} und Fe^{III} findet eine weitgehende Hydrolyse zu basischen Salzen statt, die sich zu mehrkernigen Polybasen aggregieren, deren geringe Löslichkeit in Wasser die Bindung an das Proteinmolekül begünstigt. Diese erfolgte zweifellos über einzelne periphere Metallatome unter Komplexsalzbildung mit polaren Proteingruppen, die bei den verschiedenen Metallsalzen mehr oder weniger weitgehend, bei Chrom am meisten zur Ausbildung gelangt.

Die Vielseitigkeit der Beziehungen zwischen Eiweißkörper und den Ionen von Salzen wird offenkundig, wenn man sich lediglich die Möglichkeiten einer irreversiblen Bindung von Ionen vor Augen führt. Immer handelt es sich hierbei um ein Zusammenwirken von elektrovalenter und nebenvalentiger Bindung. Bei den kationisch und anionisch geladenen Gerb- und Farbstoffen sind diese Valenzen an verschiedenen Stellen des Moleküls lokalisiert. Daneben gibt es bei anorganischen Kationen die grundsätzlich andere Situation, daß das gleiche Atom der Träger beider Valenzkräfte ist. Dieser Bindungstypus tritt nur bei Kationen auf; bei Anionen ist er prinzipiell unmöglich. Das hängt damit zusammen, daß bereits die Wasserstoffionen als die wichtigsten Kationen teils elektrovalentig von den Carboxylgruppen, teils nebenvalentig von den Aminogruppen gebunden werden, während die Hydroxylionen vom Protein überhaupt nicht gebunden werden, sondern nur durch Entziehung von Wasserstoffionen auf die Ladung des Proteins einwirken. Der Bindung von Metallionen durch Ausbildung eines inneren Salzes begegnen wir nur bei der Wechselwirkung zwischen Proteinen und den Salzen dieser Metalle. Die diesen Salzen zugrunde liegenden Basen sind nämlich mehrwertige amphotere Hydroxyde von äußerst geringer Löslichkeit, so daß sie keine basische Wirkung auf Proteine ausüben. Mit der Schwerlöslichkeit der Hydroxyde dieser Metalle bzw. der hochbasischen Salze hängt die Unauswaschbarkeit der genannten Salze ebenfalls zusammen, insofern als auf dem Wege über die Hydrolyse beim Auswaschen aus dem neutralen Salz basische Salze entstehen.

III. Reaktion der Peptidgruppe.

Die im vorhergehenden Abschnitt 5 b, S. 557, geschilderte zusätzliche Ionenbindung an Proteine wurde zum Teil auf eine Nebenvalenzbeziehung dieser Ionen zu den Peptidgruppen zurückgeführt. Der Beweis für diese Behauptung wurde jedoch nicht gebracht und kann auch nicht schlüssig geführt werden. Solange es sich um Wechselwirkungen von Elektrolyten mit Proteinen handelt, tritt die Reaktion mit den polaren Gruppen stark in den Vordergrund und läßt eine unmittelbare Beobachtung dieser zusätzlichen Bindungsvorgänge, etwa durch Gleichgewichtsmessungen, nicht zu.

Bei sorgfältiger Beobachtung des kolloidchemischen Verhaltens der Proteine gelangt man jedoch zu dem Eindruck, daß die Reaktionsbeteiligung der Peptidgruppen sehr viel beträchtlicher ist als nach der üblichen Darstellung, bei welcher sie bestenfalls in einigen Nebensätzen abgetan wird, der Fall zu sein scheint.

Man muß zunächst darauf ausgehen, dies Reaktionsverhalten der Peptidgruppen an Systemen zu studieren, bei denen eine Störung durch elektrovalente Wechselwirkung ausgeschlossen wird. Das ist z. B. bei Modellversuchen mit Diketopiperazin und ähnlichen Peptidverbindungen der Fall. Ferner erhält man wertvolle Einblicke in die durch Peptidgruppenreaktionen ausgelösten Effekte bei Proteinen, wenn man deren Wechselwirkung mit solchen Nichtelektrolyten untersucht, welche eine hydrotrope Wirkung ausüben (Harnstoff, Phenol). Der hydrotrope Effekt, der übrigens mit der Gerbwirkung in enger Beziehung steht, hat eine Denaturierung des Proteins zur Folge, z. B. beim Kollagen eine Verleimung. Da nun gerade bei Kollagen die Verleimung scharf von allen Ionenreaktionen mit den polaren Gruppen unterschieden werden kann, so gewinnt man durch Messung der Verleimungstemperatur des Kollagens auch bei den eigentlichen Elektrolyten einen Einblick in ihre Reaktionsweise gegenüber den Peptidgruppen.

und

1. Modellversuche an Peptidverbindungen.

Säuren und Basen wirken bereits von geringen Konzentrationen an auf Diketopiperazin löslichkeitserhöhend (Abb. 273), was K. H. Meyer (2) durch obenstehenden Formeln verdeutlicht. O. Klemm untersuchte den Einfluß von Neutralsalzen auf die Löslichkeit des Diketopiperazins und fand in Übereinstimmung mit der Lösungswirkung hydrotroper Salze auf Seide und auf Polyglycylglycin, daß LiJ und LiBr in höheren Konzentrationen die Löslichkeit des Diglykokollanhydrids sehr erheblich steigern. Diese hydrotropen Salze bilden auch wohldefinierte, gut kristallisierende Additionsverbindungen mit Diketopiperazin ($= D$) (P. Pfeiffer):

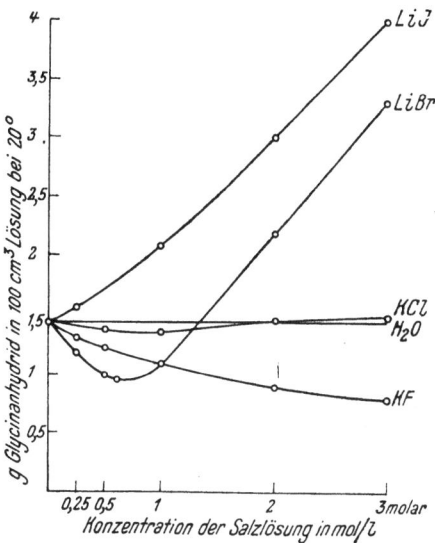

$$CaCl_2, \ D, \ 2\,H_2O;$$
$$2\,LiCl, \ D, \ 2^1/_2\,H_2O;$$
$$2\,LiBr, \ D, \ 2^1/_2\,H_2O.$$

Die Analogie zwischen Glykokollanhydrid und Aminosäuren bezüglich des Verhaltens gegenüber Elektrolyten ist sehr auffällig. Auch mit Schwermetallsalzen reagieren die Peptidgruppen unter Bildung innerer Salze, worauf die bekannte Biuretreaktion der Proteine mit Kupfersalz und Alkali beruht (siehe Kap. Graßmann und Trupke, S. 381). Zur Bildung eines stabilen Kupferkomplexes von charakteristischer Biuretfarbe sind mindestens zwei Peptidgruppen in einer Anordnung erforderlich, wie sie in den Peptidketten vorliegt. Wie

Abb. 273. Löslichkeit von Diketopiperazin in Neutralsalzlösungen [nach K. H. Meyer (2)].

A. Küntzel und Th. Dröscher (1) zeigten, gibt Glycylglycinester keine, Glycyldiglycinester, welches zwei Peptidgruppen enthält, eine deutliche Biuretreaktion.

Aus der wahrscheinlichen Formel des Kupferpeptidkomplexes

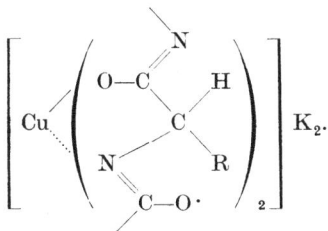

geht hervor, daß das Imidwasserstoffatom der Peptidgruppe durch das Kupferatom ersetzt wird, was eine starke Aktivierung durch Alkali zur Voraussetzung hat. Daher ist die Biuretreaktion an eine sehr hohe Alkalität der Lösung gebunden.

Auch mit Chromsalzen läßt sich eine der Biuretreaktion analoge Komplexverbindung mit Peptidkörpern und Proteinen herbeiführen, jedoch ebenfalls nur in stark alkalischer Reaktion. Dieser Umstand läßt eine Mitreaktion der Peptidgruppe bei der Bindung der Chromsalze im Chromleder wenig wahrscheinlich erscheinen [A. Küntzel und Th. Dröscher (2)].

Die Aktivierung des Imidwasserstoffatoms durch Alkali läßt erkennen, daß die Peptidgruppe eine saure Funktion auszuüben imstande ist. Das wurde besonders eindringlich von E. Stiasny und H. Scotti an Hand von Titrationskurven einfacher Polyglycine nachgewiesen (Abb. 274). Vergleicht man die Titrationskurven von Glykokoll und den aus Glykokoll hergestellten einfachen Polypeptiden von der Polymerisationszahl 2 bis 6, so findet man mit wachsender Häufung der Peptidgruppen eine zunehmende Pufferung, die im alkalischen Gebiet erheblich stärker ist als im sauren Gebiet. Mit wachsender Zahl der Peptidgruppen nimmt daher der Säurecharakter der Ampholyte ständig zu; die aus den empirisch gefundenen Dissoziationskonstanten der sauren und basischen Gruppen berechneten isoelektrischen Punkte wandern mit wachsender Peptidgruppenzahl zunehmend ins saure Gebiet.

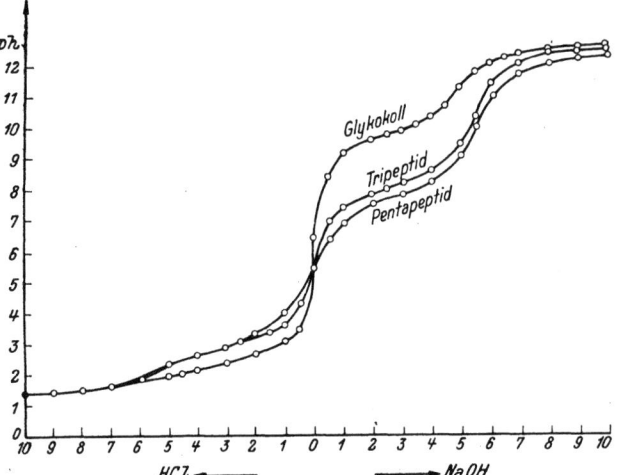

Abb. 274. Titrationskurven einfacher Polyglycine (nach E. Stiasny und H. Scotti).

Tabelle 46. Isoelektrische Punkte von Polyglycinen, berechnet aus den titrimetrisch ermittelten Dissoziationskonstanten (nach E. Stiasny und H. Scotti).

	K_s	K_b	I. P.
Glykokoll	$1,99 \cdot 10^{-10}$	$2,60 \cdot 10^{-12}$	6,06
Dipeptid	$0,63 \cdot 10^{-8}$	$1,35 \cdot 10^{-11}$	5,66
Tripeptid . . .	$1,0 \cdot 10^{-8}$	$1,26 \cdot 10^{-11}$	5,50
Tetrapeptid . . .	$1,78 \cdot 10^{-8}$	$1,12 \cdot 10^{-11}$	5,40
Pentapeptid . . .	$2,00 \cdot 10^{-8}$	$1,12 \cdot 10^{-11}$	5,38
Hexapeptid . . .	$2,50 \cdot 10^{-8}$	$1,12 \cdot 10^{-11}$	5,32

Die Titrationskurven von E. Stiasny und H. Scotti lassen jedoch auch eine zunehmende Pufferung im sauren Gebiet erkennen, die von diesen Autoren nicht beachtet wurde, da sie nur die Abweichungen der Titrationskurven im extrem sauren und extrem alkalischen Gebiet miteinander verglichen. Zweifellos besitzt die Peptidgruppe im p_H-Gebiet von 2 bis 5 auch eine basische Funktion. Sie macht sich bei der Häufung, wie sie in den Proteinen und Polypeptiden auftritt, entsprechend stärker bemerkbar. Für die Bedeutung der Anreicherung dieser im einzelnen wenig ins Gewicht fallenden Basenfunktionen ist auf die Polysäureamide als Modellsubstanzen zu verweisen.

Die einfachen Säureamide, z. B. Acetamid oder Formamid, lassen von der basischen Funktion ihrer Stammsubstanz, des Ammoniaks, wenig erkennen; sie reagieren neutral und bilden zwar feste Molekülverbindungen mit niederen Fettsäuren, Phenolen und Phenolcarbonsäuren, die als solche isolierbar sind oder aus dem Verlauf der Schmelzkurven erschlossen werden können (P. Pfeiffer), jedoch keine in wässeriger Lösung beständigen Salze. Sobald aber die Säureamidgruppen in genügender Häufung auftreten, wie bei wasserlöslichen Harnstofformaldehyd-kondensationsprodukten oder bei hochpolymeren Polymethacrylsäureamiden,

so wird die basische Funktion wesentlich deutlicher. Diese Stoffe sind als Gerbstofffixierungsmittel in Vorschlag gebracht worden (D.R.P. 606140 und Am.P. 864849), da sie mit den pflanzlichen Gerbstoffen, die ihrerseits als Polysäuren von geringer Säurestärke aufzufassen sind, Fällungen bilden. Die genannten Polysäureamide als Modellsubstanzen für Proteine beweisen, daß die bekannte Fällungsreaktion zwischen Gerbstoffen und Proteinen, welche als Nachweisreaktion sowohl für die eine als auch für die andere Stoffklasse zu brauchen ist, hauptsächlich durch die Peptidgruppen der Proteine bewirkt wird. Natürlich gilt das auch für die Gerbstoffbindung in pflanzlich gegerbtem Leder.

Für die gleichzeitig saure und basische Natur der Peptidgruppe ist auch das Reaktionsvermögen des Sarkosinanhydrids kennzeichnend. Dieses zyklische Di-N-methyl-dipeptid gibt sowohl mit aromatischen Aminen wie mit Phenolen, also schwachen Säuren, Additionsverbindungen, wobei auf 1 Molekül des Peptidkörpers 1 oder 2 Moleküle der aromatischen Komponente kommen.

Indem die Peptidgruppe imstande ist, sowohl saure wie basische Funktionen auszuüben, erweist sie sich als amphoter und spiegelt hierin den zwitterionischen Charakter des Proteins, allerdings in weitgehender Abschwächung, wieder. Die amphoteren Eigenschaften der Peptidgruppe kommen in derjenigen Schreibweise der mesomeren Strukturformeln, welche den Extremzustand einer zwitterionischen Aufladung wiedergibt, deutlich zum Vorschein.

Vergl. auch die Formelbilder S. 527.

2. Hydrotropie.

Als Hydrotropie (von ὕδωρ = Wasser und τρέπειν = zuwenden) wurde von C. Neuberg die Erscheinung bezeichnet, daß zahlreiche Salze organischer Säuren die Fähigkeiten aufweisen, an sich wasserunlösliche Substanzen „dem Wasser zuzuwenden", d. h. in Wasser löslich zu machen. Auch die Bezeichnung Lyotropie ist vielfach gebräuchlich (J. R. Katz und J. F. Wienhoven; W. E. Braybrooks, D. MacCandlish und W. R. Atkin). Die hydrotrop wirksamen Salze, die C. Neuberg untersuchte, gehören den verschiedensten organischen Körperklassen an und enthalten die Reste sowohl aliphatischer als auch aromatischer und hydroaromatischer Kohlenwasserstoffe. Später wurde auch die ähnliche Wirkung anorganischer Salze (z. B. LiJ) zu dem Begriff Hydrotropie hinzugenommen (J. V. Tamchyna). Endlich zeigte es sich, daß auch gewisse Nichtelektrolyte, wie Harnstoff, Thioharnstoff, Formamid, Acetamid, Thioacetamid u. a. m., eine hydrotrope Wirkung ausüben können. Die Gruppe der hydrotropen Stoffe ist infolgedessen sehr mannigfaltig, was die Aufstellung einer allgemein gültigen Theorie der Hydrotropie sehr erschwert.

Ebenso mannigfaltig ist aber auch die Zahl und Art derjenigen Stoffe, die sich durch hydrotrope Mittel in Lösung bzw. zum Quellen bringen lassen. Es handelt sich hierbei nicht nur um flüssige organische Nichtelektrolyte (Aldehyde, Ketone, Alkohole, Ester, Amine usw.), sondern auch um wasserunlösliche, aber quellbare organische Verbindungen, wie Cellulose (J. R. Katz und J. C. Derksen), Stärke und Eiweißkörper, sowie um nahezu unlösliche feste organische Verbindungen, wie schwer lösliche organische Säuren und Alkaloide. Schließlich kann sich die hydrotrope Wirkung auch auf gewisse schwer lösliche anorganische Salze erstrecken (C. Neuberg). Mit der Hydrotropie hängen auch noch andere, zum Teil sehr komplizierte Effekte zusammen. C. Neuberg und F. Weinmann fanden, daß außer der Lösungsbeziehung zwischen hydrotropem Mittel und Substrat auch eine gegenseitige Beeinflussung der optischen Aktivität auftritt. Dieser Befund hat bei der Untersuchung der Hydrotropie von Eiweißkörpern bei Anwendung optisch inaktiver Hydrotropika eine gewisse Bedeutung erlangt. So ist z. B. die Mutarotation der Gelatine unter dem Einfluß von organischen hydrotropen Substanzen durch J. R. Katz und J. F. Wienhoven, unter dem Einfluß von neutralen, zum Teil auch hydrotrop wirkenden Salzen durch E. Stiasny, S. R. Das Gupta und P. Tresser eingehend untersucht worden. W. Pauli und R. Weiß beobachteten den Einfluß von verschiedenen optisch inaktiven Verbindungen mit hydrotroper Wirkung auf die optische Aktivität von hitzekoagulierbaren

Proteinen, wobei gleichzeitig das Problem der Hitzegerinnung und Denaturierung der Proteine und die elektrochemische bzw. konstitutive Grundlage dieser Veränderungen‚ im Mittelpunkt der Untersuchung stand. W. Pauli und R. Weiß machten hierbei von der Lösungswirkung der hydrotropen Stoffe Gebrauch, um die geflockten Proteine wieder in Lösung zu bringen, bzw. ihre Flockung durch die Zugabe von hydrotropen Stoffen zu verhindern. Auch die Fibringerinnung wird durch hydrotrope Stoffe inhibiert (J. Meißner und E. Wöhlisch), während im Blutplasma die gleichen hydrotropen Stoffe eine Zerstörung des Fibrinogens auslösten (W. Diebold), was L. Jühling und E. Wöhlisch mit einer Aktivierung eines fibrinzerstörenden Ferments durch Hydrotropie (Beseitigung eines Hemmungskörpers) erklären. Diese Hinweise genügen, um die komplexe Natur der hydrotropen Erscheinungen und ihre Verhaftung mit zahlreichen wichtigen biologischen und physiologischen Vorgängen erkennen zu lassen.

Was die Erklärung dieser Erscheinungen betrifft, so wurden einerseits physikalische Beeinflussungen, z. B. Wirkungen der Oberflächenspannung (J. Traube, J. Schöning und L. J. Weber; J. R. Katz und J. F. Wienhoven) diskutiert. Hierher gehören auch die von G. Lindau angestellten phasentheoretischen Überlegungen, welche den Einfluß eines hydrotropen Stoffs auf Wasser und das Substrat der hydrotropen Beeinflussung in Parallele setzen zu einem System zweier beschränkt mischbarer Flüssigkeiten, deren Mischungslücke durch einen dritten in den beiden Flüssigkeiten löslichen Stoff verkleinert wird. Anderseits werden die hydrotropen Phänomene auf chemische Reaktionen nach Art der Bildung von Additionsverbindungen, Molekülaggregaten usw. zurückgeführt (H. Freundlich und G. V. Slottmann). Zwischen diesen beiden Erklärungsweisen besteht ebensowenig ein prinzipieller Gegensatz, wie zwischen einer physikalischen und chemischen Gerbtheorie oder Adsorptionsauffassung. Die „physikalischen" Theorien fassen in summarisch-statistischer Anschauungsweise die bei den chemischen Reaktionen auftretenden Kräfte zusammen, während die chemischen Theorien diese Reaktionen selbst an den betreffenden Gruppen und Lösungsmittelmolekülen ins Auge fassen.

Für das Verständnis der hydrotropen Erscheinungen der Eiweißkörper ist es zweckmäßiger, sie von der chemischen Natur der Proteine ausgehend zu erörtern.

a) Hydrotrope Wirkung von Nichtelektrolyten auf Proteine.

Besonders wichtig ist hierbei die Tatsache, daß es eine Reihe von hochaktiven hydrotropen Substanzen gibt, die keinen Elektrolytcharakter haben und deren Reaktion mit den Proteinen daher auch nicht als eine Wechselwirkung mit polaren Gruppen gedeutet werden kann. Unter ihnen ist der Harnstoff wohl am meisten untersucht worden. Von N. F. Burk und D. M. Greenberg wurde die dispergierende Wirkung von konzentrierten Harnstofflösungen auf Casein, Globulin, Edestin durch osmotische Molekulargewichtsbestimmungen untersucht. Während diese Proteine in Wasser teils unlöslich, teils aggregiert sind, wurden in einer 6,6 normalen Harnstofflösung Molekulargewichte von ca. 34000 (Hämoglobin, Casein) bzw. 50000 (Edestin) gefunden. A. Küntzel und K. Doehner lösten die in der nativen Milch dispergierten Caseinteilchen vom durchschnittlichen Teilchengewicht $1,2 \cdot 10^{10}$ in Harnstofflösung und erhielten durch osmotische Druckbestimmung ein Molekulargewicht von 22000. Zugleich verliert die Milch die milchige Trübung und läßt eine Viskositätserhöhung erkennen.

Die Quellung von Gelatine in Harnstofflösung wurde von F. Chodat untersucht, wobei festgestellt wurde, daß die Quellung unabhängig von der Ladung der Gelatine erfolgt, aber im isoelektrischen Punkt am ausgeprägtesten ist. Dabei findet aber kaum Ladungsverschiebung statt, wie aus Überführungsmessungen von hydrotrop gelöstem Eiweißkoagulat hervorgeht (T. Ito und W. Pauli; W. Pauli und R. Weiß). Daß Harnstoff die Verleimungstemperatur des Kollagens herabsetzt, wurde von J. R. Katz und A. Weidinger gezeigt. Die Verhinderung der Gelatinierung von Gelatine und Leim durch Harnstoff wird technisch zur Herstellung von Kaltleimen ausgenutzt [A. Küntzel (6), S. 1008]. Auch in den oben erwähnten Arbeiten über die Flockungsverhinderung von Albumin, Globulin und Fibrin durch verschiedene Hydrotropika spielt Harnstoff eine wichtige Rolle.

Über die Ursache dieser hydrotropen Wirkung von Harnstoff kann man sich recht genaue konstitutionsmäßige Vorstellungen bilden. Bei der röntgenographischen Untersuchung von Harnstoffkristallen wurde gefunden, daß der Abstand zwischen dem Kohlenstoffatom und den Stickstoffatomen nur 1,37 Å statt 1,47 Å wie bei gewöhnlichen Aminen beträgt. Daraus ist auf das Vorliegen einer mesomeren Struktur

$$\underset{\overset{|}{^-O}}{\overset{\overset{+}{H_2N} \diagdown \diagup NH_2}{C}} \quad \leftrightarrow \quad \underset{\overset{\|}{O}}{\overset{H_2N \diagdown \diagup NH_2}{C}} \quad \leftrightarrow \quad \underset{\overset{|}{O^-}}{\overset{H_2N \diagdown \diagup \overset{+}{NH_2}}{C}}$$

zu schließen [R. Brill (1)]. Der dipolige Extremzustand des Harnstoffmoleküls hat die gleiche Elektronenanordnung wie die Peptidgruppe im Extremzustand der mesomeren Elektronenverschiebung. Daraus wird verständlich, daß das Harnstoffmolekül auch eine Affinität zur Peptidgruppe von Proteinen hat. Das Harnstoffmolekül wird also die Wasserstoffbindung zwischen den Peptidgruppen, auf welcher die Gitterbildung der kristallisierten und die Aggregation der amorphen Proteine beruht, aufheben und selbst mit den freigelegten Peptidgruppen ganz analog gebaute Anlagerungsverbindungen eingehen. Da nun das an die Peptidgruppe angelagerte Harnstoffmolekül noch eine freie hydratisierte NH_2-Gruppe besitzt, so ist eine Erhöhung der Wasserlöslichkeit die Folge der Gitteraufspaltung. Der Harnstoff wirkt also gleichzeitig wie ein Lösungsmittel (indem er die Wasserstoffbindungen zwischen koordinierten Peptidgruppen löst) und wie ein Emulgator (indem er dem gelösten Proteinmolekül an der Lösungsstelle eine stärker hydrophile Gruppe einfügt).

In diesem Zusammenhang ist bemerkenswert, daß Seidenfibroin nach der Behandlung mit 50%iger Harnstofflösung ein Faserdiagramm des Harnstoffs zeigt, dessen Faserachse mit der des Seidenfibroins zusammenfällt (C. Trogus und K. Heß). Da mikroskopisch auf der Einzelfaser keine Harnstoffkriställchen zu erkennen sind, so kommt als Ursache für den röntgenographischen Effekt nur gerichtete Einlagerung im Faserinneren in Betracht. Diese Vorstellung steht mit der oben entwickelten Theorie der Bindung des Harnstoffs durch die Peptidgruppen der gittermäßig gerichteten Fibroinmoleküle in bestem Einklang. Wir finden weiterhin auch bei dem hydrotrop wirkenden Phenol eine gerichtete Einlagerung in ein kristallines Eiweißgitter, nämlich bei Kollagen (A. Küntzel und M. Schwank).

Das für Harnstoff aufgewiesene Reaktionsschema ist natürlich auch für Thioharnstoff gültig; wie J. R. Katz und J. F. Wienhoven gezeigt haben, ist die hydrotrope Wirkung des Thioharnstoffs, gemessen an der Erniedrigung der Mutarotation der Gelatine, erheblich stärker als die des gewöhnlichen Harnstoffs. Das steht mit anderen Erfahrungen über den stärker negativen Charakter des S-Atoms gegenüber dem Sauerstoffatom (Thiophenol ist stärker sauer als Phenol) in bester Übereinstimmung. Desgleichen gilt das Reaktionsschema der Wasserstoffbindung auch für die Reaktion von Proteinen mit Amiden, von denen jedoch nur das niedrigste homologe, das Formamid, eine stärkere Hydrotropie aufweist und bereits das Acetamid nur noch eine ganz schwache Wirkung (geringfügige Herabsetzung der Verleimungstemperatur des Kollagens) erkennen läßt. Aber auch das Formamid ist, etwa verglichen mit Harnstoff, ein verhältnismäßig schwaches Hydrotropikon, was sich aus dem Konstitutionsunterschied verstehen läßt: das Formamid besitzt außer der Amidgruppe keine besondere hydrophile Gruppe wie der Harnstoff; dementsprechend muß die lösungsvermittelnde Wirkung geringer sein. Den konstitutiven Verschiedenheiten von Formamid, Harnstoff und Thioharnstoff entsprechen in durchschaubarer Weise unterschiedliche hydrotrope Effekte. Ähnliche Beziehungen zwischen Konstitution und Hydrotropie lassen sich bei den halogenierten Acetaten aufweisen; während Natriumacetat in normaler Lösung keine Senkung der Mutarotation (vgl. S. 613) erkennen läßt, steigt sie mit zunehmender Anzahl von Chloratomen im Molekül an:

Tabelle 47. Einfluß von 1 n Acetat auf die Mutarotation der Gelatine
(nach J. R. Katz und J. F. Wienhoven).

	Wasser	Acetat	Monochlor-acetat	Dichlor-acetat	Trichlor-acetat
$[\alpha]_D^{35^0}$	-124^0	-120^0	-113^0	-110^0	-107^0
$[\alpha]_D^{15^0}$	-263^0	-258^0	-233^0	-137^0	-113^0
$[\alpha]_D^{15^0}/[\alpha]_D^{35^0}$	2,12	2,16	2,06	1,24	1,05
$[\alpha]_D^{35^0} - [\alpha]_D^{15^0}$	139^0	138^0	120^0	27^0	6^0
Konsistenz der Gelatine . .	festes Gel	festes Gel	schwaches Gel	dickes Sol	Sol

Auch dieser Effekt ist leicht zu verstehen, da der aktivierende Einfluß der Acetatchloratome auf die Carboxylgruppe aus der wachsenden Säurestärke der drei stufenweise chlorierten Essigsäuren wohl bekannt ist. Der mesomere dipolige Extremzustand

$$X_3\overset{+}{C}\diagdown \quad ONa$$
$$\underset{O^-}{\overset{|}{C}}$$

ist um so beständiger, je mehr an Stelle von Wasserstoffatomen Chlorreste an dem mit X bezeichneten Platz stehen. In der gleichen Weise ist die Hydrotropiesteigerung der monohalogenierten Acetate und Äthylalkohole in der Reihe H < Cl < Br < J zu verstehen (Tabelle 48).

Während sich nun in den eben genannten Fällen die Unterschiede der hydrotropen Effekte ohne Mühe mit der Konstitution der hydrotropen Körper erklären lassen, ist das bei komplizierten und unübersichtlich gebauten Stoffen mit hydrotroper Wirkung im allgemeinen nicht möglich.

Unter den hydrotropen Stoffen vom Nichtelektrolytcharakter nimmt das Phenol eine besondere Stellung ein. Seine Reaktionsweise mit Proteinen, insbesondere seine ausgesprochen hydrotrope Wirkung ist für das Verständnis der Wirkungsweise der natürlichen und synthetischen organischen Gerbstoffe, die sich ausnahmslos von phenolischen Grundkörpern ableiten, von besonderer Bedeutung. Der Einfluß von Phenol auf Kollagen wurde von A. Küntzel und M. Schwank näher untersucht. Phenol wird, wie schon auf S. 562 erwähnt, sehr energisch von Proteinen gebunden. Daß als Bindungsgruppe auf Seiten des Eiweißkörpers nicht die freien Aminogruppen wirksam sein können, geht aus der Menge des aufgenommenen Phenols hervor. Unter Benutzung des Wertes für das Säurebindungsvermögen könnte 1 g Kollagen nur 0,085 g Phenol maximal

Tabelle 48. Einfluß von 1n monohalogeniertem Acetat und Äthylalkohol auf die Mutarotation der Gelatine (nach J. R. Katz und J. F. Wienhoven).

	Wasser	Acetat			
		unsub-stituiert	Cl	Br	J
$[\alpha]_D^{35^0}$	-124^0	-120^0	-113^0	-107^0	-104^0
$[\alpha]_D^{15^0}$	-263^0	-258^0	-233^0	-157^0	-127^0
$[\alpha]_D^{15^0}/[\alpha]_D^{35^0}$	2,12	2,10	2,06	1,47	1,22
$[\alpha]_D^{35^0} - [\alpha]_D^{15^0}$	139^0	138^0	120^0	50^0	23^0
Konsistenz der Gelatine. . .	festes Gel	festes Gel	schwaches Gel	dickes Gel	Sol

	Wasser	Äthylalkohol			
		unsub-stituiert	Cl	B	J
$[\alpha]_D^{35^0}$	-124^0	-116^0	-116^0	-113^0	-102^0
$[\alpha]_D^{15^0}$	-263^0	-256^0	-242^0	-213^0	-106^0
$[\alpha]_D^{15^0}/[\alpha]_D^{35^0}$	2,12	2,21	2,08	1,89	1,82
$[\alpha]_D^{35^0} - [\alpha]_D^{15^0}$	139^0	140^0	126^0	100^0	84^0
Konsistenz der Gelatine. . .	festes Gel	festes Gel	festes Gel	festes Gel	schwaches Gel

binden; es nimmt aber bereits aus einer 5%igen Phenollösung 0,6 g Phenol auf, wobei eine Sättigung nach Aussage der Aufnahmekurve noch nicht erfolgt ist. Dieser hohe Bindungswert kann nur auf eine Aufnahme durch die häufigsten Gruppen des Kollagens, die Peptidgruppen, erklärt werden. Mit dieser starken Bindung ist eine Umkehr der Doppelbrechung der kollagenen Faser verbunden (vgl. Kap. Küntzel, S. 230 und 290). Sie beruht auf einer gerichteten Adsorption der Phenolmoleküle durch die Eiweißmoleküle, die ihrerseits durch die Gitteranordnung einen Ordnungsgrad besitzen, der auch dem adsorbierten Phenolmolekül eine ganz bestimmte räumliche Anordnung aufzwingt. Die orientiert eingelagerten Phenolkerne besitzen eine gegenüber der Faserachse negative Eigendoppelbrechung, welche die positive Doppelbrechung der Kollagenfaser überkompensiert. Diese gerichtete Phenoladsorption steht in Parallele zu der von L. Trogus und K. Heß auf röntgenographischem Wege nachgewiesenen gerichteten Einlagerung von Harnstoff in oder an das Gitter des Seidenfibroins (siehe S. 575). Ein weiterer Analogiefall zu den Verhältnissen bei dem System Phenol-Kollagenfaser liegt in dem von F. H. Müller, S. 117, eingehend untersuchten Auftreten einer negativen Doppelbrechung bei polymerisierten Vinylbenzol (Polystyrol) vor. Werden Polystyrolmoleküle zu einer faserartigen Struktur zusammengelagert, so entsteht statt der zu erwartenden positiven Doppelbrechung, welche parallel orientierte Fadenmoleküle in der überwiegenden Mehrzahl der Fälle hervorrufen, eine negative Doppelbrechung. Daraus ist zu schließen, daß die Benzolkerne des Polystyrols zu der Vinylkette etwa dieselbe Orientierung besitzen werden, wie die von Kollagen adsorbierten Phenolkerne zu dem in der Faserachse gestreckten Kollagenmolekül.

Die Orientierung der Phenolkerne zu den fasermäßig ausgerichteten Eiweißmolekülen kann durch Erwärmen über 40° C und andererseits durch starkes Deformieren der Faser (Quetschen) aufgehoben werden. Die gleichen Effekte, welche als Modellversuche zur Deutung der optischen Erscheinungen bei der Gerbung des Kollagens mit gewissen pflanzlichen Gerbstoffen [A. Küntzel (1)] anzusehen sind, können auch mit Kresol, Resorcin und Brenzkatechin erzielt werden.

Die Umkehr der Doppelbrechung durch Phenol läßt sich mit unvorbehandelten Kollagenfasern nur in einem Konzentrationsgebiet von 4 bis 6% Phenol beobachten. Geringere Konzentrationen reichen zur Herbeiführung des optischen Effekts nicht aus, bei höheren Konzentrationen macht sich die hydrotrope Wirkung des Phenols so stark bemerkbar, daß schon bei gewöhnlichen Temperaturen eine Verleimung stattfindet. Sie ist eine Folge der Affinitätsbeziehung zu den Peptidgruppen, wodurch die Gitterbindung des Kollagens, soweit sie auf einer Wasserstoffbindung zwischen koordinierten Peptidgruppen beruht, aufgehoben wird. Wohl in keinem anderen Falle der gesamten Proteinchemie sind die Beziehungen zwischen Hydrotropie, Denaturierung und Art der Aufnahme so klar zu übersehen, wie im Falle der Phenolwirkung auf Kollagen. Diese Erfahrungen haben daher auch zu der Ausgestaltung vieler der in dem vorliegenden Artikel zum Ausdruck gebrachten Anschauungen beigetragen.

Was die Formulierung der Molekülverbindung zwischen Phenol und Peptidgruppe betrifft, so hat P. Pfeiffer auf Grund der von ihm gefundenen Anlagerungsverbindungen zwischen Sarkosinanhydrid und Phenolen obenstehenden Vorschlag gemacht (siehe obenstehende Formel). Obwohl sich diese Formulierung dem allgemeinen Schema der Wasserstoffbindung einordnen läßt, so befriedigt doch nicht, daß P. Pfeiffer für die gleichfalls von ihm aufgefundenen Anlagerungsverbindungen zwischen Sarkosinanhydrid und Aminen eine analoge Bindungsweise vorsieht (siehe nebenstehende Formel). Vielmehr ist anzunehmen, daß das saure Phenol anders gebunden wird wie das basische Anilin.

Wir können unter Berücksichtigung des amphoteren Charakters der Peptidgruppe für diese Verbindungen folgende Schreibweise wählen:

Auch lassen sich diese Verbindungen durch eine Schreibweise wiedergeben, bei der durch mesomere Elektronenverbindung beide Reaktionspartner dipolig geworden sind, so daß zwischen ihnen elektrostatische Bindungskräfte als wirksam erscheinen. Die Anlagerung eines Phenolmoleküls an eine Peptidgruppe in diesem Sinne verdeutlicht die nebenstehende Dipolformel. Zwischen der lyotropen Wirkung des Phenols und der gerbenden Wirkung phenolischer Gerbstoffe bestehen nun sehr enge Beziehungen. Läßt man nämlich phenolische Verbindungen von genügend geringer Wasserlöslichkeit mit Kollagen in Wechselwirkung treten, so bildet sich ebenfalls eine Additionsverbindung der beschriebenen Art, doch ohne die Begleiterscheinung der Hydrotropie, da dem Phenol bedingungsgemäß der hydrophile Charakter fehlen soll. So wirken bereits Kresol und Naphthol lederbildend, noch mehr aber kondensierte Phenole oder Kresole, vom Typus des Dioxydiphenylmethans und des Dioxydiphenylsulfons, bei denen durch die Verdoppelung bzw. Vervielfachung der Phenolkerne eine erheblich größere Reichweite des Gerbstoffteilchens und eine Häufung der Bindungsstellen unter gleichzeitiger Herabsetzung der Wasserlöslichkeit bewirkt ist. Die Gerbreaktion, welche Gerbstoffe allen Eiweißkörpern gegenüber zeigen, die aber nur bei dem fibrillären Kollagen zu einer Gerbwirkung im technischen Sinne führt, beruht auf einer Mehrfachreaktion eines Gerbstoffteilchens mit mehreren Eiweißmolekülen, derart, daß bei löslichen Proteinen eine Koagulation der ursprünglich getrennten Moleküle auftritt, während bei dem fibrillären Kollagen eine Vernetzung der Randmoleküle der Faserelemente die Folge der Gerbreaktion ist. Da nun bereits die monomeren Phenole Kresol und Naphthol eine — wenn auch technisch nicht ausreichende — Gerbwirkung entfalten, so muß man auch dem monomeren Phenol die Fähigkeit zuschreiben, mit mehreren Peptidgruppen reagieren zu können. Das führt zu der Vorstellung, daß die phenolische Hydroxylgruppe auch indirekt an der Bindung des Moleküls an die Peptidgruppe mitwirkt, indem sie zwischen zwei benachbarten C-Atomen des C_6-Ringes eine Polarität $-^+C=C^--$ induziert.

Hieraus erklärt sich, daß auch andere Gruppen als die OH-Gruppe dem aromatischen Kern die Fähigkeit zur Ausübung einer Gerbwirkung vermitteln können; eine derartige Gruppe ist die Sulfosäuregruppe, die dem an sich nichtgerbenden Naphthalin einen allerdings nicht sehr bedeutenden Wert als Gerbstoff vermittelt. Daß sogar aromatische Kohlenwasserstoffe ohne polarisierend wirkende Substituenten, wie Xylol, zu Proteinen unter besonderen Umständen Affinität aufweisen, wurde schon hervorgehoben (siehe S. 525).

b) Hydrotrope Wirkung von Elektrolyten auf Proteine.

Wird das Phenol durch Sulfonierung und Neutralisation in das Alkalisalz der Phenolsulfosäure umgewandelt, so befinden wir uns mit dieser Verbindung in der Gruppe der klassischen hydrotropen Stoffe, die vor allem die Salze der Sulfonsäuren und Carbonsäuren des Benzols und Oxybenzols, aber auch die entsprechenden Säuren der aliphatischen Reihe einschließt.

Die Wirkungsweise ist nach dem Gesagten offensichtlich; die ionenbildende Gruppe dient zur Erhöhung der Hydrophilie. Bemerkenswert ist aber, daß gewöhnlich die Alkalisalze dieser Säuren und nicht die Säuren selbst als hydrotrope Stoffe bezeichnet werden. Allerdings wird auch von einer stark lösenden Wirkung der freien Benzolsulfonsäure auf Gelatine berichtet (Ch. Marie und M. Buffat). Die Sulfosalicylsäure legt Gelatine gegenüber ein merkwürdiges Verhalten an den Tag: in geringen Konzentrationen wirkt sie quellend, in stärkeren Konzentrationen bewirkt sie eine Entmischung von Gelatinelösungen, wobei sich die Gelatine nicht in Form von Flocken, sondern in flüssiger Form ausscheidet. Gleichartig verhält sich Rhodanwasserstoffsäure [Wo. Ostwald und R. Köhler (1)]. Fest steht jedenfalls, daß die neutralen Salze dieser Verbindungen die hydrotrope Wirkung deutlicher zeigen als die freien Säuren. Etwas Licht in die unklaren Verhältnisse bei hydrotropen sulfosauren Salzen haben die Versuche von A. Küntzel und H. Boensel (2) über die Gerbwirkung einfacher Gerbsulfosäuren gebracht. Es wurde hierbei gefunden, daß es bestimmte aromatische Sulfosäuren gibt, die eine schwache Gerbwirkung ausüben, jedenfalls aber den Verleimungspunkt des Kollagens heraufsetzen, während die Natriumsalze der gleichen Säuren das Gegenteil, also eine hydrotrope Wirkung ausüben. Sowohl die Salze wie die freien Säuren scheinen die Voraussetzungen zu erfüllen, die an hydrotrope Stoffe gestellt werden: sie haben auf Grund ihres phenolischen Charakters eine direkte Affinität zu Eiweiß und außerdem besitzen sie eine hydrophile Gruppe. Im Falle der freien Gerbsulfosäure wird jedoch diese hydrophile Gruppe durch Salzbildung mit den Aminogruppen des Kollagens entladen, wodurch sofort die hydrotrope Wirkung verschwindet. Auch das verschiedene Verhalten von Sulfosalicylsäure und sulfosalicylsaurem Natrium gegen Gelatine läßt sich auf diese Weise verständlich machen.

Auch bei den polysauren Mineralgerbstoffen findet man enge Beziehungen zwischen Hydrotropie und Gerbwirkung. Während das Natriumparawolframat von der Formel $Na_5HW_6O_{21}$ die Verleimungstemperatur des Kollagens sehr deutlich herabsetzt, treten bei dem nahe verwandten, jedoch stärker sauren Natriummetawolframat $Na_3H_3W_6O_{21}$ die Kennzeichen eines Gerbeffekts, u. a. eine starke Erhöhung der Verleimungstemperatur, in Erscheinung (A. Küntzel und H. Erdmann). Auch bei den polymeren Metaphosphaten findet man ähnliche Verhältnisse: die neutralen polymeren Metaphosphate wirken auf Kollagen quellend [C. Rieß (2)], die sauren Metaphosphate ($p_H = 2,5$) hingegen ausgesprochen gerbend [J. A. Wilson; C. Rieß (1), S. 366].

A. Küntzel und M. Schwank bezeichneten die Gruppen des Gerbstoffmoleküls, welche mit den Peptidgruppen des Kollagens Anlagerungsverbindungen bilden, als „depsophore" Gruppen und diejenigen Gruppen, welche dem Gerbstoff die Lösungsstabilität geben, aber durch Salzbildung mit der basischen Aminogruppe inaktiviert werden können, wodurch dann dem Gerbstoffteilchen seine Stabilität genommen wird, als „auxodepse" Gruppen. Diese Unterscheidung ist bei den einfachen Gerbsulfosäuren angebracht; wie weit sie für die natürlichen pflanzlichen Gerbstoffe gilt, denen stärker saure Gruppen fehlen, muß dahingestellt bleiben. Es besteht die hohe Wahrscheinlichkeit, daß bei ihnen die „depsophoren" Gruppen auch zugleich diejenigen sind, welche die Löslichkeit in Wasser ermöglichen, solange die Gerbreaktion noch nicht stattgefunden hat.

Bei den bisher genannten hydrotropen Elektrolyten unterliegt es keinem Zweifel, daß die hydrotrope Wirkung von dem Anion ausgeht und daß das Alkaliion nichts damit zu tun hat. Umgekehrt ist ein hydrotroper Elektrolyt vom Typus des Äthanolaminborats (J. V. Tamchyna) offensichtlich mit dem organischen Kation an der hydrotropen Wirkung beteiligt. Es gibt nun aber auch Fälle, wo man über die Zuordnung der hydrotropen Wirkung zu einem der beiden Ionen eines hydrotrop wirkenden Elektrolyten im Zweifel sein kann. So liegt z. B. bei der Essigsäure ein derartiger Fall vor. Die Essigsäure verhält sich Proteinen gegenüber in stark verdünnter Lösung ähnlich wie eine Mineralsäure, d. h. sie reagiert mit Proteinen unter Aufnahme von Wasserstoffionen und unter einsinniger Aufladung. Es fällt aber auf, daß die mit der Aufladung zusammenhängenden Löslichkeitsänderungen des Proteins bei Essigsäure sehr viel stärker sind als bei Mineralsäuren, wenn deren Konzentration so gewählt wird, daß in der Gleichgewichtseinstellung p_H-Gleichheit besteht. Das bei Mineralsäuren scharf ausgeprägte Quellungsmaximum tritt bei Essigsäure überhaupt nicht auf: mit wachsender Säurekonzentration steigt die Quellung von Gelatine und Kollagen an und geht dann bei Gelatine allmählich in eine Lösung, bei Kollagen in eine Verleimung über. Da nun Natriumacetat keine hydrotrope Wirkung besitzt, so ist die eiweißlösende Wirkung der Essigsäure nicht auf das Säureanion zurückzuführen. Das Wasserstoffion ist aber nach den Erfahrungen mit hydrotropen Salzen von Arylsulfonsäuren und der Verschlechterung der Hydrotropie durch Übergang zur freien Säure ebenfalls nicht hydrotrop. Man sieht sich daher gezwungen, die hydrotrope Wirkung keinem von beiden Ionen, sondern dem undissoziierten Essigsäuremolekül zuzuschreiben, dessen gute Lösungswirkung in der Form des Eisessigs gegenüber zahlreichen organischen Verbindungen ja bekannt ist.

Was für die Essigsäure gilt, das trifft auch für andere schwache organische Säuren zu, sofern ihr undissoziiertes Molekül genügend wasserlöslich ist (Ameisensäure, Milchsäure, Glukuronsäure). Die hydrotrope Wirkung von Säuren überschneidet sich, wie man am Beispiel der Essigsäure erkennt, häufig mit der durch Ionisierung des Eiweißkörpers bedingten Quellungswirkung, da die Hydrotropie sich vielfach ebenfalls in einer Quellung äußert. Diese Überschneidung ist um so ausgeprägter, je schwächer die Säure hinsichtlich ihres Dissoziationsgrades ist. Bei starken Säuren läßt sich im allgemeinen die hydrotrope Wirkung gegenüber der Ladungsquellung eindeutig abgrenzen. Konzentrierte Salzsäure und konzentrierte Schwefelsäure von etwa 5 n ab rufen eine augenblickliche Verleimung hervor, wenn man nasses Kollagen damit übergießt. Da andererseits schon bei Konzentrationen $> 0,5$ n wegen der entladenden Wirkung des Gegenions eine Säurequellung nicht mehr auftritt, so kann die Verleimung des Kollagens in hochkonzentrierten Mineralsäurelösungen auf keinen Fall mit einer Säurequellung verwechselt werden.

Die mit abnehmender Säurestärke zunehmende Überschneidung von Ladungsquellung und Hydrotropie wird in der Reihe Essigsäure, Salicylsäure und Sulfosalicylsäure erkennbar. Wo. Ostwald, A. Kuhn und E. Böhme zeigten, daß die Gelatinequellung durch diese drei Säuren in der angegebenen Reihe abnimmt, obwohl die Säurestärke in der gleichen Reihenfolge zunimmt. Daraus geht hervor, daß die Säurequellung der Proteine nicht, wie vielfach angenommen wird, nur durch die Wasserstoffionenkonzentration bedingt ist. Wie wenig sich die Quellungswirkung verschiedener Säuren auf den gemeinsamen Nenner des p_H-Wertes bringen läßt, geht sehr überzeugend aus den vergleichenden Messungen von A. Kuhn an Gelatine hervor. Auf die Quellung der Proteine wird im Abschnitt IV noch ausführlich eingegangen.

Ob auch hochkonzentrierte Laugen eine hydrotrope Wirkung ausüben, läßt sich wegen der starken hydrolytischen Abbauwirkung der Laugen auf Eiweiß nicht klar erkennen.

Hinwiederum ist die hydrotrope Wirkung der Neutralsalze bekannt. Die am meisten erwähnten Beispiele sind die Rhodanide (K, Na, NH_4 und Ca-Rhodanid) und $CaCl_2$. Ferner sind Lithiumjodid und Bromid häufiger angewandte Hydrotropika. Auch hier drängt sich die Überzeugung auf, daß die hydrotrope Wirkung nicht die Eigentümlichkeit des einen oder anderen Anions bzw. Kations, sondern eine Funktion des Gesamtelektrolyten ist. Das beweist schon der Umstand, daß die hydrotrope Wirkung erst bei sehr hohen Konzentrationen auftritt, ebenso wie bei den Mineralsäuren.

Was die Gesetzmäßigkeit der Hydrotropie von Neutralsalzen in ihrer Abhängigkeit von der Art des Salzes betrifft, so gibt eine Untersuchung von K. H. Meyer und M. Dunkel wertvolle Hinweise. Diejenigen Alkalihalogenide, welche aus Ionen etwa gleicher Größe bestehen (z. B. KCl), können organische Moleküle nur in geringem Maße in ihrer Ionenhülle einbauen; sie wirken daher, indem sie das Lösungswasser für sich beanspruchen, im wesentlichen aussalzend. Anders steht es mit denjenigen Salzen, deren Ionen in ihrer Größe sehr verschieden sind, wie in der Reihe der Alkalihalogenide die beiden Extreme CsF (großes Kation, kleines Anion) und LiJ (kleines Kation, großes Anion). Die kleinen Ionen haben eine sehr hohe Hydratationsenergie, wobei je nach dem Vorzeichen der Ionenladung die Hydratationshülle verschieden strukturiert ist. Kationen binden an ihrer Oberfläche den negativen Bezirk des Wassermoleküls, also die Hydroxylgruppe, in extremen Fällen unter Dissoziation des Wassermoleküls, so daß „Aquosäuren" (H. Meerwein) entstehen; Anionen binden den positiven Teil, so daß im extremen Fall unter Abdissoziieren der Hydroxylgruppe „Aquobasen" entstehen. Die zu starker Hydratation befähigten Ionen können nun auch organische Moleküle in ihre Solvathülle aufnehmen, wie K. H. Meyer und M. Dunkel dadurch gezeigt haben, daß die Trennungsfläche zwischen Wasser und einem nicht mit Wasser mischbaren Lösungsmittel, wie Anilin, Butylalkohol usw., durch Vermittlung der Solvathüllen dieser Ionen aufgehoben wird, derart, daß eine homogene Mischung entsteht.

Untersucht man den Einfluß von Lithiumjodid und Caesiumfluorid auf die Erniedrigung des Verleimungspunkts von Kollagen, so findet man, daß nur Lithiumjodid eine wesentliche Erleichterung der Verleimung bewirkt; eine 2n LiJ-Lösung führt bereits bei Zimmertemperatur eine Verleimung von Kollagen herbei. Caesiumfluorid hat dagegen nur in sehr verdünnten Lösungen eine sehr geringe erniedrigende, im übrigen aber eine erhöhende Wirkung auf die Verleimungstemperatur [A. Küntzel (4)].

Tabelle 49. Verleimungstemperatur von Sehnenfasern in LiJ und CsF-Lösungen.

Normalität	LiJ	CsF
0	61	60
0,01	61	58
0,02	60	57
0,05	59	58
0,1	57	60
0,5	46	61
1	40	65
2	23	77
4	17	90
8	—	100—102

Man kann aus diesem Befund folgern, daß die hydrotrope Wirkung von solchen Neutralsalzen hervorgerufen wird, die mit ihrem Kation Aquosäuren bilden. Damit wäre auch die sehr starke Hydrotropie von $ZnCl_2$ zu erklären, welches Salz in höheren Konzentrationen als Aquosäure von der Formel $[ZnCl_2OH]H$ vorliegt und stark sauer reagiert. Zu einer allgemeinen Theorie der hydrotropen Neutralsalzwirkung läßt sich diese Vorstellung jedoch nicht ausweiten, da über den in konzentrierten Lösungen vorliegenden Lösungszustand der sonstigen hydrotropen Salze — erwähnt seien die Calciumsalze $CaCl_2$ und $Ca(NO_3)_2$, die Rhodanide und das komplexe Kaliumquecksilberjodid $K[HgJ_3]$ — zu wenig bekannt ist.

Die Vorstellung von K. H. Meyer und M. Dunkel, wonach das stark hydratisierte Ion des hydrotropen Salzes das Molekül, auf welches sich die hydrotrope Wirkung erstreckt, mit einer geeigneten Gruppe mit in die Solvathülle aufnimmt, befriedigt jedenfalls nicht. Daß die hydrotrope Neutralsalzwirkung nicht an ein Ion als solches gebunden sein kann, sondern von dem Zusammenspiel des Ionenpaares, seiner Löslichkeit und der Erweiterungsfähigkeit zu komplexen Salzen abhängt, erkennt man an dem Beispiel der Calciumsalze, die nur dann hydrotrop sind, wenn das Anion der Chlorid- oder der Nitratrest ist, nicht aber der Säurerest einer organischen Säure oder der Sulfatrest.

Mit diesem Hinweis soll der sehr zweifelhafte Wert der sogenannten Ionenreihen gekennzeichnet werden, durch welche der Versuch gemacht wird, in die Neutralsalzwirkung auf die Proteine ganz allgemein eine gewisse Ordnung hineinzubringen. Diese Reihen leiten sich von Untersuchungen über den Neutralsalzeinfluß auf die Löslichkeit bzw. Fällung von Proteinen ab, die von dem Physiologen F. Hofmeister durchgeführt wurden und daher als Hofmeistersche Reihen bezeichnet werden. Eine regelmäßig wiederkehrende, im Sinne wachsender Löslichkeitserhöhung bzw. Quellung angeordnete Anionenreihe lautet:

$$SO_4 > \text{Tartrat} > \text{Citrat} < \text{Acetat} < F < Cl < Br < J < CNS.$$

Wenn solche Reihen hingeschrieben werden, so wird stillschweigend vorausgesetzt, daß diesen Anionen das gleiche Kation, z. B. Na oder K zugeordnet sein soll. Ebenso sind Kationenreihen wie die der Alkalimetalle:

$$Cs < Rb < K < Na < Li,$$

die mit abnehmendem Atomgewicht die Löslichkeit zu begünstigen scheinen, nur dann sinnvoll, wenn sie dem gleichen Anion, z. B. Cl, zugeordnet gedacht werden. Diese Reihen sagen also nichts darüber aus, in welche Reihenfolge sich Ionenpaare wie LiCNS und CsCl anordnen lassen, wenn man eine Voraussage über die Löslichkeitsbeeinflussung der Proteine an Hand der obigen Reihen machen möchte. Diese Reihen werden in der Literatur auch öfters als hydrotrope Ionenreihen bezeichnet. Man muß sich jedoch darüber klar sein, daß eine hydrotrope Wirkung nur von dem geringeren Teil der aus diesen Ionen zusammenstellbaren Salze ausgeübt wird und daß eine solche Reihe auch die Wirkung der Neutralsalze auf die Ladung der polaren Gruppen mit umfaßt. Infolgedessen sind die Ionenreihen weder allein mit der elektrostatischen Ladungsbeeinflussung der Proteine durch Neutralsalze, noch allein mit den hydrotropen Effekten in Zusammenhang zu bringen, sondern sind ein Ausdruck für das Zusammenwirken beider Effekte.

Eine weitere Einschränkung, die bezüglich des nicht hydrotropen Anteils der Ionenreihen vorgenommen werden muß, betrifft die Konzentrationen der Ionen. Es gilt die allgemeine Gesetzmäßigkeit, daß die Löslichkeit bzw. Quellbarkeit eines isoelektrischen Proteins durch einen Neutralsalzzusatz zunächst erhöht wird und daß eine Löslichkeitsverminderung bzw. Entquellung, wenn überhaupt, erst bei hoher Konzentration, also nach Erreichung eines Löslichkeitsoptimums auftritt. Dieser Hinweis ist deswegen wichtig, weil die Zusammenhänge bisweilen so dargestellt werden, als ob bestimmte Anionen grundsätzlich fällend oder entquellend wirken. So schreibt z. B. J. Loeb: „In der kolloidchemischen Literatur ist allgemein festgestellt worden, daß feste Gelatine in Chloriden, Bromiden oder Nitraten mehr und in Citraten, Acetaten, Tartraten, Phosphaten und Sulfaten weniger als in Wasser quillt." Eine Angabe, die in dieser allgemeinen Form als falsch zu bezeichnen ist.

IV. Hydratation und Quellung.

1. Begriffsbestimmung.

Die Aufgabe des folgenden Kapitels ist es, den Einfluß der Reaktionen, welche einerseits die polaren Gruppen und andererseits die Peptidgruppen der Proteine mit Säuren, Basen, Salzen und hydrotropen Verbindungen eingehen, auf die Löslichkeit und Quellung der Proteine in wässeriger Lösung im Zusammenhang zu behandeln. Hierbei sind von vornherein gewisse Begriffsbestimmungen erforderlich. Der Ausdruck Quellung ist in verschiedener Hinsicht mehrdeutig. Man versteht darunter nicht nur die Wasseraufnahme eines getrockneten Eiweißgels in reinem Wasser, sondern auch die weitere Quellung des mit Wasser durchhydratisierten Eiweißgels unter dem Einfluß irgendwelcher Quellungsmittel. Diese Quellungsmittel können entweder hydrotrope Stoffe sein oder Elektrolyte, welche über eine Ladungsänderung der Proteine die Quellung des Proteins beeinflussen. Bei dem Ausdruck Quellung denkt man zunächst an makroskopische Strukturen, die unter Wasseraufnahme ihr Volumen vergrößern und ihre Form und bisweilen auch ihr optisches Verhalten (Lichtbrechung) ändern, ohne dabei ihre Formbestimmtheit zu verlieren, z. B. die Kollagenfaser oder die Elastinfaser. Bei den von Natur aus trockenen Eiweißfasern der Wolle und Seide ist die Quellung im allgemeinen so geringfügig, daß man ohne verfeinerte Messungen eine Formänderung oder Änderung der Lichtbrechung nicht bemerkt; man spricht in diesem Falle von Sorption. Außer Faserkollagen sind als deutlich quellbare Gerüstproteine weiterhin noch komplizierter gebaute Kollagenstrukturen zu nennen, wie der Knorpel, der Glaskörper des Auges usw., und andererseits Eiweißkoagulate, wozu außer Casein auch Gelatinegele gerechnet werden können. Schließlich sind unter quellungsfähigen Eiweißstrukturen auch zur Trockne gebrachte Lösungen an sich löslicher Eiweißkörper, wie z. B. trockenes Eialbumin oder Blutplasma, also Eiweißkörper zu verstehen, die nicht den Charakter von koaguliertem Eiweiß besitzen. Endlich bezieht sich der Ausdruck Quellung auch auf gelöste Eiweißteilchen, z. B. auf das in der Milch dispergierte Milchcasein oder auf monodisperse Albuminlösungen, in welchem Falle man auch von Solquellung (Wo. Ostwald) im Gegensatz zu Gelquellung spricht. Hierzu gehören auch Gelatinelösungen bei Temperaturen $\lessgtr$ 35⁰ C. An Stelle des Gels tritt hier das einzelne Eiweißmolekül, das auf Grund seiner kettenförmigen Bauweise und der innermolekularen Aggregation sich ähnlich wie ein Gel verhält; bei Gelatine und bei Milchcasein handelt es sich allerdings um Molekülaggregate und nicht um Einzelmoleküle.

Die Erkenntnis der allgemeingültigen Gesetzmäßigkeit der Quellung der Eiweißkörper wird dadurch erschwert, daß die weitaus größte Zahl von Untersuchungen über dieses typisch kolloidchemische Gebiet an Gelatinegelen ausgeführt worden ist, welches Eiweißmaterial zwar gut zugänglich und experimentell leicht zu behandeln, aber aus verschiedenen Gründen nicht geeignet ist, als Prototyp für Eiweißkörper im allgemeinen zu gelten. Eine Darlegung des Quellungs- und Lösungsverhaltens von Gelatine muß auch die konstitutionellen Besonderheiten der Gelatine und die eigentümliche Temperaturumwandlung in Betracht ziehen. Wir behandeln diese Dinge anhangsweise in einem besonderen Abschnitt.

Ebenso vielfältig schillernd wie der Begriff Quellung ist der Ausdruck Hydratation. Von verschiedenen Forschern wird unter Hydratation die gesamte Wasseraufnahme durch ein hydrophiles, quellungsfähiges Gel bezeichnet, wobei enger zu unterscheiden ist zwischen echt gebundenem Wasser und einem Wasseranteil, der durch Quellungskräfte kinetisch-osmotischer Natur zur Aufnahme durch das Gel gelangt. Dieser zuletzt genannte Wasseranteil ist wesentlich weniger fest gebunden als der echt gebundene und ist teils dem kapillar aufgenommenen Wasser eines porösen Schwammes, teils dem Wasserinhalt einer osmotischen Zelle mit dehnbarer Membran zu vergleichen. Auf der anderen Seite wird unter Hydratation vielfach die echte Wasserbindung verstanden, soweit sie durch die hydrophilen Gruppen des Eiweißmoleküls bedingt ist. Wir wollen den Ausdruck Hydratation in dem zuletzt genannten Sinne anwenden. Danach ist die Hydratation der primäre Vorgang, nämlich die chemische Wechselwirkung zwischen dem — wasserfrei gedachten — Eiweißkörper und Wasser, während der Ausdruck Quellung dann am Platze ist, wenn die Aufnahme von Wasser durch das Eiweißmolekül bzw. durch ein — aus vielen Eiweißmolekülen zusammengesetztes — Gel über eine Hydratation im obigen Sinne hinausgeht. Mit dem Ausdruck Quellung im oben bezeichneten Sinne deckt sich der Begriff Solvatation, der vielfach im Schrifttum zu finden ist. Über den Mechanismus, durch welchen außer dem Hydratationswasser das locker gebundene Quellungswasser vom Gel aufgenommen und gehalten werden kann, ist mit dem Ausdruck Quellung nicht mehr ausgesagt, als daß es nicht als chemisch gebundene, bis zu einem gewissen Grade konstitutionell zu verstehende Wasserhülle um die hydrophilen Gruppen herum aufgefaßt werden soll.

Die Erörterung der nichtchemischen, „lockeren" Bindung von Quellungsflüssigkeit in quellenden makromolekularen Strukturen ist eine notwendige Voraussetzung für das Verständnis dieser komplexen Vorgänge. Wir beginnen daher mit einer allgemeinen Analyse des Quellungsphänomens (Abschnitt IV, 2) und behandeln erst anschließend die Hydratation der Proteine (Abschnitt IV, 3) und sodann den Einfluß von Hydrotropie und Ladung auf die Hydratation und Quellung (Abschnitt IV, 4).

2. Allgemeine Gesetzmäßigkeiten der Quellung.

Die Quellung eines makromolekularen, lyophilen Festkörpers ist in erster Annäherung als eine Lösung zu bezeichnen. Beide Vorgänge, Quellung und Lösung beruhen auf der Affinität der Moleküle des Festkörpers zum Lösungsmittel, welche größer ist als die Kohäsion, d. h. die Affinität der Moleküle zueinander. Während nun bei den normalen Lösungsvorgängen, z. B. bei der Lösung von Zucker in Wasser, die primär an der Grenze Festkörper-Lösungsmittel entstehende gesättigte Lösung sich durch Diffusion gleichmäßig im gesamten Lösungsraum zu verteilen sucht, so folgt bei den quellenden Festkörpern auf die Reaktion mit dem Lösungsmittel eine Diffusion, welche mehr oder weniger beschränkt ist.

Diese Diffusionsbeschränkung ist durch die makromolekulare Natur des in Lösung gehenden Moleküls und weiterhin dadurch bedingt, daß in bestimmten Fällen die solvatisierten Moleküle eine zwischenmolekulare Restkohäsion beibehalten, welche ein vollständiges Auseinanderschwimmen der Moleküle verhindert.

Zur näheren Erläuterung der zuerst genannten Diffusionsbeschränkung stellen wir uns als Festkörper ein einzelnes Fadenmolekül in der Form eines dicht gepackten Knäuels vor, dessen Zusammenhalt durch innermolekulare Kohäsion der gefalteten Molekülschleifen bewirkt wird. Bestünde dieser Festkörper aus vielen Teilmolekülen von der Länge dieser Molekülschleifen, so würden diese nach der Reaktion mit dem Lösungsmittel infolge Diffusion sich über den ganzen Lösungsraum verteilen. Bei dem Makromolekül tritt anstatt dessen eine innermolekulare Entfaltung zu einem lockeren Knäuel als Folge der Lösung auf, die, vergleichbar der Diffusionstendenz konzentrierter Lösungen, durch die thermische

Bewegung der einzelnen Kettenglieder (Mikro-Brownsche Bewegung) ausgelöst wird. Unabhängig davon unterliegt das Makromolekül natürlich auch einer Diffusionsbewegung, welche das Molekül als Ganzes betrifft.

Die Vergrößerung des Molekülvolumens bei der Entfaltung steigt nach W. Kuhn proportional $\mathfrak{z}^{3}/_{2}$ mit der Kettengliedzahl $\mathfrak{z}$ des Kettenmoleküls an. Je größer das Molekül, um so größer ist daher auch die Molekülquellung, wenn das Molekül in freier, entfalteter Form vorliegt.

Mit der Molekülquellung der Makromoleküle hängt der überproportionale Anstieg des osmotischen Druckes von Eiweißlösungen mit der Konzentration zusammen (Abb. 275). Man findet ihn bei entfalteten Proteinlösungen, also bei Gelatine und Casein; globuläre, nicht denaturierte Proteine verhalten sich dagegen normal. Da ein Teil des Lösungsmittels von dem lockeren Molekülknäuel immobilisiert und gezwungen wird, die kinetische Gesamtbewegung des Moleküls mitzumachen, so ist der Anteil an freien Lösungsmittel entsprechend verringert und die Lösungskonzentration erscheint erhöht. Zu einer zahlenmäßigen Beziehung zwischen Konzentration und osmotischem Druck, welche mit dem Experiment übereinstimmt, gelangt man daher erst dann, wenn man bei der

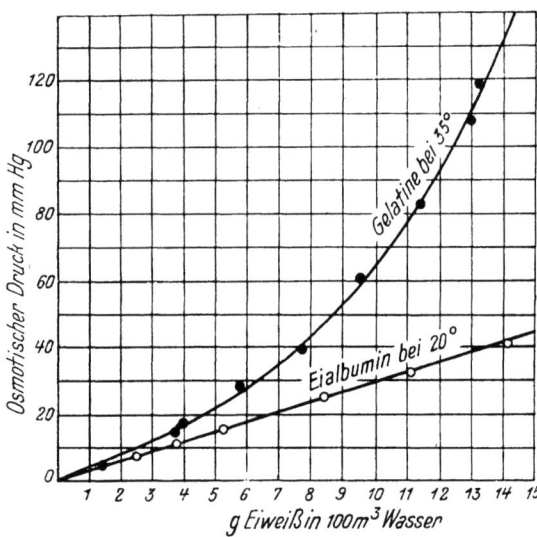

Abb. 275. Osmotischer Druck von Gelatine und Eialbumin
[nach J. H. Northrop und M. Kunitz (3)].

Konzentrationsberechnung den immobilisierten Lösungsmittelanteil als „Kovolumen φ" des gelösten Moleküls nach einer vereinfachten van der Waalsschen Gleichung

$$P = \frac{RT}{M}\frac{c}{1-\varphi}$$

in Ansatz bringt, wo c = g des makromolekularen Stoffs in 1 ccm der Lösung und φ das Volumen von c in der Lösung (Kovolumen) bedeutet [O. Sackur; M. Kunitz (2); G. V. Schulz].

M. Kunitz (2) fand die in Tabelle 50 angegebenen Zahlen für das von 1 g isoelektrischer Gelatine in Lösungen verschiedener Konzentration bei 35° C gebundene Quellungswasser auf Grund von Messungen des osmotischen Druckes P und unter Benutzung obiger Gleichung.

Die Werte für das „Kovolumen" der Gelatine zeigen nun eine Variabilität, welche zunächst als Einwand gegen die Anwendbarkeit einer modifizierten van der Waalsschen Gleichung auf den osmotischen Druck angesehen wurde. In der van der Waalsschen Gasgleichung ist die Volumenkorrektur für den durch die Molekeln des Gases eingenommenen Raum eine Konstante; daher sollte sie auch eine bei der Übertragung dieser Gleichung auf Lösungen sein. Man darf aber nicht außer acht lassen, daß es sich bei dem Kovolumen der quellenden Eiweißteilchen bzw. bei gelösten Makromolekülen aller Art um eine Größe handelt, von der gezeigt wurde, daß sie von der Größe des Makromoleküls und von dem Entfaltungsgrad abhängt. In dem Gang des Kovolumens mit der Konzentration, bzw. mit dem osmotischen Druck der Lösung scheint also eine charakteristische Gesetzmäßigkeit zum Ausdruck zu kommen. G. V. Schulz konnte unter Benutzung der Gelatinemessungen von Kunitz zeigen, daß zwischen osmotischem Druck und „spezifischem Kovolumen

Tabelle 50. Quellungswasser der Gelatine in Gelatinelösungen bei 35° auf Grund von osmotischen Druckmessungen [nach M. Kunitz (2)].

Konzentration der Gelatinelösung			ccm Quellungswasser pro 1 g Trockengelatine
g in 100 ccm	P in mm Hg	$\varphi \cdot 10^2$	
1	3,5	7,2	6,45
2	7,5	13,4	5,95
3	12,0	19,8	5,85
4	17,0	23,6	5,15
5	23,0	29,5	5,15
6	29,4	34,0	4,91
7	37,5	39,6	4,91
8	47,0	44,8	4,85

S" (Raumbeanspruchung durch 1 g Gelatine in Lösung) die Beziehung

$$P = K\,S^{-\nu}$$

besteht. Dieser Ausdruck bedeutet, daß das Quellungsvolumen der Gelatineteilchen mit steigendem osmotischem Druck, bzw. mit steigender Konzentration der Lösung abnimmt. Man kann das als eine Folge der mit steigendem osmotischem Druck abnehmenden Aktivität (Dampfdruck) des Lösungsmittels Wasser ansehen, man kann aber auch anschaulicher an eine gegenseitige Behinderung der Teilchen beim Quellen bzw. an einem Wettbewerb um freien Entfaltungsraum denken.

Ausgehend von dem Einwand, daß eine Volumenkorrektur in der van der Waalsschen Gleichung eine Konstante sein müsse, hat Wo. Ostwald die Deutung des anomalen osmotischen Druckanstieges der Gelatinelösung als eine dem Kovolumen entsprechende Konzentrationserhöhung der Gelatinelösung abgelehnt und für diesen Tatbestand eine andere Erklärung und damit einen anderen rechnerischen Ansatz geliefert. Wo. Ostwald nimmt an, daß die gelösten hydrophilen Makromoleküle bzw. Molekülaggregate nicht nur einen osmotischen Druck entsprechend ihrer Konzentration ausüben, sondern daß sie sich, infolge ihrer Quellung, mit ihren Solvathüllen berühren und einen Quellungsdruck aufeinander ausüben, welcher als Zusatzglied in die van t'Hoffsche Gleichung zu treten hat. Für den Quellungsdruck nimmt Wo. Ostwald an, daß er der von E. Posnjak aufgestellten parabolischen Quellungsdruckgleichung für quellende Gele

$$P_Q = K\,c^n$$

gehorcht. c bedeutet die Gelkonzentration. K und n sind empirische Konstanten. Die um das Quellungsdruckglied erweiterte van t'Hoffsche Gleichung:

$$P = a \cdot c + b\,c^n,$$

worin $a = \dfrac{R\,T}{M}$, bezeichnet Wo. Ostwald als „allgemeine Solvatationsgleichung". Es ist bemerkenswert, daß sich die von M. Kunitz (2) an Gelatine gefundenen Werte des osmotischen Druckes ebensogut in diese Solvatationsgleichung einsetzen lassen, wie in die erweiterte van der Waalssche Gleichung. Unter Benutzung der Werte von M. Kunitz bei isoelektrischen Gelatinelösungen von 35° C errechnet Wo. Ostwald folgende Konstanten der allgemeinen Solvatationsgleichung: $a = 2,62$, $b = 0,2265$ und $n = 2,25$. Aus dem Wert für a ergibt sich ein Molekulargewicht der Gelatine von 73200.

Auch die mit steigender Konzentration überproportional ansteigende Viskosität der Eiweißlösungen (Abb. 276) läßt sich in Übereinstimmung mit den bei anderen Hochpolymeren gewonnenen Vorstellungen ungezwungen als Folge der Immobilisierung eines Teils des Lösungsmittels durch das quellende Lösungsteilchen erklären. Bringt man diesen Anteil vom Gesamtlösungsvolumen in Abzug, so wird die bekannte Einsteinsche Beziehung zwischen der relativen Viskosität $\eta_{\text{rel}} = \dfrac{\eta}{\eta_0}$ einer Lösung ($\eta = $ Viskosität der Lösung, $\eta_0 = $ Viskosität des reinen Lösungsmittels) und dem Eigenvolumen φ des gelösten Stoffs

$$\eta_{\text{rel}} = 1 + 2{,}5\,\varphi$$

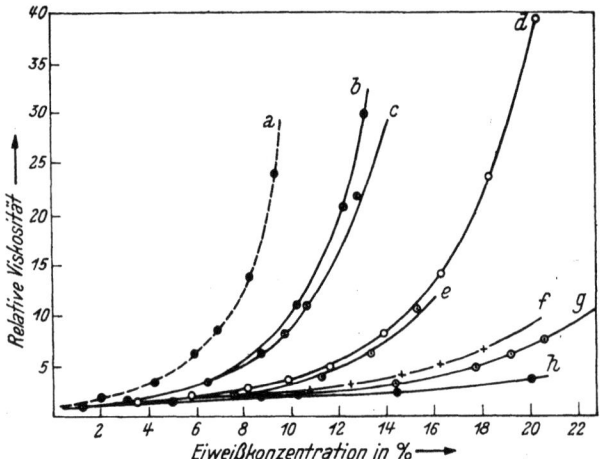

Abb. 276. Viskositäten von Eiweißlösungen (nach H. Chick und G. Lubrzyska).

a Natriumcaseïnat, *b* Euglobulin (salzhaltig), *c* Euglobulin (salzhaltig, mit Alkali), *d* Pseudoglobulin, *e* Pseudoglobulin (salzhaltig), *f* Pferdeserum, *g* Seralbumin, *h* Eialbumin.

in die folgende Formel übergeführt

$$\eta_{\text{re}} = 1 + 2{,}5\,\frac{a\,b}{100 - a\,b},$$

worin *b* das Volumen von 1 g des gelösten Stoffs im gequollenen Zustand und *a b* dasjenige von *a* g bedeutet (H. Fikentscher und H. Mark). H. Bincer berechnete, unter Benutzung von Viskositätsmessungen anderer Autoren, nach dieser Formel den „Solvatationsgrad", d. h. das Verhältnis des solvatisierten Volumens zum Trockenvolumen von Gelatine in Lösungen verschiedener Konzentration und kam zu glaubwürdigen Werten; allerdings halten nur diejenigen Berechnungen einer kritischen Nachprüfung stand, die bei Temperaturen oberhalb des Gelatineschmelzpunktes gemessen worden sind, da nur in diesem Falle die Gelatineteilchen als vollständig gelöst gelten können. Eine 2%ige Gelatinelösung hat danach bei 36° C einen Solvatationsgrad von 16 (berechnet aus einem von S. Tsuda gemessenen Wert $\eta_{\text{rel}} = 1{,}8$), während aus den osmotischen Druckbestimmungen von M. Kunitz (2) für eine 2%ige Gelatinelösung bei 35° C unter Annahme des spez. Trockengewichts der Gelatine von 1,35 ein Solvatationsgrad von 9 zu errechnen ist (Tabelle 51). Diese Übereinstimmung muß bei der Verschiedenheit des Ausgangsmaterials als befriedigend angesehen werden.

Ebenso wie die Interpretierung der osmotischen Druckbestimmungen bereiten die Viskositätsmessungen von Eiweißlösungen der rechnerischen Auswertung große Schwierigkeiten. Außer der Formel von H. Fikentscher und H. Mark gibt es zahlreiche andere Rechenansätze, die dem experimentellen Befund mehr oder weniger gerecht werden. Die Viskosimetrie der Lösungen hochpolymerer Stoffe hat sich zu einem umfangreichen Sondergebiet der Kolloidchemie ausgeweitet (W. Philippoff), das hier nicht eingehender gekennzeichnet werden kann.

Bemerkenswert ist in dem vorliegenden Zusammenhang eine Arbeit von M. Kunitz (1), in der unter Benutzung einer empirischen Formel $\eta_{\text{rel}} = \dfrac{1 + 0{,}5\,\varphi}{(1 - \varphi)^4}$

das von den gelösten Gelatineteilchen eingenommene Volumen φ in 1 ccm der Lösung aus Viskositätsbestimmungen errechnet wird. Da es sich um eine Gleichung vierten Grades handelt, ist die Ermittlung von φ aus η_{rel} nur mit Hilfe einer Werttabelle möglich, in der verschiedenen willkürlich angenommenen Werten von φ die aus der Formel berechneten η_{rel}-Werte zugeordnet sind.

Tabelle 51. Quellungswasser der Gelatine in Gelatinelösungen bei 35° auf Grund von Viskositätsmessungen [nach M. Kunitz (1)].

Konzentration der Gelatinelösung g in 100 ccm	η_{rel}	$\varphi \cdot 10^2$	ccm Quellungswasser pro 1 g Trockengelatine
1	1,43	7,75	7,00
2	2,06	15,05	6,78
3	2,96	21,80	6,52
4	4,24	27,90	6,30
5	6,00	33,40	5,93
6	8,20	38,10	5,60
7	10,85	42,18	5,28
8	13,9	45,52	4,94

Die Quellungswerte für die Gelatine aus den Viskositätsmessungen stimmen mit den Werten, die aus dem osmotischen Druck ermittelt wurden, überein (vgl. Tabelle 50).

Daß der überproportionale Anstieg der Viskosität mit zunehmender Konzentration auch durch eine Exponentialfunktion bzw. eine logarithmische Beziehung bei Wahl geeigneter Konstanten wiederzugeben ist, leuchtet ein. So wurde z. B. die empirische Gleichung von S. Arrhenius (1)

$$\log \eta_{rel} = K\,c$$

wobei c die Konzentration, bezogen auf wasserfreie Substanz, bedeutet, mit Erfolg von G. Haugaard und A. H. Johnson auf Eiweißkörper angewandt. Zwischen dieser Formel und der Exponentialformel von H. G. Bungenberg de Jong, H. R. Kruyt und J. Lens

$$\eta_{rel} = 1 + K_1 c \cdot e^{K_2 c}$$

besteht eine gewisse Ähnlichkeit, wenn man folgende Umformung vornimmt:

$$\eta_{rel} - 1 = \frac{\eta - \eta_0}{\eta_0} = K_1 c \cdot e^{K_2 c}$$

$$\log \frac{\eta - \eta_0}{\eta_0\,c} = a + b\,c$$

K_1 und K_2 bzw. a und b sind individuelle Konstanten. H. G. Bungenberg de Jong und Mitarbeiter fanden diese Formel bei isoelektrischer Gelatine im Konzentrationsbereich von 1 bis 17% bei 42° C erfüllt.

Obwohl die vorstehenden Überlegungen über Quellung zunächst nur für gelöste Proteine gelten, lassen sie sich doch auch auf ungelöste Proteine, d. h. entweder auf trockene Eiweißkörper oder mehr oder weniger weitgehend gequollene Gele übertragen. Wir denken zunächst an ein Material, wie etwa trockenes, unkoaguliertes Eialbumin oder Blutplasma, also ein Protein, das bei längerer Einwirkung von Wasser allmählich in Lösung geht. Es stellt einen Festkörper dar, der aus zahlreichen Makromolekülen besteht, die sowohl in sich als untereinander verklebt sind. Die zwischenmolekularen und die intermolekularen Kohäsionskräfte sind von gleicher Größenordnung. Bringt man ihn in Wasser, so erfolgt gleichzeitig eine Lösung wie eine innermolekulare Quellung, wobei unter Umständen letztere der ersteren voraneilen kann. Die Folge davon ist, daß der eigentlichen Lösung eine mehr oder weniger deutliche Quellung vorangeht. Man bezeichnet diese

Art von Quellung auch als „unbegrenzte Quellung" zur Unterscheidung von derjenigen Art von Quellung, die bei den eigentlichen Gelen auftritt und „begrenzte Quellung" genannt wird, da der quellende Festkörper im wesentlichen ungelöst bleibt und die Quellung daher ein Maximum erreicht.

Die Bedingungen für eine „begrenzte Quellung" sind gegeben, wenn die Moleküle des Festkörpers ein echtes Gel bilden, d. h. einen irgendwie gearteten Zusammenhalt besitzen, welcher verhindert, daß die solvatisierten Moleküle völlig auseinanderschwimmen. Andererseits muß dieser Zusammenhalt so locker sein, daß die Moleküle sich dem Lösungsmittel gegenüber weitgehend so verhalten können, als wenn sie frei wären. Die Diffusionsbeschränkung der solvatisierenden Moleküle betrifft in diesem Falle nicht nur die einzelnen Moleküle selbst, wie bei der Molekülquellung, sondern darüber hinaus auch den übergeordneten Molekülverband, der sich wie eine konzentrierte Lösung verhält, die wegen einer bestehenden Restkohäsion zwischen den Molekülen nicht weiter verdünnt werden kann.

Der Quellungsgrad eines Gels wird außer durch die Größe der Makromoleküle hauptsächlich durch die Art und das Ausmaß der Restkohäsion bestimmt. Je größer die Makromoleküle sind und je weniger der übermolekulare Zusammenhalt die Bewegungsfreiheit der einzelnen Moleküle einschränkt, um so stärker wird eine Quellung in Erscheinung treten. Die Restkohäsion kann eine zwischenmolekulare (oder auch zum Teil intermolekulare) Vernetzung sein, wobei an hauptvalentige, nebenvalentige und elektrostatische Bindungen zu denken ist; es genügt aber auch eine weitgehende mechanische Verfilzung der Makromoleküle, um die Quellung von einer unbegrenzten mehr in Richtung einer begrenzten Quellung zu verschieben. An den Gelen sind quantitative Messungen, welche die Gesetzmäßigkeiten der Quellung aufdecken, noch schwerer auszuführen als bei Solen, weil zu den schon beschriebenen, für die Quellung maßgebenden Faktoren, wie Molekülgröße und Affinität, zum Lösungsmittel nun noch weitere, im allgemeinen unbekannte Faktoren hinzutreten. Hierbei handelt es sich nicht allein um die verschiedenen Arten von Vernetzung, welche vorkommen können, sondern noch um übergeordnete Struktureinflüsse, die besonders die Quellung der kollagenen Faser und die Quellung des Fasergeflechts in der Haut sehr einschneidend beeinflussen. Hierüber ist in dem Kap. Histologie der Haut einiges gesagt (siehe S. 317).

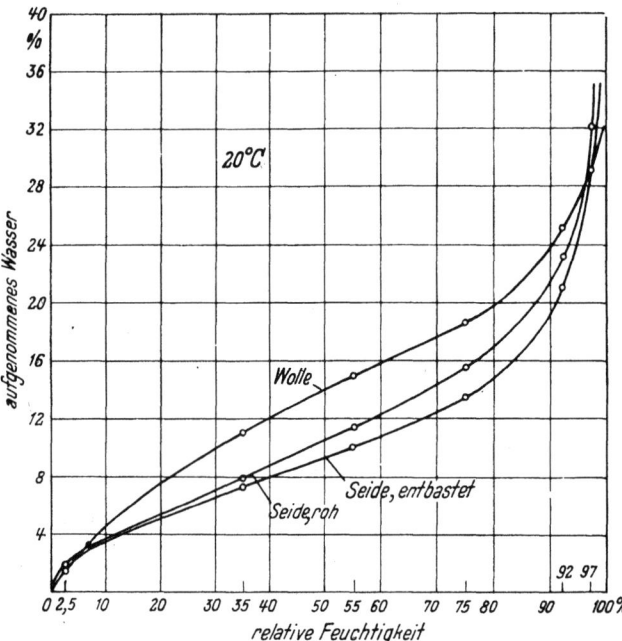

Abb. 277. Sorptionsisotherme von Keratin und Seide (nach J. Obermüller).

Die in sich kohärenten Gele sind jedoch in dem Stadium der beginnenden Quellung des trockenen Quellungskörpers, unter Aufnahme von dampfförmigem Wasser, ein brauchbares Studienobjekt, da sich die Dampfspannung im Gleichgewicht mit dem quellenden Körper leicht messen läßt (Abb. 277). Ferner lassen sich bei der primären Quellung, welche in der Hauptsache eine Hydratisierung darstellt, auch leicht die hiermit zusammenhängenden Wärmetönungen messen.

Die primäre Quellung beruht auf einer Betätigung molekularer Kräfte zwischen Makromolekülen und dem Lösungsmittel; diese Kräfte suchen ein Minimum potentieller Energie herbeizuführen. Der Primärvorgang wird überlagert bzw. abgelöst durch eine kinetische Komponente der Quellung, welche der Verdünnung konzentrierter Lösungsschichten durch Diffusion gleichzusetzen ist und eine Entropiezunahme des Gesamtsystems bewirkt.

Dementsprechend läßt sich die freie Quellungsenergie in ein Energieglied und in ein Entropieglied zerlegen. Die Bestimmung der freien Quellungsenergie beruht auf der Messung des Dampfdruckes h des in feuchter Luft gequollenen, im übrigen aber trockenen Eiweißkörpers in Abhängigkeit von der aufgenommenen Wassermenge. Bei diesen Messungen erhält man eine für alle quellbaren hydrophilen Festkörper charakteristische Sorptionsisotherme, aus deren S-förmigem Verlauf zu entnehmen ist, daß die ersten Wassermengen sehr fest gebunden werden und daß mit zunehmendem Quellungswassergehalt eine kontinuierliche Abnahme der Quellungsenergie auftritt (Abb. 277). Aus der Sorptionsisotherme ist nach J. R. Katz die freie Quellungsenergie $-dF$ nach folgender Gleichung zu berechnen:

$$ -dF = -RT\ln h, $$

wobei h den relativen Dampfdruck (= relative Feuchtigkeit bei bestehendem Sorptionsgleichgewicht) bedeutet. Proportional der Quellungsenergie ist der Quellungsdruck P, der in einer gleichartigen Abhängigkeit von h steht (Tabelle 52).

Ein Maß für den Energieanteil der Gesamtquellungsenergie ist die differentielle Quellungswärme dW pro Mol aufgenommenen Quellungswassers, welche aus der Temperaturabhängigkeit der Sorption nach der Beziehung $dW = = RT^2 \dfrac{d\ln h}{dT}$ aus dem relativen Dampfdruck des gequollenen Proteins und der absoluten Temperatur T berechnet werden kann. dW kann aber im Bereich geringer Wasseraufnahmen auch direkt kalorimetrisch ge-

Tabelle 52. Wasseraufnahme von Wolle in Abhängigkeit von der Luftfeuchtigkeit, freie Quellungsenergie ($-dF$) und Quellungsdruck (P) (nach Messungen von J. B. Speakmann, berechnet von E. Valkó, S. 104).

h (relative Feuchtigkeit)	g Wasser in 1 g Wolle	$-dF$ in cal je g H_2O	P in Atm.
0,1	0,05	69,0	2935
0,2	0,075	48,2	2050
0,3	0,09	36,1	1530
0,4	0,11	27,4	1170
0,5	0,13	20,8	883
0,6	0,14	15,3	651
0,7	0,16	10,7	455
0,8	0,19	6,7	285
0,9	0,24	3,1	135
1,0	0,33	0,0	0

messen werden. Nach den Messungen von R. Fricke und J. Lüke an Casein und Keratin nimmt trockenes Eiweiß die ersten Wasseranteile unter Wärmeabgabe auf, wobei die differentielle Quellungswärme, berechnet nach vorstehender Gleichung, größer ist als die freie Energie $-dF$. Das bedeutet, daß das Wasser zunächst unter Entropieabnahme von hydrophilen Gruppen fixiert wird. Nach Aufnahme von etwa 40% Wasser werden dF und dW gleich; bei weiterer Quellung sinkt die Wärmetönung und die freie Quellungsenergie wird vorwiegend von der Entropiezunahme bestritten (Abb. 278). Wenn bei gelöster Gelatine eine Immobilisierung von Quellungswasser in einer Größenordnung von 500 bis 7600% (Tabelle 50 und 51) gemessen wird, so erkennt man daraus, daß diese starke Quellung zum allergrößten Teil auf kinetische Quellungsvorgänge und nicht auf eine Hydratation im Sinne einer energetischen Wechselwirkung zwischen Eiweiß und Wasser zurückzuführen ist.

Die Quellung eines Gels erfolgt unter Ent-

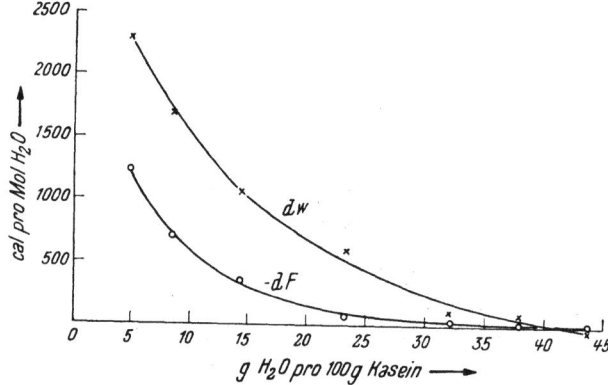

Abb. 278. Freie Quellungsenergie und Quellungswärme in cal/Mol H₂O bei der Quellung von Kasein in Wasser (nach R. Fricke und J. Lüke).

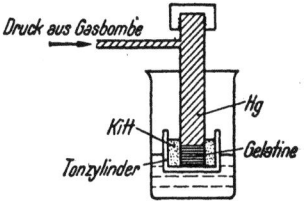

Abb. 279. Apparat zur Messung des Quellungsdruckes von Gelen (nach E. Posnjak).

faltung eines recht erheblichen Drucks, des sogenannten Quellungsdrucks, von dessen Ausmaß das bekannte Experiment eine Vorstellung gibt, bei dem die Knochen eines mit trockenen Erbsen gefüllten Schädels bei nachträglicher Wasserquellung auseinandergedrückt werden können. Eine Messung des Quellungsdrucks bei Gelatine wurde von E. Posnjak durchgeführt. Das Meßinstrument besteht aus einem Glasrohr, an das unten ein Tonzylinder angekittet ist (Abb. 279). Die Scheibe des quellbaren Gels befindet sich am Boden des Rohrs. Dieses ist sonst völlig mit Quecksilber gefüllt, das in das kalibrierte Kapillarrohr hineinreicht. Oben ist das Glasrohr sorgfältig durch ein Schraubenstück verschlossen, unten taucht die Tonzelle in ein Becherglas, das die Flüssigkeit enthält. Die Kapillare ist an ihrem Ende mit einer Gasbombe verbunden, die Drucke bis zu 6 Atm. auf das Quecksilber und die quellende Scheibe auszuüben erlaubt. Aus dem Stand des Quecksilbers in der Kapillare läßt sich die Volumänderung der Scheibe und daraus die aufgenommene Flüssigkeitsmenge berechnen.

Tabelle 53. Quellungsdruck bei der Quellung von Blattgelatine in Wasser. Gewicht der Gelatinescheibe 0,06 g. Zimmertemperatur (nach E. Posnjak).

P in kg/m²	Konzentration des Gelatinegels in %	
	gefunden	berechnet nach $P = K \cdot c^n$
0,52	30,6	28,3
0,72	31,7	31,5
1,12	36,1	36,6
2,12	46,0	45,4
3,12	50,4	51,7
4,12	55,5	56,7
5,12	61,3	61,0

Der Quellungsdruck, der mit steigendem Flüssigkeitsgehalt des Gels stark absinkt (Tabelle 53), steht mit der Gelkonzentration in einer Beziehung, die durch die Gleichung

$$P = K \cdot c^n$$

wiedergegeben wird. Im Falle der Gelatine haben die Konstanten dieser Gleichung die folgenden Werte: $K = 2,7 \cdot 10^{-5}$ und $n = 2,9715$.

Die Frage nach der Natur dieses Quellungsdrucks ist noch nicht eindeutig geklärt. Ihn mit dem osmotischen Druck gleichzusetzen, verbietet die gefundene Beziehung, wonach der Quellungsdruck von der dritten Potenz der Konzentration abhängt, während der osmotische Druck nach der van t'Hoffschen Gleichung von der ersten Potenz der Konzentration abhängt: $P = R T c$. Auch die Erklärung, daß sich dem osmotischen Druck die energetische Quellungskomponente überlagert, erscheint nicht stichhaltig, da die Messungen, obwohl in flüssigkeitsarmen Gelen, doch in einem Gebiet ausgeführt sind, in welchem die Hydratation im wesentlichen zum Abschluß gelangt sein dürfte. Aus der Quellungsdruckgleichung scheint hervorzugehen, daß die kinetische Energie der innermolekularen Entfaltung mit der Parallele zum osmotischen Druck noch nicht genügend scharf charakterisiert ist. Die von v. Terzaghi, S. 555 ff., entwickelte Vorstellung, daß der Quellungsdruck der Ausdruck einer elastischen Kraft zwischen den Kolloidmolekülen darstellt, welche ihrer gegenseitigen Annäherung widerstreben, bietet sich 'als Ausweg an.

Bei der weiteren Quellung, die nach M. Kunitz (3) erst bei einer Gelatinekonzentration des Gels von 10% ihr Endgleichgewicht findet, gilt möglicherweise die Posnjaksche Gleichung nicht mehr oder höchstens mit anderen Konstanten. Die Übernahme dieser Gleichung durch Wo. Ostwald in die allgemeine Solvatationsgleichung hat bereits eine Abänderung des Exponenten notwendig gemacht; er beträgt bei Gelatinegelen im Konzentrationsbereich 30 bis 60% etwa 3 (Meßwert von E. Posnjak), während er bei Gelatinelösungen von 1 bis 8% 2,25 beträgt [Meßwerte von M. Kunitz (3), Berechnung von Wo. Ostwald].

Qualitativ ist man aber zweifellos berechtigt, die kinetische Komponente der Quellung als die Auswirkung einer dem osmotischen Druck analogen Kraft aufzufassen. Der Quellungsdruck P, der auf dem Diffusionsdruck der gegeneinander beweglichen Teile der Makromoleküle beruht, entspricht seiner Natur nach dem osmotischen Druck von vielen einzelnen Molekülen gegen eine semipermeable Membran. In beiden Fällen handelt es sich um eine Hinderung der Diffusion, und zwar erfolgt diese im Falle der osmotischen Zelle durch eine Membran, während im anderen Falle eine Beschränkung der Bewegungsfreiheit der diffundierenden Materialteilchen durch ihren makromolekularen Zusammenhang bzw. durch eine lockere Vernetzung erfolgt.

Grundsätzlich ist aber davon eine osmotische Wirkung als Quellungsursache zu unterscheiden, welche von solchen Teilchen ausgeht, die nicht dem quellenden Eiweißgel direkt angehören. J. H. Northrop und M. Kunitz (3) deuten z. B. die Quellung von isoelektrischer Gelatine in Wasser als die Folge eines osmotischen Drucks, den eine stets vorhandene lösliche Gelatinefraktion auf die in sich gelartig zusammenhängende unlösliche Gelatine ausüben soll, wobei die experimentell unzutreffende Voraussetzung gemacht wird, daß die unlösliche Gelatinefraktion den löslichen Anteil wie mit einer nichtpermeablen Membran einschließt. Auch die Gegenionen von Proteinsalzen werden als Träger eines osmotischen Drucks bezeichnet, was insofern erlaubt erscheint, als die Gegenionen infolge der elektrostatischen Verknüpfung mit dem Protein nicht aus dem Gel hinausdiffundieren können. Die elektrostatische Verknüpfung wirkt sich also aus, als ob das Eiweißgel durch eine nichtpermeable Membran eingeschlossen wäre. Diese Überlegung ist die Grundlage der Procter-Wilsonschen Theorie. Näheres siehe Abschnitt 4 d.

3. Hydratation der Proteine.

Die Hydratation der Proteine beruht in erster Linie auf der Wechselwirkung zwischen den zwitterionisch geladenen polaren Gruppen des Eiweißkörpers und den Wassermolekülen. Ferner sind auch die überschüssigen polaren Gruppen und im schwächeren Maße OH- und SH-Gruppen an der Wasserbindung beteiligt. Auch Peptidgruppen dürften hydratisiert sein, soweit sie nicht gittermäßig miteinander koordiniert sind. W. Pauli und E. Valkó (2) kommen bei einer Abschätzung zu dem Ergebnis, daß etwa die Hälfte des Hydratwassers = 10 Moleküle Wasser von je einem Paar polarer Gruppen, die andere Hälfte von dem Rest der übrigen Gruppen gebunden war.

Die Größenordnung, in der die Summe dieser Gruppen Wasser abbindet, bewegt sich zwischen 20 und 40%, bezogen auf das Trockengewicht des Proteins. So wurden bei Eialbumin nach verschiedenen Methoden 0,22 g (S. P. L. Sørensen und M. Höyrup) und 0,23 g (G. S. Adair und M. E. Robinson), bei Hämoglobin 0,35 g (S. P. L. Sørensen und M. Sørensen) und 0,20 g (G. S. Adair und M. E. Robinson) Hydratwasser für 1 g wasserfreies Protein gefunden. Eine stöchiometrische Formel für die Beschaffenheit und den Umfang der „Wasserhülle" an den hydratisierten Gruppen ist jedoch nicht anzugeben, ebensowenig wie für die Hydrathülle von Metallionen in wässeriger Lösung. Die Festigkeit, mit der die Wassermoleküle aus den polaren Gruppen festgehalten werden, klingt von der inneren Hydratschicht nach den äußeren Schichten allmählich ab. Die Hydratation der Proteine an den polaren Gruppen ist gleichbedeutend mit einer Dissoziation der COO^-- und NH_3^+-Gruppen, die im trockenen Eiweiß als undissoziierte $RCOONH_3R$-Gruppe vorliegen, vergleichbar festem Ammoniumcarbonat. Während nun das Ammoniumcarbonat in wässeriger Lösung in freie Ionen zerfällt, die im elektrischen Feld eine Wanderung zu den Polen antreten, behalten die polaren Gruppen des hydratisierten Eiweißkörpers trotz einer gewissen Dissoziation eine elektrostatische Verkettung bei, die deswegen nicht aufgehoben werden kann, weil die einzelnen kationischen bzw. anionischen Ladungsstellen wegen ihrer Fixierung an das Proteinmolekül sich nicht gegenseitig unter Platzwechsel austauschen können, wie das bei den freien Ionen des Ammoniumsalzes der Fall ist.

Man ist daher berechtigt, auch im hydratisierten Eiweiß eine Gitterbildung bzw. ungeordnete Aggregation der Moleküle über ionisierte polare Gruppen anzunehmen. Die Gitterbindung zwischen Proteinmolekülen durch elektrostatische Verknüpfung über entgegengesetzt geladene polare Gruppen wird in der neueren englischen Literatur auch Salzbrücke (salt bridge) genannt. Diese Art von Aggregation tritt ein, wenn die koagulierbaren Proteine (z. B. Casein) aus ihrer alkalischen oder sauren Lösung bei Annäherung an den isoelektrischen Punkt ausgeflockt werden. Auch die bei der Denaturierung auftretende Flockung der Albumine und Globuline wird von A. E. Mirsky und L. Pauling sowie F. Haurowitz (1) u. a. als eine Art Entladung über die entgegengesetzt geladenen Gruppen angesehen (siehe S. 531). Das Schließen der Salzbrücken beim Trocknen und das Wiederöffnen durch Hydratisierung ist bei Kollagen röntgenographisch zu verfolgen. Die trockene Kollagenfaser hat einen Seitenkettenabstand von ca. 11 Å, der sich durch Hydratisierung auf 15 bis 16 Å erweitern läßt (siehe S. 606; vgl. auch Kap. Graßmann und Trupke, S. 428). Das gleiche gilt für Gelatine. Wird die Trocknung von Eiweiß bei höherer Temperatur vorgenommen, dann bleibt es nicht beim Schließen der Salzbrücken, sondern es erfolgt eine mehr oder weniger weitgehende Wasserabspaltung unter Bildung von Peptidbrücken. Intensiv getrocknetes Eiweiß ist infolgedessen schlecht quellbar bzw. unlöslich. Das Unlöslichwerden von gelösten globulären Proteinen beim Trocknen wird gewöhnlich als Denaturierung bezeichnet, wobei jedoch auf den grundsätzlichen Unterschied gegenüber dem Denaturieren durch Erhitzen u. dgl. aufmerksam zu machen ist (vgl. S. 521). Auch die Entwässerung bzw. Flockung von Proteinen durch Alkohol wird, falls sie Unlöslichkeit zur Folge hat, als Denaturierung bezeichnet (M. Spiegel-Adolf). Sie dürfte ebenfalls auf einer säureamidartigen Schließung zwitterionischer polarer Gruppen beruhen.

Die Trocknung von Eiweißkörpern führt demnach zur Entfernung von locker gebundenem Quellungswasser, weiterhin von fester gebundenem Hydratwasser, dessen Bindungsfestigkeit sich nach der Art der bindenden Gruppen richtet, und schließlich von Wasser, das durch Kondensation abgespalten wird. Das läßt verstehen, daß bei der Entwässerung bestimmte Hydratstufen nicht definiert werden können und daß auch ein Endpunkt der Wasserabgabe bei Proteinen nicht mit Sicherheit angegeben werden kann. Die übliche Trockengehaltsbestimmung von Proteinlösungen oder Proteingelen durch Trocknen bei 100° bis zur Gewichtskonstanz, stellt nur eine Annäherung an den theoretisch wasserfreien Zustand dar.

Die Übertrocknung von Proteinen unter säureamidartiger Schließung der Salzbrücke hat bei der Gerbung praktische Bedeutung: die nur wenig Gerbstoff oder Gerbstoff von geringer Wirksamkeit enthaltenden Leder, wie Chromleder, Alaunleder usw., sollen durch intensive Trocknung des Leders in der Richtung beeinflußt werden, daß der ungegerbte Anteil der Faser, das sind die tiefer liegenden Faserschichten, möglichst weitgehend ihre Hydratationsfähigkeit verlieren. Diese Kollagenanteile sollen, nachdem eine genügende Fasertrennung durch die Gerbung herbeigeführt worden ist, noch außerdem denaturiert (im Sinne des Sprachgebrauchs) und dadurch unquellbar gemacht werden.

4. Einfluß von Elektrolyten und hydrotropen Stoffen auf die Quellung der Proteine.

Aus den Darlegungen auf S. 590 geht hervor, daß eine Aufhebung der inner- oder zwischenmolekularen Vergitterung bzw. Aggregation der Eiweißmoleküle eine Vergrößerung der Quellung bzw. eine Veränderung in Richtung auf eine echte Lösung haben muß.

Man hat hierbei zu unterscheiden, welche Art von Bindung aufgehoben wird.

a) Aufhebung von hauptvalentiger Verknüpfung.

Der Fall, daß eine leicht aufhebbare hauptvalentige Verknüpfung innerhalb einer Eiweißstruktur die Quellung hindert, bzw. daß nach ihrer Beseitigung eine lebhafte Quellung einsetzt, ist besonders auffällig bei Keratin verwirklicht. Die Wollfaser ist nicht nur gegen Säure, sondern auch gegen verdünntes Alkali beständig und zeigt keine merkliche Quellungserhöhung. Wird jedoch die Disulfidbrücke zwischen den Kettenmolekülen durch reduzierende Mittel aufgespalten, so zeigt Keratin in Alkali eine starke, unbegrenzte Quellung. Auf der Deformierbarkeit des gequollenen Keratins und auf der starken Herabsetzung der Reißfestigkeit durch diese Quellung ist die Entfernung der Haare aus der geäscherten oder geschwödeten Haut zurückzuführen.

Ein weiterer, aus der gerberischen Praxis geläufiger Fall der Quellungserhöhung einer Eiweißstruktur durch Aufspaltung von Hauptvalenzbindungen liegt in der zunehmenden Quellung von Kollagen (Leimleder) durch ausgedehnte Kalkbehandlung vor. Das Kollagenmaterial erleidet hierbei eine partielle hydrolytische Aufspaltung der Kettenmoleküle, die jedoch noch nicht zu einem Zerfall des Strukturverbandes in einzelne, frei lösliche Bruchstücke führt. Hingegen erleidet die Reißfestigkeit eine erhebliche Einbuße und die Quellung nimmt zu. Diese Zunahme der Quellung ist aber nicht auf die Aufhebung vernetzender hauptvalentiger Querverbindungen im Molekülgitter, sondern auf die hydrolytische Verkürzung der Ketten zurückzuführen, wobei nicht nur eine Lockerung der Struktur, sondern außerdem noch ein Zuwachs an hydrophilen Gruppen auftritt. Wird jedoch die Hydrolyse über ein gewisses Optimum hinaus gesteigert, so wird die Grundvoraussetzung für das Auftreten einer Quellung, der makromolekulare Charakter des Eiweißkörpers, beseitigt. Es tritt zwar zunehmende Löslichkeit auf, doch nimmt zugleich die Quellbarkeit, bezogen auf das einzelne in Lösung gehende Teilchen, ab. Das ist der Fall, wenn man Leimleder überäschert oder wenn man Gelatine durch Säuren oder Alkalien oder Fermente hydrolytisch abbaut. Die Gelatine verliert dann ihre Gelatinierbarkeit und zeigt einen rapiden Abfall der Viskosität. Eine alkalische Caseinlösung wird ebenfalls beim Abbau zunehmend flüssiger und läßt sich immer weniger durch Säure und Salz ausfällen. Von diesen Veränderungen kann man bei Casein und Gelatine einen meßtechnischen Gebrauch machen, um den Fermentwert von Lederbeizen zu bestimmen. Aus der zunehmenden Löslichkeit der Proteine beim hydrolytischen Abbau und der damit verbundenen wachsenden Unempfindlichkeit gegen Fällungsmittel lassen sich unter Umständen auch Schlußfolgerungen auf die Molekulargewichte der Abbauprodukte ziehen. Br. Jirgensons hat an Casein, Albumin und Gelatine und deren hydrolytischen Abbaustufen „Fällungstitrationen" mit Aceton ausgeführt und aus der Acetonkonzentration, bei der die Eiweißlösung eine beginnende Trübung zeigte, das Molekulargewicht berechnet:

$$\gamma^* = \alpha + \beta \log M,$$

γ^* = Acetonkonzentration, M = Molekulargewicht und α und β = Konstante (vgl. auch Kap. Graßmann und Trupke, S. 371).

b) Aufhebung von nebenvalentiger Verknüpfung.

Auf die Quellungserhöhung, welche Proteine durch Aufhebung der nebenvalentigen, durch Wasserstoffbrücken zwischen den Peptidgruppen verursachten Gitterbindung bzw. Aggregation erfahren, ist schon im Zusammenhang mit der Denaturierung der Proteine und der hydrotropen Wirkung das wichtigste gesagt worden (siehe S. 519). Es ist hier auf die Viskositätserhöhung von Albuminlösungen durch Harnstoff, auf die Änderung der optischen Eigenschaften und der Viskosität von Magermilch durch Harnstoff, auf die unter Verleimung stattfindende Quellung von Kollagen in Rhodaniden, Phenol usw. hinzuweisen. Auch die Erhöhung der Quellung von Gelatinegelen unter allmählichem Zerfall in Lösungen hydrotroper Stoffe bzw. die Verhinderung der Gelbildung von Gelatinelösungen, welche hydrotrope Stoffe enthalten, ist hier zu nennen.

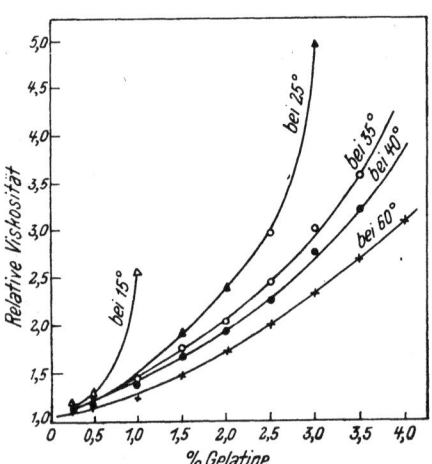

Abb. 280. Temperaturabhängigkeit der Viskosität von verdünnten Gelatinelösungen [nach J. Loeb, entnommen aus W. Pauli und E. Valkó (2), S. 246].

Solange bei der Quellung bzw. Lösung der Proteine in hydrotropen Stoffen sekundäre Effekte, wie Beeinflussung der Ladung, Hydrolyse u. dgl., außer dem Spiel bleiben, verläuft die Quellungserhöhung genau nach dem in Abschnitt 2 geschilderten Prinzip: es erfolgt Aufhebung von zwischenmolekularen Bindungen bzw. innere Entfaltung von Molekülen. Die Verhältnisse sind also leicht zu übersehen. Trotzdem kann der gleiche Effekt, der dem Einzelmolekül eine Entfaltung und damit Quellung zufügt, einen gelförmigen Molekülverband durch Desaggregierung auch im Sinne einer Entquellung beeinflussen. Wird z. B. eine Gelatinelösung in einem Konzentrations- und Temperaturbereich, in welchem sie infolge von Aggregation Strukturviskosität zeigt, mit hydrotropen Stoffen versetzt, so zeigt sie Viskositätserniedrigung, d. h. scheinbar eine Entquellung.

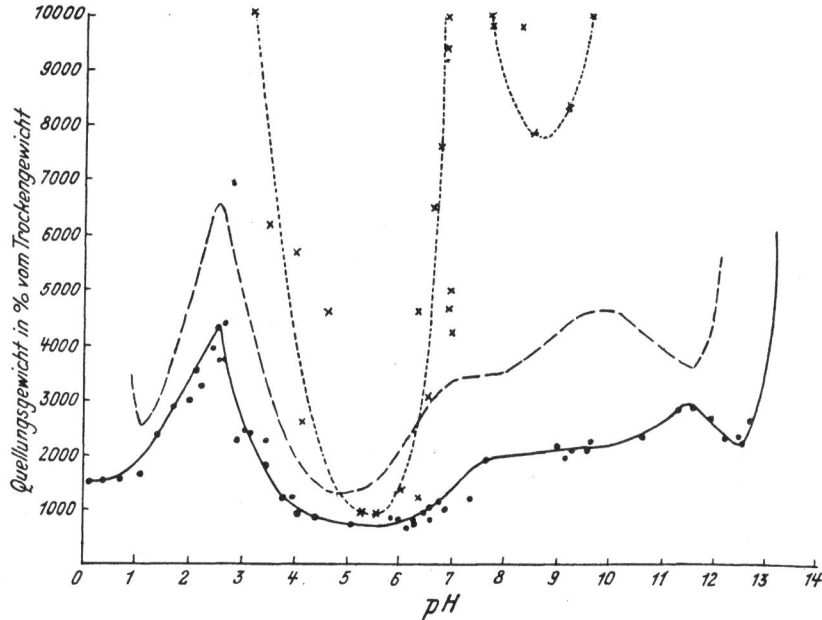

Abb. 281. Quellung von Gelatinegelen bei verschiedenen p_H-Werten und verschiedenen Temperaturen (nach D. Jordan Lloyd).
———— 0°, ———— 18°, ———— 25°.

Ebenso wirkt sich eine Temperaturerhöhung auf Gelatine aus. Gelatinelösungen zeigen im Temperaturbereich von 15 bis 60° eine mit steigender Temperatur abnehmende Viskosität (Abb. 280); Gelatinegele dagegen lassen im Bereich ihrer Temperaturbeständigkeit mit steigender Temperatur eine Erhöhung der Quellung erkennen (Abb. 281). In beiden Fällen bewirkt die Temperatursteigerung eine Desaggregation.

c) Einfluß einer Ladungsänderung der Proteine auf die Quellung.

Die im folgenden näher zu erläuternden Erscheinungen, zu denen Säure- und Alkaliquellung der Proteine, Pickelwirkung usw. gehören, sind nicht nur für die technische Verarbeitung der Proteine von größter Wichtigkeit, sondern bilden darüber hinaus den bevorzugtesten Untersuchungsgegenstand der physikalisch-chemischen Richtung der Eiweißchemie. Das hängt mit der Augenfälligkeit der Phänomene zusammen. Die überaus häufige experimentelle Bearbeitung und die meistens stark spekulativen Auswertungen haben aber die Orientierung über dieses interessante Gebiet nicht gerade leicht gemacht. Erschwerend kommt hinzu, daß von den meisten Autoren die Nebenwirkungen, die bei der Ladungsquellung auftreten, nämlich hydrotrope Effekte und hydrolytische Abbauvorgänge, nicht genügend in Rechnung gestellt werden.

Die grundlegende Erscheinung ist in der starken Lösungs- und Quellungswirkung von Säuren und Alkalien gegenüber Proteinen gegeben. Koagulierte Proteine (Casein, Albumin) werden gelöst, Kollagen und Gelatinegele zeigen eine

enorme Quellung, nicht koagulierte lösliche Proteine (Gelatine, Milchcasein, unkoaguliertes Albumin) zeigen eine starke Viskositätserhöhung und Steigen des
osmotischen Drucks. Zweifellos liegen allen diesen Änderungen im physikalischen
Verhalten der Proteine die gleichen Erscheinungen zugrunde. Sie werden daher
zweckmäßig gemeinsam diskutiert.

Die Lösung der koagulierten Proteine in Säuren und Laugen (auch Casein
läßt sich bis zu einem gewissen Grad in Säuren lösen) bereitet dem Verständnis
keinerlei Schwierigkeiten. Sie ist zu vergleichen der Lösung von aliphatischen
Aminen in Säure oder höher molekularen Fettsäuren in Alkali und beruht
darauf, daß das Salz stärker ionisiert ist als die freie organische Base bzw. Säure.
Die Lösung von Fettsäuren durch Alkali führt jedoch nicht zu einer molekular
dispersen Verteilung; vielmehr entstehen lösliche Molekülaggregate, die als
ionische Micellen bezeichnet werden. Auch bei koagulierten ‚Eiweißkörpern ist
das Lösungsergebnis je nach der Art des Proteins ein mehr oder weniger unvoll-
kommenes: was sich in Lösung befindet, sind ebenfalls Molekülaggregate. Sind
nun die Aggregate sehr groß, bzw. ist die Kohäsion zwischen den Molekülen
infolge eines hohen Ordnungsgrades der Moleküle groß, dann langt die Ionisierung
bei der Salzbildung nicht, um eine Trennung des Koagulums in einzelne lösliche
Teilaggregate zu erweitern, sondern es wird nur eine Vorstufe der Lösung erreicht,
die als Quellung in Erscheinung tritt.

Diese sehr einfache theoretische Vorstellung, die weitgehend mit der Pauli-
schen Hydratationstheorie der Säure- und Alkaliquellung übereinstimmt, bedarf
jedoch noch einiger Ergänzungen. W. Pauli hielt das Protein im Quellungsminimum, also im isoelektrischen Punkt, ursprünglich für ungeladen und den
Quellungsanstieg beiderseits des I. P. für den Ausdruck einer verstärkten Hydratation infolge einer Ionisierung. Gegen diese Annahme ist jedoch einzuwenden,
daß das isoelektrische Eiweiß keineswegs ungeladen, sondern zwitterionisch geladen ist; infolgedessen ist es auch im isoelektrischen Punkt schon sehr erheblich,
und zwar in der Größenordnung von 20 bis 40% des Trockengewichtes hydratisiert. Auch ist der Quellungsgrad gewisser isoelektrischer Proteine (z. B. von
Gelatine, Kollagen, Casein) bereits sehr viel größer als die Hydratwassermenge
ausmacht; infolgedessen kann die Quellungszunahme durch Säure- oder Alkaliwirkung keine Hydratwasseraufnahme sein. H. H. Weber hat in zahlreichen scharf-
sinnigen Versuchen zeigen können, daß die Hydratwasserhülle der Proteine durch
die einsinnige Aufladung im wesentlichen nicht geändert wird. Hierbei wird zwar
vermutlich die Hydratwasserhülle derjenigen Gruppe, die entladen wird, verringert; doch verstärkt sich dafür die Hydratation der aktivierten Gruppe, so
daß im ganzen der Hydratationsgrad des Eiweißes konstant bleibt.

Man würde der Zwitterionentheorie gerecht werden, wenn man die lösende
bzw. quellende Wirkung von Säuren und Alkalien auf Proteine als eine Aufhebung der elektrostatischen Verkettung der Proteine über die hydratisierten
Salzbrücken beschreibt. Damit ist aber das Ausmaß der Quellung noch nicht
genügend verständlich gemacht. Die kollagene Faser zeigt unter geeigneten Versuchsbedingungen eine mehr als 5fache Volumenvergrößerung bei Säurequellung,
obwohl die Zahl der aufgehobenen Salzbrücken verhältnismäßig gering ist. Hebt
man die offenbar viel dichter verteilten Wasserstoffbrücken durch hydrotrope
Einwirkung oder Erhitzen auf, so erfolgt zwar infolge der Lösung dieser Brücken
die Verleimung, es bleibt jedoch die mit der Verleimung im Zusammenhang
stehende Quellung in sehr bescheidenen Grenzen. Das Ausmaß der Säurequellung, noch mehr aber die mit der Säurequellung verbundene eigentümliche
Verkürzung und Verdickung der kollagenen Faser lassen sich nur dann verstehen,
wenn man die Annahme macht, daß zwischen den einsinnigen Ladungsgruppen

der Kollagenmoleküle eine elektrostatische Abstoßung auftritt, als deren Folge Wasser in den dadurch aufgerissenen Raum eindringt (siehe S. 607, Abb. 284).

Der Umstand, daß durch Verleimung kontrahierte Kollagenfasern bei der Säurequellung sich wieder etwas ausdehnen, daß also nicht nur die unverleimte, sondern auch die verleimte Kollagenfaser anisotrop in Säure quillt, ist ebenfalls als Argument für die Auffassung anzuführen, daß die Säure- (und Alkali-) quellung

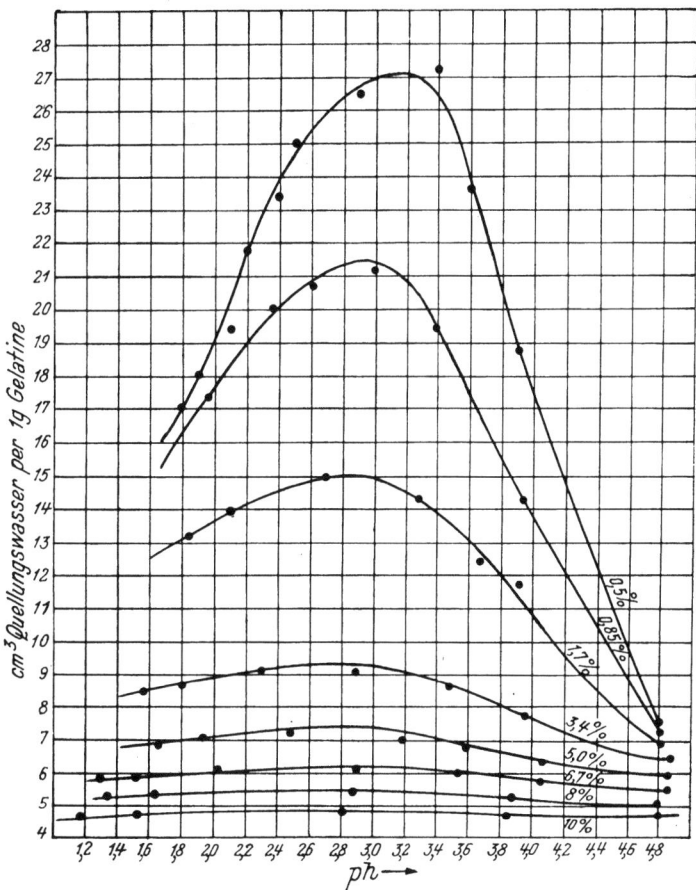

Abb. 282. Hydratation der bei 35° in verdünnter Salzsäure gelösten Gelatine bei verschiedenen Konzentrationen und p_H-Werten, ermittelt aus Viskositätsmessungen nach der Formel $\eta = \dfrac{1 + 0{,}54\,\varphi}{(1 - \varphi)}$ [nach J. H. Northrop und M. Kunitz (3)].

auf elektrostatischer Abstoßung geladener, eng benachbarter Gruppen im Molekülverband beruht. Die Verlängerung der verleimten Faser ist so zu erklären, daß auch die innerhalb eines Moleküls liegenden benachbarten Ladungsgruppen aufeinander abstoßend wirken. K. H. Meyer (1) führt die Wiederverlängerung des kontrahierten Muskels auf das gleiche Prinzip zurück.

Was für die makroskopisch sichtbare Quellung von Fasern und Gelstrukturen gilt, das ist auch auf die gelösten Eiweißkörper zu übertragen. Gleichgültig, ob die Lösungsteilchen den Charakter eines einzelnen mehr oder weniger entfalteten Kettenmoleküls haben (Albumin), oder ob sie aus Molekülaggregaten bestehen (Milchcasein), eine Umsetzung mit Säure oder Alkali unter einsinniger Aufladung bewirkt eine stärkere Entfaltung, d. h. Quellung der Molekülknäuel. Die Quellungszunahme äußert sich in der Viskositätserhöhung und in der Erhöhung des osmotischen Drucks. Zeichnet man den Quellungsgrad makroskopischer Strukturen in Abhängigkeit vom p_H-Wert auf, so erhält man sowohl für das saure wie für das alkalische Gebiet Quellungskurven, welche formal mit den Viskositäts- und osmotischen Druckfunktionen vollkommen übereinstimmen.

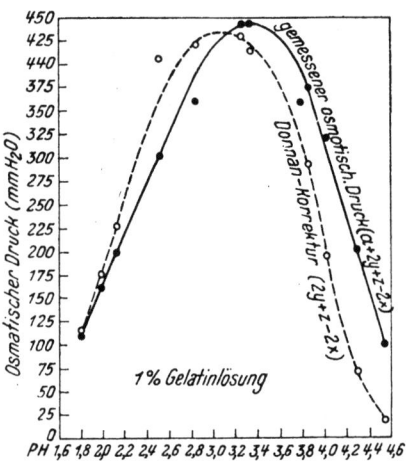

Abb. 283. Osmotischer Druck von 1%iger Gelatinelösung in Abhängigkeit vom p_HWert unter Berücksichtigung des Donnanschen Membrangleichgewichtes [nach J. Loeb, entnommen W. Pauli und E. Valkó (2), S. 179].

Im Ladungsoptimum ist die Quellung so groß, wie sie auf Grund des zur Verfügung gestellten Quellungswassers bzw. auf Grund der übergeordneten Struktur nur sein kann. Den Einfluß des Quellungswassers erkennt man aus der erstaunlichen Höhe des Quellungsgrades von Gelatine, wenn diese in sehr verdünnter Lösung vorliegt (Abb. 282). Was die übergeordnete Struktur betrifft, so bezieht sich diese Bemerkung insbesondere auf Kollagen: die Säurequellung des Kollagens ist um so größer, je lockerer die Kollagenstruktur ist bzw. je feiner Kollagen durch mechanische Zerteilung und dergleichen dispergiert wird. Zerkleinert man ursprünglich feste und kernige Hautsubstanz in säuregequollenem Zustand mit einem Fleischwolf oder einer ähnlich wirkenden Zerreißmaschine, so erhält man eine plastische Masse, die je nach dem Grad der Zerkleinerung ein Vielfaches derjenigen Wassermenge abbinden kann, welche das unzerkleinerte Kollagen im Quellungsoptimum aufzunehmen imstande war. Derartige Beobachtungen zeigen besonders eindrucksvoll, wie wenig angängig es ist, Eiweißquellungen durch stöchiometrische Zuordnungen von Hydratwassermolekülen zu Eiweißmolekülen erklären zu wollen.

Daran, daß die verstärkte Quellung der gelösten Eiweißteilchen für die Erhöhung von Viskosität und osmotischem Druck in erster Linie maßgebend ist, kann nicht gezweifelt werden. Trotzdem ist es nicht zweckmäßig, die Ladungsquellung von Proteinen viskosimetrisch oder osmometrisch zu verfolgen. Denn bereits bei isoelektrischem Eiweiß bereitet die Auswertung dieser Messung große Schwierigkeiten. Bei der Messung der Lösungen von Eiweißsalzen muß der Einfluß des Donnan-Gleichgewichtes auf den osmotischen Druck rechnerisch ausgeschaltet werden (J. Loeb, Abb. 283). Die Dauer der Osmometermessung läßt ferner Nebenreaktionen [Sekundärreaktionen im Sinne von G. Ettisch und G. V. Schulz (1)] zu. Die methodisch sehr einfachen Viskositätsmessungen sind insofern unbefriedigend, als bei den stark ionisierten Proteinen die Viskositätserhöhung nach H. R. Kruyt und H. Lier auch eine unmittelbare Folge der elektrischen Ladung sein kann. H. R. Kruyt und H. Lier bedienten sich zur Ausdeutung ihrer Viskositätsmessungen von Gelatinesalzen einer von M. v. Smoluchowski aufgestellten, aber nicht bewiesenen Beziehung zwischen Viskosität und dem Potential der elektrischen Doppelschicht von geladenen Kolloidteilchen, wonach sich die elektrische Doppelschicht im Sinne einer Erhöhung der scheinbaren Raumbeanspruchung auswirkt. Diese Erscheinung nannte M. v. Smoluchowski den „quasi-viskosen" Effekt" der Doppelschicht.

Wenn auch die Anwendung der Smoluchowskischen Theorie des quasi-viskosen Effektes gerade bei Proteinen nicht sehr glücklich erscheint, so beweist sie doch die Vieldeutigkeit der viskosimetrischen Messungen.

Die zweite wichtige Beeinflussung der Quellung der Proteine durch die Ladung betrifft den Zustand der Entladung. Die Proteine im isoelektrischen Punkt sind nicht als entladen, sondern als zwitterionisch geladen anzusehen und weisen daher eine nicht unerhebliche Hydratation auf. Diese Hydratation läßt sich durch einen sehr großen Neutralsalzzusatz herabdrücken; so wird z. B. Kollagen durch Behandlung mit konzentrierten Kochsalzlösungen oder noch besser mit festem trockenem Salz (z. B. mit wasserfreiem Na_2SO_4) weitgehend entwässert. Hierbei wird nicht nur kapillares Quellungswasser, sondern auch Hydratationswasser entfernt, was man bei dem Verhalten des Kollagens beim weiteren Trocknen an der Luft erkennt: es trocknet unter Isolierung der Faserbündel lederartig auf, genau so wie im Falle der Entwässerung mit Alkohol oder Aceton. Dieser Entwässerungseffekt durch konzentriertes Neutralsalz ist mit dem Aussalzen einer gesättigten Ammoniumcarbonatlösung durch Kochsalzzugabe zu vergleichen, beruht also auf einer Ionisationsverminderung und damit Entladung.

Die Entladung der Proteine kann aber viel leichter durchgeführt werden, wenn man von ihren Salzen ausgeht, und zwar besteht hier die allgemeine Gesetzmäßigkeit, daß Proteinsalze mit kationischem Eiweiß leichter entladen werden können als Salze des anionischen Eiweißkörpers. Das positiv geladene, kationische Eiweiß, das sich durch Absättigen des Proteins mit Säure bildet, wird bereits durch einen Säureüberschuß teilweise entladen, ein Effekt, der allerdings weitgehend vom Gegenion des Proteinsalzes, d. h. also vom Säureanion abhängt (vgl. den Abschnitt Gegenionenwirkung). Durch die partielle Entladung bei Anwesenheit von überschüssiger Säure wird die Quellung, die ja nicht nur von der Gleichnamigkeit der Ladungsgruppen des Proteins, sondern auch von der Menge der Ladungsgruppen im Proteinmolekül abhängt, in entsprechender Weise unterdrückt. Hierauf beruht das sehr ausgeprägte Quellungsmaximum des Proteins, das bei einer ganz bestimmten Säurekonzentration der Quellungslösung auftritt; genauer ist das Quellungsmaximum durch diejenige Säurekonzentration bezeichnet, bei der Protein gerade mit Säure abgesättigt ist.

Die Entladung des Proteinsalzes hängt außer von der Art des Gegenions im wesentlichen von der Menge ab; denn die Entladung ist ein Massenwirkungseffekt:

[Proteinkation] + [Cl] $\leftrightarrows$ [Proteinchlorid].

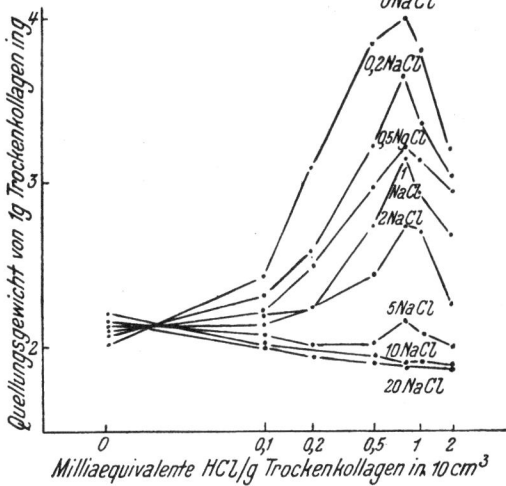

Abb. 284. Quellung von Kollagen in Salzsäure-Kochsalz-Gemischen verschiedener Konzentration [nach A. Küntzel (7)].

Man erkennt, daß durch die Erhöhung der Konzentration des Gegenions eine Zurückdrängung der Ionisation erfolgt. Es ist nun aber wiederum nicht ohne Bedeutung, mit welchem Kation zusammen man dieses Gegenion in die Proteinlösung hineinbringt. Es hat sich gezeigt, daß die Entladung z. B. des Proteinchlorids leichter mit Kochsalz als mit der gleichen Menge Salzsäure bewirkt wird. Das hängt damit zusammen, daß die Salzsäure im Überschuß angewandt eine hydrotrope Wirkung ausübt, während Kochsalz im Überschuß nur entladend wirkt.

Die Einwirkung von Kochsalz oder ähnlichen, nicht hydrotropen Neutralsalzen auf kationisches Proteinsalz wird beim Pickelprozeß technisch ausgenutzt. Der Einfluß von Säure und Salzkonzentration des Chloridpickelsystems (d. h. eines Salzsäure-Kochsalz-Gemisches) auf Kollagen ist aus den Kurven in Abb. 284 zu erkennen.

Die oberste Kurve gibt den Quellungsverlauf des Kollagens in reiner Salzsäure, abhängig von der Säurekonzentration wieder. Das Maximum der Quellung ist erreicht, wenn die Eiweißsubstanz an Säure gesättigt ist; sie hat dann pro Gramm wasserfreies Kollagen $0,9 \cdot 10^{-3}$ Äquivalente Säure aufgenommen. Ein Säureüberschuß drängt aus den gleichen Gründen wie ein Kochsalzzusatz die Quellung wieder zurück. Mit zunehmendem Kochsalzzusatz zur Säurelösung wird die Säurequellung herabgesetzt, ohne daß der Verlauf der Quellung und die Lage des Quellungsmaximums in ihrer Abhängigkeit von der Säurekonzentration verändert werden. Erst von 10 Milliäquivalenten NaCl auf 1 g Kollagen ab bei einem Flüssigkeitsvolumen von 10 ccm/g Kollagen (d. h. also bei einer Kochsalzkonzentration $\geqq 1$ n) ist die Säurequellung vollständig zum Verschwinden gebracht. Bei Gegenwart von mehr als 0,5 Mol NaCl/l befindet sich die kollagene Faser, die mit HCl abgesättigt ist, in einem geringeren Quellungszustand, als das isoelektrische, neutralsalzfreie Kollagen. Diese Entladung führt zu einer lederartigen Auftrocknung des Kollagens, vergleichbar derjenigen durch Aceton oder Alkohol. Würde man versuchen, diese Entladungswirkung allein mit Kochsalz ohne Säure herbeizuführen, so benötigt man gesättigte Salzlösungen, ohne zu dem gleichen Effekt zu kommen. Durch geeignete Kombination von Säure und Salz, bzw. — wenn man es, wie bei der Mineralgerbung, von vornherein mit stark sauren Lösungen zu tun hat (z. B. bei den stark hydrolysierenden Salzen des Zirkons, Aluminiums, Eisens, Chroms usw.) — durch geeignete Dosierung von Salz allein, hat man es in der Hand, eine Säurequellung in Erscheinung treten zu lassen, den Quellungszustand der zu gerbenden Haut im Bereich der Hydratation der nativen Kollagenfaser zu lassen oder aber die Haut mehr oder weniger stark zu entwässern und so den eigentlichen Gerbprozeß durch eine „Pickelzurichtung" zu unterstützen, die ja zu einem ähnlichen Ergebnis des lederartigen Auftrocknens führt wie der eigentliche Gerbprozeß.

d) Procter-Wilsonsche Quellungstheorie.

Die vorstehend entwickelte Theorie der Quellung von Proteinen, die bei Umwandlung der zwitterionischen Ladung in eine gleichnamige erfolgt, ist als „elektrostatische Theorie der maximalen Quellung" erstmalig von R. Tolman und A. E. Stearn angedeutet worden. Sie wird, dem umfangreichen Tatsachenmaterial am besten gerecht. Trotzdem ist diese Theorie von der von H. R. Procter und J. A. Wilson entwickelten osmotischen Theorie ganz in den Hintergrund gedrängt worden.

H. R. Procter und J. A. Wilson haben darauf aufmerksam gemacht, daß zwischen einem in Säurequellung befindlichen Proteingel und der Außenflüssigkeit eine ungleiche Ionenverteilung besteht, derart, daß im Innern des Gels eine höhere Ionenkonzentration als außerhalb vorliegt. Das ist eine logische Folge der Donnanschen Theorie des Membrangleichgewichtes.

F. G. Donnan und L. J. Harris brachten eine Kongorotlösung in eine Dialysierhülse und tauchten diese in eine Kochsalzlösung. Kongorot ist das Natriumsalz einer höher molekularen Farbsulfosäure, die die Pergamentmembran nicht passieren kann. Kochsalz kann dagegen die Membran passieren. Nach Einstellung des Diffusionsgleichgewichtes zeigte sich, daß die Konzentration der diffundierbaren Ionen in der Farbstofflösung größer war als in der anderen. Die Gleichgewichtsbedingung wird durch das folgende Schema dargestellt:

$$\begin{array}{c|c} Na^+ & Na^+ \\ Cl^- & Cl^- \\ A^- & \\ (1) & (2) \end{array}$$

Die Membran wird durch die senkrechte Linie angedeutet. A^- bedeutet das nichtpassierende Farbstoffion. Das Diffusionsgleichgewicht besteht dann, wenn die Zahl der von 1 nach 2 passierenden Ionenpaare gleich der Zahl der von 2 nach 1 passierenden Paare ist. Die Häufigkeit N, mit der Ionenpaare auf die Membran auftreffen, ist der Konzentration der beiden Ionenarten proportional:

$$N_{1 \to 2} = K\,[Na^+]_1\,[Cl^-]_1,$$
$$N_{2 \to 1} = K\,[Na^+]_2\,[Cl^-]_2.$$

Da im Gleichgewicht $N_{1 \to 2} = N_{2 \to 1}$, so ergibt sich

$$[Na^+]_1\,[Cl^-]_1 = [Na^+]_2\,[Cl^-]_2. \tag{1}$$

Nun ist $[Na^+]_2 = [Cl^-]_2$, d. h. die Faktoren auf der rechten Seite der Gleichung (1) sind gleich; ferner ist $[Na^+]_1 = [Cl^-]_1 + [A^-]$, d. h. es ist $[Na^+]_1 > [Cl^-]_1$. Daraus folgt, daß $[Cl_2] > [Cl_1]$. Das bedeutet, daß die Konzentration an Natriumchlorid auf der farbstofffreien Seite größer ist.

Da nun aber in Gleichung (1) das Produkt zweier gleicher Faktoren (rechts), dem Produkt zweier ungleicher Faktoren gleichgesetzt wird, so muß die Summe der Faktoren ungleich sein, und zwar ist

$$[Na^+]_1 + [Cl_1] > [Na^+]_2 + [Cl^-]_2.$$

Das läßt sich in der Weise anschaulich zeigen, daß man ein Quadrat $a \times a$ mit einem flächengleichen Rechteck $b \times c$ vergleicht. Der Umfang des Rechtecks $2\,(b + c)$ ist größer als der Umfang des Quadrats $2\,(a + a)$ oder

$$b + c > a + a.$$

Das bedeutet, daß in der farbstoffhaltigen Lösung die Konzentration der diffusiblen Ionen größer sein muß als die Ionenkonzentration der farbstofffreien Lösung. Die diffusiblen Ionen in der Farbstofflösung üben also einen osmotischen Überdruck auf die Membran aus.

Die Bedingungen eines derartigen „Membrangleichgewichtes" unter Ausbildung eines einseitigen osmotischen Überdrucks sind nun auch bei Eiweißstrukturen gegeben, die mit einem Elektrolyten, z. B. mit Säure reagieren. An Stelle der semipermeablen Membran, die die Kolloidionen zurückhält, treten die Kohäsionskräfte des Gels, die eine Lösungsdiffusion der Proteinionen verhindern. Die Verteilung der Ionen wird daher im Sinne der Donnanschen Theorie so sein, daß die diffusiblen Ionen innerhalb des Gels höher konzentriert sind als außerhalb desselben. Infolgedessen tritt ein osmotischer Druck im Gel auf, der solange Wasser zum Eintritt in das Gel veranlaßt, bis die elastisch angespannten Kohäsionskräfte des Gels einen weiteren Wassereintritt verhindern, d. h. bis der osmotische Druck zahlenmäßig der elastischen Spannung des Gels gleichkommt.

Auf das System Gelatinegel-Salzsäure übertragen, nimmt das Donnansche Verteilungsschema nebenstehende Form an.

Gelatinegel		Äußere Lösung	
Gel — NH_3^+	β	H^+	x
H^+	y	Cl^-	x
Cl^-	$z + y$		

Für das Gleichgewicht gilt:

$$x^2 = y(y+z) \tag{2}$$

und

$$2y + \mathfrak{z} > 2x \tag{3}$$

Der osmotische Druck ist gleich der Differenz e der Ionenkonzentrationen innen und außen. Man erhält für e aus (3) unter Benutzung von (2):

$$e = 2y + \mathfrak{z} - 2x = 2\sqrt{x^2 + \frac{1}{4}\mathfrak{z}^2} - 2x. \tag{4}$$

Die Konzentration $\mathfrak{z}$ der $NH_3{}^+$-Gruppen in der Gelatine hängt von der Säurebindung ab. Mit steigender Absättigung an Säure steigt $\mathfrak{z}$ und damit auch e. Bei Säurezusatz über das Bindungsmaximum hinaus wird $\mathfrak{z}$ nicht größer, dafür aber nimmt x weiter zu, was ein Absinken von e zur Folge hat. e durchläuft also ein Maximum, welches dem Quellungsmaximum entspricht. Eine Zugabe von Neutralsalz äußert sich genau so wie ein Anwachsen von x in der obigen Gleichung. Sie erklärt also auch die entquellende Wirkung des Neutralsalzzusatzes auf die Säurequellung.

Diese Theorie vermag zweifellos den Verlauf der Säurequellungskurve qualitativ richtig wiederzugeben, wenn man Säuren verwendet, die keine hydrotropen oder gerbenden Nebenwirkungen ausüben; die experimentellen Beweise für die Richtigkeit der Procter-Wilsonschen Theorie wurden fast immer am System Gelatine-Salzsäure geführt. Sie versagt aber, wenn man sie auf den Einfluß von Neutralsalzen auf die Säure- und Alkaliquellung anwenden will. Die Theorie verlangt nämlich, daß nicht nur die Säurequellung, sondern auch eine Alkaliquellung durch einen Salzzusatz zum Verschwinden gebracht werden kann. Das ist aber keineswegs der Fall. Während die kationisch geladenen Proteine sehr leicht durch Salze entladen und damit entquollen werden können, ist das bei den anionisch geladenen Proteinen nicht oder nur in sehr geringem Maße der Fall. Läßt man ein Natriumsalz auf ein in $Ca(OH)_2$-Lösung gequollenes Proteingel einwirken, so wird die Quellung nicht nur nicht zurückgedrängt, wie das die Theorie vorschreibt, sondern im Gegenteil deutlich verstärkt. Das beruht auf dem Austausch von Ca-Ionen des Proteinsalzes gegen Na-Ionen, wodurch das Proteinsalz verstärkt ionisiert wird. Besonders auffällig ist das Versagen der Procter-Wilsonschen Theorie im Falle der vollkommenen Entladung des Proteins durch ein Gemisch von Säure und Salz (Pickelwirkung). Wie gezeigt wurde, hat die Entladung eine Entquellung zur Folge, welche unter den Quellungszustand des isoelektrischen Proteins herunterführt. Das vermag die osmotische Theorie nicht zu erklären. Diese sagt vielmehr voraus, daß durch einen sehr großen Salzüberschuß die ungleiche Ionenverteilung innerhalb und außerhalb deshalb vollkommen nivelliert sein sollte; damit könnte aber die Quellung höchstens bis auf den Stand der Wasserquellung des säurefreien Proteins zurückgeführt sein.

Der grundlegende Fehler der Procter-Wilsonschen Theorie beruht darin, daß das sich bildende Proteinsalz als vollkommen ionisiert angenommen wird. Der Wert von $\mathfrak{z}$ in Gleichung (4) soll im aufsteigenden Ast der Quellungskurve bis zum Maximum ansteigen und vom Maximum an konstant bleiben. Auch Salzzusätzen gegenüber wird an der Konstanz von $\mathfrak{z}$ festgehalten. Diese Vereinfachung wurde vorgenommen, um überhaupt mit Gleichung (4) rechnen zu können.

Tatsächlich darf aber der Einfluß, den die variable Dissoziation des Proteinsalzes auf die Quellung ausübt, nicht vernachlässigt werden. Er erscheint ausschlaggebender als der osmotische Effekt der elektrostatisch festgehaltenen, trotzdem aber osmotisch wirksamen Gegenionen. Es ist nicht einzusehen, daß der zahlenmäßig geringe Ionenüberschuß im Inneren des Gels die unter Umständen sehr erhebliche Volumenvergrößerung der Säure- oder Laugenquellung hervorrufen soll. Wenn man ein mit gesättigter Kochsalzlösung getränktes Proteingel in Wasser bringt, so sollte nach der osmotischen Theorie vorübergehend ebenfalls eine osmotische Quellung auftreten, da im Anfang des auftretenden Diffusionsprozesses im Gel eine sehr viel höhere Ionenkonzentration besteht als außerhalb. Eine der Säurequellung analoge Salzquellung tritt aber unter diesen Umständen nicht auf. Auch die Quellungsanisotropie der natürlichen und geschrumpften Kollagenfaser bei der Quellung in Säure oder Alkali ist leichter mit der elektrostatischen Quellungstheorie als mit der osmotischen Theorie in Einklang zu bringen. Wenn die infolge des Donnan-Gleichgewichtes in höherer Konzentration im Gelinneren befindlichen Ionen tatsächlich an der Quellung beteiligt sind, dann dürfte dieser Effekt gegenüber der Abstoßung der gleichnamig geladenen Proteinmoleküle bzw. Ladungsstellen in den Molekülen und gegenüber der Entfaltungstendenz der Moleküle nach Aufhebung ihrer elektrostatischen Verkettung durchaus in den Hintergrund treten.

D. Kollagen und Gelatine.

Das Kollagen nimmt unter den Gerüstproteinen eine besondere Stellung ein. O. Kratky und H. Mark schlagen eine Einteilung der fibrillären Proteine in diejenigen des Keratin-Myosin-Typus und andererseits in diejenigen des Kollagentypus vor. Die zuletzt genannte Gruppe enthält außer Kollagen selbst noch Elastin, Elastoidin und Ichthyokoll, also die Eiweißkörper des Bindegewebes, der Knochen und des Knorpels. Wie wenig diese Einteilung, über eine bloße Katalogisierung hinausgehend, Wesentliches der Struktur trifft, geht daraus hervor, daß man Kollagen ebenso gut auch mit den Muskeleiweißen in eine Gruppe zusammentun könnte. Andererseits bestehen zwischen der Gelatine, dem Verleimungsprodukt des Kollagens, und den nichtfibrillären Proteinen enge Beziehungen. Doch ist wiederum die Gelatine von allen anderen löslichen Eiweißkörpern durch die auffällige Eigenschaft einer reversiblen Gelbildung ausgezeichnet.

Da Kollagen derjenige Eiweißkörper ist, der allein von der Gerbungsreaktion betroffen wird — die anderen Eiweißkörper reagieren zwar auch mit Gerbstoffen, lassen sich jedoch nicht im Sinne einer Lederbildung gerben —, so ist es im Zusammenhange mit dem Stoffgebiet dieses Handbuches zweckmäßig, die besonderen Eigentümlichkeiten des Kollagens näher zu erörtern. Hierzu gehört in erster Linie die Umwandelbarkeit in die Gelatine, deren charakteristische Eigenschaften nur aus der Abkunft vom Kollagen verstanden werden können.

I. Gitterstruktur der kollagenen Faser.

Die Feinstruktur des Kollagens wurde bereits in dem Kapitel „Histologie der tierischen Haut", S. 183 ff., behandelt, soweit histologische Methoden an der Ermittlung der Feinstruktur beteiligt sind. Die mikroskopisch-morphologischen Untersuchungen der kollagenen Einzelfaser, ferner die polarisationsoptischen Beobachtungen über die Doppelbrechung und deren Umkehr durch bestimmte Reagenzien und endlich zahlreiche Beobachtungen über die Quellungsanisotropie des Kollagens hatten das allgemeine Strukturbild von gewachsenen, aus hochmolekularen Proteinen, Kohlehydraten und Kohlenwasssserstoffen bestehenden Faserstoffen auch auf Kollagen anwendbar erscheinen lassen.[1] Dieses Struktur-

---

[1] Die erst neuerdings möglich gewordene elektronenoptische Untersuchung von trockenen Kollagenfibrillen hat eine Querstreifung der Kollagenfaser zutage gefördert,

bild findet seinen überzeugendsten Ausdruck in der Micellarhypothese von A. Frey-Wyssling, auf die bereits hingewiesen wurde (S. 516). Leider ist eine Vertiefung dieser Vorstellung durch die Auswertung des Röntgendiagramms der kollagenen Faser nicht frei von Widersprüchen, welche die Berechnung der Periodizitäten der Moleküle in Richtung der Faserachse betreffen.

Die Hauptschwärzung am Meridian des Faserdiagramms entspricht einem Abstand von 2,8 Å, während das Vierpunktebild der ersten Schichtlinie eine Periode der Fadenmoleküle von 9,8 Å ergibt. Diese Periode läßt sich als Länge einer Gruppe von drei Aminosäuren zu 3,3 Å ausdeuten. Hiermit ist aber die Zahl 2,8 Å nicht zu vereinbaren. K. H. Meyer (2) glaubt daher, daß im Kollagen zwei verschiedene Kristallarten am Zustandekommen des Gitters beteiligt sind. Für den Kristallanteil mit der Periode 2,8 Å wurde von W. Graßmann (vgl. S. 438, Abb. 236 und 237) eine Theorie in Vorschlag gebracht, welche unter Berücksichtigung des hohen Gehaltes des Kollagens an Prolin und Oxyprolin zu einer Molekülanordnung von periodisch auftretenden Dreiergruppen (Prolin bzw. Oxyprolin, Glykokoll und einer weiteren Aminosäure) gelangt. Diese Gruppe ist räumlich so angeordnet, daß die Gesamtlänge 8,55 Å und die durchschnittliche Länge jedes Restes 2,85 Å beträgt. Eine ähnliche Vorstellung hat auch W. T. Astbury (3) entwickelt.

G. L. Clark und J. A. Schaad finden, daß unter der Einwirkung von Alkali eine Faserperiode von 6,5 Å hervortritt, die zwei Resten entspricht; es findet also eine Umlagerung des Moleküls statt, wobei aus einer trigonal verschraubten Kette eine diagonale Verschraubung entsteht.

Eine Verfeinerung der Aufnahmetechnik durch Herstellen von Diagrammen bei großen Abständen zwischen Objekt und lichtempfindlicher Schicht hat neben dem Durchstoßpunkt noch eine Reihe von Interferenzen in der Meridianebene zum Vorschein gebracht, welche als Reflexe von Gittereinheiten größeren Ausmaßes zu deuten sind (G. L. Clarke, E. A. Parker, J. A. Schaad und W. J. Warren; R. W. G. Wyckoff, R. B. Corey und J. Biscoe; O. Kratky und A. Sekora [siehe auch S. 525]).

Die seitlichen Abstände der von den Molekülketten belegten Netzebenen betragen in den kristallinen Bereichen 4,4 Å und 11,5 Å. Letzterer Abstand bezieht sich auf die lufttrockene Faser. Im wassergequollenen Zustand ist dieser Abstand bis auf 16 Å erweitert. Diese starke intermicellare Quellbarkeit des kristallinen Gitterbereiches ist für Kollagen besonders charakteristisch (Abb. 285). Eine ähnliche Abhängigkeit des Röntgendiagramms von dem Quellungsgrad findet sich auch bei Gelatine.

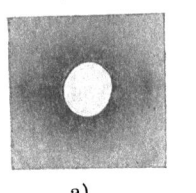 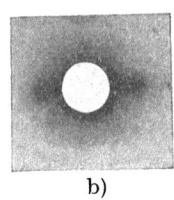

a)   b)

Abb. 285. Röntgendiagramm der trocknen (a) und nassen (b) Kollagenfaser. Aus der Abstandsverschiebung der Hauptschwärzungen in der Äquatorialebene läßt sich die Abstandsverengung der seitlichen Molekülabstände beim Trocknen der nativen kollagenen Faser an Luft berechnen (nach A. Küntzel und F. Prakke).

II. Formveränderung der Kollagenfaser beim Quellen.

Mit der Gittererweiterung durch Wasseraufnahme ist die Verdickung der Faser beim Quellen und umgekehrt die Dickenschrumpfung beim Trocknen nicht allein zu erklären. Auch der amorphe Anteil der Faser nimmt Wasser unter Quellung auf, wobei infolge der weniger guten Ordnung der Molekülabschnitte

welche mit derjenigen der gestreiften Muskulatur Ähnlichkeit hat, jedoch von ganz anderer Größenordnung ist. Die Entdecker dieser Querstreifung, C. E. Hall, M. A. Jakus und F. O. Schmitt, bringen sie mit den S. 606 erwähnten Gittereinheiten größeren Ausmaßes in Zusammenhang.

in diesen Bereichen die Quellung nicht nur zu einer Dickenzunahme, sondern z. B. auch zu einer Verlängerung der Faser führt. Umgekehrt erleiden nasse kollagene Fasern beim Trocknen eine Verkürzung, welche derjenigen von nasser Wolle verwandt, aber wertmäßig stark überlegen ist. A. Küntzel und F. Prakke bestimmten die Trocknungsverkürzung von kollagenen Einzelfasern und fanden bei Rattenschwanzsehnen ca. 5%, bei Hautfasern 1%. Auf der Verkürzungstendenz der trocknenden kollagenen Faser beruht die Entstehung der hohen Spannungen, welche bindegewebige, wasserdurchtränkte Membranen erfahren, wenn sie — in einen Rahmen eingespannt — getrocknet werden (Prinzip der Herstellung von Pergament und Bespannungen von Trommeln, Pauken und ähnlichen Schlaginstrumenten). Ein weiteres Merkmal der Entquellung ist die Änderung der Lichtdurchlässigkeit: die feuchte, wassergequollene Kollagenfaser ist nahezu undurchsichtig, besonders im Falle einer membranartigen Verflechtung der Fasern; durch die Entquellung wird sie aber transparent, wie vom Pergament,

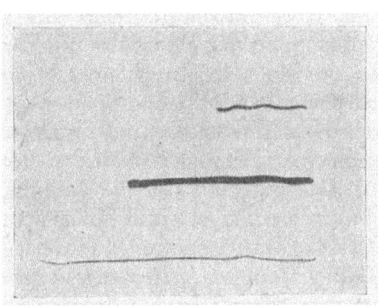

Abb. 286. Längenänderung der kollagenen Faser bei Quellung in Säure (Mitte) und beim Verleimen (oben). Die Fasern (Rattenschwanzsehnen) sind zwecks Sichtbarmachung beim Photographieren gefärbt; die drei Fasern waren ursprünglich von gleicher Länge.

von Trommelfellen usw. her bekannt ist, weil im Laufe der Entquellung die Strukturelemente innerlich miteinander verkleben und homogenisieren, während sie in gequollenem Zustande gelockert und durch Wasserschichten voneinander getrennt sind.

Die starke Hydratisierung der nativen Kollagenfaser (ca. 75% Wassergehalt) wird gern mit der teilweise erheblichen Länge der Seitenketten in Zusammenhang gebracht, welche nach dieser Auffassung störend im Gitter wirken und daher das Gitter stark auflockern. Dieser Hinweis leuchtet ein, wenn man die Aminosäuretabelle des Kollagens mit derjenigen der Seide vergleicht (siehe Kap. Graßmann und Trupke, Tabelle 13, S. 434, bzw. Tabelle 17, S. 448). Auch daß Keratin trotz Besitzes von Aminosäuren mit

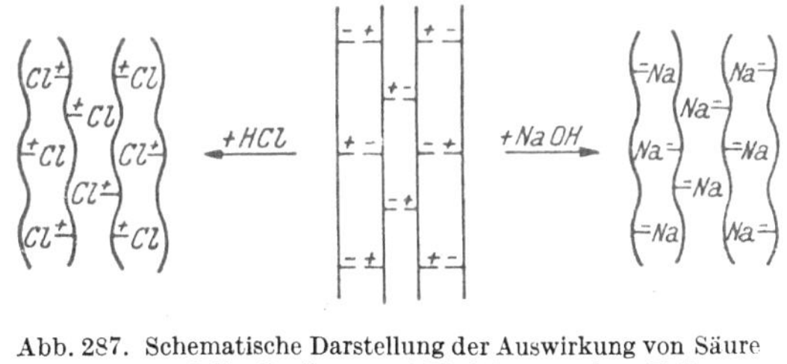

Abb. 287. Schematische Darstellung der Auswirkung von Säure und Lauge auf die Quellung und Verkürzung der Kollagenfaser [nach A. Küntzel (7)].

ebenfalls langen Seitenketten weniger hydratisierbar ist, kann erklärt werden, und zwar mit der Gitterverfestigung des Keratins durch die Disulfidbrücken des Cystins. Es besteht aber auch die andere Erklärungsmöglichkeit, daß im Kollagen ein bestimmter Anteil der Peptidgruppen aus sterischen Gründen (z. B. bedingt durch den hohen Prolingehalt) im Gitter frei liegt und sich an der Hydratation beteiligt, während bei anderen Proteinfasern, insbesondere bei Seide, eine viel weitergehende gittermäßige Festlegung der Peptidgruppen anzunehmen ist.

Noch charakteristischer als die Quellungsanisotropie des Kollagens in Wasser ist diejenige in verdünnten Säuren oder in Alkali. Unter den für die maximale Quellung geeigneten Konzentrationsbedingungen verkürzt sich eine Einzelfaser, z. B. eine Rattenschwanzsehne, unter enormer Verdickung um etwa ein Drittel ihrer ursprünglichen Länge und gewinnt dabei die Konsistenz und die Transparenz eines wassergequollenen Gelatinegels; durch mechanische (vorsichtige) Dehnung läßt sich die Verkürzung wieder rückgängig machen.

Die Quellungsflüssigkeit tritt hierbei aus der Faser aus und sammelt sich in großen Tropfen [A. Küntzel (5)]. Das beweist die lockere (kapillare) Bindung des Quellungswassers. Die Erklärung für die Anisotropie der Säure- und Alkaliquellung ist folgende. Die durch elektrostatische Abstoßung gleichnamig geladener Bezirke benachbarter Kettenmoleküle bedingte Erweiterung des Kettenmolekülbündels führt nicht zu einem vollständigen Auseinanderschwimmen der Moleküle. Vielmehr bleibt der Molekülzusammenhang bestehen, da die Moleküle an anderen Stellen ihre gittermäßige Bindung und damit ihren ursprünglichen nachbarlichen Abstand beibehalten. Es kommt so eine Wellung der Kettenmoleküle und damit eine Verkürzung der Gesamtfaser entsprechend dem vorstehenden Schema zustande (Abb. 287).

Das Ausmaß dieser Quellung, insbesondere der Grad der Verkürzung, ist außer von der Art und Konzentration der Säure (bzw. des Alkalis) auch von der Faserstruktur weitgehend abhängig. Die Quellung führt zu um so stärkeren Deformierungen, je feiner und lockerer die Kollagenstruktur ist. Auch wird durch mechanisches Zerquetschen der Kollagenstruktur die Quellbarkeit stark gefördert. Es ist aus diesen Gründen nicht erlaubt, an einen unter bestimmten Bedingungen gemessenen Quellungsgrad (z. B. 30%ige Verkürzung der säuregequollenen Rattenschwanzsehne) Schlußfolgerungen auf eine bestimmte Art der Moleküleinfaltung zu knüpfen.

III. Verleimung des Kollagens.

Die interessanteste Reaktion des Kollagens ist die Verleimung, d. h. die Denaturierung des Kollagens zu einer leimig-klebrigen Masse von grundsätzlich veränderten Eigenschaften. Die Auslösung der Verleimung erfolgt durch feuchte Erwärmung auf etwa 70°. Lösungen hydrotroper Stoffe setzen die Verleimungstemperatur gemäß der angewandten Konzentration herab, derart, daß sie bei geeigneten Lösungen (ges. Rhodanidlösung, Phenollösung u. a. m.) bereits bei Zimmertemperatur eintritt. Das äußere Kennzeichen der Verleimung ist ein unter Umständen sehr heftig einsetzendes Zusammenschrumpfen der Faser auf etwa ein Drittel der ursprünglichen Länge, in welchem Zustand sie kautschukartig und hochelastisch ist. Weitere Kennzeichen der Verleimung sind erhebliche Verminderung der Reißfestigkeit und Auftreten einer hohen Trypsinempfindlichkeit. Ein nachweisbarer hydrolytischer Abbau, erkennbar z. B. an einer erhöhten Säurebindungsfähigkeit, hat nicht stattgefunden. Die verleimte Faser ist weder doppelbrechend, noch läßt sie eine fasermäßige Ordnung der Moleküle im Röntgenbild erkennen. Beides gewinnt sie jedoch durch Dehnung zurück. Bei anderen natürlich gewachsenen Eiweißfasern tritt eine der Verleimung analoge Veränderung erst bei sehr viel stärkerer Einwirkung auf. Seidenfibroin wird durch konzentrierte Ameisensäure zum Quellen und Schrumpfen gebracht [K. H. Meyer und H. Mark (1)], feuchtes Haarkeratin wird durch genügend hohes Erhitzen (z. B. in Glycerin bei 150°) verkürzt (H. Zahn).

Daß die Verleimung auf einer Aufhebung des gittermäßigen Zusammenhanges beruht, soweit dieser durch zueinander koordinierte Peptidgruppen benachbarter Ketten bewirkt wird, wurde schon angedeutet (siehe S. 520). Die hierdurch isolierten Kettenmoleküle lagern sich in eine zusammengeknäuelte Form um, was in der Summierung das Schrumpfen oder Schnurren der Faser bewirkt. Die elektrovalenten Bindungen zwischen polaren Gruppen werden hingegen durch die Verleimung nicht aufgehoben; infolgedessen bleibt der Faserzusammenhang erhalten. Auch ist wohl die komplizierte Faserverflechtung, besonders in kompakteren Kollagenstrukturen, dafür verantwortlich zu machen, daß lediglich die Herbeiführung der Verleimung ohne längeres Erhitzen noch lange nicht einen Zerfall der Faserstruktur bedeutet. Die vielfach verbreitete Angabe, daß durch Kochen des Kollagens Leim bzw. Gelatine entsteht, ist in dieser Form nicht richtig.

Andererseits ist auch die Behauptung, daß die verleimte kollagene Faser der unverleimten so nahestehe, daß sie sich in diese zurückverwandeln lasse (E. Cherbuliez, J. Jeanerat und K. H. Meyer), nur bedingt richtig. Die Verleimung ist ein praktisch irreversibler Prozeß, was auch dem Lederpraktiker auf Grund der nicht wieder gut zu machenden Schädigung von Häuten durch Verleimungen (z. B. durch zu scharfes Trocknen [„Sonnenbrand"], durch Verbrühen der Haut mit heißem Wasser („Brühschäden von Schweinehäuten") oder durch Behandeln mit zu warmen Gerbbrühen u. dgl.) durchaus bekannt ist. Die Behauptung von K. H. Meyer und Mitarbeitern, daß die Verleimung reversibel zu gestalten sei, geht von der Vorstellung aus, daß durch Dehnen einer verleimten Faser die Möglichkeit für die Wiederherstellung der ursprünglichen Gitterbindung geschaffen werde, wenn nach erfolgter Dehnung auf die alte Länge die Temperatur unter den Verleimungspunkt gesenkt, bzw. das die Verleimung herbeiführende Hydrotropikon ausgewaschen wird. Dann müßten nämlich die Gitterbindungen in der ursprünglichen Lageanordnung wieder „einschnappen"; denn sowohl der primäre Schmelzprozeß, als auch das sekundär erfolgende Zusammenknicken der Fadenmoleküle erscheinen reversibel. Der Schmelzvorgang deswegen, weil gewisse äußere Kennzeichen dieser Reaktion (Erhöhung der Schrumpfungstemperatur durch Druck, bzw. Anlegen einer Faserspannung; endothermer Verlauf der Umwandlungsreaktion) die gleichen sind wie auch bei anderen Umwandlungen allotroper Modifikationen; die Deformierung der Fadenmoleküle in die zusammengeknickte Form deswegen, weil durch mechanische Dehnung der Fasern die Zurückführung in die gestreckte Form ermöglicht werden sollte. Letztere Voraussetzung ist aber praktisch nicht zu erfüllen. Bei Einzelfasern (Sehnen) erfolgt die Wiederherstellung der unverleimten Form auf dem beschriebenen, von K. H. Meyer angegebenen Wege nur unvollkommen, vermutlich weil bei der Dehnung der verleimten Faser die Kettenmoleküle teilweise voneinander abgleiten oder zerreißen [A. Küntzel (8)]. Bei den komplizierter gebauten Kollagenfasergeflechten vom Charakter der Lederhaut ist eine gleichmäßige Dehnung aller Fasern wegen der verwickelten Faserverflechtung von vornherein unmöglich, so daß hierbei auch nicht einmal der Versuch gemacht werden kann, die Verleimung durch Dehnung und Temperatursenkung aufzuheben.

E. Cherbuliez, J. Jeannerat und K. H. Meyer stehen abweichend von vorstehender Darstellung auf dem Standpunkt, daß die eigentliche Schrumpfung des Kollagens völlig reversibel und nur dann irreversibel sei, wenn mit ihr ein hydrolytischer Abbau verknüpft ist, welchen diese Autoren als die „eigentliche Verleimungsreaktion" bezeichnen. (Über das Zusammenwirken von Verleimung im oben genannten Sinn und hydrolytischem Abbau vgl. den folgenden Abschnitt.)

Die oben angegebene Verleimungstemperatur von etwa 70° C gilt für Einzelfasern und für Hautkollagen, das vollständig hydratisiert ist und in einem langsam geheizten Wasserbad (etwa 1° Temperaturanstieg pro Minute) erwärmt wird. Lockere Hautstellen verleimen schon früher als kompakte, bzw. unter Spannung gehaltene Fasern. Daß nicht nur die übergeordnete Faserverflechtung, sondern auch die Faserstruktur selbst einen hemmenden Einfluß auf die Verleimbarkeit der Faserelemente ausübt, geht aus der Tatsache hervor, daß die mit der Säure- oder Alkaliquellung verknüpfte gewaltige Auflockerung der Faserstruktur die Verleimungstemperatur bis auf etwa 40° C herabsetzen kann [A. Küntzel (4), S. 191]. Andererseits erhöhen die Verleimungstemperatur alle Prozesse, welche im Sinne einer Festigung und Versteifung der Faserstruktur wirken, so das Trocknen der Faser, das Pickeln und schließlich die Gerbung. Vollständig getrocknetes Kollagen erscheint unverleimbar, ebenso wie auch völlig trockenes Leder gegen Temperaturerhöhungen bis über 100° C unempfindlich zu sein scheint. Doch werden beim Mahlen von Trockenkollagen in einer Schlagkreuzmühle zwecks Herstellung von Hautpulver infolge der starken lokalen Erhitzung gewisse Verleimungen beobachtet (W. Graßmann, J. Janicki und F. Schneider, S. 74).

Besonders wichtig ist die Einwirkung der Gerbung auf die Verleimungstemperatur. Chromsalze und Chinon können die Verleimungstemperatur über 100° C heraufsetzen. Es entsteht dabei ein kochfestes, jedoch bei Temperaturerhöhung des genügend durchfeuchteten Leders über 100° C (z. B. in einem Ölbad) durchaus verleimbares Leder. Formaldehydgegerbte Kollagenfasern verleimen noch unterhalb der Kochgrenze, zeigen dafür aber das eigentümliche Phänomen einer spontanen Rückkehr der geschrumpften Faser beim Abkühlen in den gestreckten Zustand (der allerdings nicht vollständig erreicht wird). An diesem charakteristischen Verhalten ist nicht nur eine Formaldehydgerbung von anderen Gerbungen zu unterscheiden [A. Küntzel (10), S. 190], sondern man kann auch diese als Ewaldsche Reaktion bekanntgewordene partiell reversible Formveränderung der Kollagenfaser nach Einwirkung von Formaldehyd als Nachweisreaktion für kollagenes Gewebe anwenden (A. Ewald). Die Erklärung für das Verhalten der formaldehydgegerbten Faser bei der Verleimungsreaktion ist darin zu suchen, daß die vernetzenden Querverbindungen zwischen den Kollagenmolekülen (—CH$_2$—- bzw. —O—CH$_2$—-Ketten) ein Spannungssystem darstellen, dessen Richtungssinn und zugleich Temperaturkoeffizient entgegengesetzt demjenigen des gestreckten Kollagenmoleküls sind. Das System der gestreckten Kollagenmoleküle erfährt nach der Schmelze mit steigender Temperatur eine Spannungsvermehrung (negativer linearer Ausdehnungskoeffizient); der Richtungssinn der Spannung ist die Faserachse. Das Spannungssystem der Querverbindungen ist dagegen quer zur Faser gerichtet und seine Spannung nimmt mit steigender Temperatur ab (positiver linearer Ausdehnungskoeffizient). Wenn die Schmelztemperatur des Kollagens erreicht ist, so wird das System der Kollagenmoleküle mit weiterer Temperaturerhöhung eine zunehmende Tendenz der Kontraktion aufweisen, während gleichzeitig das dem entgegengesetzte System der Querverbindungen einen abnehmenden Widerstand gegen das Kontraktionsbestreben der Kollagenmoleküle leistet. Beim Abkühlen kehren sich die Spannungsverhältnisse um; die Spannung und damit der Widerstand der Kollagenmoleküle, in eine gestreckte Form gebracht zu werden, nimmt ab, während die Spannung der Querverbindungen zunimmt und schließlich die deformierten Kollagenmoleküle in ihre alte Lage zurückzieht. Die Folge davon ist die Rückkehr der Formaldehydsehne in die gestreckte Form (K. H. Meyer und C. Ferri). Diese Erklärung muß noch dahin ergänzt werden, daß bei Formaldehyd die Durchreaktion des Gerbstoffes durch die Faser besonders gut ist. Andere Gerbstoffe, die ebenfalls eine Vernetzung der Kollagenmoleküle herbeiführen, wie z. B. Chromsalze, besitzen ein zu geringes Durchgerbungsvermögen, um den geschilderten Rückfederungsmechanismus in Erscheinung treten zu lassen.

Voraussetzung für eine Erhöhung der Verleimungstemperatur durch Gerbung ist die Temperaturbeständigkeit der Gerbstoff-Hautsubstanz-Verbindung. In dieser Beziehung unterscheiden sich Formaldehyd und Chromsalze entscheidend von den pflanzlichen Gerbstoffen, deren Bindung an die Eiweißmoleküle bei

feuchter Erhitzung einer mehr oder weniger weitgehenden hydrolytischen
Spaltung unterliegt. Pflanzlich gegerbte Leder sind infolgedessen gegen feuchte
Erhitzung nahezu ebenso empfindlich wie ungegerbtes Kollagen. Die auf
Komplexsalzbildung beruhende Bindung der Chromsalze an Kollagen wird dagegen durch Temperaturerhöhung begünstigt. Was die Gerbung von Eiweißfasern mit Formaldehyd betrifft, so sprechen technische Erfahrungen an Caseinfasern dafür, daß bei Temperaturen über 70⁰ C ein besserer Härtungseffekt
erreicht wird als bei gewöhnlicher Temperatur.

IV. Umwandlung von Kollagen in Gelatine.

Durch die Verleimung ist Kollagen zwar gelatineähnlich, aber nicht mit
Gelatine identisch geworden. Der Unterschied zwischen verleimtem Kollagen
und Gelatine zeigt sich außer in dem höheren Ordnungsgrad des verleimten
Kollagens — die verleimte Kollagenfaser besitzt zweifellos noch Fasercharakter —,

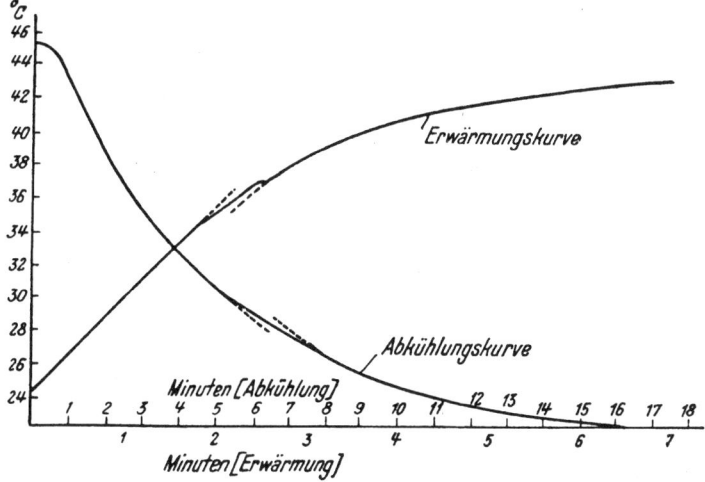

Abb. 288. Thermische Analyse der Temperaturumwandlung von verleimtem Kollagen
[nach A. Küntzel (4), S. 191].

auch in dem Löslichkeitsverhalten beim Erhitzen. Während ein hydratisiertes Gelatinegel sich beim Erhitzen verflüssigt, bleibt die verleimte Faser ungelöst; sie wird
lediglich leimig und klebrig, wenn man sie erhitzt. Beim Abkühlen verliert die
verleimte Faser die klebrige Beschaffenheit. Es findet also ebenfalls eine Art
Umwandlung statt. Der Charakter dieser Umwandlung ist in beiden Fällen
der einer Schmelze, bzw. bei Wiederabkühlung der einer Rekristallisation. Durch
thermische Analyse lassen sich sowohl bei verleimtem Kollagen [A. Küntzel
(4), S. 192] wie bei Gelatine (G. Lottermoser und W. Matthaes) Abküh-
lungserscheinungen (beim Schmelzen) und Aufkommen von Kristallisationswärme (beim Abkühlen) feststellen (Abb. 288).

Die bei der Gelbildung von Gelatine entstehende Kristallisationswärme wurde
von L. W. Hollemann, H. G. Bungenberg de Jong und R. S. T. Modderman
mit 12 cal/1 g Gelatine gemessen, und zwar kalorimetrisch als Differenz der Benet-
zungswärmen von Gelatine bei 18⁰ und 50⁰ C. Von dieser Größenordnung
dürfte auch die Umwandlungswärme des verleimten Kollagens sein; diejenige
des unverleimten ist um 12,5 cal pro 1 g Kollagen größer, wie A. Küntzel und
K. Doehner fanden. Die gesamte Schmelzwärme des Kollagens beträgt demnach

etwa 25 cal: da beim Wiederabkühlen des verleimten Kollagens nur 12,5 cal Kristallisationswärme frei werden, so werden offenbar hierbei nur rund 50% der Gitterbindungen wieder geschlossen, die bei der Verleimung gelöst worden sind.

Die Gelatine unterscheidet sich von dem verleimten Kollagen am auffälligsten durch die Löslichkeit oberhalb des Umwandlungspunktes. Diese Löslichkeit wird dadurch erreicht, daß die Gelatine aus „sudreifem" Kollagen ausgeschmolzen wird, d. h. aus einem Kollagenmaterial, welches längere Zeit hindurch einer milden alkalischen Hydrolyse durch $Ca(OH)_2$ unterworfen worden ist. Beim Kälken des Leimgutes erfolgt eine topochemische Hydrolyse, d. h. eine Aufspaltung von einigen Peptidgruppen unter Aufrechterhaltung der Faserstruktur. Auf diese Hydrolyse ist die durch längere Kälkung bedingte Änderung des isoelektrischen Punktes von Kollagen zurückzuführen (vgl. S. 549).

Der Nachweis für den erfolgten hydrolytischen Abbau im Leimgut wird dadurch geführt, daß man Säure- und Alkalilösungen mit dem sudreifen Leimgut ins Gleichgewicht bringt, und zwar bestimmt man, um von dem schwer zu entfernenden Gehalt an restlichem Kalk oder an einer als Entkälkungsmittel benutzten Säure unabhängig zu sein, die Summe der von je einem aliquoten Teil aufgenommenen Säure- und Alkaliäquivalente. Natives Kollagen hat ein summiertes Säure- und Alkalibindungsvermögen von $12,9 \cdot 10^{-4}$ Äquivalenten pro 1 g wasserfreies Kollagen. Bei sudreifem Kollagen wurde eine Gesamtelektrolytaufnahme von $14,3 \cdot 10^{-4}$ Äquivalenten gefunden (A. Küntzel und H. Koepff). Der Zuwachs an säure- bzw. alkalibindenden Gruppen ist auf die topochemische Hydrolyse zurückzuführen. Mit ihr hängt auch die erhebliche Verminderung der Faserzugfestigkeit zusammen, an der man das Ende des technischen Kälkungsprozesses erkennt (vgl. auch Kap. Küntzel, S. 320, Abb. 178).

Unterwirft man das sudreife Kollagen der Verleimung, so erleiden die einzelnen Kollagenstücke keine deutlich erkennbare Schrumpfung, sondern zerfallen in kleine Faserbruchstücke. Die in Lösung gehenden Faserteilchen sind ihrerseits verleimt, bestehen also aus Aggregaten gefalteter Kettenmoleküle, die noch weitgehend parallel geordnet sind. Stellt man sich die zusammengeknäuelten Molekülketten gestreckt vor, so würde das Lösungsteilchen die Form eines länglichen Stäbchens haben, das im Kern wie eine Kollagenfaser gebaut ist, während die Peripherie fransenartig von freien Molekülenden besetzt ist. In dem zusammengeknäuelten Zustand dürfte das Teilchen annähernd kugelförmig oder ellipsoidisch gestaltet sein. Im Innern besteht es aus einem Knäuel gefalteter, jedoch im allgemeinen parallel geordneter Kettenmoleküle, während die Randzone aus einem wirren Filz freier Molekülenden gebildet wird. Der wissenschaftliche Name für das nur in Lösung gebrachte, aber nicht weiter abgebaute Verleimungsprodukt des Kollagens ist Glutin, die warenkundliche Bezeichnung ist Gelatine. Wenn die Gelatinelösung zum Gel erstarrt, binden die Kettenmoleküle eines Teilchens in gleicher Weise untereinander ab, wie das bei der Abkühlungsumwandlung der verleimten Faser der Fall ist. Außerdem aber binden die Randmoleküle verschiedener Lösungsteilchen auch untereinander ab, wodurch die Erstarrung der Gelatinelösung zu einem Gel zustande kommt. Der Entstehungsprozeß der Gelatine bringt es mit sich, daß auch die technisch beste Emulsionsgelatine hinsichtlich Teilchengröße, Abbaugrad u. dgl. völlig undefiniert ist. Sie ist als polydisperses System zu charakterisieren, deren Lösungsteilchen von größeren Faserbruchstücken über einzelne längere Eiweißkettenmoleküle bis zu Aminosäuren heruntergehen. Je stärker der kleinteilige Anteil ist, um so mehr ändert sich der Charakter der Gelatine und geht in Leim über. Diese niederen Abbauprodukte nennt man summarisch Gelatosen, ohne dafür scharfe Abgrenzungen angeben zu können. Die Gelatosen üben auf den Schmelzpunkt der Gelatine einen ähnlichen erniedrigenden Einfluß aus wie hydrotrope Stoffe. Von letzteren macht man technischen Gebrauch zur Herstellung von Leimen, die bei Zimmertemperatur flüssig bleiben sollen. Doch wirken bereits die Gelatosen in der gleichen Weise auf die Glutinsubstanz des Leimes, der infolgedessen langsamer und bei niederer Temperatur abbindet als die Gelatine.

Der undefinierte Charakter dessen, was als Gelatine bezeichnet wird, ist bei den eiweißchemischen Untersuchungen im einschlägigen Schrifttum meistens zu wenig in Rechnung gestellt worden (vgl. hierzu auch Kap. Graßmann und Trupke, S. 439). Auch die Befreiung der Gelatine von Mineralstoffen (z. B. durch Elektrodialyse) und Einstellen auf den isoelektrischen Punkt (durch längeres Behandeln mit verdünnter Essigsäurelösung) macht aus einem Handelsprodukt noch nicht einen wohldefinierten Eiweißkörper.

V. Optisches Verhalten der Gelatine bei der Temperaturumwandlung.

Die Temperaturumwandlung der Gelatine, deren äußeres Kennzeichen die Gelerstarrung einer genügend konzentrierten Gelatinelösung bzw. umgekehrt das Schmelzen eines Gels zu einem Gelatinesol ist, findet auch in dem optischen Verhalten der Gelatine ihren Ausdruck. C. R. Smith fand, daß die spezifische Drehung der zu einem Gel erstarrten Gelatine erheblich größer ist als diejenige des aufgeschmolzenen Gelatinesols. Die stärker drehende Gelatinemodifikation nannte Smith die Gelform, die schwächer drehende die Solform der Gelatine. Diese ist bei Temperaturen über 35⁰ beständig, jene bei Temperaturen unter 15⁰; der Endwert der Drehung der Gelform stellt sich erst nach längerer Wartezeit ein.

Die Bezeichnungen Sol- und Gelform sind nun insofern nicht glücklich gewählt, als sowohl Gelatinelösungen wie Gelatinegele aus beiden Modifikationen gebildet werden können. Ein Gelatinegel, bestehend aus der Solformmodifikation, erhält man z. B. durch vorsichtiges Einengen und Trocknen einer Gelatinelösung bei Temperaturen über 38⁰. Man kann aber auch stark hydratisierte Gelatinegele herstellen, die aus der Solformmodifikation gebildet sind. Verhindert man nämlich ein Gelatinegel durch die gerbende Wirkung von Chromsalzen daran, bei erhöhter Temperatur in Lösung zu gehen, so tritt trotzdem die für die Solform charakteristische Änderung der spezifischen Drehung ein [A. Küntzel und H. Boensel (1)]. Der Gelzusammenhang der chromgegerbten Gelatine wird durch Vernetzung der Gelatineteilchen über aggregierte basische Chromsalze herbeigeführt, während die unmittelbare Abbindung der Gelatineteilchen untereinander, auf der die Gelbildung der ungegerbten Gelatine beruht, aufgehoben ist, wie aus der Änderung der optischen Drehung geschlossen werden muß.

Auf der andern Seite lassen sich auch Gelatinelösungen herstellen, welche die Gelatine in der Gelformmodifikation enthalten, so z. B. wenn man Gelatinelösungen, die zur Gelerstarrung zu verdünnt sind, längere Zeit bei Temperaturen unter 15⁰ stehen läßt (J. F. H. Custers, J. H. de Boer und C. J. Dippel).

Die unterschiedliche Beschaffenheit der beiden Gelatinemodifikationen in gelöster Form ist besonders deutlich an dem Ausfall der Gerbstoff-Fällungsreaktion zu erkennen. Die Solformgelatine wird durch Gerbstoffe in Form einer feinen Trübung gefällt, während die Gelformmodifikation durch die gleichen Gerbstoffe zu grobflockigen Abscheidungen koaguliert wird.

Der Quotient der spezifischen Drehungen der beiden Gelatinemodifikationen wird Mutarotation genannt. Die Berechnung der Mutarotation geht aus Tabelle 54 hervor.

Tabelle 54. Drehungsänderung eines 3%igen Gelatinegels bei der Sol-
umwandlung [nach A. Küntzel und H. Boensel (1)].

	Temperatur	$[\alpha D]$	Mutarota-tion $[\alpha]_D^{15}$ $[\alpha]_D^{38}$
Frisch hergestellte Lösung................	38^0	117	} 1,92
abgekühlt auf 15^0, 20 Stunden Wartezeit..	15^0	224	
2 Stunden bei 38^0	38^0	116	} 1,92

Die weiter oben stehenden Angaben über den undefinierten Znstand der Gelatine
werden durch die in dem Schrifttum zu findenden Zahlen über die Mutarotation
der Gelatine erhärtet. E. Stiasny, S. R. Das Gupta und P. Tresser fanden
1,85 (1%ige Gelatine), J. R. Katz und J. F. Wienhofen fanden 2,12, C. R.
Smith 2,21, beide für 3%ige Gelatine. Da die Mutarotation nur von dem
Glutinanteil der Gelatine bewirkt wird, so kann die Mutarotation als Maß für
den Glutingehalt und damit für die Qualität einer Gelatine angesehen werden
(C. R. Smith; O. Gerngroß und E. Goebel).

J. F. H. Custers, J. H. de Boer und C. J. Dippel fanden, daß auch die
Lichtabsorption der Gelatine durch die Modifikationsänderung eine charakteristische Verschiebung erfährt.

Literaturübersicht.

Abramson, H. A. u. H. Freundlich: Ztschr. physikal. Chem. **128**, 25 (1927).
Adair, G. S. u. M. E. Robinson: Journ. Physiol. **72**, 2 P (1931) [zitiert nach Chem.
  Abstr. **25**, 5685 (1931)].
Agostino, E. d' u. G. Quagliarello: Nernst-Festschrift. Halle 1912, S. 27.
Anson, J. u. E. E. Mirsky: Journ. gen. Physiol. **15**, 341 (1932).
Arnold, V.: Ztschr. physiol. Chem. **70**, 300 (1911).
Arrhenius, S. (1): Ztschr. physikal. Chem. **1**, 285 (1887); (2): Physikal. Ztschr. **39**,
  559 (1938).
Astbury, W. T (1): Fundamentals of Fibre Structure. London 1933; (2) Journ.
  Textile Inst. **27**, 281 (1936); (3): Trans. Faraday Soc. **33**, 366 (1937); (4): ebenda
  36, 871 (1940); (5): J.I.S.L.T.C. **29**, 69 (1940).
Astbury, W. T. u. R. Lomax (1): Journ. chem. Soc. London **1935**, 846; (2): Nature
  (London) **143**, 795 (1939).
Astbury, W. T. u. W. A. Sisson: Proc. Roy. Soc. London (A) **150**, 535 (1935).
Astbury, W. T. u. H. J. Woods (1): Nature (London) **127**, 663 (1931); (2): Philos.
  Trans. Roy. Soc. London, Ser. A **232**, 333 (1933).
Atkin, W. R.: Stiasny-Festschrift. Darmstadt: Ed. Roether 1937.
Balányi, D.: Dieses Handbuch, Bd. II/2. Wien: Springer 1939.
Bechhold, H.: Biochem. Ztschr. **199**, 451 (1928).
Beek, J.: Journ. Research nat. Bureau Standards **21**, 117 (1938).
Beek, J. u. A. M. Sookne: J.A.L.C.A. **34**, 641 (1939).
Bergmann, M. u. C. Niemann: Journ. biol. Chem. **118**, 301 (1937).
Bernal, J. D. u. D. M. Crowfoot: Nature (London) **133**, 794 (1934).
Bernal, J. D., J. Fankuchen u. M. Perutz: Nature (London) **141**, 523 (1938).
Bincer, H.: Kolloid-Ztschr. **59**, 82 (1932).
Birch, T. W. u. L. J. Harris: Biochem. Journ. **24**, 569, 1086 (1930).
Bjerrum, N.: Ztschr. physikal. Chem. **54**, 147 (1923).
Boer, J. H. de u. C. J. Dippel: Rec. Trav. chim. Pays-Bas **52**, 214 (1933).
Borsook, H. u. D. A. MacFadyen: Journ. gen. Physiol. **13**, 509 (1930).
Braybrooks, W. E.: J.I.S.L.T.C. **23**, 73 (1939).
Braybrooks, W. E., D. McCandlish u. W. R. Atkin: J.I.S.L.T.C. **23**, 111 (1939).
Briggs, T. R. u. A. W. Bull: Journ. physical Chem. **26**, 845 (1922).
Brill, R. (1): Naturwiss. **29**, 220 (1941); (2) Die Chemie **55**, 69 (1942); (3): Ztschr.
  physikal. Chem., Abt. B **53**, 61 (1943).

Bugarski, St. u. L. Liebermann: Pflügers Arch. **62**, 51 (1898).

Bull, H. B.: Journ. biol. Chem. **123**, 17 (1938).

Bungenberg de Jong, H. G., H. R. Kruyt u. J. Lens: Kolloid-Beih. **36**, 429 (1932).

Burk, N. F. u. D. M. Greenberg: Journ. biol. Chem. **87**, 197, 218 (1930).

Cherbuliez, E., J. Jeannerat u. K. H. Meyer: Ztschr. physiol. Chem. **255**, 241 (1938).

Chiari, R.: Biochem. Ztschr. **33**, 175 (1911).

Chick, H. u. G. Lubrzyska: Biochem. Journ. **8**, 59 (1914).

Chodat, F.: Bull. Soc. Chim. biol. **7**, 113 (1925).

Clark, G. L. u. J. A. Schaad: Radiology **27**, 339 (1936); **30**, 180 (1938).

Clark, G. L., E. A. Parker, J. A. Schaad u. W. J. Warren: Journ. Amer. chem. Soc. **57**, 1509 (1935).

Cohn, E. J.: Physiol. Rev. **5**, 249 (1925).

Corey, R. B.: Journ. Amer. chem. Soc. **60**, 1595 (1938).

Crowfoot, D. M.: Proc. Roy. Soc. London (A) **164**, 580 (1938).

Custers, J. F. A., J. H. de Boer u. C. F. Dippel: Rec. Trav. chim. Pays-Bas **52**, 195 (1933).

Dakin, H. D.: Journ. biol. Chem. **44**, 499 (1920).

Denham, W. u. W. Brash: Journ. Textile Inst. **18**, 520 (1927).

Devoto, G. u. M. Ardissone: Ztschr. Elektrochem. angew. physik. Chem. **40**, 490 (1934).

Diebold, W.: Ztschr. physiol. Chem. **252**, 115 (1938).

Donnan, F. G. u. L. J. Harris: Journ. chem. Soc. London **99**, 1554 (1911).

Dumanski, A. u. O. A. Dumanski: Kolloid-Ztschr. **66**, 24 (1934).

Ebert, L.: Ztschr. physik. Chem. **121**, 385 (1936).

Einstein, A.: Ann. Physik **19**, 285 (1906); **34**, 591 (1911).

Elliot, M. A. u. J. W. Williams: Journ. Amer. chem. Soc. **61**, 718 (1939).

Elöd, E. u. A. Köhnlein: Collegium **1933**, 754.

Elöd, E. u. E. Pieper: Ztschr. angew. Chem. **41**, 16 (1928).

Elöd, E. u. E. Silva: Ztschr. physikal. Chem. **137**, 142 (1928).

Elöd, E. u. Chr. Vogel: Festschrift T. H. Karlsruhe **1925**, 490.

Ettisch, G. u. G. V. Schulz (*1*): Biochem. Ztschr. **239**, 48 (1931); (*2*): ebenda **265**, 338 (1933); ferner Ztschr. physikal. Chem., Abt. A **164**, 97 (1933); (*3*): Biochem. Ztschr. **265**, 370 (1933).

Ewald, A.: Ztschr. physiol. Chem. **105**, 135 (1919).

Felzmann, C.: Collegium **1933**, 373.

Fikentscher, H. u. H. Mark: Kolloid-Ztschr. **49**, 135 (1929).

Frank, C. F.: Nature (London) **138**, 292 (1936).

Freundlich, H. u. G. V. Slotman: Biochem. Ztschr. **188**, 101 (1927).

Frey-Wyßling, A. (*1*): Protoplasma **25**, 261 (1936); (*2*): Submikroskopische Morphologie des Protoplasmas und seiner Derivate. Berlin: Gebr. Bornträger 1938.

Fricke, R. u. J. Lüke: Ztschr. Elektrochem. angew. physik. Chem. **36**, 308 (1930).

Frisch, J., W. Pauli u. E. Valkó: Biochem. Ztschr. **164**, 401 (1925).

Gerngroß, O. u. St. Bach (*1*): Biochem. Ztschr. **143**, 533 (1923); (*2*): ebenda **143**, 542 (1923).

Gerngroß, O. u. E. Goebel: Chemie und Technologie der Leim- und Gelatinefabrikation. Dresden u. Leipzig: Th. Steinkopff 1933.

Gerngroß, O., K. Herrmann u. W. Abitz: Biochem. Ztschr. **228**, 409 (1930); Ztschr. physikal. Chem., Abt. B **10**, 371 (1930).

Goigner, E. u. W. Pauli: Biochem. Ztschr. **235**, 271 (1931).

Gorter, E., J. van Ormondt u. F. J. P. Dom: Proc. Kon. Akad. Wetensch. Amsterdam **35**, 838 (1932).

Graßmann, W.: Kolloid-Ztschr. **77**, 205 (1936).

Graßmann, W., J. Janicki u. F. Schneider: Stiasny-Festschrift. Darmstadt: Ed. Roether 1937.

Graßmann, W., F. Schneider u. G. Richter: unveröffentlicht, zit. bei F. Schneider: Collegium **1940**, 97.

Greenberg, D. M. u. C. L. A. Schmidt: Journ. gen. Physiol. **7**, 303 (1924); **8**, 271 (1928).

Greenstein, J. P.: Journ. biol. Chemistry **101**, 603 (1933).

Gustavson, K. H.: Dieses Handbuch, Bd. II/2. Wien: Springer 1939.

Hall, C. E., M. A. Jakus u. F. O. Schmitt: Journ. Amer. chem. Soc. **64**, 1234 (1942).

Hardy, W. B.: Journ. Physiol. **24**, 285 (1899); **33**, 251 (1905).

Harris, L. J.: Proc. Roy. Soc. London, Ser. B **95**, 440, 500 (1923); **97**, 364 (1925); **104**, 412 (1929); Biochem. Journ. **24**, 1080 (1930).
Harris, M.: Journ. Research nat. Bureau Standards **8**, 779 (1932); **9**, 557 (1932).
Harris, M. u. T. B. Johnson: Ind. Engng. Chem. **22**, 539 (1930).
Haugaard, G. u. A. H. Johnson: C. R. Trav. Lab. Carlsberg **18**, 2 (1930).
Haurowitz, F. (*1*): Kolloid-Ztschr. **71**, 198 (1935); **74**, 208 (1936); (*2*): Ztschr. physiol. Chem. **256**, 28 (1938).
Hawley, T. G. u. T. B. Johnson: Ind. Engng. Chem. **22**, 297 (1930).
Herzog, R. O. u. W. Jancke: Ber. dtsch. chem. Ges. **53**, 2162 (1920).
Highberger, J. H. (*1*): J.A.L.C.A. **31**, 345 (1936); (*2*): Journ. Amer. chem. Soc. **61**, 2302 (1939).
Hitchcock, D. J. (*1*): Journ. gen. Physiol. **6**, 95, 457 (1923); (*2*): ebenda **12**, 495 (1928/29).
Hofmeister, F.: Naunyn-Schmiedebergs Arch. exp. Pathol. Pharmakol. **24**, 247 (1888); **27**, 395 (1890).
Holleman, L. W., H. G. Bungenberg de Jong u. R. S. T. Modderman: Kolloid-Beih. **40**, 211 (1934).
Hopkins, F. G.: Nature (London) **126**, 328, 383 (1930).
Howitt, F. O. u. E. B. R. Prideaux: Proc. Roy. Soc. London, Ser. B **112**, 24 (1932).
Ito, T. u. W. Pauli: Biochem. Ztschr. **213**, 95 (1929).
Jeannerat, J.: zitiert nach K. H. Meyer: Die hochpolymeren Verbindungen. Leipzig: Akad. Verlagsges. Becker u. Erler 1940, S. 516.
Jirgensons, Br.: Kolloid-Ztschr. **98**, 70 (1942); Journ. prakt. Chem. **159**, 303 (1942); Biochem. Ztschr. **310**, 325 (1942).
Johlin, J. M.: Journ. biol. Chemistry **86**, 231 (1930).
Jühling, L. u. E. Wöhlisch: Biochem. Ztschr. **298**, 312 (1938).
Katz, J. R.: Ergebn. exakt. Naturwiss. **3**, 372 (1924).
Katz, J. R. u. J. C. Derksen: Rec. Trav. chim. Pays-Bas **50**, 149 (1931).
Katz, J. R. u. O. Gerngroß: Kolloid-Ztschr. **39**, 180 (1926).
Katz, J. R. u. A. Weidinger: Collegium **1933**, 85, 290.
Katz, J. R. u. J. F. Wienhoven: Collegium **1933**, 75, 287.
Kern, W.: Ztschr. physikal. Chem. (A) **181**, 249, 283 (1938); Biochem. Ztschr. **301**, 338 (1939).
Kern, W. u. E. Brenneisen: Journ. prakt. Chem. **159**, 193 (1941).
Kirk, P. L. u. C. L. A. Schmidt: Journ. biol. Chemistry **81**, 237 (1929).
Klemm, O.: unveröffentlicht; zitiert bei K. H. Meyer (*2*), S. 498.
Kraemer, E. O. u. S. T. Dexter: Journ. physical Chem. **31**, 764 (1927).
Kratky, O. u. S. Kuriyama: Ztschr. physikal. Chem. (B) **11**, 363 (1931).
Kratky, O. u. H. Mark: in Fortschritte der Chemie der organ. Naturstoffe, hrsg. v. L. Zechmeister, Bd. 1. Wien: Springer 1938.
Kratky, O. und A. Sekora: Journ. f. Makromol. Chem. **1**, 113 (1943).
Kruyt, H. R. u. A. B. Boelman: Kolloid-Beih. **35**, 165 (1932).
Kruyt, H. R. u. H. G. Bungenberg de Jong: Kolloid-Beih. **35**, 203 (1932).
Kruyt, H. R. u. H. Lier: Kolloid-Beih **28**, 407 (1929).
Küntzel, A. (*1*): Collegium **1925**, 623; (*2*): Kolloid-Ztschr. **40**, 264 (1926); (*3*): Biochem. Ztschr. **209**, 326 (1929); (*4*): Stiasny-Festschrift. Darmstadt: Ed. Roether 1937; (*5*): Quellungsvorgänge bei kollagenen Fasern. Veröffentlichung der Reichsstelle für den Unterrichtsfilm zu dem Hochschulfilm C 329/1939; (*6*): Gelatine, Leim und Kunststoffe aus Kollagen. Lehrbuch der chem. Technologie u. Metallurgie, hrsg. von B. Neumann. Berlin: Springer 1939; (*7*): Kolloid-Ztschr. **91**, 152 (1940); (*8*): ebenda **96**, 273 (1941); (*9*): ebenda **100**, 274 (1942); (*10*): Gerbereichemisches Taschenbuch. Dresden u. Leipzig: Th. Steinkopf, 1943.
Küntzel, A. u. H. Boensel (*1*): Collegium **1936**, 576; (*2*): Dissertation Boensel. Darmstadt 1938.
Küntzel, A. u. K. Buchheimer: Collegium **1930**, 205.
Küntzel, A. u. K. Doehner: Kolloid-Beih. **51**, 277 (1940).
Küntzel, A. u. Th. Dröscher (*1*): Biochem. Ztschr. **306**, 177 (1940); (*2*): ebenda **312**, 227 (1942).
Küntzel, A. u. H. Erdmann: Collegium **1938**, 630, 639.
Küntzel, A. u. H. Koepff: Collegium **1938**, 433.
Küntzel, A. u. J. Philips: Collegium **1932**, 267.
Küntzel, A. u. F. Prakke: Biochem. Ztschr. **267**, 243 (1933).
Küntzel, A. u. M. Schwank: Collegium **1940**, 441, 455, 489, 500.
Küntzel, A. u. G. Vágó: Collegium **1937**, 502.
Küntzel, A., R. Kinzer u. E. Stiasny: Collegium **1934**, 213.

Küster, F.: Ztsch. anorg. Chem. 13, 136 (1897).

Kuhn, A.: Kolloid-Beih. 14, 147 (1921).

Kuhn, W.: Kolloid-Ztschr. 76, 258 (1936); Angew. Chem. 49, 858 (1936).

Kunitz, M. (1): Journ. gen. Physiol. 10, 811 (1927); (2): ebenda 9, 715 (1926); (3): ebenda 12, 289 (1928).

Lamm, O.: Ultrazentrifugierung und Diffusion als Methoden zur Untersuchung des Molekularzustandes in Lösung, in: Die Methoden der Fermentforschung, Bd. 1, hrsg. von F. Bamann und K. Myrbäck. Leipzig: G. Thieme, 1941.

Langmuir, J. (1): Journ. Amer. chem. Soc. 40, 1361 (1918); (2): Cold Spring Harbor Sympos. quantitat. Biol. 6, 171 (1938).

Lichtenstein, J.: Biochem. Ztschr. 303, 13 (1939).

Lindau, G.: Naturwiss. 20, 39 (1932).

Lloyd, D. J.: Biochem. Journ. 14, 147, 584 (1920).

Lloyd, D. J. u. A. Shore: Chemistry of the proteins. London: J. u. A. Churchill 1938.

Loeb, J.: Die Eiweißkörper. Berlin 1924.

Lottermoser, A. u. W. Matthaes: Ztschr. physikal. Chem. 141, 192 (1929).

Loughlin, W. J. u. W. C. M. Lewis: Biochem. Journ. 26, 476 (1932).

Manabe, K. u. J. Matula: Biochem. Ztschr. 52, 369 (1913).

Marie, Ch. u. A. Buffat: Ztschr. physikal. Chem. 1927, 233. Cohen-Festband.

Marston, H. R.: Counc. Sci. and Ind. Res. Australia Bull. 38, (1928) (zitiert nach D. J. Lloyd u. A. Shore: Chemistry of the proteins. London: J. u. A. Churchill 1938).

McLaughlin, G. D., D. H. Cameron u. R. S. Adams: J.A.L.C.A. 29, 657 (1934).

Meerwein, H.: Liebigs Ann. Chem. 455, 227 (1927).

Meißner, J. u. E. Wöhlisch: Biochem. Ztschr. 293, 133 (1937).

Meunier, L., P. Chambard u. A. Jamet: J.I.S.L.T.C. 9, 200 (1925).

Meunier, L. u. G. Rey: C. R. Trav. Lab. Carlsberg 184, 144 (1921).

Meyer, K. H. (1): Kolloid-Ztschr. 53, 8 (1930); (2): Die hochpolymeren Verbindungen, in: Hochpolymere Chemie, Bd. II, hrsg. von K. H. Meyer und H. Mark. Leipzig: Akad. Verlagsges. Becker u. Erler 1940/41.

Meyer, K. H. u. C. Ferri: Helv. chim. Acta 18, 570 (1935); Pflügers Arch. 238, 78 (1936).

Meyer, K. H. u. M. Dunkel: Ztschr. physikal. Chem., Bodenstein-Festband 1931, 553.

Meyer, K. H. u. H. Fikentscher: Melliand Textilber. 7, 605 (1926); 8, 781 (1927).

Meyer, K. H. u. W. Hohenemser: Nature (London) 141, 1138 (1938).

Meyer, K. H. u. H. Mark (1): Der Aufbau der hochpolymeren organischen Naturstoffe. Leipzig: Akad. Verlagsges. Becker u. Erler 1930; (2): Hochpolymere Chemie. Leipzig: Akad. Verlagsges. Becker u. Erler 1940/41.

Michaelis, L.: Die Wasserstoffionenkonzentration. I. Teil, 2. Aufl. Berlin: Springer, 1922.

Michaelis, L. u. W. Grinoff: Biochem. Ztschr. 41, 373 (1912).

Michaelis, L. u. H. Pechstein: Biochem. Ztschr. 47, 260 (1912).

Mirsky, A. E. u. M. L. Anson: Journ. gen. Physiol. 18, 307 (1935); 19, 427, 439 (1936).

Mirsky, A. E. u. L. Pauling: Proc. nat. Acad. Sci. USA 22, 439 (1936).

Miyake, S.: Ztschr. physiol. Chem. 172, 225 (1927).

Müller, F. H.: Physik und Kolloidstruktur, in R. Houwink: Chemie und Technologie der Kunststoffe. Leipzig: Akad. Verlagsges. Becker u. Erler 1939.

Neuberg, C.: Biochem. Ztschr. 76, 107 (1916).

Neuberg, C. u. F. Weinmann: Biochem. Ztschr. 229, 467 (1930).

Northrop, J. H.: Journ. gen. Physiol. 13, 767 (1930).

Northrop, J. H. u. M. Kunitz (1): Journ. gen. Physiol. 11, 481 (1928); (2): ebenda 16, 295 (1932); (3): Journ. physical Chem. 35, 162 (1931).

Nowotny, H. u. H. Zahn: Ztschr. physikal. Chem. (B) 51, 265 (1942).

Obermüller, J.: Melliand Textilber. 7, 71 (1926).

Ostwald, Wo.: Kolloid-Ztschr. 49, 60 (1929).

Ostwald, Wo. u. R. Köhler (1): Kolloid-Ztschr. 43, 131, 151 (1927); (2): ebenda 43, 233 (1927).

Ostwald, Wo., A. Kuhn u. E. Böhme: Kolloid-Beih. 20, 412 (1925).

Pauli, W.: Kolloid-Beih. 3, 375 (1912).

Pauli, W. u. F. Blank: zitiert nach Pauli u. Valkó (2), S. 43.

Pauli, W. u. R. Stenzinger: Biochem. Ztschr. 205, 71 (1929).

Pauli, W. u. M. Hirschfeld: Biochem. Ztschr. 62, 245 (1914).

Pauli, W. u. S. Odén: Anz. Akad. Wiss. Wien 24, (1913).

Pauli, W. u. E. Valkó (1): Elektrochemie der Kolloide. Wien: Springer 1929;
    (2): Kolloidchemie der Eiweißkörper. Dresden u. Leipzig: Th. Steinkopff 1933;
    (3): zitiert nach E. Valkó: Kolloidchemische Grundlagen der Textilveredlung.
    Berlin: Springer 1937.
Pauli, W. u. R. Weiß: Biochem. Ztschr. 233, 381 (1931).
Pauli, W. u. H. Witt: Biochem. Ztschr. 174, 308 (1926).
Pauling, L. u. C. Niemann: Journ. Amer. chem. Soc. 61, 1860 (1939).
Pedersen, K. O. (1): Kolloid-Ztschr. 63, 268 (1933); (2): Die Proteinmolekel, in
    Th. Svedberg u. K. O. Pedersen: Die Ultrazentrifuge. Dresden u. Leipzig:
    Th. Steinkopff 1940.
Perrin, J.: C. R. hebd. Séances Acad. sci. 146, 967 (1909); 147, 475 (1909).
Pfeiffer, P.: Organische Molekülverbindungen. Stuttgart: F. Enke 1927.
Pfeiffer, P. u. J. v. Modelski: Ztschr. physiol. Chem. 81, 329 (1912).
Pfeiffer, P. u. F. Wittka: Ber. dtsch. chem. Ges. 48, 1041, 1285 (1915).
Philippoff, W.: Viscosität der Kolloide. Dresden u. Leipzig: Th. Steinkopff 1942.
Pleass, W. B.: Biochem. Journ. 25, 1943 (1931).
Polanyi, M.: Ztschr. Physik 17, 149 (1921).
Posnjak, E.: Kolloid-Beih. 3, 417 (1912).
Porter, E. C.: J.I.S.L.T.C. 5, 259 (1921).
Prideaux, E. B. R. u. D. E. Woods: Proc. Roy. Soc. London (B) 110, 353 (1932);
    111, 201 (1932).
Procter, A. R.: Kolloid-Beih. 2, 243 (1911).
Procter, A. R. u. J. A. Wilson: Journ. chem. Soc. London 109, 307 (1916).
Ramsden, W.: Dubois Reymonds Arch. Anat. Physiol., Abt. Physiol. 1894, 517;
    Proc. Roy. Soc. London, Ser. B 72, 156 (1903).
Rieß, C. (1): Stiasny-Festschrift. Darmstadt 1936; Collegium 1937, 767; (2): Col-
    legium 1942, 305.
Robertson, J. M.: Nature (London) 143, 75 (1939).
Robertson, T. B.: Journ. physical Chem. 14, 528 (1910).
Sackur, O.: Ztschr. physikal. Chem. 70, 477 (1910).
Scherrer, P.: Bestimmung der inneren Struktur und Größe von Kolloidteilchen
    mittels Röntgenstrahlen, in R. Zsigmondy: Kolloidchemie, 4. Aufl. Leipzig
    1922.
Schiebold, E.: Diskussionsbemerkung zu E. Elöd: Kolloid-Ztschr. 96, 284 (1941).
Schorn, H.: Biochem. Ztschr. 199, 458 (1928).
Schulz, G. V.: Ztschr. physikal. Chem. (A) 158, 237 (1932).
Seifriz, W.: Amer. Naturalist 63, 410 (1929).
Seymour-Jones, F. L.: Ind. Engng. Chem. 19, 131 (1922).
Simms, H. S.: Journ. gen. Physiol. 11, 629 (1928); 12, 231 (1928); 14, 87 (1930).
Smith, C. R.: Journ. Amer. chem. Soc. 41, 135 (1915).
Smith, E. R. B.: Journ. biol. Chem. 108, 187 (1935); 113, 473 (1936).
Smoluchowski, M. v.: Kolloid-Ztschr. 18, 190 (1916).
Sørensen, S. P. L.: Kolloid-Ztschr. 53, 102, 170, 306 (1930).
Sørensen, S. P. L. u. M. Höyrup: Ztschr. physiol. Chem. 103, 231 (1918).
Sørensen, S. P. L., K. Linderström-Lang u. E. Lund: Journ. gen. Physiol. 8,
    543 (1927).
Sørensen, S. P. L. u. M. Sørensen: Biochem. Ztschr. 258, 15 (1933).
Søndstrom, W. M.: Journ. physical Chem. 34, 1070 (1930).
Spiegel-Adolf, M.: Biochem. Ztschr. 170, 126 (1926); 204, 1 (1929).
Staudinger, H.: Organische Kolloidchemie. Braunschweig: Vieweg 1940; Journal
    für makromolekulare Chemie, hrsg. von H. Staudinger, Leipzig ab 1943.
Staudinger, H., H. Johner, R. Signer, G. Mie u. J. Hengstenberg: Ztschr.
    physikal. Chem. 126, 425 (1927).
Stiasny, E., S. R. Das Gupta u. P. Tresser: Collegium 1925, 23.
Stiasny, E. u. H. Scotti: Ber. dtsch. chem. Ges. 63, 2977 (1930).
Svedberg, Th.: Kolloid-Beih. 26, 230 (1928).
Svedberg, Th. u. J. B. Nichols: Journ. Amer. chem. Soc. 48, 3081 (1926).
Svedberg, Th. u. K. O. Pedersen: Die Ultrazentrifuge. Dresden u. Leipzig:
    Th. Steinkopff 1940.
Svedberg, Th. u. B. Sjögren: Journ. Amer. chem. Soc. 51, 3594 (1929).
Takada, T. u. K. Kanamaru: Kolloid-Ztschr. 87, 68 (1939).
Tamchyna, J. V.: Biochem. Ztschr. 264, 24 (1933).
Terzaghi, v.: Handbuch der physiologischen und technischen Mechanik, Bd. IV,
    2. Hälfte. 1931.
Thomas, A. W. u. M. W. Kelly: Journ. Amer. chem. Soc. 44, 195 (1922).

Tolman, R. u. A. E. Stearn: Journ. Amer. chem. Soc. **40**, 272 (1917).

Traube, J., J. Schöning u. L. J. Weber: Ber. dtsch. chem. Ges. **60**, 1808 (1927).

Trogus, C. u. K. Heß: Biochem. Ztschr. **260**, 376 (1933).

Tsuda, S.: Kolloid-Ztschr. **47**, 28 (1929).

Valkó, E.: Kolloidchemische Grundlagen der Textilveredlung. Berlin: Springer 1937.

Weber, H. H.: Biochem. Ztschr. **218**, 1 (1930).

Wilson, J. A.: J.A.L.C.A. **32**, 113 (1937).

Wilson, J. A. u. A. F. Gallun: Ind. Engng. Chem. **15**, 71 (1923).

Wilson, J. A. u. E. J. Kern: Journ. Amer. chem. Soc. **44**, 2633 (1922).

Wintgen, R. u. K. Krüger: Kolloid-Ztschr. **28**, 81 (1921).

Wintgen, R. u. H. Vogel: Kolloid-Ztschr. **30**, 45 (1922).

Wöhlisch, E.: Kolloid-Ztschr. **89**, 239 (1939).

Wrinch, D. M.: Nature (London) **137**, 411 (1936); **138**, 241, 651 (1936); **139**, 972 (1936); Proc. Roy. Soc. London (A) **160**, 58 (1937); **161**, 505 (1937); Trans. Faraday Soc. **33**, 1368 (1937).

Wyckoff, R. W. G., R. B. Corey u. J. Biscoe: Science (New York) **82**, 175 (1935); vgl. ferner R. B. Corey u. R. W. G. Wyckoff: Journ. biol. Chemistry **114**, 407 (1936) und R. W. G. Wyckoff u. R. B. Corey: Proc. Soc. exp. Biol. Med. **34**, 285 (1936).

Wyman, J.: Chem. Reviews **19**, 213 (1936).

Zahn, H.: Naturwiss. **31**, 137 (1943).

Fünftes Kapitel

Bakteriologie und Mykologie der Haut und des Leders.

Von Dr. **Willi Hausam,** Dresden.

A. Allgemeine Bakteriologie und Mykologie.

I. Einleitung.

Die Erkenntnis, daß die vom Tiere abgetrennte Haut nicht ohne weiteres haltbar ist, sondern einem Zerfall und der Zerstörung unterliegt, führte einst zur primitiven Form des Trocknens der Haut und später zum Einsalzen derselben. Ebenso hat der Gerber früherer Zeiten rein erfahrungsgemäß bei der Bereitung der Haut zu Leder mikrobiologische Prozesse unterdrückt oder gefördert. Ein klassisches Beispiel hierfür ist die Schwitze, die ja nichts anderes darstellt als einen Fäulnisvorgang, der im geeigneten Augenblick, d. h. im Augenblick der Haarlockerung, unterbunden wird. Erst die grundlegenden Arbeiten auf bakteriologischem Gebiet gegen Ende des 19. Jahrhunderts sollten auch hier den Boden bereiten zur Aufklärung und Deutung der vielen mikrobiologischen Prozesse, die sich an der Rohhaut und bei der Lederbereitung abspielen. Als eine der ersten Arbeiten auf diesem Gebiete ist wohl die 1889 von W. Eitner (1) verfaßte Schrift: „Antiseptische Mittel in der Gerberei" anzusprechen. Sehr bald hat man die große Bedeutung, die den Mikroorganismen auch in der Häute- und Lederindustrie zukommt, erkannt und ihr entsprechende Beachtung geschenkt. Hand in Hand mit der Bearbeitung der einzelnen Fragenkomplexe durch die Chemie strebt die bakteriologische Forschung die Klärung vieler einzelner Vorgänge an, um zu verbessern, zu verbilligen oder um gegebenenfalls gänzlich neue Wege zu zeigen; sie sucht biologische Schäden der Rohhaut und des Leders klarzustellen und ihre Ursache zu ergründen und sie hat ferner die Aufgabe, nachzuprüfen, inwieweit auch die Erreger von Krankheiten in der Lederindustrie Beachtung verdienen.

Was den Praktiker an den mikrobiologischen Vorgängen seines Arbeitsgebietes in erster Linie interessiert, ist die Frage, welche Mikroorganismen ihm Schaden und welche ihm Nutzen bringen können, und wann und wo dies der Fall ist. In diesen Punkten läßt sich selbstverständlich keine generelle Antwort geben. Hier kann nur von Fall zu Fall entschieden werden, denn bestimmte Bakterien oder Pilze können hier beispielsweise nützlich, an anderer Stelle aber schädlich sein, je nachdem, ob es sich um diesen oder jenen Vorgang handelt. So ist es z. B. grundsätzlich verschieden, ob es sich um die Mikroflora der Rohhaut, einer Beize oder um die vegetabilischer Gerbbrühen handelt. Jedes dieser Medien kann auf Grund seiner ihm eigenen Zusammensetzung Träger bestimmter

Kleinlebewesen sein und bietet der einen oder anderen Art derselben bessere oder schlechtere Lebens- und Wachstumsbedingungen. Jede Änderung in der Zusammensetzung dieser Beizen oder Brühen oder jede Änderung der Arbeitsweise wirkt sich auch auf die Zusammensetzung der „spezifischen" Mikroflora und damit ihrer Wirkungsweise aus, ganz abgesehen von den jeweils herrschenden Umweltfaktoren, also den Luft-, Licht-, Feuchtigkeits- und Temperaturverhältnissen.

Die Mikroben spielen in der Gerberei eine um so größere Rolle, als das Rohmaterial des Gerbers, die tote, eiweißreiche Hautsubstanz, für die große ungeheuer individuenreiche und vielseitige Welt der Kleinlebewesen einen mehr als idealen Nährboden abgibt. Den allermeisten saprophytisch, d. h. auf toter Materie, lebenden Mikroorganismen sagt das organische Substrat der Rohhaut als Nährquelle zu. Das gleiche gilt mehr oder weniger auch für die meisten Abfälle in der Gerberei. Die Weiche bietet allen Fäulniserregern hervorragende Entwicklungsmöglichkeiten, wenn sie unsachgemäß oder bei zu hoher Temperatur ausgeführt oder übermäßig lange ausgedehnt wird. Die Wirkung der Schwitze oder der Kot- und Mistbeizen ist fast ausschließlich das Ergebnis proteolytischer oder fäulnisfähiger Mikroben und auch im normalen Kalkäscher spielen sie zweifellos eine gewisse Rolle (K. Klanfer und H. Engelberg). In den vegetabilischen Gerbbrühen sind es Säurebildner, Gärungserreger, Schimmelpilze und Fäulniserreger, die unser Interesse beanspruchen. Auf das Verderben von Gerbstoffen, auf das Schimmeln feuchter Leder und anderer Vorgänge sei hier nur hingewiesen.

Um alle diese Vorgänge zu verstehen, um entsprechende Maßnahmen nach dieser oder jener Richtung ergreifen zu können, müssen wir uns, soweit es im Rahmen dieses Handbuches möglich ist, mit dem Wesen dieser kleinsten Organismen und mit ihren Lebensgewohnheiten etwas vertraut zu machen suchen. Denn es genügt z. B. nicht, den Fäulnisprozeß an einer Rohhaut oder die Gärung einer Gerbbrühe lediglich als mikrobiologischen Vorgang zu erkennen, sondern es ist auch nötig zu wissen, warum unter bestimmten Verhältnissen ein solcher Prozeß sich abspielt oder zwangsläufig bedingt ist.

Diese Gedankengänge waren richtunggebend für die stoffliche Einteilung dieser Abhandlung. Es wird daher im folgenden zunächst die Rede sein von den Mikroorganismen im allgemeinen, von ihrem Vorkommen, Wachstum und ihrer Wirkungsweise. Daran anschließend sollen die einzelnen bakteriologischen und mykologischen Vorgänge von der Haut des lebenden Tieres an über alle einzelnen Stadien der Lederbereitung bis zum Fertigleder gewürdigt werden.

II. Mikroorganismen.

1. Allgemeine Einteilung.

Mikroorganismen im botanischen Sinne sind pflanzliche Kleinlebewesen, die der niedrigsten Pflanzengruppe, den Tallophyten oder Fadenpflanzen angehören. Es sind Zellenpflanzen, die entweder nur aus einer einzigen Zelle bestehen (Bakterien, Hefen) oder mehrzellig sind (Schimmelpilze, Hautpilze). Sie sind nicht wie die höheren Pflanzen in Wurzel, Stengel und Blüte unterteilt, besitzen keine besonderen Gefäße (Leitbahnen) und enthalten mit Ausnahme der Algen, die uns hier aber nicht interessieren, und der Purpurbakterien mit ihrem, dem Chlorophyll chemisch verwandten Pigment (Bakterienchlorophyll) (E. Schneider), auch kein Chlorophyll. Die Mikroorganismen sind daher auf eine saprophytische oder parasitäre Lebensweise angewiesen.

Wenn wir alle Mikroorganismen, die nicht Gegenstand unserer Betrachtung sind, vernachlässigen, so haben wir folgende botanische Unterabteilungen der Tallophyten zu besprechen:

   a) die Bakterien oder Spaltpilze (Schizomyzeten),
   b) die Fadenpilze (Eumyzeten).

Von den letzteren interessieren uns hier wiederum nur die Schlauchpilze (Ascomyzeten), die Algenpilze (Phygomyzeten) und die Hyphenpilze oder Konidienträgerpilze (Hyphomyzeten). — Zu den Ascomyzeten gehören die Hefepilze und verschiedene Schimmelpilze, wie die Aspergillus- und Penicilliumarten. Zu den Phygomyzeten gehören einige uns interessierende Schimmelpilze, wie z. B. die Mucorarten. Zu den Hyphomyzeten (auch Fungi imperfecti genannt) sind gewisse hefeähnliche Schimmelpilze, und, wenn auch nur bedingt, einige Hefen, vor allem aber die Hautpilze (Dermatophyten) zu rechnen. Aus praktischen Gründen ordnet man neuerdings auch Aspergillaceen und Penicillien, die sich vorwiegend durch Konidien vermehren, in das künstliche System der Fungi imperfecti ein (H. Delitsch, G. Smith, S. 73).

Rein äußerlich unterscheiden sich die Angehörigen dieser Unterabteilungen und Unterklassen mikroskopisch durch ihre Form, Größe und die Art ihrer Vermehrung, makroskopisch durch das Aussehen ihres Kolonienwachstums. Impft man nämlich Bakterien, Hefen, Schimmel- oder Hautpilze usw. in künstliche Nährböden, z. B. Agar- oder Gelatinenährböden, so wachsen nach dem Erstarren der Nährböden die überimpften Keime zu sichtbaren Kolonien heran, die je nach Pilzart oft sehr verschiedene Form, Farbe, Größe und Beschaffenheit (fest, weich, zäh, flaumig, glänzend, matt, erhaben, flach, usw.) besitzen (vgl. auch Abb. 311—319 [Tafel 3, S. 636], 322 und 323). In ihren Ansprüchen an den Nährboden, den Luftsauerstoff, an Feuchtigkeit und Wärme weichen die Mikroben ebenso sehr voneinander ab, wie in ihrer Wirkungsweise.

2. Bakterien.

Die unter dem Namen Spaltpilze oder Bakterien zusammengefaßten Kleinlebewesen sind einzellig, ihrem Habitus nach ziemlich einförmig, biologisch aber sehr vielseitig. In ihren Grundzügen entsprechen sie, trotz ihrer Kleinheit, den Zellen höherer Pflanzen. Eine mehr oder weniger dicke Zellhaut umschließt einen protoplasmatischen Inhalt, der Träger zahlreicher Reservestoffe und des Zellsaftes ist. Das Vorhandensein eines Zellkernes ist noch viel umstritten, doch ist nach neuesten Untersuchungen von G. Piekarski anzunehmen, daß kernähnliche Strukturen, Nucleoide, vorhanden sind, die offenbar Teilungsvermögen besitzen (positive Nuclearreaktion auf Thymonucleinsäure, lichtoptische und übermikroskopische Untersuchungen).

Die Gestalt der Bakterien ist die denkbar einfachste. Von gewissen Abweichungen abgesehen ist sie kugelförmig, stäbchenförmig oder schraubenförmig (siehe Abb. 289, a bis m). Demnach unterscheiden wir:

   a) **Kokken:** Kugelig bis oval. Einzelne Kokken werden Mikrokokken genannt, zwei im Verbande lebende Kokken Diplokokken, vier paarweise nebeneinander gelagerte Kokken Tetrakokken (Abb. 289 a, b und 290) und mehrere, perlschnurartig aufgereihte Ketten von Kokken heißen Streptokokken (Abb. 289 d). Wachsen die Kokken paketartig, würfelförmig, so spricht man von Sarzinen (Abb. 291). Die Art der Wuchsform entsteht je nach Richtung der Zellteilung.

   b) **Bakterien:** Stäbchenförmig, zylindrisch, gerade. Man unterscheidet Zellen mit Ausbildung von Sporen (Dauerformen) (Abb. 289 l, 292, 297 und 298) und solche ohne dieselben (Abb. 289 e und 293) und nennt erstere Bacillus

(Bac.), letztere Bacterium (Bct.). Die stäbchenförmigen Bakterienformen (Abb. 294) können sich zu langen Ketten vereinen (Streptobakterien) (Abb. 289 *i* und 295), sie können zu mehr oder weniger langen Fäden auswachsen (Abb. 296) und können kurz (Kurzstäbchen) oder länger sein (Langstäbchen).

c) **Spirillen:** Schraubig oder korkzieherartig gewundene Zellen. Zellen mit mehreren Schraubenwindungen heißen Spirillen, nur leicht gekrümmte Formen Vibrionen (Abb. 289 *g, h*).

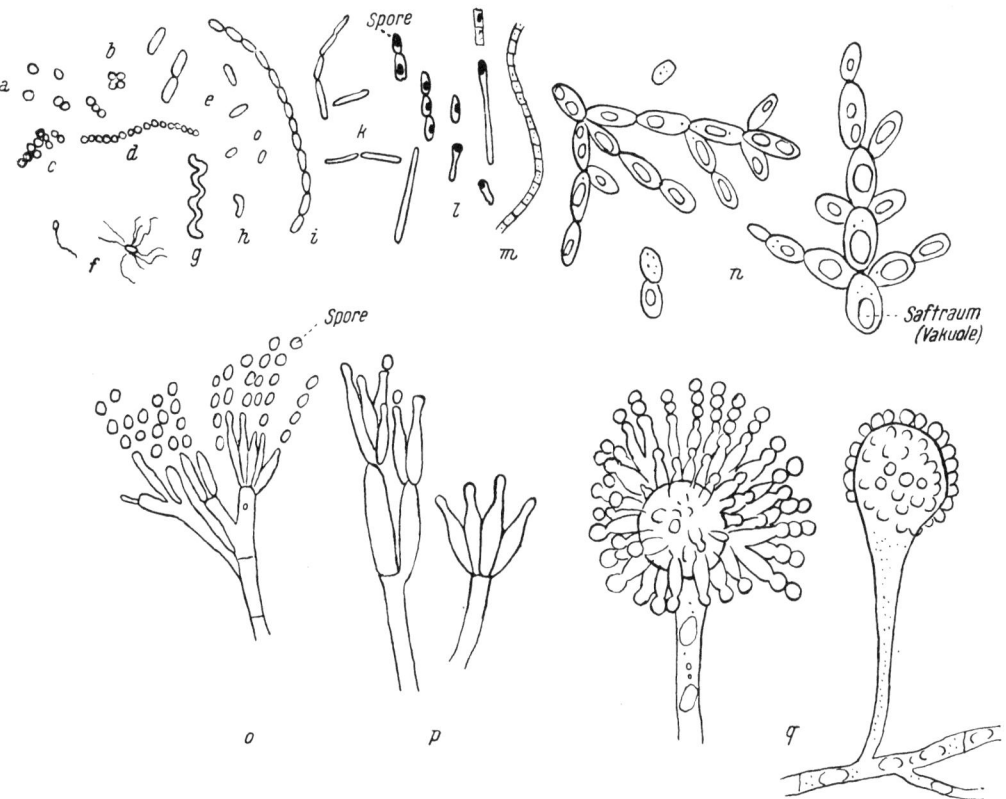

Abb. 289. Gegenüberstellung der verschiedenen Bakterienformen, von Hefen und Schimmelpilzen unter der gleichen, vergleichbaren Größe: *a* bis *q* einheitlich 700mal.

a Kokken und Diplokokken, *b* Tetrakokken, *c* Staphylokokken, *d* Streptokokken, *e* Stäbchenbakterien verschiedener Größe, *f* Stäbchenbakterien mit Geißeln, *g* Spirillum, *h* Kommabazillus, *i* Streptobakterien, *k* Bakterien-Langstäbchen, *l* verschiedene Formen sporenbildender Bakterien (Bazillen), *m* Kette von Milzbrandbazillen, unmittelbar vor der Sporenbildung, *n* Hefepilze: links Kahmhefeart, rechts Preßhefe [nach W. Henneberg (2). S. 159 u. 223], *o* Penicillium (nach G. Smith, S. 163), *p* Penicillium populi nov. spec. [nach F. H. van Beyma thoe Kingma (2)], *q* Aspergillus [nach W. Henneberg (1), S. 44].

Außer diesen, in großen Umrissen genannten Formen unterscheidet man noch Mycobakterien, mitunter echte Verzweigungen bildend (Tuberkulose- und Diphtheriebakterien), Aktinomyzeten (Abb. 310 [Tafel 2, S. 633]), die Eisen- und Schwefelbakterien u. a. m. Im großen und ganzen haben für unsere Betrachtung nur die unter a) und b) genannten Formen Interesse.

Soweit es im Rahmen dieser Abhandlung erforderlich erscheint, sei darauf hingewiesen, daß alle Bakterien unter gewissen Bedingungen mehr oder weniger von ihrer eigentlichen Wuchsform abweichen können. Vertrat man früher (K. W. Nägeli) sogar die Ansicht, daß die Bakterien sehr vielgestaltig seien (Pleomorphismus), so bekannten sich besonders F. Cohn (*1*), (*2*) und R. Koch (*1*), (*2*) zu einer strengen

Tafel 1.

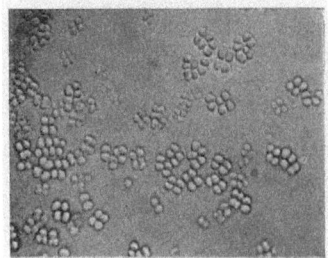

Abb. 290. Mikro-, Diplo- und Tetrakokken (Vergr. 815mal) (W. Hausam und E. Liebscher).

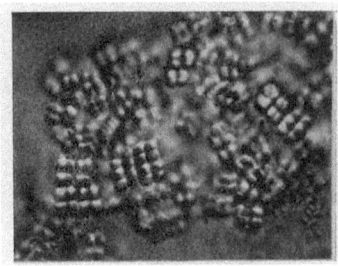

Abb. 291. Sarcina flava (Kokkenpakete), (Vergr. 750mal) [W. Henneberg (4)].

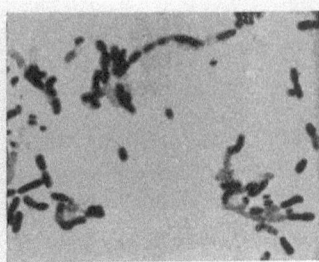

Abb. 292. Bac. subtilis. Sporenfärbun nach Möller mit Fuchsin-Methylenbla (Sporen dunkel gefärbt) (Vergr. 815mal (W. Hausam und E. Liebscher).

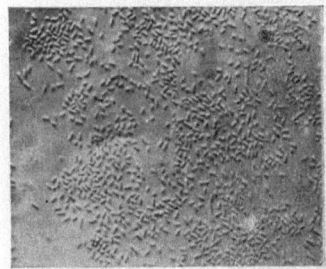

Abb. 293. Bct. coli (sporenlose Kurzstäbchen) (Vergr. 500mal) [W. Hausam (6)].

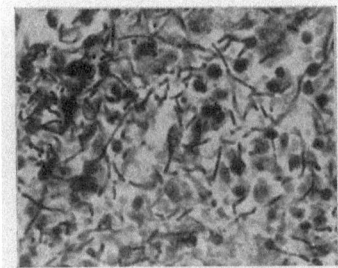

Abb. 294. Bac. anthracis (Milzbrand) in Mäusemilz, gefärbt. Milzbrandstäbchen zwischen Milzzellen (Vergr. 460mal) (W. Hausam und E. Liebscher).

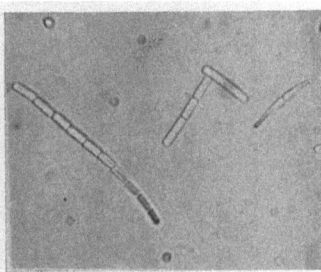

Abb. 295. Bac. subtilis (Heubazillus) Stäbchenketten (Vergr. 815mal) (W. Hausam und E. Liebscher).

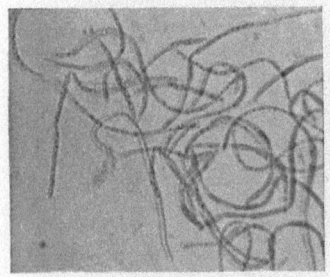

Abb. 296. Bac. anthracis (Milzbrand), Stamm Sobernheim. Fadenstadium; Beginn der Sporenbildung (Vergr. 500mal) (W. Hausam und E. Liebscher).

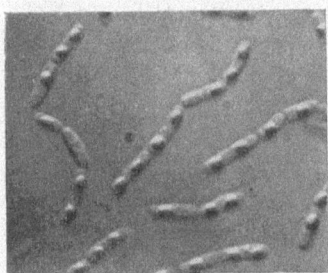

Abb. 297. Bac. ruminatus. Im Innern stark lichtbrechende Sporen (Vergr. 1000mal) [W. Henneberg (4)].

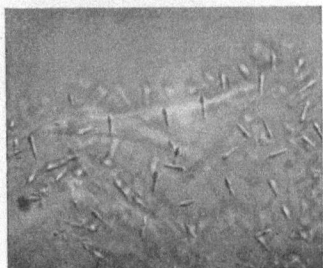

Abb. 298. Bac. putrificus. Trommel schlägerartig aufgetriebenes Stäbchenend mit Spore (Vergr. 500mal) [W. Henneberg (4)].

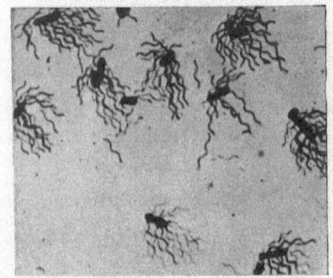

Abb. 299. Bct. proteus vulgaris Hauser mit Fortbewegungsorganen (Geißeln). Geißelfärbung (Vergr. 500mal) [W. Henneberg (4)].

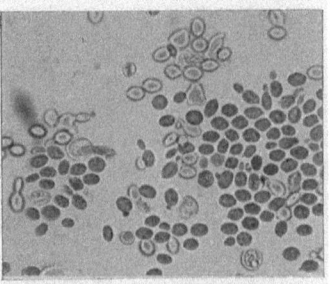

Abb. 300. Rosahefe (Vergr. 500mal) (W. Hausam und E. Liebscher).

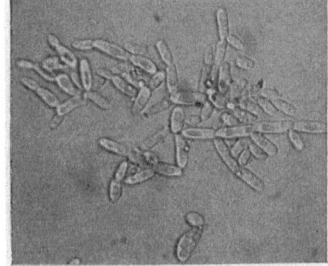

Abb. 301. Mycoderma (Kahmhefe). Sproß verband. Aus einer „Hautdecke" au Sumachbrühe (Vergr. 500mal) (W. Hausam und E. Liebscher).

Konstanz der Arten (Monomorphie). Unter gewissen Bedingungen von der Normalgestalt abweichende Formen erklärte man später als Degenerationserscheinungen (Involutionsformen) oder als durch chemische oder physikalische Reize bedingt (teratologische Wuchsform). R. Lieske [(1), S. 23] wies auf Veränderungen der Zellmembran und ihrer Quellbarkeit als Ursache abnormer Formen hin. Über die vielen Theorien neuerer Zeit über Wuchsformen und ihre Veränderlichkeit hier nur kurz das Wesentlichste. Nach F. Löhnis (1), (2) durchlaufen die Bakterien einen verwickelten Lebenszyklus; sie gehen 'vorübergehend in formlose, schleimige Massen (Symplasma) über, aus welchen sich durch Regeneration neue, normale Zellen bilden können. Ph. Kuhn (1), (2), (3) und Ph. Kuhn und K. Sternberg vertraten die Ansicht, daß eine Bakteriendimorphie vorliege. Stäbchen- und schraubenförmige Bakterien (B-Formen) sollen in Kokkenformen (C-Formen) übergehen, aus denen wiederum B-Formen sich entwickeln sollen. Andererseits sollen in „absoluten Bakterienreinkulturen" noch andere, von den Bakterien völlig verschiedene Lebewesen vorkommen, die als Parasiten der Bakterien angesehen werden, diese befallen und ihre Form verändern. Diese Parasiten (von Kuhn Pettenkoferien genannt) treten in amöboider Form auf (sog. A-Form) und bilden kleinste Sporen, die die B-Formen befallen und auffressen, die C-Formen aber verschonen sollen. Die C-Formen sollen daher durch Wiederbildung der B-Form die Art erhalten. Ph. Kuhn ist der Ansicht, daß diese Bakterienparasiten nichts anderes darstellen als die sog. Bakteriophagen F. d'Herelles. Die Erscheinung der Auflösung von Bakterienkulturen wird von F. d'Herelle ultravisiblen, in den Bakterien parasitisch lebenden Organismen, den Bakteriophagen, bzw. den von diesen ausgeschiedenen Enzymen zugeschrieben. Der Bakteriophage ist nicht für bestimmte Bakterien spezifisch, d. h. Bakteriophagen aus einer Bakterienart sind auch in der Lage, andere Bakterien aufzulösen. Aus Bakteriensporen hingegen wurden spezifische Phagen isoliert (L. E. den Dooren de Jong). Ob die Bakteriophagen selbständige Lebewesen sind, wie d'Herelle es vertritt, oder ein pathologisches, autokatalytisches Produkt der Bakterien selbst, ist noch nicht erwiesen. Ihre parasitische, an lebende Bakterien gebundene Eigenschaft einerseits, der sehr geringe Unterschied zwischen Bakteriophagen und ihrer Nahrung, dem Bakterienplasma, andererseits sowie die Möglichkeit ihrer Entstehung aus dem Protoplasma der Bakterien dadurch, daß im Protoplasma der Bakterien ein wichtiges Molekül, einer der Wachstumskatalysatoren oder Gene durch Strukturänderung anormal wird und zu wachsen fortfährt, ohne Rücksicht auf die Bedürfnisse der Zelle, scheint nach Ansicht von O. Rahn die Grenze zwischen Lebewesen und Bakterienprodukten auszulöschen. Der größte Teil der Forscher steht heute auf dem Standpunkt, daß es sich bei der bakteriophagen Lyse um die Wirkung eines unbelebten Agens handelt, das vielleicht selbst ein Ferment, vielleicht nur ein Träger von Fermenten ist, wahrscheinlich aus den Bakterien stammt und ausschließlich lebende Bakterien beeinflußt (Fr. Hoder, S. 686).

Was die zahlreichen neueren Arbeiten über die Frage nach der Bakterienform, der Dimorphie eines Formenkreislaufes usw. anbelangt, muß auf die Spezialliteratur verwiesen werden. Es sei hier lediglich noch erwähnt, daß gewisse Salze, wie z. B. Natriumchlorid oder Lithiumchlorid, besonders in bestimmten Konzentrationsbereichen, Wuchsform und Wachstum der Bakterien erheblich beeinflussen können [W. Hausam (3), S. 21; W. Henneberg und H. Kniefall; M. G. Dumesh; L. O. Koblmüller].

Die Größe der Bakterien ist nur eine ganz geringe. Mit dem unbewaffneten Auge überhaupt nicht wahrnehmbar, wird ihre Länge und Breite nur nach Tausendsteln eines Millimeters (= Mikron = μ) gemessen. Die weitaus meisten Bakterien sind 1 bis 5 μ lang und 0,5 bis 1,0 μ breit, jedoch schwankt besonders die Länge in ziemlich weiten Grenzen.

Die Vermehrung der Bakterien erfolgt ungeschlechtlich und in der Hauptsache durch einfache Teilung der Zelle. Dabei streckt sich die Bakterienzelle etwas in der Längsrichtung, in der Mitte der Zelle bildet sich eine zur Längsachse senkrecht stehende Scheidewand aus, welche die Trennung in zwei selbständige Zellen bewirkt. Die so neu entstandenen Zellen wachsen rasch zur ursprünglichen Größe der Mutterzelle heran und wiederholen nach einiger Zeit erneut den Teilungsvorgang. Bei den Kugelbakterien erfolgt, wie eingangs erwähnt, die Zell teilung nach mehreren Ebenen hin und je nach der Art der Teilung spricht man dann von Mikro- und Streptokokken und von Sarzinen. Bleibt bei den Stäbchenbakterien die Querteilung aus, so entstehen Fäden; haften die Zellen nach erfolgter Teilung aneinander, so entstehen mitunter lange Zellketten. Unter normalen Verhältnissen kann sich eine Bakterienzelle in etwa 20 bis 30 Minuten einmal teilen, so daß aus einer Zelle in 10 Stunden 1000000 Zellen entstanden sein könnten. In Wirklichkeit werden diese Zahlen aber wegen Mangel an Nährstoffen, deren Art und Menge von entscheidendem Einfluß auf die Vermehrung der Bakterien ist, während die Raumfrage nur von sekundärer Bedeutung ist (E. Gildemeister und M. Neustat), ferner wegen Anhäufung schädlicher Stoffwechselprodukte und wegen der Konkurrenz anderer Arten nicht erreicht [W. Henneberg (1), S. 13]. Diese antagonistische Wirkung der Bakterien untereinander beruht nicht nur auf der schnelleren Wuchsfähigkeit, sondern auf der Fähigkeit, gewisse Stoffe rascher abzubauen und für sich zu verwerten (E. Gildemeister und M. Neustat), und zwar durch Absonderung von Fermenten oder Stoffwechselprodukten („einfacher" oder „direkter" Antagonismus), sowie durch chemische Stoffe der Bakterien („echter" Antagonismus), wie sie z. B. bei Bct. pyocyaneus durch den Gehalt an Pyocyanin und Fettsäuren vorhanden sind (H. O. Hettche und W. Vogel).

Über eine gewisse geschlechtliche Vermehrung wurde von G. Enderlein, F. Löhnis (1), (2); E. Almquist u. a. berichtet. Hierher gehören auch die Angaben über Verschmelzung (Kopulation) von Bakterienzellen [R. Lieske (1), S. 52].

Die vegetativen Zellen können sich auf die Dauer nur unter günstigen Lebensbedingungen vermehren und die Art erhalten. Anders diejenigen Bakterienarten, die befähigt sind, in ihrem Innern Dauerformen, sog. Sporen, zu bilden, die ganz besonders widerstandsfähig sind und auch unter ungünstigen Verhältnissen, auch wenn die vegetative Form längst untergegangen ist, lebensfähig bleiben. Diese Sporen entstehen innerhalb der vegetativen Zelle wohl durch Verdichtung des Zellplasmas, wahrscheinlich nach Bildung einer Membran (I. M. Lewis), und erscheinen, fertig ausgebildet, als stark lichtbrechende, eiförmige oder rundliche Körper in der Mitte der Zelle oder an deren Ende (Abb. 297). Mitunter bedingt die Spore eine Formveränderung der Zelle (Spindel- und Trommelschlägerformen, Abb. 298). Sporenbildung bei Kokken ist selten [R. Lieske (1), S. 9].

In der bakteriologischen Praxis wird die Sporenbildung als Arterkennungsmerkmal benutzt und hat zu der grundsätzlichen Unterscheidung zwischen sporenlosen Formen, sog. Bakterien, und sporenbildenden, sog. Bazillen, geführt. Die Sporen selbst sind gegen schädliche Einflüsse, wie Hitze, Trockenheit, Chemikalien u. a. weitaus widerstandsfähiger als die vegetative Bakterienzelle. Während z. B. die letztere im allgemeinen bereits bei 50 bis 65° C abstirbt [P. R. Beamer und Fr. W. Tanner (1)], können die Sporen mitunter Temperaturen über 100° C stundenlang ertragen ohne Schaden zu nehmen. Allgemein wurde angenommen, daß diese Hitzeresistenz der Sporen auf ihrem im Vergleich zu den vegetativen Zellen geringeren Wassergehalt beruhe. Es wurde nun aber gefunden, daß kein nennenswerter Unterschied im gesamten Wassergehalt der beiden Zellformen besteht, und es wird vermutet, daß das Wasser in den Sporen vielleicht größtenteils in gebundener Form vorliegt, was ihre Widerstandsfähigkeit gegen höhere Temperaturen erklären könnte (B. S. Henry und C. A. Friedman).

Auch in der freien Natur oder außerhalb spezifischer Nährböden bleiben die Sporen lange lebensfähig. Ein klassisches Beispiel hierfür ist der Milzbrandbazillus, dessen Sporen im Erdboden mehr als 15 Jahre lebensfähig bleiben.

Durch Keimung wächst die Spore bei entsprechenden Bedingungen wieder zu einer neuen Zelle heran. Die Sporenbildung kann aber, durch irgendwelche Bedingungen, einmal ausbleiben, so daß aus ursprünglich sporenbildenden gänzlich sporenlose Rassen entstehen.

Ein anderes Charakteristikum für bestimmte Bakterienarten ist ihre Beweg- lichkeit. Die Bewegung wird durch fadenartige (protoplasmatische) Körper- fortsätze, Fortbewegungsorgane, auch Geißeln genannt, bewirkt (Abb. 299). Diese Geißeln sind so dünn, daß sie nur nach entsprechender Vorbehandlung mit Chemi- kalien und Färbung oder im mikroskopischen Dunkelfeld wahrgenommen werden können. Sie sind entweder nur in der Einzahl oder zu mehreren an einem oder an beiden Zellpolen vorhanden, oder die Zelle ist allseitig begeißelt. Art und Stärke der Fortbewegung sind verschieden. Erstaunlich ist oft die Geschwindigkeit, mit welcher solche Bewegungen ausgeführt werden. Ein 1,7 μ langes Bakterium legt z. B. in der Sekunde durchschnittlich 20 μ zurück. Ein im gleichen Verhältnis sich bewegender Mensch von 1,7 m Größe müßte dann in der Sekunde 20 m zu- rücklegen, was der Geschwindigkeit eines Schnellzuges entspricht. [R. Lieske (1), S. 68].

In bezug auf den Sauerstoff der Luft verhalten sich die einzelnen Bak- terienarten recht verschieden. Während manche Arten nur bei vollem Sauerstoff- druck der Atmosphäre wachsen (obligatorisch aerob), gedeihen andere nur bei vollständiger Abwesenheit des Luftsauerstoffes (obligatorisch anaerob). Zwischen diesen Extremen gibt es vielerlei Übergänge. Die Atmung der anaeroben Bak- terien erfolgt intramolekular entweder durch Reduktion sauerstoffreicher Ver- bindungen (Reduktionsatmung) oder durch Spaltung von Verbindungen, d. h. durch Umlagerung der Atome im Nährstoffmolekül (Spaltungsatmung).

Die Unterscheidung der einzelnen Bakterienarten erfolgt nach verschiedenen Gesichtspunkten. Als Unterscheidungsmerkmale dienen Wuchsform, Sporen- bildung, Verhalten zum Luftsauerstoff, Kolonieform (vgl. Abb. 311 bis 315 [Tafel 3, S. 636]), Farbstoffbildung, Säurebildung (Milch-, Essig-, Propion-, Buttersäure u. a.), Gasbildung, Alkalibildung, Fettspaltung, Reduktion oder Oxydation chemi- scher Verbindungen, gradueller Eiweißabbau, Pathogenität u. a. mehr. Zuweilen dient auch die Herkunft der Bakterien bis zu einem gewissen Grad zur Unterschei- dung; man spricht dann z. B. von Wasser-, Luft- oder Erdbakterien. Die zum Eiweiß- abbau mehr oder weniger befähigten Bakterien faßt man häufig auch unter der Bezeichnung Fäulnisbakterien zusammen.

3. Hefepilze.

Die unter dem Begriff „Hefe" zusammengefaßten Pilze gehören zu den Schlauchpilzen (Ascomyceten), deren niederste Familie sie sind. Die allermeisten Hefen vermehren sich durch Sprossung, weshalb sie auch Sproßpilze genannt werden. Hierher gehören die Saccharomyceten, die Mycoderma- und die Torula- arten. Daneben sind noch diejenigen Hefen zu erwähnen, die sich nicht durch Sprossung, sondern wie die Bakterien durch Spaltung ihrer Zelle vermehren; man nennt sie deshalb Spalthefen oder Schizosaccharomyceten. Die Stellung der letzteren im botanischen System ist noch nicht ganz klar; es scheint, als ob sie ein Zwischenglied zwischen den Schlauchpilzen (Ascomyceten) und den Spaltpilzen (Schizomyceten) seien (A. Klöcker, S. 168).

Die Hefen sind einzellige, bewegungslose Gebilde von eiförmiger, rundlicher oder mehr langgestreckter Gestalt (siehe Abb. 289 n; 300 und 301 [Tafel 1]). Ihre Größe schwankt je nach Art, Alter und Ernährung im allgemeinen zwischen 5 bis 10 μ Länge und 3 bis 7 μ Breite. Sie sind also wesentlich größer als Bakterien. Die Hefepilze besitzen eine Zellhaut (Membran), einen Eiweißkörper (Protoplasma) und einen Saftraum (Vakuole). Der letztere steht in engster Beziehung zu den osmotischen Vorgängen der Zelle. Im Eiweiß sind eine Reihe sog. Reservestoffe eingelagert, und zwar Fett als lichtbrechende Tröpfchen, Glykogen, ein stärkeähnlicher Stoff, und eine Nucleinsäureverbindung, das Volutin. Diese Reservestoffe sind' je nach Ernährung der Hefe mehr oder weniger reichlich vorhanden und können durch geeignete Färbemethoden in der Zelle nachgewiesen werden [W. Henneberg (2), S. 250]. Als ein besonders wichtiger Bestandteil der Hefezelle ist der Zellkern anzusprechen, der einen phosphorhaltigen Eiweißkörper, das Nuclein, enthält.

Wie schon eingangs erwähnt, erfolgt die Vermehrung der Hefen fast ausnahmslos durch Sprossung. An einer oder an mehreren Stellen der Mutterzelle bilden sich kleine Ausstülpungen (Abb. 300 [Tafel 1]), die heranwachsen und wenn sie die annähernde Größe der Mutterzelle erreicht haben, sich entweder von dieser loslösen oder mit ihr in Verbindung bleiben (Abb. 300). Im letzteren Fall bilden sich bei erneuter Sprossung der Tochterzellen sog. Sproßverbände (Abb. 289 n und 301 [Tafel 1]). Die Bildung solcher Sproßverbände und die Art ihres Aussehens werden mitunter als Kriterium zur Artunterscheidung herangezogen. Der Vorgang der Zellsprossung vollzieht sich im allgemeinen im Verlauf von etwa 2 bis 3 Stunden [W. Henneberg (2), S. 211].

Die Vermehrung der Spalthefen vollzieht sich, wie schon erwähnt, ganz ähnlich wie die der Bakterien durch Querteilung der Zelle.

Im allgemeinen ist die Vermehrung der Sproßpilze eine ungeschlechtliche; doch wurde bei manchen Hefepilzen eine mit einer Kernverschmelzung verbundene Kopulation zweier Zellen beobachtet (H. Schenck, S. 394).

Wie bei den Bakterien, so gibt es auch bei den Hefen Arten mit Sporenbildung, hier allerdings als geschlechtliche Fortpflanzungsmöglichkeit anzusprechen (A. Hansen und A. Lund, S. 173). In der einzelnen Hefezelle werden 1 bis 4 Sporen (Ascus) gebildet; sie sind von eiförmiger, rundlicher, nierenförmiger oder auch hutähnlicher Gestalt. Gegen äußere Einflüsse sind die Hefesporen weit weniger widerstandsfähig als die Bakteriensporen. Trockene Erhitzung vertragen die Hefesporen z. B. nur bis auf etwa 60° C, sind also mit den hitzeresistenten Bakteriensporen gar nicht vergleichbar [W. Henneberg (2), S. 285]. Aus jeder einzelnen Spore kann durch Keimung eine neue Hefezelle heranwachsen.

Die vegetativen Hefezellen werden von feuchter Wärme meist leicht und schnell bei etwa 55 bis 68° C abgetötet [W. Henneberg (2), S. 57; P. R. Beamer und Fr. W. Tanner (2)].

Entsprechend ihrer technischen Bedeutung unterscheidet man zwischen Kulturhefen und wilden Hefen und versteht unter den ersteren die Bier-, Wein-, Brennerei-, Bäckerei- und andere technisch verwertete Hefen, unter den letzteren alle die Hefen, die technisch nicht anwendbar sind oder sogar schädliche Eigenschaften besitzen. Vom wissenschaftlichen Standpunkt aus wird eine Artbestimmung vorgenommen nach dem Vermögen oder Unvermögen Zucker zu vergären, nach der Eigenschaft, bestimmte Zuckerarten zu vergären, nach dem Grad des Gärvermögens, nach dem Gärungsbild (untergärig, obergärig; hier auch technisch verstanden), nach dem Vorhandensein oder Fehlen von Sporen, nach dem Aussehen der Sporen, der vegetativen Zelle, der Sproßverbände, nach der Zellgröße, dem Kolonienwachstum, der Farbstoffbildung, der Pathogenität u. a. Neben den eigentlichen Kulturhefen (Saccharomyceten), die Alkoholgärung hervorrufen und Endosporen bilden, unterscheidet W. Henneberg [(3), S. 8 ff.] die wilden Hefen. Zu diesen sind zu zählen: die wilden Saccharomyzeten, die echten, d. h. nicht gärenden Kahmhefen (Mycoderma-Arten), die sich vor allem durch schnelles und starkes 'Hautbildungsvermögen auf Flüssigkeiten auszeichnen und kein Sporenbildungsvermögen besitzen, ferner die unechten, d. h. gärenden Kahmhefen, gleichfalls ohne Sporenbildungsvermögen, aber hautbildend, die Torulahefen mit oder ohne Gärvermögen, ohne Sporenbildung oder mit Sporenbildung — diese Arten sind allerdings nach neueren Mitteilungen von G. Krumbholz zu den Zygosaccharomyzeten zu rechnen —, die Fruchtäther- und Milchzuckerhefen, zitronenförmige Hefen (Apiculatus-Arten) und die Spalthefen (Schizosaccharomyzeten).

In der Gerberei spielen Hefen bei der Kohlensäure- und Alkoholgärung in den Brühen eine Rolle. In der Regel werden bei normalem Gärungsverlauf im wesentlichen Saccharomyzeten in den Brühen gefunden. In den allermeisten Fällen werden in mehr oder weniger starkem Umfang auch Kahmhefen (Mycoderma-Arten), die die Bildung von Hautdecken auf den Brühen verursachen, angetroffen (Abb. 301 [Tafel 1]). Die Mycodermahefen können vor allem dadurch schädlich werden, daß sie Alkohol und Säuren der Brühen verzehren, d. h. als Nährstoffe benutzen, Farbveränderungen der Brühen bedingen, mitunter starke Eiweißabbauer sind und durch die starke Hautbildung auf den Brühen lästig fallen. Die Hautdecke, die von den Mycodermahefen gebildet, die Brühen überzieht, kann allerdings auch von gewissem Vorteil für die Brühen sein, wenn sie diese vor zu starkem Luftzutritt bewahrt. Dadurch werden Oxydationsvorgänge ganz allgemein etwas gehemmt, die Säureproduktion jedoch stabilisiert, weil die Essig- und Milchsäurebildung einerseits etwas zurücktritt und andererseits die luftliebenden säurezerstörenden Mikroorganismen in den Brühen sich weniger gut entwickeln können.

4. Schimmelpilze.

Die Schimmelpilze gehören ihrer Entwicklungsgeschichte entsprechend verschiedenen botanischen Klassen und Unterklassen an. Unabhängig von der eingangs (II., 1, S. 622) gegebenen Einteilung seien die Schimmelpilze hier der besseren Übersicht wegen zusammengefaßt und von den vielen Gattungen und Arten nur diejenigen wiedergegeben, die im Rahmen dieses Handbuches von Interesse sind, d. h. die auch in der Gerberei häufiger auftreten.

Die Schimmelpilze stehen auf einer höheren Entwicklungsstufe als die Hefen und Bakterien, und bestehen aus mehreren oder vielen Zellen (Myzelium). Die einfacheren Arten von ihnen besitzen noch keine besonderen Fruchtstände; neben fädigem Myzel werden hefeähnliche, eiförmige Sporen oder Zellformen ausgebildet, die den Fäden seitlich aufsitzen und wie die Hefesproßpilze sich durch Sprossung (Sproßmyzel) vermehren können [W. Henneberg (3), S. 298; G. Smith, S. 73]. Diese werden vielfach als Übergänge der Hefen zu den Schimmelpilzen angesehen. Hierher gehören u. a. die Monilia- [W. Henneberg (3), S. 298 und 310; G. Smith, S. 73 und 74] und Sachsia-Pilze; ferner Dematium, Pilztypen, die sich vor allem durch ihre dunkle Farbe in Sporen und Myzelien auszeichnen [G. Smith, S. 86; W. Henneberg (3), S. 308]. Am einfachsten scheint noch der weiße Milchschimmel Oidium lactis organisiert zu sein, dessen einzelne Zellglieder sich voneinander trennen können und eine Art Sporen (Oidien) darstellen [W. Henneberg (3), S. 299; G. Smith, S. 74]. Dematiumarten wurden als Vertreter dieser Schimmeltypen als erhebliche Schädlinge in der Gerberei beschrieben [W. Hausam (4)].

Von den Schimmelpilzen, die sich durch Ausbildung besonderer Fruchtstände und -körper auszeichnen, gehören die meisten zu den Schlauchpilzen (Ascomyzeten), und zwar als besondere botanische Ordnung Plectascineae (H. Schenck, S. 388). Von diesen beanspruchen die den Gattungen Penicillium und Aspergillus angehörenden Schimmelpilze unser besonderes Interesse (Abb. 289 o bis q). Gegenstand unserer Betrachtung sind schließlich noch die Mukorineen, die sich durch Sporangienbildung auszeichnen und ihrer sexuellen Fruchtkörperbildung nach zu den Zygomyzeten zu rechnen sind (G. Smith, S. 4 und 23).

Die Penicillien stellen Schimmelpilze mit pinselförmigen Fruchtständen dar und werden daher auch Pinselschimmel genannt (Abb. 302 [Tafel 2]). Die meisten wilden Penicillien werden ihres muffigen, unangenehmen Geruches wegen als Stinkschimmel bezeichnet (H. Delitsch). Die Aufgabe der Vermehrung fällt den Sporen, den sog. Konidien zu, die von kleinen, flaschenförmigen Zellen, den Sterigmen, nach außen abgeschnürt werden. Die Abschnürung der Sporen erfolgt so, daß durch stetes Nachschieben perlschnurartig aufgereihte Ketten von Konidien entstehen, deren jüngste also immer unmittelbar dem Sterigmum (Sporenträger) aufsitzt. Die Sterigmen wiederum sitzen in verschiedener Zahl pinselförmig den sog. Sterigmenträgern auf, die sich auf fädigem Myzel erheben. Aus der verschiedenen Ausbildung der Fruchtstände ergeben sich zahlreiche Arten, die sich zum Teil auch physiologisch unterscheiden [W. Henneberg (3), S. 312; G. Smith, S. 160; H. Delitsch, A. Niethammer]. Mitunter vereinigen sich Zellfäden unter Verschmelzung der Zellwände zu fächerförmigen, manchmal zentimeterhohen, quastenartigen Gebilden; man spricht dann von sog. Koremien (Abb. 320 und 321 [Tafel 3]).

Den Penicillien ähnlich sind die der Gattung Aspergillus zuzurechnenden Schimmelpilze (Abb. 303 [Tafel 2]), von denen sie sich hauptsächlich durch die verschiedene Ausbildung der Fruchtkörper unterscheiden. Bei Aspergillus sitzen die flaschenförmigen Sporenträger (Sterigmen) auf einem kolbig oder blasenartig angeschwollenen Ende kräftiger Fruchtträger. Dieser Schimmelpilztypus wird daher auch Kolbenschimmel genannt (Abb. 289 q). Sitzen die Sterigmen allseitig auf dem kolbig endenden Fruchtträger, so entsteht das Bild des aus einer Brause ausströmenden Wassers. Aus diesem Grunde werden diese Pilze häufig auch Gießkannenschimmel genannt [W. Henneberg (3), S. 335; G. Smith, S. 113].

Wie bei den Penicillien so sind auch bei den Aspergillaceen unzählige, mehr oder weniger gut beschriebene Arten bekannt. Sie unterscheiden sich in der Farbe ihrer Sporen oder ihres Myzels, in Form und Größe ihrer Sporen, in der Art der Ausbildung ihrer Fruchtstände usw. und ihrem physiologischen Verhalten je nach Nährstoff-, Temperatur-, Sauerstoff- und Feuchtigkeitsbedürfnissen usw. (H. Delitsch, D. Tiukow).

Die Vermehrung der Penicillien und Aspergillaceen durch die Konidiensporen (vegetative Sporen) ist ungeschlechtlich. Eine geschlechtliche Vermehrung ist in der gelegentlichen Perithecienbildung (bei Aspergillus häufiger) zu erblicken. Im Innern dieser Perithecien (flaschenförmig ausgebildeten Körpern) werden rundliche bis ovale Schläuche ausgebildet, die ihrerseits wieder bis zu acht Sporen (Ascosporen) enthalten (H. Schenck, S. 388).

Die Größe dieser Pilze und die ihrer Sporen schwankt naturgemäß. Die Konidien sind im allgemeinen etwa 2,5 bis 5,0 μ groß, mitunter werden aber auch solche von 10 μ Durchmesser gefunden. Es gibt ausgesprochen kleinsporige und ebenso großsporige Arten. Die Konidienträger sind in der Mehrzahl der Fälle 1 bis 2 mm hoch, also mit dem unbewaffneten Auge gut wahrnehmbar [C. Wehmer (1), S. 201 ff. und S. 220 ff.].

Bei der Färbung dieser Schimmelpilze ist zu unterscheiden zwischen Färbung der Sporen, des Myzels und des von ihnen bewachsenen Nährsubstrats. Bei den Penicillien sind die Sporenrasen vorwiegend grün; daneben werden gelbliche bis bräunliche, rötliche bis rote und weiße bis hellgraue Arten gefunden. Die Konidienrasen der Aspergillusarten sind grau-, bläulich- oder gelblichgrün, weiß, braungelb, gelb, braun, rötlich, schwarzbraun und schwarz.

Von den vielen Arten und Spielarten der Penicillien und Aspergillaceen seien nur einige genannt. Von technischer Bedeutung sind bei den Penicillien besonders die Edelschimmelpilze der Käserei (Pen. camemberti, Pen.

roqueforti). In der Gerberei werden verschiedentlich Enzyme von Penicillium glaucum und von Aspergillusarten zur Enthaarung der Häute benutzt (siehe dieses Kap., Teil B, S. 723). Als der gemeinste und schädlichste der Penicilliumarten ist wohl Pen. commune anzusehen. Pen. brevicaule, der sog. Arsenpilz, bildet auf arsenhaltigen Nährmedien Diäthylarsin (Knoblauchgeruch!), so z. B. auf arsenhaltigen Farben (Schweinfurtergrün) und ruft mitunter chronische Arsenvergiftungen hervor [W. Henneberg (3), S. 326]. In der Literatur werden die grünen Penicillien-Arten meist als Penicillium glaucum bezeichnet, dabei handelt es sich nicht um eine bestimmte Art, sondern um eine Sammelart mit gemeinsamen Eigenschaften und Merkmalen. Der Name Pen. glaucum ist daher nach W. Henneberg [(3), S. 319 und 329] zu streichen. Von den Aspergillus-Arten sind zu nennen: Aspergillus glaucus, der Schimmel, der nach Angabe von H. Delitsch am wenigsten Wasser braucht, und Asp. niger, ein schwarzer und überall vorkommender Pilz, besonders durch seinen Enzymreichtum bekannt, der durch Bildung des Enzyms Tannase für Verluste an Gerbstoff in Gerbbrühen verantwortlich zu machen ist (J. A. Wilson, S. 169), mitunter pathogen ist [W. Henneberg (3), S. 338; H. Delitsch] und von J. A. Wilson und G. Daub als Ursache von Schimmelflecken auf Leder nachgewiesen wurde. Bekannt ist auch Asp. oryzae, der japanische Reisschimmel, durch seinen Diastasereichtum; er dient technisch zur Herstellung von Reiswein, sowie von verschiedenen Enzympräparaten. Auch auf das Vorkommen des pathogenen Asp. fumigatus in der tierischen Haut sei hier noch hingewiesen (W. Hausam, E. Liebscher und T. Schindler).

Eingehende Studien über Penicillium- bzw. Aspergillus-Arten vermitteln die Arbeiten von C. Thom (1), (2); C. Thom und B. M. Church (1), (2); Ph. Biourge, R. Westling, W. Woeltje und C. Wehmer (2).

Von den zu den Zygomyzeten gehörenden Mukorineen interessieren uns hier nur die Gattungen Mucor (Abb. 304 [Tafel 2]) und Rhizopus (Köpfchenschimmel). Die Myzelfäden dieser Pilze sind meist länger und breiter als die bei Penicillium und Aspergillus. Während bei diesen das Myzel durch Querwände in einzelne Zellen unterteilt ist, fehlt diese Querteilung bisweilen den Mucoraceen, besonders in jugendlichen Stadien, so daß das ganze weitverzweigte Myzel eine einzige Zelle darstellt.

Die Bildung ungeschlechtlicher Sporen erfolgt innerhalb der Zelle in einer geschlossenen, köpfchenförmigen Kapsel (Sporangium), die einem Fruchtträger aufsitzt. Die Endigung des Fruchtträgers wölbt sich als sog. „Kolumella" in die Fruchtkapsel hinein. Haben die in großer Menge in der Kapsel gebildeten Sporen die nötige Reife erlangt, so zerreißt die Kapselwandung und die Sporen werden entleert.

Ab und zu kommt es durch Zusammenfließen des reichen plasmatischen Inhalts der Myzelfäden zur Bildung starkwandiger Dauerzellen, sog. Gemmen oder Chlamydosporen.

Die geschlechtliche Fortpflanzung erfolgt durch sog. Zygosporen. An den Myzelfäden kommen keulenförmige Äste hervor, die paarweise aufeinanderstoßen und dann zur Zygospore verschmelzen (H. Schenck, S. 382).

Bei manchen Mucorarten zerfallen bei Luftabschluß die Zellfäden nach wiederholter Teilung in einzelne, sich abrundende Zellen. Diese „Kugelzellen" können ähnlich wie Hefezellen sprossen und werden Kugelhefe, Schimmelhefe oder auch Mucorhefe genannt [W. Henneberg (3), S. 339].

Von den Mucoraceen seien die Arten Mucor mucedo und racemosus genannt (G. Smith, S. 26), ferner Rhizopus nigricans, der wurzelähnliche Gebilde (Rhizoiden) an seinen Ausläufern aufweist (G. Smith, S. 32).

Von anderen Schimmelpilzgattungen und -arten seien der Vollständigkeit wegen lediglich diejenigen genannt, die in irgend einem Stadium der Lederbereitung nachgewiesen und beschrieben wurden. Zur Pilzgruppe der Fungi imperfecti, die im wesentlichen Pilze umfaßt, die keine vollkommene Fruktifikationsorgane besitzen, sondern sich durch asexuelle Sporen oder Fragmente vegetativer Strukturen vermehren (G. Smith, S. 61), gehört auch die Familie der Dematiaceen (G. Smith, S. 86). Angehörige dieser Familie: Alternaria (G. Smith, S. 92) wurde als Fleckenbildner auf gepickelten Blößen gefunden (L. S. Stuart und R. W. Frey); Cladosporium [G. Smith, S. 91; W. Henneberg (3), S. 345] wurde auf Schweinshäuten nachgewiesen; Makrosporium (G. Smith, S. 101) und Brachysporium isolierten J. A. Wilson und G. Daub aus einem Lederstreifen, desgleichen ein Dendryphium; Hormodendron, eine zu Cladosporium gehörige Art, beobachtete I. H. Blank auf gepickelten Blößen; Dematium war die Ursache von wein- bis braunroten Flecken auf lohgaren Schafledern [W. Hausam (4); vgl. auch Abb. 316 (Tafel 3)]; schließlich auch Melanogone, eine neue Pilzgattung der Dematiaceen, die H. W. Wollenweber und H. Richter in Waldstreu von Fichte und Kiefer, in morschem und in Zersetzung befindlichem Holz fanden. Zur Familie Stilbaceae der Fungi imperfecti gehören die Fusarien (G. Smith, S. 101 und 102), von denen E. E. Doherty eine lachsfarbene Art in roten Flecken auf weißem Chromleder vorfand. In den gleichen Flecken war auch die Pilzart Neurospora sitophila, die jedoch den Ascomyzeten zuzurechnen ist (G. Smith, S. 59), vertreten. Schließlich sind noch zu erwähnen Penicillium solitum Westling, von F. H. van Beyma thoe Kingma (1) in Halb- und Fertigfabrikaten von Glacé-, Nappa- und Suède-Ledern als Fleckenbildner nachgewiesen, und Fumago vagans, eine Pilzart, die D. J. Lloyd tief im Lederinnern als Ursache schwarzer Flecken fand.

Allen Schimmelpilzen gemeinsam ist das fädige Wachstum, das mehr oder weniger auch die hefeartig wachsenden Arten aufweisen, und die Bewegungslosigkeit. Im allgemeinen haben diese Pilze eine recht gut entwickelte Innenstruktur. Das Bedürfnis der Pilze für Luftsauerstoff ist sehr ausgeprägt, besonders bei den Penicillium- und Aspergillus-Arten. Mangel an Sauerstoff hemmt die Entwicklung und nur wenige Schimmelpilze wachsen unter hohen Flüssigkeitsschichten gut. Das Wachstum unter diesen Bedingungen erfolgt dann meist unter Veränderung des morphologischen Aussehens (Mucorhefe, siehe S. 631). Das Nahrungsbedürfnis der Schimmelpilze ist im allgemeinen nicht sehr groß, besonders aber bei den gemeinen Penicillium-Arten äußerst gering. Spuren von Feuchtigkeit [meist genügen weniger als 20% Wasser (H. Delitsch)] und Nahrung werden von den Schimmelpilzen (besonders Penicillien) zu einem gedeihlichen Wachstum ausgenutzt.

Die Widerstandsfähigkeit der Schimmelpilzsporen allgemein gegenüber äußeren Einflüssen ist sehr verschieden. Von den Penicillien-Sporen wird z. B. trockene Wärme von 120° C noch ertragen, und erst bei 127 bis 130° C sterben sie ab. Offenbar steht die Widerstandsfähigkeit mit dem geringen Wassergehalt dieser Sporen (etwa 39%) in Zusammenhang [W. Henneberg (3), S. 331]. Auch gegen Gifte sind die Sporen relativ widerstandsfähig; zwischen Giftwirkung und Temperaturverträglichkeit bestehen direkte Beziehungen [W. Henneberg (3), S. 331; E. Janisch].

Bei der Diagnostizierung der Schimmelpilze sagt im allgemeinen das Myzel wenig aus; es ist meistens notwendig, die Entwicklung der Pilze bis zur Sporenbildung zu verfolgen.

Tafel 2.

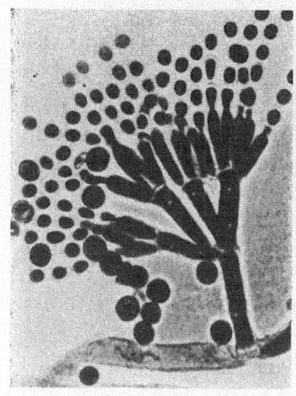

Abb. 302. Typisches Penicillium (Pinselschimmel). Sporentragende Fruchtstände (Vergr. 750mal) (G. Smith, S. 163).

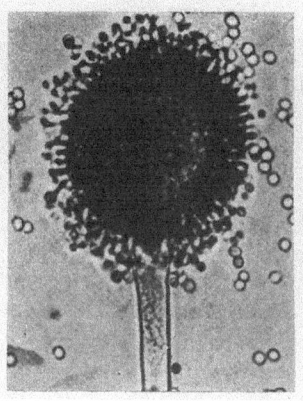

Abb. 303. Aspergillus effusus (Kolbenschimmel). Fruchtstand mit Sporen (Vergr. etwa 750mal) (G. Smith, S. 157).

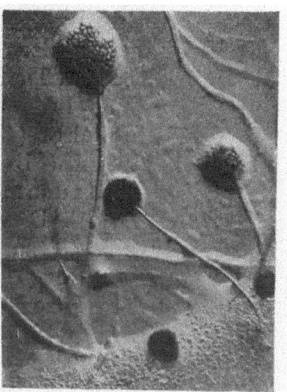

Abb. 304. Mucor (Köpfchenschimmel). Sporengefüllte Fruchtkörper (Köpfchen) (Vergr. 100mal) [W. Henneberg (4)].

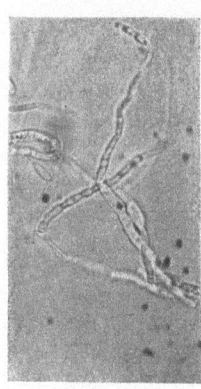

Abb. 305. Myzelien eines Hautpilzes (Vergr. 500mal) (W. Hausam und E. Liebscher).

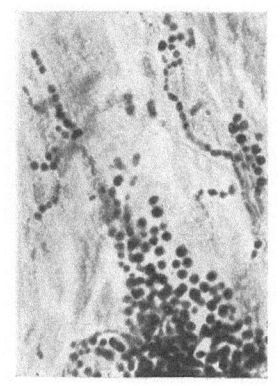

Abb. 306. Hautpilze, Myzelsporen. Zerfall eines Pilzfadens in Sporen (Vergr. 465mal) (W. Hausam und E. Liebscher).

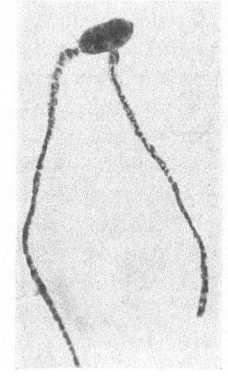

Abb. 307. Absterbende, körnig verfallende Myzelien mit Chlamydospore (Vergr. 500mal) (W. Hausam und E. Liebscher).

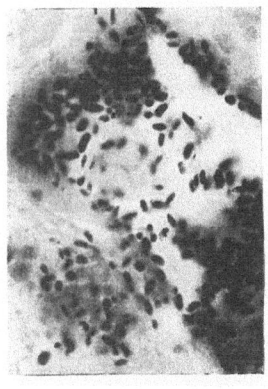

Abb. 308. Hautpilzsporen (Vergr. 425mal) (W. Hausam und E. Liebscher).

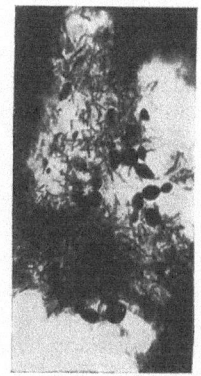

Abb. 309. Kurze Myzelien und Myzelienbruchstücke nebst kugel- bis spindelförmigen Sporen eines Hautpilzes (Vergr. 505mal) (W. Hausam und E. Liebscher).

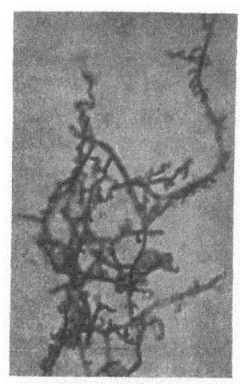

Abb. 310. Actinomyces (Vergr. etwa 1000mal) [W. Henneberg (4)].

5. Hautpilze.

Unter diesen Pilzen wollen wir hier solche verstehen, die parasitär auf der Haut des lebenden Tieres in Erscheinung treten und die als Ursache einer Reihe von Haut- und Lederschäden erkannt wurden [M. Bergmann, W. Hausam und E. Liebscher (1); M. Bergmann, F. Stather, W. Hausam und E. Liebscher; M. Bergmann; M. Bergmann, W. Hausam und E. Liebscher (2); W. Hausam (1); M. Bergmann, W. Hausam und E. Liebscher (3); W. Hausam (2)]. Diese Haut- und Haarpilze, auch Dermatophyten genannt, gehören botanisch zu den Hyphomyzeten (Fungi imperfecti) [C. Bruhns und A. Alexander (1), S. 3 und 4; C. Bruhns und A. Alexander (2), S. 7]. Die von diesen Pilzen hervorgerufenen Hauterkrankungen werden Dermatomykosen genannt.

Im folgenden seien nur die wichtigsten Klassen dieser Hautpilze besprochen; im übrigen muß auf die Spezialliteratur [z. B. J. Jadassohn; C. Bruhns und A. Alexander (2); O. Gans; R. Rohrbach u. a.] verwiesen werden.

Im Vordergrund stehen vier große Gruppen solcher Pilze: Mikrosporie-, Trichophytie-, Epidermophytie- und Favus-Pilze. Sie umfassen jeweils eine große Reihe mehr oder weniger gut beschriebener Arten, wobei jeweils Formen unterschieden werden, die speziell beim Menschen oder beim Tier auftreten. Man spricht demnach von humanen und von tierischen Typen. Der Vollständigkeit halber sei hier noch auf die Sporotrichosepilze, auf die pathogenen Schimmelpilzarten von Penicillium, Aspergillus und Mucor, sowie auf verschiedene pathogene Hefen, insbesondere auf die Soorpilze hingewiesen.

Die Mikrosporie-, Trichophytie-, Epidermophytie- und Favus-Pilze sind mehr- oder vielzellige Organismen, die aus mehr oder weniger verzweigten Zellfäden oder Hyphen bestehen. Charakteristisch für gewisse Arten, besonders für solche aus der Favus-Gruppe, ist die Ausbildung eines stark verzweigten Myzels in eigentümlichen Geweih-, Kronleuchter- und Kammzinkenformen. Die Myzelfäden sind in ihrer Form sehr verschieden; es werden kurze, lange, dünne, dicke, gewundene oder gestreckte Fäden angetroffen (Abb. 305 und 309 [Tafel 2]). Allerdings zeichnen sich gewisse Arten durch die Ausbildung bestimmter Fadentypen aus. In älteren Kulturen schwellen die Myzelenden mitunter kolbig oder keulenförmig an. Im allgemeinen sind die Myzelfäden etwa 1 bis 4 μ breit. Dagegen schwankt die Länge der Fäden in sehr weiten Grenzen. Die Zellfäden bestehen aus einem Cytoplasma genannten Eiweißkörper, der von einer Membran eingeschlossen ist, mitunter Vakuolen enthält und mit zunehmendem Alter körniges Aussehen erhält. Ferner werden Zellkerne beobachtet.

In ihren oberen Teilen gehen die Myzelfäden zur Sporenbildung über. Das Myzel selbst geht, wenn die Sporen gebildet sind, meist zugrunde. Die Bildung der Fruktifikationsorgane ist sehr reichlich und zwar erfolgt sie außerhalb (exogen) und innerhalb (endogen) der Myzelfäden. Besonders mannigfaltig ist bei den Hautpilzen die Ektosporenbildung.

Die Ektosporen sitzen den Myzelfäden unmittelbar auf oder auch auf kleinen, vom Myzel abgehenden Stielen. Entstehen die Sporen am Myzelfaden reihenförmig auf beiden Seiten, so spricht man von einer Ährenform. Daneben wird häufig auch die sog. Traubenform ausgebildet; sie kommt zustande, wenn sich vom Myzelfaden Seitenäste abzweigen, die dann beiderseitig oder an der Spitze Sporen abschnüren. Eine besondere Form der Ektosporen sind die sog. Spindeln, die den Myzelien seitlich aufsitzen oder durch keulenförmiges Anschwellen des Myzelendes entstehen. Mitunter ist die Spindel in Kammern geteilt, von denen jede selbständig keimen kann. Daneben werden sog. Myzelsporen (Abb. 306) gebildet, die einfach dadurch entstehen, daß der Myzelfaden in einzelne Sporen zerfällt; der Zellfaden unterteilt sich dabei in kurze Faden-glieder, die dann im allgemeinen rundliche Form annehmen. Es handelt sich dabei um eine Art Ektosporenbildung, nicht um Endosporen, wie C. Bruhns und A. Alexander [(2), S. 37] betonen.

Eine weitere Versporungsart besteht in der Chlamydosporenbildung (Abb. 307). Chlamydosporen entstehen durch Zusammenfließen des protoplasmati-schen Zellinhaltes an irgendeiner Fadenstelle, das Plasma verdichtet sich, der Faden schwillt an und aus dieser Anschwellung entwickelt sich die Spore.

Endosporen, wie sie im Innern der Myzelien in besonderen Schläuchen (Asken) gebildet werden, wurden auch bei Hautpilzen (Trichophyton) nachge-wiesen (Wilenczyk), doch werden in den meisten Fällen nur erste Anlagen solcher Askusfrüchte gefunden, die auf einer rudimentären Entwicklung stehen geblieben sind. Diese rudimentären Fruchtkörper nennt man „Organes nodulaires" [C. Bruhns und A. Alexander (1), S. 112 und 113].

Die Größe der von den Pilzen gebildeten Sporen ist sehr variabel (Abb. 308 und 309). Es gibt ausgesprochen kleinsporige Arten (2 bis 4 μ), Arten mit 3 bis 4 μ großen Sporen, solchen von 4 bis 5 μ Durchmesser und ausgesprochen großsporige Arten mit 6 bis 8 μ großen Sporen. Die Sporen der Mikrosporiepilze sind durchweg sehr klein (Name). Wesentlich größer sind die Spindelsporen; es gibt solche von 45 bis 60 μ Länge und 12 bis 15 μ Breite. Die Chlamydosporen werden in Größen von 5, 10 und mehr μ angetroffen.

Jede dieser Sporenformen ist für sich fähig, zu keimen und ein neues Gebilde mit den Anlagen für sämtliche Fruktifikationsorgane hervorzubringen. Mit Ausnahme der gelegentlich gebildeten Endosporen ist die Vermehrung auch bei den Hautpilzen asexuell. Die Resistenz der Hautpilzsporen ist wohl bislang sehr überschätzt worden. Temperaturen von über 60° C werden teilweise nur einige Mi-nuten lang ertragen [C. Bruhns und A. Alexander (2), S. 182] und eine Einwir-kung von 10%igem Formalin während 8 bis 20 Minuten genügte z. B. um pilzhal-tige Haare zu desinfizieren [C. Bruhns und A. Alexander (2), S. 185].

Was die Lebensdauer dieser Pilze außerhalb des Körpers, also in Haaren, Schuppen oder Wäsche betrifft, so stehen sich zahlreiche Ansichten gegen-über. Neuere eingehende Untersuchungen von W. Fischer lassen erkennen, daß bereits nach 3 bis 4 Monaten eine starke Abnahme der Keimungsfähig-keit erfolgt. Im übrigen findet man Angaben, daß Keimung selbst nach zwei Jahren noch erfolgte.

Über die Lebensweise der Hautpilze herrscht noch viel Unklarheit. Wir kennen die Dermatophyten in erster Linie als Parasiten der Tiere und des Menschen, aber vieles spricht doch dafür, daß sie in der Natur vorkom-men, vegetieren, sich vermehren und damit auch als Saprophyten, d. h. auf toten Materialien wachsend, sich erweisen [C. Bruhns und A. Alexander (2), S. 182].

Zu einem guten Wachstum benötigen die Dermatophyten reichlich Luft-sauerstoff. Bei Sauerstoffmangel sistiert zwar das Wachstum schnell, aber die Pilze können sich noch relativ lange am Leben erhalten.

Die Einteilung der zahlreichen Arten von Hautpilzen erfolgt nach mehreren Gesichtspunkten; sowohl das mikroskopische Aussehen, die Größe der Sporen oder die Ausbildung bestimmter Fadenformen, als auch das makroskopische Aussehen und die Farbe der Kolonien (vgl. auch Abb. 322, S. 637) dienen als Unter-scheidungsmerkmale. Ein besonderes Kriterium ist das klinische Bild einer durch diese Pilze hervorgerufenen Erkrankung. R. Sabouraud hat die Klassifizie-rung der Dermatophyten sowohl auf Grund des Verhaltens der Pilze in der Kultur wie auch auf Grund der Beobachtung, daß in vielen Fällen ein be-

Tafel 3.

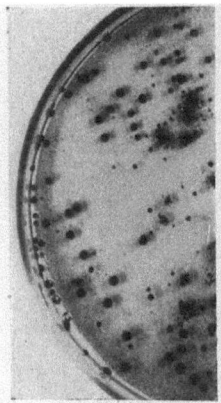

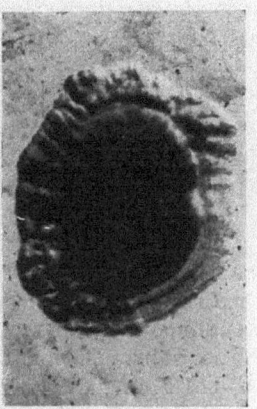

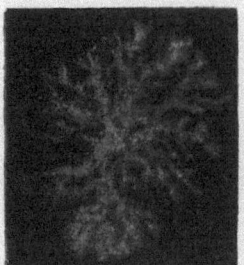

Abb. 313. Bac. anthracis (Milzbrand), 8 Tage alte Kolonie auf Bouillonagar ($^9/_{10}$ natürl. Größe) (W. Hausam und E. Liebscher).

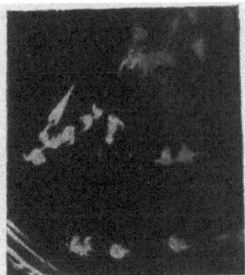

Abb. 314. Bac. anthracis (Milzbrand), junge Kolonien, sog. Spiralnebelformen ($^7/_{10}$ natürl. Größe) (W. Hausam und E. Liebscher).

Abb. 311. Kolonien von Bct. prodigiosum auf Bouillonagar ($^2/_3$ natürl. Größe) (W. Hausam und E. Liebscher).

Abb. 312. Bct. prodigiosum. Einzelstehende, große Kolonie auf Bouillonagar. Gebuchtete Randzone (Vergr. 5mal) (W. Hausam und E. Liebscher).

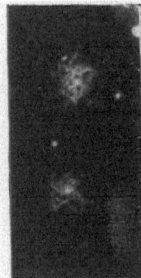

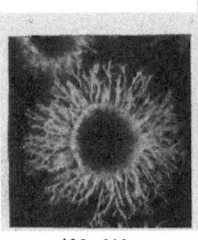

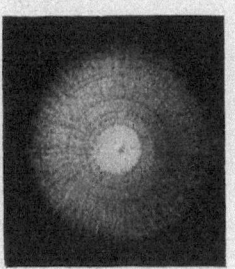

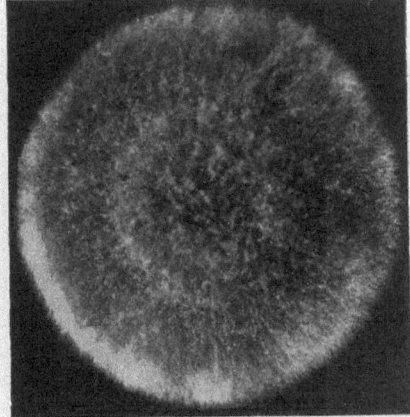

Àbb. 315.   Abb. 316.

Abb. 315. Bac. mycoides (Wurzelbazillus), junge Kolonien mit wurzelartigen Ausläufern (rechtsdrehend) ($^4/_5$ natürl. Größe) (W. Hausam und E. Liebscher).

Abb. 316. Kolonie eines Dematiumpilzes auf Würzeagar (Vergr. 4mal) (W. Hausam und E. Liebscher).

Abb. 317. Kolonie eines Oidiumpilzes (weißer Milchschimmel) (etwa $^1/_2$ natürl. Größe) [W. Henneberg (4)].

Abb. 318. Penicillium commune (Kellerschimmel), Kolonie mit beginnender Sporenbildung (dunklere Stellen im Myzel) (Vergr. 5mal) (W. Hausam und E. Liebscher).

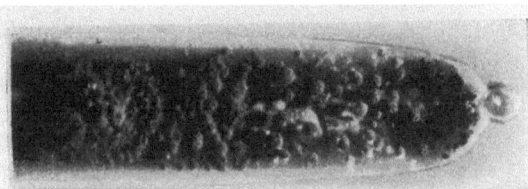

Abb. 320. Penicillium commune. Sog. Koremienbildung auf Bouillonagar ($^6/_5$ natürl. Größe) (W. Hausam und E. Liebscher).

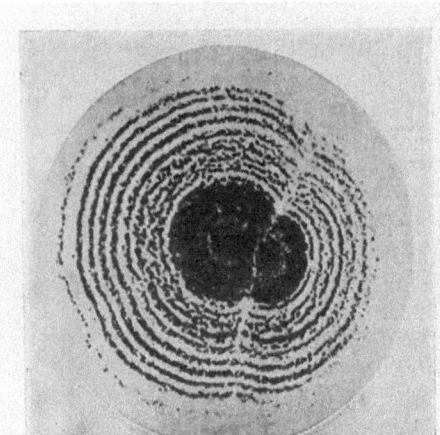

Abb. 319. Penicillium expansum. Ältere Kolonie mit „Sporenringen" ($^6/_{10}$ natürl. Größe) (G. Smith, S. 198).

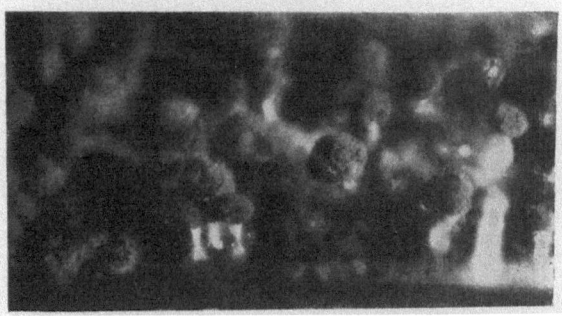

Abb. 321. Das gleiche Bild wie in Abb. 320, aber 5mal vergrößert. „Knollenpilzartige" Koremien mit Sporenhüten (W. Hausam und E. Liebscher).

stimmtes klinisches Bild einem bestimmten Pilzbefund entspricht, vorgenommen. Aus den verschiedensten Hautläsionen lassen sich jedoch in jeder Hinsicht völlig gleichartige Pilze züchten und umgekehrt können aus klinisch ganz gleichen Krankheitsherden kulturell ganz verschiedene Pilzarten nachgewiesen werden (R. Rohrbach, S. 123).

Bei den durch diese Hautpilze (Dermatophyten) hervorgerufenen Erkrankungen der Haut und der Haare hat man im allgemeinen zwischen mehr oberflächlichen Ansiedlungen der Pilze auf der Epidermis und tiefergehenden Hautwucherungen mit entzündlichen Reaktionen bindegewebiger Schichten der Haut in der Umgebung der Haarfollikel zu unterscheiden. Bei der Trichophytie werden z. B. drei Stadien des Befalls unterschieden: die oberflächliche Ansiedlung (Abschuppung der Oberhaut), die Infektion der Haare und die tiefe

Wucherung in der Haut (R. Rohrbach, S.125). Ferner ist zu unterscheiden zwischen solchen Hautpilzerkrankungen, die mehr auf der behaarten und solchen die mehr auf der unbehaarten Haut sich ansiedeln (vgl. S. 681).

6. Strahlenpilze.

Der Vollständigkeit halber sei auch auf diese Mikroorganismen hingewiesen. Die botanische Stellung der Strahlenpilze (Aktinomyzeten) ist noch sehr umstritten; zwei-

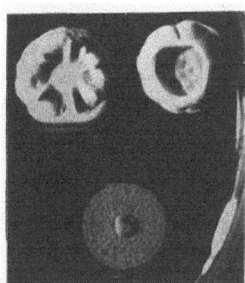

Abb. 322. Hautpilzkolonien. Obere Kolonien ca. natürl. Größe, untere Kolonie Vergr. 1,6mal (W. Hausam und E. Liebscher).

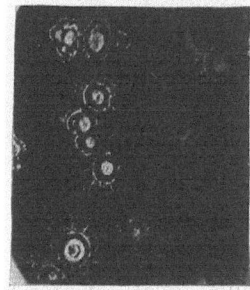

Abb. 323. Actinomyces-Kolonien, sog. „Hexenringe", etwa 4 1/2 Monate alt (4/5 natürl. Größe) (W. Hausam und E. Liebscher).

fellos sind sie als Zwischenglieder zwischen Pilzen und Bakterien aufzufassen [R. Lieske (1), S. 287]. Sie bestehen aus feinen, echt verzweigten Fäden (Abb. 310 [Tafel 2]), die häufig das Bild von Schimmelpilzen oder von Hautpilzen vortäuschen, deren Breitenabmessungen aber denen der Bakterien entsprechen (0,5 bis 1,2 μ). Die bei Fadenpilzen und Algenpilzen charakteristischen Sporenbildungen fehlen, ebenso unterscheidet sich die Sporenbildung von der der Bakterien (H. Schenck, S. 395). Die meisten aeroben Strahlenpilze vermehren sich durch Luftsporen. Vom Pilzrasen (vgl. auch Abb. 323) erheben sich die Hyphen in die Luft und diese Hyphen zerfallen sehr leicht in einzelne Bruchstücke oder durch Zusammenziehung des protoplasmatischen Inhalts in ihrer ganzen Länge in Sporen (Luftsporen) [R. Lieske (2), S. 74]. Die Keimung der Sporen stellt ein einfaches Weiterwachsen kurzer Fadenstücke dar [R. Lieske (2), S. 80]. Eine sexuelle Vermehrung der Aktinomyzeten ist nicht sicher erwiesen, aber wahrscheinlich [R. Lieske (2), S. 88].

Hinsichtlich der Ansprüche an den Luftsauerstoff werden die Aktinomyzeten in aerobe und anaerobe, wie die Bakterien, unterteilt.

Eine Reihe von Strahlenpilzen ist äußerst pathogen; besonders Tiere sind Infektionen gegenüber sehr empfänglich. Neben schweren Erkrankungen der Zunge und des Kiefers (die Weidetiere stechen sich beim Fressen von Gras und Getreide, die mit Strahlenpilzen behaftet sind) werden [beim Rinde auch Erkrankungen der Haut beobachtet. Schon deshalb interessieren die Aktinomyzeten auch den Gerbereipraktiker, weil diese Pilze auch als Ursache von Hautschäden in Frage kommen. Das häufige Vorkommen der Strahlenpilze in der Natur macht es auch sehr wahrscheinlich, daß auf vielen Rohhäuten saprophytische, d. h. harmlose Vertreter dieser Organismen gefunden werden [F. Stather und E. Liebscher (1), (2), (3)]. Nach Untersuchungen von A. I. Korenjako wird das Wachstum der Aktinomyzeten erst bei einer NaCl-Konzentration von über 5% unterdrückt.

7. Viren.

Ganz kurz müssen wir uns auch mit den Erregern der Viruskrankheiten befassen, da einige Tierkrankheiten, wie z. B. Maul- und Klauenseuche, Rinderpest, Warzenbildungen u. a. hierher gehören und die abgezogene Haut Überträger sein kann oder möglicherweise auch sichtbare Schäden aufweist. Bei den verschiedenen Virusarten handelt es sich um kleinste, filtrierbare Körperchen, sog. Elementarkörperchen (El.-K.), wie man ihre Einzelteilchen heute allgemein bezeichnet [K. Herzberg (1), S. 112; (2), S. 21]. Sie sind kugelig von Gestalt, zeigen Teilung in Diploform, haben keine aktive Beweglichkeit, sind gramnegativ, obligate Zellschmarotzer und filtrierbar. Die Viren sind viel kleiner als Bakterien und fallen zum Teil infolge ihrer Kleinheit bereits in das Gebiet der kolloidalen Größenordnung. Man unterscheidet heute die Gruppe der großen El.-K. von 180 bis etwa 75 mμ[1] und die der kleinen El.-K. von 35 bis etwa 15 mμ [K. Herzberg (2), S. 19]. Die Viren werden im allgemeinen als belebte Organismen angesprochen, doch wies W. M. Stanley (S. 477) für die Mosaikvirusarten bei Pflanzen (Tabak usw.) nach, daß sie hochmolekulare Eiweißkörper seien (vgl. Kap. Graßmann und Trupke, S. 467). Diese Eiweißkörper lassen sich sogar in Kristallform gewinnen, wobei interessant ist, daß sich auch durch vielfaches Umkristallisieren ihre Infektiosität nicht im geringsten verringert. Ob das pflanzenpathogene Virus aber überhaupt zu Recht mit dem tierpathogenen auf eine Stufe zu stellen ist, oder ob nicht doch eventuell diese Ansteckungsstoffe anders als die tierpathogenen zu beurteilen sind, kann heute noch nicht gesagt werden [K. Herzberg (2), S. 20].

Die Elementarkörperchen lassen sich im Ultraviolettlicht, durch Fluoreszenzmikroskopie, im Leuchtbild oder färberisch darstellen. Im Übermikroskop unter Anwendung von Elektronenstrahlen und Magnetfeldern lassen sich nicht nur die tierpathogenen Viren, sondern auch die Mosaikviren (Tabak, Kartoffel) einwandfrei darstellen. Der Begriff des ultravisiblen Virus besteht also nicht mehr zu Recht. Mit keiner Methode läßt sich im übrigen der Reinheitsgrad eines Viruspräparates besser beurteilen als elektronenoptisch durch die Übermikroskopie (H. Ruska, B. v. Borries und E. Ruska; G. A. Kausche, E. Pfannkuch und H. Ruska). Die Größenbestimmung der Viren erfolgt durch Ultraviolettphotographie, durch Ausschleudern, besonders in der „Superzentrifuge", durch Ultrafiltration und neuerdings im Übermikroskop [K. Herzberg (2), S. 50; G. A. Kausche und H. Ruska; H. Ruska, B. v. Borries und E. Ruska; G. A. Kausche, E. Pfannkuch und H. Ruska]. Aus Größenbestimmungsuntersuchungen von Barnard, Bechthold und Elford [K. Herzberg (1), S. 112; (2), S. 51] seien einige Zahlen herausgegriffen, um die Größe der Viren vergleichsweise mit Bakterien, Phagen und Molekülen darzustellen (Tabelle 55).

Die Viren unterscheiden sich insbesondere von allen bakteriellen Mikroorganismen (auch Krankheitserregern) durch die Unmöglichkeit, sie außerhalb des Organismus auf leblosen, künstlichen Nährböden am Leben zu erhalten oder gar zur dauernden Vermehrung zu bringen; sie vermögen nur in Gegenwart lebender Zellen zu leben und sich zu vermehren [E. Haagen (1), (2), S. 138]. Der Vermehrungsvorgang scheint an eine Zerstörung der Zelle oder an Zellwucherungen,

---

[1] 1 mμ = 10^{-6} mm.

Tabelle 55. Größe der Virusarten in mμ (1 mμ = 10⁻⁶ mm)
[nach K. Herzberg (1), S. 112; (2), S. 51].

Vergleichswerte	Roter Blutkörper	7500
	Bct. prodigiosum	750—1000
	Staphylococcus	800—1000
	Hämoglobinmolekül	3—5
Virusarten	Influenza.	80—120
	Vesicularstomatitis	60—100
	Tabakmosaikvirus.	25—50
	Maul- und Klauenseuche .	8—20
Bakteriophagen	Coliphage	90
	Megatheriumphage	27—45
	S₁₃-Phage	8—20

Geschwülste gebunden zu sein [K. Herzberg (1), S. 113]. Die Infektiosität der Virusarten ist eine ungeheuer große. Beim Maul- und Klauenseuche- (MKS-) Virus genügt eine Verdünnung von 1 : 10 Millionen, um die Krankheit experimentell zu erzeugen [F. O'Flaherty und E. E. Doherty (1)]. Speziell das Virus der MKS dürfte eines der resistentesten sein. Die zur Bekämpfung anderer Tierseuchen gut wirksamen Desinfektionsmittel, wie Kalk, Chlorkalk, Kresole, Phenole, Chlor, Sublimat u. a., sind wenig geeignet und töten das Virus in den vorgeschriebenen Konzentrationen erst nach mehreren Stunden ab. In einer Lösung von 1% Phenol bleibt das MKS-Virus 5 Monate lebensfähig, in 75%igem Alkohol 3 Tage, am Haare des Viehes haftend 4 Wochen; wahrscheinlich ist es bis zu 345 Tagen infektionstüchtig [F. O'Flaherty und E. E. Doherty (1)]. Wie O. Waldmann und H. C. Nagel (S. 400) schildern, wirkt Alkohol in keiner Form virustötend; Äther, Chloroform, Jod, Metallsalze, Fluorverbindungen, selbst die oligodynamische Wirkung von Metallen sind ungenügend. Nur Formalin vermag in relativ geringer Konzentration, und zwar in 0,35%iger Lösung, abtötend zu wirken. Wichtig ist, daß ab $p_H = 6,0$ abwärts eine Resistenzminderung und von $p_H = 11,0$ aufwärts eine schnelle Abtötung erzielt werden kann. Deshalb ist die Natronlauge ein wichtiges Glied bei der Vernichtung des MKS-Virus — verwendet wird 1%ige NaOH, in Ställen unter Zusatz von 5% Kalkmilch (O. Waldmann und H. C. Nagel, S. 401). In bezug auf die Vernichtung des MKS-Virus an Häuten und Fellen ist zunächst die Kochsalzfestigkeit des Virus zu erwähnen (O. Waldmann und H. C. Nagel, S. 401) und darauf hinzuweisen, daß nach einem Erlaß für Preußen für die Desinfektion MKS-infizierter Häute und Felle die Salzung mit Salz + 2 bis 3% calc. Soda als ausreichend angesehen wird (Deutsche Fleischer-Zeitung). Für Nordamerika schlugen zur Desinfektion MKS-infizierten Hautmaterials F. O'Flaherty und E. E. Doherty (2) die Behandlung in Lösungen von 1 : 10000 Natriumbifluorid in Wasser vor.

Von der Rinderpest, die eine leicht übertragbare Infektionskrankheit ist und durch einen Ultravirus verursacht wird, ist im wesentlichen zu sagen, daß es bisher noch nicht gelang, den Erreger durch Färbung sichtbar zu machen oder durch Kulturverfahren nachzuweisen (R. Helm, S. 510).

III. Verbreitung der Mikroorganismen.

Die Mikroorganismen haben eine ungeheure Verbreitung in der Natur. Es gibt fast keine Orte, die frei von ihnen sind. Selbstverständlich unterscheidet man zwischen Standorten, an denen gewisse Arten heimisch sind, wachsen und sich vermehren, und solchen Orten, an denen sie gelegentlich, oft aber auch in großer

Zahl anzutreffen sind, dort aber erst nachträglich von ihren eigentlichen Wachstumsplätzen hingelangen. Die meisten pflanzlichen Kleinlebewesen sind im Erdboden oder auch im Wasser zu Hause; in die Luft gelangen sie durch Windübertragung, halten sich dort schwebend und bleiben gelegentlich an Gegenständen, am Erdboden oder an höheren Lebewesen haften. Jedes Staubpartikelchen ist Träger von Mikroorganismen ohne aber zugleich Nährboden für sie zu sein. Sofern daher die vegetativen Zellen zugrunde gehen, übernehmen bei den entsprechenden Arten die Sporen die Funktion der Arterhaltung und keimen, an nährfähige Medien gelangt, erneut aus. Dazu notwendig ist jedoch das Vorhandensein von Wasser, denn ohne Wasser kein Leben.

Die meisten Mikroorganismen sind auf organische Substanz angewiesen; sie bedingt also in den allermeisten Fällen das Vorhandensein bestimmter Arten, also der Mikroflora. So hängt beispielsweise der Artbestand der Mikroflora des Bodens von der Zusammensetzung seiner organischen Substanz ab (N. A. Krasilnikow). Wo organische Substanz nur in untergeordnetem Maße vorhanden ist, ist auch der Gehalt an Mikroorganismen sehr gering.

Selbstverständlich hat eine Anpassung an bestimmte Substanzen stattgefunden. In faulendem Holz finden sich beispielsweise vorwiegend zellulosezersetzende Bakterien und Schimmelpilze, an Tierleichen Zersetzung hervorrufende, fäulniserregende Bakterien, an reifenden Früchten vorwiegend Hefen. Nahrungsmittel, auch wenn sie unverdorben sind, enthalten immer Bakterien, vielfach auch Schimmelpilzkeime und ab und zu Hefen. Im Darmtraktus von Mensch und Tier, um ein anderes Beispiel zu nennen, finden sich bestimmte, den Lebensverhältnissen angepaßte Bakterien, die eine große Rolle beim Verdauungsprozeß spielen und die nicht erst mit der Nahrungsaufnahme dem Darm zugeführt werden, sondern ihn normalerweise bewohnen. Die verschiedene Nahrungsaufnahme variiert lediglich diese Flora, im extremsten Falle wird sie allerdings derart verändert, daß es zu Störungen des Gesamtorganismus kommen kann.

Abnorm ist das Vorkommen von Bakterien in heißen und in Schwefelquellen, sowohl der dort herrschenden Temperaturen, als auch der anorganischen Nahrung wegen.

Auch die speziell als Krankheitserreger bekannten Mikroorganismen kommen in der Natur vor, sei es im Boden (J. Zeissler), sei es im Wasser oder in der Luft.

Im Stein-, Siede- und Seesalz werden sehr häufig Bakterien nachgewiesen (M. Tattevin; L. S. Stuart, R. W. Frey und L. H. James; G. D. McLaughlin, I. H. Blank und G. E. Rockwell; E. K. Petrowa).

Die Hefen finden sich vorwiegend an Früchten, wo sie Säuerung und Gärung hervorrufen, oder im Erdboden, in dem sie auch überwintern. Kohlenhydrathaltige Substanzen sind von den Hefen bevorzugte Standplätze.

Schimmelpilze sind fast immer ausnahmslos dort, wo auch Hefen und Bakterien gedeihen; auch im Erdboden sind sie heimisch. Sie kommen aber auch dort noch vor, wo Bakterien und Hefen nicht mehr recht gedeihen und vorwärtskommen, da sie im allgemeinen geringere Ansprüche an den Nährboden stellen, bzw. gebotene Nährstoffe besser ausnutzen als diese. Es genügt das Feuchtwerden von Kleidungsstücken, von Wänden, Holz oder Leder, um das Wachstum von Schimmelpilzen zu ermöglichen.

In Arbeitsräumen, in denen organische Materialien verarbeitet oder bearbeitet werden, wie in einer Häuteverwertung oder Gerberei, setzt sich nach und nach eine bestimmte Mikroflora fest, die natürlich von Außenfaktoren, wie Luft, Licht und Feuchtigkeitsverhältnissen abhängig ist, wesentlich aber auch von der dort herrschenden Arbeitsweise und Sauberkeit. So läßt es sich erklären, daß Betriebsfehler auftreten und sich hartnäckig halten können.

Für die Gesamtheit aller Mikroorganismen gilt der Wind als Verbreiter und Überträger; selbst Gebirgszüge bilden dabei keine Hindernisse.

Einige Zahlen mögen die ungeheure Menge der in der Natur vorkommenden pflanzlichen Kleinlebewesen illustrieren. Es wurden gefunden in: 1 g Straßenstaub 78 Millionen Keime, 1 g Erde 100000 bis 100 Millionen Keime, 1 g Gras 2 bis 200 Millionen Keime, 1 g Kuhkot 40 Milliarden Keime, 1 g Wasser (filtriertes Trinkwasser) bis 250 Keime (bis 500 Keime = gutes Wasser), 1 g Wasser (unfiltriert) 6000 bis 243000 Keime [W. Henneberg (1), S. 14]. Pro Pfund Konservierungssalz wurden gefunden: frisches Salz = 10000 bis 100000 Bakterien; gebrauchtes Salz = 9 bis 200 Millionen Bakterien (G. D. McLaughlin, I. H. Blank und G. E. Rockwell). In 1 g trocken gesalzener Kalbshaut wurden nachgewiesen 50000 bis 5 Millionen Bakterien (G. D. McLaughlin und G. E. Rockwell). In 1 ccm Weichwasser (Ziegenfelle) wurden nachgewiesen 10 Millionen Keime (W. Hausam und R. Schnegg). Selbstverständlich sind alle diese Zahlen großen Schwankungen unterworfen.

IV. Aufnahme der Nahrungsstoffe, Nährstoffansprüche, Stoffwechsel.

1. Aufnahme der Nährstoffe.

Zum Aufbau ihrer Leibessubstanz und zur Erhaltung ihrer Lebensfunktionen, d. h. also zu ihrer Ernährung, bedürfen die Mikroorganismen wie alle Lebewesen bestimmter Nährstoffe. Dabei handelt es sich im wesentlichen um die Aufnahme solcher Stoffe, welche die Zelle als Zellbausteine unbedingt benötigt. Als die wichtigsten derselben sind zu nennen: Kohlenstoff, Sauerstoff, Wasserstoff, Stickstoff, Phosphor, Schwefel, Natrium, Kalium, Magnesium, Calcium und Eisen [T. Baumgärtel (1), S. 109]. Unter normalen Bedingungen werden Kohlenstoff, Stickstoff (vgl. S. 653) sowie Wasserstoff von den Mikroorganismen meist mehr oder weniger kompliziert zusammengesetzten organischen Stoffen entnommen, während die Metalle und die Metalloide Phosphor und Schwefel häufig von einfach gebauten anorganischen Salzen geliefert werden. Für die Aufnahme von Na, K, Mg, Ca, P und S stehen fast überall Chloride, Carbonate, Sulfate und Phosphate zur Verfügung.

Die Ansprüche der pflanzlichen Kleinlebewesen an die Nahrung sind sehr verschieden. Die meisten Schimmelpilze wachsen zwar fast überall, Bakterien, Hefen und Hautpilze unterscheiden sich jedoch in ihrem Nährstoffbedürfnis sehr voneinander. Von ihnen sind es jedoch wieder bestimmte Arten, die nur auf ganz bestimmten Nährsubstraten gut gedeihen. Werden den Organismen gemischte Nährstoffe zur Verfügung gestellt, so kommt das Wahlvermögen der einzelnen Arten gegenüber den dargebotenen Nahrungsstoffen zum Ausdruck. Besonders erwünschte Stoffe werden zuerst entnommen und erst bei Mangel an diesen oder bei Verbrauch derselben, werden auch weniger bevorzugte oder überhaupt geeignete Stoffe aufgenommen. Durch dieses verschiedene Aufnahmevermögen und die Ansprüche an bestimmte Nährstoffe kommt die fast überall beobachtete fortlaufend sich ändernde Flora zustande. Der Wechsel der Mikroflora ist in erheblichem Umfang auch dadurch bestimmt, daß nur eine Reihe von Arten hochmolekulare Körper, z. B. Eiweißstoffe, anzugreifen und zu zerlegen vermag, während andere Arten nur Abbaustoffe zu assimilieren in der Lage sind, also auf die Vorbereitung durch die erstgenannten Arten angewiesen sind. Manche Nährstoffe können nur bei gleichzeitiger Anwesenheit anderer Stoffe aufgenommen werden [T. Baumgärtel (*1*), S. 114).

Eine große Rolle beim Aufkommen der Mikroorganismen bei sonst ausreichenden Nährstoffen spielt der Antagonismus der Arten untereinander. Dabei beruht die antagonistische Wirkung eines Bakteriums anscheinend auf der Fähigkeit, die Nährstoffe so abzubauen, daß Lebensbedingungen geschaffen werden, die für seine Erhaltung günstig, für die Erhaltung seiner Konkurrenten dagegen ungünstig sind, wozu dann noch die raschere Entwicklungsfähigkeit kommt (E. Gildemeister und M. Neustat). Interessant ist die Mitteilung von S. A. Waksman und I. J. Hutchings, daß Pilze, die als gute Zellulosezersetzer bekannt sind, in Reinkultur in Luzernerückständen nicht die Zellulose, sondern die Eiweißstoffe abbauten, zum Zelluloseabbau aber gezwungen wurden, wenn gleichfalls zum Eiweißabbau befähigte Arten zugegen waren. Gewisse Aktinomyzeten wirken antagonistisch auf gewisse Bodenbakterien, wobei die letzteren unter dem Einfluß der Aktinomyzeten altern (M. I. Nachimowskaja). Auch die Konsistenz des Nährbodens spielt beim Antagonismus eine Rolle (E. Jakes). Verantwortlich für den Antagonismus sind u. a. Ektofermente, Stoffwechselprodukte, Stoffe, die als Gifte wirken, z. B. Farbstoffe, Fettsäuren (H. O. Hettche und W. Vogel).

Entsprechend dem hohen Gehalt der organischen Zellsubstanz der Mikroorganismen an Kohlenstoff ist auch das Kohlenstoffbedürfnis sehr groß [R. Lieske (*1*), S. 77]. Zum überwiegenden Teil wird der Kohlenstoff organischen, mehr oder weniger verwickelt zusammengesetzten Kohlenstoffverbindungen entnommen. Gute Kohlenstoffquellen sind Eiweißstoffe, wie Albumosen und Peptone, Zuckerarten, besonders Dextrose, Maltose, Saccharose, Alkohole, wie Äthyl- und Methylalkohol, ferner Mannit und Glycerin, Aminosäuren (Asparagin), aliphatische Säuren (Bernstein-, Äpfel-, Wein-, Zitronensäure), aromatische Säuren, Amine u. a. [T. Baumgärtel (*1*), S. 110]. Von gewissen Bakterien werden auch anorganische Kohlenstoffquellen zur Deckung des Kohlenstoffbedarfs herangezogen (wasserlösliche Carbonate, Kohlendioxyd, Kohlenoxyd, Methan).

Ebenso vielseitig ist auch die Aufnahme von Stickstoff. Gewisse Bakterien und vielleicht auch manche Schimmelpilze assimilieren freien Luftstickstoff (Lehmann-Neumann, S. 106). Anorganische Stickstoffquellen, wie Nitrite, Nitrate, Ammonsalze werden von Bakterien, Schimmelpilzen und Hefen gut verwertet. Ammoniak wird von Bakterien reduziert und oxydiert [T. Baumgärtel (*1*), S. 111]. Von den organischen Stickstoffquellen verdienen besonders Peptone und Albumosen sowie Amidokörper hervorgehoben zu werden [T. Baumgärtel (*1*), S. 111; R. Lieske (*1*), S. 79); sie stellen ja zugleich auch gute Kohlenstoffquellen dar. Für die Hefezucht besonders geeignet sind Aminosäuren; im übrigen scheinen die Hefen im allgemeinen die niedrigmolekularen Stickstoffverbindungen zu bevorzugen (N. Nielsen). Streng an organischen Stickstoff gebunden sind gewisse Krankheitserreger; sie geben nur Wachstum auf nativem Eiweiß.

Unentbehrliche Nährstoffe für die meisten Mikroorganismen sind Chloride, Carbonate, Sulfate und Phosphate. Allem Anschein nach sind auch Magnesium und Eisen für ein gutes Gedeihen erforderlich. So bilden viele farbstoffbildende Bakterien auf technisch magnesiumfreien Substraten wenig oder gar keinen Farbstoff [R. Lieske (*1*), S. 80]. Phosphor und Schwefel werden sowohl anorganischen Salzen, als auch organischen Verbindungen entnommen. Interessant ist die Assimilation elementaren Schwefels durch die Schwefelbakterien.

Wasserstoff und Sauerstoff werden dem Wasser und den kohlenstoff- und stickstoffhaltigen organischen Nährstoffen entnommen. Der atmosphärische Sauerstoff ist für das Wachstum der meisten Kleinlebewesen notwendig. Hierüber wurde das Notwendige bereits eingangs gesagt. Die Fähigkeit freien Wasserstoff zu oxydieren kommt einigen Bakterienspezies zu [R. Lieske (1), S. 99].

Eisen und Mangan werden als Hydroxyde in Fäden und Scheiden von Eisen- und Manganbakterien eingelagert.

2. Enzyme.

Allen Mikroorganismen können die Nährstoffe aber nur dann als Nahrung dienen und in den Zelleib aufgenommen werden, wenn sie in Wasser gelöst sind. Da aber sehr häufig die Nährstoffe in fester, wasserunlöslicher Form zur Verfügung stehen, müssen sie erst gelöst und verflüssigt werden. Aber auch in Wasser bereits gelöste und in den Zelleib eingedrungene Stoffe können nicht immer ohne weiteres verdaut werden, sondern können erst dann als Nahrung dienen, wenn sie in assimilierbare Spaltstücke aufgeschlossen sind. Dieses Lösen und Vorbereiten von Stoffen zur Nahrungsaufnahme ist Aufgabe der Enzyme, die von den Mikroorganismen in mehr oder weniger reichem Maße gebildet werden. Die Fähigkeit, bestimmte Enzyme zu bilden entscheidet darüber, welche Nahrungsstoffe aufgenommen und welche chemischen Reaktionen ausgelöst werden können und stellt letzten Endes ein Unterscheidungsmerkmal der einzelnen Gattungen und Arten dar.

Man unterscheidet zwischen solchen Enzymen, die von der lebenden Zelle nach außen frei sezerniert werden, sog. Ekto- (Exo-) enzyme und solchen, die nur im Innern der Zelle zur Wirkung gelangen, also nicht nach außen abgeschieden werden, sog. Endoenzyme. Die Ektoenzyme spielen die Rolle von Vorbereitungsstoffen, welche die dargebotenen Nährstoffe zur Aufnahme in die Zelle vorbereiten und löslich machen. Sie dienen ferner zur Wärme- und Krafterzeugung und zur Bildung von Kampfgiften gegen Konkurrenten und Feinde [W. Henneberg (2), S. 558]. Die Endoenzyme spalten bereits in den Zelleib aufgenommene Nährstoffe in verwertbare Spaltstücke und setzen diese weiter um.

Man unterscheidet im allgemeinen zwei große Hauptgruppen:

a) Hydrolysierende Enzyme oder Hydrolasen.

b) Oxydo-Reduktionsenzyme, zu denen die Atmungs- und Gärungsenzyme gehören.

a) Hydrolysierende Enzyme (vgl. Kap. Graßmann und Trupke, S. 399 ff.).

α) Eiweißspaltende oder proteolytische Enzyme sog. Proteasen.

Unter der Bezeichnung „Proteasen" sind alle die Enzyme zu verstehen, deren Wirkung auf Aufspaltung von Peptidbindungen (CO—NH und CO—N) beruht (W. Graßmann und F. Schneider, S. 80). Die Proteasen unterteilen sich in die sog. Proteinasen, Enzyme, welche die eigentlichen Eiweißkörper angreifen, aber unwirksam gegen tiefere Eiweißabbauprodukte sind, und die sog. Peptidasen, welche ausschließlich die Zwischenprodukte des Eiweißabbaues angreifen, jedoch gegen das Eiweiß selbst unwirksam sind [W. Graßmann (1)]. Beide Enzymhauptgruppen sind bei den Mikroorganismen sehr häufig anzutreffen und man unterscheidet gerade auf Grund des Abbaues von Eiweißkörpern bestimmte, physiologische Gruppen von Bakterien, Schimmelpilzen usw., vorweg typische Fäulniserreger, die als Zerstörer der eiweißreichen Hautsubstanz in der Gerberei eine große Rolle spielen.

Die **Proteinasen** unterteilt man nach ihrem optimalen Wirkungsbereich (p_H) in die Hauptgruppe der

Pepsinasen (optimale Wirkung im stärker sauren Gebiet),

Papain- oder Kathepsin-ähnlichen Enzyme (optimale Wirkung im schwach sauren oder neutralen Gebiet),

Tryptasen (optimale Wirkung im schwach alkalischen Gebiet).

Daneben scheinen noch Proteinasen zu existieren, die durch eine spezifische Einstellung auf nur einzelne bestimmte Eiweißkörper gekennzeichnet sind.

Die **Peptidasen** werden nach der Spezifität ihrer Wirkung unterteilt in die Hauptgruppen der

Dipeptidasen (nur Dipeptide spaltende Enzyme),

Aminopolypeptidasen (Polypeptide von der Aminoseite her spaltende Enzyme),

Carboxypolypeptidasen (Polypeptide von der Carboxylseite her spaltende Enzyme).

Den eiweißspaltenden Enzymen steht nahe die Gruppe der amidspaltenden Enzyme, welche Säureamide unter Abspaltung von Ammoniak zerlegen. Hierher gehört die Urease (Zerlegung von Harnstoff in Ammoniak und Kohlensäure) und die Asparaginase (Zerlegung des Asparagins in Asparaginsäure und Ammoniak) (W. Graßmann und F. Schneider, S. 89).

Die vollständige Abspaltung des Ammoniaks aus den letzten Spaltstücken der Eiweißkörper, den Aminosäuren, bewirken die desaminierenden Enzyme, welche in Gegenwart von Sauerstoff Aminosäuren aufspalten in Ammoniak und Ketosäuren, die ihrerseits zu Kohlensäure und Aldehyden weiter zerfallen. Die Wirkung der Desamidasen, die übrigens systematisch eigentlich den Oxydo-Reduktions-Enzymen zuzuzählen sind, ist umkehrbar, d. h. diese Enzyme bewirken auch den Aufbau von Aminosäuren aus Ammoniak und stickstofffreien Kohlenstoffverbindungen (vgl. auch Kap. Graßmann und Trupke, S. 405).

Rechnete man früher die Bakterienproteinasen den Tryptasen (Lehmann-Neumann, S. 66) und später mehr den Papainasen [C. Oppenheimer, S. 1195; W. Graßmann (2), S. 149, 150; G. Gorbach und A. Schönbeck; G. Gorbach und R. Ulm; T. Wohlfeil (1)] zu, so scheinen sie nach den Untersuchungen an drei typischen Proteolyten (Bct. prodigiosus, Bct. pyocyaneus und Bct. fluorescens liquefaciens) zwischen Tryptasen und Papainasen einzuordnen zu sein [E. Maschmann (1)]. Ihr Wirkungsoptimum liegt bei $p_H = 7$. Speziell von Bct. fluorescens liquefaciens, einer stark Gelatine verflüssigenden Art, stellten A. I. Virtanen und J. Tarnanen (1) fest, daß nur Proteinase sezerniert wird, dagegen pepton- und dipeptidspaltende Enzyme erst der getrockneten Bakterienkultur entzogen werden konnten. Die ausgeschiedene Proteinase spaltet Casein und Gelatine fast ohne Bildung von Amino-N. Es wird angenommen, daß hier eine wirkliche Sekretion und keine Autolyse vorliegt (C. Gorini, W. Graßmann und H. Schleich).

Das Auflösungsvermögen für Gelatine wird in der bakteriologischen Praxis als Nachweis für das Vorhandensein proteolytischer Enzyme gewertet. Es ist aber sicher nicht so, daß die Gelatine nicht verflüssigenden Bakterienarten keine proteolytischen Enzyme besitzen [A. I. Virtanen (1)], es wird von ihnen nur keine Proteinase ausgeschieden [A. I. Virtanen und J. Tarnanen (2)]. Bei dem typischen, Gelatine nicht verflüssigenden Bct. casei ε stellten A. I. Virtanen (2), sowie A. I. Virtanen und E. Lundmark fest, daß es Gelatine und Casein spaltende Enzyme besitzt, und durch Autolyse mit Glycerin wurden von J. Tarnanen tatsächlich eine Proteinase, neben einer Polypeptidase und Dipeptidase nachgewiesen. A. Janke und H. Holzer vertraten die Ansicht, daß bei den „Gelatine-nicht-Verflüssigern" nur jenen Bakterienzellen eine proteolytische Wirkung zukommt, die geschwächt oder nicht mehr vermehrungsfähig sind, während bei den Verflüssigern auch aus vermehrungsfähigen Individuen Proteinasen austreten, was A. Janke, J. Holota, E. Mikschik und H. Hofmann erst neuerdings wieder bestätigten. Daß bei den Nichtverflüssigern nur geschwächte Zellen Proteinasen auszuscheiden scheinen, bestätigen auch die Befunde an auf kochsalzhaltigen Nährböden gewachsenen Colibakterien [W. Hausam (3), S. 36].

Nach C. Gorini (1), (2) hat man noch die sog. Acidoproteolyten zu unterscheiden, d. s. jene Bakterien, die in saurem Milieu gleichzeitig Kohlenhydrate und Eiweißkörper angreifen können im Gegensatz zu den gemeinen säurebildenden und zu den gemeinen peptonisierenden Bakterien. Bei Mammococcus Gorini wurde für die Proteinase das Wirkungsoptimum bei neutraler Reaktion, für die Peptidase bei $p_H = 4,8$ ermittelt (G. Gorbach und R. Ulm; C. Gorini, W. Graßmann und H. Schleich).

Zu erwähnen ist hier noch die optische Spezifität der Cysteinase des Bct. coli; das l-Cystein wird desulfuriert (Abspaltung von H_2S) und desaminiert (Abspaltung von NH_3), das d-Cystein dagegen nicht [P. Desnuelle (1), (2)].

Bei den anaeroben, pathogenen Bakterien, z. B. Gasbrand, scheinen an den Gewebsschädigungen proteolytische Enzyme wesentlich beteiligt zu sein [E. Maschmann (2)]. Bei Gasbranderregern wies E. Maschmann (2), (3), (4), (5), (6) eine „extrazelluläre" Proteinase nach, die jedoch nur Gelatine und Glutin spaltet, also Umwandlungsprodukte des Kollagens. Doch scheinen auch Proteinasen dieser Erreger vorhanden zu sein, die Kollagen selbst abbauen (W. Hausam, E. Liebscher und T. Schindler). Eine „intrazelluläre" Proteinase, die Anaerobiase, wurde bei Gasbranderregern, bei Bac. paludis, Bac. ovitoxicus und Bac. botulinus aufgefunden [E. Maschmann (2), (7), (3), (8), (9)]. Als dritte Proteinase wurde die Sporogenesproteinase gefunden [E. Maschmann (2), (6)]. Anaeropeptidasen wurden nachgewiesen beim Welsch-Fraenkelschen Gasbazillus, bei Bac. histolyticus, Bac. oedematicus, Para- und Rauschbrandbazillus, Bac. sporogenes, Bac. botulinus, Bac. tetani u. a. [E. Maschmann (2), (10)], ja E. Maschmann (2) ist sogar der Ansicht, daß diese Proteasen, Proteinasen und Peptidasen, von den Bakterien immer gebildet werden [konstitutive Enzyme (M. J. Johnson)] und nicht erst bei „Bedarf" durch Gewöhnung [Adaptation (H. Karström, S. 350)]. Über Anaerodipeptidasen und deren Aktivierung berichtete E. Maschmann (11), (12) eingehend.

Bei den Hefen sind die wesentlichsten Proteasen: die papainartige Proteinase, die Amino-Polypeptidase und die Dipeptidase [W. Graßmann (2), S. 148]. Die Proteinasen von obergäriger Brennereihefe sowie von ober- und untergäriger Bierhefe entfalten ihre maximale Wirkung bei verschiedenen p_H-Werten (B. Drews).

Bei dem Schimmelpilz Aspergillus oryzae dürften Mischungen aus Dipeptidase und Amino-Polypeptidase vorliegen; die anwesende Proteinase scheint dem Papaintyp anzugehören [W. Graßmann (2), S. 149]. Bei Oospora wies A. Lembke eine bei neutraler Reaktion wirksame Polypeptidase und eine bei $p_H = 5,5$ wirksame Proteinase nach. Sofort nach der Ernte getrocknetes Myzel von Penicillium zeigte keine Proteinasewirkung; diese trat erst ein, wenn das Myzel vor der Trocknung 48 Stunden stehen blieb und hierbei gleichzeitig in Konidienbildung überging (A. Lembke und Flügge).

β) **Kohlenhydratspaltende Enzyme, sog. Carbohydrasen.**

Die Carbohydrasen spalten die Kohlenhydrate unter Wasseraufnahme, und zwar bewirken die Polysaccharasen die Spaltung der hochmolekularen

Polysaccharide, die Oligosaccharasen oder Glukosidasen die hydrolytische Spaltung zusammengesetzter niedriger Zucker und Glukoside. Zu den Polysaccharasen gehören die stärkespaltende Diastase, Cellulase und Hemicellulasen, Pektinase usw.; von den Oligosaccharasen seien genannt: das rohrzuckerspaltende Invertin (Invertase; β-h-Fruktosidase), die α-Glukosidase (identisch mit Maltase), β-Glukosidase und Galaktosidase (Lactase).

Die Amylase zerlegt Stärke in Maltose und Dextrin. Zahlreiche Bakterienarten sind zur Spaltung und Verzuckerung der Stärke befähigt (siehe auch A. Janke und B. Schaefer), von den Schimmelpilzen insbesondere die Mucoreen, Penicillien und Aspergillaceen (z. B. Asp. oryzae), dagegen findet sich das stärkelösende Enzym nicht in Hefen [W. Henneberg (2), S. 561], die nur ein diastaseähnliches Enzym, die Glykogenase, bilden,

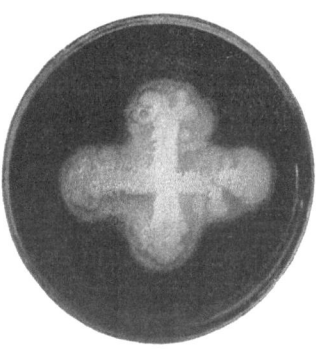

Abb. 324. Bakterienausstriche auf Stärkeagar. Abbau der Stärke. Nachweis durch Aufbringen einer Jod-Jodkaliumlösung: Ausbleiben der Blauschwarzfärbung an Stellen, an denen Stärke abgebaut (in der dunklen Zone Stärke noch nicht abgebaut) (etwa ½ natürl. Größe) (W. Hausam und E. Liebscher).

welche das in den Hefezellen gebildete Glykogen, einen stärkeähnlichen, in den Hefezellen aufgespeicherten Reservestoff, in Dextrose umwandelt. Die Glykogenase ist ein Endozym [W. Henneberg (2), S. 559]. Der Nachweis stärkeverzuckernder Enzyme gelingt leicht durch Überimpfen auf einen Nähragar, der mit verkleisterter Stärke versetzt wurde. Sind solche Enzyme vorhanden, so wird die Stärke an diesen Stellen weggelöst und beim Übergießen mit einer Jod-, bzw. Jod-Jodkaliumlösung (1 : 2 : 300) bleibt an den betreffenden Stellen die Blauschwarzfärbung aus [R. Lieske (1), S. 156; W. Henneberg (2), S. 561] (Abb. 324), Auch durch Prüfung mittels Fehlingscher Lösung auf Zucker ist die amylolytische Spaltung nachweisbar (rotgelber Niederschlag) [T. Baumgärtel (1), S. 121]. Es gibt im übrigen Bakterien, die die Stärke lösen ohne die Verzuckerung durchführen zu können, andere können wieder Dextrine angreifen und keine Stärke [R. Lieske (1), S. 157], wie dies auch bei Hefen der Fall ist [W. Henneberg (2), S. 562].

Die Zellulosezersetzung erfolgt durch Bakterien, Aktinomyzeten und Schimmelpilze, durch die ersteren aerob und anaerob, durch Schimmelpilze, wie W. Drechsel im Gegensatz zu F. Löhnis (3) mitteilt, dagegen nur aerob. Der Abbau der Zellulose und Hemizellulosen durch Enzyme der Mikroorganismen erfolgt teils rein hydrolytisch durch Cellulase unter Bildung von Glukose, teils durch eine anaerobe Zellulosevergärung, bei der neben Wasserstoff Methan, Kohlensäure, Buttersäure, Essigsäure und geringe Mengen höherer Fettsäuren gebildet werden. Cellulasen und Hemicellulasen sind insbesondere in vielen Pilzen (S. R. Bose, S. 267), so auch in Schimmelpilzen, festgestellt; viele saprophytisch und parasitisch wachsende Pilze vermögen mittels ihrer Cellulase (Zytase) die Zellwände der Wirtspflanzen zu lösen. Holzzerstörende Pilze greifen teils vorwiegend die Zellulose, teils vorwiegend das Lignin an (R. Falck und W. Haag).

Der Abbau von Pektin durch die Pektinase hat deshalb besondere Bedeutung, weil durch sie bei der technischen Gewinnung von Fasern aus Flachs, Hanf und anderen Textilpflanzen im sog. Röstvorgang die nichtverholzten Parenchymzellen von den Bastfasern getrennt werden, ohne daß die Zellulose der Fasern angegriffen wird. Neben einigen aeroben Bakterien sind es vor allem anaerobe, sporenbildende Bakterien (Amylobacter, Plectridium pectinovorum, Granulobacter pectinovorum, u. a.), welche Pektinase bilden und den technischen Prozeß der Flachsröste bewirken [R. Lieske (1), S. 135 und 159]. Pektin und Zellulose abbauende Enzyme fehlen den Hefen.

Von den übrigen Carbohydrasen seien nur noch die Invertase und Lactase nochmals genannt, die sowohl bei Bakterien wie Hefen und Schimmelpilzen häufig gebildet werden. Die meisten Mikroorganismen, welche Rohrzucker als Kohlenstoffquelle assimilieren, können dies im allgemeinen nur nach vorheriger Invertierung desselben, d. h. Spaltung des Rohrzuckers in Dextrose und Lävulose. Bei der Assimilation des Milchzuckers wird durch die Lactase eine Zerlegung in d-Glukose und d-Galaktose bewirkt.

γ) Fettspaltende Enzyme, sog. Esterasen.

Zahlreiche Bakterienarten, verschiedene Hefen (z. B. Kahmhefen) und Schimmelpilze (z. B. Penicillien, Cladosporiumarten) bewirken durch die von ihnen gebildete Lipase eine Spaltung von Fetten in Glycerin und freie Fettsäuren. Bei den Bakterien sind es vielfach fäulniserregende Arten, die zugleich auch Fettspalter sind; sie sind also in der Gerberei doppelt gefährlich.

Nach L. M. Horowitz-Wlassowa und M. I. Livschitz kann die Wirkung der Mikroben auf Fette eine zweifache sein: 1. eine lipolytische und 2. eine oxydative. Im letzteren Fall erfolgt also die Fettzerstörung durch Oxydasen (siehe diese). Das oxydativ wirkende Enzym wird von den Autoren als Lipoxydase bezeichnet.

Wie C. Bruhns und A. Alexander (2), S. 191, mitteilten, sind auch die pathogenen Hautpilze imstande, Fette zu spalten.

Der Nachweis einer Fettspaltung läßt sich leicht dadurch erbringen, daß man die Mikroorganismen auf einen mit dem zu untersuchenden Fett versetzten Nährboden (am besten Agar) aufimpft. Sind Lipasen vorhanden, so muß die Fettemulsion verändert sein, was durch Zugabe von etwas Lackmustinktur besonders anschaulich wird, die infolge der gebildeten Fettsäuren sich rötet [R. Lieske (1), S. 163]. W. Henneberg (2), S. 571, wendet zum Nachweis der Fettspaltung die sog. Tröpfchenkultur (Federstrichkultur — ders., S. 75) mit Vollmilch an. Man kann dann mikroskopisch den verschiedenartigen und graduellen Abbau des Milchfettes an Hand „korrodierter" oder gänzlich zerstörter Fettkügelchen beobachten; mitunter sind nur noch Kristalle (freie Fettsäuren bew. fettsaure Salze) vorhanden.

Den Esterasen zuzuteilen sind noch folgende Enzyme: Die Cholasen, die K. Takahashi bei Bct. coli commune, Bct. proteus vulgaris und Bct. enteritidis, sowie bei Bierhefe und W. Graßmann und K. P. Basu bei Aspergillus oryzae nachwiesen, und die Tannase, ein ganz spezifisch auf Gerbstoffe eingestelltes Enzym, das den Abbau derselben bewirkt (F. Schneider, S. 128). Die Tannase wird von Schimmelpilzen, insbesondere von Penicillien und Aspergillaceen in reichem Maße gebildet. Deshalb sind die beinahe zur Gewohnheit gewordenen Schimmelpilzdecken auf vegetabilischen Gerbbrühen vom Gerber auch einmal daraufhin anzusehen, in welchem Umfange sie zur Zerstörung des Gerbstoffs beitragen. Bakterien und Hefen scheinen dagegen nicht in der Lage zu sein, Gerbstoffe abzubauen.

b) Oxydo-Reduktionsenzyme.

Als Oxydasen bezeichnet man üblicherweise oxydierende Enzyme, welche die Oxydation von organischen Verbindungen (z. B. Alkohol, Zucker, Aldehyde, Phenole, Amine, Aminosäuren, Fettsäuren usw.), in selteneren Fällen auch von anorganischen Verbindungen (Nitrite, Ammoniak, H_2S, Schwefel) durch den Sauerstoff beschleunigen. Für die Kenntnis der Wirkungsweise dieser Enzyme ist die Tatsache wichtig, daß sie oder doch wenigstens die meisten von ihnen auch dann zu wirken vermögen, wenn an Stelle von Sauerstoff Methylenblau oder Chinon anwesend ist.

Die Wirkung dieser Enzyme erfolgt dann in der Weise, daß von dem oxydierbaren Substrat Wasserstoff auf Methylenblau (Gleichung 1) oder Chinon (Gleichung 2) übertragen wird. Z. B.:

1.
$$H_3C\text{—}CH_2\text{—}OH \;+\; Mb \;\rightarrow\; H_3C\text{—}C\!\!\begin{smallmatrix}H\\ \\O\end{smallmatrix} \;+\; Mb\text{—}H_2.$$

Äthylalkohol.   Methylenblau.   Acetaldehyd.   Leukomethylenblau.

2.
$$H_3C\text{—}CH_2\text{—}OH \;+\; O=\!\!\langle\;\rangle\!\!=O \;\rightarrow\; H_3C\text{—}C\!\!\begin{smallmatrix}H\\ \\O\end{smallmatrix} \;+\; HO\text{—}\langle\;\rangle\text{—}OH.$$

Äthylalkohol.   Chinon.   Acetaldehyd.   Hydrochinon.

3.
$$H_3C\text{—}CH_2\text{—}OH \;+\; O=O \;\rightarrow\; H_3C\text{—}C\!\!\begin{smallmatrix}H\\ \\O\end{smallmatrix} \;+\; HO\text{—}OH.$$

Äthylalkohol.   Sauerstoff.   Acetaldehyd.   Hydroperoxyd.

In Wirklichkeit wird also die oxydierbare Substanz primär nicht „oxydiert", sondern sie wird „dehydriert"; sie nimmt primär nicht Sauerstoff auf, sondern sie gibt Wasserstoff ab. Diejenige Substanz, welche Wasserstoff abgibt, also oxydiert wird, wird als Wasserstoff-Donator, diejenige, welche Wasserstoff aufnimmt, also reduziert wird, als Wasserstoff-Acceptor bezeichnet. Enzyme, welche diese Reaktion katalysieren, bezeichnet man daher als Dehydrasen oder wasserstoffaktivierende Enzyme.

Für den Ablauf der Oxydo-Reduktionsvorgänge im physiologischen Geschehen ist wesentlich, daß ein- und derselbe Stoff vielfach sowohl als Wasserstoff-Acceptor als auch als Wasserstoff-Donator auftreten kann, d. h., daß ein bestimmter Stoff den Wasserstoff von einer Substanz A aufnehmen und dann seinerseits an eine andere Substanz B abgeben kann. Auf diese Weise entstehen gewissermaßen Reaktionsketten, innerhalb derer beweglicher Wasserstoff von einer Substanz auf die andere weiterwandert bzw. übertragen wird. Auch die katalytische Wirkung der wasserstoffübertragenden Enzyme selbst beruht auf diesem Prinzip. Oxydase-Wirkung kommt nun dann zustande, wenn freier Sauerstoff als Acceptor auftritt. Oxydasen sind also solche Dehydrasen, die beweglichen Wasserstoff nicht auf irgendwelche organische Wasserstoffacceptoren, sondern (gemäß Gleichung 3) auf den atmosphärischen Sauerstoff übertragen.

Das Primärprodukt dieser Reaktion ist Hydroperoxyd, das in vielen Fällen als Reaktionsprodukt nachgewiesen werden konnte. Häufig entzieht es sich jedoch dem Nachweis, weil es entweder durch die in fast allen Organismen verbreitete Katalase unter Bildung von Wasser und freiem Sauerstoff zerstört

$$2\,H_2O_2 \xrightarrow{\text{Katalase}} 2\,H_2O + O_2$$

oder durch Peroxydasewirkung unter Oxydation anwesender leicht oxydierbarer Substanzen verbraucht wird, z. B.

$$H_2O_2 \;+\; HO\text{—}\langle\;\rangle\text{—}OH \xrightarrow{\text{Peroxydase}} 2\,H_2O + O=\!\!\langle\;\rangle\!\!=O.$$

Je nach der spezifischen Einstellung auf die verschiedenen oxydierbaren Substrate (Wasserstoff-Donatoren) unterscheidet man innerhalb der Gruppe der Dehydrasen der Bakterien, Hefen und Schimmelpilze eine Anzahl spezifischer Einzelenzyme. Als wichtigste sind die Alkoholasen zu nennen, für welche ein klassisches Beispiel die Oxydation von Alkohol zu Essigsäure durch die Essigsäurebakterien bei Luftzutritt ist. Dieser Prozeß stellt für die Essigbakterien die Hauptenergiequelle dar. Im übrigen aber sind Essigbakterien imstande, Äthylalkohol und Acetaldehyd auch dann in Essigsäure überzuführen, wenn an Stelle des Sauerstoffs Methylenblau oder Chinon anwesend sind (A. Bertho, S. 233). Bei der Bildung der Essigsäure aus Alkohol wird intermediär Acetaldehyd gebildet, der bei unrichtiger Gärführung in großer Menge auftreten kann [K. Bernhauer (1), S. 201]. Viele Essigbakterien greifen die einmal gebildete Essigsäure nicht weiter an; andere jedoch oxydieren dieselbe weiter bis zu CO_2 und Wasser, was hauptsächlich dann der Fall ist, wenn zuviel Luft und zu wenig Alkohol im Essigbildner ist [K. Bernhauer (1), S. 200; W. Henneberg (2), S. 545].

Neben diesen Oxydationsvorgängen sind bei Essigbakterien und anderen Säurebildnern noch andere zu beachten, von denen die folgenden herausgegriffen seien:

Oxydation von Zuckeralkoholen zu Ketosen, z. B. von Glycerin zu Dioxyaceton durch die Essig(säure)bakterien Bct. xylinum, Bct. orleanense, Bct. aceti u. a. [K. Bernhauer (2), S. 252], Oxydation von Zuckern, z. B. Oxydation von Aldosen zu Zuckercarbonsäuren (d-Glukose zu d-Glukonsäure) und Zuckerdicarbonsäuren (z. B. Schleimsäure, Zuckersäure) durch eine große Anzahl von Essigbakterien [K. Bernhauer (2), S. 257], oxydativer Abbau der Zuckermonocarbonsäuren, z. B. d-Glukonsäure zu d-5-Ketoglukonsäure durch Bct. xylinum, Bct. orleanense, Bct. aceti u. a. [K. Bernhauer (2), S. 260], oxydativer Abbau der Ketosen, z. B. d-Fruktose zu Kojisäure durch neue Arten von Essigbakterien von verschiedenen Früchten [K. Bernhauer (2), S. 264] u. a. Diese Acidoxydasen werden bei vielen Bakterien angetroffen; von den Schimmelpilzen ist ganz besonders Citromyces zu erwähnen, der Zucker zu Citronensäure oxydiert. Die Hefen haben ebenso wie die Essigbakterien alkoholoxydierende Fähigkeiten. Bei ausreichender Belüftung sind die verschiedenen Arten von Hefe in der Lage, den von ihnen desmolytisch aus Zucker gebildeten Äthylalkohol in Essigsäure umzusetzen (F. Windisch, S. 178). W. Franke und B. Banerjee isolierten aus verschiedenen Bakterienspezies verschiedene Dehydrasen nach dem Frier- und Autolyseverfahren, wobei die Enzymausbeute der Autolysate der gefrorenen Bakterien durchweg höher war als im durch Zentrifugieren erhaltenen Friersaft. In Friersäften von Bct. coli wurden die Dehydrasen von Milch-, Bernstein-, Ameisen-, Glutamin- und Äpfelsäure und der Glukose in zum Teil erheblicher Menge nachgewiesen.

Daneben werden vielfach noch Phenolasen oder Phenoloxydasen bei Mikroorganismen gebildet, welche viele aromatische Amine und Phenole oxydieren. Enzyme vom Typus der Polyphenoloxydasen sind auch in wesentlichem Umfange für die unter Oxydation erfolgende Dunkelfärbung von Gerbstoffen verantwortlich und an der Bildung unlöslicher Phlobaphene beteiligt. Schließlich ist noch ein Bakterienenzym zu erwähnen, die Tyrosinase, die das Tyrosin und das Tryptophan unter Bildung dunkler Pigmente oxydiert. Auch Aktinomyzeten bilden dieses Enzym häufig. Das Vorhandensein der Tyrosinase ist leicht an der rötlich bis braun und bis schwarz auftretenden Verfärbung der Nährböden zu erkennen [R. Lieske (1), S. 161]. Schwarzfärbung zeigt die Bildung von Melanin an (H. S. Raper, S. 274, 277). Ihrer Natur nach ist die Tyrosinase eine aerobe Oxydase, d. h. sie wirkt nur in Gegenwart von Sauerstoff, nicht in

Gegenwart von Methylenblau (H. S. Raper, S. 278). Auf der Wirkung der Tyrosinase oder nahe verwandter Enzyme (Dioxyphenylalaninoxydase) beruht übrigens auch die Pigmentierung der Haut und der Haare (vgl. Kap. Graßmann und Trupke, S. 492). Die Versuche von S. Yamagutchi über die Oxydation von Phenylendiaminen, Aminophenolen, Polyphenolen, Kresolen und Tyrosin durch Bct. pyocyaneum zeigten, daß durchweg die para-Verbindungen am schnellsten oxydiert werden. Ein den genannten nahestehendes Enzym wird man auch in den Bakterien anzunehmen haben, welche Naphthalin oder auch naphtholähnliche Verunreinigungen desselben unter Bildung rotbrauner Pigmente oxydativ verfärben (Rotfärbung naphthalierter Wollen) [W. Hausam (5); W. Hausam, T. Schindler und E. Liebscher].

Wohl alle aeroben Mikroorganismen bilden außerdem Katalase, viele von ihnen auch Peroxydasen. Wie A. Hayasida nachwies, bilden auch die eine echte alkoholische Gärung bewirkenden Fusarien (Schimmelpilze) eine im Verhältnis zu ihren übrigen Hauptenzymen außerordentlich kräftig wirkende Katalase.

Gärende Enzyme (Zymasen). Unter Gärung versteht man alle diejenigen Abbauvorgänge an Kohlehydraten, welche ohne Mitwirkung von Sauerstoff vor sich gehen können. Die Zymase ist nicht, wie ursprünglich angenommen, ein einheitliches Enzym, vielmehr handelt es sich bei allen Gärungsvorgängen, die durchweg in komplizierter Weise über eine Reihe von Zwischenstufen verlaufen, um ein Zusammenwirken verschiedener, spezifischer wasserstoffübertragender Enzyme mit Aktivatoren (Co-Zymase), sowie mit Phosphatasen, also mit Enzymen, welche Phosphorsäureester der Zucker und ihrer Abbauprodukte synthetisieren oder zerlegen (vgl. auch K. Myrbäck, S. 140). Für alle Gärungsvorgänge ist daher die Anwesenheit von Spuren von Phosphorsäure notwendig.

Den Ablauf der alkoholischen Gärung stellt man sich heute folgendermaßen vor (vgl. O. Meyerhof, S. 223):

Glukose wird zunächst unter Wirkung einer Phosphatase mit Phosphorsäure verestert und durch das Enzym Hexokinase zu 2 Molekülen Triosephosphorsäure aufgespalten:

$$1. \qquad C_6H_{12}O_6 + 2\,H_3PO_4 \xrightarrow{\text{Hexokinase}} 2\,C_3H_5O_3PO_3H_2 + 2\,H_2O.$$

Glukose.   Phosphorsäure.   Triosephosphorsäure.

In einer zweiten Stufe wird die gebildete Triosephosphorsäure durch eine Oxydoredukase disproportioniert, d. h. von den beiden Molekülen wird das eine zum Phosphorsäureester des Glycerins reduziert, das andere zum Phosphorsäureester der Glycerinsäure oxydiert:

Triosephosphorsäure.   β-Phosphoglycerinsäure.   Glycerinphosphorsäure.

Die Phosphoglycerinsäure geht nun unter Wiederfreiwerden von Phosphorsäure über in Brenztraubensäure, die ihrerseits durch die Carboxylase in Acetaldehyd und Kohlensäure aufgespalten wird:

3.
$$H_2C-CHOH-COOH \rightarrow H_3C-CO-COOH \xrightarrow[\text{oxylase}]{\text{Carb-}} H_3C-C\begin{smallmatrix}H\\ \\O\end{smallmatrix} + CO_2.$$
$$\begin{smallmatrix}|\\O\quad O\\ \diagdown P \diagup \\|\\OH\end{smallmatrix}\quad\quad + H_3PO_4$$

β-Phosphoglycerinsäure.   Brenztraubensäure.   Acetaldehyd.   Kohlensäure.

Ist einmal Acetaldehyd gebildet, so reagiert dieser wiederum unter Einwirkung einer Oxydoredukase mit der aus dem Zucker nach Gleichung 1 entstandenen Triosephosphorsäure, wobei der Acetaldehyd zu Alkohol reduziert, die Triosephosphorsäure zu Phosphoglycerinsäure oxydiert wird:

4.
$$H_2C-CHOH-C\begin{smallmatrix}O\\ \\H\end{smallmatrix} + H_3C-C\begin{smallmatrix}H\\ \\O\end{smallmatrix} \xrightarrow[\text{redukase}]{\text{Oxydo-}} H_2C-CHOH-COOH + H_3C-CH_2OH.$$

Triosephosphorsäure.   Acetaldehyd.   β-Phosphoglycerinsäure.   Äthylalkohol.

Die Phosphoglycerinsäure reagiert nach Gleichung 3 über Brenztraubensäure zu Kohlensäure und Acetaldehyd, der seinerseits wieder nach Gleichung 4 weiterreagiert. Im Endeffekt ergibt sich also eine Umwandlung des Zuckers zu Alkohol und Kohlensäure, während sämtliche anderen, im Reaktionsschema auftretenden Stoffe nur Zwischenprodukte sind, die im Verlauf des Vorganges wieder verschwinden.

Neben der alkoholischen Gärung der Hefen, bei der Zucker zu Alkohol und Kohlensäure vergoren wird, sind in erster Linie die bakteriellen Zuckervergärungen zu nennen, die meist viel unvollkommener als die Hefegärung verlaufen und scheinbar nur in wenigen Fällen dieser völlig entsprechen [R. Lieske (1), S. 164; A. J. Kluyver, S. 237]. Aber auch bei Schimmelpilzen und Hautpilzen werden Zuckervergärungen beobachtet. Während die Zuckerspaltung bei den allermeisten Hefen vollkommen ist, d. h. Alkohol und Kohlensäure gebildet werden, wird bei den Bakterien nur wenig Alkohol neben einer großen Menge anderer Stoffwechselprodukte gebildet. Nur das von Fr. Lindner aus Agavensaft isolierte Termobacterium mobile, das den gleichen Dissimilationsprozeß wie die alkoholische Gärung der Hefen aufweist, war günstigstenfalls in der Lage, 90%, der dargebotenen Glukose in Äthylalkohol und Kohlensäure zu zerlegen. Der Restteil war größtenteils Milchsäure (A. J. Kluyver, S. 237).

Bei der Milchsäuregärung der echten Milchsäurebakterien wird der Zucker entweder vollständig in Milchsäure übergeführt, oder daneben noch in Äthyl-

5.
$$H_2C-CHOH-C\begin{smallmatrix}O\\ \\H\end{smallmatrix} \rightarrow H_3C-CHOH-COOH + H_3PO_4.$$

Triosephosphorsäure.   Milchsäure.   Phosphorsäure.

alkohol, Kohlensäure und Essigsäure (A. J. Kluyver, S. 241). Die Milchsäure entsteht hierbei durch eine anders verlaufende Oxydoreduktion der Triosephosphorsäure (Gleichung 5); Essigsäure entsteht dabei durch Oxydation (Dehydrierung) von Acetaldehyd bzw. Alkohol.

Wichtig sind ferner die durch Bakterien der Coligruppe hervorgerufenen Zuckervergärungen, die unter Bildung von Milchsäure, Essigsäure, Äthylalkohol, Bernsteinsäure, Ameisensäure, Kohlensäure u. a. und von Wasserstoff vor sich gehen (A. J. Kluyver, S. 247). Die stürmische Gasbildung speziell der Colibakterien aus verschiedenen Zuckern ist ein Charakteristikum und weist zugleich auf die technische Schädlichkeit dieser Bakterien hin. Eine Reihe anderer Bakterien bildet aus Zuckern speziell Propionsäure [W. Henneberg (3), S. 240; A. J. Kluyver, S. 257], wieder andere Buttersäure [W. Henneberg (3), S. 271; A. J. Kluyver, S. 261; R. Lieske (1), S. 119] usw. Auf jeden Fall sind solche Gärungsenzyme bei den Bakterien weit verbreitet.

Zuckerhaltige Flüssigkeiten werden ebenso von Schimmelpilzen, besonders von Angehörigen der Mucoreen und der Fusarien vergoren; letztere bilden zum Teil aus Hexosen Kohlensäure und Alkohol, annähernd übereinstimmend mit einer typischen Hefegärung [W. Henneberg (3), S. 338; F. F. Nord, S. 158].

Der einfache Nachweis der Gärungen von Mikroorganismen in verschiedenen Zuckernährmedien erfolgt z. B. bei Hefen in Bouillon + Zucker oder in Würze, bei Bakterien in Hefewassernährlösung, der die zu vergärenden Zucker und Lackmus als Indikator zugesetzt werden: bei Säurebildung Lackmusumschlag nach Rot; oder auf Nähragar mit Zucker + Indikatoren, z. B. Agar (100 Teile) + + Milchzucker (2 Teile) + Chinablau (5 Tropfen): Säurebildner lebhaft blaue, Nichtsäurebildner farblose Kolonien; oder auf Agar (100 Teile) + Milchzucker (1,5 Teile) + Kongorot (0,3 Teile): säuernde Kolonien (z. B. von Bct. coli) blauschwarz, nichtsäuernde (z. B. von Bct. typhi) rot; oder auf Agar (100 Teile) + + Milchzucker (1 Teil) + konz. Alkohol, filtrierte Fuchsinlösung (0,5 Teile) + + 10%ige frisch bereitete Lösung von nicht verwittertem Natriumsulfit (2,5 Teile): auf dem farblosen bis leicht rosafarbenen Agar wachsen Säurebildner (z. B. Bct. coli) mit roten Kolonien, Nichtsäurebildner (z. B. Typhus- oder Paratyphusbakterien) farblos. Die Gasbildung, die verschiedene Bakterienarten in Zuckerlösungen hervorrufen, kann in Gärkölbchen annähernd quantitativ erfaßt werden, während rein qualitativ der Nachweis der Gasbildung durch Beimpfen eines verflüssigten Zuckeragars und anschließendes Schütteln erbracht werden kann; in diesem Fall wird die Gasbildung nach entsprechender Bebrütungszeit durch Zerklüftung des Nähragars angezeigt.

c) Andere Enzyme.

Schließlich sei noch auf die Bildung des hämolytischen Enzyms, das sog. Hämolysin, das die Auflösung der roten Blutkörperchen bewirkt, hingewiesen. Das Hämolysin zeigt gewisse Ähnlichkeiten mit den Proteasen, ist aber doch von diesen verschieden. Die Bildung des Hämolysins ist kein konstantes Merkmal der Bakterien [R. Lieske (1), S. 152].

Eine gewisse Verwandtschaft mit den Proteasen und Hämolysinen scheinen die von zahlreichen Bakterien ausgeschiedenen Bakteriolysine zu haben. Vom biologischen Standpunkt aus haben diese bakteriolytischen Enzyme den Charakter von Kampfstoffen zur Ausschaltung von Konkurrenten. Solche Enzyme werden z. B. gebildet von Bct. pyocyaneum (Pyocyanase), Bct. prodigiosum u. a. [R. Lieske (1), S. 153].

3. Assimilationsprodukte.

Viele der bei den Mikroorganismen sich abspielenden enzymatischen Vorgänge sind nur mangelhaft oder überhaupt noch nicht geklärt, wie überhaupt
ein großer Teil der durch bakteriellen und mykologischen Stoffwechsel bedingten
chemischen Umsetzungen noch der Klärung harrt. Zwar sind uns in den meisten
Fällen die bei solchen Umsetzungen entstehenden End- oder Hauptprodukte
bekannt, nicht aber die spezielle Art der Umwandlung oder gar auftretende
Neben- und Zwischenprodukte.

Die chemischen Leistungen der Mikroorganismen sind sehr vielseitig und
mannigfach. Unter Umformung von Stoffen vollzieht sich einerseits der Aufbau
der Leibessubstanz (Assimilation), andererseits ein Abbau von Zellsubstanz
(Dissimilation), der sich durch Ausscheidung von Stoffen, den eigentlichen
Stoffwechselprodukten, kennzeichnet. Die letzteren stellen für den Mechanismus
der Zelle entweder nützliche Stoffe dar (Sekrete), oder es sind für sie wertlose
Endprodukte (Exkrete). Daneben sind noch diejenigen Umsatzprodukte zu
erwähnen, die durch Bakterientätigkeit im Nährboden gebildet werden. Eine
klare Scheidung ist hier nicht immer möglich.

Als die wichtigsten Assimilationsprodukte der Mikroorganismen sind Eiweißstoffe, Kohlenhydrate und Fette anzusprechen. Über die verwickelten chemischen Vorgänge, die zum Aufbau dieser Stoffe führen, sind wir sehr mangelhaft
unterrichtet. Zu ihrem Nachweis bedient man sich mikrochemischer Reaktionen.

Die Assimilation rein anorganischen Stickstoffs, z. B. in Form von Ammoniak,
von Nitriten und Nitraten, erfolgt durch eine Reihe von Bakterien. So gibt es
bestimmte Arten, die nur Ammoniak zu Nitrit, andere wieder die nur Nitrit
zu Nitrat oxydieren, jedoch auch solche, die Ammoniak unmittelbar zu Nitrat
umsetzen und in dieser Form aufnehmen. Der Aufnahme anorganischer
Nährstoffe gehen mitunter mehr oder weniger eingreifende chemische Umwandlungen voraus, ehe diese zum Aufbau der Leibessubstanz verwendet werden
können. Zur Assimilation des Luftstickstoffs sind nur verhältnismäßig wenige
Mikroorganismen befähigt [Erdbakterien, Knöllchenbakterien der Leguminosen
und unter bestimmten Umständen auch Hefen der Gattungen Saccharomyces,
Schizosaccharomyces, Mycoderma, Pichia, Willia und Torula, sowie der Kellerschimmel Cladosporium cellare (H. Schanderl)]. Soweit dieser Vorgang ohne
die Mitwirkung von Sonnenlicht und Chlorophyll erfolgt, bedarf er irgendwelcher
chemischer Reaktionen, welche die nötige Energie liefern. [Hinsichtlich des
Bedarfs an anderen anorganischen Nährstoffen siehe Abschnitt IV, S. 641;
es sei hier lediglich noch auf solche Bakterien hingewiesen, welche molekularen
Wasserstoff zu oxydieren imstande sind (G. Grohmann). Für die Einleitung
dieses Prozesses scheint CO_2 wesentlich zu sein (S. B. Lee und W. W. Umbreit)].
Organische Stickstoffverbindungen können diese Bakterien nicht assimilieren
[R. Lieske (1), S. 111]. Hefen bevorzugen aus dieser Gruppe von Stickstoffverbindungen die Ammonsalze, die auch von Schimmelpilzen recht gut assimiliert
werden. T. Ohtsuki zeigte, in welchem Umfange bei Schimmelpilzen eine
Nitritassimilation von der chemischen Konstitution der vorhandenen Kohlenhydrate abhängig ist. In bezug auf den Nährwert stehen z. B. für Aspergillus
niger Fructose, Innulin und Mannose vornan, während Saccharose sogar einen
ungünstigen Einfluß auf die Nitritassimilation ausübt.

Meist erfolgt die Eiweißsynthese durch Aufnahme organischer Verbindungen,
wobei es den Anschein hat, als ob gewisse organische Stoffe ohne vorherige
besonders tiefgreifende Veränderungen verwertet werden können. Die Hefen
bevorzugen im allgemeinen die niedrigmolekularen Verbindungen (N. Nielsen).
Das Eiweißbildungsvermögen der „Mineralhefe" aus anorganischen Stickstoff-

verbindungen und Kohlenhydraten war im Weltkrieg bekannt geworden. Dabei wurden Kahmhefen und im besonderen Torulahefen (torula utilis) verwendet. In den letzten Jahren wurde die Futterhefegewinnung auf der Basis von Holzzuckerlösungen versucht, wobei außer dem aus dem Holze stammenden Stickstoff ausschließlich anorganischer Stickstoff (Ammonsalze) verwendet wurde [H. Fink, R. Lechner und E. Heinisch (1), (2); H. Fink und R. Lechner (1)]; ferner mit reinen Zuckerlösungen, „Biose"-haltigen Zuckerlösungen [H. Fink und Jos. Krebs (1)], mit Milch-, Brenztrauben- bzw. Essigsäure, Acetaldehyd oder Äthylalkohol mit und ohne Zucker und als anorganischen Stickstoff Ammoniaklösungen [H. Fink und Jos. Krebs (2), (3)], mit Sulfitablaugen der Zellstofffabriken neben Ammoniak bzw. Ammoniumsalzen als Stickstoffquelle [H. Fink und R. Lechner (2), T. Baumgärtel (2)] und schließlich nahmen H. Fink, H. Wentrup und R. Lechner und A. Scheunert und K. H. Wagner die Futterhefegewinnung aus Kartoffeln in Angriff. An Stelle der Hefegärung (Alkoholbildung) wird hier im sog. Eiweißschlempeverfahren aus Kartoffelmaische unter Zusatz von 25%igem Ammoniak des Handels und technischem Ammoniumsalz die „Verhefung" des in der Maische vorhandenen Zuckers, d. h. die Bildung von Hefesubstanz, angestrebt. Auf ähnliche Weise wird in großem Umfange die Eiweißerzeugung aus Kohlenhydraten durch Mikroorganismen, besonders Milchsäurebakterien und Hefen, bei der Silage durchgeführt (F. A. Henglein, W. Schwartz und L. Salm). In rein synthetischen Nährlösungen mit Glykokoll als Stickstoffquelle gelang es A. Rippel innerhalb von zwei Tagen Glykokoll annähernd quantitativ in Bakterieneiweiß überzuführen. Interessant ist auch die Mitteilung von F. Lieb und W. Reichelt, daß pathogene Mikrokokken Asparagin, Asparaginsäure, Alanin, Tyrosin und Glycin im allgemeinen besser umzusetzen vermögen, als saprophytäre Luftkokken, von denen z. B. Alanin überhaupt nicht, Asparagin nur von Microc. albus angegriffen wurde.

Auch unsere Anschauungen über die Bildung der Kohlenhydrate im Haushalt der Mikroorganismen sind noch sehr lückenhaft. Bei gewissen autotrophen Bakterien wird der Kohlenstoffbedarf aus der Kohlensäure gedeckt, aus der, wie man annehmen möchte, Formaldehyd und aus diesem durch Aneinanderlagerung von 6 Molekülen das Zuckermolekül hervorgehen könnte [T. Baumgärtel (1), S. 169; R. Lieske (1), S. 98].

So sind z. B. die Nitritbakterien mit Hilfe der bei der Oxydation von Ammoniak zu Nitrit und die Nitratbakterien bei der Oxydation von Nitrit zu Nitrat gewonnenen Energie in der Lage, Kohlensäure zu assimilieren.

Im allgemeinen werden zum Aufbau der Kohlenhydrate organische Verbindungen herangezogen. So werden niedere Fettsäuren, z. B. Essigsäure und Milchsäure, ferner Alkohole, Fette und Eiweißkörper als Quellen für die Kohlenhydratsynthese angesehen [T. Baumgärtel (1), S. 169].

Mehr oder weniger dürften alle Bakterien, Hefen und Schimmelpilze zu einer Fettsynthese in der Lage sein. Für die Fettbildung ist vor allem eine gute C- und N-Nahrung erforderlich. Bei Oidium lactis erhielten H. Fink, G. v. Haeseler und M. Schmidt gute Fettbildung bei Anwendung 4- bis 6%iger Zuckerlösungen und Harnstoff oder Ammonsulfat als Stickstoffquelle. Im allgemeinen scheint für Hefen, Endomyceten, Schimmelpilze (insbesondere Aspergillaceen und Penicillium-Arten) eine reichliche Sauerstoffversorgung für die Fettsynthese erforderlich zu sein (W. Schwartz), z. B. fördert bei Hefe im besonderen die Belüftung mit alkoholhaltiger Luft die Fett- und Lipoidbildung (W. Halden). Von H. Damm wurde neuerdings Fusarium im submersen Verfahren mit Erfolg zur Fettsynthese eingesetzt. Ob bei Bakterien stets Sauerstoffmangel für die Fettbildung günstig ist, wie A. Meyer mitteilte, muß zumindestens nach entgegenstehenden Angaben über Bac. megatherioides, Bac. megatherium und Bac. mycoides in Tröpfchenkulturen [W. Henneberg (2), S. 262] bezweifelt werden. Die Bildung von Fett bei Hefen im Bier-, bzw. Weinfaß ohne Luftzutritt faßt W. Henneberg (2), S. 261, als Krankheitserscheinung auf. Das gebildete Fett wird als Reservefett und als Degenerationsfett gebildet. Die degenerative Fettbildung scheint nicht an eine Vermehrung der Zellen gebunden zu sein (W. Schwartz). Das Verhältnis von Oberfläche und Volumen der Nährlösung hat scheinbar ein Optimum, nach dessen Überschreitung die Fettbildung absinkt (W. Schwartz).

Der Prozeß der Fettbildung ist an den lebenden Protoplasten gebunden und wird möglicherweise durch eine gewisse Wasserarmut begünstigt (W. Schwartz). Experimentell ist der theoretisch wahrscheinlichste Aufbau des Fettes aus Hexosen bzw. Triosen auf reduktivem Wege oder aus Acetaldehyd noch nicht bewiesen [W. Schwartz; T. Baumgärtel (1), S. 169].

Die Zusammensetzung der Mikrobenfette schwankt naturgemäß erheblich und dürfte zum Teil von Außenbedingungen abhängen. Genannt werden z. B. Stearin-, Palmitin- und Ölsäure, ferner zahlreiche Fettsäuren. Der Ergosterinanteil der Stearingemische aus untergäriger Bierhefe lag nach Versuchen von W. Halden bei 80% im Mittel. K. Bernhauer und G. Posselt wiesen bei Aspergillus niger nach, daß wie bei anderen Mikrobenfetten auch hier die ungesättigten Fettsäuren überwiegen. Lignocerinsäure wurde, wie allgemein in Schimmelpilzen, nachgewiesen; diese wird nicht in Hefefetten gefunden. Ein weiterer Unterschied gegenüber dem Hefefett ist, daß nur Ergosterin und keine anderen Stearine in Asp. niger gefunden wurden. Wie Fr. Lindner, S. 329, mitteilt, soll nach Anderson das „Neutralfett" der Tuberkelbakterien kein Glycerid, sondern ein komplexer Ester von Fettsäuren mit Trehalose sein. Nach Kresling setzt sich das Tuberkelfett aus freien Fettsäuren, Neutralfetten, Fettsäurestern und höheren Alkoholen (Lecithin und Cholesterin) und außerdem einer großen Menge von Extraktivstoffen zusammen. A. Butenandt und Fr. H. Stodola wiesen nach, daß es sich bei den beiden aus den unverseifbaren Anteilen des acetonlöslichen Fettes von Bac. leprae (Mycobacterium leprae) isolierten Substanzen, die als α- und β-Leprosol bezeichnet wurden, wahrscheinlich um 4,5,6-trialkylierte Resorcine handelt.

Fette im Innern der Zelle werden u. a. mit 1%iger Osmiumlösung (braunschwarze Färbung) oder mit einer alkoholischen Lösung von Sudan III (Rotfärbung) nachgewiesen [W. Henneberg (2), S. 258].

Von den vorwiegend auf mikrochemischem Wege nachgewiesenen Assimilationsprodukten seien nur die wichtigsten genannt. Volutin, eine Nucleinsäureverbindung, das zuerst in den Zellen von Spirillum volutans genauer untersucht wurde, läßt sich bei Bakterien und Hefen nachweisen, und zwar auf färberischem Wege mit stark verdünntem Methylenblau, bzw. Löfflerbau; die Volutinkörner erscheinen dunkelblau, blauviolett bis rot gefärbt [W. Henneberg (2), S. 262]. Der unterschiedliche Aufbau des protoplasmatischen Inhalts der Bakterien läßt sich besonders durch das Gramsche Färbeverfahren nachweisen; mit Gentianaviolett-Jod-Jodkalium-Fuchsin färben sich zahlreiche Bakterien tiefblauviolett = grampositiv, andere rot = gramnegativ (vgl. S. 669; vgl. auch M. Klimmer, S. 138).

Körper von der Zusammensetzung der Zellulose wurden in den von dem Essigbakterium Bct. xylinum gebildeten Hautdecken gefunden. Als stärkeähnlichen Stoff enthalten die Zellen der Mikroorganismen Glykogen, das man besonders schön bei Hefen mit Jod-Jodkaliumlösung als gelbbraune bis rotbraune Flecken oder Punkte nachweisen kann [W. Henneberg (2), S. 250]. Ähnliche

Reaktionen wie das Glykogen gibt das bei einzelnen Bakterien (Buttersäurebakterien) vorkommende Iogen (auch Granulose genannt); es färbt sich mit
Jod aber blau.

Bei Bakterien schwankt, entsprechend den Ergebnissen vieler Untersuchungen,
der Eiweißgehalt etwa zwischen 40 bis 70%, der Kohlenhydratgehalt etwa
zwischen 10 bis 30% und der Gehalt an Fett bzw. Lipoiden etwa zwischen 1 bis
10% [T. Baumgärtel (1), S. 57].

Die mineralische Trockensubstanz der Mikroorganismen tritt gegenüber den
übrigen Stoffen sehr zurück und schwankt naturgemäß ebenso wie der Gehalt
an Eiweiß, Kohlenhydrat und Fett je nach der Ernährung der Zelle.

4. Dissimilationsprodukte.

Weit größer als von den Assimilationsprodukten ist unsere Kenntnis von
den im Betriebsstoffwechsel der Zelle gebildeten Dissimilationsprodukten. Gerade
der Nachweis dieser Produkte ist eines der ausgezeichnetsten Mittel zur Artbestimmung.

Die bei der Zersetzung von Eiweißkörpern auftretenden Dissimilationsprodukte
interessieren hier um so mehr, als die Rohhaut besonders reich an Eiweißstoffen
ist. Eingeleitet wird der Abbau von Eiweiß durch hydrolytische Spaltungen in
einfachere Stoffe (z. B. Polypeptide). Der Abbau von Aminosäuren wird von
einer Reihe von Bakterien bewerkstelligt. Die weitere Zerlegung führt dann zu
zahllosen Verbindungen, von denen die bekanntesten wiedergegeben seien [vgl. auch
T. Baumgärtel (1), S. 153].

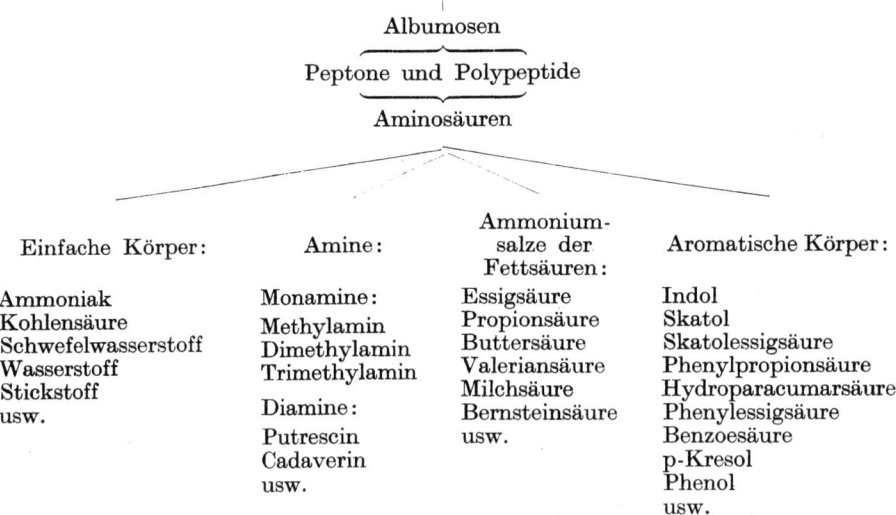

Zahlreiche Bakterien, insbesondere die eigentlichen Fäulnisbakterien, sind
in der Lage, den Eiweißabbau bis herab zu Endprodukten, wie Ammoniak,
Aminen, oder Stoffen, wie Skatol und Indol, zu vollziehen. Da gerade solche
Bakterien die Rohhaut besiedeln, ist die Gefahr einer Schädigung der Hautsubstanz immer sehr groß. So sind die meisten als Infektion vom Boden her auf
die Haut kommenden Sporenbildner energische Eiweißzersetzer und in gleicher
Weise sind wasserbewohnende Keime beispielsweise in der Weiche für die Haut
gefährlich. Auch Schimmelpilze, insbesondere die Penicillium-Arten und Asper-

gillaceen, die vorwiegend auf feuchtem Leder oder bei der vegetabilischen Gerbung sich ansiedeln, sind in den allermeisten Fällen zum Abbau von Eiweißstoffen und zur Bildung zahlreicher Abbauprodukte befähigt. Sogar die Hautpilze haben verschiedentlich proteolytische Fähigkeiten [C. Bruhns und A. Alexander (2), S. 190]. Zurück stehen hier die Hefen, von denen nur relativ wenige, besonders wilde Arten, Kahmhefen u. a. Eiweißkörper unmittelbar angreifen können.

Der exakte Nachweis solcher Abbauprodukte ist in vielen Fällen recht schwierig. In der bakteriologischen Praxis werden zum Nachweis im allgemeinen einfache Reaktionen herangezogen, die dann andererseits zur Diagnostizierung genügen. So wird z. B. der Nachweis von Indol mit einer Lösung von 5 g p-dimethylamidobenzaldehyd, 50 ccm konz. HCl und 50 ccm Äthylalkohol — Rotfärbung = positiv — (W. Frieber), der von Nitrit mit Nitritreagens (0,5 g Sulfanilsäure in 150 ccm 33%iger Essigsäure; 0,1 g α-Naphthylamin in 20 ccm Wasser + 150 ccm 33%ige Essigsäure; beide Lösungen vereinigen) — Rotfärbung = positiv — erbracht.

Geruchlose Gase, wie Wasserstoff, Stickstoff und Methan, werden im allgemeinen nur von einer beschränkten Anzahl von Bakterien gebildet (freier N z. B. bei der Denitrifikation der Bodenbakterien — Reduktion von Nitraten zu Nitriten zu freiem N); dagegen wird Kohlensäuregas von den meisten Mikroorganismen schon bei der Atmung oder bei der Zersetzung von Kohlenhydraten (z. B. durch Bakterien) gebildet. Der Nachweis kann qualitativ in erstarrten Zuckernährböden (Gasblasenbildung), oder nahezu quantitativ in Gärkölbchen erfolgen.

Fast ausnahmslos entstehen bei der Dissimilation sauer oder alkalisch reagierende Stoffe. Säuren werden sowohl beim Eiweißabbau als auch aus Kohlenhydraten und Alkoholen gebildet. Nachweisbar sind vor allem Fettsäuren, wie Ameisen-, Essig-, Propion-, Butter-, Kaprin- und Kaprylsäure. In vielen Fällen wird Milchsäure gebildet, der ja auch in der Gerberei in den Gerbbrühen eine besondere Bedeutung zukommt. Meist als Nebenprodukte entstehen Säuren, wie Bernstein-, Oxal-, Wein-, Äpfel- und Zitronensäure. Als Säurebildner seien von den Bakterien besonders genannt: Bct. coli, Essigbakterien und Milchsäurebakterien. Von den Schimmelpilzen sei der zitronensäurebildende Citromyces genannt. Die Mucorpilze bilden aus zuckerhaltigen Flüssigkeiten Oxalsäure, Bernsteinsäure und Kohlensäure. Von den Hefen werden neben der Kohlensäure insbesondere organische Säuren als Nebenprodukte bei der Alkoholgärung gebildet. Von den alkalisch reagierenden Dissimilationsprodukten sind besonders Amine und Ammoniak zu nennen. Der Nachweis von Säure- oder Alkalibildung, ohne jede nähere Bestimmung besonderer Produkte, wird im allgemeinen durch Zusatz von Lackmuslösungen zu den Kulturen geführt, oder durch das Wachstum auf farbstoffenthaltenden Nährböden.

Faßt man auch die Alkoholgärung als Dissimilationsprozeß auf, so stehen naturgemäß hier die Hefen im Vordergrund. Aber auch einer Reihe von Bakterien kommt die Bildung von Äthylalkohol zu (z. B. Bct. coli, aerogenes, Streptoc. acidi lactici). Von den Schimmelpilzen sei hier lediglich auf gewisse Mucorpilze als Alkoholbildner hingewiesen.

Zu den Dissimilationsprodukten gehören weiter eine Reihe von Giftstoffen. Von sog. Stoffwechselgiften, wie Säuren oder Fäulnisalkaloiden, sei hier abgesehen. Gemeint sind hier Stoffe eiweißartigen Charakters, die Toxine (Endo- und Ektotoxine), Stoffe, die geeignet sind, die Lebenstätigkeit von Pflanzen, Tieren und Menschen zu beeinträchtigen oder völlig aufzuheben. Vorwiegend werden Toxine von Bakterien gebildet, so z. B. Ektotoxine von Corynebacterium diphtheriae, Bac. tetani, Bac. botulinus und Bct. vulgare, Endotoxine von Bct. typhi, Vibrio cholerae und Streptoc. pyogenes. Endotoxine enthalten auch einige Aspergillus-Arten. Ekto- und Endotoxine bringen auch die Hautpilze (Dermatophyten) hervor.

Schließlich sind als Dissimilationsprodukte noch die Farbstoffe zu erwähnen. Sie werden allgemein nur bei Sauerstoffzutritt und bei niedrigeren Temperaturen gebildet. Vertreten ist die Farbstoffbildung bei Bakterien, Hefen, Schimmel- und Hautpilzen. Farbstoffe werden in allen Nuancierungen gebildet, und zwar rote und gelbe, violette, blaue, fluoreszierende, braune bis schwarze. Bei den Schimmelpilzen sind die Myzelfäden meist farblos, dagegen die Sporen lebhaft gefärbt. Neben dem grünen Kellerschimmel (Penicillium commune) kommt in der Gerberei häufig der schwarze Aspergillus niger auf. Verfärbt wird von den Schimmelpilzen meist auch der Nährboden. Auch bei den Hautpilzen sind die Sporenmassen die Hauptfarbstoffträger. Von den Hefen sei als Farbstoffbildner die Rosahefe genannt; die Hefen bilden sonst im allgemeinen wenig Farbstoffe. Bei den Bakterien unterscheidet man Farbstoffe aus der Carotingruppe (gelb, orange, rosa), die besonders von vielen Kokken gebildet werden, Prodigiosinfarbstoffe (prachtvoll rot — typischer Vertreter Bct. prodigiosum — [F. Wrede; F. Wrede und A. Rothhaas (1), (2), (3)], violette Farbstoffe (Janthin, Violacein [B. Tönnis; F. Wrede und A. Rothhaas (1)] — gebildet von Bct. violaceum —), blaue Farbstoffe, z. B. Syncyanin (Lehmann-Neumann, S. 79) gebildet von Bct. syncyaneum und der blaugrüne Farbstoff Pyocyanin (benannt nach Bct. pyocyaneum), fluoreszierende Farbstoffe (zitronen- bis schwefelgelb), von denen Bct. fluorescens ein typisches Beispiel gibt, ferner grüne Stoffwechselprodukte, wie das Chlororaphin, mit seiner gelben Vorstufe Xanthoraphin, des Bac. chlororaphis G und S (Fr. Kögl und B. Tönnis). Außerdem werden schwarze Farbstoffe gebildet, die zum Teil identisch oder verwandt mit Oxydationsprodukten des Tyrosins sein sollen (Lehmann-Neumann, S. 80). Das wesentlichste Element für die Farbstoffbildung ist der Stickstoffgehalt der Nährböden; Kohlenhydrate (Zucker und Stärke) verstärken die Pigmentbildung (R. D. Reid).

V. Einfluß der Umweltfaktoren.

1. Feuchtigkeit, Reaktion des Nährbodens.

Das Leben der Mikroorganismen sistiert bei Abwesenheit von Feuchtigkeit. Völlig trockene Stoffe verderben daher nicht, ein Umstand, dessen man sich bei der Trocknung von Fleisch oder der tierischen Rohhaut bedient. Die Ansprüche an den Grad der Feuchtigkeit sind natürlich verschieden. Schimmelpilze verlangen z. B. weniger Feuchtigkeit (unterste Feuchtigkeitsgrenze etwa 12 bis 15%) als Hefen und Bakterien (unterste Feuchtigkeitsgrenze etwa 30 bis 35%) und kommen daher bei der geringsten Feuchtigkeit auf.

Hinsichtlich der Reaktion des Nährsubstrates verhalten sich die einzelnen Mikroorganismen sehr verschieden. Im allgemeinen lieben Hefen und Schimmelpilze einen leicht sauren bis sauren Nährboden. Die weitaus meisten Bakterien brauchen einen neutralen oder schwach alkalischen Nährboden, wobei jedoch so ziemlich jede Art ihr eigenes p_H-Optimum hat (Lehmann-Neumann, S. 33). Für Bct. coli z. B. ist der optimale p_H-Wert 6,5, für Bct. vulgare = 6,5, für Bac. anthracis = 7,2, für Bct. prodigiosum = 6,5. Die Minimal- und Maximalwerte weichen zum Teil erheblich voneinander ab; so ist z. B. das Maximum für Bct. vulgare bei $p_H = 8,4$, für Bct. coli jedoch bei $p_H = 7,8$. Echte Fäulnisbakterien wachsen im allgemeinen kaum auf oder in saurem Milieu; eine Ausnahme macht hiervon Bct. vulgare (proteus). Eine langsame Anpassung an andere Reaktionen ist in gewissen Grenzen im allgemeinen möglich.

2. Temperatur.

Für das Wachstum von ausschlaggebender Bedeutung ist die Temperatur. Nur bei bestimmten thermischen Verhältnissen, die für die einzelnen Gruppen und Arten weitgehend verschieden sind, spielt sich das Leben der Mikroorganismen ab. Nach unten wie nach oben bestehen ziemlich feste Grenzen.

Man unterscheidet kälteliebende, sog. psychrophile Arten, die am besten zwischen 0 und 15⁰ C gedeihen, mesophile Arten zwischen 10 und 40⁰ C wachsend und wärmeliebende, sog. thermophile Arten, deren Wachstumsbreite zwischen 40 und 70⁰ C liegt. Scharfe Grenzen gibt es naturgemäß nicht; es gibt allerlei Übergänge. Der älteren Literatur sind ausgesprochen psychrophile Mikroorganismen noch ziemlich unbekannt (J. Behrens, S. 447), man zählt jedoch heute ziemlich viele Wasserbewohner, z. B. Bct. fluorescens, Bct. violaceum zu dieser Gruppe [R. Lieske (1), S. 170]. Die große Masse der Bakterien, Hefen und Schimmelpilze ist mesophil. Die Hefen gedeihen, von pathogenen Arten abgesehen, am besten zwischen 20 und 30⁰ C, das Optimum apathogener Schimmelpilze liegt etwa bei 25⁰ C. Parasitäre, d. h. pathogene Bakterien und Pilze sind weitgehend an die Temperatur ihres Wirtes angepaßt, ihr Temperaturoptimum ist im allgemeinen 37⁰ C. Zu den thermophilen Mikroorganismen gehören, außer einigen Strahlenpilzen und anderen Pilzen, fast ausschließlich Bakterien und zwar Bodenbakterien. Es sind fast lauter sporentragende Bazillen (Lehmann-Neumann, S. 45). Thermophile Kleinlebewesen kommen auch in heißen Quellen vor; sie spielen andererseits auch bei der Selbsterhitzung und -entzündung gewisser organischer Materialien (z. B. Gras, Heu, Wolle) eine Rolle. Eine einwandfreie Erklärung über die Natur solcher Organismen ist heute noch nicht zu geben.

D. Fehér und M. Frank untersuchten den Einfluß der Temperatur und des Wassergehaltes auf die Tätigkeit der Mikroorganismen im Boden und stellten fest, daß das Mikroorganismenleben im Boden dem Produkt aus Temperatur und Bodenfeuchtigkeit parallel geht bzw. von ihm bestimmt wird.

Einen neuen Begriff des Temperaturoptimums hat neuerdings E. Janisch auf Grund von Untersuchungen an Aspergillus niger geprägt. E. Janisch sagt, daß das Temperaturoptimum sich nicht durch die schnellste Entwicklung und das rascheste Wachstum kennzeichnet, sondern sowohl bei der Sporenbildung an sich, wie bei der Entwicklungsdauer von Spore zu Spore, dem Myzelwachstum und dem Ernteertrag durch die geringste Schadenwirkung. Die Lage des Optimums ist unabhängig von Zweit- und Drittfaktoren der Umwelt.

Nach R. Lieske [(1), S. 169] ist bestimmt anzunehmen, daß es auch Bakterien gibt, die unter 0⁰ C wachsen können. Voraussetzung hierzu sind natürlich Standorte, bei denen das Wasser bei dieser Temperatur noch flüssig ist (z. B. Meerwasser).

Gegen abnorm niedrige Temperaturen zeigen die Mikroorganismen oft eine ganz erstaunliche Widerstandsfähigkeit. Selbst die Temperatur des flüssigen Wasserstoffs (etwa — 252⁰ C) wird, wie Macfadyen zeigte, von Bakterien schadlos überstanden. Am widerstandsfähigsten gegenüber der Einwirkung niedriger Temperatur (Frost) über längere Zeit sind Schimmelpilze und Hefen; Bakterien sterben ziemlich schnell ab, doch bleiben ihre Sporen am Leben (F. M. Tschistjakow). Das Myzel der Schimmelpilze erfriert zwar im allgemeinen ebenfalls ziemlich leicht, aber auch hier sind es die Sporen, die sehr resistent sind. Hefen wurden selbst bei einer Abkühlung auf — 113,75⁰ C nicht vollständig abgetötet (J. Behrens, S. 446). Die Schnelligkeit des Absterbens der Mikroorganismen in eingefrorenen Substraten hängt von der Abkühlungstemperatur, der Schnelligkeit der Abkühlung, der Zusammensetzung des Substrates u. a. Faktoren ab (F. M. Tschistjakow). Durch abwechselndes Auftauen und Gefrieren auf — 190⁰ C während 30 Tagen zeigte sich in Versuchen von N. Lazarew und B. Bersenewa, daß nur sporenlose Formen vernichtet werden, während sporenbildende weiterleben. In Substraten mit Kochsalz sterben Mikroorganismen beim Einfrieren um so schneller ab, je höher die Salzkonzentration und je niedriger die Abkühlungstemperatur ist (F. M. Tschistjakow). Um Bakterienwachstum z. B. bei Fleisch zu hemmen, ist es zweckmäßig, die Temperatur möglichst weit zu senken. Mit Rücksicht auf den bei ungefähr — 1° C liegenden Gefrierpunkt des Fleisches wird nach W. Schwartz und E. Loeser die Temperatur am besten auf $\pm$ 0° C festgesetzt.

Viel empfindlicher sind die Mikroorganismen bei Überschreitung der Maximaltemperaturen. Im wasserhaltigen Zustand werden die vegetativen Formen ungefähr bei 60° C, die wärmeliebenden Arten bei über 80° C, binnen kurzem abgetötet. Da feuchte Wärme immer schneller abtötend wirkt als trockene Wärme, so werden in diesem Falle, besonders wenn die vegetativen Formen selbst trocken sind, meist 100° C, allerdings nur ganz kurze Zeit ertragen. Nur wenig über dem Maximalwert liegende Temperaturen vermögen bei längerer Einwirkung abzutöten, zum mindesten aber abzuschwächen.

Ein Übersichtsbild von der Widerstandskraft nichtsporenbildender Bakterien gibt folgender Versuch von Patzschke, der an Fließpapier angetrocknete Keime im Wasser erwärmte (Tabelle 56):

Tabelle 56. Abtötung nichtsporenbildender Bakterien in Wasser von ° C (Patzschke).

	85	80	75	70	65	60	55	50
Streptokokken	—	—	3″	10″	30″	2′	20′	—
Bct. aerogenes	—	—	3″	10″	30″	3′	15′	—
Staph. pyog. aureus	—	2″	5″	20″	60″	10″	20′	90′
Typhusbazillen	—	—	1″	2″	20″	60″	5′	45′
Paratyphusbazillen	—	—	1″	5″	30″	60″	5′	30′
Ruhrbazillen	—	—	1″	3″	10″	30″	5′	30′
Choleravibrionen	—	—	—	—	3″	10″	20″	60″
Diphtheriebazillen	—	—	—	1″	5″	10″	60″	3′
Tuberkelbazillen	—	—	5″	5″	10″	—	—	—

Für die Abtötbarkeit von Bakterien, die keine Sporen bilden, ist die Dichte der Keimaufschwemmung bei bestimmter Versuchsanordnung von erheblicher Bedeutung (Fr. Konrich, S. 17).

Dagegen vertragen die Dauerformen (Sporen) der Bakterien 100° C und darüber, manche Arten sogar einige Stunden. Trockene Wärme wird besonders von Bakteriensporen mitunter sehr lange ertragen; so tötete 150° C warme Luft Sporen des Bac. anthracis erst nach 30 Minuten [T. Baumgärtel (1), S. 104]. Von Schimmelpilzsporen wird trockene Wärme noch bis zu etwa 130° C ertragen, bei feuchter Wärme erliegen sie wie die Hefesporen schon viel niedrigeren Temperaturen.

Bei Eintritt ungünstiger Temperaturen werden ganz allgemein Schädigungen festgestellt. Innerhalb bestimmter Grenzen ist allerdings eine langsame Anpassung an eine andere, ungewohnte Temperatur möglich; sie muß jedoch mitunter mit dem Verlust charakteristischer Eigenschaften erkauft werden oder aber die Organismen gehen in wenigen Passagen ein (F. Jancke).

3. Licht.

Im Gegensatz zu den grünen Pflanzen gedeiht die überwiegende Zahl aller Mikroorganismen am besten bei Ausschluß des Lichtes. Direktes Sonnenlicht besitzt sogar keimtötende Wirkung. Es wird angenommen, daß dies auf einer allzu großen Lichtenergieaufspeicherung in den Zelleibern und den damit zusammenhängenden hydrolytischen Spaltungen des Bakterieneiweißes beruht (Miramond de Laroquette). Aber zweifellos spielen dabei auch chemische Vorgänge eine Rolle; denn wenn beispielsweise eine Nähragarplatte längere Zeit dem direkten Sonnenlicht ausgesetzt und dann beimpft und vor Licht geschützt bebrütet wird, so gedeihen die Bakterien sehr viel schlechter als gewöhnlich [T. Baumgärtel (1), S. 105]. K. B. Lehmann und R. O. Neumann, S. 49, führen dies auf die Bildung von Wasserstoffsuperoxyd in bakteriologischen Nährböden zurück. Interessant sind die Einflüsse des Lichtes auf das kulturelle und physiologische Verhalten der Mikroorganismen. So geht z. B. das Vermögen Farbstoffe zu bilden leicht verloren. Der Einfluß der einzelnen Strahlen des Sonnenspektrums ist verschieden. Ultraviolette Strahlen schädigen am meisten. Je langwelliger das zur Bestrahlung verwendete ultraviolette Licht ist, desto größer scheint der Aufwand an Energie zur Abtötung der Keime zu sein (F. Hercik). Die gelben und roten Strahlen schädigen überhaupt nicht, während die grünen Strahlen eine Mittelstellung einnehmen. Die violetten und blauen Strahlen schließen sich in ihrer schädigenden Wirkung den ultravioletten Strahlen an [R. Lieske (1), S. 181].

Neuerdings berichtete G. Guerrini, daß bei der Fäulnis und der Gärung durch Bct. proteus das volle Licht (gegenüber dunkel) eine Reizwirkung ausübt, daß stärker noch gelbes und grünes Licht anregend wirken, während rotes und besonders blaues Licht eine hemmende Wirkung haben. Das Optimum der Lichtwirkung entspricht nach diesen Befunden offenbar den Lichtstrahlen mittlerer Wellenlänge; darüber oder darunter sind schädliche Wirkungen feststellbar.

Elektrisches Bogenlicht, Röntgenstrahlen und die Strahlen radioaktiver Stoffe haben gleichfalls schädigenden und verändernden Einfluß (vgl. z. B. E. Pfankuch, G. A. Kausche und H. Stubbe) oder keimtötende Wirkung.

4. Druckverhältnisse.

Die Mikroorganismen vertragen sehr hohe Druckdifferenzen. So wurde von G. Chlopin und G. Tammann u. a. nachgewiesen, daß sowohl Bakterien als auch Hefen und Schimmelpilze Drucke bis zu 3000 kg pro Quadratzentimeter überstehen können. Verhältnismäßig empfindlich gegen hohen Druck sind Bct. pyocyaneum und Vibrio cholerae, sehr unempfindlich Bac. anthracis und Hefen [R. Lieske (1), S. 179]. Mehrmaliger rascher Druckwechsel schadet allerdings meistens. So erlitten die sonst sehr widerstandsfähigen Milzbrandbazillen dadurch eine Schwächung ihrer Virulenz. Th. Porodko fand folgende Drucke (in 760 mm Druck reinen Sauerstoffs ausgedrückt) ohne Schädigung: für Sarcina lutea 2,51 bis 3,18, Bct. prodigiosum 5,45 bis 6,32, Bct. vulgare (proteus vulgaris) 3,63 bis 4,35, Bac. mycoides 1,94 bis 2,18 usw.

Vom osmotischen Druck der sie umgebenden Flüssigkeit sind die Mikroorganismen weitgehend abhängig. Die halbdurchlässige Plasmahaut der Bakterien ist für Wasser leicht, für die im Zellinhalt gelösten, osmotischen Stoffe gar nicht oder nur sehr schwer durchlässig. Veränderten osmotischen Verhältnissen passen sie sich zwar relativ gut an, aber große osmotische Druckunterschiede führen, wenn sie nicht sofort aufgehoben werden, zu Schädigungen oder zur völligen Vernichtung.

5. Zellgifte.

Eine Reihe anorganischer und organischer Verbindungen hat die Eigenschaft, das Wachstum von Mikroorganismen zu hemmen, ihre Funktionen zu schädigen oder sie abzutöten. Die Wirkung dieser Stoffe und die zu einer Schädigung erforderliche Konzentration ist im allgemeinen nicht nur gegenüber Bakterien,

Hefen, Schimmel- und Hautpilzen ganz verschieden, sondern häufig auch gegenüber deren einzelnen Gattungen, Arten und deren Stämmen.

Das verschiedene Verhalten gegenüber Zellgiften macht man sich besonders dort zunutze, wo man sich irgendwelcher biologischer Verfahren und Prozesse bedient; so werden z. B. Bakterieninfektionen in Brennereien oder Hefefabriken mittels Milchsäure, Schwefelsäure, Weinsäure oder Formaldehyd unterdrückt, ohne daß hierdurch eine Schädigung der Hefe erfolgt [W. Henneberg (2), S. 341]. In gewissen Konzentrationen, besonders nach stärkerer Verdünnung, haben Zellgifte mitunter keine hemmende oder abtötende Wirkung, sondern sie lösen sogar Reizwirkungen aus, die stärkeres Wachstum, stärkere Vermehrung usw. zur Folge haben können.

Von den anorganischen Zellgiften sind besonders die Halogene Fluor, Chlor, Brom und Jod, die namentlich in elementarem Zustand als Gifte wirksam sind, zu erwähnen. Fluor wird jedoch in der praktischen Desinfektion nur in Form seiner Salze verwendet. Jod, Chlor und Brom scheinen gegenüber grampositiven Bakterien, wie z. B. Milzbrand- und Heubazillen, stärker wirksam zu sein als gegenüber gramnegativen Bakterien, wie z. B. Bct. coli und Typhusbakterien. Gegenüber Hefe wirkt Jod stärker gärungshemmend als Chlor und Brom (E. Hailer, S. 975).

Die Mineralsäuren sind im allgemeinen starke Zellgifte. Von den Basen seien besonders Natron- und Kalilauge sowie Calciumhydroxyd erwähnt. Eine besondere Alkaliwiderstandsfähigkeit besitzen Bakterien, die in den Gefäßen der Leim- und Gelatineindustrie bei der Verarbeitung von Lederabfällen und Knochen auftreten. Typische Vertreter dieser Mikroflora sind vor allem drei Bakterienarten mit Sporenbildung, die Bac. teres, Bac. circulans und Bac. tumescens am nächsten stehen. Sie entwickeln sich noch bei $p_H = 11{,}5$ gut. Die Widerstandsfähigkeit der Sporen gegen Alkali ist sehr hoch; es waren z. B. $1^1/_2$ Monate in 2,5%iger NaOH-Lösung gelegene Sporen noch keimungsfähig; in 20%iger NaOH-Lösung blieb die Lebensfähigkeit der Sporen noch 48 Stunden erhalten (M. Mossewitsch). Die Wirkung von Alkali- und Erdalkalisalzen ist sehr verschieden; im allgemeinen werden Verbindungen aus dieser Reihe in relativ hohen Mengen vertragen. Bakterien wachsen mitunter noch bei 15% Kochsalz; Schimmelpilze und Hefen können ebenfalls ziemlich großen Kochsalzgaben widerstehen. Die Wirkung isotonischer Lösungen verschiedener Salze auf Bakterien hängt von der Giftigkeit der Ionen einerseits und der Widerstandsfähigkeit des jeweiligen Bakteriums ab. Allgemein soll für Bakterien folgende Ionenreihe gelten:

$$Ca > NH_4 > Li > Mg > K > Na \text{ (M. G. Dumesh)}.$$

Die Giftigkeit der Schwermetallsalze nimmt in der Reihenfolge:

$$Hg > Ag > Zn > Cu$$

ab. M. Gutstein (1) zeigte nun, daß nach Einwirkung von Schwermetallsalzlösungen auf lebende Hefe- und Bakterienzellen das Metall hauptsächlich von der oberflächlichen Schicht der Zelle, dem sog. Ektoplasma aufgenommen wird. Daß trotz gleicher Aufnahme aller Schwermetallsalze durch die lebende Zelle ihre Wirkung sehr unterschiedlich ist, erklärt M. Gutstein (2) durch ihre verschieden große Affinität zu den Lipoidsubstanzen der Zellmembran, im speziellen zu den Phosphatiden der Zellmembran. Zum Teil sind die Verbindungen des Kupfers, Quecksilbers und Silbers erst in größeren Mengen für die Mikroorganismen giftig. So wurde z. B. von A. Eßwein und W. Schwartz in Weinbergböden festgestellt, daß die heterotrophen Bodenbakterien und Azotobakter bei einem auf 6 mg/100 g Erde erhöhten Kupfergehalt zunächst geschädigt werden, während jedoch nach 20 Tagen der normale Keimgehalt wieder erreicht wird. Gegenüber Schimmelpilzen erweist sich Kupfer nur als schwach desinfizierend (T. Chrzaszcz und J. Kaszmica). Sehr gut wirkt Sublimat gegenüber Schimmelpilzen, ferner Substanzen, die Chlor in hoher Konzentration ausscheiden und stark oxydierende oder stark reduzierende Stoffe, sehr wenig verschiedene Mineralsäuren, noch weniger Soda, Ätzkalk, zwei- und dreibasische Natriumphosphate (T. Chrzaszcz und J. Kaszmica; dort zahlreiche Einzelangaben). Hinsichtlich der Wirkung des Sublimats gegenüber Bakterien sind die Meinungen ziemlich geteilt; während man früher dem Sublimat eine dominierende Stellung einräumte [R. Koch (3)], kommen spätere Arbeiten zu gegenteiligen Ergebnissen [Woronzoff, Winogradoff und Kolesnikoff; Fränkel; B. Krönig und Th. Paul (1), (2); Behring; Schäffer; D. Ottolenghi (1), (2), (3), (4) u. a. mehr; siehe auch Kap. Hausam, Teil B, Desinfektion, S. 867]. Über die oligodynamische Wirkung des Silbers und seiner Salze ist zu bemerken, daß völlig reines Silber überhaupt keine oligodynamischen Eigenschaften besitzt, sondern sie erst erwirbt durch äußere Einflüsse (Ozon, Wasserstoffsuperoxyd, Chlor), wodurch es sich oberflächlich in schwer, aber doch eben lösliche Verbindungen umsetzt, die antiseptisch wirken. Konzentrierte „aktive Silberflüssigkeit" (Silbermolke) tötet fast alle Bakterien, Hefen und Schimmelpilze, ist aber gegenüber Bakteriensporen unwirksam. Noch stärkere Wirkung als die kolloidalen Silberlösungen hat das „aktive Silberpulver" (W. Kruse und M. Fischer). Maßgeblich für die bakterizide Wirkung komplexer Silberlösungen ist eine Anfangskonzentration an Silberionen, die zu einer merklichen, durch die Bakterien bewirkten Adsorption ausreicht; die so begonnene Reaktion wird dann durch Zerfall des Silberionenkomplexes weitergeführt, d. h. die freien Silberionen werden immer entsprechend nachgeliefert (Fr. L. Hahn). Geschmolzenes Silberchlorid besitzt im Gegensatz zum metallischen Silber sofort nach dem Erstarren aus seiner Schmelze oligodynamische Wirkung und behält diese auch bei Einwirkung von fließendem Wasser wenigstens 6 Monate lang bei (unter gleichen Bedingungen verliert metallisches Silber seine Wirkung bereits nach 24 Stunden) (F. Lieb).

Sehr zahlreich sind auch die organischen Zellgifte. Sehr gute keimtötende Wirkung haben Phenole und ihre Abkömmlinge, besonders halogenierte Phenole. In gleicher Weise wirken Kresole und ihre Derivate. Auch die Giftigkeit des Äthylalkohols ist mitunter erheblich. Es wird zwar manchmal bestritten, daß verdünnter Alkohol bessere Giftwirkung als beispielsweise absoluter Alkohol besitzt [R. Lieske (1), S. 191], doch ist anzunehmen, daß etwa 50- bis 60%iger Alkohol am wirksamsten ist, da er in diesem Zustand weniger wasserentziehend wirkt und daher besser in die Zellen eindringen kann (R. Burri, S. 543). Vorzügliche Giftwirkung hat Formaldehyd, sowohl in wässeriger Lösung, als auch in Gasform. Die organischen Säuren wirken durch die freien Wasserstoffionen wachstumshemmend. Als eigentliche Bakteriengifte sollen sie jedoch nicht anzusprechen sein [R. Lieske (1), S. 191]. Für Hefen ist die Ameisensäure als Zellgift zu bezeichnen. Schimmelpilze sind gegen schwache organische Säuren ziemlich unempfindlich. Von den Bakterien sind besonders die Fäulnisbakterien gegen organische Säuren sehr empfindlich. Auch einige organische Farbstoffe besitzen, selbst in großer Verdünnung, starke Giftwirkung.

Schließlich sind noch solche Zellgifte zu erwähnen, die von den Mikroorganismen selbst ausgeschieden werden. Es handelt sich hier vorwiegend um Stoffwechselprodukte, wie Säuren, die z. B. das Aufkommen von Fäulnisbakterien oder Sporenbildnern verhindern. Der von den Hefen gebildete Alkohol ist für viele andere Mikroorganismen schädlich. Spezifische Giftstoffe, wie sie z. B. Bct. pyocyaneum bildet (Pyocyanin und Fettsäuren), sind fähig, jegliches übrige Wachstum von Mikroorganismen auszuschalten.

Wie im allgemeinen die Giftwirkung zustande kommt, ist noch ziemlich unbekannt. In den meisten Fällen scheint diese Wirkung durch Bindung des Giftes an das Plasma einzutreten [R. Lieske (1), S. 193], bzw. an das Ektoplasma, wie M. Gutstein (1), (2) für Schwermetallsalze nachwies. Die Wirkung der Zellgifte nimmt im allgemeinen bei Erhöhung der Temperatur zu und ist geringer bei niedrigen Temperaturen. Wesentlich für die Giftwirkung ist die Art und Zusammensetzung des Nährsubstrats, in dem sich die Mikroorganismen befinden. In eiweißreichen Nährböden, bzw. wenn die Mikroben in natürlicher Weise in Eiweißkörper eingebettet sind (z. B. Haut), ist die Keimhemmung oder gar -abtötung meist sehr viel schwieriger.

Die Sporen sind fast immer wesentlich widerstandsfähiger gegenüber Zellgiften als die vegetative Zelle.

Über das Gebiet der Zellgifte und ihre spezifische Wirkung ist eine eigene, reiche Literatur entstanden. Es verbietet hier der Raum auf nähere, zum Teil sich widersprechende Einzelheiten einzugehen. Im übrigen sei auf das 6. Kapitel hingewiesen.

VI. Mikroorganismen als Krankheitserreger.

1. Pathogenität.

Eine Reihe von Mikroorganismen besitzt die Fähigkeit, bei Mensch und Tier Krankheiten hervorzurufen. Das krankmachende Agens sind im allgemeinen Gifte, die von der lebenden Zelle produziert bzw. sezerniert werden. Die chemische Natur dieser Stoffe ist noch ziemlich ungeklärt; man faßt sie am besten als den Eiweißkörpern nahestehende Stoffe auf (W. Kolle und H. Hetsch, S. 47). Man nennt diese Stoffe Toxine. Solche Toxine, die an die Leibessubstanz der Mikroorganismen gebunden sind und nur bei Zerfall der Zellen frei werden, nennt man Endotoxine, die von den lebenden Zellen sezernierten Gifte heißen Ektotoxine. Nur wenige Arten liefern spezifische Ektotoxine, wie z. B. die Diphtheriebakterien und Tetanusbazillen. Das Gift der letzteren ist von fast unglaublicher Wirksamkeit; so stirbt z. B. eine Maus von 15 g Gewicht schon an 0,00005 mg Tetanusgift. Ein Mensch von 70 kg würde bei gleicher Empfänglichkeit durch 0,23 mg Tetanusgift sterben (Lehmann-Neumann, S. 89). Endotoxine werden nachgewiesen bei Choleravibrionen, Typhus- und Tuberkelbakterien u. a.; diese werden für den infizierten Organismus also dadurch gefährlich, daß sie in größerer Menge in ihm zugrunde gehen (H. Hetsch, S. 25). Bei Milzbrandbazillen konnten bisher weder im Filtrat von Milzbrandkulturen, noch in der Leibessubstanz der Bazillen, noch im Blut oder in den Organen der an Milzbrand verendeten Tiere charakteristische Toxine nachgewiesen werden. Man nahm aber bisher trotzdem an, daß spezifische Giftstoffe die Ursache der Erkrankung sind (H. Hetsch, S. 189), was nach neueren Anschauungen jedoch nicht in Betracht zu kommen scheint (H. Peter). H. Peter ist der Ansicht, daß die Vermehrung der Keime an der Infektionsstelle, sowie das Eindringen in die Blutbahn und in die Gewebe durch die Fermente des Milzbrandbazillus, insonderheit durch proteolytische Fermente verursacht wird, da es gelingt, bei milzbrandkranken Mäusen durch Behandlung mit Mono-Halogenessigsäuren, die die proteolytischen Fermente hemmen, eine lebensverlängernde Wirkung zu erzielen. Man spricht beim Milzbrand auch von der Möglichkeit, daß bei der Erkrankung mechanische Hindernisse, wie Verlegung der Kapillaren durch Bakterienmassen eine Rolle spielen. Interessant ist die Mitteilung von Fr. E. Haag, daß beim Milzbrand die Pathogenität dann höher ist, wenn bei einer Überimpfung die Zahl der wuchsfähigen Keime am stärksten abgenommen hat, und nicht zur Zeit der höchsten Keimzahl, wie man annehmen möchte.

Um auf den menschlichen oder tierischen Körper eine krankmachende Wirkung auszuüben, müssen die pathogenen Mikroorganismen irgendwie in den Körper eindringen (Infektion). Manche Infektionserreger sind auf ganz bestimmte Eintrittspforten angewiesen (z. B. Cholera vom Dünndarm aus). Für viele pathogene Mikroorganismen bildet die unverletzte Haut ein unüberwindliches Hindernis. Ist dieses überrannt, so können die meisten der pathogenen Keime in den verschiedensten Körperbezirken Krankheitsprozesse hervorrufen (z. B. Tuberkulose). Hauptsächlichste Ansiedlungsstätten der Diphtheriebakterien sind die Rachen- und Nasenschleimhaut, sowie die tieferen Luftwege. Darmbakterien, wie z. B. Bct. coli, das normalerweise nicht pathogen ist, gelangen bei Darmdurchbruch in andere Organe und können dann schwere Erkrankungen hervorrufen. Die Hautpilze (Dermatophyten) befallen bei Mensch und Tier ausschließlich die Haut und ihre Anhangsgebilde. Sie vermehren sich in der Haut und sind von hier aus pathogen (B. Bloch, S. 302). Von den Schimmelpilzen sind einige Aspergillus-Arten, besonders Asp. fumigatus, als Ursache von Hauterkrankungen bekannt; von den Mucor-Schimmelpilzen wird eine Art beschrieben (Mucor corymbifer), die auch die inneren Organe, wie Milz, Leber, Lunge u. a. befällt [C. Bruhns und A. Alexander (2), S. 133]. Aus der Gruppe der pathogenen Hefen sind die Soorpilze zu erwähnen. Hautkrankheiten verursachen auch einige Torulahefen [W. Henneberg (3), S. 54].

Durch seine starke Giftbildung (Stoffwechselprodukte) in zuckerfreien, eiweißhaltigen Stoffen (warmgewordene Futtermittel) war das Fäulnisbakterium Bct. proteus (Bct. vulgare) schon häufig die Ursache tödlicher Vergiftungen bei Pferden [W. Henneberg (3), S. 242]. Der Wurstgiftbazillus Bac. botulinus erzeugt ein furchtbares Nervengift [W. Henneberg (1), S. 65].

Bei allen krankheitserregenden Mikroorganismen spricht man von Virulenz. Dies ist die Größe der krankheitserregenden Eigenschaft (L. Heim, S. 282). Die Virulenz kann durch irgendwelche Einflüsse geschwächt werden; sie kann vorübergehend oder auch ganz verloren gehen.

Der Vollständigkeit halber sei auch auf solche Mikroorganismen hingewiesen, die als Erreger von Pflanzenkrankheiten bekannt sind.

2. Tierversuche.

Zum Nachweis der Pathogenität von Mikroorganismen und zur Prüfung ihrer Virulenz ist der Tierversuch von großer Bedeutung. Als Versuchstiere werden vorwiegend Kleintiere, wie weiße Mäuse und Ratten, sowie Meerschweinchen und Kaninchen, verwendet.

Das Impfmaterial wird den Tieren je nach Art und Zweck der Untersuchung bzw. des zu untersuchenden Keimmaterials per os (Maul), durch Einritzen der Haut und Ausstreichen der Keime oder durch Injektion verabreicht. Die gebräuchlichsten Injektionen sind die subkutane (unter die Haut), die intramuskuläre (in die Muskulatur), die intravenöse [in die Blutbahn (Vene)] und die intraperitoneale (in die Bauchhöhle).

VII. Züchtung und Bestimmung von Mikroorganismen. Nährböden.

Kurz sei auch über die Züchtung, Reinkultur und Bestimmung der Mikroorganismen sowie über die im Laboratorium hierzu gebräuchlichsten Nährböden und Methoden gesprochen.

42 a

Zur Isolierung von Mikroben aus irgendwelchen Substraten und zur Durchführung mehr oder weniger aller Untersuchungen an ihnen sind künstlich hergestellte, keimfreie Nährböden die Voraussetzung.

Zu den gebräuchlichsten Nährböden gehören der Agar-Agar, die Gelatine und die Bouillon. Es sind dies sog. Grundnährböden, die je nach Art ihrer Verwendung zur Züchtung besonderer Bakterienspezies, von Hefen oder anderen Pilzen durch entsprechende Zusätze variiert oder ergänzt werden. Unabhängig hiervon werden natürlich zu besonderen Zwecken Spezialnährböden hergestellt.

Das gemeinsame Ausgangsmaterial für viele Nährböden ist das Fleischwasser oder die Nährbouillon, die durch Ausziehen von Pferdefleisch oder durch Auflösen von Liebigs Fleischextrakt in Wasser unter Zusatz von Stoffen wie Kochsalz und Pepton gewonnen wird. An Stelle von Fleisch oder Fleischextrakt kann auch Sojabohnen- oder Süßlupinenmehl verwendet werden, sogar das teure Pepton ist hierdurch zu ersetzen (Fr. Hill; W. Brandt; E. Kausch und P. Weiß), während Rich. Koch Hefeextraktnährböden an Stelle von Fleischwassernährböden in Vorschlag bringt.

Gibt man zu dieser Nährbouillon Zusätze wie Agar-Agar oder Gelatine, so ergeben sich die festen Nährböden. Agar-Agar ist ein Kohlenhydrat, das in Algen der Küste Japans und des Indischen Ozeans enthalten ist (Fr. W. Bickert) und meist in Pulver- oder Faserform in den Handel gelangt. Der fertige Bouillonagar erstarrt bei etwa 40^0 C und wird erst bei etwa 100^0 C flüssig. Wird an Stelle von Agar Gelatine zur Bouillon gegeben, so erhält man die Bouillongelatine, die bereits bei etwa 25^0 C flüssig wird, ein ausgezeichnetes Nährmedium darstellt und insbesondere zum Nachweis proteolytischer Enzyme verwendet wird. Zur Züchtung von Mikroorganismen bei höheren Temperaturen, beispielsweise bei Körpertemperatur, verwendet man die Agarnährböden.

Da der Agar ein ausländisches, devisenkostendes Produkt ist, suchte man andere Mittel als gelierendes Agens ausfindig zu machen. H. O. Hettche und H. Münch (1), (2) und O. Hettche benutzen das Hydrat der Kieselsäure, das einer Hefe-Gemüseextrakt-Nährbrühe (Cenovisnährbrühe) zugesetzt wird, die bereits eine zur Neutralisation der Wasserglaslösung erforderliche Menge Phosphorsäure enthält. R. Wahl stellte feste Nährböden aus Silicagel her, Fr. Schütz verwendete Polyvinylalkohol $(C_2H_3OH)_m$ + Kongorot, T. Wohlfeil (2) pektinhaltige Naturstoffe, wie Moose (Carrageen) und W. Zimmermann (1), (2), (3) schlug als Austausch für Agar-Agar Nährböden auf Stärkegrundlage vor.

Zur Züchtung von Hefen, Schimmel- und Hautpilzen eignet sich an Stelle von Bouillon besser sog. Würze, die aus Gerstenschrot und Wasser hergestellt wird (am einfachsten wird die Würze aus einer Bierbrauerei bezogen), und zur Züchtung auf festen Nährböden dementsprechend Würzeagar und Würzegelatine. Für Hautpilze im besonderen ist ein Nährboden, der aus Wasser, Maltose, Pepton und Agar hergestellt wird, sehr geeignet [C. Bruhns und A. Alexander (2), S. 27].

M. Memmesheimer schlägt vor, für die Züchtung pathogener Hautpilze Meerschweinchenhaut, die mit Kalilauge verkocht wird, zu verwenden. Dem Filtrat wird Maltose und Agar zugesetzt.

Durch Zusätze von verschiedenen Zuckerarten, von anorganischen oder organischen Verbindungen, von Salzen, Farbstoffen u. a. werden Spezialböden zu besonderen Versuchszwecken zubereitet. Um bei der Züchtung der Mikroorganismen ein dem Fundort entsprechend möglichst gleichwertiges Nährsubstrat zu erhalten, verwendet man häufig die Stoffe des Fundortes nach geeigneter Filtration bzw. Sterilisation als Zusätze zu Agar oder Gelatine.

Als Beispiel für die Zusammensetzung eines einfachen Bakteriennährbodens diene folgende Angabe:

Wasser . . . . . 1000 g
Fleischextrakt . . 5 g
Pepton Witte . . 10 g
Kochsalz. . . . . 5 g

Nährbouillon

Agar-Agar . . . . 20 g, kleingeschnitten in die aufgekochte Bouillon, Verkochen unter Zusatz von Hühnereiweiß oder Eiweißpulver zur Klärung.

Speziell für Untersuchungen im Gerbereilaboratorium oder für bestimmte Abzüchtungen von Haut eignet sich die Herstellung und Verwendung von Gelatinenährböden aus gesalzenen Hautabfällen oder aus Leimleder.

Gesalzene Hautabschnitte werden gewogen, grob zerkleinert, das Salz gut abgespült und mit der $1^1/_2$- bis 2fachen Wassermenge vom Salzgewicht über kleiner offener Flamme langsam zum Kochen gebracht; etwa 20 bis 30 (maximal 40) Minuten kochen lassen und über ein Haarsieb zwecks Trennung von den Hautresten abgießen. Ohne weiteren Zusatz verwenden. p_H-Einstellung und eventuell Klären des Nährbodens wie oben beschrieben.

Leimleder wird gut abgewaschen, mit 0,5%iger Milchsäure etwa 24 Stunden entkälkt (HCl-Probe — keine CO_2-Entwicklung mehr!), kurz wässern. 15 bis 20 g Leimleder grob zerschnitten mit der rund 5fachen Wassermenge im Dampftopf 3 Stunden kochen, nach Abkühlung durch Haarsieb geben, 0,3% NaCl und 0,2% K_2HPO_4 zusetzen, nochmals kurz aufkochen, etwa auf $p_H = 8,0$ mit NaOH einstellen, filtrieren.

Nach Filtration sowie nach Einstellen der gewünschten Reaktion mittels Laugen oder Säuren werden die so gewonnenen Nährböden sterilisiert. Dies geschieht entweder im strömenden Wasserdampf (im Dampftopf) im allgemeinen an drei aufeinanderfolgenden Tagen je $1/_2$ Stunde bei 100^0 C oder bei gespanntem Wasserdampf im Autoklaven einmal 20 bis 30 Minuten bei etwa 120^0 C, 1 atü. Besonders empfindliche oder aufspaltbare Nährböden, z. B. solche mit Zuckerzusätzen, sterilisiert man ausschließlich bei 100^0 C im Dampftopf. Die Sterilisation erfolgt in Röhrchen oder im Kolben mit Watteverschluß, je nach den Erfordernissen.

Zur größtmöglichen Schonung des zu sterilisierenden Nährmediums schlägt G. Schweizer die sog. Kaltsterilisation mit Alkoholen, Äther, Chloroform, NH_3, CCl_4 u. a. nebst Mischungen aus diesen vor. Dabei werden die Kulturgefäße mit dem Nährboden in ein Glasgefäß gebracht, dieses luftleer ausgepumpt und dann in das Vakuum die benötigte Menge Sterilisationsflüssigkeit eingelassen.

Über die Herstellung der wichtigsten bakteriologischen Nährböden unterrichtet das Buch von E. Böhm und K. R. Dietrich, S. 257 bis 299, sowie einschlägige Lehrbücher (siehe Literaturübersicht A).

Die Technik und Methodik der Reinzüchtung von Mikroorganismen variiert je nach der Art der Untersuchungsobjekte. Es können hier natürlich nur allgemeine Richtlinien gegeben werden.

Zur Untersuchung beispielsweise eines Weichwassers auf seinen Keimgehalt werden demselben Proben entnommen. Handelt es sich nur um eine qualitative Ermittlung der Keime, so genügt das Ausstreichen einer stärkeren Verdünnung des Impfgutes auf einen festen Nährboden. Soll auch eine quantitative

Bestimmung der Keime erfolgen, so geht man zunächst von einer definierten Menge des Impfgutes (die zu untersuchende Probe) aus, z. B. von einem Gramm, oder für das genannte Beispiel von einem Kubikzentimeter, verdünnt mit sterilem Leitungswasser oder steriler physiologischer Kochsalzlösung fortlaufend, so daß Verdünnungen von 1 : 10, 1 : 100 usw. erhalten werden. Die Zahl der Verdünnungen richtet sich nach dem Ausgangsmaterial. Je 1 ccm der angestellten Verdünnungen des Impfgutes werden dann in verflüssigten Agar oder Gelatine gegeben, gut geschüttelt und anschließend in vorher sterilisierte Glasdoppelschalen, sog. Petrischalen (alle für die bakteriologische Untersuchung dienenden Glasgefäße [Kolben, Röhrchen usw.] sind im Trockenschrank bei 170 bis 180° C 1 Stunde zu sterilisieren) gegossen. Bei Verwendung von Agar als Nährboden ist darauf zu achten, daß im Augenblick des Animpfens die Temperatur des Agars möglichst nicht über 45° C liegt, damit die Keime keine Schädigung erfahren. Nach Erstarrung des Nährbodens werden die Petrischalen bei geeigneter Temperatur, gegebenenfalls in feuchter Kammer, aufgestellt. In den folgenden Tagen wird das aufkommende Wachstum (Kolonien) beobachtet. Die Zahl der gewachsenen Kolonien wird, wo das Wachstum nicht zu dicht ist, ausgezählt, mit der entsprechenden Verdünnungszahl der Petrischale multipliziert und auf 1 ccm umgerechnet (oder auf 1 g usw.). Das Mittel mehrerer ausgezählter Platten ergibt, von einigen Fehlerquellen abgesehen, den Keimgehalt des untersuchten Objekts.

Soll eine Abzüchtung und Reinzüchtung der erhaltenen Bakterien zum Zwecke ihrer Identifizierung oder sonstigen weiteren Verwendung erfolgen, so wird von den verschiedenen, möglichst isoliert gewachsenen Kolonien abgeimpft (mittels steriler Nadel oder Öse) und in geeigneten Nährböden zum getrennten Wachstum weitergezüchtet. Die Reinzüchtung erfordert meist ein wiederholtes Überimpfen in flüssige oder feste Nährböden. Als fester Nährboden wird hierzu Agar verwendet. Hierbei wird der flüssige Agar in sterile Reagenzröhrchen zu etwa 7 bis 10 ccm eingefüllt, das Röhrchen vorn leicht erhöht aufgelegt, so daß der Agar bei Abkühlung als schräge Fläche erstarrt. Dieser „Schrägagar" wird dann mit dem Impfgut mittels Nadel oder Öse beimpft. Für den geübten Bakteriologen lassen sich selbstverständlich schon aus dem Aussehen, der Form und gegebenenfalls der Farbe der Kolonien (vgl. auch Abb. 311 bis 319 [Tafel 3, S. 636] sowie Abb. 322 und 323) und des Ausstriches Schlüsse auf die eventuelle Art des gefundenen Bakteriums, der Hefe oder eines sonstigen Mikroben ziehen. Schimmelpilze sind z. B. meist nach kurzer Zeit durch ihr fädiges Wachstum, später durch das wollige (Abb. 318), staubige oder bröckelige Aussehen der versporten Kolonien zu unterscheiden.

Eine solche Mikrobenkolonie ist eine Summe von beispielsweise einzelnen Bakterien- oder Hefezellen; die Kolonien sind jedoch kein Agglomerat von Mikrobenkörpern, sondern sie besitzen gewisse, für sie als Ganzes bezeichnende Eigenschaften. Z. B. tritt unter dem Einfluß äußerer Faktoren Differenzierung der Zellen ein und die nach außen gelegenen Mikroorganismen bilden eine Schicht, die funktionell als Membran der Kolonie wirkt. Diese Schicht hemmt die weitere Vermehrung der Mikroorganismen und vermindert die interzelluläre Kapillarität, weshalb wiederum der Zufluß der Säfte aus dem Nährboden abnimmt und das Wachstum der Kolonie aufhört (L. N. Skorodumow). Die Größe der Kolonien ist, von Außenfaktoren abgesehen, arteigen, d. h. man kann auch mit gewisser Vorsicht die Größe einer Kolonie zur Artbestimmung mit heranziehen.

Zur genauen Artbestimmung untersucht man dann das morphologische, kulturelle und physiologische Verhalten der gezüchteten Mikroorganismen.

Zur mikroskopischen Beobachtung wird eine kleine Menge „Koloniematerial" mit der Impfnadel oder mit dieser oder einer Öse ein kleiner Flüssigkeitstropfen aus den beimpften Nährlösungen entnommen, auf einen Objektträger aufgebracht und mit einem Deckglas unter Vermeidung von Luftbläschen bedeckt. Nach erfolgter Scharfeinstellung des Mikroskops beginnt die Beobachtung. Es wird notiert: die Form der Mikroben, ob langgestreckt, kurz, rund oder dünn, ob kantig, abgerundet usw., das Vorhandensein von Sporen, deren Sitz, die Beweglichkeit oder Unbeweglichkeit der Keime usw.

Neben diesem sog. Lebendpräparat ist sehr häufig auch die Beobachtung eines sog. Färbeausstriches erforderlich. Zu diesem Zwecke wird das den Kolonien oder einer Nährlösung entnommene Impfgut auf dem Objektträger dünn ausgestrichen, das Präparat lufttrocken werden gelassen (höchstens in großer Entfernung über der kleinen Bunsenflamme — Sparflamme — langsam trocknen). Dieser Ausstrich kann dann nach dem Trocknen beliebig gefärbt werden. Als diagnostische Färbung ist u. a. die Gramsche Färbung anzusehen (vgl. S. 655). Behandelt man mit Gentiana- oder Methylviolett gefärbte Bakterien mit Jodjodkaliumlösung, so entsteht eine Verbindung von Jod mit Gentiana- oder Methylviolett (Jodpararosanilin), die von den verschiedenen Bakterien verschieden festgehalten wird. Die einen halten die dunkelblaue Färbung Alkohol gegenüber fest, sie färben sich nach Gram, sind grampositiv; die anderen entfärben sich bei Behandlung mit Alkohol, sie färben sich nicht nach Gram, sind gramnegativ. Um diese letzteren klar hervorzuheben, färbt man deshalb mit Fuchsin, Eosin oder dergleichen nach der Alkoholbehandlung nach. Die gramnegativen Keime färben sich dann rot.

Ausführung: Nach Fixierung der Keime auf einem Objektträger Färben mit Karbolwasser — Gentianaviolett oder — Methylviolett unter leichtem Erwärmen 1 bis 3 Minuten lang. Abgießen der Farblösung, nicht abspülen. Jodjodkaliumlösung 1 bis 3 Minuten. Abgießen. Entfärben mit 96%igem Alkohol bis keine Farbe mehr abgegeben wird (etwa $^1\!/_4$ Minute). Nachfärben mit verdünntem Fuchsin oder Karbolfuchsin usw. 5 bis 30 Sekunden. Abspülen in Wasser. Trocknen. Mikroskopieren (vgl. auch M. Klimmer, S. 138).

An Stelle der Gramfärbung schlug H. Dold die Färbung mit Karbol-Anilingrün, Lugolscher Lösung (Jodjodkalium), die Behandlung mit Harnstoffalkohol und Nachfärbung mit Bismarckbraun vor. Diese Färbung erfaßt angeblich die Übergangsformen der grampositiven Keime und erlaubt, diese weiter in vier Gruppen aufzuteilen.

Der Nachweis lebender und toter Hefezellen erfolgt mit Methylenblau. Die toten Zellen färben sich sofort blau. Zur Differenzierung toter und lebender Bakterien wird von N. Kajakowa die Färbung mit 1 Tropfen 0,2%igem wässerigem Methylviolett (tote Zellen gefärbt) vorgeschlagen, von E. P. Nadelin die Färbung mit Löfflers Methylenblau und Carbolfuchsin (dazwischen Auswaschen mit Wasser); hiernach sollen die lebenden Zellen blau bis blauschwarz, die toten rosa bis kräftig rot gefärbt sein. Besser arbeitet man mit der folgenden Färbemethode: 1%ige wässerige Viktoriablaulösung + + 2 Tropfen Thymen, über Nacht färben; in Wasser spülen; 5%ige Salpetersäure 5 Minuten; absoluter Alkohol bis keine Farbwolken mehr abgehen; zwischen Filtrierpapier trocknen; in Wasser spülen; 1%ige wässerige Safraninlösung 10 bis 15 Minuten; kurzes Eintauchen in 5%ige Salpetersäure; Spülen in Wasser; Trocknen zwischen Filtrierpapier; absoluter Alkohol, Xylol, Kanadabalsam: lebende Bakterien blau, tote gelb, seltener gelbrot. Nach der von W. Drobotko für gramnegative Bakterien angegebenen Färbung 2 Minuten in 3%iger wässeriger Kongorotlösung 100,00 + gesättigter Sublimatlösung 4,00,

Waschen in mit HCl angesäuertem Wasser und Nachfärben in Alkohol abs. 100,00 + HCl 30,00 + saurem Fuchsin bis zur Sättigung sollen lebende Bakterien rot, tote grauschwarz sein.

Die Färbung der die Beweglichkeit der Mikroben bewirkenden Geißeln ist im allgemeinen ziemlich heikel. Bei der Methode nach E. Zettnow (vgl. auch variierte Angabe bei M. Klimmer, S. 145, desgleichen L. Heim, S. 212) werden die Bakterien in einem Wassertropfen zunächst mit wenig 2%iger Osmiumlösung behandelt, dann auf einen Objektträger ausgestrichen, fixiert, mit einer Tanninbeize behandelt, mit Wasser abgespült und mit Äthylaminsilberlösung nachbehandelt. Abspülen in Wasser. Die Geißeln sind schwarz gefärbt. Daneben Methode nach Gray, F. Löffler (vgl. M. Klimmer, S. 145; desgleichen

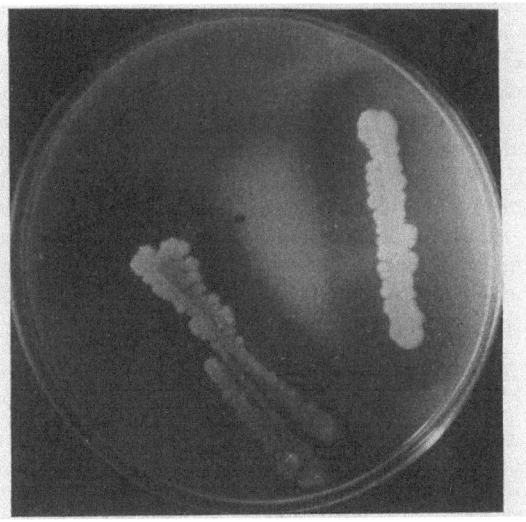

Abb. 325. Bakterienausstriche auf Magermilchagar. An den dunkeln, um die Ausstriche verlaufenden Zonen Kaseinabbau, zwischen den Aufhellungszonen das ursprünglich milchigtrübe Aussehen des Agars (³/₄ natürl. Größe) (W. Hausam und E. Liebscher).

L. Heim, S. 215) u. a.; H. David beizt die Präparate nach Gray und versilbert nach Zettnow. G. Piekarski und H. Ruska stellten neuerdings die Bakteriengeißeln im Übermikroskop dar.

Zum Nachweis des kulturellen Verhaltens der gezüchteten Mikroben wird z. B. das Wachstum auf verschiedenen künstlichen Nährböden, auf Kartoffeln, das Aussehen und die Farbe auf diesen Nährböden usw. herangezogen.

In ihrem physiologischen Verhalten werden die Mikroben dann gegenüber Kohlenhydraten und Eiweißkörpern geprüft, es wird die Bildung von Enzymen, von Säuren und Alkalien verfolgt und mit geeigneten Reagenzien oder Reaktionen nachgewiesen. Eiweißspaltende Eigenschaften werden durch Überimpfen in erstarrte Gelatine oder durch Ausstreichen auf Milchagar nachgewiesen, erkennbar an der Auflösung der Gelatine bzw. an der Aufhellung des Milchnährbodens (Abb. 325). Ebenso wird Eiweißabbau nach Wachstum in flüssigen Medien durch spätere Zugabe geeigneter Reagenzien und den dadurch entstehenden Farbumschlag nachgewiesen; so z. B. der Abbau von Tryptophan zu Indol. Die Bildung von Säuren kann in der sog. Zuckerreihe geprüft werden. Hierbei werden zu zuckerfreiem Hefewasser als Grundsubstanz verschiedene Zuckerarten und blaues Lackmus als Indikator gegeben. Umschlag von blau nach rot zeigt Säurebildung an. Gasbildung aus Kohlenhydraten wird in der sog. Schüttelkultur ermittelt, wobei zuckerhaltiger, verflüssigter Nähragar beimpft und geschüttelt wird. Gasbildung zeigt sich nach eingetretenem Wachstum durch Zerklüftung des Nährbodens an.

In Gärröhrchen läßt sich in zuckerhaltigen Nährlösungen die Gasbildung auch einigermaßen quantitativ erfassen. Lab-, Säure- oder Alkalibildung läßt sich auch durch Beimpfen sterilisierter Magermilch feststellen, wobei im ersteren Fall die Milch zur Gerinnung gebracht wird, im letzteren Fall eine Aufhellung der Milch erfolgt, die vielfach mit einem Eiweißabbau Hand in Hand geht. Der Nachweis einer Fettspaltung geschieht in der Weise, daß geschmolzener Rindertalg und Nähragar in Schalen ausgegossen und beimpft werden. Bei Fettspaltung zeigt sich eine weiße Zone um den Impfstrich (Kalkseifenbildung). Die Summe der auf solche Weise erhaltenen Merkmale (die sich beliebigerweise weiter ausbauen lassen), zusammen mit dem morphologischen Aussehen der Mikroorganismen und dem kulturellen Verhalten der Kolonie oder des Impfstriches auf festen Nährböden, ermöglicht die Bestimmung der aufgefundenen Keime.

Zur Erhaltung der so gezüchteten und bestimmten Organismen muß von Zeit zu Zeit eine Neuüberimpfung auf frische Nährböden, und zwar in flüssige Nährmedien oder auf festen, schräg erstarrten Agar erfolgen.

Zum makro- und mikroskopischen Studium des Wachstums der pathogenen Hautpilze werden besonders starke Objektträger mit tiefem Ausschliff (nach Maximor) keimfrei gemacht, der Ausschliff mit Nährboden (Agar) gefüllt, in der Mitte wenig beimpft und in sterilen Petrischalen mit angefeuchteter steriler Zellstofflage wachsen gelassen (Wachstum nach 8 bis 12 Tagen, häufig schon früher). Ohne Deckglas rasch mikroskopieren! (H. Hruszek).

Besonders erwähnt sei noch die Züchtung von anaeroben Mikroorganismen. Die bisher gebräuchlichsten Methoden sind folgende (M. Klimmer, S. 246):

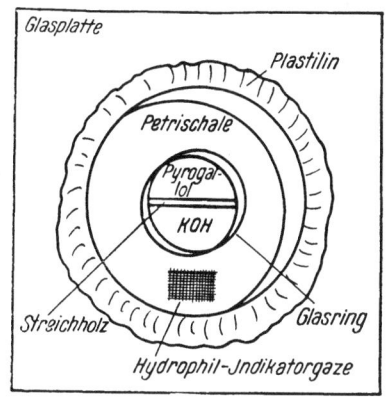

Abb. 326. Anaerobierverfahren (nach M. van Riemsdijk).

Züchtung unter Beschränkung des Luftzutrittes;
die Pyrogallolmethode von Buchner;
Ersatz der Luft durch Wasserstoff;
Züchtung unter Zugabe tierischen Gewebes, aerober Bakterien oder von Kahmhefen.

Nach der erstgenannten Methode wird das fragliche Impfgut unter hohen Agarschichten eingebracht und gezüchtet. Sicherer arbeitet die Methode von Buchner mit dickwandigen Glasröhren, in welche die mit Watte verschlossenen, Nährboden und Impfgut enthaltenden Kulturröhrchen sowie Pyrogallol und Kalilauge unter Gummiverschluß eingebracht werden. Bequemer arbeitet man auf ähnliche Weise unter einer Glasglocke und kann auf diese Weise vor allem auch Plattenkulturen einbringen. Sehr geeignet ist die Züchtung in Apparaten, die luftleer gemacht, anschließend mit Wasserstoff aus einem Kippschen Apparat gefüllt werden. Das Verfahren nach G. Tarozzi wird vorwiegend in Bouillonkulturen angewandt, wobei man zur Bouillon ein Stück eines aseptisch herausgeschnittenen Organs eines frisch getöteten, gesunden Tieres gibt. Einfach und in vielen Fällen ausreichend erweist sich eine Methode, wonach man in einer Petrischale die erstarrte Agarmasse durch Herausschneiden eines schmalen Streifens in zwei Hälften teilt, die eine Hälfte mit dem fraglichen anaeroben Impfgut, die andere Hälfte mit besonders luftliebenden Organismen, wie z. B. Kahmhefen oder Bct. prodigiosum, beimpft und die Schale mit Plastilin abdichtet. Durch den Sauerstoffverbrauch der Aerobier werden relativ rasch sauerstoffarme, für den Anaerobier günstige Verhältnisse geschaffen. Nach dem gleichen Prinzip arbeitet das Fortner-Verfahren (Abb. 327); hier werden lediglich getrennte Nährböden für Anaerobier und Sauerstoffzehrer verwendet. Die Trennung beider Nährböden erfolgt durch eine in der Mitte durchlöcherte runde Glasscheibe, deren Durchmesser um ein geringes größer ist als der der Nährbodenplatten. Verschluß mit Plastilin (G. Schoop). Die Weiterzucht anaerober Mikroorganismen geschieht vorteilhaft in hohen Schichten von Leberbouillon.

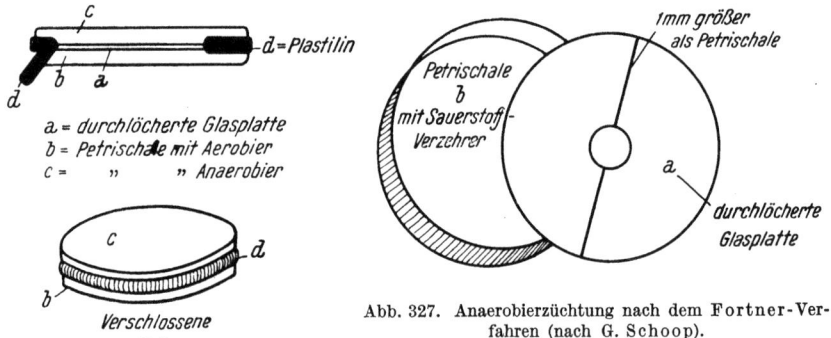

Abb. 327. Anaerobierzüchtung nach dem Fortner-Verfahren (nach G. Schoop).

In neuerer Zeit wurden weitere Methoden zur Anaerobenzüchtung bekannt; zum Teil stellen sie lediglich Modifizierungen obengenannter Methoden dar. F. El. Koch beschrieb eine Trockenmethode mit Pyrogallolsoda (oder Pottasche), die in Taschen aus Filtrierpapier auf eine Glasplatte aufgelegt werden; eine beimpfte Petrischale wird darübergestülpt und mit Ceresin verklebt. An Stelle dieser Filtrierpapierbeutel verwendet A. Müller Platten bzw. Zylinder aus Pyrogallol, Gips und Kieselgur, die kurz vor dem Verschluß des Kulturraumes mit Kaliumkarbonatlösung befeuchtet werden. Die Sauerstoffabsorption soll hiernach besonders schnell sein. M. van Riemsdijk beschrieb die „Ring"-Methode (Abb. 326, S. 671), nach der ein Glasring mittels Wasserglases und Plastilins auf eine mit Alkohol vorher gereinigte Glasplatte fest angebracht wird; mittels eines mit Wasserglas innerhalb des Ringes befestigten Streichholzstückes wird der Glasring in zwei Kämmerchen geteilt, die zur getrennten Aufnahme von KOH und Pyrogallol dienen. Außerhalb des Glasringes kommt eine Indikatorgaze[1] zu liegen. Alsdann wird die beimpfte Petrischalenhälfte darüberbestülpt und mit Nakiplast luftdicht an die Glasplatte angebracht. A. Illényi und K. H. Büsing beschrieben ein neues Züchtungsverfahren für Anaerobier unter Verwendung von 1-Ascorbinsäure und anderen reduzierenden Stoffen. Die besten Wachstumsergebnisse wurden bei einer Ascorbinsäurekonzentration von 1 : 10000 im Nährboden erhalten.

---

[1] Hydrophilgaze nach van Riemsdijk, getränkt mit Sauerstoffindikatorlösung: 3 ccm 10%ige Glykoselösung, 1 Tropfen Methylenblau (Methylenblau Höchst 50 mg, aqua dest. 30 ccm, gut mischen), 1 Tropfen n-NaOH.

Literaturübersicht zu Teil A.

A. Lehr- und Handbücher.

Handbuch der technischen Mykologie, herausgeg. von F. Lafar. I. Bd. 1907, II. Bd. 1908, III. Bd. 1907, IV. Bd. 1907, V. Bd. 1914. Jena: G. Fischer.

R. Lieske: Morphologie und Biologie der Strahlenpilze. Leipzig: Gebr. Borntraeger, 1921.

L. Heim: Lehrbuch der Bakteriologie, 6. u. 7. Aufl. Stuttgart: F. Enke, 1922.

W. Kolle u. H. Hetsch: Die experimentelle Bakteriologie und die Infektionskrankheiten, Bd. I u. II, 6. Aufl. Berlin und Wien: Urban & Schwarzenberg, 1922.

M. Klimmer: Technik und Methodik der Bakteriologie und Serologie. Berlin: J. Springer, 1923.

T. Baumgärtel: Grundriß der theoretischen Bakteriologie. Berlin: J. Springer, 1924.

R. Lieske: Allgemeine Bakterienkunde. Berlin: Gebr. Borntraeger, 1926.

K. B. Lehmann u. R. O. Neumann: Bakteriologische Diagnostik, Bd. I. Atlas 1926, Bd. II. Allgemeine und spezielle Bakteriologie 1927, 7. Aufl. München: J. F. Lehmann's Verlag.

E. Böhm u. K. R. Dietrich: Reagenzien und Nährböden. Berlin und Wien: Urban & Schwarzenberg, 1927.

Handbuch der Haut- und Geschlechtskrankheiten, herausgeg. von J. Jadassohn, Bd. XI. Berlin: J. Springer, 1928.

H. Hetsch: Mikrobiologie und Immunitätslehre. Berlin und Wien: Urban & Schwarzenberg, 1931.

C. Bruhns u. A. Alexander: Grundriß der mykologischen Diagnostik. Berlin: J. Springer, 1932.

Handbuch der pathogenen Mikroorganismen, herausgeg. von W. Kolle, R. Kraus u. P. Uhlenhuth, 3. Aufl., Bd. I—XI. Jena und Berlin und Wien: G. Fischer und Urban & Schwarzenberg.

Handbuch der Viruskrankheiten, herausgeg. von E. Gildemeister, E. Haagen u. O. Waldmann, Bd. I. u. II. Jena: G. Fischer, 1939.

B.

Almquist, E.: Biologische Forschungen über die Bakterien. Stockholm, 1925.

Baumgärtel, T. (1): Grundriß der theoretischen Bakteriologie. Berlin: J. Springer, 1924; (2): Chem.-Ztg. 61, 885 (1937).

Beamer, P. R. u. Fr. W. Tanner (1): Ztrbl. Bakteriol., Parasitenkunde, Infektionskrankh., II. Abt. 100, 81 (1939); (2): Ebenda 100, 202 (1939).

Behrens, J.: Handbuch der technischen Mykologie, herausgeg. von F. Lafar, Bd. I. Jena: G. Fischer, 1907.

Behring: Ztschr. Hyg. Infekt.-Krankh. 9 (1890).

Bergmann, M.: Collegium 1931, 823.

Bergmann, M., W. Hausam u. E. Liebscher (1): Collegium 1931, 248; (2): Ebenda 1932, 130; (3): Ebenda 1933, 2.

Bergmann, M., F. Stather, W. Hausam u. E. Liebscher: Collegium 1931, 538.

Bernhauer, K. (1): Ergebn. d. Enzymforsch., herausgeg. von F. F. Nord u. R. Weidenhagen, Bd. III. Leipzig: Akad. Verlagsges. m. b. H., 1934; (2): Ebenda, Bd. VII. 1938.

Bernhauer, K. u. G. Posselt: Biochem. Ztschr. 294, 215 (1937).

Bertho, A.: Ergebn. d. Enzymforsch., herausgeg. von F. F. Nord u. R. Weidenhagen, Bd. I. Leipzig: Akad. Verlagsges. m. b. H., 1932.

Beyma thoe Kingma, F. H. van (1): Ztrbl. Bakteriol., Parasitenkunde, Infektionskrankh., II. Abt. 95, 151 (1936); (2): Ebenda 96, 411 (1937).

Bickert, Fr. W.: Ztrbl. Bakteriol., Parasitenkunde, Infektionskrankh., I. Abt., Orig. 124, 100 (1932).

Biourge, Ph.: Les moississures du groupe Penicillium Link. Etude monographie. La cellule 1, 7 (1933).

Blank, I. H.: J. A. L. C. A. 27, 380 (1932).

Bloch, B.: in Handbuch der Haut- und Geschlechtskrankheiten, herausgeg. von J. Jadassohn, Bd. XI. Berlin: J. Springer, 1928.

Borries, B. v. u. E. Ruska: Arch. ges. Virusforsch. 1, 155 (1939).

Bose, S. R.: Ergebn. d. Enzymforsch., herausgeg. von F. F. Nord u. R. Weidenhagen, Bd. VIII. Leipzig: Akad. Verlagsges. m. b. H., 1939.

Böhm, E. u. K. R. Dietrich: Reagenzien und Nährböden. Berlin und Wien: Urban & Schwarzenberg, 1927.

Brandt, W.: Ztrbl. Bakteriol., Parasitenkunde, Infektionskrankh., I. Abt., Orig. 142, 316 (1938).

Bruhns, C. u. A. Alexander (1): in Handbuch der Haut- und Geschlechtskrankheiten, herausgeg. von J. Jadassohn, Bd. XI. Berlin: J. Springer, 1928; (2): Grundriß der mykologischen Diagnostik. Berlin: J. Springer, 1932.

Burri, R.: in Handbuch der technischen Mykologie, herausgeg. von F. Lafar, Bd. I. Jena: G. Fischer, 1907.

Butenandt, A. u. Fr. H. Stodola: Liebigs Ann. 539, 40 (1939).

Chlopin, G. u. G. Tammann: Ztschr. f. Hygiene 45, 171 (1903).

Cohn, F. (1): Beiträge zur Biologie der Pflanzen, Bd. I. H. 2 (1872); (2): Ebenda H. 3 (1875).

Chrzaszcz, T. u. J. Kaszmica: Ztrbl. Bakteriol., Parasitenkunde, Infektionskrankh., II. Abt. 100, 307 (1939).

Damm, H.: Chem. Ztg. 67, 47 (1943).

David, H.: Ztrbl. Bakteriol., Parasitenkunde, Infektionskrankh., I. Abt., Orig. 132, 240 (1934).

Delitsch, H.: Ztrbl. Bakteriol., Parasitenkunde, Infektionskrankh., I. Abt., Orig. 144, 150 (1939), Beiheft.

Desnuelle, P. (1): Enzymologia 6, 242 (1939); (2): Ebenda 6, 387 (1939).

Deutsche Fleischerzeitung Nr. 27 vom 2. 2. 1938.

Doherty, E. E.: J.A.L.C.A. 34, 464 (1939).

Dold H.: Ztrbl. Bakteriol., Parasitenkunde, Infektionskrankh., I. Abt., Orig. 124, 220 (1932).

Dooren de Jong, L. E. den: Ztrbl. Bakteriol., Parasitenkunde, Infektionskrankh., I. Abt., Orig. 136, 404 (1936).

Drechsel, W.: Über Schimmelpilzbildung auf Sulfitzellstoff, die dadurch bedingte Faserschädigung und Zellulosezersetzung. Diss. Berlin, O. Elsner, 1930.

Drews, B.: Biochem. Ztschr. 288, 207 (1936).

Drobotko, W.: Microbiol. 3, 75 (1934) (russ.); Ref. Ztrbl. Bakteriol., Parasitenkunde Infektionskrankh., II. Abt. 92, 196 (1935).

Dumesh, M. G.: Microbiol. 4, 45 (1935) (russ.); Ref. Ztrbl. Bakteriol., Parasitenkunde Infektionskrankh., II. Abt. 94, 479 (1936).

Eitner, W.: Gerber 1889.

Enderlein, G.: Bakterien-Cyclogenie. Berlin und Leipzig 1925.

Eßwein, A. u. W. Schwartz: Ztrbl. Bakteriol., Parasitenkunde Infektionskrankh., II. Abt. 100, 99 (1939).

Falck, R. u. W. Haag: Ber. Dtsch. chem. Ges. 60, 225 (1927).

Fehér, D. u. M. Frank: Arch. Mikrobiol. 8, 249 (1937).

Fink, H., G. v. Haeseler u. M. Schmidt: Wchschr. Brauerei 54, 89, 100 (1937).

Fink, H. u. Jos. Krebs (1): Biochem. Ztschr. 299, 1 (1938); (2): Ebenda 300, 59 (1939); (3): Ebenda 300, 175 (1939).

Fink, H. u. R. Lechner (1): Biochem. Ztschr. 286, 83 (1936); (2): Angew. Chem. 49, 775 (1936).

Fink, H., R. Lechner u. E. Heinisch (1): Biochem. Ztschr. 278, 23 (1935); (2): Ebenda 283, 71 (1936).

Fink, H., H. Wentrup, R. Lechner, A. Scheunert u. K. H. Wagner: Biochem. Ztschr. 304, 318 (1940).

Fischer, W.: cit. nach Bruhns, C. u. A. Alexander (2): Grundriß der mykologischen Diagnostik, S. 183. Berlin: J. Springer, 1932.

Franke, W. u. B. Banerjee: Biochem. Ztschr. 305, 57 (1940).

Fränkel: Ztschr. f. Hygiene 6 (1889).

Frieber, W.: cit. nach Henneberg, W. (2): Handbuch der Gärungsbakteriologie, Bd. I. 2. Aufl., S. 45. Berlin: P. Parey, 1926.

Gans, O.: Histologie der Hautkrankheiten. Bd. I, 1925. Bd. II, 1928. Berlin: J. Springer.

Gildemeister, E. u. M. Neustat: Ztrbl. Bakteriol., Parasitenkunde, Infektionskrankh., I. Abt., Orig. 133, 101 (1934).

Gorbach, G. u. A. Schönbeck: Sitzungsber. Akad. Wiss. Wien, 1. Abt. 141, 307 (1932).

Gorbach, G. u. R. Ulm: Arch. Mikrobiol. 6, 362 (1935).

Gorini, C. (1): Atti R. Accad. naz. Lincei, Rend. 10, 309 (1929); Ref. Ztrbl. Bakteriol., Parasitenkunde, Infektionskrankh., II. Abt. 82, 267 (1930); (2): Ztrbl. Bakteriol., Parasitenkunde, Infektionskrankh., I. Abt. Orig., 144, 11 (1939), Beiheft.

Gorini, C., W. Graßmann u. H. Schleich: Ztschr. physiol. Chem. 205, 133 (1932).

Graßmann, W. (1): Collegium 1934, 549; (2): Ergebn. d. Enzymforsch., herausgeg. von F. F. Nord u. R. Weidenhagen, Bd. I. Leipzig: Akad. Verlagsges. m. b. H., 1932.

Graßmann, W. u. K. P. Basu: Ztschr. physiol. Chem. **198**, 247 (1931).

Graßmann, W. u. F. Schneider: Ergebn. d. Enzymforsch., herausgeg. von F. F. Nord u. R. Weidenhagen, Bd. V. Leipzig: Akad. Verlagsges. m. b. H., 1936.

Gray: Journ. Bact. 1927.

Grohmann, G.: Ztrbl. Bakteriol., Parasitenkunde, Infektionskrankh., II. Abt. **61**, 256 (1924).

Guerrini, G.: Ztrbl. Bakteriol., Parasitenkunde, Infektionskrankh., I. Abt., Orig. **133**, 262 (1934/35).

Gutstein, M. (*1*): Ztrbl. Bakteriol., Parasitenkunde, Infektionskrankh., I. Abt., Orig. **104**, 410 (1927); (*2*): Ebenda **124**, 572 (1932).

Haag, Fr. E.: Ztrbl. Bakteriol., Parasitenkunde, Infektionskrankh., I. Abt., Orig. **131**, 469 (1934).

Haagen, E. (*1*): Ztrbl. Bakteriol., Parasitenkunde, Infektionskrankh., I. Abt., Ref. **135**, 321 (1939); (*2*): Handbuch der Viruskrankheiten, Bd. I. Jena: G. Fischer, 1939.

Hahn, Fr. L.: Biochem. Ztschr. **251**, 1011 (932).

Hailer, E.: in Weyls Handbuch der Hygiene, 2. Aufl., herausgeg. von A. Gärtner, Bd. 8. IV. Abt. Die Desinfektion. Leipzig: J. A. Barth, 1922.

Halden, W.: Ztschr. physiol. Chem. **225**, 249 (1934).

Hansen, A. u. A. Lund: Die Mikroorganismen der Gärungsindustrie, 6. Aufl. Jena: Gustav Fischer, 1940.

Hausam, W. (*1*): Collegium **1932**, 809; (*2*): Ebenda **1935**, 481; (*3*): Untersuchungen über Bakterium coli. Ein Beitrag zur Kenntnis der Milch-Colibakterien und zur Erforschung ihres Lebenszyklus. Diss. Borna, R. Noske, 1930; (*4*): Collegium **1936**, 561; (*5*): Ebenda **1940**, 145; (*6*): Original.

Hausam, W. u. E. Liebscher: Original.

Hausam, W., E. Liebscher u. T. Schindler: Collegium **1939**, 529.

Hausam, W., T. Schindler u. E. Liebscher: Collegium **1940**, 185.

Hausam, W. u. R. Schnegg: Unveröffentlichte Versuche.

Hayasida, A.: Biochem. Ztschr. **298**, 169 (1938).

Heim, L.: Lehrbuch der Bakteriologie, 6. u. 7. Aufl. Stuttgart: F. Enke, 1922.

Helm, R.: Handbuch der Viruskrankheiten, Bd. I. Jena: G. Fischer, 1939.

Henglein, F. A., W. Schwartz u. L. Salm: Ztrbl. Bakteriol., Parasitenkunde, Infektionskrankh., II. Abt. **99**, 35 (1938).

Henneberg, W. (*1*): Bakteriologie für die Molkereischule, 2. Aufl. Hildesheim: Molkerei-Ztg., 1928; (*2*): Handbuch der Gärungsbakteriologie, Bd. I, 2. Aufl. Berlin: P. Parey, 1926; (*3*): Handbuch der Gärungsbakteriologie, Bd. II, 2. Aufl. Berlin: P. Parey, 1926; (*4*): Original.

Henneberg, W. u. H. Kniefall: Milchwirtschaftl. Forsch. **17**, 146 (1936).

Henry, B. S. u. C. A. Friedman: Journ. Bacteriol. **33**, 323 (1937); Ref. Ztrbl. Bakteriol., Parasitenkunde. Infektionskrankh., II. Abt. **97**, 436 (1937/38).

Hercik, F.: Journ. gen. Physiol. **20**, 589 (1937); Ref. Ztrbl. Bakteriol., Parasitenkunde, Infektionskrankh. **97**, 471 (1937/38).

Herelle, F. d': Le bactériophage et son comportement, 2. Aufl., Paris: 1926.

Herzberg, K. (*1*): Naturwiss. Berlin: J. Springer, 1937 (94. Vers. d. Ges. d. Naturf. u. Ärzte zu Dresden, 1936); (*2*): Handbuch der Viruskrankheiten, Bd. I. Jena: G. Fischer, 1939.

Hetsch, H.: Mikrobiologie und Immunitätslehre. Berlin und Wien: Urban & Schwarzenberg, 1931.

Hettche, O.: Ztrbl. Bakteriol., Parasitenkunde, Infektionskrankh., I. Abt., Orig. **144**, 62 (1939), Beiheft.

Hettche, H. O. u. H. Münch (*1*): Arch. Hyg. Bakteriol. **119**, 168 (1937); (*2*): Ztrbl. Bakteriol., Parasitenkunde, Infektionskrankh., I. Abt., Orig. **143**, 367 (1939).

Hettche, H. O. u. W. Vogel: Arch. Hyg. Bakteriol. **117**, 234 (1937).

Hill, Fr.: Ztrbl. Bakteriol., Parasitenkunde, Infektionskrankh., I. Abt., Orig. **142**, 483 (1938).

Hoder, Fr.: Handbuch der Viruskrankheiten, Bd. II. Jena: G. Fischer, 1939.

Horowitz-Wlassowa, L. M. u. M. I. Livschitz: Ztrbl. Bakteriol., Parasitenkunde, Infektionskrankh., II. Abt. **92**, 424 (1935).

Hruszek, H.: Ztrbl. Bakteriol., Parasitenkunde, Infektionskrankh., I. Abt., Orig. **132**, 378 (1934).

Illényi, A. u. K. H. Büsing: Ztrbl. Bakteriol., Parasitenkunde, Infektionskrankh., I. Abt., Orig. **144**, 72 (1939), Beiheft.

Jakes, E.: Sborník českoslov. Akad. Zemědělské **2**, 115 (1937); Ref. Ztrbl. Bakteriol., Parasitenkunde, Infektionskrankh., II. Abt. **97**, 249 (1937/38).

Jancke, F.: Milchwirtschaftl. Forsch. 6, 303 (1928).

Janisch, E.: Ztrbl. Bakteriol., Parasitenkunde, Infektionskrankh., II. Abt. 101, 120 (1939).

Janke, A., J. Holota, E. Mikschik u. H. Hofmann: Ztrbl. Bakteriol., Parasitenkunde, Infektionskrankh., I. Abt., Orig. 144, 122 (1939), Beiheft.

Janke, A. u. H. Holzer: Biochem. Ztschr. 213, 142 (1929).

Janke, A. u. B. Schaefer: Ztrbl. Bakteriol., Parasitenkunde, Infektionskrankh., II. Abt. 102, 241 (1940).

Johnson, M. J.: Ztrbl. Bakteriol., Parasitenkunde, Infektionskrankh., I. Abt. Ref. 132, 3 (1939).

Kajakowa, N.: Microbiol. 3, 110 (1934) (russ.); Ref. Ztrbl. Bakteriol., Parasitenkunde, Infektionskrankh., II. Abt. 92, 204 (1935).

Karström, H.: Ergebn. d. Enzymforsch., herausgeg. von F. F. Nord u. R. Weidenhagen, Bd. VII. Leipzig: Akad. Verlagsges. m. b. H., 1938.

Kausch, E. u. P. Weiß: Ztrbl. Bakteriol., Parasitenkunde, Infektionskrankh., I. Abt., Orig. 133, 124 (1934/35).

Kausche, G. A. u. H. Ruska: Biochem. Ztschr. 303, 221 (1939).

Kausche, G. A., E. Pfannkuch u. H. Ruska: Naturwiss. 27, 281 (1939).

Klanfer, K. u. H. Engelberg: Collegium 1935, 225.

Klimmer, M.: Technik und Methodik der Bakteriologie und Serologie. Berlin: J. Springer, 1923.

Klöcker, A.: Handbuch der technischen Mykologie, herausgeg. von F. Lafar, Bd. IV. Jena: G. Fischer, 1905—1907.

Kluyver, A. J.: Ergebn. d. Enzymforsch., herausgeg. von F. F. Nord u. R. Weidenhagen, Bd. IV. Leipzig: Akad. Verlagsges. m. b. H., 1935.

Koblmüller, L. O.: Ztschr. Hyg. Infekt.-Krankh. 118, 17 (1936); Ref. Ztrbl. Bakteriol., Parasitenkunde, Infektionskrankh., II. Abt. 95, 73 (1936/37).

Koch, F. El.: Ztrbl. Bakteriol., Parasitenkunde, Infektionskrankh., I. Abt., Orig. 132, 358 (1934).

Koch, Rich.: Ztrbl. Bakteriol., Parasitenkunde Infektionskrankh., II. Abt. 97, 449 (1938).

Koch, R. (1): Dtsch. med. Wchschr. 1878, Nr. 1, 2; (2): Ebenda 1878, Nr. 43; (3): Mitt. kais. Gesundh.-Amt 1, 234 (1881).

Kögl, Fr. u. B. Tönnis: Liebigs Ann. 497, 265 (1932).

Kolle, W. u. H. Hetsch: Die experimentelle Bakteriologie und die Infektionskrankheiten, Bd. I, 6. Aufl. Berlin und Wien: Urban & Schwarzenberg, 1922.

Konrich, Fr.: Die bakterielle Keimtötung durch Wärme. Stuttgart: F. Enke, 1938.

Korenjako, A. I.: Microbiol. 7, 515 (1938) (russ.); Ref. Ztrbl. Bakteriol., Parasitenkunde, Infektionskrankh., II. Abt. 100, 61 (1939).

Krasilnikow, N. A.: Ber. Akad. Wiss. UdSSR.1, 193 (1936) (russ.); Ref. Ztrbl. Bakteriol., Parasitenkunde, Infektionskrankh. 96, 247 (1937).

Kresling: cit. nach Baumgärtel, T. (1): Grundriß der theoretischen Bakteriologie, S. 61. Berlin: J. Springer, 1924.

Krönig, B. u. Th. Paul (1): Ztschr. Hyg. Infekt.-Krankh. 25, 1 (1897); (2): Ztschr. physikal. Chem. 21, 414 (1896).

Krumbholz, G.: Arch. Mikrobiol. 4, 167 (1933).

Kruse, W. u. M. Fischer: Münch. med. Wchschr. 1934, 49.

Kuhn, Ph. (1): Ztrbl. Bakteriol., Parasitenkunde, Infektionskrankh., I. Abt., Orig. 89, 199 (1922), Beiheft; (2): Ebenda 93, 280 (1924), Beiheft; (3): Med. Wchschr. f. prakt. Ärzte Nr. 35, Berlin, 1929.

Kuhn, Ph. u. K. Sternberg: Ztrbl. Bakteriol., Parasitenkunde, Infektionskrankh., I. Abt., Orig. 121, 113 (1931).

Lazarew, N. u. B. Bersenewa: Arb. d. Inst. f. landw. Mikrobiol. 6, 58 (1935) (russ.); Ref. Ztrbl. Bakteriol., Parasitenkunde, Infektionskrankh., II. Abt. 96, 453 (1937).

Lee, S. B. u. W. W. Umbreit: Ztrbl. Bakteriol., Parasitenkunde, Infektionskrankh., II. Abt. 101, 354 (1940).

Lehmann, K. B. u. R. O. Neumann: Bakteriologische Diagnostik, Bd. II, 7. Aufl. München: J. F. Lehmanns-Verlag, 1927.

Lembke, A.: Diss. Kiel, 1933.

Lembke, A. u. Flügge: Diss. Kiel, 1938.

Lewis, I. M.: Journ. Bacteriol. 28, 133 (1934); Ref. Ztrbl. Bakteriol., Parasitenkunde, Infektionskrankh., II. Abt. 91, 484 (1934/35).

Lieb, F.: Ztrbl. Bakteriol., Parasitenkunde, Infektionskrankh., I. Abt., Orig. 133, 308 (1935).

Lieb, F. u. W. Reichelt: Ztrbl. Bakteriol., Parasitenkunde, Infektionskrankh., I. Abt., Orig. **142**, 64 (1938).

Lindner, Fr.: Medizin und Chem., Abh. med.-chem. Forschungsstätten, I. G. Farbenind. Hoechst **2**, 329 (1934).

Lieske, R. (*1*): Allgemeine Bakterienkunde. Berlin: Gebr. Borntraeger, 1926; (*2*): Morphologie und Biologie der Strahlenpilze. Leipzig: Gebr. Borntraeger, 1921.

Lloyd, D. J.: Leather Trades' Rev. **1934**, 197.

Löhnis, F. (*1*): Studies upon life cycles of the Bacteria. National Acad. of Sc. Washington, 1921; (*2*): Ztrbl. Bakteriol., Parasitenkunde, Infektionskrankh., II. Abt. **56**, 529 (1922); (*3*): Vorles. über landwirtschaftl. Bakteriologie **1926**, 175.

Macfadyen: cit. nach Lieske, R. (*1*): Allgemeine Bakterienkunde, S. 171. Berlin: Gebr. Borntraeger, 1926.

McLaughlin, G. D. u. G. E. Rockwell: J.A.L.C.A. **17**, 325 (1922).

McLaughlin, G. D., I. H. Blank u. G. E. Rockwell: Collegium **1928**, 509.

Maschmann, E. (*1*): Ztrbl. Bakteriol., Parasitenkunde, Infektionskrankh., I. Abt., Orig. **140**, 288 (1937), Beiheft; (*2*): Ebenda **144**, 116 (1939), Beiheft; (*3*): Biochem. Ztschr. **295**, 351 (1938); (*4*): Ebenda **295**, 391 (1938); (*5*): Ebenda **295**, 400 (1938); (*6*): Ebenda **300**, 89 (1938/39); (*7*): Ebenda **295**, 1 (1938); (*8*): Naturwiss. **26**, 139 (1938); (*9*): Biochem. Ztschr. **297**, 284 (1938); (*10*): Naturwiss. **26**, 791 (1938); (*11*): Biochem. Ztschr. **302**, 332 (1939); (*12*): Ebenda **303**, 145 (1939).

Memmesheimer, M.: Klin. Wchschr. **17**, 56 (1938).

Meyer, A.: cit. nach W. Schwartz: Angew. Chem. **50**, 294 (1937).

Meyerhof, O.: Ergebn. d. Enzymforsch., herausgeg. von F. F. Nord u. R. Weidenhagen, Bd. IV. Leipzig: Akad. Verlagsges. m. b. H., 1935.

Miramond de Laroquette: cit. nach Baumgärtel, T. (*1*): Grundriß der theoretischen Bakteriologie. Berlin: J. Springer, 1924.

Mossewitsch, M.: Microbiol. **4**, 240 (1935) (russ.); Ref. Ztrbl. Bakteriol., Parasitenkunde, Infektionskrankh., II. Abt. **94**, 480 (1936).

Müller, A.: Ztrbl. Bakteriol., Parasitenkunde, Infektionskrankh., I. Abt., Orig. **140**, 66 (1937).

Myrbäck, K.: Ergebn. d. Enzymforsch., herausgeg. von F. F. Nord u. R. Weidenhagen, Bd. II. Leipzig: Akad. Verlagsges. m. b. H., 1933.

Nachimowskaja, M. I.: Microbiol. **6**, 131 (1937) (russ.); Ref. Ztrbl. Bakteriol., Parasitenkunde Infektionskrankh., II. Abt. **97**, 436 (1937/38).

Nadelin, E. P.: The Milk Dealer **26**, 35, 76 (1937); Ref. Ztrbl. Bakteriol., Parasitenkunde Infektionskrankh., II. Abt. **97**, 476 (1937/38).

Nägeli, K. W.: cit. nach Baumgärtel, T. (*1*): Grundriß der theoretischen Bakteriologie, S. 2. Berlin: J. Springer, 1924.

Nemki u. Schaffer: cit. nach Baumgärtel, T. (*1*): Grundriß der theoretischen Bakteriologie, S. 57. Berlin: J. Springer, 1924.

Nielsen, N.: Compt. rend. Trav. Lab. Carlsberg, Sér. physiol. **21**, 139 (1935); Ref. Ztrbl. Bakteriol., Parasitenkunde, Infektionskrankh., II. Abt. **94**, 353 (1936).

Niethammer, A.: Ztrbl. Bakteriol., Parasitenkunde, Infektionskrankh., II. Abt. **98**, 65 (1938).

Nord, F. F.: Ergebn. d. Enzymforsch., herausgeg. von F. F. Nord u. R. Weidenhagen, Bd. VIII. Leipzig: Akad. Verlagsges. m. b. H., 1939.

O'Flaherty, F. u. E. E. Doherty (*1*): J.A.L.C.A. **34**, 325 (1939); (*2*): Ebenda **34**, 329 (1939).

Ohtsuki, T.: Jap. Journ. Botany **8**, 269 (1936); Ref. Ztrbl. Bakteriol., Parasitenkunde, Infektionskrankh., II. Abt. **97**, 151 (1937/38).

Oppenheimer, C.: „Bakterienenzyme" in Kolle-Kraus-Uhlenhuth, Handbuch der pathogenen Mikroorganismen, Bd. XI, 2, 3. Aufl. Jena, Berlin und Wien: G. Fischer und Urban & Schwarzenberg, 1929.

Ottolenghi, D. (*1*): Desinfektion **1**, 211 (1908); (*2*): Ebenda **2**, 105 (1909); (*3*): Ebenda **3**, 73 (1910); (*4*): Ebenda **4**, 65 (1911).

Patzschke: cit. nach Konrich, Fr.: Die bakterielle Keimtötung durch Wärme, S. 17. Stuttgart: F. Enke, 1938.

Peter, H.: Ztrbl. Bakteriol., Parasitenkunde, Infektionskrankh., I. Abt., Orig. **144**, 463 (1939).

Petrowa, E. K.: Arch. Mikrobiol. **4**, 326 (1933).

Pfankuch, E., G. A. Kausche u. H. Stubbe: Biochem. Ztschr. **304**, 238 (1940).

Piekarski, G.: Ztrbl. Bakteriol., Parasitenkunde, Infektionskrankh., I. Abt., Orig. **144**, 140 (1939), Beiheft.

Piekarski, G. u. H. Ruska: Klin. Wchschr. **18**, 383 (1939).

Porodko, Th.: Jahrb. wiss. Bot. **41**, 1 (1904).

Rahn, O.: Ztrbl. Bakteriol., Parasitenkunde, Infektionskrankh., II. Abt. **83**, 277 (1931).
Raper, H. S.: Ergebn. d. Enzymforsch., herausgeg. von F. F. Nord u. R. Weiden-hagen, Bd. I. Leipzig: Akad. Verlagsges. m. b. H., 1932.
Reid, R. D.: Ztrbl. Bakteriol., Parasitenkunde, Infektionskrankh., II. Abt. **95**, 379 (1936/37).
Riemsdijk, M. van: Ztrbl. Bakteriol., Parasitenkunde, Infektionskrankh., I. Abt., Orig. **143**, 265 (1939).
Rippel, A.: Arch. Mikrobiol. **8**, 41 (1937).
Rohrbach, R.: Die Hautkrankheiten. Dresden und Leipzig: Th. Steinkopff, 1935.
Ruska, H.: Arch. ges. Virusforsch. **1**, 155 (1939).
Sabouraud, R.: cit. nach Bruhns, C. u. A. Alexander (*2*): Grundriß der myko-logischen Diagnostik, S. 11. Berlin: J. Springer, 1932.
Schanderl, H.: Ztrbl. Bakteriol., Parasitenkunde, Infektionskrankh., II. Abt. **101**, 401 (1940).
Schäffer: Ztschr. Hyg. Infekt.-Krankh. **16** (1894).
Schenck, H.: Lehrbuch der Botanik für Hochschulen, 16. Aufl. Jena: G. Fischer, 1923.
Schneider, E.: Ztschr. physiol. Chem. **226**, 221 (1934).
Schneider, F.: Ergebn. d. Enzymforsch., herausgeg. von F. F. Nord u. R. Weiden-hagen, Bd. VII. Leipzig: Akad. Verlagsges. m. b. H., 1938.
Schoop, G.: Ztrbl. Bakteriol., Parasitenkunde, Infektionskrankh., I. Abt., Orig. **136**, 509 (1936).
Schütz, Fr.: Ztrbl. Bakteriol., Parasitenkunde, Infektionskrankh., I. Abt. Orig. **140**, 118 (1937), Beiheft.
Schwartz, W.: Angew. Chem. **50**, 294 (1937).
Schwartz, W. u. E. Loeser: Ztrbl. Bakteriol., Parasitenkunde, Infektionskrankh., II. Abt. **91**, 395 (1934/35).
Schweizer, G.: Österr. bot. Ztschr. **85**, 297 (1936).
Skorodumow, L. N.: Kultur und Kolonien der Mikroorganismen (russisches Buch); Ref. Ztrbl. Bakteriol., Parasitenkunde, Infektionskrankh., II. Abt. **90**, 268 (1934).
Smith, G.: An Introduction to Industrial Mycology. London: Edward Arnold & Co. Ltd., 1938.
Stanley, W. M.: cit. nach E. Köhler: Handbuch der Viruskrankheiten, Bd. II. Jena: G. Fischer, 1939.
Stather, F. u. E. Liebscher (*1*): Collegium 1929, 427; (*2*): Ebenda 1929, 437; (*3*): Ebenda 1930, 170.
Stuart, L. S. u. R. W. Frey: J.A.L.C.A. **29**, 113 (1934).
Stuart, L. S., R. W. Frey u. L. H. James: U. S. Dept. Agric. Techn. Bullet. Nr. 383, Sept. 1933.
Takahashi, K.: Enzymologia **6**, 213 (1939).
Tarnanen, J.: Diss. Helsinki, 1930; cit. nach Meewes, K. H.: Ztrbl. Bakteriol., Parasitenkunde, Infektionskrankh., I. Abt. **144**, 135 (1939), Beiheft.
Tarozzi, G.: cit. nach Klimmer, M.: Technik und Methodik der Bakteriologie und Serologie, S. 253. Berlin: J. Springer, 1923.
Tattevin, M.: Le sel et les microbes. Inaug.-Diss. Nancy; durch Cuir techn. **21**, 24 (1928).
Thom, C. (*1*): Culturel studies of species of Penicillium. U. S. Dept. Agric., Bureau of animal Industry, Bullet. 118, 1910; (*2*): The Penicillia. London: Baillière, Tindall & Cox, 1930.
Thom, C. u. B. M. Church (*1*): The Aspergilli. Baltimore: Williams & Wilkins Co., 1926; (*2*): The Aspergilli. London, 1926.
Tiukow, D.: Ztrbl. Bakteriol., Parasitenkunde, Infektionskrankh., II. Abt. **83**, 385 (1931).
Tönnis, B.: Diss. Göttingen, 1931.
Tschistjakow, F. M.: Microbiol. **6**, 810 (1937) (russ.); Ref. Ztrbl. Bakteriol., Parasitenkunde, Infektionskrankh., II. Abt. **98**, 453 (1938).
Virtanen, A. I. (*1*): Suomaleinen Tiedeakademian Toim., Helsinki, 1933; cit. nach Meewes, K. H.: Ztrbl. Bakteriol., Parasitenkunde, Infektionskrankh., I. Abt. Orig. **144**, 135 (1939), Beiheft; (*2*): Soc. Sci. fenn., Comment. physico-math. I, **36**, 1 (1923); cit. nach Meewes, K. H.: Ztrbl. Bakteriol., Parasitenkunde, In-fektionskrankh., I. Abt. Orig. **144**, 135 (1939).
Virtanen, A. I. u. E. Lundmark: Milchwirtschaftl. Forsch. **8** (1929).
Virtanen, A. I. u. J. Tarnanen (*1*): Naturwiss. **19**, 397 (1931); (*2*): Ztschr. physiol. Chem. **204**, 247 (1932).

Wahl, R.: Compt. rend. Soc. Biol. **128**, 854 (1938); durch Ztrbl. Bakteriol., Parasitenkunde, Infektionskrankh., I. Abt. Orig. **143**, 142 (1938).

Waksman, S. A. u. I. J. Hutchings: Soil Sci. **43**, 77 (1937); Ref. Ztrbl. Bakteriol.,
Parasitenkunde, Infektionskrankh., II. Abt. **97**, 480 (1937/38).

Waldmann, O.: Naturwiss. Berlin: J. Springer, 1937 (94. Vers. d. Ges. d. Naturf.
u. Ärzte zu Dresden, 1936).

Waldmann, O. u. H. C. Nagel: Handbuch der Viruskrankheiten, Bd. I. Jena:
G. Fischer, 1939.

Wehmer, C. (*1*): Handbuch der technischen Mykologie, herausgeg. von F. Lafar,
Bd. IV. Jena: G. Fischer, 1907; (*2*): Ber. Dtsch. bot. Ges. **2**, 410 (1893).

Westling, R.: Ark. for Botanik **11**, Nr. 1 (1911).

Wilenczyk: cit. nach Bruhns, C. u. A. Alexander (*1*): Handbuch der Haut-
und Geschlechtskrankheiten, herausgeg. von J. Jadassohn, Bd. XI, S. 113.
Berlin: J. Springer, 1928.

Wilson, J. A.: Die Chemie der Lederfabrikation, 2. Aufl. (Deutsche Bearbeitung
von F. Stather u. M. Gierth.) Wien: J. Springer, 1930.

Wilson, J. A. u. G. Daub: J.A.L.C.A. **20**, 400 (1925).

Windisch, F.: Ergebn. d. Enzymforsch., herausgeg. von F. F. Nord u. R. Weidenhagen, Bd. II. Leipzig: Akad. Verlagsges. m. b. H., 1933.

Woeltje, W.: Ztrbl. Bakteriol., Parasitenkunde, Infektionskrankh., II. Abt. **48**,
97 (1918).

Wohlfeil, T. (*1*): Ztrbl. Bakteriol., Parasitenkunde, Infektionskrankh., I. Abt. Orig.
135, 182 (1935/36); (*2*): Ebenda **140**, 119 (1937).

Wollenweber, H.W. u. H. Richter: Ztrbl. Bakteriol., Parasitenkunde, Infektionskrankh., II. Abt. **90**, 74 (1934).

Woronzoff, Winogradoff u. Kolesnikoff: Ztrbl. Bakteriol., Parasitenkunde,
Infektionskrankh. **21**, Nr. 4 (1881).

Wrede, F.: Ztschr. physiol. Chem. **210**, 125 (1932).

Wrede, F. u. A. Rothhaas (*1*): Ztschr. physiol. Chem. **223**, 113 (1934); (*2*): Ebenda
219, 267 (1933); (*3*): Ebenda **222**, 203 (1933).

Yamagutchi, S.: Acta phytochim. **10**, 171 (1938); Ref. Ztrbl. Bakteriol., Parasitenkunde, Infektionskrankh., II. Abt. **101**, 235 (1939).

Zeissler, J.: Collegium **1926**, 21.

Zimmermann, W. (*1*): Ztrbl. Bakteriol., Parasitenkunde, Infektionskrankh., I. Abt.,
Orig. **143**, 142 (1938); (*2*): Klin. Wchschr. **18**, 27 (1939); (*3*): Ztrbl. Bakteriol.,
Parasitenkunde, Infektionskrankh., I. Abt. Orig. **144**, 65 (1939), Beiheft.

B. Spezielle Bakteriologie und Mykologie.

I. Bakteriologie und Mykologie der Haut des lebenden Tieres.

Haut und Haare des lebenden Tieres sind stets beladen mit Mikroorganismen.
Sie entstammen der das Tier umgebenden Luft, dem Staub, der Erde, dem
Stall, Wasser, Futter, Stroh, Mist und Schmutz, der Jauche, den Geschirr-
teilen, kurz allen Stoffen oder Gegenständen, mit denen das Tier in ständige
oder zufällige Berührung kommt. Die weitaus meisten der auf der Haut immer
vorhandenen Mikroorganismen sind harmlose Bewohner, also nicht-pathogene
Bakterien, Hefen und Schimmelpilze. Von den pathogenen Arten kennen wir eine
Reihe solcher, die im allgemeinen der Haut nur dann Schaden zufügen können,
wenn mechanische Verletzungen, Reibungen und Druck, oder Verletzungen
durch Insekten ihrem Eindringen die Wege geebnet haben. Hierher sind einmal
pathogene Kokken zu rechnen, Strepto- und Staphylokokken, die als
Eitererreger typische eitrige Abszesse hervorrufen können. Ferner gehören hierher pathogene Stäbchenbakterien, von denen die Tuberkelbakterien
als Erreger von Hauttuberkulose und die Milzbrandbazillen als Erreger
des Hautmilzbrandes besonders hervorgehoben seien. Diese letzteren dürften
aber wohl ebenso wie die pathogenen Fadenpilze normalerweise nicht auf
der Haut vorkommen (C. Bruhns und A. Alexander, S. 183), sondern im all-

gemeinen durch Übertragungen durch bereits erkrankte Tiere oder durch Infektionen anderer Herkunft auf sie gelangen, wobei viele Faktoren, wie Er-
nährungszustand der Haut, ihr Reinlichkeitsgrad, überhaupt die Gesamtdispo-
sition der Haut bei der Erkrankung derselben eine Rolle spielen. Pathogene
Sproßpilze, Hefen und Schimmelpilze sind als Krankheitserreger der Haut
in gleicher Weise zu nennen. Die Erkrankungen der Schleimhäute stehen hier
außer Interesse.

Die banalen Eitererreger (Strepto- und Staphylokokken) entzünden und
zerstören die Haut überall dort, wo ihnen Angriffsflächen geboten werden. Dafür wurden schon Beispiele genannt. Im Zusammenhang mit Insektenbefall
seien hier die Sekundärinfektionen durch Kokken nach vorangehender Invasion
durch Milben, insbesondere beim Auftreten der in den Haarfollikeln und dem
Papillarkörper parasitierenden Haarbalgmilbe, Demodex folliculorum (Ew.
Weber, S. 258), bei Befall mit Zecken, Läusen oder beim Dasselbefall nur als
typische Beispiele genannt. Desgleichen kommen solche Sekundärinfektionen
im Anschluß an andere Hautkrankheiten (z. B. Pilzmykosen) vor. Die Strepto-
kokkenerkrankungen beschränken sich wohl ausschließlich auf die Epidermis und
kennzeichnen sich durch Knötchen, Bläschen, Pusteln oder Krusten,
während sich die Staphylokokkenerkrankungen in tieferen Hautschichten abspielen und die Drüsen der Haut zerstören — z. B. die Talgdrüsen des Haar-
balges — (R. Rohrbach, S. 58ff.) und auch unmittelbare Ursache von starken
Beschädigungen des Coriums sind. Bei bestimmten Krankheitstypen, z. B. beim
Furunkel, kommt es nach Entwicklung eines Ödems zur Verflüssigung kollagenen
Gewebes und nach der zeitlich etwas später liegenden Zerstörung der elastischen
Fasern geht schließlich das gesamte Kollagen zugrunde [O. Gans (1),
S. 349].

Beschränken wir uns hier auf die wichtigsten pathogenen Stäbchenbakterien, welche die Haut befallen können, so haben vor allen anderen an
dieser Stelle Milzbrand und Tuberkulose Interesse. Beim Milzbrand ist ein
primärer pustulöser Karbunkel und eine ödematöse Veränderung des
Papillarkörpers und tieferer Hautschichten zu unterscheiden. Dem Milz-
brandödem entspricht histologisch eine zellig-seröse Durchtränkung der ganzen
Haut [O. Gans (1), S. 398]. Das Tuberkulosebakterium vermag sich in
jedem Hautabschnitt anzusiedeln. Einmal kommt es zur Bildung oberflächlicher Läsionen, die mitunter ohne ausgesprochene Vernarbung ab-
heilen, im anderen Fall sind tiefgreifende, mit Gewebstod und Verkäsung einher-
gehende Prozesse die Folge, die stets ausgesprochene Narben hinterlassen
(R. Rohrbach, S. 80). Im letzteren Fall ist das ganze Corium bis herab zur
Unterhaut von tuberkulösem Granulationsgewebe durchzogen. Innerhalb der
Infiltrate gehen das kollagene und elastische Gewebe größtenteils zugrunde
[O. Gans (1), S. 422 und 424].

In gleicher Weise kommen krankhafte Veränderungen der Haut durch Infektionen mit Strahlenpilzen (Actinomyces bovis) zustande. Charakteristisch ist dabei die Drusenbildung.

Eine Reihe pathogener sporenbildender Bakterienspezies, die als
Erdbewohner häufig auch auf die Haut des Tieres gelangen, interessieren hier
im wesentlichen nur als Krankheitserreger im weiteren Sinne; sie spielen vom
Standpunkt der Haut als Rohprodukt des Gerbers aus gesehen eine mehr untergeordnete Rolle. Hierher gehören z. B. der Fränkelsche Gasbazillus als Erreger des Gasbrandes, der Novysche Bazillus des malignen Ödems, der Rausch-
brand- und Pararauschbrandbazillus, der Bac. histolyticus, der Tetanusbazillus
als Erreger des Starrkrampfes, der Bac. botulinus usw. (J. Zeißler). Immerhin

beweist aber eine neuere Untersuchung, daß gelegentlich auch einmal Erreger aus dieser Gruppe von Mikroorganismen als Schädiger oder gar als Zerstörer der Haut auftreten können, allerdings nicht der Haut des lebenden Tieres, sondern von Hautblößen (W. Hausam, E. Liebscher und T. Schindler; siehe auch S. 735).

Die allermeisten auf der Haut sonst noch vorkommenden Bakterien, durchweg Saprophyten, können der Haut im allgemeinen erst dann Schaden zufügen, wenn das Tier geschlachtet und die Haut vom Tierkörper abgezogen ist. Wir werden der einen oder anderen Bakterienart in späteren Abschnitten noch begegnen.

In weit größerem Ausmaß sind Pilze, und zwar speziell Hautpilze, sog. Dermatophyten, für Zerstörungen oder Veränderungen der Epidermis, des Coriums oder der Haut in ihrer Gesamtheit verantwortlich (siehe auch Kapitel Stather). Diese Pilze sind schon deshalb von großer Bedeutung, weil ihre Verbreitung ungeheuer groß ist, weil sie in allen erdenklichen Arten und Abarten vorkommen, und weil es sich vor allem um Organismen bei ihnen handelt, deren Lebensgewohnheiten sie fast ausschließlich zu parasitären Bewohnern der Haut und ihrer Anhangsorgane stempeln. Die Hauptvertreter dieser Pilze sind die Trichophytie-, die Favus-, Mikrosporie- und Epidermophytiepilze. Ihre Morphologie und, soweit angängig, auch ihre Physiologie wurden bereits besprochen (siehe dieses Kapitel, Abschnitt A, S. 634). Die Infektion mit diesen Pilzen erfolgt über die Haarkanäle, an Hautrissen oder wunden Stellen. Prinzipiell ist zwischen den oberflächlichen Hauterkrankungen, die sich fast ausschließlich auf epidermale Teile beschränken, und zwischen den tiefen Mykosen, Tiefentrichophytien, zu unterscheiden, die im Papillarkörper, im Corium und auch in der Subcutis ihren Sitz haben und die zur Bildung von Granulations- und eitrigen Herden führen (C. Bruhns und A. Alexander, S. 48). Dabei kommt es vor, daß ursprünglich nur oberflächliche Erkrankungen in die Form der tiefen Mykosen übergehen. Diese tief infiltrierten, eiternden oder knotigen Mykosen, vorwiegend Trichophytien, kommen vorzugsweise an der behaarten Haut vor. Daneben sind tiefe Mykosen bekannt, die mehr die unbehaarte Haut befallen, wie eine Reihe oberflächlicher Mykosen dies vorzugsweise tut. Die tiefen Mykosen gehen vielfach in sog. hämatogene Mykosen über. Schließlich sind noch solche Typen zu unterscheiden, die auschließlich das Haar befallen (vgl. auch B. Bloch, S. 302).

Bei der oberflächlichen Trichophytie sowie bei Mikrosporieformen sind die geweblichen Veränderungen besonders in den Anfangsstadien sehr gering und erstrecken sich vorwiegend auf die Hornschicht, während die entzündlichen Veränderungen im Bindegewebe sich zunächst in engen Grenzen halten. Ursprünglich schuppig (squamös) finden sich dann Übergänge zu bläschenartigen (vesiculös-) krustösen Formen [O. Gans (2), S. 60ff.]. Durchaus ähnlich sind den oberflächlichen Trichophytien die klinisch durch Favuspilze bedingten Mykosen (Erbgrind); auch hier finden wir die schuppenden, später mehr bläschenartigen und krustösen Formen sowie ödematöse Schwellungen des Papillarkörpers. Lediglich die Ausbildung eines aufliegenden, trockenen Schildchens (Scutulum), das vom Wurzelteil des Haarbalgs aus sich nach oben ausbreitet, scheidet die favösen Formen von den Trichophytien [O. Gans (2), S. 72ff.]. Die geweblichen Veränderungen sind der Ausdruck des zwischen den eingedrungenen Parasiten und den Gewebszellen stattfindenden, mehr oder weniger hartnäckigen Kampfes. Im histologischen Schnittbild sind in den Krankheitsherden starke Infiltrationen (vorwiegend von Lymphozyten und Plasmazellen) zu erkennen, die Epidermis löst sich mitunter lamellenartig ab

43a

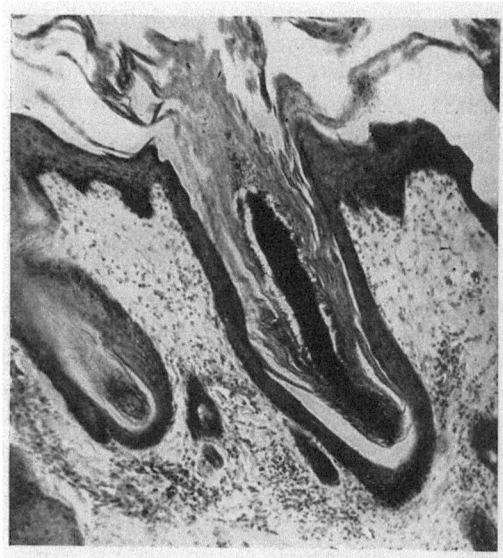

Abb. 328. Kuhhaut. Abstoßung der Epidermis; Haare stark angegriffen oder zerstört und von Pilzelementen umgeben. Querschnitt (Vergr. 85mal) [W. Hausam (1)].

(Abb. 328), und die Haare sind insbesondere in mehr fortgeschrittenen Stadien von der Wurzel bis zur Austrittsstelle an der Epidermis stark lädiert, entweder von Pilzelementen durchsetzt oder völlig umgeben von ihnen und zerstört (Abb. 329, 330 und 331). Die Haarfollikel sind im allgemeinen mächtig erweitert (Abb. 329), die Talgdrüsen sind aufgezehrt und schließlich ist der Übergang mehr epidermaler Zerstörung zu einer solchen der eigentlichen Lederhaut deutlich zu erkennen [W. Hausam (1)]. Die zuletzt geschilderten histologischen Verhältnisse entsprachen z. B. makroskopisch nahezu kahlen, nur spärlich behaarten Stellen im Rücken eines hautkranken Rindes und erinnerten an die bekannte Glatzflechte

[W. Hausam (1)]. Unter dem Namen „Ringelflechte" beschrieben L. S. Stuart und R. W. Frey (1) eine ähnliche Hauterkrankung. Die durch Trichophytiepilze verursachte Hautkrankheit war dadurch gekennzeichnet, daß nur die keratinöse Hautschicht und der obere Teil der Haarfollikel, nicht aber die Haare selbst angegriffen waren. Auch M. E. Robertson (1), (2) berichtete über diese Ringelflechte (Ringworm) als Folge einer Trichophytie.

Werden solche erkrankte Hautbezirke erst nach Einarbeitung der Haut in der Gerberei einer histologischen Untersuchung unterzogen, so sind, weil die klinischen Ausdrucksformen mehr oder weniger verändert oder in Wegfall gekommen sind, dem Dermatologen fast völlig fremde Bilder entstanden; die Untersuchung ist also wesentlich erschwert, um so mehr als über die rein epidermalen Vorgänge nichts mehr auszusagen ist. Bei den von M. Bergmann, F. Stather, W. Hausam und E. Lieb-

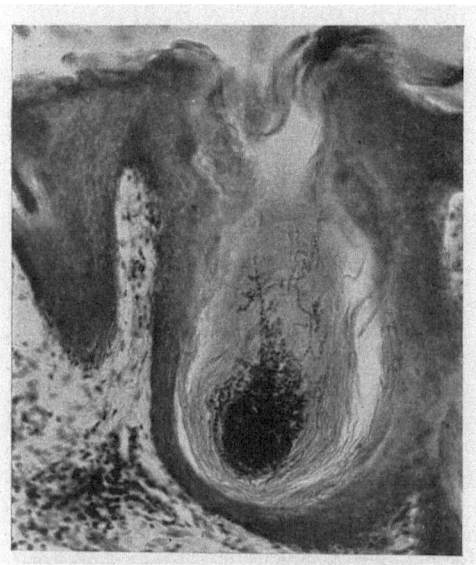

Abb. 329. Haarfollikel erweitert. Haar zerstört. Zahlreiche Pilzsporen. Querschnitt (Vergr. 165mal) [W. Hausam (1)].

scher an fertigen Ledern beschriebenen Haarpilzstippen (früher fälschlicherweise Salzstippen genannt) handelte es sich wahrscheinlich um eine Oberflächentrichophytie oder, wie der Vermutung Ausdruck gegeben wurde,

um die unter Trichophytiden verstandenen sekundären Hauterkrankungen, die im Anschluß an primäre Hautpilzerkrankungen vorwiegend auf
hämatogenem Wege oder auch auf
dem Wege über die Nervenbahnen
(E. Gildemeister und H. Watanabe) entstehen. Die erkrankten Zonen, vorwiegend in Höhe
der Papillarschicht, weisen bläschenartige Einschlüsse, die
teilweise weit hinab in das Ledergewebe reichen und gegen das

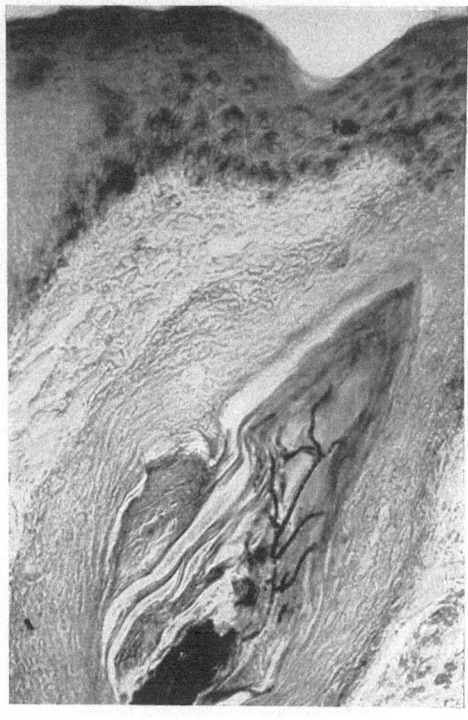

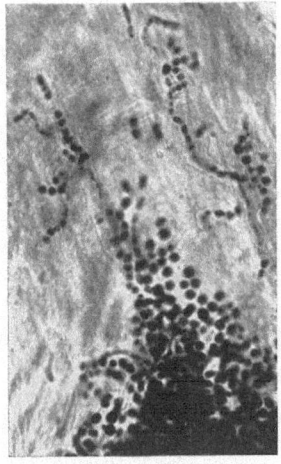

Abb. 330. Pilzsporen im Haarkanal aus Abb. 329
stärker vergrößert (Vergr. 465mal)
[W. Hausam (10)].

Abb. 331. Bis auf die Haarwurzel zerstörtes Haar. Haut-
pilzfäden im Haarkanal. Querschnitt (Vergr. 272mal)
[W. Hausam und E. Liebscher (4)].

gesunde Gewebe scharf abgegrenzt
sind, auf (Abb. 332). Die Bläschen
sind mit scholligen, keratinösen
Massen angefüllt und werden meist
allseitig von Pilzelementen (Faden und Sporenformen) umgeben
(Abb. 333). Auch die Haarkanäle
sind erfüllt von Sporen und fädigem Myzel der Erreger. In gleicher
Weise sind die auf Hautblößen
gefundenen, 1 bis 3 mm großen,
eruptionsförmigen, bräunlichgel-
ben Krusten (Haarpilzstippen)
in ihrer Entstehungsweise zu deuten [M. Bergmann, W. Hausam
und E. Liebscher (2)], doch handelte es sich bei dem hier festgestellten Erreger um einen Vertreter aus

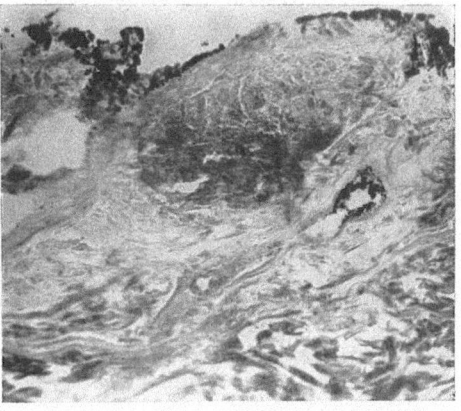

Abb. 332. Bläschenartige Einschlüsse in der Papillarschicht (sog. Haarpilzstippe). Erreger an der Oberfläche.
Querschnitt (Vergr. 120mal) [M. Bergmann (1)].

der Gruppe der Mikrosporie, wie die geringe Größe der Sporen und die Breitenabmessungen der Myzelien erkennen ließen. Der Ausbildung der in den eigent-

lichen Krankheitsherden erkennbaren scholligen, keratinösen Massen scheint eine Auflockerung der kollagenen und elastischen Fasern voranzugehen (Abb. 334). In den borkigen, scholligen Massen werden dabei von außen her oft noch gesund aussehende, innerlich aber stark infizierte Haare beobachtet, die im Haarbett von solchen borkigen Massen eingehüllt und festgehalten werden. In der zitierten Arbeit wird im übrigen erstmals die Vermutung ausgesprochen, daß die Ausbildung dieser Erkrankungsformen auf der Haut des lebenden Tieres möglicherweise nicht zum Abschluß gekommen ist und daß unter Umständen ein Weiterwachsen auch auf der toten, konservierten Haut erfolgen kann [M. Bergmann,

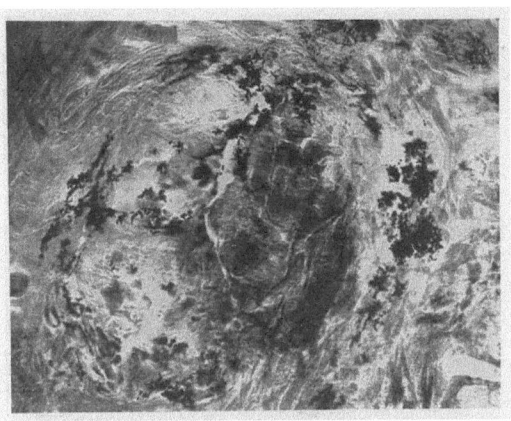

Abb. 333. Schollen veränderten Gewebes, von Pilzsporen haufenweise umgeben. Flächenschnitt durch sog. Haarpilzstippe. (Vergr. 120mal) [M. Bergmann (1)].

W. Hausam und E. Liebscher (2)]. Diese Annahme wird noch dahingehend erweitert, daß sogar von der Haut des lebenden Tieres stammende Hautpilzinfektionen möglicherweise überhaupt erst auf der toten Haut im Häutelager zur Entfaltung kommen [M. Bergmann, W. Hausam und E. Liebscher (3)], was dadurch erhärtet wird, daß dort, wo die Haut im Lager mit einem Seil verschnürt war, die bläschenartigen Einschlüsse von epidermalen Zonen fort in größere Tiefen der Lederhaut hineinrücken (Abb. 335), während an solchen Stellen, an denen der Rohhaut das Seil nicht auflag, die erkrankten Zonen, wie weiter oben beschrieben, in Höhe der Papillarschicht der Hautblöße oder des Leders sitzen. In der Umgebung dieser veränderten Hautpartien werden

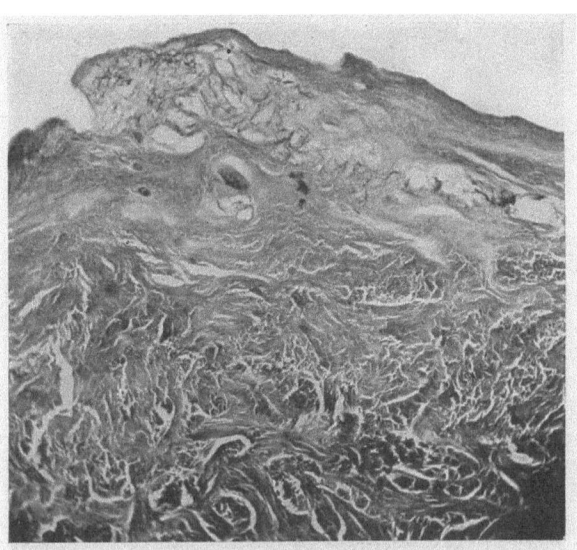

Abb. 334. Auflockerung kollagenen und elastischen Gewebes im Papillarkörper. Bildung einer sog. Haarpilzstippe. Querschnitt durch Rindsblöße (Vergr. 57mal) [W. Hausam und E. Liebscher (4)].

ebenso wie in den Haarkanälen Hautpilze gefunden (sog. Seilschaden).

Auch die an fertigen Ziegenfellen auftretenden Talerflecken (Abb. 336) rühren möglicherweise von Hautpilzinfektionen (Abb. 337) am lebenden Tier her [W. Hausam (2)].

Bei den tiefen Mykosen, Trichophytia profunda, ist die Reaktion des

Gewebes eine weitaus stärkere. Die gesamte Haut von der Epidermis bis zum Unterhautzellgewebe ist entzündlich infiltriert. Die Haarfollikel sind von Anbeginn an stark in Mitleidenschaft gezogen, die Gefäße sind erweitert und auch die Talgdrüsen werden mit in den Entzündungsprozeß einbezogen. Rein äußerlich sind Haarausfall, Wucherungen der Epidermis oder Krustenbildungen erkennbar, während in fortgeschrittenen Stadien schließlich das gesamte Gewebe der Lederhaut untergeht. Im Zusammenhang mit den tiefen Trichophytien treten mitunter Allgemeinerkrankungen der verschiedensten Organe auf [O. Gans (2), S. 65ff.].

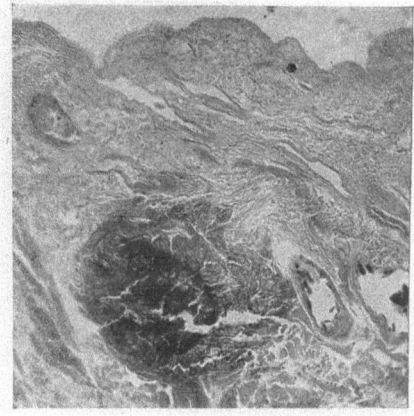

Abb. 335. Bläschenartige Einschlüsse im Corium eines Rindchromleders. Sog. Tiefenstippe. Querschnitt (Vergr. 68mal) [M. Bergmann, W. Hausam und E. Liebscher (3)].

Ein Fall von Tiefentrichophytie an einem halbfertigen, chromgaren Kalbleder wurde von M. Bergmann, W. Hausam und E. Liebscher (1) beschrieben. Hierbei wurden 1 bis 3 cm große Löcher im Narben gefunden, denen histologisch zahlreiche Fraßlöcher im ganzen Papillarkörper entsprachen (Abb. 338). Die erweiterten Haarfollikel waren überschwemmt von Sporen zweier Größenordnungen (2 bis 4μ : 1 bis 2μ und 4 bis 6μ : 2 bis 4μ) (Abb. 339) und 1 bis 2μ breiten, stellenweise angeschwollenen Myzelien eines Trichophytiepilzes; ebenso wurden in den Randzonen · der Fraßlöcher zahlreiche Pilzelemente nachgewiesen. Wie sehr mitunter die gesamte Haut von den tiefen Mykosen erfaßt wird, geht aus der Untersuchung einer solchen Erkrankung am fertigen Sohlleder hervor [M. Bergmann (1)]. An dünnen, mürben Stellen des Leders waren sowohl die Haarkanäle wie das gesamte Ledergewebe von Hautpilzen überschwemmt (Abb. 340), kollagenes wie elastisches Gewebe waren mitunter völlig untergegangen.

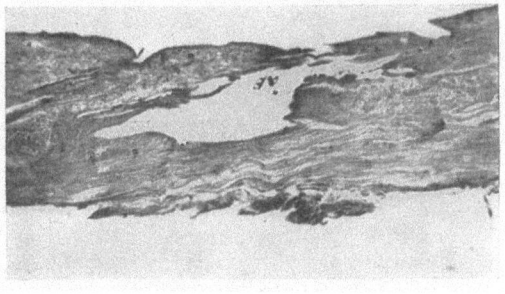

Abb. 336. Querschnitt durch Talerflecken an Ziegenleder (Vergr. 45mal) [W. Hausam (2)].

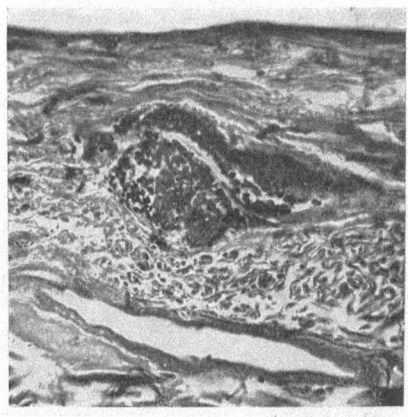

Abb. 337. Hautpilzsporen im Haarkanal eines talerfleckigen Ziegenleders. Querschnitt (Vergr. 195mal) [W. Hausam (2)].

W. Hausam, E. Liebscher und T. Schindler beschrieben an Hand eines Rindspaltes (Blößenspalt) einen Fall von echter Verknöcherung, der sich an der Haut des lebenden Tieres durch

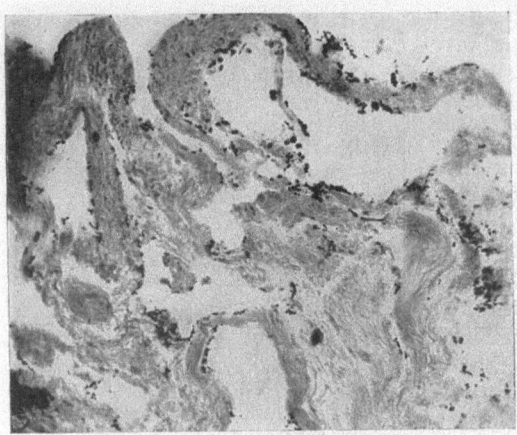

Abb. 338. Fraßlöcher im Papillarkörper eines Chromkalbleders. Hautpilzsporen an den Wänden der Löcher. Querschnitt (Vergr. 125mal) [W. Hausam und E. Liebscher (4)].

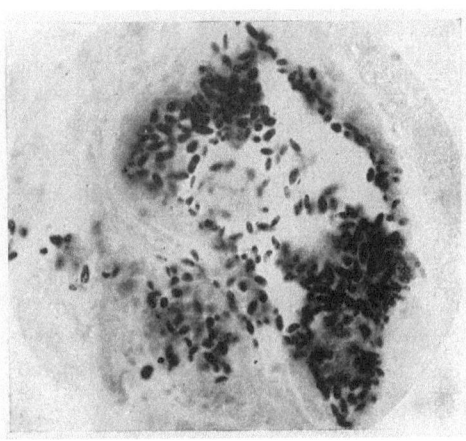

Abb. 339. Hautpilzsporen im Gewebe (zu Abb. 338). Querschnitt (Vergr. 425mal) [M. Bergmann, W. Hausam und E. Liebscher (1)].

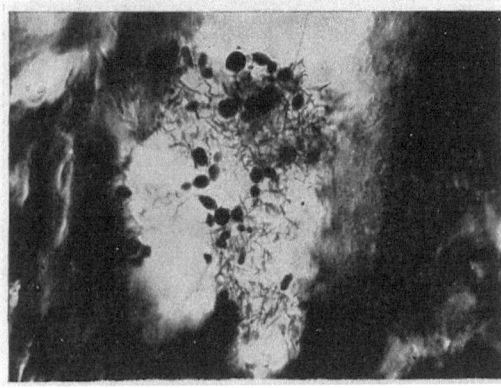

Abb. 340. Hautpilzsporen und -fäden im Ledergewebe. Querschnitt (Vergr. 500mal) [M. Bergmann (1)].

Umbildung kollagenen Gewebes in Knochengewebe abgespielt hat (Abb. 341). An der Übergangsstelle von kollagenem Gewebe zur Peripherie der Knochenplatten wurden massenhaft Hautpilze (Abb. 342) nachgewiesen; sie wurden ebenso, gemeinsam mit Schimmelpilzen (Penicillien und Aspergillaceen) in den Markräumen der Knochen gefunden. Es wird als durchaus denkbar bezeichnet, daß die Pilze entzündliche Krankheitsvorgänge an der Haut hervorgerufen hatten, die wiederum Ursache einer Umstimmung des Hautgewebes und damit der Knochenbildung waren.

Von F. H. van Beyma thoe Kingma (1) wurde aus der Haut eines an Trichophytie erkrankten Tieres ein dem Genus Penicillium nahestehender Schimmelpilz „scopulariopsis danica nov. spec." isoliert.

Schließlich sei von weiteren Hauterkrankungen noch auf die durch pathogene Hefen hervorgerufenen „Blastomykosen" (auch Ascomykosen genannt) hingewiesen. Auch hier werden oberflächliche und tiefentzündliche Formen unterschieden. Vorwiegend im letzteren Fall kommt es zu ausgedehnten Zerstörungen kollagenen Gewebes.

Auch die Erreger von Viruskrankheiten bzw. diese selbst müssen hier kurz Erwähnung finden.

Durch das Warzenvirus der Kühe wird die sog. Papillomatose hervorgerufen; es sind dies warzenartige kleinere bis kindskopfgroße Wucherungen, die bei Kälbern meist am ganzen Körper, bei Rindern vorwiegend an Bauch, Rücken, Nüstern und Euter auftreten; sie sind entweder weich und leicht verletzbar oder hart und hornig. Warzen sind als ausgesprochener Häuteschaden zu bezeichnen, da auch weite Teile des Coriums in Mitleidenschaft gezogen werden und bei abbrechenden Warzen bakterielle Sekundär-

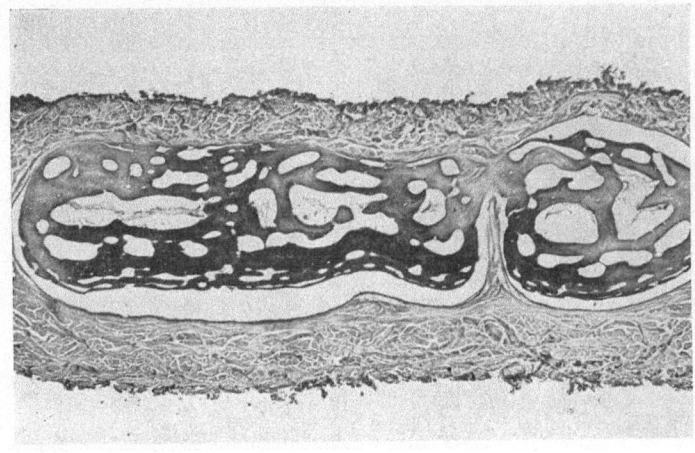

Abb. 341. Verknöchertes Gewebe. Zapfenartige Verankerung von Haut- und Knochengewebe. Querschnitt durch Rindsspalt (Vergr. 13mal) (W. Hausam, E. Liebscher und T. Schindler).

infektionen auftreten (F. O'Flaherty und W. T. Roddy). Abb. 343 zeigt eine solche Papillomatose am Bauch eines Rindes. Durch Operation können derartige Wucherungen entfernt (Abb. 344) und auch vom Standpunkt der Leder-

bereitung wieder eine einigermaßen verwertbare Haut erhalten werden, wenn die Schlachtung des Tieres nicht zu rasch auf die Operation erfolgt. Kennzeichnend für Warzen aller Art ist die Reaktion der Malpighi-Schichten der Haut, in denen es zu einer gewissen Zellproliferation kommt. Das Stratum corneum erfährt eine beträchtliche Verdickung; es entsteht eine Parakeratose, die interpapillären Räume verlängern und verbreitern sich, das Corium ist mehr oder weniger stark infiltriert mit Leukozyten, Plasma- und Mastzellen (H. Eyer, S. 443), alle charakteristischen Strukturen, wie Haarbälge, Drüsen, Muskeln und elastisches Gewebe, fehlen völlig (F. O'Flaherty und W. T. Roddy).

Auch die durch ein Virus hervorgerufene Rinderpest bedingt Hautveränderungen. Es entstehen Abszesse und Geschwüre, die auch die Epithelien der Haut erfassen und diese weich und schorfig machen. Histologisch werden besonders außerordentlich dünne und flach ver-

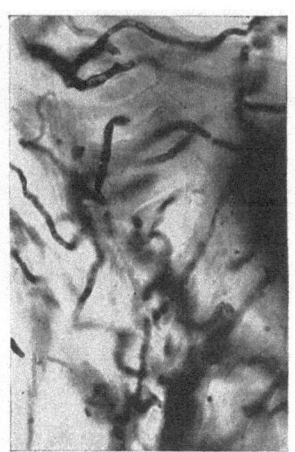

Abb. 342. Hautpilze im Gewebe verknöcherter Haut. Querschnitt (Vergr. 420mal) (W. Hausam, E. Liebscher und T. Schindler).

wobene Faserbündel in „rinderpestkranken" Häuten beobachtet. Infektionsgefahr besteht durch diese Häute kaum, da durch den Trocknungs- bzw. Salzungsvorgang das Virus zerstört wird (M. Dempsey und M. E. Robertson).

Das Virus der Maul- und Klauenseuche ist weniger einer möglichen Beschädigung der Haut wegen, als um seiner Infektiosität auch auf der abgezogenen

Haut willen zu erwähnen. Über diesbezügliche Vorsichtsmaßregeln und Desinfektionsmaßnahmen siehe S. O. Fladness, F. O'Flaherty (2), F. O'Flaherty
und E. E. Doherty (1), (2), Deutsche Fleischerzeitung, ferner dieses Kapitel,
Teil A, S. 639, und Kapitel Hausam (Konservierung und Desinfektion), Teil B.

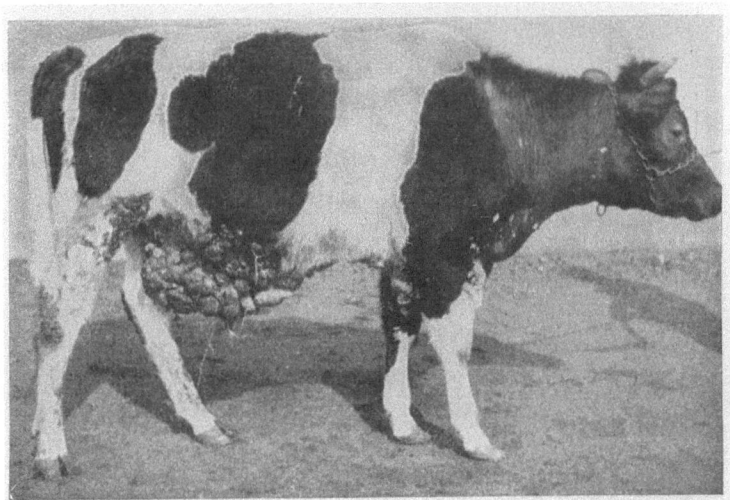

Abb. 343. Rind mit starker Papillomatose am Bauch. Aufnahme 17. 3. 1937 unmittelbar vor Operation (R. Götze).

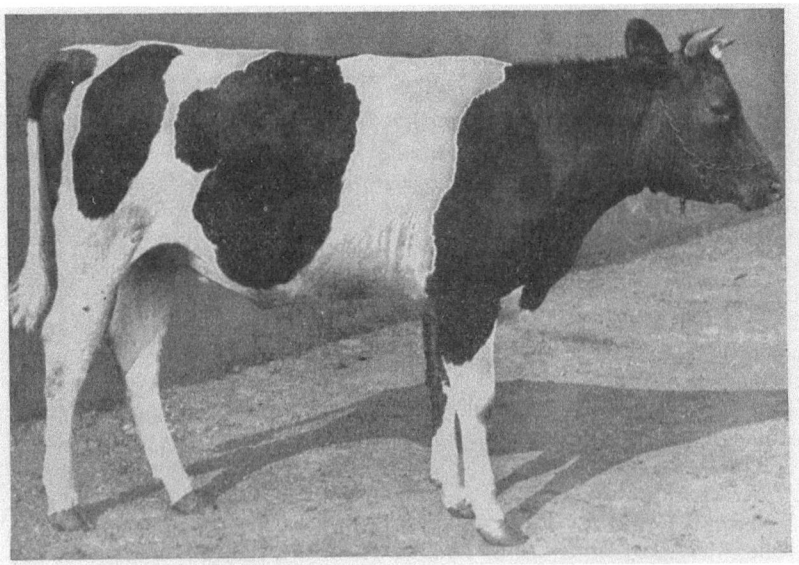

Abb. 344. Das gleiche Rind wie in Abb. 343. 70 Tage nach erfolgter Operation. Aufnahme 27. 5. 1937 (R. Götze).

II. Bakterien- und Pilzflora der vom Tierkörper abgetrennten Haut (Rohhaut).

Naturgemäß finden sich auf der Rohhaut zunächst alle diejenigen Keime
wieder, die schon die lebende Haut besiedelt haben. Hier beanspruchen aber
nun auch die Mikroorganismen unser Interesse, die für die Haut des lebenden

Tieres vollkommen harmlos sind. Die apathogenen Organismen, die als Saprophyten in ihrer Ernährung auf die tote organische Substanz angewiesen sind, haben nunmehr, nachdem die Abwehrkräfte der lebenden Haut in Wegfall gekommen sind und das sich infolge der Wirkung autolytischer Fermente unter Bildung von Peptonen, Peptiden und in geringer Menge auch von Aminosäuren zersetzende Gewebe einen geeigneten Nährboden abgibt (A. Ipatow), die Möglichkeit zu ausgedehntem Wachstum, zur Zerstörung und Verdauung der Haut. Die im letzten Abschnitt besprochenen pathogenen Bakterien und Pilze, die Parasiten, deren krankmachendes Agens wohl nur im Wechselspiel mit lebenden Organen ständig gefördert und erhalten bleibt, werden auf der Rohhaut zu Haftkeimen, die für die Infektion von Mensch und Tier verantwortlich sein können. Im großen und ganzen darf aber angenommen werden, daß sie unter dem nunmehr wuchernden Leben der Saprophyten im allgemeinen zugrunde gehen, wenn nicht, wie z. B. beim Trocknen der Haut, die Dauerformen (Sporen) solcher Parasiten erhalten bleiben und zu späteren Infektionen Anlaß geben (Milzbrand).

Zu diesen Kleinlebewesen der Rohhaut gesellen sich aber fortlaufend jene, die beim Schlachten des Tieres, bis zur Konservierung und während derselben und bis zur Einarbeitung der Haut in der Gerberei mit ihr in Berührung kommen. Daraus geht schon hervor, daß die Rohhaut um so mehr der Gefahr des Verderbens ausgesetzt ist, je unsachgemäßer und unreiner sie behandelt wird. Daraus ergibt sich aber andererseits, daß sich die Konservierung der Rohhaut (siehe diese) um so schwieriger gestaltet, je schmutziger die Haut und je mehr sie von Mikroorganismen befallen ist, deren Wachstumshemmung oder Tötung sie bezweckt.

Von den auf der Rohhaut vorhandenen Mikroorganismen interessieren vor allem jene, welche als Proteolyten entweder die hochmolekularen Eiweißkörper anzugreifen und abzubauen vermögen, also die Fäulnis der Haut einleiten, oder Eiweißspaltprodukte verdauen können und die Fäulnis bis zur völligen Zerstörung der Haut weiterführen. Die Zerstörung der Rohhaut durch proteolytische Bakterien verläuft also graduell; die vollständige Verdauung auch der letzten Spaltstücke der Eiweißkörper, der Aminosäuren, übernehmen dann nichtproteolytische Bakterien. Bei der Hautfäulnis löst also im allgemeinen eine Bakterienflora die andere ab. Es gibt jedoch auch solche Arten, die die Fäulnis nicht nur einleiten, sondern auch Zwischen- und Endprodukte abzubauen in der Lage sind.

Wohl die typischesten Fäulniserreger sind das aerobe Bct. vulgare (Bct. proteus vulgaris Hauser) und der anaerobe Bac. putrificus (Bienstock). Sie zersetzen Eiweiß energisch bis zur Ammoniakbildung; besonders die Zersetzung durch Bct. vulgare geht unter gewaltiger Gestankbildung vor sich. Bct. vulgare in stets wechselnder Gestaltungsform als Stäbchen oder in langen Zellketten oder Fäden, sporenlos und stark beweglich und Bac. putrificus in charakteristischer Trommelschlägerform, sporenbildend und beweglich, sind fast ausnahmslos auf jeder Haut und bei jeder Hautfäulnis anzutreffen. Als Proteolyten finden sich daneben fast regelmäßig typische Vertreter aerober Sporenbildner, wie Bac. mycoides (Wurzelbazillus), Bac. subtilis (Heubazillus), Bac. mesentericus (Kartoffelbazillus) und Bac. megatherium (besonders gekennzeichnet durch außerordentlich breite Stäbchen). Alle diese Arten kommen gemein im Boden vor. Bei der bakteriologischen Untersuchung und besonders bei Züchtung bei 37° C sind diese Sporenbildner im allgemeinen durch ziemlich matte, auslaufende Kolonien erkenntlich, die in der Regel alle übrigen Bakterienkolonien überwuchern und dem Nährboden fest und trocken aufsitzen. Bac. mycoides bildet typisch wurzelartige Ausläufer im Nährboden (siehe auch Abb. 315 in diesem Kapitel, A, S. 636).

Von vielen anderen Proteolyten, deren Wirksamkeit größtenteils mit der der genannten Bakterien parallel läuft, seien vor allem noch solche erwähnt, die durch typische Farbstoffbildung besonders charakteristisch sind: Bct. prodigiosum (Ehrenberg) mit roter Farbstoffbildung, Bct. fluorescens liquefaciens mit gelbgrüner, sein nächster Verwandter Bct. pyocyaneum (Flügge) mit blaugrüner Farbstoffbildung. Auch eiweißabbauende Kokken und Sarzinen sind hier noch zu nennen.

Zu ihrem gedeihlichen Wachstum verlangen diese Fäulniserreger einen schwach alkalisch reagierenden Nährboden. In der frischen Haut finden sie im allgemeinen einen neutral reagierenden Nährboden vor und bei etwas wärmerer Temperatur und Ansiedlung bzw. Wucherung solcher Mikroorganismen wird die gewünschte Alkalität relativ bald erreicht.

Vom lebenden Tier her befinden sich die Bakterien auf der Oberhaut und den Haaren; nach Abzug vom Tier wird die Haut auch von der Fleischseite her infiziert. Von hier aus können die Bakterien leichter in die Haut eindringen als von der Narbenseite. Nach Untersuchungen von M. E. Robertson (3) scheinen die Mikroben in der Tat fast ausschließlich von der Fleischseite her in die Frischhaut einzudringen, während die hornige Struktur der Haarseite und die Haare selbst das Eindringen erschweren.

J. T. Wood (1), (2) S. 96, (3) S. 357, (4) stellte sich den Ablauf der Fäulnis in zwei Stadien vor:

1. Oxydationsprozeß in Gegenwart von Luftsauerstoff; aerobe Bakterien bilden einfache organische Verbindungen, ferner Nitrate, Sulfate usw.; Auslösung des Prozesses durch Bakterien mit tryptischen Enzymen, weitere Zerlegung der gespaltenen Eiweißkörper durch Bildung von Säuren, insbesondere Aminosäuren, durch welche eine saure Reaktion bedingt wird; Bildung von Aminen und Ammoniak, Säuren werden neutralisiert. Ist der Luftsauerstoff weitgehend verbraucht, dann folgt bei nunmehr alkalischer Haut:
2. Reduktionsprozeß in Abwesenheit von Luftsauerstoff; eigentliche Fäulnis, bedingt durch anaerobe Bakterien. Fäulnisprozeß wird zu Ende geführt. Starke Geruchsbildung im Gegensatz zu Prozeß 1.

G. Abt (1) sieht in der Fäulnis einen ständig wechselnden Angriff sog. gemischter und einfacher Enzyme auf die Hautsubstanz. Unter gemischten Enzymen versteht Abt solche, die sowohl stickstoffhaltige Körper abzubauen, wie auch Kohlenhydrate anzugreifen vermögen, wobei er wieder zwischen proteolytischen und pepteolytischen Enzymen unterscheidet. Nach Abt soll sich demnach der Fäulnisprozeß etwa folgendermaßen abspielen:

1. Aerobe Bakterien mit gemischt-proteolytischen Enzymen: Micrococcus flavus liquefaciens, Bct. proteus vulgaris, weißer Staphylococcus.
   Lösung und Zersetzung der natürlichen Albumine.
2. Aerobe Bakterien mit gemischt-pepteolytischen Enzymen: Bct. coli, Bct. filiformis, Streptococcus pyogenes, Diplococcus griseus.
   Zersetzung der Peptone, welche nach Lösung und Zersetzung der Albumine durch die 1. Gruppe erzeugt wurden. Die in Gruppe 1 und 2 gebildeten organischen Säuren werden, bei gleichzeitiger Bildung von Aminen und Ammoniak, wieder neutralisiert.
3. Aerobe Bakterien mit einfachen proteolytischen Enzymen: Bac. subtilis, Bac. mesentericus.
4. Aerobe Bakterien mit einfachen pepteolytischen Enzymen: Bct. proteus Zenkeri.
   In Gruppe 3 und 4 weitere Auflösung und Alkalisierung der Haut durch Ammoniakbildung.
5. Anaerobe Bakterien mit gemischt-proteolytischen Enzymen: Bac. perfringens, Bac. bifermentans sporogenes.

6. Anaerobe Bakterien mit gemischt-pepteolytischen Enzymen: Bac. bifidus, Bac. lactopropylbutyricus non liquefaciens.
   In Gruppe 5 und 6 letzte Vorstufe des abschließenden Fäulnisprozesses.
7. Anaerobe Bakterien mit einfachen proteolytischen Enzymen: Bac. putrificus, Bac. putidus gracilis (synonym Bac. gracilis Zimmermann?).
8. Anaerobe Bakterien mit einfachen pepteolytischen Enzymen: Bac. faecalis alcaligenes, Diplococcus magnus anaerobicus.
   Abschluß des Fäulnisprozesses.

Abt hält Bac. putrificus und Bac. putidus gracilis für die wichtigsten Bazillen des Fäulnisprozesses; sie leben anaerob und nur in alkalischen Medien.

H. Tissier und Martelly fanden in faulendem Eiweiß stets Bac. putrificus, aber immer von fakultativen Aerobiern begleitet, die nach ihrer Ansicht die Entwicklung der speziellen Fäulnisbakterien unterstützen. Im übrigen konnten die Autoren in faulendem Fleisch fast die nämlichen Bakterien bzw. Bazillen und in ähnlicher Reihenfolge wie Abt beobachten. Nach Ansicht von J. T. Wood (2), S. 100, sind jedoch bei der Fäulnis neben zahlreichen Bakterien auch begeißelte Nomaden und Infusorien maßgebend beteiligt. H. R. Procter (S. 19) hält die Fäulnis für den bedeutendsten enzymatischen Angriff, den die Haut überhaupt erleiden kann.

G. D. McLaughlin und G. E. Rockwell (1) stellten bei frischer Rindshaut einen starken Angriff durch proteolytische Bakterien fest, wodurch insbesondere die Quellfähigkeit der Haut durch die verfallenmachende Wirkung dieser Enzyme stark herabgesetzt wurde. Unter dem Einfluß von Blut sind diese Organismen in erhöhtem Maße aktionsfähig. Beim Durchleiten von Luft wurde die Haut besonders stark angegriffen, und zwar durch vermehrtes Aufkommen proteolytischer Bakterien, vorwiegend vom Typus des Bac. subtilis, während beim Durchleiten von CO_2 überhaupt keine Proteolyten mehr nachgewiesen werden konnten.

Zweifellos ist bei der normal verlaufenden Fäulnis mit einer ziemlich konstanten Flora zu rechnen, bzw. sind bestimmte Hauptvertreter von Mikroben fast regelmäßig anzutreffen; so fand z. B. Verfasser fast bei allen aerob verlaufenden Fäulnisprozessen an Rohhaut Bct. vulgare, oder Sporenbildner, wie Bac. subtilis, Bac. mesentericus, Bac. megatherium und Bac. mycoides. Es wäre aber verfehlt, hier starre Normen aufstellen zu wollen. Dafür sind einmal viel zu viele Faktoren vorhanden, die zu einer Fäulnis Anlaß geben oder sie beeinflussen, und andererseits darf nicht vergessen werden, daß nur bei peinlichst genauer Untersuchung und bei besonders sorgfältiger Wahl geeigneter Nährböden auch nur annähernd alle jene Organismen erfaßt werden, die bei einer Fäulnis in Erscheinung treten.

Für die eigentliche Fäulnis wird nun von vielen Autoren der Bac. putrificus Bienstock in erster Linie verantwortlich gemacht. J. Zeißler weist darauf hin, daß es sich bei diesem Bazillus nicht um eine einheitliche Bazillenart, sondern um ein Gemisch aus dem Bac. putrificus verrucosus und dem Bac. amylobacter handelt. Als typischer Fäulniserreger kommt daher nur der Bac. putrificus verrucosus in Frage. Auch bei den übrigen Angaben der älteren Literatur sind einige Korrekturen notwendig. So geben K. B. Lehmann und R. Neumann (S. 548) an, daß der Bac. faecalis alcaligenes (siehe oben, Nr. 8) heute als Vibrio alcaligenes bezeichnet werden muß. Aus diesen Angaben ist auch zu entnehmen, daß es sich um einen aeroben Organismus zu handeln scheint, nicht, wie G. Abt (1) angibt, um einen Anaerobier. Der Bac. lactopropylbutyricus non liquefaciens (Tissier und Gasching) dürfte wahrscheinlich mit Bac. saccharobutyricus (v. Klecki) identisch sein (K. B. Lehmann und R. Neumann, S. 665). Bac. perfringens ist als Synonym des Bac. phlegmonis emphysematosae anzusehen (K. B. Lehmann und R. Neumann, S. 634). (Siehe zu diesen Angaben auch S. 690/5.)

Wie sich eine Hautfäulnis in ihren verschiedenen Stadien am fertigen Leder auswirkt, wird eingehend im Kapitel Stather über die Häuteschäden besprochen. Es sei hier nur auf ältere Angaben von H. Becker (1), (2) hingewiesen, welcher die durch Fäulnis bedingten Hautsubstanzverluste, welche wiederum Festigkeit und Zähigkeit des Leders beeinflussen und Gewichtsverluste hervorrufen, bespricht. P. Huc (1) weist ferner auf Fleckenbildungen durch Bac. megatherium hin. Hinsichtlich der auf Fäulnis zurückzuführenden Lederschäden, wie Selbstspalten, leeres und blechiges Leder, Losnarbigkeit, Haarlässigkeit und als deren Folge matter und blinder Narben, Vertiefungen und Löcher usw., sei nochmals auf Kapitel Stather und im übrigen auch auf einschlägige Literatur verwiesen [R. S. Lauffmann; F. Stather (2), S. 57, 14, 28, 30, 64, 74, 101, 103, 117, 139, 148].

Bei Betrachtung der Hautfäulnis sind auch neuere Mitteilungen von F. O'Flaherty (3), S. 276, über den bakteriellen Angriff von sterilisiertem biologisch reinem, von fremden Geweben befreitem und von Albuminen und Globulinen gereinigtem Kollagengewebe (aus den Sehnen des Streckmuskels eines Rinderbeines) bzw. Elastingewebe (aus dem Nackenband — Ligamentum nuchae — des Rindes) von Interesse. F. O'Flaherty (3), S. 276, isolierte proteolytische Bakterien, Bazillen und Staphylokokken aus dem Weichwasser bzw. aus geweichter Haut und ließ sie auf das sterilisierte Kollagen- bzw. Elastingewebe einwirken. Die Ergebnisse zeigt Tabelle 57.

Tabelle 57. Durch proteolytische Bakterien aus Kollagen und Elastin gelöster Stickstoff [F. O'Flaherty (3), S. 276].

Stamm	Gewebe	% N$_2$ im Filtrat bestimmt durch Mikro-Kjeldahl[1]			% N$_2$ im Filtrat bestimmt durch Mikro-van Slyke[1]	% Amino-N$_2$ im Filtrat[2]
		3 Tage	5 Tage	7 Tage		
16	Elastin . . .	7,875	8,745	10,88	8,48	77,09
	Kollagen . .	8,328	9,222	14,76	10,92	75,42
104	Elastin . . .	0,620	3,000	—	—	—
	Kollagen . .	4,120	5,775	—	—	—
108	Elastin . . .	0,822	3,335	—	—	—
	Kollagen . .	1,602	4,815	—	—	—
110	Elastin . . .	0,625	0,975	1,20	10,60	89,01
	Kollagen . .	5,540	7,395	8,87	7,34	82,27
Kontrolle[3]	Elastin . . .	0,025	0,560	0,06	—	—
	Kollagen . .	0,042	0,068	0,07	—	—
205	Elastin . . .	} nach 3 Wochen {		10,11	8,69	86,70
	Kollagen . .			15,03	12,15	80,70

In Fortsetzung dieser Arbeit untersuchte J. F. Kowalewski vor allem den Einfluß verschiedener Ionen (Konzentration-Kationen 1×10^{-4}/Liter), sowie des p_H-Wertes auf die bakterielle Hydrolyse des Elastins und des Kollagens. Ohne Wirkung auf den Verlauf der Hydrolyse waren $ZnCl_2$, $ZnSO_4$, $FeCl_3$, $Fe_2(SO_4)_3$,

---

[1] Bezogen auf das Trockengewicht der Proben.
[2] Bezogen auf Kjeldahl-Stickstoff = 100.
[3] Ohne Mikroorganismen.

$Fe(NO_3)_2$, $CaCl_2$, $CaSO_4$. Verstärkt wurde die Hydrolyse durch den Zusatz von $Zn(NO_3)_2$, $MnCl_2$, $MnSO_4$, $Ca(NO_3)_2$, $Mn(NO_3)_2$, NH_4Cl und $(NH_4)_2SO_4$, ganz besonders aber durch NH_4NO_3. Ein Maximum der Hydrolyse wird bei $p_H = 7{,}5$ erhalten.

Ganz allgemein kann wohl gesagt werden, daß die nichtproteolytischen Bakterien allein der Haut keinen Schaden zufügen können, es sei denn, daß durch Proteolyten ausgelöste Prozesse ihnen besondere Wachstumsmöglichkeiten bieten. Bei ihren Untersuchungen an frischer Rindshaut konnten G. D. McLaughlin und G. E. Rockwell (1) nachweisen, daß die mit nichtproteolytischen Bakterien behandelten Hautstücke gesund und prall blieben, ja sogar besser aussahen als die unbehandelten Kontrollstücke. Durch den Stoffwechsel dieser Bakterien kommt es meist zur Bildung organischer Säuren, durch welche die Reaktion der Haut sauer gehalten wird.

Hefen und Schimmelpilze spielen in diesem Stadium der Haut nur eine untergeordnete Rolle. Kommt es zu ausgesprochenen Fäulnisprozessen, so werden sie durch das Bakterienwachstum, wenn sie überhaupt vorhanden sind, überwuchert. Auch die durch solche Prozesse bedingte Alkalisierung der Haut schafft für das Aufkommen von Hefen und Schimmelpilzen ausgesprochen ungünstige Bedingungen.

Die zuvor besprochenen Fäulnisvorgänge können nur dann in Erscheinung treten, wenn die Haut entweder überhaupt nicht konserviert wird, oder wenn die Konservierung zu spät oder nur sehr unsachgemäß und mangelhaft erfolgte. Das ist z. B. bei der Trocknung der Haut dann der Fall, wenn diese in der prallen Sonnenhitze zu rasch vorgenommen wird, so daß die äußeren Hautschichten schnell trocknen, während im Hautinnern noch feuchte Stellen zurückbleiben und der Fäulnis anheimfallen. In besonders drastischen Fällen kommt es dann, wie schon auf S. 692 erwähnt, zum sog. Selbstspalten der Haut oder des Leders. Bei der salzkonservierten Haut sind ausgesprochene Fäulnisvorgänge nur dann möglich, wenn die Salzung zu spät und zu schwach erfolgte und wenn überdies die Haut noch sehr verschmutzt ist und zu hohe Temperaturen ein rasches Aufkommen der fäulnisfähigen Mikroorganismen begünstigen.

III. Mikroflora der gesalzenen Haut.

1. Ursachen des Keimwachstums.

Durch das Salzen wird der Haut, wie beim Trocknen, Wasser entzogen, Wasser, das für das Wachstum der Mikroorganismen lebensnotwendig ist. Bis zu einem gewissen Grad hat das Salz außerdem noch eine bakterizide und fungizide Wirkung. Trotz dieser Eigenschaften und trotz des Wasserentzuges erzielt das Salz zum allerwenigsten eine Abtötung von Keimen, sondern in den weitaus meisten Fällen nur eine Keimhemmung, d. h. bei Eintritt günstigerer Bedingungen sind alle diese nur in ihrem Wachstum gehemmten Keime zu neuer Lebensentfaltung befähigt. Wann ist dies nun der Fall? Einmal gewöhnen sich viele Bakterien mit der Zeit an höhere Salzkonzentrationen, dann gibt es wieder Mikroorganismen, die an und für sich salzliebend sind, d. h. zu normalem Wachstum überhaupt etwas höhere Salzkonzentrationen verlangen, zum anderen lassen erhöhte Temperaturen und hohe Luftfeuchtigkeit das Bakterienwachstum wieder aufflackern und schließlich können Verunreinigungen des Salzes dessen an und für sich relativ schwache keimhemmende Kraft noch weiter herabsetzen. Aus dem gleichen Grunde ist gebrauchtes Häutesalz, mit seinen Beimengungen an Schmutz, Hautsubstanz und Bakterien, die Ursache vieler mikrobiologischer Vorgänge und damit von Fleckenbildungen und Fäulnisschäden. Hierüber unterrichtet auch Kapitel Hausam (Konservierung und Desinfektion), Teil A.

Vorausgesetzt also, daß die verschiedensten Keime gewisse Lebensmöglichkeiten auch auf der gesalzenen Haut finden, kann es zu mehr oder weniger starken Veränderungen hauteigener Stoffe kommen, die zunächst nur lokaler Natur sind, schlimmstenfalls aber über verschiedene Grade des Hautabbaues hinweg zu solchen Vorgängen führen können, wie wir sie im letzten Abschnitt als Fäulnis kennengelernt haben. Ausgelöst werden solche Erscheinungen wohl immer durch Proteolyten. Die Folge sind Fleckenbildungen, vorwiegend auf der Fleischseite, wie Salzflecken, Rot- und Violettfärbungen, Haarlässigkeit, Faulstellen in Form von Grübchen, Löchern usw., die als Häuteschäden im Kapitel Stather eingehend gewürdigt sind. Hier haben wir nur deren Ursache, die Mikroorganismen, zu besprechen.

2. Salzflecken.

Zweifellos sind die hellgelben, orangefarbenen oder rostbraunen sog. Salzflecken (siehe Kapitel Hausam, Konservierung und Desinfektion, Teil A, S. 783), Kapitel Stather und F. Stather (2), Abb. 51, S. 117, die auf der Fleischseite gesalzener Häute und Felle mitunter auftreten, auf ein Bakterienwachstum zurückzuführen.

Es fehlt zwar nicht an Ansichten und Theorien, daß diese Salzflecken amikrobischen Ursprungs oder nur auf eine bedingte Mitwirkung von Mikroben zurückzuführen seien. Hierüber haben wir uns an dieser Stelle nicht auseinanderzusetzen; bei der Besprechung der Häuteschäden (siehe Kapitel Stather) wird auch darauf näher eingegangen werden. Vorweg sei gesagt, daß Verfasser sich diesen Theorien nicht anschließen kann, womit nicht gesagt werden soll, daß nicht andere Fleckenbildungen, die jedoch mit den echten Salzflecken nichts gemein haben, auf die eine oder andere dargestellte Art zustande kommen könnten. Der Vollständigkeit halber sei hier auf die diesbezüglichen Literaturstellen verwiesen, in welchen als Ursache solcher Fleckenbildungen verantwortlich gemacht werden:

Verunreinigungen des Konservierungssalzes [C. Romana und G. Baldracco (1), (2)], Gips (R. Weber), Calciumphosphat — durch Umsetzung von Calciumsulfat mit Ammoniumphosphaten entstanden — [G. Abt (2), (3)], Gips, Bittersalz, Eisen, Blut und Lymphe [B. Kohnstein (1)], die ammoniakalische Fermentation des Blutes; das dadurch gebildete Ammoniumcarbonat soll durch Umsetzung mit den Kalkverbindungen des Konservierungssalzes zur Ablagerung von Calciumcarbonat Anlaß geben [A. Rigot (1), (2), (3)]; die Zersetzung des Hämoglobins des Blutes (J. H. Yocum), Melanine [W. Moeller (1)], ein leukozytisches, proteolytisches Ferment, das bei der Koagulation der weißen Blutkörperchen in Freiheit gesetzt wird [H. Péricaud (1), (2), (3), (4), (5), (6)].

Literaturzusammenstellungen, welche sowohl die oben skizzierten Ansichten als auch die bakterielle Seite der Salzfleckenbildung umfassen, brachten J. Jovanovits, V. G. Babakina und K. S. Kutukowa (1) und F. Stather (2), S. 117.

Die Ansicht, daß die Salzflecken durch Mikrobenwachstum verursacht werden, wurde auf Grund von Beobachtungen oder Erfahrungen von B. Kohnstein (2), L. L. Lloyd, J. Paeßler (1), A. A. Besson und E. Schmidt vertreten. H. Vourloud schreibt zwar die Entstehung der Salzflecken dem Blutserum zu, ist aber andererseits der Ansicht, daß ihre Farbe auf Eisen zurückzuführen sei, das aus dem Blut durch bakterielle Zersetzung in Freiheit gesetzt wird. Eine ähnliche Vorstellung macht sich T. Csillag, wobei er an eine Umwandlung des Bluteisens in eine Eisenseife durch verseifte Fette und die ammoniakalische Kochsalzlösung unter dem Einfluß eines Fäulnisvorganges denkt. Nach N. N. Patwardan und M. Subramaniya Sastry soll Bakterientätigkeit aus dem Salz Eisen freimachen und Schwefelwasserstoff erzeugen, der dann die Bildung der Flecken verursachen soll. M. Bergmann (2) sieht in der Tatsache, daß die zerstörten Stellen salzfleckiger Rohhaut voll von Bakterien sind, den Beweis, daß diese Schäden unter Mitwirkung derselben entstehen. Schließlich kann ein Beweis für die bakterielle Ursache der Salzflecken auch darin erblickt werden, daß ihre Entstehung durch Verwendung von antiseptischen Mitteln zum Konservierungssalz verhindert werden kann. Im einzelnen kann über die Deutung der Salzflecken als Bakterienprodukt folgendes berichtet werden:

Rappin, Th. Grosseron und L. Soubranne isolierten aus gelblichen Salzflecken Kokken und Bakterien und sind trotz des Fehlschlagens einer künstlichen Züchtung dieser Flecken mit Bakterien der Meinung, daß nur bakterielles Wachstum Ursache der Flecken sein kann. W. Eitner (1) möchte vor allem einem gelben Strahlenpilz (Streptothrix albidoflava) und anderen Strahlenpilzarten die Salzfleckenbildung zuschreiben.

H. Becker (3) fand in ockergelben, borkigen Flecken auf der Aasseite, die sich allmählich bis zur Haarseite erstreckten, ockerfarbene, aerobe, gelatineverflüssigende Kokken. Becker will mit diesen Kokken auf Hautstücken künstlich die gleichen Auflagerungen wie bei den Salzflecken erhalten haben, wobei unter den sich bildenden Flecken die Haut sich allmählich erweicht und sich später bis zur Narbenseite verflüssigt haben soll. In orangefarbenen Flecken wurden orangefarbene aerobe Kokken nachgewiesen, die aber keine Gelatine verflüssigten. Aus beiden Fleckenarten wurden stets auch Torulahefen isoliert, wobei von Interesse ist, daß mit den orangefarbenen Kokken nur dann die entsprechenden Flecken künstlich gezüchtet werden konnten, wenn zuvor die Torulahefe aufgeimpft und gewachsen war. In Übereinstimmung damit gibt Becker an, daß die orangefarbenen Kokken die Haut kaum angreifen, und daß auch die so gefärbten, natürlich auf der Haut gewachsenen Flecken nicht wie die ockerfarbenen bis zum Narben vordringen. H. Becker (4) betont, daß in jedem Fall die Flecken und die daraus gezüchteten Kokken von gleicher Farbe waren.

Mit den von G. Abt (2) aus salzfleckigen Hautstellen isolierten Staphylokokken, Sarzinen, Bct. proteus, Bac. subtilis und Bac. mesentericus, sowie anaeroben Bakterien ließen sich nur dann künstlich auf Haut Flecken züchten, wenn zugleich ein Calciumphosphatniederschlag vorhanden war. Schon deshalb, und weil alle diese Bakterien auch auf normalen Rohfellen zu finden sind, glaubt Abt nicht an ihre spezifische Wirkung als Salzfleckenbildner. Dagegen gelang es G. Abt (4), in weiteren Untersuchungen ein großes, sporenbildendes, Gelatine verflüssigendes Bakterium aus Salzflecken zu züchten, dessen Kolonien Braunfärbung zeigten, und gibt die Möglichkeit zu, daß Bakterien dieser Art durchaus in der Lage sein könnten, auf Rohhaut derartige Flecken zu bilden. Auf Grund histologischer Untersuchungen, bei welchen G. Abt (3) die Feststellung machte, daß zwischen den beschädigten Hautfasern salzfleckiger Hautstellen nie Mikroben sich befanden, kommt er schließlich zu dem Schluß, daß nicht die in den Flecken auf der Fleischseite feststellbaren Bakterien selbst, sondern nur deren Enzyme derartige Reaktionen auslösen können. Die von G. Abt (5) später in Salzflecken gefundenen Strahlenpilze (eine Varietät des Actinomyces chromogenes Gasperini), welche das Kulturmedium braun verfärbten, lassen G. Abt (5) schließlich zu der Folgerung kommen, daß wohl alle Mikroben, die das Nährsubstrat braun färben können, imstande sind, auf den Häuten die Salzflecken hervorzurufen.

Nach Ansicht von W. Moeller (1) kommen als Salzfleckenerreger hauptsächlich die Schwefel- und Eisenbakterien in Frage, die in seinen Versuchen auf der Fleischseite rostfarbene Flecken hervorriefen. A. Jouve schreibt die

Bildung der Salzflecken **proteolytischen Bakterien** zu; aber auch die säurebildenden Bakterien können daran beteiligt sein.

F. Stather (*1*) fand in mikroskopischen Dünnschnitten in stark zerstörten Stellen der Fleisch- wie der Narbenseite salzfleckiger Rohfelle massenhaft Bakterien (Abb. 345). Im Zusammenhang mit den aus Salzflecken isolierten Mikroben, und zwar **Bac. mesentericus, Aktinomyzeten, Micrococcus pyogenes, Sarzinen, Corynebakterien,** von denen die meisten Gelatine verflüssigten, und dem zuvor erwähnten histologischen Befund ist die **Mitwirkung von Bakterien bei der Salzfleckenbildung ohne Zweifel gegeben.** Es gelang Stather im übrigen mit Reinkulturen von Micrococcus

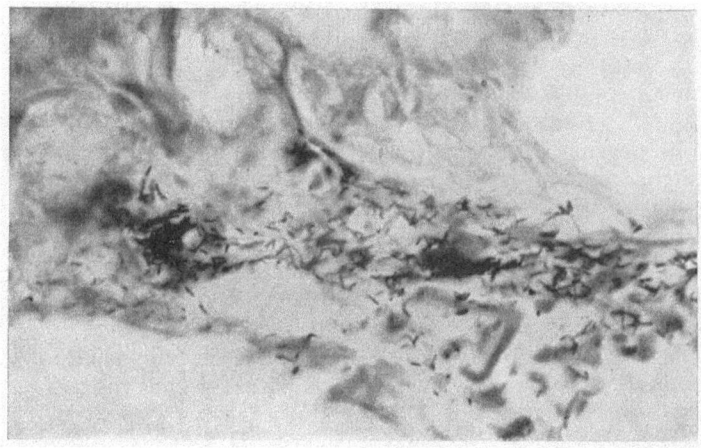

Abb. 345. Bakterienherd in Salzfleckenstelle der Rohhaut. Querschnitt (Vergr. 480mal), [F. Stather und E. Liebscher (*4*)].

pyogenes, von Actinomyces-Arten, sowie Corynebakterien auf der Fleischseite von Hautstücken gelbliche Flecken hervorzurufen, die in mancher Hinsicht an die eigentlichen Salzflecken erinnerten.

Ausgedehnte bakteriologische Untersuchungen wurden ferner von W. Hausam (*3*) an Salzflecken französischer Kalbfelle vorgenommen. An **Bakterien ohne Farbstoffbildung** wurden isoliert **Bac. mesentericus, Bac. megatherium, Bac. mycoides, bewegliche** und **unbewegliche Kurzstäbchen ohne Sporenbildung, Microc. pyogenes-γ-albus** und **Diplokokken.** Die meisten dieser Organismen verflüssigten Gelatine. An **farbstoffbildenden Bakterien** wurden 92 Stämme isoliert. Die Farbstoffbildnerflora setzte sich zum überwiegenden Teil aus Mikrokokken mit orange-, creme- bzw. ockerfarbener Pigmentbildung zusammen (**Microc. pyogenes-α-aureus, Microc. cremoides, Microc. bicolor, Microc. aurantiacus, Microc. pyogenesβ-citreus, Microc. luteus**), d. h. bis auf wenige andere Farbstoffbildner wurden in den Salzflecken immer nur diese Kokken angetroffen. Diese **Kokken** sind daher als die **Hauptflora** der farbstoffbildenden Bakterien der **Salzflecken** anzusprechen, während die übrigen Farbstoffbildner, die entweder nur vereinzelt oder nur in diesen oder jenen Flecken gefunden wurden, mehr als sog. **Beiflora** anzusehen sind. Diese Beiflora korrigiert zweifellos die Farbe der Salzflecken nach der einen oder anderen Seite, so daß einmal hellere, einmal dunklere, einmal mehr nach gelb und einmal mehr nach rotbraun nuancierte Farbtöne entstehen. Als Organismen dieser sog. **Beiflora** wurden ermittelt:

bräunlich wachsende Kurzstäbchen vom Typus des Bct. brunificans, schmutzig-rosafarbene Kurzstäbchen, das zinnoberrote Bct. latericium (Adametz), eine rotbräunliche Variante des Bac. mesentericus, eine lehmfarbene Art von Bac. megatherium, die zitronengelbe Sarcina lutea und Microc. roseus. Eine besondere Rolle dürften dabei solche Arten spielen, die wie die lehmfarbene Megatherium-Art Farbstoffe in das Nährsubstrat absondern. Auch die farblosen Bakterien, die zahlreich in den Salzflecken gefunden wurden, haben naturgemäß einen gewissen Einfluß auf den Farbton und auf die Fleckenbildung überhaupt.

Die meisten der isolierten Farbstoffbildner sowohl der Haupt- wie der Beiflora und auch die meisten ohne besondere Farbstoffbildung wachsenden Mikroorganismen verflüssigten Gelatine gut. Es ist daher anzunehmen, daß sowohl farblose als auch farbstoffbildende Bakterien bei der Fleckenbildung und bei der Zerstörung von Hautsubstanz eine Rolle spielen.

Die Untersuchungen, die an Salzflecken französischer Kalbfelle ausgeführt wurden, lieferten überdies noch den Nachweis, daß zwischen Salz-

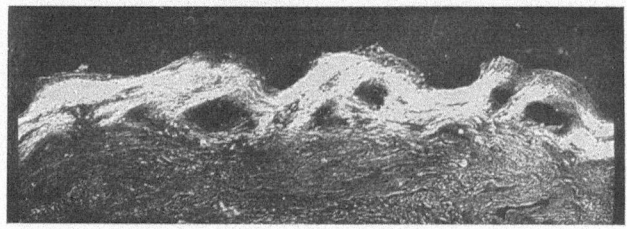

Abb. 346. Veränderung der Narbenschicht in der Salzfleckenstelle einer Kalbsblöße. Querschnitt (Vergr. 90mal), (F. Stather und G. Schuck).

flecken deutscher und französischer Kalbfelle bakteriell keinerlei grundsätzliche Unterschiede bestehen; aber auch in chemischer Hinsicht konnte das gleiche bestätigt werden (M. Bergmann, W. Hausam, G. Schuck und L. Seligsberger).

Es dürfte heute kein Zweifel mehr darüber bestehen, daß die Salzflecken das Produkt bakterieller Lebenstätigkeit sind. Schon das Auftreten der Flecken in der warmen Jahreszeit und besonders bei hoher Luftfeuchtigkeit spricht dafür. Durch das Mitwirken Protease führender Bakterien kommt es in den Flecken zu einem Hautsubstanzverlust; aber es handelt sich nicht um einen eigentlichen Fäulnisprozeß, wie es z. B. B. Peter für die im Narben des Fertigleders sichtbaren Salzflecken annimmt, der im übrigen den Zusammenhang zwischen diesen und den Salzflecken der Fleischseite leugnet. Peter glaubt, daß die Narbenzerstörungen auf eine von den Haarsäcken ausgehende Fäulnis zurückzuführen seien, die nur gelegentlich mit den Salzflecken der Fleischseite zusammenträfen. Haarlässigkeit ist allerdings das Zeichen eines, zum mindesten im Anfangstadium befindlichen Fäulnisprozesses, aber die Folgerungen Peters treffen bestimmt nicht zu; das konnten M. Bergmann und W. Hausam an Hunderten salzfleckiger Kalbfelle, die im Rohzustand, in der Blöße und im Fertigleder besichtigt wurden, einwandfrei belegen. Andererseits ist es auch nicht einzusehen, warum auf der Fleischseite sich ansammelnde, lokalisierte Bakterienherde nicht schon allein durch rein enzymatische Diffusionsvorgänge hautsubstanzlösend und fleckenbildend wirken können (Abb. 346). Ob man nun die Bildung der Salzflecken einer bestimmten Artengruppe allein oder einer größeren physiologischen Gruppe von Mikroorganismen (wie etwa den verschiedenen gelb-orangefarbenen Kokken) zuschreiben soll, kann heute noch nicht entschieden werden; es besteht aber heute auch noch kein zwingender Grund, anzunehmen, daß die Bildung der Salzflecken einem einzigen Erreger zuzuschreiben ist (B. Peter). Sicherlich haben die farbstoffbildenden Kokken einen hervorragenden Anteil bei der Fleckenbildung; übereinstimmend wurden sie von H. Becker (3), (4), F. Stather (1) und W. Hausam (3) regelmäßig gefunden. W. Hausam machte übrigens die Beobachtung, daß jederzeit aus Salzflecken massenhaft diese farbstoffbildenden Kokken aufkamen, daß sie aber aus normalen, d. h. fleckenlosen Hautstellen nur in untergeordnetem Maße isoliert werden konnten. Gerade diese Mikrokokken aber sind es nun, die als besonders salzresistent bekannt sind. So gibt T. Baumgärtel, S. 88, für Microc. pyogenes an, daß bei 15% Kochsalz bereits nach 2 Tagen gutes Wachstum erfolgte. Für ausgesprochene Fäulniserreger, wie z. B. für Bct. proteus, liegen diese Werte im allgemeinen niedriger. So wuchs Bct. proteus bei 10% Kochsalz nur noch mäßig. Lewandowsky beobachtete noch bei 25% NaCl Vermehrung von Microc. pyogenes, und auch F. Stather (1) fand für Microc. pyogenes-α-aureus gute Salzresistenz. G. D. McLaughlin und G. E. Rockwell (2) beobachteten sogar noch bei 30% NaCl Bakterienwachstum, wenn sie Rindshautstücke in Kochsalzlösungen einlegten, besonders bei Anwesenheit von Blut, ein Beweis, wie sehr sich Mikroben, besonders an sich salzresistente, an ihre Umgebung gewöhnen und die Salzhaut angreifen können.

Schließlich ist noch das Bemühen von P. Chambard und C. Gastellu zu erwähnen, Salzflecken durch Aufimpfung künstlich zur Entwicklung zu bringen, was jedoch nicht gelang. Trotzdem weisen die Autoren die bakterielle Entstehung der Salzflecken nicht von der Hand und sind der gleichen Ansicht wie Verfasser, daß uns wahrscheinlich vorerst nur die entsprechenden Züchtungsmethoden und gewisse andere Faktoren noch unbekannt sind.

3. Rot- und Violettverfärbung.

Auch die auf der Fleischseite gesalzener Häute und Felle häufig auftretenden roten, violetten oder mehr blauen Verfärbungen sind auf ein Mikrobenwachstum zurückzuführen. Die Erkenntnis, daß diese Erscheinungen ebenfalls durchaus unerwünschte Schädigungen an der Hautsubstanz verursachen können, ist relativ jüngeren Datums und dementsprechend finden wir auch in der älteren Literatur kaum oder nur spärliche Angaben hierüber. Über den durch diese Verfärbungen verursachten Schaden am Fertigleder, wie z. B. das Mattwerden des Narbens, wird das notwendige im Kapitel über die Häuteschäden (Kapitel Stather) gesagt werden.

Die Rotfärbungen erstrecken sich in der Hauptsache über größere Flächen, meist ohne schärfere Umrandung; gelegentlich treten sie aber auch in Form kleinerer, punktförmiger, mehr an Salzflecken erinnernden Flecken auf. Mit Vorliebe werden Fett- und Fleischreste der Aasseite befallen und mit rosafarbenen, orangeroten, karminroten oder ziegelroten Auflagerungen überzogen.

Wohl die erste Angabe über derartige, scheinbar mehr punktförmige Rotfärbungen hat H. Becker (3) gemacht. Er isolierte rote Kokken und eine Torulahefe, und gibt an, künstlich solche rote Flecken auf Haut gezüchtet zu haben. W. Moeller (1) macht rosa bis rot wachsende Purpurbakterien für die roten Verfärbungen verantwortlich. N. Kotelnikow hält aerobe, proteolytische Bakterien für die wahrscheinliche Ursache roter Verfärbungen.

F. Stather und E. Liebscher (1), (2) stellten in rot verfärbten Fellen

Gewebszerstörungen durch Bakterien, die sowohl im Unterhautzell-gewebe als auch in mehr epidermalen Teilen gefunden wurden, fest. Neben Bac. subtilis wurden Sarcina lutea, Microc. aurantiacus, Microc. tetragenus und Microc. roseus, sowie fettspaltende rosafarbene Aktino-myzes-Arten isoliert. Die Autoren stellen zwar keine spezifische Wirkung der isolierten Bakterien hinsichtlich der Rotfärbung fest, sprechen sie aber doch als Ursache derselben an, weil sie in gehäufter Form in den Verfärbungen feststellbar waren und relativ hohe Salzkonzentrationen vertrugen. Auch die Überein-stimmung der chemischen Natur des von den Bakterien gebildeten Farbstoffs mit dem der Rotfärbung wird als Stütze dieser Annahme an-gesehen. Auch M. Bergmann (2) schließt sich dieser Ansicht an.

A. G. Lockhead isolierte aus dunkelrosa Flecken auf der Fleischseite ge-salzener argentinischer Häute rote Kokken, und zwar Sarcina litoralis (Paulsen); die gleichen Kokken hatte D. J. Lloyd (3) in rotverfärbten ge-salzenen Stockfischen gefunden. Aus den roten Flecken kanadischer Salzhäute züchtete A. G. Lockhead Stäbchenbakterien von fast kokkenartigem Aus-sehen, Serratia salinaria (Harrison und Kennedy) und Serratia cutiru-bra (nov. sp. Lockhead). Bemerkenswert ist, daß diese beiden Arten ihr Optimum bei 28 bis 32% Salz im Nährboden haben, also ausgesprochen halophil sind. Sarcina litoralis wuchs dagegen bei 15% NaCl besser als bei 28%; sie ver-flüssigte im Gegensatz zu den beiden Serratia-Arten keine Gelatine, weshalb sie auch für weniger gefährlich als diese angesehen wird. Mit den Serratia-Arten gelang im übrigen auch die künstliche Züchtung der Rotfärbung auf sterilen Kalbfellen. Die nicht chromogenen halophilen Mikroorganismen, die außerdem isoliert wurden, sieht Lockhead schon deshalb nicht als charakteristisch für die Rotfärbung an, da sie im allgemeinen nur bei niedrigeren Salzkonzentrationen wachsen.

P. Chambard und C. Gastellu gelang die künstliche Züchtung der Rot-färbung speziell mit korallenroten Kokken ohne proteolytische Eigenschaften.

Als Ursache der von D. J. Lloyd, R. H. Marriott und M. E. Robertson beschriebenen „Roten Erhitzung", die, wie F. Stather (3) richtig bemerkt, im wesentlichen mit der roten „Verfärbung" identisch sein dürfte, werden nicht solche Bakterien angesehen, die gemeinhin auf frischen Häuten, im Kot oder Schmutz vorkommen, sondern halophile Bakterien, die aus dem zum Konser-vieren benutzten Seesalz stammen sollen. Isoliert wurden gelbe und rote Sarzinen, die sowohl den von F. Stather (3) isolierten Organismen der „Rot-färbung" als auch den von M. E. Robertson (4) aus der roten „Erhitzung" isolierten Kokken sehr ähnlich zu sein scheinen. Auch Robertson sieht in erster Linie halophile Bakterien, die aus fast allen untersuchten Seesalzen, nicht aber aus bergmännisch gewonnenen Salzen isoliert werden konnten, und weniger „Luftbakterien" als Ursache der roten Erhitzung an. Auch L. S. Stuart, R. W. Frey und L. H. James konnten interessanterweise rote Mikroorganismen nur in Seesalzen und nicht in Bergwerkssalzen nachweisen. Die isolierten Arten, die oberflächlich diagnostiziert Bakterien, Bazillen, Aktinomyzeten, eine Torulahefe, sowie verschiedene Schimmelpilze (Alternaria, Phygomyzeten, Catenularia fuligineae, Aspergillus) umfaßten, wurden in Nährbrühen gezüchtet, die durch langsame Verdunstung während 8 Monaten immer höhere Salzkonzen-trationen aufwiesen, und überstanden diese ungünstigen Bedingungen. Dieselben Bedingungen werden auch bei der langsamen Verdunstung des Meerwassers und der Ablagerung des Seesalzes angetroffen. Die Autoren ziehen aus diesen Ver-suchen daher den Schluß, daß die im Seesalz gefundenen Mikroorganismen nicht nur aus gewöhnlichen Luftinfektionen stammen.

Die Ergebnisse der Isolierungsversuche von Mikroben, insonderheit solcher mit rotem Pigment, aus verschiedenen Salzen, sowie der Versuch, mit diesen Salzen Rotfärbung auf frischen Kalbfellstücken hervorzurufen, zeigt Tabelle 58.

Tabelle 58. Isolierungsversuche aus verschiedenen Salzen. Rotfärbung auf Kalbfellstücken (L. S. Stuart, R. W. Frey und L. H. James).

Art des Salzes	Untersuchungsproben Zahl	Proben mit rotem Wachstum		Proben ohne rotes Wachstum	Rotfärbung auf Kalbfellstücken, beimpft mit den Salzen	
		Zahl	in %	Zahl	Zahl der Salze	Zahl der verfärbten Stücke
Rohes Seesalz	35	34	97	1	16	15
Im Brennofen getrocknetes Seesalz	12	—	—	12	1	—
Auf offener Pfanne getrocknetes Salz	39	25	64	14	} 21	8
In der Vakuumpfanne getrocknetes Salz	17	—	—	17		
Minensalz (Bergwerk)	62	—	—	62	12	—
Steriles, chemisch reines NaCl als Kontrolle	—	—	—	—	25	—

Von Interesse ist ferner der Nachweis solcher Mikroben, die möglicherweise zu den roten Schwefelbakterien (Rhodo-Thiobakterien) oder zu den Schleimbakterien (Myxobakterien) zu rechnen sind. Da solche Organismen aber auch aus Seewasser, Flußwasser, stehendem Wasser, aus dem Boden, Kot, Moder und aus zusammengesetzten vegetabilischen Materialien isoliert werden, so könnten sie also als gemeine Verunreinigungen auf den Häuten und Fellen vorhanden sein und manchen Fall von Rotfärbung oder „Roter Erhitzung" erklären, wenn man das Konservierungssalz nicht als Quelle der Rotfärbung ansehen will. Auf Grund der Salztoleranz dieser Organismen sind L. S. Stuart, R. W. Frey und L. H. James aber der Ansicht, daß, wenn die Infektion von einer anderen Quelle als dem Salz herrühre, die Entwicklung der Rotfärbung wahrscheinlich viel langsamer und nicht annähernd so intensiv vor sich gehen würde, wie dies tatsächlich der Fall ist, wenn die Organismen sich bereits an höhere Salzkonzentrationen gewöhnt haben. Die genannten Myxobakterien produzierten, selbst wenn sie auf 25%igem NaCl-Nährboden wuchsen, noch proteolytische Enzyme, die die Gelatine genau so hydrolysierten, wie wenn die Kulturen von einem Nährboden mit nur 1% NaCl stammten, vorausgesetzt, daß das Nährmedium alkalisch reagierte (L. S. Stuart und T. L. Swenson). Nun handelt es sich aber bei der Rotfärbung gerade um solche Organismen, die alkalisches Milieu verlangen, bzw. die Rotfärbung kommt ganz besonders leicht auf Fellen auf, die mit Sodasalz konserviert wurden.

Die erwähnten Myxobakterien wurden nach einer weiteren Mitteilung von L. S. Stuart (1) als Myxococcus rubescens Thaxter identifiziert. Zu dieser Organismengruppe dürften nach L. S. Stuart (3) auch die schon weiter oben genannten roten Kokken und kokkenähnlichen Stäbchen Sarcina litoralis (Paulsen) und Serratia salinaria (Harrison und Kennedy) und Serratia cutirubra (Lockhead) gehören. Stuart fand diese Mikroorganismen in sonnen-

getrockneten Salzen von Afrika, Spanien, Südamerika, Californien und Westindien; er stellte ferner fest, daß die genannten Arten Chitin abzubauen in der
Lage sind. Diese Tatsache dürfte bei der Bestimmung der durch Mikroorganismen bei der Rotfärbung gesalzener Häute und Felle verursachten Schäden
insofern eine gewisse Bedeutung haben, als das Chitin nahe verwandt ist mit
dem Chondroitin, das in Fellen und in Bindegewebe gefunden wurde.

Auch die Angaben von E. K. Petrowa über das Vorkommen lebender Bakterien in dem aus russischen Seen gewonnenen Kochsalz (100 000 bis 200 000 Keime
je 1 g) sind hier besonders deshalb von Interesse, als gerade der rotfarbene
Microccus roseus, der häufig von rotverfärbten Salzfellen abgezüchtet wurde, als
Hauptvertreter dieser Salzflora (in 1 g Salz 70 000 bis 120 000 Keime = Microc.
roseus) angesprochen wird. In der Sole wurden die gleichen Bakterien gefunden.
Diese Angaben werden in gewissem Sinne noch ergänzt durch die Mitteilungen
von G. Schoop, daß speziell in Seewasser und im Seesalz halophile Bakterien
mit roter Farbstoffbildung gefunden werden konnten. Die obligaten Salz-
bakterien sind im übrigen an erhöhten osmotischen Druck gewöhnt, wie er z. B.
in 10- und in 20%igen Salzlösungen herrscht.

Aus rotverfärbten Fleischseiten wurde von W. Hausam (4) ferner isoliert
das bekannte, intensiv rote Bct. prodigiosum (Ehrenberg); es bildet
ziegel- bis orangerote Auflagerungen, ist ein typischer Proteolyt und sowohl im
Meerwasser (z. B. im Kieler Hafen) als auch in Tümpeln oder anderen Orten
anzutreffen. Wie A. Kasakow und M. Kotschergina mitteilten, scheint
Kochsalz Bct. prodigiosum zur Pigmentbildung besonders anzuregen.

In weiteren Untersuchungen konnte W. Hausam (7) aus rotverfärbten Salzfellen ganz verschiedenartige Mikroorganismen abzüchten. So wurden z. B.
Kokken (Microc. roseus), rosafarbene oder korallenrote Stäbchenbakterien, Rosahefen, Aspergillus- und Penicillium-Arten mit röt-
lichen Pigmenten, ferner nicht näher diagnostizierte Pilze mit bräunlichen,
ziegelroten, orangeroten, rötlich-bräunlichen oder grauvioletten Pigmenten nachgewiesen. Die meisten von ihnen verflüssigten Gelatine.

M. Utenkow fand in den roten Flecken argentinischer Salzhäute Corynebacterium rubrum; auf russischen rotverfärbten Häuten konnte dieser Organismus nicht gefunden werden. Dagegen wurde schon früher (N. K.) die Meinung
vertreten, daß die auf russischen gesalzenen Kalb- und Schaffellen auftretenden
roten Flecken auf aerobe, proteolytisch wirkende Bakterien zurückzuführen seien,
da Haarlockerung und Hautsubstanzverluste bei solchen Fellen festgestellt
wurden.

Es werden also, wie wir sahen, in den rotverfärbten oder roterhitzten
Hautstellen eine Reihe ganz verschiedener Mikroben gefunden. Es
wäre aber sicherlich falsch, wollte man deshalb zwischen verschiedenen Rot-
verfärbungen unterscheiden. Es wird nie so sein, daß man aus verschiedenen
verfärbten Häuten oder Fellen die gleichen Erreger, oder auch den gleichen
Erreger, wird abzüchten können. Dazu ist die vorhandene Materie (Rohhaut)
einmal ein viel zu guter, allgemein zugänglicher Nährboden für Mikroorganismen
und zum anderen sind die Infektionsquellen viel zu zahlreich und verschieden,
um einen oder auch mehrere bestimmte Typen von Rotfärbungen festlegen zu
können. Ob im übrigen die Infektion aus der Luft, aus Wasser, aus dem Boden,
aus Schmutz oder aus dem Konservierungssalz selbst stammt, spielt im Endeffekt nur eine untergeordnete Rolle. Nur vom Standpunkt der geringeren oder
größeren Schädlichkeit könnte man schließlich solche Verfärbungen unterscheiden. Damit ist aber der Praxis nicht sehr viel gedient. Es ist schon besser,
wenn man generell feststellt, daß die Rotverfärbung einen durchaus unerwünschten

Zustand darstellt, weil in den allermeisten Fällen proteolytische Erreger zugegen sind, die zur Verdauung hauteigener Stoffe befähigt sind, Haarlässigkeit hervorrufen können und sehr häufig die Ursache von Fleckenbildungen oder matten Narbenstellen sind.

Die Verfärbungen unterscheiden sich zum Teil erheblich voneinander. Einmal sind es mehr saftig glänzende, dickere oder flächenartig flache Auflagerungen, ein andermal sind die Auflagerungen trockener, staubartiger oder ihr Aussehen ist mehr strichförmig oder ausgesprochen punktartig, gesprenkelt. Ebenso variieren die Farbtöne, die in allen Schattierungen des Rot bis zu einem Violett sich erstrecken. Art bzw. Aussehen von Konsistenz und Farbe sind abhängig von der Art der Erreger, dem Feuchtigkeitsgrad, der Herkunft der Haut, der Art ihrer Salzung, ihrer Reaktion, insbesondere auch von den der Haut aufliegenden Fettresten usw. Für die Farbnuancierungen ist in erster Linie das p_H der Haut verantwortlich. Es wurde einmal der Versuch gemacht, mit den abgezüchteten Erregern auf verschiedenen Nährböden, insbesondere mit verschiedenem p_H zu züchten [W. Hausam (7)]. Hierbei wurden bei gleichen Erregern die verschiedensten Farbnuancierungen erzielt. Ähnlich wird es auch auf der Haut sein.

Das Aussehen der Verfärbungen variiert also so sehr, daß es nicht möglich ist, bestimmte Typen von Rotfärbungen ausreichend zu charakterisieren und zu unterscheiden. Ebensowenig läßt sich vom Aussehen der Bakterienauflagerungen auf bestimmte Erreger schließen oder über ihre Schädlichkeit etwas aussagen.

Schließlich ist in diesem Zusammenhang noch auf das Rotwerden von gesalzenen Fischen und gesalzenen Därmen hinzuweisen (N. E. Gibbons; L. M. Horowitz-Wlassowa). Es handelt sich hier um eine dem Rotanlaufen der Salzhäute völlig identische Erscheinung. Sogar die gleichen Erreger begegnen uns; Gibbons isolierte u. a. Sarcina litoralis, Serratia salinaria und cutirubra. Im einzelnen sei auf die Literatur verwiesen: L. S. Stuart, R. W. Frey und L. H. James; L. M. Horowitz-Wlassowa; N. E. Gibbons; S. Iermoljewa und I. Bujanowskaja; I. Bujanowskaja; W. Messing — die drei letztgenannten Autoren berichten mehr vom Standpunkt der Allgemeinflora gesalzener Heringe und der Salzlake.

In gleicher Weise, wie es im Sommer zu der Erscheinung der Rotfärbung kommt, treten hie und da auf der Fleischseite gesalzener Felle auch rot- oder blauviolette Verfärbungen, oft im Zusammenhang oder im Anschluß an Rotfärbungen, auf. Auch diese Verfärbungen sind auf ein Wachstum von Mikroorganismen zurückzuführen. So konnten F. Stather und E. Liebscher (3) aus violetten Verfärbungen ein Stäbchenbakterium mit violetter Farbstoffbildung und der Eigenschaft, Gelatine zu verflüssigen, isolieren, das von W. Hausam (8) einwandfrei als Bct. violaceum identifiziert werden konnte. Aus rotvioletten Verfärbungen konnte W. Hausam (7) grau-blauviolett wachsende, Gelatine verflüssigende Pilze isolieren, die jedoch nicht näher identifiziert wurden.

Für die ausgesprochen blauvioletten Auflagerungen ist das Auftreten an Fettresten besonders typisch.

P. Chambard und C. Gastellu beschreiben grüne Flecken auf Fleisch- und Narbenseite von Blößen, die mit Kalk-Schwefelnatrium-Äschern enthaart wurden, und führen diese Flecken auf bakterielle Vorgänge an der gesalzenen Rohhaut zurück. Die Bildung der Flecken erfolgt wahrscheinlich dadurch, daß Bakterien das Eisen des Hämoglobins frei machen, das sich dann später mit Natriumsulfid zu grünem Schwefeleisen umsetzt. Tatsächlich wurden aus Fellen, die mit Salz mit Blutzusatz gesalzen wurden, in der Blöße die typischen Flecken erhalten, während die Kontrollfelle, die mit Salz ohne Blutzusatz gesalzen waren, völlig fleckenfreie Blößen ergaben. Auch die Menge des verwendeten Salzes spielt eine Rolle. In 10%igen Salzlaken behandelt ergab sich starke Fleckenbildung, in 18%iger Salzlake wurden nur sehr schwache Flecken beobachtet und in 25- und 30%iger Lake überhaupt keine.

Nach H. Velu wird auf verdorbenen gesalzenen Häuten regelmäßig ein halophiles, bewegliches, zartes, vielgestaltiges Stäbchenbakterium gefunden, das nur in NaCl-reichen Nährböden zu züchten ist (z. B. in Stockfischbouillon). Jede Verminderung des Salzgehalts der Nährmedien führt zu einer Deformierung oder Auflösung der Bakterien. Die auf festen Nährböden langsam wachsenden Kolonien färben sich von rosa bis orange.

Schließlich sind noch die durch farbstoffbildende oder farblose Proteolyten in Vergesellschaftung mit anderen Mikroorganismen verursachten Fäulnisprozesse auf der gesalzenen Haut zu erwähnen, die zu Haarlockerung oder ausgesprochenen Fraßlöchern führen, und die bei stark verschmutzten und vermisteten oder auch mangelhaft gesalzenen Häuten und Fellen beobachtet werden können.

IV. Bakteriologie des Weichens.

1. Herkunft der Keime.

Sofern die Häute und Felle nicht in völlig frischem Zustande zur Gerberei gelangen und lediglich zur Entfernung von Blut und Schmutz kurz gewaschen werden, sondern gesalzen oder getrocknet sind, macht sich ein mehr oder weniger langer Weichprozeß erforderlich, um die Haut wieder in ihren ursprünglichen Zustand zurückzuführen, von anhaftendem Schmutz, Kot, Blut oder Salz zu befreien und verarbeitungsfähig zu machen. Das in die Weiche eingebrachte Hautmaterial, das, wie wir in den vorangehenden Abschnitten gesehen haben, schon vom lebenden Tier her und erst recht nach dem Schlachten mit Myriaden von Mikroorganismen behaftet ist bzw. verunreinigt wurde, überträgt diese in das Weichwasser (Abb. 347). Die zuvor genannten Mikroben kehren also, sofern sie nicht beim Konservierungsprozeß untergegangen sind, praktisch in

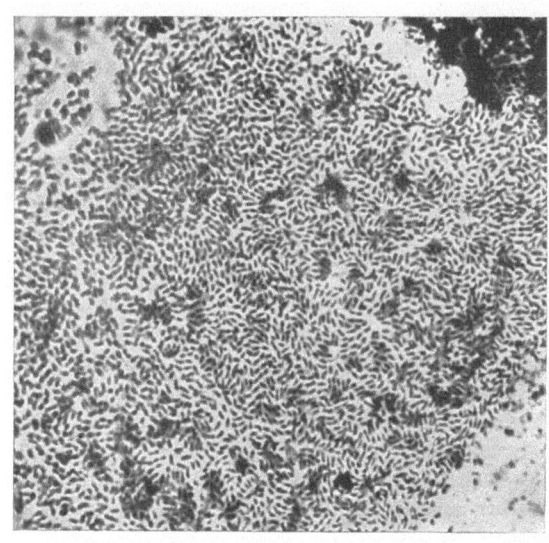

Abb. 347. Keimgehalt eines gewöhnlichen Weichwassers. 5 Tage alte Weichflotte (Vergr. 700mal), (Böhme Fettchemie G. m. b. H., Chemnitz).

der Weiche alle wieder. Da viele der eingeschleppten Mikroorganismen, insonderheit Bakterien, ausgesprochene Proteolyten sind, so ergibt sich die Gefahr von Hautsubstanzverlusten um so mehr, als die Haut durch Wiederaufnahme von Wasser auch wieder in ausgesprochenem Maße fäulnisfähig wird. Je schmutziger und blutbehafteter oder je schlechter konserviert die Haut ist, je mehr proteolytische Keime vorhanden sind, je unreiner das Weichwasser, je höher die Temperatur des Weich-

wassers, je reichlicher im allgemeinen Sauerstoff zugegen ist und
je länger geweicht wird, um so größer ist die Gefahr des Verderbens der Haut in der Weiche. Leichte Alkalität des Weichwassers
begünstigt das Bakterienwachstum.

Von bakteriologischen Gesichtspunkten aus ist also dem Weichen besondere
Beachtung zu schenken. Bei ihren chemischen Untersuchungen kommen G. D.
McLaughlin und E. R. Theis (1) sogar zu dem Schluß, daß die chemischen
Erscheinungen bei der Weiche entweder das Resultat bakterieller Tätigkeit oder
größtenteils durch diese beeinflußt sind. Analog diesen Schlußfolgerungen wiesen
W. Hausam und T. Schindler (1) bei der Weiche trockener Ziegenfelle nach,
daß die Anwendung bestimmter Desinfektionsmittel, z. B. vom Typus des
p-Chlor-m-Kresols, und vor allem in etwas überdosierter Menge, zur Folge hat, daß:
1. das Keimwachstum erheblich gehemmt wird, 2. die Weiche nur unvollständig
verläuft und 3. die Enthaarung erschwert wird. Da die Haut in der Kontroll-
weiche ohne Zusätze gut durchweicht und die Wirkung der Weiche mit Desinfektionsmitteln bei gleichzeitiger Anwendung von Netzmitteln verbessert
werden kann, so ist die Weiche in der Tat in erster Linie als Produkt bakterieller
Tätigkeit anzusprechen, wenn nicht Stoffe mit netzenden Eigenschaften für die
Durchweichung der Haut sorgen.

Wie schon weiter oben angedeutet, sind die Faktoren, die die Flora eines
Weichwassers bestimmen, sehr mannigfaltig. Schon das verwendete Wasser ist
von großem Einfluß. Keinesfalls darf schmutziges, stehendes Wasser
verwendet werden [H. Becker (2)]. Verunreinigungen organischer Natur sind
stets Träger von Fäulnisbakterien. Ebenso ist die wiederholte Verwendung
von zum Weichen benutztem, gebrauchtem Wasser, das viel Fäulniserreger enthält, zu vermeiden; das Weichen soll man nicht dadurch beschleunigen wollen,
daß die Häute gewissermaßen die allerersten Erscheinungen der Fäulnis durchmachen [J. Paeßler (2), S. 18]. Die Verwendung „fauler" Weichen ist aus
Gründen des Hautsubstanzverlustes und der Beschädigung der Häute unbedingt
abzulehnen und frisches, am besten fließendes Wasser zu benützen.
Auch die chemische Zusammensetzung des Wassers ist nicht ohne Einfluß. So fördern z. B. Calcium- und Magnesiumsalze die Bakterienentwicklung,
Eisensalze und Schwefelnatrium hemmen sie dagegen [G. D. McLaughlin und
G. E. Rockwell (3)].

Eine Hauptrolle spielt das in die Weiche eingebrachte Hautgut als Bakterien-
träger selbst. Der Reinheitsgrad der Haut, ihre Vorbehandlung und Konservierung sind besonders maßgebend. So haben beispielsweise G. D. McLaughlin
und G. E. Rockwell (3) vergleichsweise bakteriologische Untersuchungen an
gewöhnlich gesalzenen nordamerikanischen und an Frigorifico-Häuten (letztere
gewaschen, dann 24 Stunden in Salzlake und dann gesalzen) und deren Weichwasser angestellt und fanden:

Bakteriengehalt der gewöhnlich gesalzenen Haut pro g 42 800
   „   „   Frigorifico-Haut pro g 13 200

Dementsprechend ist auch der Keimgehalt der Frigorifico-Haut-Weichbrühe
niedriger (Tabelle 59, S. 705).

Je weniger befriedigend die Konservierung der Haut erfolgt, um so größer
ist also die Gefahr des Hautsubstanzverlustes in der Weiche. Auch die besonders
an Kalbfellen auftretende Rotfärbung der Fleischseite (siehe auch S. 698) bedingt gegenüber einwandfrei beschaffenen Fellen in der Weiche einen erhöhten
Hautsubstanzverlust, wie F. Stather und E. Liebscher (1) nachwiesen.

Die Verschmutzung der Häute, ihr Behaftetsein mit Kot und Blut erschweren natürlich von vornherein das Arbeiten bei der Weiche. Von diesem Standpunkt aus kann das Weichwasser, besonders zu Beginn des Weichprozesses gar nicht häufig genug gewechselt werden.

2. Einfluß von Weichdauer und -temperatur.

Die Dauer der Weiche und die Temperatur des Weichwassers sind insbesondere vom bakteriologischen Standpunkt aus besonders wichtige Punkte. Selbst bei der Verwendung des saubersten Wassers und des bestbehandelten Hautmaterials wird die Weiche immer dann ein Gefahrenherd bleiben, wenn die Temperatur des Weichwassers zu hoch oder die Weiche zu lange ausgedehnt wird. Das geht schon aus den in Tabelle 59 wiedergegebenen Zahlen deutlich hervor. Auch die nebenstehenden Zahlenbeispiele (Tabelle 60) zeugen hierfür [G. D. Mc Laughlin und G. E. Rockwell (3)].

Die Dauer der Weiche spielt also eine um so größere Rolle, je höher die Temperatur ist. Zunächst verstreicht nach Einbringen der Haut in das Weichwasser eine gewisse Zeit, ehe der Keimgehalt der Weichbrühen wesentlich ansteigt. D. h., die in ihrem Wachstum durch das Salz und den Wasserentzug desselben aus der Haut gehemmten Keime benötigen eine gewisse Zeitspanne, um sich zu regenerieren. Diese Zeit nennen G. D. McLaughlin und G. E. Rockwell (4) die sog. „latente" Periode und stellen die Forderung auf, daß die maximale Weichdauer nicht länger als die kürzeste „latente" Periode sein soll. Diese betrug bei der Weiche von Kalbfellen und der 4fachen Wassermenge:

48 Stunden bei 5⁰ C
18 „ „ 15⁰ C
4 „ „ 25⁰ C

36 Stunden bei 10⁰ C
10 „ „ 20⁰ C
2 „ „ 30⁰ C
und nur 1³/₄ „ „ 37⁰ C

Eine richtig geleitete Weiche darf also weder zu lange, noch bei zu hoher Temperatur angestellt werden. Da das Lösen von Schmutz, Blut und Kot eine gewisse Zeit erfordert, so ist es immer ratsam, die Weichtemperatur möglichst niedrig zu wählen. J. T. Wood (3), S. 363, ist der Ansicht, daß 10⁰ C nicht überschritten werden sollten. Sofern eine kurze Weiche, beispielsweise von nur 10 Stunden genügt, kann jedoch auch bei 20⁰ C ohne Gefahr geweicht werden, da in dieser Zeit die Bakterienentwicklung noch relativ gering ist.

Bei Trockenhäuten, bei denen die Weiche naturgemäß längere Zeit in Anspruch nimmt, wurde in bezug auf die Weichdauer bei etwa 20⁰ C z. B. festgestellt,

Tabelle 59. Weiche in der 4fachen Wassermenge bei einer Temperatur von 20⁰ C [G. D. McLaughlin und G. E. Rockwell (3)].

Weichdauer in Stunden	Bakterien pro Kubikzentimeter Weichwasser	
	Gewöhnlich gesalzene Häute	Frigorifico-Häute
2	2 750	400
4	3 800	600
8	8 770	1 520
12	19 420	4 600
16	150 400	12 200
20	1 144 000	395 000
24	5 264 000	2 212 000
48	278 900 000	126 100 000
72	931 700 000	378 500 000

Tabelle 60. Abhängigkeit des Bakteriengehaltes von der Temperatur [G. D. McLaughlin und G. E. Rockwell (3)].

Temperatur	Bakterien pro Kubikzentimeter Weichwasser	
	24 Stunden geweicht	48 Stunden geweicht
20⁰ C . . .	5 264 000	278 900 000
11⁰ C . . .	36 800	15 965 000
4⁰ C . . .	26 300	107 000
2⁰ C . . .	20 500	30 000

daß nach 4 Tagen, nach welcher Zeit die Haut noch nicht vollkommen durch-weicht war, jedoch bereits einige kleine Faulstellen aufwies, rund 40,0 Millionen Bakterien/ccm vorhanden waren, während nach 6 Tagen bereits rund 1,5 Milliarden Keime im Kubikzentimeter nachgewiesen wurden und die Haut vollkommen verfallen und stinkend war [W. Hausam und T. Schindler (2)].

3. Bedeutung der Wassermenge und des Wasserwechsels.

Auch die Weichwassermenge, d. h. das Verhältnis Haut : Wasser, und der Wechsel des Weichwassers sind von Einfluß. Bei gesalzenen Häuten und Fellen erfolgt bei zunehmender Wassermenge infolge der Verdünnung der Brühen, d. h. Herabsetzung der Salzkonzentration, eine Verringerung der keim-hemmenden Wirkung und daher eine starke Zunahme der Bakterien und der Gefahr des Hautsubstanzverlustes (G. D. McLaughlin). Je größer die Weich-wassermenge, desto kürzer wurde bei gleicher Temperatur (20⁰ C) die „latente" Periode [G. D. McLaughlin und G. E. Rockwell (3), (4)]. Selbstverständlich ist der Zunahme der Bakterien bei Herabsetzung der Salzkonzentration durch die ständige Verdünnung insofern eine gewisse Grenze gesetzt, als die Verdünnung auch eine Konzentrationsverminderung der stickstoffhaltigen Anteile des Weich-wassers zur Folge hat.

Ein Wasserwechsel während der Weiche hat bakteriell nach Ansicht von G. D. McLaughlin und G. E. Rockwell (4) nur dann Zweck, wenn vor der Weiche die Haut gespült wird. Im übrigen halten es die Autoren (3) für vorteil-haft, Häute nach einer ersten, 6 Stunden langen Weiche, in eine zweite, 5% Kochsalz enthaltende Weiche zu bringen, die den Bakteriengehalt herabsetzt. Der Zusatz von Salz zur Weiche hat den Vorteil, daß die schwächeren, schneller erweichten Teile der Haut frisch erhalten werden [J. Paeßler (2), S. 18 und 19]. Allerdings darf nicht außer acht gelassen werden, daß sehr viele Mikroorganismen, besonders die halophilen, bei einer Kochsalzkonzentration von 5% ein recht gutes Wachstum entwickeln. Selbst anaerobe Keime erfahren bei dieser Salz-konzentration kaum eine Wachstumshemmung (F. W. Tanner und Fl. L. Evans). W. Hausam und T. Schindler (2) stellten fest, daß unter Mitverwen-dung von 1⁰/₀₀ Pekorol L in einer 4tägigen Weiche (bei Zimmertemperatur) trocke-ner Ochsenhaut bei gleich guter Weichwirkung der Wasserwechsel sich in bezug auf Keimgehalt und Hautsubstanzverlust günstig auswirkt: ohne Wasserwech-sel 67 Millionen Bakterien/ccm und 1,14% Hautsubstanzverlust, mit Wasserwechsel (nach 8 Stunden) nur 17,5 Millionen Bakterien/ccm und 0,75% Hautsubstanzverlust.

Bei Ziegenfellen fanden G. D. McLaughlin und J. H. Highberger, daß getrocknete Felle viel weniger Bakterien enthalten als grün- und trockengesalzene Felle. Die gefundenen Organismen bestanden bis zu 80% aus Proteolyten, sind also für die Weiche sehr gefährlich. Im übrigen enthielt das in Indien für Ziegen-felle verwendete Kharisalz erheblich viel mehr Bakterien, darunter reichlich proteolytisch wirksame, als Kochsalz. Bei Ziegenfellen spielt die Menge des Weichwassers mit ihrem im Verhältnis zur Fläche geringeren Gewicht eine be-sondere Rolle. Wird das Verhältnis Wasser : Haut = 20 : 1 verkleinert, so wird auch die „latente" Periode herabgesetzt, wahrscheinlich wegen der Anreicherung der Nährsubstanz für die Bakterien. Die Bakterienentwicklung konnte bei Ziegenfellweichen wesentlich herabgesetzt werden durch Walken der Felle unter öfterem Wasserwechsel.

Unter verschiedenen Bedingungen untersuchte B. S. Levine (3) den Einfluß „aerober", „normaler" und „anaerober" Verhältnisse bei der Weiche und fand, daß die Zahl der Bakterien pro Kubikzentimeter Weichwasser bei anaeroben Verhältnissen (hergestellt durch Überschichten des Wassers mit Mineralöl) beträchtlich geringer war als bei normaler Weiche und bei dieser wieder geringer als bei ausgesprochen aerober Weiche bei ständigem Durchleiten von Luft. So wurden z. B. gefunden:

Aerobe Weiche	8 500 000	Keime
Normale Weiche	1 800 000	,,
Anaerobe Weiche	400 000	,,

Wird durch das Weichwasser Stickstoff durchgeleitet, so ist nach E. R. Theis und J. M. Miller der Hautsubstanzverlust um so größer, je bakterienreicher die Haut ist.

Auch G. D. McLaughlin und E. R. Theis (2), (3) zeigten, daß das Durchleiten von Luft durch Weichwasser eine stärkere Zersetzung der Hautsubstanz als ohne Durchleiten (normale Weiche) zur Folge hat, Kohlendioxyd dagegen wachstumshemmend auf die Bakterien wirkt.

L. Pollak und L. Deimel betrachten den Punkt, in dem der Sauerstoff des Weichwassers von den Aerobiern aufgezehrt ist, als den kritischen, bei welchem die Haut durch Überhandnehmen der Bakterien besonders gefährdet wird, und arbeiteten auf Grund dieser Tatsache ein Kontrollverfahren für die Weiche aus.

4. Hautsubstanzverluste in der Weiche.

Welchen Umfang der in den Weichwässern durch Bakterien bedingte Hautsubstanzverlust besitzt, bzw. durch falsches oder unsachgemäßes Weichen annehmen kann, beweisen einige neuere Untersuchungen. G. Rezabek (1), (2) stellte bei Ochsenhautstücken, deren Haare abrasiert und deren Fleischseite von Fettanhängseln befreit waren, in ruhender und fließender Weiche folgende Hautsubstanzverluste fest (Tabelle 61).

Tabelle 61. Hautsubstanzverlust von Ochsenhaut während der Weiche [G. Rezabek (1), (2)].[1]

Dauer der Weiche	Hautsubstanzverlust in % der ursprünglichen Hautsubstanz[2]			
	in ruhender Weiche	Mittel	in Weiche in fließendem Wasser	Mittel
16 Stunden	1,15 / 1,02	1,09	1,10 / 1,00	1,05
24 ,,	1,50 / 1,70	1,60	1,18 / 1,12	1,15
40 ,,	1,90 / 2,05	1,98	1,28 / 1,30	1,29
48 ,,	2,23 / 2,31	2,27	1,55 / 1,40	1,47
64 ,,	2,93 / 3,07	3,00	1,90 / 2,00	1,95
72 ,,	3,31 / 3,15	3,23	2,55 / 2,71	2,63
88 ,,	3,66 / 4,00	3,83	—	—
96 ,,	4,24 / 4,00	4,12	3,93 / 4,00	3,97
112 ,,	5,00 / 5,50	5,25	4,60 / 4,71	4,65
120 ,,	6,70 / 5,80	6,25	5,21 / 5,13	5,17
144 ,,	—	—	6,60 / 6,30	6,45
168 ,,	—	—	7,62 / 7,50	7,56
216 ,,	—	—	8,80 / 8,91	8,85

Zu den Untersuchungen in „ruhender Weiche" hatte G. Rezabek (1) Kontrollen in der Weise vorgenommen, daß der Hautsubstanzverlust durch Be-

---

[1] Angaben über ruhende Weiche: G. Rezabek (1); fließende Weiche: G. Rezabek (2).

[2] Der Hautsubstanzverlust während der Weiche ergab sich aus der Differenz zwischen dem Hautsubstanzgehalt vor und nach der Weiche.

stimmung des in Lösung gegangenen Stickstoffs ermittelt wurde. Dabei ergab sich:

in den ersten   24 Stunden . . . 2,2% ⎱
„ „ zweiten 24   „   . . . 0,9% ⎰ Hautsubstanzverlust (gegenüber der ur-
„ „ dritten 24   „   . . . 1,2% ⎰   sprünglichen Hautsubstanz)
„ „ vierten 24   „   . . . 1,4% ⎰
Gesamtverlust in 4 Tagen . . . 5,7%

Hinsichtlich der „ruhenden Weiche" ergibt sich demnach, daß man pro Tag mit einem Hautsubstanzverlust von etwa 1% (auf ursprüngliche Hautsubstanz bezogen) zu rechnen hat. Bei der „Weiche in fließendem Wasser" ist der Hautsubstanzverlust geringer, und zwar etwa um ein Drittel. So ist der Hautsubstanzverlust in fließendem Wasser nach 48 Stunden mit 1,47% noch nicht so groß, wie in ruhendem Wasser bereits nach 24 Stunden mit 1,60%. Woraus sich ergibt: Das Weichen in fließendem Wasser ist von Vorteil, da es eine größere Sauberkeit der Haut, eine Beschleunigung des Weichens und einen geringeren Hautsubstanzverlust bedingt.

S. G. Shuttleworth und J. Sebba, sowie W. Graßmann und W. Hausam bestimmten den Hautsubstanzverlust unter praktischen Verhältnissen an größeren Hautpartien durch Ermittlung des in Lösung gegangenen Stickstoffs in den Weichwässern (Kjeldahl-N × 5,62), Tabelle 62.

Tabelle 62. Hautsubstanzverlust in Weichwässern[1] (W. Graßmann und W. Hausam).

Stück und Hautart	Konservierung	Gelöste Hautsubstanz in Prozenten des Grüngewichts		Bemerkungen
100 Kalbfelle	Naphthalin-Soda-Salz		1,4	⎱ in 4,97 cbm 1.
100 „	Merpinsalz		1,32	⎰ und 4,97 cbm 2. Weichwasser
25 Kuhhäute	Merpinsalz		0,51	⎱ je 9,2 cbm
25 „	Petrolsalz		0,48	⎰ Weichwasser
50 „	Merpinsalz	1. 24 Stunden Weiche = 0,33		⎱ je 14 cbm
		2. 24 „ „ = 0,10		⎰ Weichwasser
			0,43	
50 „	Petrolsalz	1. 24 Stunden Weiche = 0,28		⎱ je 14 cbm
		2. 24 „ „ = 0,07		⎰ Weichwasser
		3. 24 „ „ = 0,05		
			0,40	

Die von S. G. Shuttleworth und J. Sebba gemachten Untersuchungen erfolgten in südafrikanischen Gerbereien, einmal im Winter, einmal im Sommer. Die Ergebnisse zeigt Tabelle 63.

Nimmt man für Rindshäute einen mittleren Wassergehalt von 63% an und berechnet die von W. Graßmann und W. Hausam, sowie von S. G. Shuttleworth und J. Sebba gefundenen Werte auf das Hauttrockengewicht, so ergeben sich praktisch die gleichen Zahlen wie sie G. Rezabek (1), (2) mitteilte.[2]

---

[1] Die Weiche erfolgte in den Monaten August und September 1938.

[2] So entspricht z. B. der auf Grüngewicht bezogene Hautsubstanzverlust bei Kuhhäuten von 0,51% nach zweitägiger Weiche (W. Graßmann und W. Hausam) auf Trockensubstanz umgerechnet mit 1,38% praktisch dem von G. Rezabek (2) für die zweitägige Weiche in fließendem Wasser angegebenen Wert von 1,47%.

Wenn es sich also nicht um ausschließlich getrocknete Häute handelt, so sollte vom Standpunkt einer stärkeren Bakterienentwicklung und dem damit verbundenen Hautsubstanzabbau aus betrachtet, nicht länger als 2 Tage geweicht werden, in welcher Zeit im übrigen, wie G. Rezabek (3) nachwies, die von der Haut maximal aufnehmbare Wassermenge bereits in die Haut eingedrungen ist. Auch bei Trockenhäuten können durch zu langes Weichen schwere Hautsubstanzverluste hervorgerufen werden. Tabelle 64 zeigt die Weiche einer Trockenhaut, die zwar nach 4 Tagen noch nicht ganz

Tabelle 63. Hautsubstanzverlust in südafrikanischen Weichwässern (S. G. Shuttleworth und J. Sebba).

Konservierung der Häute	Dauer der Weiche	Zusätze zur Weiche	Hautsubstanzverlust in Prozenten[1]
A. Winteranalysen.			
Trockengesalzen	2 Tage		0,29
,, ...	2 ,,		0,30
,, ...	2 ,,		0,20
,, ...	2 ,,		0,22
Naßgesalzen	2 ,,		0,15
Sonnengetrocknet	3 ,,		0,83
,, ...	3 ,,		0,88
,, ...	1 Tag	NaOH	0,68
Trockengesalzen	1 ,,	Phenol	0,40
Sonnengetrocknet (Java) .	1 ,,	,,	0,32
Trockengesalzen	1 ,,		1,16
B. Sommeranalysen.			
Trockengesalzen	2 Tage		0,45
,, ...	2 ,,		0,55
Naßgesalzen	2 ,,		0,43
,, ...	2 ,,		0,42
Trockengesalzen	2 ,,		0,65
Sonnengetrocknet	1 Tag	NaOH	0,97
Trockengesalzen	1 ,,		0,64
,, ...	1 ,,	Borax	0,32

durchgeweicht, nach 6 Tagen aber bereits vollkommen faul war; der Hautsubstanzverlust beträgt mehr als $^1/_5$ der Gesamthaut. Bei der Vergleichsweiche mit $1^0/_{00}$ Pekorol L ist auch nach 6 Tagen der Hautsubstanzverlust noch erträglich (Tabelle 64).

Tabelle 64. Hautsubstanzverlust von Trockenhaut in ruhender Weiche bei Zimmertemperatur [W. Hausam und T. Schindler (2)].

Weichdauer in Tagen	Gewöhnliches Wasser		Wasser $+ 1^0/_{00}$ Pekorol L	
	Bakterien pro Kubikzentimeter	Hautsubstanzverlust in Prozenten der lufttrockenen Haut	Bakterien pro Kubikzentimeter	Hautsubstanzverlust in Prozenten der lufttrockenen Haut
1	36 Tausend	3,04	1,3 Millionen	0,78
2	673 ,,	3,54	4,0 ,,	0,95
4	40 Millionen	7,38	50,0 ,,	1,98
6	1,5 Milliarden	20,55	160,0 ,,	2,81

Zur Verringerung des Bakterienwachstums und Vermeidung zu großer Hautsubstanzverluste in der Weiche wurde wiederholt die Anwendung bakterizider Mittel vorgeschlagen, so Karbolsäure, Kreolin, Lysol oder Arasol-Röhm u. Haas [J. Paeßler (2), S. 18], 1%ige Lösung von schwefeliger Säure (E. Pilz), starke Erhöhung des p_H-Wertes (L. Köhler), $0,01^0/_{00}$ Chlor [J. A. Wilson (1), S. 221].

---

[1] Bezogen auf das Gewicht der Häute.

Tabelle 65. Schema der Weichwasseransätze der Versuche in Tabelle 66 und 67 [W. Hausam und T. Schindler (1)].

Weiche	Std.	Versuch Ia	Versuch Ib	Versuch II	Versuch IIIa	Versuch IIIc	Versuch V	Kontrolle (KO)
1 Probe „Ende"	0 … 12	$0,89\,^0/_{00}$ Pekorol L	$0,89\,^0/_{00}$ Pekorol L	$0,89\,^0/_{00}$ Pekorol L	$0,52\,^0/_{00}$ Rohzephirol	$1,0\,^0/_{00}$ Rohzephirol	$0,89\,^0/_{00}$ Pekorol neu	ohne Zusätze
2 Probe „Anfang" Zusatz des Desinfektionsmittels Probe „Ende"	0 … 10 Min. … 34	$0,89\,^0/_{00}$ Pekorol L $+$ $0,23\,^0/_{00}$ Raschit krist.	$0,89\,^0/_{00}$ Pekorol L $+$ $0,35\,^0/_{00}$ Raschit krist.	$0,89\,^0/_{00}$ Pekorol L $+$ $0,93\,^0/_{00}$ Preventol fl. N	$0,52\,^0/_{00}$ Rohzephirol $+$ $0,23\,^0/_{00}$ Raschit krist.	$1,0\,^0/_{00}$ Rohzephirol	$0,89\,^0/_{00}$ Pekorol neu	ohne Zusätze
3 Probe „Anfang" Zusatz des Desinfektionsmittels Probe „Ende"	0 … 10 Min. … 65	$0,89\,^0/_{00}$ Pekorol L $+$ $0,23\,^0/_{00}$ Raschit krist.	$0,89\,^0/_{00}$ Pekorol L $+$ $0,35\,^0/_{00}$ Raschit krist.	$0,89\,^0/_{00}$ Pekorol L $+$ $0,93\,^0/_{00}$ Preventol fl. N	$0,52\,^0/_{00}$ Rohzephirol $+$ $0,23\,^0/_{00}$ Raschit krist.	$1,0\,^0/_{00}$ Rohzephirol	$0,89\,^0/_{00}$ Pekorol neu	ohne Zusätze

Wurden $0,01\,^0/_{00}$ Chlor zum ersten, zweiten und dritten Weichwasser gegeben, so waren die Keimmengen 43000, 191000 bzw. 372000 gegenüber der chlorfreien Weiche mit 873000, 2240000 bzw. 3496000 Keimen pro Kubikzentimeter Weichwasser. Mercurichlorid ist wesentlich schwächer in seiner Wirkung als Chlor, dagegen wurde 0,05% p-Chlor-m-Kresol mit Erfolg verwendet [J. A. Wilson (1), S. 222]. Von E. Stiasny (1) wurde eine 0,01%ige Lösung von Zinkchlorid vorgeschlagen. In einer Untersuchungsreihe verwendete S. A. Pawlow Chloroform und Natriumfluorid als Antiseptika in der Weiche, angeblich mit gutem Erfolg. Vorgeschlagen als Zusatz zur Weiche werden ferner Mollescal C und Rohzephirol (I. G. Farbenindustrie A. G., Frankfurt a. M.), Raschit (Dr. F. Raschig G. m. b. H., Chem. Fabrik, Ludwigshafen a. Rh.), Ermol (Chem. Fabrik S. Kroch A. G., Hamburg-Wandsbek), Merpin (Chem. Fabrik Pott & Co., G. m. b. H., Pirna-Copitz), Pekorol L (Böhme Fettchemie G. m. b. H., Chemnitz), Perenin W 861 (A. Th. Böhme, Chem. Fabrik, Dresden).

Mit einigen der vorgenannten Präparate wurden nach dem in Tabelle 65 wiedergegebenen Schema Weichversuche mit trockenen Ziegen- bzw. Lammfellen durchgeführt. Tabelle 66 enthält die Ergebnisse von betriebsmäßigen, Tabelle 67 von Laboratoriumsversuchen [W. Hausam und T. Schindler (1)].

Wie aus den Tabellen 66 und 67 hervorgeht, hat besonders das Rohzephirol eine gute keimhemmende Wirkung, daneben aber auch sehr gute netzende Eigenschaften. Beide Eigenschaften sind im Pekorol L oder Pekorol neu weniger gut ausgebildet, doch scheinen die Pekorole eine bessere Wirkung gegen proteolytische Bakterien zu haben oder zum mindesten auf deren Enzymproduktion eine hemmende Wirkung auszuüben.

Raschit krist. ergänzt im allgemeinen gut Pekorol L, noch besser aber Rohzephirol; besonders die Kombination Rohzephirol - Raschit ist von ausgezeichneter keimhemmender Wirkung. Erforderlich ist eine vernünftige Dosierung des Raschit krist.; ein Mehr als $0,25^0/_{00}$ ist in Verbindung mit Rohzephirol nicht notwendig, dagegen darf der Raschitzusatz zu Pekorol L etwa $0,35^0/_{00}$ betragen; höhere Zusätze beein-

Tabelle 66. Keimgehalt trockener Balkanziegenfelle in verschiedenen Weichwässern bei 20^0C bzw. 22^0C für das erste Weichbad (135 l Wasser, 14 kg Haut = 40 Stück je Versuch) [W. Hausam und T. Schindler (1)].

Betriebsversuch.

Weichbad Nr.	Versuchs-Nr. (siehe Tab. 65)	p_H-Wert des Weichwassers[1]		Bakterienzahl je Kubikzentimeter in Millionen[2]	
		Anfang	Ende	Anfang	Ende
1	KO		6,1		122,50 f[3]
	I a		6,0		23,35
	I b		6,0		14,90
	II		6,1		21,15
	III a		6,1		3,50
	III c		6,0		4,00
	V		6,0		20,20
2	KO	6,0	6,1	22,85 f[3]	27,30 f[3]
	I a	5,9	6,3	16,60	1,50
	I b	5,9	6,3	17,60	2,57
	II	5,9	6,1	10,08	1,22
	III a	5,9	6,1	0,01	1,68
	III c	6,0	6,1	0,007	2,80
	V	5,9	6,1	12,14	2,63
3	KO	6,3	6,7	3,90 sf[3]	7,20 f[3]
	I a	6,1	6,7	3,10	8,70
	I b	6,1	6,7	1,75	4,36
	II	6,1	6,7	3,39	8,95
	III a	6,1	6,7	0,98	0,06
	III c	6,2	6,2	0,00	0,06
	V	6,0	6,7	1,36 sf[3]	6,83
Gebrauchswasser		6,0		0,00	

trächtigen die Wirkung des Pekorol L. Die Kombination Rohzephirol-Raschit erscheint auch deshalb günstig, weil die Netzwirkung des Rohzephirols eine bessere ist; von diesem Standpunkt aus betrachtet, leisten $0,5^0/_{00}$ Rohzephirol mindestens ebensoviel wie $0,89^0/_{00}$ Pekorol L. Auch das Preventol fl. N scheint mit Pekorol L zusammen einsatzfähig zu sein; es muß jedoch in höheren Konzentrationen angewandt werden als Raschit krist.

Die ideale Weiche erfolgt also mit Hilfe von Stoffen mit netzenden und/bzw. desinfizierenden Eigenschaften. Die Anwendung von Desinfektionsmitteln hat sich dabei in solchen Grenzen zu halten, die einerseits erforderlich sind, um das Bakterienwachstum weitgehend zu unterdrücken, anderseits aber die Wirkung netzender Stoffe nicht beeinträchtigen.

Im übrigen kommt es bei der Beurteilung von Desinfektionsmitteln für die Weiche nicht einmal so sehr auf die Unterdrückung des Keimwachstums schlechthin an, als vielmehr auf die Eigenschaft, spezifische Fäulniserreger, gemeinhin proteolytische Bakterien, zu unterdrücken oder doch wenigstens deren Enzymproduktion zu unterbinden. In dieser Hinsicht scheint Raschit sehr vorteilhaft einsetzbar zu sein. Bei den eigentlichen Netzmitteln Pekorol L und Rohzephirol,

---

[1] p_H-Bestimmung mit Lyphanstreifen.
[2] Bebrütung der Kulturschalen bei 27^0C; Auszählung der Keime nach 48 Stunden.
[3] Geruch des Weichwassers: sf = schwach faulig, f = faulig.

Tabelle 67. Keimgehalt und Hautsubstanzverlust trockener griechischer Ziegen- bzw. Lammfellstücke in verschiedenen Weichwässern bei 20° C (10fache Wassermenge vom Trockengewicht der Haut) [W. Hausam und T. Schindler (1)].

Laborversuch.

Weichbad Nr.	Versuchs-Nr. (siehe Tabelle 65)	p_H-Wert des Weichwassers[1]		Bakterienzahl je Kubikzentimeter in Millionen[2]		Gelöste Hautsubstanz[3] in Prozenten der lufttrockenen Haut	
		Anfang	Ende	Anfang	Ende	Anfang	Ende
a	a) Griechische Ziegenfellstücke.						
1	KO	6,3	6,5	0,0375	0,074	0,450	1,895
	Ia	6,3	6,3	0,001	0,008	0,385	1,400
	IIIa	6,0	6,3	0,0002	0,001	0,440	1,790[4]
	IIIc	6,0	6,0	0,000	0,000	0,575	1,940[4]
	V	6,3	6,5	0,0001	0,003	0,540	1,645
2	KO	6,5	6,5	0,097	21,247	0,505	1,270
	Ia	6,5	6,5	0,0016	0,895	0,370	0,995
	IIIa	6,0	6,3	0,001	1,010	0,465	1,205[4]
	IIIc	6,0	6,2	0,0001	0,000	0,340	0,995[4]
	V	6,5	6,4	0,0016	5,070	0,470	1,095
3	KO	6,3	6,6	8,845	28,070 sf[5]	0,320	0,640
	Ia	6,5	6,5	0,002	2,010	0,245	0,640
	IIIa	6,1	6,5	0,000	0,434	0,250	0,595[4]
	IIIc	6,0	6,1	0,000	0,489	0,215	0,780[4]
	V	6,5	6,5	8,050	13,130	0,305	0,790
Summe der Endproben	KO						3,805
	Ia						3,035
	IIIa						3,590[4]
	IIIc						3,715[4]
	V						3,530
Gebrauchswasser[6]		6,3		0,000002			
	b) Griechische Lammfellstücke.						
1	KO	6,7	6,7	0,082	6,456	0,980	1,710
	IIIa	6,7	6,7	0,000	0,005	1,180	1,290[4]
	IIIc	6,7	6,7	0,000	0,001	1,150	1,800[4]
2	KO	6,8	7,2	3,025	14,023	0,560	0,790
	IIIa	6,5	7,0	0,000	1,728	0,450	0,900[4]
	IIIc	6,5	7,0	0,000	0,418	0,340	0,790[4]
3	KO	6,2	6,9	10,083	32,300	0,270	0,650
	IIIa	6,3	6,7	0,000	0,398	0,170	0,510[4]
	IIIc	6,3	6,7	0,000	0,811	0,120	0,220[4]
Summe d. Endproben	KO						3,250
	IIIa						2,700[4]
	IIIc						2,810[4]
Gebrauchswasser[6]		6,3		0,009			

[1] p_H-Bestimmung mit Lyphanstreifen.
[2] Bebrütung der Kulturschalen bei 27° C; Auszählung der Keime nach 48 Stunden.
[3] Bestimmung des N nach Kjeldahl × 5,62.
[4] Bei den Versuchen IIIa und IIIc ist der N-Gehalt des Rohzephirols selbst, soweit er durch die Kjeldahlbestimmung erfaßt wird, in Abzug gebracht.
[5] Geruch des Weichwassers: sf = schwach faulig.
[6] Stickstoffgehalt des Gebrauchswassers (Leitungswasser) 0,001%. Gesamthärte des Gebrauchswassers (nach Enthärten mit Permutit bzw. Calgon) = 4,3 deutsche Härtegrade.

die ja beide ebenfalls desinfizierende Eigenschaften aufweisen, hat zwar das Rohzephirol die wertvolleren keimhemmenden Eigenschaften, doch zeigt das Pekorol L im allgemeinen die intensivere Wirkung gegenüber der Enzymproduktion der Keime. So verursachten Abimpfungen aus den Weichwässern vorgenannter Versuche in Bouillongelatine fast durchweg einen rascheren Gelatineabbau, wenn es sich um solche aus Rohzephirolweichen handelte; speziell das Aufkommen von Bct. fluorescens liquefaciens scheint Rohzephirol weniger gut unterbinden zu können. In dieser Hinsicht schneiden Pekorol L und neu häufig etwas besser ab.

Weitere Ergebnisse eingehender Weichversuche mit zahlreichen Desinfektionsmitteln weist die Tabelle 68 (S. 714 und 715) aus.

Wenn auch die Anforderungen, die S. G. Shuttleworth und J. Sebba bei einer Weichtemperatur von 25^0 C und einer Weichdauer von 1 Woche an die Desinfektionsmittel stellen, ganz erhebliche sind, so zeigt sich andererseits doch, daß die Auswahl wirklich guter bakterizider Mittel relativ gering ist. Quecksilberchlorid und Zinkchlorid scheinen sehr geeignet, doch besteht bei beiden die Gefahr von Fleckenbildungen, insbesondere beim ersteren in Verbindung mit durch Sulfid angeschärften Äschern. Alaun, Phenol, insbesondere rohes Phenol und Formalin scheiden wegen ihrer Gerbwirkung von vornherein aus. Das gleiche trifft auch für α-Naphthol zu und ist auch bei den Kohlenteerfraktionen zu befürchten, wobei letztere noch fleckenbildend sein können. Das Einleiten von Chlor, sowie die Verwendung von Chloramin, allerdings in relativ hohen Konzentrationen, scheint recht aussichtsreich zu sein. Interessant ist bei manchen Präparaten die Beobachtung, daß sie zwar allgemein nicht besonders bakterizid sind (Zahl der Bakterien!), aber spezifisch besonders auf fäulniserregende Keime wirken, wenn nicht lediglich die Ausscheidung proteolytischer Enzyme verhindert wird. In diesem Zusammenhang darf auch auf die Angabe von G. D. McLaughlin und G. E. Rockwell (1) hingewiesen werden, daß durch Zugabe von 3% Dextrose zum Weichwasser das Wachstum nichtproteolytischer (meist säurebildender) Keime gefördert, das der Proteolyten dadurch aber gehemmt wird.

Was die bakteriologische Untersuchung von Weichwässern ganz allgemein anbelangt, so weist G. E. Rockwell mit Recht darauf hin, daß hierzu eine Methode gewählt werden muß, die vergleichbare und den wirklichen Verhältnissen sehr nahekommende Werte liefert. Das dürfte die sog. Plattenmethode mit Verdünnungsreihen sein (siehe auch dieses Kapitel, A, S. 668 und 669). Bei der Probeentnahme ist vor allem auf gutes Durchmischen zu achten. Das Anlegen von Verdünnungsreihen mit sterilem Wasser hat mit peinlichster Genauigkeit zu erfolgen, da kleine Abweichungen große Streuungen in bezug auf den Keimgehalt zur Folge haben. Vor jeder Übertragung des Impfgutes ist gut und gleichmäßig lang zu schütteln; G. E. Rockwell schlägt hierfür 2 Minuten vor. Die Erfassung aller Keime sieht Rockwell dadurch am besten gewährleistet, daß die Bebrütung der beimpften Nährböden 24 Stunden bei 37^0 C und weitere 24 Stunden bei 20 bis 25^0 C erfolgt. Von der Voraussetzung ausgehend, daß in normalem Weichwasser sehr wenige, streng anaerobe Keime vorhanden sind, glaubt Rockwell, daß die gewöhnliche Plattenmethode für die Züchtung, welche die streng anaeroben Keime nicht erfaßt, vollkommen ausreichend ist. Das dürfte im allgemeinen auch zutreffen. Hinsichtlich des zu verwendenden Bakteriennährbodens weisen J. A. Wilson und C. J. Vollmar darauf hin, daß die erhaltene Bakterienmenge eine Funktion von Art und Konzentration der im Kulturmedium anwesenden Salze ist, wobei der Grad der Dispersion der Bakterien eine große Rolle spielt. Von diesem Standpunkt ausgehend würde es zumindest richtig sein, als Kulturmedium ein solches zu wählen, das in bezug auf Art und Konzentration der Salze weitgehend mit dem Weichwasser übereinstimmt. G. E. Rockwell glaubt allerdings aus praktischen Gründen hierauf verzichten zu können.

Tabelle 68. Desinfektion von Weichwässern von sonnengetrockneter Haut bei 25⁰ C (S. G. Shuttleworth und J. Sebba).[1]

Desinfektionsmittel	Zahl der Bakterien pro ccm Weichwasser		Zustand der Haut nach 1 Woche
	$3^1/_2$ Tage	1 Woche	
Keines	$> 1 \times 10^8$	$> 1 \times 10^8$	faul
HgCl$_2$ 0,1%	—	—	frisch
HgCl$_2$ 0,004%	1×10^6	2×10^6	frisch
HgCl$_2$ 0,0004%	12×10^6	$> 1 \times 10^8$	schwach faul
HgCl$_2$ 0,001% + ZnCl$_2$ . . . 0,001%	4×10^6	$> 1 \times 10^8$	schwach faul
Benzoesaures Quecksilber. . . 0,01%	1×10^5	1×10^6	frisch
Bernsteinsaures Quecksilber. . 0,01%	3×10^5	2×10^6	frisch
Bernsteinsaures Quecksilber. . 0,02%	6400	4×10^5	frisch
Abavit 0,1%	7×10^6	1×10^8	ziemlich frisch
Abavit 0,01%	$> 1 \times 10^8$	$> 1 \times 10^8$	ziemlich faul
Alaun 0,01%	$> 1 \times 10^8$	$> 1 \times 10^8$	ziemlich faul
Alaun 0,1%	2200	3500	frisch
ZnCl$_2$. 0,1%	4300	1×10^6	frisch
ZnCl$_2$. 0,01%	14×10^6	$> 1 \times 10^8$	ziemlich frisch
ZnCl$_2$ . . . . 0,015% + Seifenlösung	9×10^6	$> 1 \times 10^8$	ziemlich frisch
ZnCl$_2$ . . . . 0,005% + Seifenlösung	$> 1 \times 10^8$	$> 1 \times 10^8$	schwach faul
Na$_2$S 0,1%	28×10^6	$> 1 \times 10^8$	faul
NaHSO$_4$ 0,01%	36×10^6	$> 1 \times 10^8$	etwas faul
NaF 0,1%	21×10^6	$> 1 \times 10^8$	ziemlich frisch
Na$_2$SO$_3$ 0,1%	$> 1 \times 10^8$	$> 1 \times 10^8$	faul
Calciumhypochlorit 0,1%	2×10^6	14×10^6	schwach faul
Calciumhypochlorit 0,004%	$> 1 \times 10^8$	$> 1 \times 10^8$	faul
Calciumhypochlorit 0,0004%	$> 1 \times 10^8$	$> 1 \times 10^8$	faul
Calciumhypochlorit 0,005% + + (NH$_4$)$_2$CO$_3$ 0,005%	$> 1 \times 10^8$	$> 1 \times 10^8$	faul
p-Sulfondichlor-amino-benzoe-säure 0,01%	16×10^6	$> 1 \times 10^8$	ziemlich faul
p-Dichlorbenzol 0,01%	$> 1 \times 10^8$	$> 1 \times 10^8$	faul
p-Dichlorbenzol 0,01%+Benzol 0,1%	$> 1 \times 10^8$	$> 1 \times 10^8$	schwach faul
p-Dichlorbenzol 0,05% + + Benzol. 0,5%	25×10^6	$> 1 \times 10^8$	frisch
p-Dichlorbenzol 0,009% + + Aceton 0,9%	$> 1 \times 10^8$	$> 1 \times 10^8$	ziemlich faul
Jod 0,001%	$> 1 \times 10^8$	$> 1 \times 10^8$	ziemlich faul
Mollescal 0,1%	24×10^6	$> 1 \times 10^8$	faul
$p_H = 2$	—	1×10^3	frisch
$p_H = 4$	50×10^5	1×10^8	ziemlich faul
$p_H = 6$	$> 1 \times 10^8$	$> 1 \times 10^8$	faul
$p_H = 8$	$> 1 \times 10^8$	$> 1 \times 10^8$	faul
$p_H = 10$	90×10^5	$> 1 \times 10^8$	ziemlich faul
$p_H = 12$	—	14×10^2	frisch
Ceresan. 0,001%	$> 1 \times 10^8$	$> 1 \times 10^8$	ziemlich faul
Ceresan. 0,01%	20×10^6	$> 1 \times 10^8$	frisch
Nucleinsaures Quecksilber . . 0,01%	25×10^6	$> 1 \times 10^8$	ziemlich faul
Kolloidales Silber 0,1%	$> 1 \times 10^8$	$> 1 \times 10^8$	ziemlich faul
Silberproteinat 0,01%	3×10^6	$> 1 \times 10^8$	ziemlich faul
Seifenlösung. 0,1%	$> 1 \times 10^8$	$> 1 \times 10^8$	ziemlich faul
Arsenoxyd 0,1%	$> 1 \times 10^8$	$> 1 \times 10^8$	faul
Borsäure 0,1%	5×10^6	14×10^6	ziemlich faul
Borsaures Natrium 0,1%	4×10^6	9×10^6	ziemlich faul
Perchloron 0,01%	$> 1 \times 10^8$	$> 1 \times 10^8$	ziemlich faul

[1] Die Temperatur von 25⁰ C entspricht südafrikanischen Verhältnissen.

Fortsetzung der Tabelle 68.

Desinfektionsmittel	Zahl der Bakterien pro ccm Weichwasser		Zustand der Haut nach 1 Woche
	$3^1/_2$ Tage	1 Woche	
Atlas 0,1%	$> 1 \times 10^8$	$> 1 \times 10^8$	ziemlich faul
Formalin 0,01%	50×10^6	$> 1 \times 10^8$	ziemlich faul
Formalin 0,1%	—	—	frisch
Chlor 0,01%	—	—	frisch
Chlor 0,001%	44×10^6	$> 1 \times 10^8$	ziemlich faul
Chloramin T 0,1%	—	—	frisch
Chloramin T 0,01%	8×10^6	$> 1 \times 10^8$	schwach faul
Chloralhydrat 0,01%	$> 1 \times 10^8$	$> 1 \times 10^8$	faul
Chloroform 0,1%	29×10^6	$> 1 \times 10^8$	faul
o-Kresol 0,1%	4×10^6	$> 1 \times 10^8$	ziemlich frisch
Phenol 0,1%	50×10^6	$> 1 \times 10^8$	schwach faul
α-Naphthol 0,1%	42×10^6	80×10^6	ziemlich faul
α-Naphthol 0,1% + Aceton . . 1,0%	44×10^6	$> 1 \times 10^8$	ziemlich frisch
Benzol 1,2%	36×10^6	$> 1 \times 10^8$	frisch
Benzol 0,1%	$> 1 \times 10^8$	$> 1 \times 10^8$	faul
Kohlenteernaphtha 0,1%	9×10^6	$> 1 \times 10^8$	frisch
Naphtha-Fraktion (0—205° C) 0,1%	12×10^6	$> 1 \times 10^8$	schwach faul
Naphtha-Fraktion (205—250° C) 0,1%	3×10^6	60×10^6	frisch
Naphthalin 0,01% + Benzol . 0,1%	$> 1 \times 10^8$	$> 1 \times 10^8$	faul
Anthracen 0,01% + Benzol . 0,1%	$> 1 \times 10^8$	$> 1 \times 10^8$	schwach faul
Handelskreosotöl 0,1%	6×10^7	$> 1 \times 10^8$	schwach faul
Rohe Phenole von Naphtha . 0,1%	50×10^6	$> 1 \times 10^8$	schwach faul
Rohe Pyridine von Naphtha . 0,1%	$> 1 \times 10^8$	$> 1 \times 10^8$	faul

V. Bakteriologie und Mykologie der Haare und der Wolle.

Haar und Wollhaar können beim lebenden Tier durch die große Gruppe der parasitischen Pilze (Dermatophyten) angegriffen und zerstört werden (siehe auch dieses Kapitel, A, S. 633). An der vom Tier abgezogenen Haut, oder wenn sie von der Haut abgetrennt sind und einen entsprechenden Feuchtigkeitsgrad aufweisen, unterliegen Haar und Wollhaar ebensosehr einem Angriff saprophytischer Mikroben und Pilze, wie die Haut selbst. Im allgemeinen werden zunächst die Haarschuppen (Haarcuticula) angegriffen; sind diese verletzt oder entfernt, so wird auch die Rindenschicht und schließlich das Mark geschädigt und zerstört. Es ist nun nicht beabsichtigt, über solche Vorgänge erschöpfend zu berichten, sondern lediglich einige Einzelfälle herauszugreifen, die Anlaß zu besonderen Untersuchungen gaben und in unmittelbarem Zusammenhang mit dem eigentlichen Rohprodukt des Gerbers, der Haut, stehen.

L. S. Stuart (4) wies nach, daß auch solche auf dem Haar gesalzener Rindshaut bei 90% relativer Luftfeuchtigkeit aufkommende Pilze in der Lage sind, Haarkeratin direkt oder indirekt anzugreifen. Ein dabei isolierter, normalerweise parasitisch lebender Pilz, Microsporon filenium, konnte auf einem Nährboden, der Haarkeratin als Kohlenstoff- und Stickstoffquelle enthielt, sehr gut wachsen. Desgleichen wuchs Chaetomium globosum auf diesem „Haaragar" wesentlich besser als auf normalen Nährböden und bewirkte eine Reduktion der Sulfogruppen bei der Keratinhydrolyse. Wenn die Haare durch andere Organismen, z. B. Bct. coli, vorbehandelt wurden und durch diese ihrer Schuppen verlustig gingen, wuchs auch Aspergillus glaucus auf den Haaren, die er weiter abbaute.

Bei Schaffellen, insbesondere bei getrockneten Provenienzen, wird häufig, besonders in der warmen Jahreszeit, das Rotbraunwerden der Wolle

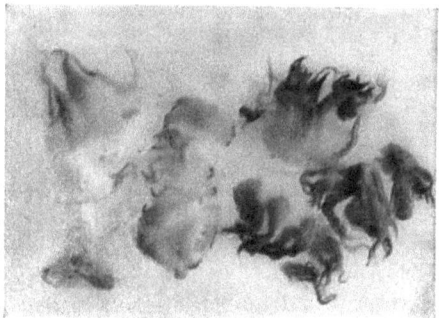

Abb. 348. Links: unverfärbte Wollprobe von einem mit Petrolsalz gesalzenen Schaffell stammend. Die Wolle ist ungewaschen; dunkel gefärbt erscheinende Randteile = Schmutz. Rechts: rotbraunverfärbte Wollprobe von einem mit Naphthalinsodasalz gesalzenen Schaffell stammend. Wollhaare durchweg rotbraun verfärbt (etwa $^4/_{10}$ nat. Gr.) (W. Hausam, T. Schindler und E. Liebscher).

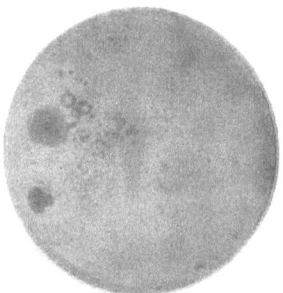

Abb. 349. Bouillonagar + 2% Schuppennaphthalin, unbeimpft. Links zwei Kolonien vom Naphthalin herrührend (etwa $^4/_{10}$ nat. Gr.) (W. Hausam, T. Schindler und E. Liebscher).

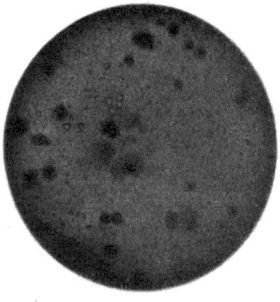

Abb. 350. Bouillonagar + 2% Schuppennaphthalin, mit Wollabschwemmung beimpft. Starke Rotbraunverfärbung, besonders um einzelne Kolonien (Kolonien von Bct. fluorescens liquefaciens) (etwa $^4/_{10}$ nat. Gr.) (W. Hausam, T. Schindler und E. Liebscher).

Abb. 351. Bouillonagar ohne Naphthalin, beimpft mit Wollabschwemmung (etwa $^4/_{10}$ nat. Gr.) (W. Hausam, T. Schindler und E. Liebscher).

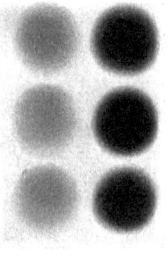

Abb. 352. Wollabsud als Nährlösung. Oberste Reihe mit 2% Rohnaphthalin; mittlere Reihe mit 2% Schuppennaphthalin; unterste Reihe mit 2% reinstem Naphthalin (Schering). Links unverfärbt die unbeimpften Kontrollen; rechts rotbraun verfärbt die mit Bct. fluorescens liquefaciens beimpften Nährlösungen (etwa $^3/_{10}$ nat. Gr.).

beobachtet (Abb. 348 bis 352). P. Huc (*4*) beobachtete die Rotbraunfärbung der Wollen in der Schwitzkammer und nahm als Ursache die chemische Oxydation der im Rohnaphthalin, mit welchem die Schaffelle behandelt waren, enthaltenen Phenole oder phenolartigen Verunreini-

gungen im alkalischen Milieu an. Ähnlich erklärte P. Huc (*5*) auch die Bildung brauner Flecken auf Schafsblößen. W. Hausam (*9*) wies nach, daß nicht nur Rohnaphthalin, sondern auch Reinnaphthalin, mit welchem Schaffelle konserviert wurden, diese Rotbraunverfärbung der Wollen hervorruft, und vertrat die Ansicht, daß das Naphthalin selbst infolge bakterieller Oxydation die Ursache der Wollverfärbung ist. W. Hausam, T. Schindler und E. Liebscher gelang die Übertragung dieser Rotbraunverfärbung mit Hilfe rotbraunver-

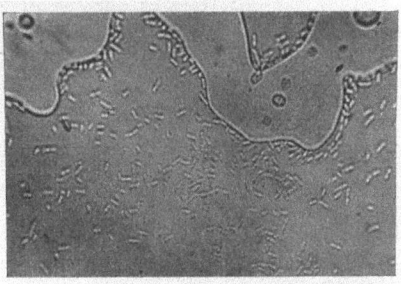

Abb. 353. Bct. fluorescens liquefaciens. Klatschpräparat (Vergr. 480mal) [W. Hausam und E. Liebscher (*4*)].

färbter, noch feuchter Wolle oder einer hieraus gewonnenen Bakterienaufschwemmung auf nicht verfärbte, kurz vor Versuchsanstellung naphthalierte Wolle, desgleichen gelang es mit solchen Bakterienauf-

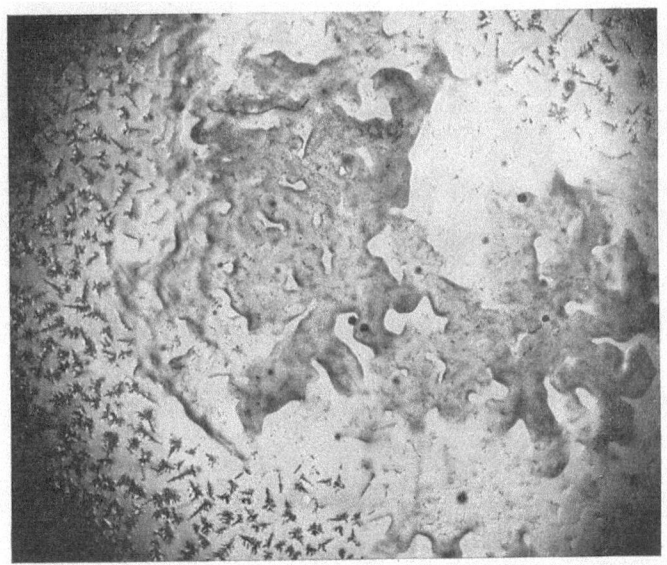

Abb. 354. Koloniewachstum von Bct. fluorescens auf Tausson-Agar + sublimiertem Schuppennaphthalin. 3 Tage nach Beimpfung bei 27° C. Rechte Hälfte nahezu naphthalinfreie Zone; Naphthalinkristalle nur noch andeutungsweise erkennbar. Links Naphthalinkristalle (Vergr. 6mal) (W. Hausam, T. Schindler und E. Liebscher).

schwemmungen auf bzw. in Nährmedien, denen Naphthalin zugesetzt wurde, die Rotbraunverfärbung künstlich hervorzurufen (Abb. 349 bis 352). Als eigentliche Ursache der Naphthalinoxydation bzw. der Rotbraunfärbung wurde schließlich ein stark bewegliches Bakterienkurzstäbchen isoliert (Abb. 353), das mit Bct. fluorescens liquefaciens identisch ist und das in den verschiedensten Nährlösungen in wenigen Tagen die Rotbraunverfärbung hervorruft, sobald Naphthalin zugegen ist. Von den von rotbraun verfärbten Schafwollen abgezüchteten Stämmen dieses Bct. fluorescens wird zwar auch Phenol unter

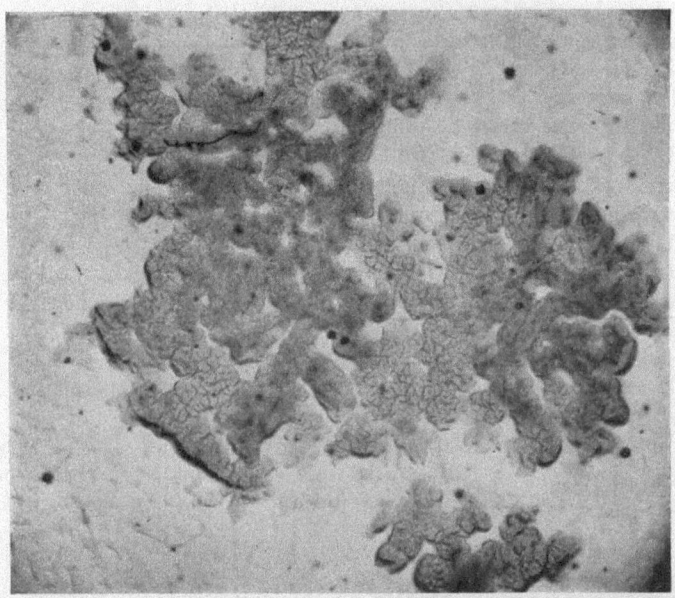

Abb. 355. Die gleiche Kolonie wie in Abb. 354, jedoch 24 Stunden später. Das Naphthalin ist völlig aufgezehrt und verschwunden. Üppiges Wuchern der Kolonie; sie weist gekröseartige Faltungen auf (Vergr. 6mal) (W. Hausam, T. Schindler und E. Liebscher).

Bildung bräunlicher Farbstoffe oxydiert, jedoch nicht in solch geringen Konzentrationen, wie sie in dem verwendeten Reinnaphthalin als Verunreinigung vorliegen. Dagegen sind diese Mikroben sogar in der Lage, Reinnaphthalin

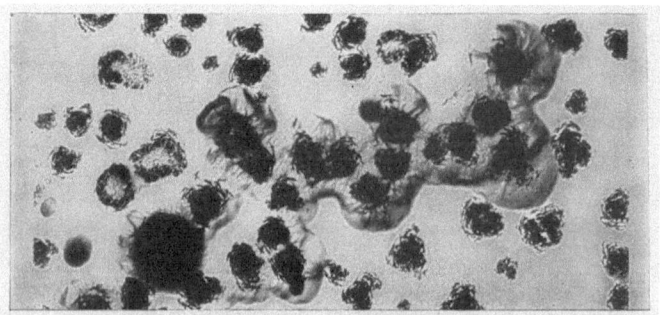

Abb. 356. Koloniewachstum von Bct. fluorescens auf gewöhnlichem Bouillonagar + sublimiertem Schuppennaphthalin. 3 Tage nach Beimpfung bei 27⁰ C. Die Kolonien haben sich fast ausschließlich um die dunklen Naphthalinkristalle gruppiert (Vergr. 12mal) (W. Hausam, T. Schindler und E. Liebscher).

in rein anorganischen Nährlösungen, wie sie W. O. Tausson angab, als einzige Kohlenstoff- und Energiequelle unter Rotbraunfärbung des Nährmediums zu assimilieren (Abb. 354 bis 356).

Bct. fluorescens liquefaciens, das in naphthalinfreien Nährböden starke Fluoreszenz hervorruft und Gelatine rasch verflüssigt, ist als gemeiner Wasser-

und Bodenbewohner weit verbreitet. W. Hausam, T. Schindler und E. Liebscher isolierten es wiederholt von Schafwollen, auch von solchen, die von mit Petrolsalz gesalzenen Schaffellen stammten. Bct. fluorescens gelangt also durch Infektion vom Boden oder aus der Luft, insbesondere aber bei der Weiche, auf die Schaffelle. Waren diese nun mit Naphthalin gegen Insektenfraß oder mit naphthalinhaltigem Salz bei der Konservierung in Berührung gekommen, so verfärben sich die Wollen rasch rotbraun, entweder während des Schwödens oder bei anschließender Trocknung der Wolle an der Luft, oder auch beim Schwitzen der Felle, sobald also die Bakterien günstige Wachstumsbedingungen, vor allem Wärme, vorfinden. In der kälteren Jahreszeit, bei rascher Schwöde oder beim Trocknen der Wolle in Trockenmaschinen, bei hohen Temperaturen (z. B. 70⁰ C) unterbleibt die Rotbraunverfärbung, da die Bakterien, sofern sie überhaupt auf der Wolle vorhanden sind, keine geeigneten Wachstumsbedingungen vorfinden, oder bei zu hohen Temperaturen zugrunde gehen.

VI. Bakteriologie des Kalkäschers.[1]

Die Meinungen über die Ursache der enthaarenden Wirkung des Äschers waren von jeher geteilt. Einerseits wurde auf die antiseptische Wirkung des Calciumhydroxyds hingewiesen und schon aus diesem Grunde der Äscherprozeß als eine chemische Angelegenheit erklärt; zum mindesten sollten die im Äscher eventuell vorhandenen Bakterien für die Haarlockerung nicht notwendig sein. Andererseits war lange Zeit auch die alleinige Wirkung des Kalkes umstritten und man stützte sich auf die Tatsache, daß mit dem Älterwerden des Äschers bei wiederholter Benutzung die Keimzahl zunehme und dementsprechend auch seine enthaarende Wirkung. Bei längerer Benutzung des Äschers reichern sich aber sowohl Bakterien und Enzyme als auch Ammoniak, Amine und andere Hautabbauprodukte an, die ihrerseits wieder haarlockernde Wirkung haben.

Es galt also festzustellen: Ist ein steriler Kalkäscher überhaupt in der Lage zu enthaaren? Finden die im Kalkäscher vorkommenden Keime die erforderlichen Lebensbedingungen vor? Wie steht es mit der enthaarenden Wirkung alter Äscher?

J. v. Schröder [(1), S. 646] schloß aus seinen Versuchen, die unter angeblich sterilen Bedingungen (Aufbewahrung der Hautstücke in konzentriertem Kochsalz und Verwendung sterilen Wassers zum Äschern) durchgeführt wurden, daß der Kalk eine sterilisierende Wirkung aufweist und allein durch seine Einwirkung auf die Schleimschichtproteine haarlockernd sei. R. W. Griffith suchte den Nachweis, daß die Haarlockerung des Äschers ohne Bakterien erfolgt, dadurch zu liefern, daß er Hautstücke mit Schwefelkohlenstoff und mit Phenol behandelte, die er dann nach 24- bzw. 18tägiger Äscherung enthaaren konnte. Immerhin erscheint die Zeit, die notwendig war, um die Stücke haarlässig zu bekommen, eher für als gegen eine Mitwirkung von Bakterien beim normalen Äscherprozeß zu sprechen. Andererseits macht A. A. Schlichte bei v. Schröders Versuchen wohl mit Recht den Einwand, daß keineswegs wirklich sterile Bedingungen vorlagen, und bezweifelt in bezug auf die Versuche von Griffith die sterilisierende Wirkung des Schwefelkohlenstoffs. Er selbst wies jedoch nach, daß es auch unter streng sterilen Bedingungen (Vorbehandlung der Hautstücke mit Sublimat und Ameisensäure) möglich ist, mit sterilem Kalkwasser allein zu enthaaren. Auch J. A. Wilson und G. Daub (1) erhielten in gesättigtem

---

[1] Vgl. auch dieses Handbuch, Bd. I/2, S. 84 ff.

Kalkwasser nach 5 Tagen Haarlässigkeit, wobei die verwendete Kalkbrühe angeblich noch weitere 6 Monate steril blieb.

J. T. Wood und S. R. Trotman vertreten die Auffassung, daß ein frischer Äscher antiseptisch und darin eingelegte Häute praktisch so lange steril seien, bis der Kalk genügend Hautsubstanz gelöst habe, um als Nährmedium für Bakterien zu dienen.

R. L. Collet (1) stellte Untersuchungen über den Keimgehalt von Kalkäschern an. Dabei stellte er fest, daß mit Ausnahme von sporenbildenden Bakterien vom Typus des Bac. mesentericus und einiger Kokken alle Keime abgetötet wurden. Es bleiben also nur noch Sporenbildner und Kokken im Kalkäscher lebensfähig, die sich jedoch nicht weiter vermehren. Entsprechend dieser Alkaliwirkung erhielt Collet bei seinen Abzüchtungen auf künstliche Nährböden wohl noch bei p_H 7,4, nicht aber bei p_H 12,4, dem p_H des Kalkäschers, Bakterienwachstum. Gab Collet (1) zu stark keimhaltigen Weichwässern Kalkmilch im Überschuß zu, so wurde die Keimzahl in jedem Falle stark reduziert. Es schien, als ob nur solche Keime am Leben blieben, die bei hoher Alkalität zu wachsen vermögen. Künstlich bereitete Äscherbrühen, die mit Gelatine, Pepton usw. versetzt waren, hatten unmittelbar nach der Beimpfung 2800 Keime pro Kubikzentimeter; nach 32 Tagen waren noch 10 Keime nachweisbar. Ein Gang von 4 Äschern zeigte, daß nach Zugabe der ersten Häutepartie zum frischen Kalkäscher die Keimzahl auf etwa 2500 anstieg, bis zum nächsten Morgen auf 400 bis 500 abfiel und so fort bei weiteren drei Häutepartien. Demnach würde also bei wiederholtem Gebrauch des Äschers kein Ansteigen der Keimzahl eintreten, weil, wie Collet sagt, die Keime sich überhaupt nicht akklimatisieren können. Dabei vergißt allerdings Collet (1), daß bei längerem Gebrauch von Äschern sich immer mehr Hautsubstanzteilchen ansammeln, welche die Bakterien der antiseptischen Wirkung des Kalkes und wohl auch dem hohen, für sie ungünstigen p_H entziehen, und die ihnen gleichzeitig als Nährquelle dienen.

J. T. Wood und D. J. Law (1) führten die haarlockernde Wirkung des Äschers zurück:

1. Auf das durch Bakterien bei der chemischen Wirkung auf das Haar und gewisse Bestandteile der Haut im alten Äscher entstehende Ammoniak;
2. auf gewisse, durch Bakterien erzeugte, schwach proteolytische Enzyme und
3. auf Schwefelverbindungen, die durch Einwirkungen des Kalkes auf den im Haar enthaltenen Schwefel gebildet werden.

Unter jeder dieser drei Bedingungen allein sei, so meinen Wood und Law, eine Enthaarung möglich; in der Praxis jedoch käme es zu einem Zusammenwirken aller drei Faktoren.

Die Ansicht von P. Pawlowitsch (1), der sich die enthaarende Wirkung ausschließlich enzymatisch vorstellte, wobei dem Kalk nur die Rolle eines Co-Enzyms zukomme, die von H. C. Ross, der eine Bakterienprotease aktiv im Kalkäscher vermutete, während der Kalk nach seiner Auffassung keine unmittelbar enthaarende Wirkung habe, sondern nur die Wirkung der Enzyme unterstütze, und die Ansicht von F. C. Thompson, der annahm, daß die Enzyme eine bedeutende Rolle im Äscher spielen, hatten an Wahrscheinlichkeit durch die Arbeit von R. L. Collet (2) verloren, denn Collet wies nach, daß die Enzyme durch Einwirkung von Kalkwasser sehr rasch ihre Aktivität verlieren. Zu ähnlichen Ergebnissen kam auch J. T. Wood (5).

Nach V. G. Babakina und K. S. Kutukowa (2) ist der frisch hergestellte Äscher steril und wird erst nach und nach durch die in den Äscher eingebrachten Häute mit Bakterien verunreinigt. Während die in Kalk- und Kalk-Schwefelnatrium-Äschern aufgefundenen Bakterien Bct. halobicum und Bct. vulgare durch die Äscherwirkung zerstört wurden, überstanden Microc. albus und Microc. aureus, sowie Bct. ochraceum dieselbe. Die in der Hautflüssigkeit lokalisierten Mikroben bleiben nach Ansicht der Autoren zwar vital, zeigen jedoch keinerlei Aktivität, weshalb die Enthaarung ohne Mitwirkung von Mikrobenfermenten vor sich gehe.

G. D. McLaughlin, G. E. Rockwell und I. H. Blank bestätigten die Befunde anderer Forscher, daß frisches Kalkwasser imstande sei, ohne die Hilfe von Bakterien Häute zu enthaaren, und daß unter normalen Bedingungen die Bakterien im Äscher keine Funktion haben. Wenn man sich also die Wirkung eines frischen Äschers nach W. Moeller (2) als eine Hydrolyse vorzustellen hat, so möchte man doch die Meinung von E. Stiasny [(2), S. 235] akzeptieren, daß erst bei Überschreitung einer gewissen Alkalitätsgrenze die Äscherwirkung eine rein chemische sein wird.

Trotzdem muß man sich die Frage vorlegen, ob man denn überhaupt von einer Bakteriologie des Äschers sprechen kann. Man müßte diese Frage schon deshalb bejahen, weil ja in alten Äschern ganz zweifelsohne Bakterien gedeihen können. Aber auch in frischen Äschern wird man von einer Bakterienwirkung sprechen können, denn es scheinen die im Innern der Haut vorkommenden, noch von der Rohhaut und Weiche herstammenden Bakterien die Alkaliwirkung des Kalkes recht gut zu überstehen. Läßt man Kalk in verschiedenen Konzentrationen unmittelbar auf Bakterien einwirken, so bekommt man bei 20° C etwa folgendes Bild (Tabelle 69).

Tabelle 69. Einwirkung von Kalk auf Bakterien. (G. D. McLaughlin, G. E. Rockwell und I. H. Blank).

Konzentration an Kalk	$^1/_8$ ges.	$^1/_4$ ges.	$^1/_2$ ges.	Gesättigt	$^1/_2$g i. Ü.	1 g i. Ü.	2 g i. Ü.	3 g i. Ü.	4 g i. Ü.	5 g i. Ü.	6 g i. Ü.
				Abtötungszeit in Stunden							
Nichtsporenbildend:											
Staphylococcus	8	7	6	2	2	2	2	1	1	1	1
Diplococcus (gram-positiv)					2	2	1	1	1	1	1
Bct. pyocyaneus . . .					6	1	1	1	1	1	1
Bct. proteus					24	24				23	
Streptobakterium (gram-negativ)					3	2	2	2	2	2	2	1
Sporenbildner:											
Heubazillus					500				96		
Bazillus (Proteolyt; grampositiv) . . .				Am Leben noch nach 12 500 Stunden							
Bazillus (Proteolyt; gramnegativ)				600 Stunden, abgestorben							

ges. = gesättigt; i. Ü. = im Überschuß, 1 g auf 200 ccm.

Die Autoren vertreten die Auffassung, daß Kalk das Bakterienwachstum nicht nur durch seine Alkalität hemmt, sondern auch durch sein Vermögen, das von den Bakterien gebildete und für deren Wachstum erforderliche CO_2 zu absorbieren. Wenn sie Alkali nicht durch unmittelbaren Kontakt, sondern nur aus so geringer Entfernung auf einen festen Nährboden einwirken ließen, daß das CO_2 absorbiert werden konnte, starben die auf der Nährbodenfläche befindlichen Keime, die in der Tiefe des Nährbodens eingeimpften Keime blieben jedoch am Leben. Daraus schließen die Autoren, daß der Kalkäscher zwar die Oberflächenkeime abtötet, auf die in der Hauttiefe, besonders nach mangelhafter Konservierung oder zu langer Weiche, wuchernden Bakterien jedoch ohne Wirkung bleibt.

Neuerdings wiesen auch K. Klanfer und H. Engelberg nach, daß auf, insbesondere aber im Innern geäscherter Haut sehr entwicklungs- und lebensfähige Bakterien vorkommen. Sie isolierten aus der geäscherten Haut Organismen, die sie auch bei der geweichten Haut gefunden hatten, und zwar grampositive Diplo-, Staphylo- und Streptokokken, gramnegative Kokken, grampositive und gramnegative Stäbchen. Sie wiesen ferner nach, daß diese Bakterien im Äscher eine die Haarlässigkeit beschleunigende Wirkung haben, daß sie einen verfallen- und weichmachenden Einfluß auf die Blöße ausüben und daß sie den Stickstoffabbau in der Haut erhöhend beeinflussen. Wenngleich die Autoren die Einschränkung machen, daß diese Ergebnisse in gewisser Hinsicht nur für die örtlichen Verhältnisse gelten, so bestätigen sie doch gleichsam die viel geäußerte Ansicht, daß der Kalk nicht ausreiche, völlig sterile Verhältnisse zu schaffen und daß vor allem die eingebrachte Haut die Alkaliwirkung des Kalkes auf die Keime abschwächt. Es wurde auch nachgewiesen, daß durch Erniedrigung der Äschertemperatur die Wirkung des Kalkes auf die Bakterien herabgesetzt wird.

Für das Verhalten von Bakterien in Äschern und ihre mögliche Mitwirkung beim Enthaarungsprozeß kann auch die Angabe von M. Mossewitsch über die Widerstandsfähigkeit von Mikroorganismen gegen Alkali einen Anhaltspunkt geben. Mossewitsch teilt mit, daß sich während der Bearbeitung von Lederabfällen und Knochen in der Leim- und Gelatineindustrie mit Kalk eine bestimmte Mikroflora entwickelt, die nicht von einer von außen herkommenden Infektion stammt. Als typische Vertreter dieser Mikroflora werden Bazillen, die Bac. teres, circulans und tumescens am nächsten stehen, gefunden; sie wachsen bei $p_H = 8$—9 am besten, jedoch auch bei $p_H = 11,5$ entwickeln sie sich noch gut. Die Widerstandsfähigkeit ihrer Sporen gegen Alkali ist sehr hoch: in 2,5%iger NaOH-Lösung gelegene Sporen sind nach $1^1/_2$ Monaten noch keimungsfähig, und in 20%iger NaOH-Lösung bleibt die Lebensfähigkeit der Sporen noch 48 Stunden erhalten.

Faßt man die Untersuchungsergebnisse der verschiedenen Autoren zusammen, so wird man wohl zu der Schlußfolgerung kommen, daß die Wirkung des ganz frischen Äschers eine rein chemische ist, daß aber mit zunehmendem Alter die im Äscher nicht zerstörten bzw. durch die Häute nach und nach eingebrachten und sich anreichernden Bakterien bei gleichzeitiger Zunahme des Gehaltes an Hautsubstanzteilchen und Abnahme der Alkalität des Äschers an der Äscherwirkung mitbeteiligt sind. Für die praktischen Verhältnisse möchte man daher annehmen, daß eine Bakterienwirkung im Äscher nie ganz ausgeschaltet sein wird.

In ausgesprochen alten Äschern, in denen der Gehalt an Hautsubstanzteilchen, sowie an Hautzersetzungsprodukten einen Maximalwert erreicht und der p_H-Wert infolge der durch die Anreicherung von Calciumsalzen verringerten Löslichkeit des Kalks beträchtlich fällt [J. A. Wilson (1), S. 261], finden Bakterien gute Wachstumsmöglichkeiten. Mit jedem Älterwerden des Äschers muß man also neben der Wirkung der Hautzersetzungsprodukte, des Ammoniaks, der Amine und der Sulfide, die der Bakterien in Rechnung setzen. Für den Extremfall hat hier der Praktiker selbst den Begriff des „faulen" Äschers geschaffen.

Das Charakteristische des alten Äschers ist die beschleunigte Haarlockerung gegenüber dem frischen Äscher. H. Becker (2) erwähnte, daß der alte Kalkäscher eine besonders erwünschte Wirkung gerade wegen seines Bakteriengehalts besitzt, warnte aber ebenso wie J. Päßler [(2), S. 20] davor, den Äscher zu alt und zu „faul" werden zu lassen, weil die großen Mengen der sich entwickelnden Mikroorganismen zu viel Eiweiß lösen und nach anfänglicher Wirkung auf Oberhaut und Unterhautzellgewebe auch die Lederhaut angreifen. J. T. Wood (6) fand in alten Äscherbrühen ein Bakterium, das angeblich bei noch höherer Alkalität zu wachsen in der Lage sei, wie sie gesättigtem Kalkwasser entspricht. Man wird diese Angabe allerdings nur mit großer Vorsicht betrachten dürfen, denn bei den meisten Bakterien, auch den Proteolyten, wird das Wachstum bereits bei $p_H = 8$ gehemmt, wenn auch eine langsame Anpassung an höhere Alkalitätsgrade möglich ist, wie ja auch die Angaben von M. Mossewitsch bestätigen (siehe S. 722). Schließlich fanden J. T. Wood und D. J. Law (2) in einem alten, 3 bis 4 Wochen lang benutzten Äscher Bct. prodigiosum, Microc. flavus liquefaciens und Microc. aurantiacus. Den Ablauf der Bakterienwirkung stellten sich die Autoren dabei wie folgt vor: der frische Kalk löst die interfibrilläre Hautsubstanz; Bakterien aus der Luft entwickeln sich in diesem Medium und verwandeln die gelöste Hautsubstanz mit Hilfe von Enzymen in „Gelatine-Peptone", die weiter abgebaut und hydrolysiert werden zu Aminosäuren und wahrscheinlich in noch einfachere Körper, wie Ammoniak usw. Ob es allerdings gerade Bakterien aus der Luft sind, welche diese Wirkung ausüben, möchte, anbetrachts der starken Infektion durch die geweichte Haut selbst, bezweifelt werden. H. G. Bennet weist darauf hin, daß die Alkalien im Äscher auf die Keratine erweichend wirken und daß die erweichten Keratine wahrscheinlich viel leichter durch Bakterien angegriffen werden.

Primäre Amine, die in beträchtlichen Mengen in alten Kalkäschern nachgewiesen werden und die die Haarlockerung wesentlich beschleunigen [G. Grasser (1), S. 44], sollen nach W. S. Ssadikow hauptsächlich durch Einwirkung der Fäulnisbakterien auf die Proteine entstehen.

Schließlich sei auch noch auf die Beobachtung hingewiesen, daß das Pullman-Paynesche Haarlockerungsverfahren, nach welchem die Häute erst 48 Stunden in 2%ige Natronlauge und dann 48 Stunden in 2%ige Chlorcalciumlösung gebracht werden, nur bei solchen Häuten erfolgreich ist, die eine faule Weiche durchgemacht haben [E. Stiasny (2), S. 234]. In diesem Falle kommt die Mitwirkung der Bakterien besonders zum Ausdruck.

Auf die Tätigkeit von Bakterien bei der Bildung grüner Flecken auf Fleisch- und Narbenseite der Blößen (P. Chambard und C. Gastellu) wurde schon eingegangen (siehe S. 702).

VII. Mikroben- und Enzymäscher.

Die Tatsache, daß die Protoplasmaproteine der Schleimschicht der Haut durch gewisse Enzyme hydrolysiert werden und auf diese Weise Haarlockerung bewirkt werden kann, hat zur Ausarbeitung einer Reihe von Verfahren geführt. Von diesen interessieren uns hier jedoch nur solche, die sich der Enzyme von Mikroorganismen oder der Mikroben selbst bedienen.

Im allgemeinen hat man bestimmte Schimmelpilze oder Bakterien mit geeigneter Enzymproduktion zu solchen Verfahren herangezogen oder man benutzte Gemische verschiedener Mikroorganismen. Fast durchweg handelt es sich dabei um Organismen mit proteolytischen Enzymen.

Von den Schimmelpilzen wurden vorzugsweise solche der Gattung Aspergillus benutzt. G. Abt (6), (7) stellte fest, daß die meisten der aus Pilzen gewonnenen proteolytischen Enzyme haarlockernd wirken, ermittelte aber die größte Aktivität bei Enzymen der Aspergillusarten, insbesondere von Asp. oryzae. Haarlockerung erfolgte bei Verwendung getrockneten und gepulverten Pilzmaterials in 1%iger Lösung bei $p_H = 6{,}0$ bis $8{,}0$ und 20 bis 25⁰ C in einigen Stunden. Zweckmäßig verwendet man eine Konzentration, bei welcher Haarlässigkeit in 24 Stunden erfolgt [G. Abt (8)]. Die Aspergillusprotease soll gegenüber Kollagen weniger aktiv sein als Pankreatin. Unter Hinweis auf die praktische Durchführbarkeit der Enthaarung mit Asp. oryzae bzw. dessen Enzymen erwähnte M. Ch. Berliner den Erhalt höherer Blößenrendements im Vergleich zu mit Sulfid enthaarten Häuten. Alle Typen der Asp. oryzae-Gruppe scheinen sich jedoch nicht zur Enthaarung zu eignen. Von 36 untersuchten Stämmen von Asp. flavus oryzae fand L. S. Stuart (2) bei nur 9 Stämmen gute und bei 6 Stämmen schwache Haarlockerung, während die restlichen 21 Stämme überhaupt keine Haarlockerung bewirkten. E. K. Kawersnewa und E. M. Olejnikowa stellten fest, daß die Aktivität von Trockenpräparaten von Schimmelpilzen langsamer abnahm als die wässeriger Auszüge.

Eine Reihe von Patenten haben die Gewinnung derartiger Pilz-, bzw. Bakterienenzyme zur Enthaarung bzw. diese selbst zum Gegenstand.

Krall & Co. (F. P. 558132) verwenden Asp. oryzae, der auf Reisnährböden mit und ohne Hautsubstanz gezüchtet war.

Nach Ch. J. M. M. Le Petit (F. P. 609316; E. P. 250907; E. P. 253549 und E. P. 300615 — gemeinsam mit Enzymetan Ltd. —) werden die aus Aspergillus niger und verschiedenen Penicillium-Arten, insbesondere Pen. glaucum, nach Züchtung auf geeigneten Nährböden (Kleie, Mais, Soja usw.) erhaltenen Enzyme zur Haarlockerung verwendet; diese wird nach Anwendung von Temperaturen von 25 bis 38⁰ C erzielt. Wird die Pilzkultur auf stärke- und proteinhaltigen Nährböden gezüchtet und mit 50% wasserfreiem Natriumsulfat, 2% Natriumbicarbonat und 2% Borsäure vermengt und im Vakuum getrocknet, so werden Pilzprodukte besonders starker enzymatischer Wirkung erhalten (Ch. J. M. M. Le Petit, F. P. 656770). 2% derartiger Pilzprodukte in der Enthaarungslösung bewirken die Enthaarung geschwellter Häute in wenigen Stunden. Gegebenenfalls wird die gewachsene Pilzkultur mit dem Nährmedium noch einer Milchsäuregärung unterworfen (Ch. J. M. M. Le Petit, F. P. 30797; Zus. Pat. zu F. P. 609315).

M. O. Röhm (F. P. 801661) empfahl die Enthaarung mit Pilzenzymen, im besonderen von Asp. flavus.

Nach Patenten von A. R. Boidin und J. A. Effront (F. P. 670099; Zus. P. hierzu 37420; F. P. 678123; A. P. 1812921) werden Schimmelpilze und Bakterien, insbesondere nach Züchtung auf Nährböden, die reich an Kohlehydraten und stickstoffarm sind, zur Enthaarung von Häuten und Fellen vorgeschlagen. Die Enthaarung soll bei 13 bis 15⁰ C in 24 Stunden gelingen. Zum gleichen Zweck werden weitere Züchtungsverfahren bzw. die Herstellung proteolytischer Enzyme beschrieben (A. Boidin und J. Effront, D. R. P. 320571; A. R. Boidin und I. A. Effront, D. R. P. 605961; Zus. P. hierzu 606662).

Nach dem Verfahren von R. Hilgermann und M. Emmerich (D. R. P. 334526) wurden Umsatzstoffe von Schimmelpilzen, wie Mucor- und Aspergillus-Arten, sowie von Bazillen, wie Bac. emycoides teunescens (Bac. mycoides? Verf.), Bac. megatherium und Bac. mesentericus zur Enthaarung von Häuten und Fellen verwendet; für die Enthaarung werden 2 bis 4 Tage bei 22 bis 25⁰ C benötigt.

Nach dem E. P. 351600 (J. Y. Johnson) erhält man für Enthaarungszwecke weitaus überlegene Präparate von Bac. megatherium und Bac. vulgatus, die von geschwitzten Häuten stammten, wenn dieselben auf keratosehaltigen Nährböden mehrmals überzogen waren.

Auch nach F. P. 640112 (Société Progil) werden Sporenbildner, und zwar Bac. subtilis, Bac. mesentericus und Bac. liquefaciens zum Enthaaren benutzt. Vorzugsweise wird dabei in einem Enzymbade von 37°C gearbeitet.

Abweichend von den bisher genannten Verfahren wird in F. P. 622704 (M. Massin) eine Mischung von Mikro-, Diplo- und Streptokokken angewandt; dabei werden die Mikroorganismen in Form wässeriger Lösungen den Fellen auf die Fleischseite aufgestrichen und diese bei 20 bis 25°C gehalten. Je nach Fellart soll die Haarlockerung nach 12 bis 48 Stunden eintreten.

Von E. Lenk und F. Lippner (F. P. 689858; A. P. 1946218) wurde zur Gewinnung enthaarender Enzyme die Züchtung von Bct. coli commune und Staphylococcus pyogenes albus auf eiweißhaltigen Nährböden unter Zusatz von Katalysatoren vorgeschlagen. Die Kulturen werden entweder allein oder in Mischung verwendet. Der Vorschlag, Bct. coli allein zur Enthaarung zu benutzen, kommt insofern überraschend, als es sich hier um einen Nicht-proteolyten handelt. Nachweisbar sind in Bct. coli lediglich endogene, latent vorhandene Proteasen, die erst nach entsprechender Züchtungsweise zur Wirkung gelangen [A. Janke und H. Holzer; W. Hausam (5), S. 34].

Nach den Wallersteinschen Patenten (A. P. 1985267; A. P. 2041731; A. P. 2041732; A. P. 2095273) werden verschiedenartige Mikroorganismen zur Gewinnung haarlockernder Enzyme verwendet, so Bazillen der mycoides-, mesentericus- und subtilis-Gruppe, ferner Mucor mucedo, Aspergillus oryzae und niger, Penicillium glaucum und Tyrothrix tenuis. Dabei werden die Organismen, nach erfolgtem Wachstum in meist dünnen Nährboden-schichten unter Durchleiten von steriler Luft, zur Abtötung mit Phenolen und anderen Desinfektionsmitteln behandelt.

Nach D. R. P. 541831 und E. P. 351600 (I. G. Farbenindustrie A. G.) erhält man besonders wirksame und die Enthaarung rascher und schonender bewerkstelligende Mikroorganismen, wenn man dieselben wiederholt auf vom Corium befreiter Epidermis züchtet. Verwendet wurden Bac. sphaericus, mesentericus, vulgatus und ochraceum, sowie Aspergillus oryzae.

Auch Oberhefen und noch besser Brennereihefen haben nach F. van Welden enthaarende Wirkung. Durch Chlor wird die Enthaarungstätigkeit der Hefe in der Weiche beschleunigt.

VIII. Bakteriologie der Schwitze.

Die unter dem Namen „Schwitze" bekannte Entwollungs- bzw. Enthaarungs-methode ist wohl die älteste Methode zur Entwollung bzw. Enthaarung von Häuten und Fellen überhaupt. Ihre Anwendungsweise hat sich im Laufe der Zeit verschiedentlich gewandelt, ohne jedoch an der Tatsache etwas zu ändern, daß der Schwitzvorgang als ausschließliche Wirkung bakterieller Tätigkeit, bzw. der durch Bakterien gebildeten Enzyme anzusehen ist. Der Schwitzprozeß, bei welchem durch Auflösen der Schleimschicht der Haut Corium und Epidermis voneinander getrennt werden, kann auch als eine Art Fäulnis-prozeß betrachtet werden und gerade die Unsicherheit, die ein solcher durch zahllose Bakterienspezies ausgelöster Fäulnisprozeß in sich birgt, war auch die Ursache, weshalb man von dieser Arbeitsweise fast ganz abging. Über die Me-thodik des Schwitzens, die an anderer Stelle eingehend behandelt wird (dieses Handbuch, Bd. I/2, S. 121), sei hier nur das mit der Erörterung der Bakterien Erforderliche gesagt.

Die die Haarlockerung auslösenden Bakterien der Schwitze stammen von der Haut selbst, vom Weichwasser, aus der Luft, und sie vermehren sich besonders gut, wenn die Häute in gut feuchtem Zustand in geschlossenen Räumen (Schwitzkammer) ausgehängt werden. Je nachdem, ob eine sog. Kaltwasserschwitze, eine warme oder eine Dampfschwitze (J. Borgmann, S. 135) angewandt wird, entwickelt sich eine den Temperatur- und Feuchtigkeitsverhältnissen angepaßte Flora, welche die Haarlockerung spezifisch beeinflußt. Bei der warmen und der Dampfschwitze, die bei Temperaturen von etwa 20 bis 30⁰ C arbeiten, entwickeln sich naturgemäß die allermeisten Keime viel schneller, die Enzymproduktion derselben ist eine intensivere und dementsprechend die Haarlockerung eine relativ rasche (etwa 1 bis 3 Tage). Freilich kann diese Art der Schwitze sehr gefährlich werden und sie ist schwer überwachbar, weil die intensiv einsetzenden Fäulnisprozesse nicht nur die Schleimschicht der Haut, sondern diese selbst zerstören können. Man hat sehr frühzeitig diese Gefahr erkannt und hat entweder die Häute nach Entnahme aus der Schwitzkammer sofort in ein mit Antiseptica versetztes Wasser gegeben (J. Borgmann S. 137), oder die Häute „im Rauch" geschwitzt (Fäulnishemmung durch Bildung von Rauchgasen), oder die Häute mit Salz, Salzlösung oder Kalkmilch auf der Fleischseite bestrichen, um den Vorgang der Haarlockerung bei gleichzeitiger Verringerung der Fäulnisgefahr zu verlangsamen [E. Stiasny (2), S. 262 und 263]. Bei der kalten Schwitze, bei der bei etwa 8 bis 15⁰ C gearbeitet wird, ist die Gefahr einer Fäulnis weitaus geringer; die Mikroorganismen vermehren sich sehr viel langsamer und die Haarlockerung tritt dementsprechend erst in etwa 1 bis 2 Wochen ein.

Schon relativ frühzeitig hat man die Frage zu klären versucht, welche und ob bestimmte Bakterien beim Schwitzprozeß beteiligt sind. Das von Villon (S. 484) isolierte und von ihm als Reinkultur angesehene aerobe Bct. pilline sollte spezifisch haarlockernde Eigenschaften besitzen, dabei Ammoniak bilden und die Schleimschicht der Haut hydrolysieren, nicht aber Gelatine verflüssigen. Schmitz-Dumont wiederum sah einen Streptokokkus, der sich durch Abbau der Malpighischen Schicht auszeichnete, als den spezifisch haarlockernden Organismus an. J. T. Wood (7), [(3) S. 365] bezweifelte mit Recht alle diese Angaben unter dem angedeuteten Hinweis, daß man, ohne die Haut einwandfrei sterilisiert zu haben, kaum von einem spezifisch haarlockernden Organismus sprechen könne. Er selbst isolierte aus den Haarwurzeln von Wolle geschwitzter Schaffelle verschiedene Bakterienarten, u. a. einen Bazillus D und einen Bazillus E, sowie Bct. fluorescens. J. T. Wood (7) gab an, daß sowohl Bac. D, der vermutlich Villons Bct. pilline ähnlich sei, als auch Bac. E nur geringe Haarlockerung bewirkten, daß sie aber zusammen in einer Mischkultur diese recht gut hervorrufen konnten. Schon deshalb ist Wood (3), S. 365, der Ansicht, daß die Haarlockerung durch mehrere verschiedenartige Bakterien hervorgerufen wird. F. Andreasch (S. 8) macht kaum einen Unterschied zwischen den die Schwitze hervorrufenden Bakterien und den gemeinen Fäulnisbakterien und sieht daher den Enthaarungsvorgang bei der Schwitze als eine mehr oder weniger zweckmäßig geleitete, partielle faule Gärung an. Diese Ansicht dürfte wenigstens insofern richtig sein, als wohl alle Organismen, die mehr oder weniger in der Lage sind, Eiweißkörper abzubauen, auch zur Auflösung der Schleimschicht der Haut befähigt sind. Damit soll aber nicht gesagt sein, daß sie alle auch eine gute Enthaarung bewirken.

W. Eitner (1) erklärte, daß zu Anfang des Schwitzprozesses die aeroben Keime, wie Bct. vulgare und Bct. coli, tätig seien, die auch allein schon Haarlockerung durch Lösung der in der Schleimschicht der Haut vorhandenen Proteinsubstanzen hervorrufen könnten. Bei längerer Schwitzdauer würden dann die anaeroben Keime, wie Bac.putrificus und Bac. putidus, die die eigentliche Fäulnis verursachen und damit die Gefahr des Hautsubstanzabbaues hervorrufen würden, aufkommen. Bei der anaerob verlaufenden Schwitze würde Ammoniak gebildet werden und die Haut alkalisch reagieren, wohingegen die Zerfallsprodukte der aeroben Bakterien mehr saurer oder neutraler Natur seien. Durch sie erfolge daher keine so radikale Umsetzung der Proteinstoffe, durch welche Ammoniak gebildet werden kann. W. Eitner (1) nahm an, daß die aeroben Bakterien nur die Schleimschicht hydrolysieren, nicht aber Gelatine verflüssigen. Das widerspricht aber seiner Angabe, daß Bct. vulgare als typischer Vertreter solcher haarlockernder Aerobier anzusehen sei, denn Bct. vulgare (syn. proteus vulgaris) verflüssigt recht gut Gelatine. Die Forderung W. Eitners (1), daß der Schwitzvorgang so geleitet werden sollte, daß nur eine saure Reaktion (durch aerobe Bakterien) eintritt, Ammoniak bildende anaerobe Fäulnisbakterien aber ausgeschlossen werden sollen, ist nicht nur kaum noch aufrechtzuerhalten [E. Stiasny (2), S. 264], sondern überhaupt völlig abwegig. Die aeroben, Gelatine verflüssigenden und haarlockernden Bakterien sind sehr wohl in der Lage, eine alkalische Reaktion, besonders in kohlehydratarmen Substraten, auszulösen, ja gerade Bct. vulgare, das W. Eitner (1) als Beispiel anführt, baut Eiweißkörper bis zum Ammoniak ab [siehe auch H. Becker (1)]. Daß natürlich anaerobe Keime bei der Schwitze eine Rolle spielen, ist nicht zu bezweifeln, vielmehr anzunehmen, daß diese auch bei der völlig aerob geleiteten Schwitze schon in Tätigkeit treten, weil das erhebliche Wachstum der Aerobier ihnen Wachstumsbedingungen schafft.

Weiter wiesen auch P. Chambard und J. Azémar (1) im Gegensatz zu der Auffassung und den Angaben W. Eitners (siehe oben) nach, daß nur die Bakterien Haarlässigkeit hervorrufen, die auch Gelatine verflüssigen. Dabei handelte es sich ausschließlich um aerobe Keime. Allerdings besteht nach ihrer Ansicht keine Beziehung zwischen dem Grad des Vermögens, Gelatine zu verflüssigen und der Stärke des Enthaarungsvermögens, denn sie fanden, daß Bakterienarten, die nur langsam Gelatine verflüssigten, mitunter sehr rasch Haarlässigkeit hervorriefen und umgekehrt. Zu der Frage, welche speziellen Bakterien die Haarlässigkeit einer der „Schwitze" ausgesetzten Haut bedingen, sind Chambard und Azémar der Meinung, daß alle proteolytischen Bakterien hierzu in der Lage sind und daß diese Erscheinung nicht das Verdienst einer Bakterienart oder einer beschränkten Anzahl streng spezifischer Arten ist. So konnten z. B. aus einer geschwitzten Haut zahlreiche aerobe Bakterien isoliert werden, welche bei vorher steril gemachten Hautstücken gute Haarlässigkeit verursachten. Diese durch die Reinkulturen bedingten Schwitzen verliefen sogar vorteilhafter als die mit Schwitzwasser von natürlich geschwitzter Haut beimpfte Kontrolle, denn mit einer einzigen Ausnahme trat die Haarlässigkeit bei den Reinkulturschwitzen viel früher ein, und außerdem war der Hautsubstanzverlust bis zu 10% geringer als es bei der natürlichen Schwitze der Fall war. Verwendet wurden dabei Bakterienstämme, wie Bac. mesentericus, Bct. fluorescens, Kurzstäbchen ohne Sporenbildung u. a.

In der Tat lassen sich mit Bakterienreinkulturen recht gute Schwitzerfolge erzielen und man wird auch, ganz allgemein betrachtet, die Beobachtungen von P. Chambard und J. Azémar (1), daß nicht bestimmte Arten oder eine spezifische Art allein die Haarlässigkeit hervorrufen, im wesentlichsten bestätigt finden. Allerdings muß eine gewisse Einschränkung gemacht werden. Isoliert man nämlich aus geschwitztem Hautmaterial oder aus Weichwässern u. dgl. eine größere Anzahl proteolytischer Bakterien und prüft ihre Fähigkeit, Haarlässigkeit hervorzurufen, so stellt man einmal fest, daß die Zeit, in welcher sie enthaaren, recht verschieden ist, sich aber unter gleichen Bedingungen stammeseigen ziemlich gut reproduzieren läßt. Zum anderen aber wird man immer wieder finden, daß einige Stämme besser und „schöner arbeiten" als andere Stämme, d. h. der Grund geht beispielsweise glatt mit den Oberhaaren, oder der Narben ist besonders schön. Insofern könnte man also schon von bestimmten Bakterien oder Stämmen sprechen, die nach dem Prinzip der raschest hervorgerufenen Enthaarung, der besten und gleichmäßigsten Haarlässigkeit, der mangelnden Narbenschädigung auch bei längerer Einwirkungszeit ausgewählt werden. Man trifft mitunter Bakterienstämme, die außer solchen Kriterien noch die Eigenschaft besitzen, sich besonders gut **auf der Haut durchzusetzen**, und die **andere Bakterien, die die Haut schädigen könnten, überwuchern und nach beendeter Schwitze immer wieder von der Haut, den Haaren oder der Epidermis abisoliert, mitunter sogar in technischen Reinkulturen wieder abgezüchtet werden können.** Derartige Schwitzen sind dann entschieden **sicherer** als jede wilde Schwitze, d. h. die genaue Kenntnis der Natur eines die Schwitze hervorrufenden Bakteriums und seiner Arbeitsweise gestattet eine viel bessere Übersicht und Kontrolle des Enthaarungsvorganges.

Diese gewisse Spezifität, von der die Rede war, läßt sich auch noch dergestalt verwerten, daß mit solchen Reinkulturen geschwitzte Häute mit **frischen, gegebenenfalls geweichten Häuten in Kontakt** gebracht, wiederum deren Haarlockerung gleich gut oder besser bewirken, oder daß die **Haare, die Epidermis, oder das Weichwasser** solcher mit Reinkulturen geschwitzter Häute **mit neuen Häuten zusammengebracht** genau die gleich gute, oder sogar noch eine raschere Haarlässigkeit beim anschließenden Schwitzen auslösen. Dies gelingt naturgemäß dann gut, wenn die ursprünglich verwendeten Schwitzbakterien die Fähigkeit haben, sich gegenüber anderen Bakterien der neu eingebrachten und zu enthaarenden Haut erfolgreich durchzusetzen und nach beendeter Schwitze gegebenenfalls besonders virulent sind. Es bedarf aber hierzu ursprünglich nicht unbedingt Bakterienreinkulturen; auch die Bakterienflora „wildgeschwitzter" Häute kann in gleicher Weise spezifiziert werden (**Studiengesellschaft der Deutschen Lederindustrie**, D. R. P. 657464).

Um das Wachstum derartiger Bakterienreinkulturen gleich von Anfang an auf der Haut gut vorwärts zu treiben, werden die Häute vor dem Beimpfen zweckmäßigerweise mit schwachen Alkalien vorbehandelt, bzw. das beim Animpfen der Häute verwendete Wasser alkalisiert und auf etwa $p_H = 8$ bis maximal 9 eingestellt. Rasches und gutes Wachstum dieser Bakterien verkürzt die zur Haarlässigkeit erforderliche Schwitzdauer. Im Gegensatz hierzu scheint bei der wilden Schwitze mitunter der Zusatz von Alkalien, auch in geringen Mengen, die Schwitzdauer ebenso zu verlängern, d. h. die Haarlässigkeit zu verzögern, wie die Vorbehandlung der Haut mit Säuren, wie z. B. Borsäure usw. [P. Chambard und J. Azémar (2)].

Die Anwendung von Bakterienreinkulturen beim Schwitzen gestattet überhaupt erst, die Schwitze bei **erhöhten Temperaturen**, z. B. 25⁰ C und darüber, bei welchen die wilde Schwitze völlig unkontrollierbar wird und sich für das Hautmaterial gefahrvoll auswirkt, durchzuführen. Sofern heute überhaupt noch wild geschwitzt wird und tatsächlich Temperaturen von etwa 20⁰ C zur Anwendung gelangen, sind es meist Orte mit sehr hartem Wasser oder die Häute werden zum Schutze mit Kochsalz oder mit dünnen Kalklösungen auf der Fleischseite eingerieben. Die wilde Schwitze wird daher heute meist nur bei etwa 10 bis 15⁰ C geführt, was natürlich die Haarlässigkeit erst nach relativ langer Zeit herbeiführt, z. B. nach 3 bis 14 Tagen. P. Huc (3) berichtet hinsichtlich der bekannten Schwitzen von Massamet, daß bei Temperaturen über 17⁰ C die Felle Schaden nehmen. Hingegen können Schwitzen mit Bakterienreinkulturen, sofern sie richtig durchgeführt und immer gute Kulturen verwendet werden, bei erhöhter Temperatur schadlos durchgeführt werden mit dem besonderen Vorteil, daß die Schwitze in 1 oder höchstens 2 Tagen gleichmäßig beendet ist.

Bezüglich des Mikrobenwachstums ist beim Schwitzen auf einen genügend großen Luftraum zu achten, besonders bei Verwendung aerober Bakterienreinkulturen, wobei eine leichte Luftzirkulation, beispielsweise mit Hilfe kleiner, verschließbarer Luftkanäle vorn unten und hinten oben im Schwitzraum besonders zweckmäßig ist. P. Chambard und J. Azémar (2) wiesen darauf hin, daß in Versuchen bei wiederholter Lüftung während der Schwitze ein geringerer Hautsubstanzverlust eintrat als ohne Lüftung. Das häufige Lüften erschwert wohl das Aufkommen der die Hautsubstanz stärker angreifenden Anaerobier, ist aber nach gemachten Erfahrungen auch bei Verwendung aerober Bakterienreinkulturen in der Praxis nicht zu empfehlen, da scheinbar das Wachstum der aufgeimpften Mikroben gestört wird und die Haarlässigkeit unregelmäßig eintritt.

Histologisch konnten W. Hausam und E. Liebscher (1) beobachten, daß bei wilden Schwitzen die Haut meist völlig durchsetzt ist mit Mikroorganismen, daß dagegen geeignete Bakterienreinkulturen sich fast ausschließlich nur an der Fleisch- und Haarseite ansiedeln. Die Wirkung dieser Organismen scheint von der Fleischseite her lediglich durch Enzymdiffusion zu erfolgen, während von der Haarseite her die zu lösende Schleimschicht der Haut auch direkt über die Haarkanäle angegriffen wird. Vielleicht sind diese Beobachtungen ein Hinweis auf Schäden und Fehler des Coriums bei wilden Schwitzen.

Eine gewisse Vorsicht bei der Schwitze getrockneter Felle, z. B. von Schaffellen, ist immer geboten, wegen des im Gegensatz zu gesalzener Haut immer sehr hohen Reichtums an Mikroben, die die Schwitze ungünstig beeinflussen und auch bei Reinkulturschwitzen recht unangenehm werden können.

So ist auch ein Fall zu werten, den E. C. Line beschreibt: Dort wurden nach dem Schwitzen, unmittelbar vor dem Entwollen, auf der Fleischseite von Schaffellen und nach Entfernung der Wolle auch auf dem Narben dunkelbräunliche Flecken beobachtet, die weder beim Äschern, noch beim Beizen verschwanden, beim Pickeln aber völlig rot wurden. Auch im Fertigleder waren die Flecken noch sichtbar. Ursache war, wie Line nachwies, das scheinbar als Infektion von den Fellen her eingeschleppte Bct. pyocyaneum, das sich durch Ausbildung eines grünen Pigments, dem sog. Pyocyanin, das in Chloroform löslich ist und beim Ansäuern nach Rot umschlägt, auszeichnet. Es gelang, die Flecken durch Aufimpfen dieser Bakterien künstlich zu züchten, diese aber auch zu verhindern, wenn die beimpften Schaffellstücke in einer Lösung von schwefeliger Säure (2% Natriumbisulfit + gleiches Volumen 0,2 n HCl) geweicht wurden.

Um die Ansiedlung unerwünschter Bakterien zu vermeiden, empfiehlt es sich, besonders bei Verwendung von Bakterienreinkulturen zur Schwitze, von Zeit zu Zeit eine Reinigung der Schwitzkammern vorzunehmen, was sich auch mit Hinsicht auf die Möglichkeit der Ansiedelung tierischer Parasiten, wie z. B. der von P. Hampshire gefundenen Würmer aus der Familie der Nemathelminthen, als zweckmäßig erweist. Nach erfolgter Reinigung der Schwitzkammern und bei Verwendung von Bakterienreinkulturen wird zweckmäßig zur raschen Ansiedelung der Keime ein Versprühen einer Aufschwemmung der Bakterienreinkultur im Schwitzraum vorgenommen.

IX. Bakteriologie des Beizprozesses.

Wir haben uns hier vorwiegend auf die Betrachtung der alten Kotbeizen, der Kleienbeizen und der aus Bakterienpräparaten hergestellten Beizen zu beschränken. Als Hauptvertreter bakterieller Prozesse können die

alten, heute allerdings durch die Verwendung von Verdauungsfermenten aus der
Bauchspeicheldrüse weitgehend verdrängten Kotbeizen angesehen werden.

1. Kotbeizen.

Praktische Bedeutung erlangten die Hundekot- und die Tauben- und
Hühnermistbeize. Die ältesten und eingehendsten Untersuchungen über die
Kotbeizen stammen von J. T. Wood (3), S. 367, und H. Becker (1), (2), die wie
W. Eitner (2) der Meinung waren, daß die Beizwirkung das Produkt von Bak-
terien und Enzymen ist. Die Wirkung der Kotbeizen wurde, obwohl von den in
ihnen vorhandenen Bakterien organische Säuren gebildet werden, weniger in
einer Entkälkung, sondern vielmehr in einem durch tryptische und lipolytische
Bakterienenzyme bedingten Verfallenmachen der Blößen gesehen.

H. Becker (1), (2), (5), isolierte aus Hundekot 54 Bakterienarten und stellte
bei gewissen Typen eine mehr oder weniger gute Beizwirkung auf die Haut fest.
Er war der Ansicht, daß die meisten der im Kot angetroffenen Bakterien aus dem
Verdauungstraktus stammen, schon deshalb, weil es sich neben Bac. subtilis,
Bct. prodigiosus u. a. hauptsächlich um Vertreter der Gruppe des Bct.
coli handelte. Eine solche Coli-Art, von Becker Bct. erodiens genannt,
wurde später als künstliche Reinkulturbeize von H. Becker, C. Popp und
J. T. Wood unter dem Namen „Erodin" (D. R. P. 86335) mit Erfolg in den Handel
gebracht und damit erstmals der Vorgang des Beizens unabhängig von den
ekelerregenden, vor allem aber unhygienischen Kotaufschwemmungen durchgeführt. Da es dem Bct. erodiens an tryptischen Enzymen mangelt, wurde von
J. T. Wood (4) der Zusatz von schwach proteolytischen Bakterien zum Erodin
vorgeschlagen.

Der Keimgehalt der Kotbeizen und die Art der vorhandenen Keime sind
immer Schwankungen unterworfen. Je nach Ernährung des den Kot liefernden
Tieres, je nachdem, wo, wie und wie lange der Kot aufbewahrt wurde, oder wie
hoch die Temperaturen während der Gärung der Kotbrühen sind, ist die Flora
und damit die Enzymproduktion nach Art und Menge verschieden, und in dieser
Unregelmäßigkeit liegt auch ein Teil der Gefahr begründet, daß es zu Fleckenbildungen oder zu tiefergreifenden Schädigungen des Hautgewebes
kommen kann [J. Paeßler (2), S. 26]. Auf das Umschlagen der Kotbeizen bei
schwülem Wetter sei hier ebenfalls hingewiesen [H. Becker (2)].

In frischem Hundekot fand J. T. Wood (3), S. 370, nur vier oder fünf
Bakterienarten, meist Bazillen, in 2 oder 3 Wochen altem Kot meist
Kokken. Je länger der Kot natürlich den tierischen Körper verlassen hat,
um so größer ist der Zuzug von Bakterien aus der Luft. Manche der isolierten
Keime sind mit gemeinen Fäulniserregern identisch. J. T. Wood (3), S. 373,
wies ferner auf die in früheren Untersuchungen vernachlässigten Anaerobier
im Kot hin, wie Bct. bifidus, Bac. perfringens, Bac. bifermentans,
Bac. sporogenes u. a.

Von der von J. T. Wood (3), S. 374, gebrachten Aufstellung von aus Kot, besonders aus Hundekot, isolierten Bakterien seien die wichtigsten auf S. 731 genannt.

Bezüglich weiterer aus Kot isolierter Bakterien, Hefen und Schimmelpilze
sei auf die einschlägige bakteriologische Literatur (z. B. K. B. Lehmann-
R. Neumann; R. Lieske, S. 208) verwiesen. Prinzipiell ist nur noch auf den
Unterschied in der Flora zwischen den Hundekot- und den Tauben- und Hühner-
mistbeizen hinzuweisen, der noch durch den höheren p_H-Wert der Vogelmistbeizen
unterstrichen wird. Die Vogelmistbeizen enthalten im übrigen noch Harnbestand-
teile. Über die praktischen Unterschiede siehe an anderer Stelle (dieses Handbuch
Bd. I/2, S. 202).

Bac. subtilis	Bct. pyocyaneum
„ butyricus	„ janthinum
„ putrificus	„ Zenkeri
„ spinosus	„ coli commune
„ amylobacter	„ coli anindolicum
„ oedematis maligni	„ furfuris α
„ mesentericus vulgatus	„ furfuris β
„ lactis aerogenes	„ prodigiosum
„ tenuis	Spirillum serpens
„ megatherium	„ tenue
„ thermophilus	„ undula
„ mycoides	„ volutans
Sarcina fimentaria	Streptococcus brevis
Micrococcus ureae	„ longus
„ ureae liquefaciens	„ pyogenes
„ fulvus	„ faecalis
Clostridium butyricum	Vibrionen.

Den Vorteil der lebenden Bakterienzelle in den Kotbeizen sah J. T. Wood (3), S. 373, im Gegensatz zu den seinerzeit von O. Röhm (D. R. P. 200519, 203889 und 281717) herausgebrachten Pankreasbeizen darin, daß die Bakterien zwischen die Hautfasern ins Innere der Haut eindringen und an Ort und Stelle die Enzyme produzieren können.

Der Gedanke, an Stelle der Kot- und Mistbeizen Bakterienreinkulturen zu verwenden, wurde auch von Wm. Cruess und Fr. H. Wilson verfolgt. Sie isolierten aus Taubenmist zahlreiche Bakterien, wovon 10 Kulturen sich besonders nach Züchtung in steriler Magermilch sehr gut zum Beizen von Haut eigneten. Ein 14 Tage mit einer Reinkulturbeize behandeltes Blößenstück war, im Gegensatz zu einem Hautstück, das 14 Tage lang einer normalen Kotbeize ausgesetzt und stark angegriffen war, noch vollkommen tadellos. Zusatz von 0,5% Glukose zu natürlicher Beize verhinderte selbst bei längerer Ausdehnung der Beize den Abbau von Hautsubstanz (Überbeizen), da die für die Haut gefährlichen Bakterien (Fäulnisbakterien) durch die von anderen Bakterien aus dem Zucker gebildete Säure im Wachstum gehemmt wurden.

W. Moeller (2) faßte die Wirkung der Bakterienbeizen als Summenwirkung zahlreicher Bakterienarten, von denen die einen Amine, die anderen Säuren bilden, auf.

Nach W. Ssadikoff sind beim Beizen nichtproteolytische, anaerobe Bakterien wirksam, die durch die Produktion von organischen Säuren entkälkend wirken. Die von den Kotbakterien gebildeten tryptischen Enzyme seien im übrigen stabiler als das pankreatische Trypsin. W. Ssadikoff erhielt bei Taubenmistbeizen innerhalb von 18 Stunden Hautsubstanzverluste bis zu 25%, weshalb er wie Wm. Cruess und Fr. H. Wilson den Zusatz von 0,5% Zucker zwecks Säurebildung und zur Zerstörung der Fäulnis- und anderer schädlicher Bakterien oder die Verwendung von Reinkulturbeizen, bei welchen fast gar nicht mit Hautsubstanzverlusten zu rechnen sei, empfiehlt.

In neuerer Zeit wird vielfach betont, daß das wirksame Agens der Kotbeizen nicht die lebende Bakterienzelle, sondern unbelebte Stoffe, wie die Verdauungsfermente und allenfalls die von Bakterien gebildeten Enzyme seien (V. Kubelka). Gewiß besteht heute über die Wirkung der Verdauungsfermente auch bei den Kotbeizen kein Zweifel mehr. Und wenn J. T. Wood (3), S. 367, (4) die wirksamen Fermente nur als Bakterienfermente ansah, so lag das wohl, wie E. Stiasny (2), S. 289, richtig bemerkt, daran, daß er auf Grund der damals geltenden Meinung annehmen mußte, die Magen- und Pankreasfermente würden nicht ungestört in den Hundekot gelangen können. Es mag nun richtig sein, daß die Bedeutung der Anwesenheit der lebenden Bakterienzelle in den Kotbeizen vielleicht etwas überschätzt wurde; manches spricht aber doch für sie. So sieht E. Lenk z. B. einen Vorteil der lebenden Bakterien in den Kotbeizen darin, daß die Enzyme stets nach Bedarf in kleinen Mengen hervorgebracht werden, an Stelle größerer Mengen vorgebildeter Enzyme bei den Pankreasbeizen. Wie weit schließlich nicht auch eine Gasentwicklung, wie sie bei der Kleienbeize eine Rolle spielt, von Bedeutung für die Auflockerung des Hautgewebes ist, steht trotz entgegenstehender Angaben [E. Stiasny (2), S. 314] noch dahin. Diese Gasbildung wäre aber der Ausfluß der lebenden Zelle. Andererseits aber darf man nicht übersehen, daß auch in jeder künstlichen Trypsinbeize lebende Bakterien vorhanden und wirksam sind, besonders wenn eine solche Beize öfters benutzt wurde. H. Göller ermittelte in Beizbrühen von Oroponbeizen am Schluß der scheinbar nur einmal gebrauchten Beize im Durchschnitt 2 bis 8 Millionen Keime/ccm, also immerhin eine recht ansehnliche Menge, die hinsichtlich ihrer Enzymproduktion durchaus nicht zu vernachlässigen ist.

Natürlich ist der Keimgehalt in den Kotbeizenansätzen ziemlich hoch. In einem Wasseransatz, der 10 g Hundekot auf 1000 ccm Wasser enthielt, bestimmte H. Göller:

Hundekot 1, vergoren, 2 Monate alt, 26,3 Mill. Keime/ccm (= 0,01 g Hundekot),
„   3,   „   , 1 Monat   „ , 27,8   „   „   „   (= 0,01 g   „   ),
„   4,   „   , 1   „   „ , 13,4   „   „   „   (= 0,01 g   „   ).

Diese Bakterien seien, so sagt Göller, zuzüglich der von der Haut mitgebrachten Keime neben den Eiweißabbauprodukten des Hundekots stark an dem Verfallen der Blößen beteiligt.

E. Stiasny (2), S. 290, bemerkt, daß wahrscheinlich im frischen Hundekot die tryptischen Verdauungsfermente überwiegen, im gealterten (vergorenen) Hundekot wahrscheinlich jedoch die Bakterienenzyme. Hinsichtlich der aus Hundekot isolierten Bakterien bemängelt E. Stiasny (2), S. 289, vor allem die Einteilung in Gelatine verflüssigende und nicht verflüssigende; zweckentsprechender wäre, als Kriterium für gefährliche Bakterien hier die Schädigung des Kollagens heranzuziehen.

2. Kleienbeizen.

Bei den heute nur noch vereinzelt angewandten Kleienbeizen haben wir zwischen der frischen und der sauren Kleienbeize zu unterscheiden.

Bei der frischen Kleienbeize tritt nach einer anfänglich alkoholischen Gärung eine reichliche Gasbildung durch Bakterien ein, der die Hauptwirkung dieser Beize zukommen soll (W. Eitner (2)] und die bei etwa 10 bis 20° C richtig verläuft [J. Paeßler (2), S. 21]. Die gebildeten Gase, die nach J. T. Wood (3), S. 376, und J. T. Wood und W. H. Willcox aus 25,2% Kohlensäure, 46,7% Wasserstoff, 26,0% Stickstoff und 2,1% Sauerstoff, sodann noch aus Spuren von Schwefelwasserstoff (W. Ssadikoff) bestehen, resultieren aus der Vergärung des durch das amylolytische Enzym aus der Stärke gebildeten Zuckers. Dabei sollen nach den Angaben von J. T. Wood (3), S. 376, Bct. furfuris α und β, die auch aus Kotbeizen isoliert wurden, spezifische Wirkung zukommen. Der durch ihre Gasbildung das Hautgewebe auflockernden frischen Kleienbeize steht die saure Kleienbeize, die vor allem entkälkend wirken soll, gegenüber.

Auch bei der sauren Kleienbeize wird der aus Stärke gebildete Zucker von Bakterien vergoren. Die hierbei optimal angewandte Temperatur von 30 bis 35° C führt aber zu ausgesprochener Säurebildung, insonderheit von Milchsäure.

Die Gärungserreger stammen aus dem Wasser, der Luft, aus der Kleie selbst oder speziell aus Sauerteig, der zum Ansatz verwendet wird [J. Paeßler (2), S.22].

Sowohl bei der frischen als auch bei der sauren Kleienbeize kommt es mitunter zu einem Umschlagen. Zu hohe Temperatur bei der frischen Kleienbeize kann ein Umschlagen in die ausgesprochen saure Gärung verursachen. Bei der sauren Beize erwähnt J. Paeßler (2), S. 22, Infektionen durch Bac. subtilis (Fleckenbildungen), und J. Jettmar erklärt dieses Umschlagen durch Infektionen mit Bac. megatherium. Ganz allgemein können die Kleienbeizen nach längerem Stehen auch faulig werden, wobei die Gärungserreger durch Fäulnisbakterien und Buttersäurebazillen überwuchert werden [J. Paeßler (2), S. 23]. Dieses Überwuchern durch Buttersäurebazillen kann aber auch bei schwülem Wetter ganz plötzlich, auch während des Beizens vorkommen; die Felle sind dann meist durch Behandlung mit NaCl, Soda oder Borax zu retten [E. Stiasny (2), S. 314]. Auch Schimmelbildung ist mitunter die Ursache des Verderbens dieser Beizen oder von Beizfehlern selbst.

Wie schon weiter oben erwähnt, wurde in Anlehnung an die bakteriellen Prozesse in den Kotbeizen bereits frühzeitig der Versuch gemacht, mit Hilfe von Bakterienreinkulturen eine kontrollierbare Form des Beizens zu schaffen. So schlug bereits W. Eitner (3), allerdings ohne daß das Verfahren praktische Bedeutung erlangt hätte, das Beizen mit einem aus einem Haferstrohbeize isolierten und auf Leimleder gezüchteten Bac. subtilis vor, noch ehe H. Becker (D. R. P. 86335), wie schon weiter oben erwähnt, das Erodin herausbrachte. Bereits 1896 hatte Nördlinger (D. R. P. 96936) den Vorschlag gemacht, Bakterienkulturen beliebiger Art samt ihrem Nährboden zum Beizen zu verwenden. C. Garini berichtete über die gemeinsame Verwendung von Bakterien und Hefen zum Beizen. Erwähnt seien hier auch noch die Bakterienbeizen Dermiforma, Puerin und Cutrilin (E. Lenk). E. Lenk stellte übrigens seinerzeit fest, daß Bakterienenzyme widerstandsfähiger und in größeren p_H-Bereichen wirksam sind als die reinen, nur aus Pankreas hergestellten Beizmittel, was allerdings L. Jablonski und W. Eggert bei Nachprüfung gerade mit der Cutrilinbeize von Lenk nicht bestätigen konnten.

W. Ssadikoff schlug zur Vergärung der Kleienauszüge die Verwendung von Reinkulturen des bulgarischen Yoghurtbazillus vor, der bedeutend mehr Milchsäure bildet als gewöhnliche Bakterien.

Nach Angaben von A. K. Vlček soll es vorkommen können, daß ein und dieselbe Beizhandelsmarke einmal Proteinasen pankreatischer, bei einer anderen Lieferung dagegen Fermente bakterieller Herkunft enthält.

3. Verfahren zum Beizen mittels Mikroorganismen bzw. deren Enzymen.

Auf die verschiedenen, zum Teil erst in neuerer Zeit bekanntgewordenen Verfahren zum Beizen von Häuten und Fellen mittels Mikroorganismen bzw. deren Enzymen sei abschließend lediglich hingewiesen:

Verwendung von Bakterien allgemein, im speziellen von Bazillen aus der Mesentericusgruppe nach Züchtung auf verschiedenen, zum Teil besonders zusammengesetzten Nährböden, oder von Stoffwechselprodukten von Bakterien, die auf eiweiß- und fetthaltigen Nährböden, z. B. Blut, Fleisch u. dgl., gezüchtet wurden (I. G. Farbenindustrie A. G., E. P. 304214; E. P. 304294), von Bac. mesentericus oder Bac. subtilis (Wallerstein & Co., E. P. 355306), von Staphylococcus pyogenes oder Bct. coli (E. Lenk und F. Lippner, F. P. 689858), von Milchsäurebakterien (J. St. Burns, F. P. 575009; D. R. P. 462214), von Bakterien allgemein, insbesondere aber von solchen, wie Gelatine verflüssigenden

Streptokokken oder Bct. proteus vulgaris (K. H. Göller, A. P. 1 851 763; D. R. P. 575 218), von Bakterienkulturen, die auf verwesenden Fischen, z. B. Schellfisch, gezüchtet und gegebenenfalls nach Verpflanzung auf organische Nährböden unter ultraroter Bestrahlung bei 20 bis 50° C weiterentwickelt worden sind — dabei sollen sich Microc. sulfureus, Bac. mesentericus, Spirillen und in sehr geringer Menge Hühnerspirochäten entwickeln — (C. H. Tröger, D. R. P. 545 443), von Bakterien und Schimmelpilzen allgemein, zum Teil nach besonderen Züchtungsweisen (A. R. Boidin und J. A. Effront, F. P. 670 099; hierzu Zus. P. 37 420; F. P. 678 123; A. P. 1 812 921; A. Boidin und J. Effront, D. R. P. 320 571; A. R. Boidin und I. A. Effront, D. R. P. 605 961; hierzu Zus. P. 606 662), von Aspergillus oryzae (L. Krall, F. P. 558 132), von Aspergillus oryzae und Pilzen allgemein (O. Gerngroß, D. R. P. 459 990; hierzu Zus. P. 531 017 [gemeinsam mit Röhm und Haas]; O. Röhm, F. P. 801 661), von in Gärung oder in Fäulnis befindlichen Flüssigkeiten als Zusatz zu Bauchspeicheldrüse (O. Röhm, Zus. P. D. R. P. 281 717 zu D. R. P. 200 519) (vgl. auch S. 724 bis 725).

4. Schädliche Infektionen beim Beizen.

Auf die beim Beizen, besonders mit Kot- oder Kleienbeizen, mitunter in Erscheinung tretenden Bakterienschäden, die bisweilen ausgesprochene

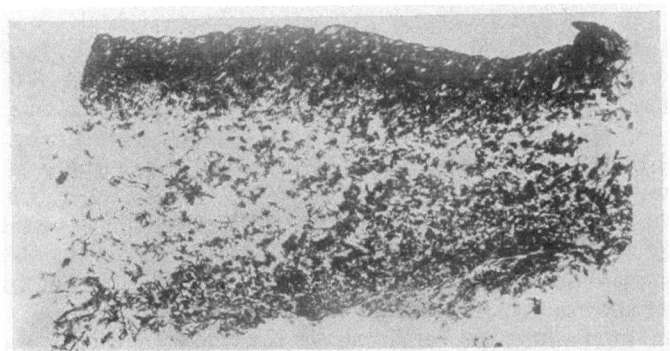

Abb. 357. Querschnitt durch eine von Erregern aus der Gasbrandgruppe abgebaute Blöße. Gewebespaltung (Vergr. 9mal) (W. Hausam, E. Liebscher und T. Schindler).

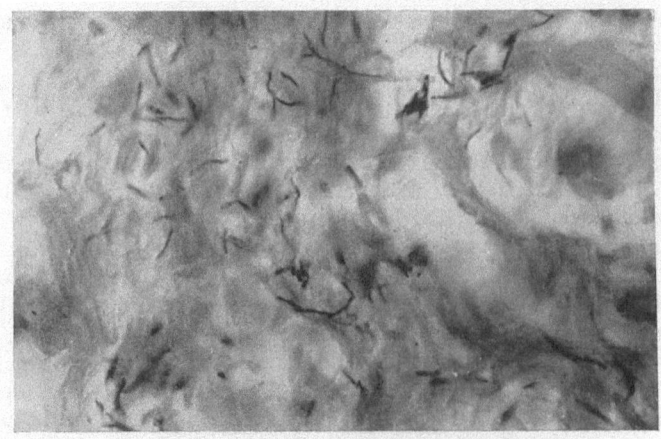

Abb. 358. Flächenschnitt einer durch Erreger aus der Gasbrandgruppe abgebauten Blöße; mit Gasbrandbazillen stark verseucht (Vergr. 1020mal) (W. Hausam, E. Liebscher und T. Schindler).

Fäulnisschäden darstellen, wurde schon hingewiesen. Neuerdings beschrieben W. Hausam, E. Liebscher und T. Schindler einen in der Beizhaspel an gebeizten Rindsblößen aufgetretenen, sicherlich sehr seltenen Bakterienschaden. Dabei war die Haut in Höhe der Haarwurzeln zerfressen, zerstört, in zwei Teile gespalten (Abb. 357), schleimig, sulzig und blasig. Bakteriologisch wurden anaerob wachsende Bazillen aus der Gruppe der Gasbranderreger (Abb. 358) in Symbiose mit Kokken und Bac. mycoides nachgewiesen und festgestellt, daß diese in der Lage waren, die Haut in kürzester Zeit zu zerstören. Sterile Kalbsblößen wurden nach Infektion mit diesen Erregern innerhalb von 24 Stunden glatt durchfressen und unter völliger Aufzehrung der Haut durchlöchert (Abb. 359).

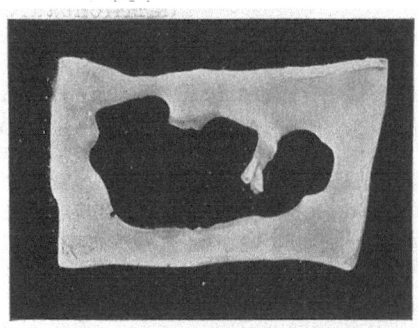

Abb. 359. Von Gasbranderregern durchfressenes Blößenstück (etwa natürl. Größe) (W. Hausam, E. Liebscher und T. Schindler).

X. Biologische Vorgänge in Gerbbrühen.

Über die Gärung in Gerbbrühen hat zwar H. Gnamm bereits in Band II dieses Handbuches, 1. Teil, S. 490 bis 498, berichtet. Es erscheint jedoch angebracht, dieses Kapitel, wie auch die übrigen, biologische Fragen betreffenden Abschnitte einmal zusammenfassend und speziell vom bakteriologischen Standpunkt aus zu betrachten.

1. Pflanzliche Gerbbrühen.

a) Art der Keime und Keimgehalt.

Wenn man die biologischen Vorgänge in pflanzlichen Gerbbrühen einer Untersuchung unterzieht, so gilt es vor allem folgende Fragen zu beantworten:

Wieviele und welche Arten und Gattungen von Mikroorganismen werden angetroffen, welche selten, welche häufig; wo stammen sie her und welche vor- oder nachteilige Veränderungen rufen sie in den Gerbbrühen hervor?

Wie schon F. Andreasch (S. 7ff.) in seinen auch heute noch richtungweisenden Arbeiten zeigte, werden zahlreiche Arten und Gattungen von Mikroorganismen in den Brühen angetroffen, als deren Quellen die in die Brühen eingebrachten Häute, das verwendete Wasser, die Gerbstoffe und andere Materialien anzusehen sind, zu denen sich noch die aus der Luft kommenden Keime gesellen.

Folgt man Andreasch in seiner Einteilung der in den Brühen auftretenden Mikroorganismen, so hat man zu unterscheiden zwischen Bakterien, die vornehmlich mit den Häuten eingeschleppt werden — Andreasch nennt sie kurzweg Fäulnisbakterien —, zwischen Wasser- und Luftorganismen und zwischen den eigentlichen Gärungserregern. Den ersteren soll dabei die Rolle zufallen, den eigentlichen Gärungserregern durch Löslichmachen eines Teiles der stickstoffhaltigen Hautsubstanz die zu ihrem Wachstum erforderlichen Stickstoffmengen zuzuführen. Die Vertreter der zweiten Gruppe sind mehr oder weniger als indifferent zu bezeichnen, da sie kaum Fäulnis, noch eine ausgesprochene Säurebildung hervorzurufen in der Lage sind; aber auch sie können, im ungünstigen wie im günstigen Sinne, durch Verbrauch von Nährstoffen und durch Bildung besonderer Stoffwechselprodukte mitunter die Flora und damit den biologischen Ablauf umstimmen. Hierher gehören z. B. auch eine ganze Reihe

von Bakterien, Hefen und Schimmelpilzen, die durch Aufzehrung der in den
Brühen gebildeten Säuren mitunter unangenehm werden können. Bei den
eigentlichen Gärungserregern handelt es sich in der Hauptsache um
Hefen, Essig- und Milchsäurebakterien, die durch alkoholische, essig-
und milchsaure Gärung den Haupttyp der Gärungsbilder bestimmen. Als
Gärungsprodukte treten neben Essig- und Milchsäure noch Kohlensäure, Propion-
und Buttersäure in Erscheinung, während die Schleimgärung als ausgesprochene
Fehlgärung anzusehen ist.

Maßgebend für die Flora der Brühen im allgemeinen ist vor allem der Säure-
und Gerbstoffgehalt und die Art des verwendeten Gerbstoffs. Speziell
der Säuregehalt hindert die mit den Häuten eingeschleppten Fäulnis- und anderen
Keime erheblich im Wachstum. Diese Keime werden bei der bakteriologischen
Untersuchung zwar nachgewiesen werden können, womit jedoch noch nicht
gesagt ist, daß sie in den Brühen auch lebensfähig sind und aktiv an den biologischen Geschehnissen teilnehmen. Deshalb muß man, um die eigentlich aktiven
Keime zu bestimmen, zu Nährböden greifen, die dem Charakter der Brühen
möglichst nahekommen. So verwendeten Wm. P. Doelger, R. Partridge und
L. Schreiberg (1) zur Keimbestimmung neben dem bekannten Sabouraud-
Nährboden ein Gerbbrühenmedium, das aus Eichenextrakt, Gelatine, Dextrose, Fleischextrakt, Pepton, NH_4NO_3, K_2HPO_4 und Agar bestand und ein
$p_H = 4,4$ bis 4,6 aufwies. Dabei erhielten sie folgende Zahlen (Tabelle 70):

Tabelle 70. Keimgehalt von Gerbbrühen [Wm. P. Doelger, R. Partridge
und L. Schreiberg (1)].

Gerberei	Organismen pro Kubikzentimeter Gerbbrühe					
	Schwächste Brühe		Mittlere Brühe		Stärkste Brühe	
	Gerb-brühen-nähr-medium	Sabouraud-Nährboden	Gerb-brühen-nähr-medium	Sabouraud-Nährboden	Gerb-brühen-nähr-medium	Sabouraud-Nährboden
1	10 000	1 000 000	2 000	1 400 000	100 000	200 000
2	8 000	800 000	23 000	600 000	40 000	1 500 000
3	15 000	1 500 000	10 000	3 000 000	75 000	900 000
4	—	2 000 000	—	700 000	—	4 000 000
5	27 000	500 000	16 000	300 000	60 000	7 000 000
6	—	3 000 000	—	5 000 000	—	1 000 000
7	14 000	600 000	29 000	200 000	160 000	1 500 000
8	3 000	20 000 000	2 000	13 000 000	12 000	2 000 000
9	50 000	11 000 000	20 000	8 000 000	90 000	3 000 000
10	9 000	200 000	2 500	16 000	25 000	500 000
Durchschnitt .	17 000	4 000 000	13 000	3 000 000	70 000	2 000 000

Wie Tabelle 70 zeigt, sind von den gefundenen Effektivkeimzahlen immer nur
relativ kleine Mengen für die wirklich aktiven Keime (Gerbbrühennährmedium)
einzusetzen. Wie sich nun Bakterien, Hefen und Schimmelpilze etwa auf die
aufgefundenen Keimmengen verteilen, zeigt das Beispiel eines untersuchten
12-Farbengangs (Tabelle 71).

Durch die Häute werden sehr viele Bakterien in die Brühen eingeschleppt
und somit werden die meisten Bakterien in den ersten bis mittleren Farben angetroffen; in den stärkeren Farben dominieren unter den aktiven Organismen
die Hefen, während die Bakterienzahl in den stärkeren Brühen infolge des für
sie ungünstigen p_H und der wachsenden Gerbstoffkonzentration abnimmt. Die
Schimmelpilze erscheinen im allgemeinen erst nach reichlich gebildeter Säure,
an deren Abfall sie aktiv teilnehmen.

Tabelle 71. Zahl und Art der Organismen pro Kubikzentimeter in einem 12-Farbengang [Wm. P. Doelger, R. Partridge und L. Schreiberg (*1*)].

Farbe Nr.	Organismen pro ccm		Schätzungsweiser Prozentsatz von Bakterien, Hefen und Schimmelpilzen					
	Zahl in Sabouraud-Nährboden	Zahl in Gerbbrühenmedium	Sabouraud-Nährboden			Gerbbrühen-Nährmedium		
			Bakterien	Hefen	Schimmel	Bakterien	Hefen	Schimmel
12 stärkste Farbe	180 000	12 000	40—50	50—60	0	1—10	90—100	0
11	25 000	75 000	40—50	50—60	0	1—10	90—100	1
10	500 000	60 000	60—70	30—40	1	10—20	80— 90	0
9	800 000	20 000	50—60	40—50	0	10—20	80— 90	0
8	900 000	7 000	50—60	40—50	0	10—20	80— 90	0
7	1 500 000	12 000	50—60	30—40	0	10—20	80— 90	0
6	600 000	8 000	80—90	10—20	0	20—30	70— 80	0
5	100 000	6 000	80—90	10—20	0	30—40	60— 70	0
4	150 000	25 000	80—90	10—20	0	20—30	70— 80	0
3	300 000	30 000	85—95	5—15	0	50—60	40— 50	0
2	2 000 000	50 000	85—95	10—20	0	60—70	30— 40	0
1	1 000 000	70 000	80—90	10—20	0	60—70	30— 40	0

Auf die Wiedergabe der von F. Andreasch (S. 7 bis 10) in Brühen gefundenen Fäulnis-, Wasser- und Luftbakterien kann hier verzichtet werden, einmal, weil es sich um größtenteils vulgäre Typen handelt, andererseits, weil gerade Untersuchungen vegetabilischer Gerbbrühen je nach Art des Gerbstoffs, der Azidität, des Alters, schließlich auch je nach Art der Vorbehandlung der Haut usw. immer sehr variierende Ergebnisse liefern werden.

Die Veränderungen, welche die Brühen durch das Wachstum von Mikroorganismen erleiden, müssen also sehr verschieden sein. Dementsprechend ist auch das Gärungsbild häufig ein sichtbar verschiedenes. Für den Gerbprozeß selbst ist naturgemäß die Bildung von Säuren am wichtigsten. Da für die Herstellung fester Leder saure Gerbbrühen erforderlich sind, ist die Säurebildung durch Mikroorganismen, sofern sie kontrollierbar ist, von Vorteil. Dabei muß aber bedacht werden, ob dieser Vorteil nicht durch andere nachteilige Erscheinungen wieder aufgehoben wird, und in dieser Hinsicht ist vor allem auch auf die mögliche Zerstörung der Gerbstoffe zu achten.

b) Alkoholgärung.

Die Alkoholgärung in den Brühen, die auch als Vorläufer für die Essigsäurebildung anzusehen ist, wird durch Hefen hervorgerufen; Bakterien sind hierbei in zu vernachlässigendem Maße beteiligt. Wie für die Säurebildung, ist auch für die alkoholische Gärung die Anwesenheit von Nichtgerbstoffen und von diesen wiederum die der Zuckerstoffe von ausschlaggebender Bedeutung. Für die alkoholische Gärung und damit auch für die Essigsäurebildung, läßt sich entsprechend dem Gehalt an Zuckerstoffen eine Art Wertigkeitsreihe aufstellen (F. Andreasch, S. 70), die für die gebräuchlichsten Gerbmaterialien wie folgt aussieht: Fichtenrinde, Sumach und Eichenrinde, Myrobalanen, Valonea und Hemlockrinde, Eichenholz, Knoppern und Quebrachoholz.

Für diese Gerbmittel sind bei einem Wassergehalt von 13% die Zahlen für den Zuckergehalt nach J. v. Schröder (*2*):

Fichtenrinde, Zuckergehalt 2,65—4,47%	Sumach, Zuckergehalt . . . 4,44—4,62%
Eichenrinde, Zuckergehalt 1,75—3,46%	Myrobalanen, Zuckergehalt 3,15—7,05%
Valonea, Zuckergehalt . . 1,21—3,57%	Hemlock, Zuckergehalt . . 0,50—0,80%
Knoppern, Zuckergehalt . 0,54—0,71%	Quebracho, Zuckergehalt . 0,09—0,29%

Das würde also besagen, daß die Gärfähigkeit beispielsweise der Fichtenrindenbrühen die einer Quebrachobrühe wesentlich übertrifft. Es sei an dieser Stelle jedoch darauf hingewiesen, daß nach den neueren Untersuchungen von S. Balachowski die Zuckerkonzentration in der Brühe auf die Gärdauer von geringem Einfluß ist.

Nach F. Stather und R. Lauffmann kommt den Nichtgerbstoffen als Säurebildnern nicht die Bedeutung zu, die ihnen häufig beigemessen wird, da

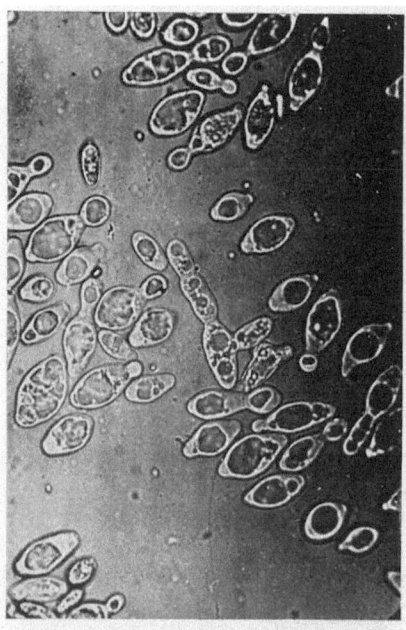

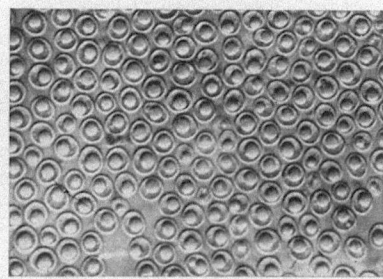

Abb. 361. Torulahefe (Torula pulcherrima) (Vergr. 500mal) (W. Henneberg[1]).

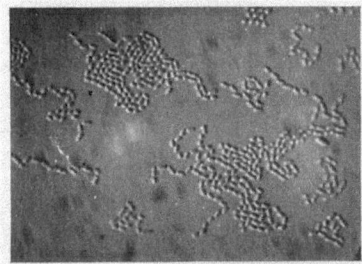

Abb. 360. Apiculatus-Hefe (Vergr. etwa 1000mal) (W. Henneberg[1]).

Abb. 362. Essigsäurebakterien (Vergr. etwa 600mal) (W. Henneberg[1]).

nur ein verhältnismäßig geringer Teil der durch Hefe vergärbaren und damit für die Säurebildung hauptsächlich in Betracht kommenden Stoffe den eigentlichen Nichtgerbstoffen, also den durch Hautpulver nicht adsorbierten Substanzen zuzuzählen ist. Vielmehr würde auch den analytisch als Gerbstoffe erfaßten Anteilen der Gerbstoffauszüge ein recht beträchtliches Säurebildungsvermögen zukommen. Mit dieser Auffassung steht auch die Feststellung, daß bei der Gärung der Gerbbrühen die Glukosemenge zunächst rasch abnimmt, dann aber lange Zeit konstant bleibt, obwohl die Gärung nach der Kohlensäureentwicklung zu schließen, andauert, in Übereinstimmung. Daraus wurde nämlich gefolgert, daß die Glukose auf Kosten der in den Extrakten hydrolysierbaren Stoffe nachgeliefert wird, d. h., daß auch die Gerbstoffe tiefgehend beeinflußt werden (F. Stather und H. Herfeld; P. Jakimoff und N. Kojalowitsch). Ob

---

[1] Abb. 360 bis 362 wurden aus dem Archiv des Bakteriologischen Instituts der Preußischen Versuchs- und Forschungsanstalt für Milchwirtschaft, Kiel, entnommen.

allerdings die Hydrolysierung der Gerbstoffe durch Mikroorganismen wirklich ein erhebliches Ausmaß annimmt, ist noch nicht einwandfrei geklärt (siehe auch S. 749); erstaunlich bleibt auf jeden Fall, daß die Mikroorganismen leichter erreichbare Nährstoffe, also die zuckerartigen Bestandteile der Nichtgerbstoffe, auf Kosten der schwerer angreifbaren, also der Gerbstoffe, vernachlässigen sollen.

Als Alkoholbildner werden neben echten, sporenbildenden und stark gärenden Hefen auch schwach gärende Torulaceen angetroffen. F. Andreasch (S. 16) fand z. B. in der Regel: Saccharomyces Pastorianus (Hansen), Saccharomyces ellipsoideus II (Hansen), Saccharomyces apiculatus (Rees) (Abb. 360), Saccharomyces ellipsoideus I (Hansen), Saccharomyces acidi lactici (Grotenfeld) sowie einige Torula-Arten (Abb. 361).

Da die Hefen im allgemeinen sehr säuretolerant sind, treffen wir sie weniger in schwächeren als gerade in stärkeren Brühen an. Ihre Alkoholproduktion kommt aber in der Regel kaum über 2% hinaus, obwohl z. B. Hefen vom Typus der Apiculatushefe bis zu 5% und die ellipsoideus-Hefen normalerweise sogar noch mehr Alkohol bilden können. Das liegt allerdings in erster Linie an den in den Brühen vorhandenen Bakterien, insbesondere den Essigbakterien, die den Alkohol in Säure oder aber auch in andere Gärprodukte überführen. Auch die meist wuchernd auftretenden Mycodermahefen sind am Alkoholverbrauch maßgebend beteiligt. Die Menge des gebildeten Alkohols, der neben der Hefeflora abhängig ist von der Art der verwendeten Gerbmittel, den vergärbaren Kohlenhydraten, der Azidität der Brühen, der Temperatur und anderen Faktoren, spielt an und für sich rein gerberisch nur insofern eine Rolle, als sie als Basis für die Essigsäurebildung anzusehen ist.

c) Essigsäuregärung.

Für die Bildung von Essigsäure in Gerbbrühen kommen zwei Wege in Frage: Oxydation des von Hefen gebildeten Alkohols durch Essigsäurebakterien (Acetobakterien) und unmittelbare Vergärung von Kohlenhydraten durch Essigsäure- und andere Bakterien. E. Andreasch (S. 17) hielt den letzteren Prozeß, den er nicht nachweisen konnte, lediglich theoretisch für möglich. Tatsächlich aber wird die Vergärung von Kohlenhydraten unmittelbar zu Essigsäure bei Bakterien häufig beobachtet. Bct. coli vergärt z. B. Dextrose neben Milch- und Kohlensäure, sowie Äthylalkohol und Wasserstoff zu Essigsäure — sog. anaerobe Essigsäurebildung — (T. Baumgärtel, S. 139). Wenn auch nach den Angaben von W. Henneberg (S. 198ff.) die einzelnen Essigsäurebakterien aus Kohlenhydraten zum Teil erhebliche Mengen an Säure produzieren können, so wird doch in Gerbbrühen die Hauptmenge der gebildeten Essigsäure über den Hefenalkohol entstehen [Wm. P. Doelger (1)]. Die Konzentration an Alkohol, in der dieser noch von den Essigsäurebakterien verarbeitet wird, schwankt zwischen 5 und 11 Vol.-%, im Höchstfalle noch eben 15% (K. Bernhauer, S. 200).

Von den zahlreichen Arten von Essigbakterien, bei denen es sich durchweg um mehr oder weniger kürzere oder längere, sporenlose Stäbchenbakterien mit oder ohne Eigenbewegung handelt (Abb. 362), hielt F. Andreasch (S. 16) Bct. aceti (Hansen) und Bct. pasteurianum (Hansen) für den Gerbprozeß von Wichtigkeit. Wm. P. Doelger, R. Partridge und L. Schreiberg (1) bezeichneten neuerdings Bct. aceti als den Essigsäurebildner in Gerbbrühen gemeinhin, wenn auch häufiger Bct. pasteurianum und Bct. acetigenum in Brühen nachgewiesen werden konnte [Wm. P. Doelger (1)]. Alle drei Arten bilden an der Brühenoberfläche mitunter Hautdecken, die bedauerlicherweise von F. Andreasch (S. 18) als „Kahmhäute" angesprochen wurden, mit denen die Essigsäurebakterien-Häute natürlich nichts zu tun haben. Über die durch Kahmhefen (Mycoderma-Arten) gebildeten Kahmhäute wird später noch zu berichten sein. Die Bildung dieser Essigbakterienhäute wird allerdings durch die tägliche Arbeit in den Brühen normalerweise wenig in Erscheinung treten [Wm. P. Doelger (1)].

Die Neigung zur Hautbildung auf Flüssigkeitsoberflächen ist andererseits ein Beweis für das Luftsauerstoffbedürfnis der Essigsäurebakterien.

In erheblichem Maße ist die Produktion der Essigsäure von der Temperatur abhängig. Unter 12⁰ C findet normalerweise kaum Essigsäurebildung statt. Für die genannten drei Bakterienarten liegt das Optimum etwa bei 34⁰ C. In Valoneabrühe fanden Wm. P. Doelger, R. Partridge und L. Schreiberg (1) bei 35⁰ C ebenso wie bei 20⁰ C kaum Essigsäurebildung; dagegen erhielten sie in der gleichen Brühe bei 25 und 30⁰ C mehr als die 25fache Menge (1,35 bis 1,4%) der bei 20⁰ C erhaltenen Säure. An und für sich kann die Menge der von Essigsäurebakterien gebildeten Säure zum Teil recht erheblich sein. Speziell bei Bct. aceti und Bct. pasteurianum beobachtete W. Henneberg (S. 200, 204 und 228), allerdings unter günstigeren Bedingungen als sie Gerbbrühen meist aufweisen, 6,6 bzw. 6,2% Essigsäure, bei Bct. acetigenum 3,5%. In Gerbbrühen liegen diese Zahlen normalerweise wesentlich niedriger (siehe auch später), aber die genannten Zahlen beweisen, daß man besonders in an Nichtgerbstoffen reichen Gerbmaterialien unter Berücksichtigung der noch gebildeten Milch- und anderer Säuren, schon zuweilen mit unerwünschten Blößenschwellungen rechnen muß.

Bei zu geringer Essigsäurebildung kann man durch Zugabe von Äthyl- oder Propylalkohol diese sehr gut anregen. In einer Brühe aus Myrobalanen (90%) und Hemlock (10%) von 25⁰ Bk. erhielt z. B. Wm. P. Doelger (1) große Mengen an Essigsäure, wenn die Alkoholkonzentration der Brühe 2 bis 4% betrug, während bei nur 0,5 und 1,0% Alkohol sehr geringe Essigsäuremengen gebildet wurden. Bei zu geringer Alkoholkonzentration besteht immer die Gefahr der sog. Überoxydation, d. h. der Weiteroxydation der Essigsäure zu CO_2 und Wasser durch die Essigbakterien selbst. Am günstigsten erhielt Doelger die Essigsäurebildung bei $p_H = 3,7$, während mit zunehmender Alkalisierung der Brühe ein Abfall zu verzeichnen war und bei $p_H = 5,7$ und 6,6 völlige Hemmung eintrat.

Tabelle 72. Essigsäurebildung verschiedener Gerbmaterialien. Anfangsalkoholkonzentration 5%. Anreicherung mit NH_4NO_3 und Pepton [Wm. P. Doelger (1)].

Brühe, beimpft mit Bct. aceti, hergestellt aus	Anfangs-p_H	Maximum der gebildeten Essigsäure in 20 Tagen in Prozenten	Gärwert
Kastanie	3,55	3,05	+ + + + +
Valonea	3,60	2,40	+ + + +
Myrobalanen	3,80	2,10	+ + +
Sumach	4,10	1,89	+ +
Divi-Divi.	3,70	1,78	+ +
Lärche.	3,69	1,66	+ +
Hemlock	3,35	1,62	+ +
Kastanie-Eiche	4,40	1,30	+ +
Gambir	3,97	1,17	+ +
Mimosa	4,80	0,22	+
Catechu	4,40	—	—
Fichte (norweg.)	3,10	—	—
Quebracho (unsulf.)	4,00	—	—

Die meisten Gerbbrühen scheinen sich für die Essigsäurebildung zu eignen, wie Tabelle 72 zeigt.

Besonders günstig verhalten sich also Kastanie und Valonea, dagegen müssen dem Quebracho andere Gerbmaterialien beigemischt werden (unsulfitiertem Quebracho mindestens 30%, sulfitiertem Quebracho mindestens 60% Valonea), um die Bedingungen für die Essigsäurebildung zu schaffen, d. h. die vergärbaren Stoffe zu liefern und den ungünstigen Einfluß des Quebrachogerbstoffs zu überwinden [Wm. P. Doelger (1)]. Wie Doelger weiter nachwies, ist bei einem laufenden Farbengang mit einer Erschöpfung der vergärbaren Materialien deshalb nicht zu rechnen, weil durch die tägliche Neuzuführung frischer Brühe immer ausreichend Vergärbares zur Verfügung steht. Zuckerzusatz zu den Brühen hat dann Sinn, wenn die natürliche Flora in Ordnung ist, nicht aber wenn säurezerstörende Mikroorganismen die säurebildenden überwiegen. In diesem Falle kann eine Beimpfung mit Essigsäurebakterien von Vorteil sein.

An relativ höhere Gerbstoffkonzentrationen scheinen sich sowohl die Alkoholhefen als auch die Essigsäurebakterien gewöhnen zu können.

Im allgemeinen geht die Essigsäuregärung der Milchsäuregärung in den Gerbbrühen voraus. Das besagt einerseits, daß den Milchsäurebakterien, die für diese Gärung verantwortlich sind, im allgemeinen mit recht geringen Zuckerstoffen gedient ist. Schließlich ist die Entstehung von Milchsäure auch nach dem Stillstand der Essigsäurebildung ein Beweis dafür, daß nach Erschöpfung der Zuckerstoffe auch andere Stoffe zur Milchsäurebildung herangezogen werden. Andererseits scheint auch ein besonderes Bedürfnis der Milchsäurebakterien nach einem stickstoffhaltigen Nährmedium das späte Auftreten dieser Gärung, also speziell in älteren Brühen, zu erklären.

d) Milchsäuregärung.

Die Milchsäurebildung ist vielen Bakterien eigen, im besonderen aber den sog. Milchsäurebakterien, einer morphologisch ziemlich uneinheitlichen, mehr oder weniger „physiologischen Bakteriengruppe". Auch in den Gerbbrühen sind für die Milchsäurebildung in erster Linie diese „eigentlichen" Milchsäurebakterien verantwortlich; sie zeichnen sich, wie ihr Name schon sagt, gegenüber anderen Bakterien durch besonders gute Milchsäurebildung aus.

Nach I. H. Blank (1) umfaßt die Gruppe der in Gerbbrühen milchsäurebildenden Mikroorganismen hauptsächlich grampositive, nichtsporenbildende Stäbchenbakterien, daneben einige Hefen und Streptokokken. Nach Wm. P. Doelger, R. Partridge und L. Schreiberg (1) sind zur Milchsäurebildung in Gerbbrühen insbesondere Streptokokken — Hauptvertreter Streptococcus lactis (Abb. 363) — und sog. Laktobazillen (vgl. auch

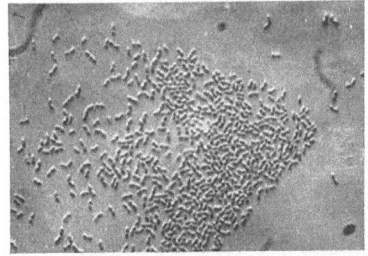

Abb. 363. Streptoc. lactis (Rasse ohne Ketten) (Vergr. etwa 750mal) (W. Henneberg[1]).

Abb. 365) — Hauptvertreter Bct. Leichmanni I—III und Thermobacterium cereale (früher Bac. Delbrücki) — geeignet, die immer in Brühen gefunden wurden, im Gegensatz zu den gleichfalls als Milchsäurebildner bekannten Coli-aerogenes-Bakterien, die nie in den Brühen nachgewiesen

---

[1] Abb. 363 wurde aus dem Archiv des Bakteriologischen Instituts der Preußischen Versuchs- und Forschungsanstalt für Milchwirtschaft, Kiel, entnommen.

werden konnten. F. Andreasch (S. 28) hatte seinerzeit die in Gerbbrühen vorkommenden Milchsäuregärungserreger in vier Gruppen wie folgt gegliedert:

Milchsäurebakterien der Milch: Bac. acidi lactici (Hueppe), Bct. acidi lactici (Grotenfeldt), Bct. lactis acidi (Marpmann), die alle in normalen Gerbbrühen vorkommen;

Milchsäurebakterien der Käsereifung: Bac. XIX (Adametz), Bac. a (Freudenreich) und Varietät, milchsäurebildende Tyrothrixarten (Duclaux) — sporenbildende Arten —, die aus zum Teil sehr alten Brühen bzw. Stinkfarben isoliert wurden;

Spezifische Bakterien der Milchsäuregärung in Gerbbrühen: Stäbchenbakterien und Mikrokokken;

Milchsäurehefen: Saccharomyces acidi lactici (Grotenfeldt) und einige andere, aus älteren Fichtenbrühen isolierte Hefen.

Aus Myrobalanen isolierte Andreasch noch Bct. acidi lactici Pasteur, Bac. lactis viscosus (Adametz), eine schleimbildende Art, die uns noch bei Besprechung der Schleimgärung beschäftigen wird, sowie gasbildende, Gelatine verflüssigende Milchsäurebakterien, die aus Hundekotbeizen in Oberledereintreibfarben eingeschleppt wurden.

Zweifellos werden auch in Gerbbrühen bei genauer Nachforschung, oder gelegentlich, noch manche der andernorts gefundenen Milchsäurebakterien (siehe auch W. Henneberg [S. 71ff. und S. 172ff.]) nachgewiesen werden können.

Sowohl F. Andreasch (S. 33) als auch B. W. Schwarzberg und P. M. Gindis wiesen darauf hin, daß mit Einbringen der Haut in die Brühe der für das Wachstum der Milchsäurebildner erforderliche Stickstoff zugeführt werde, während I. H. Blank (1) der Ansicht ist, daß die normale Gerbbrühe genügend Stickstoff enthält und ein gutes Wachstum eintritt, wenn nur die Gerbstoffkonzentration (siehe auch S. 743 und 745) vermindert wird. Das ist aber beim Einlegen der Haut in die Brühe gleichzeitig der Fall. Das Auftreten der Milchsäurebildung besonders in den schlechtesten Farben hängt zweifellos auch mit der für das Wachstum der Milchsäurebakterien notwendigen Eiweißstoffen in diesen Farben zusammen (K. S. Choudary). Die Bedeutung der Stickstoffnahrung für die Milchsäuregärung erhellt daraus, daß die Vermehrung des Säuregehalts vollkommen parallel mit steigenden Mengen an Pepton verläuft (B. W. Schwarzberg und P. M. Gindis). Die alleinige Zugabe von Glykose ohne Zugabe von Pepton hatte nur einen relativ geringen Einfluß auf die Säurebildung. So fanden Schwarzberg und Gindis folgende Säurebildung in mit Reinkulturen von Milchsäurebakterien beimpften, sterilisierten Brühen (Tabelle 73).

Organischer Stickstoff hat eine wesentlich stärkere Milchsäurebildung zur Folge als anorganische Stickstoffquellen, z. B. Ammoniumnitrat. Bei den einzelnen Milchsäurebakterienarten besteht mehr oder weniger ein Aminosäurebedürfnis. Auch die einfachen Aminosäuren können verwertet werden, sofern nur gewisse Wuchsstoffe zugegen sind (E. F. Möller). Diese Wuchsstoffe scheinen, wie die neueren Untersuchungen von E. F. Möller ergaben, überhaupt für das Wachstum und für die Beschleunigung der Säuerung

Tabelle 73. Säurebildung in Gerbbrühen unter Zusatz von Pepton und Glykose (B. W. Schwarzberg und P. M. Gindis).

Steigende Mengen von Pepton in Prozenten	Weidenbrühe		Eichenbrühe	
	ohne Glykose	mit 1% Glykose	ohne Glykose	mit 1% Glykose
	Zur Neutralisation von 10 ccm Brühe werden verbraucht $n/_{10}$ NaOH in ccm			
0	0,51	0,76	0,51	0,51
0,03	0,76	1,10		0,76
0,05	0,76	1,45		0,76
0,075	1,78	2,24		1,27
0,10	2,04	2,54		1,53
0,30	2,54	3,56		1,91
0,50				2,93
1,00				4,20

der Milchsäurebakterien von ausschlaggebender Bedeutung zu sein. Es handelt sich dabei um vitaminartige Stoffe, z. B. Lactoflavin, Pantothensäure, Adermin, Aneurin, Ascorbinsäure, die von der einen oder anderen Milchsäurebakterienart mehr oder weniger benötigt werden.

Schließlich ist für den Verlauf der Milchsäuregärung und für die Menge der gebildeten Säure die Gesamtmenge der vergärbaren Nichtgerbstoffe, also nicht nur der Zuckerstoffe, wie sie für die Alkohol- und Essigsäuregärung maßgebend sind, von größter Wichtigkeit. Eine Begünstigung der Milchsäuregärung wird durch Phosphate bewirkt.

Den Milchsäurebildungswert verschiedener Gerbstoffe ermittelten Wm. P. Doelger, R. Partridge und L. Schreiberg (2) wie folgt (Tabelle 74).

Tabelle 74. Milchsäurebildung in Brühen verschiedener Gerbstoffe (Wm. P. Doelger, R. Partridge und L. Schreiberg (2)].

Brühe	Anfangs-p_H	Maximum der gebildeten Milchsäure nach 12 Tagen in Prozenten	Gärwert
Eichenrinde	4,36	0,420	+ + + +
Catechu	4,40	0,376	+ + +
Mangrove	4,20	0,357	+ + +
Kastanien-Eichenrinde.	4,45	0,228	+ +
Myrobalanen	4,05	0,131	+
Lärche.	4,48	0,111	+
Sumach	4,12	0,036	—
Valonea	3,65	0,007	—
Fichte	3,11	0,033	—
Mimosa	4,80	0,015	—·
Kastanienholz	3,61	0,019	—
Quebracho	3,70	0,012	—
Divi-Divi.	3,70	0,013	—
Hemlock	3,32	0,034	—

Diese Reihenfolge hängt aber nicht nur von dem Gehalt an Nichtgerbstoffen, bzw. der besonderen Art derselben ab, sondern ist zum Teil auch durch den p_H-Wert der Brühen bedingt. Wie die Tabelle 74 zeigt, wird unter $p_H = 4,0$ wenig oder keine Milchsäure gebildet, denn der für ein gutes Wachstum der typischen Milchsäurebakterien erforderliche Anfangs-p_H-Wert ist etwa 6 bis 6,2; im Verlauf der Gärung selbst gibt Wm. P. Doelger (2) das p_H-Optimum für die Milchsäurebakterien mit 4 bis 6,6 an. Wird also in den Brühen der p_H-Wert einer Korrektur unterzogen, so kann auch in solchen Brühen mit ursprünglich niedrigem p_H-Wert erhebliche Milchsäurebildung erzielt werden. Wm. P. Doelger, R. Partridge und L. Schreiberg (2) erhielten bei Korrektur des p_H-Wertes durch 5 n NaOH die in Tabelle 75 zusammengestellten Werte.

Tabelle 75 zeigt also deutlich, wie sehr die Milchsäurebildung durch Änderung des Anfangs-p_H-Werts gesteigert werden kann.

Hinsichtlich der Gerbmaterialien ist noch darauf hinzuweisen, daß Brühen von Früchten- und Rindengerbstoffen ganz allgemein mehr zur Säurebildung neigen als solche von Hölzern, sogar beim gleichen Gerbstoff (K. S. Choudary).

In Gegenwart von Gerbstoffen wird nun die Bildung von Milchsäure verzögert, d. h. in den starken Brühen ist das Wachstum der Milchsäurebildner gehemmt [H. Kühl (1); I. H. Blank (1); F. Andreasch, S. 33; B. W. Schwarzberg und P. M. Gindis]. Scheinbar tritt diese Wachstumshemmung aber erst bei ziemlich hohen Gerbstoffkonzentrationen stark in Erscheinung, denn E. E.

Tabelle 75. Milchsäurebildung in Gerbbrühen nach Korrektur des Anfangs-p_H-Wertes durch 5 n NaOH. [Wm. P. Doelger, R. Partridge und L. Schreiberg (2)].

Brühe	p_H	+ Prozent Dextrose	Prozent Milchsäuregärung nach		
			0 Tagen	6 Tagen	12 Tagen
Kastanien	3,61	1,0	0,018	0,020	0,017
Kastanien	6,40	1,0	0,018	0,498	0,530
Kastanien	6,40	0,0	0,018	0,197	0,197
Hemlock	3,32	1,0	0,021	0,021	0,027
Hemlock	6,30	1,0	0,021	0,610	0,699
Hemlock	6,30	0,0	0,021	0,518	0,480
Myrobalanen	6,50	0,0	0,043	0,451	0,325
Valonea	6,40	0,0	0,019	0,104	0,053

Doherty (1) wies nach, daß selbst bei relativ hohen Gerbstoffkonzentrationen Wachstum und Säureproduktion normal erfolgen, wenn die Milchsäurebakterien entsprechende Bedingungen vorfinden. Wurden in sterilisierte Myrobalanen-, Mangrovenrinde- bzw. Hemlockextraktbrühen 30 verschiedene Milchsäurebakterien in Reinkultur eingeimpft, so war der Unterschied in der Milchsäureproduktion relativ gering, ob die Brühen 1,12, 1,57 oder 2,57% Gerbstoff enthielten. Wurden dagegen zu gleicher Zeit Hefen in die Brühen eingeimpft, so wurde allgemein wesentlich mehr Milchsäure produziert, und zwar bei der geringsten Gerbstoffkonzentration wesentlich mehr als bei der stärksten. Die beste Säureproduktion wurde jedoch beobachtet, wenn die Brühen zunächst mit Hefen beimpft, 2 Stunden nach Beimpfung jedoch sterilisiert und dann erst mit Milchsäurebakterien beimpft wurden. Dabei wird angenommen, daß die Hefen einige, für die Entwicklung der Milchsäurebakterien notwendigen Gärungsfaktoren schaffen (Tabelle 76).

Tabelle 76. Milchsäurebildung durch Milchsäurebakterien in Gerbbrühen nach Hefeeinsaat und kurz darauffolgender Sterilisation der Brühen [E. E. Doherty (1)].

Brühe	Vor Impfung mit Milchsäurebakterien				Nach Vergärung durch Milchsäurebakterien	
	p_H	Gehalt an		% Milchsäure	p_H nach 21 Tagen	% Milchsäure
		Gerbstoff	Nichtgerbst.			
Myrobalanen:						
entgerbt	4,89	1,18	3,74	0,06	3,91	0,85
teilweise entgerbt . .	4,79	1,79	3,91	0,04	3,98	0,74—0,75
nicht entgerbt. . . .	4,72	2,39	4,12	0,04	3,99	0,69—0,70
Mangrove:						
entgerbt	5,02	1,46	1,98	0,02	3,82	0,12—0,14
teilweise entgerbt . .	5,01	3,31	1,90	0,02	3,83	0,13
nicht entgerbt. . . .	5,00	5,40	1,92	0,01	3,83	0,12
Hemlock:						
entgerbt	5,02	2,08	2,97	0,05	3,75	0,42—0,43
teilweise entgerbt . .	4,98	3,24	2,92	0,04	3,77	0,41—0,43
nicht entgerbt. . . .	4,95	4,39	2,87	0,04	3,82	0,36

Praktisch werden also die Milchsäurebakterien nicht durch den Gerbstoff gehemmt, wenn Hefen vor der Sterilisation der Brühen einige Zeit in diesen verweilten; die Säureproduktion ist bei den angewandten höchsten Gerbstoffkonzentrationen nur sehr wenig geringer als bei der schwächsten Konzentration. Auch F. Andreasch (S. 33) hatte schon darauf hingewiesen, daß hohe Gerbstoffgehalte die Wirksamkeit der Milchsäurebakterien nie aufheben, sondern nur verlangsamen. Es gelang E. E. Doherty (2) im übrigen auch aus anfangs schwachen, mittleren und stärksten Brühen, sowie aus dem Versatz mehrerer Gerbereien Milchsäurebakterien zu isolieren, die Milchsäure produzierten, im Versatz selbstverständlich in weit geringerem Maße (Tabelle 77).

Tabelle 77. Milchsäuregehalt in Brühen dreier Gerbereien
[E. E. Doherty (2)].

	Gerberei A			Gerberei B			Gerberei C		
	% Gerbstoff[1]	p_H[2]	% Milchsäure[3]	% Gerbstoff	p_H	% Milchsäure	% Gerbstoff	p_H	% Milchsäure
Versatz	6,04	3,67	0,05	—	—	—	7,42	3,70	0,09
Stärkste Brühe .	3,87	3,58	0,31	5,65	3,76	0,19	6,34	3,75	0,13
Starke Brühe . .	—	—	—	4,08	3,82	0,29	4,76	3,75	0,21
Schwache Brühe .	2,05	3,91	0,31	1,84	3,86	0,43	3,21	3,89	0,24
Anfangsbrühe . .	0,84	4,51	0,32	0,71	4,21	0,38	0,75	4,38	0,23

Wenn also die Milchsäurebakterien für sie günstige Bedingungen vorfinden (Nährstoffe, p_H, Mangel an sonstigen hemmenden Stoffen), so werden scheinbar relativ hohe Mengen an Gerbstoffen von ihnen vertragen. Auch die Milchsäurehefen scheinen ziemlich hohe Gerbstoffkonzentrationen zu vertragen; sie vermehren sich nach den Angaben von F. Andreasch (S. 33) noch in dicken Extrakten von 25° Bé bedeutend.

Hinsichtlich der Mitverwendung synthetischer Gerbstoffe und ihrer Wirkung auf die Milchsäuregärung berichtete P. C. Chang über Versuche mit Leukanol NS. Eine Hemmung der Milchsäurebildung trat dabei erst dann ein, wenn die Zugabe an Leukanol NS so hoch war, daß der Anfangs-p_H-Wert der Brühen unter 3,67 absank. Wurde dagegen der Anfangs-p_H-Wert der Brühen mit NaOH auf etwa 5,0 gebracht und auch der p_H-Wert des Leukanols diesem „Brühen-p_H" angepaßt, so fand Milchsäurebildung nicht nur noch bei 10% Leukanol NS-Zusatz statt, sondern sie wurde eher noch gefördert. Nach Ansicht P. C. Changs ist diese Förderung der Milchsäurebildung als Salzwirkung auf die biologische Aktivität der Milchsäurebakterien aufzufassen, aber auch die lösende Wirkung des synthetischen Gerbstoffs auf das Unlösliche der Gerbbrühe könne diese Förderung bedingen. Je nach Charakter des einer Gerbbrühe zugesetzten synthetischen Gerbstoffs wird sich auch dessen Wirkung auf das Wachstum der Milchsäurebakterien und die durch sie hervorgerufene Milchsäuregärung im günstigen oder ungünstigen Sinne feststellen lassen.

E. E. Doherty (3) untersuchte auch die Wirkung verschiedener Zusätze zu den Gerbbrühen auf die Milchsäurebildung, wie Ammoniumsulfat, Ammoniumchlorid, Calciumsulfat, Calciumsulfid, Calciumchlorid, Calciumhydroxyd, Magnesiumsulfat, Arsensulfid (rot), Natriumsulfid, Natriumchlorid, phosphorsaures Natrium. In fast allen Fällen, in denen der Eichenbrühe weniger als 1,0%

---

[1] Nach der ALCA-Methode.
[2] Durch Glaselektrode.
[3] Nach der Methode von J. H. Highberger und D. L. Youel.

dieser Stoffe zugesetzt worden waren, war die Milchsäurebildung im allgemeinen etwas besser als bei der Kontrolle ohne diese Zusätze, sofern der p_H-Wert der Brühen das Wachstum der Milchsäurebakterien überhaupt noch zuließ. Bei 1% Zusatz war die Säurebildung jedoch überall geringer als bei der Kontrolle. Von 0,5% Calciumhydroxyd oder Natriumsulfid ab war die Milchsäurebildung völlig gehemmt.

Die Entwicklung der Milchsäurebakterien erfolgt im allgemeinen optimal bei $p_H = 6,2$, verringert sich mit Erniedrigung des p_H-Wertes und hört unter $p_H = 3,6$ ganz auf. Die Milchsäurebildung hemmt sich also, wenn die entstehende Säure nicht neutralisiert wird, nach und nach selbst.

F. Andreasch (S. 33) gibt das Maximum an Säure, welches Milchsäure bildende Mikroorganismen vertragen, mit 0,6 bis 0,8% sowohl in den Brühen als auch in der Milch an. B. W. Schwarzberg und P. M. Gindis erhielten häufig bis zu 1% Milchsäure. Tatsächlich gibt es Arten, die bis zu 2% und mehr Milchsäure bilden können, z. B. Bct. Beijerincki (Henneberg), das maximal in treberhaltiger Getreidemaische 2,4% Milchsäure bildete (W. Henneberg, S. 103). Normalerweise steht aber selbst nach starker Säurebildung die Gärung schon deswegen nicht still, weil ja die in die Brühen eingebrachten Häute und der von ihnen mitgeführte Kalk eine Neutralisation bewirken.

Aber noch ein anderer Umstand sorgt dafür, daß die Säuremengen in den Brühen über eine gewisse Höhe nicht hinauskommen. Eine ganze Reihe von Mikroorganismen ist in der Lage, die gebildete Säure, und zwar sowohl Milch- wie Essigsäure und auch andere gebildete Säuren, z. B. Kohlensäure, wieder aufzuzehren, die Säuren als Kohlenstoffquellen zu benutzen, oder gar von vornherein die für die Essig- und Milchsäurebildung vorhandenen Kohlenhydrate selbst zu vergären und der nutzbaren Verwendung zu entziehen. Hierher gehören Hefen, Bakterien und Schimmelpilze. Von den Hefen sind im besonderen Mycoderma- und Torula-Arten zu nennen. Die ersteren überziehen, wie auch häufig die Schimmelpilze, die Brühen mit ausgeprägten Decken (Kahmhäute, Schimmelrasen) (Abb. 364) und zeigen in diesem Stadium an, daß der Charakter der Brühen sich grundlegend geändert hat. Zwar können gewisse Mycoderma-Arten selbst geringe Mengen Alkohol und Kohlensäure bilden, beide jedoch in durchaus unrationellem Maße, ganz abgesehen davon, daß die schwellende und entkälkende Wirkung der Kohlensäure auf die Haut nur eine geringe ist. Das Aufkommen der Mykodermen kann durch öfteres Umrühren der Brühen gehindert werden [H. Kühl (2)].

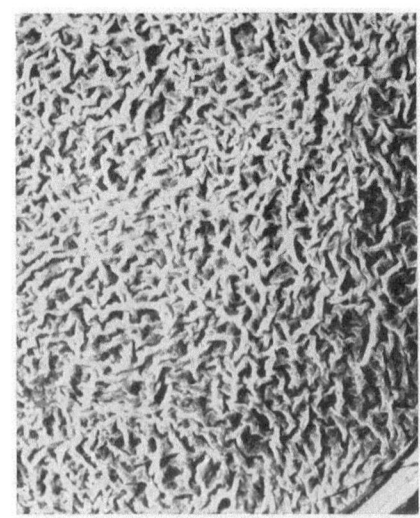

Abb. 364. Kahmhaut (vergr.) (W. Henneberg[1]).

Milchsäurezerstörende Organismen wurden gewöhnlich in einem p_H-Bereich von 5,0 bis 3,8 in den Gerbbrühen gefunden (Wm. Doelger, R. Partridge und L. Schreiberg (2)], wobei die Hefen vorzugsweise bei den niedrigeren

_____
[1] Abb. 364 wurde aus dem Archiv des Bakteriologischen Instituts der Preußischen Versuchs- und Forschungsanstalt für Milchwirtschaft, Kiel, entnommen.

p_H-Werten in Erscheinung treten. Wird durch Neutralisation für eine fortlaufende Milchsäurebildung gesorgt, so treten die milchsäurezerstörenden Mikroorganismen kaum in den Vordergrund. In den Brühen erhält man aber normalerweise nach einem Maximum der Milchsäurebildung nach 4 bis 7 Tagen einen
raschen Abfall der Säuremenge, der durch die milchsäurezerstörenden Mikroorganismen hervorgerufen wird. Bei diesen handelt es sich vorwiegend um gramnegative Bakterien [I. H. Blank (1)].

Nach Levine und Watkins waren die meisten der geprüften Milchsäurezerstörer streng aerob, nur wenige fakultativ anaerob. Da die Milchsäurebakterien im allgemeinen bei geringeren Sauerstoffmengen etwas besser wachsen
als wenn diese im Überschuß vorhanden sind, manche sogar ausgesprochen
anaerobe Verhältnisse bevorzugen, so müßten mehr anaerobe Bedingungen das
Wachstum der Milchsäurebildner fördern, das der Milchsäurezerstörer dagegen
hemmen. In einem entsprechenden Versuch wurde bei aeroben Verhältnissen
normale Milchsäurebildung erhalten, die nach einiger Zeit rasch und normal
abnehmende Tendenz zeigte, bei Luftabschluß und bei nur geringer Luftzufuhr
dagegen blieb der Säuregehalt nach Erreichen des Maximums relativ konstant
[I. H. Blank (1)]. Wm. P. Doelger (2) brachte auf Brühen einen dünnen
Film Mineralöl. Hierdurch erreichte er: Die Buttersäuregärung wird verstärkt, die Essig- und Milchsäuregärung wird gehemmt, die Säureproduktion
stabilisiert, da das Wachstum milchsäurezerstörender Mikroorganismen vermindert oder ganz gehemmt wird. Der Vorteil dieser Arbeitsweise soll nach
Wm. P. Doelger (2) in geringeren Gerbstoffverlusten, helleren Brühen, ge-
drungeneren Ledern mit glatterem Narben liegen; der Gerbstoff soll rascher in
die Haut eindringen als bei den der Luft ausgesetzten Brühen. Der p_H-Wert
der mit Öl überschichteten Brühen blieb ziemlich konstant, ebenso die Säurekonzentration im Gegensatz zu luftausgesetzten Brühen. Durch Zugabe von
Glukose, besonders zu Brühen mit geringeren Mengen vergärbarer Kohlenhydrate, kann unter anaeroben Verhältnissen ein Maximum erreicht werden,
während ohne Glukose eine Konstanz eintritt. I. H. Blank (1) schlug zur
Erzielung anaerober Verhältnisse das Abdecken der Gruben mit Decken vor.
Das Bedecken der Gruben, sowie die Zugabe von etwa 0,5% Glukose können
aber nur dann empfohlen werden, wenn eine aufmerksame und fortgesetzte
Kontrolle der Gesamtsäure und des Milchsäuregehaltes der Brühen erfolgt.

Zu erwähnen bleiben noch die für die Milchsäurebildung, d. h. für die Milchsäurebakterien günstigsten Temperaturverhältnisse. Eine Norm kann
deshalb nicht aufgestellt werden, da es sowohl wärmeliebende, wie auch solche
Milchsäurebakterien gibt, die ziemlich niedrige Temperaturen bevorzugen. So
wird sich sicherlich, wie z. B. in der Milch, auch die Milchsäurebakterienflora
vegetabilischer Gerbbrühen nach den herrschenden Temperaturen richten.
Unter 12° C sollte aber die Temperatur nicht fallen. Wm. P. Doelger, R. Partridge und L. Schreiberg (1) stellten fest, daß bei natürlicher Säuerung von
Eichenbrühen bei 25 und 30° C mehr Milchsäure gebildet wurde, als bei 20 und
35° C. Über 30° C wirkt die Anhäufung freier Säure wachstumshemmend, und
bei 20° C stört offenbar das stärkere Wachstum der Hefen. Bei 25 und 30° C
kommen aber auch die Milchsäure zerstörenden Bakterien erheblich auf, da durch
die rasche Erschöpfung vergärbarer Materialien bei diesen Temperaturen auch
die Säurebildung zu einem Maximum und schließlich zum Stillstand kommt.

e) Fehlgärungen.

Wir haben noch solche Milchsäurebakterien zu besprechen, die sich durch
Bildung schleimiger, fadenziehender Massen auszeichnen, die sog.

Schleimmilchsäurebakterien (W. Henneberg, S. 74). Die Schleimstoffe werden entweder aus Eiweiß- oder aus Zuckerstoffen aufgebaut. Die in Brühen auftretende Schleimgärung verhindert mitunter die Diffusion des Gerbstoffs in die Haut und es entstehen auch sog. Schleimflecken (F. Andreasch, S. 36). Andreasch (S. 37) erwähnt Bac. lactis viscosus (Adametz) und Bac. viscosus (Frankland) als Ursache der Schleimbildung in Brühen, es soll aber gelegentlich auch Bac. mesentericus fuscus (Hueppe) die Ursache sein. W. Henneberg (S. 126, 160, 163) nennt als besonders gute Schleimbildner unter den Milchsäurebakterien Pediococcus viscosus und ganz besonders Betacoccus und Bct. vermiforme. Aber auch andere als Milchsäurebakterien sind mitunter zur Schleimbildung befähigt.

Die in den Brühen in Erscheinung tretende Kohlensäure ist sowohl das Produkt von Bakterien als auch von Hefen und in geringem Maße auch von Schimmelpilzen. Sie mag mengenmäßig mitunter stärker in den Vordergrund treten, ohne aber in ihrer Wirksamkeit irgendeine der übrigen Säuren (Essig-, Milchsäure) ersetzen zu können. Für das Wachstum der Milchsäurebakterien kann sie insofern von Bedeutung sein, als sie in gewissem Maße den Sauerstoff aus den Brühen verdrängt und damit annähernd anaerobe Bedingungen schafft. Die Bildung von Propionsäure, die von Hefen und Bakterien gebildet werden kann, spielt nur eine untergeordnete Rolle und sei hier nur der Vollständigkeit halber erwähnt. Auch die Bildung von Buttersäure scheint in den Brühen nicht all zu stark zu sein. Nach H. Kühl (1) soll in den alten, sog. „permanenten" Farben häufig Buttersäuregärung durch Clostridium-Arten auftreten, wenn diese durch Nachfüllen jüngerer Brühen aufgebessert werden. Von den anaerob wachsenden Buttersäurebakterien konnte F. Andreasch (S. 36) Clostridium butyricum (Prazmovsky) in Gerbbrühen nachweisen. Welcher Art die durch einen sog. Rindenbazillus, Bac. corticalis, den F. H. Haenlein aus sauren Fichtenrindenbrühen isolierte, gebildete Säure sein soll, geht aus Haenleins eigenen Angaben nicht hervor [siehe auch J. Paeßler (2), S. 34; F. Andreasch, S. 98].

f) Gesamtablauf der Gärungen.

Wollen wir uns abschließend noch einmal kurz ein Bild über den Ablauf der Gärung in vegetabilischen Gerbbrühen machen, so sei unter Hinweis auf die von H. Gnamm (S. 497, Tabelle 134) bereits gegebene Darstellung einer Tabelle F. Andreaschs (S. 44) lediglich dessen bakteriologischer Befund als Beispiel wiedergegeben. Andreasch fand in Eichenloh-Fichtenloh-Brühen:

In Farbe I (stärkste Farbe): Untergärige Hefearten; Bct. aceti (Hansen); keine Mycoderma; wenig Milchsäureorganismen. — In Farbe II: Hefe; Bct. aceti und Milchsäureorganismen (namentlich Hefen). — In Farbe III: Vermehrung der Essig- und Milchsäurekeime. — In Farbe IV: wie III. — In Farbe V: Essigsäurebakterien und Milchsäurehefen bleiben zurück. — In Farbe VI: Vermehrung der Milchsäurebakterien und Mycoderma (diese beginnen mit Hautbildung). — In Farbe VII: Milchsäurebakterien, Sarcina und Mycoderma in großer Menge; dichte Mycoderma-Hautdecke. — In Farbe VIII (schwächste Farbe): Fortschreitende Vermehrung der Milchsäureorganismen, Schimmel, Säureabfall, hervorgerufen durch die Säureaufnahme der frisch eingetriebenen Blößen; Mycoderma-Haut und beginnendes Schimmel-Oberflächenwachstum.

Bei zu schwacher Milchsäuregärung oder Fehlen der Milchsäurebakterien in der natürlichen Flora der Gerbbrühen wurde die Beimpfung derselben mit Reinkulturen von Milchsäurebakterien vorgeschlagen. Schon H. Becker (2) hatte darauf hingewiesen; ein Vorschlag von H. Kühl (2) ging dahin, Reinkulturen von Bct. bulgaricus (Bct. bulgaricum)

(Abb. 365) zu verwenden, und später berichtete H. Kühl (*1*) über Versuche mit einer Mischung von Reinkulturen verschiedener Milchsäurebakterien, wobei die Gerbmittel durch milchsaure Gärung ausgelaugt wurden. H. Tröger und J. G. Kästner (E. P. 294997) erhielten ein Patent auf ein Gerbverfahren, das unter Verwendung von Bakterienreinkulturen zu den Gerbbrühen arbeitete. Auch neuerdings wurde wiederum die Beimpfung der Gerbbrühen mit Reinkulturen von Milchsäurebakterien angeregt [Wm. P. Doelger, R. Partridge und L. Schreiberg (*2*)] oder zur Anwendung gebracht, um die in Brühen vorhandenen Fäulniserreger zurückzudrängen (A. S. Ssimskaja).

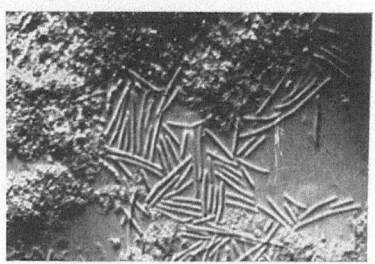

Abb. 365. Bct. bulgaricum (Vergr. etwa 575mal) (W. Henneberg[1]).

g) Kritik der biologischen Säuerung der Brühen.

Die biologische Säuerung der Brühen hat auch viel Kritik erfahren. So erklärte P. Pawlowitsch (*2*), daß die Erzielung der Säureschwellung mittels der bei der Gärung der Nichtgerbstoffe entstandenen Säuren sehr unwirtschaftlich und wirtschaftlicher die Sterilisation der Brühen mit anschließender p_H-Regelung durch Säurezusatz sei. J. A. Wilson (*2*), S. 466, wies besonders auf die Gefahr hin, daß bei Extrakten, die arm an Zuckern und sonstigen Nichtgerbstoffen sind, durch öfteres Einbringen gebeizter Blößen oder von Blößen mit hohem Gehalt an Calciumcarbonat das p_H bis auf 7,0 steigen kann und dadurch Fäulniskeime, welche die Blößen schädigen, aufkommen können. Was die schlecht vergärbaren Gerbstoffe anbelangt, so ist Wm. P. Doelger (*2*) der Ansicht, daß sie teilweise durch gut vergärbare Gerbstoffe ersetzt werden sollten, wodurch günstige Gärungen erhalten würden. Umgekehrt liegt bei der biologischen Säuerung eine Gefahr dann vor, wenn die Säurebildung rascher vor sich geht als die Blößen Säure verbrauchen.

P. Jakimoff und N. Kojalowitsch kritisieren die spontan vergorenen Brühen dahingehend, daß die hierbei gebildeten Säuren im allgemeinen den p_H-Wert nur ganz unbedeutend ändern; sie machen darauf aufmerksam, daß der größte von ihnen beobachtete p_H-Unterschied nach 10tägiger Säuerung als ein Absinken von ursprünglich 4,8 auf 3,9 als Endwert ermittelt wurde.

h) Gerbstoffverluste durch Mikroorganismen.

Von großer Bedeutung ist die schon eingangs dieses Abschnitts erörterte Frage, ob und inwieweit bei der Gärung Gerbstoffverluste durch die Tätigkeit von Mikroorganismen entstehen können. Hinsichtlich der Bakterien und Hefen wird diese Frage sehr unterschiedlich beantwortet, nur in bezug auf Schimmelpilze wird allseitig auf das zum Teil energische Abbauvermögen für Gerbstoffe hingewiesen.

Eine ältere Angabe von A. Strecker erwähnt, daß Reinhefe Tannin in Glukose und in Gallussäure spaltet. Entgegen der vertretenen Auffassung, daß Hefereinkulturen in einem Tanninmilieu zugrunde gehen und die Gerbstoffhydrolyse durch Verunreinigungen der Hefe mit Aspergillus- und Penicilliumpilzen zustande kommt (Ph. van Tieghem; A. Geake und M. Nierenstein), konnte

---

[1] Abb. 365 wurde aus dem Archiv des Bakteriologischen Instituts der Preußischen Versuchs- und Forschungsanstalt für Milchwirtschaft, Kiel, entnommen.

zunächst einmal nachgewiesen werden, daß Hefe nach und nach an Tannin zu
gewöhnen ist und schließlich bei gleichzeitigem Verlust der Gärfähigkeit eine
4%ige Tanninlösung hydrolysiert (M. Nierenstein). Nach W. Henneberg,
S. 351, scheint nun Tannin auf die Hefe überhaupt nicht als Gift zu wirken;
sogar die Gärung wurde bei 5% Tannin in Würze von 13° Balling (1° Balling —
Bllg. — = 0,6° Bé) nicht gestört und W. Henneberg, S. 351, benutzte daher
den Tanninzusatz speziell um infektionsfreie Hefegärungen zu erhalten. F. Juan
hatte auf Gerbstoffverluste durch die Gärung hingewiesen, glaubte aber, daß
dieser Nachteil durch die Vorteile, welche die Gärungssäure böte, wieder aufgehoben werde. P. Pawlowitsch (3) gab sogar die Verluste durch Ferment-
wirkungen und Bakterientätigkeit mit etwa 30% der angewandten Gerbstoff-
menge an und riet daher, die Gärung der Brühen zu vermeiden, die erforderliche
Azidität aber durch Hinzufügen reiner Säure herzustellen. Die Angabe von
K. S. Choudary, daß die Gerbstoffverluste mit steigender Konzentration der
Brühen abnehmen, könnte man möglicherweise dahin deuten, daß die Mikroorganismen durch die höheren Gerbstoffkonzentrationen gehemmt werden, in
schwächeren Brühen aber Gerbstoffverluste bewirken. J. M. Seltzer und
F. F. Marshall geben an, daß die Gerbstoffverluste in Brühen je nach Art des
verwendeten Gerbmaterials erheblich schwanken, mitunter aber ziemlich hohe
Werte erreichen. H. Machon berichtete über eine bei der Zersetzung von
Gerbstoffen in Brühen durch Mikroorganismen verursachte Gasentwicklung. In sterilisierten Weidenbrühen erhielten P. Jakimoff und N. Kojalowitsch Gerbstoffverluste durch Preß- und Bierhefen. Auch F. Stather und R. Lauffmann nehmen
an, daß die Hefen sich auf Kosten der Gerbstoffe vermehren und vergären.

Hingegen hatte F. Andreasch (S. 55 und 94) angegeben, daß der Gerbstoff
durch die niederen Sproßpilze und durch die Bakterien nicht vergoren werde
und daß die Veränderungen, die mit dem Gerbstoff in Brühengärungen vor sich
gehen, sich mit Ausnahme der Zersetzung durch Schimmelpilze, sämtlich auf
Oxydationserscheinungen durch den Luftsauerstoff zurückführen
lassen. O. Th. Schmidt beobachtete bei Brauereiunterhefe den Verlust der Gärfähigkeit und Sistierung des Wachstums der Hefe in Gerbstofflösungen (Tannin) und
D. J. Lloyd (1) erklärte, daß Bierhefe überhaupt keine Wirkung auf Gerbstoffe besitze. In verrotteten Galläpfeln fanden C. Thom und M. B. Church neben Schimmelpilzen zwar Hefen, doch konnten wiederum C. Stapp und H. Bortels bei der
Suche nach tanninzersetzenden Mikroorganismen in der Waldstreu überhaupt
keine anderen Mikroorganismen wie Schimmelpilze finden. Auch A. Rippel
und J. Keseling kamen zu dem Schluß, daß Hefen und Bakterien Tannin nicht
als Energiequelle verwerten können.

Bei fehlerhaften und durchaus unerwünschten Gärungen scheinen,
wie Wm. P. Doelger (2) in neuerer Zeit mitteilte, Gerbstoffzerstörungen
vorzukommen (Tabelle 78), doch soll die normale Flora einer gut verlaufenden
Gärung für gewöhnlich die Gerbstoffe nicht in ungünstiger Weise verändern.

Tabelle 78. Zerstörung durch Hefen und Bakterien in einer 23° Bk-
Eichenbrühe bei $p_H = 4,0$ nach 21tägiger Gärung [Wm. P. Doelger (2)].

Organismen	% lös-liche Körper	% Ver-lust der-selben	% Nicht-gerb-stoffe	% Ver-lust der-selben	% Gerb-stoffe	% Ver-lust der-selben
Kontrolle	5,22		2,61		2,61	
Hefen	4,25	18	1,86	29	2,39	8
Bakterien	4,80	8	2,30	12	2,50	4
Hefen + Bakterien . .	3,64	30	1,81	30	1,83	30

E. E. Doherty (2) wies nach, daß bei Verwendung von Milchsäurebakterien-Reinkulturen Gerbstoffverluste nicht oder nur in sehr geringem Maße zu verzeichnen sind (Tabelle 79).

Tabelle 79. Einfluß einer 30tägigen Gärung durch Beimpfen mit
21 Stämmen Milchsäurebakterien-Reinkulturen bei verschiedenem p_H
und 28° C auf den Gerbstoff verschiedener Gerbmaterialien
[E. E. Doherty (2)].

Proben	Eichenlohextrakt (Quercus Robur)	Kastanieneiche (Quercus Primus)	Sulfitzellulose (0,23% SO₂)	Myrobalanen (Terminalia Chebula)	Mangrovenrinde	Valonea (Quercus Aegilops)	Hemlock (Tsuga Canadensis)	Kastanie (Castanea Dentata)	Catechu (Phillipin. Catechu)	Quebracho (Quebrachia Lorentzii)	Mimosa (Acacia)	Sumach (Rhus Species)	Gambir (Uncaria Gambir)
					Gerbstoff:								
Originalbrühe (p_H 4,0) . . .	3,26	2,81	2,88	2,57	4,65	3,03	4,73	3,07	4,77	5,31	4,72	1,89	3,17
Mittel zweier Gärungen . .	2,95	2,64	2,77	2,38	4,49	2,88	4,17	2,97	4,77	4,98	4,58	1,82	3,12
Unbeimpfte sterile Kontrolle	2,99	2,69	2,82	2,40	4,52	2,87	4,21	3,02	4,70	4,99	4,64	1,84	3,15
Originalbrühe (p_H 4,5) . . .	3,14	2,61	2,76	2,15	4,55	2,93	4,53	2,88	4,87	5,39	4,82	1,74	3,13
Mittel zweier Gärungen . .	2,88	2,44	2,60	2,00	4,36	2,70	4,21	2,82	4,81	5,10	4,70	1,54	3,27
Unbeimpfte sterile Kontrolle	2,97	2,50	3,64	2,05	4,34	2,64	4,23	2,77	4,68	5,15	4,73	1,57	3,26
Originalbrühe (p_H 5,0) . . .	3,12	2,75	2,59	1,91	4,48	2,66	4,27	2,96	4,75	5,17	4,81	1,34	3,14
Mittel zweier Gärungen . .	2,81	2,55	2,44	1,73	4,26	2,50	4,01	2,75	4,58	5,07	4,71	1,19	3,18
Unbeimpfte sterile Kontrolle	2,90	2,54	2,53	1,70	4,24	2,51	4,13	2,87	—	5,17	4,67	1,16	3,20

Das p_H der beimpften Proben wurde entsprechend den Originalproben berichtigt.
Das p_H der beimpften Proben der Gärungen bei p_H = 4,0 und 4,5 wurde mit
NaOH jeden 3. oder 4. Tag während der Gärung berichtigt.

Es ist also anzunehmen, daß die in sauren, gärenden Brühen durch Hefen
und Bakterien verursachten Gerbstoffverluste nicht allzu groß sind und im
allgemeinen sogar vernachlässigt werden können, um so mehr, als ja im allgemeinen nur bei gerbstoffärmeren Brühen ein Bakterienwachstum möglich ist.

G. Toth wies im übrigen darauf hin, daß die Tannin abbauenden Enzyme
ihre größte Wirkung im p_H-Bereich von 6,5 bis 7,5 ausüben und unterhalb 3,0
wirkungslos sind.

Vielmehr sind für die Aufspaltung der Gerbstoffe aus dem Pflanzen-
material stammende Fermente und Schimmelpilze in den Vordergrund
zu stellen, die Gerbstoffe zum Teil energisch abzubauen in der Lage sind.
Diese Veränderungen des Gerbstoffs wirken sich, insbesondere bei den Pyrogallol-

gerbstoffen, in einem hydrolytischen Abbau zu einfacheren Verbindungen (z. B. Gallussäure) aus (P. Jakimoff und N. Kojalowitsch). Über die Fähigkeit zahlreicher Schimmelpilze, Gerbstoffe, bzw. Tannin, mittels des Enzyms Tannase zu zersetzen, existiert eine reichhaltige Literatur, die hier nicht im einzelnen berücksichtigt werden kann (siehe z. B. F. Schneider, K. Freudenberg).

Die von C. Stapp und H. Bortels isolierten, Tannin abbauenden Schimmelpilze aus Waldstreu von Buche, Fichte und Kiefer waren: Aspergillus niger und verschiedene Citromyces-Arten aus der Penicillium-Reihe, wie Pen. Paczoskii Zaleski; Pen. mediocre nov. spec.; Pen. spinulosum Thom; Pen. Terlikowskii Zaleski; Pen. lividum Westling; Pen. roseoviridum nov. spec.; Pen. mucosum nov. spec.; Pen. tannophagum nov. spec.; Pen. tannophilum nov. spec. und Pen. thomii Maire.

Besonders wirksam waren verschiedene Stämme von Pen. thomii Maire, von denen z. B. in 4,15%igen Tannin-Ausgangslösungen bis zu 99% des Tannins, in 9,4%igen Lösungen noch bis zu 62% des Tannins zersetzt wurden. Asp. niger zersetzte in 4,4%iger Lösung 95,5% und in 9,4%iger Lösung noch 41,5% des Tannins.

Auf dem Transportweg von den Sümpfen bis zur Extraktfabrik wird die Bakauanrinde (Rhizophora spp.) von Aspergillus niger und Penicillium glaucum befallen. Der Gerbstoffgehalt wird nach 4monatigem Wachstum des Asp. niger um 5,15% vermindert. Rindenauszüge, die mehr als 5% Gerbstoff enthalten, werden nur von Asp. niger, schwächer konzentrierte Lösungen (von etwa 2% Gerbstoffgehalt) werden nach längerer Einwirkungszeit von Pen. glaucum befallen (F. M. Yenko, L. Baens und F. B. Serrano).

Über das Verhalten von Bakterien, Hefen und Schimmelpilzen gegenüber Fichten- und Fichtenpappelrinden vgl. auch W. Hausam und W. Kuntara.

L. Baens und F. M. Yenko wiesen bei der Zerstörung des Gerbstoffs durch Asp. niger und Pen. glaucum darauf hin, daß der Grad der Zerstörung größer ist, wenn weniger Säure anwesend ist. Auch K. Freudenberg, F. Blümel und Th. Frank hatten darauf aufmerksam gemacht, daß die Tannasespaltung im weniger sauren Gebiet ($p_H = 4,6$) schneller verläuft als bei höherer Azidität ($p_H = 3,0$).

D. M. Michlin und G. L. Gutkina ließen aus Asp. niger gewonnene Tannase auf Fichtenrindenbrühen einwirken und stellten fest, daß eine Abnahme der gerbenden Stoffe bei gleichzeitiger Zunahme an Zucker und Nichtgerbstoffen erfolgte.

F. Andreasch, S. 11, hatte Pen. glaucum als den in Gerbbrühen am meisten auftretenden Schimmelpilz bezeichnet; er liebt stark saure Brühen. Mucor mucedo, auf feuchter Lohe wuchernd, soll mit dieser in die Brühen eingeschleppt werden. Oidium lactis wurde als häufiger Begleiter der Milchsäuregärung beobachtet. Von P. D. Dalvi wurde neben Pen. glaucum Asp. niger und Asp. luchuensis aus Brühen isoliert, von K. S. Choudary Pen. regulosum.

Schimmelpilze sind also durch Zerstörung von Säuren und Gerbstoff schädlich; aber sie haben, wie J. A. Wilson (2), S. 467, meint, auch eine gute Seite: Sie bilden auf der Brühenoberfläche einen Schimmelrasen, der die Oxydation der Gerbbrühen durch den Luftsauerstoff erheblich verzögert.

In einer neueren Arbeit berichten A. Janke, R. Garzuly-Janke, J. Latzenhofer und E. Überbacher über Desinfektionsversuche mit verschiedenen Desinfektionsmitteln vom Standpunkt der Zerstörung schädlicher Mikroorganismen in vegetabilischen Gerbbrühen. Die beste Desinfektionswirkung nach dem Rideal-Walker Test (Vergleich gegenüber Karbolsäure) wiesen Raschit krist. (p-Chlor-m-Kresol), Chlorina (Natrium-p-toluolsulfonchloramin) und Seprol (Fettalkoholsulfonat) auf, wovon das erstere aber in Gerbbrühen ausfällt und eine zu hohe Wirkung vortäuscht, während Chlorina nur bis zu 0,1% löslich ist. Raschit W, Isothymol fest, Smenol und Natriumfluorid befriedigten unter den angewandten Versuchsbedingungen nicht.

Schließlich wurden Mittel gesucht, die die wirksamen und erwünschten Milchsäurebakterien in Gerbbrühen zur Entwicklung und Säuerung gelangen lassen, zu gleicher Zeit aber schimmelabtötend oder doch wenigstens hemmend wirken. Es ergab sich, daß Seprol auf die Milchsäurebakterien giftiger wirkt als Raschit W, während bei Asp. niger die Verhältnisse umgekehrt liegen. Die wirksamen Grenzdosen ergeben sich aus Tabelle 80.

Tabelle 80. Desinfektionswirkung von Seprol und Raschit W (A. Janke, R. Garzuly-Janke, J. Latzenhofer und E. Überbacher).

Desinfektions-mittel	Streptococcus lactis		Aspergillus niger		
	Hemmung	Abtötung	Hemmung		Abtötung
			Myzel	Frukti-fikation	
	in Prozenten		in Prozenten		
Seprol	0,05	0,05	>0,1	0,05	>0,2
Raschit W . . .	0,1	0,1	0,025	0,012	0,05

Die Wirkung des Raschit W gegenüber Schimmelpilzen beruht wohl zu einem Teil auf seiner Alkalität (eine 1%ige Lösung des Raschit W in einer 2%igen Gerbextraktlösung hat den p_H-Wert 9,0). Im Raschit W wurde also ein Mittel gefunden, das Schimmelpilze in relativ geringen Konzentrationen unterdrückt, Milchsäurebakterien aber selbst bei relativ hohen Konzentrationen nicht schädigt; es läßt im Gegenteil sogar noch eine allmähliche Angewöhnung der Milchsäurebakterien an höhere Konzentrationen zu. Raschit W hat lediglich den Nachteil, daß es infolge seines hohen p_H-Werts eine starke Auffärbung der Gerbbrühen bedingt, die jedoch in den erforderlichen geringen Konzentrationen zu vernachlässigen sein dürfte.

Schließlich ist noch auf die Gerbstoffverluste hinzuweisen, die bei Rinden und Hölzern, die der Nässe ausgesetzt sind, durch Ansiedelung von Schimmelpilzen eintreten können (P. Jakimow und B. Anikin); hingegen waren bei faulem Holz keine Unterschiede im Gehalt an Gerbstoff im Vergleich mit gesundem Holz feststellbar (M. M. Krassuchin).

i) Verhinderung der Gärung.

Um die von manchen Autoren als unwirtschaftlich angesehene Säurebildung bei der Gärung der Brühen, die Gärung selbst, die möglichen Gerbstoffverluste und ein Verderben der Brühen zu vermeiden, ist häufig die Unterbindung dieser Erscheinungen durch Zusatz von Chemikalien oder durch andere Maßnahmen gefordert und vorgeschlagen worden. B. S. Levine (1) schlug zur Verhinderung der Fermentation die Aufbewahrung der Brühen in Kupferkesseln vor. H. Becker (2) gab an, daß mit Zusätzen von Senfmehl Zersetzungserscheinungen in Gerbbrühen unterbunden werden können. Auch B. Kohnstein (3) fand im Senfmehl, in Senfkörnern und Senfauszügen Mittel, um Schleim- und Schimmelbildungen zu verhindern. Gärungshemmend wirken nach B. Kohnstein (4) auch Borax, Natrium- und Ammoniumfluorid, ferner Phenol, Holzteer, sowie Kondensationsprodukte der letzteren mit Formaldehyd in schwach alkalischer Lösung, Salycilsäure, salycilsaures Natrium, Naphthalinsulfosäure, sowie wasserlösliches Mineralöl. Durch Überschichten der Brühenoberfläche mit unraffiniertem Mineralöl kann ein vollständiger Luftabschluß erzielt und hierdurch insbesondere die Schimmelbildung unterdrückt werden. Für das Wachstum fakultativ anaerober Milchsäurebakterien würden, wie wir gesehen haben, auf diese Weise sogar günstige Verhältnisse entstehen. Phenol oder Kresol wurde auch von F. Abraham zur Haltbarmachung der Brühen erwähnt. G. Smith empfiehlt zur Verhinderung der schleimigen Gärung den Zusatz von Natriumacetat. Ganz allgemein hält B. S. Levine (2) Karbolsäure, Quecksilberbichlorid, verschiedene Kupfersalze, Formaldehyd, Antiformin, Calciumchlorid, schwefelige und andere Säuren zur Unterbrechung der Gärung geeignet, weist aber zugleich darauf hin, daß das eine oder andere der genannten Materialien zu teuer sei, oder daß seine Anwesenheit die Eigenschaften des Leders ungünstig beeinflusse. Zum Schutz schwacher Weiden- und Fichtenbrühen vor der Gärung erwies sich ihre Sulfitierung mit Bisulfit als sehr geeignet; es bewährten sich aber auch Natriumfluorid und Hydrazin [P. Pawlowitsch (4)]. D. Michlin, P. Kopeliowitsch und A. Ssimskaja fanden in Weidenbrühen von 3^0 Bé in Gegenwart von Blöße, daß $0,007\%$ Formalin die Gärung verhindern, $0,1\%$ Natriumfluorid die Bildung flüchtiger Säuren und $0,01\%$ Hydrazin die Entstehung nichtflüchtiger Säuren. Brühen von 4^0 Bé werden nach P. Jakimoff und N. Kojalowitsch vor der Gärung bewahrt, wenn $0,1\%$ Natriumbisulfit zugesetzt wird. Dagegen hat naturgemäß das Kochen einer an der Luft offenstehenden Lösung nur wenig Wirkung. Von J. A. Wilson (3) wurde zur Konservierung vegetabilischer Gerbbrühen β-Naphthol empfohlen. Der Zusatz von Bicarbonat und von Kreide (F. Stather und H. Herfeld) zu den Brühen kann naturgemäß nur als Neutralisation, nicht als konservierend oder gar desinfizierend aufgefaßt werden. Gerade durch die Neutralisation ist z. B. den Milchsäurebakterien die Möglichkeit zu ungehinderter Tätigkeit gegeben.

k) Verhinderung des Schimmelwachstums.

Was speziell die Verhinderung des Schimmelwachstums auf Gerbbrühen anbelangt, so sei hier auch auf die in Abschnitt XI, 3, S. 761 zitierten Angaben von D. J. Lloyd (2), A. C. Orthmann und W. M. Highby und I. H. Blank (3) hingewiesen. Aus den Untersuchungen von L. S. Stuart und R. W. Frey (3) geht hervor, daß Natrium-o-phenylphenolat, Natrium-2-chlor-o-phenylphenolat, Natriumtrichlorphenolat und Natriumtetrachlorphenolat gegenüber Aspergillus niger die beste Wirkung hatten und die neuen Untersuchungen von St. G. Shuttleworth, in einem Myrobalanenextrakt (mit 25% Gerbstoff) vorgenommen, zeigen, daß eine organische Quecksilberverbindung C, Phenylquecksilberacetat, Natriumpentachlorphenolat, Natriumtrichlorphenolat und HexylResorcin die besten fungiziden Eigenschaften aufwiesen, vom Standpunkt ihrer guten Löslichkeit aus gesehen jedoch die organische Quecksilberverbindung C, sowie das Natrium-tri- und -pentachlor-phenolat am besten geeignet erscheinen. Diese drei Präparate haben auch den Vorteil, keinerlei Fleckenbildung zu verursachen; im übrigen ist auch ihre bakterizide Wirkung recht günstig. Das Natriumpentachlorphenolat speziell erscheint St. G. Shuttleworth als allgemeines Desinfektionsmittel für die Brühen am ehesten geeignet; es ist ein frei lösliches, neutrales Salz, stabil, und ein nicht färbendes, weißes Pulver, das bei einer Konzentration von 1 : 20000 bereits wirksam ist (vgl. auch die Angaben von F. J. Morrow und J. F. Richardson bezüglich Penta- bzw. Tetrachlorphenol-natrium, Abschn. XI, 2, S. 756).

2. Chrombrühen.

Wir haben im vorstehenden die biologischen Vorgänge in vegetabilischen Gerbbrühen einer eingehenden Würdigung unterzogen und es darf in diesem Zusammenhange kurz auch auf eine Arbeit, die sich mit der bakteriziden Wirkung der Chromisalze unter Bezug auf die Verhältnisse in Chromgerbbrühen beschäftigt, hingewiesen werden. S. Hilpert, L. Paneth und E. Schlumberger betonen, daß man zu unterscheiden hat zwischen einer unmittelbaren Säurewirkung und zwischen dem Einfluß der Säurewirkung auf die Reaktion zwischen Bakterien und Chromisalzen. Je nach der Konzentration der Chromisalze ist die Abtötung der Bakterien — geprüft wurden Staphylokokken und Bct. coli — durch die Säurewirkung bedingt, die z. B. bei Bct. coli bei $p_H = 2$ liegt, des weiteren aber durch eine Gerbwirkung, die als Reaktion zwischen Chromisalz und dem Bakterienprotein aufzufassen ist. Die Chromisalze haben einen hohen Desinfektionswert, sobald günstige Bedingungen vorhanden sind.

XI. Mikrobenwachstum auf Blößen und Leder.

Wir haben abschließend noch die Möglichkeiten des Mikrobenwachstums vornehmlich auf Blößen und auf Leder einer Betrachtung zu unterziehen. Dabei handelt es sich hier fast ausschließlich um das Auftreten von Schimmelpilzen, die insbesondere auf Grund ihrer geringen Nährstoffansprüche und der Wachstumsmöglichkeit bei relativ geringer Feuchtigkeit der Umgebung und des Nährbodens viel leichter auf solchen Materialien zu wachsen vermögen als Bakterien und Hefen.

1. Zerstörung der Blößen durch Bakterien.

Werden Blößen ohne jegliche Konservierung, wie Einsalzen, Behandeln mit Salz-Säurelösungen (Pickel) und zusätzlichen Desinfektionsmitteln, sich selbst überlassen, so ist natürlich das Eintreten einer durch Bakterien verursachten Fäulnis nur eine Frage

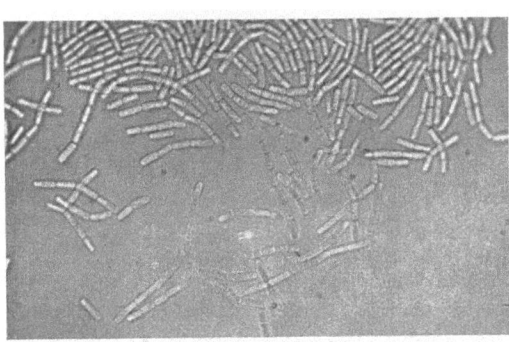

Abb. 366. Bac. subtilis nahestehende Bazillen (Vergr. 690mal) [W. Hausam und E. Liebscher (2)].

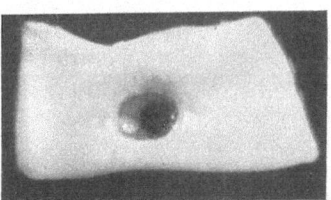

Abb. 367. Durch in Abb. 366 dargestellte Keime in 2 Tagen zum Teil durchfressene, vorher keimfrei gemachte Blöße (etwa natürl. Gr.) [W. Hausam und E. Liebscher (2)].

der Zeit. Aber auch gesalzene Blößen können nicht unbeschränkt lange gelagert werden. Das beweist z. B. ein Vorfall bei gesalzenen Rindsspalten, die nach längerer, aber guter Lagerung aufgearbeitet wurden und zahllose „Fraßlöcher" aufwiesen. Die Untersuchung führte zu dem Ergebnis, daß sporenbildende, dem Bac. subtilis nahestehende Bazillen (Abb. 366) nahezu in Reinkultur sich angesiedelt, dem Milieu angepaßt und die Schäden verursacht hatten. Wie weit

diese Anpassung an das Milieu bereits erfolgt war, geht schon daraus hervor, daß
bei Abimpfungen von den Blößen auf gesunde, durch Alkoholbehandlung mit

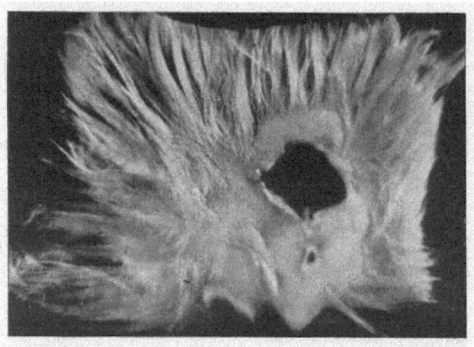

nachfolgendem Auswaschen in sterilem Wasser keimfrei gemachte
Blößen in relativ kurzer Zeit, mitunter in 2 Tagen, diese an der
Impfstelle völlig durchgefressen
und aufgelöst wurden (Abb. 367).
Wurde die Weichflotte von Kalbfellstückchen mit diesem Bazillus beimpft, so waren diese nach 3 Tagen
bei Zimmertemperatur entweder
stark durchlöchert oder bis auf
wenige Reste völlig abgebaut. Die
Kontrollstücke der normalen Weiche
waren nach der gleichen Zeit noch
haarfest und gesund (Abb. 368 bis
370). [W. Hausam und E. Liebscher (2)]. Es gehört dieser Haut-

Abb. 368. Durch in Abb. 366 dargestellte Keime in der
Weiche innerhalb 3 Tagen zum Teil durchfressene Kalbshaut
(³/₅ natürl. Größe) [W. Hausam und E. Liebscher (2)].

substanzabbau zu den bisher wenigen nachgewiesenen Fällen, daß Bakterienreinkulturen, bzw. eine einzige Bakterienart, natives oder lediglich geäschertes Kollagen abzubauen in der Lage sind. Seine Parallele findet dieser

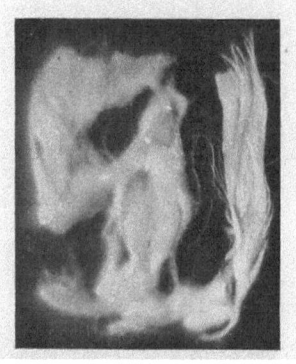

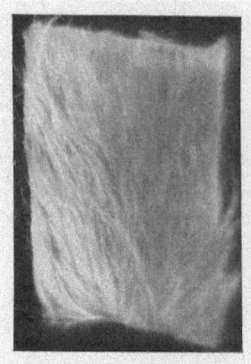

Abb. 369. Wie Abb. 368. Hautstück jedoch völlig zerstört (³/₅ natürl. Größe) [W. Hausam und
E. Liebscher (2)].

Abb. 370. Kontrolle zu Abb. 368 und 369. Normal,
bei Zimmertemperatur 3 Tage geweichte Kalbshaut
(³/₅ natürl. Größe) [W. Hausam und
E. Liebscher (2)].

bei aeroben Verhältnissen vor sich gehende Hautsubstanzabbau in dem
allerdings unter anaeroben Bedingungen verlaufenden Hautabbau bei gebeizten
Blößen durch Sporenbildner aus der Gruppe der Gasbranderreger (W. Hausam,
E. Liebscher und T. Schindler) (siehe auch S. 734).

Die Bildung grüner Flecken auf der Fleisch- und Narbenseite von Blößen
durch Bakterien siehe auch S. 702.

2. Verschimmeln von Blößen und Ledern.

Schimmelpilze werden auch da noch angetroffen, wo Blößen sogar mit
relativ guten Pickeln behandelt wurden. I. H. Blank (2) isolierte von
schimmeligen gepickelten Schaffellen eine Reihe von Schimmelpilzen, die auf den
Fellen Fleckenbildungen (besonders schwarz, grün und rot) hervorrufen

und relativ hohe Mengen an Salz und Säure ohne Störung vertragen. Pickel mit 12 g NaCl und 1,5 g H_2SO_4 auf 100 ccm Wasser konnten das Aufkommen von Schimmel nicht verhindern und erst der Zusatz von 1 g Natriumacetat oder 0,025 g p-Nitrophenol oder von Essigsäure ergab schimmelresistente Blößen. Eingehende Untersuchungen stellten auch L. S. Stuart und R. W. Frey (2) an gepickelten Schaffellen an. Braunfleckige Stellen, die besonders an den Berührungsstellen von Fell und Faßinnenseite auftraten, konnten auf Schimmelpilze zurückgeführt werden. Dabei stellte sich heraus, daß durch Absorption von Säure durch das Faßholz den Pilzen das Aufkommen in sonst hinreichenden Pickeln ermöglicht wurde. Ist erst einmal Schimmel aufgekommen, so ist die weitere Ausbreitung desselben auch dadurch erleichtert, daß durch die Pilze selbst der Säuregehalt vermindert wird. Deshalb warnen die genannten Autoren vor der Verwendung zu schwacher Pickel und schlagen im übrigen vor, die Fässer vor Beschickung mit dem Pickel und den Blößen ausreichend in dem Pickel zu weichen und das Faßholz zu durchtränken. Die von Stuart und Frey (2) isolierten Schimmelpilze waren Alternaria und Penicillien. Selbstverständlich bedarf es für das Aufkommen der Schimmelpilze immer einer gewissen Zeit, so daß wir vor allem z. B. auf die von Übersee kommenden gepickelten Felle zu achten haben. P. Huc (2) gibt an, nie Schimmel beobachtet zu haben, wenn die Felle gut gepickelt und nicht über eine zu lange Zeit in diesem Stadium aufbewahrt wurden.

Über den eigentlichen Konservierungs- oder Desinfektionspickel wird in dem folgenden Kapitel (Kap. Hausam, Teil A, S. 828) noch die Rede sein.

Bei Leder beobachten wir das Auftreten von Schimmel stets nur in feuchtem Zustand, also beim Einlegen der Leder in Sägespäne, beim Aufhängen feuchter oder nasser Leder zum Trocknen, bei chromgarem Leder vor dem Färben, oder aber bei an sich trockenem Leder in feuchter Umgebung, d. h. bei hoher Luftfeuchtigkeit der Aufbewahrungsräume.

Bei feuchten, in Sägespäne eingelegten Ledern wurden aber auch schon Bakterien, und zwar Sporenbildner, gefunden, die eine intensive Fleckenbildung in Form kleiner heller Pünktchen, die sich nur relativ schwer wieder decken ließen, verursachten. Es konnte dabei nicht nachgewiesen werden, ob die Sporenbildner aus dem Sägemehl oder aus dem verwendeten Eigelb stammten.

Bei Schimmelpilzbefall handelt es sich, je nachdem, welche speziellen Arten vorliegen, um staubige, trockene Ausschläge von weißer, grauer, blaugrüner, gelber, bräunlicher, rötlicher oder schwarzer Farbe variabler Größe. Besonders leicht befallen werden gefettete, besonders mit bestimmten Fetten behandelte Leder, ebenso Appreturen.

A. C. Orthmann und W. M. Higby berichteten über Fleckenbildung durch Schimmelpilze auf Chromkalbleder, das zwischen Gerbung und Färbung einige Tage feucht lagerte. Es wurden verschiedene Aspergillus-Arten, u. a. Asp. fumigatus, sowie Penicillium-Arten isoliert. Als Infektionsquelle werden weniger die in der Luft umherfliegenden Schimmelsporen als die im Wasser, in der Chrombrühe und dem verwendeten Mehl vorhandenen Sporen angesehen. G. Grasser (2) weist auch auf die durch Einwirkung von Bakterien aus Neutralfetten freigemachten und ausschlagbildenden Fettsäuren auf Chromleder hin. Die Schimmelbildung wird naturgemäß durch das Vorhandensein hygroskopischer Stoffe, wie Glycerin oder anderer Appreturstoffe, begünstigt.

M. Bergmann und F. Stather isolierten aus roten und blauen Stockflecken an feucht lagernden, ungefärbten und ungefetteten Chromkalbledern Strahlenpilze (Aktinomyceten) und konnten deren Myzelien auch in Schnittpräparaten durch die Fleckenstellen beobachten.

D. J. Lloyd (*1*), (*2*) bemerkt, daß es nicht genüge, den auftretenden Schimmelbelag mit einem Tuch abzureiben; oberflächlich ist zwar nichts mehr zu sehen, aber die feinen Pilzfäden dringen ja bis zum Corium vor und zerstören dort die Hautfasern. Lloyd (*1*) gerbte Ziegenfelle mit verschiedenen Gerbstoffen, bewahrte Muster derselben in feuchten Kammern auf und erhielt folgendes Ergebnis:

Gerbung mit Gambir	} Starke Entwicklung von Schimmelpilzen
„ „ Sumach.	
Gerbung mit Kastanie	} Ziemlich starke Entwicklung von Schimmelpilzen
„ „ Ligninzellulose.	
„ „ sulfitiertem Quebracho . . .	
„ „ Myrobalanen	
Gerbung mit Eichenlohe	} Unbedeutende Entwicklung von Schimmelpilzen
„ „ Mimosa	
Gerbung mit Paradol	} Sehr unbedeutende Entwicklung von Schimmelpilzen
„ „ unsulfitiertem Quebracho . .	
Gerbung mit Chrom	Keine Schimmelpilzentwicklung.

Damit soll ausgedrückt sein, daß es nicht gleichgültig ist, mit welchem Gerbstoff gegerbt wurde. Ganz und gar nicht kann aber die Angabe, daß bei Chromgerbung kein Schimmel aufkam, verallgemeinert werden; hier kann es sich nur um ein Zufallsergebnis handeln. Wie schon weiter oben gezeigt und wie Verfasser schon häufig beobachtete, neigt feuchtes Chromleder sehr zur Schimmelbildung.

Nach D. J. Lloyd (*2*) soll vor allem der schwarze Flecken bildende Fumago vagans tief in das Leder eindringen und sich dort ausbreiten.

Über Schimmelausschläge, auch auf vegetabilisch gegerbten Ledern, wird in der Literatur wiederholt berichtet. So von B. Kohnstein (*4*), M. S. Smith, der u. a. auf die Spaltung der Glyceride durch Schimmel hinweist, von D. Woodroffe, der Schimmelpilze für harzige Ausschläge auf Leder verantwortlich macht, von A. Seymour-Jones auf Geschirrleder, wobei eine Infektion mit Penicillium glaucum wahrscheinlich im Zurichtraume in noch feuchtem Zustande stattfand und später bei Wiederfeuchtwerden des Leders erneut Auswachsen der Schimmelsporen erfolgte. Darauf darf hier ganz allgemein hingewiesen werden, daß Schimmelwachstum auf Leder nach dessen Auftrocknen fast immer nur scheinbar verschwindet und daß nach erneutem Feuchtwerden des Leders die zwar angetrockneten, aber noch lebensfähigen Schimmelsporen wieder auskeimen. Mitunter kann feuchtes Leder eine wahre Fundgrube für die verschiedensten Schimmelpilzarten sein [J. A. Wilson und G. Daub (*2*)]. Wilson und Daub (*2*) isolierten aus einem Lederstreifen fünf verschiedene Penicillium-Arten, ferner Aspergillus niger, flavus, fumigatus, terreus und nidulans, sowie ein Makrosporium, ein Brachysporium und ein Dendryphium. Im allgemeinen herrschen Aspergillus- und Penicillium-Arten vor. Auf Schweinshäuten wurde eine Cladosporium-Art mit braunem Pigment gefunden, die Flecken von gleicher Farbe hervorrief. Der Pilz wuchs sowohl in Brühen von Pyrogallolgerbstoffen als auch in solchen der Protocatechureihe. Von V. G. Babakina wurden neben zwei verschiedenen Aspergillus fumigatus-Arten und Pen. glaucum auch zwei Hefen und Bac. mesentericus als Ursache von dunkelbräunlichen bis schwarzen Flecken auf vegetabilischem Leder nachgewiesen. Neuerdings wurden auch Dematiumpilze in grauvioletten bis braunvioletten Flecken auf lohgaren Schafledern ermittelt und isoliert

(Abb. 371 bis 373) [W. Hausam (6)]. Dabei war von Interesse, daß die Pilze im Anschluß an eine durch Aspergillaceen (niger) und Penicillien (gelb- und

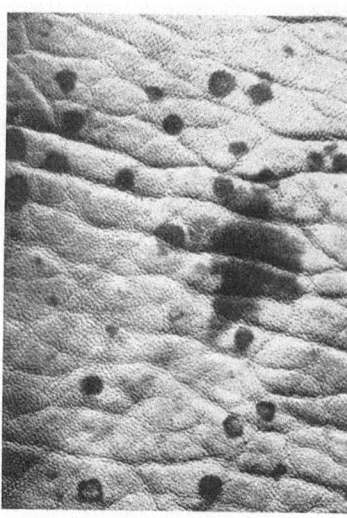

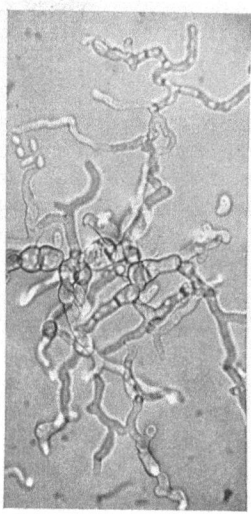

Abb. 371. Fleckenbildung durch Dematiumpilze auf feuchtem Schafleder ($^4/_5$ natürl. Größe) [W. Hausam (6)].

Abb. 372. Dematium aus Leder der Abb. 371 isoliert, 20 Stunden nach Einsaat (Vergr. 267mal) [W. Hausam (6)].

grünsporig) verursachte Schimmelbildung beim Auftrocknen der Felle auftraten, unabhängig von diesen aber in der Lage waren, die genannten Flecken auf feuchten Ledern auszubilden, wie durch künstliche Fleckenzüchtung nachgewiesen werden konnte. Wie W. Hausam und E. Liebscher (3) in weiteren Untersuchungen nachwiesen, können auch die den Penicillien nahestehenden Paecilomyces-Pilze in Aussehen und Farbe gleichartige Fleckenbildungen auf lohgaren Schafledern hervorrufen. Bei der Erwähnung von Dematiumpilzen als Fleckenbildner darf auch darauf hingewiesen werden, daß H. W. Wollenweber und H. Richter Pilze der Gattung der Dematiaceen, Melanogone, am Holz absterbender oder toter Baumwurzeln, an morschem Holz und in Waldstreu von Buche, Fichte und Kiefer nachgewiesen haben. Diese Materialien sind ebenso wie feucht lagernde Rinden von Schimmelpilzen aller Art überwuchert. Penicillien, Aspergillen, Mucoraceen und andere Arten werden massenhaft gefunden. Sie sind schon hier Ursache erheblicher Gerbstoffverluste.

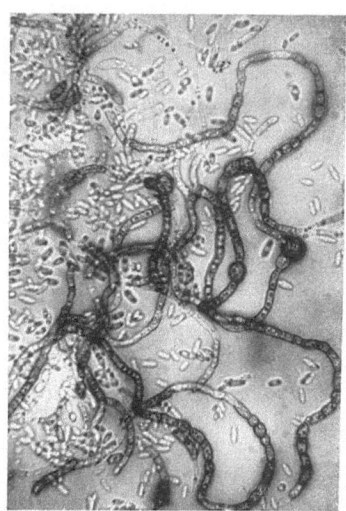

Abb. 373. Der gleiche Dematiumpilz wie in Abb. 372. Längere Entwicklungszeit. Kugelbildung (Vergr. 267mal) [W. Hausam (6)].

Mit einer gewissen Vorliebe siedeln sich Schimmelpilze auf gefetteten Ledern an. Da wohl die meisten oder fast alle auf Leder auftretenden Schimmelpilze Fette abzubauen in der Lage sind, also freie Fettsäuren entstehen, so hat man auch Fettausschläge mitunter auf Schimmelpilze zurückzuführen. Selbstverständlich sind auch Bakterien zur Zersetzung von Ölen und Fetten befähigt, aber weitaus am schlimmsten ist die Einwirkung von Schimmelpilzen, denn sie sind weniger spezifisch und anpassungsfähiger als Bakterien (W. L. Davies). Andererseits werden wiederum die Fettsäuren angegriffen, bei deren Abbau nach Ansicht von P. D. Coppock, V. Subbramania und K. Walker bei Butter-, Valerian- und Isovaleriansäure durch Asp. niger die Oxydation am β-Kohlenstoffatom beginnt, also über eine β-Ketosäure unter Abspaltung von CO_2 zu einem Keton führt. Unter Abspaltung einer Methylgruppe tritt bei der Isovaleriansäure sofortige Oxydation zu Acetessigsäure ein.

Interessant ist die Mitteilung von D. J. Lloyd (1), daß sich bei mit der Hand gefetteten Ledern freie Fettsäuren in viel größerem Maße bildeten, als bei den im Faß gefetteten Ledern. Gleichzeitig damit wurde festgestellt, daß die Menge gebildeter freier Fettsäure in Beziehung steht mit der Entwicklung von Schimmelpilzen (vgl. hierzu auch Kap. Graßmann u. Trupke, S. 481). Wenn Leder, das mit Eisenteilen in Berührung kommt, verschimmelt, so verursachen die durch die Schimmelpilze gebildeten freien Fettsäuren gummiartige Ausschläge; aber auch ohne die Vermittlung metallischer Verunreinigungen oder dgl. können solche Ausschläge durch Schimmel unmittelbar entstehen.

E. E. Doherty (4) beobachtete auf weißen Chromledern, insbesondere auf der Fleischseite, kleine, während des Zurichtens oder beim Lagern auftretende rote Flecken von 0,2 bis 2,0 cm. Als Ursache der Flecken wurde eine rote Hefe, Torula mucilaginosa (auch Torula glutinis genannt) erkannt, mit der auch künstlich rote Flecken auf weißem Leder erzeugt werden konnten. Daneben scheinen unter gewissen Bedingungen auch lachsfarbene Schimmelpilze bzw. schimmelpilzähnliche Mikroorganismen, wie Neurospora sitophila und Fusarium, für die Verfärbung weißer Chromleder in Frage zu kommen. Die von E. E. Doherty (4) angestellten Desinfektionsversuche mit diesen Mikroorganismen ergaben auch im praktischen Versuch in einer Gerberei eine Überlegenheit des Pentachlorphenol-natriums gegenüber p-Nitrophenol, β-Naphthol, Phenol und Preventol. Pentachlorphenol-natrium wurde in einer Menge von 9 Teilen auf 5000 Teile gepickelter Haut angewandt und der Chrombrühe am Ende des Durchlaufs zugesetzt, worin das Hautmaterial 30 Minuten blieb. Als besonderer Schutz für weiße Leder wurde 1 Teil Pentachlorphenol-natrium auf 350 Teile Haut, bezogen auf das Falzgewicht, nach dem Färben angewandt, erkannt. Auch bei vegetabilischen Ledern wurden teils vor, teils während des Ölens (zusammen mit Bittersalz und Glucose) Phenolabkömmlinge, insonderheit Pentachlorphenol-natrium und Tetrachlorphenol-natrium zur Schimmelverhütung zugesetzt, wobei beide, besonders aber das letztere, in einer Konzentration von 0,2% (berechnet auf das Gewicht des feuchten Leders) sich bewährten. Die Leder blieben 15 bis 20 bzw. 30 Tage schimmelfrei, was die normale Zeitdauer der Ledertrocknung ja weit überschreitet (F. J. Morrow und J. F. Richardson).

Bei der Handschuhfabrikation werden die Halb- und Fertigfabrikate aus Glacé, Nappa und Suède sehr leicht von Penicillium befallen, insonderheit, wie F. H. van Beyma thoe Kingma (1) mitteilt, durch Pen. solitum Westling. Hier finden die Pilze in der aus Alaun, Salz, Weizenkleie und Eidotter bestehenden „Nahrung" ausgezeichnete Wachstumverhältnisse. Die von den Pilzen gebildete Zitronensäure soll nach Ansicht des Autors Fleckenbildungen verursachen. Durch das in der Praxis zur Verhinderung dieser Fleckenbildung und zum Geschmeidigmachen geübte Einrollen der Leder in mit Wasser und Ammoniak getränkte Tücher, wird lediglich die gebildete

Zitronensäure neutralisiert, nicht aber die Pilze abgetötet, so daß unter entsprechenden Bedingungen erneutes Wachstum eintritt. Außer mit Ammoniak sind die Leder also noch mit einer unschädlichen fungiziden Substanz zu behandeln.

Während im allgemeinen ein muffiger, dumpfer Geruch des Leders als typisches Zeichen des Verschimmelns schlechtweg angesehen wird, weist A. Colin-Ruß in einer Arbeit darauf hin, daß dieser Geruch bei pflanzlich gegerbten, schimmeligen Ledern nicht vom Schimmelwachstum allein abhängig sein soll, sondern, daß der Erreger des dumpfen Geruches dabei an eine bestimmte Komposition des Leders gewöhnt sei und nur unter gleichen Bedingungen sich vermehre.

3. Verhinderung des Mikrobenwachstums.

Von Interesse sind auch die Angaben von R. F. Innes über das Wachstum von Schimmelpilzen auf Bucheinbänden. Als Grenzwert für deren Wachstum wird eine relative Luftfeuchtigkeit von 68% angegeben, d. h. bei höherer relativer Luftfeuchtigkeit ist mit der Gefahr des Verschimmelns zu rechnen. Überall dort, wo also eine relativ hohe Luftfeuchtigkeit herrscht, laufen auch die Gebrauchsgegenstände aus Leder Gefahr zu verschimmeln. Sehr leicht schimmelt auch Schuhwerk, besonders wenn es bei nassem Wetter getragen und einige Zeit nicht benutzt wird.

Aus dem Gesagten geht hervor, wie wichtig die Verhinderung des Mikroben-, insonderheit des Schimmelwachstums auf Leder ist. Das beste Vorbeugungsmittel sind nicht zu warme, trockene Lagerräume, die gut gelüftet und peinlichst sauber gehalten werden. Das gleiche trifft auch für die Trockenräume und Zurichteräume zu. Auch hier gilt ganz besonders der Spruch, daß Vorbeugen besser denn Heilen ist. Denn hat sich erst einmal Schimmel in den Räumen eingenistet, so ist er nur unter sehr erheblichen Anstrengungen wieder zu entfernen. Hinsichtlich der Verwendung antiseptischer, besser fungizider Mittel sind verschiedene Richtlinien zu beachten: Zusatz solcher Mittel zu den Brühen, dem verwendeten Wasser, dem Pickel, den beim Zurichten verwendeten Fetten, Ölen und Appreturen u. a. Desinfektion der Räume mit diesen Mitteln und schließlich die Behandlung verschimmelten Leders selbst, wobei immer daran zu denken ist, daß keine Stoffe verwendet werden dürfen, die der Haut bzw. dem Leder irgendwie Schaden zufügen können.

Es darf als selbstverständlich angesehen werden, daß von Zeit zu Zeit eine gute Reinigung der Räume, um nicht gerade Desinfektion zu sagen, anzustreben ist. Es bereitet z. B. keinerlei Schwierigkeiten, dem zum Reinigen des Bodens verwendeten Waschwasser fungizide Stoffe zuzusetzen und ein gleichzeitiges oder von Zeit zu Zeit vorgenommenes Abwaschen der Wände und Decken lohnt sich ganz bestimmt. Vorgeschlagen wurden für diesen Zweck Formaldehyd, Sublimat, Natriumfluorid, Phenole, Kresole, Flußsäure [N. N. (1), (2); A. C. Orthmann und W. M. Higby]. Ganz besondere Beachtung finden muß dabei aber die Giftigkeit oder die Reizwirkung derartiger verwendeter Stoffe. Die Konzentration der Sublimatlösungen von 0,05% dürfte im allgemeinen ausreichen, Natriumfluoridlösungen sollten mindestens 2%ig verwendet werden. Verfasser hat zur Desinfektion stark verschimmelten Gebälks mit gutem Erfolg Raschit angewandt. Das Verbrennen von Schwefel oder das Vergasen der Räume mit Formaldehyd u. a. Mitteln sollten nur vorgenommen werden, wo die einfache Desinfektion durch Abwaschen oder Besprengen nicht mehr zum Ziele führt; schließlich sind beim Vergasen immer eine zeitweise Ausschaltung der Räume und erhebliche Vorbereitungen notwendig.

Werden zu den Gerbbrühen, zum Pickel, den Fetten, Appreturen u. dgl.
irgendwelche anorganische oder organische Substanzen zur Verhinderung des
Schimmelwachstums zugesetzt, so muß im Vordergrund der Betrachtung immer
stehen, ob sie keine Schädigung der Hautsubstanz zur Folge haben, und in
welcher Konzentration sie anzuwenden sind. Über die in der gerbereitechnischen
Literatur vorgeschlagenen Mittel ist folgendes zu sagen:

Salicylsäure wurde als Zusatz zu den beim Abölen benutzten Ölen, bzw.
zu dem bei der Zurichtung verwendeten Fett in Vorschlag gebracht (N. N. (1),(2),
N. Schönauer]. Natriumfluorid wurde von F. O'Flaherty (1) und von
I. H. Blank (3) näher geprüft und besonders von dem letzteren nur als schwaches
Antiseptikum bezeichnet; F. Stather (2), S. 133, gibt die Verwendung von
2- bis 3%igen Lösungen an. Dagegen sagt I. H. Blank (3) vom Natriumbifluorid, daß es sich mit Ausnahme von Sublimat als das beste der von ihm untersuchten anorganischen Mittel erwies. Von nur geringer Wirkung waren
Na_2SO_3, $CoCl_2 \cdot 5 H_2O$ und $Al(C_2H_3O_2)_3$, während $NaCN$ und $CuSO_4 \cdot 5 H_2O$
schon besser wirken, $CuSO_4$ aber immerhin nur als schwach fungizid zu bezeichnen
ist [I. H. Blank (3)]. A. C. Orthmann und W. M. Higby verwendeten Natriumbisulfit als Zusatz zu Chrombrühen; desgleichen wurde Natriumbisulfit
als Zusatz zu den Gerbbrühen in einer Konzentration von 0,25 bis 0,50% (bezogen
auf das Hautgewicht) empfohlen [N. N. (3)]. Bei den Konservierungspickeln,
über die später (Kap. Hausam, Teil A, S. 828) noch eingehend berichtet wird,
ist vor allem auf die richtige Menge an Säure zu achten.

Von organischen Substanzen sind ganz besonders Phenole, Kresole und
Naphthol als schimmelverhütende Zusätze im Gebrauch. Phenole verwendeten A. C. Orthmann und W. M. Higby zum Pickel und zur Gerbbrühe.
Ganz besonders bewährt hat sich nach D. J. Lloyd (1) p-Nitrophenol, wobei
in Versuchen unzugerichtete Schafleder in p-Nitrophenollösungen getaucht, mit
einem Lappen von übermäßiger Feuchtigkeit befreit und in einem feuchten
Raum aufbewahrt wurden. Dem p-Nitrophenol ziemlich ebenbürtig, aber in
vorerwähntem Versuche doch unterlegen, erwies sich β-Naphthol. Das gleiche
berichtet F. O'Flaherty (1), der p-Nitrophenol gegenüber β-Naphthol dreimal
so wirksam fand, und ferner überlegen dem Phenol, o-Nitrophenol, p-Kresol,
p-Chlorphenol, Natriumsalz von p-Chlor-m-kresol, Formaldehyd
und von anorganischen Substanzen auch dem Fluornatrium, Kupfervitriol
und Sublimat. Auch I. H. Blank (3) fand in jedem Fall das p-Nitrophenol
allen untersuchten Phenolderivaten und dem β-Naphthol überlegen. Im
einzelnen wurde in diesen Versuchen ermittelt, daß o-Kresol, m-Kresol und
p-Kresol besser wirken als Phenol, auch chlorierte Phenole und Kresole schnitten
relativ gut ab. Wurden Stücke feuchter chromgegerbter Kalbfelle 1 Stunde lang
in je 200 ccm 1000fach verdünnter Lösungen verschiedener Antiseptika geschüttelt, dann stark mit Sporen von Penicillium beimpft und bei 25° C und 100%
relativer Luftfeuchtigkeit gehalten, so blieben die Lederstücke schimmelfrei:

ohne Antiseptika	3— 4 Tage
mit $CuSO_4 \cdot 5 H_2O$	3— 4 „
„ o-Nitrophenol	3— 4 „
„ Natriumbifluorid	4 „
„ Phenol	4 „
„ p-Kresol	4— 7 „
„ Formaldehyd	4— 7 „
„ p-Chlorphenol	10—14 „
„ Na-Salz v. p-Chlor-m-Kresol	10—15 „
„ p-Nitrophenol . . . . mehr als 40 „
„ Sublimat . . . . „ „ 40 „

Das p-Nitrophenol hat gegenüber dem Sublimat den Vorteil, daß es relativ ungiftig ist; allerdings wurde über einige Hautausschläge bei Arbeitern berichtet. Weiter erweist sich sein gutes Eindringen in die Haut als vorteilhaft. Da das Auftreten von Schimmel auf chromgegerbten Fellen von zahlreichen, stets wechselnden Faktoren abhängig ist, so sieht I. H. Blank (3) davon ab, die Benutzung einer bestimmten Menge an p-Nitrophenol vorzuschreiben, gibt aber an, daß, wenn das Verhältnis Wasser : Fell 2 :1 nicht überschreitet, 1 Teil p-Nitrophenol auf 5000 Teile feuchten, chromgegerbten Felles das Schimmeln bei warmem Wetter annähernd 1 Monat verhindert. Im Sommer muß naturgemäß von allen zu verwendenden antiseptischen oder fungiziden Mitteln immer mehr zugegeben werden. W. B. Pleass berichtet über die Zweckmäßigkeit der Zugabe von spezifisch fungiziden Substanzen, wie p-Nitrophenol, β-Naphthol, Trichlorphenol oder Kresol in Mengen von 5 kg auf 1000 l, zu Pickelbrühen, und auch L. S. Stuart und R. W. Frey (2) konnten mit Zusätzen von nur 0,025% p-Nitrophenol das Schimmeln gepickelter Schaffelle verhindern. Von A. C. Orthmann und W. M. Higby wurde empfohlen, schon der Weiche β-Naphthol zuzusetzen, J. A. Wilson (3) gab zur Verhinderung des Schimmelns von loh- und chromgarem Leder β-Naphthol mit Erfolg beim Fetten zur Fettemulsion, während D. J. Lloyd (1) wiederum angibt, daß sowohl β-Naphthol als auch p-Nitrophenol, unmittelbar den Ölen beigemischt, ohne Wirkung blieben, d. h. die Leder verschimmelten trotzdem (vgl. auch die Angaben von F. J. Morrow und J. F. Richardson bezüglich Penta- bzw. Tetrachlorphenol-Natrium Abschn. XI, 2, S. 760). Ferner wird noch erwähnt: Die Zugabe zu den Gerbbrühen von p-Chlor-m-Kresol (Raschit) in Konzentrationen von 0,05 bis 0,5% [N. N. (3)] und 0,03 bis 0,05% [F. Stather (2), S. 133], von „Antigallique" [D. J. Lloyd (1)], von 0,5% Ameisensäure und von ameisensaurem Natrium zum Schaffell-Konservierungspickel [D. J. Lloyd (1)], von Sublimat (0,05%, salicylsaurem Natrium (0,2%) und von Chlorlösungen [F. Stather (2), S. 133]; auch das Preventol (Trichlorphenoläthanolamin) eignet sich zur Verhinderung des Schimmelwachstums. Das zum Falzen verwendete Mehl wurde zur Verhinderung von Schimmel 4 Stunden bei 104° C erhitzt (A. C. Orthmann und W. M. Higby). Schließlich wurden aus dem gleichen Grunde gegen Schluß der Gerbung synthetische Gerbstoffe angewandt [F. Stather (2), S. 134; N. N. (3)].

Ist Leder bereits schimmelig, so muß es kräftig abgebürstet werden, nach Möglichkeit mit irgendwelchen fungiziden Mitteln, sofern darunter das Leder nicht leidet. Es soll sowohl Narben- als auch Fleischseite ausgebürstet werden. Anschließend hänge man die Leder in gut trockene und gelüftete Räume. Bei geringem Befall mag das Bestreuen der schimmeligen Leder mit trockener Kleie und Entfernen derselben mit einer Bürste auch zum Ziele führen [N. N. (2); N. Schönauer,], bei stärkerem Befall kommt man ohne fungizide Substanzen nicht aus. A. Seymour-Jones schlug vor, schimmelige Leder mit 0,5% bis 1,0% Ameisensäure (90%ig) in heißem Wasser mit der Bürste abzureiben und nötigenfalls mit einer etwa 20%igen warmen Lösung von Natriumthiosulfat nachzubehandeln. Verfasser hat gute Erfahrungen mit Raschitlösungen, aber auch mit schwächer konzentrierten Phenollösungen gemacht. Die Schimmelflecke selbst sind häufig nicht mehr zu entfernen; dann muß gegebenenfalls das Leder nach oberflächlicher Entfernung des Schimmels erneut nachgegerbt werden [F. Stather (2), S. 134].

XII. Lederartige Gebilde aus Bakterienhäuten.

Der Vollständigkeit wegen sei hier auch noch auf Versuche hingewiesen, durch Gerben von Bakterienhäuten, d. s. hautartig gewachsene Bakterienkulturen, lederartige Gebilde, die als Lederersatz oder als Kunstleder anzusprechen sind, zu erhalten. Dabei wird die Hautbildung solcher Bakterien, z. B. von dem bekannten Essigbakterium Bct. xylinum, dadurch gefördert und die Hautdecke verstärkt, daß Unterlagen, z. B. gazeartige Gewebe entweder unter die Oberfläche einer mit Bakterien beimpften Nährlösung gebracht, oder, nach einem Patent der Deutschen Gaslicht-Akt.-Ges. (Auergesellschaft) (D. R. P. 290985), daß solche Unterlagen mit der bakterienhaltigen Nährlösung besprizt oder berieselt werden. D. R. P. 297189 von Harriet Siebold ist dadurch gekennzeichnet, daß den fraglichen Bakterienkulturen (Bakterienhäuten) vor der Gerbung Ledermehl u. a. Stoffe einverleibt werden, wodurch diesen Körpern ein wärmerer Griff und ein durchaus lederartiger Charakter verliehen wird.

Literaturübersicht zu Teil B.[1]

Abraham, F.: Collegium 1918, 7.

Abt, G. (1): Bull. Syndicat Gen. Cuirs et Peaux 1908, 416; (2): Collegium 1912, 388; (3): Ebenda 1914, 130; (4): Ebenda 1913, 204; (5): Ebenda 1914, 273; (6): Le Cuir 23, 515 (1925); (7): J.I.S.L.T.C. 11, 520 (1927); (8): Cuir techn. 17, 406 (1928).

Andreasch, F.: Gärungserscheinungen in Gerbbrühen. Leipzig: Sächs. Verlagsges. m. b. H., 1926.

Babakina, V. G.: Izvestiya Tzentralnogo Nauchno-Issledovatelskogo Instituta Kozhevennoi Promuishlennosti, Nr. 2, 27 (1932) durch J.A.L.C.A. 29, 105 (1934), Ref.

Babakina, V. G. u. K. S. Kutukowa (1): J.A.L.C.A. 29, 137 (1934), Ref.; (2): Tsentr. Nauchno-Issled. Inst. Kozhevennoi Prom. Sbornik Rabot, Nr. 8, 3 (1935) durch J.A.L.C.A. 33, 48 (1938), Ref.

Baens, L. u. F. M. Yenko: Philippine Journ. Science 61, 417 (1936), durch J.A.L. C.A. 32, 658 (1937), Ref.

Balachowski, S.: Westnik Nr. 9, 511 (1929).

Baumgärtel, T.: Grundriß der theoretischen Bakteriologie. Berlin: Springer, 1924.

Becker, H. (1): Collegium 1905, 136; (2): Ebenda 1909, 169; (3): Ebenda 1912, 408; (4): Ebenda 1912, 606; (5): Ztschr. öff. Chem. 10, 447 (1904).

Bennet, H. G.: J.A.L.C.A. 10, 569 (1915).

Bergmann, M. (1): Collegium 1931, 823; (2): Ebenda 1930, 255.

Bergmann, M. u. W. Hausam: Ledertechn. Rdsch. 24, 121, 133 (1932).

Bergmann, M., W. Hausam u. E. Liebscher (1): Collegium 1931, 248; (2): Ebenda 1932, 130; (3): Ebenda 1933, 2.

Bergmann, M., W. Hausam, G. Schuck u. L. Seligsberger: Ledertechn. Rdsch. 25, 25 (1933).

Bergmann, M. u. F. Stather: Collegium 1929, 326.

Bergmann, M., F. Stather, W. Hausam u. E. Liebscher: Collegium 1931, 538.

Berliner, M. Ch.: Cuir techn. 17, 508 (1928).

Bernhauer, K.: Ergebn. Enzymforsch. III. Leipzig: Akad. Verlagsges. m. b. H., 1934.

Besson, A. A.: Collegium 1912, 187.

Beyma thoe Kingma, F. H. van (1): Ztrbl. Bakter., Parasitenkunde, Infektionskrankh. II. Abt. 99, 381 (1939); (2): Ebenda 95, 151 (1936).

Blank, I. H. (1): J.A.L.C.A. 30, 69 (1935); (2): Ebenda 27, 380 (1932); (3): Ebenda 28, 583 (1933).

Bloch, B.: Handbuch der Haut- und Geschlechtskrankheiten. Herausg. von J. Jadassohn, XI. Berlin: Springer, 1928.

Böhme, Fettchemie, G. m. b. H.: Originalaufnahme.

Borgmann, J.: Die Rotlederfabrikation, 1. Teil. Die Unterlederfabrikation. Berlin: M. Krayn, 1904.

---

[1] Die Literaturübersicht zu Teil A befindet sich auf S. 673.

Bruhns, C. u. A. Alexander: Grundriß der mykologischen Diagnostik. Berlin: Springer, 1932.

Buganowskaja, I.: Ernährungsfragen, Nr. 3, 110 (1934) (russ.), durch Ztrbl. Bakter., Parasitenk. II. Abt. **92**, 389 (1935).

Chambard, P. u. J. Azémar (*1*): J. I. S. L. T. C. **16**, 403 (1932); (*2*): Ebenda **16**, 27 (1932).

Chambard, P. u. C. Gastellu: J. I. S. L. T. C. **23**, 151 (1939).

Chang, P. C.: J. A. L. C. A. **34**, 88 (1939).

Choudary, K. S. (*1*): J. I. S. L. T. C. **9**, 111 (1925).

Colin-Ruß, A.: J. I. S. L. T. C. **22**, 543 (1938).

Collet, R. L. (*1*): I. S. L. T. C. **7**, 418 (1923); (*2*): Ebenda **10**, 100 (1926).

Coppock, P. D., V. Subbramania u. T. K. Walker: J. Chem. Soc. **1928**, 1422.

Cruess, Wm. u. Fr. H. Wilson: J. A. L. C. A. **8**, 180 (1913).

Csillag, T.: Sch. Led. Ind. Ztg. Nr. 52, 1925, durch J. A. L. C. A. **21**, 268 (1926), Ref.

Dalvi, P. D.: Journ. Indian Inst. Science **13 A**, 173 (1930).

Davis, W. L.: Seifensieder-Ztg. **60**, 455, 490, 526 (1933).

Dempsey, M. u. M. E. Robertson: J. I. S. L. T. C. **22**, 352 (1938).

Deutsche Fleischerzeitung: Nr. 27, v. 2. 2. 1938.

Doelger, Wm. P. (*1*): J. A. L. C. A. **31**, 531 (1936); (*2*): Ebenda **32**, 265 (1937).

Doelger, Wm. P., R. Partridge u. L. Schreiberg (*1*): J. A. L. C. A. **30**, 586 (1935); (*2*): Ebenda **31**, 46 (1936).

Doherty, E. E. (*1*): J. A. L. C. A. **33**, 460 (1938); (*2*): Ebenda **32**, 551 (1937); (*3*): Ebenda **34**, 187 (1939); (*4*): Ebenda **34**, 464 (1939).

Eitner, W. (*1*): Gerber **39**, Nr. 927—929, 99, 113, 127, 225, 239 (1913); (*2*): Ebenda **24**, 90, 570 (1898); (*3*): Ebenda **37**, 101. (1911).

Eyer, H.: Handbuch der Viruskrankheiten, Bd. II. Jena: Gustav Fischer, 1939.

Fladness, S. O.: J. A. L. C. A. **34**, 645 (1939).

Freudenberg, K., F. Blümel u. Th. Frank: Collegium **1927**, 398.

Gans, O. (*1*): Histologie der Hautkrankheiten I. Berlin: Springer, 1925; (*2*): Ebenda II. Berlin: Springer, 1928.

Garini, C.: Zymologica, Zym. Chim. Col. e Zucch. **5**, 41 (1930), durch J. A. L. C. A. **26**, 50 (1931), Ref.

Geake, A. u. M. Nierenstein: Ber. Dtsch. chem. Ges. **47**, I, 895 (1914).

Gibbons, N. E.: Journ. biol. Board Canada **3**, 70 (1936), durch Ztrbl. Bakter., Parasitenkunde, Infektionskrankh. II. Abt. **97**, 336 (1937), Ref.

Gildemeister, E. u. H. Watanabe: Ztrbl. Bakter., Parasitenkunde, Infektionskrankh. I. Abt., Orig. **119**, 197 (1930).

Gnamm, H.: In: Handbuch der Gerbereichemie und Lederfabrikation II/1. Wien: Springer, 1931.

Göller, H.: Collegium **1931**, 334.

Götze, R.: Originalaufnahme.

Grasser, G. (*1*): Führer durch die Gerbereipraxis. Leipzig: B. Fr. Voigt, 1934; (*2*): Cuir techn. **22**, 204 (1924).

Graßmann, W. u. W. Hausam: Ledertechn. Rdsch. **32**, 5, 14 (1940).

Griffith, R. W.: J. A. L. C. A. **5**, 109 (1910).

Haenlein, F. H.: Dtsch. Gerber-Ztg. **1894**, XXXVII.

Hampshire, P.: J. I. S. L. T. C. **5**, 20 (1921).

Hausam, W. (*1*): Collegium **1932**, 809; (*2*): Ebenda **1935**, 481; (*3*): Ebenda **1933**, 495; (*4*): Ebenda **1931**, 12; (*5*): Diss. Kiel. Borna: R. Noske, 1930; (*6*): Collegium **1936**, 561; (*7*): Unveröff. Vers.; (*8*): Unveröff. Vers.; (*9*): Collegium **1940**, 145; (*10*): Lederwarte **47**, 8 (1939).

Hausam, W. u. W. Kuntara: Collegium **1943**, 130.

Hausam, W. u. E. Liebscher (*1*): Unveröff. Vers.; (*2*): Unveröff. Vers.; (*3*): Collegium **1940**, 506: (*4*): Bisher unveröff.

Hausam, W., E. Liebscher u. T. Schindler: Collegium **1939**, 529.

Hausam, W. u. T. Schindler (*1*): Collegium **1942**, 201; (*2*): Unveröff. Vers.

Hausam, W., T. Schindler u. E. Liebscher: Collegium **1940**, 185.

Henneberg, W.: Handbuch der Gärungsbakteriologie, B. II, 2. Aufl. Berlin: P. Parey, 1926.

Highberger, J. H. u. D. L. Youel: J. A. L. C. A. **27**, 343 (1932).

Hilpert, S., L. Paneth u. E. Schlumberger: Angew. Chem. **40**, 1086 (1927).

Horowitz-Wlassowa, L. M.: Ztrbl. Bakter., Parasitenkunde, Infektionskrankh. II. Abt. **85**, 12 (1931).

Huc, P. (*1*): Les Industries du Cuir **1921**, 346; (*2*): Halle aux Cuirs (Suppl. techn.) **1934**, 127; (*3*): Ebenda **1932**, 173, 211, 231, durch J. A. L. C. A. **28**, 310 (1933), Ref.; (*4*): Halle aux Cuirs (Suppl. techn.) **1939**, 56; (*5*): Ebenda **1934**, 150.

Iermoljewa, S. u. I. Buganowskaja: Ernährungsfragen, Nr. 3, **1934**, 73 (russ.),
    durch Ztrbl. Bakter., Parasitenkunde, Infektionskrankh. II. Abt. **92**, 389 (1935), Ref.
Innes, R. F.: J.I.S.L.T.C. **17**, 725 (1933).
Ipatow, A.: Leder- u. Schuhwarenind. UdSSR. **1939**, Nr. 12, 36, durch Collegium
    1941, 13, Ref.
Jablonski, L. u. W. Eggert: Collegium **1927**, 483.
Jakimoff, P. u. N. Kojalowitsch: Collegium **1932**, 1.
Jakimow, P. u. B. Anikin: Westnik **819**, 68 (1926), durch Collegium **1927**, 546,
    Ref.
Janke, A. u. H. Holzer: Biochem. Ztschr. **213**, 142 (1929).
Janke, A., R. Garzuly-Janke, J. Latzenhofer u. E. Überbacher: Collegium
    1938, 545.
Jettmar, J.: Zit. n. F. Stather (*2*), S. 26.
Jouve, A.: Halle aux Cuirs (Suppl. techn.) **1912**, 11. Aug., durch J.A.L.C.A. **7**,
    573 (1912), Ref.
Jovanovits, J.: Collegium **1926**, 304.
Juan, F.: Collegium **1902**, 117, 120, 127.
Kasakow, A. u. M. Kotschergina: Ztrbl. Bakter., Parasitenkunde, Infektions-
    krankh. II. Abt. **88**, 144 (1933).
Kawersnewa, E. K. u. E. M. Olejnikowa: Russ. Led. Ber. Nr. 2, **1932**, 24, durch
    Collegium **1933**, 364, Ref.
Klanfer, K. u. H. Engelberg: Collegium **1935**, 225.
Köhler, L.: Collegium **1928**, 449.
Kohnstein, B. (*1*): Collegium **1913**, 395; (*2*): Ebenda **1911**, 297; (*3*): Häute- und
    Lederberichte, Wien, Nr. 45, **1919**, 5; (*4*): Allgemeine Gerberzeitung Nr. 49—51,
    durch Collegium **1913**, 68, Ref.
Kotelnikow, N.: Westnik 10/11, **1925**, 143.
Kowalewski, J. F.: J.A.L.C.A. **35**, 656 (1940).
Krassuchin, M. N.: Beherrsch. Led. Techn. **3**, 37 (1932).
Kubelka, V.: Collegium **1928**, 604.
Kühl, H. (*1*): Ledertechn. Rdsch. **7**, 273 (1915); (*2*): Ebenda **3**, Nr. 25 (1911).
Labrie, A. u. N. E. Gibbons: Journ. biol. Board Canada **3**, Nr. 5, 439 (1937),
    durch Ztrbl. Bakter., Parasitenkunde, Infektionskrankh. II. Abt. **98**, 461 (1938), Ref.
Lauffmann, R. S.: Ledertechn. Rdsch. **18**, 47, 62, 75, 86, 104, 110, 126, 135, 151,
    161, 170, 183 (1926).
Lehmann, K. B. u. R. Neumann: Bakteriologische Diagnostik, Bd. II, 7. Aufl.
    München: J. F. Lehmanns Verlag, 1927.
Lenk, E.: Collegium **1926**, 556.
Levine, B. S. (*1*): Halle aux Cuirs (Suppl. techn.) **1926**, 60; (*2*): J.A.L.C.A. **17**, 151
    (1922); (*3*): Ebenda **17**, 417 (1922).
Levine u. Watkins: Zit. n. I. H. Blank (*1*).
Lewandowsky: Arch. Hygiene **49**, 47.
Lieske, R.: Allgemeine Bakterienkunde. Berlin: Gebr. Borntraeger, 1926.
Line, E. C.: J.I.S.L.T.C. **21**, 53 (1937).
Lloyd, D. J. (*1*): Cuir techn. **23**, 39 (1934); (*2*): Leather Trades' Rev. **1934**, 197;
    (*3*): Zit. n. A. G. Lockhead.
Lloyd, D. J., R. H. Marriott u. M. E. Robertson: J.I.S.L.T.C. **13**, 538 (1929).
Lloyd, L. L.: Collegium **1913**, 188.
Lockhead, A. G.: Canad. Journ. Res. **10**, 275 (1934), durch J.I.S.L.T.C. **19**, 33
    (1935), Ref.
Machon, H.: Collegium **1931**, 392.
McLaughlin, G. D.: J.A.L.C.A. **23**, 336 (1928).
McLaughlin, G. D. u. J. H. Highberger: J.A.L.C.A. **21**, 280 (1926).
McLaughlin, G. D. u. G. E. Rockwell (*1*): J.A.L.C.A. **17**, 325 (1922); (*2*): Ebenda
    18, 233 (1923); (*3*): Ebenda **19**, 369 (1924); (*4*): Ebenda **20**, 312 (1925).
McLaughlin, G. D., G. E. Rockwell u. I. H. Blank: J.A.L.C.A. **22**, 329 (1927).
McLaughlin, G. D. u. E. R. Theis (*1*): J.A.L.C.A. **19**, 286 (1924); (*2*): Ebenda
    18, 307 (1923); (*3*): Ebenda **18**, 355 (1923).
Messing, W.: Ernährungsfragen Nr. 3, **1934**, 113 (russ.), durch Ztrbl. Bakter.,
    Parasitenkunde, Infektionskrankh. II. Abt. **92**, 389 (1935).
Michlin, D. M. u. G. L. Gutkina: Russ. Led. Ber. 1, 8 (1932) durch Collegium
    1933, 304, Ref.
Michlin, D., P. Kopeliowitsch u. A. Ssimskaja: Westnik **1929**, 125.
Moeller, W. (*1*): Collegium **1917**, 7, 55, 105, 153; (*2*): Ztschr. Leder- u. Gerbereichem.
    1, 232, 286, 308, 335 (1922).

Möller, E. F.: Angew. Chem. **53**, 204 (1940).

Morrow, F. J. u. J. F. Richardson: Hide and Leather and Shoes Nr. 12, **100**, 24 (1940).

Mossewitsch, M.: Mikrobiologie 4, 240 (1935) (russ.), durch Ztrbl. Bakter., Parasitenkunde, Infektionskrankh. II. Abt. **94**, 480 (1936), Ref.

Mouries, M.: Zit. n. J. A. Wilson (*1*), S. 332.

N. K.: Collegium **1927**, 541, Ref.

N. N. (*1*): Collegium **1912**, 247, Ref.; (*2*): Ebenda **1917**, 363, Ref.; (*3*): Cuir techn. **17**, 256 (1928).

Nierenstein, M.: Journ. Amer. chem. Soc. **47**, 1726 (1925).

O'Flaherty, F. (*1*): Leather Manufacture 1, 6 (1934); (*2*): J.A.L.C.A. **33**, 481 (1938); (*3*): Stiasny-Festschrift, herausgeg. v. K. H. Gustavson. Darmstadt: Ed. Roether, 1937.

O'Flaherty, F. u. E. E. Doherty (*1*): J.A.L.C.A. **34**, 325 (1939); (*2*): Ebenda **34**, 329 (1939).

O'Flaherty, F. u. W. T. Roddy: J.A.L.C.A. **33**, 257 (1938).

Orthmann, A. C. u. W. M. Higby: J.A.L.C.A. **24**, 657 (1929).

Paeßler, J. (*1*): Collegium **1912**, 379; (*2*): Die Bedeutung der Mikroorganismen für die Lederindustrie. Freiberg: Selbstverlag d. Verf., 1921.

Patwardan, N. N. u. M. Subramaniya Sastry: Journ. Indian Inst. Science 5a P. T. **11**, 8 (1932).

Pawlow, S. A.: Gerber **60**, 89 (1934).

Pawlowitsch, P. (*1*): Gerber **51**, 18, 30 (1925); (*2*): Westnik 5—6, **1926**, 16; (*3*): Collegium **1926**, 76; (*4*): Westnik Nr. 4, **1929**, 208.

Péricaud, H. (*1*): Cuir techn. **14**, 208 (1925); (*2*): Ebenda **14**, 226 (1925); (*3*): Ebenda **14**, 286 (1925); (*4*): Ebenda **14**, 496 (1925); (*5*): Ebenda **15**, 361 (1926); (*6*): Ebenda **21**, 134 (1932).

Peter, B.: Collegium **1932**, 327.

Petrowa, E. K.: Arch. Mikrobiol. 4, 326 (1933).

Pilz, E.: Gerber **52**, 51 (1926).

Pleass, W. B.: Leather World **27**, 257 (1935).

Pollak, L. u. L. Deimel: Collegium **1937**, 394.

Procter, H. R.: The Principles of Leather Manufacture. London: E. u. F. N. Spon, 1922.

Rappin, Grosseron, Th. u. L. Soubranne: Halle aux Cuirs (Suppl. techn.) 28. Juli 1912, 108.

Rezabek, G. (*1*): J.I.S.L.T.C. **22**, 346 (1938); (*2*): Ebenda **22**, 537 (1938); (*3*): Bourse aux Cuirs Nr. 17, **1938**, 455.

Rigot, A. (*1*): Cuir techn. **21**, 3 (1932); (*2*): Halle aux Cuirs 3, 38 (1932); (*3*): Cuir techn. **24**, 200 (1935).

Rippel, A. u. J. Keseling: Arch. Mikrobiol. 1, 60 (1930).

Robertson, M. E. (*1*): Leather World **27**, 715 (1935); (*2*): Ebenda **27**, 838 (1935); (*3*): Ebenda **26**, 255 (1934); (*4*): J.I.S.L.T.C. **16**, 564 (1932).

Rockwell, G. E.: J.A.L.C.A. **26**, 2 (1931).

Rohrbach, R.: Die Hautkrankheiten. Dresden u. Leipzig: Th. Steinkopff, 1935.

Romana, C. u. G. Baldracco (*1*): Collegium **1912**, 533; (*2*): Ebenda **1914**, 517.

Ross, H. C.: Chem. and Ind. **43**, 55—59 (1924), durch Chem. Ztrbl. **1924** I, 1135 desgl. J.A.L.C.A. **19**, 216 (1924), Ref.

Sabouraud, R.: Les Teignes. Paris: Masson et Cie, 1910.

Schlichte, A. A.: J.A.L.C.A. **10**, 526, 585 (1915).

Schmidt, E.: Shoe and Leath. Rep. 9. März 1911.

Schmidt, O. Th.: Liebigs Ann. **479**, 1 (1930).

Schmitz-Dumont: Monit. Scient. de Quesneville **1897**, 312.

Schneider, F.: Ergebn. Enzymforsch. 7, 124 (1938).

Schoop, G.: Ztrbl. Bakter., Parasitenkunde, Infektionskrankh. I. Abt. Orig. **134**, 14 (1935).

Schönauer, N.: Gerber-Courier vom 10. Mai 1930.

Schröder, J. v. (*1*): Gerbereichemie. Berlin: 1898; (*2*): Zit. n. G. Grasser (*1*).

Schwarzberg, B. W. u. P. M. Gindis: Ztrbl. Bakter., Parasitenkunde, Infektionskrankh. II. Abt. **78**, 96 (1929).

Seltzer, J. M. u. F. F. Marshall: J.A.L.C.A. **25**, 168 (1930).

Seymour-Jones, A.: Collegium **1914**, 206.

Shuttleworth, S. G.: J.A.L.C.A. **35**, 498 (1940).

Shuttleworth, S. G. u. J. Sebba: J.A.L.C.A. **34**, 343 (1939).

Smith, Gr.: Leather World **16**, 130 (1924).

Ssadikoff, W.: Collegium **1926**, 356.

Ssadikow, W. S.: Biochem. Ztschr. **41**, 287 (1912).

Ssimskaja, A. S.: Beherrsch. Led. Techn. **8**, 32 (1932).

Stapp, C. u. H. Bortels: Ztrbl. Bakter., Parasitenkunde, Infektionskrankh. II. Abt. **93**, 45 (1935).

Stather, F. (*1*): Collegium **1928**, 567; (*2*): Haut- und Lederfehler. Wien: Springer, 1934; (*3*): Collegium **1930**, 151.

Stather, F. u. H. Herfeld: Collegium **1936**, 497.

Stather, F. u. R. Lauffmann: Collegium **1934**, 495.

Stather, F. u. E. Liebscher (*1*): Collegium **1929**, 427; (*2*): Ebenda **1929**, 437; (*3*): Ebenda **1930**, 170; (*4*) Bisher unveröff. Aufnahme.

Stather, F. u. G. Schuck: Collegium **1930**, 161.

Stiasny, E. (*1*): Gerber **1922**, 165, 178; (*2*): Gerbereichemie. Dresden u. Leipzig: Th. Steinkopff, 1931.

Strecker, A.: Liebigs Ann. **90**, 328 (1854).

Stuart, L. S. (*1*): J. A. L. C. A. **30**, 226 (1935); (*2*): Ebenda **30**, 315 (1935); (*3*): Ebenda **31**, 119 (1936); (*4*): Ebenda **32**, 276 (1937).

Stuart, L. S. u. R. W. Frey (*1*): J. A. L. C. A. **30**, 63 (1935); (*2*): Ebenda **29**, 113 (1934); (*3*): Ebenda **29**, 630 (1934).

Stuart, L. S., R. W. Frey u. L. H. James: United States Depart. of Agricult. Techn. Bulletin Nr. 383, Sept. 1933.

Stuart, L. S. u. T. L. Swenson: J. A. L. C. A. **29**, 142 (1934).

Tanner, F. W. u. Fl. L. Evans: Ztrbl. Bakter., Parasitenkunde, Infektionskrankh. II. Abt. **88**, 44 (1933).

Tausson, W. O.: Ztschr. wiss. Biolog., Abt. E. Planta, Arch. wiss. Bot. **4**, 214 (1927).

Theis, E. R. u. J. M. Miller: J. A. L. C. A. **24**, 290 (1929).

Thom, C. u. B. M. Church: The Aspergilli. London 1926.

Thompson, F. C.: J. A. L. C. A. **18**, 662 (1923).

Tieghem, Ph. van: Ann. Sci. natur. Bot. (5) **8**, 210 (1867).

Tissier, H. u. Martelly: Ann. Inst. Pasteur **18**, 865.

Tóth, G.: Collegium **1942**, 416 (im Bericht über die Sitzg. der Ungarischen Sektion).

Utenkow, M.: Westnik Nr. 10/11, **1929**, 603.

Velu, H.: Compt. rend. Soc. Biol. Paris, T. **100**, 707 (1929), durch Ztrbl. Bakter., Parasitenk. II. Abt. **82**, 443 (1930), Ref.

Villon: Traité pratique de la fabrication des cuirs. Paris 1889.

Vlček, A. K.: Gerbereitechn. Rdsch. **11**, 13, 22, 35, 43 (1935).

Vourloud, H.: Cuir techn. **14**, 148 (1925).

Weber, Ew.: Die Krankheiten des Rindes. Berlin: R. Schoetz, 1927.

Weber, R.: Collegium **1913**, 29.

Welden, F. van: Collegium **1933**, 254.

Wilson, J. A. (*1*): Die Chemie der Lederfabrikation, 2. Aufl. Deutsch. Bearb. von F. Stather und M. Gierth. I. Bd. Wien: Springer, 1930; (*2*): Ebenda II. Bd., 2. Aufl. Wien: Springer, 1931; (*3*): Hide and Leather **2**, 16 (1932).

Wilson, J. A u. G. Daub (*1*): Journ. Soc. chem. Ind. **16**, 602 (1924); (*2*): Zit. n. J. A. Wilson (*1*), S. 174.

Wilson, J. A. u. C. J. Vollmar: J. I. S. L. T. C. **8**, 413 (1924).

Wollenweber, H. W. u. H. Richter: Ztrbl. Bakter., Parasitenkunde, Infektionskrankh. II. Abt. **90**, 74 (1934).

Wood, J. T. (*1*): Collegium **1906**, 229, 236; (*2*): Entkälken und Beizen der Felle und Häute (Deutsch bearb. von J. Jettmar). Braunschweig: Vieweg & Sohn, 1914; (*3*): in A. Seymour-Jones: The Sheep and its skin. London: The Leather Trades Review, 1913; (*4*): Collegium **1910**, 384; (*5*): Leather World **1924**, 164; (*6*): J. A. L. C. A. **5**, 360 (1910); (*7*): Journ. Soc. chem. Ind. **1899**, 990.

Wood, J. T. u. D. J. Law (*1*): J. A. L. C. A. **11**, 381 (1916); (*2*): Collegium **1912**, 121.

Wood, J. T. u. S. R. Trotmann: J. A. L. C. A. **5**, 272 (1910).

Wood, J. T. u. W. H. Willcox: Journ. chem. Soc. London **12**, 422 (1893).

Woodroffe, D.: Leather World **17**, 830 (1925).

Yenko, F. M., L. Baens u. F. B. Serrano: Philippine Journ. Science **60**, 241 (1936), durch Collegium **1939**, 649.

Yocum, J. H.: J. A. L. C. A. **8**, 22 (1913).

Zeißler, J.: Collegium **1926**, 21.

Sechstes Kapitel

Konservierung und Desinfektion der Haut.

Von Dr. **Willi Hausam,** Dresden.

A. Konservierung.

„Konservieren" heißt, die Haltbarkeit eines zersetzlichen Stoffes dadurch erhöhen, daß man die ihn zersetzenden Keime vernichtet oder am Wachstum hindert (E. Hailer, S. 861).

Die vom Tierkörper abgetrennte Haut, die Rohhaut, ist, wie schon im vorangehenden Kapitel ausgeführt wurde, ein sehr leicht zersetzlicher Stoff; sie muß daher, wenn sie nicht unmittelbar der Einarbeitung und Gerbung zugeführt werden soll, haltbar gemacht, d. h. also konserviert werden. Die den Gerbereien im allgemeinen eingelieferte Rohware ist fast ausschließlich auf irgendeine Weise konserviert und für beschränkte Zeit vor Verderb geschützt.

Die Konservierung der Rohhaut kann auf verschiedene Art und Weise vorgenommen werden (vgl. auch Kap. Freudenberg, S. 101 ff.). Die wohl einfachste und älteste Methode, eine Haut zu konservieren, ist das Trocknen; sie ist weit verbreitet, besonders in Ländern mit entsprechenden klimatischen Bedingungen. Erheblich an Verbreitung zugenommen hat in den letzten Jahrzehnten die Methode des Salzens. Sie wird in sehr verschiedener Weise ausgeführt. Schließlich ist noch die Konservierung mittels Salzlake und Chemikalien zu erwähnen.

Eine wirklich ideale Konservierung gibt es heute noch nicht. Trotz allen Bemühungen der Wissenschaft und Technik haften den heute geübten Methoden noch mehr oder weniger große Mängel an, deren Behebung unablässiges Ziel wissenschaftlicher und praktischer Bestrebungen ist.

I. Konservieren durch Salzen.

1. Konservierung mit Kochsalz.

a) Konservierende Wirkung des Salzes.

Die Hauptwirkung des auf die Haut aufgetragenen Salzes (Natriumchlorid) besteht in einem Wasserentzug, wodurch den Bakterien gewisse Wachstumsbedingungen genommen werden, während die eigentliche bakterizide und fungizide Eigenschaft des Salzes nur gering ist. Das Natriumchlorid gehört zu den das Bakterienwachstum am wenigsten unterbindenden Substanzen (E. Hailer, S. 1031). Ein Hinweis darauf sind auch die Mitteilungen von M. Tattevin, der gerade solche Bakterien in verschiedenen Salzsorten des Handels nachgewiesen hat, die auch auf der Haut vorkommen. Das gleiche gilt von den Angaben von F. K. Petrowa über das Vorkommen von Bac. mesentericus, Bac. megatherium,

besonders aber von Microc. roseus in dem aus russischen Seen gewonnenen Kochsalz. Auch die mit Hinsicht auf das Auftreten der Rotfärbung der Fleischseite
(siehe Kap. Hausam, Teil B, S. 699 und 700) vorgenommene bakteriologische
Untersuchung von Seesalz, Siede- und Steinsalz (L. S. Stuart, R. W. Frey und
L. H. James) zeigt, wie sehr die Salze mit solchen, die Haut schädigenden Bakterien
behaftet sein können. Neben dem Einfluß des Na-Ions wirkt das Salz also in erster
Linie nur deswegen keimhemmend, weil den Bakterien das für ihr Wachstum notwendige Wasser entzogen wird. Je intensiver daher der Wasserentzug ist, desto ungünstiger stellen sich die Lebensbedingungen für die Mikroorganismen. Im allgemeinen beginnt eine Bakterienentwicklung erst bei 30 bis 35% Feuchtigkeit,
während für Schimmelpilze die untere Feuchtigkeitsgrenze etwa bei 12 bis 15%
liegt (G. Ruschmann). Obwohl also das zum Konservieren der Haut verwendete
Salz an und für sich relativ begrenzte keimhemmende Wirkung hat, verwendet
man es trotzdem schon deswegen, weil es überall reichlich zur Verfügung steht
und fast überall ohne Schwierigkeiten zu erhalten ist, ferner weil es billig ist
und, wenn richtig angewandt, keinen nachteiligen Einfluß auf die Haut und auf
die nachfolgende Behandlung derselben hat. Im übrigen ist die antiseptische
Wirkung des Natriumchlorids immer noch besser als beispielsweise die von Magnesiumsulfat, Natriumsulfat oder Natriumsulfit (P. Chambard und R. Garnot).
    Wie weit das Salz in der Lage ist, eine ordnungsgemäße Konservierung zu
gewährleisten, hängt von einer ganzen Reihe von Faktoren ab, als da sind: Reinheitsgrad der Haut, Zeitpunkt des Salzens, Temperatur und Jahreszeit, Art der
Lagerung, Wärme- und Feuchtigkeitsverhältnisse, sowie Lage des Lagerraums
usw. Je sauberer die Haut zur Konservierung gelangt, desto wirksamer ist das
Salz. Die Haut darf also nicht in Blut und Schmutz zu liegen kommen. Blut und
Schmutz wirken auf das Bakterienleben wachstumsfördernd und sind überdies
stets selbst mit Bakterien aller Art beladen. Deshalb wurde vorgeschlagen,
die Haut in einen Korb zu schlachten und sie darin erkalten zu lassen [J. Päßler (1)].
    Im Hinblick auf den der Haut anhaftenden Schmutz, auch vom lebenden Tier
her, mit Hinsicht auf Blut und die Verunreinigungen mit Kot, wäre ein Waschen
oder Abspritzen der Haut vor dem Salzen unbedingt erwünscht. Hierfür haben
sich auch zahlreiche Autoren eingesetzt. Ein Waschen der Felle und Häute setzt
aber eine entsprechende Nachbehandlung voraus. Durch das Waschen werden
zwar Schmutz, Kot und Blut entfernt und die Zahl der Bakterien vermindert, der
Haut wird aber wieder soviel Wasser einverleibt, daß das nachfolgende, gewöhnliche Salzen der Haut vielfach nicht in der Lage ist, dieses Wasser und das normale
Hautwasser ausreichend zu entfernen. Die Häute bleiben zu feucht und das Bakterienwachstum findet denkbar günstige Bedingungen hinsichtlich der Feuchtigkeitsverhältnisse vor. Durch das Waschen werden die Keime im übrigen auf die
ganze Haut verschleppt, was von Nachteil ist [M. Bergmann (1)], so daß bei
gewöhnlicher Salzung ungewaschene Felle, wie dort berichtet, besser als gewaschene
nach der Lagerung auskamen. Das Waschen ist aber dann unbedingt zu empfehlen, wenn die Felle anschließend eine Salzlakenbehandlung erfahren, wie das
ja auch in Amerika mit Erfolg gemacht wird. Über die Salzlakenbehandlung
selbst wird später zu berichten sein. Mit Erfolg hat man in Amerika auch das
Waschen der Tiere unmittelbar vor dem Schlachten durchgeführt. Bleibt dann
die Haut beim und nach dem Schlachten vor Schmutz bewahrt und erfolgt eine
richtige Nachbehandlung (am besten Lakenbehandlung), so werden für die Konservierung günstige Vorbedingungen geschaffen.
    Keinesfalls darf das Salzen der Haut vor dem Erkalten derselben erfolgen.
Warm gesalzene Häute und Felle bieten dem Mikrobenwachstum die gewünschten

Temperaturverhältnisse, die Felle erhitzen sich und gehen leicht in Fäulnis über. Andererseits darf die Haut nach dem Abziehen vom Tier nicht zu lange unkonserviert liegenbleiben, besonders nicht in der wärmeren Jahreszeit. Unmittelbar nach dem Tod setzen infolge einer Autolyse des Gewebes und der Zellen die sog. „post mortem"-Veränderungen ein, die zwar unter normalen Verhältnissen kaum in Erscheinung treten oder sich kaum nennenswert auswirken [J. A. Wilson (1), S. 181; R. M. Koppenhoefer und G. L. Somer], sich aber bei längerem Liegen der unkonservierten Haut zunächst durch Zerfall der übrigen Zellen und durch Aufspalten der Fasern bemerkbar machen sollen [D. J. Lloyd (1)], vor allem aber durch Bildung von Zerfallsprodukten auf fermentativem Wege, nämlich von Peptonen, Peptiden und in geringer Menge auch von Aminosäuren den Fäulnisbakterien einen besonders guten Nährboden bereiten (A. Ipatow). Diese Erscheinungen kommen nach D. J. Lloyd (2) erst zum Stillstand, wenn die Salzung erfolgt ist, und ebenso verhält es sich auch mit der Entwicklung fäulnisfähiger Keime. Das Salzen der Haut sollte daher nicht länger als 6 Stunden nach dem Abziehen vom Tierkörper erfolgen und muß im Sommer rascher vorgenommen werden, als es in der kälteren Jahreszeit notwendig ist. Wenn F. Stather und H. Herfeld (1) berichteten, daß bei kleinen Hautstücken eine Lagerdauer vor der Konservierung von 24 Stunden im Vergleich zu sofort nach dem Abziehen konservierter Haut auf die reine Bakterienwirkung ohne jeglichen Einfluß sei, so darf das nicht ohne weiteres auf praktische Verhältnisse übertragen werden, die — im Gegensatz zum Laboratoriumsversuch — ungleich ungünstigere Bedingungen aufweisen. Angesichts des vorzüglichen Nährbodens, den eine Haut abgibt, und in Anbetracht der ungeheuren Entwicklungsmöglichkeiten der Bakterien überhaupt, bedeutet ein Zeitablauf von 24 Stunden bei nicht ausgesprochen kühler Witterung einen Vorschub für Fäulnisvorgänge, den das Salz entweder gar nicht oder nur schwer wieder auszugleichen vermag. Dabei muß noch berücksichtigt werden, daß es in der Praxis kaum möglich ist, jede Haut bis zum Erkalten einzeln auszubreiten. Allerdings soll es nie vorkommen, daß unkonservierte Rohhäute auf einem Haufen zusammenliegen, da unter diesen Umständen relativ rasch eine Erwärmung eintritt und Fäulnisschäden resultieren können.

Zum Zweck des Salzens werden Felle und Häute, Haarseite nach unten, flach ausgebreitet und die Fleischseite wird mit Salz bestreut. Zur Erzielung einer besseren Qualität und Abkürzung der Behandlungsdauer soll das Einsalzen der Rohhäute mit anschließendem, ca. einstündigen Zentrifugieren vorteilhaft sein (A.P. 1969 922 der Industrial Patents Corporation). Die gleiche Wirkung soll angeblich durch Walken der Felle zusammen mit Salz zu erzielen sein.

b) Art und Zustand des Salzes.

Für Konservierungszwecke kommen hauptsächlich drei Salzsorten in Frage: das durch Verdunsten aus dem Meerwasser gewonnene Seesalz, das bergmännisch gewonnene Steinsalz und das durch Eindampfen natürlicher oder künstlich hergestellter Solen gewonnene Siedesalz. In Deutschland werden Stein- und Siedesalz zur Hautkonservierung verwendet. Seesalz wird vorwiegend in England und in überseeischen Staaten benutzt.

Zwischen Stein- und Siedesalz bestehen in der Wirkungsweise gewisse Unterschiede. Ein gewisser Nachteil des Siedesalzes ist in seinem raschen Auflösungsvermögen zu erblicken, wodurch es zu rasch abläuft und die Gefahr einer nicht genügenden Durchkonservierung besteht [W. Graßmann und W. Hausam (1)]. Bis zu einem gewissen Grad läßt sich allerdings dieser Nachteil dadurch ausgleichen, daß man Siedesalze geeigneter Korngröße und physikalischer Beschaffenheit auswählt und verwendet [W. Graßmann und W. Hausam (2)].

Aus besagten Gründen empfiehlt es sich im übrigen beim Siedesalz etwas reichlicher zu salzen.

Mit Steinsalz sind die Erfahrungen im allgemeinen als gut zu bezeichnen. Über Mängel desselben wird im Zusammenhang mit der Besprechung der Reinheit der Salze hinzuweisen sein.

Mit Seesalz scheinen sich in den Ländern, in denen damit gearbeitet wird, keine besonderen Schwierigkeiten zu ergeben. Nach den Angaben von D. J. Lloyd, R. H. Mariott und M. E. Robertson, von M. E. Robertson und von L. S. Stuart, R. W. Frey und L. H. James ist allerdings das Seesalz als unmittelbare Infektionsquelle für die auf der Fleischseite der Häute und Felle auftretende „rote Erhitzung" (siehe auch Kap. Hausam, Teil B, S. 699) anzusehen.

Schließlich sei hier noch auf das in Indien zur Häute- und Fellkonservierung verwendete „Khari"-Salz, eine salzhaltige Erde, die hauptsächlich Natriumsulfat und Natriumchlorid in wechselnden Mengen als konservierende Bestandteile enthält [B. M. Das, B. B. Dhavale und B. N. Pal (1)], hingewiesen.

Die Frage, wie weit ein Salz zur Konservierung geeignet ist, hängt vor allem ab von seinem Gehalt an mineralischen Beimengungen und unlöslichen Fremdstoffen, von Korngröße, Feuchtigkeitsgehalt und Reinheitsgrad.

Calcium- und Magnesiumsalze müssen jederzeit als sehr schädliche Bestandteile angesehen werden; sie machen das Salz sehr hygroskopisch und üben eine stärker kollagenabbauende Wirkung als Natriumchlorid aus [F. Stather und H. Herfeld (2)]. Im Falle eines Sodasalzes setzen sich die Calcium- und Magnesiumsalze mit der Soda zu unlöslichen Carbonaten und zu neutralem Natriumsulfat um. Dadurch wird der Sodazusatz, der durch Erhöhung der Alkalität die bakterizide Wirkung des Salzes gegen bestimmte Bakteriengruppen verstärkt, in mehr oder weniger großem Umfang illusorisch gemacht und die Gefahr bakterieller Schädigungen erhöht (M. Bergmann und G. Schuck).

In einem praktischen Versuch mit insgesamt 400 Kalbfellen konnte diese Tatsache einwandfrei erhärtet werden. Zur Hälfte waren die Felle mit einem relativ guten (d. h. arm an natürlichen Verunreinigungen) Sodasalz (0,48% $CaSO_4$ + + 0,11% $MgSO_4$) gesalzen worden, zur Hälfte mit einem relativ schlechten (d. h. reich an natürlichen Verunreinigungen) Sodasalz (1,85% $CaSO_4$ + 0,36% $MgSO_4$). Bei dem letzteren waren 49,5% der Felle salzfleckig, beim guten Salz dagegen nur 0,5% [W. Graßmann und W. Hausam (5)].

Aber auch bei gewöhnlichen, nicht mit Soda versetzten Salzen wirken sich die Salzverunreinigungen sehr nachteilig aus. Dies beweist, daß durch den hohen Gehalt solcher Salze an Gips und Bittersalz nicht nur Mängel durch Verringerung des Sodagehalts erwachsen, sondern daß diese Verunreinigungen selbst die Konservierungskraft des Salzes herabsetzen. So ergab beispielsweise ein Petrolsalz mit 1,43% $CaSO_4$ und 0,41% $MgSO_4$ in einem Großversuch 53,7% salzfleckige Kalbfelle, in einem weiteren Großversuch 74,5% Felle mit Salzflecken. In den entsprechenden Vergleichsversuchen hierzu mit einem Petrolsalz, das nur 0,60% $CaSO_4$ und 0,12% $MgSO_4$ enthielt, wurden dagegen nur 13,5 bzw. 30% salzfleckige Felle festgestellt. Auch die Fertigleder der mit den „schlechteren" Salzen gesalzenen Felle waren deutlich schlechter [W. Graßmann und W. Hausam (5)].

J. Babička und A. Treusch ergänzten neuerdings diese Befunde durch die Mitteilung, daß die bakterientötende Wirkung des Na-Ions in verschiedenen Abstufungen paralysiert werden kann durch die Gegenwart von Ca-, Mg- und K-Ionen. Am Beispiel des Staphylococcus pyogenes aureus konnte gezeigt werden, daß die toxische Wirkung des Na-Ions gänzlich durch die Anwesenheit des Ca-Ions aufgehoben werden kann, d. h. also, daß bei Gegenwart von viel

Ca-Ionen die fäulnisbildende Mikroflora besser gedeiht. Zur Verbesserung der Konservierung wurde u. a. auch vorgeschlagen, diese Ca- und Mg-Verbindungen durch Komplexbildung mit polymeren Phosphaten unwirksam zu machen. Da es sich in vielen Fällen jedoch um relativ hohe Mengen dieser Verunreinigungen handelt und sich die Komplexbildung unter stöchiometrischen Verhältnissen vollzieht, kämen für die Komplexbildung unter Umständen beträchtliche Phosphatmengen in Frage. So wurden z. B. mit 0,5% Calgon[1] keine nennenswerten Verbesserungen erzielt, mit 5,0% Calgon dagegen die Salzfleckenbildung bei 1,24% $CaSO_4$ + $MgSO_4$ im Salz verhindert [W. Hausam (10)].

Es kann also über die Wirkung der in den Salzen zum Teil vorhandenen Verunreinigungen (Gips und Bittersalz) in bezug auf die Konservierung nach den Ergebnissen dieser praktischen Großversuche mit insgesamt rund 1200 Kalbfellen keinen Zweifel mehr geben [W. Graßmann und W. Hausam (5)].

Die durch diese Verunreinigungen bei Sodasalzen gebildeten unlöslichen Carbonate können weiterhin Anlaß zu Fleckenbildungen auf Haut und Leder geben (M. Bergmann, W. Hausam, G. Schuck und L. Seligsberger), und schließlich wird durch diese Verunreinigungen die Sodaaufnahme durch die Haut erheblich gehemmt (L. Seligsberger), wodurch die konservierende Wirkung des Sodazusatzes weiterhin beeinträchtigt oder in Frage gestellt wird. T. Lokschin und M. Luxemburg fordern, daß der Gehalt an Gips weniger als 1% betragen soll, und auch R. M. Koppenhoefer und G. L. Somer stellen fest, daß bei mehr als etwa 1% $CaSO_4$ der Charakter der gesalzenen Haut ungünstig beeinflußt wird. Von der Verwendung zur Sodasalzung müssen daher grundsätzlich Salze mit einem Gehalt an wasserfreiem Calciumsulfat + Magnesiumsulfat bzw. an Calcium- und Magnesiumsalzen überhaupt, von mehr als 1% ausgeschlossen werden (M. Bergmann, W. Hausam, G. Schuck und L. Seligsberger). Auch auf die Fähigkeit dieser Salze, mit Fettsubstanzen der Haut (zum Teil in Form freier Fettsäuren vorliegend) unlösliche Seifen zu bilden, wird in der Literatur hingewiesen (Anonymus) mit dem Bemerken, daß diese Seifen zu Fleckenbildungen Anlaß geben.

Verunreinigungen durch Eisensalze sind besonders mit Hinblick auf Fleckenbildungen im Natriumsulfidäscher und die Tintenbildung mit vegetabilischen Gerbstoffen sehr schädlich; nach T. Lokschin und M. Luxemburg soll der Gehalt an Fe nicht mehr als 0,01% betragen.

Verunreinigungen des Häutesalzes durch unlösliche Stoffe, wie Schiefer, Sand, Ton oder Steine, können zu Narbenverletzungen, besonders der feinen Fellarten führen.

Die konservierende Wirkung des Salzes hängt also in erheblichem Maße von seinem Reinheitsgrad ab. Da es möglich ist, Salze zu erhalten, die 99,99% Natriumchlorid enthalten (Anonymus), sollte man sich bei der Hautkonservierung solcher Salze nach Möglichkeit bedienen.

Auch die Korngröße des zum Konservieren von Rohhaut benutzten Salzes spielt eine Rolle. Vielleicht weniger bei Großviehhäuten, bei denen man jedoch ein nicht zu feinkörniges Salz verwenden sollte. Für Kalbfelle und andere leichte Häute ist sowohl zu feines, als auch grobkörniges Salz ungeeignet. Zu feines Salz löst sich sehr rasch auf und es besteht die Gefahr, daß eine erhebliche Menge Salz mit der Lake abgeflossen ist, ehe es überhaupt von Wirkung sein konnte. Es ist ferner zu befürchten, daß feines Salz die Fleischseite verschlämmt und das Eindringen des Salzes erschwert. Das geht auch aus den Mitteilungen von M. Bergmann und L. Seligsberger und von L. Seligsberger hervor, die nachwiesen, daß feinkörniges Salz (unter 0,5 mm) in geringerem Maß von der Haut aufge-

---

[1] Chem. Fabrik Joh. A. Benckiser, Ludwigshafen a. Rhein.

nommen wird als mittelkörniges Salz (1 bis 2 mm); auch F. Stather und H. Herfeld (*3*) fanden, daß feinkörnige Salze zum mindesten langsamer von der Haut aufgenommen werden. Zu grobes Salz löst sich hingegen zu langsam und führt besonders bei feinnarbigen Fellen zu sog. „Salzabdrücken". Das gleiche behauptet übrigens W. Schindler (*1*) auch von zu feinem Salz, weil es zu Klumpenbildung neigt. Nicht uninteressant ist auch die Mitteilung von R. W. Frey, daß grobkörniges Salz auch dadurch ungeeignet sein kann, daß es viele mineralische Verunreinigungen enthält, die teilweise wasserunlöslich sind. So wurden verschiedene grobkörnige Steinsalze untersucht, von denen manche einen Gehalt von nur 27% bis herab zu 1% Natriumchlorid aufwiesen, wohingegen ihr Gehalt an Unlöslichem 54,5 bis 71% betrug. Derartige Salze können natürlich nicht konservieren.

Am geeignetsten sind mittelkörnige Salze, d. h. Salze, die weder zu viel Anteile an Fein-, wie an Grobkorn haben. Im allgemeinen findet man in der deutschen Praxis für Kalbfelle ziemlich feinkörnige Salze, die der sog. Mahlung I des Steinsalzsyndikats entsprechen. Verschiedene Typen der Mahlung I zeigt die folgende Zusammenstellung:

Feinkorn unter $^1/_2$ mm	. . 43,0%	52,0%	28,4%	47,1%	46,6%	80,2%	57,0%	74,6%
Feinkorn $^1/_2$ bis 1 mm	. . 33,0%	32,0%	42,2%	29,9%	30,2%	2,2%	29,2%	4,6%
Mittelkorn zw. 1 bis 2 mm	. 23,0%	16,0%	29,2%	22,6%	22,8%	17,6%	13,8%	20,4%
Grobkorn zw. 2 bis 3 mm	. —	—	0,2%	0,4%	0,4%	—	—	0,4%

Die Körnung der Salze schwankt also in ziemlich weiten Grenzen, weshalb man nicht sagen kann, daß die Mahlung I für die Kalbfellsalzung geeignet oder nicht geeignet ist. Vielmehr dürfte ein Salz, das etwa 20 bis 30% Feinkorn unter $^1/_2$ mm (jedoch nicht zu viel Anteile 0,0 bis 0,25 mm), etwa 30 bis 50% Feinkorn $^1/_2$ bis 1 mm, etwa 20 bis 30% Mittelkorn zwischen 1 und 2 mm und möglichst wenig Bestandteile über 2 mm enthält, geeignet sein, gleichviel, ob es aus der Mahlung I oder I/II stammt. Beispiele für die Mahlung I/II, wie sie handelsüblich geliefert wird, sind:

Feinkorn unter $^1/_2$ mm	. . 34,6%	44,0%	39,6%	23,2%	31,2%
Feinkorn $^1/_2$ bis 1 mm	. . 50,0%	32,4%	25,8%	26,0%	32,4%
Mittelkorn zw. 1 bis 2 mm	. 15,0%	19,6%	29,2%	40,6%	23,4%
Grobkorn zw. 2 bis 3 mm	. 0,4%	4,0%	5,4%	10,2%	12,2%

Bei den letzten beiden Salzen ist der Anteil an Grobkorn reichlich hoch.

Bei der Bewertung der Körnung darf natürlich nicht vergessen werden, daß klimatische Unterschiede, verschiedene Lagerbedingungen und die Art der Provenienz eine Rolle spielen, insbesondere auch, ob die Felle unmittelbar nach dem Schlachten gesalzen werden, oder ob sie, wie verschiedentlich üblich, erst nach mehrtägigem Abhängen des geschlachteten Kalbes abgezogen werden und relativ trocken zur Salzung gelangen. Eine Korngröße von 2 bis 3 mm, wie sie mitunter als günstigste angesehen wird (Internationale Gerbervereinigung, S. 21), ist jedoch kaum geeignet.

Für die Salzung der Rindshäute wird neben Mahlung I oder I/II meist die Steinsalzmahlung II verwendet, die wie folgt genormt ist:

Feinkorn unter 1,04 mm höchstens 45,0%
Mittelkorn zwischen 1,04 bis 2,45 mm mindestens . . . 47,5%
Grobkorn über 2,45 mm höchstens 7,5%

R. M. Koppenhoefer und G. L. Somer vertraten die Ansicht, daß man mit einer Korngröße von 2 bis 3 mm die beste Konservierung bei Ochsenhaut erzielen würde, und zwar ausschließlich auf Grund der Bestimmung des flüchtigen Stickstoffs in der Haut nach erfolgter Konservierung sowie des Gehalts an freier Fettsäure; bei 2 bis 3 mm Korngröße wurden für beide Bestimmungen die niedersten Werte gefunden:

2—3 mm	0,102		1,86	
2 „	0,106	Prozent flüchtiger N	3,04	Gramm freie Fett-
1 „	0,307	vom Gesamt-N der	3,73	säure pro Kilo-
0,5 „	0,289	Ausgangsprobe	5,77	gramm Corium-.

Prozent flüchtiger N vom Gesamt-N der Ausgangsprobe

Gramm freie Fettsäure pro Kilogramm Coriumtrockengewicht

Da es bei der Prüfung, ob ein Salz seiner Korngröße nach für die Hautkonservierung geeignet ist, auch auf die Berücksichtigung rein mechanischer Faktoren ankommt (z. B. Salzeindrücke usw.), ist es nicht statthaft, die Ergebnisse von R. M. Koppenhoefer und G. L. Somer ohne weiteres auf praktische Verhältnisse zu übertragen, um so mehr als die Versuche an einer von Haaren und Unterhautbindegewebe befreiten Haut durchgeführt wurden.

Das zum Salzen verwendete Salz soll möglichst trocken sein. Feuchtes Salz hat selbstverständlich eine geringere konservierende Wirkung. Der Feuchtigkeitsgehalt des Salzes soll 2% nicht übersteigen (T. Lokschin und M. Luxemburg).

Es ist unstatthaft, zur Konservierung Salz zu verwenden, das schon einmal benutzt worden ist. Gebrauchtes Salz ist beladen mit Bakterien, die bei Wiederverwendung dieses Salzes auf die zu konservierende Haut mitaufgetragen werden. Anstatt den auf der Haut an und für sich schon vorhandenen Bakterien die Wachstumsmöglichkeiten zu entziehen, wird also die Gesamtkeimmenge noch vergrößert. G. D. McLaughlin, I. H. Blank und G. E. Rockwell haben hierüber recht interessante Daten mitgeteilt (siehe Tabelle 81).

Selbst 6 Monate nach Entfernung des Salzes von der Haut konnten noch 5 Millionen lebende Keime pro Pfund (engl.) Salz nachgewiesen werden.

Von Wichtigkeit ist ferner die Feststellung, daß die im gebrauchten Salz vorhandenen Mikroorganismen salztoleranter geworden sind und im Zusammenhang damit noch bei höheren Salzkonzentrationen stärkere proteolytische Aktivität aufweisen, als jene aus frischem Salz.

Tabelle 81. Zahl der im Salz vorhandenen lebenden Keime pro Pfund (engl.) (G. D. McLaughlin, I. H. Blank und G. E. Rockwell).

Salz Nr.	Salz neu, unbenutzt	Salz bereits zum Konservieren von Haut benutzt
1	95 000	125 000 000
2	88 000	40 000 000
3	12 000	6 000 000
4	28 000	400 000 000
5	75 000	13 000 000
6	42 000	9 000 000
7	32 000	31 000 000
8	27 000	202 000 000
9	95 000	11 000 000
10	68 000	42 000 000

Die Vermischung von gebrauchtem Salz (gewaschen oder ungewaschen) mit frischem, neuem Salz, wie sie vielfach üblich war und nach einer Mitteilung von C. D. Looker in U. S. A. leider noch üblich zu sein scheint, hat in Wirklichkeit nicht eine Streckung des zur Konservierung verwendeten Salzes zur Folge, sondern eine starke Verminderung des Wertes des neuen Salzes. Die Bildung von Salzflecken und ähnlichen bakteriellen Folgeerscheinungen auf der Rohhaut wird durch die Untermischung des bereits einmal verwendeten Salzes künstlich begünstigt.

Vor der Wiederverwendung ist aber auch deshalb zu warnen, weil, wie Beobachtungen von M. Bergmann und W. Hausam (2) ergaben, die in gebrauchtem Häutesalz vorhandenen Fliegeneier und -larven sich zu flugfähigen Insekten entwickeln können (was selbst das nahezu trockene, gebrauchte Salz nicht zu verhindern vermag); man trägt also durch die Wiederverwendung gebrauchten Salzes zur Vermehrung der im Häutelager vorhandenen Fliegen bei, deren Maden wieder die Häute beschädigen.

c) Erforderliche Salzmenge (Salzaufnahme).

Über die zum Konservieren erforderliche Salzmenge gehen die Ansichten ziemlich auseinander. Zunächst sei bemerkt, daß ganz allgemein die Felle jüngerer Tiere, z. B. von Kälbern und Fressern, schon des größeren Wasserreichtums der Haut wegen, reichlicher gesalzen werden müssen, während man bei Großviehhäuten mit etwas weniger Salz auskommt. In der wärmeren Jahreszeit ist unbedingt stärker zu salzen, um dem bei erhöhten Temperaturen lebhaften Wachstum der Mikroorganismen mit Erfolg entgegenzutreten. Auch den verschiedenen örtlichen Verhältnissen sollte sich der Praktiker anpassen.

1912 schlug die Internationale Kommission für Konservierungsfragen des I. V. L. I. C. (1), (2) vor, die Haut mit mindestens 25% ihres Grüngewichts zu salzen. R. Lauffmann gab an, die Haut sei mit soviel Salz zu konservieren, daß man nach 4 bis 6 Tagen beim Bündeln noch festes Salz vorfindet, wofür 25 bis 30% Salz vom Grüngewicht zu rechnen seien. Mitteilungen aus Österreich (1931) und der Schweiz zufolge [M. Bergmann (2)] soll dort mit 20% des Hautgewichts an Salz konserviert werden. In Deutschland werden Angaben gemacht, daß mitunter bis zu 70, ja sogar 80% des Hautgrüngewichts Salz verwendet werden soll. Für den Versand und die Konservierung von Ziegenfellen indischen Ursprungs wurden versuchsweise nach vorangehendem Waschen mit konzentrierter Salzlake sogar 100% des Hautgewichts Salz eingestreut. Auch aus Australien wird über verschieden angewandte Salzmengen berichtet [A. Gansser (1)]; doch sollen die besten Ergebnisse angeblich mit 33% Salz erhalten werden.

Rein theoretisch müßte doch zweifelsohne zum Salzen soviel Salz verwendet werden, wie notwendig ist, um aus dem in der Haut vorhandenen Wasser eine gesättigte Salzlösung zu bilden, was etwa 25% vom Grüngewicht der Haut entsprechen würde und als Minimalsalzmenge zu bezeichnen wäre [A. Gansser (1)]. Damit wäre aber lediglich die von der Haut aufgenommene und die mit der Lake abgelaufene Salzmenge gedeckt; auf der Fleischseite der Haut, als ursprünglich salzbestreuter Fläche, würde in diesem Fall überhaupt kein Salz mehr vorhanden sein. Das reicht aber, wie die Praxis lehrt und wie auch das Wachstum und die Salztoleranz der auf der Haut vegetierenden Bakterien beweisen, nicht aus, um eine Haut einwandfrei zu konservieren. Sowohl die theoretische wie auch die praktische Erwägung fanden in entsprechenden Versuchen eine Bestätigung. W. Hausam (1), (3), (4) erhielt in praktischen Konservierungsversuchen bei Bestimmung der abgelaufenen Lake, deren Salzgehaltes und des von der Haut nach beendeter Konservierung abgekehrten Salzes die in Tabelle 82 zusammengestellten Zahlen.

Kann, wie diese Zahlen zeigen, schon das von der Haut aufgenommene und das mit der Lake abgelaufene Salz bis zu 28,3% des Grüngewichts ausmachen, so muß, wie eine Reihe von Versuchen gezeigt hat, Salz in gewissem Überschuß vorhanden sein, auch wenn das Hautwasser bereits in eine konzentrierte Salzlösung übergeführt wurde. Vom Konservierungsstandpunkt aus gesehen, wurde bei Kalbfellen, die 8 Wochen während der warmen Jahreszeit (Temperaturmittel des Lagerraums 19,0° C) lagerten, folgender Befund ermittelt [W. Graßmann und W. Hausam (1)]:

20% Salz: Zuwenig Salz; Felle nicht durchkonserviert; schlechter Geruch; Griff schwammig; Köpfe schmierig; 50% der Felle haarlässig.

30% Salz: Etwas schwach im Salz; unterste Salzgrenze; Aussehen gut; durchkonserviert; Griff normal; Geruch gut; Köpfe zum Teil etwas schmierig.

40% Salz: Aussehen gut; frisch; Felle samt Kopf gut durchkonserviert.

50% Salz: Wie bei 40% Salz. Richtige Salzmenge 40 bis 50%.

60% Salz: Wie bei 40% Salz, aber zuviel Salz; ein großer Teil des Salzes unverbraucht.

70% Salz: Wie bei 40% Salz, aber zuviel Salz; ein großer Teil des Salzes unverbraucht.

Tabelle 82. Salzmenge und Salzaufnahme
[W. Hausam (1), (3), (4); W. Hausam und G. Kroker (1)].

Gattung und Grüngewicht der Häute in Kilogramm	Verwendetes Salz		Von der konservierten Haut abgekehrtes Salz in Kilogramm	Mit der Lake abgelaufenes Salz in Kilogramm	Von der Haut aufgenommenes Salz		Von der Haut aufgenommenes und mit der Lake abgelaufenes Salz in Prozenten des Hautgrüngewichts
	Gewicht in Kilogramm	in Prozenten des Hautgrüngewichts			Gewicht in Kilogramm	in Prozenten des Grüngewichtes	
Kalb 72,20	25,30	35,0	8,20	4,65	12,42	17,3	23,6
Rind 519,00	213,50	41,1	66,50	47,35	99,65	19,2	28,3
Kalb 192,80	87,00	45,1	35,80	15,33	35,87	18,6	26,6
Kalb 80,60	35,60	44,0	13,80	6,10	15,70	19,5	27,0
Kalb 51,42	20,90	41,5	7,45	2,70	10,70	20,8	26,1
Kalb 49,95	19,90	40,0	7,05	2,66	10,20	20,4	25,8
Kalb 50,60	18,90	37,5	6,65	2,60	9,70	19,2	24,3
Schwein 791,30	301,00	38,0	118,50	54,10	128,40	16,2	23,1
Schwein 837,80	285,00	34,0	97,80	53,30	133,90	16,0	22,3

Neuerdings konnten W. Graßmann und W. Hausam (2) diese Ergebnisse in Versuchen mit rund 2000 Kalbfellen, die an vier verschiedenen Schlachtorten konserviert wurden, vollkommen bestätigen. Es zeigte sich dabei auch immer wieder, daß an Orten mit relativ hoher Luftfeuchtigkeit 50% Salz vom Grüngewicht der Haut notwendig sind. Für eine Salzung der Kalbfelle mit 40 bis 50% Salz (auf das Fellgewicht bezogen) traten auch T. Lokschin und M. Luxemburg ein. In Deutschland salzt man heute in der Praxis Kalbfelle kaum unter 40%, Rindshäute durchweg mit 35 bis 40% und mehr Salz. Wie weit erfreulicherweise auch den jahreszeitlichen Schwankungen in der Witterung und u. a. auch dem Umstand, daß bei Siedesalz die erforderliche Salzmenge etwas zu erhöhen ist, Rechnung getragen wird, zeigen zwei Beispiele aus gut geleiteten Häuteverwertungen. Hier wurde der Salzverbrauch wie Tabelle 83 zeigt, ermittelt [W. Hausam (12)].

Auch R. M. Koppenhoefer und G. L. Somer traten auf Grund ihrer Untersuchungen über den Proteinabbau bei der Lagerung gesalzener Häute für eine reichliche Salzung ein.

Tabelle 83. Salzverbrauch [W. Hausam (12)].

	Sommermonate[1]	Übergangsmonate[1]	Wintermonate[1]
	in Prozenten		
a) Bei Häuten.			
Steinsalz	43	40	35
Siedesalz	45	40	37
b) Bei Kalbfellen.			
Steinsalz	50	46	41
Siedesalz	54	46	40

Zuviel Salz zu verwenden, also beispielsweise 60 und mehr Prozent, ist nicht nur

---

[1] Als Sommermonate gelten die Monate Juni bis August, als Übergangsmonate März bis Mai und September und Oktober, als Wintermonate November bis Februar.

unwirtschaftlich, sondern kann sich, wie Versuche an Kalbfellen zeigen, auch ungünstig auf das Narbenbild auswirken.

Wie W. Hausam und G. Kroker (1) zeigten (siehe auch Tabelle 82), nimmt die Schweinshaut etwas weniger Salz auf als Kalbfelle und Rindshäute, was wohl auf den höheren Fettgehalt der Schweinshaut zurückzuführen ist. Die Salzaufnahme der Schweinshaut kann aber durch Zusatz von Stoffen mit fettlösenden bzw. -emulgierenden Eigenschaften, wie z. B. Soda oder Merpin WS extra 40 (Chem. Fabr. Pott & Co., Pirna-Copitz), zum Salz erhöht werden [W. Hausam (7)] (siehe auch S. 809 und 810).

d) Wasserentzug beim Salzen, Gewichtsverlust.

Bei der Diffusion des Salzes in die Haut wird dieser Wasser entzogen, das als Salzlake abfließt. Nach Versuchen von G. D. McLaughlin und E. R. Theis (1) ging der Wassergehalt beim Salzen innerhalb von 24 Stunden von 62 auf 41% zurück. F. Stather und H. Herfeld (3) erhielten bei fortlaufender Prüfung des Feuchtigkeitsgehalts nebenstehende Zahlen (siehe Tabelle 84).

Im praktischen Versuch erhält man natürlich im Gegensatz zu den laboratoriumsmäßig ermittelten Zahlen [F. Stather und H. Herfeld (3)] mitunter andere Werte, die auch gewisse Streuungen aufweisen. W. Hausam (1) bestimmte den Wassergehalt ungesalzener und gesalzener Haut an ganzen Kalbfellen, im Stapel von 20 Stück, im gewöhnlichen Salzkeller bei schwankenden Luftfeuchtigkeits- und Temperaturwerten (Tabelle 85).

Tabelle 84. Wasserentzug von Rindshaut (kleine Hautstückchen, geschoren) bei 50% Salz vom Hautgewicht, 50% konstanter relativer Luftfeuchtigkeit und 20° C [F. Stather und H. Herfeld (3)].

Einwirkungsdauer des Salzes in Stunden	Wassergehalt der Haut in Prozenten
0	60,5
2	56,7
4	53,3
8	50,4
24	43,7
72	40,3
192	36,8

Tabelle 85. Wasserentzug von Kalbfellen, Salzung 35% vom Hautgewicht (relative Luftfeuchtigkeit 94% und Temperatur 20,5° C im Mittel von 10 Tagen) [W. Hausam (1)].

Lage des Felles im Stapel (v. oben n. unten)	Entnahme der Hautprobe	Wassergehalt in Prozenten		
		Vor der Salzung	20 Stunden nach Salzung	10 Tage nach Salzung
3. Fell	Kratze	57,00	45,52	48,03
5. Fell	Hals	55,77	53,12	47,80
7. Fell	Kratze	62,15	48,74	45,55
9. Fell	Hals	62,87	53,25	49,12
11. Fell	Kratze	65,14	44,37	47,01
13. Fell	Hals	59,97	47,86	47,93
15. Fell	Kratze	60,14	42,93	46,01
17. Fell	Hals	66,71	50,55	50,30
Durchschnitt		61,22	48,29	47,72

Sieht man von der geringeren Salzmenge ab, so läßt sich ohne weiteres erkennen, daß die Felle sich im Stapel feuchter halten und daß entsprechend der relativen Luftfeuchtigkeit mitunter sogar eine Feuchtigkeitszunahme nach längerer Lagerung erfolgen kann. Wie L. S. Stuart und R. W. Frey (3) fest-stellten, schwankt der Feuchtigkeitsgehalt des gesalzenen Kalbfelles schon bei kleinen Schwankungen der relativen Luftfeuchtigkeit recht erheblich. So variierte der Feuchtigkeitsgehalt der gesalzenen Haut bei 25 bis 28° C von 38,8 bis 65,3%, wenn die relative Luftfeuchtigkeit nur zwischen 90 und 92% schwankte. Daraus schlossen die Verfasser vor allem, daß es unmöglich ist, einen Feuchtig-keitsgehalt der salzkonservierten Haut zwischen 40 und 50% konstant zu halten, wie es ihnen vorschwebte, da sich in diesem Feuchtigkeitsbereich das Bakterien-wachstum nur noch relativ mangelhaft entwickeln kann.

Der Ablauf der Salzlake (Hautwasser + Salz) sieht etwa wie folgt aus [W. Hausam (1)] (siehe Tabelle 86).

Tabelle 86. Lakenablauf von im Stapel Haar auf Fleisch gesalzenen Häuten und Fellen [W. Hausam (1)].

Stückzahl und Grüngewicht in Kilogramm	Salz in Prozenten vom Hautgewicht	Abgelaufene Salzlake				in den ersten 16 Stunden nach der Salzung ab-gelaufen		NaCl-Gehalt der Lake in Prozenten
		insgesamt in Kilogramm	in Prozenten des Hautgewichts	davon Salz in Pro-zenten vom Haut-gewicht	davon Wasser in Prozenten vom Hautgewicht	in Kilo-gramm	in Prozen-ten der ge-samt. Lake	
20 Kalbfelle 72,20	35,0	18,7	26,2	6,4	19,7	14,4	77,0	24,5
20 Rindshäute 519,00 . . .	41,1	182,6	35,2	8,9	26,1	145,0	79,2	25,9
50 Kalbfelle 192,80 . . .	45,1	64,5	33,5	7,9	25,5	52,0	80,6	23,8

Im allgemeinen dürften also der Haut beim Salzen etwa 20 bis 26% Wasser (auf das Hautgewicht berechnet) entzogen werden. Der Wasserentzug bei der gesalzenen Schweinshaut ist dagegen mit 18,4 bis 19,8% vom Grüngewicht etwas niedriger, zweifellos infolge des höheren Fettgehaltes der Schweinshaut [W. Hausam und G. Kroker (1)] (vgl. auch S. 809 bis 811). Für die Größe des Wasserentzugs sind u. a. die angewandte Salzmenge sowie der Stapeldruck verantwortlich.

In der Praxis wird bei der fertig konservierten Haut (Salz abgekehrt) mit einem durchschnittlichen Gewichtsverlust gegenüber dem Frischgewicht (grün) von etwa 8 bis 10% gerechnet, bei Rindshäuten mitunter sogar mit 15 bis 18%. E. Stiasny (S. 42) gibt an: bei der ersten Salzung bei Rindshäuten 7 bis 10% Gewichtsverlust, bei Kalbfellen 8 bis 12%, bei der zweiten Salzung 3 bis 4%. W. Hausam (1), (3), (4) sowie W. Hausam und G. Kroker (1) führen folgende Zahlen an:

    20 Kalbfelle   Haar auf Fleisch gesalzen, Gewichtsverlust = 5,98%
    20 Rindshäute,   Haar auf Fleisch gesalzen, Gewichtsverlust = 7,97%
    50 Kalbfelle,   Haar auf Fleisch gesalzen, Gewichtsverlust = 6,86%
    20 Kalbfelle,   Haar auf Fleisch gesalzen, Gewichtsverlust = 8,20%
    12 Kalbfelle,   Haar auf Fleisch gesalzen, Gewichtsverlust = 16,50%
    12 Kalbfelle,   Haar auf Fleisch gesalzen, Gewichtsverlust = 12,40%
    12 Kalbfelle,   Haar auf Fleisch gesalzen, Gewichtsverlust = 13,80%
   125 Schweinshäute, Haar auf Fleisch gesalzen, Gewichtsverlust = 9,5%
   130 Schweinshäute, Haar auf Fleisch gesalzen, Gewichtsverlust = 11,7%

Der jeweilige Gewichtsverlust ist natürlich u. a. von der angewandten Salzmenge, der Stapelhöhe, der Luftfeuchtigkeit abhängig. Die Gewichtsverluste sind um so größer, je geringer die relative Luftfeuchtigkeit ist. So ermittelten L. S. Stuart und R. W. Frey (3) im Laborversuch bei 60% relativer Luftfeuchtigkeit 20,7%, bei 90% relativer Luftfeuchtigkeit dagegen nur 5,4% Verlust des ursprünglichen Gewichts. Bei 92% relativer Luftfeuchtigkeit erfolgt bereits wieder eine Feuchtigkeitsaufnahme, also Gewichtszunahme.

e) Zusätze zum Häutesalz.

Zusätze zum Häutesalz werden aus zweierlei Gründen verwendet. Einmal handelt es sich dabei um Vergällungs- oder Denaturierungsmittel, die, aus steuerlichen Gründen angewandt, das Gewerbesalz genußuntauglich machen sollen. Zum anderen sind darunter solche Mittel zu verstehen, die als zusätzliche Konservierungsmittel beigemischt eine Verbesserung der bakteriziden, also konservierenden Eigenschaft des Salzes bewirken sollen. Mitunter können die Vergällungsmittel zugleich Konservierungsmittel sein oder umgekehrt können Konservierungsmittel als Vergällungsmittel zugelassen werden. Es erscheint ratsam, Vergällungs- und Konservierungsmittel getrennt zu behandeln und die Denaturierungsmittel lediglich vom Standpunkt ihrer Schädlichkeit oder Unschädlichkeit aus zu betrachten.

α) **Denaturierungsmittel.** In Deutschland darf Salz steuerfrei nur abgegeben und verwendet werden, wenn es mit einem der in den Verordnungen zur Durchführung des Salzsteuergesetzes vorgeschriebenen Vergällungsmittel vermischt ist. Nach dem Salzsteuergesetz vom 22. Juni 1932 [Reichsgesetzblatt (1)] und vom 5. Juli 1934 [Reichsgesetzblatt (2); siehe auch: Die Lederindustrie 1935] wurde die Verordnung zur Durchführung des Salzsteuergesetzes vom 24. Januar 1939 (Reichsministerialblatt) erlassen, nach der Salz von der Steuer befreit ist, wenn es wie folgt vergällt wurde:

Allgemeine Vergällungsmittel sind für 1 dz Salz:

a) 0,25 kg Mineralöl;
b) 1,00 kg Seifenpulver;
c) ein Gemisch aus 20 g Heliotropin, 0,5 g Chicagoblau 6 B technisch und Soda in einer Menge von mindestens 2 kg Natriumcarbonat[1];
d) 0,4 kg Oktilingemenge.

Besondere Vergällungsmittel sind für 1 dz Salz:

a) mindestens 5 kg kristallisiertes oder 2,5 kg kalziniertes Natriumsulfat oder Soda in einer Menge von mindestens 2 kg Natriumcarbonat für alle Zwecke, zu denen vergälltes Salz verwendet werden darf; ausgenommen sind die Herstellung von Badesalz, Badetabletten, salzhaltigen pharmazeutischen Erzeugnissen und das Haltbarmachen von Därmen;
b) Soda in einer Menge von mindestens 3 kg Natriumcarbonat unter gleichzeitigem Zusatz von 0,25 kg Uranin A zur Herstellung von Badesalz oder von Badetabletten.
c) 1 g Kristallponceau 6 R zur Wiederbelebung von Wasserenthärtungsanlagen;
d) 3 kg oder 3 l Darmlake (Darmpökel) zum Haltbarmachen (Einsalzen und Nachsalzen) von Därmen;

---

[1] An Stelle von Heliotropin, das zur Vergällung von Salz nicht mehr zur Verfügung gestellt wird, wurde Nerolin I, auch Bromelia genannt, zugelassen („Die Lederindustrie" 1940).

e) 3 l Lablake zur Herstellung von Lab;

f) 1 kg Seife zur Herstellung von Seife;

g) 5 kg Alaun oder 0,1 kg Petroleum zum Haltbarmachen, Gerben, Bleichen, Zurichten oder Färben von Fellen, Häuten oder bei der Herstellung von Leder.

Später wurden noch 0,5 kg gepreßtes Naphthalin oder normales Naphthalin (Warmpreßgut) zugelassen (Lederzeitung 1940).

Der Oberfinanzpräsident kann auf Antrag als besondere Vergällungsmittel auch andere als die im vorstehenden Absatz bezeichneten widerruflich zulassen, z. B. solche Stoffe, die bei dem Betriebsvorgang, zu dem das Salz verwendet wird, als technische Hilfsstoffe zugesetzt oder dabei als Zwischen- oder Enderzeugnisse gewonnen werden.

Salze, die mit einem der allgemeinen Vergällungsmittel versetzt wurden, sind ohne weiteres, d. h. ohne besondere Genehmigung, von der Steuer befreit. Salze, die mit einem der besonderen Vergällungsmittel versetzt wurden, dürfen mit besonderer Genehmigung und nach stattgegebenem Antrag an das Hauptzollamt auf Erlaubnisschein bezogen und dann steuerfrei verwendet werden.

Für die Dauer des Krieges wurde — unter gewissen Einschränkungen — der steuerfreie Bezug von unvergälltem Salz zum Haltbarmachen von Häuten und Fellen gestattet (Erlaß des RFM. vom 12. 3. 40 — V 5503 — 757 II und vom 9. 7. 42 — V 5503 — 38 II) und ferner 3 kg Häutelake auf 100 kg Salz als Vergällungsmittel zugelassen (RFM.-Erlaß vom 26. 8. 1942), was prinzipiell abzulehnen ist, da die Untermischung von Häutelake einer Mitverwendung gebrauchten Häutesalzes gleichkäme; sie enthält Blut, Schmutz, Bakterien und Eiweißabbauprodukte und fördert den Bakterienbefall der Haut. So wurden z. B. je Kubikzentimeter Häutelake, die innerhalb der ersten Stunde nach Aufsalzung eines Stapels Kalbfellstücke abgelaufen war, rund 1,5 Millionen Bakterien ermittelt. Ein mit 3% dieser Häutelake vergälltes frisches Salz (entsprechend 3 l Lake je 100 kg Salz) enthielt je Gramm 27 500 Keime, davon 400 Keime mit eiweißabbauenden Eigenschaften. Das gleiche Salz frisch, ohne Häutelake, enthielt dagegen im Gramm nur 80 Keime, wovon lediglich zwei Keime Eiweiß abbauten [W. Hausam (11)].

Über die Salzvergällung in anderen Ländern liegen in der Literatur nur Angaben über die Jahre 1932/1933 vor [M. Bergmann (3)]. Danach wird in Frankreich meist mit Naphthalin, daneben mit Petroleum, seltener mit Teer denaturiert. Gesetzlich sind in Holland als Denaturierungsmittel 0,5% Petroleum und 1% Naphthalin vorgeschrieben und ferner erlaubt: gemahlener Schnupftabak oder Tabakstengel, wobei etwas rohes Tieröl zugegeben wird, oder Creosotöl, dünnes Teeröl, Phenol und Paraffinöl + Bittersalz (MgSO$_4$). In Italien verwendet man sehr verschieden u. a. Soda, Naphthalin, Petroleum, Natriumsulfat, Kupfersulfat, roten Ocker. Im früheren Österreich wurde durchweg Lysol zur Denaturierung benutzt, ferner alaunhaltiges Salz (Grausalz), Petroleum und Chromlauge; Soda war dagegen nicht zugelassen. Im früheren Polen wurde Naphtha-Petroleum und Soda zur Denaturierung verwendet. In der Schweiz ist zur Vergällung Soda vorgeschrieben. In der früheren Tschechoslowakei wurden Petroleum und Kienruß verwendet, während in Ungarn Soda (3% calc.) und Petroleum gesetzlich vorgeschrieben sind. In Belgien und England gibt es nach den Angaben von 1933 keine Vergällung, ebenso nicht in den Ostsee-Randstaaten und Skandinavien; dagegen wird dort Naphthalin als konservierender Zusatz zum Salz verwendet.

Die Denaturierung mit Teer, gewissen Gasölen, mit Braunkohlenteeröl [W. Graßmann und W. Hausam (5)], mit dunkelgefärbten Ölen ganz allgemein, ebenso mit Tran ist abzulehnen, weil die genannten Stoffe fleckenbildend wirken, aber auch die entwässernde Wirkung des Salzes herabsetzen (W. Vogel, S. 6). Gleiche Eigenschaften zeigt auch Petroleum (E. Stiasny, S. 43); besonders bei leichten Fellen für die Oberlederherstellung bestehen Bedenken hinsichtlich der Fleckenbildung (A. Hevesi). Diese Gründe waren auch dafür maßgebend, daß

man in Deutschland an Stelle von 0,25% die Vergällung mit nur 0,1% Petroleum
für zulässig erklärte, sofern es sich um die Salzung von Kalbfellen handelt
[M. Bergmann (3)]. Für Gasöle, die zur Vergällung von Häutesalzen dienen
sollen, sind nach den Untersuchungen von W. Hausam und G. Kroker (2)
folgende Forderungen aufzustellen: Die Neutralisationszahl (NZ) soll möglichst niedrig sein; sie darf maximal nicht einen Wert von 1,0 überschreiten;
sie müssen hartasphaltfrei und möglichst kreosotfrei sein; der Kreosot-
gehalt darf maximal den Wert 0,5 nicht überschreiten; das Öl soll niederschlags-
frei, frei von Schwebstoffen und Trübungen, also wasserhell sein; Gasöle müssen
zur Vermeidung der Bildung von schädlichen Alterungsstoffen einwandfrei und
sachgemäß gelagert werden.

Abzulehnen sind Buchenspäne und gemahlener Schnupftabak. Bei der
Denaturierung mit Quarzsand besteht die Gefahr von Störungen beim
Spalten der Häute und von Beschädigungen des Spaltmessers [M. Berg-
mann (3)]. Kupfer-, Eisen-, Mangan- (B. Kohnstein) und Chromsalze, auch
Chromabfallauge, sind teils wegen der Gefahr von Fleckenbildung, teils ihrer
gerbenden Eigenschaften wegen abzulehnen (W. Vogel, S. 6; A. Hevesi). Die
gleichen Bedenken müssen auch bei der Denaturierung mit Heliotropin geäußert
werden. Auch bei Vergällung mit dem Nerolin-Bromelia krist. (I. G. Farben
A. G.) wurde erschwerte Enthaarung der Kalbfelle festgestellt (Gerbwirkung des
β-Naphthols im Nerolin?) [W. Graßmann und W. Hausam (5)].

Während Rein-Naphthalin als Vergällungs- wie als Konservierungsmittel
(siehe diese) einsatzfähig ist, sind Roh-Naphthaline, so auch Roh-Naphthalin-
Warmpreßgut, da sie die Ledereigenschaften ungünstig beeinflussen, abzulehnen
[W. Graßmann und W. Hausam (5)].

Alaun ist, sofern die mit ihm behandelten Felle nicht der Weiß- oder Pelzgerbung zugeführt werden, zur Denaturierung gänzlich ungeeignet; er wirkt an-
gerbend, fleckenbildend und wird beim Wässern nicht vollständig entfernt
[E. Stiasny, S. 43; W. Vogel, S. 5; M. Bergmann (2), (3); J. Päßler (2);
B. Kohnstein; Th. Fasol].

Entwässertes Glaubersalz als Vergällungsmittel, wie an Stelle von Kochsalz
als Konservierungsmittel überhaupt (wobei nur 10 bis 15% erforderlich sind),
bietet keine besonderen Vorteile, auch nicht hinsichtlich der antiseptischen Wirkung (G. D. McLaughlin und J. Highberger) und kann sogar durch den
Gehalt an Natriumbisulfat und durch die Gefahr, daß ungenügend ausgewaschenes
Glaubersalz mit kalkhaltigen Äscherbrühen Gips bildet, eher von Nachteil sein
(E. Stiasny, S. 42), theoretisch kann es auch schon während der Lagerung im
Salz zur Gipsfleckenbildung kommen, sofern das Salz größere Mengen von Calciumchlorid, das als natürliche Verunreinigung im Salz vorhanden sein kann,
enthält. Allenfalls könnte Glaubersalz als Vergällungsmittel für das zur Groß-
viehhautsalzung verwendete Salz in Frage kommen, was aber voraussetzt, daß
ganz besonders intensiv geweicht, am besten vor der normalen Weiche im Faß
kräftig vorgespült wird; auch die Verringerung der Glaubersalzmenge von 2,5
auf wenigstens 1,0% wäre dabei empfehlenswert [W. Graßmann und W.
Hausam (7)]. Abzulehnen sind auch Bichromat und Formalin wegen ihrer
gerbenden Wirkung (A. Hevesi; E. Simoncini), Kresole und Phenole aus dem
gleichen Grunde (E. Stiasny, S. 45).

Befürchtungen, die hinsichtlich der Denaturierung mit Lysol, wie sie im
früheren Österreich (1935) erfolgte, laut wurden (z. B. gerbende Wirkung, Lysol-
geruch beim Leimleder), wurden von den dortigen Lederindustriellen zurückgewiesen [W. Schindler (1)]. (Vgl. auch S. 794.)

Die 1915 von C. Schiffkorn vorgeschlagene Denaturierung der Häutesalze

mit 5% alten, gebrauchten Äscherbrühen, die sich in der Praxis angeblich vortrefflich bewährt haben sollte, wurde in der Nachkriegszeit nicht mehr diskutiert.

Bei der immerhin möglichen Denaturierung mit Blei- und Zinkchlorid ist die
Gefahr von Fleckenbildungen nicht von der Hand zu weisen. Borax (2 bis 4%) ist
nach E. Stiasny (S. 44) schon seines Preises wegen abzulehnen. Mit Kristallponceau (einem roten Teerfarbstoff) vergälltes Salz darf als Häutesalz keine Verwendung finden.

Über die Verwendung bzw. die Vorschläge zur Benutzung von Soda, Naphthalin, Fluoriden, Zinkoxyd und Zinkperoxyd, Natriumbisulfat, techn. Oxalsäure,
techn. Calciumformiat u. a. zur Denaturierung von Häutesalzen wird bei der
Besprechung der Konservierungsmittel die Rede sein. Dabei handelt es sich in
manchen Fällen um Stoffe, die, sofern ihre konservierenden Eigenschaften gut
und sonst Nachteile nicht vorhanden sind, selbstverständlich auch, oder gerade deshalb, zur Denaturierung Verwendung finden können.

Th. Fasol schlug noch die Denaturierung mit Magnesiumchlorid, mit Nitro-
benzol oder einem stark riechenden, sonst aber unschädlichem Antiseptikum vor.
Fasol hielt im übrigen die früher auch in Österreich behördlich erlaubte Buttersäure am geeignetsten zur Denaturierung (0,1%), wenn nicht der unangenehme
Geruch zu beanstanden sein würde, während er Chromlauge und Rohalaun wegen
ihrer Gerbwirkung ablehnte.

β) **Konservierungsmittel.** Die Auswahl geeigneter Stoffe als zusätzliche Konservierungsmittel für Häutesalze hat nach den Richtlinien einer größtmöglichen
Wirkung auf Mikroorganismen einerseits und der größtmöglichen Schonung der zu
konservierenden Hautsubstanz andererseits zu erfolgen. Das sind ganz besondere
Anforderungen, die noch größer werden durch die Bedingung, daß keinerlei
Schwierigkeiten bei der Einarbeitung der Häute und Felle erwachsen sollen, daß
die daraus hergestellten Leder in jeder Beziehung einwandfrei sein müssen und
daß schließlich auch die Abfallprodukte der Lederherstellung, bzw. die daraus
hergestellten Erzeugnisse, wie Leim und Gelatine, nicht ungünstig beeinflußt
werden dürfen; hierbei steht im Vordergrund die Ungiftigkeit des Konservierungsmittels. Schließlich soll dasselbe auch noch billig in seiner Anwendung sein.

Im allgemeinen wird durch eine gute und ordnungsgemäße Salzung mit
gewöhnlichem Häutesalz nur dem Verderb der Ware überhaupt vorgebeugt.
Gewisse Bakterien- und Pilzgruppen entfalten aber unter den bei der gewöhnlichen
Salzung obwaltenden Umständen, besonders bei erhöhter Temperatur und bei
hoher Luftfeuchtigkeit, ein intensives Wachstum, das zwar zunächst nicht zum
ausgesprochenen Verderb, aber zu einer Beeinträchtigung der Rohware und zu
Qualitätsverminderungen führt, wie es die in dem Abschnitt über die Mikroflora
der gesalzenen Haut bereits besprochenen Salzflecken, Rot- und Violettfärbungen (siehe S. 694 ff.) zur Folge haben oder haben können. Die zusätzlichen Konservierungsmittel sollen diese Qualitätsverminderungen beheben; ihre Verwendung dient also der Verbesserung des Häutegefälles.

Als konservierungsfördernde Stoffe sind erstens solche zu verstehen, die an
und für sich keine Bakteriengifte, aber stark sauer oder alkalisch und lediglich
durch Veränderung des p_H-Wertes der gesalzenen Haut wirksam sind, und zweitens
solche, die eine ausgesprochen bakterientötende Wirkung haben (A. Hevesi).

Zu den erstgenannten Stoffen gehört auch die Soda, die sowohl als Ver-
gällungs- wie auch als Konservierungsmittel für Häutesalze ganz besonders in
Deutschland im Vordergrund steht. Die durch die Soda bedingte Alkalisierung der
Haut verhindert das Aufkommen von solchen Mikroorganismen, deren Optimal-
wachstum im schwach sauren oder etwa im neutralen Bereich liegt. Solche
Bakterien sind es aber gerade, welche die in der Lederindustrie so gefürchteten,

gelblich-bräunlichen Salzflecken (siehe die Kapitel „Bakteriologie und Mykologie der Haut und des Leders" und „Häuteschäden") verursachen; mit einer Sodabeimischung gelingt es nun, das Aufkommen der Salzflecken entweder ganz oder nahezu vollständig zu verhindern. [J. Päßler (1), M. Bergmann (1), M. Bergmann und W. Hausam (1)]. So wurden beispielsweise in großen praktischen Salzungsversuchen [M. Bergmann und W. Hausam (1)] folgende Zahlen erhalten (siehe Tabelle 87).

Tabelle 87. Bekämpfung der Salzflecken durch Sodazusatz zum Salz [M. Bergmann und W. Hausam (1)].

Zahl der Felle	Konservierung	Salzflecken	
		Zahl der Felle	in Prozenten
600	30% reines Steinsalz	246	40,8
600	30% Sodasalz (2% calc. Soda)	—	—
199	30% reines Steinsalz	95	47,8
199	30% Sodasalz (2% calc. Soda)	4	2,0

Tatsächlich sind ja auch seit der Einführung der Sodasalzung, wenigstens in Deutschland, die Salzflecken zu einer immer seltener werdenden Erscheinung geworden. Neben der hohen Alkalität scheint die Hemmungswirkung der Soda auf die Bakterien, besonders bei relativ hoher Luftfeuchtigkeit auf die durch sie bedingte verzögerte Feuchtigkeitsabsorption zurückzuführen zu sein. In dieser Hinsicht verhält sich übrigens Na_2SO_4 dem Salz zugesetzt recht ähnlich wie die Soda [L. S. Stuart und R. W. Frey (5)].

Was die Menge der dem Salz beizumischenden Soda anbelangt, so wurden angegeben: 3 bis 4% calc. Soda (R. Lauffmann), 3 bis 5% calc. Soda (E. Stiasny, S. 43), 5% calc. Soda (Tanners Council der U. S. A.). H. Becker gab an, daß 2 bis 3% calc. Soda zum Kochsalz keine der in Frage kommenden Mikroorganismen in ihrer Entwicklung zu hindern, bzw. abzutöten vermögen, daß dagegen 4% calc. Soda hierzu ausreichend seien. Wie in zahlreichen, neueren Versuchen [M. Bergmann (1); M. Bergmann und W. Hausam (1)] nachgewiesen werden konnte, reichen für die praktischen Verhältnisse der Häutesalzung 2% calc. oder an deren Stelle 5,6% krist. Soda völlig aus, um das Aufkommen von Salzflecken zu verhindern. Höhere Sodazusätze sind nur erforderlich, wenn, wie schon im Abschnitt über „Art und Zustand des Salzes" erwähnt, Calcium- und Magnesiumsalze zu mehr als 1% im Salz vorhanden sind (M. Bergmann und G. Schuck).

Mitunter wird der Soda der Vorwurf gemacht, daß sie die Konservierung nicht genügend sicherstelle, so z. B., daß mit 3% Soda vermengtes Salz das Aufkommen von Rotfärbungen nicht verhindere [A. Guthrie und M. S. Sastry (1); L. S. Stuart und R. W. Frey (1); W. G. Babakina und K. S. Kutukowa]. Daß die Zufügung von Soda in diesen Konzentrationen aber das Aufkommen der roten — und auch violetten — Verfärbungen nicht verhindern kann, ist verständlich, wenn man sich vergegenwärtigt, daß die diese Verfärbungen hervorrufenden Mikroorganismen gerade bei $p_H = 8$ bis 9 recht gute Wachstumsverhältnisse finden (F. Stather und E. Liebscher; R. M. Koppenhoefer und G. L. Somer). Der guten Wirkung der Soda gegenüber den weitaus gefährlicheren Salzflecken wegen ist es aber nicht ratsam, auf die Soda zu verzichten, sondern richtig, sich gegenüber den roten und violetten Verfärbungen der Fleischseite des weiteren Zusatzes von Naphthalin zum Sodasalz zu bedienen [M. Bergmann (1); M. Bergmann und W. Hausam (1), (3); W. Hausam (2); W. Graßmann und W. Hausam (3)]. Es hat sich dabei nach ursprünglichen Versuchen mit 3% Naphthalin als richtig erwiesen, lediglich 1% Naphthalin (bezogen auf das Salzgewicht) zu verwenden, die völlig ausreichend sind, um die Rotfärbung und auch Violettfärbung fast völlig oder ganz zu unterdrücken. Einige Beispiele möge hierfür Tabelle 88 bringen.

Tabelle 88. Naphthalin als Mittel gegen Rot- und Violettfärbung [M. Bergmann und W. Hausam (1), (3); W. Graßmann und W. Hausam (3)].

Zahl der Felle	Konservierung	Rot- bzw. Violett- färbung	
		Zahl der Felle	in Pro- zenten
611	50% Sodasalz (2% calc. Soda)	297	48,8
750	50% Naphthalin-Sodasalz (3% Naphthalin, 2% calc. Soda)	5	0,6
517	50% Sodasalz (2% calc. Soda)	20	3,9
515	50% Naphthalin-Sodasalz (3% Naphthalin, 2% calc. Soda)	2	0,4
334	30% reines Steinsalz	64	19,2
334	30% Naphthalin-Sodasalz (3% Naphthalin, 2% calc. Soda)	—	0,0
575	50% Sodasalz (5% krist. Soda)	97	16,9
576	50% Naphthalin-Sodasalz (3% Naphthalin, 5% krist. Soda)	22	4,0
545	50% Sodasalz (5% krist. Soda)	352	64,6
531	50% Naphthalin-Sodasalz (1% Naphthalin, 5% krist. Soda)	12	2,3

Auch aus Australien wird über gute Erfolge mit Soda-Naphthalinsalz hinsichtlich der Verhinderung von Rot- und Violettfärbung sowie der gelben Salzflecken berichtet [A. Gansser (1)]. R. M. Koppenhoefer und G. L. Somer schildern, daß bei 20° C die Untermischung von 3% Na_2CO_3 Ausgezeichnetes leistet, bei 30° C dagegen reicht ihre Wirkung nicht mehr aus; wird jedoch zu gleicher Zeit Naphthalin (1%) untergemischt, so ist die Konservierung auch bei 30° C vorzüglich. Mit nahezu gleich gutem Erfolg könnte an Stelle von reinem Naphthalin auch Rohnaphthalin verwendet werden [W. Hausam (2); W. Graßmann und W. Hausam (3)], doch ist dasselbe meist seiner phenolischen Verunreinigungen wegen abzulehnen.

M. Æ. Robertson ist der Auffassung, daß zu hohe Sodamengen einen weichmachenden Einfluß auf die Hautfaser ausüben, und nach Ansicht von D. J. Lloyd (2) bewirken Sodazusätze zum Salz eine „Verwirrung des Fasernetzwerks und ein Verfilzen der Fasern", was für Unterleder nicht erwünscht sei.

Sehr wesentlich scheinen aber der Einfluß von Soda oder steigende Zusätze derselben im Salz auf die Haut nicht zu sein, wie die in Deutschland bisher angestellten Versuche zeigen. Bei Kalbfellen schienen im Fertigleder die mit 5 und 10% Soda im Salz behandelten Felle etwas weicher zu sein, als die nur mit 2%igem Sodasalz gesalzenen [W. Graßmann und W. Hausam (1)]. Die Versuche mit Großviehhäuten ergaben, daß das Weichgewicht der mit 2%igem Sodasalz gesalzenen Hauthälften um 3%, das der mit 10%igem Sodasalz gesalzenen um rund 7% höher war als das Weichgewicht der lediglich mit Petrolsalz konservierten korrespondierenden Hälften. Schwellung und Griff der Blößen, Blößenrendement, Rendement, Aussehen, Schnitt, Festigkeit und Farbe der unzugerichteten Leder zeigten dagegen keine nennenswerten Unterschiede [W. Graßmann und W. Hausam (2) gemeinsam mit W. Vogel und Th. Wieschebrink].

Auch Reißfestigkeit, Dehnung, Luft- und Wasserdurchlässigkeit sowie Wasseraufnahme und Asche wurden an den korrespondierenden Hälften der lohgar auf-
getrockneten Leder ohne einheitlichen Unterschied befunden [W. Graßmann
und W. Hausam (4) gemeinsam mit W. Vogel und Th. Wieschebrink]. Und
ähnlich lagen die Verhältnisse auch bei den fertig zugerichteten Ledern. Lediglich die Zahlen über die Reißfestigkeitsprüfung verdienen einige Beachtung
(siehe Tabelle 89):

Tabelle 89. Einfluß von Soda auf die Reißfestigkeit von Unterleder
[W. Graßmann und W. Hausam (4)].

Linke Hälften				Rechte Hälften			
Art des Salzes	Haut-Nr.	Reißfestigkeit	Reißfestigkeit im Mittel	Art des Salzes	Haut-Nr.	Reißfestigkeit	Reißfestigkeit im Mittel
Petrolsalz	441 443 445	307 229 322	286	2% Sodasalz . . .	541 543 545	301 264 306	291
Petrolsalz	448 450 452	363 369 354	362	10% Sodasalz . . .	548 550 552	340 311 283	311
2% Sodasalz) . . .	457 459 461	350 377 356	361	10% Sodasalz . . .	557 559 561	339 289 344	324

Man gewinnt also den Eindruck, als ob die Reißfestigkeit für die mit 2%igem
Sodasalz gesalzenen Hälften leicht erhöht, für die mit 10%igem Sodasalz gesalzenen Hälften erniedrigt sei [W. Graßmann und W. Hausam (4)]. Weitere
Versuche mit Großviehhäuten, die in 13 Monate dauernder Gerbung auf Sohlen-
leder verarbeitet wurden, ergaben, daß zwischen mit Petrolsalz gesalzenen und
mit Sodasalz (2% calc. Soda) gesalzenen Häuten praktisch kein Unterschied
besteht. Durchgeführte Tragversuche bestätigten dies. Es liegt zwar kein Bedürfnis vor, zu dieser Salzung für Großviehhäute zu greifen, doch sind die Versuchsergebnisse im Hinblick auf die in Deutschland erlassene Verordnung der
Salzung von mit Maul- und Klauenseuche befallenen oder verdächtigen Häuten
mit 2%igem Sodasalz (2% calc. Soda) (Deutsche Fleischerzeitung) von
Bedeutung. Diese Behandlung ist also für Haut und Leder ohne Schaden und
der früher gepflogenen Kalkmilchbehandlung der Häute bei Verdacht auf Maul-
und Klauenseuche vorzuziehen [W. Graßmann und W. Hausam (5), (6)].

M. Bergmann und L. Seligsberger sowie L. Seligsberger zeigten, daß
bei Gegenwart von Soda die Aufnahme des Natriumchlorids durch die Haut immer
größer ist als ohne Verwendung derselben (Abb. 374). Als Grund dafür wird eine
Erhöhung der Lösungsgeschwindigkeit des Kochsalzes durch den Sodazusatz angesehen; scheinbar tritt aber hierzu noch ein besonderer Einfluß der Soda auf
die Aufnahmefähigkeit der Hautfaser für Natriumchlorid. G. D. McLaughlin
hatte angenommen, daß in alkalischer Lösung eine Verlangsamung des Ein-
dringens des Salzes in die Haut erfolgt, was sich also nach den oben angeführten
Versuchen von M. Bergmann und L. Seligsberger nicht bestätigen würde.
Neuerdings berichteten nun F. Stather und H. Herfeld (3), daß sie überhaupt
keinen regelmäßigen Einfluß des Natriumcarbonats auf die Salzaufnahme durch
die Haut feststellen konnten. Die Aufnahme der Soda selbst ist abhängig von

der Korngröße des untergemischten Salzes und bei Sodasalzgemischen mittlerer Körnung (1 bis 2 mm) größer als bei feiner gekörnten, was möglicherweise auch mit dem verschiedenen Schüttgewicht der Salze zusammenhängt (M. Bergmann und L. Seligsberger; L. Seligsberger).

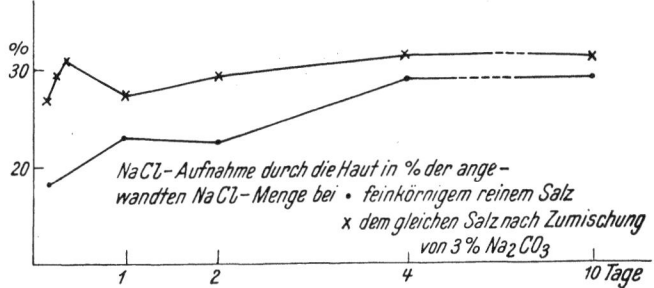

Abb. 374. Aufnahme von Salz durch die Haut ohne und mit 3% Na₂CO₃ (L. Seligsberger).

Schließlich ist hinsichtlich der Soda, wie auch bei allen übrigen Salzzusätzen, darauf zu achten, daß sie dem Salz gut und gleichmäßig untergemischt werden. Andererseits haben M. Bergmann und L. Seligsberger an Hand von Sodasalzen auf die Gefahr der Entmischung auf dem Transport hingewiesen, die zu starken Bedenken für die Praxis Anlaß gibt.

Welches Ausmaß diese Entmischung während des Transports annehmen kann, zeigen die Ergebnisse von Probeziehungen aus Stellen der Ober-, Mittel- und Bodenschicht je eines Waggons Sodasalz nach Zurücklegung von nur rund 180 Bahnkilometern (siehe Tabellen 90 und 91):

Tabelle 90. Entmischung von Sodasalz im Waggon. Das Salz wurde als 2%iges Sodasalz geliefert (Kaiser Wilhelm-Institut für Lederforschung, Dresden).

| Muster Nr. | Gehalt einzelner Salzschichten an calc. Soda in Prozenten | | | | | | | | | | |
	1	2	3	4	5	6	7	8	9	10	Mittel
Oberschicht	1,57	0,00	0,00	0,39	0,00	0,00	1,29	2,73	1,02	7,39	1,40
Mittelschicht .	0,52	1,78	0,18	0,40	1,79	0,31	9,97	2,87	2,12	0,00	2,00
Bodenschicht .	11,45	40,33	4,68	2,13	12,19	43,88	1,22	21,05	0,12	2,44	14,00

Tabelle 91. Entmischung von Sodasalz im Waggon. Das Salz wurde als 5%iges Sodasalz geliefert (Kaiser-Wilhelm-Institut für Lederforschung, Dresden).

| Muster Nr. | Gehalt einzelner Salzschichten an calc. Soda in Prozenten | | | | | | | | | | | |
	1	2	3	4	5	6	7	8	9	10	11	12	Mittel
Oberschicht	0,60	0,03	0,04	7,00	0,02	4,59	0,04	0,02	0,02	0,00	0,00	0,02	1,03
Mittelschicht	0,58	3,76	5,37	1,62	2,75	1,30	2,49	0,00	0,00	0,03	0,03	0,02	1,50
Bodenschicht	4,85	14,79	14,82	6,92	30,98	41,58	1,51	2,10	0,11	58,17	1,16	0,05	14,75

Wie aus den Werten hervorgeht, nimmt der Gehalt an Soda von der Ober- zur Mittelschicht hin zu, und in der Bodenschicht ist die Soda in ganz besonders starkem Maß angereichert. Bemerkenswert ist die außerordentliche Streuung der Werte innerhalb der einzelnen Schichten (Oberschicht 0,00 bis 7,39% bzw. 0,00 bis 7,00%, Mittelschicht 0,00 bis 9,97% bzw. 0,00 bis 5,37%, Bodenschicht 0,12 bis 43,88% bzw. 0,05 bis 58,17%), was nicht verwunderlich ist, da in vielen Proben die Soda in Form kompakter Klumpen vorhanden war. Diese Gefahr der Entmischung, die so groß sein kann, daß sie unter Umständen Anlaß zu Konservierungsschäden und zur Verschlechterung der Lederqualität gibt, kann durch Zugabe indifferenter Zusatzstoffe zum Sodasalz herabgemindert werden (M. Bergmann und L. Seligsberger). In der Praxis begegnet man dieser Gefahr auch dadurch, daß Salz und Soda getrennt bezogen werden und die Mischung erst an Ort und Stelle vorgenommen wird, oder durch Bezug von Sodasalz in Säcken.

Daß die Sodaaufnahme der Haut durch Verunreinigungen des Salzes an Gips und Bittersalz herabgesetzt wird, wurde schon bei Besprechung der Salzver-

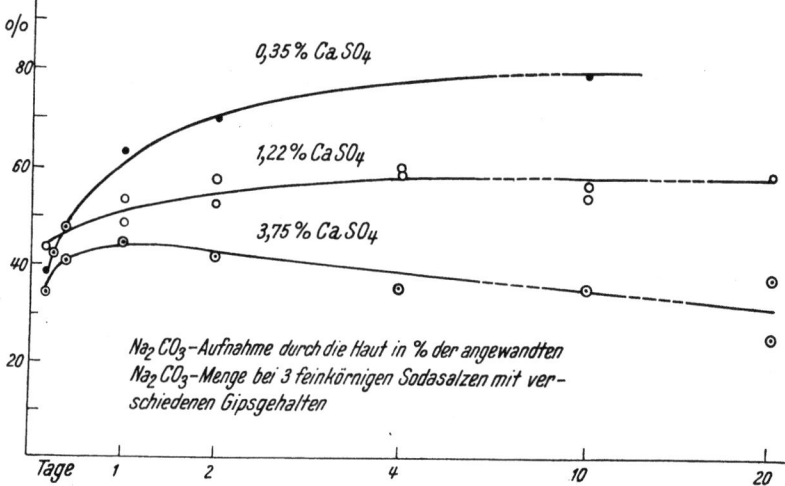

Abb. 375. Sodaaufnahme durch die Haut bei gleichzeitiger Anwesenheit von natürlichen Verunreinigungen des Salzes (CaSO₄) (L. Seligsberger).

unreinigungen (S. 773) erwähnt. Es sei lediglich noch einmal unter Hinweis auf die Abb. 375 darauf aufmerksam gemacht (L. Seligsberger). Dieser äußerte auch Bedenken hinsichtlich einer Nachsalzung mit Sodasalz, wenn die Haut schon bei der ersten Salzung die für ihre Konservierung erwünschte Alkalität erreicht hat.

Die Mitverwendung von Naphthalin zum Sodasalz hat sich bei Kalbfellen, wie schon erwähnt, ausgezeichnet bewährt. Für die Konservierung von Schaffellen bestehen für die Verwendung von Naphthalin jedoch insofern Bedenken, als unter dem Einfluß erhöhter Temperatur und der Bakterientätigkeit durch Oxydation des Naphthalins eine Rotbraunfärbung der Wolle eintreten kann [W. Graßmann und W. Hausam (2); W. Hausam (9); W. Hausam, T. Schindler und E. Liebscher; W. Graßmann und W. Hausam (5)], siehe auch Abb. 348 bis 352, S. 716.

P. Huc (1) berichtete auch über Naphthalinflecken auf der Fleischseite von Schaffellen, die Blutflecken ähneln und darauf zurückzuführen seien, daß das zur Konservierung benutzte Rohnaphthalin ein- oder mehrwertige Phenole enthält, die im alkalischen Medium oxydiert werden und in sehr beständige Farbstoffe übergehen. Durch Zusatz von Natriumbisulfit lassen sich die Flecken oft zum Verschwinden bringen oder doch wenigstens stark aufhellen.

Der alkalischen Salzung steht die saure gegenüber. Die saure Konservierung wurde wiederholt gefordert und empfohlen [O. Röhm; Starling; F. Stather und H. Herfeld (2); D. J. Lloyd (2)]. Dabei wurde vorgeschlagen, Natriumbisulfat oder Natriumbisulfit dem Salz zu untermischen, um einen für das Bakterienwachstum ungünstigen p_H-Bereich zu schaffen.

M. E. Robertson schreibt dem Natriumbisulfit gute wachstumshemmende Wirkung zu, wohingegen A. Guthrie und M. S. Sastry (1) selbst bei zusätzlicher Verwendung von 3% Natriumbisulfat bzw. 3% Natriumbisulfit zum Seesalz noch rot verfärbte Felle erhielten. A. Guthrie und M. S. Sastry (2) stellten im übrigen bei zwei Salzen, denen Natriumbisulfat beigemischt war, fest, daß während der Lagerung der damit gesalzenen Felle ein langsamer Übergang von sauer zu alkalisch erfolgt. Es wurde jeweils die Reaktion 1. einer 5%igen Lösung des Salzgemisches, 2. der von den Fellen ablaufenden Brühe in fünffacher Verdünnung und 3. des Weichwassers bestimmt (siehe Tabelle 92).

Tabelle 92. [A. Guthrie und M. S. Sastry (2).]

Salzmischung	p_H in Versuch		
	1	2	3
Seesalz + Natriumbisulfat	5,0	6,1	8,4
Seesalz + Natriumbisulfit	6,1	6,0	8,4
und zum Vergleich:			
Seesalz + Oxalsäure	5,0	4,7	6,2
Seesalz + kieselfluorwasserstoffsaures Natrium	5,2	6,1	5,2

Dieser Reaktionswechsel wurde bei Zusatz von 3% Natriumbisulfat eingehender untersucht und nach 7wöchentlicher Lagerung $p_H = 7,0$, nach 11wöchentlicher Lagerung $p_H = 8,0$ gefunden.

Die von W. Graßmann und W. Hausam (1) bei Kalbfellen unter Zusatz von 0,25% Natriumbisulfat zum Steinsalz durchgeführten Versuche ergaben im Vergleich zur alkalischen Konservierung (Soda) gegenüber dem Auftreten der Violett- und Rotfärbung ein etwas günstigeres Ergebnis. Die Möglichkeit, durch erhöhten Zusatz an Natriumbisulfat noch günstigere Resultate zu erhalten, besteht an sich, doch muß mit Hinsicht auf die schon bei 0,25% Bisulfat aufgetretene Mattnarbigkeit der Fertigleder zur Vorsicht gemahnt werden. Auch A. Guthrie und M. S. Sastry (2) wiesen schon auf das Auftreten matter Felle bei saurer Konservierung hin. Andererseits war bei der sauren Konservierung nach den Erfahrungen des Verfassers eine gewisse Geschlossenheit des Narbens recht vorteilhaft zu beurteilen. Neuere Versuche mit 0,45% krist. Natriumbisulfat im Salz zeigten jedoch recht schwankende Ergebnisse; während einmal fülligere, mitunter vollere und griffigere Leder mit weniger Salzflecken und feinerem, geschlossenem Narben erhalten wurden, ließen sich in einem weiteren Versuch die Felle nicht einwandfrei enthaaren, gaben fleckige Blößen und durchweg härtliche und grobnarbige Leder [W. Graßmann und W. Hausam (6), (5)]. Die Verwendung von Natriumbisulfat zur Kalbfellsalzung erscheint daher nicht sehr zweckmäßig.

Bei Großviehhäuten scheint W. Vogel (S. 12) bei Verwendung von Salz + 0,25% Natriumbisulfat bzw. Natriumbisulfit keine besonderen Unterschiede gegenüber anderen Salzungen beobachtet zu haben. W. B. Babakina und K. S. Kutukowa dagegen halten den Zusatz von Natriumbisulfit zum Salz direkt für schädlich; das Aufkommen der Rotfärbung würde dadurch unter Umständen sogar noch beschleunigt. Wie weit es sich hier allerdings um eine Zufallsbeobachtung handelt, bleibt dahingestellt.

Die Verwendung von 1% Natriumsulfit calc. (Na$_2$SO$_3$), auch in Verbindung mit 1% Naphthalin bzw. 2% calc. Soda als Konservierungsmittel verbietet sich, da Salzflecken und Verfärbungen nicht verhindert werden können [W. Hausam (10)].

Mit 3% Oxalsäure im Salz konnte zwar eine etwas bessere Konservierung als beispielsweise mit Salz allein, oder mit Salz + Natriumbisulfat und Natriumbisulfit erzielt werden, aber weder mit dieser noch mit Borsäure (2%) wurden wirklich befriedigende Ergebnisse erzielt [A. Guthrie und M. S. Sastry (1); L. S. Stuart und R. W. Frey (1)]. Auch nach W. Graßmann und W. Hausam (7) besitzt Oxalsäure (1% techn.) gewisse bakterizide Eigenschaften, doch ist sie nicht einsatzfähig, da bei 86% der mit Oxalsäuresalz gesalzenen Kalbfelle weißliche Oxalatflecken auftraten und der Ausfall des Leders in keiner Weise befriedigte (unrein; schlechte Rippe; rinnender Narben; platter Griff). In bezug auf die Borsäure berichtete M. E. Robertson, daß gegenüber halophilen Bakterien keine ausreichende Wirkung erzielbar war. Borfluorwasserstoffsaures Natrium (Chem. Fabrik Grünau A. G., Berlin-Grünau, D.R.P. 675400) zeigte zwar gegenüber der Naphthalin-Sodasalzung bei langer Lagerzeit erhöhte Konservierungseffekte, gab aber, wie das Natriumbisulfat, mattnarbige, unruhige Leder [W. Graßmann und W. Hausam (2)].

So sehr die saure Konservierung durch Schaffung eines für das Bakterienwachstum ungünstigen p_H-Bereichs von Vorteil scheint, so sehr sind andererseits die angeführten Mängel ihrer Einführung hinderlich.

Mit 1% Natriumfluorid im Salz hatten C. Romana und G. Baldracco (1), (2) bereits 1912 Versuche angestellt und sich mit Hinsicht auf die Salzfleckenentwicklung günstig geäußert. Eine Bestätigung erfuhren diese Angaben durch neuere Arbeiten von D. J. Lloyd (4); M. E. Robertson; F. A. Coombs; M. Bergmann und W. Hausam (3); W. Hausam (2) und durch W. Graßmann und W. Hausam (1), (3). An den Blößen ursprünglich scheinbar einwandfrei konservierter Felle wurden jedoch wiederholt Salzflecken gefunden und im Gegensatz zu den Mitteilungen von F. A. Coombs, der auch vom Standpunkt des Fertigleders aus mit Natriumfluorid gute Erfahrungen machte, stellten W. Graßmann und W. Hausam (1), (3) häufig matte, trübe und etwas härtere Leder unter den mit Natriumfluorid behandelten Fellen fest. Nach Ansicht dieser Autoren bietet daher die Natriumfluoridsalzung keine Vorteile oder diese werden durch Nachteile wieder aufgehoben; diese Konservierung konnte daher der Praxis nicht empfohlen werden.

A. Guthrie und M. S. Sastry (2) konservierten Felle und Häute mit bestem Erfolg, wenn sie dem Salz 3% Natriumsilicofluorid untermischten; aber auch sie stellten wie W. Graßmann und W. Hausam (1), (3) mattnarbige Fertigleder fest. Die Mattnarbigkeit konnte zwar durch weiteren Zusatz von Soda behoben werden; dafür mußte aber wieder eine schlechtere Konservierung in Kauf genommen werden [A. Guthrie und M. S. Sastry (2)], während man andererseits feststellte, daß die matte Farbe sich besonders in Form von Flecken nach dem Sulfidkalkäscher bemerkbar machte und nur bei der Chromgerbung im Pickel entfernbar zu sein scheint. In anderen Fällen wurden nach solcher Konservierung (1% Natriumsilicofluorid) wilde, verzogene Seiten im Fertigleder beobachtet [W. Graßmann und W. Hausam (1)]. L. S. Stuart und R. W. Frey (1) wiesen darauf hin, daß mit 2% Natrium- bzw. Magnesiumsilicofluorid wohl das Bakterienwachstum, nicht aber die Schimmelpilzentwicklung gehemmt wird. Nur M. E. Robertson war anscheinend mit Silicofluorid ohne Einschränkung zufrieden, und R. W. Frey und L. S. Stuart hatten bei zusätzlicher Untermischung von 0,1% Paranitrophenol mit Natriumsilicofluorid (1%) fehlerlos arbeiten können.

Mit 1% Natriumbifluorid wurde, wie mit allen Fluoriden, ausgezeichnet konserviert, aber die Fertigleder wiesen einen gezogenen Narben, wilde Seiten und mitunter ausgesprochen raupiges Aussehen auf [W. Graßmann und W. Hausam (1)]. Trotz dieser Mängel empfiehlt F. O'Flaherty zur Vermeidung einer Verschleppung der Maul- und Klauenseuche die Behandlung der Häute und Felle in einer Lösung von Natriumbifluorid (1 : 2500).

Berücksichtigt man zu den vorstehenden Daten noch die Tatsache, daß bei Verwendung von Natriumfluorid zur Häutekonservierung mit einem niedrigeren Blößenrendement gerechnet werden muß (W. Vogel, S. 13), so kommt man zu dem Schluß, daß sich die Fluoride in ihrer Gesamtwirkung für die Hautkonservierung nicht zu eignen scheinen.

Schließlich sei im Anschluß an die Fluoride auch auf zwei andere Verfahren hingewiesen, die sich der Fluoride in wässerigen Lösungen als Konservierungsmittel bedienen. In einem Fall werden die zu konservierenden Häute und Felle in eine Lösung von 4 g Ammoniumsilicofluorid im Liter Wasser eingetaucht und aufgetrocknet (It.P. 275663 der I. G. Farben A. G.). Nach dem Verfahren von J. Bleeck (D.R.P. 661318) sollen die Rohhäute mit einer wässerigen Lösung einer Mischung behandelt werden, deren Gehalt an Natriumsulfat (trocken oder kristallisiert) sich in den Grenzen von 30 bis 85% und an Fluornatrium (neutral oder sauer) von 40 bis 2% bewegt und die außerdem noch einen Gehalt an suspendiertem Kaolin aufweist. Außerdem kann auch noch Kieselfluornatrium (0,25 bis 5%) zugesetzt werden. Die Zusammensetzung hängt insbesondere von den klimatischen Bedingungen ab.

Über Hautkonservierung und Leimleder sind später (siehe Abschn. VIII) noch einige Worte zu sagen; hier, im Zusammenhang mit den Fluoriden, nur so viel, daß nach den Untersuchungen und der Auffassung von D. J. Lloyd (5) hinsichtlich der Herstellung von Speisegelatine keine Bedenken bezüglich der Anwesenheit von Giftstoffen bestehen.

Als Konservierungsmittel wurden ferner verschiedene Salze des Zinks herangezogen. Zinkchlorid, das in Nordamerika in Form schwächerer oder stärkerer Lösungen (0,01 bis 10,0%) zum Übergießen oder Tauchen der Felle oder zum Befeuchten des Salzes viel verwendet wurde (E. Stiasny, S. 45), empfiehlt sich zum mindesten dann nicht zu benutzen, wenn die Felle vegetabilisch gegerbt werden. Als Zusatz zum Salz in Höhe von 3% wurde Zinkchlorid von A. Guthrie und M. S. Sastry (1) mit Erfolg benutzt, aber sie stellten später fest [A. Guthrie und M. S. Sastry (2)], daß beim Äschern derart behandelter Felle weiße, wolkige Flecken auftraten, die sich in der Gerbbrühe braun färbten und dunkle Schatten gaben. Nach Mitteilungen von B. M. Das, B. B. Dhavale und B. N. Pal (2) lassen sich Eidechsenhäute mit Lösungen von 2% Zinkchlorid und 10 bis 25% Kochsalz mit bestem Erfolg konservieren. Aus 0,3 Teilen Zinkchlorid (oder an dessen Stelle auch Natriumfluorid oder Natriumcarbonat) + 99,7 Teilen Natriumchlorid in 300 Teilen Wasser wird unter Erhitzen mit anschließendem Trocknen und Zusatz von 0,5% Gelatine oder 0,25% Pektin (auch Stärke, Tragant, Agar-Agar u. a.) von den Griffith Laboratories (A. P. 1950459) ein Häutekonservierungsmittel hergestellt.

Zinkoxyd und Zinkperoxyd als Zusatz zum Häutesalz waren Gegenstand eingehender Untersuchungen durch W. Graßmann und W. Hausam (3), (1), (2), (4). Dabei hat sich allerdings das Zinkperoxyd weniger wirksam erwiesen. Dagegen hat das Zinkoxyd, in einer Konzentration von 1,25% dem Salz untermischt, ganz ausgezeichnete Wirkung. Diese dürfte im wesentlichen eine oligodynamische sein. An Stelle des Zinkoxyds können aber auch andere schwerlösliche Verbindungen des Zinks, so z. B. Zinkcarbonat und Zinkphosphat, Ver-

wendung finden (D.R.P. 632335 der Studiengesellschaft der deutschen Lederindustrie G. m. b. H.).

Über die konservierende Wirkung des Zinkoxyds gibt Tabelle 93 guten Aufschluß.

Tabelle 93. Konservierende Wirkung des Zinkoxyds als Beimischung
zum Häutesalz [W. Graßmann und W. Hausam (1)].

Zahl der Kalb-felle und Salzung	Befund nach 8 Wochen Lagerung im Stapel	Befund nach Versand und weiterer Lagerung von 9 Tagen
300 Gewöhnl. Salz	Beanstandet weil: rot, violett und salzfleckig 170 Felle = 56,7%	Beanstandet weil: rot, violett und salzfleckig 268 Felle = 89,3%
300 Zinkoxydsalz (1,25% Zink-oxyd)	Beanstandet: kein Fell	Beanstandet: 2 Felle = 0,7%, weil ganz leicht salzfleckig bzw. violett

In einem anderen Versuch mit Schaffellen [W. Graßmann und W. Hausam
(4)] waren die mit Zinkoxydsalz gesalzenen Felle alle ohne Fehler, gleichgültig ob
Wolle auf Fleisch oder Fleisch auf Fleisch gelagert. Bei den entsprechenden Ver-
gleichspartien waren beim Petrolsalz, wenn Wolle auf Fleisch gelagert, 40% der
Felle rot bzw. violett, wenn Fleisch auf Fleisch gesalzen, sogar 86%; beim Naph-
thalin-Sodasalzstapel waren die entsprechenden Zahlen 0 und 34%.

Die mit Zinkoxydsalz behandelten Felle haben einen kompakten und festen
Griff. Zum Teil wurden nach Zinkoxydsalzkonservierung bei Kalbfellen ganz ausgezeichnete Fertigleder erhalten (guter Stand, kerniger Griff), mitunter wurden
aber auch mattnarbige Leder oder solche mit wilden, verzogenen Seiten ermittelt.
Auch beim Enthaaren ergaben sich mitunter Schwierigkeiten.

Wie bei den Kalbfellen, so zeigten auch die Versuche mit Großviehhäuten, daß
rein konservierungstechnisch das Zinkoxyd von erheblichem Vorteil ist. Die mit
Zinkoxydsalz behandelten Felle und Häute sind im allgemeinen etwas feuchter als
die mit Naphthalin-Sodasalz gesalzenen. Das Blößengewicht einer mit Zinkoxydsalz gesalzenen Hautpartie war mit 108,13% gegenüber dem Grüngewicht (Rendement) höher als das der mit Petrolsalz gesalzenen Partie mit 107,06%. Die Blößen
der Zinkoxydpartie ließen sich jedoch schlechter streichen. Im unzugerichteten
Zustand bestehen praktisch keine Unterschiede; mitunter sind die mit Zinkoxydsalz behandelten Häute in der Farbe etwas heller und etwas milder [W. Graßmann und W. Hausam (4)]. In einem weiteren Versuch mit Großviehhäuten
wurde das Zinkoxyd lediglich zur Nachsalzung verwendet (20% Salz mit 3%
ZnO). Konservierung einwandfrei noch nach rund zweijähriger Lagerung; Blößen
gleichmäßig hellweiß, Enthaarung einwandfrei, jedoch etwas schlapper, verfallener Griff und Eindruck. Narben in den Abfällen etwas locker (nach einer
Mitteilung aus der Praxis).

Eine zusammenfassende Darstellung über fünfjährige Versuche mit Zinkoxyd
siehe W. Graßmann und W. Hausam (6). Die Zinkoxydsalzung, so wertvoll
sie vom Standpunkt einer gesicherten Konservierung aus sein würde, kann also
nur vertreten werden, wenn zur Überbrückung längerer Lagerzeiten die geschilderten Mängel in Kauf genommen werden können.

Hinsichtlich der Hautabfälle, die von Fellen und Häuten stammen, welche mit
Zinkoxydsalz gesalzen wurden, ist zu sagen, daß sie von der Verarbeitung zu
Speise- und photographischer Gelatine auszuschalten sind [W. Graßmann und
W. Hausam (4)], da bei Speisegelatine mit der Möglichkeit von Gesundheits-

schädigungen zu rechnen ist und bei Photogelatine Schleierbildungen beobachtet wurden, die einer schwachen Belichtung der Filme gleichkommen.

Zinksulfat, das auch in Verbindung mit Resorcin zur Konservierung vorgeschlagen wurde (F. P. 612 583 von E. Bohon, E. Mailliard und P. Mailliard), kommt ebenso wie Alaun, Chrom-, Eisen- und Mangansalze seiner Gerbwirkung wegen als Konservierungszusatz nicht in Betracht (B. Kohnstein).

Als bakterizide Mittel, speziell gegen Salzfleckenbildung, wurden von der Salt Union Ltd. (E. P. 282 128, D. R. P. 475 897) Blei- oder Cadmiumsalze, z. B. 0,2% Bleichlorid oder 0,02% Cadmiumchlorid, ebenso Kupfer- oder Wismutsalze empfohlen. Einer privaten Mitteilung zufolge scheint aber das Cadmiumsalz keine besonderen Vorteile zu bieten.

Bei der von L. Winch vorgeschlagenen Konservierung von Häuten und Fellen mit Spuren von Silber, die dem Häutesalz beispielsweise in einer Menge von 56 g pro Tonne Salz zugefügt werden, macht man sich die Tatsache zunutze, daß Metallspuren sich in Wasser lösen, d. h. daß sie als Metallionen in Lösung gehen und auf das Bakterienwachstum ganz bestimmte Wirkungen ausüben, im Falle des Silbers eine ausgesprochen toxische Wirkung. L. Winch berichtete über ausgezeichnete Ergebnisse; auf die Gerbung soll kein nachteiliger Einfluß bestehen. Da bei der Hautkonservierung gelöstes Silber koaguliert wird, muß Silber in so großem Überschuß angewandt werden, daß das Hautwasser mit Silberionen gesättigt ist. Das Silber soll in allerfeinster Verteilung auf dem Salz abgeschieden sein.

Die von W. Graßmann und W. Hausam (4) mit kolloidalem Silber (Präparat Fraenkel & Landau, Berlin) nach den Vorschriften von L. Winch angestellten Salzungsversuche mit Kalbfellen befriedigten dagegen nicht. Von den mit „Silbersalz" gesalzenen Fellen waren 90% leicht bis stark salzfleckig, während von den Kontrollfellen, die mit Naphthalin-Sodasalz behandelt worden waren, keines salzfleckig war. Auch im Fertigleder waren bei einem Teil der mit „Silbersalz" konservierten Felle Salzflecken feststellbar, doch war diesen Fellen im Aussehen gegenüber den Kontrollfellen ein gewisser Vorzug zu geben.

Dieser negative Befund mit kolloidalem Silber steht in Übereinstimmung mit den anderwärts gemachten Angaben. E. F. Betz und A. A. Iwanowa berichten, daß die Gegenwart organischer Stoffe die Sterilisation durch oligodynamische Silberwirkung stark behindert und eine dauernde Konservierung von Organpräparaten unmöglich ist. M. Lerche und H. Dreher aber vor allem konnten nachweisen, daß in Gegenwart von Kochsalzlösungen, die über 5% NaCl enthalten, das Silber von Katadynwasser unwirksam wird und daß außerdem das tierische Eiweiß eine so große Neigung besitzt, Silber aufzunehmen, daß auch größere Silbermengen sofort unwirksam werden. So gelang es z. B. nicht, den Keimgehalt von Därmen oder die Oberflächenflora von Fischen mit Katadynwasser zu verringern bzw. zu beeinträchtigen. Auch aus einer Arbeit von D. C. Foord, McOmie und A. J. Saller geht hervor, daß die Wirkung kolloidaler Silberpräparate in Gegenwart von organischem Material nicht zuverlässig ist. Auch die von der Katadyn G. m. b. H., Berlin, neu herausgebrachten Katadynpräparate 0,5, 1, bzw. 5 K und 0,5, 1, bzw. 5 K — 5 Olig, die keine Inaktivierung durch Eiweiß mehr erleiden sollen, konnten entweder das Aufkommen von Bakterienkolonien auf der Haut nicht verhindern, oder sie hatten wie z. B. das Präparat 1 K — 5 Olig. eine etwas geringere konservierende Wirkung wie Naphthalin-Sodasalz. Auch die Fertigleder waren nicht ganz so gut wie die Naphthalin-Sodasalz-Leder. Hinsichtlich der Herstellung von Photogelatine aus Hautabfällen bringt im übrigen die Anwendung von Katadynpräparaten bzw. die Anwesenheit fein verteilten kolloidalen Silbers immer eine Gefahr und ein unbehagliches Gefühl der Unsicherheit mit sich [W. Graßmann und W. Hausam (8)].

Nach F. A. Coombs soll auch das Besprengen der Felle mit einer Lösung von Natriumarsenit die Konservierung verbessern.

Sublimat wurde sowohl als Konservierungsmittel, wie auch als Desinfektionsmittel gegen Milzbrand in Vorschlag gebracht. J. H. Yocum verwendete Sublimat in Kochsalzlösungen, in welche die Häute eingetaucht wurden. In gleicher Weise arbeiteten B. M. Das, B. B. Dhavale und B. N. Pal (2); sie erhielten bei verschiedenen Kochsalzkonzentrationen und 0,01% Sublimat bei der Konservierung von Eidechsenhäuten keine befriedigenden Ergebnisse. Über die Verwendung von Sublimat zur Milzbranddesinfektion siehe später. Es sei aber auch hier schon auf die von R. Hilgermann und J. Marmann sowie von B. Kohnstein gemachten Einwände hingewiesen, daß die Anwendung von Quecksilbersalzen zur Bildung schwarzer Niederschläge von Quecksilbersulfid beim Äschern mit Sulfid führe. Stärkere Sublimatlösungen haben gerbende Wirkung und fällen die Proteine (E. Stiasny, S. 46). Nach G. D. McLaughlin (E. Stiasny, S. 46) darf Sublimat nur mit Vorsicht verwendet werden, da die nachträgliche Quellbarkeit der Haut verringert wird.

Technisches Calciumformiat enttäuschte in einer Menge von 1,5% dem Salz beigemischt stark; es wurden 95% salzfleckige Kalbfelle bei der damit durchgeführten Salzung ermittelt. Auch die Leder befriedigten nicht [W. Graßmann und W. Hausam (7)].

Wegen ihrer gerbenden Wirkung bestehen auch gegen Lysol, Kreolin und Karbolsäure, welche u. a. auch von J. Päßler (2) als Konservierungsmittel empfohlen wurden, Bedenken. W. Schindler (1), (2) teilte nach den Erfahrungen im früheren Österreich bezüglich des Lysols als Vergällungsmittel zwar Entgegenstehendes mit, gibt aber einerseits die Wirkungslosigkeit des Lysols gegen die Rotfärbung und andererseits das Vorkommen eigenartig schwammiger und lockerer Kalbleder als Folge der Lysolbehandlung zu. Nach einer privaten Mitteilung wurden in der Ostmark z. B. 6 l Lysolseife auf 180 l im Faß mit Wasser aufgefüllt und diese 180 l Lysolseifenlösung mittels einer Gießkanne 10 t Salz untermischt. Auch E. Stiasny (S. 48) ist der Ansicht, daß Lysol nicht gerbend wirke. An und für sich wird es aber zweckmäßig sein, bei Stoffen phenolischen Charakters mit Hinsicht auf die Gefahr einer Angerbung der Hautfaser eine gewisse Vorsicht walten zu lassen, wenngleich diese Gefahr im alkalischen Milieu, wie im Falle der Lysolseifenlösung, naturgemäß verringert ist.

Die Versuche mit dem Preventol flüssig I (Trichlorphenol-Äthanolamin der I. G. Farben A. G., D.R.P. 538319) haben im obigen Sinn immer wieder den Verdacht aufkommen lassen, daß es als Phenol mit der Hautsubstanz reagiere. Das war bei Verwendung höherprozentiger Lösungen ziemlich naheliegend [M. Bergmann und W. Hausam (4)], mußte aber auch aus dem härtlichen Griff der Kalbleder bei Verwendung niedrigerer Konzentrationen, auch als Zusatz zum festen Häutesalz, geschlossen werden [W. Graßmann und W. Hausam (3), (1)]. Niedrige Anteile an Preventol im Häutesalz, z. B. 0,4%, schienen konservierungstechnisch aber auch keinen Vorteil zu bieten, während der Anteil von 0,35% Preventol in Salzlake sich wieder etwas ungünstig auf Griff und Aussehen auswirkte [W. Graßmann und W. Hausam (3)]. Dagegen scheint die Verwendung von 0,25% Preventol in 30%iger Kochsalzlösung kaum von ungünstigem Einfluß auf Chevreauxleder zu sein [W. Graßmann und W. Hausam (1)].

A. Guthrie und M. S. Sastry (2), die Versuche mit I und 3% Preventol (zum Seesalz) machten, halten 1% in bezug auf die Konservierung für völlig ausreichend und erhielten anscheinend auch bei 3% Preventol keine Schwierigkeiten bei der Einarbeitung. Diese Autoren wiesen übrigens auf eine Ätzwirkung des Preventols hin. An der konservierenden Wirkung des Preventols gibt es, je nach Verwendungszweck und Höhe der Konzentration, allerdings keine Zweifel. Im reinen Laboratoriumsversuch erwiesen sich schon 0,125% als außerordentlich keimhemmend [M. Bergmann und W. Hausam (4)]. Preventol kann daher besonders gut zu anderen Zwecken herangezogen werden.

In Nachsalzungsversuchen an Großviehhäuten mit rund 20% Salz, dem 1% Raschit (Chem. Fabr. F. Raschig, Ludwigshafen/Rhein) (Parachlormetakresol) untermischt waren, hielten sich selbst ursprünglich stark rot angelaufene Häute nach rund $1^1/_2$jähriger Lagerung recht gut und frisch. Griff und Enthaarung normal (nach einer Mitteilung aus der Praxis).

Eine Reihe anderer Phenole bzw. Phenolate wurde von L. S. Stuart und R. W. Frey (1) neuerdings untersucht. Aus der von den Autoren mitgeteilten Tabelle seien folgende Angaben herausgegriffen:

Tabelle 94. Untersuchung der konservierenden Wirkung verschiedener Zusätze zum Seesalz [L. S. Stuart und R. W. Frey (1)].

Salzzusätze. Menge auf Salzgewicht bezogen	Zustand der Fellstücke nach Konservierung von 34 Tagen	Bakterien pro Kubikzentimeter im Weichwasser (in Millionen)	Zustand der Fellstücke nach dem Äschern
Salz allein	Rotfärbung; starker Geruch nach NH_3; haarlässig; Fleischseite schleimig	> 300	Narben teilweise zerstört; Stücke weich
+ 0,1% Paranitrophenol	Metallischer Geruch; Fleischseite fleckig; haarlässig	> 300	Blaugraue Flecken auf dem Narben; Stücke weich
+ 0,1% Natriumo-phenyl-phenolat	Rotfärbung; dumpfig; Haar fest	> 300	Bläulichscheckiger Narben; gut gequollen
+ 0,1% Natrium-2-chlor-o-phenyl-phenolat	frisch; angenehmer, frischer Geruch; Fleisch hell; Haar fest	0,20	Stücke hell; gut gequollen
+ 0,1% Natriumtrichlorphenolat	frisch; angenehmer, frischer Geruch; Fleisch hell; Haar fest	0,16	Stücke hell; gut gequollen
+ 0,1% Natriumtetrachlorphenolat	Rotfärbung; schwitziger Geruch; Haar fest	> 300	Stücke schön hell; gut gequollen

Verwendungsfähig scheinen nach diesen Ergebnissen lediglich Natrium-2-chlor-o-phenylphenolat und Natriumtrichlorphenolat. Dieses und Paranitrophenol gaben in Verbindung mit Natriumsilicofluorid ebenfalls gute Ergebnisse. 0,1% p-Nitrophenol zusammen mit 1% Silicofluorid oder 0,2% Natriumtrichlorphenolat zeigte in größeren Versuchen gute Konservierungswirkung. Die Fertigleder schienen soweit befriedigend, doch wird auch hier eine gewisse Säureschädigung seitens des Silicofluorids vermutet, da die Reißfestigkeit dieser Leder um rund 10% niedriger liegt als die der Kontrolleder (R. M. Frey und L. S. Stuart). R. M. Koppenhoefer und G. L. Somer haben eine Reihe der vorgenannten Konservierungsmittel auf ihre Wirkung vom Standpunkt des Gehalts der konservierten Haut an flüchtigem Stickstoff geprüft und beurteilt. Abb. 376 gibt hierüber einen Überblick. Darnach schneidet die Salzung mit Naphthalin-Sodasalz am besten ab.

Das Grotan der Schülke & Mayr A. G., Hamburg, vermindert die Gefahr der Salzfleckenbildung, doch scheinen Konzentrationen oberhalb 0,25 bis 0,35% vom Salz erforderlich zu sein, um ausreichende Wirkung zu erzielen [W. Hausam (10)].

Nach einem Konservierungsverfahren der Armour and Company, Chicago (A. P. 1961740), werden dem Kochsalz Lösungen von 0,1 bis 0,5% Trichlorphenol oder Natriumsilicofluorid oder β-Naphthol zugesetzt. Auch in einem weiteren Verfahren (F. P. 762990 der Etablissements Elka) wird β-Naphthol verwendet. Darnach werden die Rohhäute auf der Fleischseite mit einer fein pulverisierten Mischung aus 3 Teilen zerkleinerten Lederabfällen, 3 Teilen Salz, 1 Teil

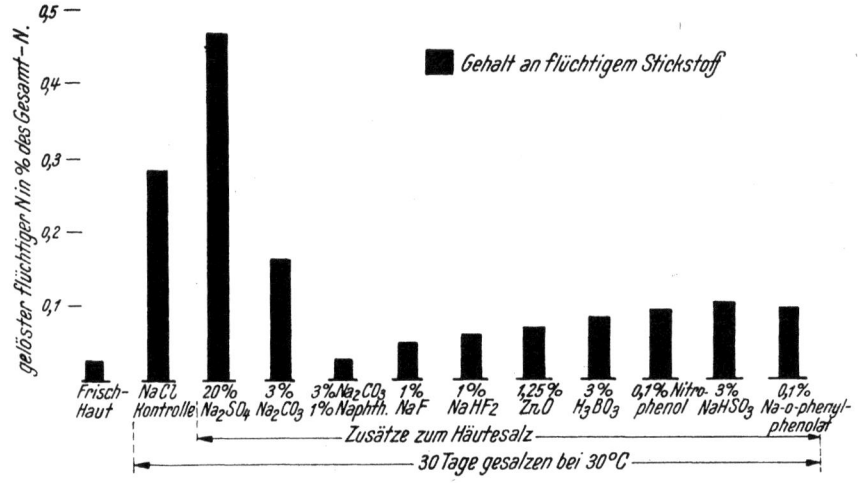

Abb. 376. Wirkung verschiedener Salzmischungen auf den Charakter gesalzener Ochsenhaut (Lagertemperatur 30° C) (R. M. Koppenhoefer und G. L. Somer).

Tabak und gegebenenfalls 1 Teil β-Naphthol oder Naphthalin bestreut; gegebenenfalls kann Ölpapier oder ein Gewebe mit dieser Mischung bestrichen der Fleischseite aufgelegt werden. Naphthol findet bekanntlich auch sonst in der Gerberei als Antiseptikum gute Verwendung [J. A. Wilson (3)].

Man sucht neuerdings zur Häutekonservierung solche Chemikalien heranzuziehen, die neben konservierenden Eigenschaften auch eine gewisse Netzwirkung aufweisen, um die konservierenden Stoffe in innigeren Kontakt mit der Haut zu bringen, um die Weiche zu verkürzen oder um die Haut aufnahmefähiger zu machen, wie das bei den nachfolgend besprochenen Konservierungsmitteln mehr oder weniger der Fall ist.

Mit dem von der Chem. Fabrik Pott & Co., Pirna-Copitz, herausgebrachten Merpin WS extra 40 (D. R. P. 566338) wurden Kalbfelle, Rindshäute und Schweinehäute gesalzen (Zusatz von 2% zum Salz). Die konservierende Wirkung des Merpin WS extra 40 ist gut; Salzflecken und Rotfärbungen werden verhindert, bei Schweinehäuten wird die bei gewöhnlicher Petrolsalzsalzung infolge des Fettbelages herabgesetzte Salzaufnahme der Haut erhöht und auch von diesem Standpunkt aus die Konservierung verbessert [W. Hausam (7)]. In bezug auf das Fertigleder (Boxkalb) waren die Ergebnisse nicht immer einheitlich. Während in zahlreichen Versuchen Unterschiede zur normalen Salzung und Mängel nicht vorhanden waren, ja sogar leichte Verbesserungen hinsichtlich Griff (weicher), Fülle (voller) und Farbe (einheitlicher) ermittelt werden konnten, bestand bei einer Kalbfellpartie der Eindruck, als ob die Merpinfelle mitunter etwas härtlich seien, während wieder in einem anderen Falle, wo ausschließlich, und zwar sehr mild, geäschert wurde, gewisse Schwierigkeiten bei der Enthaarung erwuchsen. In diesem Falle wurde auch die Bildung eines etwas trockenen Narbens beobachtet. Diese Schwierigkeiten scheinen sich im alkalischen Milieu, d. h. durch Zusatz von Soda (z. B. 2% calc.) mildern und durch Zusatz von 1 bis 2% calc. Na_2SO_3 ganz beheben zu lassen. Die Unterschiede in der Fabrikationsweise wirken sich also hier sichtbar aus. Im übrigen ergaben sich bei leichten Kalbfellen bis 4,5 kg bei gleichbleibendem oder sogar leicht verbessertem Sortiment Maßverbesserungen von 0,33 bis 3,94% [W. Graßmann und W. Hausam (4), (5), (6), (7), (8)].

Größere Versuche mit dem Rohzephirol der I. G. Farben A. G., einem Gemisch hochmolekularer Alkyl-dimethyl-benzyl-ammoniumchloride (K. H. Blaas; Fr. Pels Leusden und R. Döring; R. Kuhn und H.-J. Bielig), das sich in einem kleinen Versuch mit wenigen Fellen als zweckmäßiger Salzzusatz zu erweisen schien, ergaben, daß 0,3 bis 0,5% Rohzephirol dem Salz untergemischt, den Salzfleckenbefall nicht verhindern können [W. Graßmann und W. Hausam (5), (6)]. Das Rohzephirol hat zwar ein sehr gutes Keimhemmungsvermögen, verliert dieses aber scheinbar in Gegenwart von Salz; es salzt bereits in einer 7%igen NaCl-Lösung aus [W. Hausam (8)]. Die mit Rohzephirol behandelten Felle und Häute haben einen weichen, vollen Griff, weichen etwas rascher und geben ein recht gutes Leder [W. Graßmann und W. Hausam (5)]. Die Verbesserungen im Leder sind aber anscheinend mit einem Maßverlust verbunden. Besonders günstig, auch in bezug auf die Maßausbeute, verhielt sich die Naphthalin-Sodasalzung mit anschließender Rohzephirolweiche [W. Graßmann und W. Hausam (7)]. In bezug auf die konservierende Wirkung dem Rohzephirol entsprechend, also unzureichend, verhält sich ein ihm ähnliches Produkt, das quarternäre Ammoniumsalz R 297 Pulver der Schülke & Mayr A. G., Hamburg [W. Hausam (10)].

Vorgeschlagen wurden zur Konservierung von Häuten und Fellen auch Kohlenwasserstoffe, und zwar wasserunlösliche Kohlenwasserstoffe oder wasserunlösliche Chlorderivate derselben in emulgierter oder emulgierbarer Form (D.R.P. 664682 von R. Müller; vgl. auch E. P. 478639, Chem. Fabrik Siegfried Kroch A. G., Wandsbek). Einige Kalbfelle, die mit Salz +3%· solcher Kohlenwasserstoffe (Konsermol) gesalzen und längere Zeit gelagert waren, schnitten im Fertigleder gegenüber der mit Naphthalin-Sodasalz behandelten Ware hinsichtlich von Konservierungsfehlern etwas besser ab (W. Graßmann und W. Hausam (6)].

Eine ganze Reihe anderer Konservierungsmittel und -verfahren wurden noch vorgeschlagen, von denen nicht immer festgestellt werden kann, wie sie sich bewährten, ob es sich nur um gelegentlich angewandte Mittel und Verfahren handelt oder ob es überhaupt nur beim Vorschlag blieb. So z. B.:

Mischung von Thiosulfatlösung und Salzsäure, schwache Lösung von Senföl in Wasser (E. Stiasny, S. 47), Tabakstengelauszüge (E. Stiasny, S. 47), 3% Soda + 2% Rückstände von Olivenöl [A. Gansser (2)], 3% Vaselinöl [C. Romana und G. Baldracco (1)], 1% Borax [C. Romana und G. Baldracco (2)] mit angeblich gutem Erfolg, 2% Natriumperborat, das jedoch das Aufkommen der Rotfärbung nicht immer zu verhindern vermag [L. S. Stuart und R. W. Frey (1)], Chlorkalk, mit dem gleichen Nachteil [A. Guthrie und M. S. Sastry (1)], Formaldehyd in Form seiner Dämpfe, in Lösung oder unmittelbar dem Salz zugesetzt, jedoch mit dem Ergebnis der Bestätigung seiner Gerbwirkung auch in geringen Konzentrationen [W. Eitner (1), (3); J. Päßler (2); E. Simoncini], 2% p-Dichlorbenzol für die Konservierung von Schweinehäuten (Rotfärbung auf ein Minimum herabgedrückt) (I. M. Baronow; A. A. Gomosow und N. I. Bulgakow), zur Konservierung von Rindshäuten angeblich mit bestem Erfolg (2% zum Salz) (W. G. Babakina und K. S. Kutukowa) und zur Konservierung von Schaffellen (M. S. Luxemburg und P. I. Kujoseff), wobei letztere noch nach 13 Monaten einwandfrei waren und sich ohne Schwierigkeiten auf Pelzwerk und Chevretten verarbeiten ließen. Einer anderen Mitteilung zufolge konnte aber mit 1 bis 2% p-Dichlorbenzol die Rotfärbung bei Schweinehäuten nicht verhindert werden (O. W. Bogomolowa). Von C. Romana und G. Baldracco (2) wurden auch Calciumcarbonat und Calciumchlorid (je 1%) vorgeschlagen. Mit einem unter dem Namen „Atlas Preservative" genannten Konservierungsmittel (wahrscheinlich arsenigsaures Natrium) (R. Lauffmann) wurde in einer Menge von 3% mit mehr oder weniger gutem Erfolg konserviert [A. Guthrie und M. S. Sastry (1)]. Ferner wurden als Salzzusätze genannt: „Arasol" (R. Lauffmann), „Exane" der Firma J. Peiny, Chem. Produkte, Paris (A. Rigot), und „Gratan". Mit dem Pulver „Gratan", in einer Menge von 0,5 bis 1,0% dem Salz untermischt, konservierte E. A. Kotscharowa ohne Nachteil Welshäute; wurden dagegen 3 bis 5% Gratan benutzt, so wurde eine schwache Homogenisierung der Kollagenfaser beobachtet. Einem neueren Patent (D.R.P. 668590 der I. G. Farben, A. G.) ist der Vorschlag zu entnehmen, Felle und Häute mit 1%igen Lösungen von Amidinchlorhydrat oder mit Mischungen aus Salz und Amidinchlorhydrat zu behandeln. Die Salt Union Ltd. [E. Stiasny (S. 45)] empfahl den Zusatz von 0,2% $PbCl_2$ oder von 0,02% $CdCl_2$ zum Salz.

Ein Schutz gegen Schimmel und Fäulnis soll durch Behandlung der Felle mit einer Lösung von Chromfluorid (E.P. 413445 von W. Loewe) oder durch Imprägnierung mit Bariumborat (E.P. 413648 von C. R. N.) erzielt werden. A. C. Moore (A.P. 2086920) schlägt zur Konservierung wässerige Lösungen von Bariumchlorid mit einem Gehalt an Glycerin von 1 bis 15% vor. Das Glycerin soll das Hautmaterial feucht halten. Nach einem Verfahren der Leather Makers Process Co. (A.P. 1743647) sollen die Häute zwecks Konservierung zunächst mit NaCl und HCl vorbehandelt, dann unter Zusatz von Neutralisationsmitteln [Ca(OH)$_2$] zur Verhinderung einer Säureschwellung gewaschen werden. Dann soll weiter gut ausgewaschen werden, um die in der Haut befindlichen, ausgefällten Salze, wie $CaCl_2$, wegzubringen. Die Häute sollen dann in üblicher Weise geäschert und gegerbt werden.

Tabelle 95. Reaktion verschiedener Vergällungsmittel und vergällter Salze (W. Vogel).

Nr.	Salz, Vergällungsmittel oder vergälltes Salz	Konzentration der Meßlösung in Prozenten	Reaktion gegen Lackmus	p_H-Wert Folie	p_H-Wert Elektrometer
1	Steinsalz, chemisch rein	25,0	neutral	6,3	6,3
2	Siedesalz, technisches.	25,0	neutral	6,6	6,3
3	Fluornatrium	1,0	sauer	5,8	5,7
		2,5	neutral	7,1	6,6
4	Siedesalz + 1% Fluornatrium . . .	25,0	sauer	5,0	5,7
5	Siedesalz + 2,5% Fluornatrium . .	25,0	neutral	4,9	5,7
6	Natriumbisulfit	0,25	sauer	5,0	—
7	Siedesalz + 0,25% Natriumbisulfit.	25,0	sauer	4,9	4,8
8	Natriumsulfat	2,5	neutral	6,0	5,7
9	Siedesalz + 2,5% Natriumsulfat. .	25,0	neutral	6,1	6,4
10	Petroleum	0,1	neutral	—	—
11	Siedesalz + 0,1% Petroleum . . .	25,0	neutral	6,3	6,2
12	Soda, calc.	1,0	basisch	9,9	10,8
		3,0	basisch	10,0	10,8
13	Siedesalz + 1% Soda calc.	25,0	basisch	9,0	9,0
14	Siedesalz + 3% Soda calc.	25,0	basisch	9,2	9,3
15	Natriumbisulfat	0,25	sauer	2,6	2,1
16	Siedesalz + 0,25% Natriumbisulfat	25,0	sauer	4,1	2,3
17	Alaun	2,5	sauer	3,3	3,3
		5,0	sauer	3,3	3,2
18	Siedesalz + 2,5% Alaun	25,0	sauer	4,3	3,6
19	Siedesalz + 5,0% Alaun	25,0	sauer	4,1	3,3
20	Kieselfluornatrium	0,6	sauer	3,3	3,2
21	Siedesalz +0,6% Kieselfluornatrium	25,0	sauer	4,1	3,0
22	Preventol	0,5	basisch	9,9	10,1
23	Siedesalz + 0,5% Preventol . . .	25,0	basisch	9,5	9,8
24	Lysol	0,1	neutral	6,4	7,0
25	Siedesalz + 0,1% Lysol	25,0	neutral	5,9	6,0

H. Dodge (A. P. 1 680 136, 1 690 969 und 1 663 401) beschreibt die Verwendung von Formaldehyd, Salpeter, Natriumcarbonat und Natriumsulfat in Mischung oder in wässerigen Lösungen für die Hautkonservierung. Ferner wird die Konservierung von Häuten und Fellen unter ständigem Bewegen in einem Bad von Alaun, NaCl, Formaldehyd und Salpeter vorgeschlagen, wobei Alaun und Salz die eigentliche Konservierung bewerkstelligen, während das Formaldehyd eine Festigung der Hautsubstanz verursachen und der Salpeter als Füllstoff dienen sollen (A. P. 1 659 520 von H. Dodge). Auch A. Schachalin sieht in der Verwendung von Alaun mit Chlorammonium oder Natriumbisulfat als Salzzusätze ein Mittel zur besseren Konservierung; so konserviert sollen sich Schaffelle 1½ Jahre und länger gut gehalten haben. Der Nachteil der leicht gerbenden Wirkung des Alauns soll durch die Vorteile des Fortfalls von Haarlässigkeit und Fäulnis sozusagen ausgeglichen sein.

D. R. P. 699 845 (I. G. Farben, A. G.) sieht die Verwendung von Konservierungsmitteln mit solchen kapillaraktiven Stoffen vor, welche deren Wirksamkeit nicht beeinträchtigen. Frische Kalbfelle sollen z. B. in 100 l konz. Salzlake, vermischt mit 1 l einer Lösung aus 30 Chlorkresol, 50 Isooctadecylenbernsteinsäure-mono-β-N-Diäthylaminoäthylester, 10 Polyglykoläther, 10 Wasser, 24 Stunden behandelt, einwandfrei konserviert werden.

Eine holländische Patentanmeldung (91 448) sieht die Behandlung der Fleischseite mit Weinsteinsäure und/oder Zitronensäure in fester oder in Form wässeriger Lösungen dem Salz untermischt vor.

Im Anschluß an die Besprechung der zusätzlichen Konservierungsmittel sei noch eine Aufstellung von W. Vogel über die Reaktion verschiedener Vergällungsmittel und vergällter Salze wiedergegeben (Tabelle 95).

2. Konservierung mit Glaubersalz (Natriumsulfat).

W. Eitner schlug bereits 1880 entwässertes Glaubersalz an Stelle von Kochsalz für die Hautkonservierung vor, während Villon lediglich die Untermischung von Kochsalz mit 5% Natriumsulfat oder 10% Glaubersalz guthieß (E. Stiasny, S. 42). Der Vorteil bei der Konservierung mit nur entwässertem Glaubersalz allein besteht darin, daß bei der Hautkonservierung kein Gewichtsverlust eintritt, da das Hautwasser als Kristallwasser ($Na_2SO_4 . 10 H_2O$) im Glaubersalz verbleibt, während das Kochsalz mit dem von ihm gelösten Hautwasser abfließt. Kristallisiertes Natriumsulfat (Glaubersalz) behält, da es kein Wasser aufnimmt, auch in sehr feuchter Atmosphäre sein Gewicht, wohingegen wasserfreies Natriumsulfat oberhalb 70% relativer Luftfeuchtigkeit bis zu 10 Äquivalent Wasser aufnimmt und sich dann wie kristallisiertes Glaubersalz verhält, Kochsalz aber oberhalb 80% relativer Luftfeuchtigkeit (R. F. Innes) unbeschränkt, selbst bis zur Verflüssigung, Wasser aus der Luft anzieht. In einer Hinsicht kann also entwässertes Glaubersalz für die Konservierung von Vorteil sein — der Preisunterschied gegenüber Kochsalz würde durch die Tatsache, daß man mit nur 10 bis 15% vom Hautgewicht (Italien z. B. salzt u. a. auch mit 10% Na_2SO_4) [A. Gansser (2)] auskommen wird, ausgeglichen. Unter bestimmten atmosphärischen Bedingungen, wie sie in den Tropen herrschen, könnte aber wiederum kristallisiertes Natriumsulfat, wie D. J. Lloyd (4) meint, ein besseres Konservierungsmittel sein als Kochsalz. Da die bakterizide Eigenschaft von Natriumsulfat geringer ist als die des Kochsalzes und käufliches Natriumsulfat doppelt soviel Bakterien, darunter reichlich proteolytische, enthält wie Kochsalz (G. D. McLaughlin und J. Highberger), so müßten nach Ansicht von D. J. Lloyd (4) dem Natriumsulfat entsprechende zusätzliche Konservierungsmittel wie beim Kochsalz beigemischt werden.

Das Natriumsulfat des Handels in Indien, allgemein unter dem Namen Kharisalz bekannt, enthält außer Natriumsulfat große Mengen von Erde, Natriumchlorid, Magnesiumsalze und Kristallwasser in sehr veränderlicher Zusammensetzung, was sich auch auf die dort mit Kharisalz geübte Hautkonservierung sehr ungünstig auswirkt. Ein Beispiel für die mögliche Zusammensetzung von Kharisalz gibt folgende Analyse:

Kieselsäure und Glimmer	5,89%
Eisen und Tonerde	0,39%
Kalk (CaCO$_3$)	4,53%
Natriumsulfat	59,49%
Magnesiumoxyd	6,98%
Kochsalz (NaCl) . . . . , ...	5,85%

Der fast stets schwankenden Zusammensetzung und auch des schlammig-krustigen Aussehens der mit Kharisalz behandelten Häute wegen sucht man dort nach einem geeigneten Ersatz, den B. M. Das, B. B. Dhavale und B. N. Pal (1) in verschiedenen Mischungen von Natriumchlorid und Glaubersalz, später an dessen Stelle von wasserfreiem Natriumsulfat (also den beiden im Kharisalz wirksamen Stoffen) glaubten suchen zu müssen. Von Interesse ist dabei, daß sowohl bei den Salzmischungen als auch bei den Kharisalzen die Konservierung dann am besten war, wenn das Verhältnis Sulfat : Chlorid = 5 : 1 war.

E. Stiasny (S. 42) weist übrigens auf einen weiteren Nachteil der Natriumsulfatsalzung hin, und zwar auf den Gehalt des ungereinigten Natriumsulfats an Natriumbisulfat und Salpetersäure (sofern es sich um ein Abfallprodukt der Salpetersäuregewinnung handelt). Es besteht ferner die Gefahr, daß ungenügend ausgewaschenes Glaubersalz im Äscher Gipsflecken auf der Haut erzeugt. (Theoretisch ist eine Gipsfleckenbildung durch Glaubersalz bereits möglich, wenn Glaubersalz in geringen Mengen im Kochsalz vorhanden ist, das einen relativ hohen Gehalt an Calciumverbindungen als natürliche Verunreinigungen enthält.)

Im Anschluß an die obengenannte Kharisalzung darf in diesem Zusammenhang auch auf die Konservierung durch Belegen der Fleischseite mit erdigen Pasten, besonders in überseeischen Ländern hingewiesen werden. Diese Pasten haben aber auch den Nachteil, daß natürliche Hautfehler und Fleischerschnitte verborgen werden und daß eine unkontrollierbare Gewichtsvermehrung der Häute erfolgt (E. Stiasny, S. 47). Was den Vorschlag anbelangt, die Fleischseite der Häute mit Kieselgur einzureiben, so sei auf die Gefahr, die z. B. für das Messer der Spaltmaschine daraus erwächst, aufmerksam gemacht. Als Paste der Fleischseite aufzutragen, war auch die von seinem Erfinder „Hidol" (D.R.P. 599520 von K. Irmen) genannte Konservierungsmasse gedacht, die sich jedoch bei einer Haarauf-Fleisch-Konservierung von Kalbfellen nicht bewährt hat [W. Graßmann und W. Hausam (1)].

Auf die Verwendung von Natriumsulfat in wässerigen Lösungen zusammen mit Fluornatrium, Kieselfluornatrium und Kaolin wurde schon S. 791 hingewiesen (D.R.P. 661318, J. Bleeck).

3. Konservierung mit Salzlake.

Das Wesen der Salzlakenkonservierung besteht im allgemeinen in einem Waschen der Häute nach dem Abziehen und anschließender Behandlung in einer konzentrierten Salzlösung, in die meist 24 Stunden eingelegt wird. Nach Entnahme aus der Lake und nach Abtropfen werden dann die Häute mit frischem Salz in Haufen gesalzen. Diese Methode findet in Amerika, besonders in Südamerika, bei den sog. Frigoríficohäuten Anwendung, während sie in Europa weniger geübt wird.

Die Anwendung der Lakensalzung, die Konzentration der Lake, die Menge der im Vergleich zum Hautgewicht verwendeten Lake, die Benutzung von zusätzlichen Konservierungsmitteln zur Lake und auch die Nachbehandlung der Häute sind sehr verschieden. In verschiedenen südamerikanischen Schlachthäusern schwankt das Verhältnis Lake zum Hautgewicht nach Angaben von P. Melnik wie folgt (siehe Tabelle 96).

Tabelle 96. Verhältnis der Lakenmenge zum Häutegewicht (P. Melnik).

Schlachthof	Verhältnis der Lake zum Häutegewicht	Lakenmenge in Liter je Haut
Swift-Montevideo	3,5 : 1	120,0
Artigas	2,2 : 1	76,8
Nacional	2,4 : 1	84,2
Swift-Rosario Santa Fé (Argentinien)	2,0 : 1	85,3
La Negro	3,1 : 1	107,7
Armour-La Plata	2,3 : 1	86,3
Anglo-Docksud	3,8 : 1	131,6
Swift-La Plata	3,3 : 1	115,2

Die dabei verwendete Lake, in welche die vorher sorgfältig gewaschenen Häute 24 Stunden eingelegt werden, spindelt 22 bis 24° Bé. Die Konzentration wird durch Zubesserung konstant gehalten. Die Lake wird bei wiederholter Benutzung abgekocht, filtriert und absitzen gelassen.

W. Graßmann und W. Hausam (1), (3) wählten bei ihren Salzlakenversuchen das Verhältnis Lake zu Hautgewicht wie 4 : 1, F. L. De Beukelaer arbeitete mit dem Verhältnis 5 : 1.

Was die Konzentration der Salzlake anbelangt, so werden auch hier unterschiedliche Angaben gemacht. M. Kaye (1) kommt auf jeden Fall zu der Ansicht, daß 10 bis 20%ige Salzlösungen bei einer Arbeitstemperatur von 20 bis 22° C für eine gute Konservierung ungenügend sind, da sie weder Bakterienwachstum noch Autolyse zu verhindern vermögen. Es sind nahezu gesättigte, 27 bis 33%ige Salzlösungen vorzuziehen; bei höherer Arbeitstemperatur von 30° C sind die Lösungen dagegen unbedingt gesättigt zu halten.

R. M. Koppenhoefer und G. L. Somer geben ausgezeichnete Wirkung gesättigter Salzlake mit anschließendem Salzen (im Übermaß) an, aber auch bei Verwendung von nur 10, 20 oder 30% Salz in der Lake sei die Konservierung noch besser als bei der Salzung mit trockenem Salz allein.

Nach den Untersuchungen von W. Graßmann und W. Hausam (1), (3) mit Kalbfellen sind 25%ige Salzlösungen nicht ausreichend und nur dann sind gegenüber der „Trockensalzung" bessere Ergebnisse zu erhalten, wenn die Lake mindestens 30%ig, also nahezu gesättigt ist und außerdem eine entsprechende Nachsalzung erfolgt. So wurden z. B. bei einer 25%igen Lake und 15%igem Nachsalzen (bezogen auf Fellgrüngewicht) mehr salzfleckige Felle erhalten, als bei einer vergleichsweisen „Trockensalzung" mit 30% Salz und der gleichen Nachsalzung mit 15% Salz. G. D. McLaughlin und E. R. Theis (1), (2) erhielten dagegen bei 25%igen Salzlaken beste Resultate und kommen zu dem Ergebnis, daß das Waschen der Häute mit anschließender Salzlakenbehandlung eine wesentliche Verbesserung der gegenwärtigen Salzungsmethoden darstelle: das Blut mit seinen unangenehmen Begleiterscheinungen und Folgen werde durch das Waschen gänzlich entfernt, die „post mortem"-Veränderungen würden herabgesetzt, praktisch seien die Salzflecken durch die Lake zu eliminieren, schließlich aber soll das Lederrendement gegenüber normal gesalzener Ware höher und das Leder lakenbehandelter Häute dicker und fester sein. Tatsächlich gehören ja auch die so behandelten Frigorificohäute zu den begehrtesten. Auch F. L. De Beukelaer weist in seinen Vergleichsversuchen mit trocken- und lakengesalzenen schweren Häuten (Coloradotyp) nach, daß die lakenbehandelten Häute im Leder höhere Gewichte

und die Croupons ein besseres Maß bringen. Entgegenstehende Versuche und Erfahrungen wurden wiederum in Deutschland gemacht, wo man zwischen normalgesalzenen und lakenbehandelten Rindshäuten praktisch keinerlei Unterschiede
feststellen konnte, ob es sich um die Konservierung handelte (Salzflecken, Rotfärbung und Haarlässigkeit — bei den Lakenhäuten sogar eher intensiver) oder
um die Einarbeitung. Im Fertigleder wurden keine Unterschiede hinsichtlich
Gewicht, Reißfestigkeit, Wasserdurchlässigkeit und -aufnahme und Aussehen
gefunden [W. Graßmann und W. Hausam (4)]. Aber auch bei Kalbfellen
hatten W. Graßmann und W. Hausam (1) kaum Unterschiede festgestellt; die Leder der lakenbehandelten Felle waren im Aussehen vielleicht
etwas schöner.

Die Lake soll also salzgesättigt sein. Achtet man darauf nicht, so hat man in
den allermeisten Fällen mit Mängeln zu rechnen. Dann ist dafür Sorge zu tragen,
daß die Häute oder Felle nach Herausnahme aus der Lake gut abtropfen. Ein
weiteres Kapitel ist die Nachsalzung. Wird mit 15% Salz vom Grüngewicht nachgesalzen, wie dies W. Graßmann und W. Hausam (4) taten, so ist eine gesättigte
Lake während der ganzen Dauer des Eintauchens sowie ausreichendes Abtropfen
nach Herausnahme Voraussetzung, daß diese Konservierung nicht schlechter
ist, als die normale. Zu feuchte Häute z. B. bieten ja den Mikroorganismen viel
größere Angriffsmöglichkeiten, als gut und sachgemäß trockengesalzene Häute.
Deshalb scheint man auch in Südamerika nach einer Mitteilung von P. Melnik so
großen Wert auf die Nachsalzung zu legen. Dort hat man bei folgender Arbeitsweise gute Resultate erhalten: „Der Boden des Stapels (8 × 13 m) wird mit einer
10 cm hohen Salzschicht bedeckt und aus einzelnen, über dem Rücken gut zusammengefalteten Häuten, die mit 25 bis 35 kg Salz gefüllt sind, der sog. „Kordon", die Wände des Stapels in Höhe von rund $1/_2$ m gebildet. In der so entstandenen Grube werden die Häute flach, mit der Fleischseite nach oben, ausgebreitet und mit Salz bestreut. Der fertige Stapel ist etwa 1,50 m hoch und umfaßt rund 4000 Häute. Der Salzverbrauch für die Nachsalzung beträgt dann 60
bis 100%, wobei das zum Nachsalzen verwendete Salz angeblich mehrmals benutzt werden soll." Liest man diese Angaben, so erscheint die Mitteilung F. L.
De Beukelaers kaum glaubhaft, daß nach einer Behandlung von 14 bis 20
Stunden in einer gesättigten Salzlösung ($p_H = 6{,}8 — 7{,}0$) die Häute nach 30 Minuten währendem Abtropfen ohne weitere Salzung (d. h. Nachsalzung) gestapelt
wurden und längere Zeit (etwa 60 Tage) ohne Gefahr bei Hautkellertemperatur
lagerten.

Die Konzentration der Salzlake spielt in mehrfacher Hinsicht eine Rolle. Einmal wegen der Gefahr der Konservierungsfehler; neben den Angaben von
W. Graßmann und W. Hausam (1), (3), (4) weisen z. B. auch die Ergebnisse von
N. J. Bulgakow und K. N. Popow (1) hinsichtlich der Haarlässigkeit der Häute
bei Brühen von nur 16° Bé auf die Verwendung von nur konzentrierten Laken hin.
Andere Einflüsse der Salzkonzentration in der Lake sind folgende: Bei steigender Konzentration der Salzlake zunehmende Gewichtsabnahme. Diese wird
von P. Melnik bei der oben geschilderten Arbeitsweise mit 20 bis 22% angegeben;
F. L. De Beukelaer gibt einen Gewichtsverlust von 19,5 bis 20,6% an. Dieser
Gewichtsverlust (Gewichtsabnahme) bei der Lakenbehandlung ist nach N. J.
Bulgakow und K. N. Popow (1) um so größer:

1. je konzentrierter die Salzlake ist, und zwar

bei 16° Bé 9,03%
  „   20° „ 11,58%
  „   24° „   . . . . , ...   12,91%

2. je höher die Gewichtsklasse der Häute ist, und zwar

bei leichten Häuten 10,74%
„ mittelschweren Häuten . 12,04%
„ schweren Häuten . : . . 13,01%

3. je höher die Temperatur der Salzlake ist, und zwar

im Winter 3⁰ C. . . . . 12,2—14,3%
„ Frühjahr 6⁰ C . . . . 12,6—14,6%
„ Sommer 10⁰ C . . . 13,6—17,2%

Eine weitere Auswirkung hat die Konzentration der Lake auf das Blößenrendement. Dieses steigt nach den Angaben von N. J. Bulgakow und K. N. Popow (1) bei stärkeren Salzlaken gegenüber der normalen Salzungsweise. Z. B. wurden bei gewöhnlich gesalzenen Häuten 93,9% Blößenrendement (bezogen auf das Grüngewicht) ermittelt, bei Behandlung in 20⁰ Bé starker Salzbrühe dagegen 95,6%. F. L. De Beukelaer gibt bei gesättigter Salzlake ein Blößenrendement von 101,6 bis 102,5 an, während dasselbe bei üblichgesalzenen Häuten 100 betrug.

Im allgemeinen werden vor Anwendung von Salzlake die Häute gewaschen. Der Einfluß des Waschens vor dem Einlegen in die Lake ist, wenn gründlich besorgt, sehr deutlich. N. J. Bulgakow und K. N. Popow (1) stellten fest, daß die Salzlake vorher nicht ausgewaschener Häute dreimal so stark bakterienhaltig ist als nach Auswaschen der grünen Häute. N. S. Kutukowa gab an, daß die Lake doppelt so stark verunreinigt wird, wenn die Häute vor dem Einlegen in die Lake nicht gewaschen werden, und daß die Salzlake daher bei vorher gewaschenen Häuten für mehrere Partien angewandt werden kann. Speziell über die Frage, wie oft bei einer Salzlake ein einmaliger Lakenansatz unter jeweiliger Zubesserung von Salz für die Salzung von Kalbfellen verwendet werden kann, stellten W. Graßmann und W. Hausam (4) gemeinsam mit W. Vogel und Th. Wieschebrink ausgedehnte Versuche an. Es wurde zu Beginn der Versuche eine Salzlake von 24⁰ Bé hergestellt. In diese wurden in Abständen von je einer Woche jeweils 30 frische, gut mit Wasser abgespritzte Kalbfelle eingelegt, nach 24 Stunden entnommen und nach dem Abtropfen über dem Lakenbottich Haar auf Fleisch mit 20% Naphthalin-Sodasalz (bezogen auf das Fellgrüngewicht) Haar auf Fleisch nachgesalzen. Dies wurde fünfmal wiederholt, wobei vor Einlegen der nächsten Fellpartie die Lake immer wieder auf 24⁰ Bé gebracht wurde.

Nach 15-, bzw. 11wöchiger Lagerung ergab sich folgendes Bild (siehe Tabelle 97):

Tabelle 97. Verfärbungen auf der Fleischseite lakenbehandelter Kalbfelle [W. Graßmann und W. Hausam (4)].

	Ganz leicht	Leicht	Leicht bis mittel	Mittel	Mittel bis stark	Stark	Sehr stark	Versuch	Woche
Rot . .	5	16	4	2	2	1	—	} 1	erste
Violett .	1	7	1	—	—	1	—		
Rot . .	—	3	8	7	7	4	1	} 2	zweite
Violett .	—	8	5	4	—	—	—		
Rot . .	—	—	1	3	7	14	5	} 3	dritte
Violett .	—	1	—	7	4	6	1		
Rot . .	1	—	2	3	5	11	8	} 4	vierte
Violett .	—	3	—	—	1	—	—		
Rot . .	—	2	—	4	—	20	4	} 5	letzte
Violett .	—	—	—	1	—	11	2		

Ferner wurde bei je 30 Fellen eindeutig ermittelt, daß bei wiederholtem Gebrauch die Salzlake immer schlechter wird und sich mit Bakterien anreichert (siehe Tabelle 98).

Tabelle 98. Konservierungsbefund laken-behandelter Kalbfelle (rote und violette Verfärbungen ausgenommen) [W. Graßmann und W. Hausam (4)].

Ver-such	Haarlässig-keit der Felle		Schmierige Felle		Mangelhafter Geruch der Felle	
	Stück	Pro-zent	Stück	Pro-zent	Stück	Pro-zent
1	1	3,3	7	23,0	2	6,7
2	12	40,0	17	56,7	17	56,7
3	21	70,0	27	90,0	27	90,0
4	20	66,7	27	90,0	28	93,3
5	25	83,3	24	80,0	24	80,0

Gelegentlich dieser Versuche wurde zugleich auch die Frage der Wirtschaftlichkeit der Salzlakenbehandlung geprüft.

An Wasser für das Abspritzen der Felle wurden verbraucht rund 100 l pro Fell, d. s. für 150 Felle einschließlich des Lakenansatzes mit 400 l Wasser rund 15,5 cbm Wasser.

Die Arbeitszeit für das Abspritzen betrug je Fell 2 Minuten, d. s. für je 30 Felle pro Versuch je 1 Stunde.

Der effektive Salzverbrauch bei dieser Lakenbehandlung stellte sich auf 1,66 kg pro Fell = 44,6%. Unter Einschluß des Nachsalzens betrug demnach der Salzverbrauch je Fell durchschnittlich $1,66 + 0,72 = 2,38$ kg Salz oder $44,6 + 20 = 64,6\%$ des ursprünglichen Fellgewichts. Der Salzverbrauch stellt sich also bei der Salzlakenbehandlung bei fünfmaliger Benutzung der Lake um 15 bis 20% höher als bei normaler Salzung, wobei allerdings unberücksichtigt ist, daß die restliche Salzlake durch Wiederaufkochen, wie es in Amerika üblich ist, und unter neuer Salzzubesserung noch verwendbar sein würde [W. Graßmann und W. Hausam (4)].

Die Dauer der Salzlakenbehandlung wird im allgemeinen nicht über 24 Stunden ausgedehnt; auch nach den Mitteilungen und Versuchen von N. J. Bulgakow und K. N. Popow (1) erwies sich praktisch eine 24stündige Behandlung in der Lake für Großviehhäute als vollauf genügend. F. L. De Beukelaer gibt dagegen nur eine Behandlungsdauer von 14 bis 20 Stunden an.

Für die Bestimmung des Salzgehaltes in der Lake sei auf die Angaben von S. L. Neave hingewiesen, der mitteilt, daß die volumetrische Methode, den Überschuß an $AgNO_3$ mit Kaliumthiocyanat zu titrieren, zu niedrige Werte ergibt und die gravimetrische Methode zu hohe Werte. Den annähernd wahren Chloridgehalt gibt das Mittel dieser beiden Methoden.

Wie aus den Angaben über die Lakensalzung zum Teil hervorgeht, kann die Salzfleckenbildung und die Rot- bzw. Violettfärbung nicht verhindert werden. Nach Ansicht von F. E. Humphreys kann das Bakterien- und Pilzwachstum nur verhindert und die Erreger zerstört werden, wenn der p_H-Wert der Brühen (Salzlaken) über 9 oder unter 5,5 gehalten wird.

Daß man mit der gewöhnlichen Lakensalzung noch kein ideales Verfahren gefunden und auch hier über das Auftreten von Salzflecken und anderen Konservierungsfehlern zu klagen hat, geht schon aus den Versuchen hervor, geeignete Zusätze zu den Laken zu geben, die deren konservierende Kraft erhöhen sollen. N. J. Bulgakow und K. N. Popow (2) zeigten, daß man zwar mit Zusatz von 0,5 und von 0,25% (vom Lakenvolumen) Natriumbisulfit die Rotfärbung, nicht aber die Salzflecken herabmindern kann; in der Blöße wurden noch bis zu 60% Salzflecken festgestellt. Bei Sodazusatz von 15 kg auf 1 cbm Lake (= 5% Soda vom Salzgewicht) wurden günstigere Ergebnisse erhalten und dementsprechend in der Blöße nur 7% salzfleckige Häute festgestellt. Auch M. Kaye (1) erhielt mit

Sodazusatz zur Lake die besten Ergebnisse, desgleichen mit Natriumbifluorid, und zwar mit je 1% zu 33%igen Kochsalzlösungen. Natriumfluorid gab die gleichen Resultate wie die Salzlösung allein, Natriumbisulfat verursacht Schrumpfungen aller Hautstrukturen, Magnesiumchlorid schien eine Lockerung der Hautfasern und in der Folge loses und weiches Leder zu bewirken; von anderen Zusätzen wurden untersucht: 1% $K_2Cr_2O_7$ gab keine Flecken an der Haut, dagegen verursachte $CuSO_4$ grünliche Flecken und kommt daher als Lakenzusatz, wie ja auch bei der gewöhnlichen Salzung nicht in Frage.

Vom histologischen Standpunkt aus (Struktur) sind A. A. Braun und G. N. Orlowa der Ansicht, daß bei der Konservierung der Häute grönländischer Seehunde das Einsalzen mit 35% Salz bessere Ergebnisse liefert als die Lakensalzung.

A. Hevesi sieht in der Salzlake insofern einen Vorteil, als sie die Häute gleichmäßig durchdringt, erblickt aber anderseits einen Nachteil darin, daß dazu viele Gruben nötig seien und daß der Wassergehalt der Haut die Lake beständig verdünnt, so daß dieselbe durch festes Salz verstärkt werden muß. Die Anlage der Gruben und die immerhin umständlichere Arbeitsweise gegenüber der gewöhnlichen Salzung mit festem Salz bilden auch in Deutschland einen Hinderungsgrund für die Einführung der Lakenbehandlung. Selbst wenn man die Lake öfters benutzt und Salz jeweils nur zubessert, hat man, wie die Versuche von W. Graßmann und W. Hausam (4) zeigten, unter Einschluß der Nachsalzung, die nach Auffassung dieser Autoren unter gar keinen Umständen in Wegfall kommen kann, einen bedeutend höheren Salzverbrauch als bei gewöhnlicher Salzung mit festem Salz. Dazu kommt noch der hohe Wasserverbrauch für das Abspritzen und die Lake selbst, die Arbeitszeit für das Abspritzen und die vermehrte Arbeit beim Einlegen in die Lake, dem Herausnehmen und Nachsalzen gegenüber dem Einstreuen von Salz allein bei der gewöhnlichen Salzung. Das bedeutet eine erhebliche Erhöhung der Kosten. Da eine wiederholte Benutzung der Salzlake nur dann empfehlenswert sein würde, wenn die Lake mit Dampf erhitzt und sterilisiert wird, so setzt dies wiederum billigen, betriebseigenen Dampf voraus oder die Sterilisation der Lake muß durch Zugabe billiger, die Haut nicht schädigender und ungiftiger Desinfektionsmittel erfolgen. Nach W. Babakina, K. S. Kutukowa, M. Luxemburg und A. Schljapnikow soll ein Zusatz von 0,03% Chlorkresol, Chlorphenol, bzw. β-Naphthol die Fäulnis gebrauchter Salzlaken von durchschnittlich 24° Bé längere Zeit hintanhalten, und die mehrfache Verwendung der Lake gewährleisten. Das Rotwerden der Häute wird jedoch durch die Zusätze nicht verhindert. Für das Leder waren diese Zusätze angeblich ohne nachteiligen Einfluß. Die Autoren empfehlen bei mehrfacher Verwendung mit obigen Zusätzen ein Filtrieren der Lake nach jeder fünften Partie.

Wenn aber die Konservierung mit Lake nicht einmal oder nur wenig besser ist, so besteht, wenigstens für unsere deutschen Verhältnisse kaum ein Anlaß, sie einzuführen.

4. Wissenschaftliche Untersuchungen über die Salzwirkung beim Konservieren.

Es wurde schon eingangs erwähnt, daß die antiseptische Wirkung des Kochsalzes nicht sehr groß ist. Erschwerend tritt dieser Umstand in Erscheinung, wenn die Häute stark verschmutzt und blutig sind, also entweder stark bakterienhaltige oder bakterienfördernde Stoffe mit sich führen. In Laboratoriumsversuchen konnten G. D. McLaughlin und G. E. Rockwell (1) zeigen, daß unter normalen Umständen 12% Salz in Nährbouillon Bakterienwachstum unterbinden können (bei verschiedenen Anaerobiern, wie Clostridium botulinum, Cl. putrificum und Cl. sporogenes, stellten Fl. L. Evans und F. W. Tanner kein Wachstum und keine Toxizität mehr fest, wenn im Nährmedium rund 9 bis 11% NaCl bei geringen Zusätzen von 0,0035 bis 0,01% $NaNO_2$ vorhanden waren), daß aber mit steigendem Zusatz an Blutserum steigende Kochsalzmengen zur Unterbindung des Bakterienwachstums erforderlich sind und daß selbst bei 18% NaCl noch Bakterien sich weiterentwickeln, wenn 10% Blutserum anwesend sind. In Salzlake mit und ohne Blutserum wurden folgende Keimmengen ermittelt (Tabelle 99):

Tabelle 99. Einfluß der Salzkonzentration und eines Kalbsblutzusatzes auf die Keimzahl je Kubikzentimeter einer Salzlake (Lake : Kalbshaut = 4 : 1) bei 20° C [G. D. McLaughlin und G. E. Rockwell (2)].

NaCl in Prozent	Nach 24 Stunden		Nach 168 Stunden	
	kein Blut	10% Blut	kein Blut	10% Blut
0	68 000 000	149 000 000	1 000 000 000	2 500 000 000
2	14 950 000	57 000 000	260 000 000	2 200 000 000
6	7 900 000	15 000 000	310 000 000	633 000 000
10	830 000	11 900 000	179 000 000	191 000 000
14	60 500	470 000	33 900 000	48 000 000
18	37 100	650 000	8 900 000	21 000 000
25	21 300	50 500	70 000	310 000

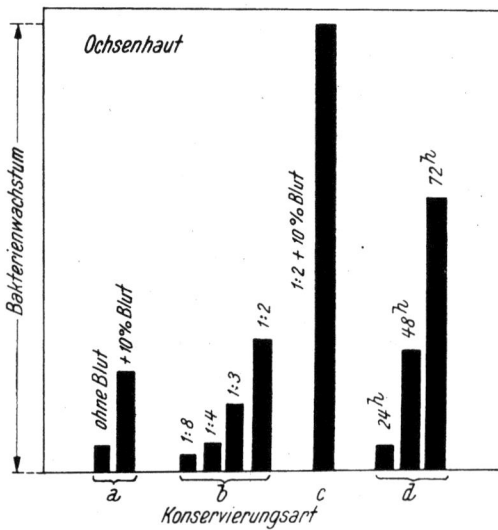

Abb. 377. Wirkung verschiedener Salzungsweise (Salzlake) und des Zusatzes von Blut auf das Bakterienwachstum unter Verwendung frischer Ochsenhaut bei 20° C in 24 Stunden. [G. D. McLaughlin und G. E. Rockwell (2)].
a Verhältnis Haut : Salzlake 1 : 4; b Verhältnis Haut : Salzlake 1 : 8, 1 : 4, 1 : 3, 1 : 2; c Verhältnis Haut : Salzlake 1 : 2 in Gegenwart von 10% Blut; d wiederholte Benutzung der Salzlake nach 24, 48 und 72 Stunden.

Sogar bei 30%iger Salzlösung stieg die Keimzahl je Kubikzentimeter von 630000 auf 2380000, wenn zu der Salzlösung 10% Blut gegeben wurden. Hier wird also der Wert einer gründlichen Reinigung der Haut vor dem Einlegen in eine Salzlake sehr deutlich erkennbar. Auch Abb. 377 läßt ganz klar den Einfluß des Blutes, auch bei wiederholter Benutzung der Lake, auf den Keimgehalt derselben erkennen [G. D. McLaughlin und G. E. Rockwell (2)]. Über den Keimgehalt schon einmal zum Salzen benutzten Salzes wurde bereits eingangs das Notwendige gesagt.

A. Hevesi weist darauf hin, daß unter gewöhnlichen Umständen eine bedeutende, nicht abzuschätzende Menge Blut in der Haut zurückbleibt. Ein Beweis hierfür ist die Feststellung, daß die aus einer normal gesalzenen Rindshaut abfließende Lake in der ersten Stunde 40% und nach 4 Wochen immer noch 8% Blut enthält.

Blut verzögert aber auch, wie G. D. McLaughlin und E. R. Theis (1) eingehend nachwiesen, die Salzdiffusion in die Haut, wie z. B. Tabelle 100 zeigt.

Noch deutlicher tritt dies in Erscheinung, wenn das Salzen nicht sofort, sondern erst einige Zeit nach dem Abziehen erfolgt (Tabelle 101).

Beim Vergleich zwischen Tabelle 100 und 101 tritt neben der Wirkung des Blutes nach Ansicht von G. D. McLaughlin und E. R. Theis (1) zugleich auch der Einfluß der nach dem Tod des Tieres einsetzenden „post mortem"-Erscheinungen zutage. Das wollen die Autoren auch durch die folgende Tabelle 102 zum Ausdruck bringen.

Das gleiche ist auch bei Behandlung mit Salzlake der Fall, d. h. also, daß die Geschwindigkeit der Salzaufnahme unter dem Einfluß der post-mortem-Erscheinungen herabgesetzt wird. Nicht beeinflußt aber werden die nach genügender Eindringungszeit aufgenommenen Gesamtsalzmengen, wie die Tabelle 103 zeigt.

Tabelle 100. Wirkung von Blut auf die Diffusion von Salz in sofort nach dem Abziehen gesalzene Haut [G. D. McLaughlin und E. R. Theis (1)].

Dauer der Behandlung (Salzen)	% absorbiertes NaCl		% vermehrte Absorption
	mit Blut	Blut entfernt	
1 Stunde	1,049	1,820	73
4¹/₂ Stunden	2,210	2,790	26
24 „	6,360	6,510	2

Tabelle 101. Wirkung von Blut auf die Diffusion von Salz in die Haut bei Salzung einige Zeit nach dem Abziehen [G. D. McLaughlin und E. R. Theis (1)].

Salzung verzögert um Stunden	Dauer der Behandlung (Salzen)	% absorbiertes NaCl		% vermehrte Absorption
		mit Blut	Blut entfernt	
4¹/₂	1 Stunde	0,261	1,344	415
4¹/₂	24 Stunden	4,110	6,920	68

F. Stather und H. Herfeld (1) kommen dagegen zu dem Schluß, daß durch die in 24stündiger Lagerzeit eintretenden normalen post-mortem-Veränderungen der Haut die Aufnahmegeschwindigkeit praktisch nicht verändert wird, während nach 72 Stunden das Salz etwas rascher aufgenommen wird als bei sofort gesalzener Haut. Hinsichtlich der insgesamt nach 192 Stunden aufgenommenen Salzmengen ist die Lagerdauer vor der Konservierung ohne Einfluß (Tabelle 104).

An Hand von Bestimmungen des löslichen und flüchtigen Stickstoffs sowie der freien Fettsäuren in der Haut bestätigten im übrigen erst neuerdings R. M. Koppenhoefer und G. L. Somer, daß post-mortem-Veränderungen in den ersten 24 Stunden nach dem Hautabzug (bei 20⁰ C und 100% relativer Luftfeuchtigkeit) nur eine unbedeutende Rolle spielen und daß erst nach 48 Stunden deutliche Abbauerscheinungen festzustellen sind. Das geht aus den Zahlen für den flüchtigen Stickstoff (NH₃) am besten hervor (Tabelle 105).

Tabelle 102. Einfluß der post-mortem-Veränderungen auf die Salzdiffusion in die Haut [G. D. McLaughlin und E. R. Theis (1)].

Dauer der Salzung	Zustand	A Sofortiges Salzen NaCl absorbiert	B 4,5 Stunden verzögertes Salzen NaCl absorbiert	Verhältnis B/A
1 Stunde	Blut anwesend[1]	1,049 g NaCl	0,261 g NaCl	24,9
1 „	Blut entfernt	1,820 g NaCl	1,344 g NaCl	73,8
2 Stunden	Blut entfernt	2,170 g NaCl	1,510 g NaCl	69,5

[1] Sowohl post-mortem-Veränderungen wie Blut von Einfluß.

Tabelle 103. Salzaufnahme der Haut bei verschieden langer Lagerdauer
vor dem Einsalzen [G. D. McLaughlin und E. R. Theis (1)].

| Wann be- handelt | Art der Behandlung der Haut | | | | | | | |
| | Gesalzen | | | | Lakenbehandelt | | | |
	1 Stunde	4,5 Stun- den	8 Stun- den	24 Stun- den	1 Stunde	4,5 Stun- den	8 Stun- den	24 Stunden
sofort	1,726	3,746	—	6,510	2,642	3,372	—	6,324—7,761
n. Std.								
1	1,214	3,225	—	5,520	1,959	4,462	—	6,720—7,380
2	1,062	2,860	—	6,970	1,787	4,040	—	6,764
4½	0,558	—	—	6,510	—	—	—	—
6	0,425	—	—	6,290	1,187	—	—	—
18	—	—	3,345	—	—	—	3,850	—

Tabelle 104. Einfluß der Lagerdauer der Haut vor der Konservierung auf
die Aufnahme, schichtweise Verteilung und entwässernde Wirkung
des Salzes bei Salzlakenbehandlung als Konservierungsmethode
(32%ige Kochsalzlösung). Wassergehalt der frischen Rindshaut: 60,4% [F. Stather
und H. Herfeld (1)].

| Konser- vierungs- zeit in Stunden | % aufgenommenes NaCl | | | | | | Wasser- gehalt in Prozent |
	Narben- schicht	2. Schicht	3. Schicht	4. Schicht	Aas- schicht	Gesamt- aufnahme	
	Unmittelbar nach dem Abziehen konserviert						
½	5,1	3,3	1,9	3,4	8,1	4,4	60,0
1	6,8	5,1	4,6	5,0	7,2	5,7	59,8
2	7,7	6,5	6,4	7,4	11,1	7,8	52,2
6	11,6	10,3	10,0	10,5	13,5	11,2	50,8
12	12,6	11,1	10,5	10,7	14,1	11,8	49,3
24	13,8	12,4	11,8	12,0	14,0	12,8	49,4
48	14,0	13,3	12,6	13,1	15,4	13,7	51,3
72	14,5	13,0	12,8	13,2	14,6	13,6	50,4
192	15,1	13,0	12,8	13,3	15,8	14,0	53,4
	Nach 24 Stunden Lagerung bei 15⁰ C und 70% relativer Luftfeuchtigkeit konserviert						
½	6,3	3,7	2,7	3,8	7,3	4,8	60,6
1	6,5	5,2	4,6	5,0	7,3	5,7	58,0
2	6,9	6,3	5,9	7,0	10,0	7,2	53,8
6	12,9	10,7	9,9	10,5	13,2	11,4	49,4
12	13,2	11,2	11,2	11,6	14,1	12,3	49,3
24	14,0	13,5	13,4	13,4	14,0	13,7	47,1
48	14,5	13,4	12,9	13,4	14,8	13,8	52,4
72	14,7	13,1	12,6	13,2	15,0	13,7	52,6
192	15,6	14,4	13,6	13,9	15,8	14,7	53,4
	Nach 72 Stunden Lagerung bei 15⁰ C und 70% relativer Luftfeuchtigkeit konserviert						
½	7,7	5,5	3,9	3,9	5,9	5,4	60,0
1	8,4	6,9	4,6	4,3	6,6	6,2	59,6
2	10,6	8,7	6,9	7,0	9,7	8,6	56,9
6	13,8	11,4	10,2	10,0	11,6	11,4	52,6
12	13,8	12,7	12,1	12,0	12,2	12,6	52,8
24	14,4	12,1	11,7	11,7	12,7	12,5	53,0
48	14,5	13,2	11,9	12,1	13,2	13,0	53,3
72	15,0	13,6	12,2	12,1	13,7	13,3	53,7
192	15,7	14,0	12,3	12,9	14,1	13,8	53,5

Tabelle 105. Wirkung der post-mortem-Periode auf den Charakter gesalzener Haut (30 Tage Lagerung bei 20⁰ C) (R. M. Koppenhoefer und G. L. Somer).

Post-mortem-Periode in Stunden	Stickstoff als Prozent des Gesamtstickstoffs in der Ausgangsprobe		Flüchtiger Stickstoff in Prozent des gesamtlöslichen Stickstoffs	Gramm freie Fettsäure pro Kilogramm Coriumtrockengewicht
	gesamtlöslicher N in Prozent	gesamtflüchtiger N in Prozent		
3	1,32	0,124	9,36	1,25
24	1,90	0,130	6,84	2,59
48	1,30	0,139	10,7	3,99
72	2,08	0,280	13,4	19,2
96	1,65	0,477	28,9	47,5
120	3,74	0,863	23,1	43,7
144	5,35	1,83	34,2	—

Die Gesamtaufnahme von Salz durch die Haut ist nach genügender Einwirkungsdauer praktisch gleich groß, ob früher oder später gesalzen wird oder ob das Salz durch Einstreuen auf die Fleischseite oder durch Lakenbehandlung und nachfolgendes Einstreuen der Haut einverleibt wird. Das geht sowohl aus der Arbeit von G. D. McLaughlin und E. R. Theis (1), als auch aus der von F. Stather und H. Herfeld (1) recht eindeutig hervor. Sie ist selbstverständlich abhängig von der angewandten Salzmenge bzw. der Konzentration der Salzlake und der Temperatur. Die Erhöhung der Temperatur hat auch eine erhöhte Salzaufnahme zur Folge. So ermittelten beispielsweise F. Stather und H. Herfeld (3) bei Anwendung einer 32%igen Salzlösung, daß nach 192stündiger Einwirkung bei 15⁰ C 12,8% NaCl aufgenommen wurden, bei 30⁰ C dagegen 15,1% NaCl. Nach den gleichen Angaben der Autoren ist dagegen der p_H-Wert einer Salzlösung ohne Einfluß auf die Aufnahme des Salzes. Die Maximalaufnahme an Salz ist etwa nach 24stündiger Einwirkung erreicht [F. Stather und H. Herfeld (3), W. Hausam (1)].

Von erheblichem Einfluß auf die Salzaufnahme ist das der Haut aufliegende oder eingelagerte Fettgewebe. Dieses hemmt die Salzaufnahme beträchtlich. Während z. B. bei einer relativ mageren Schweinehaut, die weitgehend entspeckt ist, das Maximum der Salzaufnahme bereits nach 24 Stunden erreicht ist, bleibt die von einer stark fetthaltigen Schweinehaut selbst nach 21 Tagen maximal

Tabelle 106. Salzaufnahme einer Schweinehaut mit starker Fettauflage (F) nach Salzung mit verschiedenen Salzmischungen [W. Hausam (7)].

Tage nach der Salzung	I F Petrol-Salz		II F Merpin-Salz (2% Merpin WS extra 40)		III F Naphthalin-Soda-Salz (2% calc. Soda, 1% Naphthalin)		IV F Naphthalin-Trinatriumphosphat-Salz (2% techn. Trinatriumphosphat, 1% Naphthalin)	
	Fettgehalt = 25,6% Eiweißgeh. = 24,6%		Fettgehalt = 22,0% Eiweißgeh. = 23,8%		Fettgehalt = 28,7% Eiweißgeh. = 21,9%		Fettgehalt = 26,2% Eiweißgeh. = 22,7%	
	NaCl	Wassergehalt	NaCl	Wassergehalt	NaCl	Wassergehalt	NaCl	Wassergehalt
0	0,41%	48,5%	0,42%	50,7%	0,37%	47,3%	0,38%	47,4%
1	5,34%	41,9%	6,19%	43,7%	7,15%	40,8%	6,36%	42,4%
5	9,72%	33,6%	9,87%	33,7%	7,92%	31,3%	9,47%	32,2%
21	9,58%	28,2%	10,48%	29,9%	11,07%	33,8%	10,45%	36,1%

Tabelle 107. Salzaufnahme einer gut abgespeckten Schweinehaut (M)
nach Salzung mit verschiedenen Salzmischungen [W. Hausam (7)].

Tage nach der Salzung	I M Petrol-Salz		II M Merpin-Salz		III M Naphthalin-Soda-Salz		IV M Naphthalin-Tri-natriumphosphat-Salz	
	Fettgehalt = 9,9% Eiweißgeh. = 32,3%		Fettgehalt = 5,2% Eiweißgeh. = 30,2%		Fettgehalt = 4,3% Eiweißgeh. = 31,7%		Fettgehalt = 4,0% Eiweißgeh. = 29,7%	
	NaCl	Wasser-gehalt	NaCl	Wasser-gehalt	NaCl	Wasser-gehalt	NaCl	Wasser-gehalt
0	0,55%	62,3%	0,57%	60,1%	0,58%	60,4%	0,66%	61,2%
1	14,49%	39,5%	14,38%	42,4%	14,23%	42,3%	13,77%	42,6%
5	13,45%	38,2%	13,85%	41,6%	13,67%	41,6%	14,24%	42,7%
21	13,17%	39,0%	13,75%	41,1%	13,33%	39,7%	13,86%	40,6%

Tabelle 108. Feuchtigkeits- und Salzgehalt von Ochsenhaut nach verschiedenen Lagerzeiten [L. S. Stuart und
R. W. Frey (4)].

Stunden nach der Salzung	Rechte Seite der Haut Fettgewebe entfernt		Linke Seite der Haut Fettgewebe nicht entfernt	
	Feuchtigkeit in Prozent	Salz in Prozent	Feuchtigkeit in Prozent	Salz in Prozent
0	60,6	0,3	60,6	0,3
2	58,0	1,4	60,5	0,6
4	54,4	5,4	58,0	1,1
8	50,0	6,0	56,0	1,2
24	44,6	12,2	52,0	6,1
48	44,5	12,6	49,6	7,3
72	44,1	13,1	45,1	8,2
96	43,7	13,0	44,0	10,6

aufgenommene Salzmenge noch erheblich hinter der von der mageren Haut nach
24 Stunden aufgenommenen zurück [W. Hausam (7)]. Zu praktisch gleichen
Ergebnissen kommen L. S. Stuart und R. W. Frey (4) bei Versuchen an
magerer und stark fetthaltiger Ochsenhaut. Die Tabellen 106, 107 und 108 geben
dies anschaulich wieder.

Aus den Tabellen 106 und 107 ergibt sich zugleich, daß durch Zusatz von Stoffen
mit fettlösenden bzw. -emulgierenden Eigenschaften zum Salz, wie z. B. Soda,
Merpin WS extra 40 oder techn. Trinatriumphosphat, die Salzaufnahme bei der
fetten Schweinshaut erhöht wird, in den ersten 24 Stunden um 1 bis 2%.

Nach Untersuchungen von F. Stather und H. Herfeld (7) ist hinsichtlich der
Salzaufnahme der Haut ein grundsätzlicher Einfluß des Geschlechts der Tiere
nicht feststellbar. Dagegen sind grundsätzliche Unterschiede in der Salzaufnahme
der Haut älterer und jüngerer Tiere insofern vorhanden, als die Häute jüngerer
Tiere (insbesondere die geprüften Kalbfelle) etwas weniger Kochsalz aufnahmen
(15,0 bis 16,6% NaCl), als die Haut älterer Tiere (18,2 bis 19,2% NaCl), was mit
einer dichteren Struktur des jungen Hautmaterials erklärt wird.

Die entwässernde Wirkung ist, wie G. D. McLaughlin und E. R. Theis (1)
und F. Stather und H. Herfeld (1), (3) übereinstimmend berichten, bei Anwendung von festem Salz (Einstreuen) beträchtlich intensiver als bei Behandlung mit
Salzlake. So werden beispielsweise bei Einstreuen von festem Salz der Haut etwa

19,5 bis 26% Wasser entzogen [W. Hausam (1); F. Stather und H. Herfeld (1), (3)], der Schweinehaut 18,4 bis 19,8% [W. Hausam und G. Kroker (1)], während selbst bei konzentrierten Salzlaken nach den von F. Stather und H. Herfeld (1), (3) gefundenen Zahlen im allgemeinen nur etwa 7 bis 16,5% Wasser entzogen werden. Niedrig konzentrierte Salzlösungen, wie z. B. 2- und 4%ige Lösungen vermögen noch keine entwässernde Wirkung auf die Haut auszuüben, vielmehr erfährt die Haut sogar noch eine Wasseraufnahme. 8%ige Salzlösung besitzt bereits eine entwässernde Wirkung auf die Haut; diese nimmt zu mit zunehmender Konzentration der Lake. Bei einer 32%igen Salzlösung erreicht die entwässernde Wirkung nach etwa 48 Stunden ein Maximum, nach welcher Zeit wieder ein Abfall eintritt. Der p_H-Wert ist ebenso wie auf die Salzaufnahme auch auf die entwässernde Wirkung praktisch ohne Einfluß (F. Stather und H. Herfeld (3)].

Auch das Geschlecht des Tieres ist in bezug auf die entwässernde Wirkung des Salzes auf die Haut ohne Einfluß. Die Haut sehr junger Tiere (besonders Kalbfelle) scheint dagegen auch nach Eintritt maximaler Entwässerung etwas wasserreicher zu sein als die älterer Tiere [F. Stather und H. Herfeld (7)]. Bei sehr fetten Häuten, z. B. Schweinehäuten, ist die entwässernde Wirkung stark verzögert und bleibt hinter der bei einer mageren Haut um rund die Hälfte zurück [W. Hausam (7)].

Von Interesse ist auch die Frage, in welchen Hautschichten Salz bei der Konservierung am meisten gebunden wird, oder ob die Haut durch und durch gleichmäßig von Salz durchdrungen ist. G. D. McLaughlin und E. R. Theis (1) teilten Haut, die eine Gesamtaufnahme an Salz von 5,9 g aufwies, in drei Schichten und stellten fest, daß die Epidermis hiervon 1,12 g (19%), das Corium 3,78 g (64%) und das Fettgewebe 1,0 g (17%) enthielt. Detaillierter sind hierüber die Angaben von F. Stather und H. Herfeld (1), (3). Sie zerlegten die zu untersuchende Haut in fünf Schichten, eine Narbenschicht, eine zweite, dritte und vierte, sowie eine Aasschicht und berichten: Die schichtmäßige Verteilung des aus verdünnten Salzlösungen aufgenommenen Salzes ist in Innen- und Außenschichten der Haut annähernd die gleiche, während aus konzentrierten Salzlösungen zu Beginn der Einwirkung die Außenschichten der Haut beträchtlich mehr Salz aufnehmen als die Innenschichten und erst mit zunehmender Einwirkungsdauer ein allmählicher Ausgleich erfolgt, wobei Temperatur und p_H-Wert der Salzlösungen praktisch ohne Einfluß sind. Zahlenbeispiele für diese Angaben vermittelt Tabelle 104, S. 808, sehr anschaulich. In gewissem Sinne erfahren diese Angaben eine Ergänzung durch die Mitteilungen von M. Bergmann (4), wonach die Oberflächenteile einer Haut, wenn diese nicht bewegt wird, bei Behandlung mit einer n/2 bis stärkeren Salzlösung innerhalb weniger Minuten in einen Zustand kommen, welcher in die tieferen Schichten keine Salzlake mehr durch einfache Flüssigkeitsströmung eindringen läßt. Auf die Praxis übertragen müßte man also die Haut zunächst mit dünneren Salzlösungen vorbehandeln, die gleichmäßig in alle Schichten eindringen. Doch scheint es nach einer gewissen Zeit innerhalb der Haut zu einem ziemlichen Ausgleich zu kommen, wie man aus einem Auszug der Tabelle 104 von F. Stather und H. Herfeld (1) entnehmen kann:

Auszug aus Tabelle 104.

Narbenschicht	2. Schicht	3. Schicht	4. Schicht	Aasschicht
% aufgenommenes NaCl nach 192 Stunden				
15,1	13,0	12,8	13,3	15,8

Tabelle 109. Veränderungen der Wasserdurchlässigkeit von geschwitzter Kalbshaut durch Kochsalzlösungen   verschiedener   Konzentration
[M. Bergmann (4)].

Konzentration der angewandten Kochsalzlösung	Kochsalzdurchlässigkeit in Prozenten der primären Wasserdurchlässigkeit	Sekundäre Wasserdurchlässigkeit in Prozenten der primären Wasserdurchlässigkeit
$n/_{2,5}$	2,3	8,8
$n/_{5}$	16,5	25,7
$n/_{10}$	16,5	40,6
$n/_{20}$	19,0	52,0
$n/_{40}$	39,0	76,0
$n/_{80}$	69,0	95,0
$n/_{160}$	97,0	157,0

M. Bergmann (4) zog die oben genannten Schlußfolgerungen aus Versuchen, bei welchen geschwitzte Kalbshaut zunächst mit reinem Wasser durchströmt („primäre Wasserdurchlässigkeit"), dann mit Kochsalzlösungen verschiedener Konzentration („Salzdurchlässigkeit") und dann von neuem mit destilliertem Wasser durchströmt wurde („sekundäre Wasserdurchlässigkeit"). Durch die Behandlung mit Kochsalzlösungen wird die sekundäre Wasserdurchlässigkeit der Haut vermindert (Veränderung der Porosität) (Tabelle 109).

Die Wirkung des Salzes auf die Hauteiweißstoffe besteht in der Hauptsache in einem Herauslösen wasserlöslicher Albumine und neutralsalzlöslicher Globuline und Mucine aus der Haut (vgl. Kap. Graßmann und Trupke, S. 432 und 455). Diese Wirkung nimmt mit zunehmenden Salzkonzentrationen bis zu solchen von etwa 4 bis 8% zu und dann allmählich ab. Ein Herauslösen der von Natur aus wasser- und neutralsalzunlöslichen Eiweißstoffe durch das Salz hatte H. B. Merrill verneint, während schon G. D. McLaughlin und E. R. Theis (3) und neuerdings auch F. Stather und H. Herfeld (4), (5) darauf hinwiesen, daß dies tatsächlich der Fall ist und diese Wirkung besonders bei höheren Temperaturen feststellbar ist. Mit zunehmender Salzkonzentration im Gebiet von 5 bis 30% nimmt sowohl der koagulierbare, wie der nichtkoagulierbare Stickstoffanteil wieder ab, was F. Stather und H. Herfeld (4) zum Teil damit erklären, daß mit zunehmendem Salzgehalt der Lösungen weniger Globuline und Mucine in Lösung gehen und entsprechend auch nur abnehmende Mengen dieser Eiweißstoffe hydrolytisch so weit abgebaut werden können, daß sie nicht mehr koagulierbar sind. In der Hauptsache ist jedoch die Abnahme der in Lösung gehenden nichtkoagulierbaren Stickstoffanteile mit einer Abnahme der hydrolytischen Wirkung des Kochsalzes mit zunehmender Konzentration von 5 bis 30% zu erklären. Die Tabellen 110 und 111 zeigen den Einfluß 5 bis 30%iger Kochsalzlösungen auf frische Kalbshaut bei 16 und 30° C und beim Arbeiten ohne Toluol auch den der Bakterien.

Bei Vergleich der mit und ohne Toluolzusatz durchgeführten Versuche ist der bakterienwachstumshemmende Einfluß des Kochsalzes zu erkennen.

Die Wirkung der sich während der Konservierung entwickelnden Mikroorganismen beruht neben einem mäßigen proteolytischen Abbau der von Natur aus wasser- oder neutralsalzlöslichen Hauteiweißstoffe in einem Angriff und proteolytischen Abbau gewisser von Natur aus unlöslicher Hautproteine, der selbstverständlich durch Temperaturerhöhung stark gefördert wird [F. Stather und H. Herfeld (4)]. Da die Mehrzahl der auf der Haut vorkommenden proteolytisch wirkenden Bakterien etwa zwischen p_H 8 bis 10 optimale Wachstumsbedingungen vorfindet, so ist auch in diesem Bereich die Menge des in Lösung gehenden koagulierbaren wie nichtkoagulierbaren Stickstoffs am größten. Dagegen wurde bei Zusatz von Toluol, also unter Ausschluß der Bakterienwirkung, überraschenderweise festgestellt, daß die Menge der in Lösung gehenden koagulierbaren und

Tabelle 110. Einfluß der Salzkonzentration (5 bis 30%) und Einwirkungsdauer von Salzlösungen mit Toluolzusatz auf frische Kalbshaut bei 16° C [F. Stather und H. Herfeld (4)].

In Lösung gegangene Hautsubstanz in Prozent der ursprünglichen Hautsubstanzmenge

Nach Tagen	Gesamtstickstoff					Koagulierbarer Stickstoff					Nichtkoagulierbarer Stickstoff				
	Dest. Wass.	NaCl 5%ig	NaCl 10%ig	NaCl 20%ig	NaCl 30%ig	Dest. Wass.	NaCl 5%ig	NaCl 10%ig	NaCl 20%ig	NaCl 30%ig	Dest. Wass.	NaCl 5%ig	NaCl 10%ig	NaCl 20%ig	NaCl 30%ig
2	1,94	3,67	3,56	3,11	2,23	0,54	1,87	1,82	1,53	0,88	1,40	1,80	1,74	1,58	1,35
4	2,23	4,42	4,28	3,65	2,82	0,59	2,30	2,24	1,86	1,34	1,64	2,12	2,04	1,79	1,48
8	2,54	5,13	4,97	4,16	3,26	0,70	2,72	2,64	2,34	1,70	1,84	2,41	2,33	1,82	1,56
16	2,74	5,74	5,35	4,45	3,46	0,76	3,04	2,88	2,56	1,78	1,98	2,70	2,47	1,89	1,68
32	3,31	6,17	5,78	4,74	3,84	0,89	3,23	3,10	2,66	2,06	2,42	2,94	2,68	2,08	1,78
Das gleiche bei 30° C															
1	2,79	4,37	4,10	3,38	2,58	0,56	2,42	2,19	1,76	1,24	2,23	1,95	1,91	1,62	1,34
2	3,17	5,19	4,88	3,92	3,08	0,67	2,89	2,69	2,01	1,44	2,50	2,30	2,19	1,91	1,64
4	3,48	5,84	5,41	4,38	3,27	0,82	3,27	3,05	2,28	1,51	2,66	2,57	2,36	2,10	1,76
8	3,90	6,44	6,04	4,96	3,72	0,91	3,60	3,32	2,52	1,68	2,99	2,84	2,72	2,44	2,04
16	4,44	7,09	6,57	5,44	4,17	0,97	3,95	3,68	2,84	1,94	3,47	3,14	2,89	2,60	2,23

Tabelle 111. Einfluß der Salzkonzentration (5 bis 30%) und Einwirkungsdauer von Salzlösungen ohne Toluolzusatz auf frische Kalbshaut bei 16° C [F. Stather und H. Herfeld (4)].

In Lösung gegangene Hautsubstanz in Prozent der ursprünglichen Hautsubstanzmenge

Nach Tagen	Gesamtstickstoff					Koagulierbarer Stickstoff					Nichtkoagulierbarer Stickstoff				
	Dest. Wass.	NaCl 5%ig	NaCl 10%ig	NaCl 20%ig	NaCl 30%ig	Dest. Wass.	NaCl 5%ig	NaCl 10%ig	NaCl 20%ig	NaCl 30%ig	Dest. Wass.	NaCl 5%ig	NaCl 10%ig	NaCl 20%ig	NaCl 30%ig
1	0,98	1,89	1,79	1,70	1,63	0,37	0,95	0,91	0,82	0,78	0,61	0,94	0,88	0,88	0,85
2	1,68	2,63	2,46	2,24	2,02	0,67	1,16	1,10	1,00	0,86	1,01	1,47	1,36	1,24	1,16
4	3,06	3,81	3,23	2,81	2,46	1,20	1,52	1,44	1,34	1,16	1,86	2,29	1,79	1,47	1,30
8	6,13	5,87	4,06	3,48	3,01	1,86	1,94	1,83	1,76	1,66	4,27	3,93	2,23	1,72	1,35
16	10,64	7,89	5,40	4,22	3,34	2,28	2,36	2,21	2,18	1,84	8,36	5,53	3,19	2,04	1,50
32	20,80	10,75	7,95	4,72	3,87	3,00	3,09	2,84	2,39	2,13	17,80	7,66	5,11	2,33	1,74
Das gleiche bei 30° C															
1	2,37	3,16	2,56	2,41	2,26	0,21	1,70	1,37	1,27	1,24	2,16	1,46	1,19	1,14	1,02
2	6,35	4,67	3,94	3,36	2,75	1,64	2,36	2,21	1,83	1,54	4,71	2,31	1,73	1,53	1,21
4	47,02	7,73	5,30	4,25	3,28	7,75	3,42	2,96	2,50	1,81	39,27	4,31	2,34	1,75	1,47
8	63,00	12,84	6,90	5,01	3,82	18,76	4,21	3,48	2,92	2,26	44,24	8,63	3,42	2,09	1,56
16	Haut völlig aufgelöst	19,32	9,27	5,57	4,22	Haut völlig aufgelöst	5,62	4,06	3,14	2,36	Haut völlig aufgelöst	13,70	5,21	2,43	1,86

nichtkoagulierbaren Stickstoffanteile mit zunehmendem p_H-Wert der Salzlösungen bis etwa $p_H = 8$ ansteigt, um dann zunächst langsam, später stärker ab-
zufallen, was sich F. Stather und H. Herfeld (4) nur so erklären können, daß
durch die Gegenwart freier Wasserstoff- und Hydroxylionen die Löslichkeit der fraglichen Hauteiweißstoffe beeinträchtigt wird. Nur der Zusatz größerer Mengen
alkalischer oder saurer Stoffe zum Konservierungssalz verringert also sowohl die
lösende und hydrolysierende Wirkung des Konservierungssalzes auf die Hautproteine als auch die durch Mikroorganismen verursachte proteolytische Wirkung.

Von Interesse sind in diesem Zusammenhang auch die Versuche von A. W.
Thomas und S. B. Foster (S. 192) über die Wirkung verschiedener Salze auf
Hautprotein, aus denen hervorgeht, daß alle Halogene die Hydrolyse der Hautsubstanz gegenüber reinem Wasser vergrößern, Sulfate dagegen sie verringern.
Aus diesem Grunde müßte man also Natriumsulfat dem Natriumchlorid als Konservierungsmittel vorziehen, doch ist einmal, wie weitere Versuche von J. A.
Wilson und E. J. Kern (S. 194) zeigten, die durch das Kochsalz bedingte Haut-
substanzhydrolyse mit Hinblick auf das Fertigleder zu vernachlässigen, während
anderseits G. D. McLaughlin und E. R. Theis (2), welche an sich die Befunde
von A. W. Thomas und S. B. Foster (S. 192) bestätigen konnten, auf die geringe
antiseptische Wirkung von Natriumsulfat hinwiesen. Weiter machten A. W.
Thomas und M. W. Kelly, S. 196, die bemerkenswerte Feststellung, daß Gemische von Natriumchlorid und Calciumchlorid eine geringere hydrolysierende
Wirkung auf die Hautsubstanz ausüben als jedes dieser Salze allein und daß bei
einer Mischung von Natriumchlorid und Natriumsulfat die hydrolytische Wirkung
geringer ist als beim Kochsalz allein. Man hat sich dies etwa so vorzustellen, daß
diese Salze Additionsverbindungen miteinander zu bilden vermögen, die beständiger sind als die Additionsverbindungen, die sie andererseits mit dem Hautprotein bilden können. Dadurch ist also die Neigung der Salze, sich mit dem
Hauptprotein zu verbinden und so zerstörend zu wirken, praktisch verringert.

In einer weiteren Arbeit konnten F. Stather und H. Herfeld (5) erneut
die Ansicht H. B. Merrills, daß bei der Konservierung tierischer Haut mit Salzlösungen ausschließlich von Natur aus wasser- und neutralsalzlösliche Hautproteine in Lösung gehen, widerlegen. Es wurde frische Kalbshaut 14 Tage lang
mit 5%iger Kochsalzlösung extrahiert; die Kochsalzlösung wurde täglich zu $^4/_5$
erneuert. Dabei wurde festgestellt, daß die in Lösung gegangenen nichtkoagulierbaren Eiweißbestandteile täglich zunahmen, während die koagulierbaren Anteile,
die in Lösung gingen, immer gleichblieben. Das kann nur durch eine abbauende
Wirkung der Salzlösungen auf die von Natur aus unlöslichen Eiweißbestandteile
der frischen Haut erklärt werden.

Gleiche Feststellungen wurden auch bei vergleichsweise durchgeführten
Untersuchungen an Kalbfellen und Häuten von jungen Stieren, eines jungen
Ochsen, einer Kalbin, einer alten Kuh, von alten Ochsen, sowie eines alten Bullen
gemacht. Dabei ergab sich im übrigen, daß die Häute älterer Tiere bei Extraktion
mit 5%iger Kochsalzlösung höhere Werte für die in Lösung gehenden Hautproteine aufwiesen als die jüngerer Tiere, während grundsätzliche Unterschiede
bezüglich des Einflusses des Geschlechts der Tiere nicht festzustellen waren
[F. Stather und H. Herfeld (7)].

Noch deutlicher kommt diese abbauende Wirkung des Konservierungssalzes
zum Ausdruck, wenn eine durch Behandlung in 5%iger NaCl-Lösung und nachfolgendem Waschen in destilliertem Wasser von wasser- und neutralsalzlöslichen
Eiweißstoffen befreite Haut erneut der Einwirkung von Salzlösungen ausgesetzt
wird [F. Stather und H. Herfeld (2)]. Mit zunehmender Einwirkungsdauer
und Einwirkungstemperatur nimmt diese abbauende Wirkung, von der ganz

besonders das Kollagen erfaßt wird, zu. Sie ist am ausgeprägtesten bei mäßig konzentrierten Salzlösungen (besonders 1 bis 8%igen, aber auch noch 16%igen) oder bei einem p_H von 6,0, während stärker konzentrierte Salzlösungen oder solche von niedrigerem oder höherem p_H von geringerer Wirkung auf die Haut sind.

Die Untersuchung solcher Neutralsalze, die wie Natriumfluorid, Natriumsulfat, Magnesiumchlorid, Magnesiumsulfat und Calciumchlorid entweder als Verunreinigungen des Konservierungssalzes oder als Zusatz zur Verbesserung der konservierenden Eigenschaften des Salzes in Frage kommen, ergab, daß mit Ausnahme des Natriumfluorids und des Natriumsulfats unter den angewandten Bedingungen die übrigen Neutralsalze durchweg eine beträchtlich stärker kollagenabbauende Wirkung auf Haut als Natriumchlorid ausüben. Es sind also gerade diejenigen Neutralsalze noch schädlicher, die als Salzverunreinigungen vorkommen. Es muß jedoch nach den Mitteilungen von A. W. Thomas und M. W. Kelly, S. 196, auf die bereits hingewiesen wurde (siehe S. 814), angenommen werden, daß die in Form von Verunreinigungen im Salz vorliegenden Neutralsalze mit diesem Salzmischungen bilden, die nach der Theorie der Additionsverbindungen geringere hydrolytische Wirkung besitzen.

Gewisse Einwände dürfen allerdings bei kritischer Beurteilung der Untersuchungen über die Wirkung von Salzen auf Hautprotein nicht übersehen werden. Bei allen diesen Arbeiten [G. J. Rosenthal; G. D. McLaughlin und E. R. Theis (3), (4); H. B. Merrill; A. W. Thomas und S. B. Foster; A. W. Thomas und M. W. Kelly; F. Stather und H. Herfeld (2), (4), (5)] dienten als Versuchsmaterial entweder kleine Hautstückchen, Coriumstückchen (Haut ohne Epidermis und Haare) oder Hautpulver, also stets Hautmaterial mit viel Schnittflächen oder mit erheblicher Oberfläche. W. Hausam (3) nimmt daher an, daß unter diesen Umständen höhere Werte für die lösende Wirkung des Salzes sich ergeben müssen, als sie unter praktischen Verhältnissen zustandekommen. Entgegen den — wenigstens in Deutschland und vielen anderen Ländern geübten — praktischen Gepflogenheiten, die Haut nicht mit Salzlake, sondern durch Einstreuen festen Salzes zu konservieren, wurden ferner alle diese Untersuchungen mit Salzlösungen verschiedener Konzentration angestellt. Hierbei wenden F. Stather und H. Herfeld (4) zwar ein, daß die Wirkung des Salzes stets in der Wirkung mehr oder weniger gesättigter Salzlösungen auf die Haut besteht, da sich ja aus dem aufgestreuten Salz und dem Hautwasser eine Salzlake bildet. Was aber unbedingt eingewendet werden muß, ist die Tatsache, daß die lösende Wirkung des Salzes intensiver ist, wenn man mit Salzlösungen unter täglichem Umschütteln oder täglicher Erneuerung arbeitet. Auch die Durchführung solcher Versuche bei 37° C, wie G. D. McLaughlin und E. R. Theis (4) und G. J. Rosenthal sie vornahmen, ist erheblich entfernt von den Bedingungen der Praxis.

So ergaben denn auch die von W. Hausam (3) unter Berücksichtigung dieser Tatsachen durchgeführten halbtechnischen Versuche mit 20 Kalbfellen im Stapel, daß die im Kleinversuch nach den oben genannten Kautelen erhaltenen Werte für den Hautsubstanzabbau zu hoch liegen. Die Untersuchungen von W. Hausam (3) wurden so durchgeführt, daß 20 Kalbfelle mit 44% ihres Grüngewichtes an Salz Haar auf Fleisch eingesalzen und auf eine Gummiunterlage gelagert wurden. Neben dem genauen Grüngewicht der Felle, dem Gewicht des verwendeten Salzes, dem Gewicht der Felle nach der Konservierung, dem Gewicht des abgekehrten Salzes, konnte so vor allem genau die Menge der abfließenden Salzlake, deren Salzgehalt und Gesamtstickstoffgehalt ermittelt und damit der Hautsubstanzabbau errechnet werden. Dabei ergaben sich die in Tabelle 112 aufgeführten Daten:

Tabelle 112. Lakenablauf, spezifisches Gewicht, NaCl-Gehalt und ·Stick-stoffgehalt der Lake, gelöste Hautsubstanz in Prozenten der ur-sprünglichen Hautsubstanz. Feuchtigkeitsgehalt der Haut im Mittel = 75,5% [W. Hausam (3)].[1]

Lakenablauf nach Salzung		Lake in Kilogramm	Spez. Gewicht der Lake	Salzlake		Gelöste Hautsubstanz in Prozent der ursprünglichen Hautsubstanz	% des gesamten Hauteiweißverlustes
Tage	Stunden			NaCl-Gehalt in Prozent	Stickstoffgehalt in Prozent		
	2	4,800	1,200	25,71	0,30	0,42	23,6
	2,5	1,202	1,202	25,28	0,25	0,51	28,7
	5	6,306	1,199	25,88	0,22	0,92	51,7
	16	5,312	1,202	26,25	0,23	1,27	71,4
	20	0,720	1,201	25,69	0,24	1,32	74,2
	24	0,577	1,202	26,06	0,24	1,36	76,4
	40	1,371	1,203	25,65	0,23	1,45	82,0
	88	1,690	1,207	24,90	0,26	1,58	89,3
5	16	0,675	1,205	25,17	0,27	1,63	91,6
8	16	0,387	1,210	24,92	0,30	1,66	93,3
16	16	0,473	1,213	25,78	0,33	1,71	96,1
34	16	0,412	1,212	25,45	0,38	1,76	98,9
56	—	0,139	1,210	24,82	0,30	1,77	99,4
71	—	0,066	1,205	24,54	0,30	1,78	100,0
im Durchschnitt		24,130	1,205	25,44	0,25		

Wie die Tabelle zeigt, waren also nach 71tägiger Lagerung 1,8% der ursprüng-lichen Hautsubstanz mit der Lake abgeflossen, wobei rund die Hälfte dieser Menge schon in den ersten 5 Stunden und rund drei Viertel innerhalb der ersten 24 Stunden ausgetreten waren. In der für gesalzene Kalbfelle normalen Lagerzeit von 4 bis 5 Wochen, der in den vorliegenden Versuchen etwa die Zeit von reichlich 34 Tagen entspricht, sind bereits 99% des gesamten Hauteiweißverlustes zu verzeichnen. Das folgende Kurvenbild (Abb. 378) zeigt in der Kurve, die den Prozentgehalt der mit der ablaufenden Lake herausgelösten Hautsubstanz in der Zeiteinheit von 12 Stunden darstellt, von den ersten 12 Stunden ab ein ständig rückläufiges Bild; nach 4 Tagen werden innerhalb 12 Stunden nur noch 1% der gesamten in Lösung gegangenen Hautsubstanz mit der Lake forttransportiert, nach 6 Tagen Lagerung nur noch 0,3%.

Wenn man nun die für den Hautsubstanzabbau durch Salzwirkung auf diese Weise erhaltenen Zahlen denen der Tabelle 111, die einen Vergleich erlaubt, gegen-übergestellt, so zeigt sich, daß der Hautsubstanzabbau in der Praxis wirklich niedriger ist und nur rund die Hälfte von demjenigen beträgt, der bei Verwendung nur kleiner Hautstückchen und mit Salzlösungen erhalten wurde. Dabei darf gesagt werden, daß die unter halbtechnischen Bedingungen gefundenen Werte sehr klar sind, wie das besonders das Kurvenbild in Abb. 378 zum Ausdruck bringt. Im übrigen liegen die von F. Stather und H. Herfeld (5) mit 30%iger Salzlösung nach vierwöchiger Konservierungsdauer anscheinend ohne Schütteln erhaltenen Zahlen mit 2,84, 2,91 bzw. 2,95% in Lösung gegangener Hauteiweißstoffe ebenfalls deutlich niedriger, wie das ja auch zuvor eingewendet wurde [W. Hausam (3)].

Für die Schweinehaut ergeben sich, wie neuere Versuche von W. Hausam und G. Kroker (1) zeigen, viel geringere Hautsubstanzverluste bei der Kon-servierung; in der abfließenden Lake betrug die Gesamtmenge der gelösten Haut-substanz nur 0,31 bis 0,37% der ursprünglichen Hautsubstanz, also nur rund

---

[1] Mittlere Raumtemperatur = 19,7° C; relat. Luftfeuchtigkeit im Mittel = 96%.

ein Fünftel des unter gleichen Bedingungen festgestellten Hautsubstanzverlustes bei Kalbfellen [W. Hausam (3)]. Das der Schweinshaut aufliegende und wabenartig der Fleischseite eingelagerte Fett schützt also das Hauteiweiß vor einem energischen Angriff der Salzlösung.

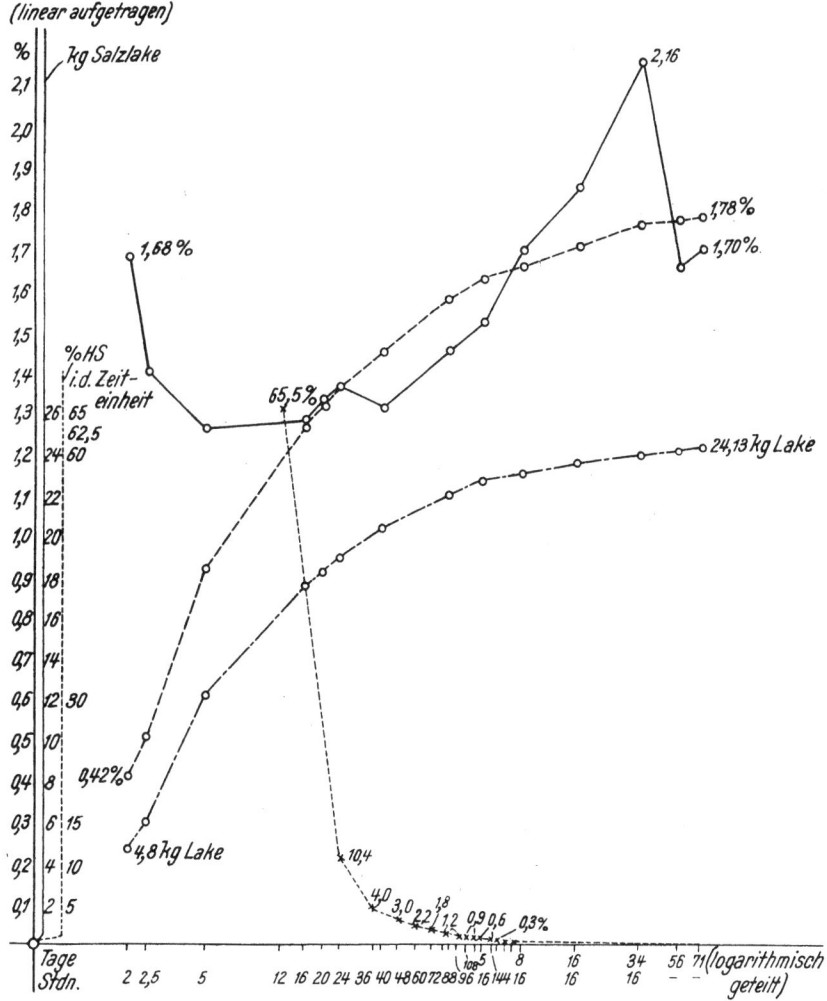

Abb. 378. Salzlakenabfluß und Hautsubstanzabbau bei der Konservierung von Kalbfellen während 71 Tagen bei 19,7° C und 96% relativer Luftfeuchtigkeit im Mittel [W. Hausam (3)].

——— Gelöste Hautsubstanz in Prozent der Salzlake, _ _ _ Gelöste Hautsubstanz in Prozent der ursprünglichen Hautsubstanz, _._._. abgelaufene Salzlake in Kilogramm, _ _ _ _ Prozent der mit der ablaufenden Lake herausgelösten Hautsubstanz in der Zeiteinheit von 12 Stunden.

Den Einfluß von Lagerzeit und -temperatur auf den Charakter gesalzener Ochsenhaut, dargestellt durch den verschiedenen Gehalt der Haut an flüchtigem Stickstoff und an freier Fettsäure, zeigt die graphische Darstellung in Abb. 379.

Interessant sind auch die Feststellungen, wie sich hinsichtlich des Hautsubstanzabbaues vorsichtig durch Trocknen konservierte Haut im Vergleich zu gesalzener Haut nach je vierwöchiger Konservierungsdauer verhält, wenn man sie anschließend in 5%iger Salzlösung behandelt (siehe Tabelle 113).

Aus Tabelle 113 ergibt sich, daß sich aus der getrockneten Haut annähernd die gleichen Anteile wie aus frischer Haut (Gesamt-N = 6,84%; koagul. N = 2,93%;

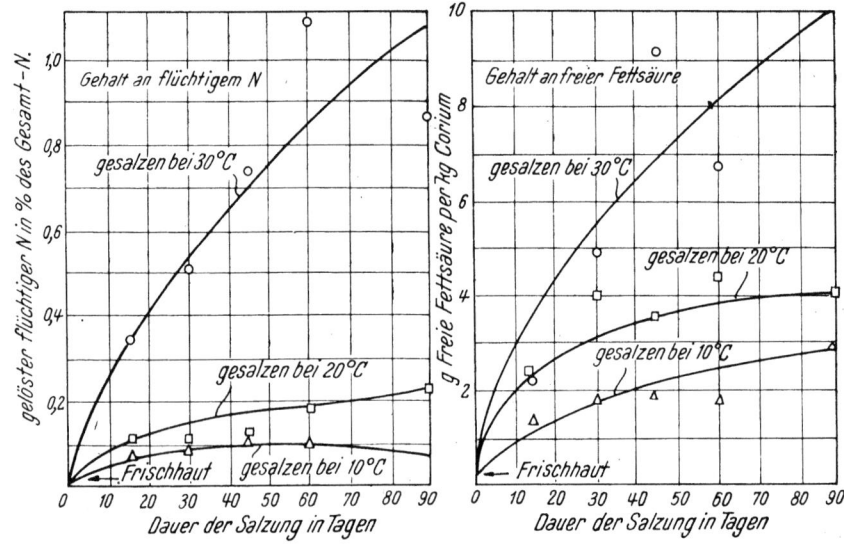

Abb. 379. Wirkung von Zeit und Temperatur der Konservierung auf den Charakter von gesalzener Ochsenhaut (R. M. Koppenhoefer und G. L. Somer).

Tabelle 113. Extraktion konservierter Kalbshaut mit 5%iger Kochsalzlösung unter Toluolzusatz bei Zimmertemperatur [F. Stather und H. Herfeld (5)].[1]

| Nach Tagen | Summe des in Lösung gegangenen Stickstoffs in Prozent des Stickstoffgehalts der ursprünglichen Haut | | | | | |
| | Durch Salzen konserviert[2] | | | Durch Trocknen konserviert | | |
	Gesamt-N	Koagul. N	Nicht-koagul. N	Gesamt-N	Koagul. N	Nicht-koagul. N
Konservierungsflüssigkeit	2,95	1,79	1,16	—	—	—
1	1,45	0,70	0,75	2,28	1,25	1,03
2	2,05	0,92	1,13	3,45	1,77	1,68
3	2,35	1,08	1,27	4,12	2,11	2,01
4	2,61	1,22	1,39	4,49	2,31	2,18
5	2,83	1,33	1,50	4,72	2,33	2,39
6	3,04	1,35	1,69	4,99	2,40	2,59
7	3,20	1,38	1,82	5,24	2,44	2,80
8	3,35	1,42	1,93	5,52	2,50	3,02
9	3,49	1,44	2,05	5,78	2,56	3,22
10	3,60	1,46	2,14	6,04	2,62	3,42
11	3,70	1,48	2,22	6,19	2,67	3,52
12	3,80	1,52	2,28	6,42	2,72	3,70
13	3,89	1,53	2,36	6,58	2,76	3,82
14	3,97	1,54	2,43	6,66	2,80	3,86

---

[1] Die von G. D. McLaughlin und E. R. Theis (4) und von G. J. Rosenthal gefundenen Werte liegen etwas höher, was F. Stather und H. Herfeld auf die dort gewählte Extraktionstemperatur von 37° C zurückführen.

[2] In 30%iger NaCl-Lösung ohne Toluol.

nichtkoagul. N = 3,91%) extrahieren lassen, daß also wohl durch das Salzen, nicht aber durch vorsichtige Trocknung Veränderungen gegenüber der frischen Haut eintreten. Verfolgt man aber die so konservierten Hautstücke durch die Weiche und den Äscher weiter, so erhält man folgende Zahlenbeispiele (Tabelle 114):

Tabelle 114. In der Konservierungs-, Weich- und Äscherflüssigkeit in Lösung gegangene Eiweißbestandteile [F. Stather und H. Herfeld (5)].

	Gesamt-N	Nichtkoagulierbarer N	Koagulierbarer N
Salzkonservierte Haut	13,35%	3,94%	9,41%
Durch Trocknen konservierte Haut	13,90%	5,59%	8,31%

Die unterschiedliche Konservierung ist also ohne praktischen Einfluß auf die Beschaffenheit der zur Gerbung gelangenden Blöße. Das stellten F. Stather und H. Sluyter und F. Stather und H. Herfeld (6) auch bei vergleichsweise angewandten verschiedenen Konservierungsarten — Trocknung, Salzlakenbehandlung mit und ohne Zusätzen an Bisulfit oder Soda, Salzen mit und ohne Zusätze an Bisulfit oder Soda — fest. Wohl werden nach dem Weichen und in geringem Umfang auch nach dem Äschern kleine Unterschiede in der Gewichtsausbeute festgestellt, Unterschiede, die sich aber im Laufe der Gerbung wieder weitgehend ausgleichen. Am fertigen Leder sind daher praktisch in Betracht kommende Unterschiede weder hinsichtlich des Lederrendements, noch hinsichtlich der chemischen Zusammensetzung oder der physikalischen Eigenschaften feststellbar. Wird die Konservierung, gleichgültig welcher Art, nicht sachgemäß durchgeführt, so sind natürlich solche Unterschiede um so mehr zu erwarten, je größer die Hautsubstanzverluste u. a. auch durch Bakterienwirkung sind. Hier muß auch die vor der Konservierung mitunter sehr unsachgemäße Lagerdauer der Haut genannt werden, die sich in der Praxis im allgemeinen noch viel ungünstiger auswirkt, als dies schon von F. Stather und H. Herfeld (1) an kleinen Hautstücken nachgewiesen werden konnte. F. Stather und H. Herfeld (1) ermittelten z. B. den Einfluß der Lagerdauer der Haut vor der Konservierung auf die Wirkung des

Tabelle 115. Einfluß der Lagerdauer der Haut vor der Konservierung:
a) auf die lösende Wirkung des Konservierungssalzes auf die Haut (mit Toluolzusatz);
b) auf die Wirkung des Konservierungssalzes und der Mikroorganismen auf die Haut (ohne Toluolzusatz) [F. Stather und H. Herfeld (1)].

Nach Tagen	Unmittelbar nach dem Abziehen konserviert			Nach 24 Stunden Lagerung			Nach 72 Stunden Lagerung		
				bei 18° C und 70% relativer Luftfeuchtigkeit konserviert					
	NaCl gesättigt			NaCl gesättigt			NaCl gesättigt		
	Gesamt-N	Koag. N	Nichtkoag. N	Gesamt-N	Koag. N	Nichtkoag. N	Gesamt-N	Koag. N	Nichtkoag. N
a) 1	0,31	0,11	0,20	0,28	0,09	0,19	1,42	0,38	1,04
2	0,34	0,12	0,22	0,33	0,11	0,22	1,76	0,50	1,26
8	0,40	0,16	0,24	0,38	0,13	0,25	2,19	0,62	1,57
32	0,45	0,18	0,27	0,42	0,15	0,27	2,54	0,72	1,82
b) 1	0,21	0,11	0,10	0,19	0,08	0,11	1,46	0,37	1,09
2	0,30	0,16	0,14	0,26	0,12	0,14	1,83	0,50	1,33
8	0,43	0,24	0,19	0,39	0,18	0,21	2,43	0,69	1,74
32	0,50	0,27	0,23	0,45	0,22	0,23	3,09	0,83	2,26

Konservierungssalzes und der Mikroorganismen auf die Haut wie Tabelle 115 aus-
zugsweise zeigt.

Während nach diesen Versuchen also scheinbar nach 24 Stunden Lagerzeit
noch keine Unterschiede gegenüber der sofortigen Konservierung bestehen, verursacht nach 72 Stunden das Bakterienwachstum eine Erhöhung der lösenden Wirkung des Salzes; in Versuch a und in Versuch b ist die Salzlake nicht mehr imstande, das bereits lebhafte Bakterienwachstum wirksam zu unterdrücken.

Hinsichtlich der Gesamtaufnahme der Haut an Salz besteht kein Unterschied,
ob die Haut sofort konserviert wurde oder erst nach 72 Stunden Lagerzeit. Dagegen nimmt der Hautsubstanzverlust beim Weichen nach 72 Stunden gegenüber
sofort konservierter Haut beträchtlich zu und auch die Lederausbeute ist nach zunehmender Lagerdauer der Haut vor der Konservierung geringer. Unterschiede
sind ferner erkennbar hinsichtlich der Wasserdichtigkeit, die bei längerer Lagerdauer vor der Konservierung erniedrigt ist, und hinsichtlich der Benetzbarkeit,
Wasseraufnahme und Luftdurchlässigkeit, die entsprechend erhöht sind
[F. Stather und H. Herfeld (1)].

Vom Standpunkt der beim Versand der Häute und Felle oder in den Gerbereien häufig vorgenommenen Nachsalzung aus gesehen, verdienen die neuerdings von L. S. Stuart über die Wirksamkeit einer solchen Nachsalzung durchgeführten Versuche besondere Beachtung. Überraschenderweise ergab sich näm-

Tabelle 116. Bakteriengehalt und Hautsubstanzabbau bei der Nachsalzung (L. S. Stuart).

Fell	Zum Nach-salzen ver-wendetes Salz in Prozent	Zusammensetzung der bebrüteten Probe			Lagerung bei 30° bis 34° C in Tagen	Zahl der Bakte-rien in Millionen (Durchschnitt)[1]	Löslicher Gesamt-N	Ammoniak N	Freie Carboxyl-gruppe äquivalent ccm 0,1 n KOH[1]
		Haut in Prozent	Feuchtigkeit in Prozent	Salz in Prozent			äquivalent ccm n HCl[1]		
	0,0 Kontrolle[2]	33,5	52,5	14,0	0	66	4,69	0,92	1,43
1	0,0	33,5	52,5	14,0	42	1,260	8,36	1,36	2,15
	3,0	32,5	50,9	16,6	42	1,059	8,08	0,98	1,67
	6,0	31,6	49,5	18,9	42	1,095	7,35	1,07	1,43
	9,0	30,7	48,2	21,1	42	1,010	8,45	1,14	1,67
	12,0	30,0	47,0	23,0	42	1,325	8,54	1,39	1,79
	0,0 Kontrolle[2]	32,5	54,7	12,8	0	312	4,44	0,73	1,37
2	0,0	32,5	54,7	12,8	42	2,463	8,48	1,39	3,48
	3,0	31,6	53,1	15,3	42	2,118	7,92	1,19	2,90
	6,0	30,7	51,6	17,7	42	1,358	7,35	1,14	2,61
	9,0	29,8	50,2	20,0	42	1,817	7,67	1,19	2,98
	12,0	29,0	48,8	22,2	42	1,935	8,41	1,36	3,19
	0,0 Kontrolle[2]	31,4	56,4	12,2	0	609	3,92	0,52	1,03
3	0,0	31,4	56,4	12,2	42	3,371	9,34	2,42	3,50
	3,0	30,5	54,8	15,7	42	2,124	8,48	1,63	2,94
	6,0	29,6	53,2	17,2	42	1,919	8,67	1,34	2,94
	9,0	28,8	51,8	19,4	42	1,935	9,20	2,93	3,18
	12,0	28,0	50,3	21,7	42	4,245	11,07	3,49	3,71

[1] Ausgedrückt auf Basis von 1 g feuchtigkeitsfreier, salzfreier Haut.
[2] Unbebrütete Kontrollen.

lich, daß nicht bei der größten, zur Nachsalzung angewandten Salzmenge (12%
vom Gewicht der gesalzenen Haut) der Bakteriengehalt der Haut am niedrigsten
und der Hautsubstanzabbau am geringsten war, sondern bei etwa 6% Salz vom
Gewicht der gesalzenen Haut. Bei mehr als 6% Salz nehmen Keimgehalt und
Hautsubstanzabbau zu und sind sogar bei 12% Salz am höchsten. Tabelle 116
belegt diese Angaben.

Es ist anzunehmen, daß, solange Feuchtigkeit genug vorhanden ist, das
Bakterienwachstum zu stützen, die halophilen Bakterien bei einem großen Salzüberschuß gerade zum Wachstum angeregt werden, womit logischerweise auch
ein Abbau von Hautsubstanz einhergeht. Vom Standpunkt der Praxis aus gesehen, scheint daher eine Nachsalzung von etwa 5 bis 6% vom Salzgewicht über
die normale, vom Fell absorbierte Menge Salz hinaus, die Wirksamkeit der
normalen Salzung zu erhöhen.

L. S. Stuart sieht in den erhaltenen Ergebnissen eine Bestätigung der von
W. Hausam (5) gemachten Angaben (siehe auch S. 777 und 778 dieses Kapitels),
daß ebenso wie ein Zuwenig auch ein Zuviel an Salz schädlich sein kann.

5. Lagerung von mit Salz oder Salzlake konservierter Haut.

Für eine gute Lagerung und damit auch Konservierung der Rohhaut sind gute
Lagerräume eine erste Voraussetzung. Die Temperatur dieser Räume sollte auch
im Sommer nach Möglichkeit 15⁰ C nicht oder nur selten und wenig überschreiten,
d. h. also, daß die La-
gerräume kühl und vor
allem auch luftig sein
sollen, wobei allerdings
Zugluft prinzipiell ver-
mieden werden muß.
Wie R. M. Koppen-
hoefer und G. L. So-
mer mittels Bestim-
mung des Gehaltes der
Haut an flüchtigem
Stickstoff und an freier
Fettsäure zeigten, ist
die Wirkung von 10⁰ C
während 45 bis 90 Ta-
gen Lagerzeit unge-
fähr ebenso groß wie
die von 20⁰ C bereits
nach 15 Tagen, wäh-

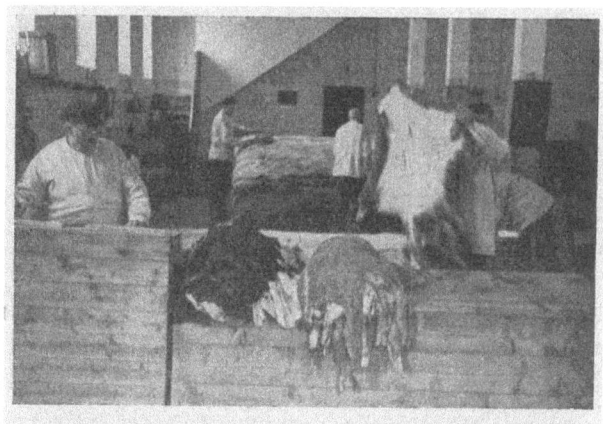

Abb. 380. Annahme, Sortierung und Gewichtsfeststellung von Fellen
in einer deutschen Häuteverwertung (Einkauf und Verwertung von Fleischerei-Rohprodukten und Rohstoffen c. G. m. b. H. in Dresden).

rend bei 30⁰ C in 15 Tagen der Gehalt an flüchtigem N bereits rund dreimal so groß ist wie bei 10⁰ C nach 45 bis 90 Tagen (siehe auch Abb. 379).
Direktes Sonnenlicht ist zu vermeiden und durch Blauanstrich der Fenster abzu-
halten. Dadurch kann auch der lästigen Fliegenplage vorgebeugt werden. Nord-
Süd-Lage der Lagerräume ist hinsichtlich der Temperatur- und Lichtverhältnisse
besonders von Vorteil. Die Feuchtigkeit der Räume soll eine angemessene Höhe
nicht überschreiten.

Wenn die Rohhaut nach dem Abziehen vom Tier ausgekühlt und nach sorgfältiger Durchsicht auf etwaige Mängel, nach Feststellung des genauen Gewichts
und nach entsprechender Sortierung (siehe Abb. 380 und 381) in die Lagerräume
gelangt ist, beginnt der eigentliche Vorgang der Konservierung. Beim Einstreuen mit

festem Salz wird die Fleischseite lediglich mit Salz bedeckt, ohne daß im allgemeinen ein Waschen vorangeht. Wie schon S. 770 und 803 erwähnt, wird das Waschen auf Fleisch- und Narbenseite mit einem starken Wasserstrahl und das Abschrubben mit einem Gummirechen zweckmäßigerweise nur bei der nachfolgenden Konservierung mit Salz- lake vorgenommen, es sei denn, daß man die Haut in kühlen Räu- men so gut abtropfen lassen kann, daß sie nicht mehr zuviel Was- ser enthält. Dann wird gut und reichlich ge- salzen, wie das bereits im Kapitel über die Salz- menge gesagt wurde.

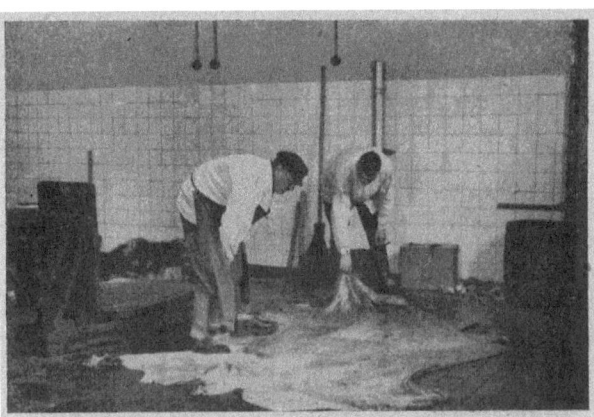

Abb. 381. Annahme, Sortierung und Gewichtsfeststellung von Häuten in einer deutschen Häuteverwertung (Einkauf und Verwertung von Flei- scherei-Rohprodukten und Rohstoffen e. G. m. b. H. in Dresden).

Man legt nun die Hautstapel nicht auf ebenem Boden an, son- dern auf erhöhten Unter- lagen. Besonders bei den wesentlich empfindlicheren Kalbfellen ist dies für die Güte der Ware von Vorteil. Die Rohhaut muß von den Verunreinigungen des Bodens, von ablaufendem Blut- und Salzwasser ferngehalten werden. Bak- terieninfektionen, die auf diese Weise entste- hen, müssen sich zwangs- läufig von den unte- ren Fellen auf höhere Schichten des Stapels übertragen. Nur erhöht gelagerte Felle können auf die Dauer gesund- bleiben. Dazu genügt z. B. ein einfacher Ze- mentsockel, der sich nur wenige Zentimeter vom Boden abhebt und nach den Seiten zu leicht geneigt ist. Auch Holzunterlagen, nach zwei oder vier Seiten leicht geneigt, eignen

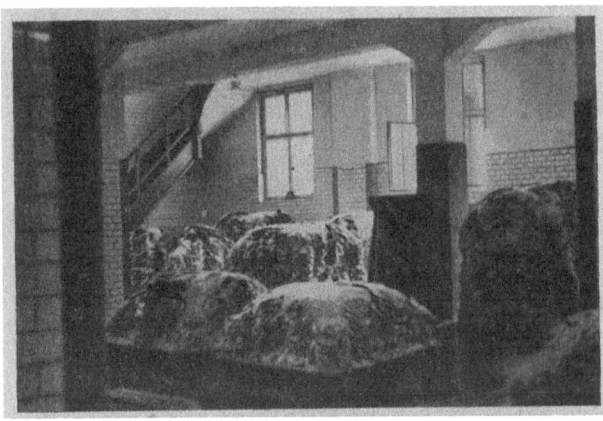

Abb. 382. Gesalzene Kalbfelle im Stapel auf Holzunterlagen (Einkauf und Verwertung von Fleischerei-Rohprodukten und Rohstoffen e. G. m. b. H. in Dresden).

sich hierfür sehr gut, wie man dies in Abb. 382 erkennen kann. Häufig werden in der Praxis auch Lattenroste als Unterlage verwendet, so daß die lagernden Felle und Häute von unten her einen beschränkten Luft- zutritt erfahren. Das kann sich allerdings auch nachteilig auswirken. So wurde berichtet [M. Bergmann (2)], daß bei der nacheinander erfolgenden Ab- arbeitung eng nebeneinander auf solchen Holzrosten gelagerter Stapel schnell eine Erhitzung auf etwa 40⁰ C an den Häuten eintrat, die weiterhin sitzen blieben und die nun plötzlich viel Luft bekamen.

Die Lagerung wird sehr verschieden durchgeführt. Wir haben zunächst einmal zu unterscheiden zwischen der Lagerung Haar auf Fleisch und derjenigen Fleisch auf Fleisch. Im ersteren Fall wird das unterste Fell (bzw. Haut) mit der Haarseite auf den Boden oder eine geeignete Unterlage gelegt, die Fleischseite gesalzen und dann das nächste Fell mit der Haarseite auf die gesalzene Fleischseite des darunterliegenden Felles gestapelt usf. Bei der Fleisch-auf-Fleisch-Salzung werden entweder die Fleischseiten zweier Felle, nachdem zunächst das unten liegende Fell mit der doppelten Salzmenge gesalzen wurde, aufeinandergelegt, oder das auf der Fleischseite gesalzene Fell wird in der Rückenlinie umgeschlagen und dann nach innen geklappt.

Beide Arten der Lagerung führen dann zum Ziel, wenn reichlich und gut gesalzen wird und auch die übrigen Voraussetzungen für eine gute Konservierung erfüllt sind. Jede dieser Methoden hat ihre Vor- und Nachteile. Wird Haar auf Fleisch gesalzen, so werden Schmutz, Kot, Blut und Bakterien, die am Haar haften, auf die Fleischseite übertragen, die Felle bekommen auf der Fleischseite meist ein etwas graues oder schmutziges Aussehen; ferner wird bei dieser Salzung in der Praxis über sog. „Haareindrücke" geklagt [W. Hausam (2)]. M. Bergmann und W. Hausam (1) machten andererseits die Wahrnehmung, daß bei Auftreten der Rot- und Violettfärbung der Fleischseite bei der Salzung Fleisch auf Fleisch eine rasche Übertragung auf die benachbarte Aasseite erfolgt, und auch bei Salzflecken wurde, entgegen einer früheren Beobachtung [M. Bergmann (1)], das gleiche festgestellt. Je nach Art des dem Salz zugesetzten Konservierungsmittels wurden bei verschiedenartiger Lagerung von Schaffellen folgende interessante Beobachtungen gemacht [W. Graßmann und W. Hausam (4)]:

Petrolsalz:

a) Lagerung Wolle auf Fleisch: Fleischseite bei 40% der Felle rot bzw. violett;
b) Lagerung Fleisch auf Fleisch: Fleischseite bei 86% der Felle rot bzw. violett.

Naphthalin-Sodasalz:

a) Lagerung Wolle auf Fleisch: Fleischseite bei allen Fellen ohne Verfärbung;
b) Lagerung Fleisch auf Fleisch: Fleischseite bei 34% der Felle rot bzw. violett.

Zinkoxydsalz:

a) Lagerung Wolle auf Fleisch: Fleischseite bei allen Fellen ohne Verfärbung;
b) Lagerung Fleisch auf Fleisch: Fleischseite bei allen Fellen ohne Verfärbung.

Ganz eindeutig ist also aus diesen Versuchen zu erkennen, daß die Fleischseite, einmal infiziert, eine rasche Übertragung der Infektion auf benachbarte Fleischseiten verursacht. Die Fleischseite bietet wohl sicherlich den Mikroorganismen weitaus günstigere Entwicklungsmöglichkeiten als die Haarseite. Wird aber gut konserviert und hat man ein gutes zusätzliches Konservierungsmittel im Salz, so kann man jedoch, wie das die Versuche zeigen, auch diese Schwierigkeit meistern und bei Fleisch-auf-Fleisch-Lagerung eine einwandfreie Haut erzielen. Naturgemäß bleiben dabei sogar die Aasseiten heller und weißer und sprechen mehr für das Auge an.

Wie eine neuere Beobachtung aber zeigt, kann die Fleisch-auf-Fleisch-Salzung bei Schaffellen z. B. auch andere Nachteile haben [W. Graßmann und W. Hausam (5)]. Es ergab sich nämlich, daß bei einer Versuchsreihe Fleisch auf Fleisch gelagerter Schaffelle die Wollen weniger gut ausfielen als bei Wolle-auf-Fleisch-Lagerung. Im allgemeinen nimmt man an, daß das Konservierungssalz für die

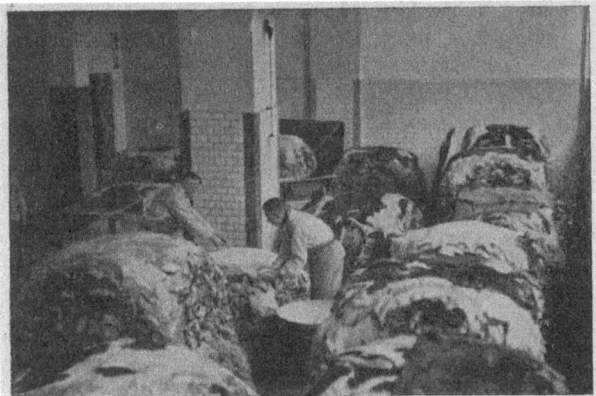

Abb. 383. Salzung und Lagerung von Kalbfellen (Einkauf und Verwertung von Fleischerei-Rohprodukten und Rohstoffen e. G. m. b. H. in Dresden).

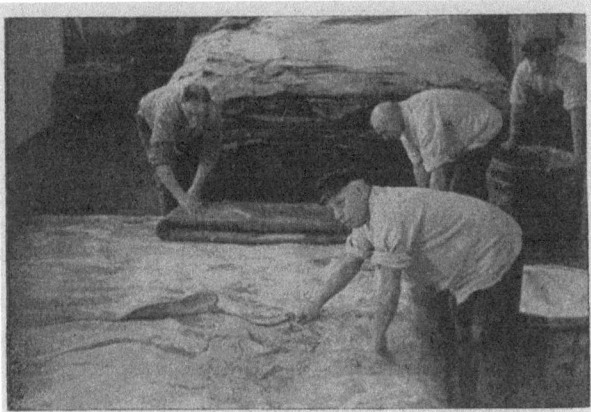

Abb. 384. Salzung und Lagerung von Großviehhäuten (Einkauf und Verwertung von Fleischerei-Rohprodukten und Rohstoffen e. G. m. b. H. in Dresden).

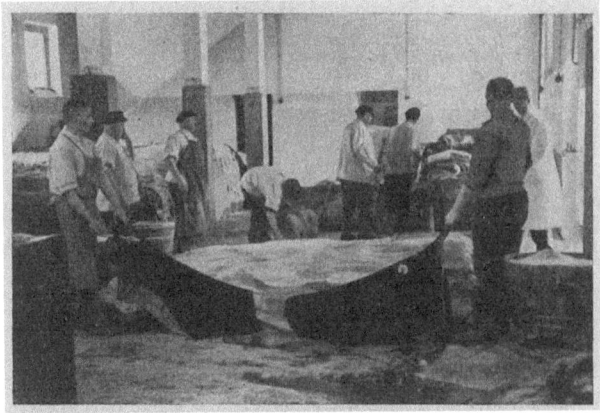

Abb. 385. Nachsalzen und Bündeln von Großviehhäuten (Einkauf und Verwertung von Fleischerei-Rohprodukten und Rohstoffen e. G. m. b. H. in Dresden).

Wollen eher schädlich ist. Es sieht nach diesen Beobachtungen aber beinahe so aus, als wolle auch die Wolle „konserviert" sein, d. h. es wäre denkbar, daß bakterielle Vorgänge die Wolle beeinträchtigen, was bei Anwesenheit von Salz verhindert wird. Andererseits hat auch die Mitteilung von G. D. McLaughlin und Kenneth Moore ihre Berechtigung, wonach die übliche Methode des Bestreuens der Fleischseite mit Salz und das Aufeinanderschichten mit der Wolle auf die Fleischseiten den Nachteil habe, daß die geringe Menge der durch die Entwässerung entstehenden Salzlake zu 50% von der Wolle absorbiert und die Haut so nur teilweise konserviert wird. McLaughlin und Kenneth Moore empfehlen daher, die Felle vor der Konservierung mit festem Salz mit einer gesättigten Salzlösung zu tränken.

Unabhängig davon, ob Haar auf Fleisch oder Fleisch auf Fleisch gesalzen wird, kann die Stapelung wiederum verschieden vorgenommen werden. Im normalen Kalbfellstapel liegt Fell auf Fell aufeinander; dabei wird zur gleichmäßigen Lagerung abwechselnd einmal der Kopf nach links, einmal nach rechts bzw. nach vier

Seiten gelegt (Abb. 383). Im Rundstapel kommt der Kopf des einen Felles immer ein Stück neben den des anderen Felles zu liegen. Mitunter wird im Rechteck gestapelt und die Kanten werden dann eingeschlagen oder die Felle werden dach-ziegelartig übereinan-dergelegt, wobei beson-ders auch die Klauen und Köpfe gut im Salz zu liegen kommen. Man salzt mitunter auf die eine oder andere Weise Haar auf Fleisch oder auch Fleisch auf Fleisch in flache Stapel und stapelt nach einigen Tagen unter Nachsal-zung um.

Großviehhäute fin-det man gegenseitig et-was verschoben über-einanderliegend, Kopf einmal links, einmal rechts (Abb. 384), ter-

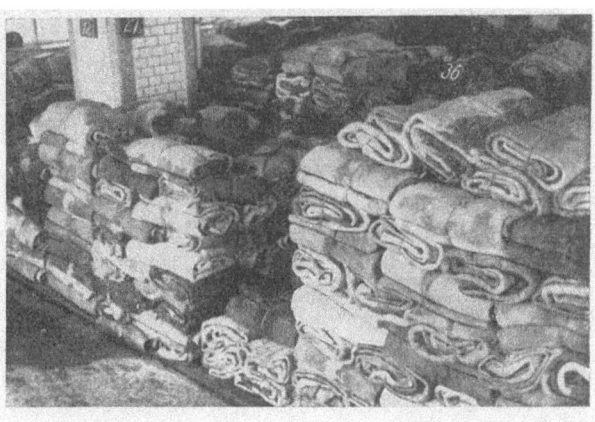

Abb. 386. Lagerung von gebündelten Großviehhäuten (Einkauf und Ver-wertung von Fleischerei-Rohprodukten und Rohstoffen e. G. m. b. H. in Dresden).

rassenförmig übereinanderliegend oder im Rundstapel gesalzen. Nach einigen Tagen werden die Häute dann aus dem Stapel genommen, mitunter etwas nach-gesalzen und dann in Bündel gepackt (Abb. 385 und 386). Das Bündeln hat den

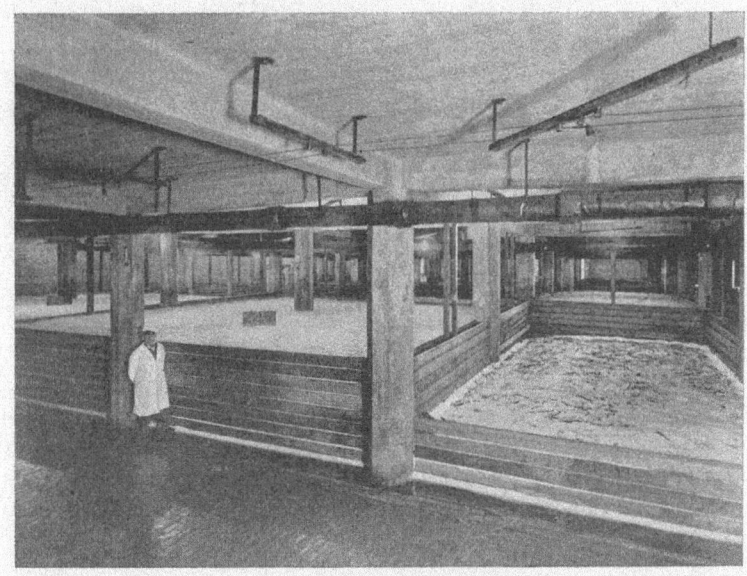

Abb. 387. Neuartige Salzung und Lagerung von Häuten in Südamerika (Compania Swift). Links der fertige Stapel (Internationale Gerbervereinigung, London).

Vorteil, daß die der Luft ausgesetzte Hautfläche geringer ist und der Feuch-tigkeitsgehalt der Haut weniger Schwankungen unterworfen ist. Dabei soll beim Bündeln Haar außen der Feuchtigkeitsverlust rascher erfolgen und größer sein, als wenn mit der Fleischseite nach außen gebündelt wird (Kapillarwirkung der Haarseite?) [L. S. Stuart und R. W. Frey (3)].

In Südamerika wird neuerdings mit Erfolg so gearbeitet (Internationale Gerbervereinigung, London, S. 19), daß die Häute flach übereinander in einem großen Stapel gelagert werden, wobei die Seiten des Häutestapels mit Holzrahmen umstellt werden, deren Bretter etwa 5 cm Abstand voneinander haben oder lediglich mit Löchern zum Abfließen der Lake versehen sind. Das Salz wird rings um die Häutestapel zwischen Bretter und Stapel festgepackt und ebenso wird die oberste Häuteschicht völlig mit Salz bedeckt. Die Luft hat zu den Häuten demnach nur beschränkten Zutritt (Abb. 387; vgl. hierzu auch Abb. 45, S. 103).

Die Stapel sollen im allgemeinen nicht zu hoch sein, nach Möglichkeit nicht über $1^1/_2$ m. Die Rohfelle bleiben am besten mindestens 3 Wochen im Stapel [auch bei Häuten wird dies empfohlen (Internationale Gerbervereinigung, London, S. 20)], möglichst bis zur Verladung, und werden erst dann gebündelt. Aus Platzmangel erfolgt das Bündeln der Großviehhäute meist jedoch schon früher; es sollte jedoch nicht zu früh geschehen, da sonst das Salz aus den Bündeln fällt und die Luft zu den einzelnen Häuten und Fellen Zutritt hat und Bakterieninfektionen entstehen können. Jedes unnötige Umstapeln sollte gerade aus diesem Grunde unterbleiben, denn jeder Luftzutritt läßt das Bakterienwachstum neu aufflackern.

In einer großen Gerberei hat sich folgende Behandlung der eingehenden Salzhäute für längere Lagerzwecke bewährt: vorsichtiges Abscheren der Mistplatten auf dem Baum, Auflegen auf eine Gummimatte mit der Fleischseite, kurzes, jedoch kräftiges Abspritzen der Haarseite, Abstreifen von Wasser, Schmutz und Kot mit einem Gummi- oder stumpfen Eisenrechen, leichtes Aufstreuen von Salz auf der Haarseite, am nächsten Morgen Einlagerung in flachen Stapeln, gegebenenfalls nach Nachsalzung der Fleischseite je nach Aussehen.

Die Lagerung der mit Salzlake behandelten Häute erfolgt nach der Herausnahme aus der Lake, dem Abtropfen und Nachsalzen genau wie zuvor beschrieben. F. L. de Beukelaer berichtet, daß er Häute nach Salzlakenbehandlung ohne weitere Salzung gestapelt und ohne Schaden bei Hautkellertemperatur habe lagern lassen.

Ebenso wie bei der Lagerung muß auch beim Versand darauf geachtet werden, daß nicht zu viel Wärme vorhanden ist. Offene Wagen sind abzudecken. Bei weiterer, in der Gerberei eventuell notwendiger Lagerung ist die Anwendung von Kühlräumen sehr empfehlenswert.

II. Konservieren mit salzgetränkten oder mit Desinfektionsmitteln imprägnierten Papieren.

1934 wurden von der Illigschen Papierfabrik, Vertriebsgesellschaft m. b. H., Eberstadt bei Darmstadt, erstmals sog. Konservierungspapiere herausgebracht, die, mit Salz getränkt, zur Konservierung von tierischen Fellen verwendet wurden (D.R.P. 646722). Es wird dabei an Stelle des üblichen Salzens der Fleischseite diese mit einem stark saugfähigen Papier, das mit Kochsalz homogen imprägniert ist, belegt, das nächste Fell wird mit der Haarseite daraufgelegt usw. Als Vorteile einer solchen Arbeitsweise wurden angegeben:

Gleichmäßige Verteilung von Salz und gegebenenfalls von anderen Konservierungsmitteln auf das Fell, Abschluß des Felles gegen die Luft durch festes Ansaugen des Papiers, löschblattartige Wirkung, wodurch das Papier als Absorbens für Stoffe, wie Schmutz, Blutwasser, Bakterien u. a., in Erscheinung tritt, bessere Konservierung, Feuchthalten der Haut durch verringerten Lakenablauf, Wiedereintreten der Feuchtigkeit zusammen mit den gelösten Hautproteinen und den den Papieren einverleibten chemischen Produkten während der Lagerzeit in die Haut, geringere Verluste stickstoffhaltiger Substanz in der Weiche, erhöhtes Lederrendement (Maß und Gewicht) und besseres Ledersortiment.

Ursprünglich waren die Papiere nur mit reinem Kochsalz, später mit Sodasalz (2% kalz. Soda), z. B. in Mengen von 280 bis 400 g pro Quadratmeter Papier (für ein Kalbfell werden 2 qm Papier benötigt), imprägniert und schließlich wurden auf die Papiere noch 20 g Naphthalin aufgetragen. W. Graßmann und W. Hausam (1) konnten mit diesen Papieren jedoch keine einwandfreie Konservierung erzielen: die Felle waren schmierig, verfärbt oder haarlässig und von schlechtem Geruch. Um diesen Mangel abzustellen, wurden Desinfektionsmittel und Netzmittel den Papieren zusätzlich einverleibt, so z. B. verschiedene Merpinmarken der Chem. Fabrik Pott & Co., Pirna-Copitz, (D.R.P. 566338) in Mengen von je 30 g pro Quadratmeter Papier oder Preventol flüssig I der I. G. Farbenindustrie A. G. (D.R.P. 538319) (1,5 g je Quadratmeter Papier). Auch diese Papiere erzielten in Vergleichsversuchen nicht die gute Konservierung wie normal mit Naphthalin-Sodasalz gesalzene Felle [W. Graßmann und W. Hausam (1)]. Dagegen wirkte sich die Verstärkung der Desinfektionskomponente auf 3, 4 bzw. 5 g Preventol flüssig I je Quadratmeter Papier, ebenso wie die Verwendung von 30 g „Merpin 5" günstig auf die Konservierung aus, aber die mit Preventol behandelten Felle wiesen im Fertigleder einen härtlichen Griff auf (phenolische Wirkung) [W. Graßmann und W. Hausam (1)]. Eine neue Preventolmarke ließ diese härtende Wirkung auf das fertige Kalbleder zwar vermissen, brachte aber wieder eine Verschlechterung der Konservierung; die Felle waren warm, verfärbt, haarlässig und von schlechtem Geruch [W. Graßmann und W. Hausam (2)]. Neuerdings wurde durch Verwendung von Papieren, die mit Merpin oder einer neuen Preventolmarke mit Netzwirkung imprägniert waren, eine relativ gute Konservierung der damit behandelten Kalbfelle erzielt.

Dabei werden die Kalbfelle auf der Fleischseite mit Papier belegt (die Köpfe werden mit gewöhnlichem Salz gesalzen) und Haar auf Fleisch, aber auch Fleisch auf Fleisch gestapelt; gegebenenfalls kann nach einigen Tagen nachgesalzen werden. Ein Salzen vor dem Auflegen der Konservierungspapiere, wie es in einigen Versuchen angewandt wurde, führt zu weniger guten Ergebnissen, da so die Wirkung der Chemikalien nur unvollkommen zur Geltung kommt. Die lediglich mit Papier konservierten Felle haben weder den Charakter eines salzkonservierten Felles noch das Aussehen und den Griff frischer, grüner Felle; sie stehen gewissermaßen zwischen beiden Typen [W. Hausam (5)].

In der Fortentwicklung dieser Papiere sieht die Herstellerfirma heute weniger die eigentliche Konservierung als Hauptzweck des Verfahrens an, als die Möglichkeit Lederrendement und Sortiment zu verbessern. Tatsächlich konnte in Vergleichsversuchen mit je rund 2000 süddeutschen Kalbfellen bei den mit Papier behandelten Fellen im Fertigleder in den einzelnen Partien ein Maßgewinn von 3,8, 3,0 bzw. 2,2% gegenüber mit Naphthalin-Sodasalz gesalzenen Fellen ermittelt werden. Der Verbesserung im Aussehen und einer, allerdings ziemlich schwankenden und vielleicht nicht absolut sicheren Erhöhung des Maßrendements bei süddeutschen Kalbfellen — bei norddeutschen flachen Kalbfellen wurde sogar ein Maßverlust festgestellt —, steht aber zum Teil eine Sortimentsverschlechterung gegenüber. Bei dem relativ hohen Stand der deutschen Kalbfellkonservierung und der Qualität der farbigen Leder bietet das Verfahren nach Illig nur wenig Anreiz (W. Graßmann und W. Hausam (6)). Möglicherweise könnte die Papierkonservierung bei sog. Landfellen eine so gute Verbesserung gegenüber deren jetzigem Anfall erzielen, daß sie hier trotz höheren Aufwandes gerechtfertigt sein könnte.

Bei Großviehhäuten wurde im Kleinversuch ein höheres Lederrendement von etwa 2% erzielt, wenn an Stelle der Behandlung mit gesättigter Salzlake und Nachsalzung nach 65 Stunden ein Belegen mit Konservierungspapier erfolgte und nach Entfernung desselben nach 65 Stunden nachgesalzen und gebündelt wurde. Die papierbehandelten Häute waren außerdem biegsamer und weicher.

Zur Papierkonservierung von indischen Kipsen werden die aus dem Innern des Landes in naßgesalzenem Zustand an die Sammelstellen kommenden Häute mit Papier belegt und gegebenenfalls nach einiger Zeit, nachdem die Chemikalien aus dem Papier in die Haut eingedrungen sind, aufgetrocknet. Derart behandelte Kipse verhalten sich insbesondere hinsichtlich der bei normal getrockneten Kipsen erheblich auftretenden Faulstellen sehr vorteilhaft.

Am geeignetsten dürfte das Papierkonservierungsverfahren für leichtere Felle, also besonders für Ziegenfelle, und hier wiederum für ausländische, wie z. B. indische Ziegenfelle sein.

Normalerweise erfolgt bei indischen Ziegenfellen die erste Salzung beim Produzenten, die zweite mit Kharisalz beim Fellhändler. Nach Angabe der Herstellerfirma sollen nun diese Ziegenfelle nach Ankunft beim Händler an Stelle des zweiten Kharisalzanstrichs mit Papier belegt werden. Dabei werden die Felle lediglich mit einem halben Bogen Papier auf der einen Hälfte der Fleischseite bis etwas über die Rückenlinie belegt, dann wird das Fell buchförmig zusammengeschlagen und ist versandfertig. Auch bei Ziegenfellen soll nach Anwendung der Papierkonservierung ein Mehrmaß von rund 3% im Leder resultieren und außerdem eine Verbesserung des Sortiments erzielt werden. Auch das Ledergewicht soll dabei erhöht werden.

Nach Angabe der Illigschen Papierfabrik sollen die Vorteile des Verfahrens hauptsächlich dadurch zustande kommen, daß nur ein Minimum an Salz zur Verwendung gelangt und die den Papieren einverleibten Chemikalien die ganze Haut innig durchdringen. Diese Chemikalien, Desinfektionsmittel und Weichmacher, brauchen in der Wasserwerkstatt nicht mehr den Weichwässern zugesetzt zu werden, da sie durch die Papiere bereits der Haut einverleibt wurden. Bei papierkonservierten Fellen soll daher auch kein Wechsel der Weichbrühen vorgenommen werden, da in denselben die aus den papierbehandelten Fellen herausgelösten wertvollen Chemikalien enthalten sind.

Wieweit sich diese Konservierungsart durchsetzen kann, muß allerdings die Zukunft lehren; für Ziegenfelle scheint sich das Verfahren jedenfalls als vorteilhaft zu erweisen.

III. Konservieren durch Pickeln.

Unter Pickeln versteht man eine Behandlung des zu konservierenden Materials mit einer Lösung von Kochsalz und Säure. Der eigentliche Konservierungseffekt beruht in erster Linie in der starken Azidität des Pickels, die das Aufkommen von Bakterien verhindert und das von Schimmelpilzen sehr erschwert. Das Kochsalz hat hier die Aufgabe sowohl zu konservieren, wie auch eine Säurequellung zu verhindern (siehe auch J. A. Jovanovits und A. Alge).

In erster Linie kommt das Pickeln bei Verfrachtungen von Rohware über sehr lange Strecken, womöglich noch durch wärmere Zonen in Frage, es wurde von A. Schattenfroh sowie von B. Kohnstein zur Desinfektion milzbrandinfizierter Häute und Felle vorgeschlagen und wird heute fast ausschließlich zur Konservierung von Schafblößen während des Versandes angewandt. Über die Verwendung des Pickels zur Desinfektion wird in einem späteren Abschnitt (S. 870) die Rede sein.

Die Methodik, Schafblößen, d. h. entwollte Schaffelle, durch Pickeln zu kon-

servieren und in diesem Zustand in die Gerbereien zu versenden, wird hauptsächlich in Neuseeland und in Australien geübt; dabei werden die Felle in Fässer verpackt. Vom Standpunkt eines Bakterienwachstums aus würde ein normaler
Pickel, der z. B. 1% Schwefelsäure und 10% Kochsalz enthält, infolge seines p_H-
Wertes (unter 4 bis etwa 2,0) keine Schwierigkeiten bereiten. Anders verhält es
sich mit dem Schimmelpilzwachstum. Schimmelpilze sind sowohl salz- wie auch
säuretolerant. Das beweisen die Arbeiten von I. H. Blank (1) und von L. S.
Stuart und R. W. Frey (2) über das Schimmeln gepickelter Schaffelle. I. H.
Blank (1) ermittelte Schimmelwachstum noch bei folgenden maximalen Säure-
konzentrationen (Tabelle 117).

Tabelle 117. Wachstum von Schimmelpilzen bei verschiedenen Säurekonzentrationen [I. H. Blank (1)].

Schimmel	Schwefelsäure		Salzsäure		Essigsäure	
	Normalität	p_H	Normalität	p_H	Normalität	p_H
H	0,486[1]	0,61	0,404	0,46	0,041	4,48
P	0,057	2,05	0,071	1,97	0,041	4,48
M	0,057	2,05	0,071	1,97	— [2]	—

Dabei fällt vor allem die weitaus bessere Wirkung der organischen
Säure auf. Sehr aufschlußreich sind
auch die von L. S. Stuart und
R. W. Frey (2) erhaltenen Wachs-
tumswerte für Schimmelpilze (Tabelle 118).

Es bedarf also hoher Salzkonzentrationen und einer erheblichen
Azidität, um das Wachstum von
Schimmel zu verhindern. Dabei
muß berücksichtigt werden, daß die
von I. H. Blank sowie von L. S.
Stuart und R. W. Frey mitgeteilten Werte unter laboratoriumsmäßi-
gen Bedingungen erhalten wurden

Tabelle 118. Wachstum von Schimmelpilzen bei verschiedenen Kochsalzkonzentrationen [L. S. Stuart und R.
W. Frey (2)].

p_H (unter Verwendung von H_2SO_4)	Kochsalz			
	0%	4%	8%	12%
4,8—2,4	A + P +	A + P +	A + P +	A + P +
1,8	A — P +	A — P +	A — P —	A — P —
1,2	A — P —	A — P —	A — P —	A — P —

A = Alternaria; P = Penicillium;
+ = Wachstum; — = kein Wachstum.

und daß in der Praxis die Verhältnisse noch schwieriger liegen können. Dazu
trägt nicht zuletzt z. B. der Durchgang gepickelter Schafblößen durch sub-
tropisches oder tropisches Klima mit entsprechenden Feuchtigkeits- und
Temperaturverhältnissen bei.

Mitunter wird das Verschimmeln der Blößen als relativ harmlos angesehen
und es scheint oft zu genügen, den aufliegenden Schimmelbelag mit einem Tuch
einfach abzureiben. Sobald aber die Hautoberfläche vom Schimmel einmal durchdrungen ist, gelangen die feinen Pilzfäden auch bis zum Corium und können die
Faser zerstören [D. J. Lloyd (3)], besonders wenn es sich um Schimmelpilze mit
proteolytischen Enzymen handelt. Die durch diese Pilze hervorgerufenen Verfärbungen, die meist nicht mehr entfernbar sind, reichen jedoch schon hin, um eine
erhebliche Entwertung zu verursachen. Schwarze, grüne und rote Flecken sind
dabei am häufigsten [I. H. Blank (1)]. (Siehe auch den Abschnitt „Mikroben-

---

[1] Höchste untersuchte Konzentration.

[2] Kein Wachstum bei der niedrigsten Konzentration, mit der gearbeitet wurde.

wachstum auf Blößen und Leder", S. 755.) Selbstverständlich kann es, wenn die Pickelflüssigkeit sowohl an Säure wie an Salz zu gering konzentriert war, neben Schimmelpilzwachstum durch Penicillien, Aspergillaceen u. a. auch zu ausgesprochenen Fäulniserscheinungen kommen. A. Seymour-Jones [(1), S. 259] berichtet über das Aufkommen von Bct. prodigiosum auf gepickelten Fellen, als dessen Folge die Felle völlig durchlöchert waren.

Diese Beobachtungen haben schon relativ frühzeitig zu der Erkenntnis geführt, daß der gewöhnliche Schwefelsäure- wie Salzsäure-Kochsalzpickel im allgemeinen nicht den Anforderungen entspricht; gleichzeitig stellte man aber auch fest, daß die Ameisensäure wesentlich günstigere fungizide Eigenschaften im

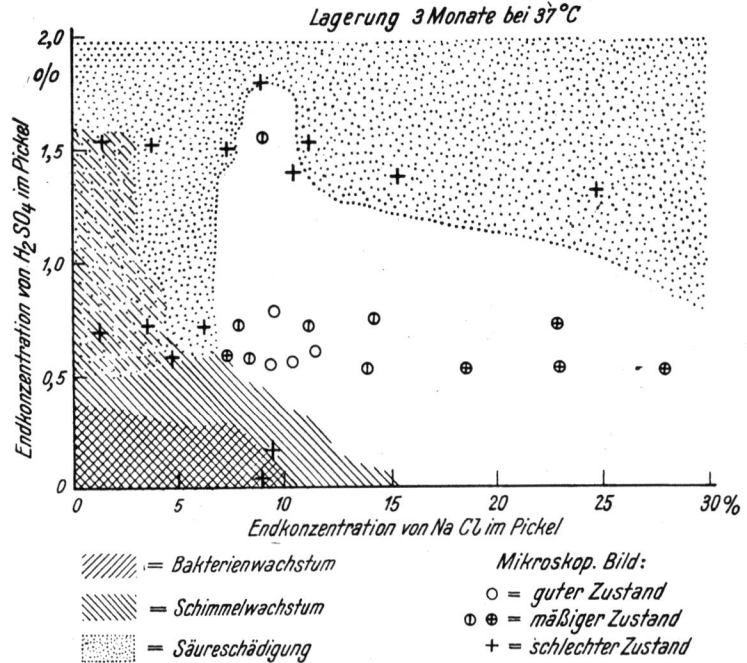

Abb. 388. Konservierung von Haut im Kochsalz-Schwefelsäure-Pickel bei verschiedener Konzentration von Salz und Säure [W. B. Pleass (1)].

Pickel entwickelt [A. Seymour-Jones (1), S. 260, (2), (3); R. Procter; M. C. Lamb; R. E. Drake] und auch die Essigsäure wurde mitunter herangezogen. Neuere Arbeiten, besonders hinsichtlich der Ermittlung geeigneter Säure- und Salzkonzentrationen, geeigneter Säuren sowie der die Eigenschaften des Pickels stark verbessernden bakteriziden und fungiziden Mittel, verdanken wir W. B. Pleass (1), (2), (3), (4), I. H. Blank (1), L. S. Stuart und R. W. Frey (2) sowie P. White und F. G. Caughly.

W. B. Pleass (1) suchte zunächst die optimalen Konzentrationsbedingungen für den Pickel hinsichtlich Salz und Säure ausfindig zu machen, d. h. jene Verhältnisse, die weder die Gefahr von Fäulnis und Schimmelbildungen, noch die der Hautschädigungen durch zu hohe Salz- und Säurekonzentrationen in sich bergen. Dabei wurden die Temperaturverhältnisse und entsprechend lange Lagerung besonders beachtet. W. B. Pleass (1) stellte fest, daß die optimale Anfangskonzentration des Pickels an Kochsalz zwischen 10 und 12% (auf das Gewicht der Lösung bezogen) liegt, wenn die Anfangskonzentration der Säure zwischen 0,7 und 1,8%

ist. Die besten gepickelten Hautstücke wurden bei Anfangswerten von 10 bis 11%
NaCl und 1% H_2SO_4 erhalten; nach Beendigung der dreimonatigen Lagerung
hatte der Pickel noch 0,8% Schwefelsäure und 9 bis 10% Kochsalz, was W. B.
Pleass (1) als optimale Endkonzentration bezeichnet. Unterhalb dieser optimalen
Konzentrationen kamen die den Hautstücken aufgeimpften Schimmelpilze
Aspergillus niger und Botritis cinerea auf oder sogar Bakterienwachstum in ganz
niedrigen Konzentrationsbereichen; oberhalb der optimalen Konzentrationen, besonders an Säure, z. B. bei 2%, wurden Säureschädigungen an der Haut in Gestalt
brauner Verfärbungen beobachtet. Die optimalen Konzentrationsbereiche für
NaCl und H_2SO_4 sind also ziemlich eng begrenzt, besonders was das Kochsalz anbelangt. Abb. 388 zeigt in sehr anschaulicher Weise die Beziehungen zwischen

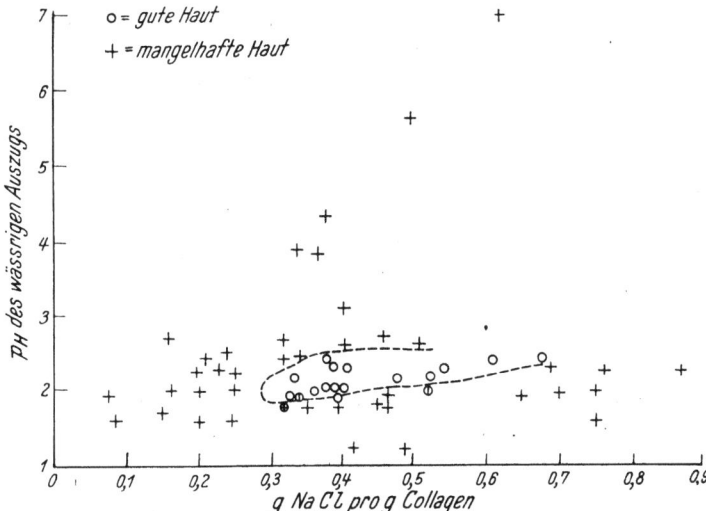

Abb. 389. Ermittlung des optimalen Pickelungsbereiches [W. B. Pleass (1)].

Säure- und Salzkonzentration des Pickels und dem Auftreten von Bakterien- oder
Schimmelwachstum oder der Säureschädigung. Viel wichtiger als die Anfangskonzentration ist die Innehaltung der richtigen Endkonzentration, denn eine
bestimmte Anfangskonzentration muß nicht immer einer bestimmten Endkonzentration entsprechen, weil ja der Grad der Entkälkung der zu pickelnden Haut
meist verschieden ist und die Konzentrationsverhältnisse des Pickels dadurch
stark beeinflußt werden. Die von W. B. Pleass gefundenen optimalen Konzentrationsverhältnisse eines Pickels haben natürlich nur Gültigkeit bei dem in den
Pleassschen Versuchen angegebenen Flottenverhältnis 6 : 1. Ändert sich
dieses, so ist auch eine Änderung der optimalen Mengen erforderlich.

W. B. Pleass (1) erachtet die Bestimmung der Schwefelsäure- und Kochsalz-
konzentration in der Haut als wünschenswert, weil damit dem Praktiker eine
Methode in die Hand gegeben wird nachzuprüfen, ob offensichtlich fehlerhafte
Felle tatsächlich fehlerhaft gepickelt wurden.

Das NaCl wurde bestimmt durch Extraktion der Haut in destilliertem Wasser und
durch Titration mit $AgNO_3$. Der Salzgehalt wurde auf „Kollagen", d. i. die mit Aceton
extrahierte und bei 100° C getrocknete Haut, berechnet. Die Methode hat den Nachteil, daß sie 4 Tage zur Durchführung erfordert. Vergleichbare Werte wurden erhalten,
wenn die Haut 3 Stunden lang im Soxhletapparat mit Aceton extrahiert, der Rückstand nach Entfernung des Acetons mit warmem Wasser ausgelaugt und auf NaCl mit

Silbernitrat titriert wurde. Zu dem gefundenen Wert wird der aus der zweiten Titration mit Silbernitrat erhaltene Wert des noch in der Blöße vorhandenen Salzes addiert. Zu diesem Zweck wird die entfettete Haut zweimal mit $n/10$-Natriumacetatlösung und dann mit Wasser unter langsamem Erhitzen bis zum Siedepunkt extrahiert und die nach Dekantieren erhaltenen Extrakte mit $AgNO_3$ titriert. Das Salz wird wie zuvor auf „Kollagen" berechnet.

Die Säure wird durch $3/4$stündige Extraktion der Haut mit $n/5$-Natriumbicarbonat und sofortiger Titration mit $n/10$-HCl oder H_2SO_4 und Bromphenolblau als Indikator bestimmt. Zur Bestimmung der wahren Säure wurde die Haut mit Wasser extrahiert und mit der Wasserstoffelektrode oder im Komparator. der p_H-Werte ermittelt.

Auf diese Weise stellte W. B. Pleass (1) fest, daß alle in einem bestimmten Bereich (0,3 bis 0,7% NaCl und ungefähr 15 bis 30 ccm $n/10$-H_2SO_4 pro Gramm Kollagen) liegenden gepickelten Fellstücke im allgemeinen den Anforderungen entsprechen, das sind die Hautproben, für die das p_H-Optimum zwischen 2,0 bis 2,4 festgestellt wurde. Bei diesen p_H-Werten sind offenbar sämtliche Aminogruppen des Kollagens an Säure gebunden. Niedrigere Säurekonzentration (größer als $p_H = 2,5$ oder weniger als 12 ccm $n/10$-Säure pro Gramm Kollagen) oder geringere NaCl-Konzentration (weniger als etwa 30% auf das Gewicht des Kollagens) ist nicht wünschenswert (Abb. 389). Die Beschaffenheit der gepickelten Blöße ist abhängig vom p_H und dem Salzgehalt der Blöße.

Den bei Verwendung von Schwefelsäure engen Konzentrationsbereich suchte W. B. Pleass (2) durch Mitverwendung organischer Säuren — Essig-, Ameisen-, Benzoe- und Salicylsäure — zu erweitern. Dabei kamen Pickel zur Anwendung mit 10% NaCl und mit 0 bis 1% Schwefelsäure, wozu organische Säuren zusätzlich in verschiedenen Konzentrationen gegeben wurden. Mit Ausnahme eines einzigen Versuches mit 0,5% Schwefelsäure und 0,1 oder 0,2% Essigsäure verhinderten alle Zusätze organischer Säuren während 3 Monaten bei 25 und 37° C das Schimmeln. Mit Schwefelsäure ergab die Essigsäure als Zusatz die besten Ergebnisse, dagegen bei Wegfall der Schwefelsäure die Ameisensäure. So gaben 2 und 5% Ameisensäure und 10% Kochsalz (ohne Schwefelsäure) bei 25° C eine Haut von guter Beschaffenheit. Bei gleicher Lagertemperatur erwiesen sich 0,5% Schwefelsäure + 0,1% Ameisensäure oder 0,3% Schwefelsäure + 0,2% Ameisensäure mit jeweils 10% Kochsalz als die geeignetsten Konzentrationen. Bei Schwefel- und Essigsäure scheinen Konzentrationen von je 0,5 bis 1,0% am besten zu befriedigen. Bei höheren Temperaturen ist eine Steigerung der Ameisensäurekonzentration über 2% zu vermeiden. Benzoesäure, Salicylsäure, wie auch Natriumsilicofluorid schienen bei höheren Temperaturen (37° C) weniger ansprechende Hautstücke zu liefern als bei etwa 25° C. Bei der Beurteilung legt W. B. Pleass (2) großen Wert auf die Mikrostruktur der gepickelten Hautstücke. Ganz ohne Zweifel muß man aber bei Heranziehung eines solchen Kriteriums sehr vorsichtig sein, wenn es überhaupt statthaft ist. Nach neueren Untersuchungen von M. P. Balfe, J. H. Bowes, R. F. Innes und W. B. Pleass werden die Fasern während des Lagerns im gepickelten Zustand aufgeschlossen. Hieraus wird gefolgert, daß das retikulare Gewebe geschwächt und schließlich niedergerissen wird, was auch darin eine Stütze findet, daß beim gepickelten Fell das Fett nach Niederbrechen des retikularen Hüllgewebes aus den Fettzellen austritt und auswandert, was etwa nach sechs- bis achtwöchiger Lagerung der Fall ist. Das Fett lagert sich über die Fibrillen, was durch eine einfache Färbung mit Scharlachrot leicht nachweisbar ist.

A. Seymour-Jones (1), S. 260, erhielt seinerzeit gut konservierte und absolut gesunde Schaffelle, wenn sie mit 0,25%iger Ameisensäurelösung (12 bis 24 Stunden) und anschließend in gesättigter Salzlösung behandelt worden waren.

Sehr zweckmäßig erweist es sich, den Pickelbrühen spezifisch fungizide Substanzen zuzusetzen. W. B. Pleass (3), (4) machte sehr gute Erfahrungen mit p-Nitrophenol, β-Naphthol, Trichlorphenol und Kresol. Während sich bei viermonatiger Lagerung und einer Temperatur bis zu 37° C gepickelte Felle völlig gesund und schimmelfrei hielten, wenn zusätzlich 0.01% p-Nitrophenol verwendet wurde, konnten ähnlich wirksame Pickellösungen bei Anwendung von 0,05% β-Naphthol, Trichlorphenol und Kresol erzielt werden. Durch die Verwendung dieser Desinfektionsmittel wurde sowohl die Schimmelentwicklung verhindert, wie die Azidität der Pickel konstant erhalten.

Auch I. H. Blank (1), (2) berichtete über die besonders hohe fungizide Wirkung von p-Nitrophenol. Während I. H. Blank (2) bei regulären Pickeln mit 12% NaCl + 1,5% H_2SO_4 gelegentlich noch Schimmelwachstum erhielt, lieferte ein Pickel, der 6% NaCl, 1,5% H_2SO_4 und 1% Natriumacetat oder statt dessen 0,025% p-Nitrophenol enthielt, Felle, die relativ resistent gegen Schimmelwachstum waren und das Aussehen normal gepickelter Felle zeigten.

An Stelle des üblichen zwölfstündigen deutschen oder einstündigen amerikanischen Pickels empfehlen M. Luxemburg, A. Schljapnikow, G. Volpert und K. Krasnow für Schafsblößen einen Emulsionspickel, der als bakterizides Mittel Paradichlorbenzol in Terpentin und außerdem einen Emulgator enthält. Die Haltbarkeit der Blößen in diesem Pickel soll fast unbegrenzt, die Auswaschbarkeit leicht sein.

Während P. Huc (2) bei einwandfreiem Pickel und einwandfreien, unbeschädigten Fässern niemals Schimmelbefall festgestellt zu haben angibt, machten L. S. Stuart und R. W. Frey (2) recht interessante Mitteilungen über die Ursache des Schimmelbefalls in regulären Pickeln. Sie beobachteten bei verschimmelten, gepickelten Schaffellen aus Neu-Seeland Streifen und Flecken von brauner Farbe. Schimmelig und fleckig waren nur diejenigen Felle, die in unmittelbarer Berührung mit der Innenseite der Fässer standen. Legten L. S. Stuart und R. W. Frey (2) Stücke von den Faßdauben auf gepickelte Schaffellstücke, die mit Schimmel infiziert worden waren, so kam der Schimmel regelmäßig zur Entwicklung, während diese ausblieb, wenn auf gleichartig gepickelte und mit demselben Schimmel beimpfte Schaffellstücken kein Faßholz aufgelegt worden war. Der Schimmel entwickelte sich zuerst, und zwar sofort, rings um das Holz und breitete sich dann auf die übrige Fläche des gepickelten Fellstückes aus. Die Ursache dieser Erscheinung suchten L. S. Stuart und R. W. Frey (2) im Holz und stellten auch fest, daß durch dasselbe praktisch 0,6% der Pickelsäure absorbiert wurde. Infolge der Absorption von Säure durch das Faßholz erfolgt eine Veränderung des p_H-Wertes, und zwar derart, daß Schimmelpilze aufkommen können. Damit würde aber nicht auch das Ausbreiten des Schimmels auf die ganze Felloberfläche restlos erklärlich erscheinen, das nach Ansicht der Autoren nur dadurch möglich ist, daß die Pilze selbst den Säuregehalt herabsetzen. Der Beweis hierfür ergibt sich in dem Versuch, in welchem ein Penicillium innerhalb von 21 Tagen die Azidität einer Nährbrühe ($p_H = 1,8$) bei 30° C um rund 50% erniedrigte. Da sich bei Auflegen von Faßholzstücken dann kein Schimmel entwickelte, wenn das Holz vorher in der gleichen Pickelbrühe behandelt wurde wie die Fellstücke selbst, so sehen L. S. Stuart und R. W. Frey (2) eine Möglichkeit zur Verhinderung des Verschimmelns darin, daß die Fässer prinzipiell vor Benutzung in der Pickelbrühe geweicht werden. Abhilfe kann aber auch durch Zusatz von 0,025% p-Nitrophenol zum Pickel geschaffen werden, wie dies ja auch schon I. H. Blank (1) angab.

P. White und F. G. Caughley widersprechen der von L. S. Stuart und R. W. Frey (2) geäußerten Ansicht, daß durch das Faßholz Säure absorbiert werden und somit Schimmel aufkommen könne. Nach den Versuchen von P. White und

F. G. Caughley liegt vielmehr die Ursache des Verschimmelns in einer erheblichen Absorption von Kochsalz durch das Faßholz, während Säure nur ganz unerheblich absorbiert wird. Erst das durch die Verringerung der Salzkonzentration aufkommende Schimmelwachstum sei dann für einen größeren Säureabfall der Pickelbrühe verantwortlich zu machen. Es wird die Forderung erhoben, die gepickelte Blößen enthaltenden Fässer bedeckt möglichst kühl zu lagern, damit nicht die im Holz befindliche Feuchtigkeit verdunsten kann. Denn dieses verdunstete Wasser muß dann wieder durch Pickelflüssigkeit ersetzt werden, auf welche Weise ununterbrochen Kochsalz aus den Blößen in das Holz geschafft wird. P. White und F. G. Caughley empfehlen, um ein Absinken der Kochsalzkonzentrationen zu vermeiden, zwischen die gepickelten Blößen Kochsalz einzustreuen.

Auf die Verwendung kondensierter aromatischer Sulfonate, Mineralölsulfonate oder Sulfonate fetter Öle, bzw. Mischungen dieser Stoffe oder ihrer Salze mit oder ohne Zusatz von Desinfektionsmitteln zum Konservieren tierischer Hautblößen sei an dieser Stelle lediglich hingewiesen [Chem. Fabrik Pott & Co., Pirna-Copitz (D.R.P. 602748)].

IV. Konservieren durch Trocknen.

Als die älteste und scheinbar auch primitivste Methode, Häute und Felle zu konservieren, ist wohl das Trocknen anzusprechen. Sie kann ohne besondere Hilfsmittel durchgeführt werden und wird vor allem dort angewandt, wo die klimatischen Bedingungen dafür geeignet sind. Vielfach handelt es sich dabei aber zugleich auch um Gegenden, in denen Salz und andere Konservierungsmittel selten und daher teuer sind. Primitiv ist diese Methode nur insofern, als das bloße Austrocknen der Häute an der Luft bzw. in der Sonne den Feuchtigkeitsgehalt der Häute soweit herabsetzt, daß Bakterienwachstum und damit auch Fäulnis unterbleiben. Ein sachgemäßes und gutes Trocknen erfordert sowohl Erfahrung als auch Sorgfalt; leider ist der Schaden, der alljährlich durch mangelhaftes oder falsches Trocknen entsteht, noch ungeheuer groß.

Das Trocknen soll nach dem Abziehen sofort geschehen, aber nicht so rasch erfolgen, daß zwar die äußeren Hautpartien trocken sind, im Innern aber feuchte, fäulnisfähige Teile verbleiben, die unter Erwärmung nach und nach völlig faulen und schließlich zu dem in Gerbereien bekannten Fehler des „Selbstspaltens" der Haut führen (F. Stather, S. 139). Das ist ganz besonders der Fall, wenn die Häute der prallen Sonnenhitze ausgesetzt sind. Die Trocknung soll deshalb an mehr schattigen, vor allem aber luftigen Stellen erfolgen (wie das die Abb. 390 in idealer Weise für Schaffelle zeigt), wo sie zwar langsamer, aber auch gleichmäßiger und sicherer erfolgt und Häute liefert, die nicht zu hart aufgetrocknet sind und in der Weiche normal aufgehen. Trotzdem muß das Trocknen wiederum so „rasch" erfolgen, daß vor Eintreten eines hinreichenden Wasserverlustes keine Fäulnis aufkommen kann. Sobald der Wassergehalt der Haut zwischen 12 bis 15% liegt, ist sie vor dem Verderben durch pflanzliche Kleinlebewesen praktisch geschützt. Je sauberer die Haut ist, desto leichter wird der Trockenprozeß vor sich gehen können, denn Schmutz und Blut sind der Sitz von Fäulnisherden; sie sind mitunter die Ursache der sog. angestunkenen Stellen.

Das einfache Ausbreiten der Häute auf dem Boden, Fleischseite außen, hat den Nachteil, daß zu wenig Luft zur Haut gelangt, worin die Ursache vieler Fäulniserscheinungen (im Englischen als „blister" — Blasenbildung — und als „taint" bezeichnet) zu sehen ist. Das Trocknen über Stangen und Leinen führt zum Auftreten von Flecken und Streifen dort, wo die Haut aufgelegt war [D. J. Lloyd

(4); Bulletin (1), S. 41; Bulletin (2), S. 15]. Wesentlich besser ist, die Häute etwas über dem Boden zu pflöcken oder sie in Rahmen zu spannen [D. J. Lloyd (4)]. Weitere Versuche über die Verbesserung afrikanischer Häute [Bulletin (2)] ergaben, daß sich besonders die Sonnentrocknung nach der Methode des Imperial Institutes zum Erhalt guter Ware eignet. Hiernach werden die grünen, ungesalzenen Häute an von Ost nach West laufenden, horizontalen Stangen aufgehängt: Hinterklauen und Schwanzende werden mit Schnüren an den Stangen festgemacht, Vorderklauen und Kopf an im Boden befindlichen Pflöcken befestigt. Die Pflöcke stehen in einer Linie, die der Schattenlinie der horizontalen Stangen um die Mittagszeit entspricht und werden in Zeitabständen von etwa einer Woche

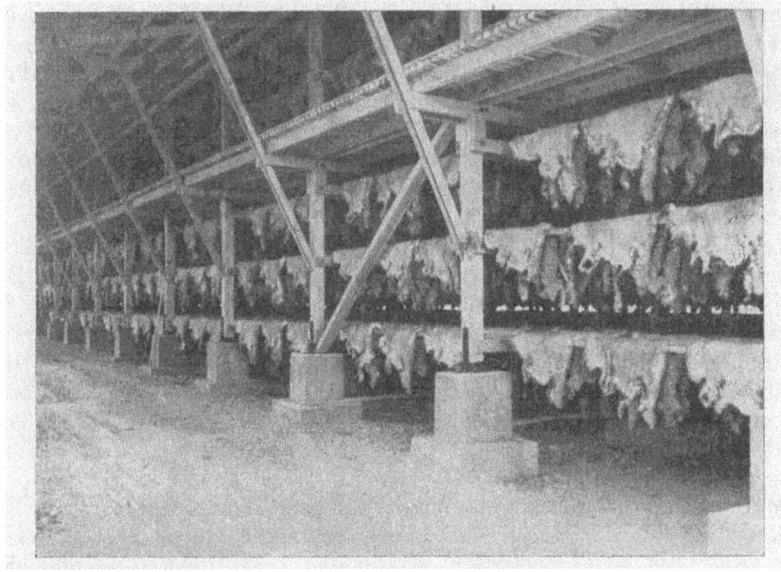

Abb. 390. Trockenraum für Schaffelle einer chilenischen Großschlächterei (Aufnahme H. Tschira, Bremen).

entsprechend dem Sonnenstand berichtigt. Die Häute sind so in einem Winkel zum Boden, Fleischseite nach oben, ausgestreckt; von beiden Seiten der Trocknung zugänglich und werden von den Sonnenstrahlen nur schräg getroffen, während der Regen gut ablaufen kann. Auch die „Schattentrocknung", auf sorgfältige Art ausgeführt, ergibt gute Ergebnisse, sie verlangt aber mehr Aufwand durch die Überdachung [Bulletin (2)] und liefert im ganzen gesehen nur wenig bessere Häute als die Sonnentrocknung [Bulletin (1)].

Der Einfluß der Regenzeiten konnte nicht eindeutig festgelegt werden; es wurden in Versuchen unter diesen Bedingungen einmal schlechtere, in einem anderen Fall aber sogar besser konservierte Häute erhalten, vielleicht gerade infolge der etwas langsameren Trocknung [Bulletin (1), (2)]. Interessant ist die Angabe, wonach die sorgfältige Entfernung überflüssigen Fleisches und Fettes von der Haut zwar die Gefahr von Fäulnisschäden verminderte, dieser Vorteil aber wieder durch starke Schnittbeschädigungen aufgehoben wurde [Bulletin (1)]. Im allgemeinen bewährt sich auch die Methode, die Häute zunächst zu salzen und dann nach einigen Tagen, Fleischseite nach oben, der Luft zum Trocknen auszusetzen.

Ein unbedingter Nachteil des Trocknens ist darin zu sehen, daß Hautsubstanzschädigungen nicht vor dem Weichen erkannt werden können. In diesem Zusammenhang weist M. Kaye (2) darauf hin, daß durch das Trocknen die die

Kollagenbündel umfassenden Retikulinfasern (sofern man von „Retikulin" in der Haut überhaupt sprechen kann [A. Küntzel und A. Seitz]) mechanisch zerstört würden.

W. Eitner [(*4*)]; zit. n. E. Stiasny, S. 38] suchte den nachteiligen Einfluß zu starker Hitze beim Trocknen durch folgende Versuche nachzuweisen: er trocknete Hautstücke bei 15⁰ C; diese ließen sich normal weichen. Er trocknete bei 35⁰ C im Trockenschrank und mußte diese Hautstücke schon mehrere Tage weichen und schließlich konnten die bei 60⁰ C im Trockenschrank getrockneten Stücke überhaupt nicht mehr hinreichend genug erweicht werden. Die Praxis lehrt, daß ganz besonders die in tropischer Hitze getrockneten Häute häufig zu trocken und hart sind, in der Weiche sich durch ungenügende Wasseraufnahme auszeichnen und auch im Äscher nur schwer aufgehen. Ungünstigenfalls sind die aus solchen Häuten hergestellten Leder dünn und im Narben brüchig. Das sind naturgemäß Gründe, die zu einer Geringerbewertung des fertigen Leders aus trockenen Häuten führten, ganz abgesehen davon, daß schon die rohen Salzhäute preislich höher bewertet werden als Trockenware. Allerdings sind dafür auch noch andere Gründe maßgebend. In diesem Zusammenhang sei erwähnt, daß sich auch die von Trockenhäuten stammenden Abfälle weniger gut zur Gelatinebereitung eignen als die Abfälle von Salzware (E. Stiasny, S. 38).

Im allgemeinen sind aber bei der Trockenhaut die Lagerungsmöglichkeiten einfacher und meist auch sicherer, ganz abgesehen von der Einfachheit und Billigkeit der Konservierungsmethode selbst, die, wie F. Stather und H. Sluyter sowie F. Stather und H. Herfeld (*6*) zeigten, wenn sorgfältig und richtig ausgeführt, durchaus keinen nachteiligen Einfluß auf die Beschaffenheit der zur Gerbung gelangenden Blöße haben muß. Es würde also normalerweise kein Grund bestehen, die Trockenhaut als zweitrangig zu behandeln (immer die beste Trocknungsweise vorausgesetzt), ja mitunter ergeben diese Häute Leder von besonders wünschenswerter Festigkeit.

Nachträglich beschädigt können sonst gut getrocknete Häute durch Nässe werden, weil die Haut dadurch wieder in einen fäulnisfähigen Zustand zurückgeführt wird; das kann besonders vorkommen beim Schiffstransport durch Havarie u. dgl. Ganz besonders ungünstig verhalten sich Trockenhäute gegenüber Salzware hinsichtlich des Insektenbefalls oder des Anfressens durch Mäuse und Ratten.

Was den Insektenbefall trockener Felle und Häute betrifft, so sei im Speziellen auf das Kapitel über Häuteschäden S. 896 ff. verwiesen. Als Schädlinge ganz besonders erwähnt seien hier solche aus der Familie der Speckkäfer (Dermestiden), von denen der gemeine Speckkäfer (Dermestes lardarius L.) und der Dornspeckkäfer (Dermestes vulpinus) als größte Schädlinge zu bezeichnen sind. Die durch sie verursachten Beschädigungen können bis zur völligen Vernichtung der Ware führen. Aber auch andere Käferarten, wie z. B. der Pelzkäfer (Attagenus) u. a. m., kommen als Hautschädlinge in Frage. (Sehr übersichtliche und kurze Darstellung bei H. Kemper; desgleichen bei Fr. Zacher; dort findet sich auch eine Schilderung weiterer Schädlinge und deren Bekämpfung). Es sei in diesem Zusammenhang noch auf die Angaben von L. J. Evreinova über die Behandlung mottenbefallener Häute durch Besprengen mit p-Dichlorbenzol verwiesen, ebenso auf die Behandlung von durch Speckkäfer befallenen Trockenhäuten durch Besprengen mit einer Mischung von Kerosen und Terpentinöl (1 : 1).

Ein weiterer Nachteil der Trockenhäute liegt in der Gefahr der Übertragung ansteckender Krankheiten. Die keimtötende Wirkung der Sonnenstrahlen, der ultravioletten Strahlen sowie die Wirkung des Lichtes und der Hitze (besonders in tropischen Gegenden), auf die E. Nihoul hinweist, ist nicht ausreichend, um beim Trocknungsprozeß solche Mikroorganismen abzutöten, die zur Sporenbildung befähigt sind. Dazu gehört u. a. auch der Milzbranderreger, der bei Trockenhäuten wiederholt Anlaß zu sog. Staubinfektionen gab, aber auch nach dem Einweichen der Häute zu Infektionen durch die vegetative Stäbchenform des Milzbrandbazillus. Hierüber wird im Abschnitt über die Desinfektion noch einiges zu sagen sein. Es darf aber an dieser Stelle schon erwähnt werden, daß speziell Milzbrandinfektionen durch Trockenhäute in den letzten Jahren ganz erheblich abgenommen häben und die Zahl der Erkrankungen und Todesfälle nur noch sehr gering war.

Abschließend sei noch erwähnt, daß getrocknete Häute vornehmlich Südamerika, China und Indien liefert. Aus Argentinien kommen besonders die trockenen Camphäute (Campos), die ausschließlich sonnengetrocknet sind und nicht immer die beste Beschaffenheit aufweisen, aus Brasilien kommen Trockenhäute, die häufig auch auf kombinierte Weise trockengesalzen sind.

Wilddecken von Reh, Hirsch, Gemse usw. sowie Hasen- und Kaninfelle werden zweckmäßigerweise immer durch Trocknen haltbar gemacht. Die Decken werden am zweckmäßigsten aufgespannt oder, wo dies nicht möglich, in der Rückenlinie über Stangen gelegt (Fleisch außen). Es ist auf das sorgfältige Ausbreiten der Klauen und Ränder zu achten. Hasen- und Kaninbälge sind, ohne das Fell aufzutrennen, umzustülpen (Fleisch außen) und mit etwas Stroh und Holzstäben auszustopfen bzw. zu spannen. Für die Erhaltung der Pelzfelle schlägt P. V. Gouraud vor, die Felle mit Wasser zu waschen und die Fleischseite mit einer Mischung bestehend aus ''48% hard soap, 48% soft soap and 4% arsenious oxide'' zu behandeln. Werden die Felle getrocknet, dann sollen sie mit einer schwachen alkoholischen Lösung von Sublimat und Campher oder mit Naphthalin behandelt werden.

V. Konservieren durch Salzen und Trocknen — Arsenikkipse.

Im Handel werden unter trockengesalzenen Häuten solche verstanden, die entweder zuerst gesalzen, dann getrocknet, oder erst etwas angetrocknet, dann gesalzen und dann fertig getrocknet werden. Das Salz verhindert vor allem während der Trocknung das Eintreten einer Fäulnis. Solche Häute kommen aus Afrika, z. B. Südrhodesien, Südamerika, Mittelasien und auch aus Japan. Dort werden z. B., wie E. Stiasny (S. 45) angibt, Kuhhäute mit 5 Pfund Salz gesalzen, dann angetrocknet, nachgesalzen und schließlich fertig getrocknet. R. Goldberg teilt mit, daß in Mittelasien die Häute mit 10 bis 15% Salz eingesalzen, einen Tag liegen gelassen und hierauf an der Luft, jedoch vor der Sonne geschützt, getrocknet werden, und daß dort der klimatischen Verhältnisse wegen jede andere Konservierungsmethode weniger geeignet sei. Nach neueren Angaben aus Südrhodesien wurden dort Häute gut gesalzen in Haufen gesetzt, 5 Tage liegen gelassen und dann in der Rückenlinie über Stangen, Fleischseite nach oben, in Schuppen mit offenen Seiten zum Trocknen aufgehängt. Diese Häute waren nicht nur gut konserviert, sie ergaben auch ein Leder von ausgezeichneter Qualität [Bulletin (2)].

Im Abschnitt I, 2, S. 800, war bereits auf die Behandlung der Häute auf der Fleischseite mit natürlich vorkommender Erde, die als Paste aufgetragen wird, hingewiesen worden. In Ergänzung darf hier noch nachgetragen werden, daß so behandelte Häute (besonders in Indien) anschließend in bedeckten Räumen getrocknet werden. Auf Nachteile dieser Konservierung wurde bereits eingegangen.

Die sog. Arsenikkipse kommen zwar meist in getrocknetem Zustand in den Handel, da sie aber durchweg eine Vorbehandlung erfahren oder in geringem Umfange auch trockengesalzen werden, seien sie an dieser Stelle behandelt. Die aus Indien stammenden Kipse werden im allgemeinen nach Entfernung von Blut und Schmutz zunächst in eine Konservierungsflüssigkeit getaucht. Diese Konservierungsflüssigkeit soll, wie behauptet wird, eine alkalische Lösung von Arsenik sein (E. Stiasny, S. 29). G. Grasser (S. 152) glaubt zwar, daß wenigstens früher tatsächlich Arsen bei der Konservierung der Kipse mitverwendet wurde, zum mindesten konnte aber in neuerer Zeit bei keiner Untersuchung von Rohkipsen jemals Arsen nachgewiesen werden [J. Päßler (3); F. K. Kopecky]. Da früher vielfach die Konservierung der Haarseite von Kipsen in Ostindien mit Pikrinsäure vorgenommen wurde [B. Kohnstein (1)], vermutete wohl W. Eitner [(4); zit. n. E. Stiasny, S. 29], daß die Gelbfärbung der Kipse von der Pikrinsäure stamme, was E. Stiasny (S. 29) für unwahrscheinlich hält. Hierzu gibt F. K. Kopecky an, daß diese Konservierungslösungen möglicherweise Kochungen indischer Pflanzen oder Hölzer seien. Im Anschluß an diese Behandlung werden die Kipse dann getrocknet, mitunter während des Trocknens aber nochmals mit der fraglichen Konservierungsflüssigkeit bestrichen.

Bei den „belegten Kipsen" handelt es sich um Häute, die mit mineralischen Pasten auf der Fleischseite bestrichen sind und anschließend an diese Vorbehandlung getrocknet werden. Der Belag, der wohl in der Hauptsache aus Natriumsulfat und Sand besteht (H. R. Procter und W. Towse), trocknet mitunter zementartig auf und erhöht das Gewicht der Ware nicht unerheblich (bis zu 40%).

VI. Konservieren durch Kälte und Frost.

Eine weitere Konservierungsmöglichkeit für Häute und Felle bietet die Anwendung tiefer Temperaturen, etwa um den Gefrierpunkt. Diese haben zwar nicht die Fähigkeit, Bakterien abzutöten, sie bedingen aber in den allermeisten Fällen, daß deren Wachstum ruht.

In modernen Schlachthöfen, besonders in Amerika, dann aber auch in größeren Gerbereien, die Rohware mitunter länger liegen lassen müssen, werden Häute und Felle häufig in Kühlräumen gelagert. In den meisten Fällen dürfte dabei die Rohware in gesalzenem Zustand eingelagert werden, doch wird auch unmittelbar nach dem Abziehen der Haut in Kühlräumen konserviert. Die Temperatur der Kühlräume liegt im allgemeinen etwas über dem Nullpunkt. R. S. Stokell ist der Ansicht, daß die Kühltemperatur am besten zwischen — 1 und + 1,5° C liegt. In Anlehnung an die bei der Fleischkühlung angewandten Temperaturen sollte die Lagertemperatur so tief sein, wie es zur Vermeidung des Gefrierens der Ware gerade noch zulässig ist (W. Schwartz und W. Bender). Wenn die Kühlräume gut verschlossen sind, ist auch mit einem niedrigen Feuchtigkeitsgehalt der Luft zu rechnen, der bei gleichmäßig tiefen Temperaturen relativ konstant ist. Wie Untersuchungen in Amerika gezeigt haben, wurden dort Rohhäute durch Lagerung in Kühlräumen 3 Jahre lang ohne jeden Fehler aufbewahrt [D. J. Lloyd (4)].

Beim Einbringen der Felle und Häute in Kühlräume muß darauf geachtet werden, daß die Felle bzw. Häute nicht zu warm sind, d. h. daß zwischen ihnen und der sie umgebenden Luft keine zu große Temperaturdifferenz besteht, da sich die Häute sonst mit Feuchtigkeit beschlagen und die Konservierung dadurch nur erschwert wird.

Eine Beschädigung des Hautmaterials beim Kühlen ist wohl nur dann zu erwarten, wenn die Temperatur des Kühlraumes beträchtlich unter den Gefrierpunkt sinkt. Wenn die Hautsubstanz ihr Wasser verliert, dann bilden sich nach Ansicht von D. J. Lloyd (4) scharfkantige Eiskristalle zwischen den Fibrillen, wodurch die Fasern beschädigt werden können. W. Eitner (2) glaubt, daß durch die bei der Eisbildung bedingte Volumenvergrößerung eine Beschädigung der Hautfaser resultiert, wie aus den Ledern hervorgeht, die aus solchen gefrorenen Häuten gemacht wurden (aufgelockertes Gewebe, schwammig, leicht reißbar, wenig haltbar), obwohl er andererseits auch zugibt, daß diese Erscheinungen auch andere Ursachen haben können. Diese Ansicht W. Eitners wurde in einer weiteren Veröffentlichung bestätigt (N. N.) und auch nach Th. Fasol äußern sich Frostschädigungen in einem schwammigen, lockeren Gefüge und in einer geringeren Haltbarkeit der Leder. Demgegenüber konnten F. O'Flaherty und W. T. Roddy bei mikroskopischen Studien über den Einfluß kalter Temperaturen auf Häute und Felle keinerlei Beschädigungen beobachten, die direkt der niedrigen oder gar unter dem Gefrierpunkt liegenden Temperatur zuzuschreiben waren. Allerdings haben diese Autoren nicht das Fertigleder untersucht. Fortdauernde Konservierung durch Kühlung hat natürlich ein Steifwerden der Haut zur Folge. Deshalb ist auch zu vermeiden, daß die Häute in diesem Zustand gebogen oder gefaltet werden, da hieraus natürlich ein Brechen oder Zerreißen gewisser Gewebeteile resultiert.

Ein sachgemäßes Kühlen dürfte auf jeden Fall ohne nachteiligen Einfluß sein. Wie R. S. Stokell richtig bemerkt, darf man aber nun nicht verlangen, daß bereits schlechte Ware sich nicht weiter verschlechtert, ebenso wie z. B. von Anfang an stark keimhaltiges Fleisch sehr schwer haltbar gemacht werden kann, auch durch Kühlung (W. Schwartz und W. Bender). Immerhin kann anfällige Ware durch Kühlung besser als auf andere Weise erhalten werden. Sorgfältige, nicht zu hohe Stapelung, z. B. der Bündel, ist im Kühlraum erforderlich (R. S. Stokell). Kombiniertes Arbeiten: Salzen und Kühlraumbehandlung ist immer wirksamer, als jede der beiden Methoden allein (F. O'Flaherty und W. T. Roddy). Nach Ansicht der gleichen Autoren sollen die im Kühlraum gelagerten Häute, ehe sie in die Weiche kommen, 2 bis 4 Stunden bei Zimmertemperatur gehalten werden. Und ferner soll es sich empfehlen, nicht in reinem Wasser, sondern in dünner Salzbrühe zu weichen. Dadurch sollen die Felle den Charakter gewöhnlicher Salzfelle erhalten.

Überprüft muß in jedem einzelnen Falle werden, ob sich die verhältnismäßig hohen Kosten für die Erstellung von Kühlräumen auch wirklich lohnen. Falls diese Kosten nicht durch die Menge gerechtfertigt werden könnten, meint D. J. Lloyd (4), müßten ein mit Desinfektionsmitteln versetztes Salz und kühle, gut durchlüftete Lagerräume genügen. Allerdings ist die Frage nach einem guten Desinfektionsmittel, das den Erhalt der Rohware für längere Zeit garantiert und das vor allem auch ohne jeglichen nachteiligen Einfluß auf die Hautsubstanz ist, noch nicht einwandfrei geklärt.

Von einer anderen Warte aus ist das Gefrierenlassen der Häute und Felle unter natürlichen Bedingungen, also in solchen Ländern zu betrachten, die wie Sibirien, der Ural, Kirgisien, Mongolien in der kälteren Jahreszeit dazu die Voraussetzungen liefern. Die wenig dichte Bevölkerung dieser Gebiete und die Rauheit des Klimas verursachen die Ansammlung bedeutender Mengen gefrorener Häute (J. Lokschin). Diese großen Mengen gefrorener Häute bereiten allerdings, wie J. Lokschin weiter schildert, beim Transport, besonders im Frühjahr, große Sorgen. Die wichtigste Rolle spielt dabei die Frage des Auftauens dieser gefrorenen Rohware; es wird immer wieder hervorgehoben und betont, daß hierzu die geeignetste Methode die sei, die gefrorene Ware in kaltem fließendem Wasser aufzutauen und anschließend zu salzen (J. Lokschin; M. Luxemburg; J. Entin). Die Bedenken F. Stathers, S. 76, gegen das Gefrieren besonders der ungesalzenen Rohhaut mit Hinsicht auf Schäden im fertigen Leder bestehen wohl nicht ganz zu Unrecht, doch wird gerade in den vorgenannten Ländern kaum mit einer Änderung der Konservierungsweise gerechnet werden können.

VII. Hautkonservierung und Leimleder.

Kurz gestreift sei an dieser Stelle auch der Einfluß der Hautkonservierung auf das anfallende Leimleder, dessen Verarbeitung und Verwendung. Dabei stehen zwei Fragen im Vordergrund: Einfluß auf die Verarbeitung zu Leim und Gelatine, bei letzterer im Hinblick auf gesundheitsschädliche Momente (Speisegelatine) und den technischen Verwendungszweck (Photogelatine).

Bekanntlich übt Formaldehyd auf die Haut eine gerbende Wirkung aus [J. A. Wilson (2), S. 636] und bei der Konservierung der Rohhaut verwendet, läßt es bereits in relativ geringen Konzentrationen gerbende Wirkung erkennen; ebenso werden damit auch jene Abfälle, welche das Leimleder darstellen, verändert, was sich hauptsächlich darin äußert, daß derart behandeltes Leimleder sich mehr oder weniger schwer oder überhaupt nicht mehr zu Leim verkochen läßt [W. Eitner (3)]. O. Gerngroß und E. Goebel (S. 131) weisen darauf hin, daß Stoffe wie Sublimat, Karbolsäure, Formalin usw., vor allem aber Formaldehyd (Formalin) mit der Hautsubstanz chemische Verbindungen eingehen, die Haut zum Teil gerben und in für die Leimfabrikation wertlose, unlösliche Verbindungen verwandeln. Beim Siedeprozeß zeigt z. B. mit Formaldehyd in Berührung gekommenes Leimleder korkzieherartige Kontraktionserscheinungen und fühlt sich schwartenartig an; dieser Zustand wird durch die Alkalibehandlung des Leimleders ständig gefördert und nur rechtzeitiges Erkennen formaldehydbehandelter Materialien und Behandlung mit Säuren mit nachfolgendem Waschen und baldigem Versieden kann derartiges Leimleder noch einigermaßen retten. Der chemische Nachweis von Formaldehyd im Leimleder ist nur selten möglich.

Werden zur Konservierung oder Desodorisierung von Leimleder, aber auch schon zur Konservierung der Rohhaut Phenolverbindungen benutzt, so besteht immer sehr leicht die Gefahr einer Angerbung des Materials.

Von leicht flüchtigen Stoffen, die bei der Konservierung der Haut verwendet werden, wie z. B. von Naphthalin, ist zu erwarten, daß sie keine besondere Wirkung auf das Leimleder ausüben und beim Siedeprozeß völlig entfernt werden. Deshalb bestehen auch in dieser Hinsicht weder gesundheitliche Befürchtungen, was die Speisegelatine anbelangt, noch konnte bei Verarbeitung zu photographischer Gelatine irgend ein Nachteil festgestellt werden (unveröffentlichte Versuche).

Was die Verwendung von Fluoriden bei der Häutekonservierung anbelangt, so wurden Bedenken dahingehend geäußert, daß diese Salze in die Haut hineindiffundieren und die in die Gelatinefabrik gelangenden Abfälle solcher fluoridgesalzener Häute möglicherweise eine gesundheitsschädliche Verunreinigung der Speisegelatine verursachen können [D. J. Lloyd (5)]. D. J. Lloyd (5) untersuchte Gelatinen, die aus nachweislich mit Natriumfluoridsalz (1% NaF) behandelten Häuten erhalten worden waren, kolorimetrisch und volumetrisch auf Fluor. Diese Methoden, die auf der Beobachtung De Boers beruhen, daß der Alizarinlack aus Natriumalizarinsulfonat mit Zirkoniumnitrat nur bei Abwesenheit von Fluor in saurer Lösung beständig ist, weisen vor allem den Fehler auf, daß sowohl Phosphate wie Sulfate bis zu einem gewissen Grad die gleiche Wirkung auf den Alizarinlack ausüben wie die Fluoride. D. J. Lloyd (5) erhielt folgende Resultate (wobei die in der Asche der Gelatine enthaltenen Spuren von Phosphaten oder Sulfaten als Fluoride erscheinen und diese daher recht hohe Werte aufweisen):

Gelatine   I. Normale Produktion (Hautgelatine) . ca. $0,10^0/_{00}$ Fluorgehalt
„   II.   „   „   („   ) . „ $0,02^0/_{00}$ „
„   III. Gelatine aus fluoridhaltigen Häuten . „ $0,16^0/_{00}$ „
„   IV.   „   „   „   „   . „ $0,13^0/_{00}$ „

Der Unterschied zwischen den Analysen ist, obwohl der Fluoridgehalt der Gelatine aus fluoridhaltiger Haut etwas größer ist als der der gewöhnlichen

Gelatine, nicht als charakteristisch anzusprechen. Wie weit ist nun Fluor für den Menschen als giftig anzusehen?

Fluor ist in der Natur allgemein verbreitet und, wie es scheint, in Tier und Pflanze sogar in größerer Menge enthalten als Jod (A. Mayrhofer und A. Wasitzky). Das bestätigte sich z. B. durchweg bei Jod- bzw. Fluornachweisversuchen in Spinat, Gartensalat, Küchenzwiebel, Gartenbohne, Linse, Gurke, Tomate, Kartoffel, Tabak, Tee, Kaffee und Reis (A. Mayrhofer, Chr. Schneider und A. Wasitzky). Auch als natürlicher Bestandteil des menschlichen Körpers wurde Fluor nachgewiesen [D. J. Lloyd (5)]. So enthält nach der gleichen Angabe die Haut des Menschen 16 bis 19, die Röhrenknochen bis zu 570 Teile Fluor pro 1 000 000 Teile Trockensubstanz (grüne Pflanzen z. B. 25 bis 140 Teile). Einerseits wurde festgestellt, daß geringe Mengen von Fluor starke physiologische Wirkungen ausüben (F. Lipmann) und andererseits, daß bei Versuchstieren nach längerer Verabreichung eigenartige Krankheitserscheinungen, z. B. Kropfbildung festgestellt wurden (C. Goldenberg, zit. n. A. Mayrhofer und A. Wasitzky) oder daß Fluoride, die in kleineren als der schädlichen Dosis eingenommen werden, sich aufspeichern und sich z. B. bei Versuchstieren, wie Ziegen, Kaninchen und Hunden, wenn 0,5 g pro Kilogramm des Körpergewichts wochenlang verabreicht werden, verhängnisvoll auswirken [D. J. Lloyd (5)]. D. J. Lloyd meint daher an gleicher Stelle, daß die Gelatinemengen, die man verzehren müßte, um eine derartige Dosis dem Körper zuzuführen, weit außerhalb der Möglichkeit des menschlichen Gelatineverbrauchs liegen, besonders wenn man bedenkt, daß gewisse Pflanzen ebenso viel Fluor enthalten wie fluoridkonservierte Häute. D. J. Lloyd hält daher die Befürchtung, daß Fluoride im Häutesalz zur Anwesenheit von Giftstoffen in Speisegelatine führen könnten, für unbegründet.

L. S. Stuart, D. Dahle und R. W. Frey berichteten neuerdings über den Fluorgehalt von Gelatine, die aus Kalbfellen gewonnen wurde, welche mit Kochsalz und Fluorsalzen konserviert worden waren. Dabei ergab sich u. a., daß der Fluorgehalt der Gelatine sehr davon abhängt, in welcher Weise die Felle vor dem Kälken geweicht wurden. In fließendem Wasser geweicht, haben die Gelatinen ungefähr den gleichen Gehalt an Fluor wie Gelatine, die mit Salz allein konservierten Fellen entstammt, oder wie Handelsgelatine. Der Fluorgehalt der Gelatine ist dagegen höher, wenn die Haut in ruhendem Wasser geweicht wird. Verunreinigungen des Häutesalzes, die schwerlösliche Fluorverbindungen bilden können, z. B. Calciumsulfat, wirken sich auf den Fluorgehalt der Gelatine ungünstig aus (siehe Tabelle 119):

Tabelle 119. Der Einfluß von Calciumsulfat als Verunreinigung des Häutesalzes auf den Fluorgehalt (L. S. Stuart, D. Dahle und R. W. Frey).

Ursprung der Probe	Fluorgehalt
Kalbfell gesalzen mit Salz allein, ruhend geweicht	0,00039%
,, ,, ,, Salz + 1% Na_2SiF_6 ruhend geweicht . . .	0,00069%
,, ,, ,, Salz + 1% Na_2SiF_6 in fließendem Wasser geweicht	0,00044%
,, ,, ,, Salz + 0,6% $CaSO_4$ + 1% Na_2SiF_6 ruhend geweicht	0,00170%
,, ,, ,, Salz + 0,6% $CaSO_4$ + 1% Na_2SiF_6 in fließendem Wasser geweicht	0,00110%

Immerhin ist die aus diesen Versuchen sich ergebende Tatsache erfreulich, daß durch entsprechendes Arbeiten in der Wasserwerkstatt der Fluorgehalt der Haut und der Abfälle deutlich herabgedrückt werden kann.

Ob und inwieweit Fluoride im Häutesalz bei den damit umgehenden Arbeitern zu Dermatitis führen können, ist noch nicht erwiesen [D. J. Lloyd (5)].

Über den Nachweis von Fluor unterrichten die angegebenen Literaturstellen eingehend (siehe auch E. W. Scott und A. L. Henne).

Hinsichtlich der Verarbeitung des Leimleders zu photographischer Gelatine bestehen Bedenken in allen solchen Fällen, in welchen die Haut mit Schwermetallsalzen in Berührung gekommen ist. So wurde z. B. bei Verwendung von Zinkoxyd zum Häutesalz Schwärzung des Gelatinefilms hervorgerufen [W. Hausam (6)].

Nach dem Siedeemulsionsverfahren aus Leimleder hergestellte Photogelatine ergab weniger hochempfindliche Schichten, wenn die Haut ursprünglich mit Salz + 0,5% Rohzephirol der I. G. Farben A. G. gesalzen war [W. Graßmann und W. Hausam (5)], während 2% Merpin W extra 40 der Chem. Fabrik Pott & Co., Pirna-Copitz, als Salzzusatz ohne nachteiligen Einfluß auf die Qualität photographischer Filme war [W. Graßmann und W. Hausam (7)].

Literaturübersicht zu Teil A.

Anonymus: J.A.L.C.A. 10, 328 (1915).

Babakina, W. G. u. K. S. Kutukowa: Russ. Led. Ber. H. 5, 1934, 102.

Babakina, W. G., K. S. Kutukowa, M. Luxemburg u. A. Schljapnikow: Ber. russ. zentr.-wiss. Forsch.-Inst. Lederind. 1940, H. 11, 129. Ref. Collegium 1941, 325.

Babička, J. u. A. Treusch: Collegium 1941, 241.

Balfe, M. P., J. H. Bowes, R. F. Innes u. W. B. Pleass: J.I.S.L.T.C. 24, 329 (1940).

Baronow, I. M.: Russ. Led. Ber. H. 2, 1932, 13, Ref. Collegium 1936, 471.

Becker, H.: Collegium 1912, 408.

Bergmann, M. (1): Ledertechn. Rdsch. 23, 135 (1931); (2): Collegium 1931, 745; (3): Ebenda 1933, 682; (4): Ebenda 1928, 599.

Bergmann, M. u. W. Hausam (1): Ledertechn. Rdsch. 24, 121 u. 133 (1932); (2): Ebenda 24, 26 (1932); (3): Ebenda 25, 100 u. 114 (1933); (4): Ebenda 24, 1 (1932).

Bergmann, M. u. G. Schuck: Ledertechn. Rdsch. 24, 41 (1932).

Bergmann, M. u. L. Seligsberger: Ledertechn. Rdsch. 24, 73 (1932).

Bergmann, M., W. Hausam, G. Schuck u. L. Seligsberger: Ledertechn. Rdsch. 25, 25 (1933).

Betz, E. F. u. A. A. Iwanowa: Pharmaz. u. Pharmakol. (russ.) Nr. 5/6, 1937, 1. Ref. Chem. Ztrbl. 1938 I, 3946.

Blank, I. H. (1): J.A.L.C.A. 27, 380 (1932); (2): Ebenda 28, 583 (1933).

Blaas, K. H.: Ztrbl. Bakt. I. Orig. 140, 51 (1937).

Bogomolowa, O. W.: Beherrschg. Techn. Nr. 9, 1932, 45, Ref. Collegium 1933, 355.

Braun, A. A. u. G. N. Orlowa: Beherrschg. Led. Techn. 8, 34 (1932), Ref. Collegium 1934, 55.

Bulgakow, N. J. u. K. N. Popow (1): Russ. Led. Ber. Nr. 2, 15 (1932), Ref. Collegium 1933, 362; (2): Beherrschg. Techn. Nr. 2, 38 (1932), Ref. Collegium 1933, 353.

Bulletin (1): Bulletin of the Imperial Institute 32, 41 (1934); (2): Ebenda 34, 15 (1936).

Chambard, P. u. R. Garnot: J.I.S.L.T.C. 21, 643 (1937).

Coombs, F. A.: J.I.S.L.T.C. 19, 376 (1935).

Das, B. M., B. B. Dhavale u. B. M. Pal (1): J.I.S.L.T.C. 20, 381 (1936); (2): Ebenda 18, 415 (1934).

DeBeukelaer, F. L.: J.A.L.C.A. 33, 470 (1938).

Deutsche Fleischerzeitung: Nr. 27 v. 2. II. 1938.

Die Lederindustrie: Nr. 21 (1935); ebenda Nr. 23. v. 26. 1. 1940.

Drake, R. E.: J.A.L.C.A. 4, 99 (1909).

Einkauf u. Verwertung von Fleischerei-Rohprodukten u. Rohstoffen e. G. m. b. H. in Dresden: Originalaufnahme.

Eitner, W. (1): Gerber 36, 238 (1910); (2): Ebenda 36, 279 (1910); (3): Ebenda 38, 241 (1912); (4): zit. n. E. Stiasny: Gerbereichemie. Dresden u. Leipzig: Th. Steinkopff, 1931.

Entin, J.: Westnik Nr. 12, 1929, 674, Ref. Collegium 1931, 231.

Evans, Fl. L. u. F. W. Tanner: Ztrbl. Bakt. II, 91, 135 (1934/35).

Evreinova, L. I.: J.A.L.C.A. 30, 552 (1935).

Fasol, Th.: Allg. Led. Ind.-Ztg. Wien: Dez. 1930.

Foord, D.C., McOmie u. A. J. Saller: Proc. Soc. exper .Biol. a. Med. **38**, 572 (1938), Ref. Ztrbl. Bakt. I., Ref. **131**, 161 (1938).

Frey, R. W.: Leather Manufact. **12**, 309, 1932.

Frey, R. W. u. L. S. Stuart: J.A.L.C.A. **31**, 254 (1936).

Gansser, A. (*1*): Collegium **1936**, 178; (*2*): J.I.S.L.T.C. **14**, 120 (1930).

Gerngroß, O. u. E. Goebel: Chemie und Technologie der Leim- und Gelatinefabrikation. Dresden u. Leipzig: Th. Steinkopff, 1933.

Goldberg, R.: Westnik Nr. 1, **1932**, 34, Ref. Collegium **1933**, 125.

Goldenberg, C.: siehe A. Mayrhofer u. A. Wasitzky.

Gomosow, A. A. u. N. I. Bulgakow: Russ. Led. Ber. Nr. 2, 12 (1932), Ref. Collegium **1933**, 353.

Gouraud, P. V.: Cuir techn. **11**, 513 (1922).

Grasser, G.: Führer durch die Gerbereipraxis. Leipzig: Bernh. Friedr. Voigt, 1934.

Graßmann, W. u. W. Hausam (*1*): Ledertechn. Rdsch. **28**, 25 u. 37 (1936); (*2*): Ebenda **29**, 57 u. 65 (1937); (*3*): Ebenda **27**, 49, 57 u. 67 (1935); (*4*): Ebenda **30**, 57, (1938); (*5*): Ebenda **32**, 53 (1940); (*6*): Ebenda **32**, 5, 14 (1940); (*7*): Ebenda **33**, 33 (1941); (*8*): Collegium **1942**, 358.

Guthrie, A. u. M. S. Sastry (*1*): J.I.S.L.T.C. **17**, 50 (1933); (*2*): Ebenda **17**, 500 (1933).

Hailer, E.: Weyls Handbuch der Hygiene. 2. Aufl. IV. Abt. VIII. Bd. Leipzig: Joh. Ambrosius Barth, 1922.

Hausam, W. (*1*): Collegium **1937**, 323; (*2*): Ledertechn. Rdsch. **26**, 73 (1934); (*3*): Collegium **1938**, 625; (*4*): unveröffentlichte Arbeit; (*5*): Collegium **1938**, 55; (*6*): unveröffentlichte Arbeit; (*7*): Collegium **1941**, 153; (*8*): unveröffentlichte Versuche; (*9*): Collegium **1940**, 145; (*10*): Ebenda **1942**, 377; (*11*): Die „Lederindustrie" Nr. 91, v. 13. 11. **1942**; (*12*): Ebenda Nr. 9 v. 29. 1. **1943**.

Hausam, W. u. G. Kroker (*1*): Collegium **1940**, 225; (*2*): unveröffentlichte Versuche.

Hausam, W., T. Schindler u. E. Liebscher: Collegium **1940**, 185.

Hevesi, A.: Gerber **63**, 3, 11 u. 17 (1937).

Hilgermann, R. u. J. Marmann: Arch. f. Hygiene **79**, 168 (1913).

Huc, P. (*1*): Halle aux Cuirs **1934**, 150; (*2*): Halle aux Cuirs (Suppl. techn.) **1934**, 127.

Humphreys, F. E.: Leather World **25**, 1318 (1933).

Innes, R. F.: J.I.S.L.T.C. **21**, 55 (1937).

Internationale Gerbervereinigung, London: Qualitätsverbesserung von Häuten und Fellen. 1934.

Ipatow, A.: Leder- u. Schuhwarenind. USSR. **1939**, Nr. 12, 36, Ref. Collegium **1941**, 14.

I.V.L.I.C. (*1*): Collegium **1912**, 253; (*2*): J.A.L.C.A. **7**, 487, 1912.

Jovanovits, J. A. u. A. Alge: Collegium **1932**, 215.

Kaiser Wilhelm-Institut für Lederforschung: unveröffentlichte Arbeiten.

Kaye, M. (*1*): Journ. Soc. chem. Ind. **48**, 141 T (1929), Ref. Chem. Ztrbl. **1930** II, 181; (*2*): J.I.S.L.T.C. **13**, 73 (1929).

Kemper, H.: Die Pelz- und Textilschädlinge und ihre Bekämpfung. Leipzig: Deutsche Gesellschaft für Kleintier- und Pelztierzucht G. m. b. H. & Co., 1935.

Kohnstein, B.: Collegium **1911**, 297.

Kopecky, F. K.: Ostindische Kipse, in Gerber **40**, 257 (1914) u. **41**, 3 (1915).

Koppenhoefer, R. M. u. G. L. Somer: J.A.L.C.A. **34**, 34 (1939).

Kotscharowa, E. A.: Russ. Led. Ber. H. 1, **1933**, 20, Ref. Collegium **1936**, 472.

Kuhn, R. u. H.-J. Bielig: Ber. Dtsch. Chem. Ges. **73**, 1080 (1940).

Küntzel, A. u. A. Seitz: Collegium **1936**, 567.

Kutukowa, N. S.: Beherrschg. Techn. Nr. 2, **1932**, 39, Ref. Collegium **1933**, 354.

Lamb, M. C.: J.A.L.C.A. **5**, 208 (1910).

Lauffmann, R.: Gerber **49**, 125 (1923).

Lederzeitung: Nr. 12, vom 9. 2. **1940**.

Lerche, M. u. H. Dreher: Z. Fleisch- u. Milchhyg. **48**, 343 (1938).

Lipmann, F.: Biochem. Ztschr. **196**, 3 (1928).

Lloyd, D. J. (*1*): Collegium **1929**, 164, Ref. 7. Jahr.-Ber. Brit. Leath. Man. Res. Assoc. 77, (1927); (*2*): Ebenda **1930**, 270; (*3*): Cuir techn. **27**, 39 (1934); (*4*): Vortrag 4. X. 1935, Konf. Int. Gerbervereinig.; (*5*); Collegium **1933**, 698.

Lloyd, D. J., R. H. Marriot u. M. E. Robertson: J.I.S.L.T.C. **13**, 538 (1929).

Lokschin, J.: Collegium **1926**, 548.

Lokschin, J. u. M. Luxemburg: Westnik 4, **1926**, 14.

Looker, C. D.: Hide and Leather **86**, 19, 20.

Luxemburg, M.: Westnik 2/3, **1929**, 116, Ref. Collegium **1930**, 403.

Luxemburg, M. u. P. J. Kujoseff: Russ. Led. Ber. H. 3, 1934, 77.
Luxemburg, M., A. Schljapnikow, G. Volpert u. K. Krasnow: Ber. russ. zentr.-wiss. Forsch.-Inst. Lederind. 1940, H. 11, 38, Ref. Collegium 1941, 326.
Mayrhofer, A. u. A. Wasitzky: Biochem. Ztschr. 204, 62 (1929).
Mayrhofer, A., Chr. Schneider u. A. Wasitzky: Biochem. Ztschr. 251, 70 (1932).
McLaughlin, G. D.: zit. n. E. Stiasny: Gerbereichem. Dresden u. Leipzig: Th. Steinkopff, 1931.
McLaughlin, G. D. u. J. Highberger: J.A.L.C.A. 21, 280 (1926).
McLaughlin, G. D. u. Kenneth Moore: J.A.L.C.A. 21, 274 (1926).
McLaughlin, G. D. u. G. E. Rockwell (1): J.A.L.C.A. 20, 312 (1925); (2): Ebenda 18, 233 (1923).
McLaughlin G. D. u. E. R. Theis (1): J.A.L.C.A. 17, 376 (1922); (2): Ebenda 17, 399 (1922); (3): Collegium 1926, 431; (4): J.A.L.C.A 19, 428 (1924).
McLaughlin, G. D., I. H. Blank u. G. E. Rockwell: J.A.L.C.A. 23, 300 (1928).
Melnik, P.: Gerber 60, 49 (1934).
Merrill, H. B.: Ind. engin. Chem. 19, 249 (1927), Ref. Collegium 1927, 308.
Neave, S. L.: Ind. engin. Chem. Analyt. Ed. 2, 28 (1930), Ref. J.A.L.C.A. 1930, 254.
Nihoul, E.: J.I. S.L.T.C. 18, 2 (1917).
O'Flaherty, F.: J.A.L.C.A. 33, 481 (1938).
O'Flaherty, F. u. W. T. Roddy: J.A.L.C.A. 26, 172 (1931).
Päßler, J. (1): Collegium 1912, 379; (2): Ebenda 1910, 109 u. 114; (3): Ebenda 1918, 179.
Petrowa, E. K.: Arch. Mikrobiol. 4, 326 (1933).
Pels Leusden, Fr. u. R. Döring: Ztrbl. Bakt. I. Orig. 142, 197 (1938).
Pleass, W. B. (1): J.I. S.L.T.C. 18, 464 (1934); (2): Ebenda 19, 4 (1935); (3): Ebenda 20, 171 (1936); (4): Leather World 27, 257 (1935).
Procter, H. R.: Collegium 1912, 687.
Procter, H. R. u. W. Towse: Journ. Soc. chem. Ind. 1895, 1025.
Reichsgesetzblatt (1): 1932 I, 315; (2): 1934 I, 573.
Reichsministerialblatt: 1939, Nr. 5, 47 (31. I. 1939).
Rigot, A.: Cuir techn. 24, 201 (1935).
Robertson, M. E.: J.I. S.L.T.C. 16, 564 (1932).
Röhm, O.: siehe F. Stather: Collegium 1928, 567.
Romana, C. u. G. Baldracco (1): Collegium 1912, 533; (2): Ebenda 1914, 517.
Rosenthal, G. J.: J.A.L.C.A. 11, 463 (1916).
Ruschmann, G.: Dtsch. Landw. Presse 1937, Nr. 2, 3, 4.
Schachalin, A.: Leder- u. Schuhwarenind. USSR. 1939, Nr. 10, 28; Ref. Collegium 1941, 22.
Schattenfroh, A.: Collegium 1911, 248.
Schindler, W. (1): Allg. Led. Ind.-Ztg. Nr. 23, 37 (1935); (2): Collegium 1934, 583.
Schiffkorn, C.: Gerber 41, 279 (1915).
Schwartz, W. u. W. Bender: Ztrbl. Bakt. II, 95, 33 (1936).
Scott, F. W. u. A. L. Henne: Ind. engin. Chem. 27, 299 (1935).
Seligsberger, L.: Collegium 1932, 814.
Seymour-Jones, A. (1): The Sheep and its Skin. London: The Leather Trades Review, 1913; (2): Collegium 1904, 186; (3): Ebenda 1912, 253.
Simoncini, E.: Boll. R. Staz. speriment. Ind. Pelli Mater. concianti 7, 81 (1932).
Starling: siehe F. Stather: Collegium 1928, 567.
Stather, F.: Haut- und Lederfehler. Wien: Springer, 1934.
Stather, F. u. H. Herfeld (1): Collegium 1936, 215; (2): Ebenda 1934, 512; (3): Ebenda 1935, 333; (4): Ebenda 1934, 166; (5): Ebenda 1934, 317; (6): Ebenda 1937, 129; (7): Ebenda 1939, 307.
Stather, F. u. E. Liebscher: Collegium 1929, 437.
Stather, F. u. H. Sluyter: Ledertechn. Rdsch. 25, 85 (1933).
Stiasny, E.: Gerbereichemie. Dresden u. Leipzig: Th. Steinkopff, 1931.
Stokell, R. S.: Hide and Leather 68, 19 (1924), Ref. J.A.L.C.A. 19, 481 (1924).
Stuart, L. S.: J.A.L.C.A. 35, 554 (1940).
Stuart, L. S., D. Dahle u. R. W. Frey: J.A.L.C.A. 32, 205 (1937).
Stuart, L. S. u. R. W. Frey (1): J.A.L.C.A. 29, 630 (1934); (2): Ebenda 29, 113 (1934); (3): Ebenda 35, 432 (1940); (4): Ebenda 35, 414 (1940); (5): Ebenda 36, 114 (1941).
Stuart, L. S., R. W. Frey u. L. H. James: United States Dep. Agric. Techn. Bull. Nr. 383, Sept. 1933.
Tanners Council d. U. S. A.: zit. n. E. Stiasny: Gerbereichemie. Dresden u. Leipzig: Th. Steinkopff, 1931.

Tattevin, M.: Le sel et les microbes. Inaug. Diss. Nancy durch Cuir techn. 17, 24 (1928).

Thomas, A. W. u. S. B. Foster: zit. n. J. A. Wilson: Die Chemie der Lederfabrikation. 2. Aufl. Deutsche Bearb. F. Stather u. M. Gierth. Bd. I. Wien: Springer, 1930.

Thomas, A. W. u. M. W. Kelly: zit. n. J. A. Wilson: Die Chemie der Lederfabrikation. 2. Aufl. Deutsche Bearb. F. Stather u. M. Gierth. Bd. I. Wien: Springer, 1930.

Vogel, W.: 46. Jahresber. d. Deutschen Gerberschule, Freiberg i. Sa. 1935.

White, P. u. F. G. Caughley: J.A.L.C.A. 31, 314 (1936).

Wilson, J. A. (1): Die Chemie der Lederfabrikation. 2. Aufl. Deutsche Bearb. F. Stather u. M. Gierth. Bd. I. Wien: Springer, 1930; (2): Die Chemie der Lederfabrikation. 2. Aufl. Deutsche Bearb. F. Stather u. M. Gierth. Bd. II. Wien: Springer, 1931; (3): Hide and Leather 2, 16 (1932).

Wilson, J. A. u. E. J. Kern: in Wilson, J. A.: Die Chemie der Lederfabrikation. 2. Aufl. Deutsche Bearb. F. Stather u. M. Gierth. Bd. I. Wien: Springer, 1930.

Winch, L.: J.I.S.L.T.C. 19, 374 (1935).

Yocum, I. H.: J.A.L.C.A. 8, 526 (1913).

Zacher, Fr.: Die Vorrats-, Speicher- und Materialschädlinge und ihre Bekämpfung. Berlin: P. Parey, 1927.

B. Desinfektion.

I. Allgemeines.

„Desinfizieren" heißt, einem Stoff seine infektiösen Eigenschaften entziehen, ihn zur Krankheitsübertragung unfähig machen [E. Hailer (1), S. 861]. Ob dabei die Krankheitskeime getötet, ob sie durch Filtration beseitigt oder auf mechanischem Wege, z. B. durch Ausschneiden, entfernt werden, ist an und für sich gleichgültig [E. Hailer (1), S. 861 und 862], wenngleich man im landläufigen Sinn unter Desinfektion die Vernichtung der betreffenden Keime versteht.

Die Desinfektion von Häuten und Fellen kann, im Gegensatz zur eigentlichen Konservierung, erforderlichen Falles nur dort eine Rolle spielen, wo es sich um die Erreger von Tierseuchen handelt, die entweder beim Eingehen der Tiere, oder durch die Ausscheidungen erkrankter Tiere, beim Abhäuten eingegangener oder lediglich erkrankter, geschlachteter Tiere oder auf drittem Wege auf die Haut gelangen, oder die wie beim Milzbrand auch unmittelbare Schmarotzer der Haut (Hautmilzbrand) sein können. Selbstverständlich hat J. Zeißler nicht unrecht, wenn er sagt, daß eigentlich sämtliche, in den äußeren Schichten des Erdbodens vorkommenden Bakterien sich auch in der Haut der Tiere und damit in der Rohhaut vorfinden können, und dazu gehören nicht wenige Krankheitserreger. Im wesentlichen beschränkt sich jedoch die Desinfektion der Haut auf Seuchen, wie Rinderpest, Maul- und Klauenseuche, Rauschbrand und Milzbrand. In einer Reihe von Ländern wurden hinsichtlich solcher Tierseuchen besondere Vorschriften erlassen zur Vernichtung daran eingegangener Tiere oder zur Desinfektion der Häute und Felle, die aus bekannt verseuchten Gebieten stammen.

Der Rauschbranderreger ist ein streng anaerober, sporenbildender Bazillus von schlanker Gestalt, dessen Sporen ähnlich denen des Milzbrandbazillus gegenüber äußeren Einflüssen ziemlich widerstandsfähig sind. Bei Rinderpest und Maul- und Klauenseuche handelt es sich um kleinste, filtrierbare Infektionserreger, um Viren.

Eine Übertragung ist, wie Ew. Weber (S. 10) für die Rinderpest angibt, durch Häute möglich. Es darf aber angenommen werden, daß Häute und Felle nur eine relativ geringe Rolle als Überträger spielen. Die Rinderpest ist auch durch geeignete Immunisierungsmethoden sehr zurückgedrängt worden; sie war z. B. in Deutschland am 15. Dezember 1937 völlig erloschen [Deutsche Fleischerzeitung (1)].

Das Virus der Maul- und Klauenseuche, das wohl als kleinster Vertreter dieser Erregergruppe etwa nur 8 bis 12 mμ (1 mμ = 10^{-6} mm) groß ist [K. Herzberg; O. Waldmann (1)], ist gegen Schädigungen äußerer Art ziemlich resistent und kann sich unter natürlichen Bedingungen in der Außenwelt viele Wochen infektionsfähig halten (H. Hetsch, S. 429), z. B. auch an den Haaren der Haut angetrocknet. Bei $p_H = 11$ scheint jedoch das MKS-Virus rasch unterzugehen [O. Waldmann (2)]. Das alkalische Milieu bei der Sodasalzung schafft im Verein mit der Salzwirkung für das Virus sehr ungünstige Bedingungen und wird neuerdings auch als ausreichende Desinfektionsmaßnahme anerkannt [Deutsche Fleischerzeitung (2); siehe auch S. 786]. Dagegen haben sich das Seymour-Jones-Verfahren mit Sublimat-Ameisensäure sowie das Verfahren nach Schattenfroh mit Salzsäure-Kochsalz-Pickel zur Vernichtung der MKS als ungeeignet erwiesen [F. O'Flaherty und E. E. Doherty (1)]. Am Beispiel des Virus der vesiculären Stomatitis wiesen F. O'Flaherty und E. E. Doherty (2) nach, daß bei Anwesenheit von 1:10000 Natriumbifluorid im Weichwasser, bei einem Haut-Wasser-Verhältnis = 1:4, bei einer Temperatur von 22 bis 25° C und bei einem Anfangs-p_H, das einen End-p_H-Wert nach 24 Stunden von 6,2 bis 6,5 gewährleistet, die Desinfektion vollkommen wirksam ist, was auch hinsichtlich des MKS-Virus angenommen wird, ohne daß Haut und Leder geschädigt würden (vgl. auch F. O'Flaherty und ferner S. O. Fladness).

Der Milzbrandbazillus (Bac. anthracis) ist ein kräftiges, durchschnittlich 3 bis 10 μ langes und 1 bis 3 μ breites Stäbchen, das des öfteren mit seinesgleichen zu kürzeren oder längeren Verbänden aneinander gereiht ist (vgl. hierzu Abb. 294 und 296, Tafel 1, S. 624). Im frischen Zustand haben die Stäbchen abgerundete Enden, während ältere Formen und gefärbte Ausstriche scharfkantige Ecken aufweisen (Bambusform). Charakteristisch sind mitunter die vom Bazillus gebildeten Kapseln, die jedoch fast nur in Ausstrichen aus Blut und Gewebssaft sichtbar sind (H. Hetsch, S. 185), nicht aber im Körper bzw. Blut des Pferdes (J. Schmidt). Der Bazillus ist aerob, unbeweglich und sporenbildend. Die Bildung der Spore ist an die Anwesenheit freien Sauerstoffs gebunden (H. Hetsch, S. 187). Zwar wächst der Milzbrand auch unter anaeroben Bedingungen, aber spärlicher als unter aeroben Verhältnissen (U. Pagnini). Die Mitteilung von J. Basset (1), daß sogar die Sporenbildung anaerob erfolgt, weist U. Pagnini jedoch mit dem Einwand zurück, J. Basset habe keine absolut anaeroben Kulturen gehabt. Unter 16 und über 43° C werden im allgemeinen keine Sporen produziert. Auch im befallenen Organismus werden keine Sporen gebildet (Sauerstoffmangel), was A. Spassoff neuerdings für geschlossene Tierkadaver bestätigte; Sporenbildung erfolgt jedoch beim Ausschlachten befallener Tiere. Calcium, bzw. Chlorcalcium hemmt die Sporenbildung (J. Bordet und E. Renaux; J. Gorrieri).

Im flüssigen Nährmedium wachsen die Milzbrandbazillen in sehr kennzeichnender Weise: am Boden der meist völlig ungetrübten Bouillon bilden sich wattebauschähnliche Flocken, die beim Schütteln aufsteigen und aus feinen langen Milzbrandketten bestehen. Auf der Agarplatte wächst der Milzbrandbazillus in Haarlockenform (Medusenhaupt); sehr kennzeichnend ist auch die sog. Spiralnebelform, wobei von der kreisförmigen Kolonie tangential 1 bis 3 Schwänze ausgehen (R. Standfuß und G. Pohl), (siehe auch Abb. 313 und 314, Tafel 3, S. 636).

Die vegetative Zelle des Milzbranderregers ist, wie bei anderen Bakterien, relativ leicht abzutöten. Dagegen sind die von der Zelle gebildeten länglichovalen, stark lichtbrechenden Sporen, die Dauerformen, gegen alle schädigenden Einflüsse sehr widerstandsfähig, also gegen Erhitzung, Austrocknung, Belichtung, Chemikalien u. a. Die Resistenz schwankt allerdings bei den einzelnen Milzbrandstämmen erheblich. So werden z. B. wohl die Sporen der meisten Stämme im strömenden Wasserdampf in 1 bis 5 Minuten abgetötet, andere widerstehen bis zu 25 bis 30 Minuten (H. Hetsch, S. 188). Im Erdboden bleiben die Sporen mehr als 15 Jahre lebensfähig (K. B. Lehmann und R. O. Neumann, II., S. 592), ja G. S. Graham-Smith berichtet, daß im Laboratorium bei Zimmertemperatur und zerstreutem Licht trocken aufbewahrt erst nach etwa 23 Jahren alle Sporen abgestorben waren.

Die Virulenz des Milzbrandbazillus schwankt in weiten Grenzen und ist naturgemäß am höchsten im Blut spontan erkrankter Tiere. H. Velu fand Sporen, die, in glycerinisierter NaCl-Lösung aufbewahrt, noch nach $4^1/_2$ Jahren kaninchenvirulent waren. Interessant ist die Mitteilung von Fr. E. Haag, daß zur Zeit des stärksten Abfalls der Zahl wuchsfähiger Keime keine Verminderung, sondern sogar eine deutliche Erhöhung der Pathogenität eintritt. Verlust der Virulenz wird beobachtet bei Entzug von Pepton im Nährboden (M. Piettre und P. Villedieu), bei längerer Züchtung auf leicht sauren oder leicht alkalischen Nährböden (F. Pistelli), ebenso bei Vorhandensein freier Calciumionen im Nährboden (G. Robyn); er tritt rascher ein bei asporogenen als bei sporogenen Kulturen (J. Vidal und D. Borrell). Während L. v. Buza mitgeteilt hatte, daß als vollvirulente Milzbrandbazillen solche anzusprechen sind, die rote Blutkörperchen zerstören, mit Kapselbildungsvermögen ausgestattet sind und sich in schleimigen, runden, glattrandigen, feuchten und glänzenden Kolonien fortpflanzen, wurde, im Gegensatz hierzu, übereinstimmend von S. Stamatescu und N. Sturdza sowie J. Kujumgiew und E. Neftianowa berichtet, daß gerade diese sogenannten Glattformen mit glatten, schleimigen Kolonien trotz starker Kapselbildung eine viel geringere Virulenz aufweisen als alle sogenannten Rauhformen, d. h. Kolonien mit trockenen, medusenhauptähnlichen Ausläufern aus kapsellosen Bazillen. E. de Angelis gibt interessanterweise eine chemische Reaktion mit Eisenverbindungen an, die bei virulenten Milzbrandkulturen direkt und indirekt eine positive Reaktion gibt, während etwa 30 verschiedene Sporenbildner, darunter auch Bac. subtilis, keine Reaktion mit diesen Verbindungen zeigten. Die Reaktion soll zwischen den Eisenverbindungen und einem von Bac. anthracis gebildeten Produkt zustandekommen. Je stärker die Virulenz, desto stärker soll die Reaktion sein.

Der Milzbrand ist in erster Linie eine Tierkrankheit; die Tierpathogenität ist sehr weitgehend. Am häufigsten erkranken spontan Rinder, Schafe, etwas weniger Pferde und Schweine, relativ seltener Ziegen, Rot- und Damwild. Die Infektionen beim Vieh kommen durch Invasion von Sporen in die Schleimhäute des Atem- und Verdauungsapparates zustande, meist handelt es sich um Darmmilzbrand, der zum größten Teil letalen Ausgang nimmt (H. Hetsch, S. 189). Nach Ansicht von W. Fröhlich ist eine Infektion von den verschiedensten Organen aus möglich und die Ansicht A. Besredkas von der Hautspezifität des Milzbrandes abzulehnen. Dieser Ansicht waren auch A. Boquet und A. Saenz (1), (2) sowie V. Burke und L. A. Barnes. Offenbar werden die Keime aber von der Haut erst einige Zeit festgehalten, ehe sie in den Blutkreislauf einzudringen vermögen (A. Besredka). Der wesentlichste Punkt der Milzbranderkrankung ist das Eindringen in die Blutbahn, wo sich die Bazillen anfangs nicht, später in ungeheurer Menge entwickeln (H. Hetsch, S. 188; P. Meyer). Die Übertragung von Tier zu Tier spielt eine ebenso untergeordnete Rolle, wie die von Mensch zu Mensch (P. Meyer). Die Erkrankung beim Menschen hat ihren Ursprung fast ausschließlich im tierischen

Milzbrand. Beim Menschen ist am häufigsten der Hautmilzbrand (Infektion durch Hautrisse, Wunden). Der Lungenmilzbrand entsteht durch Einatmen sporenhaltigen Staubes u. a. Selten ist beim Menschen der Darmmilzbrand nach Genuß infizierten Fleisches (H. Hetsch, S. 189). Die Frage nach der Empfänglichkeit des Menschen für Milzbrand wird verschieden beantwortet. Ew. Weber, S. 135, spricht von einer verhältnismäßig leichten Übertragung durch Wundinfektion; H. Reichel und V. Gegenbauer (1) schließen von der immerhin geringen Zahl menschlicher Erkrankungen bei der offenbar enormen Exposition zahlreicher Menschen den Erregern gegenüber auf eine geringe Disposition des Menschen für Milzbrand.

Beim Hautmilzbrand, der, rechtzeitig erkannt, fast immer heilbar ist, ist der Primäreffekt anfangs einem Furunkel ähnlich, später bilden sich um einen schwarzen Fleck Bläschen mit blutig-eitrigem Inhalt. Charakteristisch ist das gelatinöse Infiltrat des Unterhautbindegewebes an der Infektionsstelle (V. Burke und L. A. Barnes). Je später der Arzt aufgesucht wird, desto größer ist die Gefahr schwerer fiebriger Krankheitserscheinungen und des letalen Ausgangs (R. Lauffmann). Der Milzbrandkarbunkel tritt am häufigsten im Gesicht, Nacken [A. S. Roß; G. Abt (1); P. Koschucharoff (2)] und an den Armen [C. R. Oberfell (1)] auf, also besonders an solchen Hautstellen, die bei der täglichen Waschung mit Wasser und Seife ihres natürlichen Schutzmittels, der Talgschicht, beraubt werden (K. Baeckmann). Neben der bakteriologischen Diagnose, die relativ leicht ist (H. Hetsch, S. 190), wertet H. J. Frisbie die Abwesenheit von Schmerzen beim Hautmilzbrand als hervorragendes Symptom. Die Infektion am Kopfe hat fast immer einen schweren Krankheitsverlauf, verbunden mit großer Elendigkeit und Schwäche zur Folge. Kennzeichen des inneren Milzbrandes sind u. a. Diarrhoe, Erbrechen, Krämpfe, Zusammenbrechen, Schwellungen der Augenlider, schwulstiges, aufgedunsenes Gesicht (H. J. Frisbie). Bei schweren Erkrankungen der Tiere werden neben blutigem Ausfluß aus den Körperöffnungen hohes Fieber und Schwindel beobachtet (H. J. Washburn). Von Interesse ist auch die Mitteilung von G. J. Sinai, daß beim Menschen Milzbrandinfektionen, besonders nach Genuß infizierter Speisen, völlig symptomlos verlaufen können.

Die Behandlung der Milzbranderkrankungen ist sehr verschieden. Neben Jodeinspritzungen und Sublimatumschlägen wurde besonders früher bei der Pustel Ausbrennen und Herausschneiden mit weitem und tiefem Schnitt für zweckmäßig gehalten [R. Lauffmann; C. R. Oberfell (1); H. J. Frisbie]. Bramann und A. Müller (zit. n. R. Lauffmann) hielten Bettruhe, Anlegen von Salben und alle die Maßnahmen für richtig, welche die natürlichen Abwehrkräfte des Körpers gegen Milzbrandinfektionen unterstützen. Einspritzungen von Bct. pyocyaneum oder von aus diesen Bakterien gewonnener Pyocyanase wurden, da der Milzbrandbazillus in Gegenwart von Bct. pyocyaneum sehr schlecht gedeiht verschiedentlich empfohlen (R. Lauffmann), von E. Destranges mit Erfolg bei Schafen verwendet, von A. S. Roß jedoch als Fehlgriff bezeichnet. A. Urbain verwendete Pyocyaneum-Milzbrand-Mischkulturen. A. S. Roß hält bei Hautmilzbrand die Serumgabe und das Herausschneiden für sehr gut, wovon wiederum G. Ruggeri überhaupt nichts hält. Die Behandlung mit Arsen- und Silberarsenpräparaten wird verschieden beurteilt. Über guten Erfolg berichten C. G. Brentnall mit Salvarsan, Neosalvarsan und Stabilarsan, H. A. Spencer mit Novarsenobillan, B. Scolari mit Galyl und F. W. Eurich mit Salvarsan, wenn auch ohne sichere Gewähr. Dagegen halten P. Graf (2), T. J. Kurotchkin und H. A. Reimann, J. Tomašec sowie A. Urbain, E. Théobald und M. Vallé — letztere auch prophylaktisch — wenig oder gar nichts von der Behandlung mit Neosalvarsan, Myosalvarsan, Stovarsol und Silbersalvarsan. Die Behandlung bzw. Injektion mit Monojodessigsäure sowie mit den Schwermetallen Cu·· und Hg·· bei milzbrandinfizierten Meerschweinchen verzögerte lediglich den Ablauf der Milzbranderkrankung, eine Rettung der Tiere war jedoch nicht möglich (T. Wohlfeil und H. Wollenberg). Auch intravenöse Sublimateinspritzungen wurden angewandt (R. Lauffmann). Hautmilzbrand beim Menschen und auch inneren Milzbrand beim Vieh behandelte Warringholz (1), (2), (3) mit Erfolg durch Umschläge bzw. Verabreichung von Creolin und Carboxyl II-Bengen per os (siehe auch J. Bongert).

Die Schutzimpfung mit der Milzbrandvaccine stellt eine aktive Immunisierung dar; sie erfolgt durch Anwendung von lebenden, in ihrer Virulenz aber durch Anwendung höherer Temperaturen (42 bis 43⁰ C) — neuerdings auch durch Bestrahlung mit X-Strahlen (W. K. Tschaikowsky) — abgeschwächten Milzbrandkulturen (von geringerer Wirkung ist die Vaccine aus sterilisiertem Material), hat jedoch nur bei solchen Individuen Erfolg, die spontan an Milzbrand erkranken können (A. Eichhorn; G. Sobernheim, S. 471; A. P. Hitchens; H. Hetsch, S. 191). Die Methode der Milzbrandimpfung nach Pasteur, Chamberland und Roux sind neben guter Beurteilung ebensowenig von Kritiken verschont geblieben wie verschiedene Herstellungsmethoden für die Vaccine, z. B. nach Toussaint oder Cheveau (G. Ramon und A. Staub; G. Sobernheim, S. 478). Mit der Vaccine nach A. Besredka wurden durchweg gute Erfolge erzielt [E. Bartels (1); E. Bartels und F. Meyer; E. Bartels und Schulze-Gahmen (1), (2); B. Soucail; P. Karmann]; G. Ramon und A. Staub halten sie aber nicht für ungefährlich, wie z. B. auch die Glukosevaccine (Milzbrandkulturen in Saponin- oder Digitoninlösungen aufgeschwemmt) nach K. Hruska und nach Mazzuchi — letztere auch „Carbozoo" genannt — mit denen, A. Eichhorn und B. M. Lyon, F. Gerlach (1), (2), J. Anreiter und K. Hruska (1), (2) gute Erfolge erzielten. Weniger günstig urteilten F. L. Huber sowie F. H. Manley. Perrin, Monnot und G. Abt hielten ganz allgemein die Vaccine zwar unbedenklich für die Vorbeugung bei Tieren, nicht aber beim Menschen. Daneben sind noch zu nennen die Lanolinvaccine der I. G. Farbenindustrie A. G. in Salbenform (sporenhaltige Salbe), der gute Immunisierung und Unschädlichkeit nachgesagt werden [E. Bartels (1), (2); G. Ramon, A. Staub und E. Falchetti; G. Ramon und A. Staub] und die Sporenvaccine (F. H. Manley). Nach Ansicht von C. Cernaianu genügt beim Rind, Hammel und Schwein die einmalige intrakutane Injektion einer Vaccine. Als endgültig gelöst kann aber das Problem der Milzbrandvaccine noch nicht betrachtet werden.

Die Verwendung von Milzbrandsera, die aus dem Blut vorher aktiv immunisierter Tiere hergestellt werden, wird als passive Immunisierung bezeichnet; sie hält zwar wesentlich kürzere Zeit als die aktive Immunisierung vor (Perrin, Monnot und Abt) — J. Basset (2) spricht ihr sogar beim Rind wenig Wert zu —, hat aber, wenn das Serum hochwertig ist und entsprechend große Dosen gegeben werden, ausgesprochene Schutzwirkung sowohl gegen subkutane Infektion als auch gegen „Fütterungsmilzbrand" (G. Sobernheim, S. 479; H. Hetsch, S. 191; S. S. Sabolotnyi [C. R. Oberfell (2)]; A. P. Hitchens; H. J. Frisbie; A. S. Ross; K. B. Lehmann und R. O. Neumann, S. 595; R. Lauffmann; A. Eichhorn; Th. Dumitresco und C. Jonnesco). O. Scherefettin berichtet sogar über Heilung schwerer Fälle von Milzbrandsepticämie und Lungenmilzbrand bei Injektion großer Dosen. Die Simultanimpfung nach Sobernheim, eine Kombination von aktiver und passiver Immunisierung, scheint zwar nicht immer verläßlich zu sein [K. Hruska (3)], hat aber schon sehr gute Resultate gezeitigt (G. Sobernheim, S. 485; K. B. Lehmann und R. O. Neumann, S. 595; A. Eichhorn). Ferner sind zu nennen Milzbrandserum Behring [P. Graf (2)] mit sehr gutem Erfolg, Serovaccine Höchst, Sclavosches Serum (R. Lauffmann; G. Sobernheim, S. 484; A. S. Ross; A. Eichhorn; F. W. Eurich). R. Kraus nennt die Serumbehandlung bei Milzbrand die beste Therapie überhaupt; sie zeigt ungestörte Heilung (K. Petzelt). Nach P. Koschucharoff (2) wird zurzeit in Bulgarien fast ausschließlich die Immunserumtherapie angewendet.

Wodurch eigentlich der schwere Krankheitszustand und der Tod beim Milzbrand verursacht werden, ist noch immer ungeklärt. Man nimmt zwar an, daß spezifische Giftstoffe der Bazillen die Ursache sind, und M. Carpano behauptet auch, daß der Milzbrand durch seine toxische Kraft wirksam sei, wobei alte und flüssige Kulturen sehr reich an Exo- und Endotoxinen sein sollen. H. Hetsch (S. 189) gibt jedoch an, daß man solche spezifischen Giftstoffe noch nicht hat nachweisen können. K. Schern (1) nahm an, daß es sich bei der Wirkung des Milzbrandbazillus im infizierten Organismus um eine fermentative Spaltung von Eiweißkörpern handelt, und T. Wohlfeil und H. Wollenberg sind der Auffassung, daß die krankmachende Wirkung, d. h. die sog. Virulenz, des Milzbrandbazillus wahrscheinlich in einer Alteration des Eiweißstoffwechsels des infizierten Wirtes und in seiner Vergiftung mit Toxopeptiden und biogenen Aminen zu suchen ist.

Der Milzbrand ist wohl über die ganze Welt verbreitet. Die größte Verbreitung hat er in den Ländern, die keine oder nur mangelhafte veterinärpolizeiliche Maßnahmen zur Beseitigung milzbrandgefallener Tiere getroffen haben, oder in Ländern, wo solche Maßnahmen undurchführbar erscheinen, wie z. B. in den weiten Weidegebieten Südamerikas. Diese Ländereien sowie die Steppen Asiens (Sibirien, China, Ostindien), ferner Kleinasien, Nordafrika, auch Spanien sind gefährliche Gebiete (P. Meyer, A. S. Ross). Die Infektionen für Tier und Mensch haben verschiedene Ursachen. Die Ansteckung erfolgt in den weitaus meisten Fällen durch den Boden direkt (C. Tenhaeff; A. A. Overbeek) oder indirekt, durch das Futter, durch die Ausscheidungen erkrankter Tiere — Übertritt der Bazillen durch kapillare Blutungen in den Harn, den Kot oder das Sputum (H. Hetsch, S. 190) —, durch Vergraben eingegangener Tiere, durch Teile oder Abgänge kranker Tiere, wie Fleisch, Blut, Häute, Haare, Wolle, Fleisch-, Knochen- und Blutmehle, also Futtermittel, die aus verseuchten Materialien hergestellt oder nachträglich infiziert wurden (C. Tenhaeff; M. Schmey und B. Kirsch; A. A. Overbeek; W. Ten Hopen), ferner wurde auch Infektion durch Fischmehl nachgewiesen. Als Überträger von Milzbrandkeimen wurden auch die Ratten der Überseeschiffe genannt, Vögel, wie Saatkrähen, Tauben, Hühner, Sperlinge durch ihren Kot (J. H. Dukalow und A. S. Legkch), ferner Speckkäfer (Dermestes vulpinus) und Schinkenkäfer (Necrobia rufipes), in deren Eiern und Exkrementen virulente Milzbrandsporen gefunden wurden [F. O'Flaherty und W. T. Roddy (1)] und schließlich blutsaugende Insekten, wie Fliegen, Bremsen, Schaflausfliege u. a., während die Bettwanze, entgegen verschiedenen Annahmen, bei der Verbreitung von Milzbrand in der Natur keine Rolle spielen dürfte (O. Nieschulz). K. Baeckmann hält die Ansicht über die Stechfliege als Überträgerin für angreifbar. In Laboratoriumsversuchen wiesen H. Morris und H. K. Riley die Übertragung von Milzbrandkeimen von künstlich infizierten Böden auf keimende und wachsende Pflanzen einschließlich Korn, Hafer, Reis und Bohnen nach, ebenso bei Bermuda- und Bullgras. Im Boden findet nach Ansicht von N. A. Pokschischewsky und A. D. Golowin der Milzbrand günstigste Bedingungen. Auch das saprophytische Wachstum der Milzbrandkeime auf Schaf- oder Kuhkot [F. Müssemeier (1)] sowie auf tierischen Haaren, sofern Temperatur- und

Feuchtigkeitsverhältnisse es gestatten, möglicherweise auch im Haarkleid des lebenden Tieres [V. Gegenbauer (1)] kann erheblich zur Verbreitung beitragen. C. Tenhaeff sowie C. G. Brentnall beobachteten die meisten Infektionen beim Tier bzw. beim Menschen im Winter, während K. Iwanoff in Bulgarien im Sommer 20% mehr Infektionen als im Winter feststellte.

Entsprechend den dargelegten Infektionsmöglichkeiten werden deshalb Milzbranderkrankungen beobachtet unter den Landwirten, Viehpflegern, Melkern, den Arbeitern in Schlachthäusern, den Fleischern, Tierärzten (einschließlich Hilfspersonal), in Abdeckereien, unter den Transportarbeitern, Fell- und Häutehändlern, in Gerbereien und Lederfabriken, in Fellzurichtereien, Roßhaarspinnereien, Bürsten- und Pinselmachereien, Haar- und Borstenzurichtereien, bei der Gewinnung der Schabwolle, in Wollwäschereien- und -kämmereien, in Filzfabriken, Teppichfabriken, Hutfabriken, in Lumpensortierereien, in Papierfabriken, Knochenmehl-, Pappe-, Gelatine- und Leimfabriken und in wenigen Fällen auch bei Handschuh- und Lederarbeitern, Sattlern, und Handelsangestellten — durch Kontakt mit ganz oder zum Teil verarbeiteten Waren [P. Meyer; R. Lauffmann; H. Reichel und V. Gegenbauer; V. Gegenbauer (1); H. Leymann; W. Rieck; Uhlenhut; Nieberle; F. Koelsch]. Bei den Gerbereien speziell werden für die Verbreitung die Abwässer verantwortlich gemacht, die in die Wasserläufe übergehen und bei Überschwemmungen die Weideplätze infizieren (W. Rieck; P. Uhlenhut; J. Sager; B. Bürger und E. Nehring; G. Francke, R. Standfuß und G. Pohl). In Bulgarien kommen, nach Mitteilung von P. Koschucharoff (2), den Gewerbebetrieben, welche tierische Rohstoffe verarbeiten (Lederfabriken, Bürstenfabriken u. a.), keine besondere Bedeutung bei der Milzbrandübertragung zu.

Von 1910 bis 1925 kamen in Deutschland 2107 Milzbrandfälle beim Menschen vor; davon waren 2000 Fälle Hautmilzbrand. Durch den Handel, durch Berührung und Verarbeitung von Häuten, Fellen, Haaren, Wolle und Borsten wurden dabei 882 Fälle gezählt (P. Meyer). 1928 wurden in Deutschland 252 Milzbranderkrankungen des Menschen beobachtet, 1929 185 Fälle, 1930 145, 1931 118, 1932 85 und 1933 (ohne Saargebiet) 84 Fälle, also erfreulicherweise in fallender Tendenz [Dornedden (1), (2)]. 68 Erkrankungsfällen 1934 standen allerdings 1935 wieder 90 Erkrankungen (unter Einschluß des Saargebiets) gegenüber [Reichsgesundheitsblatt (1)]. Alle Fälle waren Hautmilzbrand, jedoch nur in 48 Fällen war die Diagnose bakteriologisch sichergestellt. Für die Zeit ab 1936 wurden folgende Zahlen über Milzbranderbrankungen bekanntgegeben: 1936 = 74, 1937 = 78, 1938 = 88 (Altreich), 1939 = 46 (Altreich) [Reichsgesundheitsblatt (2), (3), (4), (5)]. Die fallende Tendenz der Erkrankungen — von einigen kleinen Schwankungen abgesehen — spiegelt sich auch bei den mit Häuten und Fellen beschäftigten Personen wider. Während hier für die Jahre 1910 bis 1929 je Jahr 45 Fälle gezählt wurden, kommen auf die Jahre 1930 bis 1938 nur noch 19 Personen jährlich [Reichsgesundheitsblatt (6), (7)], Milzbranderkrankungen beim Rind waren in Deutschland in den Jahren 1913 bis 1924 20742 zu verzeichnen (Nieberle; P. Meyer).

Über statistische Erhebungen über den Befall durch Milzbrand im In- und Ausland bei verschiedenen Tiergattungen sowie beim Menschen (auch nach Berufsgruppen), sei auf die Literatur verwiesen [P. Meyer; R. Lauffmann; G. Abt (1); H. Leymann; G. Francke und R. Standfuß; L. Pollak; K. Nieberle; P. Uhlenhuth; W. Rieck; J. B. Andrews; F. Koelsch; R. Hilgermann und J. Marmann; E. Hailer (1), S. 1320; P. Graf (1); P. Koschucharoff (1), (2); A. Philadelphy; Lütje; K. Iwanoff; L. Riedmüller].

Infizierte Häute und Felle kommen in erster Linie aus China und Indien

(Rinderhäute und Ziegenfelle), aus Südamerika (Rinderhäute), aus südeuropäischen Ländern (Schaffelle), ferner aus Süd- und Nordafrika, aus der asiatischen Türkei, aus Spanien u. a. Und zwar handelt es sich dabei fast ausschließlich um getrocknete, selten um gesalzene Häute oder Felle. Der Grund hierfür dürfte, da ja das Salz keinerlei desinfektorische Eigenschaften gegenüber den Milzbrandbazillen bzw. -sporen besitzt, einmal der sein, daß die Infektionsgefahr bei der trockenen Haut durch Aufwirbeln von Staub ungleich größer ist als an einer feuchten Haut, und zum anderen, wie Nieberle betont, der, daß die gesalzenen Häute und Felle aus Schlachthäusern stammen, die einer strengen sanitären Kontrolle unterstehen, während draußen im Camp, wo jegliche Einrichtung fehlt, die Häute lediglich abgezogen und getrocknet werden. Dabei befinden sich natürlich auch immer gefallene Tiere. Milzbranderkrankungen, die auf gesalzene Rohware zurückgeführt werden konnten, sind auf jeden Fall sehr selten (G. Francke und R. Standfuß; H. Leymann). Im allgemeinen werden die meisten Erkrankungen in der Wasserwerkstatt, der kleinere Teil derselben auf dem Transport oder dem Rohlager beobachtet [E. Hailer (1), S. 1321; H. Leymann]. Erkrankungen bei der Bearbeitung der gegerbten Häute kommen nur verschwindend wenig vor [E. Hailer (1), S. 1321]; sie beweisen jedoch, daß selbst die Gerbung die Sporen nicht restlos abtötet, wenn man davon absieht, daß die meisten Keime bei den vorbereitenden Arbeiten schon rein mechanisch entfernt werden. G. Francke und R. Standfuß geben allerdings an, daß von den 876 von 1906 bis 1923 auf Hantieren mit Häuten oder Leder zurückzuführenden Milzbrandinfektionen beim Menschen 2,8% auf Fertigfabrikate zurückzuführen sind (Sattler und Pelzwarenzurichtereien).

Der Nachweis von Milzbrandbazillen auf angeblich infizierten Häuten und Fellen ist nicht immer leicht zu erbringen. Auf der Höhe der Erkrankung, z. B. bei notgeschlachteten Rindern, ist der Erreger in der Blutbahn rasch zu diagnostizieren, am besten durch Färbung mit Giemsalösung (van Heelsbergen), neben dem Anlegen eines Abstriches auf Agar. In fortgeschrittenen Fällen werden die Milzbrandkeime von Saprophyten und milzbrandähnlichen Bazillen (Pseudomilzbrand) überwuchert. H. Reichel (2) weist darauf hin, daß man tunlichst viele Proben zur Untersuchung heranziehen und die Kultur des abgeschwemmten Materials auf möglichst großen Agarplatten vornehmen soll. Hautstücke oder Haare übergießt man zweckmäßig mit physiologischer Kochsalzlösung oder sterilem Wasser und erhitzt längere Zeit auf 65 oder wie H. Hetsch (S. 190) angibt, auf 80° C. Nach dem Zentrifugieren wird der Bodensatz zum Ausstrich auf Kulturmedien oder zu Tierversuchen benutzt. Die als Milzbrand angesprochenen Keime sind auf Pathogenität nachzuprüfen. E. Hailer (1), S. 1321, schlägt vor, die zu untersuchenden Hautstückchen in kleine Stückchen zu zerschneiden und im sterilen Mörser zu zerreiben. Von hier aus wird dann auf Agarplatten ausgestrichen. Durch Anwendung von Ligroinausschüttelung und Ölstäbchen kann die Zahl der zu bestreichenden Platten verringert, die der positiven Ergebnisse aber nicht vermehrt werden [E. Hailer (1), S. 1321]. M. D. Bachrach und V. J. Pachomoff stellten fest, daß die Lokalisation der Milzbrandkeime in infizierten Häuten dem Verlauf der Blutgefäße entspricht. Die meisten Bazillen wurden in den Gefäßen der Papillarschicht gefunden, weniger in der Retikularschicht und im Unterhautzellgewebe; in der Epidermis fehlten sie ganz. Die Sporenbildung, die in allen Hautschichten erfolgt, läßt sich bereits vom ersten Tage an nach dem Abhäuten verfolgen.

Als prophylaktische Maßnahmen wurden von der Lederindustrie-Berufsgenossenschaft Verhütungsvorschriften aufgestellt. Die Häute sollen nicht geworfen (erschüttert) werden (Verhinderung von Staubinfektionen), der Transport

soll nur mit besonderen Wagen erfolgen, bzw. nach Anlegung besonderer Schutz-
kappen, Schulterblätter u. a., die wöchentlich einmal durch Dampf oder Kochen
desinfiziert werden sollen. Auf die sorgfältige Reinigung der Hände vor dem Essen
usw., auf den Wechsel der Kleider am Arbeitsschluß sowie auf die Merkmale einer
erfolgten Infektion wird besonders hingewiesen, ebenso auf das rechtzeitige Aufsuchen des Arztes.

Um von vornherein Infektionen auszuschalten, sind verschiedentlich Maßnahmen vorgeschlagen worden. Ein Einfuhrverbot für Trockenhäute scheidet z. B.
für Deutschland gänzlich aus, da die deutsche Lederindustrie nie mit dem heimischen Gefälle ausreicht und auch hinsichtlich gewisser Qualitätsansprüchen der einheimische Markt allein bei weitem nicht zu entsprechen vermag (vgl. z. B. Nieberle;
M. Bergmann und W. Hausam). Eine bakteriologische Untersuchung auf Infektiosität würde viel zu umständlich und auch kostspielig sein; sie ist allerdings
gerade darum auch nie vorgeschlagen worden [H. Reichel (1)]. In England wird
durch bakteriologische Stichproben die Übersee-Einfuhr laufend kontrolliert; die
hochgradig verseuchten Gebiete und die Herkunftsländer infizierter Häute werden
auf die schwarze Liste gesetzt, was u. a. die Wirkung hat, daß die Waren auf
Kosten der Absender einer Desinfektion unterzogen werden müssen [H. Reichel
(1)]. Die Vernichtung infizierter oder eventuell nur verdächtiger Partien würde
den Verlust beträchtlicher Mengen wertvollen Hautmaterials nach sich ziehen. Die
Beibringung von Gesundheitsattesten würde zwar möglich sein, wird aber nach
Lage der Verhältnisse mit Recht als völlig wertlos betrachtet (Nieberle). Die
von einer Reihe anderer Staaten gemachten Vorschläge sind aus verschiedenen
Gründen solche auch geblieben (L. Pollak; Fr. Pfaff). Die Desinfektion verdächtigen oder tatsächlich infizierten Materials ist von zahlreichen Stellen gefordert worden. Mit Recht wurde aber verlangt, sie ins Ursprungsland zu verlegen.
Über die hinsichtlich einer Desinfektion gemachten Vorschläge, Erfahrungen, Erfolge und Möglichkeiten, ebenso über den Vorschlag, das infizierte Material auf
serologischem Wege zu erkennen, auszuscheiden oder zu desinfizieren, wird im
folgenden eingehend die Rede sein.

II. Desinfektionsmittelprüfung.

Desinfektionsmaßnahmen, die eine Vernichtung der widerstandsfähigen Milzbrandsporen zur Folge haben, sind im allgemeinen auch dazu geeignet, eine ausreichende desinfizierende Wirkung auf alle übrigen Krankheitskeime auszuüben.
Schon aus diesem Grunde wird die Milzbrandspore gerne als Testobjekt in Desinfektionsversuchen verwendet. Die Prüfung von Desinfektionsmitteln auf ihre
Wirksamkeit ist nicht einfach; es sind hierzu eine ganze Reihe von Methoden vorgeschlagen und angewandt worden, ohne daß irgend eine besondere Methode ganz
besonderen Vorzug verdiente. Es ist daher in der Bewertung von Desinfektions-
mittelprüfungen bis heute noch keine einheitliche Note vorhanden. Da jede Methode fast etwas andere Werte als die andere liefert, so ist es verständlich, daß von
der einen Seite Vorschläge zur Desinfektion gemacht wurden, die von anderer
Seite glattweg abgelehnt werden mußten, weil ihre Methode andere Werte ergab.
Um diesem Wirrwarr abzuhelfen, werden gerade zur Zeit wieder Vorschläge zur
Anwendung einer einheitlichen Prüfungsmethode gemacht (R. Hanne). Im
Prinzip können zwei Prüfungsmethoden unterschieden werden, die sog. Suspen-
sionsmethode [Hüppe; E. v. Esmarch (1)] und die Keimträgermethode. Bei der
Suspensionsmethode werden Bakterien-, bzw. Sporensuspensionen mit den des-
infizierenden Lösungen zusammengebracht, durchgemischt und nach bestimmten
Zeiten eine Öse oder auch ein Tropfen entnommen und in flüssige oder feste Nähr-

medien ausgesät. Ausbleibendes Wachstum legt Zeugnis ab von der Desinfektionswirkung des untersuchten Mittels. Bei der Keimträgermethode werden die als Keimträger benutzten Stoffe mit einer Bakterien- oder Sporensuspension übergossen und gründlich benetzt oder durchtränkt. Die so imprägnierten Träger werden frisch oder nach Antrocknung der Keime in die zu untersuchenden Desinfektionslösungen eingelegt, nach verschiedenen Zeiten entnommen und, meist nach einer Unschädlichmachung des ihnen noch anhaftenden Desinfiziens, in frische Nährlösungen gebracht, wobei wiederum fehlendes Wachstum der sog. Nachkultur über den Erfolg der Desinfektionsmethode bzw. des Desinfektionsmittels entscheidet (E. Hailer, S. 938 usf.). Als Keimträger wurden z. B. verwendet und vorgeschlagen: Seidenfäden [R. Koch (1)], Granaten [B. Krönig und Th. Paul (1)], Batiststückchen [E. Hailer (1), S. 961], Deckgläschen (V. Jensen und E. Jensen), Filtrierpapier, Glasfäden, Glasschlingen, Glas- und Porzellanperlen, Hornspäne, Holzstückchen, Gelatineplättchen, Agarkulturstückchen, Leinwandläppchen [E. Hailer (1), S. 938ff.; K. L. Pesch (1); M. Klimmer, S. 282ff.], Erbsen [K. L. Pesch (1)], Haselnüsse (K. H. Blaas), Hautstückchen; W. Hausam und T. Schindler verwendeten neuerdings Hautpulver als Keimträger (vgl. auch S. 861). An die Suspensionsmethode schließt sich die Rideal-Walker-Methode an, nach der man das zu prüfende Desinfektionsmittel sowie, um zu einem Vergleichswert zu kommen, Phenol in jeweils bestimmter Konzentration auf die Keime einwirken läßt und schließlich ermittelt, um wieviel besser das neue Mittel ist, als die Karbolsäure (Phenolkoeffizient). Eng an diese Methodik schließen sich die Lancet-Methode und die „Hygienic laboratory Phenolcoefficient method" an, die sich aber alle wegen ihnen anhaftender Mängel nicht so recht einbürgern konnten [M. Klimmer, S. 287; E. Hailer (1), S. 953; K. L. Pesch (2); Wm. H. Park, H. D. Pease, F. W. Tilley, E. B. Phelps]. Der Suspensionsmethode sagte man vor allem nach, daß beim Überziehen in die Nährbrühe nach Einwirkung des Desinfektionsmittels dieses weitergeschleppt wird und infolge einer nun eintretenden Hemmungswirkung (Scheintod) keinen effektiven Nachweis der Desinfektionswirkung liefert. Diese Bedenken zerstreut neuerdings E. Gottsacker (1), (2) mit dem Hinweis, daß die Verdünnung des Desinfektionsmittels in der Nachkultur viel zu groß sei, um eine solche Hemmungswirkung zustandekommen zu lassen. Auch R. Hanne schlägt die Suspensionsmethode u. a. auch der Einfachheit wegen vor. Von den Keimträgern geben noch immer die Granaten mit die besten Ergebnisse, die auch trotz den biologischen Methoden anhaftenden Fehlerquellen ziemlich gut reproduzierbare Werte liefern. Die Verwendung von Seidenfäden, Batiststückchen und anderen Geweben hat den Vorteil, daß sie von der Desinfektion eine gewisse Tiefenwirkung verlangen, wie sie auch in der Praxis meist gefordert wird. In Anlehnung daran wurde in den Erbsen und Haselnüssen sog. biologische Keimträger gesucht; aber auch diesen Methoden kommt keine Vollkommenheit zu, im Gegenteil, es haften ihnen sogar erhebliche Mängel an. Wegen Einzelheiten der genannten Versuchsmethoden und deren Durchführung muß auf die einschlägige Literatur verwiesen werden.

Wenn hier im folgenden von der Desinfektion der Rohhaut gesprochen wird, so schränkt dies von vornherein den Kreis der Desinfektionsmöglichkeiten und Desinfektionsmittel erheblich ein. Da es infolge der sehr großen Widerstandsfähigkeit der Milzbrandsporen recht energischer chemischer oder physikalischer Eingriffe bedarf, so entsteht immer die Gefahr, daß gleichzeitig mit der Vernichtung der Sporen auch die damit infizierte Haut stark geschädigt wird. So scheidet z. B. die Behandlung infizierter Felle mit gespanntem Wasserdampf (die von einer der Lederindustrie fernstehenden Seite vorgeschlagen wurde) völlig aus, weil sie die Haut durch Verleimung völlig vernichten würde. Schon eine Erhitzung auf 50 bis 60° C würde im übrigen die Haut erheblich schädigen, ganz abgesehen davon, daß bei diesen Temperaturen die Milzbrandsporen überhaupt nicht abgetötet werden würden [R. Lauffmann; E. Hailer (1) S. 1322]. Es muß jedoch nicht nur jede Beschädigung der Hautsubstanz vermieden werden, sondern auch jede bleibende Veränderung, welche die Einarbeitung der Haut beeinflussen, das Aufnahmevermögen für Gerb- und Farbstoffe beeinträchtigen oder auch nur verändern würde (M. Bergmann und W. Hausam). Ferner darf das Desinfektionsmittel keine Schädigung von Haar und Wolle sowie keine gesundheitsschädigenden Wirkungen für die Arbeiter haben, es muß außerdem einfach anzuwenden und billig sein.

III. Desinfektion mit Formaldehyd.

Ausgehend von den Angaben über eine starke Wirkung des Formaldehyds auf Milzbrandsporen [Pottevin; A. Ascoli (1); Oehmichen; Walter; V. Gegenbauer (2) u. a.] wurde wiederholt versucht, die Desinfektion milzbrandinfizierter Häute und Felle mit Formaldehyddämpfen oder -lösungen zu bewerkstelligen. E. v. Esmarch [(2), S. 251; (3)] gab an, mit $1/2\%$ Formaldehyd enthaltendem Wasserdampf Abtötung der Milzbrandsporen auf Fellstücken in 3 Minuten erhalten zu haben; auch W. Eitner (1), S. 23, spricht von guten Erfolgen bei fraktionierter Behandlung mit Formaldehyddämpfen. Xylander, auch Kister und Trautmann sowie H. A. Gins (1) bemängeln jedoch die geringe Tiefenwirkung des Formaldehyds und Herzog sowie Kladzoff erzielten ebenfalls weniger befriedigende Ergebnisse. M. Utenkow hat bei 62° C mit Formalin weder in der japanischen noch in der Rubnerkammer Sterilisation infizierter Häute erhalten, während H. A. Gins (2) angibt, zwar die Desinfektion von Ziegenfellen mit Formaldehyddämpfen in der Rubnerkammer in einer Stunde mit Erfolg durchgeführt zu haben, aber die Ziegenfelle waren durch die angewandte Temperatur zur Ledererzeugung nicht mehr brauchbar, während eine Angabe von A. Müller besagt, daß mit 0,5% Formaldehyd Abtötung von Milzbrandsporen in 6 Tagen und mit 5,0% Formaldehyd erst in 5 Tagen gelang, und auch E. E. Doherty in 24 Stunden keine positiven Ergebnisse erzielte, sind die Angaben von V. Gegenbauer (3) und von G. Seiffert und L. Hieber (letztere an Sporen von Bac. mesentericus), die mit wässerigen Formaldehydlösungen arbeiteten, wieder günstiger. E. Hailer (2) macht geltend, daß diese guten Angaben auf Versuchsfehlern beruhen müssen, die nur dadurch zustande kamen, daß das von den Keimen aufgenommene Formaldehyd nicht entfernt wurde und so nach Beendigung der eigentlichen Desinfektion noch stark hemmende Wirkung ausübte. Erst wenn nach einer Sulfitbehandlung des mit Formaldehyd desinfizierten Materials kein neues Keimwachstum eintritt, kann von einer erfolgreichen Desinfektion gesprochen werden [E. Hailer (3)]. M. Gundel und H. Habs sagten, Formaldehyd gerbe und härte die Sporenmembran, ohne daß das innere Plasma geschädigt würde; nur das Auskeimen würde unmöglich gemacht. Wenn auch frühere Angaben besagen, daß z. B. eine 2- bis 4%ige Formaldehydlösung die Haut, weil durch die hornige Oberhaut geschützt, nicht schädige und nur das Leimleder zur Leimbereitung untauglich gemacht werde [W. Eitner (2)], so steht man heute auf Grund neuerer Beobachtungen doch auf dem Standpunkt, daß die Formaldehyddesinfektion praktisch deshalb nicht in Frage kommt, weil das Formaldehyd mit dem Hauteiweiß eine chemische Bindung eingeht [V. Gegenbauer (2)] und gerbend wirkt, so daß die Haut nicht mehr ausreichend quillt, sich nur schwer enthaaren läßt [E. Hailer (1), S. 1322; E. Moegle (1); R. Lauffmann] und die Gerbung beeinträchtigt (F. W. Tilley), sogar schon bei einer Konzentration von 0,1 bis 0,5% eines 40%igen Formaldehyds [E. Moegle (1)].

IV. Desinfektion mit Phenolen, Kresolen und Abkömmlingen.

Phenole und Kresole, die gegenüber einer Reihe von Bakterien sehr gute desinfizierende Wirkung haben, wurden zur Desinfektion von Milzbrandsporen mit wechselndem Erfolg benutzt. R. Koch stellte fest, daß eine 5%ige Lösung von Phenol innerhalb 20 Stunden Milzbrandsporen ihrer Keimfähigkeit beraubt; andere Angaben sind der Tabelle 120 zu entnehmen (G. Francke und R. Standfuß).

Auch neuere Untersuchungen zeigen, daß sowohl Phenole wie Kresole keine besondere Wirkung gegenüber Milzbrandsporen haben, besonders unter Berücksichtigung der hohen Konzentrationen (H. Hornung, siehe Tabelle 121).

Was die Konzentrationsverhältnisse anbelangt, so stellte V. Gegenbauer (3) fest, daß bei steigender Konzentration die Desinfektionsdauer am meisten bei den Kresolseifenpräparaten und Kreolinpräparaten, am wenigsten bei Formalin und Formaldehydseifenpräparaten abnimmt, während die alkalische Kresollauge in der Mitte steht. L. F. Rettger, G. Valley und W. N. Plastridge (1) stellten mit n-Butyl-resorcinol fest, daß die niedrigste Konzentration, die Milzbrand in

Tabelle 120. Abtötung von Milzbrandsporen durch verschiedene Desinfektionsmittel.

Lfde. Nr.	Desinfektionsmittel	Verdünnung in Prozenten	Abtötungszeit	Quellennachweis
1	Jodtrichlorid	1,0	3 Minuten	Zit. n. Poppe
2	Chlor, Brom	0,03—0,06	5 ,,	Zit. n. Poppe
3	Kresepton	5,0	5 ,,	Zit. n. Poppe, Stolpe
4	Sagrotan	2,5	6 ,,	Schottelius, zit. n. Poppe
5	Soda bei 85° C	1,4	10 ,,	Schottelius, zit. n. Poppe
6	Kaliumpermanganat	4,0	15 ,,	Schottelius, zit. n. Poppe
7	Sublimat	1,0	15 ,,	R. Koch, zit. n. Poppe
8	Grotan	1,0	20 ,,	Schottelius, zit. n. Poppe
9	Wasserstoffsuperoxyd	3,0	60 ,,	Zit. n. Poppe
10	Chlorkalk	0,3—4,0	etwa 1 Stunde	Hilgermann, R. u. J. Marmann
11	Formalin	12,0—15,0	,, 1¹/₂ Stden	Zit. n. Poppe
12	Kreolin	5,0	,, 6 ,,	Zit. n. Poppe
13	Schattenfrohsches Verfahren	8,0 HCl	> 12 ,,	Reichel, H. u. V. Gegenbauer
14	Schattenfrohsches Verfahren	10,0 HCl	> 24 ,,	Hilgermann, R. u. J. Marmann
15	Phenol (37° C)	3,0	24 Stunden	Zit. n. Poppe
16	Sublimat	5,4	24 ,,	Ottolenghi, zit. n. Poppe
17	Seymour-Jonessches Verfahren		24 ,,	Seymour-Jones, A.
18	Seymour-Jonessches Verfahren		7 Tage	Hilgermann R. u. J. Marmann
19	Sublimat	2,7	9 ,,	Ottolenghi, zit. n. Poppe
20	Formaldehydlösung 40%	0,5—1,0	6—14 Tage	Xylander, zit. n. Poppe
21	Ätzkalk	20,0	> 1 Monat	Hilgermann, R. u. J. Marmann
22	Phenol	5,0	2—40 Tage	Kolle-Hetsch
23	Seymour-Jonessches Verfahren		2,5 Monate	Gegenbauer, V.

Tabelle 121. Abtötung von Milzbrandsporen, an Seidenfäden haftend (H. Hornung).

Zeit	15 Min.	30 Min.	1 Std.	3 Std.	6 Std.	9 Std.	24 Std.	34 Std.	48 Std.	78 Std.
Zephirol (konz. = Originalflüssigkeit)[1]	0	0	0	0	0	0	0	0	0	0
Zephirol 5,0%	+	+	0	0	0	0	0	0	0	0
Chlorina 10,0%[2]	+	+	+	+	+	+	+	+	+	0
Sublimat 1,0%	+	+	+	+	+	+	0	0	0	0
Sagrotan (konz.)	+	+	+	+	+	+	+	+	+	+
Sagrotan 5,0%	+	+	+	+	+	+	+	+	+	+
Lysol (konz.)	+	+	+	+	+	+	+	+	0	0
Lysol 5,0%	+	+	+	+	+	+	+	+	+	+
Phenol 5,0%	+	+	+	+	+	0	0	0	0	0
A. (konz.)[2]	+	+	+	+	+	+	+	+	+	0
A. 5,0%	+	+	+	+	+	+	+	+	+	+
Lysoform (konz.)	+	+	0	0.	0	0	0	0	0	0
Lysoform 5,0%	+	+	+	+	0	0	0	0	0	0
Liqu. form. sap. 5,0%[3]	+	+	+	+	0	0	0	0	0	0

Tabelle 122. Abtötung von an Granaten angetrockneten Milzbrandsporen [W. Hausam (1)].

Ausgangskeimzahl[5]	Desinfektionsmittel	Versuchstemperatur	Milzbrandstamm	Ergebnis nach	Keime
676	Raschitemulsion 1%ig	20,5° C	Bac. anthr. I	261 Minuten	10
676	Phenol $m/2$	20,5° C	,, ,, I	191 Minuten	156
4963	R.-Emuls. 1%ig	20,4° C	,, ,, Schilling	8 Stunden	31
4963	Phenol $m/2$	20,4° C	,, ,, Schilling	191 Minuten	594
4429	R.-Emuls. 1%ig	20,7° C	,, ,, Schlachthof	8 Stunden	248
4429	Phenol $m/2$	20,7° C	,, ,, Schlachthof	204 Minuten	329
590	R.-Emuls. 1%ig	20,3° C	,, ,, Sobernheim	14 Stunden	15
165	R.-Emuls. 1%ig	20,3° C	,, ,, 1851	14 Stunden	4
208	R.-Emuls. 1,5%ig	20,3° C	,, ,, II	8 Stunden	13
208	Phenol $m/2$	20,3° C	,, ,, II	210 Minuten	133
2799	R.-Emuls. 2%ig	20,4° C	,, ,, Sobernheim	4 Stunden	0
2799	Phenol $m/2$	20,4° C	,, ,, Sobernheim	210 Minuten	860

48 Stunden im Wachstum hemmt, 1 : 20000 ist, daß aber eine Abtötung von Milzbrandsporen, an Glasperlen angetrocknet, mit n-butyl-resorcinol (10% in 60% Alkohol) erst nach 6 Tagen erfolgt ist, ebenso mit der gleichstarken Lösung von n-Butyl-phenol [L. F. Rettger, G. Valley und W. N. Plastridge (2)]. Mit Raschitemulsion (p-Chlor-m-kresol)[4] und $m/2$-Lösungen von Phenolum purum DAB 6 erhielt W. Hausam (1) folgende Ergebnisse bei an Granaten angetrockneten Milzbrandsporen (siehe Tabelle 122).

[1] Zephirol I. G. Farbenindustrie A. G. = Gemisch hochmolekularer Alkyl-dimethyl-benzyl-ammoniumchloride (Orig. Fl. = 10%ig).
[2] Chlorina = Chloramin Heyden; Phenol = Phenolum cristallisatum Merck; „A“, enthält angeblich 50% Bakterogran = Chlorkresolverbindung aus der Reihe der Chlorxylenole.
[3] Liquor formaldehydi saponatus (Fa. Keller, Freiburg).
[4] Fa. Dr. F. Raschig, Ludwigshafen a. Rh.; Raschitemulsion enthält ca. 33% an p-Chlor-m-kresol.
[5] In diesen und allen folgenden Granatenversuchen wurde die Keimzahl der unbehandelten, nicht desinfizierten Granaten im üblichen Verdünnungsverfahren genau bestimmt, die unverdünnten O-Platten, die meist viel zu dicht bewachsen sind (und üblicherweise mit ∞ bezeichnet werden), wurden verworfen und die folgenden Platten der Verdünnungsreihe wie gewöhnlich ausgezählt.

Besonders auffallend ist, daß bei einer geringen Ausgangskeimzahl von nur 165 Keimen mit der 1%igen Raschitemulsion selbst nach 14stündiger Einwirkung noch 4 Keime lebensfähig waren. E. E. Doherty konnte weder mit Phenol noch mit p-Nitrophenol oder β-Naphthol in 24 Stunden Abtötung der Milzbrandsporen erzielen oder erst in Konzentrationen, die praktisch nicht anwendbar sind. Im alkalischen Milieu haben die Phenole stärkere Desinfektionswirkung als neutrale Phenole (F. W. Tilley und J. M. Schaffer).

In den amerikanischen Desinfektionsvorschriften war hinsichtlich Milzbrand u. a. auch die Desinfektion mit 5%iger Karbolsäure verlangt worden [J. H. Yocum (1), (2); N. N.], doch wurde daraufhin mehrfach nachgewiesen, daß die Behandlung mit 5%iger Karbolsäurelösung nur wenig oder überhaupt keinen Wert habe (F. W. Tilley; Internat. Kommission). J. H. Yocum (3) wies auf die Schwierigkeit bei der Verwendung einer 5%igen Lösung von Karbolsäure hin: diese ist in Wasser schwer löslich, wirkt nicht auf Fette, hat in Gegenwart derselben keine antiseptischen Eigenschaften, schädigt tierische Materialien, verursacht in dieser Konzentration Flecken in der Haut und tötet Milzbrandsporen nur unvollkommen ab. Ganz allgemein aber ist die Auffassung, daß Karbolsäure, ganz besonders in den vielleicht wirksamen Konzentrationen wie das Formaldehyd, gerbende Eigenschaften besitzt und daher die Haut in unerwünschter Weise verändert [H. Becker; R. Koch (1); E. Stiasny (1), S. 63; J. H. Yocum (3)]; entgegengesetzt hatte sich F. W. Tilley geäußert.

Über das in Tabelle 121 erwähnte Zephirol der I. G. Farbenindustrie A. G. liegen außer diesen Angaben von H. Hornung einige weitere Arbeiten und Ergebnisse vor. Chemisch ist das Zephirol ein Gemisch hochmolekularer Alkyl-dimethyl-benzyl-ammoniumchloride und ist wasserlöslich. Neben H. Hornung, der über gute Desinfektionswirkung gegenüber an Seidenfäden haftenden Milzbrandsporen berichtete, erzielten K. H. Blaas und K. L. Pesch (2) mit Zephirol gegenüber anderen Bakterienformen gute Resultate. G. Domagk erhielt in Gegenwart von Serumeiweiß mit 2%igen Zephirollösungen in 15 Minuten, mit 0,4%igen Lösungen in 8 Stunden Abtötung von Milzbrandsporen, wies aber zugleich darauf hin, daß Zephirol speziell gegenüber Milzbrandsporen in den zur praktischen Verwendung geeigneten Konzentrationen ebenso ungenügend wie alle bisher bekannten Desinfektionsmittel wirke. In weiteren Untersuchungen wurde Zephirol als ausgezeichnetes Desinfektionsmittel bezeichnet, das in weitgehenden Verdünnungen abtötend und entwicklungshemmend auf nahezu alle vegetative Formen wirkt, auch gegenüber Sporen Beachtliches leistet, jedoch diese nicht mit Sicherheit abtötet [H. Schubert; F. Neufeld; vgl. auch R. Kuhn und D. Jerchel und zur Frage der Handschuh- und Händedesinfektion neben F. Neufeld auch E. Gottsacker (3)]. Hinsichtlich der Sterilisationswirkung in Zephirol- bzw. Quartamonlösungen durch Kochen gegenüber stark sporenhaltiger Erde sind J. Zeißler und O. Günther und F. W. Breckenfeld verschiedener Auffassung.

An Haselnüssen als Keimträger stellten W. Hausam, E. Liebscher und T. Schindler im Vergleich mit anderen Desinfektionslösungen zunächst fest, daß mit 2-, 1- bzw. 0,5%igen wässerigen Lösungen von Rohzephirol Milzbrandsporen nach 1 bis 8 Stunden immer jegliches Wachstum vermissen ließen. Ähnlich stellten auch Fr. Pels Leusden und R. Döring eine gute Wirkung gegenüber Pseudomilzbrandsporen fest. Wurden an Stelle der Haselnüsse als Keimträger jedoch Granaten verwendet, so zeigte das Rohzephirol nur eine sehr mangelhafte Desinfektionswirkung. So waren z. B. bei 0,5-, 1- bzw. 2%igen Rohzephirollösungen von rund 13 000 Ausgangskeimen (Milzbrandsporen) nach 48stündiger Einwirkung bei 19,9° C noch rund 400 bis 500 Keime lebensfähig. Diese widersprechenden Ergebnisse konnten jedoch immer wieder reproduziert werden;

selbst eine 5%ige wässerige Rohzephirollösung erzielte bei Granaten als Keimträger keine besseren Erfolge. Möglicherweise ist das unterschiedliche Verhalten der Zephirollösungen gegenüber Milzbrandsporen an Granaten und an und in Haselnüssen dadurch zu erklären, daß das Zephirol mit dem Haselnußeiweiß sehr rasch eine sehr stabile Bindung eingeht und daß die Zephirol-Eiweißverbindung das Wiederauskeimen der Sporen verhindert. Da bei den Granaten eine solche wirksame Verbindung nicht zustande kommen kann und scheinbar die Bindung des Zephirols an das Bazilleneiweiß nur mangelhaft ist (Sporenmembran?!), so muß die Desinfektionswirkung, unter Voraussetzung dieser Hypothese, bei den Granaten eine wesentlich geringere sein. Dabei ist zunächst noch fraglich, ob der gegebenenfalls vorhandenen Zephirol-Eiweißverbindung tatsächlich eine abtötende oder nur eine keimhemmende Wirkung zukommt. Tatsächlich mehren sich in letzter Zeit die Stimmen, die die Wirkung des Zephirols bzw. Rohzephirols mehr als eine, allerdings erhebliche, Hemmungswirkung denn als echte Abtötung gedeutet wissen möchten. Bezüglich der Wirkung an anorganischen Keimträgern muß allerdings auf gute Erfolge von A. Winkler und K. Redecker mit 0,5- und 1%igen Zephirollösungen an zahnärztlichen Instrumenten, auch wenn Sporenbildner zugegen waren, hingewiesen werden.

Im Anschluß an diese Betrachtungen ist das Ergebnis von Desinfektionsversuchen nach verschiedenen Methoden von Interesse (siehe Tabelle 123).

Tabelle 123. Abtötung von Milzbrandsporen nach verschiedenen Methoden (W. Hausam, E. Liebscher und T. Schindler).

Desinfektions- lösung	Einwirkung in Stunden	Granaten- methode Auszählung: Keime	End- methode	Haselnuß- methode	Seidenfaden- methode Doppel- bestimmung a	b	Suspensions- methode nicht nach- behandelt	mit NH$_3$ nach- behandelt
m/$_{16}$ NaSCN + n/$_8$ HCl + 2,5% NaCl	1	430	+	+	+	+	+	+
	3	29	+	+	+	+	+	+
	6	8	+	+	+	+	+	+
	8	8	+	+	+	+	+	+
	24	2	+	+	—	+	—	—
	48	0	—	+	+	—	—	—
m/$_{16}$ NaSCN + n/$_8$ HCl + 2,5% NaCl + 0,5% Roh- zephirol	1	224	+	+	+	+	—	—
	3	6	+	+	+	+	—	+
	6	8	+	+	—	—	—	+
	8	3	—	+	+	+	+	+
	24	0	—	+	—	—	—	—
	48	0	—	+	—	—	—	—
5% Rohzephirol (wässerige Lösung)	1	2640	+	—	—	—	—	—
	3	1369	+	—	—	—	—	—
	6	1789	+	—	—	—	—	—
	8	1621	+	—	—	—	—	—
	24	931	+	—	—	—	—	—
	48	664	+	—	—	—	—	—
Kontrolle		10904	+	Ausgangs- suspension 10 000 000 Keime/ccm			Ausgangs- suspension 10 000 000 Keime/ccm (davon eine 5 mm-Öse)	

Tabelle 124. Abtötung von Milzbrandsporen an Seidenfäden und an Kalbfellstückchen haftend (W. Hausam, E. Liebscher und T. Schindler).

Desinfektionslösung	Einwirkung in Stunden	Seidenfadenmethode Doppelbestimmung		Kalbfellstückchen nach Desinfektion 24 Stunden		Milzbrandkeime im	
		a	b	in Kalkwasser	in Kalk-Na$_2$S-Wasser	Kalkwasser (nach Entnahme der Kalbfellstückchen)	Kalk-Na$_2$S-Wasser (nach Entnahme der Kalbfellstückchen)
$m/_{16}$ NaSCN + $n/_8$ HCl + 2,5% NaCl	1	+	+	+	+	+	+
	3	+	+	+	+	+	+
	6	+	+	+	+	+	+
	8	+	+	+	+	−	+
	24	+	+	+	+	−	+
	48	+	+	+	+	−	−
	72	+	+	+	+	−	−
	120	+	+	+	−	−	−
$m/_{16}$ NaSCN + $n/_8$ HCl + 2,5% NaCl + 0,5% Rohzephirol	1	−	−	+	+	+	−
	3	−	−	+	+	+	+
	6	−	−	+	+	+	+
	8	−	−	+	−	+	+
	24	−	−	−	−	−	−
	48	−	−	−	−	−	−
	72	−	−	−	−	−	−
	120	−	−	−	−	−	−
5% Rohzephirol (wässerige Lösung)	1	−	−	−	−	−	−
	3	−	−	−	−	−	−
	6	−	−	−	−	−	−
	8	−	−	−	−	−	−
	24	−	−	−	−	−	−
	48	−	−	−	−	−	−
	72	−	−	−	−	−	−
	120	−	−	−	−	−	−
0,5% Rohzephirol (wässerige Lösung)	1	−	−	−	−	−	+
	3	−	−	−	−	−	−
	6	−	−	−	−	+	−
	8	−	−	−	−	+	+
	24	−	−	−	−	−	−
	48	−	−	−	−	−	+
	72	−	−	−	−	−	−
	120	−	−	−	−	−	−
0,5% Rohzephirol (wässerige Lösung) 2. Versuch	1	−	−	−	+	−	−
	3	−	−	−	−	−	−
	6	−	−	−	−	−	−
	8	−	−	−	−	−	−
	24	−	−	−	−	−	−
	48	−	−	−	−	−	−
	72	−	−	−	−	−	−
	120	−	−	−	−	−	−
Kontrolle		+	+	+	+	+	+

Ausgangssuspension: 10 000 000 Keime/ccm   10 000 000 Keime/ccm

Wie die Tabelle 123 zeigt, werden beim Rohzephirol nach der Granatenmethode gänzlich umgekehrte Ergebnisse erhalten als nach der Haselnußmethode und der als organisches Trägermaterial ihr verwandten Seidenfadenmethode.

Weitere Versuche, in welchen als Keimträger Seidenfäden und auf geeignete Weise praktisch steril gemachte Kalbfellstückchen[1] verwendet wurden, zeigten den Wirkungsmechanismus des Rohzephirols organischen Trägermaterialien gegenüber in anschaulicher Weise. Die Hautstücke gelangten dabei anschließend an die Desinfektion jeweils 24 Stunden in eine normalen Verhältnissen entsprechende Kalk- bzw. Kalk-Schwefelnatriumlösung, wobei auch diese wieder auf Milzbrandkeime untersucht wurden (Tabelle 124).

Wie die zahlreichen in Tabelle 125 wiedergegebenen Versuche zeigen, läßt sich zweifelsohne mit Rohzephirollösungen von geeigneten Konzentrationen eine Milzbranddesinfektion der Haut bzw. anderer organischer Keimträger erzielen, die praktisch den Anforderungen entsprechen dürfte. (Die Einwirkungsdauer bis zu 7 Tagen wurde in Anlehnung an die Weichdauer von Trockenhäuten gewählt.) Gelegentlich, scheinbar bei Anwesenheit besonders widerstandsfähiger Sporen oder bei sehr hoher, in der Praxis wohl kaum oder selten vorkommender Keimzahl, wurden, selbst bei der relativ hohen Konzentration von 0,5% Rohzephirol, lebende Sporen in dem der Desinfektionsmaßnahme nachfolgendem Kalkäscher nachgewiesen. Dies würde eine gewisse Stütze für die weiter oben gegebene Erklärung sein, daß die Bindung des Rohzephirols an das Eiweiß des Keimträgers so rasch und intensiv vor sich geht, daß die am Keimträger verbleibenden Keime nicht mehr auskeimen und gegebenenfalls absterben, daß aber abgesprengte und der Wirkung des Kalkäschers ausgesetzte Keime — möglicherweise infolge der Sporenmembran — nur sehr mangelhaft Rohzephirol adsorptiv festgehalten haben und nach längerer Nachkultur und günstigen Temperaturen (37° C) wieder auskeimen können. Nicht ausgeschlossen ist es, daß es sich dabei auch um Keime aus der Tiefe der Haut handelt, da vermutlich infolge der sehr starken Oberflächenadsorption tieferliegende Keime nur mangelhaft beeinflußt werden, weil das Eindringen der Desinfektionslösung in die Tiefe durch die rasche Oberflächenadsorption verhindert wird (F. NEUFELD). Dies könnte auch aus den Versuchen mit Hautpulver als Keimträger geschlossen werden. (Trockenes, unchromiertes, unbehandeltes Hautpulver wurde mit einer starken Milzbrandaufschwemmung zu einem dicken Brei verrührt, 24 bis 28 Stunden im Exsikkator über $CaCl_2$ und P_2O_5 im Eisschrank getrocknet und anschließend in flüssigem Agar leicht gerollt, so daß größere Klumpen entstanden.) Stellt man sich die Desinfektionslösung als Weichwasser vor, so könnte man in der Praxis dieses und den anschließenden Kalkäscher aufkochen oder dieselben einer gesonderten Desinfektion aussetzen. Gegebenenfalls steht auch nichts im Wege, etwas höhere Konzentrationen, wie z. B. 0,75 oder 1,0% anzuwenden, um die Desinfektion von vornherein sicherer zu gestalten.

- Die Haut selbst wird durch eine Behandlung mit Rohzephirollösungen nicht beeinträchtigt. Eine 24stündige Weiche in 0,1 und 0,5%iger Rohzephirollösung war auf Kalbfelle (Zurichtung auf Box) ohne irgendwelchen Nachteil.

---

[1] Die Kalbfellstückchen lagen 14 Tage bei 37° C in einer Lösung von $m/_{16}$ NaSCN + + $n/_8$ HCl + 2,5% NaCl (dreimaliger Lösungswechsel), nachdem zuvor das ihnen anhaftende Sporenmaterial in 24 Stunden bei 43 bis 44° C zum Auskeimen gebracht wurde. Sie kamen dann 4 Tage in physikalische NaCl-Lösung (dreimaliger Wasserwechsel) und dann 10 Tage zur Sterilitätsprüfung in Bouillon bei 37° C. Für die Desinfektionsversuche wurden die Hautstückchen unmittelbar aus der Bouillon entnommen, in eine Milzbrandsporenaufschwemmung 4 Stunden eingelegt und anschließend im Exsikkator im Eisschrank 24 Stunden getrocknet.

Tabelle 125. Zusammenfassende Darstellung von Desinfektionsversuchen mit Rohzephirollösungen gegenüber Milzbrandsporen an verschiedenen Keimträgern, bzw. nach verschiedenen Methoden bei 19,9 bis 20,2° C (W. Hausam und T. Schindler).

Zahl der Versuche bei Nachkultur mit ausbleibendem (—) bzw. aufkommendem (+) Wachstum

Rohzephirol in Prozent	Einwirkung in	Seidenfäden getrocknet ohne Kalknachbehandlung	Seidenfäden getrocknet mit Kalknachbehandlung	Hautstücke getrocknet[1] ohne Kalknachbehandlung	Hautstücke getrocknet[1] mit Kalknachbehandlung	Hautpulver getrocknet[2] ohne Kalknachbehandlung	Hautpulver getrocknet[2] mit Kalknachbehandlung	Gelatine- bzw. Agarstücke getrocknet ohne Kalknachbehandlung	Gelatine- bzw. Agarstücke getrocknet mit Kalknachbehandlung	Desinfektionslösungen nach Entnahme der Keimträger	Kalkäscher	Suspensionsmethode
0,1	St. 1	2+ 2									2+ —	—
	3	—4			1+ —1	2+ —1		1+ —1	—1	1+ —1	1+ —1	—1
	8	—4			—2	2+ —1	2—	2+ —3	—3	1—	1+ —2	—1
	Tg. 1	—4			—2	2+ —1	2—	3+ —2	—3	2+ —1	2+ —5	—1
	2	—2			—1	1+ —1	2—	2+ —1	—3	—1	1+ —4	—1
	3	—4			—2	1—	2—	1+ —1	—2	3—	—6	1+
	4									2—	—4	
	5	—4			2—	1+ —1	2—	3—	—3	2+ —3	1+ —1	1+
	6 *					1—		3—	—3	1+ —1	—4	
	7					—2				—4	—4	
0,25	St. 1	2+ 5			1+ —4	2—	3—	1+ —1	—1	5—	1+ —4	2—
	3	—6	2—		—4	2+ —1	3—	1+ —3	—4	5—	2+ —2	—1
	8	—7	2—		—5	1+ —1	3—	—4	—4	3—	1+ —6	2—
	Tg. 1	—7			—3	2+ —1	3—	1+ —3	—4	1+ —6	1+ —7	1—
	2	—4	2—		—3	—1	3—	—2	—2	2+ —3	1+ —5	2—
	3	—7			—3	3—	3—	—4	—4	1+ —3	1+ —7	1—
	5 *	7—	2—		—3	3—	3—	—4	—4	1+ —7	1+ —3	1—
	6					3—		—4	—4	—7	1+ —7	
	7										—4	

[1] Unsteril, mit Milzbrand infiziert und getrocknet.

[2] Unchromiertes, unbehandeltes Hautpulver, mit Anthraxaufschwemmung infiziert, getrocknet und in flüssigem Agar kurz zu Klumpen gerollt.

V. Desinfektion mit Halogenen und Halogenverbindungen.

Ganz allgemein wurde die Desinfektion mit den Halogenen Chlor, Brom, Jod oder mit Verbindungen derselben sehr oft versucht. Im gasförmigen Zustand wirkt Chlor ebensowenig als andere trockene Gase auf wasserfreie Objekte (Keime) und Voraussetzung zur Desinfektionswirkung ist der Feuchtigkeitsgehalt der Raumluft oder der Objekte. In diesem Falle aber werden nicht nur die abzutötenden Bakterien geschädigt, sondern auch alle übrigen vorhandenen Stoffe durch die Kondensation der Halogenlösungen. Die Neigung der Halogene mit den zu infizierenden Stoffen chemische Bindungen einzugehen, mindert im übrigen die bakterizide Kraft, es sei denn, daß Verbindungen wie Chloramin, die selbst bakterizid sind, zustandekommen. Bei den Dämpfen der Halogene ist außerdem eine Tiefenwirkung kaum vorhanden [E. Hailer (1), S. 973 ff.].

H. F. Smith und E. Fr. Pike haben mit Chlor, Brom, Jod, Salzsäure, Chlorkohlenoxyd, Tetrachlorkohlenstoff, Trichloräthylen u. a. in gasförmigem Zustand bei verschiedenem Dampfdruck die Abtötung von Milzbrandsporen (an Asbeststreifen und Seidenfäden angetrocknet) je nach Wahl der Bedingungen erreichen können. Am aussichtsreichsten schienen die Ergebnisse mit Joddämpfen. Die damit behandelten Ziegenfelle ließen sich nach anschließender Weiche in Thiosulfatlösung (zur Entfernung des Jods) normal zu einem guten Leder ohne Mängel verarbeiten. Selbst die zur Vermeidung einer Kondensation des Jods am Haar und an der Felloberfläche erhöhte Temperatur soll ohne Schaden für die Felle sein. Bei Unterdruck wurde Tetrachlorkohlenstoff, in welchen vorher Jodkristalle eingelegt wurden, verdampft, wobei die sich entwickelnden CCl$_4$-Dämpfe als Träger für die Joddämpfe fungierten.

Aussichtsreicher ist die Desinfektion mit den Halogenlösungen. H. F. Smith und E. Fr. Pike lösten Jod und Natriumjodid in Wasser und behandelten mit 0,5- und 1,0%igen Jodlösungen milzbrandinfizierte Felle. Sie erhielten bei:

	Wachstum auf Agar nach	
	2 Stdn. Desinf.	24 Stdn. Desinf.
1%iger Jodlösung und 1 Teil Fell in 9 Teilen Lösung	kein Milzbrand	steril
1%iger Jodlösung und 2· Teilen Fell in 9 Teilen Lösung	wenig ,,	kein Milzbrand
¹/₂%iger Jodlösung und 1 Teil Fell in 9 Teilen Lösung	kein ,,	,, ,,
¹/₂%iger Jodlösung und 2 Teilen Fell in 9 Teilen Lösung	Milzbrand ,,	,, ,,

Mit 1%iger Jodlösung und 1 Teil Fell auf 9 Teile Lösung konnte demnach in 2 Stunden schon Sterilität der Haut erzielt werden. Zur praktischen Desinfektion schlugen H. F. Smith und E. Fr. Pike die Behandlung mit wässerigen Jodlösungen sowie Lösungen von Jod in CCl$_4$ oder in CCl$_4$ in gasförmigem Zustand vor.

Nach E. Hailer (1), S. 975, ist die Wirkung der Halogene auf Milzbrandsporen sehr intensiv, z. B. wurden mit ¹/₁₆ n-Lösungen von Chlor und Brom Abtötung in 2 Minuten erreicht; in ¹/₅₇₁ n-Lösungen zeigten die Halogene in der Reihe Cl > Br > J, also mit zunehmendem Atomgewicht, abnehmende sporozide Wirkung. Bei der Entwicklung von Chlor in Lösung durch verschiedene Oxydationsmittel ergaben sich weitaus schlechtere Desinfektionswirkungen als sie mit rein wässerigen Chlorlösungen erzielt wurden [E. Hailer (1), S. 975]. A. Müller konnte Milzbrandsporen mit 1,5%igen Chlorlösungen erst in 8 Stunden und mit 0,5%igen Lösungen erst in 21 Stunden abtöten.

L. Meunier und A. Seyewetz hatten gezeigt, daß Chlor, Brom und Jod sowie die Hypochlorite, -bromite und -jodite zwar gerbende Eigenschaften besitzen, daß aber normalerweise keine so intensive Wirkung zustandekomme, daß sie der Rohhaut irgendwelchen Schaden zufügen würde. R. C. Howard, G. E. Rockwell und W. L. Crist befaßten sich daher mit der Hautdesinfektion durch Chlorwasser. Die Desinfektionsversuche zeigten vor allem, daß eine Abnahme der sporoziden Wirkung des Chlorwassers erfolgt: bei Zunahme der Keime, durch alte Sporen, durch Gegenwart von NaCl, organischen Materialien und bei saurer Reaktion. Während z. B. bei 20⁰ C eine 0,025%ige Lösung von Chlor Heubazillensporen in 15 Minuten abtötete, war bei Zugabe von 10% Blutserum nach 3 Stunden noch Wachstum festzustellen. Wurde ein salzkonserviertes Ziegenfell 3 Stunden in eine wässerige Lösung mit konstant 0,09% Chlor gelegt, so wurde nach Überimpfung in Nährbouillon nach neuntägiger Bebrütung noch Wachstum festgestellt. Sonnengetrocknete Ziegenfelle wurden mit 0,02% Chlor nicht steril gemacht, jedoch war nach einer dreistündigen Behandlung mit 0,05 und mit 0,24% in einem anderen Fall die Abimpfung von diesen Fellen in Nährbrühe noch nach 40 Tagen steril. Im Endeffekt zeigte sich, daß es relativ leicht ist, ein Weichwasser mit Chlor zu sterilisieren, aber schwer oder gar unmöglich, die Haut selbst vollkommen keimfrei zu machen. Dabei ist zu beachten, daß eine Konzentration von 0,15% Chlor bereits das Haar bleicht und die Enthaarung verzögert, da die Haut erheblich Chlor fixiert. R. C. Howard, G. E. Rockwell und W. L. Crist erklärten daher, daß die Desinfektion der Haut mit Chlor allein in den ohne Schädigung anzuwendenden Konzentrationen nicht möglich ist. G. Abt (2) mahnte bei der Häutedesinfektion mit Chlor zur Vorsicht wegen der Unregelmäßigkeit der Desinfektionsergebnisse; sein Vorschlag, stärkere Konzentrationen, z. B. 0,15 bis 0,2% Chlor zu verwenden, ist mit den neueren Versuchsergebnissen von R. C. Howard und Mitarbeitern (siehe oben) als erledigt anzusehen.

Chlorkalk, dessen keimtötende Wirkung in erster Linie von seinem Gehalt an wirksamem Chlor abhängt, gibt wegen seines schwankenden Gehalts an Chlor ungleichmäßige Ergebnisse [G. Abt (2); R. Hilgermann und J. Marmann]. So ist es zu verstehen, daß gute Resultate erzielt wurden [Woronzoff, Winogradoff und Kolesnikoff (1); Nissen; Geppert (1), (2), (3)] und andererseits schlechte Resultate, so daß z. B. noch bei 4% Chlorkalk die Desinfektion ungünstig war (R. Hilgermann und J. Marmann). Für die Hautdesinfektion empfiehlt sich daher die Verwendung von Chlorkalk nicht.

Auch über die Desinfektionswirkung des Chloramins, die auf der Entwicklung von Chlor und Sauerstoff in statu nascendi beruht (N. Kerbler), sind die Meinungen verschieden. E. Bergin fand Chloramin-Heyden in wässerigen Lösungen dem Sublimat gleichwertig. A. Köser erhielt mit einer 5%igen Lösung Abtötung von Milzbrandsporen in 3 Stunden, mit 10%iger Lösung Abtötung in 2 Stunden und H. Hornung ebenfalls mit 10%iger Lösung in 78 Stunden (siehe Tabelle 121). Mit 15% Chloramin war J. Schmidt (zit. n. A. Dietrich und G. Fleischhauer) erst in 15 Stunden erfolgreich. A. Dietrich und G. Fleischhauer fanden Rein- und Rohchloramin ziemlich gleichwertig, wie folgende Ziffern beweisen:

Abtötung von Milzbrandsporen durch Reinchloramin.

0,1%	0,5%	1,0%	2,0%	5,0%	10,0%
in 48 Stunden	in 24 Stunden	in 13 Stunden	in 9 Stunden	in 2 Stunden	in 2 Stunden

Durch Rohchloramin.

in 48 Stunden	in 32 Stunden	in 16 Stunden	in 12 Stunden	in 3 Stunden	in 2 Stunden

G. Seiffert und L. Hieber fanden bei 2% Rohchloramin die Abtötungszeit von 6 Stunden auf 2 Stunden herabgesetzt, wenn an Stelle von Zimmertemperatur

37⁰ C gewählt wurde. W. Laubenheimer (1) warnte vor Überschätzung des Chloramins; er stellte in 1%iger Lösung nur eine mäßige keimtötende Wirkung fest; auch E. E. Doherty ist von seiner Wirkung nicht befriedigt. Speziell zur Desinfektion von Häuten und Fellen wurden neben dem Chloramin (Na-Salz des p-Toluolsulfochloramids) das Na-Salz des Acetochloramids oder ein Gemisch aus $Ca(OCl)_2$ und p-Toluolsulfonamid (G. Wesenberg und Winthrop Chemical Co.), die in keiner Weise eine Schädigung der Hautsubstanz zur Folge haben sollen, genannt. An Stelle aromatischer Sulfonmonohalogenamide in wässeriger Lösung wird zur Desinfektion von Häuten, Fellen, Haaren und anderen tierischen Stoffen die Verwendung von aromatischen Sulfondihalogenamiden in flüchtigen organischen Lösungsmitteln vorgeschlagen; so soll z. B. eine mit Anthrax infizierte trockene Haut durch eine 5%ige Lösung von p-Toluolsulfondichloramid in Tetrachlorkohlenstoff in mehreren Stunden desinfiziert sein. Als Vorteil wird die Möglichkeit einer raschen Verarbeitung besonders hervorgehoben, weil das organische Lösungsmittel rasch verdampft und ein Quellungsvorgang wie beim Wasser nicht stattfindet (Chem. Fabrik Heyden A. G.).

VI. Desinfektion mit Schwefeldioxyd und Schwefelwasserstoff.

Die Desinfektion der Haut mit SO_2-Dämpfen, wie sie z. B. in amerikanischen Vorschriften aufgenommen worden war [Internat. Kommission; J. H. Yocum (1), (2), (3); Dufour-Lepetit A. G. und A. Gansser, D. R. P. 386 891], wurde allseitig abgelehnt, weil sie weder eine sichere Abtötung von Milzbrandsporen gewährleistet, noch gefahrlos für alle Hautsorten ist — Umwandlung in Schwefelsäure — [J. H. Yocum (1), (2), (3); H. Becker; Internat. Kommission; H. F. Smith und E. Fr. Pike; R. Lauffmann; C. Ponder]. Auch die schweflige Säure, die früher als gutes Desinfiziens galt, ist durch die Arbeiten von R. Koch (2) stark in Mißkredit gekommen. Ganz abgesehen davon, daß die Lösung des SO_2-Gases in Wasser nicht beständig ist, ist auch ihre sporozide Wirkung gering; Milzbrandsporen wurden durch 11,4 Vol.-% SO_2 enthaltende Lösungen in 2 Tagen, durch 5,7%ige in 5 Tagen, durch 2,8%ige jedoch nicht in 5 Tagen abgetötet [R. Koch (2)]. Wässerige Lösungen von schwefliger Säure, hergestellt aus Natriumthiosulfat und Schwefelsäure, deren Wirkung von der Menge der ganz freien schwefligen Säure abhängt, scheinen zwar stark. virizide Eigenschaften, z. B. gegenüber Maul- und Klauenseuche, nicht aber sporozide gegen Milzbrand zu besitzen; selbst die konzentrierte Lösung versagte gegenüber Milzbrandsporen (H. Selter- und H. Fetzer; W. Klein).

Auch die Desinfektion mit Schwefelwasserstoffgas gegenüber milzbrandinfizierter Trockenhaut kann nicht befriedigen; so erhielt M. E. Robertson (1) noch nach viertägiger Desinfektion bei 20⁰ C Wachstum von Milzbrandsporen, in einem anderen Fall wurde erst nach 16tägiger Desinfektion kein Milzbrand mehr nachgewiesen. Es ist sogar zweifelhaft, ob das H_2S-Gas tatsächlich Trockenhäute durchdringt; M. E. Robertson (1) meint aber, daß schon eine sichergestellte Oberflächendesinfektion die Gefahr von Infektionen stark vermindern würde und dann bei nachfolgender Behandlung im Schwefelnatriumäscher jede Gefahr praktisch ausgeschaltet wäre. Dieser Ansicht kann man, selbst wenn die sichere Desinfektion des Äschers (siehe später) verbürgt wäre, nur bedingt beipflichten.

VII. Desinfektion mit Sublimat und organischen Quecksilberverbindungen.

Das Verfahren nach Seymour-Jones.

Über die Desinfektionswirkung des Sublimats ($HgCl_2$) wurde sehr viel gearbeitet. Die einzelnen Untersuchungen und ihre Ergebnisse hier anzuführen, würde entschieden zu weit führen. Erwähnt sei vor allem, daß man früher dem Sublimat eine ganz besonders große Desinfektionswirkung zuschrieb [R. Koch (1)] und es so eine dominierende Stellung unter den Desinfektionsmitteln überhaupt einnahm. Später häuften sich die Angaben über weniger günstige Abtötungserfolge und schließlich wurde die überragende Stellung des Sublimats durch weitere Arbeiten, speziell bei Desinfektionsprüfungen gegenüber Milzbrandsporen, erschüttert [Woronzoff, Winogradoff und Kolesnikoff (2); Fränkel; B. Krönig und Th. Paul (1), (2); E. v. Behring; Schäffer; D. Ottolenghi (1), (2), (3), (4); Croner und Naumann; V. Gegenbauer (4); Geppert (1), (2), (4) u. a. m.]. Wenige Beispiele seien für die verschiedene Beurteilung der Sublimatwirkung gegenüber Milzbrandsporen gegeben: R. Koch (1) ermittelte Abtötung bei 1 : 10000 in 5 und bei 1 : 20000 in 10 Minuten, E. v. Behring bei 1 : 1000 in 24 Stunden, Geppert bei 1 : 1000 nicht in 24 Stunden, D. Ottolenghi (1), (2), (3), (4) weder mit 5,4%iger Lösung in 24 Stunden, noch mit 2,7%iger in 9 Tagen, A. Bauer mit 5%iger Lösung nach 12 bis 63 Tagen, Croner und Naumann mit 2,7%iger Lösung nicht in 28, aber in 37 Tagen, V. Gegenbauer (4) erst in 100 Tagen mit 0,05 bis 3,0%iger Lösung. Die Ursache für diese stark voneinander abweichenden Ergebnisse lag nicht zuletzt in den zum Teil sehr abweichenden Versuchsbedingungen (Methodik), vor allem in der Behandlung der Nachkulturen. Bringt man mit Sublimatlösungen behandelte Keime ohne weiteres in einen frischen Nährboden zur Nachkultur, so wird man infolge einer starken Wachstumshemmung (auch relativ gering konzentrierter Lösungen) meist kein Wachstum mehr beobachten. Werden jedoch die mit Sublimat behandelten Keime, ehe sie wieder zur Aussaat gelangen, mit Schwefelwasserstoff, Schwefelammon bzw. Sulfiden überhaupt nachbehandelt, so wird selbst nach langer Einwirkungsdauer noch Wachstum beobachtet. Die Zellen bzw. Sporen nehmen also schon nach kurzer Einwirkungsdauer sehr rasch Hg auf und die Quecksilberverbindung mit dem Eiweiß der Keime wird im Fall der Behandlung mit Sulfiden wieder gesprengt. H. Engelhardt bezweifelt allerdings die Bildung einer Quecksilber-Proteinverbindung im Innern der Bakterien und nimmt an, daß die Wirkung der Sulfide nur auf die Entfernung des adsorbierten Quecksilberchlorids beschränkt sei. Erfolgt jedoch die Einwirkung der Sublimatlösungen sehr lange, so werden die Keime, weil durch allmähliche Austrocknung eine Verfestigung der Bindung eintritt, wahrscheinlich doch abgetötet [E. Hailer (1), S. 1037, 1039, 1042; V. Gegenbauer (4)].

Wie ganz allgemein die Desinfektionswirkung des Sublimats verschieden beurteilt wurde, so geschah es auch im speziellen mit Hinsicht auf die Hautdesinfektion. Die Behandlung mit Sublimat als Hautdesinfektion war schon in den amerikanischen Desinfektionsvorschriften zugelassen, sofern die Haut wenigstens 48 Stunden in eine Lösung von 1 : 1000 Sublimat eingetaucht wurde oder mindestens 5 Tage bei 1 : 5000 oder mindestens 24 Stunden bei 1 : 2500 + 1% Ameisensäure [J. H. Yocum (1), (3); Internat. Kommission; N. N.; United States Department]. Wenn auch Meinungen, wie die R. W. Hickmanns (1), da waren, die Sublimat für das beste Mittel gegen Milzbrand hielten, so war man sich vielfach doch sehr im unklaren, ob Sublimat zur Hautdesinfektion die gewünschten Resultate bringe. J. H. Yocum (1), (2), (3) z. B. hatte, um die Wir-

kung sicherer zu gestalten, eine Mischung von Kochsalz und Sublimat vorgeschlagen. Das Kochsalz sollte vor allem verhindern, daß sich das Hautprotein
mit dem Quecksilber verbindet, so daß die ganze Sublimatwirkung tatsächlich
die Sporen träfe. Die Hautdesinfektion wurde daher 1912 mit Sublimat (1 : 5000)
als Zusatz zu einer gesättigten Kochsalzlösung gestattet, bis der Nachweis für
die Unwirksamkeit dieser Behandlung erbracht sei (Internat. Kommission).
C. Ponder bemängelte vor allem die ungenügende Tiefenwirkung des Sublimats,
hielt es aber trotzdem in geeigneten Konzentrationen für ausreichend, während
A. Müller die erhebliche Resistenz der Milzbrandsporen gegenüber dem Sublimat
in Vordergrund stellte.

Praktisch schien die Sublimatdesinfektion für Häute und Felle durch das
Seymour-Jonessche Verfahren durchführbar. A. Seymour-Jones (1), (2),
(3), (4), (5), (6), (7), (8) schlug vor, die Desinfektion der Häute und Felle mit 0,02%
Sublimat + 1% Ameisensäure (für trockene Schaf- und Ziegenfelle 0,25 bis 0,33%
der Flotte einer 90%igen Ameisensäure) durchzuführen. Dem Wasservolumen wird
zunächst die Ameisensäure und dann erst das vorher in heißem Wasser gelöste
Sublimat zugesetzt. Nach einer 24stündigen Behandlung in dieser Lösung sollten
die Häute dann 1 Stunde in eine gesättigte Kochsalzlösung eingelegt und dann
anschließend gleich weiterverarbeitet werden. C. Ponder (2), der selbst die bakteriologischen Untersuchungen für das Verfahren durchgeführt hatte, berichtete
zwar auch über Fälle, in welchen 0,02% Sublimat nicht zur Abtötung der Milzbrandsporen ausreichten, hielt aber die Desinfektion mit den allein gegen Milzbrandsporen unwirksamen organischen Säuren (im speziellen mit Ameisensäure)
in Verbindung mit Sublimat für im allgemeinen ausreichend [C. Ponder (1)],
besonders unter der Berücksichtigung, daß in den Ländern, in welchen die Desinfektion praktisch durchgeführt werden müßte (Indien, China, Kolonien), die
Temperatur der Desinfektionsbäder relativ hoch sei. Die Bestätigung der Des-
infektionwirkung durch E. Moegle (2) erklärte V. Gegenbauer (5) für wertlos,
weil E. Moegle (2) seine Versuche ohne Entgiftung des Sublimats durchgeführt
habe.

A. Seymour-Jones (7) berichtete über den Wirkungsmechanismus dieser
Methode, daß die Säure die Sporen schwelle, abtöte und was übrig bliebe erfasse
das Sublimat. Dabei dürfte allerdings die Wirkung der Säure als Desinfiziens
überschätzt sein, da Ameisensäure nachweislich nur von geringer Wirkung gegenüber Milzbrandsporen ist [E. Hailer (1), S. 997]. Andererseits ist allerdings die
Desinfektionswirkung des Sublimats in saurer Lösung erhöht, da sich die Wirkung
der Hg-Ionen mit der der Wasserstoffionen summiert (G. Joachimoglu). Die
Ameisensäure soll im übrigen auch den Zweck verfolgen, daß die Bindung Hautprotein—Quecksilber nicht so rasch zustandekommt, die Wirkung auf die Sporen
also intensiver ist (H. F. Smith und E. Fr. Pike).

R. Hilgermann und J. Marmann konnten mit der Seymour-Jones-Methode
keine Sterilisation erhalten; in einigen Fällen wurden noch nach 5 bis 7 Tagen
lebende Sporen nachgewiesen. J. Schnürer und Tzt. Ševčik behandelten mit
der Lösung nach A. Seymour-Jones milzbrandinfizierte Hautstückchen, die
zwar steril blieben, wenn im Anschluß an die Desinfektion nicht neutralisiert
wurde, sofort aber Wachstum zeigten bei zweistündiger Nachbehandlung in
1% Na_2S. Nur die zehnfache Sublimatmenge (0,2%) + 1% Ameisensäure erbrachte Sterilisation. Auch F. W. Tilley fand die Lösung von 0,02% Sublimat +
1% Ameisensäure als nicht wirksam, dagegen reichten 0,04% Sublimat meist aus.
F. W. Tilley stand aber vor allem auf dem Standpunkt, daß, wenn die so desinfizierten Häute oder Felle nicht vor Ablauf von 1 bis 2 Wochen mit Sulfiden
(Äscher) in Berührung kommen — also z. B. Desinfektion vor dem Export bzw.

der Verschiffung —, sie als genügend wirksam desinfiziert angesehen werden könnten. Die Ansicht von G. Abt (2) läßt sich in gleicher Weise skizzieren; er hielt es aber für zweckmäßig, die Konzentration der Ameisensäure auf 0,2 bis 0,25% zu erniedrigen, auch die Konzentration des Sublimats wegen der Gefahr der Fleckenbildung in Gegenwart von Sulfiden nicht über 1 : 5000 zu erhöhen, dafür aber die Wirkungsdauer auf 48 Stunden zu verlängern. Nach eingehender Prüfung kam auch V. Gegenbauer (5) zu dem Schluß, daß das Verfahren nach A. Seymour-Jones keine Desinfektion milzbrandiger Felle und Häute erzielt, auch wenn man die Konzentration von Säure und Sublimat wesentlich erhöht (0,02% Sublimat + 1,2 bis 5% Ameisensäure keine Abtötung in 40 Tagen: mit Albuminbouillon im Nährmedium auch nach 100 Tagen mit 1% Sublimat noch Wachstum). Auch das Reichsgesundheitsamt hielt nach den gemachten Versuchen und Erfahrungen die Seymour-Jones-Methode für nicht wirksam. Sollten jedoch, wie es in amerikanischen Desinfektionsvorschriften der Fall zu sein scheint, nach der Desinfektion und vor der erst nach 14 Tagen zulässigen weiteren Bearbeitung die Häute getrocknet werden müssen [was allerdings einer Vorschrift für Massachusetts nicht zu entnehmen war (Th. F. Harrington)], so wäre es immerhin denkbar, daß durch die bakterizide Nachwirkung des von den Sporen aufgenommenen Sublimats eine Abtötung der Keime stattfindet (H. Leymann).

R. W. Hickmann (2) hielt den Prozeß zu kompliziert, wenn man die nach dem Seymour-Jones-Prozeß behandelten Häute erst 1 bis 2 Wochen liegenlassen müßte, um ihn wirksam zu gestalten. A. Seymour-Jones (5) hatte allerdings den Desinfektionsprozeß unter der Voraussetzung vorgeschlagen, daß er vor der Verschiffung in den Exporthäfen angewandt werden würde, wodurch der vielleicht von R. W. Hickmann gemeinte Zeitverlust gar nicht in Erscheinung treten würde. In einer A. L. C. A.-Sitzung hatte man in diesem Zusammenhang darauf hingewiesen, daß die Kosten für die Weiche der trockenen Häute in diesem Falle sogar dem Exporteur zu Lasten fielen und die Häute mit dem Charakter naßgesalzener Ware ankommen würden. Im übrigen wurde von A. Seymour-Jones (3), (4), (6) besonders auf den guten Weicheffekt seiner Desinfektionsmethode und auf den guten Zustand der Häute nach der Behandlung hingewiesen.

Über alle Für und Wider hat der Seymour-Jones-Prozeß keinen Eingang in der Praxis finden können. Wenn auch nachgewiesen wurde, daß diese Desinfektionsweise auf die Einarbeitung (Weichen, Enthaaren usw.) keinen schädlichen Einfluß haben soll [H. R. Procter und E. Stiasny; J. H. Yocum (1)], so ist vom gerbereitechnischen Standpunkt aus vor allem die Beobachtung wichtig, daß sich das Quecksilberchlorid sehr schwer aus den Hautblößen auswaschen läßt, was besonders in angeschärften Äschern, also wo Schwefelverbindungen anwesend sind, schwarze, metallisch glänzende Niederschläge in der Haut zur Folge hat. Selbst in reinen Kalkäschern hält B. Kohnstein (1) den von den Haaren herrührenden Schwefel für fähig, diese Reaktion auszulösen. Aber auch die Giftigkeit und die Kosten des Sublimats beanstandet B. Kohnstein (1). Die Ablehnung vom Desinfektionsstandpunkt aus faßt E. Hailer (1), S. 1322, in die Worte: „Die Hautsubstanz hat selbst eine so starke Affinität für Sublimat, daß sie infolge der unendlichen Überlegenheit ihrer Masse den Sporen den weitaus größten Teil davon entzieht und bei der Anwendung der üblichen angeschärften Äscher ist durch Ausfällung des Sublimats wieder die volle Entwicklungsfähigkeit und Infektiosität der Sporen gewährleistet."

Der Vollständigkeit halber sei noch erwähnt, daß E. Moegle (1) versuchte, das teure Sublimat im Seymour-Jones-Prozeß durch das billigere Formaldehyd zu ersetzen; es zeigte sich aber, daß zu der 1%igen Ameisensäurelösung mindestens 0,3% eines 40%igen Formaldehyds, also die 15fache Menge des Sublimats, notwendig gewesen wären und daß auch hier noch keine ausreichende Desinfektion vorlag.

Vor wenigen Jahren wies G. Meißner auf die weitaus stärkere Wirkung einfacher organischer Quecksilberverbindungen als die des Sublimats gegenüber Milzbrandsporen hin und erwähnte insbesondere Methyl-Hg-Chlorid, Methyl-Hg-Bromid, Propyl-Hg-Chlorid, Amyl-Hg-Chlorid, Äthyl-Hg-Hydroxyd, ebenso Propyl-, Butyl-, Amyl- bzw. Heptyl-Hg-Hydroxyd.

Auch E. E. Doherty fand neuerdings, daß von all den von ihm geprüften Desinfektionsmitteln Phenyl-Hg-Acetat die größte Wirkung gegenüber Milzbrandsporen hatte.

VIII. Desinfektion mit Säuren.

Das Verfahren nach Schattenfroh-Kohnstein.

Unter vergleichbaren Bedingungen hatten B. Krönig und Th. Paul (1), (2) verschiedene Säuren in molaren und halbmolaren Lösungen gegenüber Milzbrandsporen nach der Granatenmethode geprüft. Sie zählten zu den stark wirksamen Säuren, die schon nach 20 Minuten den Keimgehalt stark herabsetzten und in 120 Minuten Abtötung bewirkten, HF, HNO_3 und CCl_3COOH; zu den mittelstark wirkenden Säuren, die in $8\frac{1}{4}$ Stunden Abtötung oder starke Herabsetzung der Keimzahl bewirkten, $HClO_4$, HBr, HCl, $C_2O_4H_2$ und H_2SiF_6 und zu den schwach wirkenden Säuren, die auch in $30\frac{1}{2}$ Stunden keine Abtötung der Mehrzahl der Sporen, aber eine Keimverminderung sichtbar herbeiführten, H_2SO_4, H_3PO_4; schließlich waren ohne erkennbare Wirkung Ameisensäure, Essigsäure und Zyanwasserstoffsäure. In $^n/_{16}$-Lösungen gaben allerdings HNO_3, HCl, $HClO_4$ und CCl_3COOH praktisch die gleichen Ergebnisse.

Für die Desinfektion milzbrandiger Felle hatte 1897 Gorini die Behandlung mit Fluorwasserstofflösungen empfohlen, was jedoch kaum zum Ziele führen dürfte [E. Hailer (1), S. 1323]. Auch durch Borsäure und borsaure Salze, sogar in konzentrierter Lösung, ebenso durch arsenige Säure in der gebräuchlichen Stärke werden Milzbrandsporen nicht abgetötet (R. Lauffmann). Von der Wirkung der Milch- und Essigsäure war E. E. Doherty wenig befriedigt.

Die desinfizierende Wirkung der Salzsäure wurde in Verbindung mit Kochsalz im Verfahren von A. Schattenfroh und B. Kohnstein [A. Schattenfroh (1), (2); B. Kohnstein] nutzbar gemacht, wobei das NaCl, entsprechend dem in der Konservierung bekannten Pickelprozeß (siehe auch S. 828) zunächst nur zur Aufhebung der starken Quellwirkung der Säure beigefügt wurde. Da die Ionisierung der Salzsäure durch große Mengen an Kochsalz herabgesetzt wird, war die günstige Wirkung des HCl-NaCl-Gemisches sowohl gegenüber Milzbrandsporen an Seidenfäden und ganz besonders aber in Häuten und Fellen um so überraschender. Es stellte sich sogar heraus, daß durch Zusatz des Kochsalzes die sporozide Kraft der Salzsäure erhöht wird (p_H-Erniedrigung?) [E. Stiasny (1), S. 65], die als solche von früheren Untersuchern nicht gerade als besonders hoch oder sogar als gering bezeichnet wurde [R. Koch (1); Dyrmont; Woronzoff, Winogradoff und Kolesnikoff; B. Krönig und Th. Paul (1) u.a.]. V. Gegenbauer und H. Reichel (2) stellten z. B. fest: Abtötung von Milzbrandsporen durch

1% HCl	. . . . . .	in	120,	nicht in	96	Stunden
1% HCl + 8% NaCl		,,	96,	,, ,,	72	,,
2% HCl	. . . . . .	,,	24,	,, ,,	16	,,
2% HCl + 8% NaCl		,,	16,	,, ,,	8	,,
2% HCl + 16% NaCl		,,	6,	,, ,,	4	,,

und E. Hailer (1), S. 1008, erhielt in normalen bzw. molaren Lösungen Abtötung durch

n-HCl-Lösung . . . . in 300 Min. $n/_2$-HCl-Lösung . . . . nicht in 8 Std.
n-HCl + 2 Mol. NaCl   ,, 105 ,, $n/_2$-HCl + 2 Mol. NaCl . . . ,, 6 ,,
n-HCl + 4 Mol. NaCl   ,, 60 ,, $n/_2$-HCl + 4 Mol. NaCl . . . ,, 4 ,,

Nach dem Schattenfroh-Kohnstein-Verfahren wurden Ziegen- und Lammfelle 2 Tage lang bei 20 bis 22⁰ C in 2% HCl + 10% NaCl oder 6 Stunden lang bei 40⁰ C in 1% HCl + 8% NaCl gebracht. Nach Beendigung der Desinfektion wurden die Felle zur Neutralisation $1/_2$ Stunde durch verdünnte Sodalösung (1,5 bis 2,0% Kristallsoda) gezogen (bewegt) und hierauf in fließendem Wasser gewaschen [A. Schattenfroh (2); H. Reichel und V. Gegenbauer (1), (2)]. Ein längeres Verweilen in Soda schädigt die Felle [H. Reichel und V. Gegenbauer (1)]. Vom Standpunkt der Desinfektion aus ist selbstverständlich die höhere Temperatur erwünschter, im Interesse der Haut sind jedoch weniger hohe Temperaturen ratsam. H. Reichel und V. Gegenbauer (2) empfahlen daher, unter Anwendung einer Formel die Einwirkungszeit in Stunden aus der während der Einwirkung beobachteten niedersten Temperatur und Säurekonzentration zu errechnen (siehe Tabelle 126, S. 872).

Die abtötende Wirkung der Säure ist durch Lauge bzw. Soda nicht wieder aufzuheben. Diese Tatsache, ferner die Unabhängigkeit von der Quellung sowie die Form der Gleichungen lassen vermuten, daß die Wirksamkeit auf einer irreversiblen hydrolytischen Aufspaltung des Sporeneiweißes beruht [H. Reichel und V. Gegenbauer (1)]. Entsprechend den Angaben von W. Eitner und E. Stiasny, von E. Stiasny (2) und von H. R. Procter über das Säurebindungsvermögen der Haut und die Größe des Säureverlustes stellten H. Reichel und V. Gegenbauer dann in eigenen Versuchen diese Verhältnisse sowie die Beziehung zwischen Flotte und Desinfektionswirkung klar und gaben an, daß für die Praxis der Felldesinfektion es als ausreichende Regel gelten kann, daß 5% des Trockengewichts des Fells an HCl mehr zugesetzt werden muß als der angestrebten Säurekonzentration nach dem Volumen der Flotte entspricht. Das mit Rücksicht auf die völlige Benetzung höchstzulässige Verhältnis der Trockenfellmenge zur Flüssigkeit gaben H. Reichel und V. Gegenbauer (2) mit 1 : 10 an. Bei entsprechendem Zubessern an Säure wurde für die Praxis eine mehr als dreimalige Verwendung der Flotte zur Desinfektion als unzulässig betrachtet. Neben den nicht unerheblichen Kosten stehen der praktischen Durchführung des Verfahrens als Hauptschwierigkeiten die Herstellung und Erhaltung gleichmäßiger Temperaturen und Konzentrationen entgegen.

Hinsichtlich seiner sporoziden Wirkung wurde das Schattenfroh-Kohnstein-Verfahren als wirksam anerkannt: von E. Moegle (1), allerdings mit der Einschränkung, daß es nicht ratsam ist, die Temperatur sehr herabzusetzen, von R. Hilgermann und J. Marmann, von M. Utenkow mit der Maßgabe, daß 2% HCl mit 10% NaCl für 40 Stunden bei 20⁰ C der neunstündigen Behandlung bei 40⁰ C der Haut wegen vorzuziehen sind, von H. Reichel und V. Gegenbauer (1), (2), vom Reichsgesundheitsamt (H. Leymann), wenn die Temperatur nicht unter 20⁰ C absinkt. Vom Reichsgesundheitsamt wurden dementsprechend die Pickelverfahren mit 2% HCl bei mindestens 20⁰ C für 40 Stunden (Verfahren I), oder bei mindestens 40⁰ C für 9 Stunden (Verfahren II), oder mit 1% HCl bei mindestens 40⁰ C für 15 Stunden (Verfahren III) vorgeschlagen und zugelassen, wie dies auch schon in amerikanischen Desinfektionsvorschriften der Fall war (N. N.; United States Department). A. Müller erhielt in 31 Tagen keine Desinfektion bei niedriger Temperatur, wenn seine Pickelflüssigkeit nur

Tabelle 126. [H. Reichel und V. Gegenbauer (1), (2)].

Zur Auffindung von T (Einwirkungszeit) nach der Gleichung: $T = \dfrac{18}{HCl\%}\, e^{0,11(30°-t°)}$

HCl% =	0,5	0,6	0,7	0,8	0,9	1,0	1,1	1,2	1,3	1,4	1,5	1,6	1,7	1,8	1,9	2,0
t = 25°	62,4	52,0	44,6	39,0	34,7	31,2	28,4	26,0	24,0	22,3	20,8	19,5	18,4	17,3	16,4	15,6
26°	55,9	46,6	39,9	34,9	31,1	28,0	25,4	23,3	21,5	20,0	18,6	17,5	16,5	15,5	14,7	14,0
27°	50,0	41,7	35,7	31,3	27,8	25,0	22,8	20,9	19,3	17,9	16,7	15,6	14,7	13,9	13,2	12,5
28°	44,9	37,4	32,1	28,1	24,9	22,4	20,4	18,7	17,3	16,0	15,0	14,0	13,2	12,5	11,8	11,2
29°	40,2	33,5	28,7	25,1	22,3	20,1	18,3	16,8	15,5	14,4	13,4	12,6	11,8	11,2	10,6	10,1
30°	36,0	30,0	25,7	22,5	20,0	18,0	16,4	15,0	13,8	12,8	12,0	11,3	10,6	10,0	9,5	9,0
31°	32,3	26,9	23,0	20,2	17,9	16,1	14,7	13,5	12,4	11,5	10,8	10,1	9,5	9,0	8,5	8,1
32°	28,9	24,1	20,6	18,1	16,1	14,5	13,1	12,1	11,1	10,3	9,6	9,0	8,5	8,0	7,6	7,2
33°	25,9	21,5	18,5	16,2	14,4	12,9	11,8	10,8	9,9	9,2	8,6	8,1	7,6	7,2	6,8	6,5
34°	23,2	19,3	16,6	14,5	12,9	11,6	10,5	9,7	8,9	8,3	7,7	7,2	6,8	6,4	6,1	5,8
35°	20,8	17,3	14,9	13,0	11,5	10,4	9,5	8,7	8,0	7,4	6,9	6,5	6,1	5,8	5,5	5,2
36°	18,6	15,5	13,3	11,6	10,3	9,3	8,5	7,8	7,2	6,6	6,2	5,8	5,5	5,2	4,9	4,7
37°	16,7	13,9	11,9	10,4	9,3	8,3	7,6	6,9	6,4	6,0	5,6	5,2	4,9	4,6	4,4	4,2
38°	14,9	12,4	10,6	9,3	8,3	7,5	6,8	6,2	5,7	5,3	5,0	4,7	4,4	4,1	3,9	3,7
39°	13,4	11,1	9,6	8,4	7,4	6,7	6,1	5,6	5,1	4,8	4,5	4,2	3,9	3,7	3,5	3,3
40°	12,0	10,0	8,6	7,5	6,7	6,0	5,5	5,0	4,6	4,3	4,0	3,8	3,5	3,3	3,2	3,0

Zur Auffindung von T bei 20° C nach der Gleichung: $T = \dfrac{84}{HCl\%^{1,5}}$

247	181	143	117	98	84	73	64	57	51	46	42	38	35	32	30

0,5% HCl enthielt, dagegen Abtötung mit 4% HCl bei 37° C nach 2 Tagen und bei gleicher Temperatur mit 2% HCl nach 6, mit 1% HCl und mit 0,5% HCl nach 7 Tagen. G. Pohl (1) erhielt nach Pickelung von 30 Trockenhäuten (auf 100 kg Haut 1000 l Wasser, 100 kg NaCl und 75 l HCl vom spez. Gew. 1,124, 43 Stunden bei 4° C) aus 8 Häuten noch Milzbrand (allerdings nur geringe Keimbehaftung); im Pickel selbst war kein Milzbrand mehr nachweisbar.

J. Schnürer und Tzt. Ševčik konnten dicke Rindshäute selbst nach 72stündiger Behandlung in 2% HCl + 10% NaCl bei 20° C nicht keimfrei erhalten; sie führten die günstigen Ergebnisse auf die Verwendung dünner Schaf- und Ziegenfelle zurück, die leichter durchdrungen werden. Auf Grund dieser Versuche hielten auch C. R. Oberfell (2) und F. W. Tilley die Pickelmethode nicht für hieb- und stichfest; letzterer bezeichnete sie aber den damals (1916) sonst noch vorgeschlagenen Methoden überlegen. G. Abt (2) beurteilte nach eingehenden Versuchen die Pickelmethode nicht schlecht, hielt aber die Desinfektion mit Sublimat für sicherer. Schwierigkeiten kann bei der Desinfektion auch der Fettgehalt der Felle bereiten, der hemmend auf die Sterilisation wirkt. So konnte, nach einer

Mitteilung von J. Schnürer und Tzt. Ševčik, ein fettes, künstlich infiziertes Schaffell erst nach sechsstündigem Einlegen in Petroläther mit der Pickelflüssigkeit desinfiziert werden, während beim nicht entfetteten Fell nur der zehnfach konzentrierte Pickel von Wirkung war. E. E. Doherty lehnte neuerdings die Schattenfroh-Methode wegen irreführender Ergebnisse ab.

Auch rein gerberisch waren die Urteile verschieden. So hatte z. B. B. Kohnstein [A. Schattenfroh (2)] bis zu fast 3% HCl keinerlei Einfluß auf die Gerbfähigkeit der nach A. Schattenfroh und B. Kohnstein desinfizierten Häute feststellen können. Unter geeigneten Bedingungen ist nach A. Kostenko und A. Fridland keine Beeinträchtigung der Qualität leichter, zu Chromleder verarbeiteter Schaf- und Ziegenfelle zu erwarten. R. W. Hickmann (2) hatte geglaubt, daß die Quellung der Häute durch die Säurebehandlung nachteilig sei, die aber neben dem Kochsalz durch Zufügen von Calciumacetat zu vermeiden ist. A. Seymour-Jones (5), (6), (7, (8) war von der Wirksamkeit der Schattenfroh-Methode bei höherer Temperatur überzeugt, wies aber auf die hierbei eintretenden Hautschädigungen hin; sowohl die zur sicheren Desinfektion erforderliche Temperatur als auch die zur Entfernung der HCl noch notwendigen Chemikalien stehen einer Allgemeinanwendung absolut entgegen. Ebenso war G. Abt (2) von einer eintretenden Hautschädigung überzeugt und J. Sager lehnt diese Art der Hautdesinfektion unbedingt ab, da sich in Versuchen mit großen Hautpartien Veränderungen im Hautgewebe feststellen ließen, die die Marktfähigkeit der Häute herabsetzen. E. Stiasny (1), S. 65, weist unabhängig von der Gefahr dieser Desinfektion für das Hautmaterial darauf hin, daß das Pickeln nicht für alle Ledersorten, besonders nicht für schwere Unterleder, als erwünschte Vorbehandlung angesehen werden kann. Ganz besonders sorgfältig müßte im übrigen auch das Entpickeln erfolgen, soll nicht schwerer Schaden an der Haut entstehen. Die Neutralisation muß allmählich geschehen; vor allem darf die Haut nach der Pickelung nicht in Wasser gebracht werden.

Wie die Seymour-Jonessche Methode muß also auch die Schattenfroh-Methode für die Hautdesinfektion aus besagten Gründen abgelehnt werden (M. Bergmann und W. Hausam). Daran ändert auch nichts der später von B. Kohnstein [zit. n. H. Reichel (1)] gemachte Vorschlag, die Häute und Felle vor der Pickelung möglichst in wässeriger, 10%iger Kochsalzlösung zu behandeln. Die hochinfektiöse, aber in verhältnismäßig geringer Menge anfallende Weichflüssigkeit sollte dann durch kurzes Aufkochen desinfiziert werden.

Neuerdings wurde von R. May, J. Hökl und G. Petrov mitgeteilt, daß eine Pickelflüssigkeit, bestehend aus 0,5 l HCl (spez. Gew. 1,19), 1 kg Kochsalz und 1 l Wasser pro Kilogramm Haut geeignet sei, Milzbrandsporen innerhalb von 13 Stunden mit Sicherheit abzutöten. Bei dieser Behandlung jedoch wäre zweifelsohne mit einer starken Schädigung, wenn nicht sogar Vernichtung der Haut zu rechnen.

Von Säuren wurde weiter die Rhodanwasserstoffsäure sowie auch Natriumrhodanid in saurer und neutraler Lösung gegenüber Milzbrandsporen untersucht [G. Lockemann und W. Ulrich (1)]. Den Rhodaniden selbst wurde keine besondere keimtötende Wirkung zugeschrieben [E. Hailer (1), S. 1067] und lediglich A. Edinger hatte vor geraumer Zeit über die keimschädigende Wirkung der organischen Rhodanide die Ansicht vertreten, daß deren Desinfektionskraft in Form ihrer Säure, der Rhodanwasserstoffsäure, zutage trete, bei der als elektrisch stark dissoziierter Säure jedenfalls die freien Wasserstoffionen Träger der bakteriziden Wirkung sein würden.

Tabelle 127. Versuche mit Anthraxsporen [G. Lockemann und W. Ulrich (1)].

Anthraxsporen an Baumwollläppchen von 10 mg haftend (Widerstandsfähigkeit der Sporen gegenüber strömendem Wasserdampf von 100°: 1/2 bis 1 Minute)

Desinfiziens (bei Zimmertemperatur = 18 bis 23° C)	15 Minuten		1 Stunde		4 Stunden		24 Stunden		2 × 24 Stunden		3 × 24 Stunden	
	lebend	tot	lebend	tot	lebend	tot	lebend	tot	lebend	tot	lebend	tot
NaSCN	8 n	—	8 n	—	8 n	—	8 n	—	8 n	—	8 n	$n/128$
NaSCN + $n/4$ HCl	2 n	4 n	$n/2$	1 n	$n/16$	$n/8$	$n/128$	$n/64$	$n/128$	$n/64$	$n/256$	$n/4$
NaSCN + 1 n CH$_3$COOH	4 n	8 n	4 n	8 n	4 n	—	4 n	1 n	$n/2$	$n/2$	$n/8$	$n/2$
HCl	1 n	2 n	1 n	2 n	1 n	2 n	$1/2$	1 n	$n/4$	$n/2$	$n/4$	$n/2$
HCl + $n/8$ NaSCN	$n/2$	1 n	$n/4$	$n/2$	$n/4$	$n/2$	$n/16$	$n/32$	$n/32$	$n/16$	$n/128$	$n/64$
HCl + $n/2$ NaSCN	$n/8$	$n/4$	$n/8$	$n/4$	$n/32$	$n/16$	$n/64$	$n/64$	$n/128$	$n/64$	$n/256$	$n/128$
HCl + 1 n NaSCN	$n/2$	1 n	$n/4$	1 n	$n/32$	1 n	$n/128$	$n/64$	$n/512$	$n/256$	$n/512$	$n/256$
1 Mol. HCl + 1 Mol. NaSCN	$n/2$	1 n	$n/2$	1 n	$n/2$	$n/2$	$n/8$	$n/4$	$n/32$	$n/16$	—	—
1 Mol. HCl + 2 Mol. NaSCN	$n/2$	1 n	$n/8$	1 n	$n/8$	$n/4$	$n/8$	$n/4$	$n/32$	$n/16$	—	—
1 Mol. HCl + 4 Mol. NaSCN	$n/4$	$n/2$	$n/4$	$n/2$	$n/8$	$n/4$	$n/8$	$n/4$	$n/32$	$n/16$	2 n	4 n
H$_2$SO$_4$	8 n	16 n	8 n	16 n	8 n	16 n	8 n	16 n	2 n	4 n	2 n	$n/8$
HNO$_3$	2 n	4 n	$1/2$	1 n	$n/4$	$n/2$	$n/8$	$n/4$	4 n	8 n	$n/16$	$n/8$
HCOOH	16 n	—	16 n	—	16 n	—	8 n	16 n	8 n	16 n	8 n	16 n
CH$_3$COOH	16 n	—	16 n	—	16 n	—	16 n	12 n	8 n	16 n	8 n	16 n
CCl$_3$COOH	5 n	—	2 n	4 n	1 n	2 n	$n/4$	—	$n/4$	$n/2$	$n/8$	$n/4$
HSCN	1 n	2 n	$n/2$	1 n	1 n	2 n	$n/4$	$n/2$	$n/4$	$n/2$	$n/8$	$n/4$
1 Mol. HSCN + 1 Mol. NaSCN	—	—	$n/8$	$n/4$	$n/16$	$n/2$	$n/16$	$n/8$	$n/32$	$n/16$	$n/32$	$n/16$
1 Mol. HSCN + 2 Mol. NaSCN	—	—	$n/8$	$n/4$	$n/16$	$n/8$	$n/32$	$n/16$	$n/64$	$n/32$	$n/128$	$n/64$
1 Mol. HSCN + 4 Mol. NaSCN	—	—	$n/8$	$n/4$	$n/16$	$n/8$	$n/64$	$n/32$	$n/128$	$n/64$	$n/128$	$n/64$
Anthraxsporen an Fohlenfellstücken haftend												
1 Mol. HCl + 1 Mol. NaSCN	$n/2$	1 n	$n/4$	$n/2$	$n/8$	$n/4$	$n/16$	$n/8$	$n/32$	$n/16$	—	—
1 Mol. H$_2$(C$_4$H$_4$O$_6$) + 1 Mol. NaSCN	2 n	4 n	1 n	2 n	$n/2$	1 n	$n/4$	$n/2$	$n/8$	$n/4$	—	—

Die in den Spalten „lebend" bzw. „tot" wiedergegebenen Zahlen über den Normalgehalt (n) der verwendeten Desinfektionslösungen sind Grenzwerte und beziehen sich immer auf die erstgenannten Körper; bei den Mischungen in bestimmten molekularen Verhältnissen (z. B. 1 Mol. + 1 Mol. oder 1 Mol. + 2 Mol.) beziehen sich die Verdünnungszahlen ebenfalls nur auf den Gehalt an der erstgenannten Säure.

Über die Ergebnisse von G. Lockemann und W. Ulrich gibt nebenstehende, etwas abgeänderte Tabelle 127 näheren Aufschluß.

Neutrale Rhodanidlösungen sind also gegenüber Anthraxsporen, auch in den stärksten hier geprüften Lösungen (8 n = 64,8% NaSCN) sogar in 3 × 24 Stunden völlig wirkungslos. Sobald jedoch freie Wasserstoffionen in die Lösung gebracht werden, tritt die keimtötende Wirkung in Erscheinung, deren Stärke sowohl von den Wasserstoff- als auch von den Rhodanionen abhängig ist. Die starke keimtötende Wirkung der Rhodanwasserstoffsäure ist sehr deutlich; ihre Wirksamkeit übertrifft in den vorstehenden Versuchen die der Salzsäure um das 4- bis 8fache. G. Lockemann und W. Ulrich (1) fassen diese keimtötende Wirkung der Rhodanwasserstoffsäure nicht als eine einfache Funktion ihrer starken elektrolytischen Dissoziation auf; vielmehr kommt sie durch das Zusammenwirken von Wasserstoffionen mit den auch schon in neutralen Lösungen eine nicht unerhebliche selbständige keimtötende Wirkung ausübenden Rhodanionen zustande, gleichgültig ob es sich dabei um die freie Säure oder um saure Rhodanidlösungen handelt. Diese letzteren würden aber, da die freie Rhodanwasserstoffsäure nicht beständig ist, wohl allein für die praktische Desinfektion in Frage kommen.

Entsprechend den Vorschlägen von G. Lockemann und W. Ulrich (1) wurde der Kalichemie A. G., Berlin, ein Verfahren zur Abtötung von Milzbrandsporen bzw. zur Desinfektion von Häuten und Fellen, Borsten, Haaren, Klauen und anderen tierischen Eiweißstoffen mit Rhodanwasserstoffsäure in gelöstem oder gasförmigem Zustande, in Mischung mit Rhodanwasserstoffsäure abspaltenden Verbindungen oder gemeinsam mit Neutralsalzen, die keinen Rhodanwasserstoffsäurerest enthalten, geschützt (Ö. P 132 376; D. R. P. 637 115, Kl. 30 i). Es wurde z. B. vorgeschlagen, Kaliumrhodanid mit Kaliumbisulfat oder mit Salzsäure zur Desinfektion zu verwenden.

Mischungen von Kaliumbisulfit und Natriumrhodanid eignen sich, wie Untersuchungen von W. Hausam (2) und W. Hausam und R. Schnegg ergaben, nicht zur Milzbranddesinfektion, da ihre Wirkung nicht einheitlich ist, wie Tabelle 128 zeigt.

Tabelle 128. Abtötung von Milzbrandsporen, an Granaten haftend, mit Natriumrhodanid und Kaliumbisulfit bei 19,7° C [W. Hausam (2); W. Hausam und R. Schnegg].

Kaliumbisulfit + Natriumrhodanid		Keimzahl nach Einwirkung in Stunden					
		0	1	4	10	24	30
$m/240$	$m/80$	1335	647	635	715	878	—
$m/48$	$m/16$	1335	208	40	54	16	—
$m/24$	$m/8$	1335	585	498	334	36	—
$m/24$	$m/8$	1712	670	696	388	103	—
$m/24$	$m/16$	1712	633	190	107	83	—
$m/12$	$m/8$	1712	976	677	351	205	—
$m/8$	$m/4$	1712	890	854	850	413	—
$m/48$	$m/16$	1712	188	217	'55	15	—
$m/48$	$m/16$	2877	83	31	41	55	85
$m/48$	$m/8$	2877	236	85	67	134	183
$m/48$	$m/4$	2877	159	186	113	147	92
$m/48$	$m/2$	2877	215	340	377	81	82

Nach kurzer Einwirkung ist also meist eine Schockwirkung auf die Keime zu erkennen, die sich bei längerem Verweilen in der Desinfektionslösung aber wieder zu erholen scheinen. Die gleichmäßigsten Ergebnisse lieferte noch die Mischung $m/48$

$KHSO_3 + {}^m/_{16}$ NaSCN; bei ungeändertem Bisulfitanteil $({}^m/_{48})$ hat die Erhöhung des Rhodanidanteils keine bessere Desinfektion zur Folge.

Wurde an Stelle des an der Luft unbeständigen Bisulfits das stärker saure Bisulfat verwendet (oder an dessen Stelle Schwefelsäure), so wurden folgende Ergebnisse erzielt (siehe Tabelle 129).

Tabelle 129. Abtötung von Milzbrandsporen, an Granaten haftend (Stamm Sobernheim), mit Kalium- bzw. Natriumbisulfat, Schwefelsäure und Rhodansalzen bei 20,0° C (W. Hausam und R. Schnegg).

Desinfektionslösung	Keimzahl nach Einwirkung in Stunden					
	0	4	6	10	24	30
${}^m/_{48}$ KHSO$_4$ + ${}^m/_{16}$ NaSCN	1 039	181	169	103	52	—
${}^m/_{48}$ KHSO$_4$ + ${}^m/_{16}$ KSCN	1 039	254	207	125	50	—
${}^m/_{48}$ KHSO$_4$ + ${}^m/_8$ KSCN	1 039	141	86	40	13	—
${}^m/_{48}$ KHSO$_4$ + ${}^m/_4$ KSCN	1 039	35	19	11	1	—
${}^m/_{64}$ KHSO$_4$ + ${}^m/_{16}$ KSCN	1 039	273	123	103	51	—
${}^m/_{24}$ KHSO$_4$ + ${}^m/_{16}$ KSCN	1 039	116	77	45	31	—
${}^m/_{48}$ KHSO$_4$ + ${}^m/_{16}$ KSCN	13 430	3683	3439	2123	1753	—
${}^m/_{16}$ KHSO$_4$ + ${}^m/_{16}$ KSCN	13 430	3177	2429	1308	1317	—
${}^m/_8$ KHSO$_4$ + ${}^m/_{16}$ KSCN	13 430	2113	1483	773	437	—
${}^m/_4$ KHSO$_4$ + ${}^m/_{16}$ KSCN	13 430	1457	1010	400	87	—
${}^m/_{24}$ KHSO$_4$ + ${}^m/_8$ KSCN	13 430	2088	1345	677	372	—
${}^m/_{16}$ KHSO$_4$ + ${}^m/_8$ KSCN	13 430	1481	1095	592	244	—
${}^m/_8$ KHSO$_4$ + ${}^m/_8$ KSCN	13 430	1218	760	451	110	—
${}^m/_4$ KHSO$_4$ + ${}^m/_8$ KSCN	13 430	581	351	144	15	—
${}^m/_{48}$ KHSO$_4$ + ${}^m/_{16}$ KSCN	13 066	2099	1335	1450	1148	675
${}^m/_4$ KHSO$_4$ + ${}^m/_{16}$ KSCN	13 066	506	400	147	34	23
${}^n/_4$ H$_2$SO$_4$ + ${}^m/_{16}$ KSCN	13 066	96	57	19	2	3
${}^m/_4$ KHSO$_4$ + ${}^m/_{12}$ KSCN	13 066	451	205	105	19	13
${}^m/_4$ KHSO$_4$ + ${}^m/_8$ KSCN	13 066	253	80	31	8	3
${}^m/_4$ NaHSO$_4$ + ${}^m/_{16}$ NaSCN	13 066	440	302	147	43	28
${}^m/_4$ NaHSO$_4$ + ${}^m/_{12}$ NaSCN	13 066	415	251	80	27	21
${}^m/_4$ NaHSO$_4$ + ${}^m/_8$ NaSCN	13 066	289	113	50	8	5

Sowohl zunehmende Mengen an Rhodanid als auch solche an Bisulfat führen also zu einer Verbesserung des Desinfektionsvermögens. Praktisch käme jedoch eine Hautdesinfektion mit ${}^m/_4$ KHSO$_4$ zu teuer. Auch ${}^n/_4$ Schwefelsäure leistet praktisch nicht mehr als ${}^m/_4$ KHSO$_4$. In keinem Fall wurde innerhalb 24 bzw. 30 Stunden restlose Abtötung erzielt.

Tabelle 130. Abtötung von Milzbrandsporen an Granaten (Stamm Sobernheim) mit Salzsäure und Rhodaniden bei 20° C (W. Hausam und R. Schnegg).

Desinfektionslösung	0	4	6	10	24	48
	Stunden Einwirkung					
${}^n/_8$ HCl + ${}^m/_{16}$ NaSCN	16 072	82	20	9	1	3
${}^n/_8$ HCl + ${}^m/_{16}$ Ca(SCN)$_2$	16 072	61	28	8	1	1
${}^n/_8$ HCl + ${}^m/_{12}$ Ca(SCN)$_2$	16 072	44	11	4	1	0
${}^n/_{12}$ HCl + ${}^m/_{16}$ Ca(SCN)$_2$	16 072	309	174	48	7	4
${}^m/_{48}$ KHSO$_4$ + ${}^m/_{16}$ KSCN	16 072	3057	1682	—	728	328

Die Verwendung von Salzsäure erhöht also die Desinfektionswirkung im Vergleich zu dem Bisulfatgemisch ganz erheblich. Dagegen ist zwischen Calciumrhodanid, das seines größeren Quellungsvermögens wegen miteinbezogen wurde, und Natriumrhodanid praktisch kein Unterschied in der Wirkung feststellbar.

Die Verwendung von Salzsäure erfordert jedoch, um die Hautschwellung hintanzuhalten, die Mitverwendung von Kochsalz. In Weichversuchen mit getrockneten Kalbfellstücken ergab sich, daß die Weiche in $^m/_{16}$ Natriumrhodanid + $^n/_8$ HCl + 3% NaCl sich genau wie die in reinem Leitungswasser verhielt; etwas weniger gut waren die mit 6 und 10% Kochsalz versetzten Weichwässer für die Haut. In entsprechenden Desinfektionsversuchen ergaben dann die mit Kochsalz versetzten Lösungen folgende Abtötungswerte (siehe Tabelle 131).

Tabelle 131. Desinfektion mit verschiedenen NaCl-Konzentrationen.
Sporen von Bac. anthracis Sobernheim an Granaten bei 20⁰ C
(W. Hausam und R. Schnegg).

Desinfektionslösung	0	4	6	10	24	48
	Stunden Einwirkung					
$^n/_8$ HCl $+ ^m/_{16}$ NaSCN	8395	53	8	6	0	1
$^n/_8$ HCl $+ ^m/_{16}$ NaSCN $+ 3\%$ NaCl	8395	13	5	1	0	0
$^n/_8$ HCl $+ ^m/_{16}$ NaSCN $+ 6\%$ NaCl	8395	40	24	6	0	0
$^n/_8$ HCl $+ ^m/_{16}$ NaSCN $+ 10\%$ NaCl	8395	76	29	5	0	0
$^m/_{48}$ KHSO$_4$ $+ ^m/_{16}$ NaSCN	8395	1392	1145	1193	641	178

Die besten Desinfektionsergebnisse zeigt also der Versuch mit 3% Kochsalz, der auch im Weichversuch am günstigsten abschnitt; die Abtötung ist sogar noch günstiger als mit Salzsäure und Natriumrhodanid allein.

In einer ganzen Reihe weiterer Versuche zeigten W. Hausam und R. Schnegg, daß mit einer Lösung von $^m/_{16}$ Rhodanid + $^n/_8$ Salzsäure + 2,5% Kochsalz gute und immer reproduzierbare Werte bei der Desinfektion von an Granaten angetrockneten Milzbrandsporen erzielt werden können. Fertige Lösungen dieser Art wurden in verschiedenen Zeitabständen bis zu 98 Tagen untersucht; es wurden mit den alten Lösungen immer die gleichen Werte wie mit frischen Lösungen erhalten. Dagegen gaben die Mischungen von $^m/_{16}$ Rhodanid + 2,5% Kochsalz + + 0,1% Formaldehyd (an Stelle von Salzsäure) stets schlechtere Desinfektionsergebnisse.

Um den Einfluß der Desinfektionslösung: $^m/_{16}$ Rhodanid + $^n/_8$ HCl + 2,5% NaCl auf die Haut festzustellen, wurden je ein gesalzenes Kalb- und Schaffell 48 Stunden in dieser Lösung als Weichflotte bei etwa 15⁰ C behandelt und ohne Wechsel der Weichflüssigkeit, nach Herausnahme ohne jegliche Neutralisation, lediglich in Wasser kurz abgespült und geäschert. Nach der Zurichtung auf Box bzw. auf Bekleidungsleder waren gegenüber normal in gewöhnlichem Wasser geweichten Kontrollfellen weder im Narben noch im Griff irgendwelche Unterschiede feststellbar, lediglich im Glanz waren die normal behandelten Felle den in der Desinfektionslösung behandelten Fellen etwas überlegen. Dieser Nachteil könnte möglicherweise durch Neutralisation vor dem Äschern behoben werden, jedoch ist anzunehmen, daß er bei Rindshäuten überhaupt nicht vorhanden sein wird (W. Hausam und R. Schnegg).

Die Desinfektionsversuche mit künstlich infizierter Maushaut mit verschiedenen Milzbrandstämmen fielen verschieden aus. Während z. B. auf mit Bac. anthracis Sobernheim infizierter Maushaut bei 165 200 Sporen je Quadratzentimeter Haut zu Beginn des Versuchs, nach 10 Stunden (20,1⁰ C) nur noch 270 Keime pro Quadratzentimeter nachweisbar waren und nach 24 Stunden, ebenso wie nach 48 Stunden die Haut restlos desinfiziert war, wurde bei Anwendung der gleichen Desinfektionslösung ($^m/_{16}$ Kaliumrhodanid + $^n/_8$ Salzsäure + 2,5% Kochsalz) in einem anderen Fall, bei welchem 1,13 qcm Maushaut zu Beginn des Versuchs nur 3150 Keime des

Stammes Bac. anthracis I anhafteten, nach 24 Stunden (20,1⁰ C) noch 45 lebende Keime nachgewiesen. In einem Desinfektionsversuch mit künstlich mit Milzbrandsporen (Bac. anthracis Sobernheim) infizierter Rattenhaut wurden folgende Ergebnisse erhalten (siehe Tabelle 132):

Tabelle 132. Desinfektionsversuch mit künstlich infizierter Rattenhaut bei etwa 22⁰ C (W. Hausam und R. Schnegg).

Nach Ein-wirkung in Stunden	$m/_{16}$ Natrium-rhodanid	$n/_8$ Salzsäure + 2,5% Kochsalz +			
		$m/_{32}$ Natrium-rhodanid + 0,1% Phenol	$m/_{64}$ Natrium-rhodanid + 0,1% Phenol	$m/_{64}$ Natrium-rhodanid + 0,2% Phenol	$m/_{48}$ Natrium-rhodanid + 0,1% Phenol
	Keime pro Quadratzentimeter Haut				
0	12 300	12 300	12 300	12 300	12 300
24	180	450	405	900	840
42	90	150	330	210	675

In keinem Fall war also innerhalb 42 Stunden restlose Desinfektion zu erreichen, immerhin war aber mit $m/_{16}$ NaSCN + $n/_8$ HCl + 2,5% NaCl das beste Ergebnis erzielt worden, während sowohl bei Erniedrigung des Rhodanidanteils als auch bei Verwendung von Phenol die Abtötung eine schlechtere wird. Beim Phenol ist daran zu denken, daß es bis zu einem gewissen Grad die vorteilhafte Quellungswirkung des Rhodanids wieder aufhebt. Mit $m/_{32}$ NaSCN + $n/_8$ HCl + + 0,1% Phenol + 2,5% NaCl konnte im übrigen natürlich mit Bac. anthracis „Schlachthof" infizierte Maushaut in 42 Stunden gleichfalls nicht steril gemacht werden (W. Hausam und R. Schnegg).

Die Desinfektionsversuche an Kleintierhäuten befriedigten daher im Gegensatz zu den Granatenversuchen nicht ganz, um so mehr, als bei der viel stärkeren Rindshaut die Tiefenwirkung des Desinfektionsmittels vor noch viel größere Aufgaben gestellt ist. Deshalb wurde an die Mitverwendung von Netzmitteln gedacht; bei Verwendung von Merpin WS extra 40 der Chem. Fabrik Pott & Co., Pirna-Copitz, wurden jedoch keine oder nur geringfügige Verbesserungen erzielt (W. Hausam, E. Liebscher und T. Schindler).

IX. Desinfektion mit Laugen.

Im Gegensatz zu der Desinfektion mit Säuren steht die durch Laugen, deren Stärke durch die Konzentration an OH-Ionen bestimmt wird. Mit gelöschtem Kalk (2 kg Kalk + 5 l Wasser), Kalk-Arsenlösung (2 kg Kalk + 100 g roter Arsenik, abgelöscht, auf 10 l verdünnt), mit dem Rest von der soeben genannten Kalk-Arsenlösung + 10% Na_2S, mit 2 Tage alter Äscherbrühe, Äscherschlamm (Dünger), krist. Na_2S und mit rotem Arsenik erhielt H. Becker keine Abtötung von Milzbrand; die Keime waren aber auf Mäuse verimpft nicht mehr pathogen. Verdünntes Kalkwasser hat keine Desinfektionswirkung (O. Neumüller), 1- und $2^1/_2$%ige Kalkwassersuspensionen töteten Milzbrandsporen an Seidenfäden nicht in 40 Tagen, in der Suspension nicht in 96 Tagen (Gärtner und Dammann; R. Hilgermann und J. Marmann), während selbst gesättigtes Kalkwasser nur eine geringe, nicht für die Praxis in Betracht kommende Desinfektionswirkung besitzt [O. Neumüller]. V. Gegenbauer (3) stellte fest, daß die Desinfektionswirkung der Kalkmilch unabhängig von ihrem Gehalt an gelöstem Calciumhydroxyd ist; so war 20%ige Kalkmilch nicht besser als 1%ige. Als niederste Abtötungszeit für Milzbrandsporen an Läppchen angetrocknet wurden für Kalkmilch 80 Tage ermittelt. V. Goertler fand in Desinfektionsversuchen mit 55 Milzbrandstämmen, daß die Widerstandsfähigkeit derselben gegen 33%ige Kalkmilch (1 Teil frisch gelöschter Kalk + 2 Teile Leitungswasser) zwischen 18 und 56 Tagen schwankt und im Durchschnitt 37 Tage betrug. In frisch gelöschtem Kalk war die durchschnittliche Lebensdauer der Sporen von 30 Milzbrandstämmen etwa 27 Tage (von 14 bis 42 schwankend), in Kalk(ungelöscht)-Erde — 1 Teil Kalk auf 2 Teile keimfreie Gartenerde — waren 18 der 30 Stämme nach 75 Tagen noch lebensfähig, desgleichen war auch der Behandlung in Kalk(gelöscht)-Erde kein Erfolg beschieden; in Gerbereischlammkalk wurden ebenfalls nach 75 Tagen noch hochvirulente Keime nachgewiesen (V. Goertler); Kalkmilch genügt also den Anforderungen in keiner Weise, besonders nicht gegenüber den auf der Haut lokalisierten Keimen [D. Ottolenghi (5)], und auch eine auf längere Zeit ausgedehnte Kalkäscherbehandlung infizierter Häute und Felle ist nicht ausreichend, während sich die mit Sulfiden angeschärften Äscher hierin etwas günstiger verhalten [E. Hailer (1), S. 1026]. Bereits 1913 hatten R. Hilgermann und J. Marmann auf die Desinfektionskraft des Natriumsulfids (Abtötung der Sporen in 5%iger Lösung in einigen Tagen, manchmal in 24 Stunden) und der Sulfid-Kalkäscher hingewiesen. V. Casaburi [zit. n. D. Ottolenghi (6)] hatte die Behandlung milzbrandinfizierter Häute mit Na_2S in Maximalkonzentrationen von 2 bis 3^0 Bé vorgeschlagen. Es wurde zwar Abtötung von Milzbrandsporen, die an Filtrierpapier und Leinwand angetrocknet waren, mit Na_2S bei 3^0 Bé erzielt, nicht aber von Milzbrandsporen in Häuten während 48 Stunden, was bei gewöhnlicher Temperatur als Maximalzeit angesehen wird, bei der eine Schädigung der Häute noch nicht erfolgt. Es wurde daher an die Möglichkeit der Verstärkung der sporoziden Kraft des Natriumsulfids durch Zusatz anderer Chemikalien gedacht. Am günstigsten verhielten sich noch bei Versuchen an Häuten: Na_2S 2% + NaCl 10%, Na_2S 2% + K_2SO_4 2%, Na_2S 2% + + Kaliumarsenit 2%, dieselbe Mischung + NaCl, Na_2S 2% + Arsensulfid 2% und dieselbe Mischung + NaCl 10%; die ersten vier Mischungen erlauben wenigstens die Behandlungsdauer auf über 48 bis 72 Stunden zu verlängern, ohne Gefahr einer Hautschädigung zu laufen. Natriumchlorid als Zusatz zum Sulfid hätte den Vorteil der Billigkeit und auch der Möglichkeit, relativ hohe Konzentrationen anzuwenden. Aber die mit verschiedenen Milzbrandstämmen infizierten Ziegen-, Kaninchen- und Meerschweinchenfelle ergaben mit 2% Na_2S + 10% NaCl bei

Tabelle 133. Desinfektionsversuche mit Fellen
[D. Ottolenghi (6)].

Geprüfte Materialien	Behandlung	Dauer	Temperatur	Resultat: Zahl der Milzbrandkolonien
Ziegenfell				
(Stamm R 10) . .	Na_2S 2% + K_3AsO_3 1%	72 Stdn.	19^0	0
(Stamm R 10) . .	Na_2S 2% + As_2S_3 2%	72 „	17^0	0
(Stamm R 10) . .	Na_2S 2% + As_2S_3 2% + NaCl 10%	72 „	19^0	0
Meerschweinchenfell				
(Stamm R 10) . .	Na_2S 2% + As_2S_3 2% + NaCl 10%	72 „	15^0	0
(St. Dresden R 5) .	Na_2S 2% + As_2S_3 2%	72 „	18^0	0
(Stamm Sassari) .	Na_2S 2% + K_3AsO_3 2%	72 „	18^0	0
Kaninchenfell				
(Stamm R 10) . .	Na_2S 2% + K_3AsO_3 2%	72 „	17^0	0
(Stamm Algier 8) .	Na_2S 2% + As_2S_3 2%	72 „	20^0	0

18 bis 24⁰ C meist Sterilisation, aber bei sehr resistenten Sporen keine völlige Sterilisation. Besser war der Zusatz von K_2SO_4 und noch wirkungsvoller ist der Zusatz von Kaliumarsenit, Arsensulfid und Arsentrisulfid [D. Ottolenghi (6); G. Brotzu]. Eine Tabelle D. Ottolenghis gibt darüber Aufschluß (siehe Tabelle 133). Eine Beeinträchtigung der Haut scheint dabei nicht zu befürchten zu sein.

V. Casaburi [siehe D. Ottolenghi (6)] behandelte 63 g getrocknete Bahia-Haut in 700 ccm Lösung von 14 g Na_2S und 14 g K_2SO_4. Nach 72 Stunden war die Haut wieder grün, hatte die Behandlung gleichmäßig überstanden, ließ sich gut haaren und an der Qualität des Leders war nichts zu beanstanden.

Aber völlige Sicherheit der Abtötung aller Milzbrandsporen (G. Brotzu), besonders nicht in Häuten [D. Ottolenghi (6)], bieten aber auch die Kombinationen von Natriumsulfid mit anderen Salzen nicht.

D. Ottolenghi (6), (7) war der Ansicht, daß die Temperatur bei diesen Desinfektionsbehandlungen keine besondere Rolle spielt — er erhielt z. B. zwischen 8 und 24⁰ C ziemlich gleichmäßige Resultate und hatte auch bei Temperaturen von nur + 3 oder + 0,5⁰ C mit 2% Na_2S und 5 bzw. 10% NaCl in 3 Tagen völlige oder nahezu völlige Desinfektion von Fellen erzielt —, aber E. Hailer [siehe D. Ottolenghi (6)] wies auf die Bedeutung der Temperatur hin, da er wohl zwischen 18 und 20⁰ C ansprechende Ergebnisse, etwas weniger gute auch noch zwischen 12 und 4⁰ C erhalten hatte, nicht aber unter 4⁰ C, wobei er unter Desinfektion die vollkommene Sterilisation der Häute verstanden haben möchte. E. Hailer lenkte dabei die Aufmerksamkeit auf die relativ niedrigen Temperaturen in deutschen Gerbereien, besonders im Winter, während in südlicheren Ländern bei höheren Temperaturen die Verhältnisse zweifellos günstiger liegen.

Daß die Temperatur tatsächlich eine nicht unbedeutende Rolle bei der Natriumsulfiddesinfektion spielt, geht ganz besonders aus den Untersuchungen von D. J. Lloyd, R. H. Marriott und M. E. Robertson (1), (2), D. J. Lloyd und M. E. Robertson (1), (2) und M. E. Robertson (2), (3), (4) hervor.

M. E. Robertson (3) behandelte Stücke natürlich infizierter Chinahäute in einem Äscher, der 4% Kalk und 1,6% kristallisiertes Natriumsulfid ($Na_2S \cdot 9\,H_2O$) enthielt. Der Nachweis von überlebenden Keimen wurde durch Verimpfung auf Meerschweinchen erbracht. Völlige Abtötung wurde erhalten in:

16 Stunden bei 37⁰ C, dann 24 Stunden bei 28⁰ C, in
16 Stunden bei 37⁰ C, dann 24 Stunden bei 20⁰ C, dagegen nicht in
43 Stunden bei 20⁰ C und 4 Tagen bei 20⁰ C.

Als kürzeste bei 37⁰ C zur Desinfektion notwendige Zeit erwiesen sich 8 Stunden, wenn anschließend 40 Stunden bei 20⁰ C weiterbehandelt wurde. Aber selbst bei 16stündiger Einwirkung bei 37⁰ C und nachfolgender $6^{1}/_{2}$tägiger Äscherung bei 20⁰ C wurden mitunter Mißerfolge verzeichnet.

Die in diesem Äscher bei 37⁰ C 0, 4, 8, 16 und 24 Stunden und im Anschluß daran 48, 44, 40, 32 und 24 Stunden bei 18⁰ C behandelten und enthaarten Chinahautstücke wurden nach dem Entkälken mit Essigsäure und nach dem Beizen mit 0,1%iger Trypsinbeize eingehend untersucht, wobei sich ergab, daß wohl der Stickstoffverlust beim Äschern mit zunehmender Warmbehandlung steigt, aber in keinem Fall übermäßig ist. Auch die weitere Prüfung der Hautstücke ließ keinen Nachteil erkennen.

Versuche mit variierten Mengen an Natriumsulfid und Kalk sind in der nachstehenden Tabelle 134 zusammengefaßt.

Danach scheint es, daß mit 1,6 und mit 2% Sulfid die gleichen Ergebnisse erhalten werden; daß aber Mißerfolge bei 3% Kalk selbst nach 8 Stunden bei 37⁰ C und

Tabelle 134. Desinfektion infizierter Hautstücke mit Na₂S und Kalk in verschiedenen Konzentrationen [D. J. Lloyd und M. E. Robertson (2); M. E. Robertson (3)].

Desinfektionslösung	Zeit und Temperatur der Desinfektion		Ergebnis
	Zeit bei 37⁰ C	Zeit bei 20⁰ C	
1,6% Na₂S·9 H₂O in 3% Kalkäscher .	0 Stdn.	2,5 Tage	Kein Milzbrand gefunden
1,6% Na₂S·9 H₂O in 3% Kalkäscher .	8 Stdn.	2,25 Tage	Kein Milzbrand gefunden
1,6% Na₂S·9 H₂O in 3% Kalkäscher .	12 Stdn.	2 Tage	Kein Milzbrand gefunden
2,0% Na₂S·9 H₂O in 3% Kalkäscher .	0 Stdn.	2,5 Tage	Kein Milzbrand gefunden
2,0% Na₂S·9 H₂O in 3% Kalkäscher .	8 Stdn.	2,25 Tage	Kein Milzbrand gefunden
2,0% Na₂S·9 H₂O in 3% Kalkäscher .	12 Stdn.	2 Tage	Kein Milzbrand gefunden
1,6% Na₂S·9 H₂O in 3% Kalkäscher .	0 Stdn.	3 Tage	Milzbrand in 2 Proben
1,6% Na₂S·9 H₂O in 3% Kalkäscher .	8 Stdn.	2,75 Tage	Milzbrand in 1 Probe, 2. Probe negativ
2,0% Na₂S·9 H₂O in 3% Kalkäscher .	0 Stdn.	3 Tage	Kein Milzbrand gefunden
2,0% Na₂S·9 H₂O in 3% Kalkäscher .	8 Stdn.	2,75 Tage	Milzbrand gefunden
1,6% Na₂S·9 H₂O in 4% Kalkäscher .	16 Stdn.	32 Stdn.	Kein Milzbrand gefunden
2,0% Na₂S·9 H₂O in 4% Kalkäscher .	16 Stdn.	32 Stdn.	Kein Milzbrand gefunden
1,6% Na₂S·9 H₂O in 4% Kalkäscher .	16 Stdn.	4 Tage	Kein Milzbrand gefunden
2,0% Na₂S·9 H₂O in 4% Kalkäscher .	16 Stdn.	4 Tage	Kein Milzbrand gefunden

nahezu 3 Tagen bei 20⁰ C auftreten, stimmt recht bedenklich. Umgekehrt wurden z. B. bei nur 1,0% Natriumsulfid in nur 1,2%igem Kalkäscher in 12 Stunden bei 32⁰ C und anschließend 36 Stunden bei 20⁰ C keine Milzbrandsporen in Hautstücken mehr nachgewiesen [D. J. Lloyd und M. E. Robertson (2)], ja selbst bei einmaligem täglichem Erwärmen auf 24⁰ C und einem Absinken auf 8 bis 10⁰ C wurde in 6 Tagen in keinem Falle Anthrax mehr nachgewiesen.

Sowohl die hohe Temperatur, als auch die relativ hohe Konzentration, die zur risikolosen Desinfektion erforderlich erschienen, wurde nicht von allen daraufhin geprüften Häuten und Häutegattungen vertragen. Während z. B. Sudan-Häute bei wiederholtem Aufwärmen des Äschers auf 40⁰ C noch ein Leder von sehr guter Qualität lieferten und auch die Bahia-Häute ohne Schaden warm geäschert wurden, zeigten die Nigeria-Häute bei zeitweiligem Anwärmen des Äschers auf 37⁰ C Verleimungserscheinungen. Abessinische Häute wurden durch sechstägige Behandlung mit einem anfangs 40⁰ C warmen Äscher, der sich in 12 Stunden auf die winterliche Außentemperatur abkühlte, nicht geschädigt, jedoch dann, wenn 9 Tage lang bei wiederholtem Anwärmen geäschert wurde [D. J. Lloyd, R. H. Marriott und M. E. Robertson (1)]. In einem anderen Fall wurden bei 37⁰ C Hankau-Häute so geschädigt, daß sie zum Teil nicht mehr zur Weiterverarbeitung tauglich waren [D. J. Lloyd und M. E. Robertson (2)].

Die weiteren Versuche mit tieferen Temperaturen zeigten: bei 10⁰ C und Behandlung in 1% Na₂S + 1,2% Kalkäscher war nach 11 Tagen noch Wachstum vorhanden, dasselbe wurde auch noch nach Zusatz von 0,5% NaCl festgestellt. Wurde nach 1 Tag bei 10⁰ C 6 Tage bei 20⁰ C gehalten, so wurde bei an Seidenfäden haftenden Sporen kein Wachstum mehr erhalten, dagegen noch bei infizierter Haut. Weitere Versuche an Haut bei 8 bis 9⁰ und bei 10⁰ C gaben in vielen Fällen Desinfektion, in anderen wieder nicht [D. J. Lloyd und M. E. Robertson (2)]. Bei 0⁰ C konnte M. E. Robertson (4) nach 18 Tagen nicht einmal Sporen an Seidenfäden abtöten. Da auch die Behandlung der Häute ohne vorhergehendes Weichen in einem warmen, 1,2%igen Kalkäscher, der 1% Sulfid enthielt, und zwar 8 Stunden bei 32, dann 4 Tage bei 20⁰ C, nicht immer ganz schadlos war, schlug M. E. Robertson (4) die 10- bis 12tägige Behandlung bei 20 bis 23⁰ C vor, wobei die Desinfektion genügend gut und die Blößen ohne Fehler sein sollen. Beschleunigt und begünstigt würde die Desinfektion durch Bewegen der Häute in der Brühe.

Befriedigen kann die Sulfidäscherdesinfektion aus verschiedenen Gründen nicht. Die zur sicheren Abtötung aller Keime erforderliche hohe Temperatur wird nicht von jedem Hautmaterial schadlos überstanden und ist andererseits in der Praxis nur sehr schwer einzuhalten. Oder es wird, um einwandfreie Ergebnisse zu erzielen, die Konzentration des Äschers erhöht; aber man muß auch hierin eine Gefahr für das Hautmaterial erblicken. Wenn man z. B., um ein Weichwasser „praktisch steril" zu machen, 3% Na_2S benötigt (S. Zuravlev), wie muß da der Äscher beschaffen sein, der die effektive Abtötung auch der widerstandfähigsten Sporen bewirkt. Übrigens wies gerade erst kürzlich E. E. Doherty darauf hin, daß die Sulfidmethode nicht einmal bei den für die Haut bereits schädlichen Sulfidkonzentrationen ausreichende Desinfektion ergäbe. Der Einwand von D. J. Lloyd und M. E. Robertson (1), daß die meisten Infektionen in der Wasserwerkstatt vorkommen und somit die Sulfidäscherbehandlung die Gefahr stark herabsetze, kann schon deshalb nicht stichhaltig sein, weil auch die vor dem Äschern mit der Ware in Berührung kommenden Arbeiter Anspruch auf entsprechenden Schutz haben. Die Versuche D. Ottolenghis (5) hatten überdies gezeigt, daß selbst mit 2% Na_2S + 10% NaCl und anderen Salzen als Zusätze mit über 50% überlebenden Keimen gerechnet werden muß.

Von der Überlegung ausgehend, daß bei der Umsetzung von Calciumhydroxyd mit Natriumsulfid in dem angeschärften Äscher beträchtliche Konzentrationen von Natriumhydroxyd entstehen dürften und daß auch hier wie bei den Säuren der Salzzusatz eine etwa eintretende starke Quellung herabsetzen würde, schlug E. Hailer (1), S. 1324, die Desinfektion mit 0,5%iger Natronlauge und 1 bis 10% Kochsalz vor. Er fand, daß auf diese Weise in 72 Stunden in fast allen untersuchten Rinderhaut- und Schaffellstücken die Milzbrandsporen abgetötet waren. Notwendig ist aber, daß mindestens die zehnfache Flottenmenge vom Hautgewicht zur Verwendung gelangt. Diese Laugenbehandlung wurde in die vom Reichsgesundheitsamt in Vorschlag gebrachten Verfahren eingereiht und ohne vorangehende Weiche bei einer Einwirkungstemperatur von 20° C (mindestens aber 15° C) für Rinder- und Pferdehäute 96 Stunden Behandlungsdauer, bei Kalb-, Schaf- und Ziegenfellen 72 Stunden verlangt (H. Leymann). Gerade in der Möglichkeit der Anwendung ohne Weichen, im Gegensatz zur Pickeldesinfektion, wurde ein besonderer Vorteil erblickt, ganz besonders in Hinsicht auf die gleichzeitige Desinfektion der ansonsten stark infektionstüchtig ablaufenden Weichwässer. Für nicht scharf getrocknete Schaf- und Kalbfelle, die lohgar aufgearbeitet werden sollen, soll die Laugendesinfektion ohne Schädigung der Hautsubstanz sein. Desgleichen sollen Rinderhäute unbedenklich gelaugt werden können.

D. Ottolenghi (5), (7) probierte die Methode Hailer an Ziegen-, Meerschweinchen- und Kaninchenfellen aus und stellte fest, daß sie weniger Sicherheit bietet, als die Sulfidmethode. Mit 0,5% NaOH und 5 bis 10% NaCl wurden z. B. nach 72 Stunden bei 24° C noch zahlreiche Milzbrandsporen lebend angetroffen; in einem anderen Fall überlebten sogar 90% aller Keime die Behandlung. Eine Verbesserung des Laugenverfahrens ist nach D. Ottolenghi (5) möglich durch Zusatz von Arsenit, Arsenat oder Arsentrisulfid. M. Levine, E. E. Peterson und J. H. Buchanan sowie M. Levine, J. H. Toulouse und J. H. Buchanan erklärten, daß weder die OH-Ionen noch die Gesamtalkalität ein geeigneter Maßstab für die keimtötende Wirkung der Natronlauge oder Ätzkali-Sodagemische seien. Ein Zusatz von Soda, Kochsalz oder Trinatriumphosphat erhöht nach Mitteilung dieser Autoren ebenso die Desinfektionswirkung wie steigende Temperaturen. Nach

G. Brotzu bietet die Hailersche Methode in keiner Weise Sicherheit; NaOH (0,5%ig) + Zusätze geben stets nur eine die Infektionsmöglichkeit weitgehend verringernde Keimverminderung. Durch höhere Zusätze von NaCl zu NaOH geht das Keimabtötungsvermögen der NaOH gegenüber Milzbrandsporen zurück, während dies bei höheren Zusätzen von Alkalirhodanid zu NaOH nicht der Fall ist [G. Lockemann und W. Ulrich (2)].

Zur Frage der Hautschädigung des Laugenverfahrens erklärte J. Sager auf Grund großer Betriebsuntersuchungen, daß bei den behandelten Häuten Veränderungen im Hautgewebe stattgefunden haben, welche den Wert der Haut herabsetzten. Gleiches bringen in einem Gutachten der Preußischen Landesanstalt für Wasser-, Boden- und Lufthygiene B. Bürger und E. Nehring bei lohgarem und chromgarem Oberleder zum Ausdruck und M. E. Robertson (2) berichtet sogar über sehr starke Schädigungen der Haut durch das Laugenverfahren. Auch das Natronlaugeverfahren kommt daher für die praktische Hautdesinfektion nicht in Frage. Das sog. Laugenverfahren II (H. Leymann), bei welchem die Häute zunächst geweicht und das Weichwasser dann zum Ansatz des Laugenbades verwendet wurde, würde schon seiner Unwirtschaftlichkeit wegen ausscheiden: es werden zur Desinfektion von 11 kg Haut 18 kg kristallisierte oder 7 kg wasserfreie Soda, 10 bis 50 kg Salz und 100 l frisch bereitete 20%ige Kalkmilch in 1 cbm Weichwasser eingebracht und benötigt.

Im Zusammenhang mit dem Natronlaugeverfahren sei noch darauf hingewiesen, daß man auch dem Ammoniak-Ara-Äscherverfahren eine gute desinfektorische Kraft gegenüber Milzbrandsporen nachsagte, wobei, wie beim Hailerschen Verfahren, das angewandte Ätznatron die Wirkung ausüben sollte (Röhm u. Haas A. G.; L. Jablonski; B. Bürger und E. Nehring). Aus den gleichen Gründen wie beim Natronlaugeverfahren wird man aber auch beim Ara-Äscherverfahren, bei welchem die trockenen Häute zunächst in einem Schwelläscher — Natronlauge + Natriumsulfat — 3 bis 4 Tage bei 15 bis 20° C weichen und dann nach Neutralisation mit Salzsäure und Zusatz von Arazym (Pankreas) zum Äschern und Beizen gelangen, eine ausreichende desinfizierende Wirkung bezweifeln müssen. Im übrigen wurde von B. Bürger und E. Nehring darauf hingewiesen, daß nach dem Röhmschen Araverfahren behandelte trockene Wildhäute ungenügende Haarlässigkeit zeigten und die Grundhaare im fertigen Leder zum größten Teil vorhanden waren.

X. Desinfektion mit verschiedenen Mitteln und nach verschiedenen Verfahren.

Nach einem Gutachten von J. Schnürer entspricht auch die Behandlung mit 1,5%igen Natriumsulfit (Na$_2$SO$_3$)-Lösungen nicht den Desinfektionsanforderungen; selbst in der Regel leicht zu desinfizierende Bakterien wurden in derart behandelten Trockenhäuten noch massenhaft angetroffen.

E. E. Doherty gibt an, weder mit Methylamin, noch mit Hydrazin in sauren und alkalischen Lösungen oder mit Natriumbenzoat befriedigende Desinfektionsergebnisse erhalten zu haben.

H. Becker hatte 1911 mitgeteilt, daß ihm die Abtötung von Milzbrandsporen mit einer Lösung von 0,05% Senföl schon innerhalb 5 Minuten geglückt sei; in einem Kommissionsbericht schilderte jedoch A. Seymour-Jones (1), daß mit Senföl niemals Sterilisation bei Nachprüfungen erhalten wurde, wie G. Abt (2) angibt, nicht einmal mit unverdünntem Senföl.

Die Angaben über die Desinfektionskraft von Wasserstoffsuperoxyd gegenüber Milzbrandsporen schwanken erheblich, z. B. Abtötung in 1 Stunde durch

0,3% H_2O_2 + 0,01% HCl (Pane), durch 3% H_2O_2 aber nicht in 3 Stunden
[B. Krönig und Th. Paul (1)], sondern erst in 4 Stunden (Decino). Für die
Hautdesinfektion würde sich die Behandlung mit Wasserstoffsuperoxyd im
großen auch zu teuer stellen (R. Lauffmann).

Brekle hatte vorgeschlagen, die Häute und Felle 48 Stunden in Wasser von
43 bis 44° C einzulegen, während welcher Zeit die Milzbrandsporen auskeimen,
die vegetativen Formen aber keine Sporen mehr bilden. Die vegetative Form
sollte dann durch 24stündige Behandlung in Kalkmilch abgetötet werden. Da in
der Praxis die Temperatur von 43 bis 44° C nur schwer genau einzuhalten ist und
bei geringen Abweichungen wieder mit Sporenbildung gerechnet werden muß,
hielt man dieses Verfahren für kaum durchführbar [E. Hailer (1), S. 1325;
E. Moegle (1)].

Vor kurzem berichtete H. Kliewe über die Desinfektionswirkung von „Zinol",
einem neuen Grobdesinfektionsmittel der „Bayer" I. G. Farbenindustrie A. G.,
das im Suspensionsversuch (F. D. A-Methode) bei 20° C Milzbrandsporen in der
Lösung 1:100 in 3 bis 4 Stunden abtötete. Weitere Befunde, mit Hinsicht auf
die Hautdesinfektion, liegen noch nicht vor.

G. Lockemann und W. Ulrich (3) wiesen nach, daß die bakterizide Wirkung
gewisser Chrysoidinderivate sich durch Zusatz von Alkohol zusammen mit Jod-
wasserstoffsäure verstärken läßt.

Auch die 2-Bad-Chromgerbung tötet, wie R. Hilgermann und J. Marmann
mitteilten, Milzbrandsporen nicht ab. Das gleiche berichtet neuerdings auch
H. Weidenmüller vom Chromgerbprozeß. Chromalaun und Chromosol B erwiesen sich gegen Milzbrand nach 22- bis 27tägiger Einwirkung bakterizid.

Der Vollständigkeit halber sei hier noch angefügt, daß auch Licht und Elek-
trizität auf ihre Wirkung gegenüber Milzbrandkeimen geprüft wurden, ohne daß
die Ergebnisse zu betriebsmäßigen Versuchen hätten ermutigen können [C. Ponder (1); J. Sager].

Von C. Piening wurde neuerdings eine Häutedesinfektion auf biologisch-
chemischem Wege vorgeschlagen. Dabei sollen zunächst die Milzbrandsporen
in die vegetative Form übergeführt und an der Wiederversporung durch säure-
bildende Bakterien (Bct. acidophilum) gehindert werden. Eine Schädigung
durch ein schwaches Desinfektionsmittel (möglichst Äscherchemikalien) soll
dann die noch lebensfähigen Formen endgültig abtöten. Praktisch dürfte ein
solches Verfahren sich aus wärmetechnischen Gründen (8 Tage 37° C) und den
nicht unerheblichen Kosten für Nährbouillon und Traubenzucker (über RM 2,50
je Rindshaut) von selbst verbieten, ganz abgesehen von der fraglichen Sicherheit
und der Gefahr für die Haut (8 Tage 37° C bei etwa p_H = 4,5 und weniger).

XI. Ascoli-Verfahren.

F. Müssemeier hatte 1924, da weder eines der bis dahin vorgeschlagenen
Desinfektionsverfahren praktische Anwendung finden konnte noch eine Unschädlichmachung der zugeführten milzbrandinfektiösen Häute und Felle im
ganzen möglich ist, vorgeschlagen, die serologische Methode in den Dienst der
Milzbrandbekämpfung zu stellen (F. Müssemeier, G. Francke, R. Standfuß,
und E. Schnauder). A. Ascoli und E. Valenti und in weiterer Ausarbeitung
Schütz und Pfeiler hatten eine Präzipitinreaktion angegeben, die F. Müssemeier, G. Francke, R. Standfuß und E. Schnauder sinngemäß auf die
Untersuchung milzbrandinfizierter Häute übertrugen. Mit Hilfe dieser Reaktion
sollten dann die infizierten Häute und Felle erkannt, aus den Auslandshäuten

ausgesondert und unschädlich gemacht werden. Die Methode beruht auf einer Niederschlagsbildung, einer spezifischen Fällung, welche hochwertige Milzbrand-immunsera mit Eiweißstoffen der Milzbrandkeime bewirken und nach Ansicht von F. Przesmycki und S. Szczuka sowie von J. Schockaert als Präzipitation zwischen Milzbrandserum und dem in den Organen an Milzbrand gefallener Tiere stets in reichlicher Menge vorhandenem Polysaccharid der Milzbrandbazillen auf-zufassen ist. Sie weist Milzbrandinfektionen auch dann noch nach, wenn die Er-reger bereits zugrunde gegangen sind (A. Ascoli und E. Valenti; R. Standfuß und G. Pohl). G. Pohl (2) wies ausdrücklich darauf hin, daß die Ascoli-Reaktion nicht das Vorhandensein lebensfähiger Milzbrandkeime anzeige, sondern eine am lebenden Tier stattgehabte Milzbrandinfektion, der das Tier erlegen ist. Daher müsse nicht ein Ascoli-positiver Fall auch im Kultur- oder Tierversuch positiv sein; schließlich sei das Ascoli-Verfahren nichts anderes als ein Eiweißbestimmungs-verfahren, welches das Protein bereits früher verfallener Bazillen nachweist (E. Januschke).

Nach dem von F. Müssemeier, G. Francke, R. Standfuß und E. Schnau-der ausgearbeiteten Kaltauszugsverfahren werden für die Untersuchung eine Anzahl kleiner, höchstens linsengroßer Stücke Haut im Gesamtgewicht von etwa 1 g mit 5 ccm Karbol-Kochsalzlösung übergossen und zur Auslaugung bis zum nächsten Tage bei $+$ 4 bis 12^0 C stehengelassen, dann umgeschüttelt, worauf nach abermaligem Stehenlassen meist wasserklare Auszüge erhalten werden, die zur Schichtprobe nach A. Ascoli mit einem Serum Verwendung finden. Die ein-wandfreie positive Reaktion, welche also Milzbrandinfektion anzeigt, ist gekenn-zeichnet durch das Entstehen eines scharfen, von Minute zu Minute stärker werdenden, aber dabei doch zunächst scharf bleibenden Ringes. Wenn man die Zerkleinerung der Milzbrandhäute z. B. mit einer elektrisch betriebenen Exzenter-stanze durchführt, ist es angeblich möglich, mit wenig Arbeitskräften täglich viele Hunderte von Hautuntersuchungen auszuführen (G. Francke und R. Stand-fuß; R. Standfuß und G. Pohl). Nach F. Müssemeier, G. Francke, R. Standfuß und E. Schnauder sowie G. Pohl (2) arbeitet das Kaltauszugs-verfahren sicher und erscheint auch für Massenuntersuchungen geeignet, wenn mit Seren von hohen Präzipitationswerten gearbeitet wird. Selbstverständlich, so betonen R. Standfuß und G. Pohl, habe auch die Ascoli-Reaktion, wie jedes biologische Verfahren ihre Fehlerquellen und Grenzen. Schwierigkeiten, die z. B. beim serologischen Nachweis des Schweinemilzbrands sich ergeben, seien darauf zurückzuführen, daß das Schwein außerordentlich widerstandsfähig gegen Milz-brand sei und die Abwehrkräfte und Abbaufermente des Organismus es nicht zu-lassen, daß im Gewebe hochspezifische Abbaustoffe des Milzbrandbazillus liegen-bleiben; vielmehr werden sie schnellstens unspezifisch zu arteigenen Stoffen abgebaut und können dann naturgemäß keine spezifische Reaktion mehr geben. Nur so kann man im übrigen auch die Feststellungen von K. Bierbaum und W. Krause verstehen, daß sich in der Haut zweimal nach Pasteur aktiv immuni-sierter Rinder ein spezifisches, nach A. Ascoli nachweisbares Präzipitinogen in erfaßbarer Menge nicht bildet, auch nicht in der Haut der Impfstelle. Sowohl A. Ascoli und E. Valenti als auch E. Januschke gaben an, daß die Stärke der Schichtproben von der Größe der ursprünglich vorhandenen Zahl der Milz-brandkeime abhängt, daß also bei zu geringer Keimzahl die Fällung sogar aus-bleiben kann. Entscheidend sind nach Ansicht von R. Standfuß und G. Pohl, daß zur Zeit des Todes des Tieres Milzbrandkeime in ausreichender Menge im Gewebe vorhanden gewesen sind. Im toten Tierkörper können zwar die Keime selbst zugrunde gehen, der tote Tierkörper kann aber nicht mehr ihre Eiweiß-substanzen unspezifisch abbauen.

Tabelle 135. Milzbranduntersuchungen nach
A. Ascoli [F. Müssemeier (2)].

Ursprungsland	Zahl der ge-prüften Häute bis 1929	Reaktion positiv	= %
China	1952	79	4,0
Indien	12533	59	0,47
Siam	400	2	0,5
Argentinien . . .	18705	231	1,2
Brasilien	19258	84	0,4
Kolumbien . . .	301	4	1,3
Guatemala. . . .	425	2	0,5
Paraguay	800	7	0,9
Peru	1500	—	—
Uruguay	5900	126	2,1
Venezuela	600	—	—
Zentralamerika . .	200	14	1,5
Südamerika . . .	1100	8	0,7
Abessinien . . .	4100	55	1,3
Kapkolonie . . .	4500	11	0,2
Madagaskar . . .	1381	2	0,15
Mombassa	5152	69	1,3
Nigeria	500	2	0,4
Orient. Afrika . .	1050	9	0,9
Senegal	300	6	2,0

F. Müssemeier (2) gab nebenstehende Ergebnisse mit der Ascoli-Reaktion an (siehe Tabelle 135).

Im großen und ganzen hält sich die Zahl der infizierten Häute also in ziemlich engen Grenzen.

D. Ottolenghi (6) gab an, daß bei den Hammel- und Ziegenfellen scheinbar starke Infektion vorhanden sein kann, ohne daß die Ascoli-Reaktion positiv ist, und führt dies darauf zurück, daß Milzbrandkeime sich in den Haaren und in der Wolle vermehren können, ohne daß das Tier von der Krankheit befallen ist. Für diese Felle hätte demnach die Ascoli-Reaktion nur wenig Zweck.

Gegen das Verfahren und die Art der Erkennung milzbrandinfizierter Häute wurden viele Einwände laut. K. Schern (2) ist trotz der entgegengesetzten Mitteilung von K. Bierbaum und W. Krause der Ansicht, daß nach der Milzbrandimpfung die Ascoli-Probe positiv ausfallen müsse, woher dann ungeheure Trugschlüsse sich ergeben würden. Tatsächlich teilte auch Chr. Troger mit, daß bei 4 Kaninchen, die mit Rinder- oder Schafdosen des lebenden Milzbrand enthaltenden Impfstoffs, Carbozoo, behandelt wurden und gesund geblieben waren, der Präzipitinogennachweis in der Haut der Impfstelle gelang. K. Schern (2) ist im übrigen der Ansicht gewesen, daß die Mäusepathogenität der aus Ascoli-positiven Häuten gezüchteten Milzbrandstämme nichts für die Gefährlichkeit dieser Häute aussage, da nur solche Milzbrandstämme Haustiere zu infizieren vermögen, die Kaninchen töten können.

Ferner ist darauf hinzuweisen, daß beim Überseetransport Milzbrandsporen von infizierten Häuten auf „gesunde" übertragen werden können, und daß solche sekundär infizierten Häute nicht von der Ascoli-Reaktion erfaßt werden, wie überhaupt niemals alle Häute erfaßt werden könnten. Die Ansicht von G. Francke und R. Standfuß, daß die im Stapel nachträglich infizierten Häute wahrscheinlich wegen der geringen Keimzahl nicht besonders infektionstüchtig sind, kann über die Mängel der Ascoli-Reaktion nicht hinwegtäuschen und ist kein Beweis für deren Güte.

A. Eidherr und H. Reichel, sowie B. Bürger und E. Nehring wiesen darauf hin, daß die Ascoli-Reaktion wohl die von kranken Tieren stammenden Häute erfaßt wird, nicht aber diejenigen, die nachträglich durch Zusammenlagern mit Häuten von milzbrandkrank gewesenen Tieren infiziert wurden und die nach den Untersuchungen von V. Gegenbauer (1) deshalb nicht unterschätzt werden dürfen, weil sich die Milzbrandbazillen auf der Oberfläche von Häuten und Fellen bei ausreichender Luftfeuchtigkeit üppig zu vermehren vermögen. Und gerade weil die Ascoli-Reaktion nicht den lebenden Keim, sondern nur die Leibessubstanz des abgestorbenen Erregers oder Eiweißabbauprodukte desselben erfaßt, ist diese Angabe V. Gegenbauers ein doppeltes Argument gegen die Schichtprobe. Das Hauptargument gegen die Ascoli-Reaktion liegt eben darin, daß solche nach A. Ascoli negativen Häute sich bei bakteriologischer Nachprüfung als positiv, also keimhaltig erwiesen. Von 179 von H. Reichel (1) bzw. A. Eidherr und H. Reichel untersuchten Hautstückchen, unter denen sich nur 1 Ascoli-positives befand, konnten bakteriologisch bei 26 Hautstückchen Milzbrandkeime nachgewiesen werden. Ebenso haben J. Schnürer und H. David berichtet: „Von 180 Ascoli-negativen Häuteproben enthielten 19 (= 10,5%), von 50 besonders dicken, mit Fleischresten versehenen, ebenfalls Ascoli-negativen Hautproben enthielten 12 (= 24%) lebende Milzbrandkeime. Auch wurden aus Ascoli-negativen Häuten Milzbrandstämme gezüchtet, die sich als Kaninchenvirulent erwiesen.‟ Umgekehrt konnten B. Bürger und E. Nehring unter 8 Ascoli-positiven, trockenen Wildhäuten trotz sorgfältigster Untersuchung nur bei 2 lebensfähige echte Milzbrandsporen nachweisen, so daß also die übrigen 6 Häute zu einer Infektion überhaupt nicht hätten Anlaß geben können, obwohl sie Ascoli-positiv waren.

Zu diesen Angaben kommen noch folgende Argumente: die mit Hautmaterial vorgenommene Ascoli-Probe gibt manchmal positive Ergebnisse, wenn gar kein Milzbrand, sondern lediglich Pseudomilzbrand, also milzbrandähnliche, meist aber völlig apathogene Keime vorliegen (C. Kolayli, R. Koyluoglu und J. Esin). Das hatte auch schon A. Ascoli und E. Valenti sowie Pfeiler und Drescher angegeben. Lediglich G. Pohl (3) behauptete, daß nach seinen Hautuntersuchungen keine Ascoli-Reaktion durch milzbrandähnliche Keime vorgetäuscht wurde. Man kann sich der Ansicht G. Pohls schon deshalb nicht anschließen, weil bei allen serologischen Verfahren bekannt ist, daß artgleiche oder -ähnliche Keime häufig Mitreaktionen oder Reaktion überhaupt geben.

Zu all diesen erheblichen Nachteilen, die den Wert der Ascoli-Reaktion stark mindern, kommen noch die nicht unerheblichen Kosten, die das Verfahren verursacht. Wird die Reaktion erst in der Gerberei nach Ankunft der Ware vorgenommen, wie Bekanntmachungen über die Untersuchung ausländischer getrockneter Rinderhäute auf Milzbrand besagen [F. Müssemeier (3), (4); Reichsanzeiger; Sächs. Verwaltungsblatt], so ist immer wieder der alte Einwand zu erheben, daß alle, die bis zum Einlagern der Ware und bis zum Einarbeiten mit derselben beschäftigt sind, Gefahr laufen, infiziert zu werden. Selbst wenn die Ascoli-Reaktion einwandfreie Ergebnisse liefern würde, müßte verlangt werden, daß sie bereits im Exporthafen vorgenommen wird.

Mit dem Ausscheiden der als infiziert festgestellten Häute wäre es allein auch nicht getan und die Vernichtung derselben würde einem erheblichen Schaden gleichkommen. Da aber bei Auffinden einer positiven Probe schließlich der ganze Stapel, aus dem sie stammt, mitvernichtet werden müßte, würden zweifellos Häute miteinbezogen, die überhaupt nicht infektiös sind. Umgekehrt ist es möglich, daß in einem Stapel infizierte Häute sind, die Proben jedoch nicht von diesen, sondern von nichtinfizierten gezogen würden. Sollen die ausgeschiedenen Häute jedoch nicht vernichtet, sondern, um Werte zu retten, desinfiziert werden, so erhebt sich wieder die alte Forderung nach einem geeigneten Desinfektionsmittel.

Die Ascoli-Reaktion löst also ebensowenig die Milzbrandfrage wie die zur Desinfektion bisher praktisch durchgeführten oder vorgeschlagenen Verfahren. Es ist daher unbedingt zu fordern, daß weiter nach Desinfektionsmöglichkeiten Ausschau gehalten und geforscht wird, um zu Verfahren zu gelangen, welche im Exporthafen leicht und billig durchführbar sind. Zweifellos gibt es Mittel oder können solche noch gefunden werden, welche die schwierige Abtötung der Milzbrandsporen zu bewältigen imstande sind, ohne dabei die empfindliche Hautsubstanz zu schädigen oder von Nachteil für die Lederbereitung zu sein.

XII. Weitere Desinfektionsmaßnahmen.

Im Anschluß an die Besprechung der Desinfektion milzbrandinfizierter Haut sei noch hinsichtlich der Haut rotzkranker Tiere auf die von L. Pfeiffer angegebene Desinfektion mit frisch bereiteter Kalkmilch — 1 Teil Kalk in 20 Teilen Wasser — während 24 Stunden hingewiesen, die völlig ausreichend sein und eine Schädigung der Haut nicht verursachen soll. Auch für die Desinfektion von Häuten, die von an Maul- und Klauenseuche erkrankten bzw. gefallenen Tieren stammen, ist Kalkmilch völlig ausreichend in ihrer Wirkung. Da nach einem neuerlichen Erlaß des Reichs- und Preußischen Ministers des Innern [Deutsche Fleischerzeitung (2)] nunmehr für Preußen als ausreichende Desinfektionsmaßnahme gegenüber Häuten, die von maul- und klauenseuchekranken und -verdächtigen Tieren stammen, die Salzung mit Salz + 2% Soda angesehen wird, so ist die Behandlung mit Kalkmilch in diesem Fall zu unterlassen, da sie für die Haut selbst zweifellos von Nachteil ist.

XIII. Die Desinfektion von Haaren, Borsten, Wolle, Abgängen, Abwässern.

Kurz sei auch noch auf die Desinfektion von Haaren, Borsten, Wolle und Abfällen eingegangen. Für die Desinfektion von Haaren, Borsten und Wolle wurden meist physikalische Mittel, wie Dampf, Kochen ohne oder mit Oxydationsmitteln vorgeschlagen und angewandt: „Kochen bei 0,15 Atm. Druck, nicht weniger als eine halbe Stunde; Kochen $1/4$ bis 1 Stunde in einer 2%igen Kaliumpermanganatlösung mit anschließendem Bleichen in 3- bis 4%iger schwefliger Säure; Kochen in Wasser nicht unter 2 Stunden [Th. F. Harrington; E. Hailer (1), S. 1328]; Vakuumdampfdesinfektion im Rubner-Apparat mit Formaldehydwasserdampf [H. A. Gins (2)] usw." Gegen das Kochen oder Behandeln im Dampf sind Bedenken laut geworden; es soll durch diese Maßnahmen eine Schädigung, die in Kräuseln und Brüchigwerden der Haarspitzen, Abnahme der Elastizität oder Gelbfärbung weißer Haare und Borsten besteht, hervorgerufen werden. Dies soll aber nur auf die Anwendung zu starken Überdrucks (mehr als $1/4$ Atm.) zurückzuführen sein; eine Verfärbung ist jedoch nicht immer zu vermeiden. Andere Nachteile sollen sich durch feuchtes Weiterverarbeiten usw. beheben lassen [E. Hailer (1), S. 1329]. Ein anderer Einwand ist der, daß diese Desinfektionsmaßnahmen nicht ausreichend die Sterilität sicherstellen. So genügt z. B. nach W. Laubenheimer (2) die vorgeschriebene Dampfdesinfektion nicht immer zur Abtötung von Milzbrandsporen in ausländischen Roßhaaren und Ziegenhaaren. Es wird vor allem verlangt, daß die Ballen in kleine Bündel zerlegt werden, damit der Dampf die auf Horden ausgebreiteten Haarbündel gut durchdringen kann. Aber nur bei wirklich lose in den Desinfektionsapparat eingefüllten Haaren, mit einer Schichthöhe von maximal 50 cm (in jedem der verwendeten Drahtkörbe oder auf den jeweiligen Horden) ist bei einer Temperatur von 104° C im Abströmrohr und bei 0,15 atü der Desinfektionserfolg sichergestellt, wenn 40 Minuten (gerechnet vom Erreichen von 104° C im Abströmrohr) behandelt wird. Beim Zerlegen der Ballen haben die Arbeiter der erhöhten Infektionsgefahr (Staubentwicklung) wegen außer den in der Desinfektionsanweisung vom 22. Oktober 1902 vorgesehenen Schutzmaßnahmen zusätzlich eine Maske mit bakteriendichtem Filter zu tragen, die gleichzeitig Schutz für Kopf, Gesicht und Nacken bietet. Schutzkleidung und Maske sind nach Beschickung des Apparats in demselben einzubringen und mitzudesinfizieren (E. Hailer und K. Heicken). Die Wirkung von Terpentinöl und heißen Schmierseifen- und Kresollösungen wird als unzureichend bezeichnet [E. Hailer (*1*), S. 1329], ebenso as von Page empfohlene Cyllin (L. Lange). Fraglich ist auch, ob das in Liverpool ausgearbeitete Verfahren für die Wolldesinfektion, bei dem nach 20 Minuten Waschen in heißer Seifenlösung bei 37 bis 40° C eine Desinfektion in 2- bis 2,5%iger wässeriger Formaldehydlösung bei 40 bis 45° C erfolgt, mit anschließendem Trocknen bei 70 bis 90° C, ausreicht, wenn man an das späte Wiederaufkommen von Milzbrandkeimen nach Formaldhydbehandlung denkt [Desinfektionskomitee, London 1918; E. Hailer (*1*), S. 1331]. Unter D.R.P. 541099 wurde von der Norddeutschen Wollkämmerei und Kammgarnspinnerei, Bremen, ein Verfahren zur Desinfektion von bazillenverdächtiger Rohwolle angegeben.

Die festen Abgänge werden z. B. durch Chlorgas desinfiziert [D. D. Jackson und A. M. Buswell (*1*), (*2*)] oder durch Verbrennen, beispielsweise der Loherückstände, unschädlich gemacht (W. Rieck). Abgänge, die später als Düngemittel dienen sollen, sind, mit 20% Ätzkalk kompostiert, mindestens 3 Monate lang zu lagern (W. Rieck).

Eine unschädliche Beseitigung der Gerbereiwässer und -abfälle ist nicht notwendig, wenn die Häute und Felle ohne vorhergehende Weiche unmittelbar in Desinfektionsbäder eingebracht werden. Ansonsten hat man vorgeschlagen, die Wässer der Wasserwerkstatt zu erhitzen, was wohl in den allermeisten Fällen nur sehr schwer und vor allem schwer mit Erfolg durchführbar wäre, mit Chlorkalk zu behandeln, was unwirtschaftlich und für die Vorfluter eine Giftwirkung bedingen würde, mit Formaldehyd zu behandeln, was zu teuer kommen würde (W. Rieck). Die Wirkung der von D. D. Jackson und A. M. Buswell (*2*) empfohlenen Zuleitung von Chlor aus Stahlflaschen ist nach Ansicht von E. Hailer (*1*), S. 1326, zu sehr von der Zusammensetzung der Gerbereiabwässer abhängig. Eine amerikanische Studienkommission stellte 1931 fest, daß durch chemische Behandlung der Abwässer keine genügende Reinigung stattfinden, hingegen mit Erfolg die biologische Reinigung angewandt wurde. Diese dürfte auch mit Hinsicht auf die Vernichtung von pathogenen Bakterien, insbesondere von Milzbrand, ausreichend sein.

Die Sedimentierung und Fällung der Milzbrandsporen in Abwässern führt nicht ganz zum Ziel; zwar werden die allermeisten Keime zu Boden sinken, aber ein gewisser Teil hält sich schwebend. Um die durch Sedimentierung und Koagulierung geklärten Abwässer sicher sporenfrei zu machen, ist eine Sand- und Bodenfiltration anzuschließen, wie sie beim Nutz- und Trinkwasser gehandhabt wird (R. Harnach). Auch B. Bürger und E. Nehring hielten die Bodenfiltration zur Beseitigung der Milzbrandkeime für zweckmäßig.

G. Francke, R. Standfuß und G. Pohl konnten in einer Versuchskläranlage zwar keine vollständige, wohl aber eine weitgehende Reinigung der Abwässer von Milzbrandkeimen erzielen. Dabei war der Belebtschlammanlage ein Sandfilter nachgeschaltet worden.

H. Weidenmüller teilte mit, daß Milzbrandsporen im Schlamm aus der Absitzgrube nicht mehr nach 33 Tagen, im Sediment nicht mehr nach 41 und in der überstehenden Flüssigkeit nicht mehr nach 32 Tagen festgestellt werden konnten. Künstlich mit Kalkmilch versetzter Schlamm blieb steril nach 50 Tagen bei 15% Kalkmilchgehalt, nach 40 Tagen bei 20% Kalkmilchgehalt, nach 30 Tagen bei 30% und 40% und nach 25 Tagen bei 50% Kalkmilchzusatz. Wurde zur Schlammenge 30 bis 40% verdünnte Schwefelsäure (30- und 40%ig) gegeben, so wurde die Abtötungsfrist auf 10 bis 15 Tage herabgesetzt.

Literaturübersicht zu Teil B[1].

Abt, G., (1): Collegium 1913, 69; (2): Collegium 1914, 277.

Alca-Sitzung: J. A. L. C. A. 8, 140 (1913).

de Angelis, A.: J. Bact. 33, 197 (1937) durch J. A. L. C. A. 33, 167 (1938).

Andrews, J. B.: J.A.L.C.A. 12, 425 (1917).

Ascoli, A.: Ztrbl. Bakt. 17 (1895), zit. n. V. Gegenbauer (2).

Ascoli, A. u. E. Valenti: Ztschr. Infekt.-Krankh. 7, H. 5/6, 375 (1910).

Bachrach, M. D. u. V. J. Pachomoff: Ztschr. Infekt.-Krankh. Haustiere 44, 89 (1933).

Baeckmann, K.: Münch. med. Wchschr. 1986, 134.

Bartels, E. (1): Dtsch. tierärztl. Wchschr. 1935, 275; (2): Ebenda 1936, 339.

Bartels, E. u. F. Meyer: Dtsch. tierärztl. Wchschr. 1930, 725.

Bartels, E. u. Schultze-Gahmen (1): Dtsch. tierärztl. Wchschr. 1931, 417; (2): Ebenda 1934, 337.

Basset, J. (1): C. r. Soc. Biol. 112, 786 (1933), Ref. Ztrbl. Bakt. I. Ref. 113, 146 (1934); (2): C. r. Soc. Biol. 112, 788 (1933); Ref. Ztrbl. Bakt. I. Ref. 113, 147 (1934).

Bauer, A.: Arch. Hygiene Bakteriol. 113, 65 (1934).

Becker, H.: Collegium 1911, 197/198.

Behring, E. v.: Ztschr. Hygiene 9 (1890).

Bergmann, M. u. W. Hausam: Ledertechn. Rdsch. 24, 4 (1932).

Bergin, E.: Ztrbl. Bakt. I. Orig. 92, 465.

Besredka, A.: C. r. Soc. Biol. 112, 21 (1933), Ref. Ztrbl. Bakt. Ref. 113, 148 (1934).

Bierbaum, K. u. W. Krause: Neumann, Arch. wiss. u. prakt. Tierheilkde. 52, H. 6, 572 (1925).

Blaas, K. H.: Ztrbl. Bakt. I. Orig. 140, 51 (1937).

Bongert, J.: Berl. tierärztl. Wchschr. 1933, 113.

Boquet, A. u. A. Saenz (1): C. r. Soc. Biol. 107, 765 (1931), Ref. Ztrbl. Bakt. I. Ref. 103, 433 (1931); (2): Ann. Inst. Pasteur 50, 311 (1933).

Bordet, J. u. E. Renaux: Ann. Inst. Pasteur 45, 1 (1930).

Brekle: Ztrbl. Bakt. I. Orig. 50, 101 (1909).

Brekenfeld, F. W.: Ztrbl. Bakt. I. Orig. 144, 407 (1939).

Brentnall, C. G.: Lancet 1930, II, 1174; Ref. Ztrbl. Bakt. I. Ref. 102, 242 (1931).

Brotzu, G.: Ann. Hygiene 39, 825 (1939); Ref. Chem. Ztrbl. 1980, I, 1883.

Bürger, B. u. E. Nehring: Veröffentlichungen aus dem Gebiete der Medizinalverwaltung 19, 553 (1925).

Burke, V. u. L. A. Barnes: Journ. Immun. 20, 173 (1931).

v. Buza, L.: Ztrbl. Bakt. I. Orig. 146, 18 (1940).

Carpano, M.: Boll. Ist. sieroter. milan. 11, 161 (1932), Ref. Ztrbl. Bakt. I. Ref. 107, 385 (1932).

Casaburi, V.: Siehe Ottolenghi (6).

Cernaianu, C.: C. r. Soc. Biol. 105, 82 (1930), Ref. Ztrbl. Bakt. I. Ref. 101, 340 (1931).

Croner u. Naumann: Dtsch. med. Wchschr. 1911, Nr. 39, 1784.

Decino: Inaug.-Diss. Halle 1902.

Desinfektionskomitee: J.A.L.C.A. 13, 560 (1918).

Destranges, E.: Halle aux Cuirs 54, 409, 1910.

Deutsche Fleischerzeitung (1): Nr. 297 v. 22. XII. 1937; (2): Nr. 27 v. 2. II. 1938.

Dietrich, A. u. G. Fleischhauer: Ztrbl. Bakt. I. Orig. 104, 429 (1927).

Doherty, E. E.: Shoe a. Lea. Rep. 200, Nr. 7 u. 12, 15 u. 17 (1935).

Domagk, G.: Dtsch. med. Wchschr. 1935, 829.

Dornedden (1): Reichsgesundhbl. 1933, 1933; (2): Ebenda 1935, 8.

Dukalow, I. H. u. A. S. Legkch: Tierärztl. Rdsch. 1932, 499.

Dumitresco, Th. u. C. Jonnesco: Presse méd. 1932, 1646, Ref. Ztrbl. Bakt. I. Ref. 109, 194 (1933).

Dyrmont: Arch. exp. Pathol. Pharmakol. 21, 309 (1886).

Edinger, A.: Dtsch. med. Wchschr. 29, 515 (1903).

Eichhorn, A.: J.A.L.C.A. 11, 186 (1916).

Eichhorn, A. u. B. M. Lyon: Journ. Amer. vet. Med. Assoc. 84 (N. S. 37), 225 (1934), Ref. Ztrbl. Bakt. I. Ref. 115, 338 (1934).

Eidherr, A. u. H. Reichel: Arch. Hygiene Bakteriol. 105, H. 5, 262 (1931).

Eitner, W. (1): in F. Lafar: Handbuch der technischen Mykologie, V., Jena: G. Fischer, 1905 bis 1914; (2): Gerber 36, 238 (1910).

Eitner, W. u. E. Stiasny: Gerber 31, 125 (1905).

---

[1] Die Literaturübersicht zu Teil A befindet sich auf S. 842.

Engelhardt, H.: Desinfektion **7**, 63 (1922).

Esmarch, E. v. (*1*): Ztschr. Hyg. u. Infekt.-Krankh. **5**, 67 (1889); (*2*): Festschrift z. 60. Geburtstag Rob. Kochs. Jena: G. Fischer, 1903; (*3*): Hyg. Rdsch. **1902**, Nr. 19.

Eurich, F. W.: Brit. med. Journ. **1933** II, 50.

Fladneß, S. O.: J. A. L. C. A. **34**, 645 u. 653 (1939).

Francke, G. u. R. Standfuß: Tierärztl. Rdsch. **32**, 893 (1926).

Francke, G., R. Standfuß u. G. Pohl: Ztschr. Infekt.-Krankh., paras. Krankh. u. Hyg. d. Haustiere **42**, H. 3, 177 (1932).

Fränkel: Ztschr. Hygiene **6** (1889).

Friesbie, H. J.: J.A.L.C.A. **12**, 381 (1917).

Fröhlich, W.: Ztrbl. Bakt. I. Orig. **134**, 449 (1935).

Gärtner u. Dammann: Arb. a. d. Kais. Gesundh.-Amt **25**, 416 (1907).

Gegenbauer, V. (*1*): Arch. Hygiene **89**, H. 5, 202 (1920); (*2*): Ebenda **90**, H. 6, 7 u. 8, 239 (1922); (*3*): Ztrbl. Bakt. I. Orig. **97**, Beih., 188 (1926); (*4*): Arch. Hygiene **90**, H. 1 u. 2, 23 (1921); (*5*): Ebenda **87**, H. 7 u. 8, 289 (1918).

Geppert (*1*): Berl. klin. Wchschr. **1889**, Nr. 36 u. 27; (*2*): Ebenda **1890**, Nr. 11; (*3*): Dtsch. med. Wchschr. **1897**, 797, 826, 1065; (*4*): Ebenda **1891**, Nr. 25, 26, 27, 37.

Gerlach, F. (*1*): Bull. Off. Intern. d. Epizoot. **5**, 289 (1931), Ref. Ztrbl. Bakt. I. Ref. **105**, 98 (1932); (*2*): Wien. tierärztl. Mschr. **19**, 513 u. 545 (1932).

Gins, H. A. (*1*): Desinfektion **3**, 405 (1910); (*2*): Gerber **1910**, 239.

Goertler, V.: Ztrbl. Bakt. I. Orig. **100**, 195 (1926).

Gorrieri, J.: Boll. Ist. sieroter. milan. **12**, 402 (1933), Ref. Ztrbl. Bakt. I. Ref. **112**, 433 (1934).

Gottsacker, E. (*1*): Arch. Hygiene **115**, 145 (1936); (*2*): Ztrbl. Bakt. I. Orig. **139**, 70 (1937); (*3*): Arch. Hygiene **128**, 11 (1942); Ref. Ztrbl. Bakt. I. Ref. **142**, 466 (1943).

Graf, P. (*1*): Dtsch. med. Wchschr. **1936**, 2090; (*2*): Dtsch. Z. Chir. **246**, 594 (1936).

Graham-Smith, G. S.: Journ. of Hyg. **30**, 213 (1930).

Gundel, M. u. H. Habs: Desinfektion **10**, 143 (1925).

Haag, Fr. E.: Ztrbl. Bakt. I. Orig. **137**, 469 (1934).

Hailer, E. (*1*): in Weyls Handb. d. Hygiene, 2. Aufl. IV. Abtl. VIII. Bd. Leipzig: Joh. Ambros. Barth, 1922; (*2*): Biochem. Ztschr. **125**, 69 (1921); (*3*): Ebenda **125**, 84 (1921).

Hailer, E. u. K. Heicken: Ztrbl. Bakt. I. Orig. **147**, 209 (1941).

Hanne, R.: Ztrbl. Bakt. I. Orig. **137**, 214 (1936).

Harnach, R.: Klin. sp. vys. sk. zvěrolék **10**, 3 (1933), Ref. Ztrbl. Bakt. I. Ref. **115**, 337 (1934).

Harrington, Th. F.: J.A.L.C.A. **11**, 622 (1916).

Hausam, W. (*1*), (*2*): Ztrbl. Bakt. I. Orig. **151** (1944).

Hausam, W. u. R. Schnegg: Ztrbl. Bakt. I. Orig. **151** (1944).

Hausam, W., E. Liebscher u. T. Schindler: Ztrbl. Bakt. I. Orig. **151** (1944).

Hausam, W. u. T. Schindler: Ztrbl. Bakt. I. Orig. **151** (1944).

Heelsbergen, van T.: Dtsch. tierärztl. Wchschr. **1931**, 321.

Herzberg, K.: Naturwiss. **1937**, 111.

Herzog: Ztrbl. Bakt. I. Orig. **34**, 170.

Hetsch, H.: Mikrobiologie und Immunitätslehre. Berlin u. Wien: Urban u. Schwarzenberg, 1931.

Hickmann, R. W. (*1*): J.A.L.C.A. **11**, 510 (1916); (*2*): Ebenda **12**, 408 (1917).

Hilgermann, R. u. J. Marmann: Arch. Hygiene **79**, 168 (1913).

Hitchens, A. P.: J.A.L.C.A. **12**, 384 (1917).

Hornung, H.: Ztschr. Immun.-Forschg. u. exp. Therap. **84**, H. 213, 119 (1935).

Howard, R. C., G. E. Rockwell u. W. L. Crist: J.A.L.C.A. **14**, 456 (1929).

Hruska, K. (*1*): Ztschr. Immun.-Forschg. **73**, 256 (1932); (*2*): Zvěrolék rozpr. **1934**, 25, Ref. Ztrbl. Bakt. I. Ref. **115**, 339 (1934); (*3*): Ebenda **1932**, 73, Ref. Ztrbl. Bakt. I. Ref. **107**, 386 (1932).

Huber, F. L.: Nederl. Ind. Blad. v. Diergeneeskde **45**, 285 (1933), Ref. Ztrbl. Bakt. I. Ref. **112**, 434 (1934).

Hüppe: Berl. klin. Wchschr. **1886**, 609.

Internationale Kommission: J.A.L.C.A. **7**, 487 (1912). (Siehe auch Collegium **1912**, 253).

Iwanoff, K.: Arch. Tierheilkde. **70**, 371 (1936).

Jablonski, L.: Collegium **1929**, 264.

Jackson, D. D. u. A. M. Buswell (*1*): J.A.L.C.A. **12**, 56 (1917); (*2*): Ebenda **12**, 229 (1917).

Januschke, E.: Seuchenbekämpf., Infekt.-Krankh., Jahrg. IV, H. 2, 58 u. 123 (1927).
Jensen, V. u. E. Jensen: Ztrbl. Bakt. I. Orig. 130, 144 (1933).
Joachimoglu, G.: Biochem. Ztschr. 134, 489 (1923).
Karmann, P.: Ztschr. Infekt.-Krankh. Haustiere 39, 51 (1931).
Kerbler, N.: Mezögazdasági Kutatások 2, 319 (1929); Ref. Chem. Ztrbl. 1929 II, 1932.
Kister u. Trautmann: Ztschr. Hygiene 46, 379 (1904).
Kladzoff: Ztrbl. Bakt. Ref. 43, 582 (1909).
Klein, W.: Ztrbl. Bakt. I. Orig. 124, 377 (1932).
Kliewe, H.: Ztrbl. Bakt. I. Orig. 141, 194 (1938).
Klimmer, M.: Technik und Methodik der Bakteriologie und Serologie. Berlin: Springer, 1923.
Koch, R. (1): Mitt. a. d. Kais. Gesundh.-Amt 1, 234 (1881); (2); Ebenda 1, 252 (1880).
Koelsch, F.: Collegium 1915, 247.
Kohnstein, B.: Collegium 1911, 297.
Kolayli, C., R. Koyluoglu u. J. Esin: Rec. Méd. vét. 112, 405 (1936), Ref. Ztrbl. Bakt. I. Ref. 127, 196 (1937).
Koschucharoff, P. (1): Ztschr. Hygiene 111, 461 (1930); (2): Ztschr. Immun.-Forsch. 92, 53 (1938).
Köser, A.: Ztrbl. Bakt. I. Orig. 99, 164 (1926).
Kostenko, A. u. A. Fridland: Westnik 9, 523 (1929); Ref: Collegium 1931, 189.
Kraus, R.: Seuchenbekämpfg. 7, 259 (1930).
Krönig, B. u. Th. Paul (1): Ztschr. Hygiene 25, 1 (1897); (2): Z. phal. Ch. 21, 414 (1896) (Weyls Handb. d. Hygiene, Bd. 8, Abb. 3 u. 4, 1921/22, 1037).
Kuhn, R. u. D. Jerchel: Ber. Dtsch. chem. Ges. 73, 1100 (1940).
Kujumgiew, I. u. E. Neftianowa: Ztrbl. Bakt. I. Orig. 146, 256 (1940).
Kurotchkin, T. J. u. H. A. Reimann: J. inf. Dis. 46, 36 (1930), Ref. Ztrbl. Bakt. I. Ref. 102, 241 (1931).
Lange, L.: Arb. a. d. Kais. Gesundh.-Amt 45, 92 (1913).
Laubenheimer, W. (1): Ztschr. Hygiene 100, 425; (2): Ebenda 70, 321 (1912).
Lauffmann, R.: Gerber 1917, 81, 129, 178 u. 209.
Lehmann, K. B. u. R. O. Neumann: Bakteriologische Diagnostik. II. 7. Aufl. München: J. F. Lehmanns Verlag, 1927.
Levine, M., E. E. Peterson u. J. H. Buchanan: Ind. engin. Chem. 20, 63 (1928).
Levine, M., J. H. Toulouse u. J. H. Buchanan: Ind. engin. Chem. 20, 179 (1928).
Leymann, H.: Intern. Arbeitsamt, Studien u. Berichte, Reihe F (Gewerbehygiene). Nr. 7. Milzbranderkrankungen in den Gerbereien. Genf: Kommissionsverlag Dr. H. Preiß. Berlin, August 1923.
Lloyd, D. J. u. M. E. Robertson (1): Leather World 22, 792 (1930); (2): J. I. S. L. T. C. 14, 641 (1930).
Lloyd, D. J., R. H. Marriott u. M. E. Robertson (1): Leather World 22, 590 (1930); (2): Ebenda 22, 670 (1930).
Lockemann, G. u. W. Ulrich (1): Ztschr. Hyg. u. Infektionskrankh. 111, 387 (1930); (2): Ebenda 117, 768 (1936); (3): Dtsch. med. Wchschr. 60, 395 (1934).
Lütje: Dtsch. tierärztl. Wchschr. 1936, 719.
May, R., J. Hökl u. G. Petrov: Zvěrolék. obz. 32, 499 (1939); Ref. Ztrbl. Bakt. I. Ref. 137, 345 (1940).
Manley, F. H.: Vet. J. 90, 245 (1934), Ref. Ztrbl. Bakt. I. Ref. 115, 100 (1934).
Meißner, G.: Ztrbl. Bakt. I. Orig. 119, 375 (1930/31).
Meunier, L. u. A. Seyewetz: Collegium 1911, 373.
Meyer, P.: Ledertechn. Rdsch. 19, 189 (1927).
Moegle, E. (1): Häute und Leder 1913, Nr. 48 v. 26. II. 1913; (2): Ztrbl. Bakt. I. Orig. 66, 1912.
Morris, H. u. H. K. Riley: J.A.L.C.A. 22, 279 (1927).
Müller, A.: Arch. Hygiene 89, 363 (1920).
Müssemeier, F. (1): Nach einem Vortrag b. d. 92. Vers. d. Ges. Dtsch. Naturf. u. Ärzte, Wiesbaden, 1932; (2): Berl. tierärztl. Wchschr. 1929, Nr. 23; (3): Lederind., 18. XII. 1934, Nr. 302 (viehpolizeil. Anordnung); (4): Ledermarkt, 30. XII. 1934, Nr. 300 (Dienstanweisung).
Müssemeier, F., G. Francke, R. Standfuß u. E. Schnauder: Arch. wiss. u. prakt. Tierheilkde. 51, H. 5, 530 (1924).
Neufeld, F.: Münch. med. Wchschr. 87, Nr. 49, 1360 (1940).
Neumüller, O.: Desinfektion 10, 2/3 u. 24 bis 27 (1925).
Nieberle, K.: Vortrag, geh. 21. VI. 1928. Leipzig: Arthur Heber u. Co., 1928.
Nieschulz, O.: Ztrbl. Bakt. I. Orig. 135, 228 (1935).

Nissen: Ztschr. Hygiene 8, 62 (1890).
Norddeutsche Wollkämmerei u. Kammgarnspinnerei, Bremen: D.R.P. 541099.
N. N.: Ledermarkt 1916, Nr. 100, 9.
Oberfell, C. R. (1): J.A.L.C.A. 12, 51 (1917); (2): Ebenda 11, 333 (1916).
Oehmichen: Arb. a. d. Kais. Gesundh.-Amt. 11 (1895).
O' Flaherty, F.: J. A. L. C. A. 33, 481 (1938).
O'¦Flaherty, F. u. E. E. Doherty (1): J. A. L. C. A. 34, 325 (1939); (2): Ebenda 34, 329 (1939).
O'Flaherty, F. u. W. T. Roddy: J.A.L.C.A. 28, 298 (1933).
Ottolenghi, D. (1): Desinfektion 1, 211 (1908); (2): Ebenda 2, 105 (1909); (3): Ebenda 3, 73 (1910); (4): Ebenda 4, 65 (1911); (5): Intern. Arbeitsamt, Hygienedienst, Gemischt. Comité f. Milzbrand. Bericht Nr. 16, 13. XI. 1929; (6): Intern. Arbeitsamt, Abt. Hygienedienst, Bericht Nr. 15, 20. VI. 1929; (7): Ebenda, Bericht Nr. 17, 15. XI. 1930.
Overbeek, A. A.: Tijdschr. Diergeneesk. 63, 603 (1936), Ref. Ztrbl. Bakt. I. Ref. 124, 145 (1937).
Page: Journ. of Hyg. 9, 279 u. 357 (1909).
Pagnini, U.: Giorn. Batter. 16, 876 (1936), Ref. Ztrbl. Bakt. 123, 193 (1936).
Pane: Ann. del istit. d'ig. Roma 2, 47 (1890) (Weyls Handb. d. Hygiene, Bd. 8, Abb. 3 u. 4, 1921/22, 984).
Park, Wm. H., H. D. Pease, F. W. Tilley, E. B. Phelps: J.A.L.C.A. 13, 477 (1918).
Pels Leusden, Fr. u. R. Döring: Ztrbl. Bakt. I. Orig. 142, 197 (1938).
Perrin, Monnot u. Abt: Halle aux Cuirs 1923, 33, Ref. Collegium 1923, 205.
Pesch, K. L. (1): Ztrbl. Bakt. I. Orig. 135, 197 (1935/36); (2): Ebenda 140, 81 (1937).
Petzelt, K.: Med. Welt 1934, 1755.
Pfaff, Fr.: Cuir techn. 19, 10 (1930).
Pfeiffer, L.: Ledertechn. Rdsch. 13, 29 (1921).
Pfeiler u. Drescher: Ztschr. Infekt.-Krankh. Haustiere 13, 391 (1913).
Philadelphy, A.: Wien. klin. Wchschr. 1932, 938.
Piening, C.: Berl. u. Münchn. Tierärztl. Wchschr. 31, 372 (1940).
Piettre, M. u. P. Villedieu: Compt. rend. Acad. Sciences 191, 886 (1930), Ref. Ztrbl. Bakt. I. Ref. 104, 146 (1932).
Pistelli, F.: Ann. Igiene 41, 255 (1931), Ref. Ztrbl. Bakt. I. Ref. 104, 146 (132).
Pohl, G. (1): Ztrbl. Gewerbehyg. u. Unfallverhütg. 16 (6 neue Folge), 42 (1929); (2): Ztrbl. Bakt. I. Orig. 103, 371 (1927); (3): Ebenda 103, 368 (1927).
Pokschischewsky, N. A. u. A. D. Golowin: Ztschr. Infekt.-Krankh. Haustiere 43, 93 (1933).
Pollak, L.: Gerber 1926, 107 u. 120.
Ponder, C. (1): Lea. trades review 14, Nr. 1357 u. 1361; (2): Lancet 4. XI. 1911, 1260.
Pottevin: Annales Inst. Pasteur 1894 [zit. n. V. Gegenbauer (2)].
Procter, H.: Kolloidchem. Beih. 2, 7 (1911).
Procter, H. u. E. Stiasny: J.A.L.C.A. 6, 89 (1911).
Przesmycki, F. u. S. Szczuka: Compt. rend. Soc. Biol. 96, 1478 (1927).
Ramon, G. u. A. Staub: Rev. d'Immunol. 1936, 401, Ref. Ztrbl. Bakt. I. Ref. 125. 50 (1937).
Ramon, G., A. Staub u. E. Falchetti: Presse méd. 1935, 1203, Ref. Ztrbl. Bakt. I. Ref. 120, 291 (1936).
Reichel, H. (1): Vortrag, geh. v. d. Österr. Sektion d. I. V. L. I. C. am 3. VI. 1931 in Wien (siehe auch Collegium 1931, 609); (2): Ztrbl. Bakt. I. Ref. 50, Beiheft, 83.
Reichel, H. u. V. Gegenbauer (1): Ztschr. öff. Gesundh.-Pflege 1913, H. 2; (2): Arch. Hygiene 78, 1 (1913).
Reichsanzeiger: 27. XII. 1934, Nr. 300.
Reichsgesundheitsblatt (1): 1938, 102; (2): 1938, 390; (3): 1939, 729; (4): 1941, 500; (5): 1942, 53; (6): 1939, 731; (7): 1942, 56.
Rettger, L. F., G. Valley u. W. N. Plastridge (1): Ztrbl. Bakt. I. Orig. 110, 80 (1929); (2): Ebenda 111, 287 (1929).
Rieck, W.: Ledertechn. Rdsch. 17, 173, 186 (1925).
Riedmüller, L.: Schweiz. Arch. Tierheilkde. 78, 499 (1936).
Robertson, M. E. (1): Journ. of Hyg. 32, 367 (1932); (2): Leather World 22, 407 (1930); (3): Ebenda 22, 488 (1930); (4): J.I.S.L.T.C. 15, 593 (1931).
Robyn, G.: Compt. rend. Soc. Biol. 126, 938 (1937), Ref. Ztrbl. Bakt. I. Ref. 129, 193 (1938).
Röhm u. Haas A. G.: Gerber 1929, 34.
Roß, A. S.: J.A.L.C.A. 12, 374 (1917).

Ruggeri, G.: Policlinico Sez. med. **38**, 265 (1931), Ref. Ztrbl. Bakt. I. Ref. **104**, 145 (1932).
Sabolotnyi, S. S.: Ztrbl. Bakt. I. Orig. **99**, 53 (1926).
Sächs. Verwaltungsblatt: Teil I, Verordnungsbl. v. 15. II. **1935**, Nr. 13; 71, Nr. 119.
Sager, J.: Lederind. **1925, Nr. 144/145.**
Scolari, B.: Rev. méd. lat. amer. **20**, 200 (1934), Ref. Ztrbl. Bakt. I. Ref. **119**, 386 (1935).
Seiffert, G. u. L. Hieber: Ztrbl. Bakt. I. Orig. **102**, 125 (1927).
Selter, H. u. H. Fetzer: Ztrbl. Bakt. I. Orig. **124**, 369 (1932).
Seymour-Jones, A. (*1*): Collegium 1914, 275; (*2*): Ledertechn. Rdsch. **3** (1911); (*3*): J.A.L.C.A. **6**, 85 (1911); (*4*): Collegium **1911**, 106; (*5*): Ebenda **1912**, 253 (Internat. Kommissionsber.); (*6*): Ebenda **1914**, 267 (Internat. Kommissionsber.); (*7*): J.A.L.C.A. **12**, 68 (1917); (*8*): Ebenda **17**, 55 (1922).
Sinai, G. J.: Ztschr. Immun.-Forschg. u. exp. Therap. **1933**, 199.
Smith, H. F. u. E. Fr. Pike: J.A.L.C.A. **18**, 541 (1923).
Sobernheim, G.: Handb. d. biol. Arbeitsmethoden, Abt. XIII. Methoden der experimentellen Therapie und der Immunitätsforschung. Teil 1. Berlin u. Wien: Urban u. Schwarzenberg, 1922.
Soucail, B.: Office Internat. Hyg. publ. **22**, 936 (1930), Ref. Ztrbl. Bakt. I. Ref. **100**, 388 (1930/31).
Spassoff, A.: Wien. tierärztl. Mschr. **17**, 908 (1930).
Spencer, H. A.: Journ. trop. Med. **37**, 9 (1934), Ref. Ztrbl. Bakt. I. Ref. **116**, 289 (1935).
Schäffer: Ztschr. Hygiene **16** (1894).
Schattenfroh, A. (*1*): Wien. klin. Wchschr. **24**, 735 (1911); (*2*): Collegium **1911**, 248.
Scherefettin, O.: Wien. klin. Wchschr. **1931**, 1083.
Schern, K. (*1*): Berl. tierärztl. Wchschr. **1936**, 569; (*2*): Ztrbl. Bakt. I. Orig. **108**, 369 (1928).
Schmey, M. u. B. Kirsch: Berl. tierärztl. Wchschr. **1930**, 445.
Schmidt, J.: Berl. tierärztl. Wchschr. **1931**, 177.
Schnürer, J.: Nach einem Gutachten v. 16. VII. **1930**.
Schnürer, J. u. H. David: Wien. tierärztl. Mschr. **17**, 949 (1930).
Schnürer, J. u. Tzt. Ševčik: Häute u. Leder, v. 22. I. **1913**, Nr. 18.
Schockaert, J.: Compt. rend. Soc. Biol. **100**, 447 (1929).
Schubert, H.: Münch. med. Wchschr. **1940**, 453; Ref. Ztrbl. Bakt. I. Ref. **138**, 270 (1940).
Schütz u. Pfeiler: Arch. Tierheilkde. **38**, H. 3, 207 (1912).
Stamatescu, S. u. N. Sturdza: C. r. Soc. Biol. **133**, 510 (1940) durch Ztrbl. Bakt. I. Ref. **139**, 306 (1941).
Standfuß, R. u. G. Pohl: Nach einem in der Berl. tierärztl. Gesellsch. am 10. II. 1930 gehaltenen Vortrag. Arch. Tierheilkde. **62**, 178 (1930).
Stiasny, E. (*1*): Gerbereichemie (Chromgerbung). Dresden u. Leipzig: Th. Steinkopff, 1931; (*2*): Gerber **35**, 183 (1909).
Studienkommission: J.A.L.C.A. **26**, 70 (1931).
Tenhaeff, C.: Tijdschr. Diergeneesk. **63**, 130, 193 (1936), Ref. Ztrbl. Bakt. I. Ref. **124**, 145 (1937).
Ten Hopen, W.: Tijdschr. Diergeneesk. **63**, 606 (1936), Ref. Ztrbl. Bakt. I. Ref. **124**, 145 (1937).
Tilley, F. W.: J.A.L.C.A. **11**, 131 (1916).
Tilley, F. W. u. J. M. Schaffer: Journ. agricult. Res. **32**, 611 (1931).
Tomašec, J.: Inaug.-Diss. Vet.-Fakul. Zagreb **1930**, Ref. Ztrbl. Bakt. I. Ref. **103**, 434 (1931).
Troger, Chr.: Ztschr. Immun.-Forschg. **76**, 187 (1932).
Tschaikowsky, W. K.: Ztrbl. Bakt. I. Orig. **134**, 239 (1935).
Uhlenhuth P.: Reichsgesundh.-Bl. 4. Jahrg., Nr. 13, 288 (1929).
United States Departement of Agriculture: J.A.L.C.A. **13**, 47 (1918).
Urbain, A.: Compt. rend. Soc. Biol. **107**, 477 (1931), Ref. Ztrbl. Bakt. I. Ref. **104**, 147 (1932).
Urbain, A., E. Théobald u. M. Vallé: Compt. rend. Soc. Biol. **104**, 1204 (1930), Ref. Ztrbl. Bakt. I. Ref. **101**, 341 (1931).
Utenkow, M.: Westnik **1930**, Nr. 2/3, 135.
Velu, H.: Compt. rend. Soc. Biol. **108**, 685 (1931), Ref. Ztrbl. Bakt. I. Ref. **107**, 50 (1932).
Vidal, J. u. D. Borrell: Compt. rend. Soc. Biol. **108**, 181 (1931), Ref. Ztrbl. Bakt. I. Ref. **105**, 97 (1932).

Waldmann, O. (1): Mitt. d. Ges. Dtsch. Naturforscher u. Ärzte 13, 116 (1937). (2): Nach einer privaten Mitteilung.

Warringholz (1): Berl. tierärztl. Wchschr. 1932, 589; (2): Münch. med. Wchschr. 132, 1523; (3): Berl. tierärztl. Wchschr. 1933, 277.

Washburn, H. J.: J.A.L.C.A. 11, 205 (1916).

Weber, Ew.: Die Krankheiten des Rindes. Berlin: Richard Schoetz, 1927.

Weidenmüller, H.: Münch. tierärztl. Wchschr. 1937, 409.

Wesenberg, G. u. Winthrop Chemical Co.: A.P. 1596471 (1925).

Winkler, A. u. K. Redecker: Ztrbl. Bakt. I. Orig. 145, 72 (1940).

Wohlfeil, T. u. H. Wollenberg: Ztrbl. Bakt. I. Orig. 141, 159 (1938).

Woronzoff, Winogradoff u. Kolesnikoff (1): Russikaia Medicina 1886, durch Ztrbl. Bakt. I. 1, 641 (1887): (2): Ztrbl. Bakt. 21, Nr. 4, 1881.

Xylander: Arb. a. d. Kais. Gesundh.-Amt 25, 457 (1907).

Yocum, J. H. (1): J.A.L.C.A. 8, 526 (1913); (2): Collegium 1911, 66; (3): J.A.L.C.A. 5, 507 (1910).

Zeißler, J.: Collegium 1926, 21.

Zeißler, J. u. O. Günther: Ztrbl. Bakt. I. Orig. 144, 402 (1939).

Zuravlev, S.: Technická Hlidka, Kozeluzská 1935, 50 durch J.I.S.L.T.C. 19, 430 (1935).

Siebentes Kapitel

Die Rohhautschäden.

Von Prof. Dr. **Fritz Stather**, Freiberg i. Sa.

A. Allgemeine Übersicht.

Einwandfreies Leder setzt eine einwandfreie Rohware voraus. Die tierische Haut, die Rohware des Gerbers, ist aus verschiedenen Gründen besonderen Schadensmöglichkeiten ausgesetzt. Eine der natürlichen Aufgaben der Haut auf dem Körper des lebenden Tieres, das von ihr bedeckte Muskelgewebe des Fleisches gegen Stoß und Schlag zu schützen, schließt die Gefahr mechanischer Verletzungen der Haut in sich. Als Teil eines lebenden Organismus nimmt die Haut teil an den Wandlungen dieses Organismus und ist auch seinen krankhaften Änderungen mitausgesetzt. Nach dem Tode des Tieres muß die Haut vom Körper mechanisch abgetrennt werden, wobei neuerdings die Gefahr mechanischer Beschädigungen gegeben ist. Nach dem Abziehen vom Tierkörper kann die Haut nur in den seltensten Fällen unmittelbar in der Gerberei eingearbeitet werden, sie muß für kürzere oder längere Zeit und einen häufig weiten Transport konserviert werden. Da tierische Haut als Eiweißstoff einen vorzüglichen Nährboden für Mikroorganismen aller Art bildet, können diese bei ungenügender oder unsachgemäßer Konservierung auf die verschiedenste Weise schädigend auf die Haut einwirken. Schließlich können auch die Konservierungsmethoden und Konservierungsmittel selbst zu Schädigungen der Rohhaut Veranlassung geben.

Diesen mannigfachen Schadensmöglichkeiten der tierischen Rohhaut entsprechen ganz die zahlreichen bekannten Rohhautschäden. Während das volkswirtschaftlich außerordentlich wichtige Gebiet der Rohhautschäden und ihrer Auswirkung auf Leder jahrzehntelang nur wenig wissenschaftliche Beachtung erfahren hatte, ist seine Bedeutung in neuerer Zeit mehr und mehr in den Vordergrund des Interesses gerückt und die einzelnen Schadensarten haben großenteils eine eingehendere Bearbeitung erfahren. Auch zusammenfassend ist das ganze Gebiet der Häuteschäden neuerdings behandelt worden [F. Stather (5)].

Man kann das große Gebiet der Rohhautschäden nach verschiedenen Gesichtspunkten einteilen. Am nächstliegenden wäre die Einteilung in Schäden, die am Körper des lebenden Tieres entstehen („Lebendschäden"), Fehler, die durch den Abzug der Haut vom Tierkörper verursacht werden („Abzugsschäden") und Fehler, die mit dem Konservierungsprozeß der rohen tierischen Haut bis zur Einarbeitung in der Gerberei in Zusammenhang stehen („Konservierungsschäden"). Praktischer jedoch erscheint für eine zusammenfassende Behandlung eine Einteilung nach der Art der die Schäden bedingenden Ursache. Sie wird weitgehend gleichzeitig auch dem ersteren Einteilungsgrundsatz gerecht und wirkt aus diesem Grunde übersichtlicher.

Nach der Schadensursache geordnet hat man folgende sechs Gruppen von Rohhautschäden zu unterscheiden:

I. Mechanische Verletzungen der Rohhaut. Dazu würden zu zählen sein die Schäden, die durch Brandzeichen, Dornhecken- und Stacheldrahtrisse, Striegelrisse, Hornstöße, Mistgabelstiche, den Treibstachel oder Pflanzenfrüchte der Haut am lebenden Tier zugefügt werden, Narbenbeschädigungen bei Zugtierhäuten, Schnipperlinge und Hundebisse bei Schaffellen, sowie die der Haut beim Abziehen durch Fleischerschnitte, Ausheber oder falsches Ausstoßen beigebrachten Schäden.

II. Krankhafte Veränderungen der Haut am lebenden Tier. In dieser Gruppe wären Warzen, Geschwüre, Hautkrankheiten allgemein und das „cockle" der Schafe, weiter die Dermatomykosen, speziell Oberflächen-, Tiefentrichophytie, Mikrosporie und Ringelflechte zu behandeln.

III. Schädigungen der Rohhaut durch tierische Parasiten. Hierher gehören die am lebenden Tier durch die Dasselfliege verursachten Dasselschäden, die Zeckenschäden, Läuseschäden, Milbenschäden, Haarlingsschäden, Nematodenschäden sowie die hauptsächlich auf der konservierten Haut durch Käfer und andere Insekten bedingten Schäden.

IV. Schädigungen der Rohhaut durch Mikroorganismen. Ihnen sind zuzuzählen der größte Teil der zu den Konservierungsschäden zählenden sog. „Salzschäden": Salzflecken, rote und blaue Verfärbung der Fleischseite der Haut, violette Flecken, matter Narben, Faulstippen, Fäulnisfraß, der Schaden durch starkes Hervortreten der Blutadern und durch Marmorieren des Narbens.

V. Schädigungen der Rohhaut durch Chemikalien usw., wozu die während der Konservierung auftretenden, in ihrer Existenz fraglichen Salzstippen, Alaunflecken, Gipsflecken, Eisenflecken, Kupferflecken, Bleiflecken, weiter Schädigungen durch Farbanätzungen, Naphthalinflecken und Blutflecken zu rechnen wären. Dieser Gruppe sind am besten die als Lebendschäden anzusprechenden Mist- und Urinschäden anzugliedern.

VI. Schädigungen der Rohhaut durch Wärme oder Kälte, die teils als Konservierungsschäden, teils als Lagerschäden anzusprechen sind.

Die erste bis dritte Gruppe würde bei einer solchen Einteilung im wesentlichen die „Lebend- und Abzugsschäden" der Haut umfassen, während in der vierten bis sechsten Gruppe hauptsächlich „Konservierungsschäden" zusammengefaßt würden. Eine scharfe Abgrenzung der einzelnen Gruppen gegeneinander ist allerdings nicht immer möglich, da häufig eine Schadensart durch ein Zusammenwirken mehrerer Ursachen entsteht und außerdem bei einer beträchtlichen Zahl von Rohhautschäden die genaue Ursache wissenschaftlich einwandfrei noch nicht geklärt ist.

B. Die einzelnen Schäden und ihre Ursachen.
I. Mechanische Verletzungen der Rohhaut.
1. Brandzeichen.

Brandzeichen finden sich fast ausschließlich auf Wildhäuten. Das wildweidende Vieh Nord- und Südamerikas, Indiens und Australiens wird, um es auf seinen Besitzer zu kennzeichnen und die einzelnen Tiere größerer Herden kenntlich zu machen, mit glühenden Eisenstempeln gebrannt. Auf chinesischen Häuten finden sich vereinzelt kleinere Brandzeichen, durch die die Steuerämter die Bezahlung der Viehsteuer kenntlich machen (G. W. Schultz). Die beim Brennen entstehende

Brandwunde verheilt allmählich wieder, läßt aber eine jederzeit deutlich sichtbare Narbe, den sog. „Brand", zurück. Die Brandzeichen, Anfangsbuchstaben des Besitzernamens, Ziffern oder phantastische Eigentumsmarken, sind meist von Handgröße und finden sich gewöhnlich auf dem wertvollsten Teil der Haut, dem Kern. Selten sind sie nur auf der Narbenseite sichtbar, in der Regel werden die Brandeisen so heftig aufgedrückt, daß die Haut an diesen Stellen vollständig verleimt und verhornt und das Brandzeichen auch auf der Fleischseite zu sehen ist. Je tiefer die Brandzeichen gehen, um so mehr entwerten sie die Haut. Die verhornten Stellen eines Brandzeichens bleiben bei der Gerbung häufig nahezu völlig ungegerbt und können weder geschnitten noch sonstwie verarbeitet werden.

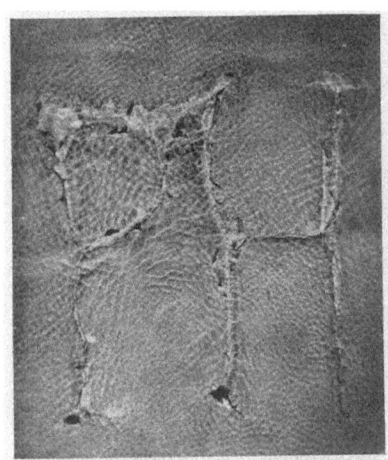

Abb. 391 zeigt ein Brandzeichen auf einem aus südamerikanischer Wildhaut hergestellten Fahlleder. Nicht selten fällt der an einer Haut vorhandene Brand während der Verarbeitung ganz aus der Haut aus, so daß Löcher in Größe und Form des Brandes entstehen (J. Borgmann und O. Krahner, S. 77). Wechselt das Vieh den Besitzer, so wird das alte Brandzeichen ungültig gemacht, und zwar meist durch umgekehrtes Aufbrennen der Eigentumsmarke auf oder neben das alte Brandzeichen (A. Kaul, S. 7). Außerdem wird das Tier von neuem gebrannt. So sind Wildhäute mit 2 oder 3 Brandzeichen keine Seltenheit, selbst Häute mit 20 und mehr Bränden kommen vor. Brandzeichen meist größeren Umfangs in den verschiedensten Mustern weisen manchmal die Häute sogenannter „heiliger" Tiere auf.

Abb. 391. Brandzeichen auf einem aus südamerikanischer Wildhaut hergestellten Fahlleder ($^1/_2$ nat. Gr.) [F. Stather (5)].

In Europa und speziell in Deutschland ist man seit längerer Zeit dazu gelangt, diese grausame und für die Lederindustrie schädliche Kennzeichnungsart zu beseitigen, lediglich bei Pferden wird sie bisweilen noch angewandt. Bestrebungen europäischer Gerber im gleichen Sinne bei den Regierungen wildhäuteliefernder Staaten ist ein nennenswerter Erfolg bisher versagt geblieben. Immerhin bezeichnet man in Neuseeland die Tiere bereits mit unabwaschbarer Farbe, ein kleiner Teil der argentinischen Rinder, aber meist nur die wertvollsten Rassentiere, werden durch Ohrenmarken gekennzeichnet. In der Provinz Buenos-Aires ist gesetzlich nur noch ein Brennen der Tiere an gerberisch weniger wichtigen Stellen: Stirn, Kinnbacken oder Hals, erlaubt.

2. Dornhecken-, Stacheldraht- und Striegelrisse.

Beträchtliche Schädigungen der Rohhaut stellen die Dornhecken-, Stacheldraht- und Striegelrisse dar. Sie bleiben meist an der Rohhaut infolge des Haarkleides unsichtbar und kommen erst auf dem Narben der enthaarten Blöße zum Vorschein. Das Vieh auf der Weide durchstöbert oft dichte Hecken und niedrige Waldbestände. Die Dornen des Gestrüpps setzen sich im Haar fest und ritzen beim gewaltsamen Losreißen die Haut auf. Nicht selten scheuern sich die Weidetiere, um den durch Insektenstiche oder starke Schweißabsonderung hervorgerufenen Juckreiz zu mildern, absichtlich am Dorngestrüpp oder Stacheldraht der Umzäunung und verursachen so die Dornen- oder Stacheldrahtrisse. Man kann bei

Weidevieh oft tiefe blutige Verletzungen feststellen, die lediglich
auf diese Weise entstanden sind.
Stacheldraht ist als Einzäunungs-
mittel in Europa weit verbreitet
und bildet auch in Südamerika
die Umzäunung der einzelnen
Weidefelder, umgibt die wenigen
Schattenbäume und folgt den
eingezäunten Arbeitswegen zur
Bahn und zum Schlachthof.
Durch die Dornhecken und den
Stacheldraht entstehen unregel-
mäßige, kürzere oder längere
Risse im Narben der Haut. Sie
entwerten die Haut für die Lederfabrikation um so mehr, je
tiefer sie eingedrungen sind.
Abb. 392 zeigt ein Brandsohlleder mit typisch unregelmäßig
angeordneten Dornrissen. Dorn-
risse sind auf Zahmhäuten im
allgemeinen nicht so häufig und
ausgeprägt zu finden, Wildhäute
sind dagegen häufig von Dornrissen förmlich zerschnitten.
Stacheldraht verursacht hauptsächlich auf Zahmhäuten einen
nicht zu unterschätzenden Schaden [A. Gansser (2)]. In Abb. 393
sind die starken vernarbten Verletzungen durch Stacheldraht
auf dem Narben eines unzugerichteten Vachettenleders deutlich zu sehen.

Auch Hornstöße, wie sie beim
Zusammentreiben der Tiere auf
engem Raum (in den Corales,
wo die Tiere zum Schlachten
oder Brennen ausgesucht werden)
und bei der Verladung in Eisen-
bahnzüge und Schiffe vorkommen, verursachen starke Verletzungen der Haut (E. Stiasny,
S. 50).

Eine große Gefahr für die Haut
bedeuten die zum Reinigen der
Tiere benutzten Striegel. Neue
Striegel mit scharfen Zähnen können ebensosehr schaden, wie alte
mit beschädigten Zähnen, wie
überhaupt jedes zu starke Auf-

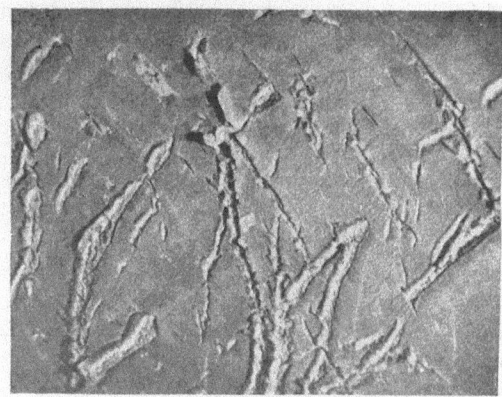

Abb. 392. Offene Dornheckenrisse auf Brandsohlleder
($^2/_3$ nat. Gr.) [F. Stather (5)].

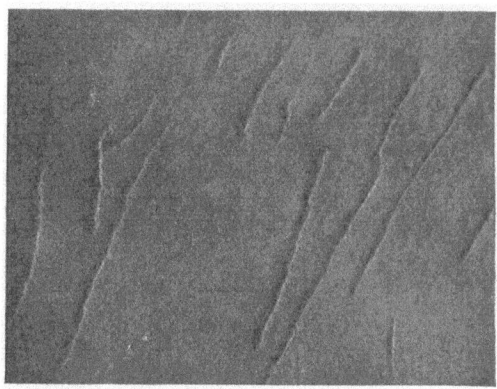

Abb. 393. Verwachsene Stacheldrahtrisse auf dem Narben eines
unzugerichteten Vachettenleders ($^2/_3$ nat. Gr.) [F Stather (5)].

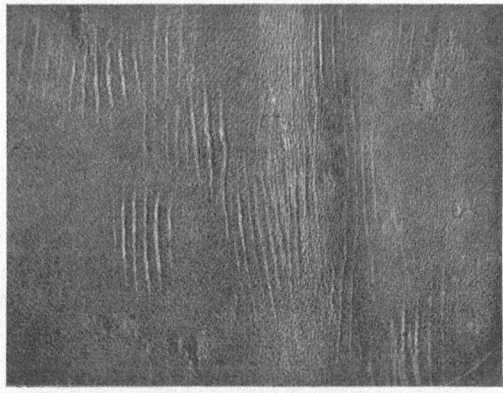

Abb. 394. Striegelrisse auf dem Narben eines Fahlleders
($^2/_3$ nat. Gr.) [F. Stather (5)].

57*

drücken des Striegels Verletzungen der Haut verursacht. Der wie Dornen- und Stacheldrahtrisse erst auf dem Narben der Blöße sichtbare Striegelschaden besteht in mehr oder weniger tiefgehenden rißartigen Verletzungen, offen oder vernarbt, die meist parallel nebeneinander verlaufen und bei entsprechender Striegelführung auch ineinander übergehen können [A. Gansser (2)]. Abb. 394 gibt solche parallele Striegelrisse auf dem Narben eines Fahlleders wieder. Striegelrisse verlaufen auf der Haut, der Striegelführung entsprechend, meist in gewisser Regelmäßigkeit vom Rücken nach den Bauchseiten zu, während Dornhecken- und Stacheldrahtrisse mehr durch ganz unregelmäßigen Verlauf auf der Haut charakterisiert sind. Auch wieder vernarbte Striegel-, Dornhecken- und Stacheldrahtrisse verursachen eine Wertherabminderung der Rohhaut, als stark in die Augen fallende Schönheitsfehler, wenn durch die Narbe lediglich die äußerste Narbenschicht in Mitleidenschaft gezogen ist, als ausgesprochenen Qualitätsmangel, wenn die Narbe sich tiefer in das Lederhautgewebe erstreckt, da wieder vernarbtes Gewebe die Festigkeitseigenschaften des Leders herabsetzt.

3. Mistgabelstiche und Treibstachelschäden.

Die weitverbreitete Unsitte der Bauern, das Vieh hier und da, speziell beim Stallmisten, mit der Mistgabel zum Platzwechsel anzuregen, hat beträchtliche

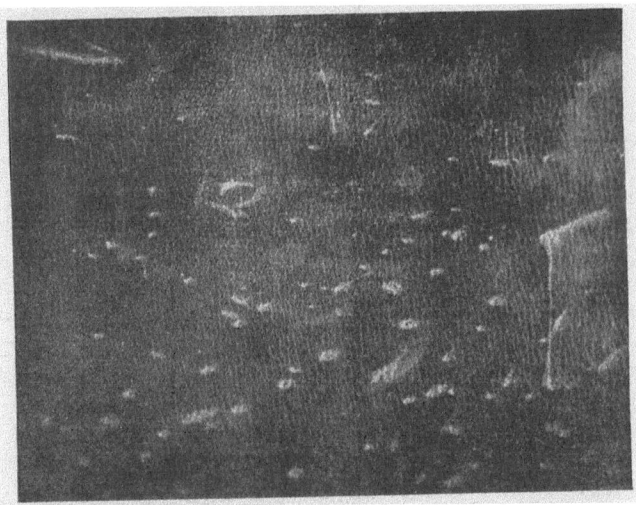

Abb. 395. Treibstachelschaden auf schwarzem Boxkalbleder ($^1/_2$ nat. Gr.) [F. Stather (5)].

Schädigungen der Haut in Form ganz unregelmäßig verteilter stichartiger Verletzungen zur Folge, an der Rohhaut durch das Haarkleid meist völlig verdeckt und erst nach dem Enthaaren an der Blöße sichtbar. Bei Abrutschen der Gabel auf der Haut entstehen nicht selten auch dornheckenrißartige Verletzungen. Noch schlimmer sind die stichartigen Verletzungen durch den Treibstachel („aiguillon"), die ebenfalls erst an der enthaarten Blöße sichtbar werden. Der Treibstachel, ein lanzenartiger Stab mit Eisenspitze, ist trotz seiner Grausamkeit und den behördlichen Verboten in Mittel- und Südfrankreich, aber auch in Spanien zum Treiben des Viehs noch recht verbreitet. Häute solcher Tiere sind häufig von schlecht vernarbten kleinen Stichwunden stellenweise, besonders auf dem Hinterteil, direkt übersät. Abb. 395 zeigt einen solchen Treibstachelschaden auf einem fertig zugerichteten Boxkalbleder.

4. Narbenbeschädigungen bei Zugtierhäuten.

Beim Zahmvieh, besonders Zugtieren, kommt es zuweilen vor, daß das Geschirr nicht richtig sitzt, so daß die Haut des Tiers verletzt werden kann oder dauernd an Wagenteilen usw. so reibt, daß mehr oder weniger starke Verletzungen der Haut die Folge sind. Gewöhnlich dazu kommende Infektion und dadurch bedingte Entzündungen und Neubildungen des Hautgewebes verursachen weitere Veränderungen der Haut, die am fertigen Leder sichtbar bleiben und dieses im Werte mehr oder weniger

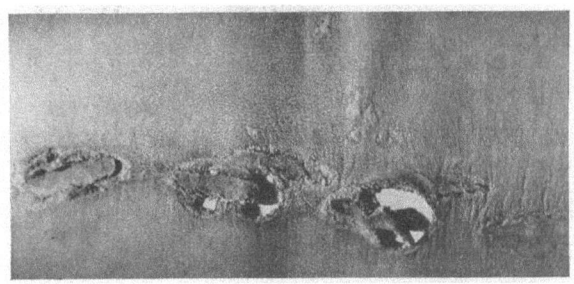

Abb. 396. Fahlleder mit Narbenverletzung der Haut durch Stallkette [F. Stather (5)].

herabsetzen. Abb. 396 veranschaulicht als Beispiel eine solche Narbenverletzung durch eine Stallkette.

Bei stark abgemagerten Tieren kann unter Umständen ein ständiges Scheuern der Haut an den eigenen hervorstehenden Knochen (z. B. Hüftknochen) zu Zerrungen und Dehnungen des Hautgewebes Veranlassung geben, die auch am fertigen Leder zum Nachteil desselben sichtbar bleiben.

5. Narbensprengungen an getrockneter oder gefrorener Haut[1].

Die durch Trocknen konservierten Wildhäute werden häufig zur Verschiffung scharf umgebogen und in Ballen gepreßt. Nicht selten bricht dabei der Narben an der Umbruchstelle in beträchtlicher Tiefe, ein Schaden, der selbstverständlich den Wert der Haut je nach der Größe der Bruchstelle stark vermindert [F. Stather (3)]. In gleicher Weise sind durch Gefrieren konservierte Rohhäute (Sibirien) bereits gegen geringe Biegungsbeanspruchung sehr empfindlich, wobei Sprengungen der feinfaserigen Narbenschicht beträchtliche Schädigungen der Rohhaut verursachen können.

6. Narbenverletzungen durch Pflanzenfrüchte.

Wildhäute weisen nicht selten stichartige Narbenverletzungen auf, die häufig als Insektenstiche gedeutet werden. In Wirklichkeit stammen sie von Pflanzenfrüchten, die scharfe Grannen besitzen. So sind z. B. die Grannen von Heteropogon contortus, einer in Indien und Afrika vorkommenden grasähnlichen Pflanze, spiralig aufgedreht. Sie heften sich durch eine bärtige Behaarung am Fell der Weidetiere fest und bohren sich dadurch, daß sich die Spirale streckt, mit der scharfen Spitze in die Haut ein. Oft wird sogar das Fleisch erreicht und es entstehen eitrige Entzündungen, durch die der Wert der Haut noch weiter herabgesetzt wird. Diese Art von Beschädigung kommt besonders bei Kaphäuten vor. Ähnliche Beschädigungen werden von dem Samen gewisser Rispengräser, z. B. von Aristida barbicolis und Aristida congesta, hauptsächlich an Schafhäuten herbeigeführt. An südamerikanischen Häuten findet man Samenbeschädigungen, herbeigeführt von Stipa charmana, die noch schlimmer sind als die von Heteropogon contortus, da die Spitze der Grannen von Stipa charmana noch mit einem Kranz von Widerhaken versehen ist (M. C. Lamb).

---

[1] Siehe auch S. 947.

7. Scherschäden und Hundebisse an Schaffellen.

Beträchtliche mechanische Beschädigungen der Haut werden bei Schaffellen durch fehlerhaftes und ungeschicktes Scheren der Tiere verursacht. Sie äußern sich in Form der verschiedenartigsten Schnitte ("Schnipperlinge") an der enthaarten Schafblöße, hie und da die ganze Hautdicke durchdringend, und bleiben natürlich auch in vernarbtem Zustand am fertigen Leder sichtbar. Da wiedervernarbte Schnipperlinge verständlicherweise einen geringeren Schaden darstellen als offene Schnittwunden, muß ein Scheren der Tiere unmittelbar oder kurz vor der Schlachtung möglichst unterbleiben; das Scheren nach der Schlachtung ist in Deutschland entsprechend verboten.

Sehr häufig sind auch die mechanischen Beschädigungen der Schaffelle durch Hundebisse. Die Schäden finden sich fast immer an den Keulen und werden gewöhnlich in einer Schafherde mit gewisser Regelmäßigkeit festgestellt, weil sie auf eine ungeeignete Auswahl und Dressur der Schäferhunde zurückzuführen sind.

Eine Unsitte, die zu beträchtlichen Hautbeschädigungen führt, ist auch das Festhalten der Lämmer und Schafe an der Wolle. Besonders bei den kleinen und jungen Lämmern werden dadurch leicht ganze Teile der Haut vom Tierkörper abgerissen.

8. Fleischerschnitte, Ausheber und Ausstoßschäden.

Große Gefahr mechanischer Verletzungen der Rohhaut besteht beim Abziehen der Haut vom Tierkörper. Wird nicht ganz sorgfältig vom abziehenden Schlächter gearbeitet, so zerschneidet das Abzugsmesser nicht nur das lockere, Muskelgewebe und Haut verbindende Unterhautbindegewebe, sondern dringt auch von der Fleisch-

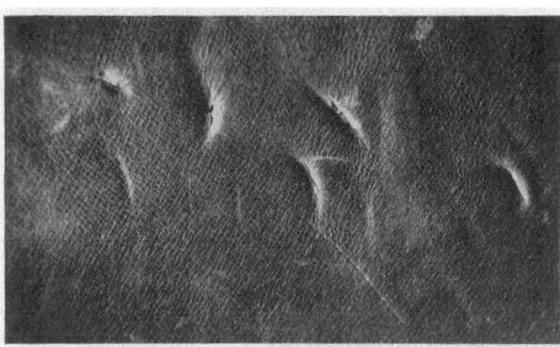

seite aus in die Lederhaut selbst ein. Durch solche "Fleischerschnitte", oder wenn es sich um ein Abschneiden eines ganzen Stückchens aus der Haut von der Fleischseite her handelt, "Ausheber", gehen alljährlich sehr große volkswirtschaftliche Werte verloren. Fleischerschnitte finden sich besonders häufig an den Seitenteilen der Häute und Felle und insbesondere in der Schwanzwurzelgegend, weil an diesen

Abb. 397. Narbenseite eines Boxkalbleders mit Fleischerschnitten und Aushebern ($^1/_2$ nat. Gr.) [F. Stather (5)].

Stellen die Haut besonders innig mit dem Muskelgewebe verbunden ist. Durch Verwendung besonderer Aufhängezangen beim Abziehen können Schwanzwurzelschnitte weitgehendst vermieden werden. Wie Abb. 397 zeigt, sind Fleischerschnitte und Ausheber nach der Fertigstellung des Leders auch auf dem Narben stark sichtbar und entwerten die Haut deshalb speziell für Zwecke der Oberlederfabrikation. Bei Ledern, die hinsichtlich Reißfestigkeit besonders beansprucht werden, wie Riemen- und technischen Ledern, ist der Schaden durch Fleischerschnitte besonders groß. Infolge unsachgemäßer Abhäutung durch den Fleischer waren 1938 in Deutschland von den bei den Häuteverwertungen anfallenden Häuten 14,3% durch Schlachtschäden für die Qualitätsverarbeitung unbrauchbar gemacht (Fachgruppe Häuteverwertungen).

Verschiedene zur Vermeidung des Schadens früher vorgeschlagene Sicherheits-Abhäutemesser, wie z. B. das Sicherheitsmesser von Schulz oder der „Toro"- Ent-häutungsapparat sowie der „Perco"-Apparat der Société Française pour la dé-pouille mécanique, konnten sich in der Praxis bisher noch nicht recht einführen [A. Gansser (1)], während neuere, in Deutschland entwickelte mechanische Ab-häuteapparate, der Enthäutungsapparat „Peller" der Maschinenfabrik Turner, Frank-furt a. M., die Enthäutungsmaschine „Dickhäuter" der Firma Dick, Eßlingen a. N., und der Preßluftenthäutungsapparat FE 1 der Krupp-Kraftwerkzeugsvertriebs-G. m. b. H., Düsseldorf, neuestens mit bestem Erfolg in Deutschland zur Anwendung gelangten. Der Prozentsatz der Schlachtschäden konnte mit diesen Apparaten von etwa 15 bis 20% auf etwa 2 bis 5% gesenkt werden (Fachgruppe Häuteverwer-tungen).

Eine häufig beobachtete Schädigung der Rohhaut, vor allem leichterer Felle, macht sich durch aufgesprengte Narbenstellen oder gar Löcher am fertigen Leder

sehr unangenehm bemerk-bar und wird als „Aus-stoßschaden" bezeichnet. [A. Gansser (1); F. Sta-ther (3)]. Der Hautscha-den entsteht dadurch, daß die Haut mit einem ungeeigneten Instrument, etwa dem Holzgriff des Abzugsmessers oder son-stigem scharfkantigen Werkzeug, z. B. Rehfüßen, vom Tierkörper abgesto-ßen wird. In erhöhtem Umfang treten solche Aus-stoßschäden auf, wenn der Tierkörper auf einer festen Unterlage, einem sog.

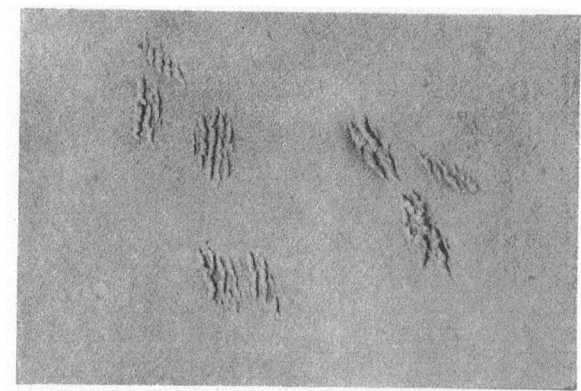

Abb. 398. Ausstoßschaden auf der Narbenseite eines unzugerichteten Boxkalbleders ($^2/_3$ nat. Gr.) [F. Stather (5)].

„Schragen", ausgeschlagen wird. Ein Ausschlagen des noch blutwarmen hängen-den Tierkörpers mit der Faust, dem Ellbogen oder einem stumpfen Werkzeug läßt Ausstoßschäden vollkommen vermeiden. Kalb-, Fresser- und Schaffelle so-wie leichte Kalbinnen- und Rinderhäute dürfen grundsätzlich nicht ausgeschlagen, sondern höchstens mit der Hand ausgeschoben werden, während das Ausmachen schwerer Häute mit Hammer und Zange ausgezeichnete Ergebnisse liefert. Abb. 398 zeigt einen Ausstoßschaden in charakteristischer Anordnung auf der Narbenseite eines unzugerichteten Boxkalbleders.

II. Krankhafte Veränderungen der Haut am lebenden Tier.

1. Warzen, Geschwüre, Ekzeme, pathologische Verkalkungen.

Warzen, Geschwüre und Hautkrankheiten verursachen bleibende Verände-rungen der Haut und beeinträchtigen den Wert des daraus hergestellten Leders je nach Art und Ausdehnung. Warzenartige Gebilde auf der Haut, wie sie in Abb. 399 auf Fahlleder zu sehen sind, werden im Herstellungsgang des Leders meist aufgerissen, beim Schlachten des Tiers offene Geschwüre bedingen verständ-licherweise stärkere Lederschäden als bereits wieder vernarbte Wunden (Abb. 400). Hautkrankheiten wirken gewöhnlich vor allem ungünstig auf die Narbenbeschaf-fenheit der Rohhaut ein. So zeigt Abb. 401 als Beispiel ein Chromkalbleder, her-gestellt aus einer Haut, in der das Blutgefäßsystem krankhaft verändert war.

L. S. Stuart und R. W. Frey (1) unterzogen neuerdings nichtparasitäre Ekzeme an Rindshäuten einer eingehenden Untersuchung als Haut- und Lederschäden. Sie führen die Entwicklung der nichtparasitären Ekzeme auf Störungen im Nerven-, Gefäß- und Drüsensystem der Haut zurück. In den ekzematösen Hautstellen war die epidermale Schicht dünn, die Talgdrüsen stark vergrößert, in den tieferen Schichten des Coriums die Blutgefäße stark erweitert und ebenso wie die Talgdrüsen von starken Infiltrationen umgeben. Die Narbenschicht war in den Ekzemen meist vollständig zerstört. Im Äscher schwellen die ekzematösen Stellen unregelmäßig, beim Streichen ließen sich die kurzen Haare nur schwer entfernen. Nach der Chromgerbung oder pflanzlichen Gerbung ergab sich an den betreffenden Stellen der Haut ein aufgerauhter, durchlöcherter oder abgeschabter Narben.

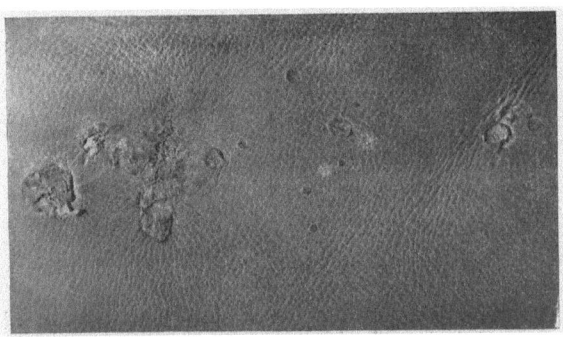

Abb. 399. Hautwarzen auf Fahlleder (²/₃ nat. Gr.) [F. Stather (5)].

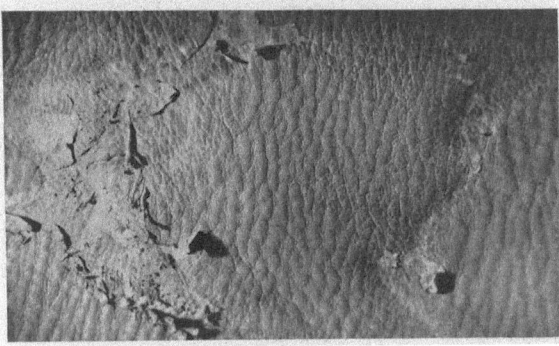

Abb. 400. Fahlleder mit offenem und verwachsenem Hautgeschwür (²/₃ nat. Gr.) [F. Stather (5)].

Unter die Hautkrankheiten zu zählen ist auch die von M. Bergmann, W. Hausam und E. Liebscher (6) beschriebene pathologische Verkalkung der Haut am lebenden Tier. Die dadurch entstehenden Kalkflecken unterscheiden sich auf der enthaarten Blöße durch ihre hellere Farbe und geringere Durchsichtigkeit von der übrigen durchscheinenden Blöße. Sie sind manchmal nur 0,5 bis 1 cm groß, oft überziehen sie aber auch größere, unregelmäßig

Abb. 401. Chromkalbleder aus Haut mit erkranktem Blutgefäßsystem (²/₃ nat. Gr.) [F. Stather (5)].

begrenzte Flächen der Blöße, so daß ein landkartenartiges Bild entsteht. Sie können vom Narben bis zum unteren Ende der Papillarschicht reichen oder sich auch noch durch das ganze Corium bis zum Unterhautbindegewebe erstrecken. Die Flecken sind verursacht durch die Ablagerung kristallinen Calciumcarbonats in der Haut (Abb. 402). Da nach Entfernung des Calciumcarbonats mit Säure besonders Strukturen im histologischen Schnitt festgestellt werden konnten, wird die Veränderung nicht als eine zufällige postmortale Ausfällung von Kalk, sondern als eine im Rahmen einer vorgezeichneten biologischen Schablone erfolgte pathologische Verkalkung der Haut des lebenden Tieres angesprochen. Obwohl der abgeschiedene Kalk durch einen Säurepickel aus der Haut herausgelöst werden kann, bleibt die krankhafte Veränderung des Lederhautgewebes bestehen und äußert sich am fertigen Leder in großflächigen, landkartenartigen Erhöhungen der Narbenseite, die diese ganz entwerten.

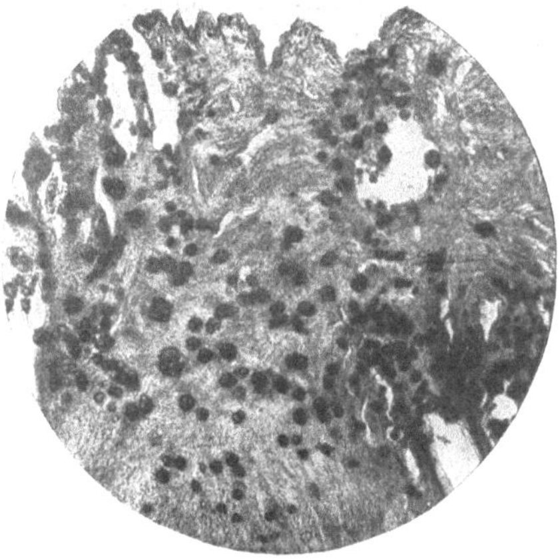

2. Cockle.

An Schaffellen kennt man seit langem einen Rohhautschaden, der mit „cockle" bezeichnet wird. Er äußert sich auf dem Narben der entwollten Felle als harte, scharf ausgeprägte Knötchen oder Beulen von gelblicher Farbe, die in pflanzlichen Gerbbrühen je nach der Art des verwandten Gerbstoffs tief rotschwarz oder braunschwarz werden. Die Knötchenbildung geht im allgemeinen von Hals und Schultern aus und bedeckt manchmal die ganze Haut. Nach dem Falzen treten

Abb. 402. Dünnschnitt durch Haut mit pathologischen Kalkflecken [M. Bergmann, W. Hausam und E. Liebscher (6)].

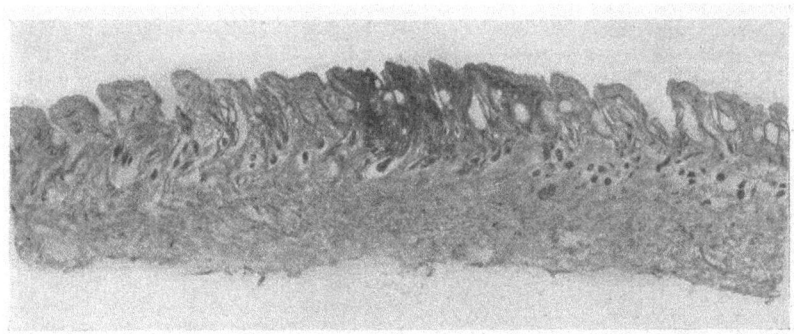

Abb. 403. Vertikalschnitt durch gepickelte Schafsblöße mit „cockle" (J. H. Blank und G. D. McLaughlin).

die Knötchen stärker hervor oder fallen ein und erscheinen dünner und härter als die gesunden Teile des Leders. Cockle findet sich auf europäischen, australischen, neuseeländischen und nord- und südamerikanischen Schaffellen, nicht aber auf arabischen oder indischen oder auf Ziegenfellen. Die schadhafte Veränderung entwickelt sich auf den Schafen von etwa Dezember bis zur Schur der Schafe, dann hört sie wieder auf [A. Seymour-Jones (2), S. 206]. Die kleinen, harten Pusteln sollen auf eine Anreicherung von Fett an den Wollwurzeln zurückzuführen sein; das Fett steht in seinen Eigenschaften etwa zwischen dem normalen Hautfett und dem Wollfett. Die Fettanreicherung soll in einer zu starken oder ungeeigneten

Mastfütterung ihre Ursache haben und durch Frischweide behoben werden [A. Seymour-Jones (1)].

Neuere histologische Untersuchungen (J. H. Blank und G. D. McLaughlin) angepickelter Schafsblöße mit Cockle ergaben bei der Färbung im Schnitt mit Hämatoxylin-Eosin ein größeres Aufnahmevermögen der Cocklepusteln gegenüber dem normalen Gewebe für das Eosin (Abb. 403). Bei der Färbung mit Scharlach R konnte eine Anreicherung der nach den Pusteln führenden Blutgefäße und der Zellkerne festgestellt werden. Ein erhöhter Fettgehalt konnte dagegen in den Cocklepusteln mit den bekannten Fettfärbeverfahren nicht nachgewiesen werden.

Nach G. Rezabek haben von Cockle befallene Schafleder zufolge zahlreicher 1 bis 2 mm großer Vertiefungen ein genarbtes Aussehen. Bei Vergrößerung erkennt man im Umbau regellos aneinandergepreßte, von Runzeln durchzogene, kugelige Buckel. Das Leder ist stark geschrumpft, im Schnitt sind die feinen Fibrillen kaum mehr erkennbar und zu einem hornigen Gebilde zusammengeschrumpft. Da durch Stollen die Einzelfasern wieder sichtbar werden, können sie nicht beschädigt sein.

3. Dermatomykosen.

Weit verbreitete Hautkrankheiten sind auf die Entwicklung und Vermehrung parasitärer Pilze in der Haut des Wirtstiers zurückzuführen und werden als Dermatomykosen bezeichnet (siehe auch Kap. Hausam, S. 681).

Die Erreger dieser Haar- und Hautkrankheiten, die Dermatophyten, gehören botanisch zu den Hyphomyceten (auch Fungi imperfecti genannt) und umfassen zahlreiche Arten, die sich durch große Mannigfaltigkeit ihres Aussehens und ihrer Fortpflanzungsorgane auszeichnen. Man unterscheidet 4 Hauptgruppen: Mikrosporie, Trichophytie, Epidermophytie und Favus. Trichophytie kommt bei Mensch und Tier sehr verbreitet vor und zeichnet sich durch die Vielgestaltigkeit ihrer Symptome aus. Die pflanzlichen Erreger der Trichophytie gelangen durch Ansteckung von Tier zu Tier auf die gesunde Haut, befallen zunächst die Haare und finden durch den Haarbalg den Weg zum übrigen Hautgewebe. Diese Primärwirkung der Spaltpilze kann ihre Krankheitserscheinungen mehr auf die Hautoberfläche konzentrieren oder sich nach der Hauttiefe erstrecken. Bei der Tiefentrichophytie kommt es schnell zu Vereiterungen des erkrankten Gewebes und in weiter fortgeschrittenen Fällen werden ganze Gewebeteile verdrängt und zerstört. Wenn bei der primären Erkrankung unter dem Einfluß der Abwehrkräfte des Organismus die Trichophytiepilze vernichtet oder ausgestoßen werden, so wird der Krankheitsherd von keratinähnlichen Massen erfüllt, die makroskopisch als Bläschen oder Krusten in Erschenung treten (Oberflächentrichophytie). Die gleichen Bläschen und Krusten können auch bei einem zweiten Stadium der Erkrankung auftreten, wenn von der primären Affektionsstelle aus die Hautpilze sich auf dem Wege der Blutbahnen oder Nervenbahnen ausbreiten und abseits der ursprünglichen Infektionsstelle sekundäre Erkrankungen bewirken.

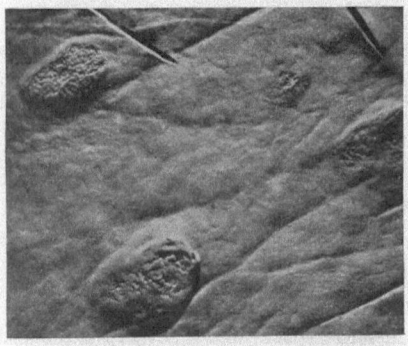

Abb. 404. Aufsicht eines durch Tiefentrichophytie beschädigten Kalbleders ($^{1}/_{2}$ nat. Gr.) [M. Bergmann, W. Hausam und E. Liebscher (1)].

Den speziellen Fall von „Tiefentrichophytie" auf der Haut des lebenden Tieres als Ursache eines Lederschadens an chromgarem Kalbleder beschrieben M. Bergmann, W. Hausam und E. Liebscher (1) folgendermaßen: „Die Narbenseite des Leders weist, wie Abb. 404 zeigt, 1 bis 3 cm große, meist ovale Löcher auf. Die unter dem Narben liegenden Teile der Lederhaut sind an diesen Stellen weitgehend zerstört und der darüber liegende, stark angegriffene Narben eingesunken.

Alle Schnitte durch das verletzte Narbengewebe und seine Umgebung waren durchsetzt von Haufen elliptischer Sporen zweier verschiedener Größen. Sie waren überall in der Hautoberfläche zu finden (Abb. 405) und besonders zahlreich in den Haarlöchern bis hinab zu den Haarbälgen. In der Umgebung der Haarbälge wurden längere, öfters verzweigte Schläuche ermittelt, die stellenweise angeschwollen waren (Abb. 406) und manchmal schon den Zerfall in Sporen, und zwar Mycelsporen oder Spindelsporen (Abb. 407) oder eckig abgeklammerte Gebilde zeigten".

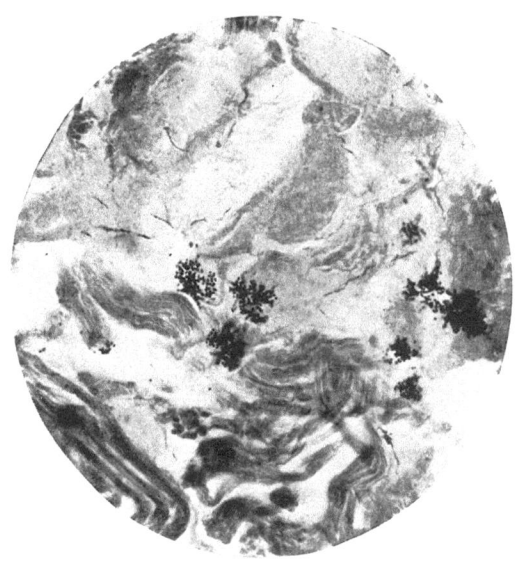

Abb. 405. Sporenhaufen im Schnitt durch die Oberfläche eines durch Trichophytie beschädigten Kalbleders (Vergr. 220mal) [M. Bergmann, W. Hausam und E. Liebscher (1)].

M. Bergmann, W. Hausam und E. Liebscher (1) fanden die Narbenoberfläche des schadhaften Leders so gut wie frei von Sporen und Mycel, dagegen in dem Krater der Haarlöcher, in den Haarkanälen selbst und in der Umgebung der noch vorhandenen Haarwurzeln zahlreiche Sporenhaufen und Mycelien und ebenso überall in der benachbarten oberen Papillarschicht. Hier waren eine Vielzahl von Fraßlöchern festzustellen, an deren Wänden die Schadenstifter wie eine Deckschicht verteilt waren (Abb. 408).

„Oberflächentrichophytie" ist nach M. Bergmann, F. Stather,

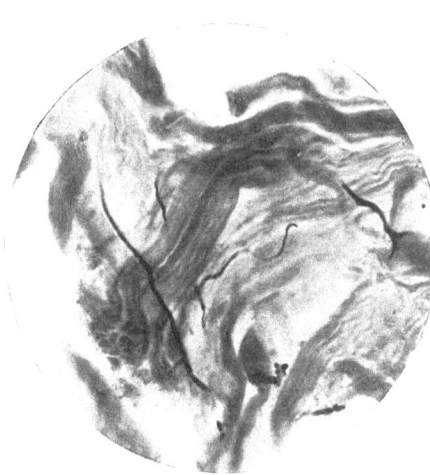

Abb. 406. Fäden im Schnitt eines durch Trichophytie beschädigten Kalbleders (Vergr. 360mal) [M. Bergmann, W. Hausam und E Liebscher (1)].

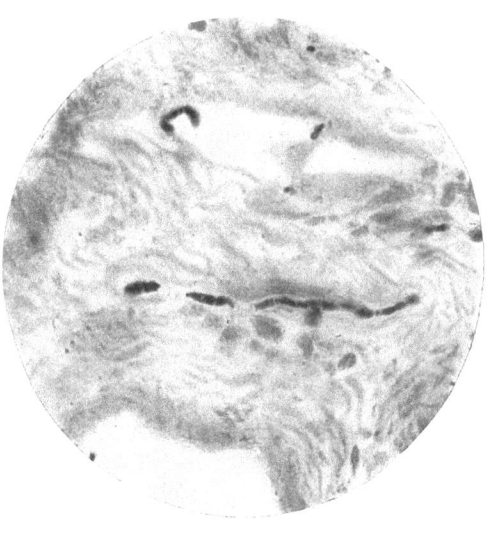

Abb. 407. Spindelsporen im Schnitt eines durch Trichophytie beschädigten Kalbleders (Vergr. 400mal) [M. Bergmann, W. Hausam und E. Liebscher (1)].

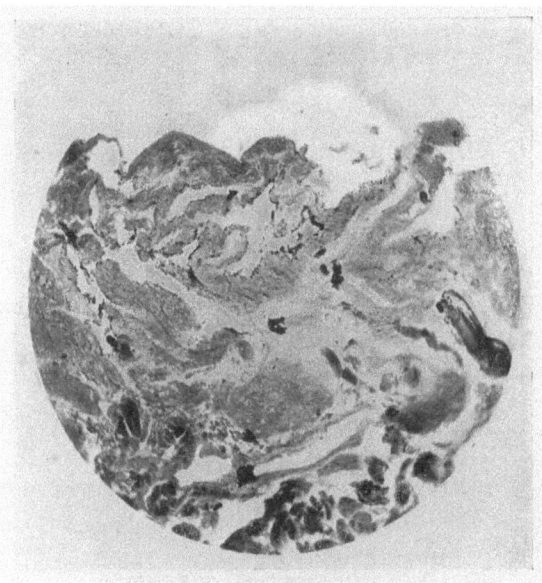

Abb. 408. Fraßlöcher unterhalb des Narbens im Schnitt eines durch Trichophytie beschädigten Kalbleders (Vergr. 65mal) [M. Bergmann, W. Hausam und E. Liebscher (1)].

W. Hausam und E. Liebscher die Ursache des bisher meist fälschlicherweise mit „Salzstippen" bezeichneten Hautschadens, der entsprechend am besten mit „Haarpilzstippen" zu bezeichnen ist. Haarpilzstippen äußern sich vereinzelt oder in ganzen Haufen als kleine nadelkopfartige oder gesprenkelte Erhebungen, Verkrustungen und Bläschen, die am fertig zugerichteten Leder häufig sternförmig aufgebrochen sind (Abb. 409). Bei der histologischen Untersuchung solcher Haarpilzstippen an chromgaren und vegetabilisch gegerbten Ledern stellten M. Bergmann, F. Stather, W. Hausam und E. Liebscher in den mit Diaphanol (Chlordioxyd) gebleichten Dünnschnitten an den Stippenstellen eine starke Veränderung des Unternarbengewebes fest, dagegen keine Gewebszerreißungen, wie sie auftreten müßten, wenn der Schaden durch ein Auskristallisieren von Salz innerhalb des Fasergefüges der Haut entstanden wäre. Die natürlichen Hautfasern waren hier weitgehend verändert und

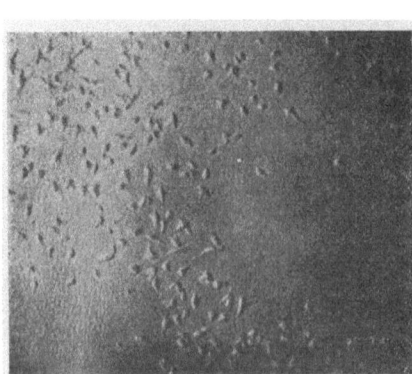

Abb. 409. Haarpilzstippen auf Boxkalbleder (nat. Gr.) (M. Bergmann).

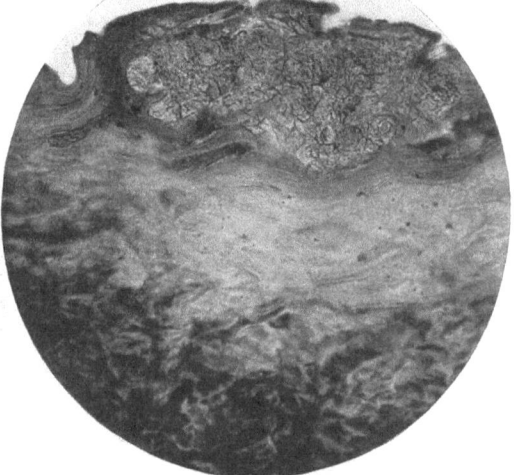

Abb. 410. Vertikalschnitt durch Haarpilzstippe (Vergr. 60mal) [M. Bergmann, W. Hausam und E. Liebscher (2)].

durch schollige keratinartige Massen ersetzt. Bei den gebleichten Chromledern waren die scholligen Massen durch ihren erheblichen Chromgehalt, der auch bei der Zurichtung für die histologische Untersuchung erhalten blieb, stark grün gefärbt. Die Schadenstellen sind stets deutlich gegen die gesunde Umgebung abgegrenzt (Abb. 410). In sämtlichen Untersuchungsproben

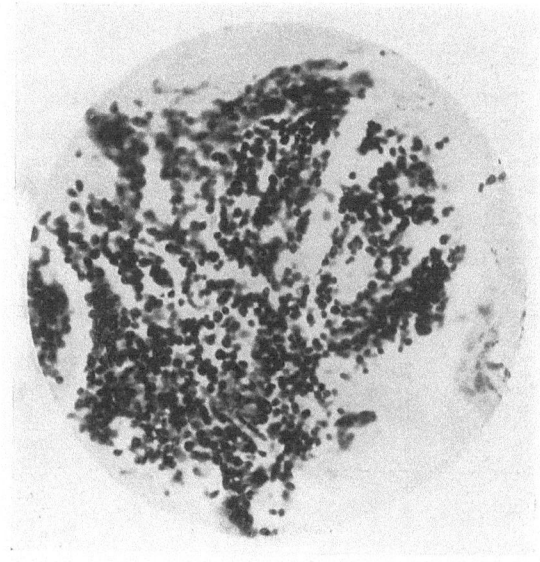

Abb. 411. Sporen des Haarpilzes (Vergr. 500mal) (M. Bergmann, F. Stather, W. Hausam und E. Liebscher).

wurden mit den Stippen vergesellschaftet regelmäßig unzählige Mikroorganismen gefunden. Bei weitem vorherrschend waren elliptische Gebilde von zwei

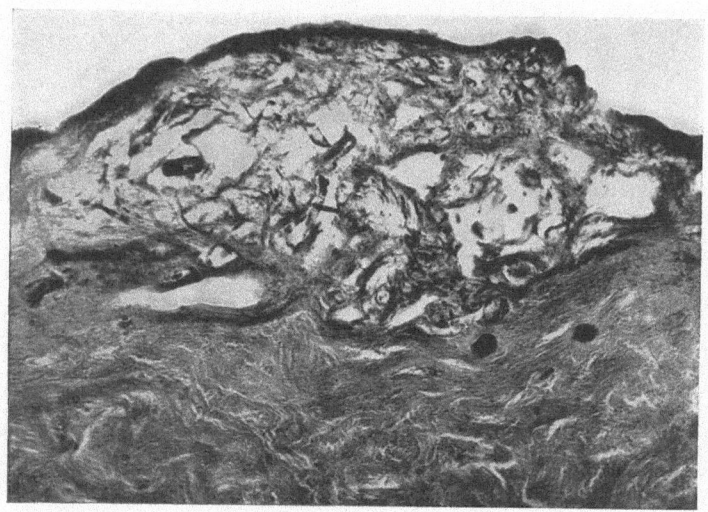

Abb. 412. Querschnitt durch Mikrosporie-Stippe (Vergr. 100mal) [M. Bergmann, W. Hausam und E. Liebscher (2)].

verschiedenen Größen: kleinere von 1 bis 3 μ Länge und 0,5 bis 2 μ Breite, daneben etwas größere Gebilde von 3 bis 5 μ Länge und 1 bis 3 μ Breite (Abb. 411). Daneben konnten in den Schnitten durch die Stippen ab und zu fädiges Mycel,

Rosenkranzformen und oidienartige Bildungen beobachtet werden. Immer waren die mit scholligen Massen angefüllten, scharf umgrenzten Schadenstellen völlig frei

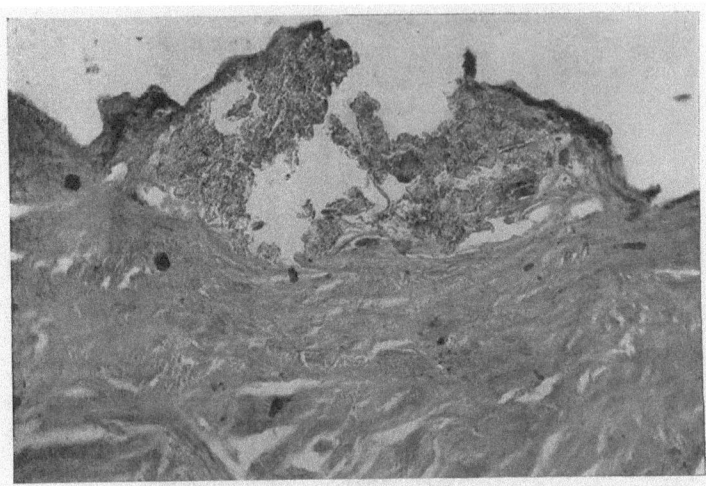

Abb. 413. Querschnitt durch Mikrosporie-Stippe (Vergr. 100mal) [M. Bergmann, W. Hausam und E. Liebscher (2)].

von Mikroorganismen, diese fanden sich dagegen haufenweise in der Narbenschicht über den Schadenstellen und zogen sich von da an den Seiten dieser herunter. Alle diese Befunde stimmen genau auf die Symptome der Oberflächentrichophytie.

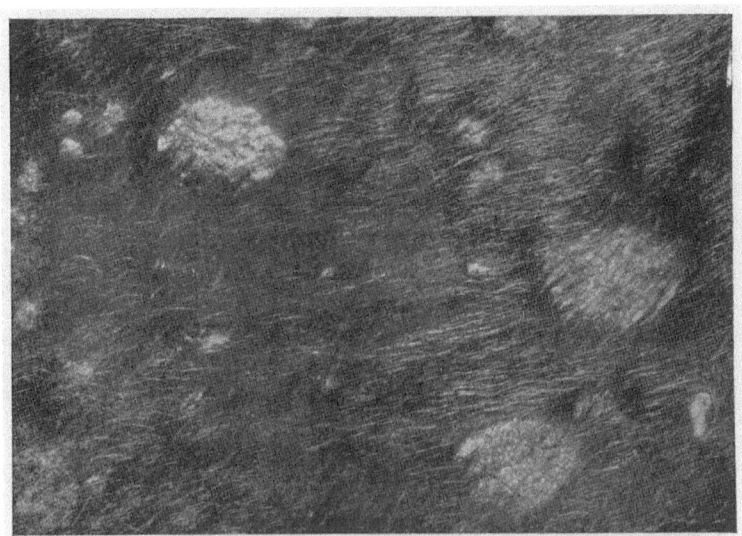

Abb. 414. Ringelflechte auf geweichter Färsenhaut [L. S. Stuart und R. W. Frey (2)].

Nach M. Bergmann, W. Hausam und E. Liebscher (2) können auch die Mikrosporiepilze einen haarpilzstippenartigen Schaden verursachen, der sich äußerlich von den Stippen der Oberflächentrichophytie in keiner Weise unterscheidet. Die als 1 bis 3 mm große, eruptionsförmige, bräunlichgelbe Krusten von

der Blöße sich abhebenden Stippen sind gegen das umgebende gesunde Narbengewebe scharf abgegrenzt und lassen bei mikroskopischer Untersuchung die im
Vergleich mit Trichophytiepilzen kleineren Faden- und Sporenformen des Mikro-
sporiepilzes erkennen. Die Fäden des Pilzes (vegetative Form) haben nur einen
Querschnitt von 0,5 bis 1 μ und waren im untersuchten Fall in Segmente von etwa
3 bis 5 μ Länge zerfallen. An den Stippen, die in ihrem histologischen Bild sich
in keiner Weise unterschieden, waren deutlich verschiedene Entwicklungsstadien
zu unterscheiden. Während zunächst das Gewebe innerhalb der Stippe stark
durch Löcher beschädigt ist, aber noch faserige Struktur aufweist und mit dem
darunterliegenden intakten Lederhautgewebe noch in organischer Verbindung

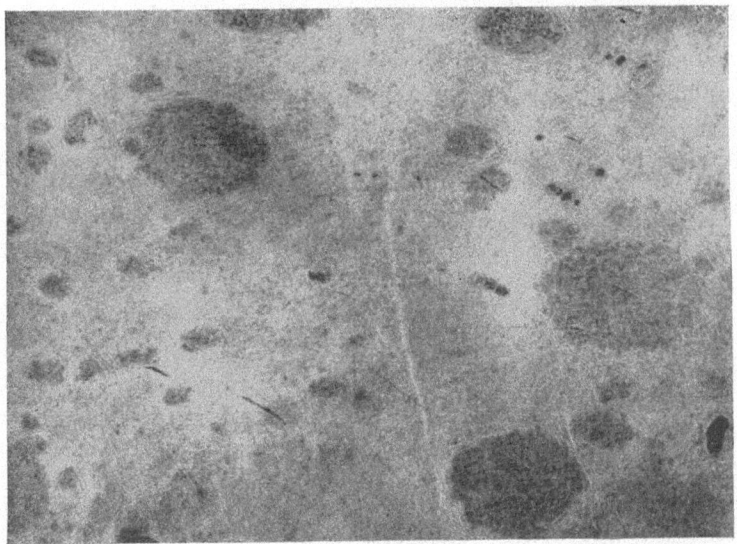

Abb. 415. Schaden durch Ringelflechte auf chromgarem Leder [L. S. Stuart und R. W. Frey (2)].

steht (Abb. 412), wird die Stippe allmählich vom gesunden Lederhautgewebe abgegrenzt und mit parakeratotischen Massen angefüllt, fertig zur Abstoßung vom
gesunden Gewebe (Abb. 413).

Die durch Trichophytie- und Mikrosporiepilze verursachten Haarpilzstippen
sind nach M. Bergmann, W. Hausam und E. Liebscher (3) mitunter möglicherweise auch als Konservierungsschaden zu betrachten, der mit einer auf dem
lebenden Tiere vorhandenen Hautkrankheit zusammenhängt, auf der toten gesalzenen Haut wieder aufleben oder aber auch erst durch Infektion auf der gesalzenen Haut während des Konservierungsprozesses zur Entwicklung kommen kann.
Haarpilzstippen sind nach ihren Feststellungen mit den sogenannten „Salzstippen" identisch.

Als Dermatomykose anzusprechen ist auch der von L. S. Stuart und R. W. Frey
(2) beschriebene und als „Ringelflechte" bezeichnete Hautschaden, der sich an
der Haut des lebenden Tieres in Form kahler, annähernd kreisrunder, schuppen-
artiger und schwammiger Stellen äußert (Abb. 414). Hautpilze der Trichophytie-
gruppe sind seine Ursache. Nach dem Äschern und Enthaaren haben die hautkranken Stellen ein gequollenes Aussehen. In den Flechtenstellen ist der Narben
rauh und trotz ausreichenden Äscherns werden die Haarstummel von der Haut
festgehalten. Nach der Gerbung sind die kranken Hautteile dunkler, der Narben

ist gröber und offensichtlich teilweise zerstört (Abb. 415). Der Schaden bei der Ringelflechte verläuft mehr oberflächlich als bei den oben beschriebenen Trichophytieschäden.

Eine ähnliche Schadenserscheinung wurde auch durch W. Hausam (1) beschrieben.

Nach M. E. Robertson (2) haben sich zur Bekämpfung von Pilzkrankheiten und insbesondere solcher, die durch Trichophyten verursacht werden, Lösungen von p-Nitrophenol sehr gut bewährt. Nach kurzer Behandlung der Tiere trat Heilung ein, ohne daß das p-Nitrophenol nachteilig auf die Haut der Tiere einwirkte.

III. Schädigungen der Rohhaut durch tierische Parasiten.

1. Dasselschäden.

Unter den Schäden, die durch tierische Parasiten auf der Haut des lebenden Tieres hervorgerufen werden, stehen die Dasselschäden an erster Stelle. Sie werden durch die Larven der Dasselfliege, Hypoderma bovis und Hypoderma lineatum (Fr. Brauer; H. Gläser), auch Ochsen- oder Rinderbiesfliege, Rinderbremse oder Rinderbreme genannt, verursacht.

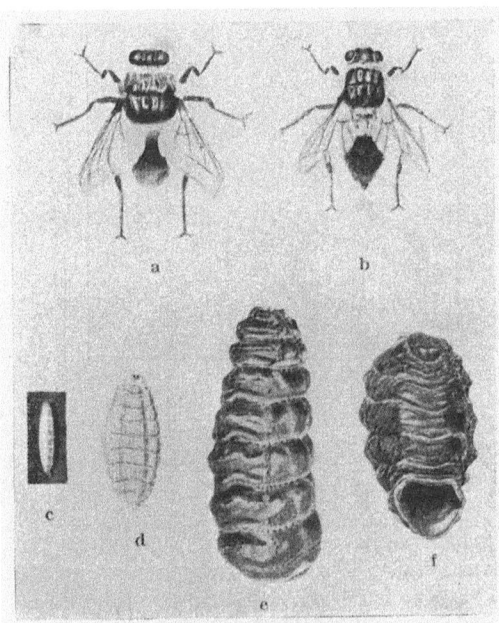

Abb. 416 (nach H. Gläser).

a Hypoderma bovis, b Hypoderma lineatum, c Hypoderma-Larve, d Hypoderma-Larve, e „Engerling", f Hypoderma-Puppe.

Hypoderma bovis scheint in Mittel- und Nordeuropa (z. B. Skandinavien) besonders heimisch zu sein, während Hypoderma lineatum mehr in Mittel- und Südeuropa vorzuherrschen scheint. Hypoderma bovis (Abb. 416 a) zeichnet sich durch besondere Größe und besonders lange und dichte, lebhaft helle Behaarung am Bruststück und Hinterteil aus. Hypoderma lineatum (Abb. 416 b) ist bedeutend kleiner und in Aussehen, Größe und Farbe eher einer Stubenfliege ähnlich. Charakteristisch für die verschiedenen Dasselfliegen ist das plattgedrückte, langbehaarte Gesicht und die kugeligen Fühlerkolben, wodurch den Tierchen ein affenartiges Aussehen verliehen wird [A. Gansser (2)].

Das Weibchen der Dasselfliege, das nur wenige Tage lebt, umschwärmt an heißen, schwülen Tagen zur Mittagszeit das weidende Vieh, stürzt sich rasch auf sein Opfer, versenkt den Hinterleib, die Legeröhre bauchwärts hervorstreckend, in die Tiefe des Haarkleids und verbindet die Platte des Eiansatzes, die aus einer klebrigen Masse besteht, mit dem Schaft des Haars möglichst nahe der Haut. Als Hauptschwärmzeit der Dasselfliege kommen die Monate Juni bis August in Frage, für Hypoderma lineatum mehr der Juni, für Hypoderma bovis mehr der Juli (A. Weinschenk, S. 25). Die große Dasselfliege (Hypoderma bovis (befestigt gewöhnlich nur ein Ei, selten zwei oder drei Eier an das einzelne Haar, während die kleine (Hypoderma lineatum) gleich eine ganze Reihe von Eiern — bis zu 15 Stück — aufpflanzt [B. Peter (1)]. Eine Bevorzugung gewisser Körperteile bei der Eiablage findet in der Weise statt, daß die Eier vorzugsweise an Füßen, Unterbauch, Unterbrust und Flanken abgelegt werden. Daher der Name „Fersenfliege" oder „Huffliege" für Hypoderma lineatum in Amerika (A. Weinschenk, S. 25). Ein befruchtetes Weibchen kann bis zu 500 Eier ablegen. Die Eier, 1 bis 1,25 mm groß, sind gegen äußere Einflüsse sehr widerstandsfähig und sitzen so fest am Haar, daß weder Bürste noch Striegel sie vom Haar abzutrennen vermag [A. Gansser (1)]. Aus den Eiern kriechen vom vierten Tag an bis zum zwölften Tag auf der Körperoberfläche des Rindes die jungen 0,5 bis 1 mm großen Larven aus, zylindrische, durch Querfurchen geteilte Gebilde von weißlicher, durchsichtiger Farbe. Die Larven sind äußerst empfindlich und vertrocknen an der Luft in kürzester Zeit (Abb. 416 c) (H. Gläser). Während H. Gläser annahm, daß die an der Körperoberfläche abgelegten Eier der Dasselfliege oder auch die mittlerweile

ausgeschlüpften jungen Larven vom Wirtstier abgeleckt werden, so in den Schlund gelangen, diesen durchbohren und von dort die Wanderung im Wirtstier antreten, kann heute als feststehend gelten, daß sich die jungen Larven nach ihrem Ausschlüpfen möglichst schnell dank ihrer kräftigen Mundwerkzeuge in die Haut des Wirtstiers einbohren [E. Fritsche; G. H. Carpenter; J. Spann (1), (3) und B. Peter (1)]. Die Ansicht, daß die Larve direkt an der Stelle der Eiablage in die Haut eindringe, vertritt auch A. Gansser (1). Nur durch das Eindringen der Larve durch Hautporen oder Haarbälge erklärt sich die

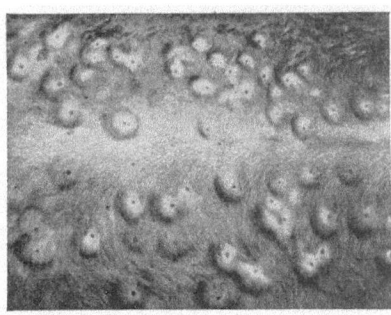

Abb. 417. Starker Dasselbefall auf dem Rücken eines Jungrindes (Freyberg-Delitzsch).

relative Leichtigkeit, mit welcher die gegen äußere Einflüsse so empfindliche junge Larve schadlos und in großer Menge unter die Haut gelangt. Es gelang A. Gansser (1), Dasselfliegeneier im Brutkasten auf Gelatine zur Entwicklung zu bringen; eine solche geschlüpfte Larve bohrte sich in die Gelatine ein und bewegte sich in dieser eine geraume Zeit vorwärts. Nach dem Verschwinden unter der Haut werden die inzwischen größer gewordenen Larven zuerst wieder im Bindegewebe des Schlunds vom Mageneingang bis zum Schlundkopf festgestellt. Die Atmung erfolgt während des 1. Larvenstadiums wohl intramolekular. Vom Schlund aus treten die Larven dann eine neuerliche Wanderung im Wirtstier nach der Rücken- und Lendengegend durch Brust- und Bauchhöhle an, ob subkutan, ob intravenös, ist noch nicht zweifellos geklärt. Dabei gelangen sie schließlich in den Monaten November bis Mai in den Rückgratkanal und wandern von dort durch das intramuskuläre Bindegewebe von innen her in das Unterhautbindegewebe des Rückens, wo sie frühestens im Dezember angetroffen werden. Die Larven sind um diese Zeit weißlichgelb und etwa 10 bis 16 mm groß (Abb. 416 d) und bohren mittels ihres Hinterteils schief gerichtete Löcher durch die Haut, die sie zur Atmung benutzen und wachsen unter wiederholter Häutung zur vollen Größe, zum birnen- oder eiförmigen „Engerling" von etwa 24 bis 28 mm Länge und bräunlicher Farbe aus (Abb. 416 e). Die Atmung erfolgt nunmehr durch die hinteren Stigmen. Während des Auswachsens der Larven im Unterhautbindegewebe entstehen unter Entzündung und Eiterung taubeneigroße Geschwüre, sogenannte „Dasselbeulen" (Abb. 417). Die Dasselbeulen treten bei uns in der Hauptsache in den Monaten

Januar bis April bis Juli auf. Die reife Larve zwängt ihren elastischen Leib durch das strohhalmbreite Atmungsloch, fällt zu Boden und verpuppt sich nach erneuter Häutung in der Erde (Abb. 416 f). Die Auswanderung der Dassellarven dauert den ganzen Sommer über bis Ende Juli und auch noch später und geschieht hauptsächlich in den frühen Morgenstunden. Nach 30 Tagen (Hypoderma lineatum) bzw. 45 Tagen (Hypoderma bovis) entschlüpft der Puppe das fertige Insekt, das nun von neuem bei der Fortpflanzung die Wirtstiere zu belästigen beginnt. Die Lebensdauer des Insekts beträgt höchstens 7 Tage.

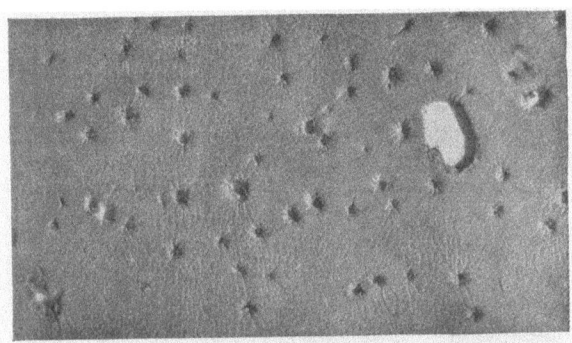

Abb. 418. Fahlleder mit offenen Dassellarvenlöchern (¹/₃ nat. Gr.) [F. Stather (5)].

In der Vorkriegszeit wurde der Nordosten und Nordwesten des Deutschen Reiches als besonders von der Dasselplage befallen bezeichnet, aber auch im Schwarzwald und den bayrischen Bergen in größerem Umfange Dasselschäden festgestellt, in der Nachkriegszeit gilt besonders die norddeutsche Haut als dasselgefährdet, während Süddeutschland einen verhältnismäßig geringen Prozentsatz dasselbeschädigter Häute aufweist.

Nach neueren Feststellungen [A. Gansser (3)] besitzen die Dasselfliegen nur einen sehr beschränkten Flugradius von kaum mehr als 5 km, sind also recht bodenständig, wenn nicht gar „weideständig", ein Umstand, der für die Bekämpfung von besonderer Wichtigkeit ist. Mit Vorliebe soll sie im Grase herumkrabbeln. Auf die besondere Entwicklung der Dasselfliege haben anscheinend neben anderen Faktoren Witterungseigentümlichkeiten und besondere Bodenverhältnisse einen gewissen Einfluß (A. Weinschenk, S. 31). Stark den Winden ausgesetzte Almen werden von der Dasselfliege gemieden.

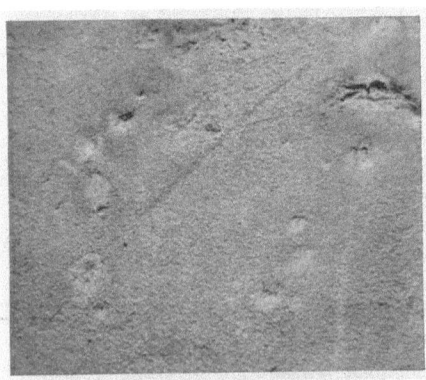

Abb. 419. Verheilte Dassellarvennarben auf Sämischleder (¹/₃ nat. Gr.) [F. Stather (5)].

Die Wirtstiere werden von der Dasselfliege nach Alter und Geschlecht verschieden befallen. Jungtiere bis zu drei Jahren sind der Dasselfliege besonders ausgesetzt, vielleicht weil die feinere und zartere Haut der Jungtiere den Dassellarven günstige Ein- und Ausbohrmöglichkeiten gibt, und statistisch steht auch einwandfrei fest, daß die männlichen Tiere bedeutend stärker von Dasseln befallen werden als die weiblichen.

Die Dasselfliege richtet einen ungeheuren volkswirtschaftlichen Schaden in allen Ländern an, in denen sie verbreitet ist. Abgesehen davon, daß durch das Schmarotzertum zahlreicher Dassellarven das Wachstum, der Fleischansatz und die Milchergiebigkeit der Tiere erheblich beeinträchtigt wird [N. N. (3)], erleidet die Haut für die Zwecke der Lederindustrie infolge der Durchlöcherung gerade des besten Hautteils eine große Wertverminderung. Zahlreiche Löcher von ca. 1 bis 10 mm Durchmesser sind die Folge des Durchbruchs der Dassellarven durch die Haut. Abb. 418 zeigt als Beispiel ein vollständig von Dassellarvenlöchern durchsiebtes Fahlleder. Im besten Falle können die Dassellarvenlöcher am lebenden Tier noch vernarben, bleiben aber auch dann, wie Abb. 419 zeigt, als linsengroße Narben am fertigen Leder immer sichtbar und bedingen eine erhebliche Wertminderung des Leders, insbesondere eine Festigkeitsverminderung.

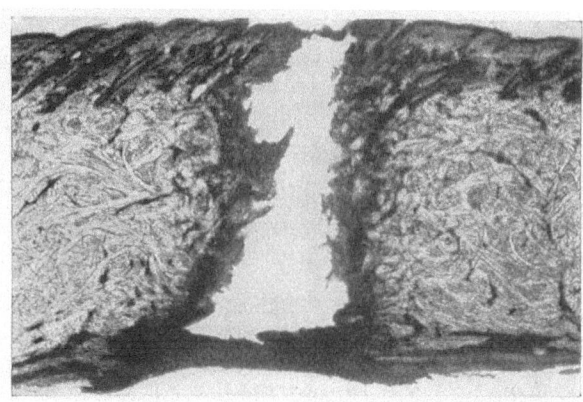

Abb. 420. Vertikalschnitt durch Rindshaut mit offenem Dassellarvenloch (Vergr. 10mal) (F. O'Flaherty und G. D. McLaughlin).

F. O'Flaherty und G. D. McLaughlin haben neuerdings die Zerstörungen des Hautgewebes durch Dassellarven an konservierter Haut eingehend histologisch untersucht. Abb. 420 gibt einen ihrer Schnitte durch ein „offenes" Dassellarvenloch, Abb. 421 durch eine geschlossene verheilte Dassellarvennarbe wieder.

Der volkswirtschaftliche Schaden durch die Dasselfliege ist enorm. In Deutschland waren z. B. im Jahre 1938 bei den bei der Fachgruppe Häuteverwertungen insgesamt anfallenden Großviehhäuten 6,2 Millionen Kilogramm durch Dasselschäden schwer beschädigt, das sind 6,5% der Gesamtanlieferung, wobei noch zu berücksichtigen ist, daß in diesem Prozentsatz verheilte Dasselschäden ohne an der Haut sichtbare Spuren nicht mit erfaßt sind. Der Gesamtmindererlös der Fleischer für diese Häute, der wiederum nur einen Teil des tatsächlichen Schadens umfaßt, belief sich auf 760000 RM. Im Bezirk des Verbandes Norddeutscher Häuteverwertungen betrug der Anteil dasselbeschädigter Häute 1938 16,5% und schwankte nach Jahreszeit zwischen 8 und 25%, im Bezirk des Verbandes Westdeutscher Häuteverwertungen durchschnittlich 19,6%, schwankend zwischen etwa 8 und

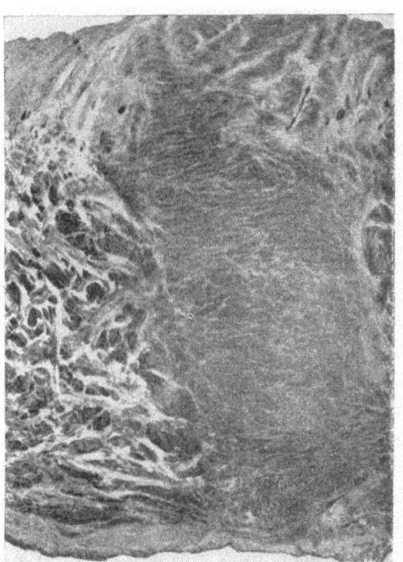

Abb. 421. Vertikalschnitt durch Rindshaut mit vernarbtem Dassellarvenloch (Vergr. 10mal) (F. O'Flaherty und G. D. McLaughlin).

29% (Fachgruppe Häuteverwertungen). 1930 schätzte man den jährlichen Wertverlust allein an Rindshäuten in Deutschland auf jährlich 6 bis 7 Millionen Mark (Centralverein der Deutschen Lederindustrie,). In England wird sogar einer neueren Berechnung zufolge die jährliche Entwertung der Rindshäute auf 500000 Pfund Sterling geschätzt, in Dänemark auf 6 Millionen Kronen, in der Schweiz auf 1 Million Franken [J. Spann (1)]. Das amerikanische Ackerbauministerium schätzt 1906 die durch die Dasselfliegenschäden für das Nationalvermögen verursachten Verluste auf jährlich 35 bis 60 Millionen Dollar (H. J. Washburn).

Die Dasselfliege schmarotzt keineswegs nur auf Rindern. So wirkt die Dasselfliege des Renntiers, Hypoderma tarandi, die vorzüglich in Skandinavien, Rußland und Sibirien auftritt, ganz besonders verheerend [A. Gansser (2)]. Die Larven von Hypoderma lineatum kommen auch auf Ziegen vor [A. Gansser (2); G. Lubecki]. Eine Hypodermose, ähnlich der der Rinder, verursacht durch Hypoderma oegagri und Hypoderma crossi, kommt bei kleineren Wiederkäuern vor und verursacht Schädigungen der Rohhaut, die den Wert des daraus hergestellten Leders um etwa die Hälfte vermindern (J. P. Amiel). Besonders verbreitet findet sich die Dasselplage beim Wild, z. B. Reh und Rothirsch, auch eine Dasselfliege, die auf dem Elch parasitiert, ist bekannt [B. Peter (4)].

Die Methoden zur Bekämpfung der Dassellarve kommen, da nach den Erfahrungen der Praxis auf dem Wege der Vorbeugung (Einreiben mit Teer usw.) dem Übel nicht zu steuern ist, alle auf den Kampf gegen die in das Wohntier eingedrungene Larve hinaus. Die Larve läßt sich im Frühjahr, sobald sie sich unter der Rückenhaut des Rindes angesiedelt hat, mit den Fingern verhältnismäßig leicht ausdrücken und vernichten. Daß dieses „Abdasseln" bei systematischer Durchführung den gewünschten Erfolg hat, beweist die Tatsache, daß in Dänemark, wo seit 1923 das Abdasseln gesetzlich vorgeschrieben ist, der Prozentsatz an Dassellarvenschäden von 26% im Jahre 1922 auf 4% im Jahre 1924 zurückgegangen ist (Th. Zaubzer). Vom Abtöten der Dassellarven durch einfaches Quetschen der jungen Beulen oder Anstechen der Larven, wobei die getötete Larve im Tierkörper verbleibt, ist man aus prinzipiellen Gründen vollständig abgekommen. Auch eine Reihe chemischer Mittel sind zur Bekämpfung der Dassellarven bereits mit mehr oder weniger großem Erfolg ausprobiert worden. So sind in England und der Schweiz ausgedehnte Versuche mit einer Abkochung von Tabakstaub „Hypocotine" zum Teil im Gemisch mit Kalk unternommen worden [A. Gansser (2)], in England außerdem mit einer Chloroformsalbe [B. Peter (2)]. In Frankreich setzt sich M. V. F. Drouin für die Verwendung eines p-Dichlorbenzolpräparats ein. In Deutschland vorgenommene Versuche mit Birkenteeröl und mit schwefelhaltigen Präparaten befriedigten nicht vollständig (H. Greve). Gute Erfolge wurden dagegen durch Einreiben der geschlossenen Dasselbeulen mit einer phenolhaltigen Salbe „Larfug" erzielt [B. Peter (3)]; auch die Einführung larventötender Salze in Form von Stäbchen in die Dasselbeulen wurde versucht [J. Spann (2)]. Neuerdings spielen Derrispräparate in den verschiedensten Formen und unter den verschiedensten Phantasienamen bei der Dasselbekämpfung mit chemischen Mitteln eine hervorragende und fast ausschließliche Rolle. Großversuche in Oldenburg von W. Staack haben ergeben, daß man durch regelmäßig im Abstand von 8 Tagen vorgenommene Waschungen der Rückenpartie der Rinder mit ca. 3%iger Derrislösung fast alle Dassellarven abtöten kann, sofern man mit der Behandlung Mitte Januar beginnt und dieselbe weiterführt, bis das Vieh den Stall verläßt. Die wenigen Larven, die zu diesem Zeitpunkt noch kein Atemloch gebohrt haben, können allerdings nicht miterfaßt werden, so daß sich zur völligen Vernichtung der Schmarotzer eine in Abständen von höchstens 6 Wochen (beim Jungvieh bis Anfang Juli) fortzusetzende Nachbehandlung auf der Weide nötig erweist. Der Verfasser meint, daß konsequente Durchführung dieses Verfahrens zur Ausrottung der Dasselfliege führen müßte. Interessant ist der Vorschlag von B. Peter (5), eine Impfung mit Serum zur Bekämpfung der Dasselfliege zu versuchen, der allerdings zu einem Erfolg nicht geführt hat. In Deutschland wird von J. Spann (4) die mechanische Vernichtung der Dassellarve durch Herausziehen mit der Häkelnadel oder Pinzette aus der Dasselbeule als äußerst einfach und besonders erfolgreich befürwortet.

In Deutschland hat sich ein besonderer „Ausschuß zur Bekämpfung der Dasselfliege" gemeinsam mit den Staatsbehörden der Bekämpfung dieses wichtigen Hautschädlings angenommen. Ein besonderes Reichsgesetz zur Bekämpfung der Dasselfliege vom 7. Dezember 1933 verpflichtet jeden Viehhalter, alle an seinem Rindvieh in den Monaten Februar bis Mai auftretenden Dassellarven bis 31. Mai abzutöten und zu entfernen, wobei eine sorgfältige Abdasselung Vorbedingung für eine Zulassung des Viehs auf Weideplätze, zum öffentlichen Verkauf, zu einer öffentlichen Tierschau oder einer öffentlichen Körung ist.

2. Zeckenschäden.

Recht beträchtlich sind die Schädigungen der Rohhaut, die durch Zecken (Abb. 422) verursacht werden. Die Zecken saugen sich in der Haut des lebenden Tiers fest und bedingen dadurch Bißverletzungen, die sich am fertigen Leder als stichartige Löcher oder unregelmäßig verteilte, aus dem Narben ausgefressene Vertiefungen oder verheilte Narben von 1 bis 2 mm Durchmesser bemerkbar machen. An die Stichlöcher schließen sich meist kurze, zur Oberfläche vertikal gerichtete Kanäle an, die im obersten Drittel der Lederhaut blind endigen. Durch das Blutsaugen der Zecken aus der Haut verhärten sich die Bißstellen am Narben und bleiben auch am fertigen Leder als hornige Stellen feststellbar [M. E. Robertson (1)]. Abb. 423 zeigt einen solchen Zeckenschaden auf Brandsohlleder. Zeckenschäden finden sich besonders häufig auf den Häuten aus den Südstaaten von Nordamerika, Südamerika, Afrika, Indien, China und vorzüglich an Hals, Schultern und Bauch (A. L. Cuthbert). Sie werden auf den La Plata-Häuten hauptsächlich verursacht durch die Garrapata-Zecke, Amblyomna americanum L. Die rotgraue, 2 bis 3 mm lange Zecke setzt sich hauptsächlich am Hals und Bauch der Tiere fest und saugt das Blut aus. Abb. 424 zeigt schmarotzende

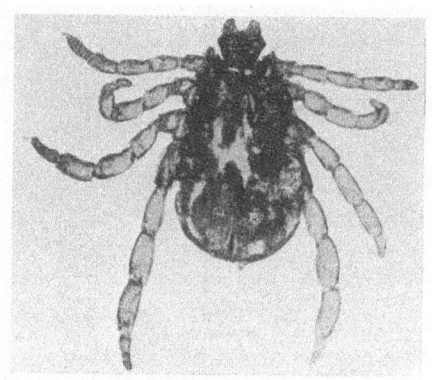

Abb. 422. Zeckenart (Vergr. ca. 15mal) [W. Hausam (1)].

Zecken auf einer Rindshaut. Durch das Festsaugen verursacht die Zecke in der Haut haarfeine Stiche, die, wenn die Garrapatas in großer Zahl vorhanden sind, die Haut fast siebartig durchdringen und sehr entwerten. Bei der häufig starken Verbreitung dieser Blutsauger auf der Haut tritt bei den befallenen Tieren nicht selten ein ausgesprochenes Zeckensiechtum ein, durch das Fleisch- und Milchertrag stark beeinträchtigt werden. Da Zecken häufig Träger der verschiedensten Mikroorganismen sind, sind naturgemäß Infektionen, die zu Entzündungen und geschwürartigen Veränderungen der Haut Veranlassung geben, die Folge des Zeckenbefalls. Zecken sind auf Häuten mit langem Haar kaum sichtbar, wohl aber wie eine Art Stecknadelkopf fühlbar. Zeitweise sind in gewissen Gegenden der La Plata-Staaten bis zu 20% des Häutegefälles von Zecken befallen (A. Kaul, S. 5).

Zecken finden sich außer auf Rindern häufig auch auf Schafen und Ziegen. Schäden durch die Schafzecke, Ixodes reduvius, finden sich vor allem auf den ostindischen Schaffellen, an denen rings um das Stichloch der Zecke gewöhnlich noch eine

Abb. 423. Brandsohlleder aus Uruguay. — Haut mit Zeckenschaden
(²/₃ nat. Gr.) [F. Stather (5)].

von einer Entzündung herrührende matte Narbenzone festzustellen ist [A. Seymour-Jones (2), S. 147].

Im Inland sind die Zecken, vor allem der bekannte Holzbock, Ixodes ricinus, als Parasiten beim Vieh ziemlich selten. Sie sitzen meist in den geringwertigen Teilen der Haut, Innenseite der Schenkel, Leistengegend oder Euter, und verursachen keine nennenswerte Schädigung [B. Peter (6)].

Die Zeckenplage ist verhältnismäßig schwierig zu bekämpfen. Baden und anschließendes Abbürsten der Tiere von Zeit zu Zeit sowie Abschließen der zeckenarmen Gebiete gegen die Tiereinfuhr aus zeckenreichen Gebieten ermöglichen eine wirksame Bekämpfung (E. Stiasny, S. 53). Durch Auftragen von Benzin oder Behandlung der befallenen Tiere mit Desinfektionsbädern (Natriumarseniat) verlassen die Zecken freiwillig ihr Wirtstier (C. Vaney).

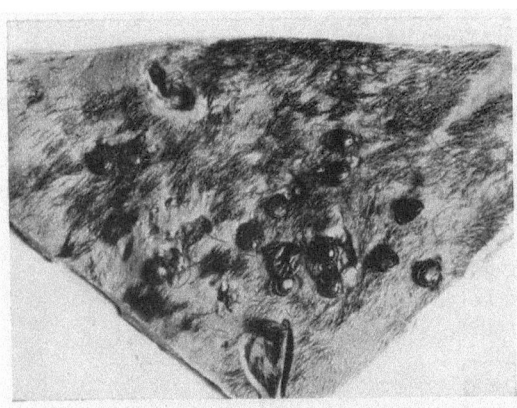

Abb. 424. Rindshautstück mit schmarotzenden Zecken
(²/₃ nat. Gr.) [F. Stather (5)].

3. Läuseschäden.

Großen Schaden, vor allem auf der Haut kleinerer Tiere, stiften die verschiedenartigen, parasitisch auf der Haut lebenden Läuse. Die ziemlich verbreitete Rinderlaus (Abb. 425) besitzt zwei Fühler und drei Beinpaare und als Stech- oder Saugorgane ausgebildete Mundwerkzeuge. Der Kopf ist schmal und setzt sich keilförmig gegen den Thorax ab. Das Abdomen verjüngt sich etwas beim Eintritt in den Thorax. Die Läuse verursachen durch ihren Stich Entzündungen, mit denen krankhafte Veränderungen und Neubildungen des Hautgewebes in Zusammenhang stehen. Je nach dem Ausmaß der Entzündung und der Neubildung ähneln solche Läuseschäden auf der Rohhaut den zuvor behandelten Zeckenschäden oder

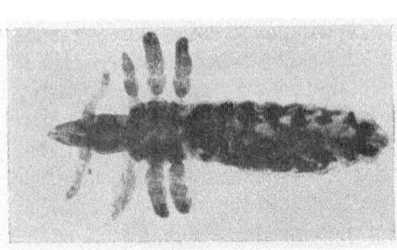

Abb. 425. Rinderlaus (Vergr. ca. 25mal)
[W. Hausam (1)].

auch den später beschriebenen Milbenschäden. In mikroskopischen Dünnschnitten durch verlauste Stellen von rohen Kalbfellen stellte W. Hausam (1) starke Infiltration der epidermalen und papillaren Hautschichten fest. Die Epidermis war entweder von der Haut ganz abgestoßen oder lag nur noch in dünnen Lamellen auf dieser auf. Auch an einigen Stellen der Lederhaut waren Infiltrationen festzustellen. Nicht selten tritt nach Läusestichen Infektion der Stichstelle durch Mikroorganismen ein, es erfolgt Eiterung der Wunde unter größerem oder geringerem Zerfall von Teilen des Hautgewebes und es entstehen Öffnungen oder kleine Löcher an den Wundstellen, die gewöhnlich gleichfalls von Neugebilden umgeben sind. Der Gerber bezeichnet derartige Veränderungen des Hautgewebes allgemein als „Grind" ohne damit jedoch eine scharfe Abgrenzung gegenüber den durch Milben verursachten Krätzeschäden zu machen.

Genauer bekannt sind auch die Schäden, die durch die sogenannte Schaflaus, Schafzecke oder Lausfliege (Melophagus ovinus) verursacht werden (A. Seymour-Jones (2), S. 145; W. Eitner (5)]. Die Lausfliege, die als Laus angesehen wird, weil ihre Flügel vollkommen verkümmert sind, ist etwa 0,5 cm groß und von braungrauer Farbe. Sie legt keine Eier, sondern gehört zu den Puppengebärern (Pupipara); die Puppe wird im Wollvlies abgelegt. Die Schaflausfliege bohrt ihre hornartige Oberlippe als Saugrüssel tief bis in die Lederhaut des Tiers, saugt dort Blut und bleibt solange an der gleichen Stelle, bis in dieser eine Entzündung eintritt. An den Entzündungsstellen bildet sich, falls diese aseptisch bleiben, später Neugewebe, ähnlich wie bei vernarbten Wunden. In diesem Neugewebe ist die frühere Struktur des Hautgewebes gänzlich verschwunden, desgleichen die Gefäße, Papillen, Haarbälge, Schweiß- und Talgdrüsen. Die Bindegewebesubstanz bildet nicht mehr ein aus feinen Fasern verschlungenes Gewebe, sondern lagert in groben Streifen, die radial von einer Zentrallinie ausgehen und sich nicht kreuzen. Am fertigen Leder markieren sich derartige Veränderungen als härtere, etwas erhöhte Stellen.

4. Milbenschäden.

Auch Milben können zu starken Rohhautschäden Veranlassung geben. Milben sind die Erreger der sogenannten Krätzen und Räuden. Man unterscheidet zwei Krätzmilbenarten, die Sarcoptes oder Bohrmilben und die Dermatocoptes oder Saugmilben. Die Bohrmilben, die mit unbewaffnetem Auge nur schwer sichtbar sind, bohren sich in die Haut ein, die größeren Saugmilben bleiben an der Oberfläche der Epidermis, die das räudige oder krätzige Aussehen erhält. Die Milben gelangen sehr leicht von einem infizierten Tier bei Berührung zum gesunden, daher die rasche und häufig weite Verbreitung der Krätzeschäden. Je nach dem Ausmaß der durch die Milbe verursachten krankhaften Veränderungen des Hautgewebes

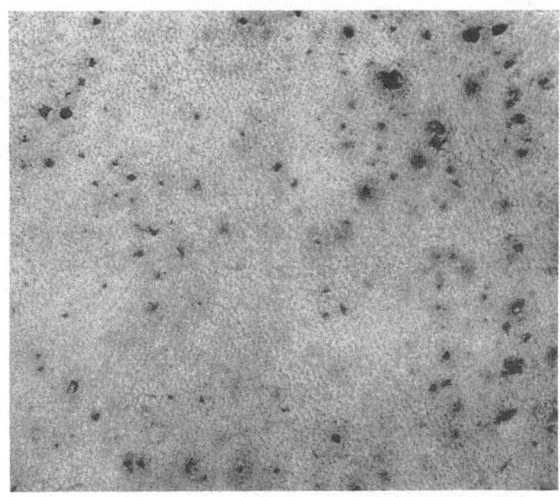

Abb. 426. Milbenpusteln auf der Narbenseite einer Rindsblöße (R. W. Frey).

können die Schäden auf dem Narben des fertigen Leders ganz unterschiedliches Aussehen und Ausmaß besitzen und sich als kleinere oder größere hornartig harte Stellen (Abb. 426) oder auch als schwächere oder stärkere Vertiefungen oder Löcher zeigen [F. Stather (3)].

Eine durch Milben verursachte Haarbalgräude ist bei Rindern, Hunden und Schweinen bekannt [W. Eitner (7); R. W. Frey; F. O'Flaherty und W. T. Roddy (1); W. Hausam (1); A. Gansser (4)]. Sie wird verursacht durch die Haarsackmilbe, Demodex folliculorum, eine mikroskopisch kleine, lanzettenförmige Milbenart mit vier kurzen, stummelförmigen Beinpaaren (Abb. 427). Die Milbe dringt von oben in den Haarbalg ein und weiter in die Gegend der Talgdrüsen vor und vermehrt sich hier bis zu 100 bis 200 Stück. Die Zunahme der Milben, Eier und Larven verursacht eine sackähnliche Erweiterung des Haarbalgs, gleichzeitig sterben die Epithelschicht des Haarbalgs und später auch die Haarpapillen ab, die Haare fallen aus. Die benachbarten Blutgefäße erweitern sich, es bilden sich hornige Massen und Klumpen, die häufig die Haarlöcher verstopfen. Später tritt dann gewöhnlich Staphylococceninfektion und damit Pustelbildung ein (Hutyra und Marek). Der Häuteschaden findet sich gewöhnlich an Hals und Schultern und ist erst nach dem Enthaaren zu sehen. Die Pusteln sind in der Haut mit einer gelblichgrünen Masse, hauptsächlich Milben und deren Larven,

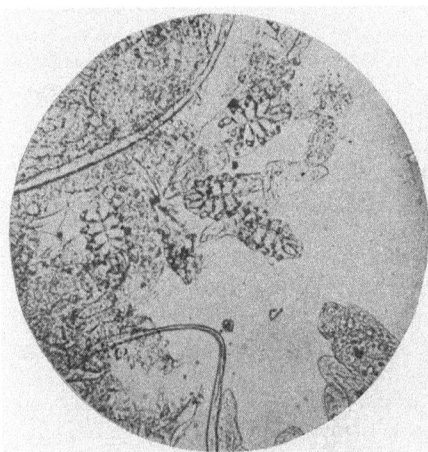

Abb. 427. Haarbalgmilben (Demodex folliculorum) in einer Milbenpustel einer geäscherten Haut (Vergr. 100mal) [W. Hausam (1)].

am fertigen Leder häufig mit einer spröden, leicht zerreiblichen Masse angefüllt. Die starken Beschädigungen, die die Milben im Lederhautgewebe anrichten können, sind aus den histologischen Schnitten der Abb. 428 und 429 ersichtlich. Abb. 428 gibt einen Vertikalschnitt durch eine Milbenpustel in Rindsblöße, die sich über die ganze Dicke der Lederhaut erstreckt und Abb. 429 einen Vertikalschnitt

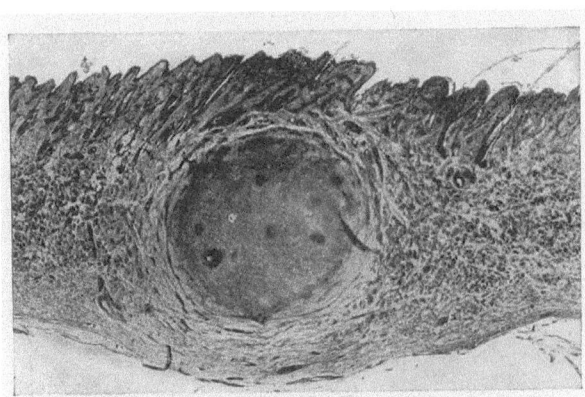

Abb. 428. Vertikalschnitt durch Milbenpustel in Rindsblöße (Vergr. 10mal) [F. O'Flaherty und W. T. Roddy (1)].

durch eine Vertiefung der Oberfläche einer Rindsblöße, die durch Haarbalgräude und nachfolgende Bakterieninfektion verursacht wurde, wieder.

Nach J. Tssaitschikow sind 70% des sibirischen Hornviehs von Milben, hauptsächlich der Akarusmilbe, befallen; die Plage soll durch Waschen der Rinder mit Arseniklösungen in einigen Gegenden beseitigt worden sein.

Auch auf Ziegen können nach Mitteilung der Versuchsanstalt St. Gallen Milben beträchtlichen Häuteschaden verursachen. Der Schaden ist an der Oberseite des abgezogenen Fells meist wenig oder nur durch schwache Knötchen bemerkbar, auf der Fleischseite sind dagegen zahlreiche, etwa erbsengroße Knötchen bemerkbar (Abb. 430). Die Knötchen enthalten eine talgige, weißliche Masse, in der bei mikroskopischer Betrachtung eine große Anzahl Milben mit vier Paar stummelförmigen Beinen und einem ziemlich langen, stumpfen Hinterleib beobachtet werden können. Die geäscherten und enthaarten Blößen weisen an solchen ursprünglich knotigen Stellen häufig Löcher auf.

Die Schafräude, eine auf Schafen aller Länder verbreitete Hautkrankheit, wird durch eine Milbenart, Dermatodectes ovis oder Psoroptes communis, hervorgerufen. Die Milbe ist etwa 0,6 bis 0,7 mm groß, von rundlichem Aussehen und besitzt vier Paar Beine. Sie bewirkt auf dem Fell

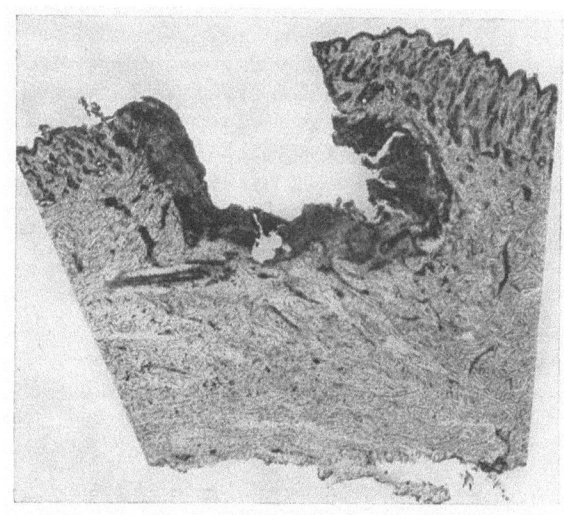

Abb. 429. Vertikalschnitt durch Beschädigung von Rindsblöße durch Haarbalgräude und nachfolgende Bakterieninfektion (Vergr. 10mal) [F. O'Flaherty und W. T. Roddy (1)].

das Ausfallen der Wolle und bei stärkerer Verbreitung auch eine Beschädigung der Narbenschicht [A. Seymour-Jones (2), S. 134].

Psoroptesmilben finden sich auch auf der Haut anderer Tiere als Schafe und verursachen Räuden, durch die die Haut stellenweise hart und verkrustet wird [N. N. (1)].

W. Eitner (11) erwähnt als für die Lederindustrie besonders schädlich die von kleinen in der Oberhaut lebenden Grabmilben verursachte Sarcoptesräude. Das Leder aus solch räudigen Häuten zeigt sog. „doppelten Narben". Es ist derb und zuglos, der Narben mit matten Feldern und Furchen aus harten, hornartigen, warzigen Erhebungen reliefartig geformt.

Die Sarcoptesmilben leben auf der Oberfläche der

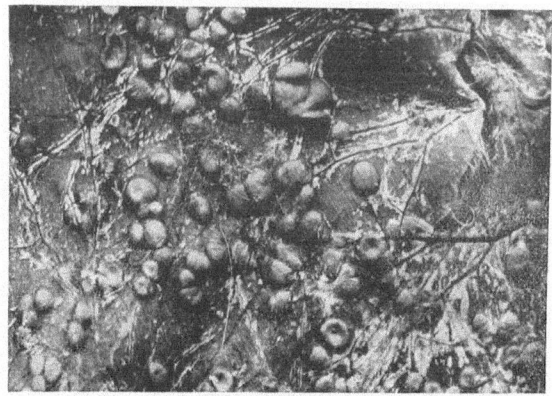

Abb. 430. Fleischseite eines Ziegenfells mit Milbenknötchen (Versuchsanstalt St. Gallen).

Haut unter kleinen Krusten, die als Folge dieses Schmarotzens gebildet werden. Die Haut wird erheblich beschädigt durch Graben von Gängen und Höhlen, in welchen sie ihre Eier ablegen. Sarcoptesmilben kommen mehr oder weniger auf allen Haustieren vor (C. Vanay).

Nach W. Hausam und E. Liebscher dürften auch die auf indischen Ziegenfellen vorkommenden „Talerflecken", grübchenartige Vertiefungen im Leder von Talergröße, die nach dem Glanzstoßen in Erscheinung treten, wahrscheinlich als Milbenschaden anzusprechen sein.

Da Räuden und Krätzen und damit die Milbenschäden durch Berührung von Tier zu Tier übertragen werden, bekämpft man sie am besten durch saubere Stallhaltung und Absonderung infizierter Tiere von den gesunden. Die sonst sehr widerstandsfähigen Milben und ihre Larven können durch Chemikalien, wie Phenol, Chloroform, Arsenik, vernichtet werden [M. E. Robertson (1)]. Auch Teerseifenwaschungen sollen die Milbenentwicklung hemmen.

Die rasche Erkennung von durch Milben verursachten Räuden an Blößen wird durch ein von M. Bergmann, W. Hausam und E. Liebscher (4) beschriebenes Verfahren zur Schnelldiagnose ermöglicht.

5. Haarlingsschäden.

In Laienkreisen häufig verwechselt mit Läusen wird eine Gruppe von Hautparasiten, die im Gegensatz zu jenen keine stechenden, sondern beißende Mundwerkzeuge besitzen, die sogenannten „Haarlinge", Trichodectes-Arten, die in die Gruppe der Mallophagen (Pelzfresser) gehören. Trichodectes-Arten kommen auf den verschiedensten Säugetierarten, Hund, Katze, Schaf, Ziege, Rind, Pferd, vor, wobei fast jede Tierart ihre besondere Trichodectes-Art hat, doch kommt es auch vor, daß bestimmte Trichodectes-Arten gelegentlich von ihrem Wirtstier auf eine andere Tierart übertreten. Beim Tod des Wirtstiers verlassen die Haarlinge dasselbe so schnell wie möglich.

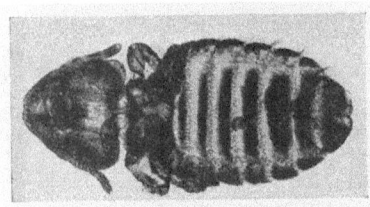

Abb. 431. Rinderhaarling (Trichodectes) (Vergr. ca. 40mal) [M. Bergmann, W. Hausam und E. Liebscher (5)].

Der als Parasit des Rindviehs bekannte Rinderhaarling, Trichodectes scalaris Nietsch (Abb. 431) besitzt drei Beinpaare und zwei Fühler. Der schildförmige, dreieckig zugespitzte Kopf ist deutlich abgesetzt gegen Protothorax, Thorax und das in acht gut ausgebildete Segmente eingeteilte Abdomen. Der Kopf ist erheblich breiter als der Thorax.

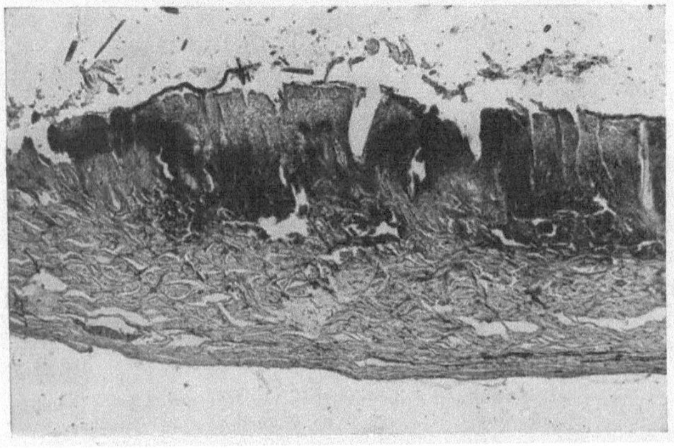

Nach den Untersuchungen von M. Bergmann, W. Hausam und E. Liebscher (5) vermögen solche Haarlinge erhebliche Beschädigungen gerberisch wichtiger Hautteile zu verursachen. Von

Abb. 432. Dünnschnitt durch haarlingsbeschädigte Kalbshaut (Vergr. 20mal) [M. Bergmann, W. Hausam und E. Liebscher (5)].

Haarlingen befallene trockene Kalbfelle wiesen zentimeter- bis dezimetergroße Stellen auf, die einen beschädigten und verschmutzten Eindruck machten und auf der Fleischseite zahlreiche mehrere Millimeter große Blutergüsse aufwiesen. Bei der histologischen Untersuchung wurden starke Beschädigungen der Haut festgestellt, und zwar war die Papillarschicht der Schadenstellen stark infiltriert und die Epidermis in Fetzen von der Lederhaut losgelöst (Abb. 432). Andererseits wurden Schadenstellen beobachtet, an denen Epidermis zusammen mit Papillarschicht an der obersten Grenze der Retikularschicht wie weggeschnitten erschien, während die Retikularschicht selbst wenig beschädigt war. Die Papillarschicht war stark zerklüftet und

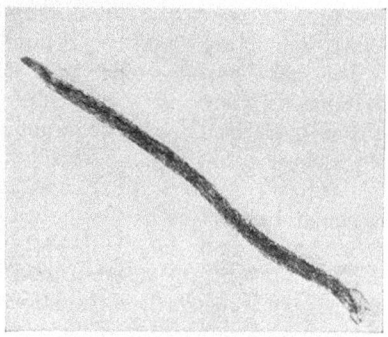

Abb. 433. Nematode aus gesalzener Rindshaut (Vergr. 26mal) [L. S. Stuart und R. W. Frey (3)].

infiltriert. Zwischen unbeschädigter Lederhaut und abgestoßener Papillarschicht waren wie von Insekten gegrabene Gänge festzustellen, indessen konnte noch nicht einwandfrei entschieden werden, ob die festgestellten Blutergüsse und Zerstörungen auf ein Einfressen oder Eingraben der Haarlinge in die Haut zurückzuführen sind, oder ob die Parasiten erst nachträglich in die Zwischenräume zwischen abgetrennter Papillarschicht und Retikularschicht gelangen.

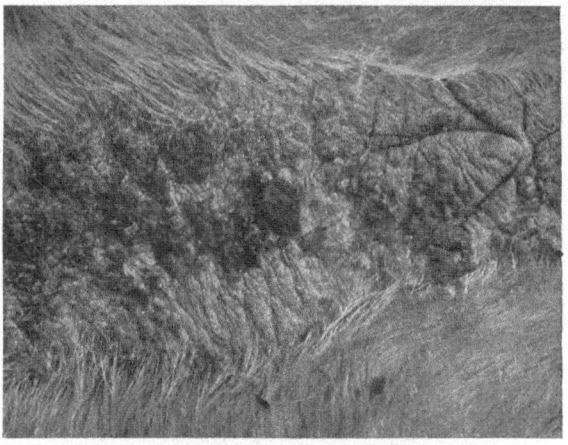

Abb. 434. Nematodenschaden auf gesalzener Rindshaut [L. S. Stuart und R. W. Frey (3)].

6. Nematodenschäden.

In neuerer Zeit wurde unter dem Rinderbestand Nordamerikas durch G. Dikmans eine neue Krankheit entdeckt, die in Niederländisch-Indien schon längere Zeit bekannt und wissenschaftlich als Dermatitis verminosa pruriens bovis zu bezeichnen ist. Die Ursache der Krankheit ist ein kleiner Wurm aus der Klasse der Nematoden, Familie Filariden, Stephanofilaria stilesi (Abb. 433). Stephanofilaria ist ein feiner, haarförmiger Wurm; die Männchen ha-

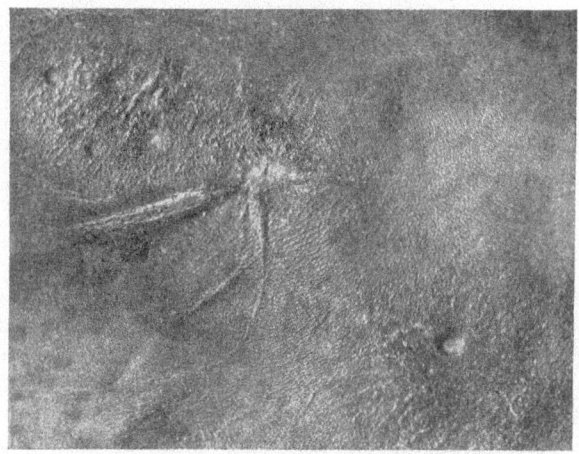

Abb. 435. Pflanzlich gegerbtes Rindleder mit Nematodenschaden [L. S. Stuart und R. W. Frey (3)].

ben eine Länge von 3 bis 3,5 mm, die Weibchen sind etwa doppelt so lang. Von dem Übel werden Rinder jeden Alters und jeder Rasse befallen, wobei nur geringe oder gar keine Störungen im Allgemeinbefinden der befallenen Tiere zu beobachten sind, die Krankheit sich zuerst vielmehr durch typische Hautverletzungen äußert. Die erste Verletzung der Haut ist ein kleines Loch, durch Vereinigung mehrerer entstehen dann größere Wunden. Gleichzeitig werden die Haare angegriffen und fallen allmählich aus. Durch die entstehende Geschwulst heben sich die verletzten Stellen deutlich vom umgebenden Gewebe ab (Abb. 434). Nicht alle Stellen der Haut werden gleichmäßig befallen, am meisten sind Hals, Schultern und Bauch verletzt. Die in Salzhäuten festgestellten Nematoden lebten nicht mehr. In der Haut zeigten sich durch das ganze Corium mehr oder weniger große Verletzungen, sowie eine starke Verdickung der Epidermis. Der Narben wies an den befallenen Stellen eine charakteristische Mißbildung auf. Nach dem Äschern treten die Verletzungen noch stärker in Erscheinung, die Grundhaare lassen sich nur schwer entfernen. Auch am fertig ausgegerbten Leder sind die Verletzungen durch den erhöhten rauhen Narben sichtbar und beeinträchtigen dessen Aussehen und Wert in starkem Maße (Abb. 435) [W. T. Roddy und F. O'Flaherty; L. S. Stuart und R. W. Frey (3)].

7. Schäden durch Käfer und deren Larven.

An der konservierten Haut, besonders der getrockneten, aber auch an den mit Salz konservierten Häuten und Fellen, können eine Reihe von Käfern und deren Larven recht beträchtlichen Schaden anrichten. Rindshäute, Schaffelle und Ziegenfelle werden nicht selten von Käfern oder deren Larven vollständig durch-

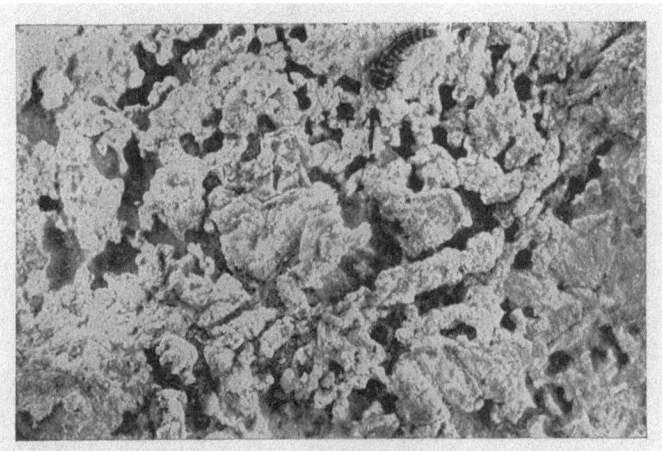

Abb. 436. Durch Käfer von der Fleischseite aus zerstörte gesalzene Rindshaut [F. O'Flaherty und W. T. Roddy (2)].

bohrt und angefressen, sowohl von der Haarseite als auch von der Fleischseite aus. Die in Frage kommenden Insekten sind im allgemeinen keineswegs spezifische Hautschädlinge, sondern als Schädlinge für alle möglichen organischen Substanzen, darunter auch Rohhaut und Leder, bekannt.

Am bekanntesten und verbreitetsten unter den Schädlingen großer Häute sind einige Arten der in Amerika, Asien und Afrika ebenso wie in Europa heimischen Gattung Dermestes.

E. Belavsky und J. Raschek fanden auf südamerikanischen und afrikanischen Trockenhäuten Dermestes lardarius, Dermestes frischii und Dermestes cadaverinus, während F. O'Flaherty und W. T. Roddy (2) an grüngesalzenen Häuten Schäden durch Dermestes vulpinus feststellten. E. C. Line stellt an afrikanischen Ziegenfellen Dermestes carnivorus und Dermestes oblongus zusammen mit Dermestes vulpinus fest, an getrockneten Rindshäuten Dermestes vulpinus und lardarius.

In leichteren Fällen fressen Dermestesarten oder ihre Larven die Haut von der Epidermis- oder Fleischseite über weite Flächen an, bei getrockneten Häuten besonders gern an den Stellen, an denen die Haut umgelegt ist, in schwereren Schadensfällen sind solche Häute von der Fleischseite her von zahlreichen Gängen und kegelartigen Hohlräumen durchsetzt, die eine Öffnung durch die Narbenseite hindurch aufweisen und nach dem Enthaaren nur schwer zu erkennen sind (Abb. 436).

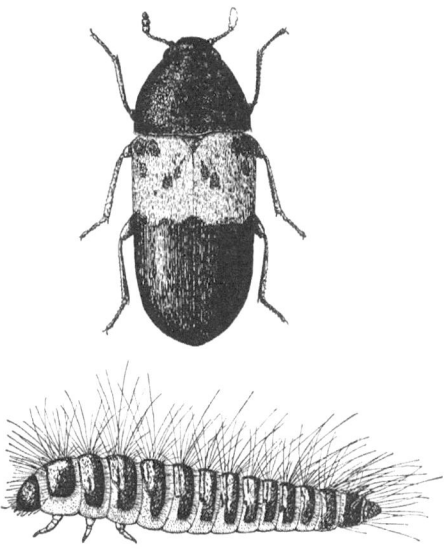

Dermestes lardarius, der gemeine Speckkäfer (Abb. 437), ist 6 bis 9 mm lang, von bräunlichschwarzer Farbe und besitzt einen länglichen oder ovalen Körper mit gekeulten Fühlern. Die vordere Hälfte seiner Flügeldecken ist, abgesehen von einigen freien Stellen, dicht mit gelblichgrauen Härchen bedeckt. Der Halsschild

Abb. 437. Dermestes lardarius nebst Larve (Vergr. 5mal) (H. Kemper).

weist eine Anzahl gelblicher Haarflecken auf und die Unterseite ist grau behaart. Die nach hinten verjüngte Larve des gemeinen Speckkäfers, 11 bis 13 mm lang, ist mit Ausnahme der gelb erscheinenden Segmentgrenzen dunkelbraun, an der Bauchseite hellgelb gefärbt und auf dem

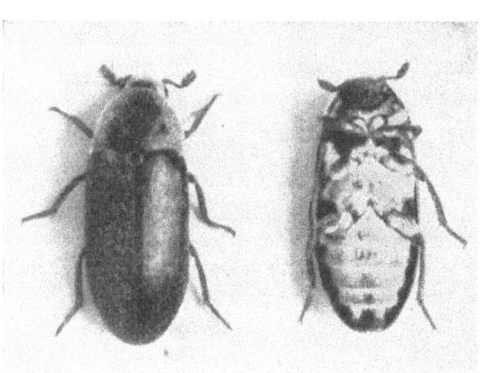

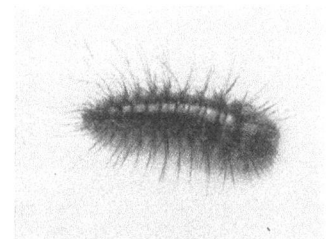

Abb. 438. Dermestes vulpinus nebst Larve (Vergr. 3¹/₂- bzw. 2mal) (H. Kemper).

Rücken mit langen büschelförmigen Haaren behaftet. Der Schädling überwintert im Käferstadium und erreicht im Jahre gewöhnlich eine Generation (speziell in Deutschland). In allen Fällen wird der meiste Schaden von den Larven angerichtet, während der Käfer nur wenig frißt (H. Kemper, S. 32).

Dermestes vulpinus, der Dornspeckkäfer (Abb. 438), ist in der Regel etwas größer als Dermestes lardarius, schwarz in der Grundfarbe, an Unterseite und Seitenpartien von Kopf und Halsschild hellgrau. Die erwachsenen, 10 bis 15 mm langen Larven haben auf der Rückenseite dunkelbraune oder schwarze Farbe und sind von ebensolchen Haaren dicht besetzt (H. Kemper, S. 32).

Die Art Dermestes frischii stellt einen 6 bis 9 mm langen Käfer dar, an der Unterseite weiß behaart und an den Seiten der Hinterleibsringe mit schwarzen Flecken versehen.

Der Aasspeckkäfer, Dermestes cadaverinus (Abb. 439), ist 7 bis 9 mm lang, von schwarzer oder rotbrauner Grundfarbe und am Halsschild mit dichtem gelbem Flaum bedeckt.

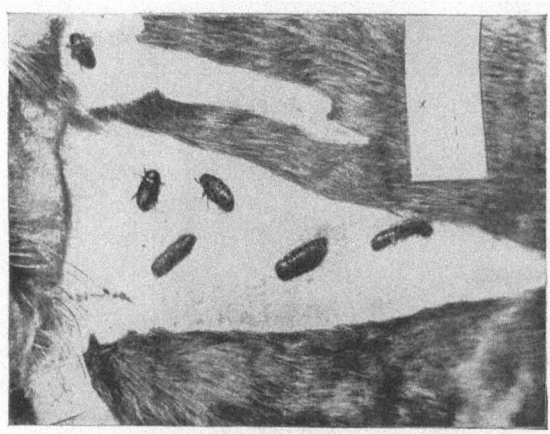

Abb. 439. Dermestes cadaverinus auf getrockneter Rohhaut (E. Belavsky und J. Raschek).

Außer den angeführten Dermestesarten können auch andere Arten als Rohhautschädlinge in Frage kommen.

Auch andere Dermestiden können zu Rohhautschäden Veranlassung geben. Der gefleckte Pelzkäfer, Attagenus pellio (Abb. 440), und der dunkle Pelzkäfer, Attagenus piceus, kleinere, nur etwa 3 bis 5 mm große, schwarz oder dunkelbraun gefärbte Käfer, werden auf Häuten und Fellen angetroffen (E. C. Line). Die Larven sind langgestreckt und etwa 9 mm lang.

Ebenso ist der etwa 3 bis 4,5 mm große Teppichkäfer (Anthrenus scrophulariae) und seine Larven zu den Hautschädlingen zu zählen (E. C. Line).

Der rotbeinige Kolben- oder Schinkenkäfer, Necrobia rufipes, ist von F. O'Flaherty und W. T. Roddy (2) und von E. C. Line gemeinsam mit Dermestesarten auf getrockneten Ziegenfellen und grüngesalzenen Rindshäuten angetroffen worden. Der Käfer ist 4 bis 6 mm lang, ziemlich schlank, mit blau oder grün ge-

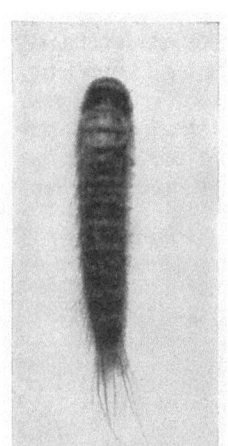

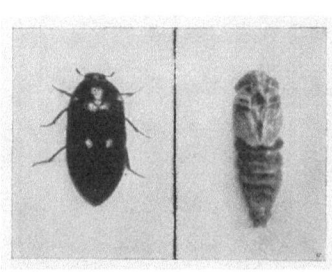

Abb. 440. Attagenus pellio nebst Puppe und Larve (Vergr. 3¹/₂- bzw. 4¹/₂mal) (H. Kemper).

färbten Flügeldecken. Gefährlich für die Haut erscheinen vor allem die Larven, während die Käfer nur verhältnismäßig wenig fressen.

Auch der gemeine Diebskäfer, Ptinus fur, wird nach E. C. Line vereinzelt, meist gemeinsam mit Dermestesarten, auf getrockneten Kalb- und Ziegenfellen angetroffen. Der 2 bis 4 mm große, bräunlich gefärbte Käfer, mit gelblichen

Flecken auf Halsschild und Flügeldecken, ebenso wie seine Larve benagen die Felle von der Epidermisseite, so daß haarlose Stellen entstehen, bohren sich aber auch unter Umständen von der Fleischseite aus in die Haut ein.

Zur gleichen Schädlingsgruppe gehört der Messingkäfer, Niptus hololeucus, 4 bis 5 mm lang, messinggelb, mit starker Einschnürung zwischen Brust und Hinterleibsabschnitt und scharf gegliederten Fühlern (H. Kemper, S. 41).

Von Käfern oder deren Larven befallenes Hautmaterial wird zur Verhinderung weiteren Schadens am besten sofort eingearbeitet, da durch die Weiche und den Kalkäscher Käfer und Larven zerstört werden. Nach F. O'Flaherty und W. Roddy (2) ist zur Vernichtung der Käfer im Häutelager die Vergasung mit Blausäure die praktischste und wirtschaftlichste Methode. E. Belavsky und J. Raschek empfehlen zur Käferbekämpfung ein Einstäuben der Häute mit Naphthalin, auch ein Bespritzen mit einem Gemisch von Petroleum, Phenol und Terpentinöl soll erfolgreich sein. Weiter wird Besprengen der Häute mit p-Dichlorbenzol (L. Ewreinowa), Schwefelkohlenstoff, Ortho-Dichlorbenzol, Extrakten aus der Derriswurzel (Rotenon), Vergasung der Räume mit Schwefeldioxyd, Trichloräthylen und Tetrachlorkohlenstoff als wirksame Bekämpfungsmethode von Käfern und deren Larven auf Häuten und Fellen genannt (E. C. Line).

IV. Schädigungen der Rohhaut durch Mikroorganismen.

Die Gruppe der durch Mikroorganismen auf der Rohhaut verursachten Rohhautschäden umfaßt die neben den Dasselschäden am häufigsten vom Gerber an der Haut beobachteten Schadensarten, vor allem den größten Teil der sogenannten „Salzschäden", soweit darunter allgemein die während der Konservierung mit Salz an der Haut auftretenden schadhaften Veränderungen verstanden werden (vgl. auch Kap. Hausam, S. 769ff.). Erfreulicherweise ist in den letzten Jahren ein beträchtlicher Rückgang der während der Konservierung auftretenden Rohhautschäden festzustellen, der nicht zuletzt auf die eingehendere Kenntnis der Schadensursachen durch wissenschaftliche Untersuchungen und dadurch verbesserte Bekämpfungsmöglichkeiten zurückzuführen ist.

1. Salzflecken.

Während die Bezeichnung „Salzflecken" in der Praxis des Häutehandels und der Gerberei lange Zeit für eine Reihe verschiedenartiger Veränderungen gesalzener Häute benutzt wurde, muß diese Bezeichnung ausschließlich auf bestimmte, auf der Fleischseite gesalzener Haut während der Konservierung auftretende gelbe bis braune Fleckchen und damit zusammenhängende Schäden der Narbenseite der Blöße und des fertigen Leders beschränkt bleiben. Salzflecken sind neben Fäulniserscheinungen als der gefürchtetste Konservierungsschaden vor allem der leichteren Häute und Felle anzusprechen und verursachen große Schädigungen derselben.

Salzflecken der Art, wie sie sich hauptsächlich auf dem deutschen Häutegefälle vorfinden, äußern sich nach H. Becker (1), B. Kohnstein (2), J. Paeßler (2) und F. Stather (1) als hellgelbe, orangefarbene oder dunkelrotbraune Flecken mit einem durchschnittlichen Durchmesser von etwa 3 bis 5 mm. Die Flecken sind an einzelnen Stellen der Fleischseite oder auf der ganzen Fleischseite verbreitet zu finden und durch die Anhäufung und Aneinanderstellung der unregelmäßig geformten Einzelflecken zu größeren Verbänden charakterisiert; ein gesalzenes Fell macht im geweichten Zustand den Eindruck, als ob Kleie auf der Fleischseite sitze. Die Haut selbst scheint an den gefleckten Stellen der Fleischseite nur sehr wenig angegriffen (Abb. 441). Eine zweite Art gelber bis orangeroter Salzflecken [G. Abt (1), F. Stather (1)], mehr für französische Häute charakteristisch, ist meist größer (etwa 4 bis 8 mm Durchmesser) und mehr vereinzelt über die Haut verteilt. Sie erscheinen äußerlich auch etwas tiefer in die Haut eingefressen als die erstere Art (Abb. 442).

Auch G. Babakina und S. Kutukowa unterscheiden neuerdings die beiden angeführten Salzfleckenarten als unterschiedlich.

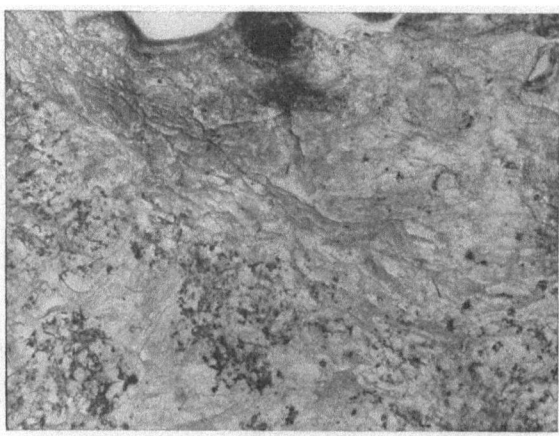

Abb. 441. Hellgelbe bis orangerote Salzflecken auf der Fleischseite gesalzener deutscher Kalbshaut [F. Stather (1)].

Die gelben Salzfleckchen der Fleischseite der hauptsächlich auf deutschen Häuten sich vorfindenden ersten Art weisen nach F. Stather (1) einen Mehrgehalt an Eisen- und Calciumverbindungen und an Phosphorsäure und Schwefelsäure gegenüber den ungefleckten Teilen des Unterhautbindegewebes auf. In histologischen Schnitten durch salzfleckige Rohhaut finden sich an der Aasseite innen etwas in das Lederhautgewebe eingreifende, dunkler gefärbte Stellen, die die ursprüngliche Faserstruktur kaum mehr erkennen lassen. Während das übrige Lederhautgewebe nach der Aasseite zu meist völlig intakt befunden wird, weist es nach dem Narben zu in der Gegend der Haarwurzeln und Talgdrüsen, aber auch darunter, mehr oder weniger große Beschädigungen auf. Die Fasern machen manchmal einen eigentümlich zusammengeschmolzenen, verleimten Eindruck. Die Haarwurzeln sind öfters direkt abgefressen und unterhalb derselben befinden

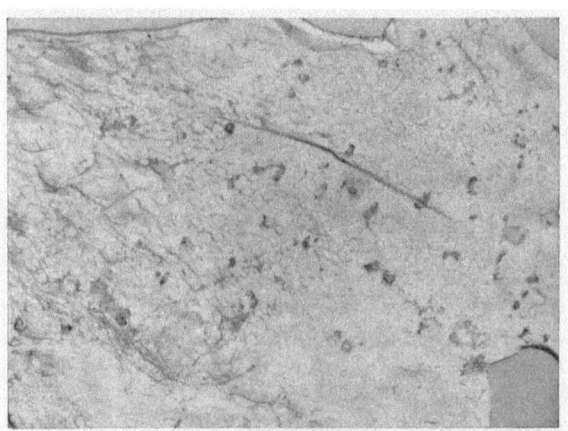

Abb. 442. Orangerote Salzflecken auf der Fleischseite gesalzener französischer Kalbshaut [F. Stather (1)].

sich im Lederhautgewebe große Löcher (Abb. 443). Die Salzfleckenstellen der Aasseite wie auch zum Teil die veränderten Narbenstellen lassen im polarisierten Licht die Doppelbrechung, die die normale Lederfaser aufweist, vermissen. Auch gegenüber Farbstoffen verhalten sich die Salzfleckenstellen anders als gesundes Gewebe. Auch diese Feststellungen werden neuerdings durch G. Babakina und S. Kutukową bestätigt.

Nach F. Stather und G. Schuck sind auf den meisten der auf der Fleisch-

seite mit den beschriebenen Salzflecken behafteten Häute nach dem Äschern mit
Kalk-Schwefelnatrium und Enthaaren auf dem Narben ziemlich große, gelbliche,
gelbgraue, gelbbraune oder grünliche Flek-
ken, teils mehr, teils weniger stark aus-

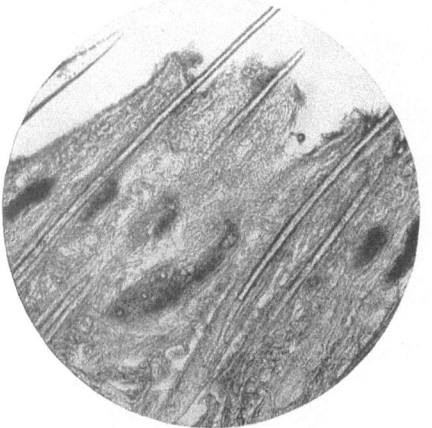

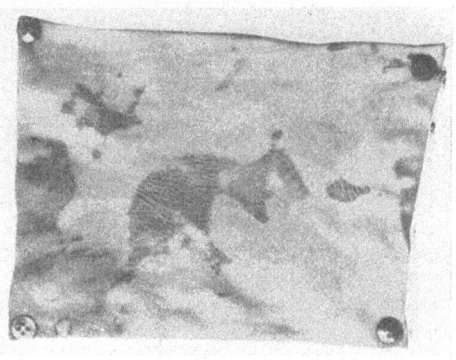

Abb. 443. Dünnschnitt durch die durch Salzflecken zerstörte Haarseite roher Kalbshaut
[F. Stather (1)].

Abb. 444. Salzflecken auf dem Narben einer Kalbsblöße
($^1/_3$ nat. Gr.) (F. Stather und G. Schuck).

geprägt, festzustellen. Gestalt und Verbreitung der Flecken sind durchaus unregelmäßig (Abb. 444). Die Flecken heben sich bei stärkerer Ausprägung als kleine
Erhebungen vom Nar-
ben ab, fühlen sich hart
und rauh an und zeigen
einen zusammengezoge-
nen und verworfenen
Narben. Manche der
ausgeprägten Narben-
flecken lassen sich mit
dem Messer leicht voll-
ständig von der Haut
abtrennen, andere wie-
der erstrecken sich von
der Oberfläche ausge-
hend tiefer in das
Hautgewebe. Nicht sel-
ten werden neben aus-
geprägten Narbenflek-
ken auf der Oberfläche
auch schwach grau-
bräunliche Schattierun-
gen wahrgenommen, bei
denen erst nach dem
Abtrennen der obersten
Narbenschicht innerhalb
des oberen und mittle-
ren Teils der Leder-

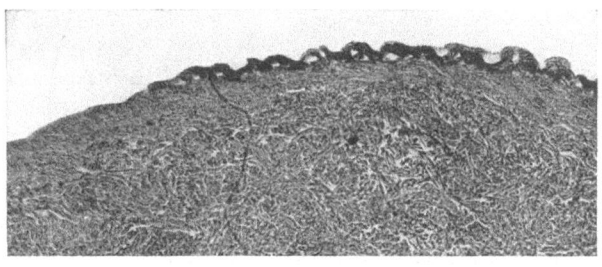

Abb. 445. Vertikalschnitt durch Salzflecken auf dem Narben einer Kalbsblöße (Vergr. 20mal) (F. Stather und G. Schuck).

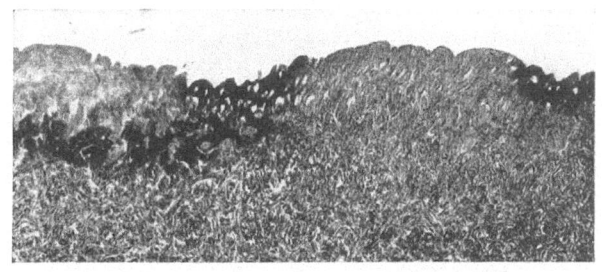

Abb. 446. Vertikalschnitt durch Salzflecken auf dem Narben und im Corium
einer Kalbsblöße (Vergr. 20mal) (F. Stather und G. Schuck).

haut gleichartige Veränderungen festzustellen sind, während der Narben
selbst unverändert ist. Auch solche Stellen fühlen sich hart an und ge-

ben in der Durchsicht das gleiche Bild wie die auf dem Narben durch-
gebrochenen Flecken. Hier und da kann auch direkt ein Übergehen solcher
Schattierungen in ausgeprägte Narbenflecken festgestellt werden. Eine direkte
Verbindung zwischen den Salzflecken der Fleischseite und den Narbenflecken
scheint nach den Feststellungen von F. Stather und G. Schuck nicht zu bestehen; ebensooft wie sich solche Narbenschäden unmittelbar oberhalb ausgeprägter
Aasflecken vorfinden, wurden diese auch an Stellen beobachtet, an denen die
Fleischseite vollständig fleckenfrei war. Im histologischen Schnitt (Abb. 445 und
446) zeigen die Narbenflecken die sonst geradlinige Struktur des Narbens nicht
mehr, der Narben ist unregelmäßig ausgebuchtet. Die Salzfleckenstellen zeigen
ein stark verändertes Farbaufnahmevermögen gegenüber gesundem Gewebe. Die
Fleckenstellen innerhalb der Lederhaut bestehen aus ziemlich stark angeschwollenen und verdickten Fasern, deren fibrilläre Struktur sehr viel undeutlicher als im
gesunden Gewebe ist. Die Narbensalzflecken der Blößen enthalten nach dem
Äscher mit Kalk-Schwefelnatrium mehr Kalk als das gesunde Narbengewebe und
auch mehr Phosphorsäure und Schwefelsäure. Sie verschwinden nach den Angaben von F. Stather und G. Schuck auch beim Entkälken und Beizen nicht
und werden durch die Gerbung endgültig fixiert. Das histologische Bild ist beim
fertigen Leder das gleiche wie bei den Blößenschnitten. Die Narbensalzflecken
besitzen trotz Gerbung immer noch ein unterschiedliches Farbaufnahmevermögen.
Obwohl die andersartige Färbung der Salzflecken am Chromleder eine vermehrte
Chromablagerung an diesen Stellen vermuten ließ, konnte eine solche analytisch
nicht nachgewiesen werden. Die Salzflecken-Narbenschäden treten bei der Zurichtung meist noch stärker in die Erscheinung. Beim Färben des Leders nehmen
sie durchweg den Farbstoff anders auf als das gesunde Narbengewebe, Fett und
Glanz wird meist nur sehr schwer oder überhaupt nicht aufgenommen, beim
Glanzstoßen bricht bei den stärker ausgeprägten Narbenschäden der Narben auf.

G. Abt (3) fand bei der von ihm untersuchten zweiten Art der auf französischen
Häuten vorkommenden Salzflecken nach Abtrennen der Haare in den fleckigen
Narbenstellen der Rohhaut gegenüber den ungefleckten Narbenstellen immer einen
erhöhten Mineralstoffgehalt, der sich aus einem Mehrgehalt an Calcium und
Phosphorsäure zusammensetzte. Bei der histologischen Untersuchung des salzfleckigen Leders fand G. Abt in den Salzfleckenstellen unter dem Narben zahlreiche Kerne von Bindegewebezellen, die der Wirkung des Äschers und der Beize
widerstanden hatten. Die Oberfläche der Lederschicht war an den salzfleckigen
Stellen im Schnitt statt geradlinig ausgezackt. Die oben liegenden Fasern des
Bindegewebes waren verändert. Einmal waren die Farbreaktionen der Fasern unregelmäßig, weiter das Volumen der Fasern auf das Vier- bis Fünffache vergrößert;
die Haarstruktur war verwischt, die Substanz erschien gekörnt und, wenn sie nicht
überfärbt war, fast durchsichtig. Eine andere Art von G. Abt (3) untersuchter
Salzflecken wies keinen Mehrgehalt an Calciumphosphat gegenüber gesundem
Gewebe auf. An den Lederschnitten war die Gegenwart von meist gefärbten
Bruchstücken des Epithelgewebes charakteristisch. In den Wänden der Haarbälge waren Pigmente angehäuft, die von denen der Haare, wie sie in normalem
Leder vorkommen, verschieden waren.

Über die Entstehungsursache der Salzflecken an der Rohhaut sind die Meinungen der verschiedenen Forscher recht geteilt.

B. Kohnstein (1), (2) betrachtet als Ursache der Salzfleckenentstehung
hauptsächlich die ungenügende und unsachgemäße Konservierung der Haut, wobei mineralische oder organische Verunreinigungen des Salzes, Gips, Eisen, Blut
und Lymphe, und gleichzeitig auch Bakterien eine Rolle spielen. Er verweist auch
auf die Möglichkeit, daß die Farbstoffe der Pigmentzellen der Epidermis durch

Fäulnis eine Änderung erfahren und so fleckenbildend wirken könnten. J. Paeßler (1), (2) ist der Meinung, daß die Salzflecken durch Mikroorganismen, unter Umständen unter Mitwirkung von Verunreinigungen des Häutesalzes, wie schwefelsaurem Kalk, hervorgebracht werden. Auch C. E. Schmidt macht Bakterien für die Salzfleckenentstehung verantwortlich, während C. Romana und G. Baldracco die Hauptursache der Fleckenbildung in den Verunreinigungen des Konservierungssalzes sehen. Nach R. Weber sollen die Salzflecken nur durch Gips ohne jede Mitwirkung von Bakterien verursacht werden. Salzflecken treten nach R. Weber am meisten dort auf, wo sich größere Gipskörner vorfinden. Der Gips soll in ähnlicher Weise wie Gerbstoff absorbiert werden. Das rostige Aussehen der Salzflecken wird dem Eisengehalt der Gipskörner zugeschrieben. Nach dem Äschern sollen die Salzflecken hauptsächlich aus kohlensaurem und phosphorsaurem und nur noch zum geringsten Teil aus schwefelsaurem Kalk bestehen. Die Umsetzung von Calciumsulfat in Calciumphosphat soll nur eine sekundäre Erscheinung sein.

Nach J. H. Yocum (1) ist die Ursache der Salzfleckenentstehung nicht lediglich in der Beschaffenheit des verwendeten Salzes zu suchen, sie muß vielmehr auf eine Veränderung in der inneren Beschaffenheit der Häute selbst zurückzuführen sein. Nach seinen Untersuchungsbefunden muß in den Salzflecken Eisen in anderer Form als in den ungefleckten Stellen vorhanden sein. J. H. Yocum (2) schreibt demgemäß die Salzflecken dem Hämoglobin des Blutes zu. Das bei seiner Zersetzung auftretende Hämatin soll wie ein Gerbmittel auf die Haut wirken.

H. Becker (1) führt die Salzfleckenentstehung auf Mikroorganismen zurück, da er aus den von ihm untersuchten ockergelben Salzflecken je ein aerobes Kugelbakterium und eine Torulahefe isolieren und in Reinkultur züchten konnte. Das Bakterium aus den ockergelben Salzflecken verflüssigte Gelatine und erzeugte einen ockergelben Farbstoff. Auf Blößenstücken gelang angeblich damit die künstliche Erzeugung von Salzflecken, die bis auf den Narben durchgingen.

Zu anderer Ansicht über die Salzfleckenentstehung gelangte G. Abt (1), (3) auf Grund der von ihm an untersuchten Salzflecken auf französischen Häuten erhaltenen Ergebnisse. Er konnte in mikroskopischen Schnitten von salzfleckigen Häuten dieser Art keine Bakterien innerhalb der Schnitte nachweisen. Das in den Salzflecken ermittelte Calciumphosphat soll durch Umsetzung von Calciumsulfat, das als Verunreinigung des zum Konservieren benutzten Salzes auf die Haut kommt, mit Ammoniumphosphaten, die sich beim Abbau von Nucleinsäuren bilden, entstanden sein. Das bei dieser Umsetzung gebildete Ammoniumsulfat soll aus den schwerlöslichen Eisenverbindungen leichtlösliches Eisensulfat bilden. Eine Bakterienmitwirkung scheint G. Abt bei dieser Art Salzflecken wahrscheinlich, doch nicht erwiesen. Die zweite von G. Abt untersuchte Salzfleckenart ohne Calciumphosphatgehalt soll durch Fixierung von Pigmenten aus der Haut durch anorganische Verbindungen entstanden sein. Bei einer dritten Art Salzflecken glaubt G. Abt (2) der Wirkung daraus isolierter Bakterien besondere Bedeutung beimessen zu müssen.

W. Eitner (10) macht neben Verunreinigungen des Konservierungssalzes vor allem eine bakterielle Schädigung der Häute durch zu spätes, unsauberes oder ungenügendes Salzen für die Salzfleckenentstehung verantwortlich. W. Moeller unterscheidet in einer theoretischen Abhandlung Salzfleckenbildner „histogenen" und „mycogenen" Ursprungs. Als erstere kommen die sog. Melanine in Betracht, die eine Art Humingerbung der Haut bewirken sollen, als Salzfleckenbildner „mycogenen" Ursprungs Bakterienarten, die in ihrem Organismus Eisenhydroxyd oder molekularen Schwefel in Tröpfchenform aufzuspeichern vermögen. Diese Bakterien sollen unter den beim Abziehen und Salzen bzw. Lagern der Häute

vorkommenden Bedingungen besonders lebhaft gedeihen und nach dem Absterben das Material für eine Eisen- oder Schwefelgerbung der Haut und damit
für die Salzfleckenentstehung liefern.

Eine interessante Erklärung für die Salzfleckenentstehung gibt H. Pericaud
(1), (2). Darnach sollen nicht Bakterien für die Salzfleckenbildung verantwortlich zu machen sein, sondern proteolytisch wirkende Fermente, die bei der
Koagulation der weißen Blutkörperchen
frei werden. Wird die Haut gesalzen,
bevor eine Koagulation des Bluts eingetreten ist, so sollen keine Salzflecken
auftreten.

Die Ansicht, daß Blut bei der Salzfleckenbildung eine besondere Rolle spiele,
wird auch von H. Vourloud vertreten.
Seiner Ansicht nach ist die gelbe Farbe
der Salzflecken auf Eisen zurückzuführen, das aus dem Blut durch Bakterien
in Freiheit gesetzt wird. Das Konservierungssalz soll keinerlei Rolle bei der Salzfleckenentstehung spielen, dagegen die
Lagertemperatur der Häute von hervorragender Bedeutung sein. F. Stather (1)
konnte bei der histologischen Untersuchung salzfleckiger Häute in den stark
zerstörten Stellen der Aasseite sowohl wie

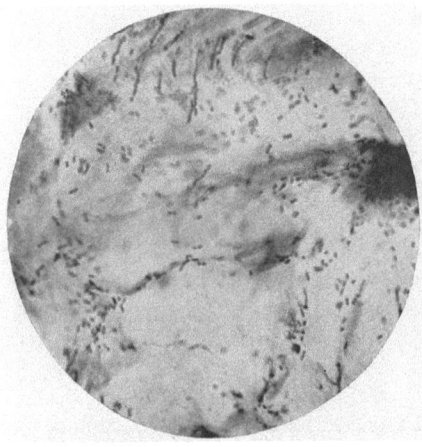

Abb. 447. Mikroorganismen in Salzfleckenstelle
gesalzener Kalbshaut [F. Stather (1)].

auch in den zerstörten Stellen der Narbenseite große Mengen von Mikroorganismen auffinden (Abb. 447). Die verschiedenen Bakterienarten wurden in Reinkultur gezüchtet und bakteriologisch untersucht.

Dabei konnten zwei verschiedene Gelatine verflüssigende Arten von Bacillus mesentericus, eine Actinomycesart mit und ohne Gelatineverflüssigungsvermögen, drei
Arten des Gelatine verflüssigenden Micrococcus pyogenes, eine Sarcinenart und ein
Corynebakterium in den Salzflecken ermittelt werden. Zwei Arten des Micrococcus
pyogenes waren ebenso wie die Salzflecken der Aasseite intensiv gelb bzw. gelbbraun
gefärbt, die Actinomycesart vermochte einen bräunlichen Farbstoff auf dem Nährboden abzuscheiden. Da die aufgefundenen Bakterienarten auch auf normalen Häuten
bzw. im Weichwasser solcher festgestellt werden (F. Andreasch; J. T. Wood) und
sich auch in verschiedenen Salzsorten des Handels auffinden lassen (M. Tattevin),
kommt ihnen nach Ansicht F. Stathers zwar eine spezifische Wirkung zur Salzfleckenbildung nicht zu, eine effektive Mitwirkung bei der Bildung der speziell untersuchten Art Salzflecken ist aber zweifellos.

Die Angaben H. Vourlouds, daß Blut unter Mitwirkung von Bakterien zur
Salzfleckenbildung Veranlassung geben kann, konnte F. Stather ebenso bestätigen wie die Feststellung G. Abts (1), daß aus Calciumsulfat und Ammonium-
phosphat eine bestimmte Salzfleckenart entstehen kann.

In einer neueren Arbeit stellt W. Hausam (2) fest, daß auch prinzipielle
Unterschiede in der Bakterienflora der von F. Stather (1) untersuchten deutschen
und von ihm geprüften französischen Felle nicht bestehen und daß man bei der
immer etwas variierenden Zusammensetzung verschiedener Häute stets mit
kleinen Abweichungen der aus den Salzflecken abzüchtbaren Organismen rechnen
müsse. Da M. Bergmann, W. Hausam, G. Schuck und L. Seligsberger
auch eine weitgehende Übereinstimmung der chemischen Zusammensetzung der
Salzflecken französischer Herkunft mit den auf deutschen Häuten vorkommenden
Salzflecken feststellten, kann mit großer Wahrscheinlichkeit angenommen werden,

daß sich beide Salzfleckenarten in der Entstehungsursache nicht grundsätzlich unterscheiden.

F. Stather (1) kommt auf Grund seiner Untersuchungen zu dem Ergebnis, daß die Zusammensetzung des angewandten Konservierungssalzes nicht die alleinige Ursache der Salzfleckenbildung sein könne. Er glaubt, daß immer mehrere Faktoren gleichzeitig zusammenwirken, und zwar neben der Beschaffenheit des Salzes unsachgemäße oder ungenügende Konservierung und dadurch bedingt das reichliche Vorhandensein von Mikroorganismen, welche durch Verwertung der Salzverunreinigungen und der Verunreinigungen der Haut und durch proteolytischen Abbau von Hautsubstanz hautzerstörend sowie durch Farbstoffbildung fleckenbildend wirken. Es gibt nach seiner Ansicht verschiedene Salzfleckenarten, die auf verschiedene Weise entstehen. Im einzelnen Fall wird es von den äußeren Bedingungen, Rechtzeitigkeit und Intensität der Salzung, Temperatur und Feuchtigkeit des Lagerraums, Art der Stapelung der Häute, Luftzutritt, Zusammensetzung des Salzes, Verunreinigung der Häute usw. abhängen, welche von den salzfleckenbildenden Teilvorgängen vorherrschen.

Obwohl G. Babakina und S. Kutukowa in ihren Feststellungen hinsichtlich Beschaffenheit der Salzfleckenstellen die Angaben F. Stathers bestätigen, sind sie der Meinung, daß die Salzflecken keineswegs auf die Lebenstätigkeit von Mikroben zurückzuführen seien, da von ihnen keine Mikrobenfloren beobachtet wurden.

Der von B. Peter (7) geäußerten Meinung, daß ein Zusammenhang zwischen den gelben Salzflecken und den nach dem Enthaaren auf der Blöße sichtbar werdenden Narbenflecken nicht besteht, vielmehr nur dann Schäden auf dem Narben entstehen sollen, wenn die Flecken mit einer durch Haarlässigkeit gekennzeichneten Fäulnis von der Haarseite her zusammentreffen, stehen die Befunde von M. Bergmann und W. Hausam (1) und W. Hausam (2) bei praktischen Salzungsversuchen entgegen, bei denen einwandfrei festgestellt wurde, daß salzfleckige Felle trotz Fehlens jeglicher Fäulnisvorgänge auf der Haarseite im Fertigleder den für Salzflecken typischen Narbenschaden aufweisen.

Als Maßnahmen zur Verhinderung der Salzfleckenbildung haben alle Operationen Aussicht auf Erfolg, welche die Bakterientätigkeit auf tierischer Haut auf das geringstmögliche Maß zu beschränken vermögen und außerdem direkte chemische Veränderungen der Hautsubstanz ausschließen. Zur Vermeidung der Bakterientätigkeit wird man zunächst dafür Sorge tragen müssen, alle Stoffe, die selbst eine reichliche Menge Bakterien enthalten, wie Schmutz und Kot, von der frisch geschlachteten Haut fernzuhalten bzw. zu entfernen. Auch von Blut und Lymphe, die, wie G. D. McLaughlin und G. E. Rockwell (2) gezeigt haben, das Bakterienwachstum fördern bzw. nach den Angaben H. Vourlouds direkt fleckenbildend wirken, müssen die Häute möglichst gut gereinigt werden. Um eine starke Vermehrung der Bakterien auf der Haut zu vermeiden, dürfen die Häute nach dem Schlachten nur kurze Zeit bis zur Salzung liegen. Bei der Salzung müssen alle Teile der Haut gleichmäßig mit einem möglichst hohen Salzgehalt durchdrungen werden. Eine Behandlung der Häute mit einer sauberen, konzentrierten Salzlake vor dem Einsalzen dürfte diesen Salzungsforderungen am ehesten entsprechen. Zur Salzung darf nur frisches, unbenutztes Salz verwendet werden, das möglichst frei ist von schädlichen mineralischen Verunreinigungen, vor allem Eisen-, Kalk-, Magnesium- und Aluminiumverbindungen.

P. Chambard und C. Gastellu, die sich in einer neueren Arbeit mit der Salzfleckenfrage befassen, betrachten ihre Entstehungsursache zwar noch als ungeklärt, zweifeln aber keineswegs an ihrer bakteriellen Natur. Nach ihren Feststellungen sind Salzflecken einwandfrei die Folge unsachgemäßer Kon-

servierung, vor allem der Konservierung blutbeschmutzter Häute und der Verwendung bereits benutzt gewesenen Konservierungssalzes.

Von den verschiedenen, zur Verhütung von Salzflecken vorgeschlagenen Zusätzen zum Konservierungssalz hat sich der von B. Kohnstein (2) erstmals
empfohlene Zusatz von etwa 2% kalzinierter bzw. 5% kristallisierter Soda am
besten bewährt [J. Paessler (3); M. Bergmann und W. Hausam (1), (2)].
Nach den Untersuchungen F. Stathers (1) werden sämtliche aus den Salzflecken
isolierten Bakterienarten durch einen Sodazusatz zum Konservierungssalz in
ihrem Wachstum stark gehemmt, während sie gegen die Einwirkung von reinem
Kochsalz sehr beständig sind. Da nach Feststellungen von M. Bergmann und
G. Schuck im Konservierungssalz als Verunreinigungen vorhandene Calcium-
und Magnesiumverbindungen sich mit zugesetzter Soda zu Calcium- bzw. Magnesiumcarbonat umsetzen und durch die so erfolgende Alkalitätssenkung des
Sodasalzes eine hemmende Wirkung auf die Entwicklung der Salzflecken-
bakterien vermindert wird und da weiter nach Angaben von L. Seligsberger
bei Gegenwart größerer Mengen solcher Verunreinigungen das Eindringen der
Soda in die Haut, selbst wenn sie in genügenden Mengen vorhanden ist, verhindert wird, dürfen in einem mit Sodazusatz angewandten Konservierungssalz
nicht mehr als 1% an Calcium- und Magnesiumsalzen, als Sulfate berechnet,
vorhanden sein.

Nach G. Babakina und S. Kutukowa sollen sich Lösungen von Soda und
Paradichlorbenzol zur Salzfleckenbekämpfung bewährt haben.

Die gesalzenen Häute müssen zur Verhinderung von Salzflecken möglichst
kühl gelagert werden, keinesfalls soll die Lagertemperatur 15° C übersteigen.

2. Rote und blaue Verfärbung der Fleischseite der Rohhaut.

Zu den häufigsten Veränderungen gesalzener tierischer Rohhaut während der
Dauer des Konservierungsprozesses gehört eine rosa bis ziegelrote Verfärbung
der Fleischseite der Rohhaut. Die Verfärbung tritt besonders in den heißen
Sommermonaten in allen Nuancen von einem schwachen Rosa oder Orangerot
bis zum dunklen Ziegelrot auf. Sie erstreckt sich meist über größere Flächen der
Fleischseite, oft auch über die ganze Fleischseite und läßt nur selten eine scharfe
Umrandung erkennen, der Übergang zum veränderten Aas ist ein allmählicher.
Die Fleischseite, besonders an stärker rotgefärbten Stellen, sieht oft eigentümlich
feuchtglänzend aus und fühlt sich schleimig an. Stellen der Aasseite, an denen
sich Fleischreste befinden, scheinen im allgemeinen besonders leicht von der Verfärbung befallen zu werden. Die Verfärbung greift von Fellhaufen zu Fellhaufen
über. Sie tritt in den Randpartien der Felle nicht häufiger auf als in den Mittel-
partien, stets sind dagegen solche Stellen von der Verfärbung frei, an denen die
Luft infolge Umschlagens des Fells keinen Zutritt hatte. An Stellen stark ziegel-
roter Verfärbung der Fleischseite wird häufig Haarlässigkeit der Felle in verschiedener Stärke beobachtet.

Der Farbstoff der ziegelroten Verfärbung ist nach F. Stather und E. Liebscher (1), die diesen Häuteschaden erstmalig eingehender untersuchten, seinen
ganzen Eigenschaften nach den Lipochromen bzw. Carotinoiden, einer Gruppe
von Naturfarbstoffen, die hoch ungesättigte Kohlenwasserstoffe oder Oxydations-
produkte solcher sind und zu denen ein großer Teil der von Bakterien erzeugten
Farbstoffe gehört, zuzuzählen.

Bei histologischer Untersuchung rotgewordener Häute ist im allgemeinen eine
Veränderung der Fasern der Lederhaut nicht zu erkennen. Dagegen finden sich
bei allen rotgewordenen Häuten, auch wenn noch keine Haarlässigkeit der Haut
festzustellen ist, viele Stellen der Narbenschicht angegriffen und mit reichlichen

Mengen von Bakterien durchsetzt. Der Angriff erstreckt sich meist auf die Epidermis, sie ist oft losgelöst und zerstört. Weiter sind die Haarbälge und Haarwurzeln verändert, die Haare haben oft ihre feste Verbindung mit dem Balg verloren und hängen lose darin. Die inneren Wände der Haarbälge sind von der Hautoberfläche zur Wurzel und von der Innenseite des Balgs zum Lederhautgewebe hin mehr oder weniger tief durchsetzt von zahlreichen Bakterien und losgelöst (Abb. 448).

Die histologisch zu beobachtende Zerstörung einzelner Hautteile bei rotgewordenen Häuten wird durch einen erhöhten Hautsubstanzverlust beim Weichen und Äschern bestätigt. Wichtiger als dieser durch das Rotwerden verursachte Hautsubstanzabbau sind dagegen die Veränderungen des Hautgewebes, die zu einer ausgesprochenen Qualitätsverminderung des Leders führen. Die rote Verfärbung der Fleischseite verschwindet während des Äscherns fast vollständig und beeinflußt als solche die Lederqualität auch bei helleren Farbtönen kaum. Dagegen weisen rotverfärbte Felle in sämtlichen Arbeitsstadien der Lederfabrikation sehr viel häufiger „matte Narbenstellen" auf als gesunde Felle. Solche Stellen fühlen

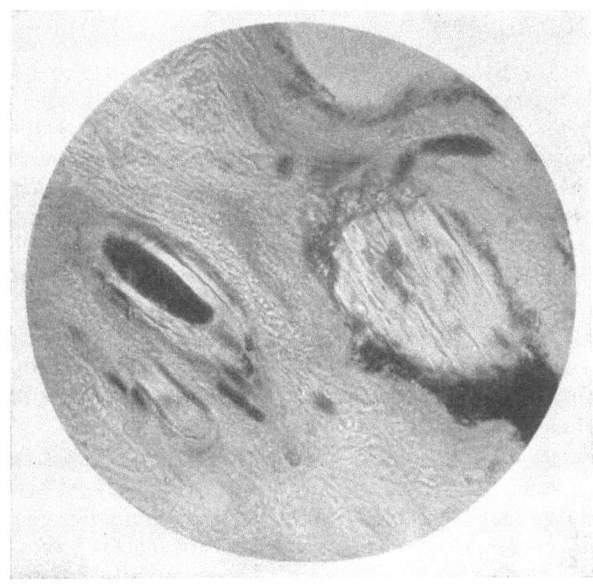

Abb. 448. Von Bakterien zerstörte Haaranlage stark rotgewordener Kalbshaut (Vergr. 600mal) [F. Stather und E. Liebscher (1)].

sich nach dem Gerben oft etwas rauher an als gesunde Teile und zeigen auch nach dem Färben eine andere Farbnuance als die benachbarten gesunden Stellen. Es entsteht hierdurch ein eigentümlich unruhiges Farbenbild auf dem Narben, das höchst unerwünscht ist und dadurch noch verschärft wird, daß an den angegriffenen Narbenstellen Fett und Glanz anders aufziehen als auf dem normalen Narben und sich an jenen Stellen leicht Fettausschläge bilden. Auch ein schwammiger Narben und Lockerheit des Lederfasergefüges wird mit der roten Verfärbung der Fleischseite der Rohhaut in Zusammenhang gebracht (N. K.)

P. Chambard und C. Gastellu weisen in einer neueren Arbeit darauf hin, daß die rote Verfärbung der Fleischseite als typisches Zeichen unsachgemäßer Konservierung, vor allem bei Lagerung der Häute bei zu hoher Temperatur und zu hoher Luftfeuchtigkeit, auftrete und ein Anzeichen für eine eventuell stärkere Beschädigung des betreffenden Häutematerials sei.

Es unterliegt keinem Zweifel, daß als Ursache des Rotwerdens gesalzener Rohhäute die Entwicklung farbstoffbildender Mikroorganismen anzusehen ist. Während H. Becker (1) ein farbstoffbildendes Kugelbakterium und eine Torulahefe und W. Moeller gewisse Purpurbakterien, die einen roten oder rotvioletten Farbstoff zu erzeugen vermögen, verantwortlich machen, wird von anderer Seite

(Frigorificos) die Entwicklung halophiler, farbstoffbildender, ausgesprochen aerober Bakterien oder Schimmelpilze als Ursache der roten Verfärbung angesehen. F. Stather und E. Liebscher (1) isolierten aus rotgewordenen Häuten neben anderen Mikroorganismen den „roten" Micrococcus roseus, die „rotorange" Sarcina auriantica, die „gelbe" Sarcina lutea, und eine „rote" Actinomycesart in Reinkultur und W. Hausam (3) konnte bei weiterer Untersuchung der von F. Stather und E. Liebscher erhaltenen Originalkulturen eine weitere Reihe von Bakterienstämmen, darunter auch das Bakterium prodigiosum mit seiner intensiv ziegel- oder blutroten Farbe identifizieren. M. Utenkow führt die Entstehung der „roten Salzflecken" hauptsächlich auf die Entwicklung von Corynebakterium rubrum zurück. Ein Teil dieser Bakterien vermag proteolytisch wirksame Enzyme abzuspalten.

Die Bakteriologie rotgewordener Salzhäute ist neuerdings sehr eingehend von L. S. Stuart, R. W. Frey und H. James untersucht worden, wobei verschiedene Arten rotfärbender Mikroorganismen von den Häuten isoliert werden konnten. Nach L. S. Stuart soll im wesentlichen Micrococcus rubescens Thaxter als Ursache des Rotwerdens anzusehen sein, dessen Morphologie durch die Art nutzbarer organischer Stoffe im Nährboden deutlich beeinflußt wird. G. Lockhead isolierte aus rotgewordenen argentinischen Rindshäuten einen roten Coccus, Sarcina litoralis, sowie zwei weitere Arten, Serratia salinaria und cutirubra, sämtliche proteolytisch wirksam.

Auch P. Chambard und C. Gastellu sprechen die rote Verfärbung als einwandfrei bakterieller Natur an, da sie mit Hilfe von rotverfärbten Häuten abgezüchteter Bakterienkulturen die rote Verfärbung auf einwandfreien Häuten künstlich erzeugen konnten.

Einen wichtigen Beweis für die bakterielle Entstehung der roten Verfärbung sehen F. Stather und E. Liebscher (2) in der Übereinstimmung der chemischen Natur des Farbstoffs der roten Verfärbung mit der von den in Betracht kommenden Bakterien gebildeten Farbstoffen, auf die auch von L. S. Stuart, R. W. Frey und H. James neuerdings hingewiesen wird. Ein großer Teil der aus rotgewordenen Häuten isolierten Bakterien muß nach den Untersuchungen als ausgesprochen „halophil", salzliebend, bezeichnet werden; mäßige Alkalinität des Nährbodens fördert ihr Wachstum. Erst bei p_H-Werten 10 bis 11 des Nährbodens tritt stärkere Wachstumshemmung ein [F. Stather und E. Liebscher (1); L. S. Stuart, R. W. Frey und H. James; G. Lockhead]. Zur Vermeidung einer Begünstigung der roten Verfärbung muß deshalb darauf geachtet werden, daß bei Verwendung von Soda-Salz bei der Konservierung, wie es sich zur Verhinderung von Salzflecken zweckmäßig erwiesen hat, dieses Salz auch mindestens 2% an calcinierter oder 5% an kristallisierter Soda enthält. Nach M. Bergmann und W. Hausam (3) vermag ein Zusatz von Naphthalin zum Konservierungssalz das Auftreten der roten Verfärbung weitgehendst zu verhindern.

D. J. Lloyd (2) bezeichnet eine ähnliche Erscheinung wie die rote Verfärbung als „rote Erhitzung" und führt sie auf die Entwicklung halophiler Bakterien zurück. Bei diesen soll es sich aber nicht, wie F. Stather und E. Liebscher (1) annahmen, um Bakterien handeln, wie sie allgemein auf frischen Häuten im Schmutz und Kot vorkommen, sondern um Bakterien des zur Konservierung benutzten Meersalzes. F. Stather (2) konnte indessen nachweisen, daß es sich in beiden Fällen um weitgehend ähnliche Bakterienstämme handelt und jede Notwendigkeit entfällt, rote Verfärbung und rote Erhitzung als prinzipiell verschiedene Erscheinungen anzusehen und sie mit verschiedener Bezeichnung zu versehen. Der handelsübliche Begriff „Erhitzung", der häufig auch für die rote Verfärbung angewandt wird, umfaßt eine ganze Gruppe von Schäden, die durch vermehrtes Bakterienwachstum infolge Erhöhung der Lagertemperatur auftreten können.

In ähnlicher Weise wie die rote Verfärbung und nicht selten mit dieser vergesellschaftet, entsteht auf gesalzenen Rohhäuten während des Konservierungsprozesses, besonders in den heißen Sommermonaten, häufig auf der Fleischseite eine intensiv blaue Verfärbung, die sich ähnlich wie die rote Verfärbung der Rohhaut ohne scharfe Umgrenzung über größere Flächen der Fleischseite ausbreitet. H. Becker (1) ist der Meinung, daß sie aus der roten Verfärbung bei höheren Temperaturen entstehe, doch konnten F. Stather und E. Liebscher (1) diese Angabe nicht bestätigen. Die blaue Verfärbung der Fleischseite gesalzener Rohhaut ist bis heute weder histologisch, noch bakteriologisch eingehender untersucht worden, doch wird man mit der Annahme, daß sie wie die rote Verfärbung durch die Entwicklung farbstoffbildender Mikroorganismen verursacht werde, kaum fehlgehen. Nach praktischen Erfahrungen ist anzunehmen, daß auch diese blaue Verfärbung der Fleischseite nicht ganz harmlos ist und ähnliche Veränderungen der Qualität des fertigen Leders zu verursachen vermag wie die rote Verfärbung.

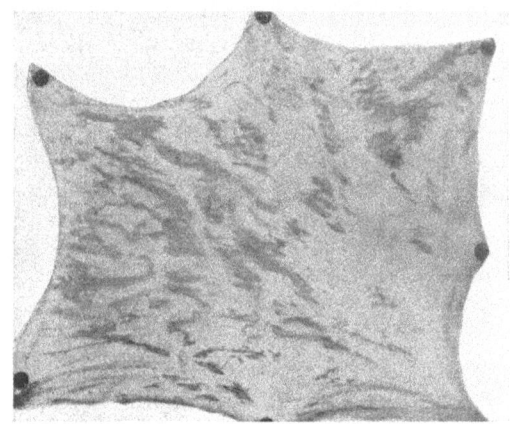

Abb. 449. Violette Narbenflecken bei auf der Fleischseite violettverfleckter Kalbsblöße (¹/₄ nat. Gr.) (F. Stather, G. Schuck und E. Liebscher).

3. Blauviolette Flecken auf der Fleischseite der Rohhaut.

Zu den häufig zu beobachtenden Veränderungen der gesalzenen Rohhäute während des Konservierungsprozesses gehört das Auftreten intensiv gefärbter rotvioletter oder blauvioletter, in großer Menge aneinandergereihter Fleckchen von durchschnittlich nicht mehr als 1 bis 2 mm Durchmesser, die vorzüglich in den heißen Sommermonaten meist schon kurze Zeit nach dem Einsalzen auf der Fleischseite der Häute und Felle sich bemerkbar machen. Die Einzelfleckchen sind nach F. Stather, G. Schuck und E. Liebscher, die diese Schadenserscheinung erstmalig untersuchten, deutlich, aber ganz unregelmäßig berandet und gehen an den Berührungsstellen ineinander über. Häufig können innerhalb der Flecken einzelne, winzig kleine Pünktchen von dunklerer blauer bis schwarzer Farbe bemerkt werden. Das über den Flecken liegende Konservierungssalz nimmt teilweise die rot- und blauviolette Farbe der Flecken an. Der Farbstoff der violetten Flecken scheint nicht ganz einheitlich und in fast allen Lösungsmitteln nur sehr schwer löslich oder unlöslich zu sein. Geringste Säuremengen bewirken

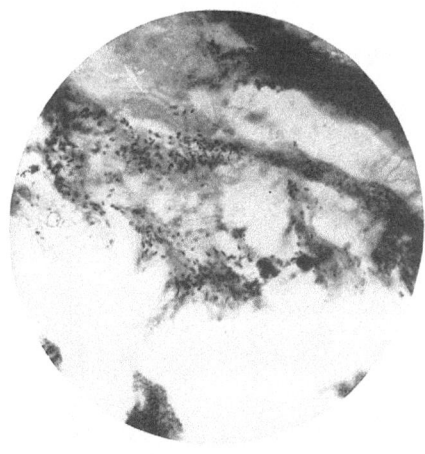

Abb. 450. Mikroorganismen im Unterhautbindegewebe eines violettverfleckten Kalbfelles (Vergr. 600mal) (F. Stather, G. Schuck und E. Liebscher).

Entfärbung, Alkali ist ohne Einfluß auf die Farbe. Beim Weichen und Äschern
verhalten sich violettverfleckte Häute durchaus normal, ein erhöhter Verlust
an Hautsubstanz tritt nicht ein. Die Farbflecken der Fleischseite verschwinden
durch das Weichen und Äschern zum allergrößten Teil, dagegen finden sich bei ca.
60% der Blößen an Stellen, die auf der Fleischseite besonders stark verfleckt waren,
eigentümlich geformte, unregelmäßig umrandete Flecken auf dem Narben der
Blöße (Abb. 449). Sonst ist keinerlei Veränderung oder Beschädigung des Narbens
auch keine „matten" Stellen zu bemerken. Auch die histologische Untersuchung
läßt keinerlei Schädigung violettverfleckter Häute erkennen. Narben, Haarbälge,
Haarwurzeln und das gesamte Lederhautgewebe sind durchweg vollkommen
intakt und bakterienfrei. Das Unterhautbindegewebe ist dagegen mit reichlichen
Anhäufungen von Mikroorganismen durchsetzt (Abb. 450). Diese Mikroorganismen
dürften die Ursache der violetten Flecken auf gesalzener Rohhaut darstellen.
F. Stather und E. Liebscher (3) konnten aus violettverfleckter Haut insgesamt
neun Arten von aeroben Mikroorganismen isolieren und in Reinkultur untersuchen,
und zwar zwei stäbchenförmige Bakterien, die violette bzw. gelbe Kolonien bilden,
je eine rosarote, braunrote, gelbe und weiße Kolonien bildende Kokkenart und
schließlich ein fadenförmiges Bakterium.

Nach neueren Feststellungen von P. Chambard und C. Gastellu sind auch
die blauvioletten Flecken ein Zeichen unsachgemäßer Konservierung der Felle und
werden durch Lagerung bei höherer Temperatur oder höherer Feuchtigkeit begünstigt.

4. Fäulnisschäden.

Zu den durch Mikroorganismen verursachten Hautschäden sind auch alle an
der Rohhaut ohne besondere Färbung auftretenden Fäulniserscheinungen zu
zählen. Als Eiweißstoff bildet die Haut einen vorzüglichen Nährboden für alle
Arten von Mikroorganismen. Da sich unter den auf der Haut des lebenden Tieres
vorhandenen Mikroorganismen wie auch denen der Luft, des Erdbodens und
Wassers eine große Anzahl solcher befindet, die proteolytische Enzyme abzuspalten vermögen, besteht die Gefahr einer Fäulnisschädigung der Haut immer
dann, wenn diesen Mikroorganismen durch zu späte, ungenügende oder unsachgemäße Konservierung und Lagerung Gelegenheit zu übermäßiger Entwicklung
und damit verstärkter Enzymbildung auf der Haut gegeben wird. Die von den
Bakterien abgespaltenen Enzyme bewirken einen unerwünschten Hautsubstanzabbau, durch den einmal die physikalischen Eigenschaften des Leders allgemein
ungünstig beeinflußt werden und weiter unter Umständen direkte sichtbare Beschädigungen einzelner Stellen der Haut verursacht werden. Im allgemeinen führt
der Angriff der Mikroorganismen besonders leicht zu einer Beschädigung der
feineren und empfindlicheren Fasern der Narbenschicht und verursacht, falls es
sich um Fäulniserscheinungen mäßigen Umfangs handelt, zunächst einen „matten"
oder „blinden" Narben, der sich vor allem bei Oberleder durch andersartige Fett-
und Farbstoffaufnahme, durch andersartiges Verhalten beim Glänzen des Leders
stark nachteilig bemerkbar macht. Auch Losnarbigkeit des Leders oder leichtes
Loslösen der ganzen Narbenschicht kann mit solchen mäßigen Fäulniserscheinungen an der Rohhaut in Zusammenhang stehen, wenn die Fasern der Thermostatschicht der Haut, die die Verbindung zwischen der Narbenschicht und Retikularschicht darstellen, durch enzymatischen Hautsubstanzabbau geschwächt werden.

Auch die bei zu später oder unsachgemäßer Konservierung oder Lagerung der
Häute manchmal festzustellende „Haarlässigkeit" der konservierten Häute und
Felle ist auf Fäulnisvorgänge zurückzuführen. Die Bakterien bzw. die von ihnen
abgeschiedenen Enzyme lösen besonders leicht die wenig widerstandsfähigen
Epithelzellen der Malpighischen Schicht der Epidermis und bewirken dadurch ein

Loslösen der ganzen Epidermis und des Haars von der übrigen Haut. Ist diese Wirkung an und für sich auch nicht gefährlich, so hört die Mikroorganismenwirkung doch mit der Haarlockerung nicht auf, die Bakterien beginnen bald auch die Fasern der Narbenschicht anzugreifen und verursachen dann einen matten Narben oder noch stärkeren Fäulnisschaden. Haarlässige Felle fühlen sich infolge des Hautsubstanzangriffs meist auch auf der Fleischseite klebrig und schlüpfrig an. Auch die Schäden an „erhitzten" Häuten sind als solche durch Mikroorganismen verursachte Fäulnisschäden anzusprechen.

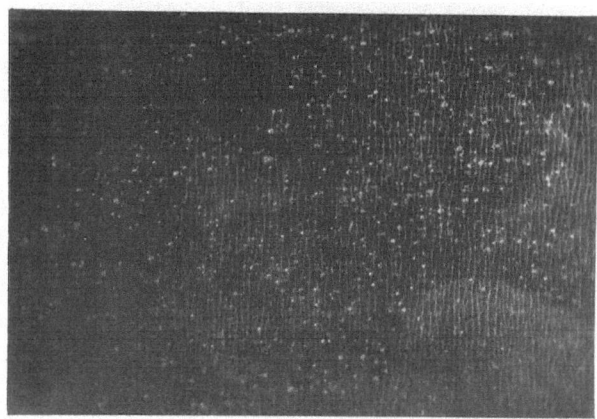

Abb. 451. Faulstippen auf Boxkalbleder (¹/₃ nat. Gr.) [F. Stather (5)].

Eine besondere Form stärkerer Fäulniserscheinungen an der Rohhaut sind die sog. „Faulstippen", das „Piquieren" des Narbens. Die Faulstippen werden erst nach dem Enthaaren der Häute und Felle als vereinzelte oder unregelmäßig über die ganze Narbenfläche verteilte kleinere, nadelstichartige Vertiefungen oder Löcher bemerkbar (Abb. 451). W. Eitner (1) führt die Faulstippen auf ein Sprengen der durch Fäulnis geschwächten Narbenschicht durch den Druck von Fäulnisgasen aus dem Innern der Haut zurück. Ist der Fäulnisprozeß unterbrochen worden, bevor der Narben durch den Druck der Gase gesprengt wurde, so ist an der enthaarten Blöße gewöhnlich nur ein trübes, glanzloses Aussehen des Narbens auffallend, der Narben ist unter Umständen brüchig und streicht

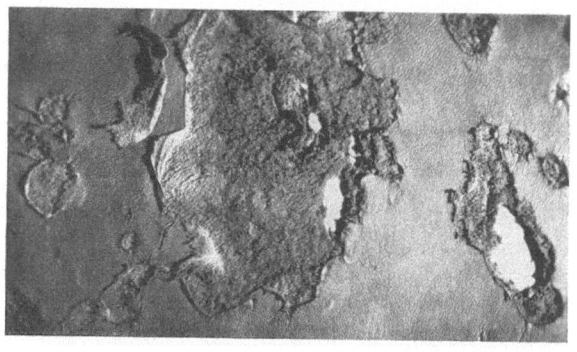

Abb. 452. Chromkalbleder aus stark angefaulter Haut [F. Stather (5)].

sich leicht wund. Ist der Narben noch nicht aufgesprengt, so können sich nach W. Eitner (4) solche Faulstippen an gefettetem Leder in Form kleiner, mit Fett angefüllter warzenartiger Erhebungen äußern. Faulstippen können auch entstehen, wenn nach bereits eingetretener Haarlässigkeit an den Rohhäuten die Haarbälge von den Bakterien angegriffen werden.

Stärkere Fäulniserscheinungen an der Rohhaut bedingen einen ausgesprochenen Fäulnisfraß an der Haut. Die Haut erscheint über kleinere oder größere Stellen angefressen (Abb. 452) oder gar durchlöchert. Durch den durch die Mikroorganismen bedingten starken Hautsubstanzverlust wird nur ein leeres, blechiges Leder aus solchen Häuten erhalten.

Auf Fäulniserscheinungen an der Rohhaut kann unter Umständen auch das sog. „Selbstspalten" des fertigen Leders zurückzuführen sein. Werden Häute zur Konservierung in der prallen Sonne zu rasch angetrocknet, so kann die Feuchtigkeit durch die stark angetrockneten Außenschichten nicht entweichen, die Innenschicht bleibt wasserhaltig und unterliegt einem allmählichen Fäulnisprozeß. Nach W. Eitner (12) kann der gleiche Übelstand auch bei gesalzenen Häuten auftreten, und zwar besonders leicht an den stärksten Teilen der Haut, also Rücken und Kopf, wenn die Häute nicht genügend durchgesalzen werden.

Fäulnisschäden an der Rohhaut können durch rechtzeitige und sachgemäße Konservierung und Lagerung der Häute vollständig vermieden werden.

5. Hervortreten der Blutadern.

Das starke Hervortreten der Blutadern und Blutgefäße ist ein Schaden, der sich immer erst am fertigen, zugerichteten Leder bemerkbar macht und große Wertverluste verursacht, bestimmt aber auf die Beschaffenheit der Rohhaut zurückzuführen ist. Der Schaden soll hier unter den durch Mikroorganismen verursachten Hautschäden behandelt werden, weil wenigstens die eine der bekannten Arten des Schadens mit der Tätigkeit von Mikroorganismen zusammenhängt.

A. Küntzel beschreibt zwei verschiedene Arten, in denen der Schaden des Hervortretens der Blutgefäße am fertigen Leder auftreten kann, und vermutet für beide ganz verschiedene Ursachen. Bei der einen Art ist der Verlauf der Blutgefäße durch ziemlich breite vertiefte Rillen gekennzeichnet, die sich durch ihre Glanzlosigkeit von den gesunden Stellen abheben. Die Blutgefäße, welche sich auf diese Weise auf dem Narben abzeichnen, verlaufen an der Fleischseite des Coriums und werden durch das Falzen größtenteils entfernt (Abb. 453). Bei der zweiten Schadensart heben sich die Blutgefäße auf dem Narben nicht als Vertiefungen, sondern als Erhöhungen ab, sie sind viel zarter als die erste Art und ergeben in ihrem Verlauf ein ganz anderes Muster. Ein Unterschied des Glanzes tritt hier nicht ein. Besonders typisch ist eine in regelmäßigen Abständen auftretende Verdickung der Erhebungen zu Knötchen, die an manchen Stellen allein sichtbar sind (Abb. 454). Im Gegensatz zur ersten Art handelt es sich hier um Blutgefäße, die mitten im Corium etwas unterhalb der Haarwurzeln verlaufen.

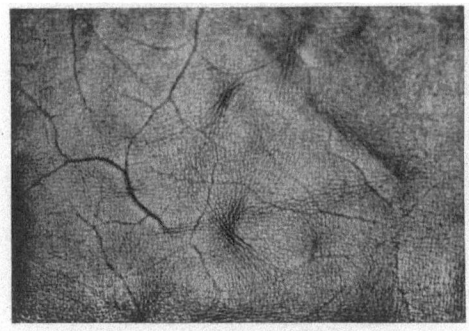

Abb. 453. Schwarzes Boxkalbleder mit stark eingefallenen Blutadern ($^1/_3$ nat. Gr.) (A. Küntzel).

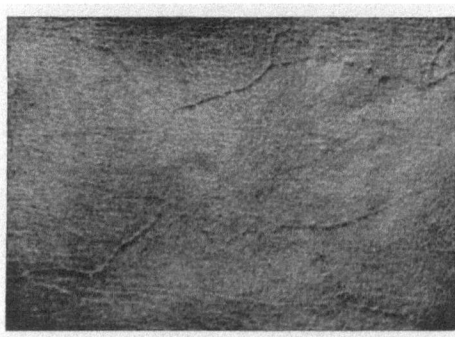

Abb. 454. Schwarzes Rindleder mit stark hervortretenden Blutadern ($^1/_3$ nat. Gr.). (A. Küntzel).

Für das starke Hervortreten der Blutadern werden mancherlei Ursachen verantwortlich gemacht, so die Art der Ernährung des Tiers, die Einwirkung übermäßigen Sonnenlichts, zu rasches Abziehen der Haut vom Tierkörper.

G. D. McLaughlin und G. E. Rockwell (3) konnten keine Beweise für diese Annahme finden. Nach ihrer Ansicht ist in bestimmten Fällen das Hervortreten der Blutadern auf einen bakteriellen Angriff der Blutgefäße und des sie umgebenden Lederhautgewebes zurückzuführen. Entsprechend wird der Schaden durch ungenügendes Ausbluten der Häute und die Verwendung unsauberer Salzlaken, durch die das in den Adern verbliebene Blut mit Bakterien infiziert wird, begünstigt. Mit dieser Erklärung deckt sich die Tatsache, daß stark adrige Häute vor allem in den heißen Sommermonaten vorkommen und weiter auch das Ergebnis der histologischen Untersuchung zahlreicher adriger Leder, bei der längs der Blutadern angegriffenes Gewebe festgestellt werden konnte. Auch J. A. Wilson und G. Daub konnten die gleiche Beobachtung an Schnitten durch stark adrige Leder machen (Abb. 455). D. J. Lloyd (1) konnte im Gegensatz zu den eben erwähnten Forschern einen Angriff des die Blutgefäße umgebenden Hautgewebes nicht feststellen, fand dagegen die Wände der Gefäße selbst angegriffen und zerstört. Sie betrach-

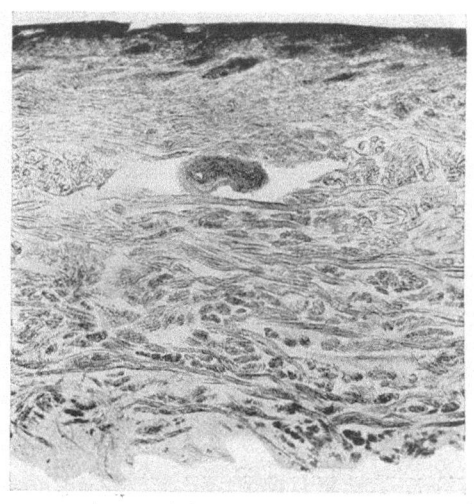

Abb. 455. Senkrechter Schnitt durch adriges Kalbleder, senkrecht zu einer Vene geschnitten (Vergr. 40mal) (J. A. Wilson und G. Daub).

tet als Ursache hierfür eine Autolyse oder möglicherweise auch eine Bakterienentwicklung, die unmittelbar nach dem Tod des Tiers einsetze und rasch fortschreite, wenn die Häute nicht bald abgekühlt, gereinigt und eingesalzen würden.

Die zweite von A. Küntzel beschriebene Art des Hervortretens der Blutadern auf dem fertigen Leder wurde von C. Orthmann und M. Higby genauer untersucht. Sie konnten die hervortretenden Blutadern mit den typischen Knötchen leicht vom Leder abtrennen und unter dem Mikroskop untersuchen. Die Adern waren vollständig verhärtet und im Innern mit verhärtetem koaguliertem Blut angefüllt. Die Forscher bezeichnen entsprechend Koagulieren des Bluts innerhalb der Adern, wohl infolge ungenügenden Ausblutens der Häute vor dem Einsalzen, als Ursache dieser Schadensart.

6. Marmorierter Narben.

Einer der häufigsten und mißlichsten Fehler bei schweren Häuten ist nach D. J. Lloyd (1) in neuerer Zeit ein sog. marmorierter Narben. Der Fehler zeigt sich als kleinere hellere Stellen auf dunklerem Grunde ganz ähnlich wie leichthin verteilte Muster in Marmor. In der Struktur der Hautfaser des Lederhautgewebes ist an Häuten mit marmoriertem Narben keinerlei Beschädigung festzustellen, dagegen konnte an solchen heller gefärbten Stellen, je nach dem Ausmaß des Marmorierens, immer eine mehr oder weniger starke Kräuselung der Narbenoberfläche beobachtet werden. An den marmorierten Stellen ist die äußerste Narbenoberfläche, besonders um die Haarlöcher herum, angefressen und die nächst darunterliegenden Fasern liegen frei zutage, während die Oberfläche der normalen Stellen noch glatt, glänzend und unangegriffen ist. Zweifellos ist dieser mäßige Angriff der Narbenoberfläche auf eine bakterielle oder autolytische Wirkung zurückzuführen. Er ist so schwach, daß er erst am gewalzten und fertigen Leder sichtbar wird. Der Schaden selbst muß, gleichgültig ob bakterieller Angriff oder autolytische Erscheinungen seine Ursache sind, vor oder während des Salzens der Häute oder während des Konservierungsprozesses eintreten.

V. Schädigungen der Rohhaut durch Chemikalien, Blut, Mist und Urin.

1. Salzstippen.

Einen durch die Konservierungschemikalien verursachten, aber der Art nach mechanischen Rohhautschaden sollen die sog. Salzstippen darstellen. Sie werden wie die früher behandelten Haarpilzstippen als vereinzelt oder in ganzen Haufen auftretende kleine kristallähnliche Erhebungen von etwa Nadelkopfgröße oder aber als kraterförmig aufgebrochene, gesprenkelte, oft sternförmige Vertiefungen von ebensolcher Größe beschrieben. Nach W. Eitner (12) und H. Vourloud sollen sie auf ein Auskristallisieren des Konservierungssalzes oder seiner Verunreinigungen im Narben zurückzuführen sein. Wenn trocken gesalzene Häute an einzelnen Stellen zu stark austrocknen, wie dieses besonders häufig bei Häuten der Fall ist, die zum Einschlagen von Häutebündeln benutzt werden, so soll ein Auskristallisieren der in den Häuten enthaltenen Salzlake eintreten, wobei je nach Umständen und der Dauer der Lagerung der Häute die einzelnen Salzkristalle die Größe von Körnern erreichen sollen. Durch das Entstehen und Wachsen von festen Körpern im Hautgewebe soll das Fasergefüge zuerst gelockert und dann gesprengt werden. Bei der Verarbeitung der Häute und Felle sollen die Kristalle aufgelöst und ausgelaugt werden, die gelockerten oder mehr oder weniger gesprengten Narbenstellen aber bleiben. In ihnen soll sich bei der Gerbung Gerbstoff, hauptsächlich aber auch Farbstoff ansammeln, wodurch das lockere Gewebe, welches an und für sich in der Gerbung schon dunkler wird, noch dunkler und fleckig erscheinen soll.

Auch die Ablagerung von Calciumcarbonat in der Narbenschicht wird als Ursache der Bildung von Salzstippen angegeben (A. Rigot). Das Calciumcarbonat soll durch Umsetzung von Kalkverbindungen, die als Verunreinigungen des Konservierungssalzes auf die Haut gelangen, mit Ammoniumcarbonat, das bei der fermentativen Zersetzung von Blut gebildet wird, entstehen.

Nach den neueren Untersuchungen von M. Bergmann, F. Stather, W. Hausam und E. Liebscher muß die Möglichkeit der Salzstippenbildung im angeführten Sinn bezweifelt werden. Bei der Mehrzahl der fälschlicherweise bisher als „Salzstippen" angesehenen Schäden handelt es sich nach den Ergebnissen dieser Forscher um krankhafte Veränderungen der Haut am lebenden Tier, die als Dermatomycosen, speziell Oberflächentrichophytie, anzusprechen sind.

2. Alaunflecken.

Eine der Hauptursachen für Fleckenbildungen durch Chemikalien auf der Rohhaut und damit verbundene Schädigungen am fertigen Leder bilden die verschiedenartigen Verunreinigungen des Konservierungssalzes und die Denaturierungsmittel, die dem Konservierungssalz zugesetzt werden. Früher gehörte der Alaun zu den verbreitetsten Denaturierungsmitteln für Konservierungssalz. Wird das Salz mit feinem Alaunpulver denaturiert und gut durchgemischt, so tritt über die ganze Haut eine gleichmäßig verteilte Alaungerbung ein, die unter Umständen bewirkt, daß die Haut schlecht äschert, in der Gerbung nicht richtig aufgeht und ein schwammiges Leder liefert. Das ist der weniger ungünstige Fall. Noch schlimmere Schäden entstehen, wenn der Alaun lediglich in Form kleinerer oder größerer Brocken dem Konservierungssalz beigemengt ist [J. Paeßler (1); W. Eitner (2), (3), (8), (9)]. Die der Haut anliegenden Alaunbrocken gerben diese an den betreffenden Stellen mehr oder weniger stark an, der Alaun wäscht sich beim Weichen der Häute meist nicht vollständig aus, im Äscher bildet sich Tonerdehydrat an den alaundurchtränkten Stellen, die Haare lassen sich an diesen weißgaren Stellen im Äscher oft nur sehr schwer oder gar nicht entfernen. Während solche Alaunflecken an der Rohhaut nicht sehr scharf hervortreten und leicht übersehen werden können, werden sie beim Äschern durch die Ablagerung von Tonerde und Gips um so deutlicher. Die Blößen werden an den betreffenden Stellen nicht kalkrein und am fertigen Leder finden sich Flecken-

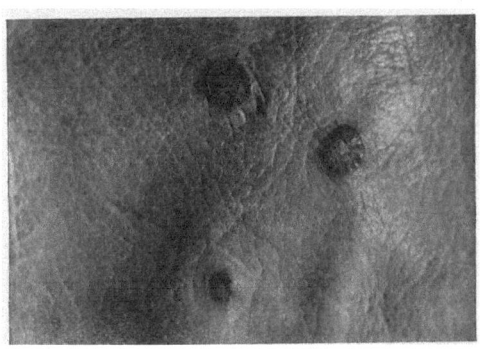

Abb. 456. Alaunflecken auf dem Narben eines Fahlleders (nat. Gr.) [F. Stather (5)].

stellen, an deren Rändern der Narben unter Umständen losgelöst und insgesamt spröde und brüchig ist (Abb. 456).

3. Gipsflecken.

Daß Calciumsulfat nicht als harmlose Verunreinigung des Konservierungssalzes angesehen werden kann, wie D. J. Lloyd (2) dies annimmt, erhellt bereits aus den verschiedenen angeführten Untersuchungen über Salzflecken. So ist die eine Art der von G. Abt (1) untersuchten Salzflecken direkt als eine Art Gipsflecken anzusprechen. R. Weber kommt sogar auf Grund seiner Beobachtungen zu dem Schluß, daß die Salzflecken ganz allgemein nur durch Gips ohne jede Einwirkung von Bakterien verursacht würden, also reine Gipsflecken darstellen. Derartige Gipsflecken treten am meisten dort auf, wo sich größere Gipskörner auf der Haut vorfinden. Der Gips wird nach Ansicht R. Webers in ähnlicher Weise adsorbiert wie richtiger Gerbstoff. R. Weber konnte Gipsflecken durch Auflegen von Gipstabletten auf mit Sublimat sterilisierte Haut auch künstlich erzeugen. Gipsflecken äußern sich am fertigen Leder, ähnlich wie Narbensalzflecken oder Alaunflecken, insbesondere in einer Verhärtung und einem Brüchigwerden der Narbenschicht, verbunden mit einer Dunklung der Lederfarbe. Ein hoher Gehalt an Calciumsulfat, wie ihn nicht selten die als Konservierungssalz benutzten Steinsalze aufweisen, muß aus diesen Gründen immer zu Bedenken Veranlassung geben.

4. Eisenflecken.

Eisenflecken, ein gefürchteter Rohhautschaden, äußern sich an der rohen Haut in verschiedenster Form und Stärke als bräunliche bis dunkelbraune Flecken. Nach W. Eitner (5) können Eisenflecken in Form körniger, gelblicher Fleckchen auf der Fleischseite der Rohhäute entstehen bei Verwendung von Steinrötel als Denaturierungsmittel des Konservierungssalzes. Steinrötel, auch Rötel-Bolus genannt, ist eine Tonerde, welche große Mengen Eisenoxyd und Eisenoxydhydrat enthält. Wenn auch diese Eisensalze wenig löslich sind, so können sie doch durch die in der Haut vorhandene Milchsäure in Lösung gebracht werden und eine mehr oder minder intensive Eisengerbung bewirken.

Jede Berührung der Häute und Felle mit Eisensalzen oder Eisenteilen während der Lagerung und des Transports (Eisennieten am Boden von Eisenbahnwagen, Schiffen, Autos) verursacht Eisenflecken. Besonders gefährlich sind auch An-

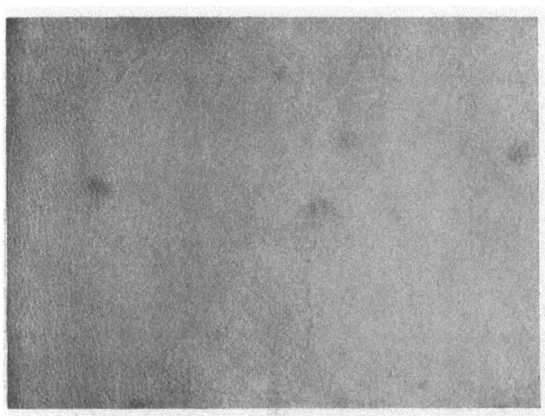

hänger aus Eisenblech zur Bezeichnung der Häute oder das Befestigen der Anhänger mit Eisendraht. Je nach dem Ausmaß stellen sich die Eisenflecken nach dem Äschern mit Schwefelnatrium als blauschwarze Flecken auf Narben- und Fleischseite dar, die nach der Chrom-, Alaun- oder Sämischgerbung als bräunliche, nach der pflanzlichen Gerbung als tiefdunkle oder schwarze Flecken sich abheben. Der Narben ist an den mit Eisenflecken behafteten Stellen häufig hart und brüchig und löst sich

Abb. 457. Eisenflecken auf pflanzlich gegerbtem Leder [F. Stather (5)].

dann beim Biegen oder bei der mechanischen Bearbeitung ab (R. Lauffmann). Abb. 457 zeigt Eisenflecken auf pflanzlich gegerbtem Leder.

5. Kupferflecken.

Weniger verbreitet als die angeführten Alaun-, Gips- oder Eisenflecken als Rohhautschaden sind Kupferflecken. Kupfersulfat als Verunreinigung oder Denaturierungsmittel des Konservierungssalzes (als solches scheint es in Italien hier und

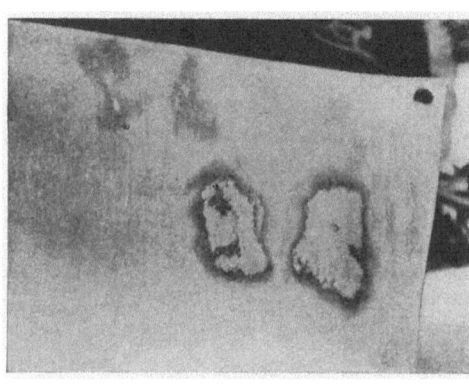

da angewandt zu werden) wird von der Haut fest gebunden und verursacht nach D. J. Lloyd (2) grünliche Flecken, die bei schwacher Ausprägung während der Operationen der Wasserwerkstatt teilweise wieder verschwinden können, bei starker Ausprägung aber gewöhnlich auf den Narben durchgehen und auch am fertigen Leder sowohl bei Chromgerbung wie bei pflanzlicher Gerbung als dunkle Flecken sichtbar bleiben. Auch metallische Kupferteilchen, wie sie unter Umständen, von Sprengpatronen

Abb. 458. Kupferflecken auf Vacheleder (E. Belavsky und G. Wanek).

herrührend, im Steinsalz vorkommen, können auf der Rohhaut

zur gleichen Fleckenbildung Veranlassung geben [J. H. Yocum (1)].

Kupferflecken auf der rohen Haut, die auch im Verlauf der Gerbung und Zurichtung des Leders nicht verschwinden, durch keinerlei Bleichprozeß mit Säuren entfernt werden können, vielmehr als schmutziggrüne Flecken sichtbar bleiben (Abb. 458), entstehen, wenn zur Kennzeichnung der Tiere oder Häute kupferhaltige

Farbstoffe, wie Bremergrün, Berggrün, Schweinfurtergrün, Bremerblau, Van-Dyk-Rot usw., Verwendung finden (E. Belavsky und G. Wanek).

6. Bleiflecken.

M. Auerbach beschreibt schwarze Flecken auf der Fleischseite von Salz-häuten, die, von einem verhältnismäßig dunklen Mittelkreis ausgehend, sich kreis-artig, in der Farbe immer schwächer werdend, ausdehnten. Die Flecken waren auf die Anwesenheit von Schwefelblei zurückzuführen. Die Häute waren mit einer bleihaltigen Farbe gestempelt worden, unter dem Einfluß des Salzes ist vermutlich ein Teil der Farbe in Lösung gegangen, durch die Haut hindurchdiffundiert und dabei hat sich infolge des unver-meidbaren, wenn auch geringen Fäulnisprozesses Schwefelwasser-stoff gebildet und das Blei als Schwefelblei niedergeschlagen.

7. Anätzungen durch Stempelfarben.

Rohhautschädigungen, die das Aussehen von Brandzeichen ha-ben (Abb. 459) und besonders bei Narbenledern den Wert des ferti-gen Leders vermindern, entstehen nicht selten dadurch, daß auf dem Schlachthof zur Kennzeich-nung des Viehstücks oder Fells

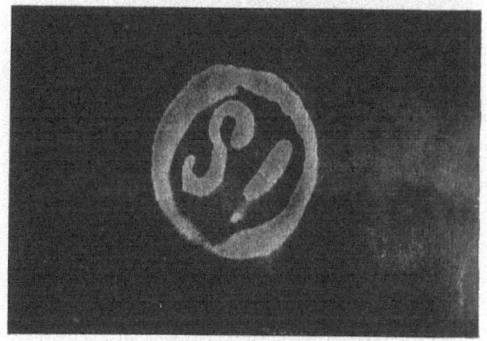

Abb. 459. Anätzung durch Stempelfarbe auf Boxkalbleder ($^1/_3$ nat. Gr.) [F. Stather (5)].

Stempel mit ätzender Stempelfarbe, die freies Alkali oder freie Säure ent-hält, aufgedrückt werden. Die Haut wird an solchen Stellen häufig so stark angeätzt, daß ein Abbau der Hautproteine eintritt, der die Beschädigung häufig sogar auch auf der Fleischseite erkennen läßt. Die Narbenoberfläche ist am fertigen Leder an solchen Stellen im Gegensatz zu den gesunden Stellen matt und rauh und andersartig gefärbt [F. Stather (3)].

8. Naphthalinflecken.

Bei trockenen Schaffellen, die zur Konservierung des Wollvlieses bei mehr-jähriger Lagerung wiederholt mit rohem Naphthalin behandelt werden, können nach dem Entwollen auf den Blößen braune Flecken auftreten, die makroskopisch stellenweise geronnenem Blut ähnlich sehen und den Handelswert der Felle stark herabsetzen. Die Flecken gehen beim Weichen nicht zurück und verstärken sich sogar noch beim Äschern. Nach P. Huc (1) ist die Fleckenbildung darauf zurück-zuführen, daß das zur Konservierung benützte Rohnaphthalin ein- oder mehr-wertige Phenole enthält, die in alkalischem Medium oxydiert werden und in sehr beständige Farbstoffe übergehen. Durch Zusatz von Natriumbisulfit zum Weich-wasser lassen sich die Flecken oft zum Verschwinden bringen oder doch wenigstens stark aufhellen.

Nahe verwandt mit dieser Erscheinung ist die Rotverfärbung der Wollen, die bei naphthalinbehandelten Fellen bzw. den davon gewonnenen Wollen sehr häufig im Laufe der Einarbeitung auftritt. Auch hier handelt es sich um eine wahrschein-lich unter Mitwirkung von Bakterien zustandekommende Farbstoffbildung durch Oxydation des Naphthalins oder seiner Verunreinigungen [P. Huc (2); W. Hausam (4); W. Hausam, T. Schindler und E. Liebscher, siehe auch Kap. Hausam, Abb. 348 bis 352, S. 716].

9. Blutflecken.

Pflanzlich gegerbte Leder weisen manchmal auf Narben- oder Fleischseite mäßig dunkel gefärbte, wolkenartige Fleckenbildungen meist größeren Ausmaßes auf. Sie sind auf eine Beschmutzung der Rohhaut beim Schlachten oder Abziehen des Tiers mit Blut zurückzuführen. Auch wenn der sich bildenden Salzlake beim Konservieren der Haut keine Gelegenheit zum Ablaufen gegeben wird und diese in Mulden der Haut stehen bleibt, können leicht Blutflecken entstehen. Blutflecken äußern sich auf der Rohhaut, je nach dem Ausmaß der Beschmutzung, meist als schwach bräunliche Flecke, die nach dem Äschern mit Schwefelnatrium mehr bläulich in der Farbe werden. Einmal vermag Blut selbst fleckenbildend auf Haut

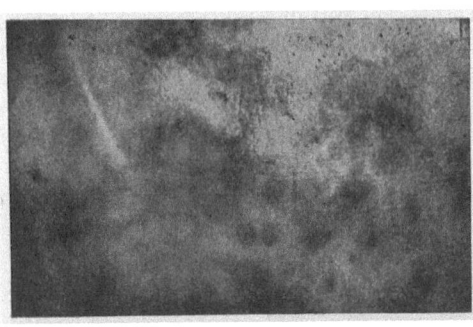

Abb. 460. Blutflecken auf Vacheleder (¹/₄ nat. Gr.)
[F. Stather (5)].

zu wirken [H. Vourloud; F. Stather (1)], weiter kann aus dem Hämoglobin des Bluts nach G. Abt (1) unter der Einwirkung verschiedener Mikroorganismen, wie z. B. Proteus vulgaris oder Bacillus mesentericus, Eisen in Freiheit gesetzt werden, das sich an die Hautfaser bindet und später mit den pflanzlichen Gerbstoffen dunkel gefärbte Eisen-Gerbstoff-Verbindungen bildet. Blut enthält ca. 0,04% Eisen. Auch das bei der Oxydation von Hämoglobin entstehende Hämatin vermag nach J. H. Yocum (2) fleckenbildend zu wirken. Abb. 460 gibt solche Blutflecken auf pflanzlich gegerbtem Leder wieder.

10. Schäden durch Mist und Urin.

Ein für Zahmhäute typischer und verhältnismäßig häufiger Schaden sind die auf unreine Stallhaltung zurückzuführenden Schädigungen durch Mist und Urin. Abgesehen davon, daß Mist und Urin bei häufiger oder dauernder Einwirkung bereits an der Haut des lebenden Tiers Anätzungen und die verschiedenartigsten Entzündungen verursachen, durch welche die empfindliche Narbenschicht angegriffen wird, unterliegen derartige Stellen während des Konservierungsprozesses in besonderem Maß der Einwirkung von Mikroorganismen und weisen darum häufig auch die gewöhnlichen Fäulnisschäden auf. Die Schäden durch Mist und Urin beschränken sich durchweg auf Klauen und Bauchteile der Häute und Felle, daher auch die Handelsbezeichnung „pißbauchig". Sie äußern sich am fertigen Leder je nach dem Ausmaß als matte Stellen, starke Aufrauhung des Narbens oder direkte Anfressung und wirken sich besonders bei Oberleder unangenehm aus. Die Farbaufnahme solcher beschädigten Stellen ist gewöhnlich gegenüber gesunden Stellen stark verändert. Nicht selten nimmt der Schaden bei Kalbfellen 10 bis 20% der Fläche ein und macht das Leder als Schuhoberleder direkt unbrauchbar (K. Fukátko).

VI. Schädigungen der Rohhaut durch Wärme oder Kälte.[1]

1. Wärmeschäden.

Bei Fäulnisprozessen im Innern ungenügend gesalzener Häute kann unter Umständen als Reaktionserscheinung Wärme entbunden werden, also eine „Selbst-

---

[1] Siehe auch S. 901.

erwärmung" der Häute beim Lagern eintreten. Eine solche Selbsterwärmung kann nach W. Eitner (10), (12), wenn sie einen gewissen Grad erreicht hat, selbst wichtige Veränderungen der Hautsubstanz verursachen. Beim Selbsterhitzen der Häute erfolgt an den Stellen, an denen sie vom Salz nicht vollkommen durchdrungen sind, Verleimung der Hautsubstanz, durch die ihre Gerbfähigkeit im Verhältnis zum Grad der Erwärmung verlorengeht. Der Fehler äußert sich am fertigen Leder in den verschiedensten Formen. Eingesunkene Stellen auf der Narbenseite, glasige Beschaffenheit und leichtes Brechen der Narbenschicht, dunkles Ausputzen des Narbens bei Unterleder, Dünnwerden der sonst stärksten Partien der Haut bei der Gerbung, schlechtes Rendement und ähnliche Mängel mehr können mit einer Selbsterhitzung infolge von Fäulnisprozessen im Innern der Haut zusammenhängen.

Ganz gleichartige, aber meist sehr viel stärkere Schäden durch Verleimung, die aber von der Oberfläche der Haut, Narben- und Fleischseite, ausgehen, können auch durch die Einwirkung heißen Wassers oder Dampfes und die Berührung mit Heizungsröhren während des Transports hervorgerufen werden.

Sehr viel schlimmer als die Schäden durch Selbsterhitzung infolge von Fäulnisprozessen äußern sich im allgemeinen auch die Folgen des sog. Sonnenbrands an getrockneten Häuten. Werden Häute bei zu hoher Temperatur, besonders in zu praller Sonnenhitze getrocknet, so trocknen die äußeren Schichten der Haut so rasch und stark an, daß die Feuchtigkeit aus den inneren Schichten nicht mehr entweichen kann. Unter dem Einfluß der stark erhöhten Temperatur

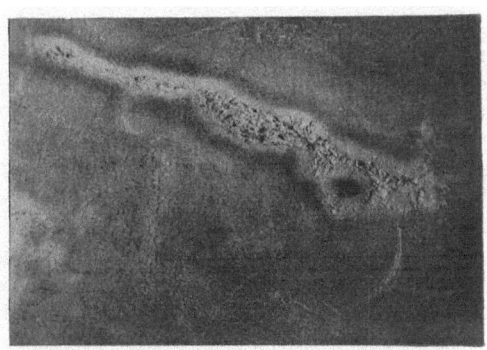

Abb. 461. Vacheleder aus sonnenbrandiger Rindshaut (Aasseite) (¹/₁ nat. Gr.) [F. Stather (5)].

und Feuchtigkeit unterliegen dann die Hautproteine im Innern der Haut einem weitgehenden Abbau und beim Einweichen ist ein „Selbstspalten" der Haut die Folge. Auch eine stellenweise Veränderung der äußeren Schichten der Haut kann durch Wärmeeinwirkung eintreten. Werden Häute zum Zweck der Konservierung bei zu hoher Temperatur in zu praller Sonnenhitze getrocknet, so können die Hauteiweißstoffe ihre normale Quellbarkeit verlieren. Derartige Stellen sind hart und hornig, erweichen nur sehr schwer oder aber lösen sich, wenn die Hautsubstanz nicht nur verändert, sondern regelrecht verleimt ist, in der Weiche oder dem Äscher direkt unter Bildung von Löchern auf. Sonnenbrandige Stellen nehmen den Gerbstoff nur schwer oder gar nicht an, beim Auftrocknen der Leder werden die entsprechenden Stellen hart und fallen auf Narben- und Fleischseite ein (Abb. 461). Nach P. Polus und G. Biro können derartige verleimte Stellen durch eine Behandlung der Blößen mit 10%igem Ammoniak der Gerbung zugänglich gemacht werden.

2. Frostschäden.

In kalten Ländern, wie Rußland, und in strengen Wintern besteht die Möglichkeit, daß ungesalzene und unter Umständen auch einmal salzkonservierte Häute gefrieren. Allgemein ist die Meinung verbreitet, daß ein solches Gefrieren der Haut eine beträchtliche Schädigung verursache. So vertritt W. Eitner (1) die Meinung, daß für eine Konservierung von Rohhaut durch Kälte nur Temperaturen in Betracht kämen, die noch über dem Gefrierpunkt liegen, da die Haut ein

Anfrieren nicht vertrage, ohne in ihrer Qualität Schaden zu erleiden und für die meisten Zwecke der Gerberei ganz oder teilweise unbrauchbar zu werden. Nach seinen Angaben sollen die das Lederhautgefüge aufbauenden Kollagenfibrillen durch die Vergrößerung des Volumens des gefrierenden Wassers in ihrem Zusammenhang zu Faserbündeln teils gelockert, teils ganz zerrissen werden, so daß das ganze Hautgewebe aufgelockert wird und aus solchen Häuten ein schwammiges, leicht reißbares und wenig haltbares Leder erhalten werde. Die Feststellung W. Eitners, daß ein Gefrieren der Rohhaut zu einer Auflockerung des Lederfasergefüges führe und aus solchen Häuten ein weiches, widerstandsloses Leder mit stark herabgesetzter Reißfestigkeit erhalten werde, wird durch eine weitere Veröffentlichung bestätigt [N. N. (2)]. Es wird insbesondere darauf hingewiesen, daß der entstandene Schaden in der Wasserwerkstatt nicht bemerkt werde und sich erstmalig durch eine schnellere Durchgerbung gefrorener Häute bemerkbar mache.

Im Gegensatz zu dieser allgemein verbreiteten Meinung stellt R. Stockell fest, daß Häute durch sachgemäßes Gefrieren einwandfrei konserviert werden können. J. Lockschin führt an, daß in Sibirien, Ural, Kirgisien und Mongolien größere Mengen gefrorener Häute gesammelt würden, die beim Transport Schwierigkeiten machen, sich aber in kaltem fließendem Wasser wieder auftauen und anschließend durch Salzen konservieren ließen. Auch M. Luxemburg betont lediglich die Notwendigkeit des langsamen Auftauens gefrorener Häute bei niedriger Temperatur, ohne irgendwelche Schädigungen der Haut zu erwähnen. In einer neueren Arbeit stellten F. O'Flaherty und W. T. Roddy (3) an Hand von Mikrophotographien fest, daß eine Gewebeschädigung durch längeres Aufbewahren der Haut bei 0° C und darunter nicht stattfindet. Durch das Gefrieren der Haut trete eine gewisse Entwässerung ein, die aber reversibel sei, besonders wenn vor dem Einweichen die Häute langsam auftauen würden. Bei einer mechanischen Beanspruchung der gefrorenen und hart gewordenen Haut kann ein Zerreißen gewisser Gewebeelemente stattfinden.

Besonders darauf hinzuweisen ist indessen, daß sich die Untersuchungen von F. O'Flaherty und W. T. Roddy lediglich auf Rohhaut und geäscherte Blöße erstreckten, dagegen nicht festgestellt wurde, ob sich in späteren Stadien der Lederfabrikation Unterschiede zwischen gefroren gewesener und ungefrorener Haut zeigen.

Da nach den praktischen Erfahrungen doch mit einer Schädigung des fertigen Leders durch ein Gefrieren der Rohhaut zu rechnen sein dürfte, würde es zweckmäßig sein, ein Gefrieren der Rohhaut auf alle Fälle zu verhindern, also insbesondere die noch ungesalzene Rohhaut nicht direktem Frost auszusetzen.

Literaturübersicht.

Abt, G. (1): Collegium 1912, 388; (2): Ebenda 1913, 204; (3): Ebenda 1914, 130; (4): Ebenda 1914, 273.

Amiel, J. P.: Halle aux Cuirs (Suppl. techn.) 1929, 37.

Andreasch, F.: Gerber 1895/96.

Auerbach, M.: Collegium 1931, 111.

Babakina, G. u. S. Kutukowa: Russ. Led. Ber. 4, 75 (1934); Collegium 1935, 565.

Bartels: Berl. Tierärztl. Wochenschr. 50, 817 (1934).

Becker, H. (1): Collegium 1912, 408; (2): Ledertechn. Rdsch. 1922, 113.

Berr, A.: Münchner Tierärztl. Wochenschr. 1935, 337.

Belavsky, E. u. J. Raschek: Collegium 1930, 118.

Belavsky, E. u. G. Wanek: Gerber 1932, 110.

Bergmann, M.: Collegium 1931, 823.

Bergmann, M. u. W. Hausam (1): Ledertechn. Rdsch. 1932, 121; (2): Ebenda 1932, 133; (3): Ebenda 1933, 100, 114.

Bergmann, M. u. G. Schuck: Ledertechn. Rdsch. 1932, 41.

Bergmann, M., W. Hausam u. E. Liebscher (*1*): Collegium **1931**, 248; (*2*): Ebenda **1932**, 130; (*3*): Ebenda **1933**, 2; (*4*): Ledertechn. Rdsch. **1932**, 77; (*5*): Ebenda **1932**, 37; (*6*): Collegium **1932**, 123.

Bergmann, M., F. Stather, W. Hausam u. E. Liebscher: Collegium **1931**, 538.

Bergmann, M., W. Hausam, G. Schuck u. L. Seligsberger: Ledertechn. Rdsch. **1933**, 25.

Besson, A.: Collegium **1912**, 187.

Blank, J. H. u. G. D. McLaughlin: J. A. L. C. A. **24**, 544 (1929).

Borgmann, J. u. O. Krahner: Die Unterlederfabrikation. Berlin: M. Krayer, 1923.

Brauer, Fr.: Wien. Zoologisch-botanische Gesellsch. 1863.

Carpenter, G. H.: The Leather Worlds Yearbook **1923**, Referat Collegium **1923**, 259.

Centralverein der Deutschen Lederindustrie: Geschäftsbericht **1930**.

Chambard, P. u. C. Gastellu: J. I. S. L. T. C. **23**, 151 (1939).

Cuthbert, L. A.: J. A. L. C. A. **29**, 233 (1934).

Degtjarew, M. W.: Beherrsch. Led. Techn. 1, 18 (1931).

Dikmans, G.: North Am. Veterinarian **15**, Nr. 6 (1934).

Drouin, M. V. F.: Bull. Soc. d'Encouragement **127**, 757 (1928).

Eitner, W. (*1*): Gerber **1877**, 110; (*2*): Ebenda **1879**, 137; (*3*): Ebenda **1885**, 220; (*4*): Ebenda **1886**, 205; (*5*): Ebenda **1888**, 258; (*6*): Ebenda **1893**, 29; (*7*): Ebenda **1895**, 229; (*8*): Ebenda **1905**, 109; (*9*): Ebenda **1909**, 283; (*10*): Ebenda **1911**, 29; (*11*): Ebenda **1911**, 117; (*12*): Collegium **1913**, 397.

Ewreinowa, L.: Westnik **3**, 176 (1932).

Fachgruppe Häuteverwertungen: Häute und Felle 1938. Statistischer Jahresbericht.

Frey, R. W.: J. A. L. C. A. **20**, 373 (1925).

Freyberg u. Delitzsch: in A. Weinschenk: Die Bekämpfung der Dasselfliegen-plage, S. 279. Berlin: Gewerbedruckerei, 1933.

Frigorificos: Lederind. **71**, Nr. 139 u. 140 (11. u. 12. Juni **1928**).

Fritsche, E.: Mitt. des Ausschusses zur Bekämpfung der Dasselplage. Nr. 7, **1919**.

Fukátko, K.: Collegium **1936**, 703.

Gansser, A. (*1*): Collegium **1926**, 495; (*2*): Gerber **1928**, 97; (*3*): Collegium **1931**, 751; (*4*): Nederlandsche Lederindustrie **1933**, 368.

Gläser, H.: Mitt. des Ausschusses zur Bekämpfung der Dasselplage. Berlin 1912 bis 1919.

Götze, R.: Dtsch. Tierärztl. Wochenschr. **1934**, 258.

Greve, H.: Dtsch. Tierärztl. Wochenschr. **1925**, Nr. 41.

Hausam, W. (*1*): Collegium **1932**, 809; (*2*): Ebenda **1933**, 495; (*3*): Ebenda **1931**, 12; (*4*): Ebenda **1940**, 145.

Hausam, W. u. E. Liebscher: Collegium **1935**, 482.

Hausam, W., T. Schindler u. E. Liebscher: Collegium **1940**, 185.

Huc, P. (*1*): Halle aux Cuirs **1934**, 150; (*2*): Ebenda **1939**, 56; Suppl. Techn. Mens.

Hutyra u. Marek: Pathology and Therapeutics of Diseases of Domestic Animals. Vol. II. Chicago: Alexander Eger.

Kaul, A.: Die Wildhaut im internationalen Handel und in der Lederfabrikation. I. Die amerikanische Wildhaut. Freiberg, 1910.

Kemper, H.: Die Pelz- und Textilschädlinge und ihre Bekämpfung. Dtsch. Ges. f. Pelztierzucht. Leipzig 1935.

Kohnstein, B. (*1*): Collegium **1911**, 297; (*2*): Ebenda **1913**, 395.

Krause, R.: Mitt. des Ausschusses zur Bekämpfung der Dasselplage. Nr. 1. Berlin, 1912.

Küntzel, A.: Collegium **1929**, 153.

Lamb, M. C.: J. I. S. L. T. C. **14**, 207 (1930).

Lauffmann, R.: Ledertechn. Rdsch. **1926**, Nr. 5 bis 16.

Line, E. C.: J. I. S. L. T. C. **18**, 244 (1934).

Lloyd, D. J. (*1*): British Leather Manufact. Research Assoc. 7 Annual Report, **1927**; (*2*): Ebenda. 8. Annual Report, **1928**, 100.

Lloyd, D. J., R. H. Mariott u. M. E. Robertson: J. I. S. L. T. C. **13**, 538 (1929); Collegium **1930**, 270.

Lockhead, G.: Canadian Journ. of Research **10**, 275 (1934).

Lockschin, J.: Collegium **1926**, 548.

Lubecki, G.: Cuir techn. **19**, 440 (1930).

Luxemburg, M.: Collegium **1930**, 403.

McLaughlin, G. D. u. G. E. Rockwell (*1*): J. A. L. C. A. **17**, 325 (1922); (*2*): Ebenda **18**, 233 (1923); (*3*): Unveröffentl. Abhandlung **1923**.

McLaughlin, G. D., J. H. Blank u. G. E. Rockwell: J. A. L. C. A. **23**, 300 (1928).

Moeller, W.: Collegium **1917**, 7, 55, 105, 153.

N. K.: Westnik **10/11**, 143 (1925); Referat: Collegium **1927**, 541.

N. N. (*1*): U. S. Depart. of Agriculture, Farmers Bull. 1017; durch J. A. L. C. A. 20, 374 (1925); (*2*): Lederind. 1926, 4. März; (*3*): Ebenda 1929, 7. Jan.

O'Flaherty, F. u. G. D. McLaughlin: J. A. L. C. A. 25, 266 (1930).

O'Flaherty, F. u. W. T. Roddy (*1*): J. A. L. C. A. 26, 394 (1931); (*2*): Ebenda 28, 298 (1933); (*3*): Ebenda 26, 172 (1931).

Orthmann, C. u. M. Higby: J. A. L. C. A. 24, 654 (1929).

Paeßler, J. (*1*): Collegium 1909, 348; (*2*): Ebenda 1912, 379; Ledertechn. Rdsch. 1912, 137; (*3*): Ebenda 1921, 169.

Péricaud, H. (*1*): Cuir techn. 14, 208 (1925); (*2*): Ebenda 15, 361 (1916).

Peter, B. (*1*): Lederind. 1927, Nr. 58; (*2*): Berliner Tierärztl. Wochenschr. 43, 645 (1927); (*3*): Ebenda 43, 769 (1927); (*4*): Leder-Ztg. 1927, Nr. 112; (*5*): Berliner Tierärztl. Wochenschr. 45, 209 (1929); (*6*): Collegium 1929, 469; (*7*): Ebenda 1932, 327.

Polus, P. u. G. Biro: Westnik; durch Chem. Ztrbl. 1931, I. 403.

Rappin, Dr., Th. Grosseron u. L. Soubranne: Halle aux Cuirs 1912, 18. Juli, durch British Leather Manufactures Research Assoc. 7. Annual Report 1927, 80.

Rezabek, G.: Bourse aux Cuirs 65, 1163 (1937).

Rigot, A.: Cuir techn. 21, 3 (1932).

Robertson, M. E. (*1*): Leather World 19, 360 (1932); (*2*): Ebenda 27, 838 (1935).

Romana, C. u. G. Baldracco: Collegium 1912, 533; Ebenda 1914, 517.

Roddy, W. T. u. F. O'Flaherty: Hide and Leather 19, 21 (1934).

Schmidt, C. E.: Shoe and Leather Rep. 1911, 9. März.

Schöttler: Mitt. des Ausschusses zur Bekämpfung der Dasselplage 1912, Nr. 3.

Schultz, G. W.: J. A. L. C. A. 29, 368 (1934).

Seelemann: Berliner Tierärztl. Wochenschr. 50, 833 (1934).

Seligsberger, L.: Collegium 1932, 814.

Seymour-Jones, A. (*1*): Collegium 1908, 131; 1909, 29; (*2*): The sheep and its skin. London: The Leather Trades Review, 1913.

Spann, J. (*1*): Ledertechn. Rdsch. 1927, 5; (*2*): Münchner Tierärztl. Wochenschr. 1928, Nr. 33 u. 34; (*3*): Ebenda 1934, Nr. 3; (*4*): in Weinschenk, A.: Die Bekämpfung der Dasselfliegenplage, S. 144. Berlin: Gewerbedruckerei, 1933.

Staack, W.: Die Bekämpfung der Dasselschäden. Oldenburg: Ad. Littmann, 1939.

Stather, F. (*1*): Collegium 1928, 567; (*2*): Ebenda 1930, 151; (*3*): Ebenda 1931, 3; (*4*): Tropenpflanzer 35, 91 (1932); (*5*): Haut- und Lederfehler, Wien: Springer, 1934.

Stather, F. u. E. Liebscher (*1*): Collegium 1929, 427; (*2*): Ebenda 1929, 437; (*3*): Ebenda 1930, 170.

Stather, F., G. Schuck u. E. Liebscher: Collegium 1930, 153.

Stather, F. u. G. Schuck: Collegium 1930, 161.

Stiasny, E.: Gerbereichemie (Chromgerbung). Dresden u. Leipzig: Th. Steinkopff, 1931.

Stockell, R.: J. A. L. C. A. 19, 481 (1924).

Stuart, L. S.: J. A. L. C. A. 30, 226 (1935).

Stuart, L. S. u. R. W. Frey (*1*): J. A. L. C. A. 30, 124 (1935); (*2*): Ebenda 30, 63 (1935); (*3*): Ebenda 30, 162 (1935).

Stuart, L. S., R. W. Frey u. H. James: U. S. Departement of Agriculture. Techn. Bulletin Nr. 383 (1933).

Tattevin, M.: Inaugural-Dissert. Nancy; durch Cuir techn. 17, 24 (1928).

Tssaitschikow, J.: Westnik 9, 423 (1928); Collegium 1929, 165.

Utenkow, M.: Westnik 10/11, 603 (1929); durch Chem. Ztrbl. 1931, I. 403; Collegium 1931, 230.

Vaney, C.: Ref. Coll. 1937, 640.

Versuchsanstalt St. Gallen: Original.

Vourloud, H.: J. I. S. L. T. C. 1925, 231; Cuir techn. 14, 148 (1925).

Washburn, H. J.: 14th annual report of the agricultural experiment station of the university of Minnesota. Austin, Minn. 1906; durch A. Kaul, l. c., S. 9.

Weber, R.: Technikum des Ledermarkt 1912, Nr. 27 u. 34, Referat: Collegium 1913, 29.

Weinschenk, A.: Die Bekämpfung der Dasselfliegenplage. Berlin: Gewerbedruckerei, 1933.

Wilson, J. A. u. G. Daub: Ind. engin. Chem. 17, 700 (1925).

Wood, J. T.: Ind. engin. Chem. 13, 1135 (1921).

Yocum, J. H. (*1*): J. A. L. C. A. 7, 135 (1912); (*2*): Ebenda 8, 22 (1913).

Zaubzer, Th.: Lederind. 1933, 14. Juni.

Auszug aus der Patentliteratur.

Von Dr. **Arthur Miekeley**-Dresden und Dr. **Gertrud Volmer-Schuck**-Dresden.

Erklärung der Abkürzungen.

A.P.	Amerikanisches Patent		Ind.P.	Indisches Patent
Aust.P.	Australisches Patent		Jap.P.	Japanisches Patent
Belg.P.	Belgisches Patent		Jugosl.P.	Jugoslawisches Patent
Can.P.	Canadisches Patent		Norw.P.	Norwegisches Patent
Dän.P.	Dänisches Patent		Ö.P.	Österreichisches Patent
D.R.P.	Deutsches Patent		Pol.P.	Polnisches Patent
D.R.P. [Zweigstelle Österreich]	Deutsches Patent, beim Patentamt Wien angemeldet		Prot.P.	Patent des Protektorats Böhmen und Mähren
			R.P.	Russisches Patent
E.P.	Englisches Patent		Schwed.P.	Schwedisches Patent
F.P.	Französisches Patent		Schwz.P.	Schweizer Patent
Finn.P.	Finnisches Patent		Tschechosl.P.	Tschechoslowakisches Pat.
Holl.P.	Holländisches Patent		Ung.P.	Ungarisches Patent
It.P.	Italienisches Patent		Zus.P.	Zusatzpatent.

Die Proteine unter besonderer Berücksichtigung der tierischen Haut.

In der Zusammenstellung ist im wesentlichen die neuere Literatur seit 1930 berücksichtigt, bezüglich der **älteren Patente** wird auf J. Altpeter: Die Patentliteratur der Eiweißstoffe. Berlin: Allgemeiner Industrieverlag G. m. b. H., 1932, verwiesen.

A. Proteinabbauprodukte.

I. Niedermolekulare Abbauprodukte, wie Aminosäuren und Peptide (Gewinnung aus Proteinen, Synthese, Umwandlungsprodukte u. dgl.).

A.P. 1990769 vom 16. 1. 1930. — C. 1935, II, 1962.

S. M. A. Corp., Cleveland, O., V. St. A.

Herstellung von Glutaminsäure. Glutaminsäure enthaltende Proteine werden in üblicher Weise mit 20%iger Salzsäure hydrolysiert. Das Hydrolysat wird mit Alkali- oder Erdalkalihydroxyden oder -carbonaten bis zum isoelektrischen Punkt der Glutaminsäure ($p_H = 3{,}2$) neutralisiert, wobei sich die Glutaminsäure abscheidet.

D.R.P. 580285/Kl. 12q vom 7. 5. 1932. — C. 1933, II, 2068; Coll. 1933, 507.
A.P. 1974554   vom 24. 4. 1933. — J.A.L.C.A. 31, 473 (1936).
E.P. 411009   vom 29. 9. 1933.

Catharina Weidner, Berlin-Charlottenburg.

Herstellung von Aminosäuren aus keratinhaltigen Stoffen. Die keratinhaltigen Materialien werden gegebenenfalls unter Druck mit Strontiumoxyd oder -hydroxyd längere Zeit auf 100^0 erhitzt, Strontium aus der erhaltenen Lösung mit Alkali- oder Ammoniumcarbonat abgeschieden und die Lösung mit Bor- oder Phosphorsäure neutralisiert. Die Lösung enthält neben anderen Aminosäuren Cystin, Tyrosin und besonders Tryptophan.

A.P. 1992804 vom 9. 7. 1932. — C. 1935, II, 1962.

A. E. Staley Mfg. Co., Decatur, Ill., V. St. A.

Herstellung von Glutaminsäure. Proteinhaltige Stoffe werden mit 70- bis 80%igem Alkohol bei 60^0 C behandelt. Der mit Wasser ausgefällte und getrocknete Kleber wird mit Salzsäure hydrolysiert und die Glutaminsäure als Chlorhydrat durch Eindampfen des Hydrolysats abgeschieden.

D.R.P. 652765/Kl. 12q vom 29. 8. 1935.
Schwz.P. 185415   vom 17. 8. 1935. — C. 1937, II, 474.

Chemische Fabrik Flora, Dübendorf, Zürich, Schweiz.

Gewinnung von Aminosäuren durch Elektrolyse. Die Elektrolyse des sauren oder neutralen Eiweißhydrolysats wird bei einem p_H von 2 bis 4 vorgenommen. Dadurch wird erreicht, daß bei Verwendung eines zweiteiligen Elektrolysiergefäßes die Monoaminodicarbonsäuren nicht wie bei den bekannten Verfahren im Anodenraum abgeschieden werden, wo sie gegebenenfalls mit dem dort ebenfalls abgeschiedenen Chlor in Reaktion treten können, sondern im Kathodenraum.

1. **A.P. 2180636** vom   6. 7. 1937. — C. 1940, I, 2405.
2. **A.P. 2180637** vom 19. 8. 1938. — C. 1940, I, 2405.

Mead Johnson & Co., Evansville, Ind., V. St. A.

Herstellung eines aus Aminosäure bestehenden Produkts als Nährmittel.
1. Proteine werden mit 33%iger Schwefelsäure bei etwa 100^0 hydrolysiert, das Hydrolysat wird mit der dreifachen Menge heißen Wassers verdünnt, mit $Ba(OH)_2$ neutralisiert und nach dem Filtrieren über Aktivkohle und Entfernung der Schwermetalle mit Schwefelwasserstoff eingedampft und zur Trocknung gebracht.
2. Die Proteine werden bei einem p_H von 6 bis 9 mit proteolytischen Enzymen verdaut. Nach dem Neutralisieren mit Säure wird mit Kohle entfärbt, filtriert und eingedampft.

A.P. 2217927 vom 6. 9. 1939. — C. 1942, I, 1558.

Melville Sahyun, Detroit, Mich., V. St. A.

Herstellung von Aminosäuren durch Hydrolyse von Eiweißstoffen. Man hydrolysiert einen Teil des Eiweißes mit einer Säure, z. B. Schwefelsäure, den anderen Teil mit einer Base, z. B. $Ba(OH)_2$. Dann mischt man die erhaltenen Lösungen so, daß die Mischung neutral reagiert, filtriert von ausgeschiedenen anorganischen Salzen ab und gewinnt aus dem Filtrat durch Eindampfen die Aminosäuren.

D.R.P. 556798/Kl. 12q vom 1. 11. 1931. — C. 1932, II, 3786.

Max Bergmann und *Leonidas Zervas*, Dresden.

Verfahren zur Darstellung von Aminen. Bei der Herstellung von komplizierten Aminen oder Peptiden wird die basische Stickstoffgruppe von primären oder sekundären aliphatischen oder aromatischen Aminen vorübergehend mit dem Rest des Kohlensäurebenzylesters ($C_6H_5 \cdot CH_2 \cdot O \cdot CO—$) besetzt und dieser nach Beendigung der gewünschten chemischen Umsetzungen durch Hydrierung wieder abgespalten (vgl. S. 405).

D.R.P. 636137/Kl. 12q vom 1. 1. 1932.
F.P. 746641 vom 1. 12. 1932. — C. 1933, II, 2055.

I. G. Farbenindustrie A. G., Frankfurt a. M.

Herstellung von Alkalisalzen der α-Aminopropionsäure. Acetaldehyd und Ammoniumcyanid werden bei Gegenwart erheblicher Mengen von freiem Ammoniak umgesetzt und das dabei erhaltene Nitril ohne vorherige Entfernung des Ammoniaks mit Alkalihydroxyd verseift.

D.R.P. 609552/Kl. 12q vom 16. 10. 1932. — C. 1935, II, 922.

Gesellschaft für Kohlentechnik m. b. H., Dortmund-Eving.

Darstellung von Glykokoll. Cyanameisensäureester wird mit Wasserstoff in Gegenwart von Nickelkatalysatoren und von die Aminogruppe des Glykokolls acylierenden Stoffen, z. B. Essigsäureanhydrid, aber in Abwesenheit von Mineralsäuren in flüssigem oder gasförmigem Zustand hydriert, worauf die Acylgruppe in bekannter Weise abgespalten wird.

F.P. 755144 vom 4. 5. 1933. — C. 1934, I, 943.

I. G. Farbenindustrie A. G., Frankfurt a. M.

Herstellung von aliphatischen Aminosäuren. Aliphatische Aldehyde werden mit wasserfreier Blausäure und wasserfreiem Ammoniak umgesetzt und die entstandenen Nitrile verseift.

1. **D.R.P. 653099/Kl. 12q** vom 4. 10. 1933. — C. 1938, I, 1660.
2. **Zus.P. 654653/Kl. 12q** vom 23. 6. 1934. — C. 1938, I, 2624.

Gesellschaft für Kohlentechnik m. b. H., Dortmund-Eving.

Gewinnung von in Wasser löslichen Aminosäuren.
1. Aus einem trockenen Gemisch von Aminosäuren und anorganischen Salzen, z. B. Glykokoll und NH_4SO_4, wie es durch Umsetzung von Glykolsäurenitril mit Ammoniak, Verseifen des Aminoacetonitrils mit Schwefelsäure und Neutralisation mit Ammoniak erhalten wird, werden die Aminosäuren durch Extrahieren mit flüssigem Ammoniak und Abfiltrieren vom ausgeschiedenen Salz gewonnen.
2. An Stelle von flüssigem Ammoniak werden übernormal konzentrierte, bei gewöhnlicher Temperatur unter gewöhnlichem Druck beständige Ammoniaklösungen verwendet.

D.R.P. 624230/Kl. 12o vom 15. 4. 1934. — C. 1936, I, 2632.

I. G. Farbenindustrie A. G., Frankfurt a. M.

Herstellung von Glutamin. γ-Glutaminsäurealkylester, die am N-Atom durch Umsetzung mit dem Chlorkohlensäureester des Benzylalkohols durch den Rest $C_6H_5 \cdot CH_2 \cdot O \cdot CO—$ substituiert sind, werden mit flüssigem Ammoniak in das Carbobenzoxyglutamin übergeführt und anschließend der Carbobenzoxyrest durch katalytische Hydrierung abgespalten.

D.R.P. 686392/Kl. 12q vom 24. 4. 1934. — C. 1940, I, 2710.

Gesellschaft für Kohlentechnik m. b. H., Dortmund-Eving.

Gewinnung von Aminosäuren. Oxynitrile werden mit Ammoniak im Molverhältnis 1:4 umgesetzt, das überschüssige Ammoniak entfernt und die verbleibende Aminonitrillösung mit ca. 2,2 Moläquivalenten H_2SO_4 verseift. Die Isolierung der erhaltenen Aminosäuren erfolgt nach bekannten Verfahren, wobei gleichzeitig Ammonsulfat gewonnen wird.

A.P. 2163594 vom 1. 2. 1936. — C. 1940, I, 1107.

Merck & Co., Inc., Rahway, N. Y., V. St. A.

Aminoalkylcarbonsäuren. Halogenalkylcarbonsäuren, wie Chloressigsäure, Chlorpropionsäure werden mit Ammoniak in Gegenwart von Ammoniumchlorid umgesetzt.

E.P. 478 304 vom 13. 7., 4. 11. 1936 und 12. 7. 1937. — C. 1938, I, 3695.

I. G. Farbenindustrie A. G., Frankfurt a. M.

Herstellung von Aminosäuren. Acrylsäure wird mit Ammoniak oder Aminen umgesetzt; β-Phenylaminopropionsäure wird z. B. durch Erhitzen von 65 g 56%iger Acrylsäure mit 93 g Anilin erhalten.

A.P. 2109 929 vom 15. 3. 1937. — C. 1938, I, 3969.

E. I. du Pont de Nemours & Co., Wilmington, V. St. A.

Herstellung von Aminosäuren. α-Halogenfettsäuren werden mit überschüssigem flüssigem Ammoniak umgesetzt.

A.P. 2225 155 vom 9. 9. 1937. — C. 1941, I, 3582.

Nicholas D. Cheronis, Chicago, Ill., V. St. A.

Herstellung von Aminosäuren. Halogencarbonsäuren werden mit Ammoniumsalzen, z. B. Ammoniumcarbonat, bei 58 bis 60⁰ C umgesetzt.

A.P. 2183 856 vom 15. 6. 1937. — C. 1940, I, 2578.

General Aniline Works, Inc., New York, V. St. A.

Herstellung von Kondensationserzeugnissen. Aus Hautabfällen durch vollständige Hydrolyse mit Natronlauge erhaltene Aminosäuren werden mit Chloriden, z. B. von Butyl-, Dichlorbenzyl- oder Diisobutyl-naphthalinsulfosäure zu kapillaraktiven Stoffen umgesetzt.

F.P. 849 020 vom 17. 1. 1939. — C. 1940, I, 2094.

I. G. Farbenindustrie A. G., Frankfurt a. M.

Netz-, Wasch- und Emulgiermittel. Es werden Aminocarbonsäuren verwendet, die am Stickstoff durch einen höheren aliphatischen oder cycloaliphatischen Kohlenwasserstoffrest substituiert sind, z. B. N-Dodecyl-Glykokollhydrochlorid, Natriumsalz der Dodecylmethylaminoessigsäure u. dgl.

F.P. 872 767 vom 30. 5. 1941. — C. 1943, I, 566.

F. Hoffmann—La Roche & Co., Basel, Schweiz.

N-Acyl-ω-Aminosäuren. Alkalische Lösungen von ω-Aminocarbonsäuren werden mit Lactonen umgesetzt.

A.P. 1572 552 vom 11. 11. 1924. — C. 1926, I, 3633.

Joseph Michelman, Boston, Mass., V. St. A.

Verfahren zur Gewinnung von Pyrrol, dessen Derivaten und Pyrokoll aus tierischen Abfallstoffen. Kollagen enthaltendes tierisches Gewebe, wie Häute, Lederfalzspäne usw., das frei von Fett und Glycerin sein muß, wird der trocknen Destillation unter Luftabschluß unterworfen. Aus dem öligen Destillat kann Pyrokoll und Pyrrol isoliert werden.

II. Höhermolekulare Spaltprodukte, ihre Umwandlungsprodukte und technische Anwendung.

1. Abbauprodukte, insbesondere des Kollagens.

D.R.P. 522 061/Kl. 12p vom 30. 6. 1928. — C. 1931, I, 3515; Coll. 1931, 229.

Chemische Fabrik Grünau, Landshoff & Meyer A. G., Berlin-Grünau.

Herstellung von Eiweißspaltprodukten. Chromlederabfälle werden mit Erdalkalihydroxyden in wässeriger Lösung in der Wärme aufgeschlossen, die Erdalkalihydroxyde mit Alkalicarbonaten umgesetzt und die ungelösten Teile abfiltriert.

D.R.P. 579 228/Kl. 12p vom 6. 1. 1931. — C. 1933, II, 1809; Coll. 1933, 575.

A. Th. Böhme, Dresden.

Herstellung von wasserlöslichen Produkten aus Eiweißstoffen. Durch tryptischen Abbau oder Säurehydrolyse erhaltene Eiweißabbauprodukte werden mit NH_2- oder NH-haltigen organischen Verbindungen, z. B. Harnstoff, in alkalischer Lösung oder aber in Gegenwart von phenolhydroxylhaltigen organischen Verbindungen, z. B.

Phenol, in saurer Lösung mit Stoffen, wie Aldehyden, Ketonen, Chlor oder Brom solange behandelt, bis vollständige Lösung eingetreten ist. Die Produkte finden als Fixier- und Appreturmittel Anwendung.

1. **D.R.P. 702386/Kl. 12p** vom 17. 2. 1932. — C. 1941, I, 3623.
2. **D.R.P. 728224/Kl. 12p** vom 17. 3. 1933. — C. 1943, I, 2055.
Chemische Fabrik Grünau A.-G., Berlin-Grünau.

1. **Herstellung von Abkömmlingen von Eiweißspaltungskörpern.** Aus Lysalbin- und Protalbinsäure bestehende Eiweißspaltprodukte werden in Gegenwart säurebindender Mittel mit höheren gesättigten oder ungesättigten Fettsäurehalogeniden umgesetzt.
2. **Herstellung von Derivaten der Kondensationsprodukte aus hochmolekularen Eiweißspaltprodukten und höher molekularen gesättigten oder ungesättigten Fettsäuren.** Die Kondensationsprodukte werden während oder nach ihrer Bildung mit Alkylenoxyden bzw. Alkylenhalogenhydrinen, z. B. Propylenoxyd oder Äthylenchlorhydrin, umgesetzt.

D.R.P. 730885/Kl. 12p vom 26. 3. 1933. — C. 1943, II, 1251.
Chemische Fabrik Stockhausen & Cie., Krefeld.

Kondensationsprodukte aus den Abbauprodukten des tierischen Leims und hocherstarrender Fettsäuren. Abbauprodukte des Leims, welche einen Hydrolysengrad von nicht über 30% besitzen, werden mit den Halogeniden chlorierter, hocherstarrender Fettsäuren umgesetzt. Die erhaltenen Produkte dienen als Hilfsmittel in der Textil- und Lederindustrie.

D.R.P. 642739/Kl. 53g vom 15. 7. 1933. — C. 1937, I, 5075.
Sebastiano Bocciardo & Co., Genua.

Futtermittel. Leimleder oder sonstige enthaarte Hautabfälle werden bei Temperaturen zwischen 120 und 230° C, vorzugsweise von 180 bis 210° C, geröstet und das Röstgut gemahlen.

D.R.P. 680879/Kl. 12p vom 3. 9. 1933. — Coll. 1940, 40.
E.P. 425370   vom 2. 10. 1933. — C. 1935, II, 3442.
I. G. Farbenindustrie A.G., Frankfurt a. M.

Kondensationsprodukte von Eiweißabbauprodukten. Chlorkohlensäureester der aliphatischen, cyclo-aliphatischen oder araliphatischen Mono- oder Polyalkohole mit mindestens 5 C-Atomen, z. B. Chlorkohlensäurecetylalkohol, werden mit Eiweißabbauprodukten oder synthetischen Polypeptiden kondensiert. Die Produkte finden als Netz- und Emulgierungsmittel Verwendung.

F.P. 771095 vom 8. 2. 1934. — C. 1935, I, 3359.
Chyosaku Wada, Japan.

Nährmittel. Tierische Eiweißstoffe werden mit organischen Lösungsmitteln entfettet, dann mit Salzsäure hydrolysiert, mit ungelöschtem Kalk behandelt und filtriert. Das Filtrat wird mit Weinsäure schwach angesäuert und eingedickt.

Can.P. 353820 vom 24. 3. 1934. — C. 1937, I, 239.
Holl.P. 40421 vom 22. 3. 1934. — C. 1937, II, 1450.
F.P. 770636 vom 24. 3. 1934. — C. 1935, I, 2445.
Schwz.P. 178534 vom 23. 3. 1934. — C. 1937, I, 239.
Schwz.P. 184167 vom 23. 3. 1934. — C. 1937, I, 239.
Schwz.P. 185941 vom 10. 1. 1935. — C. 1937, I, 3550.
Schwz.P. 184006 vom 13. 3. 1935. — C. 1936, II, 3743.
Ung.P. 112925.
Zus.P. 114843 vom 23. 3. 1934. — C. 1937, I, 1597.
I. G. Farbenindustrie A.G., Frankfurt a. M.

Textilhilfsmittel. Durch Hydrolyse von Proteinen gewonnene Polypeptid- oder Aminosäuregemische, z. B. aus Lederabfällen hergestellte Eiweißspaltprodukte, werden, gegebenenfalls nach vorheriger Oxyalkylierung, mit Verbindungen umgesetzt, die zur Einführung von Acylresten geeignet sind, wie z. B. Fettsäure-, Harzsäure-, Naphthensäurechloride, Diisobutylnaphthalinsulfosäurechlorid u. dgl.

1. D.R.P. 637 910/Kl. 12p vom 3. 7. 1934. — C. 1937, I, 1329; Coll. 1936, 715.
2. D.R.P. 701 873/Kl. 28a vom 10. 6. 1938. — C. 1941, I, 2211; Coll. 1941, 147.

Chemische Fabrik Stockhausen & Cie., Krefeld.

Herstellung von schwefelhaltigen Kondensationsprodukten aus Eiweißabbauprodukten.
1. Verbindungen der Zusammensetzung $RO.CS.SCH_2.CO.Cl$ (R = Alkyl, Aryl, Aralkyl oder Cyclo-Alkyl) werden mit Eiweißabbauprodukten, die man durch Behandlung von Leim, Casein u. dgl. mit Säuren, Alkalien, Enzymen oder mit Wasser unter Druck gewinnt, oder mit Aminosäuren zu Verbindungen der Zusammensetzung $RO.CS.SCH_2.COE$ (E = Eiweiß) umgesetzt.
2. Die nach 1 erhaltenen Produkte werden beim Enthaaren von Häuten und Fellen den Kalkbrühen zugesetzt.

Ö. P. 147 484 vom 5. 7. 1934. — C. 1937, I, 2494.

Erwin Diehl, Wien.

Aufschließen des Eiweißes in Leimleder u. dgl. · Das vorgetrocknete Leimleder wird zwecks Entfernung des restlichen Wassers einer raschen starken Erwärmung ausgesetzt, wobei durch den inneren Dampfdruck das Material gelockert wird und die einzelnen Teilchen eine kugelige Gestalt annehmen. Dabei wird das Eiweiß sterilisiert und in leicht verdauliche Form übergeführt.

D. R. P. 685 744/Kl. 28a vom 14. 8. 1934. — C. 1940, I, 1308.

Chemische Fabrik Stockhausen & Cie., Krefeld.

Fixieren von Gerbstoffen im Leder. Als Fixierungsmittel wird ein Gemisch einer konzentrierten, aus Leim durch Säurehydrolyse bis zu einem Abbaugrad von 30% bereitete Lösung von Eiweißabbauprodukten mit konzentrierten Gerbstofflösungen verwendet.
Zur Fixierung von Gerbstoffen mit Eiweißstoffen oder Eiweißabbauprodukten vgl. auch die älteren Patente, dieses Handbuch, Bd. III, 1. Teil, S. 935.

1. D.R.P. 670 096/Kl. 12p vom 10. 11. 1934. — C. 1939, I, 3473; Coll. 1939, 92.
   A.P. 2 119 872   vom 16. 10. 1935. — C. 1938, II, 3487; Coll. 1940, 156.
2. D.R.P. 670 097/Kl. 12p vom 30. 11. 1934. — C. 1939, I, 3474; Coll. 1939, 93.
(Zus. P. zu D.R.P. 670 096.)

Chemische Fabrik Grünau A. G., Berlin-Grünau.

Verfahren zur Herstellung von Abkömmlingen von Eiweißstoffen oder Eiweißabbauprodukten.
1. Eiweißhaltige Stoffe, wie Lederabfälle, Fischmehl, Hornspäne od. dgl., werden durch Kochen mit verdünnter Natronlauge in bekannter Weise zu hochmolekularen Spaltprodukten aufgeschlossen und die erhaltenen Produkte mit aromatischen oder fettaromatischen Halogenkohlenwasserstoffen, die mindestens ein bewegliches Halogenatom im Molekül besitzen, z. B. Benzylchlorid, Fettsäurechloride in Gegenwart von säurebindenden Mitteln, umgesetzt.
2. In die nach 1 erhaltenen Produkte werden mit Hilfe der Säurechloride von höheren gesättigten oder ungesättigten Fettsäuren bzw. Harzsäuren höhere Fett- oder Harzsäurereste eingeführt.

Schwz.P. 183 683 vom 12. 7. 1935. — C. 1937, I, 1870; Coll. 1939, 120.

Ed. Geistlich Söhne A. G. f. Chem. Industrie, Wolhusen, Luzern, Schweiz.

Gewinnung der in Äscherbrühen enthaltenen Eiweißstoffe. Die Äscherbrühen werden filtriert, kalkfrei gemacht, z. B. mit Schwefelsäure, und auf einen p_H-Wert von ca. 5 gebracht. Durch Sättigung mit Alkalisulfat, z.-B. Natriumsulfat, werden die Eiweißstoffe ausgefällt.

D.R.P. 695 940/Kl. 12p vom 20. 3. 1936. — C. 1940, II, 2930; Coll. 1940, 526.

Chemische Fabrik Grünau A. G., Berlin-Grünau.

Herstellung von Eiweißspaltprodukten aus lohgaren Lederabfällen. Die Lederabfälle werden in wässeriger Verteilung in der Wärme mit oder ohne Druck mit einer Menge Ätzkali behandelt, deren Gewicht etwa 40 bis 80% der Trockensubstanz der Abfälle entspricht.

D.R.P.　724642/Kl. 12s vom　7. 5. 1936. — C. 1942, II, 2401; Coll. 1942, 437.
A.P. 2228741　　　　vom　3. 5. 1937.
Holl.P.　48166　　　vom 13. 4. 1937. — C. 1940, II, 570.

Chemische Fabrik Grünau A. G., Berlin-Grünau.

Emulgierungsmittel. Verwendung von Mischungen aus höhermolekularen Kondensationsprodukten von Eiweißspaltprodukten einerseits und in Wasser nicht oder wenig löslichen, organischen Verbindungen mit mindestens einer alkoholischen Hydroxylgruppe im Molekül anderseits, z. B. Benzylalkohol. Ausgenommen sind solche Mischungen, die aus noch freie Hydroxylgruppen enthaltenden Estern höhermolekularer Fettsäuren oder ihrer Derivate und Kondensationsprodukten aus hochmolekularen Eiweißabbauprodukten mit höheren Fettsäuren oder ihren Derivaten bestehen.

Tschechosl.P. 61508 vom 18. 6. 1936. — C. 1939, I, 3094.

Egon Berka, Prag.

Viehfuttermittel. Gelatineabfälle werden mit Salzsäure hydrolysiert und mit Soda, Calcium- oder Magnesiumcarbonat neutralisiert.

A.P. 2113819 vom 2. 11. 1936. — C. 1938, II, 184.

The Procter & Gamble Co., Cincinnati, Glendale, O., V. St. A.

Emulgierungsmittel. Proteine, wie Gelatine, werden mit wässerigen Alkalilösungen hydrolysiert, das Wasser verdampft und der Rückstand mit Halogeniden von Fettsäuren mit mehr als 20 C-Atomen in Gegenwart von Lösungsmitteln, wie Dioxan, Benzol, und von alkalischen Mitteln, umgesetzt.

1. **D.R.P. 690567**/Kl. 28a vom 22. 11. 1936.
　　F.P. 827822　　　vom 13. 10. 1937. — C. 1938, II, 1716; Coll. 1940, 173.
2. **D.R.P. 710761**/Kl. 28a vom　6. 1. 1940. — C. 1942, I, 145.
（Zus.P. zu D.R.P. 690567.)

Chemische Fabrik Grünau A. G., Berlin-Grünau.

Fetten von Leder und Rauchwaren.
1. Für die Herstellung von Fettlickern auf Mineralölbasis werden als Dispersionsmittel die Kondensationsprodukte aus Eiweißabbauprodukten und höheren Fett- und Harzsäuren verwendet. Den Emulsionen werden zur Stabilisierung höhermolekulare aliphatische Alkohole oder Alkohole der hydroaromatischen Reihe zugesetzt.
2. Als Stabilisatoren können auch Phenole, Naphthole oder deren Homologe bzw. Halogenierungsprodukte verwendet werden.

A.P. 2126334 vom 30. 11. 1936. — C. 1939, I, 594; Coll. 1940, 158.

National Products Corp., Washington, V. St. A.

Aufarbeiten von Lederabfällen. Chromlederabfälle werden mit verdünnter Sodalösung bei 190⁰ F behandelt und nach Entfernung der Gerbstofflösung mit verdünnter Essigsäure unter Rühren bei 200⁰ F erhitzt. Die filtrierte Lösung wird nach Zusatz von Weichmachungsmitteln, z. B. Triäthanolamin, und Härtungsmitteln, wie Hexamethylentetramin, zum Lackieren von Papier, Gewebe u. dgl. verwendet.

D.R.P. 702242/Kl. 12s vom 4. 4. 1937. — C. 1941, I, 2695.

Chemische Fabrik Grünau A. G., Berlin-Grünau.

Dispergierungsmittel. Verwendung von Mischungen aus Kondensationsprodukten von Eiweißstoffen und/oder höhermolekularen Eiweißabbauprodukten mit höheren Fett- oder Harzsäuren einerseits (vgl. D.R.P. 692070, S. 963) und höheren Fettsäureamiden, die in der Aminogruppe durch Alkyl- oder Arylgruppe substituiert sein können, anderseits.

D.R.P. 708117/Kl. 12p vom 2. 10. 1938. — C. 1941, II, 1797.

Chemische Fabrik Grünau A. G., Berlin-Grünau.

Herstellung von Eiweißabbauprodukten von der Art der Lysalbin- und Protalbinsäure. Kollagenartige Stoffe und fettenthaltende Körperteile von Walen, z. B. Flossen, werden in üblicher Weise bei erhöhter Temperatur verflüssigt und nach Entfernung des Fettes in bekannter Weise unter Zusatz von Alkali- oder Erdalkalihydroxyden hydrolysiert.

D. R. P. 735 010/Kl. 12p vom 28. 5. 1939.

Zschimmer & Schwarz, Chemische Fabrik Dölau, Greiz-Dölau.

Stickstoffhaltige Kondensationsprodukte. Höhermolekulare Eiweißabbauprodukte aus Casein, Leim, Gelatine, Haut- oder Lederabfällen werden mit niedrigmolekularen aliphatischen Halogencarbonsäuren umgesetzt. Die erhaltenen Produkte verhindern die Bildung schwerlöslicher Metallseifen.

F. P. 875 615 vom 26. 9. 1941. — C. 1943, II, 1249.

Chemische Fabrik Grünau A. G., Berlin-Grünau.

Kondensationsprodukte von Eiweißstoffen oder ihren Spaltprodukten. Eiweißspaltprodukte aus Haut- oder Lederabfällen werden einerseits mit den Chloriden von kapillaraktiven, höhermolekularen aliphatischen Carbonsäuren oder aromatischen Sulfonsäuren, z. B. Ölsäurechlorid, und andererseits mit den Chloriden oder Anhydriden von nicht kapillaraktiven organischen Carbonsäuren oder Sulfonsäuren, wie z. B. Essigsäureanhydrid, Benzoylchlorid u. dgl., in schwach alkalischem Medium nach Schotten - Baumann umgesetzt.

2. Keratinabbauprodukte.

D. R. P. 437 899/Kl. 53g vom 30. 5. 1923. — C. 1927, I, 1243.

Gerda Londberg, Berlin-Steglitz.

Futtermittel. Keratinabfälle, insbesondere Wollabfälle werden mit ca. 12%iger Natronlauge bei Zimmertemperatur aufgequollen, vermahlen und die Eiweißstoffe mit verdünnter Schwefelsäure gefällt.

D. R. P. 445 503/Kl. 39b vom 1. 2. 1925. — C. 1927, II, 744; Coll. 1927, 350.

Max Bergmann, Dresden.

Verfahren zum Auflösen und Wiederausfällen von Keratinen (Hornsubstanzen). Keratine, wie Hörner, Haare, Hufe usw., werden gegebenenfalls nach Vorbehandlung mit Alkalilaugen in Metallamminlösungen, wie Kupferoxydammoniak, gelöst und durch geeignete Mittel, wie Säuren oder saure Salze, wieder gefällt. Die Produkte eignen sich zur Herstellung von plastischen Massen.

F. P. 593 101 vom 9. 2. 1925. — C. 1926, I, 785.

Metallwaren-Industrie A. G., Deutschland.

Zerkleinern von Albumin- und Albuminoidstoffen, insbesondere von Horn oder ähnlichen Stoffen. Man läßt auf Horn od. dgl. konzentrierte Salzsäure bei gewöhnlicher Temperatur einwirken. Nach gründlichem Auswaschen wird das Gut getrocknet und gemahlen. Es kann als Futtermittel, sowie zur Herstellung von Kunstmassen Verwendung finden.

D. R. P. 437 001/Kl. 12p vom 18. 2. 1925. — C. 1927, I, 815.

Eduard Jena, München.

Verfahren zur Darstellung von Abbauprodukten aus Keratinsubstanzen. Keratinhaltige Materialien, wie Haare, Wolle, Federn, werden mit Alkalien solange hydrolysiert, bis der Ausgangsstoff in eine gallertartige Dispersion übergegangen ist, aus der durch Fällung mit Säuren ein albuminartiges Abbauprodukt abgeschieden wird, das in Wasser unlöslich, in Alkalien löslich ist.

D. R. P. 543 113/Kl. 12p vom 9. 5. 1930. — C. 1932, I, 3129; Coll. 1932, 185.

I. G. Farbenindustrie A. G., Frankfurt a. M.

Herstellung von eiweißhaltigen Stoffen. Keratin (Hornmehl) wird in Gegenwart basisch wirkender Verbindungen, z. B. NaOH, mit Alkylenoxyden, z. B. Äthylenoxyd, in der Wärme behandelt. Die in Wasser löslichen Produkte sind als Textilhilfsmittel verwendbar.

D. R. P. 537 916/Kl. 12p vom 27. 8. 1930. — C. 1932, I, 872.

Johann A. Wülfing, Berlin.

Verfahren zur Herstellung und Trennung schwefelhaltiger Spaltprodukte der Säurehydrolyse von Keratin- bzw. Keratinsubstanzen. Die in der Kälte oder Wärme vorgenommene Säurehydrolyse von Haaren, Federn, Horn od. dgl. wird abgebrochen, sobald die Ausgangsstoffe ihre natürliche Form verloren und gallertig geworden sind. Nach dem Neutralisieren mit Alkali oder Ammoniak wird der abfiltrierte Niederschlag, dessen Menge durch Fällen mit Ammoniumsulfat gegebenenfalls noch vermehrt werden kann, mit Wasser ausgekocht, von den wasserunlöslichen Keratinaten abfiltriert und die Keratosen aus dem heißen Filtrat durch Abkühlen abgeschieden.

D.R.P. 574251/Kl. 12p vom 18. 8. 1931. — C. 1933, I, 3970.
Johann A. Wülfing, Berlin.

Verfahren zur Herstellung von in Wasser und verdünnten Säuren unlöslichen Keratinaten aus Keratinsubstanzen. Als hydrolysierende Mittel werden Alkali- oder Erdalkalisulfide verwendet.

D.R.P. 582000/Kl. 12p vom 29. 11. 1931. — C. 1933, II, 3162; Coll. 1933, 638.
Johann A. Wülfing, Berlin.

Herstellung von Reduktionsprodukten aus Keratinaten. Die durch saure oder alkalische Hydrolyse aus Keratinen erhaltenen, in Wasser unlöslichen Keratinate werden mit Natriumamalgam in saurer oder mit Natriumsulfit in alkalischer Lösung reduziert. Zur Erzielung wasserlöslicher Produkte wird die Reduktion bis zur vollkommenen Aufspaltung der S-Brücken durchgeführt.

Vgl. auch **D.R.P. 565161**/Kl. 12p vom 13. 8. 1931. — C. 1933, I, 638.

1. **D.R.P. 578828**/Kl. 12p vom 6. 4. 1932. — C. 1934, I, 85.
2. **D.R.P. 662648**/Kl. 12p vom 25. 7. 1936. — C. 1938, II, 4355.
Johann A. Wülfing, Berlin.
E.P. 473240   vom 17. 3. 1937. — C. 1938, I, 1624.
Rudolf von Wülfing und *Ernst Roßkothen*, Berlin.

Herstellung von Schwermetalle und Sulfhydrylgruppen enthaltenden Verbindungen aus Keratinaten.
1. Die bei der sauren Hydrolyse von Keratinen gewonnenen Keratinate (vgl. D.R.P. 537916, S. 958) werden mit Zink reduziert, die Zinkverbindungen mit Schwefelwasserstoff zersetzt und die erhaltenen Lösungen mit in Wasser löslichen Salzen von Schwermetallen (Pb, Ag, Au) umgesetzt.

Vgl. auch **Zus.P. 588710** vom 25. 9. 1932. — C. 1934, I, 1523; Coll. 1934, 25.

2. Die durch Säurehydrolyse bis zur mehr oder weniger vollständigen Lösung und anschließende Dialyse erhaltenen Keratinabbauprodukte werden mit Natriumhydrosulfit reduziert und mit Schwermetallsalzen umgesetzt. Die erhaltenen Metallsulfhydrylverbindungen finden für therapeutische Zwecke Anwendung.

D.R.P. 643142/Kl. 12p vom 3. 1. 1933. — C. 1940, I, 1905.
Wolfgang Graßmann, München.

Verfahren zur Gewinnung wasserlöslicher Abbauprodukte aus Gerüsteiweißstoffen. Durch Umfällung aus Metallamminlösungen erhaltene Abbauprodukte von Gerüsteiweißstoffen werden einer Verdauung mit proteolytischen Enzymen unterworfen (vgl. S. 443).

1. **D.R.P. 673203**/Kl. 12p vom 3. 1. 1933. — C. 1939, II, 4356.
2. **D.R.P. 682257**/Kl. 12p vom 3. 1. 1933. — C. 1939, II, 4356.
Dr. Wolfgang Graßmann, München bzw. Dresden.
1. und 2. **A.P. 2158499** vom 14. 2. 1939. — C. 1939, II, 4356.
Wolfgang Graßmann, Dresden, und *Hans Reich*, Berlin.

1. **Verfahren zur Gewinnung wasserunlöslicher, verdaulicher Abbauprodukte von Keratinen.** Gerüsteiweißstoffe werden unter solchen Bedingungen einer hydrolytischen bzw. acetolytischen Behandlung mit Mitteln, die zur Lösung von Peptidbindungen geeignet sind, unterworfen, z.B. Behandlung mit gasförmiger Salzsäure, daß die Ausgangsstoffe ihre Form nicht verlieren und der Tryptophangehalt unverändert bleibt und die erhaltenen wasserunlöslichen Produkte durch proteolytische Enzyme zu wasserlöslichen Produkten verdaubar sind (vgl. S. 443).
2. **Verfahren zur Gewinnung wasserlöslicher Abbauprodukte aus Gerüsteiweißstoffen.** Die nach 1 oder anderen bekannten Verfahren vorbehandelten Gerüsteiweißstoffe werden einer Verdauung mit proteolytischen Enzymen unterworfen (vgl. S. 443).

D.R.P. 716428/Kl. 12i vom 14. 12. 1939. — C. 1942, II, 246.

Kalkleim-Industrie „Certus" G. m. b. H., Hamburg.

Verfahren zur Herstellung von Bindemitteln aus keratinhaltigen Eiweißstoffen. Das zerkleinerte, keratinhaltige Ausgangsgut wird mit Wasser auf 65 bis 80⁰ C erwärmt, unter Zusatz von Natronlauge 5 bis 10 Minuten gerührt und sofort anschließend mit Säure, z. B. n/1-Säure, versetzt, das ausgeschiedene Eiweiß abgetrennt und mit den bei Casein üblichen Aufschlußmitteln in eine viskose Leimlösung übergeführt.

B. Proteine, ihre Umwandlungsprodukte und technische Anwendung.

I. Unstrukturierte Proteine.

1. Leim, Gelatine.

(Ältere Patente vgl. dieses Handbuch, Bd. I, 2. Teil, S. 446.)

D.R.P. 582691/Kl. 22i vom 13. 6. 1930.
Ö.P. 128343   vom 27. 10. 1930. — C. 1932, II. 1575.

Adolf Mentzel, Berlin-Schöneberg.

E.P. 366353.
Zus.P. 372908 vom 13. 4. 1931. — C. 1933, I, 1558.

Aktiengesellschaft für chemische Produkte, vorm. H. Scheidemandel, Berlin.

Herstellung von hochwertigen Leimen aus Knochen. Das getrocknete Knochengut wird vor der üblichen Entleimung, um ihm den bei der Trocknung verlorenen Anteil des Hydratwassers wieder einzuverleiben, einer milden alkalischen oder sauren Behandlung, z. B. mit Ammoniak, Aminen oder organischen bzw. anorganischen Säuren oder deren sauren Salzen, unterworfen, wobei die Behandlungsbäder ein p_H ober- oder unterhalb des isoelektrischen Punktes haben sollen.

E.P. 415179 vom 22. 3. 1933. — C. 1935, I, 3999.

Gordon Norie Davidson, Glasgow.

Verarbeitung von Fischabfällen. Die Abfälle werden mit Wasserdampf oder Lösungmitteln behandelt und nach Abtrennung der festen Bestandteile und Öle in die erhaltene eiweißhaltige Flüssigkeit solange Chlor und Luft eingeleitet, bis sie geruchlos geworden ist. Nach einer Behandlung mit Schwefelsäure zur Zerstörung des Zellgewebes und Filtration wird die Lösung auf Leim verarbeitet.

1. **D.R.P. 702636**/Kl. 22i vom 16. 4. 1936. — C. 1941, I, 2763.
    Zus.P. 710503/Kl. 22i vom 21. 12. 1938. — C. 1942, I, 145.
    Prot.P. 69809.

    Dr. Ing. Egon Elöd, Karlsruhe.

    F.P. 853114   vom 14. 4. 1939. — C. 1940, II, 446.
    It.P. 372875   vom 5. 4. 1939. — C. 1940, II, 446.
    Schwz.P. 216947   vom 31. 3. 1939. — Coll. 1942, 296.

    Egon Elöd und *Theodor Schachowskoy*, Karlsruhe.

2. **D.R.P. 710504**/Kl. 22i vom 22. 8. 1939. — C. 1942, I, 145.
    (Zus.P. zu D.R.P. 702636.)
    Prot.P. 72350   vom 19. 7. 1940.
    (Zus.P. zu Prot.P. 69809.)

    Dr. Ing. Egon Elöd, Karlsruhe.

    Belg.P. 439092   vom 19. 8. 1940.
    F.P. 51337   vom 4. 1. 1941.
    (Zus.P. zu F.P. 853114.)
    It.P. 385404   vom 25. 7. 1940.
    (Zus.P. zu It.P. 372875.)
    Schwz.P. 217680   vom 22. 7. 1940.

    Egon Elöd und *Theodor Schachowskoy*, Karlsruhe.

3. **D.R.P. 744499**/Kl. 22i vom 16. 11. 1940.
    (Zus.P. zu D.R.P. 710504.)

    Dr. Ing. Egon Elöd, Karlsruhe.

Belg. P. 443 727   vom 13. 12. 1941. — Coll. 1943, 88.

Egon Elöd und *Theodor Schachowskoy*, Karlsruhe.

Gewinnung von Proteinsubstanzen, wie Leim und Gelatine, aus Chromlederabfällen.
1. Chromgegerbte Altlederabfälle werden zum Entchromen abwechselnd mit Kalk und Säure behandelt und zwischen diesen Behandlungen mit Wasser gewaschen. Nach dem Zus. P. erfolgt die Behandlung in ein und demselben Behälter, wobei die Abfälle ständig oder nur zeitweilig in Bewegung gehalten werden. Das entgerbte Material wird in üblicher Weise auf Leim oder Gelatine verkocht.
2. Um ein besonders hochwertiges Ausgangsgut für die Gelatine- oder Leimherstellung zu erhalten, können bei der Kalk- und Säurebehandlung noch oxydierende oder reduzierende Bleichmittel, wie Wasserstoffsuperoxyd, Hypochlorit, Chlor, Bisulfit, Hydrosulfit u. dgl., verwendet werden.
3. Die Altlederabfälle werden zweimal aufeinanderfolgend mit Kalk und oxydierenden Mitteln ohne Zwischenspülung oder -säurung behandelt oder es wird die oxydierende Kalkbehandlung nach Verbrauch der Bleichmittel unter weiterem Zusatz von Oxydationsmitteln und gegebenenfalls auch Kalk fortgesetzt, wobei in beiden Fällen auf einmal dem Kalkbad nicht mehr als 5 bis 6% Bleichmittel, z. B. Chlorkalk, zugesetzt und die Altlederabfälle anschließend sorgfältig gewaschen und nur einmal mit Säure behandelt werden.

D. R. P. 675 522/Kl. 22i vom 23. 6. 1937. — C. 1939, II, 781.

Dr. Werner Stauf, Siegen.

Verfahren zur Herstellung von Hautleim. Das gewaschene Rohmaterial wird in feuchtem Zustand mit Harnstoff oder dessen Derivaten vermischt und nach ein- oder mehrtägigem Lagern dem bekannten Ausschmelzprozeß unterworfen.

D. R. P. 691 258/Kl. 22i vom 6. 8. 37. — C. 1940, II, 852.

Wilhelm Steinmann, Berlin-Friedrichshagen.

Kontinuierliche Gewinnung von tierischem Leim. Walknochen und -bindegewebe werden mit gespanntem Wasserdampf aufgeschlossen und dann in Teilmengen unter Druckentlastung in einen Absetzraum übergeführt. Die Leimbrühe wird durch Abschleudern vom Fett befreit und eingeengt.

A. P. 2 184 494 vom 19. 8. 1937.
A. P. 2 201 168 vom 23. 8. 1938.
E. P.   480 712 vom 27. 8. 1936 und 27. 8. 1937. — C. 1938, I, 4747;
J. A. L. C. A. 35, 429 (1940).

Imperial Chemical Industries, Ltd., London, und *John Vernon Stuart Glass*, Warrington.

Herstellung von Gelatine. Zur Abkürzung der Äscherdauer von leimgebenden Rohstoffen setzt man zur Kalkbrühe 0,05 bis 0,1% primäre oder sekundäre Amine (Methyl-, Diäthylamin, Methylanilin, Piperidin) zu.

A. P. 2 191 034 vom 15. 7. 1938. — C. 1941, I, 324.

Eastman Kodak Co., Rochester, N. Y., V. St. A.

Gelatine für photographische Zwecke. Tierhäute werden in einer $1/4$- bis 1%igen alkalischen Lösung von $NaOH$ oder $Ca(OH)_2$ enthaart, die zur Verhinderung einer Schwellung der Häute 1 bis 10% Neutralsalz ($NaCl$) enthält. Danach läßt man die Häute in einem Säurebad schwellen, neutralisiert auf p_H 5 bis 7 und extrahiert die Gelatine mit Wasser.

D. R. P. 703 357/Kl. 22i vom 21. 2. 1939. — C. 1941, I, 3039.

Adolf Küntzel, Darmstadt.

Herstellung von Gelatine von geringem Abbaugrad und hochwertigen physikalischen Eigenschaften. Noch nicht zur Sudreife gekälktes Leimgut wird durch kurzes Erhitzen verleimt oder mit hydrotropen Mitteln, wie Calciumchlorid, Rhodaniden u. dgl., bei gewöhnlicher Temperatur behandelt, dann einer kurzen Kälkung von etwa 3 Tagen unterzogen und schließlich unter milden Bedingungen ausgeschmolzen.

1. **D. R. P. 721 141**/Kl. 22i vom 19. 12. 1940. — C. 1942, II, 1588.
2. **D. R. P. 734 797**/Kl. 22i vom 25. 4. 1941. — C. 1943, II, 982.

Deutsche Gold- und Silberscheideanstalt, vorm. Roeßler, Frankfurt a. M.

Entgerben von Chromleder.
1. Die zur Verarbeitung für die Leim- und Gelatineindustrie bestimmten Chromlederabfälle werden vor der Behandlung mit Cyanidlösungen mit Oxydationsmitteln, insbesondere mit Wasserstoffsuperoxyd oder Persalzen, in alkalischer Lösung behandelt. Beide Stufen können in Gegenwart von Netzmitteln erfolgen.
2. Das mit alkalischen Oxydationsmitteln, z. B. sodaalkalischem Wasserstoffsuperoxyd, behandelte Gut wird gewaschen und mit 10%iger Schwefelsäure ausgelaugt.

D. R. P. 734 798/Kl. 22i vom 8. 4. 1941. — C. 1943, II, 1437.
Scheidemandel — Motard-Werke A. G., Berlin.

Herstellung von Knochenleim. Die auf Nußgröße zerkleinerten Knochen werden mit Alkali- oder Erdalkalihydroxyden bei gewöhnlicher Temperatur solange behandelt, bis alles Kollagen in Kollagenat übergeführt ist. Hierauf wird mit Dampf von 2 atü behandelt und mit Wasser ausgelaugt.

D. R. P. 615 758/Kl. 22i vom 8. 4. 1934. — C. 1935, II, 3048; Coll. 1935, 346.
Deutsche Hydrierwerke, A. G., Rodleben.

Flüssighalten von Gelatinelösungen. Zusatz von Hydrierungsprodukten des Furfurols.

Ö. P. 150 309 vom 15. 10. 1935. — C. 1937, II, 2944.
Carl Schiffkorn, Graz.

Entfernen der Emulsionen von gebrauchten oder fehlerhaften photographischen oder kinematographischen Filmen. Die Filme werden unter Zusatz von Ammoniumsalzen in wässerigen Lösungen von proteolytisch wirkenden Fermenten behandelt.

A. P. 2 182 425 vom 27. 4. 1936. — C. 1940, I, 2114.
M. & M. Wood Working Co., Portland, Or., V. St. A.

Wasserbeständiger Leim. 100 Teile Leim werden in 800 Teilen Wasser gelöst und mit 4 Teilen Natronlauge und 50 Teilen Wasserglas versetzt.

D. R. P. 663 004/Kl. 22i vom 16. 8. 1936. — Coll. 1938, 521.
Ind. P. 23 140   vom 17. 8. 1936. — C. 1937, I, 4455.
Imperial Chemical Industries Ltd., London.

Verfahren zum Klären von Leim- und Gelatinelösungen. Eine 3- bis 6%ige trübe Leim- oder Gelatinelösung wird mit einem wasserlöslichen Aluminat, besonders Natriumaluminat auf p_H 8,5 bis 10,0 eingestellt, nach 1stündigem Stehen neutralisiert ($p_H = 7$) und filtriert.

A. P. 2 166 297 vom 23. 7. 1938. — J. A. L. C. A. **35**, 72 (1940).
E. P. 500 857 vom 20. 7. 1938. — C. 1939, I, 4002.
Tannerie & Maroquinerie Belges S. A., Brüssel.

Klären von Leim- und Gelatinelösungen. Die auf p_H 6,5 bis 7,5 eingestellten Lösungen werden mit einer neutralen Lösung von $Al(OH)_3$, zweckmäßig in einer Konzentration von 3 bis 11%, bei 55 bis 75° C behandelt.

Belg. P. 439 657 vom 4. 11. 1940. — C. 1942, I, 2094; Coll. 1942, 368.
It. P. 383 205 vom 30. 5. 1940. — C. 1942, I, 3064; Coll. 1942, 446.
I. G. Farbenindustrie A. G., Frankfurt a. M.

Viskositätserhöhungen von Gelatinelösungen. Zusatz von Acylaminoverbindungen von aromatischen Sulfonsäuren, bei denen der Acylrest mindestens 10 Kohlenstoffatome enthält, z. B. Stearylaminonaphthalin-3,8-disulfosäure, in geringen Mengen.

2. Sonstige tierische Proteine.

D. R. P. 427 274/Kl. 12p vom 11. 1. 1925. — C. 1926, II, 1103.
I. G. Farbenindustrie A. G., Frankfurt a. M.

Darstellung wasserlöslicher Eiweißderivate. Tierische und pflanzliche Eiweißstoffe werden, gegebenenfalls unter Druck und mäßigem Erwärmen, mit Alkylenoxyden umgesetzt.

D.R.P. 495741/Kl. 22i vom 8. 8. 1926. — C. 1930, II, 1481; Coll. 1930, 127.

I. G. Farbenindustrie A. G., Frankfurt a. M.

Herstellung gerbstoffhaltiger Eiweißlösungen. Als Lösungsmittel für mit Gerbstoff gefällte Eiweißkörper werden wasserhaltige, organische Lösungsmittel (Alkohol), mehrwertige Alkohole, Monochlorhydrine, gegebenenfalls unter Zusatz von Celluloseabkömmlingen, verwendet.

D.R.P. 600811/Kl. 22i vom 24. 8. 1927. — C. 1934, II, 2346; Coll. 1934, 465.

Wilhelm Leibrock. Mannheim-Rheinau.

Wasserbeständiger Caseinleim. Dem aus Casein, Erdalkaliverbindungen und Alkalisalzen bestehenden Leim werden aromatische organische Säuren, z. B. Salicylsäure, gelöst oder in Pulverform zugesetzt.

D.R.P. 574971/Kl. 29b vom 30. 4. 1930. — Coll. 1933, 301.
E.P. 360804   vom 27. 4. 1931. — C. 1932, I, 1024.

I. G. Farbenindustrie A. G., Frankfurt a. M.

Herstellung von Lösungen von Seidenfibroin unter Verwendung von Lösungen hydratisierter Salze. Seide wird in eine so konzentrierte Lösung hydratisierter Salze, wie Lithiumbromid, Natriumrhodanid, Calciumrhodanid, eingetragen, daß sich eine Fibroin-Salzverbindung abscheidet, die nach Abtrennung in Wasser gelöst wird.

D.R.P. 567384/Kl. 29b vom 24. 2. 1931.
F.P. 730311   vom 22. 2. 1932. — C. 1932, II, 3810.
E.P. 375242   vom 19. 2. 1932. — C. 1932, II, 2765.

I. G. Farbenindustrie A. G., Frankfurt a. M.

Herstellung von Eiweißlösungen. Eiweißstoffe, wie Seidenfibroin, werden in Gegenwart von Salzen, z. B. Rhodaniden, und Säureamiden, wie Formamid oder Harnstoff, in Lösung gebracht.

D.R.P. 645619/Kl. 22i vom 9. 9. 1931. — C. 1937, II, 1296.

Fa. Carry Vogel, Frankfurt a. M.

Quellen und Auflösen von Casein. Man vermischt Casein mit 10 bis 100% Harnstoff oder dessen Derivaten und geringen Mengen von Alkalien, Erdalkalien, alkalischen Salzen, anorganischen oder organischen Basen und läßt die Mischung in kaltem oder warmem Wasser aufquellen. Entsprechend mit Wasser verdünnt kann das Produkt zum Verkleben, Appretieren, Imprägnieren und als Farbenbindemittel verwendet werden.

D.R.P.   581518/Kl. 12p vom   3. 1. 1932. — C. 1933, II, 4353; Coll. 1933, 580.
A.P. 1946159   vom   4. 1. 1932. — C. 1934, I, 4379.
E.P.   370860   vom 21. 1. 1932. — C. 1933, II, 3935.
(Zus.P. zu E.P. 359249.)
F.P.   730216   vom 20. 1. 1932. — C. 1932, II, 3328.
Schwz.P.   160144   vom 27. 1. 1931.

Gesellschaft für Chemische Industrie in Basel, Basel.

Verfahren zur Herstellung von Lösungen von Eiweißstoffen oder deren Abbauprodukten. Proteine oder deren Abbauprodukte werden in flüssigen Anlagerungsverbindungen von tertiären Basen (Pyridin) und alkylierend wirkenden Mitteln (Benzylchlorid) in Gegenwart geeigneter Verdünnungsmittel in der Wärme gelöst. Die Lösung läßt sich in einem Fällbad (Wasser, Alkohol) auf Fäden u. dgl. verarbeiten.

D.R.P. 574841/Kl. 12p vom 18. 5. 1932. — C. 1934, I, 1271.
E.P. 419675.   — C. 1935, I, 4443; Coll. 1938, 89.

I. G. Farbenindustrie A. G., Frankfurt a. M.

Hochmolekulare Umwandlungsprodukte des Caseins. Wässerige, neutrale oder schwach saure Suspensionen von Casein werden mit Alkylenoxyd oder seinen Homologen bis zum Eintritt der alkalischen Reaktion oder bis das Reaktionsprodukt mit Alkali fällbar ist behandelt. Die Produkte sind in Wasser unlöslich, aber löslich in Säure. Sie können als Finishe oder Klebemittel verwendet werden.

D.R.P. 692070/Kl. 12s vom 6. 10. 1933. — C. 1940, II, 2222.

Chemische Fabrik Grünau A. G., Berlin-Grünau.

Dispergier- und Schutzmittel. Es werden die Umsetzungsprodukte der Chloride höherer Fettsäuren mit Eiweißstoffen verwendet, z. B. läßt man unter Rühren 75 Teile Ölsäurechlorid in eine Lösung von 200 Teilen Casein in 1000 Teilen 2%iger Natronlauge eintropfen.

1. **D.R.P. 686326**/Kl. 53i vom 26. 10. 1934.

Peter Paul Hiltner, Hamburg.

E.P. 440684 vom 28. 12. 1934. — C. 1936, II, 893.

Peter Paul Hiltner und *Herbert Metzner*, Hamburg.

2. **D.R.P. 698742**/Kl. 28a vom 27. 2. 1937. — C. 1941, I, 728; Coll. 1941, 141.

Peter Paul Hiltner, Hamburg.

1. **Fleischeiweiß.** Fein zerkleinertes Fleisch (2 Teile) werden mit einem Teil Wasser vermischt und mit ca. 0,5% einer schwachen organischen Säure, wie Milch- oder Essigsäure, etwa 1 Stunde auf 65⁰ C erwärmt, abzentrifugiert, gepreßt und bei 40⁰ C getrocknet.
2. **Herstellung von weißgarem Leder.** Aus Muskelfleisch von Fischen (Kabeljau) nach 1 gewonnenes Eiweiß oder Eiweiß, welches aus mit Alkohol entfettetem Muskelfleisch von Fischen durch Quellen in wässerig-alkalischer Lösung, kurzes Erhitzen auf 90⁰ C und Abstumpfen des Alkalis erhalten wird, findet zur Bereitung der Gare für die Herstellung von weißgarem Leder Verwendung.

A.P. 2143023 vom 17. 1. 1936. — C. 1939, I, 3292.
E.P. 494327 vom 18. 1. 1937.

E. I. du Pont de Nemours & Co., Wilmington, Del., V. St. A.

Proteinderivate. Proteine, wie Casein, Gelatine, Blutalbumin, Keratinspaltprodukte u. dgl., werden mit niederen aliphatischen Aldehyden oder Ketonen, wie Formaldehyd, Aceton, Akrolein, Acetaldehyd und einem primären oder sekundären Amin, das weniger als 9 C-Atome enthält, z. B. Piperidin, Benzylamin, umgesetzt. Die Umsetzungsprodukte werden durch Eindampfen der Lösung und Eingießen in Wasser als Niederschlag gewonnen und können nach dem Trocknen in Pulverform übergeführt werden. Sie lösen sich als Salze in organischen oder anorganischen Säuren und können auf geformte Gebilde verarbeitet werden.

F.P. 805375 vom 13. 3. 1936. — C. 1937, I, 2477.
Schwz.P. 182395 vom 15. 3. 1935. — C. 1936, II, 1627.

Gesellschaft für Chemische Industrie in Basel, Basel.

Abkömmlinge von Proteinen. Proteine, wie Casein, Albumin u. dgl., werden mit wasserfreiem Pyridin verrührt und mit solchen Verbindungen umgesetzt, die mit den OH- oder basischen Gruppen der Proteine zu reagieren vermögen, z. B. Säurechloriden, wie Benzoylchlorid, p-Toluolsulfosäurechlorid, Phthalsäurechlorid. Die Produkte können zur Herstellung von Kunstmassen Verwendung finden.

A.P. 2198596 vom 29. 4. 1937. — C. 1942, I, 1312; Coll. 1942, 283.

Atlantic Research Associates, Inc., Newton, Mass., V. St. A.

Stabilisierte Eiweißlösungen für Lederdeckfarben. Eiweiß, wie Casein, Gelatine, Leim u. dgl., wird in wässeriger Dispersion in Gegenwart von 5 bis 32% (bezogen auf Eiweißmenge) Alkaliformiat bei einem p_H von 4,6 bis 8,5 hydratisiert.

A.P. 2212479 vom 9. 9. 1937. — C. 1941, I, 448; Coll. 1941, 370.

Monsanto Chemical Co., Del., V. St. A.

Beständigmachen von Eiweißlösungen oder -dispersionen. Zu Casein-, Leim- oder Albuminlösungen, wie sie zum Verleimen von Papier, in der Textil- und Lederindustrie usw. gebraucht werden, werden Kondensationsprodukte von Formaldehyd und aromatischen Sulfonsäuren, besonders Naphthalinsulfosäuren, zugesetzt.

E.P. 505976 vom 12. 11. 1937. — C. 1940, I, 942.

I. G. Farbenindustrie A. G., Frankfurt a. M.

Animalisierungsmittel aus Eiweiß. Man setzt ein aromatisches Isocyanat, z. B. Phenylisocyanat, mit der Lösung eines Proteins, z. B. Casein, in einer stickstoffhaltigen Base, z. B. Pyridin, um.

D.R.P. 726174/Kl. 12p vom 17. 12. 1937. — C. 1943, I, 2035.

Zschimmer & Schwarz, Chemische Fabrik Dölau, Greiz-Dölau.

Herstellung von Eiweißumwandlungsprodukten. In Wasser lösliche bzw. quellbare Eiweißstoffe wie Gelatine, Casein, Albumin werden mit quaternären Umsetzungsprodukten zwischen tertiären Basen und höhermolekularen α-Halogenalkyläthern, z. B. Oktadecyloxymethylpyridiniumchlorid, behandelt. Es werden in Wasser, wie auch in verdünnten Säuren oder Laugen unlösliche Eiweißumwandlungsprodukte erhalten.

F.P. 843646 vom 12. 3. 1938. — C. 1940, I, 1447.

La Cotonnière de Fives, Frankreich.

Appretieren von Textilgut. Behandlung mit einer Eiweißlösung aus Gelatine, Casein oder Leim und anschließende Härtung durch Einwirkung eines Aldehyds, z. B. Formaldehyds.

1. **D.R.P. 733896**/Kl. 53i vom 6. 4. 1938. — C. 1943, I, 2548.
2. **D.R.P. 744863**/Kl. 53i vom 1. 6. 1941.

Peter Paul Hiltner, Hamburg-Volksdorf, und *Dr. Herbert Metzner,* Hamburg.

Gewinnung von Fischeiweiß.

1. Fische oder Teile von Fischen werden, gegebenenfalls nach Zerkleinerung, mit einer 2 bis 3 kg NaOH auf 100 kg Fische enthaltenden Natronlauge 1 bis 2 Stunden auf Temperaturen über 50⁰ C, vorzugsweise 60 bis 70⁰ C, erwärmt. Aus der erhaltenen, von Rückständen befreiten Lösung wird das Eiweiß durch Zusatz von Säure bei einem p_H von 4 bis 6 gefällt, abgetrennt und getrocknet.

2. Das zerkleinerte Ausgangsgut wird mit Wasser und einem Alkalisalz schwach alkalischer Reaktion, z. B. Trinatriumphosphat, erhitzt. Die wässerige Lösung wird vom Rückstand abgetrennt und dieser nach dem Waschen und Abpressen in verdünnter Säurelösung unter Zusatz von Wasserstoffsuperoxyd erhitzt. Das so erhaltene wasserunlösliche Eiweiß wird mit einer 2,7%igen Natronlauge unter Erhitzen gelöst, die Eiweißlösung mit Essigsäure neutralisiert, zur Trockene gebracht und der Rückstand zerkleinert.

D.R.P. 712055/Kl. 22g vom 30. 8. 1938. — C. 1942, I, 1312.

Peter Paul Hiltner, Hamburg.

Farbenbindemittel. Verwendung von hochmolekularen Eiweißstoffen aus Fischeiweiß, das mit kaltem Wasser angesetzt und nach 12- bis 24stündigem Anquellen unter Erwärmen bis auf 50⁰ C mit Kalkhydrat und anderen für die Herstellung von Eiweißfarbenbindemitteln bekannten Zusätzen, wie Borax, angerührt wird.

D.R.P. 726175/Kl. 12p vom 20. 11. 1938. — C. 1943, I, 2036.

Zschimmer & Schwarz, Chemische Fabrik Dölau, Greiz-Dölau.

Verringerung der Löslichkeit bzw. Quellbarkeit von Eiweißstoffen. In neutralem, alkalischem oder saurem Medium lösliche bzw. quellbare Eiweißstoffe werden mit solchen Umsetzungsprodukten behandelt, die entstehen, wenn auf tertiäre Basen, z. B. Pyridin, Verbindungen zur Einwirkung gelangen, die ein tertiäres N-Atom und ein an Kohlenstoff gebundenes reaktionsfähiges Halogenatom besitzen, z. B. das Hydrochlorid des α-Chlormethyläthers des Triäthanolaminformals

$$HCl . N \begin{array}{l} CH_2—CH_2—O—CH_2Cl \\ CH_2—CH_2—O \\ CH_2—CH_2—O \end{array} \hspace{-2em} \begin{array}{l} \\ CH_2 \\ \end{array}$$

D.R.P. 732307/Kl. 30h vom 10. 12. 1940.
F.P. 875515   vom 26. 9. 1941. — C. 1943, I, 701; Coll. 1943, 443.

Knoll A.-G., Ludwigshafen.

Herstellung einer gerbenden Eiweiß-Tanninverbindung. Ligninsulfosäure bzw. Sulfitablauge werden bei 20 bis 100⁰ mit wässerigen Albuminlösungen, wie Milchalbumin, Fischeiweiß, umgesetzt. Der entstehende Niederschlag hat adstringierende Eigenschaften.

D.R.P. 738908/Kl. 53i vom 7. 9. 1943.

Peter Paul Hiltner, Hamburg.

Herstellung von Eiweißstoffen. Hochmolekulares Eiweiß aus Muskelfasern tierischer Herkunft, vorzugsweise von Fischen, wird in wässerigem Medium mit Harnstoff, gegebenenfalls unter Druck, erhitzt.

3. Eiweißhaltige Massen (Ältere Patente vgl. dieses Handbuch, Bd. I, 2. Teil, S. 455).

D.R.P. 573516/Kl. 39b vom 9. 10. 1926. — C. 1933, I, 3802; Coll. 1933, 301.
  F.P. 635745 vom 10. 6. 1927. — C. 1928, I, 2758.

Jaroslaws Erste Glimmerwarenfabrik, Berlin-Weißensee.

Plastische Massen aus Eiweißstoffen, insbesondere Casein, Harnstoff und Formaldehyd. Eiweißstoffe, Harnstoff oder Thioharnstoff oder deren Derivate werden mit oder ohne Zusatz von alkalischen Stoffen, wie Ammoniak, in Wasser gelöst. Die Lösung wird mit Formaldehyd oder Formaldehyd abspaltenden Mitteln und Ammoniak versetzt und durch Eindicken zum Erstarren gebracht. Die Härtung der Masse, der gegebenenfalls Phenole, Phthalsäureanhydrid, mehrwertige Alkohole oder dergleichen zugesetzt werden können, erfolgt unter Druck und Hitze.

D.R.P. 466052/Kl. 39b vom 19. 11. 1926. — C. 1928, II, 2523.

Otto Gerngroß, Berlin-Grunewald.

Herstellung von plastischen Massen aus Proteinen. Den pulverförmigen Proteinmassen, z. B. Casein, wird als Härtungsmittel vor der Plastifizierung eine wässerige Lösung zugesetzt, die Alkali- oder Erdalkalisulfit oder Mischungen von solchen Sulfiten mit Bisulfiten nebst Formaldehyd oder seinen Polymeren enthält. Durch die Zusätze leidet die Plastifizierung nicht, die Härtung durch Formaldehyd wird zurückgedrängt.

D.R.P. 523947/Kl. 39b vom 29. 2. 1928. — C. 1931, II, 1657; Coll. 1931, 229.

Heinz Busse, Berlin.

Herstellung von Preßkörpern aus dem Gemisch eines Eiweißstoffes und eines Gerbmittels. Nach bekannten Verfahren plastizierte Eiweißstoffe, z. B. Casein, werden in pulverförmigem Zustand mit Gerbmitteln, z. B. Paraformaldehyd, vermischt und das Gemisch in üblicher Weise unter Druck und Hitze geformt.

F.P. 668741 vom 11. 5. 1928. — C. 1930, I, 3380.

Compagnie Française d'Exploitation des Procédés Plinatus, Frankreich.

Kunsthorn aus Eiweißstoffen, insbesondere aus Casein. Casein od. dgl. wird durch Befeuchten mit organischen Substanzen, die den Eiweißstoff nicht lösen (Alkohole, Thioalkohole oder Derivate davon), plastisch gemacht und wie Celluloid verformt. Hexamethylentetramin, Kampfer sowie Farb- und Füllstoffe können zugesetzt werden.

E.P. 297433 vom 20. 9. 1928. — C. 1929, I, 463.

Kurt Ripper, Berlin.

Herstellung von plastischen Massen. Man läßt Formaldehyd auf Eiweißstoffe (Casein), Harnstoff, Thioharnstoff oder Dicyanamid oder ihre Derivate einwirken. Die Massen werden in der Wärme unter Druck geformt.

F.P. 680552 vom 24. 11. 1928. — C. 1931, I, 715; Coll. 1932, 316.

Soc. d'Applications et de Recherches Scientifiques et Industries (S. A. R. S. I.),
Frankreich.

Schwefelhaltige Eiweißmassen. Zur Herstellung von widerstandsfähigen Massen, Folien, Fäden aus Gelatine, Casein, Albumin u. dgl. wird in den Substanzen durch Zersetzung von schwefelhaltigen Salzen Schwefel kolloidal ausgeschieden. Gelatine wird z. B. mit $Al_2(SO_4)_3$ oder Alaun behandelt, danach, in ein Bad von Natriumhyposulfit gebracht und anschließend gehärtet.

D.R.P. 670518/Kl. 39b vom 16. 2. 1929. — C. 1939, I, 3083.

Bakelite Ges. m. b. H., Berlin.

Herstellung von Preßmischungen. Mischungen aus Harnstoff, Thioharnstoff oder deren Derivaten, Eiweißstoffen, wie z. B. Casein, und festem Formaldehyd (Paraformaldehyd), werden in Gegenwart geringer Mengen von Wasser oder anderen flüchtigen Flüssigkeiten, wie Äthylenglykol, Ammoniak, in der, Wärme auf Mischwalzen kondensiert.

D.R.P. 713676/Kl. 39b vom 15. 8. 1929. — C. 1942, I, 1566.

American Cyanamid Co., New York, V. St. A.

Herstellung von gehärteten, geformten Kunststoffen. Eiweißstoffe, besonders Casein, Harnstoff oder Thioharnstoff oder deren Derivate und fester polymerer Formaldehyd werden mit oder ohne Kondensationsmittel und Faserstoffe trocken innig vermischt und heiß verpreßt.

1. **D.R.P. 588177**/Kl. 39b vom 25. 3. 1932. — C. 1934, I, 3275.
   E.P. 377205   vom 20. 4. 1931. — C. 1932, II, 2568.
2. **D.R.P. 593224**   vom 25. 3. 1932. — C. 1934, I, 3275.
   (Zus.P. zu D.R.P. 588177.)

Intern. Galalith-Gesellschaft Hoff & Co., Harburg-Wilhelmsburg.

Härten von Casein oder anderen Eiweißmassen.
1. Die übliche Härtung mit Formaldehyd findet in Gegenwart von gegen Proteine indifferenten Alkalisalzen statt, wodurch die Härtung wesentlich beschleunigt wird.
2. Als Beschleuniger werden Rhodansalze der Alkalien oder Erdalkalien verwendet.

D.R.P. 672931/Kl. 39b vom 18. 2. 1933. — C. 1939, I, 4689; Coll. 1939, 351.

Studiengesellschaft der Deutschen Lederindustrie G. m. b. H., Dresden.

Herstellung von plastischen Massen und Formkörpern daraus. Hautabfälle werden durch Kochen mit gegebenenfalls angesäuertem Wasser in Lösung gebracht und die Lösung mit soviel vegetabilischem Gerbstoff versetzt, daß keine Ausfällung erfolgt; nach dem Versetzen mit Formaldehyd oder einem anderen Härtungsmittel wird die Masse durch Eindampfen oder Koagulation mit Salzen abgeschieden, gewaschen, getrocknet, pulverisiert und heiß unter Druck geformt.

D.R.P. 713705/Kl. 39b vom 12. 8. 1933. — C. 1942, I, 1440.

Karl Lauckner, Marienberg/Sa.

Heißpressen von Eiweißstoffen, insbesondere keratinhaltigen Eiweißstoffen unter Zusatz von Harnstoff-Formaldehyd-Kondensationsprodukten als Härtungsmittel.

E.P. 429523 vom 29. 1. 1934. — C. 1935, II, 4003.

Frederick Smyth Duncan, New York, V. St. A.

Herstellung hornähnlicher Massen. Eine Papierbahn wird mit einer Lösung von Leim, Gelatine, Casein oder ähnlichen Proteinen imprägniert, aufgerollt bis zur gewünschten Stärke und nach dem Härten in einem Bad von Alaun, Tannin, Formaldehyd, Chromaten oder Bichromaten in der Längsrichtung aufgeschnitten und getrocknet.

F.P. 790106 vom 17. 8. 1934. — C. 1936, II, 2619.

Raymond Léon Billiez, Frankreich.

Formkörper aus gehärtetem Casein oder ähnlichen Massen. Die ungehärtete Masse, z. B. aus Casein, wird durch Pressen geformt und der Formkörper mit einem Härtungsmittel, z. B. in einem Formaldehydbad, gehärtet.

D.R.P. 713039/Kl. 39c vom 27. 3. 1935. — C. 1942, I, 1440.
E.P. 512038   vom 25. 2. 1938. — C. 1940, I, 2079.

Oscar Neuß, Berlin-Charlottenburg.

Herstellung von eiweißhaltigen plastischen Massen. Harnstoff, Thioharnstoff oder deren Derivate und Formaldehyd werden mit Hornmehl und etwas Säure (Phosphorsäure) vermischt. Der Brei wird bei mäßiger Temperatur (30 bis 40⁰ C) getrocknet, gemahlen und in bekannter Weise verpreßt.

D. R. P. 665997/Kl. 21c vom 5. 11. 1935. — C. 1938, II, 4108.
    E. P. 490036 vom 3. 11. 1936. — C. 1938, II, 4108.
Carl Freudenberg G. m. b. H., Weinheim, Baden.
Elektrischer Isolierstoff. Die plastische Masse wird durch Aufschluß von Haut, entgerbtem Leder, Sehnen oder Fleisch unter Erhaltung der Faserstruktur gewonnen. Sie ist benzin- und ölfest, hat eine große Festigkeit, kann in beliebigen Formen hergestellt und z. B. zur Isolierung von Wicklungen verwendet werden.

F. P. 817593 vom 11. 5. 1936. — C. 1938, I, 1009.
La Française, Frankreich.
Plastische Masse aus Aminosäurekomplexen. Eine wässerige, sodahaltige Gelatine- oder Caseinlösung wird in Gegenwart von Aldehyden oder Alkoholen, besonders Formaldehyd und o-Oxybenzylalkohol, gekocht. Der nach dem Ansäuern erhaltene Niederschlag läßt sich nach dem Waschen und Trocknen formen und bei 150⁰ C härten.

D. R. P. [Zweigstelle Österreich] 160238/Kl. 39 vom 13. 11. 1937. — C. 1941, II, 673.
American Cyanamid Co., New York, V. St. A.
F. P. 845932 vom 12. 11. 1938. — C. 1940, I, 2079.
Kurt Ripper, V. St. A.
Herstellung von harzartigen Kondensationsprodukten. Herstellung aus Carbamiden, wie Harnstoff, Thioharnstoff oder deren Derivaten, einem Protein und Formaldehyd.

A. P. 2202623 vom 30. 12. 1937. — C. 1940, II, 3414.
George Morrell Corp., Muskegon, Mich., V. St. A.
Thermoplastisches Eiweißprodukt. Casein wird in Gegenwart von Alkali mit Alkylhalogeniden oder -sulfaten umgesetzt. Die erhaltenen Massen können gepreßt oder verspritzt werden.

D. R. P. 736769/Kl. 39b vom 23. 12. 1937.
Studiengesellschaft der Deutschen Lederindustrie G. m. b. H., Dresden.
Herstellung von plastischen Massen und Preßkörpern daraus. Fischabfälle, wie Fischhaut oder Fischschuppen, deren anorganische Bestandteile durch Behandlung mit Säuren entfernt sind, werden mit Harnstoff und Wasser zu einem Leim verkocht und soweit eingedickt, daß nach Zusatz von Formaldehyd die Masse erstarrt. Nach dem Trocknen wird die Masse pulverisiert und unter Anwendung von Druck und Hitze geformt.

It. P. 377232 vom 25. 8. 1939. — C. 1942, I, 2463.
Soc. An. Industria delle Cheratina, Mailand.
Vorbehandlung von Keratinstoffen vor der Verarbeitung zu Preßmassen. Die keratinhaltigen Stoffe werden zunächst einer oxydierenden Behandlung, z. B. mit 0,5%iger H_2O_2-Lösung, und dann einer reduzierenden, z. B. mit 0,5 bis 1%iger $Na_2S_2O_4$-Lösung, unterworfen und mit Harnstoff oder Thioharnstoff und Formaldehyd verarbeitet.

D. R. P. 744400/Kl. 39b vom 25. 6. 1940.
Internationale Galalith-Gesellschaft A. G., Hamburg-Harburg.
Verfahren zur Aufarbeitung von Abfällen aus mit Formaldehyd gehärtetem Casein und aus Formaldehyd-Verbindungen anderer Eiweißstoffe. Die Eiweißformaldehyd-verbindungen werden bei Zimmertemperatur oder in der Wärme mit verdünnten, wässerigen Lösungen von Harnstoff, Thioharnstoff oder deren Derivaten behandelt. Die so behandelte Masse wird von der wässerigen Lösung abgepreßt, getrocknet und gemahlen; sie kann zusammen mit Casein erneut in bekannter Weise zu Kunsthorn verarbeitet werden.

Schwed.P. 105792 vom 3. 10. 1941. — C. 1943, II, 1419.

Pilkington Brothers, Ltd., Liverpool, England.

Plastische Massen aus keratinhaltigen Stoffen. Stoffe, wie Haare, Borsten, Federn u. dgl., werden mit Natronlauge und Sulfiden des Bariums, Strontiums oder Calciums vorsichtig bei einem p_H der Reaktionsflüssigkeit von etwa 11,5 bis 13,5 aufgeschlossen. Nach dem Filtrieren der Lösung werden die Massen mit Säure gefällt.

II. Strukturierte Proteine.

1. Die tierische Haut.

a) Behandlung mit chemischen Mitteln.

F.P. 806155 vom 9. 5. 1936. — C. 1937, I, 2905.

I. G. Farbenindustrie A. G., Frankfurt a. M.

Wasserabstoßendmachen von tierischem und pflanzlichem Material. Stoffe, wie Häute, Leder, Pelze, Seide sowie Cellulosefasergut u. dgl., werden mit hochmolekularen Isocyanaten oder Isothiocyanaten, z. B. Stearylisocyanat, oder deren Halogeniden behandelt, welche gelöst in geeigneten organischen Lösungsmitteln oder in wässeriger Dispersion zur Anwendung gelangen.

D.R.P. 728816/Kl. 28a vom 3. 8. 1940. — C. 1943, I, 1133; Coll. 1942, 440.

I. G. Farbenindustrie A. G., Frankfurt a. M.

Gerbverfahren. Die entkälkten und gebeizten Blößen werden mit Halogeniden höhermolekularer aliphatischer Carbonsäuren oder Sulfonsäuren, z. B. Stearinsäurechlorid, in Gegenwart von säurebindenden Mitteln behandelt; besonders geeignet ist ein Sulfonsäurechloridgemisch, das durch Einwirkung von Chlor und Schwefeldioxyd auf ein Gemisch aliphatischer Kohlenwasserstoffe mit einem durchschnittlichen Gehalt von 14 C-Atomen im Molekül erhalten wird (vgl. S. 385).

b) Einwirkung von Fermenten (Weiche, Äscher, Beize).

(Ältere Patente vgl. dieses Handbuch, Bd. I, 2. Teil, S. 429ff. und S. 440ff.)

D.R.P. 289305/Kl. 28a vom 30. 12. 1914. — C. 1916, I, 199.

Dr. Otto Röhm, Darmstadt.

Verfahren, um Blößen und Rohfelle zum Abstoßen des Narbens vorzubereiten. Behandlung der Blößen und Rohfelle mit eiweiß- und fettspaltenden Enzymen, vorzugsweise Pankreatin, in alkalischer, neutraler oder schwach saurer Lösung, gegebenenfalls unter vorheriger und/oder nachheriger Schwellung der Blößen und Rohfelle.

A.P. 2132366 vom 10. 5. 1935. — C. 1939, I, 875; Coll. 1940, 159; J.A.L.C.A. **34**, 120 (1939).

Monsanto Chemical Co., Delaware, V. St. A.

E.P.   471753 vom 9. 3. 1936. — C. 1938, I, 241; Coll. 1940, 162; J.A.L.C.A. **33**, 243 (1938); J.I.S.L.T.C. **22**, 55 (1938).

Hall Laboratories Inc., Pittsburgh, Pa., V. St. A.

Beizen von tierischen Hautblößen. Behandlung mit proteolytischen Enzymen in Gegenwart von in Wasser löslichen Alkalimeta-, -pyro- oder -polyphosphaten, vorzugsweise bei einem p_H-Wert von etwa 7,4.

1. E.P. 475660 vom 27. 5. und 24. 12. 1936. — C. 1938, I, 1923; Coll. 1940, 164; J.A.L.C.A. **33**, 332 (1938); J.I.S.L.T.C. **22**, 202 (1938).

F.P. 822286 vom 27. 5. 1937.

2. E.P. 474991 vom 29. 5. und 24. 12. 1936. — C. 1938, I, 1720; Coll. 1940, 163.

Pancreol Ltd., Hull, und *Clarence E. Pickard*, Hull, England.

1. Beizen von tierischen Häuten und Fellen. Gleichzeitig mit der Beize mit tryptischen Enzymen oder anschließend daran werden die Blößen mit alkalischen Lösungen von pflanzlichen Enzymen (Papain, Bromelin u. a.) in wesentlich geringeren

Mengen als die des tryptischen Enzyms, gegebenenfalls in Gegenwart von Aktivatoren und Entkälkungsmitteln behandelt.

2. Weichen von Häuten und Fellen. Behandlung mit einer Lösung von Papain oder Bromelin, gegebenenfalls mit einem Gehalt an Aktivatoren (Ammoniumsalze oder Natriumsulfid) sowie tierischen Enzymen.

A.P. 2147542 vom 27. 1. 1937. — C. 1939, I, 4148; Coll. 1940, 161;
J. A. L. C. A. **34**, 278 (1939).
Ruby Kid Co., Camden, N. Y., V. St. A.

Verfahren zur Herstellung gerbfertiger Blößen. Die aus dem Äscher kommenden Blößen werden mit Enzymen unter Einleiten von Kohlendioxyd in die Beizflüssigkeit gebeizt.

A.P. 2190484 vom 6. 5. 1937. — C. 1940, I, 4015; Coll. 1941, 234;
J. A. L. C. A. **38**, 430 (1940).
Wallerstein Co., Inc., New York, N. Y., V. St. A.

Verfahren zum Beizen von Häuten und Fellen. Den üblichen enzymatischen Beizbädern werden einerseits solche Salze, die leicht lösliche Kalksalze bilden, wie Ammoniumchlorid oder -sulfat, und anderseits solche Salze, die verhältnismäßig unlösliche Kalksalze bilden, wie Ammoniumcarbonat, -bicarbonat und -carbamat, zugesetzt, wodurch die in der Haut verbleibende Menge an Kalk nach Belieben geregelt werden kann.

D.R.P. 721370/Kl. 28a vom 30. 6. 1937. — Coll. 1942, 432.
Zus.P. 724814/Kl. 28a vom 21. 7. 1937. — Coll. 1942, 438.
A.P. 2229420　　　 vom 22. 6. 1938. — Coll. 1941, 269.
E.P. 500117　　　 vom 29. 7. u. 4. 8. 1937. — C. 1939, I, 4148; Coll. 1940, 168.
F.P. 839560　　　 vom 21. 6. 1938.
Kalle & Co. A.-G., Wiesbaden-Biebrich.

Enthaaren von Häuten und Fellen. Geweichte Häute und Felle werden mit wässerigen Lösungen behandelt, die Sulfite, Schwermetallsalze (Hg-, Cu-, Ag-Salze) und proteolytische Enzyme enthalten.

D.R.P. 721845/Kl. 28a vom 22. 7. 1937. — C. 1942, II, 1764.
(Zus.P. zu D.R.P. 708860.)
Studiengesellschaft der Deutschen Lederindustrie G. m. b. H., Dresden.

Enthaaren von Fellen. Die nach D.R.P. 708860 mittels einer wasserhaltigen Weichpaste, z. B. Kaolinbrei, von der Fleischseite geweichten Felle werden nach biologischen Enthaarungsverfahren enthaart, indem z. B. auf die Fleischseite Enzymlösungen oder Bakterienkulturen aufgebracht werden. Gegebenenfalls können die biologischen Enthaarungsmittel auch gleich der Weichpaste einverleibt werden.

R.P. 54205 vom 13. 12. 1937. — C. 1939, I, 4711; Coll. 1941, 292.
I. P. Stefanowitsch, UdSSR.

Schwellen von Fellen. Die Felle werden vor oder während des Pickelns mit Pepsin in salzsaurer Lösung und in Gegenwart von Kochsalz behandelt.

R.P. 56549 vom 29. 4. 1939. — C. 1940, II, 2261; Coll. 1941, 293.
A. S. Kosstenko und *I. S. Mosskowa*, UdSSR.

Beizmittel. Fischeingeweide werden zerkleinert und darauf bei einem p_H von 7,5 bis 8,5 der Autolyse unterworfen.
Weitere Patente vgl. auch S. 985 ff.

c) Entfernung von Fett und mineralischen Bestandteilen.
(Ältere Patente vgl. dieses Handbuch, Bd. III, 1. Teil, S. 914 ff.)

D.R.P. 645511/Kl. 28a vom 6. 3. 1934. — C. 1937, II, 4422; Coll. 1937, 297.
The Tanning Process Co., Boston, Mass., V. St. A.

Entfetten von Schafsblößen. Die Hautblößen werden mit einer Mischung von Petroleum und einem wasserlöslichen Öl kurze Zeit behandelt und dann zwecks

Bildung einer Emulsion mit Wasser ratenweise versetzt. Vgl. hierzu A.P. 1954758, dieses Handbuch, Bd. III, 1. Teil, S. 916.

1. **R.P. 50804** vom 13. 3. 1936. — C. 1938, II, 639; J.A.L.C.A. **33**, 450 (1938) und **34**, 178 (1939).

K. A. Krassnow und *G. G. Powarnin*, UdSSR.

2. **Zus.P. 50986** vom 13. 3. 1936. — C. 1938, II, 639; J.A.L.C.A. **34**, 722 (1939).

K. A. Krassnow, G. G. Powarnin und *N. W. Ometow*, UdSSR.

Konservieren, Entfetten und Vorbehandeln zum Gerben von Häuten und Fellen.
1. Die Häute werden mit Alkoholen (Methyl-, Äthyl-, Propylalkohol), denen NaOH und Na_2S, Amine oder Thioverbindungen zugesetzt sein können, in geschlossenen Gefäßen bei normalem, erhöhtem oder vermindertem Druck behandelt (vgl. S. 482).
2. Die Häute werden nach der Behandlung nach 1 nochmals mit wässerigen Alkoholen, denen Na_2S zugesetzt ist und darauf mit Säuredämpfen (Essigsäure) und abermals mit Alkoholen behandelt (vgl. S. 482).

D.R.P. 649146/Kl. 28a vom 27. 5. 1936. — C. 1937, II, 3706; Coll. 1937, 482. (Zus.P. zu D.R.P. 600940, vgl. dieses Handbuch, Bd. III, 1. Teil, S. 917.)

Dr. Alexander Wacker, Ges. für elektrochem. Industrie, G.m.b.H., München.

Entfetten von Rohhäuten, Blößen sowie Leder. Die zum Entfetten verwendeten Lösungsmittelanteile werden in Gegenwart von Fettlickern bzw. Gerb- und Farbstofflösungen entfernt. Gegebenenfalls kann die Entfernung der Lösungsmittel zunächst in Gegenwart von Wasser allein erfolgen.

1. **R.P. 54782** vom 21. 10. 1936. — C. 1939, II, 3774; Coll. 1941, 292.

A. Awerbuch, UdSSR.

2. **Zus.P. 57354** vom 28. 7. 1939. — C. 1941, I, 1773; Coll. 1942, 38.

B. J. Griliches, A. A. Awerbuch und *S. A. Wolodarski*, UdSSR.

Entfetten von Blößen vor dem Gerben.
1. Die Entfettung erfolgt während des Pickelns mit Terpentinöl.
2. Am Schlusse des Pickelns wird Ammoniak in einer Menge von 0,2 bis 0,3%, bezogen auf das Gewicht der Blöße, zugesetzt (vgl. S. 482).

1. **D.R.P. 696735**/Kl. 28a vom 2. 4. 1938. — C. 1940, II, 3139; Coll. 1941, 5.
2. **Zus.P. 740456**/Kl. 28a vom 12. 1. 1941.

Böhme Fettchemie G.m.b.H., Chemnitz.

Verfahren zum Entfetten von Häuten und Fellen.
1. Verwendung der Schwefelsäureester der niedrigsiedenden Fraktion der den Kokosfettsäuren und Palmkernfettsäuren entsprechenden Alkohole oder der Alkohole, die durch katalytische Hydrierung des Vorlaufs der bei der Paraffinoxydation anfallenden Fettsäuren gewonnen werden (vgl. S. 482).
2. Der Entfettungsflotte wird ein wasserlösliches, neutrales, anorganisches Salz, insbesondere Kochsalz, in solcher Menge zugesetzt, daß sich das Fett aus der Flotte abscheidet.

F.P. 846569 vom 24. 11. 1938. — C. 1940, I, 1611; Coll. 1941, 288.

Alfred Poujade und *Lucien Poujade*, Frankreich.

Netzen und Entfetten von Häuten und Fellen. Die Häute oder Felle werden mit einer 3%igen Lösung eines Gemisches von 70 Teilen Trinatriumphosphat, 20 Teilen Soda und 10 Teilen Marseillerseife behandelt (vgl. S. 482).

It.P. 370453 vom 13. 1. 1939. — C. 1940, I, 3359.

Soc. An. Sebastiano Bocciardo & Co., Genua.

Trocknen und Entfetten von Leimleder. Das beim Entfleischen von Häuten anfallende Leimleder wird nach dem Verdrängungsverfahren mit einem in Wasser löslichen Lösungsmittel, z. B. Aceton, entwässert und entfettet.

R.P. 59854 vom 16. 12. 1939. — C. 1942, II, 2662.

A. S. Kosstenko, A. M. Kasakow und *K. A. Krassnow*, UdSSR.

Entfetten von rohen Fellen oder Halbfabrikaten. Die Felle werden mit organischen Lösungsmitteln entfettet und diese durch Waschen mit einem wässerigen Emulgator entfernt.

F.P. 878095 vom 29. 4. 1940. — C. 1943, I, 2373; Coll. 1943, 92.

Hercules Powder Co., V. St. A.

Behandlung von Häuten. Zum Entfetten von Häuten vor der Gerbung verwendet man eine Lösungsmittelemulsion, die einen Petrolkohlenwasserstoff, ein Schutzkolloid, Pineöl, einen Fettsäure-Alkylolaminester als Emulgator, Natriumoleat und Türkischrotöl enthält. Das Lösungsmittel soll einen Siedebereich von 149 bis 260⁰ C aufweisen.

D.R.P. 744023/Kl. 28b vom 18. 7. 1941.

Karl Timme, Dresden.

Verfahren zum Entfetten von Häuten, Leder oder Fellen. Die in bestimmten Abständen voneinander aufgehängten Häute, Leder oder Felle werden mit durch Düsen oder dergleichen Vorrichtungen zerstäubten Fettlösungsmitteln berieselt, wobei das von den Häuten abtropfende Lösungsmittel gegebenenfalls aufgefangen und der Zerstäubungsvorrichtung wieder zugeführt werden kann.

Zu diesem Abschnitt vgl. auch:

D.R.P. 664127ff., Abschn. B, II, 3a, S. 977.
D.R.P. 699731ff., Abschn. B, II, 3a, S. 978.

D.R.P. 417899/Kl. 28a vom 18. 12. 1923. — C. 1926, I, 290; Coll. 1925, 531.
E.P. 228310   vom 18. 12. 1923.
F.P. 573921   vom 29. 11. 1923. — C. 1925, I, 1260.

Alfred Ehrenreich, Paris, und *Kristian Bendixen*, Kopenhagen.

A.P. 1524039 vom 23. 7. 1921. — C. 1925, I, 2751; J.A.L.C.A. 20, 140 (1925).
A.P. 1524040 vom 23. 7. 1921. — C. 1925, I, 2751; J.A.L.C.A. 20, 140 (1925).

The Ocean Leather Co., Inc., New York, N.Y., V. St. A.

Herstellung von Leder aus Haifischhaut u. dgl. Die Stacheln und Hornplättchen der Häute werden auf chemischem Wege entfernt, indem man erst die Häute gerbt und sie dann mit einer Säurelösung, z. B. Salzsäure, behandelt, worauf die Stacheln mechanisch entfernt werden (vgl. S. 485).

E.P. 272199 vom 27. 5. 1927. — C. 1929, I, 2503; Coll. 1931, 265.
F.P. 630485 vom   3. 6. 1926. — C. 1924, I, 2503.

Jean Paisseau und *Rodolphe Adrien Germain*, Paris.

Behandlung von Häuten, die kalkige Gebilde enthalten, wie die Häute von Fischen, Reptilien usw. Die Häute werden mit nicht mehr als 2- bis 10%igen Säurelösungen behandelt, die Stoffe, wie Formaldehyd, Pikrinsäure, Chromsäure, enthalten, welche die Häute angerben und sie vor der schädlichen Wirkung der entkälkenden Säure bewahren (vgl. S. 485).

Aust.P.   7239/1927 vom 10. 5. 1927.
E.P. 284197   vom 24. 3. 1927. — C. 1929, I, 2503; Coll. 1931, 266.

Alfred Ehrenreich, London.

Behandeln von Haifischhäuten. An Stelle von Salzsäure wird Phosphorsäure oder Flußsäure den Bädern zur Entfernung des Hautpanzers zugesetzt, durch welche zugleich ein Herauslösen des Kalks erfolgt (vgl. S. 485).

D.R.P. 694488/Kl. 28a vom 23. 3. 1938. — C. 1940, II, 1821; Coll. 1940, 523.

I. G. Farbenindustrie A. G., Frankfurt a. M.

Verfahren zur Herstellung von Leder. Häute, z. B. schuppentragende Fischhäute, werden zuerst mit mineralischen Gerbstoffen oder Formaldehyd gegerbt und danach zur Entfernung der Haare oder Schuppen geäschert oder geschwödet.

A.P. 2222656 vom 12. 10. 1938. — C. 1941, I, 2492; Coll. 1941, 268.

Frank C. Erkel, Hennepin County, Minn., V. St. A.

Vorbereitung von Haihäuten oder Häuten anderer Seetiere. Der Narben bzw. die Schuppen werden mittels eines Sandstrahlgebläses abgetragen.

F. P. 849 805 vom 3. 2. 1939. — C. 1940, I, 2595; Coll. 1941, 288.

I. G. Farbenindustrie A. G., Frankfurt a. M.

Entschuppen von Fischhäuten. Die Häute werden nach einer kurzen Behandlung mit alkalischen Mitteln mit einem elastischen Körper, besonders aus Kautschuk, (Riffelwalzen) entschuppt.

D. R. P. 691 579/Kl. 28 b vom 4. 7. 1939.

Heylsche Lederwerke Liebenau, vorm. Cornelius Heyl, Werk Liebenau G. m. b. H. Worms.

Entschuppen und Entfleischen von Fischhäuten. Die Häute werden in einem Holländer behandelt, dessen Messerwalze soweit vom Grundwerk gehoben ist, daß kein Zerfasern oder Zerkleinern der Häute stattfinden kann.

It. P. 378 438 vom 31. 10. 1939. — C. 1942, I, 2739; Coll. 1943, 96.

Ambrogiò Asnaghi, Mailand.

Fischleder. Vor dem Entfleischen und Entschuppen werden die Fischhäute mit einer Kochsalz, Soda, Kalkmilch oder Natriumsulfid und pflanzliche Stärke enthaltenden Lösung behandelt.

2. Haare, Wolle (Filz- und Walkfähigmachen, Beizen usw.).

(Ältere Patente vgl. dieses Handbuch, Bd. I, 2. Teil, S. 466 ff.)

D. R. P. 650 900/Kl. 29 b vom 16. 12. 1934. — C. 1937, II, 4265.

M. Kragen & Co. G. m. b. H., Dörnhau, Schles.

Spinnbarmachen von spröden und glatten animalischen Haaren. Haare, wie Roßhaare, Menschenhaare, werden durch Behandlung mit einer auf $+ 4^0$ C gekühlten Natronlauge von 26^0 Bé spinnbar gemacht.

F. P. 784 828 vom 22. 12. 1934. — C. 1936, II, 223; Coll. 1938, 92.

Erhard Franz, Deutschland.

Bleichen von Wolle und Haaren. Es werden Lösungen von Wasserstoffsuperoxyd, Percarbonaten, Peroxyden u. dgl. verwendet, denen zwecks Ausnutzung der Bleichwirkung bei größter Schonung der Fasern Stabilisatoren, wie Leim, Gelatine, Kieselsäure, Zucker, Alkalisalze organischer Sulfosäuren oder von Schwefelsäureestern und Aktivatoren, wie Nickel, Kobalt oder Eisensalze, Fermente, Alkali- oder Erdalkalihydroxyde u. dgl., zugesetzt sind.

E. P. 456 336 vom 23. 4. 1935. — C. 1937, I, 4710; Coll. 1939, 105.

John Bamber Speakman, Leeds, England.

Behandlung keratinhaltiger Fasern. Keratinhaltige Fasern, wie Haare oder Wolle, werden bei 50 bis 60^0 C mit einem sauren Sulfit als Reduktionsmittel bei p_H 6 behandelt. Dabei tritt eine Spaltung der Cystinbindungen ein und neue Bindungen der Spaltstücke werden gebildet. Durch Aldehyd- oder Ketonlösung und/oder ein Oxydationsmittel, wie Wasserstoffsuperoxyd, Perborat od. dgl., kann das restliche Reduktionsmittel entfernt werden. Die Behandlung mit Reduktionsmitteln kann vorgenommen werden, nachdem der Faser auf mechanischem Wege eine bestimmte Form gegeben worden ist.

Vgl. auch **E. PP. 453 700** und **453 701** vom 10. 12. 1934. — C. 1937, I, 4710.

R. P. 51 924 vom 21. 2. 1936. — C. 1938, II, 2533; Coll. 1940, 180.

L. S. Chaskin, M. G. Ssegeda und *P. A. Ssowkin*, UdSSR.

Erhöhung der Walk- und Spinnfähigkeit der Pferde- und Rinderhaare. Die Haare werden mit einer wässerigen Lösung von 0,2 g Na_2S und 6 g Kalk pro Liter unter Rühren entweder 1 bis 4 Tage bei normaler Temperatur oder 1 bis 3 Stunden bei 30 bis 35^0 behandelt.

R. P. 54 841 vom 9. 3. 1937. — C. 1939, II, 3920; Coll. 1941, 292.

A. S. Frolow und *W. S. Balaschow*, UdSSR.

Abtrennen der Epidermis von Haaren. Die bei der Enthaarung von Häuten anfallenden Haare werden mit Kalkmilch und Chlorkalk behandelt.

A.P. 2181884 vom   7. 10. 1937. — C. 1940, I, 2101.
Belg. P.   436039 vom 19. 8. 1939. — C. 1941, I, 2611.
E.P.   524736 vom 14. 8. 1939. — C. 1941, II, 292.
F.P.   859577 vom 29. 8. 1939. — C. 1941, I, 2611.
Antony Philip Giuliano, Newark bzw. City of South Orange, N.Y., V. St. A.

Filzfähigmachen von tierischen Haaren. Den sauren, z. B. Salpetersäure, Perchlorsäure, Bromwasserstoffsäure od. dgl. und Wasserstoffsuperoxyd enthaltenden Behandlungsbädern werden proteinfällende Mittel, wie Phosphorwolfram- und Phosphormolybdänsäure, deren Salze, Ester oder Derivate, z. B. Chlorphosphorwolframsäure oder Acetophosphormolybdänsäure zugesetzt.

1. **A.P. 2211341** vom 1. 12. 1937. — C. 1940, II, 3295; Coll. 1942, 162.
2. **A.P. 2211342** vom 1. 12. 1937. — C. 1940, II, 3295.
American Hatters & Furriers Co., Inc., Danbury, Conn., V. St. A.

Beizen von Haaren für die Filz- und Hutherstellung.
1. Behandlung des Gutes mit einer Lösung von Quecksilbernitrat (0,05 mol.), überschüssiger Salpetersäure (0,14 mol.), Perchlorsäure (0,3 mol.) und Wasserstoffsuperoxyd (40%ig).
2. Es werden außerdem Salze, wie Ammoniumpersulfat, -perchlorat oder Natriumperchlorat, zugesetzt.

Belg. P. 425504 vom 29. 10. 1937. — C. 1939, II, 769; Coll. 1942, 164.
Can. P. 379659 vom 10. 2. 1938.
Deutsche Gold- und Silberscheideanstalt, vorm. Roeßler, Frankfurt a. M.

Beizen tierischer Haare. Die Haare werden mit Salpetersäurelösungen gebeizt, denen Sauerstoffüberträger, wie Cernitrat, zugesetzt sind (p_H der Lösungen 2,1 bis 2,5).

E.P. 513919 vom 21. 4. 1938. — C. 1940, II, 1812.
Wool Industries Research Association, Henry Phillips und *William Robert Middlebrook*, Leeds, England.

Herabsetzung des Schrumpfungsvermögens von Wolle. Das Gut wird in wässerigem Medium bei optimalem p_H mit tierischen oder pflanzlichen Proteasen behandelt, bis es 1 bis 3% seines Gewichtes verloren hat.

D.R.P. 710993/Kl. 29b vom 8. 5. 1938. — C. 1942, I, 559.
I. G. Farbenindustrie A. G., Frankfurt a. M.

Verfahren zum Beizen von Haaren. Die Haare werden mit Lösungen anorganischer und/oder organischer Rhodanverbindungen behandelt.

It. P. 365628 vom 9. 9. 1938. — C. 1940, I, 484; Coll. 1942, 35.
E. Albertini & C., S. A., Intra, Norwegen.

Gewinnung von filzfähigen Haaren von Hasen-, Kaninchen- oder anderen langhaarigen Fellen. Die geweichten und entfleischten Felle werden mit einer Lösung von enzymatischen Enthaarungsmitteln, Chinon, Metallsalzen und Oxydationsmitteln behandelt.

A.P. 2169997 vom 8. 11. 1938. — C. 1940, I, 317.
Non-Mercuric Carrot Co., Danbury, Conn., V. St. A.

Beizflüssigkeit für Pelzhaare für die Hutherstellung. Die Beizflüssigkeit besteht aus flüchtigen Säuren, wie HNO_2, und organischen Säuren, z. B. Ameisen- oder Citronensäure, in einer Konzentration, die dem p_H einer 63%igen salpetrigen Säure entspricht, und flüchtigen Oxydationsmitteln, wie Wasserstoffsuperoxyd oder dessen Lösung in Aldehyden oder Äther.

1. **It. P. 368273** vom 29. 11. 1938.
2. **It. P. 368274** vom 29. 11. 1938. } — C. 1940, I, 2101.
3. **It. P. 368275** vom 29. 11. 1938.
Vittorio Casaburi, Neapel.

Verbesserung der Filz- und Färbbarkeit von Haaren.

1. Zum Schutz des Haares beim Beizen wird es mit $2^1/_2$- bis 3%iger Phosphorwolframsäure behandelt, zentrifugiert und bei 70⁰ getrocknet.

2. An Stelle von Phosphorwolframsäure wird eine Lösung von 0,2 bis 0,4% Citronensäure, 1,5 bis 3% kaust. Soda und 10 bis 14% Formaldehyd (40%ig) verwendet.

3. Es wird mit 5 bis 10% einer 34⁰ Bé starken Lösung von Metawolframsäure behandelt.

A.P. 2193637 vom 27. 12. 1938. — C. 1942, I, 2960; Coll. 1942, 441.

American Hatters & Furriers Co., Inc., Danbury, Conn., V. St. A.

Beizverfahren für tierische Haare. Felle, z. B. Kanin, werden mit stark hydrolysierend wirkenden Mitteln, wie Salz- oder Schwefelsäure, und einem starken Oxydationsmittel, z. B. Wasserstoffsuperoxyd oder Ammoniumpersulfat, behandelt. Der Lösung wird, wie üblich, ein Quecksilbersalz zugesetzt.

A.P. 2225843 vom 10. 2. 1940. — C. 1941, II, 835; Coll. 1942, 162.

William Page, Cranford und *Morris Lefkowitz*, Irvington, V. St. A.

Beizen von Haaren. Als Beizflüssigkeit dient eine Lösung von Zinksulfat, Essigsäure, einem Oxydationsmittel, wie H_2O_2, und einem Hydrolysierungsmittel, z. B. Schwefelsäure.

R.P. 59900 vom 26. 8. 1940. — C. 1942, II, 2869.

M. W. Smolowik und *F. S. Apychtin*, UdSSR.

Beizen von Haaren. Verwendung von H_2O_2, H_2SO_4 und einem löslichen Vanadinsalz als Katalysator.

It.P. 386860 vom 13. 9. 1940. — C. 1942, II, 2445.

I. G. Farbenindustrie A. G., Frankfurt a. M.

Verbesserung der Filzbarkeit tierischer Haare. Haare von Hasen- oder Kaninfellen werden mit Lösungen behandelt, die Verbindungen mehrwertiger Metalle, z. B. Zirkonoxychlorid, Thalliumsulfat, und Oxyalkylierungsprodukte, z. B. die Reaktionsprodukte von Äthylenoxyd und Cetylalkohol oder Dodecylphenol u. dgl., enthalten.

1. **D.R.P. 731577**/Kl. 29b vom 10. 11. 1940. — C. 1943, I, 2262.
2. **D.R.P. 738829**/Kl. 29b vom 10. 11. 1940.

Chem. Fabrik Joh. A. Benckiser G. m. b. H., Ludwigshafen.

Beizen von Haaren.

1. Die Haare werden nacheinander oder gleichzeitig mit Lösungen von Phosphorsäuren, die wasserärmer sind als Ortophosphorsäure, oder ihren Alkali- oder Ammoniumsalzen und von Salpetersäure behandelt. Den Lösungen können Erdalkalien oder Schwermetalle, mit Ausnahme von Quecksilber, in Form ihrer Oxyde oder Salze sowie kapillaraktive Mittel, wie alkylierte Naphthalinsulfosäuren oder Fettalkoholsulfonate, zugesetzt werden.

2. Vor der Behandlung mit verdünnter Salpetersäure werden die Haare mit wässerigen Lösungen von Aminosäuren, die mehr als eine in α-Stellung befindliche Carboxylgruppe, bezogen auf ein basisches N-Atom, enthalten, oder ihren Alkali-, Ammonium- oder Aminsalzen, gegebenenfalls in Gegenwart von kapillaraktiven Mitteln, behandelt.

Belg.P. 441466 vom 16. 5. 1941. — C. 1942, II, 1419.

Deutsche Gold- und Silberscheideanstalt, vorm. Roeßler, Frankfurt a. M.

Verbesserung der Filzbarkeit gefärbter Reißwolle. Beizung mit einer wässerigen, sauren, oxydierenden Lösung, z. B. bestehend aus HNO_3, Cernitrat, Alkaliwolframat, Ferrinitrat.

3. Proteinfasern.

a) Fasern aus tierischen Häuten, Hautabfällen, Sehnen u. dgl.

(Ältere Patente vgl. dieses Handbuch, Bd. I, 2. Teil, S. 459ff.)

F.P. 582543 vom 5. 6. 1924. — C. 1925, I, 1826.

Léon Charles, Frankreich.

Textilfasern. Die Haut von Knorpelfischen wird von ihren Stacheln chemisch oder mechanisch befreit, mechanisch zerfasert und in üblicher Weise auf Textilfasern verarbeitet.

1. D.R.P. 456313/Kl. 29b vom 29. 8. 1924. — C. 1928, I, 1822; Coll. 1928, 216.

Dr. Alfred Ehrenreich, Paris, und *Kristian Bendixen*, Kopenhagen.

E.P. 284297   vom 23. 1. 1927.

2.   Ö.P. 112122   vom 13. 1. 1928. — C. 1929, I, 2134; Coll. 1931, 317.

Dr. Alfred Ehrenreich, London.

1. Verfahren zur Ausnutzung der Häute von Knorpelfischen (chondropterygii) und Quermäulern (plagiostomata). Zur Gewinnung von zu Textilzwecken geeigneten Fasern werden die Häute nach bekannter Entfernung der Stacheln und Hornplatten einem Schwellungsprozeß unterworfen, dann zerfasert und mit Konservierungsmitteln behandelt. **2. Textilfäden hoher Qualität aus Fischhäuten, namentlich aus Häuten der Chondropterygier-Selachier.** Die entfleischten Häute werden z. B. nach kurzer Behandlung mit Kalk der diastatischen Wirkung von Enzymen unterworfen, gespült, gegerbt, getrocknet und zerfasert.

E.P. 290154 vom 6. 3. 1928. — C. 1928, II, 1055; Coll. 1931, 267.

Ö.P. 112818 vom 7. 5. 1927.

R. Tandler, Wien.

Textilfasern. Häute von Fischen und anderen Wirbeltieren werden zur Isolierung der Fasern einer chemischen Behandlung mit Kalk, Schwefelnatrium, Ätznatron unterworfen und anschließend mit Salzlösungen (Kochsalz, Aluminiumsulfat, Natriumsulfat) behandelt. Die gegebenenfalls noch mit Chrom gegerbten und gefetteten Häute werden nach Abspaltung der Epidermis durch Krempeln und Reißen zerfasert.

Jap. P. 78942 vom 30. 12. 1927. — C. 1929, I, 2504; Coll. 1931, 324.

Yusuke Saito, Osaka, Japan.

Fasern aus Fischhaut. Die mit Tannin gegerbten Fischhäute werden nach Behandlung mit schwachen Säure- oder Alkalilösungen und gründlichem Waschen mit Holzhämmern geschlagen und aufgelockert und die Fasern durch Hecheln und Bürsten gewonnen.

A.P. 1999641 vom 30. 7. 1932. — C. 1936, II, 3232; Coll. 1938, 43.

Davis & Sharp, Los Angeles, Cal., V. St. A.

Herstellung von Nähmaterial u. dgl. aus Sehnen. Aus Tiersehnen bereitete Fäden werden mit Tetrachlorkohlenstoff entfettet, mit proteolytischen Enzymen zur Entfernung des Elastins, Mucins usw. behandelt, neutralisiert, gewaschen und im Vakuum getrocknet. Nach dem Befeuchten mit 0,2%iger Sodalösung und Wässern werden die Fäden mit Säure- und dann mit Sodalösung behandelt. Nach nochmaligem Wässern und Trocknen im Hochvakuum bei 52° C können die Fäden mit einer Albuminlösung überzogen und mit Formaldehyd gehärtet werden. Die Fäden finden Verwendung in der Chirurgie und zur Herstellung von Tennisschlägersaiten und Saiten für Musikinstrumente.

R.P. 35964 vom 25. 9. 1932. — C. 1935, II, 958; Coll. 1937, 254.

M. A. Reisman, UdSSR.

Herstellung von Textilfasern aus Kabeljauhäuten. Die Häute werden entschuppt, in oroponhaltige Natriumsulfitlösung eingeweicht, gewaschen, mit Alaun und Kochsalz gegerbt, mit Chromlauge nachbehandelt, gewaschen, getrocknet und in üblicher Weise auf Fasern verarbeitet.

D.R.P. 671953/Kl. 39b vom 29. 11. 1932. — C. 1939, I, 3674; Coll. 1939, 346.

Naturin-Werk Becker & Co., Weinheim, Baden.

Herstellung von Fasermassen aus tierischer Hautsubstanz und gegebenenfalls von Formkörpern daraus. Die Hautsubstanz wird mit mindestens zwei verschiedenen Quellungsmitteln, von denen das erste alkalisch sein muß und die folgenden alkalisch oder sauer sein können, bei solchen p_H-Werten solange behandelt, daß nach dem Zerfasern unter Vermeidung der Entquellung und unter möglichster Erhaltung der Fasern eine Fasermasse mit mindestens 75% Quellungswasser erhalten wird, die in bekannter Weise geformt wird.

Vgl. auch **E.P. 429049** und **F.P. 766016**, dieses Handbuch, Bd. I, 2. Teil, S. 461, und **D.R.P. 659490/Kl. 53c** vom 29. 11. 1932. — Coll. 1938, 185.

1. D.R.P. 663704/Kl. 53c vom 22. 7. 1933. — C. 1938, II, 2861.
    A.P. 2157319   vom 23. 10. 1936. — C. 1939, II, 4651; J.A.L.C.A. **34,**
                                    543 (1939).
2. D.R.P. 669128/Kl. 53c vom 16. 10. 1935.
    A.P. 2103138   vom 10. 10. 1936. — C. 1938, I, 2286; J.A.L.C.A. **33,**
                                    236 (1938).
    Ö.P. 150008   vom 8. 10. 1936. — C. 1937, II, 3402.
Naturin-Werk Becker & Co., Weinheim, Baden.

Härten und Wasserfestmachen von Kunstdärmen. Aus gequollenem und zerfasertem tierischem Material, wie Haut oder Sehnen, durch Pressen durch Ringdüsen hergestellte und getrocknete Kunstdärme werden
1. mit Destillaten von cellulosehaltigen Stoffen (Holz) in flüssiger oder in Dampfform mehrmals hintereinander behandelt,
2. mit Lösungen von Mischungen aus Eugenol, Acetaldehyd, Coniferylalkohol u. dgl. jodverbrauchenden Stoffen mit Formaldehyd und Ameisensäure gehärtet.

D.R.P. 684783/Kl. 39b vom 6. 9. 1933. — C. 1940, I, 1790.
Fa. Carl Freudenberg, Weinheim, Baden.

Gewinnung von Fasermaterial aus tierischer Haut. Das alkalisch vorgequollene Fasermaterial wird mit sauren Quellmitteln, z. B. Salzsäure, bis zu einem Gehalt von mindestens 85% Quellwasser gequollen und dann in bekannter Weise auf Därme usw. verarbeitet.

D.R.P. 663394/Kl. 39b vom 8. 5. 1934. — C. 1939, I, 574; Coll. 1938, 521.
    A.P. 2138909   vom 4. 5. 1935. — C. 1939, I, 5111; J.A.L.C.A. **34,** 230
                                      (1939).
Dr. Egon Elöd, Karlsruhe.
    E.P. 456726   vom 7. 5. 1935. — C. 1937, I, 5122.
    F.P. 789675   vom 7. 5. 1935. — C. 1936, I, 1749; Coll. 1937, 309.
Carl Freudenberg G. m. b. H., Weinheim, Baden.

Verfahren zur Überführung von aus Hautfasermassen hergestellten Flächengebilden in weiche und elastische, wasserfeste Form. Die aus Hautfasermassen hergestellten Gebilde werden durch Behandlung mit Quellungsmitteln, gegebenenfalls in der Wärme aufgelockert, das Quellungsmittel durch Behandeln mit wasserlösenden organischen Lösungsmitteln, wie Aceton, Alkohol, entfernt und die aufgelockerten, wasserfreien Gebilde mit Glycerin, wasserunlöslichen Weichmachern, wie Ricinusöl, und schließlich noch mit wasserfestmachenden Mitteln, wie Gerbstoffe, Celluloselacke u. dgl., behandelt.

D.R.P. 664127/Kl. 39b vom 9. 11. 1934. — Coll. 1938, 417.
    A.P. 2056596   vom 7. 11. 1935. — C. 1937, I, 2076; Coll. 1939, 98.
    E.P. 452354   vom 23. 10. 1935. — C. 1937, I, 1588.
    F.P. 797362   vom 6. 11. 1935. — C. 1936, II, 3499; Coll. 1938, 94.
Carl Freudenberg G. m. b. H., Weinheim, Baden.

Herstellung von geformten Gebilden aus tierischen Fasern. Die zur Verarbeitung gelangende Hautfasersuspension oder -paste wird vor der Verformung mit organischen Lösungsmitteln, wie Aceton oder $CHCl_3$, entfettet bzw. das Fett durch Emulgierung in der Fasermasse, z. B. durch Türkischrotöl, unwirksam gemacht.

D.R.P. 680539/Kl. 30i vom 26. 4. 1935.
Ung.P. 116238   vom 15. 4. 1936. — C. 1937, II, 4213.
Naturin-Werk Becker & Co., Weinheim, Baden.

Verfahren zur Herstellung von chirurgischem Nähmaterial (Catgut). Kunstdärme aus tierischem Hautfasermaterial werden zu einem Faden zusammengedreht und während der Herstellung mit wasserentziehenden und gerbenden Stoffen, wie Formaldehyd, Aluminiumsulfat, sowie mit desinfizierenden Stoffen, z. B. Carbolsäure, behandelt.

D.R.P. 694900/Kl. 29b vom 10. 12. 1935. — C. 1940, II, 2251.
Fa. Carl Freudenberg, Weinheim, Baden.

Überführung von tierischen, faserhaltigen Ausgangsstoffen in zerfaserungsfähigen Zustand. Die Ausgangsstoffe werden nach dem Äschern in bekannter Weise sowohl einer sauren oder alkalischen Quellung als auch einer in saurem oder alkalischem Medium wirksamen enzymatischen Behandlung bei Temperaturen unter 30⁰ C unterworfen. Die Behandlung kann gleichzeitig oder nacheinander erfolgen.

D.R.P. 682491/Kl. 53c vom 10. 1. 1936.
F.P. 815744   vom 30. 12. 1936. —⸲C. 1938, I, 1046; Coll. 1940, 169.
Ung.P. 121082   vom 9. 1. 1937. — C. 1940, II, 2240.
Naturin-Werk Becker & Co., Weinheim, Baden.

Verfahren zur Herstellung von Formgebilden, z. B. künstlichen Wursthüllen, Folien oder Fäden. Die wasserreichen Fasermassen werden unmittelbar nach dem Formen in wasserentziehende, aus Alkohol, Aceton, Kochsalzlösung u. dgl. bestehende Bäder gebracht und danach in bekannter Weise getrocknet, gehärtet oder gegerbt.

D.R.P. 699731/Kl. 39b vom 19. 7. 1936. — C. 1941, I, 1492; Coll. 1941, 144.
E.P. 458596   vom 9. 7. 1937. — C. 1938, II, 3628; J.A.L.C.A. **34**, 173
(1939).
Fa. Carl Freudenberg, Weinheim, Baden.

Herstellung von Fasermassen durch Quellung und Zerfaserung von tierischen Häuten. Walhäute oder Walhautabfälle, die vor der Zerfaserung durch Pressen und gegebenenfalls Extrahieren mit organischen Lösungsmitteln entfettet sind, werden gekälkt, ausgewaschen, mit Säure behandelt und bei p_H 2,7 auf Riffelwalzen zerfasert.

D.R.P. 678872/Kl. 39b vom 25. 10. 1936. — Coll. 1939, 548.
Fa. Carl Freudenberg, Weinheim, Baden.

Verfahren zur Herstellung von Formgebilden aus tierischer Hautsubstanz. Als Ausgangsmaterial dient mindestens 6 Monate mit Kalk behandelte, weitgehend von Kalk befreite und in nur wenig gequollenem Zustand bei p_H von etwa 5 bis θ mechanisch zerteilte Hautsubstanz.

D.R.P. 674998/Kl. 56a vom 16. 3. 1937. — Coll. 1939, 353.
Studiengesellschaft der Deutschen Lederindustrie G. m. b. H., Dresden.

Verfahren zur Herstellung von Polstermaterial. Häute kleinerer Fische, wie Kabeljau, Seelachs od. dgl., werden pergamentartig aufgetrocknet und in 1 bis 4 mm breite Streifen geschnitten. Vor oder nach dem Zerschneiden werden die Streifen mit Formaldehyd oder anderen Konservierungsmitteln behandelt.

D.R.P. 693123/Kl. 29b vom 22. 5. 1937. — C. 1940, II, 1840.
E.P. 501703   vom 13. 5. 1938. — C. 1933, II, 1210.
Gesellschaft zur Verwertung Fauthscher Patente m. b. H., Wiesbaden.

Gewinnung von Spinnfasern aus Walspeck und ähnlichen faserhaltigen Ausgangsstoffen. Das Gut wird durch Zerkleinern in einen Brei übergeführt und dieser unter Zusatz von die Trennung von Öl, Wasser und Fasern beschleunigenden und die Faser konservierenden festen oder flüssigen Stoffen, wie Salze und Alkohol, auf 30 bis 40⁰ C erhitzt. Die aus Öl und Wasser bestehenden Anteile werden durch Abpressen oder Zentrifugieren von den Fasern getrennt.

1. **D.R.P. 711441**/Kl. 29b vom 12. 10. 1937. — C. 1942, I, 559.
2. **D.R.P. 718093**/Kl. 29b vom 5. 8. 1938. — C. 1942, I, 3057.
Hans Braun, Hamburg.

Gewinnung tierischer Gespinstfasern aus Fleisch.
1. Abgehängtes Fleisch oder Fleisch gehetzter Tiere wird mehrere Tage bei 30 bis 35⁰ C mit einer Lösung von Milchsäure oder einer wässerigen Lösung von Ammoniumlactat, die mit Milchsäure bildenden Keimen geimpft ist, behandelt. Nach dem Trocknen wird das Gut in bekannter Weise zerfasert.
2. Auf Fleisch oder innere Häute, Sehnen und Muskeln großer Tiere bringt man vegetative Pilze, gegebenenfalls in Gegenwart von Nährlösungen und unter Zusatz von Superoxyden oder Persalzen zur Einwirkung. Wenn das Gut mit dem Finger zerdrückt werden kann, nimmt man es aus der Flüssigkeit, wäscht und trocknet es und befreit es durch Pressen vom anhaftenden Fett. Die Spinnfaser wird durch Krempeln gewonnen.

It. P. 363933 vom 24. 6. 1938. — C. 1939, II, 4409.

Soc. An. Concerie Italiane Riunite Rudolf Tandler und
Desiderio Vigner, Turin, Italien.

Gewinnung von tierischen Gespinstfasern. Häute, Därme, Sehnen usw. werden nach einer geeigneten Vorbehandlung mit Formaldehyd, Chromsulfat oder pflanzlichen Gerbstoffen gegerbt, gefettet und nach dem Trocknen mechanisch zerfasert.

E. P. 470707 vom 19. 2. 1939. — C. 1937, II, 3986; Coll. 1939, 108.

Carl Heinz Sommer, Le Perreux, Frankreich.

Künstlich geformte Gebilde aus Proteinstoffen tierischen Ursprungs. Tierische Häute, Leimleder oder Fleischfasern werden mit Säure- oder Alkalilösungen geschwellt, mechanisch homogen durchgearbeitet und durch Pressen durch Düsen oder andere Formvorrichtungen geformt. Die geformten Gebilde werden durch ein saures oder alkalisches Fällbad, das Härtungsmittel, wie Formaldehyd oder Chromate, enthält, geleitet.

D. R. P. 705493/Kl. 29b vom 28. 12. 1939. — C. 1941, II, 556.

Dr. Rudolf van der Leeden, Hamburg.

Herstellung von Gespinstfasern aus zerfasertem Kollagengewebe. Zerfaserte Hautteile, sowie von der Hauptmenge des Fettes befreite und zerfaserte Flechsen, Sehnen und Speckfasern von Seetieren (Wal) werden nach dem Zentrifugieren mit wasseraufsaugenden Mitteln, wie Kieselgur, Bolus usw., zu einem Kuchen verknetet. Dieser wird scharf abgepreßt, zerteilt, bei gewöhnlicher Temperatur getrocknet und das Trockenmittel von den Fasern durch Drehen in Siebtrommeln entfernt.

D. R. P. 729985/Kl. 29b vom 21. 5. 1940. — C. 1943, I, 1536.

Dr. Gerhard Zeidler, Berlin.

Bastähnliches Fasermaterial aus tierischer Hautsubstanz. Darmabfälle, besonders die Innenhaut von Därmen, wie Schweinsdarm, werden in bekannter Weise mit Alkalilauge und nach dem Auswaschen und Neutralisieren mit härtenden Mitteln behandelt und getrocknet.

b) Synthetische, aus Eiweißlösungen hergestellte Fasern.

F. P. 684411 vom 5. 11. 1929. — C. 1931, I, 2704.

Claude Rimington und *British Research Association for the Woolen and Worsted Industries*, England.

Künstliche Fäden aus Keratin. Wolle, Wollabfälle oder ähnliche tierische Fasern werden in Metallamminen oder durch Erhitzen mit Phenolen gelöst und die erhaltenen Lösungen in geeigneten Fällbädern, gegebenenfalls unter Zusatz von Celluloselösungen, versponnen.

1. **D. R. P. 562213/Kl. 29b** vom 13. 8. 1930. — C. 1933, I, 536.
2. **D. R. P. 562214/Kl. 29b** vom 13. 8. 1930. — C. 1933, I, 536.

I. G. Farbenindustrie A. G., Frankfurt a. M.

1. **Herstellung von Fibroinlösungen in Kupferoxydammoniak.** Die Haltbarkeit und Spinnfähigkeit von in Kupferoxydammoniak aufgelöstem Seidenfibroin wird durch Entfernung des Ammoniaks nach dem Lösen verbessert.
2. **Herstellung von haltbaren, spinnfähigen Fibroinlösungen aus Fibroin-Kupferoxydammoniak-Lösungen.** Das Fibroin wird aus der Kupferoxydammoniak-Lösung mittels Salzen, Säuren oder organischen, mit Wasser mischbaren Flüssigkeiten als Kupferkomplex gefällt und wieder in Wasser gelöst.

D. R. P. 574972/Kl. 29b vom 1. 8. 1931. — Coll. 1933, 301.
E. P. 384247   vom 2. 8. 1932. — C. 1933, I, 1546.

I. G. Farbenindustrie A. G., Frankfurt a. M.

Herstellung spinnfähiger, wässeriger Lösungen von Seidenfibroin. Gegebenenfalls mit verdünnten organischen Säuren vorbehandelte Seidenabfälle werden durch Einwirkung von flüssigem Ammoniak und Salzen, besonders Kalisalzen, bei Temperaturen von ca. — 70⁰ C in eine gequollene Masse übergeführt und durch Vertreiben des Ammoniaks und Zusammenbringen mit Wasser in Lösung gebracht.

D.R.P. 659655/Kl. 29b vom 29. 11. 1931. — C. 1938, II, 3038; Coll. 1939, 187.

Aktiengesellschaft für Vermögensverwertung, Berlin.

Herstellung von Gebilden, wie Fäden, Filme oder Bändchen, aus Säurecasein. Säurecasein wird in verdünnter Alkalilauge, der ca. 2 bis 3% Schwefelkohlenstoff (berechnet auf Casein) zugesetzt sind, gelöst. Die Lösung wird in bekannter Weise versponnen und das hergestellte Produkt unter Verhinderung der Schrumpfung gehärtet.

D.R.P. 644588/Kl. 39b vom 28. 1. 1932. — C. 1937, II, 1918; Coll. 1937, 295.

Allgemeine Elektrizitätsgesellschaft, Berlin.

Aufbereitung keratinhaltiger Eiweißstoffe. Die Eiweißstoffe werden mit in flüchtigen organischen Lösungsmitteln, wie Methylalkohol, gelösten Alkalien getränkt und unter Ausschluß von Wasser auf ca. 60⁰ C erhitzt. Der nach dem Abdestillieren des Lösungsmittels verbleibende Rückstand läßt sich acetylieren und zu Filmen und Fäden verarbeiten.

E.P. 467704 u. E.P. 467812 vom 22. 10. 1935. — C. 1937, II, 2934.
F.P. 812474   vom 22. 10. 1936. — C. 1937, II, 2934.

William Thomas Astbury, Leeds, und *Albert Charles Chibnall*, London.

Künstlich geformte Gebilde aus Proteinen. Man löst, gegebenenfalls vor dem Lösen degenerierte oder denaturierte Proteine in einem degenerierend oder denaturierend wirkenden Lösungsmittel, wie wässerige Lösungen von Harnstoff, Thioharnstoff, Phenol, Formamid, Urethan od. dgl., setzt ein die Spinnbarkeit verbesserndes Mittel, z. B. Polymere des Glyoxals, Formaldehyd, Salicylsäure, Gelatine, Glycerin, Polyglykole, Triäthanolamin od. dgl., dazu und verspinnt in Wasser, verdünnten Salzlösungen oder anderen geeigneten Fällbädern, gegebenenfalls unter Zusatz geringer Mengen von Schwefelsäure, Essigsäure oder Zinkchlorid. Die Widerstandsfähigkeit der Fäden kann durch nachträgliches Eintauchen in Lösungen von Formaldehyd, Chromalaun, Tannin, Pikrinsäure, Aluminiumsulfat erhöht werden.

It.P. 336680 vom 23. 11. 1935. — C. 1937, I, 5082.

Alfredo Bonelli, Mailand.

Künstliche Fäden tierischen Ursprungs mit wollähnlichem Charakter. Hautabfälle u. dgl. werden in eine leicht spinnbare Gelatine verwandelt und diese zu Fäden versponnen, die eventuell mit Aldehyden gehärtet werden.

D.R.P. 695298/Kl. 39b vom 5. 4. 1936. — C. 1940, II, 2561.
Holl.P. 47088   vom 4. 3. 1937. — C. 1940, I, 485.

Vereinigte Glanzstoff-Fabriken A. G., Wuppertal-Elberfeld.

Künstlich geformte Gebilde aus Proteinen. Die wässerigen oder alkalischen Lösungen von Proteinen wie Casein, Gelatine u. dgl. werden vor dem Verspinnen mit Thiosulfat oder Polysulfiden, insbesondere Ammoniumpolysulfid, versetzt.

Belg.P. 417041 vom 18. 8. 1936. — C. 1937, II, 1920.

A. Ferretti, Mailand.

Kunstgebilde aus Casein. Entrahmte Milch wird bei 20⁰ C mit einer Säuremenge behandelt, die größer ist als diejenige, welche zur Koagulation des Caseins erforderlich ist. Die erhaltene kolloidale Lösung kann als solche oder im Gemisch mit Viskose versponnen werden.

1. It.P. 345931 vom 12. 10. 1936. — C. 1937, II, 4411.
2. Zus.P. 349486 vom 9. 11. 1936. — C. 1938, II, 3637.
3. Zus.P. 349487 vom 19. 12. 1936. — C. 1938, II, 3637.
1. bis 3. F.P. 827726 vom 11. 10. 1937. — C. 1938, II, 2371.

Guiseppe Donagemma, Italien.

Kunstseidefasern.
1. Eiweißstoffe, wie Gelatine, Leim, werden durch eine Behandlung mit Natriumsulfid oder Schwefelkohlenstoff und Alkali und Wasser in eine spinnbare Lösung übergeführt und in einem Spinnbad versponnen, welches anorganische oder organische Säuren und Salze, wie Natriumsulfat, Natriumbisulfat, sowie Glucose, Amide und ähnliche Stoffe enthält.

2. Horn, Hufe, Haut und ähnliche Abfälle werden mit Alkalilauge bei 120⁰ C im Autoklaven aufgeschlossen und die erhaltene Gallerte für sich oder gemeinsam mit Viskose wie unter 1 versponnen.

3. Die nach 1 und 2 gewonnenen Fäden werden erst in ein alkalisches, dann in ein saures oder in ein Formaldehydbad gelegt.

A.P. 2211961 vom 8. 4. 1937. — C. 1941, I, 2068.

E. I. du Pont de Nemours & Co., Wilmington, Del., V. St. A.

Herstellung geformter Gebilde aus Proteinen. Die Lösungen von Proteinen wie Milchsäurecasein, Globulin, Edestin usw., werden in einem Schwefelsäure, Natrium- und Aluminiumsulfat enthaltenden Koagulationsbad versponnen und die erhaltenen Fäden in heißem Wasser um 300 bis 2000% ihrer ursprünglichen Länge gestreckt. Im Streckbad, dessen p_H zweckmäßig auf den isoelektrischen Punkt des Proteins eingestellt wird, können Salze gelöst werden. Als Streckbad können auch Alkohol-Wassergemische oder Gemische von Wasser mit Monoalkyläthern des Glykols verwendet werden, außerdem kann das Streckbad Formaldehyd, Gerbstoffe, Phenol-aldehydkondensationsprodukte und andere Härtungsmittel enthalten.

A.P. 2215137 vom 27. 9. 1937. — C. 1941, I, 2067.

Hall Laboratories, Inc., V. St. A.

Herstellung von Kunstfasern aus Casein. Eine alkalische Caseinlösung wird in einem Bad versponnen, das 10% Metaphosphorsäure und/oder saures Alkaliphosphat, z. B. Hexametaphosphat, enthält.

F.P. 830101 vom 26. 11. 1937. — C. 1939, I, 1290.

Angelo d'Ambrosio und *Arnaldo Corbellini*, Italien.

Kunstfasern wollähnlichen Charakters aus Gemischen von Keratin und Cellulose. Keratinhaltige Eiweißstoffe, wie Horn oder Haare, werden mittels einer 10 bis 15%igen Alkalisulfidlösung durch Kneten und Mischen bei 20 bis 25⁰ C in unvollständige Lösung gebracht. Die erhaltene Masse wird mit gereifter, spinnfertiger Viskose vermischt und wie üblich versponnen. Die Fasern können mit gerbenden Mitteln, wie Formaldehyd oder Alaun, gehärtet werden.

F.P. 834443 vom 28. 2. 1938. — C. 1939, I, 2900.

Antonio Ferretti, Mailand.

Herstellung von Kunstfasern aus Casein. Eine alkalische Caseinlösung, der zur Verhinderung der Fermentation Stoffe wie $Na_2S_2O_4$ oder geringe Mengen Form-aldehyd zugesetzt sind, wird aus einem Schwefelsäure und Salze, wie Na_2SO_4, $ZnSO_4$, $(NH_4)_2SO_4$, enthaltenden Fällbad versponnen. Das unter Spannung austretende Faden-band kann noch in einem kochsalzhaltigen Bad, dem Formaldehyd zugesetzt sein kann, behandelt werden.

Jugosl.P. 15341 vom 12. 5. 1938. — C. 1940, I, 1287.

Braća Nedela, Slav. Požega, Jugoslawien.

Herstellung von Kunstdärmen. Schläuche aus dünnem Baumwoll- oder Seiden-gewebe werden mit einer Gelatinelösung, die mit Kaliumchromat gemischt ist, im-prägniert und mit Tannin oder formaldehydhaltigen Mitteln gewaschen.

It.P. 372271 vom 30. 3. 1939. — C. 1940, II, 437.
F.P. 864304 vom 21. 3. 1940.

Antonio Ferretti, Mailand.

Herstellung von Proteinfasern. Die Härtung der Caseinfasern erfolgt mit Chrom-salzen, gegebenenfalls in Gegenwart von Formaldehyd, Kochsalz und Natriumsulfat oberhalb 25⁰ C.

Belg.P. 433683 vom 4. 4. 1939. — C. 1940, II, 438.
F.P. 849969 vom 7. 2. 1939.
It.P. 371099 vom 6. 2. 1939.

Jacob van den Bergh, Nijmegen, *Gerardus Jacobus Milo*, Tilburg, und
Henri Evert Piet van Dijk, Oss, Holland.

Herstellung von Fasern, Filmen und anderen Gebilden aus Keratin. Den aus Woll-abfällen, Hufen usw. mittels Schwefelalkalien, Alkalien oder Kupferoxydammoniak bereiteten Spinnlösungen werden Stoffe zugesetzt, die im Verlaufe der Fadenherstellung Kondensationsprodukte mit sich selbst, untereinander oder mit dem Keratin bilden, z. B. Aldehyde und Sulfocyanate oder Harnstoff und Formaldehyd sowie Phenol und Formaldehyd.

It. P. 385131 vom 13. 11. 1939. — C. 1942, II, 360.
Dante Roncaglia, Mailand.

Herstellung wollähnlicher Fäden. Ausschußwolle, Horn, Hufe u. dgl. werden durch Erhitzen mit einem Gemisch von 100 Teilen Soda, 10 Teilen ungelöschtem Kalk unter Zusatz von 6 bis 15% Ammoniak — 20 bis 30 kg des Gemisches in jeweils 100 Liter — in Lösung gebracht. Als Lösungsmittel können auch Kohlenwasserstoffe, Kali- oder Natronlauge in einer Menge von 3 bis 10% oder Sulfitablauge verwendet werden. Die filtrierte und gereinigte Lösung wird mittels alkalischer Sulforicinate unter Beifügung von Formaldehyd koaguliert und das Koagulat nach einer Behandlung mit Schwefelchlorür (0,25 bis 1,85%) und Ammoniak trocken oder naß versponnen.

Belg. P. 441476 vom 17. 5. 1941. — C. 1942, II, 1198.
Thüringische Zellwolle A. G., Schwarza a. d. S., und *Zellwolle- und Kunstseide-Ring G. m. b. H.*, Berlin.

Herstellung von Gebilden aus Labcasein. Eine alkalische, Labcasein enthaltende Spinnlösung, der außerdem Thioharnstoff zugesetzt sein kann, wird in schwach sauren Bädern, die gegebenenfalls Salze und Härtungsmittel enthalten können, bei niederer Temperatur versponnen.

F. P. 876142 vom 21. 10. 1941. — C. 1943, I, 1952.
Thüringische Zellwolle A. G., Schwarza a. d. S., und *Zellwolle- und Kunstseide-Ring G. m. b. H.*, Berlin.

Herstellung von Fäden, Bändchen und Filmen aus alkalischen Caseinlösungen. Die Lösung eines Caseins, welche Caseinate mehrwertiger Basen (Ca, Mg) enthält und der außerdem Stoffe, wie Schwefelkohlenstoff oder Vinylacetat, zugesetzt sind, die die Neigung besitzen, mit der Caseinlösung zu reagieren und die Eigenschaften des Fadens zu verbessern, wird in Bädern versponnen, die anorganische Salze und so geringe Mengen an Säure enthalten, daß der p_H-Wert des Spinnbades nicht unter 2 sinkt. An Stelle von Schwefelkohlenstoff kommen auch z. B. Allylsenföl, Diphenylharnstoff, Thioharnstoff, Dithiocarbaminat, Styrol u. dgl. in Frage.

Belg. P. 443631 vom 5. 12. 1941. — C. 1943, II, 1071.
Antonio Ferretti, Mailand.

Künstliche Fäden und Fasern aus Casein. Die Fäden werden zunächst in formaldehydfreien Bädern koaguliert, hierauf mit in konzentrierten Salzbädern gelöstem Harnstoff und schließlich in Salzbädern, die Formaldehyd enthalten und frei von Harnstoff sind, behandelt.

Belg. P. 444638 vom 26. 2. 1942. — C. 1943, II, 976.
Zellwolle- und Kunstseide-Ring G. m. b. H., Berlin.

Herstellung von Fäden, Bändern und Filmen aus Eiweißstoffen und Polyamiden. Eiweißstoffe und Polyamide werden in einem gemeinsamen Lösungsmittel gelöst und die Gebilde aus der Lösung geformt, koaguliert und gehärtet.

c) Vollsynthetische, eiweißähnliche Fasern (Polyamide).

1.   **A. P. 2071253** vom 2. 1. 1935. — C. 1937, I, 3874.
    Belg. P. 409641 vom 25. 5. 1935. — C. 1937, II, 1705.
2.   **E. P. 461236** vom 9. 5. 1935. — C. 1937, II, 3842.
    E. I. du Pont de Nemours & Co., Wilmington, Del., V. St. A.

1. Lineare Kondensationspolymere. Monoaminocarbonsäuren mit mindestens 5 C-Atomen in der Kette oder ihre Derivate, z. B. 6-Aminocapronsäure, werden durch Erhitzen auf mindestens 150° C, gegebenenfalls im Vakuum und in Gegenwart von Beschleunigern, in eine fädenbildende Masse von polymeren Amiden übergeführt.

2. Fäden, Filme u. dgl. aus Monoaminocarbonsäuren. Aminosäuren, bei denen die Amino- und Carboxylgruppen weit entfernt voneinander liegen, z. B. $NH_2 \cdot (CH_2)_8 \cdot COOH$, werden, gegebenenfalls in Gegenwart eines Lösungsmittels, wie Xylenol, und in Stickstoffatmosphäre solange einer Hitzebehandlung unterworfen, bis die Schmelze zu Fäden od. dgl. ausgezogen werden kann.

Vgl. auch: **A.P. 2071250** vom 3. 7. 1931. — C. 1937, II, 3666.
A.P. 2071251 vom 3. 7. 1931. — C. 1937, II, 3985.
A.P. 2130948 vom 9. 4. 1937. — C. 1939, I, 3995.
E.P. 461273 vom 9. 5. 1935. — C. 1937, II, 3841.

D.R.P. 739279/Kl. 39c vom 18. 5. 1935.
I.G. Farbenindustrie A.G., Frankfurt a. M.

Verfahren zur Herstellung hochkondensierter Polyamide aus Aminosäuren. Erhitzen einer oder mehrerer ω-Monoaminocarbonsäuren mit einer Kettenlänge von mindestens 7 C-Atomen und mindestens einem Wasserstoffatom am Stickstoff der Aminogruppe bzw. von Estern derselben in Gegenwart einer indifferenten, als Lösungsmittel wirkenden Verbindung von der Art der einwertigen Phenole, gegebenenfalls unter Ausschluß von Luft und in Anwesenheit eines Katalysators.

Belg.P. 434794 vom 9. 6. 1939. — C. 1941, II, 544.
Dän.P. 59672 vom 9. 6. 1939. — C. 1942, II, 2329.
It.P. 373977 vom 26. 5. 1939. — C. 1940, II, 1674.
Norw.P. 64028 vom 3. 6. 1939. — C. 1942, II, 2329.
I.G. Farbenindustrie A.G., Frankfurt a. M.

Herstellung von hochmolekularen Aminosäurepolyanhydriden. Zur Herstellung von auf Formkörper verarbeitbaren hochmolekularen Aminosäurepolyanhydriden werden monomere Lactame mit mehr als 6 Ringgliedern, z. B. ε-Caprolactam, durch Erhitzen polymerisiert. Als reaktionsfördernde Zusätze kommen Säuren, Basen und Salze, ferner acylierbare Aminoverbindungen in Betracht. Die erhaltenen Polymerisationsprodukte lassen sich zu Fäden von großer Feinheit verarbeiten.

Holl.P. 53151 vom 8. 12. 1939. — C. 1943, I, 911.
It.P. 379130 vom 9. 12. 1939. — C. 1942, II, 2870.
I.G. Farbenindustrie A.G., Frankfurt a. M.

Herstellung von linearen Polyamiden von hohem Molekulargewicht. Es werden ω-Aminocarbonsäuren, deren in der Carboxylgruppe abgewandelte Derivate oder Lactame verwendet, in welchen die Amino- oder Iminogruppe durch eine organische Carbonsäure, z. B. Ameisensäure, acyliert ist, die entweder als solche oder in Form von Zersetzungsprodukten bei der Kondensation abgespalten wird und sich verflüchtigt oder sich mit acylierbaren, besonders zugesetzten Stoffen, wie Alkohole, zu indifferenten Verbindungen umsetzt. Formyl-ε-aminocapronsäure wird z. B. im Stickstoffstrom zunächst 6 Stunden auf 220⁰ C, dann weiter auf 250 bis 260⁰ C erhitzt. Die Schmelze kann zu Fäden versponnen werden.

F.P. 869533 vom 27. 1. 1941. — C. 1943, I, 910.
Holl.P. 52517 vom 22. 2. 1940. — C. 1942, II, 1063.
I.G. Farbenindustrie A.G., Frankfurt a. M.

Herstellung von hochmolekularen Stoffen. ω-Aminocarbonsäuren von mindestens 5 C-Atomen zwischen Amino- und Carboxylgruppe bzw. ihre kondensationsfähigen Abkömmlinge, wie Anhydride, Säurehalogenide, Lactame, Säureamide oder Ester, werden mit solchen aromatischen Aminosäuren unter Luftabschluß zusammen geschmolzen oder in indifferenten Lösungsmitteln erhitzt, bei denen das N-Atom von der CO-Gruppe durch höchstens 4 C-Atome getrennt ist, z. B. Phenylalanin. Aus dem Schmelzfluß lassen sich Fäden und Filme ziehen.

F.P. 867384 vom 5. 10. 1940. — C. 1943, I, 912.
It.P. 387602 vom 1. 10. 1940. — C. 1943, I, 572.
E.I. du Pont de Nemours & Co., Wilmington, Del., V. St. A.

Herstellung von Polyamiden. Als Ausgangskomponenten für die Kondensation werden solche Monoaminocarbonsäuren oder diprimären Amine verwendet, die wenigstens eine Formylaminogruppe enthalten, wie z. B. N-Formyl-ε-aminocapronsäure.

d) Veredelung von Proteinfasern.

D.R.P. 659116/Kl. 8k vom 5. 7. 1933. — C. 1938, II 223; Coll. 1938, 113.

Böhme Fettchemie G. m. b. H., Chemnitz.

Veredeln von Wollfasern. Das Fasergut wird zur Erhöhung der Reißfestigkeit mit einer hochsulfoniertes Türkischrotöl enthaltenden, auf ein p_H von etwa 5 eingestellten Formaldehydlösung behandelt. Das Verfahren eignet sich besonders auch für Kunstwolle.

D.R.P. 742373/Kl. 8m vom 16. 9. 1934.

I. G. Farbenindustrie A. G., Frankfurt a. M.

Verfahren zur Veränderung der Umsetzungsfähigkeit von natürlichen oder künstlich geformten Proteinstoffen, deren Abkömmlingen oder Substitutionsprodukten. Die Proteinstoffe werden mit Alkylenoxyden oder Alkyleniminen oder deren Derivaten in Abwesenheit fixer Alkalien unter Bedingungen behandelt, bei denen keine Strukturänderung der geformten Gebilde eintritt. Hierdurch wird die Umsetzfähigkeit mit sauren Behandlungsmitteln, wie saure Farbstoffe, Gerbstoffe, Beiz- und Beschwerungsmittel, Mottenschutzmittel usw. erhöht.

Ind.P. 25191 vom 2. 5. 1938. — C. 1939, I, 4702.

Imperial Chemical Industries, Ltd., London.

Verbessern von Fäden, Filmen od. dgl. aus Proteinen. Durch Koagulation und Härtung mit Formaldehyd aus Proteinlösungen hergestellte Fäden werden mit Salzsäure oder Chlor abspaltenden Verbindungen, z. B. $SOCl_2$, $COCl_2$, PCl_3, $POCl_3$ u. dgl., in Gas- oder Dampfform oder in indifferenten Lösungsmitteln behandelt, um sie widerstandsfähiger gegen Säuren bzw. Wasser zu machen.

D.R.P. 725671/Kl. 29b vom 23. 8. 1938.
It.P. 376550   vom 19. 7. 1939. — C. 1942, I, 2351.

Chemische Fabrik Grünau A.-G., Berlin-Grünau.

Verbessern der Widerstandsfähigkeit künstlicher Proteinfasern. Behandlung mit wässerigen Lösungen von Fettsäure-Eiweiß-Kondensaten, z. B. mit oleyllysalbinsaurem Natrium.

D.R.P. 725984/Kl. 29b vom 10. 11. 1938. — C. 1943, I, 696.

N. V. Onderzoekingsinstituut Research, Arnhem, Niederlande.

Verbesserung der Widerstandsfähigkeit von Fäden oder Fasern aus Proteinen, insbesondere Casein, gegen heiße, wässerige Bäder. Die Fasern werden mit einer Lösung von Aldehyd und Säure, der gegebenenfalls gerbende oder dehydratisierende Stoffe, wie Chromsulfat, Natriumsulfat, zugesetzt sein können, nachbehandelt, vom Überschuß der Behandlungsflüssigkeit befreit und bei Temperaturen unter 100º C und schließlich einige Zeit über 100º C oder höher erhitzt. An Stelle von Säure und Aldehyd können auch Säure bzw. Aldehyd abspaltende Stoffe, wie Zinkchlorid, Aldehydbisulfite, Chlormethylalkohol, Methylensulfat u. dgl., verwendet werden.

Belg.P. 434686 vom 3. 6. 1939. — C. 1940, II, 577.
 F.P. 855286 vom 25. 5. 1939. — C. 1941, I, 2068.
 It.P. 371930 vom 1. 2. 1939. — C. 1940, II, 577.

Chemische Fabrik vorm. Sandoz, Basel.

Verbesserung künstlicher Eiweißfasern. Künstliche Fasern aus Albumin, Casein, Gelatine, Keratin, Leim usw. werden bei Temperaturen über 50º C einer Gerbung mit 3wertigen Chromverbindungen und gegebenenfalls einer Behandlung mit säurebindenden Mitteln unterworfen.

F.P. 850894 vom 27. 2. 1939. — C. 1940, I, 3211.

Coop. Condensfabriek „Friesland", Holland.

Härten von Fasern, Filmen und Fäden aus Eiweißstoffen. Die Härtung erfolgt in einem Formaldehydbad oder einer solchen Atmosphäre in der Wärme. Dem Bad können Kochsalz, Glycerin, Harnstoff, Thioharnstoff oder Phenol zugesetzt werden. An Stelle von Formaldehyd können Formaldehyd abspaltende Mittel, wie Hexamethylentetramin od. dgl., zugesetzt werden.

F.P. 856932 vom 27. 6. 1939. — C. 1941, I, 3612.

Aktiengesellschaft für Vermögensverwertung, Berlin.

Herstellung von künstlich geformten Gebilden, besonders aus Casein. Der Spinnlösung werden Isocyansäureester, Fettsäureacide, Säurechloride und Halogenäther der höheren Fettsäuren, gegebenenfalls in Form einer quarternären Ammoniumverbindung, zugesetzt. Ferner können auch Stoffe zugefügt werden, die miteinander oder mit dem Protein beständige Verbindungen eingehen, wie Phthalsäureanhydrid, gegebenenfalls in Gegenwart von Glyoxal, ferner Phenol, Harnstoff, Acetaldehyd, sowie Aminosäuren oder Aminosäurereste enthaltende Verbindungen.

It.P. 378828 vom 23. 11. 1939. — C. 1942, II, 239.

Atlantic Research Associates Inc., Newtonville, Mass., V. St. A.

Kochfestmachen von synthetischen Proteinfasern. Das Gut wird mit acylierenden Mitteln, wie Essigsäureanhydrid oder Ketenen niederer Fettsäuren, in gasförmigem Zustand behandelt.

Belg.P. 439971 vom 5. 12. 1940. — C. 1942, II, 1198.

Imperial Chemical Industries, Ltd., Slougs, England.

Veredelung von künstlich geformten Gebilden aus Casein oder anderen Proteinen. Die Gebilde, wie Fäden, werden in einem wässerigen Bad behandelt, das aus einer konzentrierten Lösung eines Halogenids, einem Aldehyd oder einem diesen abgebenden Stoff, einem geeigneten Salz, einer reduzierenden Säure des Schwefels und einer Säure besteht, die ihrerseits das letztgenannte Salz nicht zu oxydieren vermag.

Bakteriologie und Mykologie der Haut und des Leders.

A. Mikrobenäscher.

(Ältere Patente vgl. dieses Handbuch, Bd. I, 2. Teil, S. 429 ff.)

A.P. 2059273 vom 15. 8. 1935. — C. 1938, I, 518; Coll. 1940, 153; J.A.L.C.A. **33**, 234 (1938).

Wallerstein Co., Inc., New York, N. Y., V. St. A.

Verfahren zum Enthaaren und Beizen von tierischen Häuten und Fellen. Die geweichten Rohhäute werden zunächst mit $1/8$ bis $1/10$ n-Natronlauge einige Tage vorbehandelt, mit Wasser auf $p_H = 8$ ausgewaschen, gegebenenfalls mit Borax oder Natriumbicarbonat neutralisiert und mit Enzymen (Pilztryptasen) etwa 24 Stunden behandelt, wobei noch Ammoniumsalze, schwefelhaltige Reduktionsmittel, wie Natriumbisulfit, oder Harnstoff zugesetzt werden können. Nach der Entfernung der Haare werden die Blößen noch bei $p_H = 7,3$ bis 7,6 mit einer schwächeren Lösung des gleichen Enzyms gebeizt. Die Pilztryptasen können allein oder zusammen mit Papain, Bromelin und Trypsin verwendet werden (vgl. S. 725).

1.   A.P. 2132579 vom 25. 3. 1936. — J.A.L.C.A. **34**, 121 (1939).
   A.P. 2139209 vom 5. 10. 1936. — J.A.L.C.A. **34**, 230 (1939).

2.   Prot.P.   71829/Kl. 28b vom 15. 4. 1942.

Zu 1 und 2:
   F.P.   801661 vom 17. 12. 1935. — C. 1936, II, 3504; Coll. 1938, 96; J.I.S.L.T.C. **21**, 420 (1937).
   E.P.   472911 vom 1. 4. 1936. — J.A.L.C.A. **33**, 243 (1938); J.I.S.L.T.C. **22**, 56 (1938).

3.   E.P.   472973 vom 1. 4. 1936. — J.A.L.C.A. **33**, 244 (1938).
   It.P.   345817 vom 7. 10. 1936. — C. 1937, II, 3706; Coll. 1939, 117.
   A.P. 2157969 vom 30. 1. 1937. — J.A.L.C.A. **34**, 543 (1939).

Zu 1, 2 und 3:
    Schwz. P. **195335** vom 1. 4. 1936.
4.   **D.R.P.** [Zweigstelle Österreich] **156344**.
    E.P. **491801** vom 8. 3. 1937. — J.A.L.C.A. **34**, 426 (1939); J.I.S.L.T.C.
                                        23, 302 (1939).
    (Zus. P. zu E. P. 472973.)
    Schwz. P. **201531** vom 10. 10. 1936.
    It. P. **347738** vom 9. 10. 1936. — C. 1938, I, 3573; J.A.L.C.A. **34**, 176
                                        (1939).
    (Zus. P. zu It. P. 354817.)
Zu 3 und 4:
    F.P. **817692** vom 10. 11. 1936.
5.   **D.R.P.** **701549**/Kl. 28a vom 30. 12. 1936.
    D.R.P. [Zweigstelle Österreich] **157945** vom 25. 11. 1937. — Coll. 1942, 232.
    (Zus. P. zu Zus. P. 156344.)
    F.P. **48145** vom 2. 2. 1937. — C. 1938, I, 1287; Coll. 1940, 169;
                                        J.A.L.C.A. **34**, 127 (1939).
    (Zus. P. zu F. P. 817692.)
    E.P. **495408** vom 13. 5. 1937. — J.A.L.C.A. **34**, 427 (1939); J.I.S.L.T.C.
                                        24, 66 (1940).
    (Zus. P. zu E. P. 472973.)
    Schwz. P. **206614** vom 28. 5. 1937.
    (Zus. P. zu Schwz. P. 195335.)
    A.P. **2179899** vom 8. 10. 1937.
    Can. P. **392525** vom 12. 10. 1937. — C. 1941, II, 441; Coll. 1941, 374.
Zu 4 und 5:
    Finn. P. **18844** vom 20. 7. 1937.
6.   **F.P.** **49233** vom 1. 3. 1938. — C. 1939, I, 1916; Coll. 1940, 173.
    (Zus. P. zu F. P. 801661.)
    E.P. **511293** vom 15. 2. 1938. — Coll. 1941, 294.
    (Zus. P. zu E. P. 472911.)
    Schwz. P. **206100** vom 23. 3. 1938. — Coll. 1941, 294.
    (Zus. P. zu Schwz. P. 195335.)
    A.P. **2215055** vom 8. 10. 1938. — Coll. 1941, 294; J.A.L.C.A. **36**, 109 (1941).

                                    Dr. Otto Röhm, Darmstadt.

Verfahren zur Herstellung gerbfertiger Blößen.

1. Behandlung der alkalisch vorgeschwellten Felle mit Pilztryptasen, insbesondere aus Aspergillusarten, in schwach saurer bis neutraler Lösung in Gegenwart von reaktionsfördernden Stoffen, wie Natriumbisulfit, gegebenenfalls neben Ammoniumsalzen, z. B. Ammoniumsulfat (vgl. S. 724 und 734).

2. Behandlung der geweichten Felle ohne alkalische Vorschwellung mit Pilztryptasen in schwach alkalischer Lösung in Gegenwart von reaktionsfördernden Stoffen, wie Natriumsulfit oder Natriumthiosulfat, gegebenenfalls unter Nachbehandlung mit Sodalösung.

3. Behandlung der geweichten Felle mit oder ohne alkalische Vorbehandlung in schwach alkalischer bis schwach saurer Lösung mit Pilztryptasen in Gegenwart eines oder mehrerer Oxydationsmittel — mit Ausnahme von Bichromaten, Permanganaten oder chlorhaltigen Oxydationsmitteln — wie Alkalinitrate oder -nitrite, Wasserstoffsuperoxyd, Natriumsuperoxyd, Natriumperborat usw. und gegebenenfalls in Gegenwart von Salzen, wie Natriumchlorid oder -sulfat, und von hydroxylgruppenhaltigen organischen Verbindungen, wie Alkohole, Oxysäuren, Kohlehydrate, Phenole, Naphthole usw., wobei eine Vorbehandlung mit Natriumsulfit und Natriumcarbonat und eine Nachbehandlung, gegebenenfalls nach Entfernen der Haare, mit alkalischen Lösungen, z. B. Sodalösung erfolgen kann.

4. Behandlung der Felle mit Pilztryptasen gemäß 3, wobei der Enzymlösung außer Oxydationsmitteln noch schwefel- und sauerstoffhaltige Reduktionsmittel, wie Natriumsulfit, -bisulfit oder -thiosulfat, und gegebenenfalls noch Netzmittel zugesetzt werden.

5. Behandlung der Felle mit Pilztryptasen, wobei die Felle vor oder nach dieser Behandlung, gegebenenfalls nach kurzer Weiche, gleichzeitig oder nacheinander in neutraler oder schwach saurer Lösung mit chlor- und chromfreien Oxydations- und schwefel- und sauerstoffhaltigen Reduktionsmitteln, gegebenenfalls in Gegenwart von Ammoniak, behandelt werden; vor oder nach der Behandlung mit Pilztryptasen

können Netzmittel und hydroxylgruppenhaltige organische Verbindungen zur Einwirkung gelangen.

6. Trockene, gesalzene oder trockengesalzene Rohhäute werden in der Weiche mit Pilztryptasen in Gegenwart von Salzen der schwefligen Säure und gegebenenfalls Ammoniumsalzen in neutraler oder schwach saurer Lösung bis zur Haarlässigkeit behandelt und vor oder nach der Enthaarung mit Alkalien behandelt.

D.R.P. 657 464/Kl. 28a vom 25. 10. 1936. — C. 1938, I, 3871; Coll. 1938, 83; J.A.L.C.A. **34**, 177 (1939); J.I.S.L.T.C. **22**, 330 (1938).

Studiengesellschaft der Deutschen Lederindustrie G. m. b. H., Dresden.

Verfahren zum Enthaaren von Häuten und Fellen mittels Mikroorganismen. Frische, gegebenenfalls geweichte und gegebenenfalls auf $p_H = 8$ bis 10 eingestellte Häute werden mit bakterienhaltigem Material von geschwitzten Häuten, wie geschwitzte Häute selbst, Haare, Epidermisreste oder Waschwässer von geschwitzten Häuten, behandelt (gewalkt) und damit eine unmittelbare und schnelle Übertragung des bakterienhaltigen Materials auf die zu enthaarenden Häute erzielt (vgl. S. 728).

1. **D.R.P. 710 789/Kl. 28a vom 3. 12. 1937.** — C. 1942, I, 144; Coll. 1942, 26.
2. **Zus.P. 721 885/Kl. 28a vom 14. 4. 1938.** — C. 1942, II, 1538; Coll. 1942, 435.

A. Th. Böhme, Chemische Fabrik, Dresden.

Verfahren zur Herstellung von Blößen.
1. Die Rohhäute und -felle werden mit Hefepilzkulturen oder selbstverdauter Hefe in Gegenwart von Netzmitteln geweicht und anschließend unter milden Bedingungen, gegebenenfalls auch in Gegenwart von Netzmitteln (Fettalkoholsulfonaten), geäschert.
2. Den Hefepilzkulturen oder selbstverdaute Hefe enthaltenden Weichbrühen werden außer Netzmitteln noch Aktivatoren für die Hefe bzw. selbstverdaute Hefe, wie z. B. Salze von Stickstoff, Schwefel oder Phosphor enthaltenden Säuren, aliphatische primäre oder sekundäre Amine oder deren Salze und/oder Salze organischer aliphatischer zweibasischer Säuren, wie Oxalsäure, Dithiocarbonsäure, zugesetzt. Die Häute oder Felle können vor der Weichbehandlung alkalisch vorgeschwellt werden.

D.R.P. 741 009/Kl. 28a vom 14. 9. 1938.

Illigsche Papierfabrik Vertriebsgesellschaft m. b. H., Darmstadt-Eberstadt.

Verfahren zum Enthaaren von Häuten und Fellen. Mit Trägern, wie Papier, die mit Konservierungs- und Desinfektionsmitteln imprägniert sind, auf der Fleischseite in bekannter Weise konservierte Rohhäute (vgl. D.R.P. 646 722 ff., S. 995) werden gegebenenfalls nach Entfernen der Träger in gestapeltem Zustand dem Schwitzvorgang unterworfen.

B. Mikrobenbeize.

(Ältere Patente vgl. dieses Handbuch, Bd. I, 2. Teil, S. 440 ff.)

D.R.P. 740 472/Kl. 28a vom 8. 2. 1936.

Chemische Fabrik Röhm & Haas G. m. b. H., Darmstadt.

Verfahren zum Beizen von geäscherten Hautblößen. Verwendung von Schimmelpilztryptasen in schwach alkalischer bis schwach saurer Lösung unter Zusatz von verhältnismäßig geringen Mengen von Nitraten oder Nitriten — etwa 0,4% auf das Blößengewicht bezogen — und gegebenenfalls von organischen hydroxylgruppenhaltigen Verbindungen wie Alkohole, Oxysäuren, Kohlehydrate, Phenole, Naphthole, und von Ammoniumverbindungen.

C. Verhinderung des Mikrobenwachstums auf Blößen und Leder.

D.R.P. 602 748/Kl. 28a vom 14. 7. 1931. — C. 1934, II, 3889; Coll. 1934, 586; J.A.L.C.A. **31**, 480 (1936).

Chemische Fabrik Pott & Co., G. m. b. H., Pirna-Copitz.

Verfahren zum Konservieren von tierischen Hautblößen. Tränken der Blößen mit Lösungen kondensierter aromatischer Sulfonate, Mineralölsulfonate oder Sulfonate fester Öle bzw. Mischungen dieser Stoffe oder ihrer Salze mit oder ohne Zusatz von Desinfektionsmitteln und anschließendes Trocknen.

Vgl. D.R.P. 608 106, S. 994.

D.R.P. 655 595/Kl. 28 a vom 12. 3. 1935.
F.P. 797 796   vom   2. 2. 1935. — C. 1936, II, 918; Coll. 1938, 94; J.I.S.L.T.C. **20**, 565 (1936).

Alphonse Templier, Marseille, Frankreich.

Verfahren zum Konservieren von geäscherten und gebeizten Hautblößen. Die geäscherten, mit Alkalibisulfit entkälkten und gebeizten Blößen werden mit einer Alkalibisulfitlösung kurz behandelt, gründlich ausgewaschen und aufgetrocknet.

R.P. 45 714 vom 29. 7. 1935. — C. 1936, II, 417; Coll. 1938, 144; J.A.L.C.A. **34**, 128 (1939).

M. S. Luxemburg, W. G. Babakina und *K. S. Kutukowa*, UdSSR.

Verfahren zum Konservieren von Blößen und Halbfabrikaten. Die Blößen werden mit Kochsalz, dem 1 bis 2% der Abfälle der Chlorbenzoldarstellung beigemischt sind, konserviert, die Halbfabrikate mit diesen Abfällen, gegebenenfalls in Mischung mit Teer, eingerieben.

E.P. 221 599 vom 3. 7. 1923. — C. 1926, I, 2756; J.A.L.C.A. **20**, 232 (1925).

Randal Thomas Mowbray, Berkeley, und *Ernest Stenhouse*, Foxcombe, England.

Verfahren zum Schützen von Holz, Pelzen, Leder u. dgl. vor pflanzlichen und tierischen Schädlingen. Behandlung mit Lösungen von Formaldehyd in Kerosen oder Terpentin.

E.P. 259 690 vom 24. 7. 1925. — C. 1927, I, 667; J.I.S.L.T.C. **11**, 117 (1927).

British Dyestuffs Corporation Ltd., A. Renshaw und *T. H. Fairbrother*, Manchester.

Verfahren zum Schützen der Faser gegen Stockigwerden. Gewebe, Leder, Papier usw. werden mit einer Lösung eines Alkalisalzes eines halogenierten Phenols mit mehr als 2 Halogenatomen (Trichlor- oder Tribromphenol) getränkt.

E.P. 391 331 vom 13. 6. 1932. — C. 1934, II, 2773.

Voinvienti-Osuusliike Valio r. l. und *Artturi Ilmari Virtanen*, Helsinki, Finnland.

Norw.P. 52 910 vom 12. 9. 1932. — C. 1934, I, 476.

Valio Co-operative Butter Export Association und *Artturi Ilmari Virtanen*, Helsingfors.

Schützen von verderblichen Waren gegen Mikroorganismen, insbesondere Schimmelpilze. Produkte der Textil-, Leder- und Holzindustrie u. a., die nicht für den menschlichen Verbrauch bestimmt sind, werden mit wässerigen Emulsionen oder Lösungen von Isothiocyansäureestern (Allyl-, Äthyl-, Butyl- oder Phenylester) in geringer Konzentration (0,0001 bis 0,01 Gewichtsprozent des zu konservierenden Produktes) übersprüht.

E.P. 408 258 vom 5. 9. 1932. — C. 1934, II, 985; Coll. 1936, 86.

Imperial Chemical Industries, Ltd., London, *Marmaduke Barowcliff* und *Frederick Lawrence Sharp*, Manchester.

Mittel gegen Schimmel. Arylamide, z. B. Anilide, Toluidide u. a., von Säuren, wie Salicylsäure, Resorcylsäure u. a., werden mit bekannten Mitteln, z. B. Quecksilberacetat, mercuriert; die Produkte werden zum Schutz von Textilien, Leder und Papier gegen Schimmel u. ä. verwendet.

A.P. 2 071 875 vom 11. 11. 1933. — C. 1937, I, 4396.

E. I. du Pont de Nemours & Co., Wilmington, Del., V. St. A.

Desinfektions- und Sterilisiermittel. Verbindungen der Gruppe des m-Trifluormethylphenylazo-m-phenylendiamins; damit behandelte Leder bzw. Häute sind haltbar.

A. P. 2 068 880 vom 15. 11. 1934. — J. A. L. C. A. **32**, 539 (1937).

Artturi Ilmari Virtanen, Helsinki, Finnland.

Norw. P. 55 449 vom 23. 11. 1933. — C. 1935, II, 3329.

Voinvienti-Osuusliike Valio r. l. und *Artturi Ilmari Virtanen*,
Helsingfors, Finnland.

Verfahren zum Schützen von Textilien, Leder und Holz gegen Mikroorganismen durch Tränken der betreffenden Stoffe mit halogenierten, insbesondere chlorierten Quecksilberverbindungen des Naphthalins.

A. P. 2 051 057 vom 13. 11. 1934. — C. 1937, I, 1513.

Ray-D-Ize Corp., New York, N. Y., V. St. A.

Bekämpfung von Insekten, Ungeziefer, Pilzen, Mikroorganismen, Bakterien, besonders in der Pelz- und Lederindustrie und in der Nahrungsmittelindustrie durch Anwendung von Infrarotstrahlen mit einer Wellenlänge von 7700 und 14 000 oder 26 000 Å.

E. P. 488 560 vom 6. 1. 1937. — C. 1938, II, 2861; J. A. L. C. A. **34**, 173 (1939).
E. P. 488 561 vom 6. 1. 1937. — C. 1938, II, 2861; J. A. L. C. A. **34**, 173 (1939).
E. P. 488 562 vom 6. 1. 1937. — C. 1938, II, 2861; J. A. L. C. A. **34**, 173 (1939).

Ward Baking Co., New York, N. Y., V. St. A.

Schimmelverhütung auf Nahrungsmitteln und anderen organischen Stoffen, wie Leder, Textilien, Papier, Holz usw. Den Stoffen werden geringe Mengen eines Salzes oder von Gemischen von Salzen einer gesättigten aliphatischen Monocarbonsäure mit 3 bis 12 Kohlenstoffatomen, z. B. Calciumpropionat, oder die freien Säuren selbst zugesetzt oder es wird die Oberfläche der Stoffe damit eingerieben.

E. P. 515 540 vom 3. 6. und 19. 8. 1938 und 5. 4. 1939. — C. 1941, II, 1574.

Walter Villa Gilbert, East Croydon, England.

Verfahren zum Schützen von Holz, Kork, Geweben, Pappe, Leder, Metallen usw. vor Fäulnis, Insekten, Zersetzung oder Korrosion. Imprägnierung oder Oberflächenbehandlung mit ammoniakalischen Lösungen von Cadmium-, Kobalt-, Kupfer-, Silber- oder Zinkchromat, gegebenenfalls unter Zusatz von Kupferarsenit oder -arsenat, Zinkarsenit od. dgl. und von Netzmitteln.

A. P. 2 217 207 vom 14. 6. 1939. — C. 1941, I, 1871.

United States Rubber Co., New York, N. Y., V. St. A.

Fungicides Mittel. Das Mittel enthält als wirksamsten Bestandteil ein Diaminodiarylmethan der Benzolreihe, z. B. N,N'-Tetramethyl-p,p'-diaminodiphenylmethan, das unverdünnt, in wässeriger Suspension oder vermischt mit Trägerstoffen, gegebenenfalls gleichzeitig mit anderen insekticiden, fungiciden und sonstigen Stoffen zur Bekämpfung von Textil-, Leder-, Pelz- und anderen Schädlingen verwendet werden kann.

D. Lederartige Gebilde aus Bakterienhäuten.

1. **D. R. P. 256 407**/Kl. 28 a vom 12. 10. 1911. — C. 1913, I, 867.
2. **Zus. P. 256 408**/Kl. 28 a vom 2. 2. 1912. — C. 1913, I, 867.
3. **Zus. P. 262 022**/Kl. 28 a vom 22. 3. 1912. — C. 1913, II, 465; Coll. 1913, 226 u. 389.
4. **Zus. P. 302 329**/Kl. 28 a vom 14. 1. 1914. — C. 1918, I, 321.
5. **D. R. P. 290 985**/Kl. 28 a vom 17. 4. 1914. — C. 1916, I, 724; Coll. 1916, 208.

Deutsche Gasglühlicht A. G. (Auergesellschaft), Berlin.

Verfahren zur Herstellung von Lederersatz.

1. Aus Mikroorganismen bestehende hautartige Gebilde werden nach einer ihre Geschmeidigkeit nach der Fertigstellung bedingenden Vorbehandlung, z. B. mit Natronlauge oder Natriumsulfid, einem Gerbprozeß unterworfen; die Häute können durch Wachsenlassen der Mikroorganismen auf oder zwischen anderen festen Stoffen (Geweben, Korkmehl) oder durch Einlagerung von Füllstoffen, z. B. Harzseife, verstärkt werden (vgl. S. 764).

2. Die aus Mikroorganismen bestehenden hautartigen Gebilde werden mit Eiweiß-lösungen, z. B. Leimlösung, zusammengebracht und nach Aufnahme von Eiweiß gegerbt.

3. Die zur Verstärkung dienenden Gewebe werden zuvor mercerisiert oder es wird zur Verstärkung Spaltleder verwendet.

4. Die aus Mikroorganismen bestehenden hautartigen Gebilde werden mit Eigelb behandelt.

5. Unterlagen, z. B. Gewebe, werden mit einer die Bakterien enthaltenden Nähr-flüssigkeit bespritzt oder berieselt, wobei sich auf bzw. zwischen ihnen die Bakterien-häute bilden.

D.R.P. 297189/Kl. 28a vom 7. 4. 1914. — C. 1917, I, 938; Coll. 1917, 241.
Harriet Siebold, Berlin-Wilmersdorf.

Verfahren zur Herstellung von Lederersatz aus gegerbten Bakterienhäuten oder gegerbten Eiweißkörpern. Den Bakterienkulturen oder den Eiweißkörpern werden vor der Gerbung Ledermehl (höchstens 60%), vorbehandelte Öle, z. B. Faktis, oder Milchsäfte tropischer Pflanzen, wie Latex, Balata, einverleibt (vgl. S. 764).

Konservierung und Desinfektion der Haut.

A. Konservierung.

D.R.P. 40376/Kl. 28a vom 4. 11. 1886. — Der Gerber 47, Heft 1103, S. 141 (1921).
Edwin A. Brydges, Berlin.

Konservierung von Häuten durch Belegen der Fleischseite mit Kieselgur, das die Feuchtigkeit aus der Haut aufsaugt.

D.R.P. 57964/Kl. 53c vom 23. 8. 1890. — Der Gerber 47, Heft 1103, S. 141 (1921).
Dr. Hermann Bauer und *J. Gyiketta*, Stuttgart.

Konservierungs- und Entkälkungsmittel. Die durch Einwirkung von Borsäure auf schmelzende Metallbisulfate durch Wasserabspaltung erhaltenen Bormetallsulfate, die stark fäulnishemmende Eigenschaften haben, dienen zum Konservieren wie zum Entkälken von Häuten.

D.R.P. 254131/Kl. 28a vom 31. 8. 1911. — C. 1913, I, 135; Der Gerber 47, Heft 1103, S. 141 (1921).
Otto Röhm, Darmstadt.

Konservierungsverfahren für Häute. Die Häute werden für 12 Stunden in eine gesättigte Kochsalz- oder Glaubersalzlösung, der eine Lösung von Kupfersulfat, Ammoniumchlorid und Soda oder Kupfersulfat, Seignettesalz und Soda zugesetzt war, eingelegt, abtropfen gelassen und feucht oder trocken gelagert. Die Lösung eignet sich auch zur Verhinderung des Bakterienwachstums auf Häuten oder Blößen während der Arbeiten der Wasserwerkstatt.

A.P. 1175495. — J.A.L.C.A. **11**, 216 (1916).
A.P. 1205694. — Coll. 1919, 188.
J. H. Yocum (Clarendon Yocum Company).

Verfahren zur Häutekonservierung. Zur Verhinderung von Salzflecken und Ver-besserung der Farbe des zu erzielenden Leders werden dem Häutesalz 2 bis 6%, am besten 3%, Natriumsulfit zugesetzt.

E.P. 169468 vom 26. 3. 1920. — C. 1922, IV, 396.
Hugh Campbell Ross, Hubert Clifton Marris und *William Walker & Sons, Ltd.*,
Bolton, Lancaster.

Verfahren zum Konservieren von tierischen Häuten und Fellen. Behandlung mit Peptonen, Aminosäuren oder Ammoniak unter Zusatz von Salzen, wie Kochsalz,

Calciumchlorid, Kaliumoxalat, einem Antiseptikum, wie Phenol, Xylol, und gegebenenfalls einer hygroskopischen Verbindung, wie Glycerin. Das Mittel wird als Pulver, Paste oder in Lösung angewendet.

D.R.P. 483596/Kl. 28a vom 16. 2. 1924. — C. 1930, I, 1420; Coll. 1930, 32.

Alfred Ehrenreich, Paris.

Verfahren zur Konservierung der Häute von Haifischen, Rochen und anderen Fischen aus der Klasse der Plagiostome. Die Häute werden unmittelbar nach dem Fange der Fische und nach der Entfleischung in eine gesättigte, mit 10 bis 25% Salzsäure angereicherte Kochsalzlösung gebracht, wobei neben der Konservierung auch eine Lösung des Hautpanzers erzielt wird.

Vgl. auch

F.P. 574455 vom 7. 12. 1923. — C. 1925, I, 927.
E.P. 225814 vom 18. 8. 1924. — J.A.L.C.A. **20**, 395 (1925).

Alfred Ehrenreich, Paris.

A.P. 1395773 vom 19. 7. 1919. — C. 1923, II, 207.
A.P. 1412968 vom 10. 6. 1921. — C. 1923, II, 700.

Ocean Bond Co., Inc., New York, V. St. A.

F.P. 612583 vom 6. 7. 1925. — C. 1927, I, 1780.

Émile Bohon, Évence Mailliard und *Pierre Mailliard*, Paris.

Konservierungsmittel für Felle. Eintauchen der Felle in eine Lösung von gleichen Teilen Resorcin und Zinksalz, z. B. Zinksulfat (vgl. S. 793).

D.R.P. 475897/Kl. 28a vom 14. 9. 1926. — C. 1929, II, 1121; Coll. 1929, 456.

Salt Union, Ltd., Weston Point, England.

E.P. 282128 vom 13. 8. und 21. 12. 1926. — C. 1928, II, 1851; Coll. 1930, 128 und 1931, 266; J.A.L.C.A. **23**, 487 (1928); J.I.S.L.T.C. **12**, 248 (1928).

Salt Union Ltd., Liverpool, *William Clayton* und *William Edward Gibbs*, Runcorn.

Verfahren zum Konservieren von rohen Häuten und Fellen. Verwendung von Kochsalz mit einem geringen (weniger als 1%) Gehalt an Cadmium- bzw. Bleichlorid, gegebenenfalls in Form von Mischsalzkristallen, die aus cadmium- bzw. bleichloridhaltiger Sole durch Auskristallisieren erhalten wurden. Die bei Konservierung mit Kochsalz allein entstehenden Flecken auf den Häuten werden dadurch vermieden (vgl. S. 793).

D.R.P. 534839/Kl. 30i vom 14. 8. 1926. — C. 1931, II, 3283.

Gesellschaft für Chemische Industrie in Basel, Basel, Schweiz.

Verfahren zum Konservieren und Desodorieren von insbesondere Materialien tierischen Ursprungs, wie Häute, Därme usw., mit in Wasser leicht löslichen Kondensationsprodukten aus Harnstoff oder seinen Derivaten und Formaldehyd bzw. seinen Polymeren mit oder ohne Zusatz anderer Konservierungs- bzw. Desodorierungsmittel.

1.	**A.P. 1659520**	vom 14. 5. 1927. — C. 1929, I, 2502; Coll. 1931, 320; J.A.L.C.A. **23**, 484 (1928).
2.	**A.P. 1663401**	vom 8. 7. 1927. — C. 1929, I, 2502; Coll. 1931, 320; J.A.L.C.A. **24**, 390 (1929).
3.	**A.P. 1690969**	vom 28. 11. 1927. — C. 1929, I, 2502; Coll. 1931, 320; J.A.L.C.A. **24**, 392 (1929).
4.	**A.P. 1680136**	vom 18. 1. 1928. — C. 1929, I, 2502; Coll. 1931, 320; J.A.L.C.A. **24**, 391 (1929).
	E.P. 298435	vom 20. 2. 1928. — C. 1929, I, 2502; J.A.L.C.A. **25**, 196 (1930).
	D.R.P. 559092/Kl. 28a	vom 27. 3. 1928. — C. 1932, II, 3044; Coll. 1932, 868; J.A.L.C.A. **28**, 46 (1933).

Harry Dodge, Danvers, Mass., V. St. A.

Konservieren von Häuten und Fellen.

1. Behandeln unter Bewegung mit einer Lösung von 1 bis 10% Alaun, bezogen auf Häutegewicht, ebensoviel Kochsalz, $\frac{1}{4}$ bis 5% Formaldehyd und $\frac{1}{2}$ bis 5% Salpeter.

2. Behandeln mit einer Lösung von Kochsalz, Salpeter, Formaldehyd und Natriumbicarbonat.

3. Behandeln mit einer Lösung von Salpeter, Formaldehyd und Bicarbonat.

4. Behandeln mit einer Lösung von Salpeter, Formaldehyd, Bicarbonat und Natriumsulfat (vgl. S. 799).

A.P. 1743647 vom 2. 7. 1928. — C. 1930, II, 345; Coll. 1932, 300.

Leather Makers Process Co., Detroit, Michigan, V. St. A.

Verfahren zur Vorbehandlung von Häuten und Fellen. Die Häute werden zwecks Konservierung mit Kochsalz und Salzsäure behandelt, ausgewaschen, wobei zur Verhinderung einer Säureschwellung die Säure mit Calciumhydroxyd oder einem anderen Alkali neutralisiert wird, und zur Entfernung der Kalksalze nochmals gründlich ausgewaschen (vgl. S. 798).

It.P. 275663 vom 4. 1. 1929. — C. 1935, II, 1299; Coll. 1937, 253; J.A.L.C.A. **32**, 311 (1937).

I. G. Farbenindustrie A. G., Frankfurt a. M.

Konservieren von Häuten und Fellen. Verwendung von Lösungen der Kieselfluorwasserstoffsäure sowie deren Salzen (vgl. S. 791).

A.P. 1969922 vom 22. 6. 1929. — C. 1935, I, 185; Coll. 1937, 189; J.A.L.C.A. **31**, 473 (1936).

Industrial Patents Corp., Chicago, Ill., V. St. A.

Verfahren zum Konservieren von Häuten und Fellen. Die rohen Häute und Felle werden entweder in feuchtem Zustande auf beiden Seiten mit Salz bestreut oder in Salzlake eingeweicht und anschließend zentrifugiert, wodurch eine vollständige Durchdringung der Haut mit Salz erzielt wird. Auch die übrigen in der Gerberei üblichen Verfahren, wie Pickel, Gerbung, Fettung usw., können zur Erzielung einer besseren Qualität und Abkürzung der Verfahren in der Zentrifuge durchgeführt werden (vgl. S. 771).

D.R.P. 566338/Kl. 28a vom 10. 9. 1929. — Coll. 1933, 161; J.A.L.C.A. **28**, 331 (1933).

Aust.P. 28892/1930   vom 8. 9. 1930. — C. 1932, I, 1042; Coll. 1933, 116.

Chemische Fabrik Pott & Co., *G. m. b. H.*, Pirna-Copitz.

Verfahren zum Konservieren von Rohhäuten und Fellen. Die rohen Häute werden mit kapillaraktiven Stoffen, wie z. B. säurebeständige Türkischrotöle, Naphthenseifen, aromatische Sulfonsäuren mit oder ohne Seitenketten von Alkylen, Arylen und Aralkylen, ferner Kondensationsprodukte solcher Sulfonsäuren mit Olefinen und sauerstoffhaltigen Körpern, kapillaraktive Amin- und Ringbasen, Sulfonierungsprodukte von Polyolefinen u. dgl., mit oder ohne Zusatz von an sich bekannten Desinfektionsmitteln behandelt und gegebenenfalls getrocknet; während oder nach der Behandlung mit kapillaraktiven Stoffen können die Häute noch mit Kochsalz behandelt werden (vgl. S. 796 u. 827).

D.R.P. 538319/Kl. 30i vom 18. 10. 1929. — C. 1932, I, 1043.

I. G. Farbenindustrie A. G., Frankfurt a. M.

Verfahren zur Unterdrückung des Wachstums von Mikroorganismen in zersetzlichen Naturalien. Verwendung von aromatischen Verbindungen, die neben phenolischen Hydroxylgruppen noch an Kohlenstoffatome gebundene Cyangruppen enthalten, insbesondere Cyanphenole, gegebenenfalls unter Mitanwendung von anderen Konservierungs- oder Desinfektionsmitteln (vgl. S. 794 u. 827).

A.P. 1950459 vom 26. 1. 1931. — C. 1934, II, 388; Coll. 1936, 117; J.I.S.L.T.C. **19**, 205 (1935).

Griffith Laboratories, Chicago, Ill., V. St. A.

Häutekonservierungsmittel. Zur Herstellung homogener Salzgemische aus hohen Anteilen an Natriumchlorid und sehr geringen Anteilen anderer Konservierungsmittel, wie Natriumfluorid, Zinkchlorid, Natriumcarbonat und andere, werden konzentrierte Lösungen der Komponenten hergestellt und diese nach Zusatz von Verdickungsmitteln, wie Stärke, Dextrin, Gelatine, Tragant, Agar-Agar usw., durch schnelles Verdunsten (Vernebeln oder Aufbringen auf erhitzte Walzen) in trockene Form übergeführt (vgl. S. 791).

D.R.P. 605034/Kl. 28a vom 27. 8. 1931. — C. 1935, I, 840; Coll. 1934, 652; J.A.L.C.A. **31**, 481 (1936).

Halvor S. Egeberg, Oslo.

Verfahren zum Konservieren von Haifischhäuten. Behandeln der Haifischhäute mit der wässerigen Lösung eines Gemisches von Borsäure und Boraten, wobei zweckmäßig die Borsäuremenge verhältnismäßig klein gegenüber der Boratmenge gehalten wird.

F.P. 740716 vom 28. 10. 1931. — C. 1933, I, 2497; Coll. 1934, 45; J.A.L.C.A. **28**, 380 (1933).

Georges-Auguste Paulin, Frankreich.

Konservierungsmittel für Häute und Felle. Trockene oder gesalzene Rohhäute werden auf der Fleischseite mit einer Caseinlösung mit einem Zusatz von Natriumfluorid, Natriumsilicofluorid oder statt dessen auch Zinkchlorid, Arsenik oder Formaldehyd eingerieben und nach 3- bis 4stündiger Lagerung im Schatten getrocknet. In gleicher Weise kann bei der Enthaarung von Häuten und Fellen eine Caseinlösung mit Zusatz von Schwefelalkalien verwendet werden.

E.P. 388513 vom 14. 12. 1931. — C. 1933, II, 1271.

Nordmark-Werke G. m. b. H., Hamburg.

Behandlung von organischen Stoffen mit Zellstruktur mittels Salzlösungen. Um unerwünschte Veränderungen der Zellstruktur bei der Verwendung von Kochsalz zum Konservieren von Häuten, in Textilbehandlungsbädern usw. zu verhindern, wird statt Natriumchlorid allein eine Mischung von Natriumchlorid mit Kalium-, Magnesium- und Calciumsalzen in solchen Mengenverhältnissen verwendet, daß die Kationen der Salze in der angegebenen Reihenfolge im Verhältnis 40:2:1:1, jedenfalls die Natriumionen zu der Summe der übrigen Kationen im Verhältnis 100:5 bis 100:20, vorzugsweise 100:10, stehen.

1. **D.R.P. 594821/Kl. 28a** vom 21. 1. 1932. — C. 1935, II, 2165; Coll. 1935, 441; J.A.L.C.A. **32**, 343 (1937).
2. **D.R.P. 595867/Kl. 28a** vom 16. 2. 1932. — C. 1935, II, 3192; Coll. 1935, 442; J.A.L.C.A. **32**, 413 (1937).
3. **D.R.P. 605035/Kl. 28a** vom 19. 6. 1932. — C. 1936, I, 941; Coll. 1935, 561; J.A.L.C.A. **32**, 416 (1937).

(Zus.P. zu D.R.P. 594821.)
1. bis **3. E.P. 422821** vom 17. 3. 1934.

Max Stern, Mannheim-Feudenheim.

F.P. 762990 vom 27. 10. 1933. — C. 1934, II, 1077; Coll. 1936, 124; J.A.L.C.A. **31**, 477 (1936).

Etablissements Elka, Frankreich.

Verfahren zur Konservierung von tierischen Rohhäuten.
1. Aufstreuen einer Mischung aus etwa gleichen Teilen Steinsalz und zerkleinerten Lederabfällen auf die Fleischseite der Rohhäute; die Mischung kann mit einem durch Auslaugen vegetabilisch gegerbter Leder gewonnenen Extrakt angefeuchtet werden und es können ihr noch Weichmachungsmittel, wie Glycerin, zugefügt werden.
2. Die Rohhäute werden auf der Fleischseite mit einer Leimlösung besprizt, die aus einer Rohhaut gewonnen wird, die mit einer unter 1 beschriebenen Mischung konserviert war.
3. Eine Mischung aus Steinsalz, vegetablisch gegerbtem Leder, zerkleinertem Tabak oder Tabakextrakt sowie geringen Mengen aromatischen Kohlenwasserstoffverbindungen, wie Naphthalin, β-Naphthol, wird entweder unmittelbar auf die Fleischseite der Rohhäute aufgebracht oder in feinpulverisiertem Zustand auf einen Träger, wie Ölpapier oder Textilstoffe, in dünner Schicht aufgebracht und der Träger mit der Behandlungsschicht auf die Innenseite der Rohhaut aufgelegt (vgl. S. 796).

R.P. 37246 vom 3. 2. 1932. — C. 1935, II, 2617; Coll. 1937, 255; J.A.L.C.A. **32**, 546 (1937).

W. G. Leites, UdSSR.

Konservieren von Häuten. Die Häute werden in mehrere miteinander durch Leitungen verbundene Gefäße eingebracht und mit einer Kochsalzlösung behandelt, deren Konzentration während der Behandlung erhöht wird.

D.R.P. 599520/Kl. 28a vom 24. 3. 1932. — C. 1934, II, 2483; Coll. 1934, 461.

Konstantin Irmen, Berlin-Schöneberg.

Verfahren zum Konservieren von tierischen Häuten und Fellen. Auf die Fleischseite der Rohhäute wird eine aus unter Zusatz bekannter Häutekonservierungsmittel, wie Citrate, Acetate, Borate, Aldehyde, Metallchloride usw., und gegebenenfalls Glycerin und schleimgebender Stoffe hergestellte Wachsemulsion, z. B. aus Wollwachs, Bienenwachs und Wollfett und Trikalium- oder Trinatriumphosphat, aufgetragen (vgl. S. 800).

D.R.P. 675233/Kl. 12g vom 29. 4. 1932. — C. 1939, II, 1142.

Studiengesellschaft der Deutschen Lederindustrie G. m. b. H., Dresden.

Verfahren zur Herstellung von schwer entmischbaren, Chlornatrium enthaltenden Salzmischungen. Zu Salzmischungen, die Chlornatrium in wesentlich höherem Prozentsatz als den bzw. die anderen Mischungsbestandteile enthalten, werden in geringer Menge als Mischungsbestandteil oder zusätzlich solche ganz oder teilweise entwässerte Stoffe zugesetzt, die zur Wasserbindung durch Bildung kristallisierter Hydrate befähigt sind (z. B. Soda) und während oder nach der Vermischung nur soviel Wasser zugesetzt, wie von dem Wasser bindenden Stoff annähernd gebunden werden kann.

A.P. 1961740 vom 25. 7. 1932. — C. 1934, II, 1883; Coll. 1936, 119; J.A.L.C.A. **31**, 207 (1936).

Armour & Co., Chicago, Ill., V. St. A.

Häutekonservierung. Die Häute werden mit Lösungen von Desinfektionsmitteln, wie Phenolate, z. B. Natriumtrichlorphenolat, Silikofluoride und Naphthole, vorzugsweise in Mischung mit gesättigter Kochsalzlösung behandelt (vgl. S. 796).

D.R.P. 608106/Kl. 28a vom 1. 10. 1932. — C. 1935, I, 3087; Coll. 1935, 130; J.A.L.C.A. **32**, 415 (1937).

Chemische Fabrik Pott & Co., G. m. b. H., Pirna-Copitz.

Verfahren zum Konservieren von Fischhäuten. Tränken der Fischhäute mit Lösungen von die Oberflächenspannung des Wassers herabsetzenden Stoffen, insbesondere von kondensierten aromatischen Sulfosäuren, Mineralölsulfonaten, mit oder ohne Zusatz von Desinfektionsmitteln und Trocknen.

Vgl. D.R.P. 602748, S. 987.

E.P. 413648 vom 17. 1. 1933. — Coll. 1938, 88; J.A.L.C.A. **32**, 410 (1937).
Aust.P. 15841/1934 vom 6. 1. 1934. — C. 1935, I, 649.

Imperial Chemical Industries, Ltd., London (und *Charles Richard Noel Strouts,* Ayrshire, England).

Mittel zum Schutz gegen Fäulnis und Schimmelpilze. Materialien aller Art werden imprägniert mit Bariumborat, das aus Borsäure oder Boraten und Bariumhydroxyd oder Bariumsalzen erhalten, gegebenenfalls auch auf und in der Faser ausgefällt wird. Als Fixierungsmittel können Leim, Gelatine oder Stärke mitverwendet werden (vgl. S. 798).

E.P. 413445 vom 30. 3. 1933. — C. 1935, I, 498; Coll. 1938, 87; J.I.S.L.T.C. **18**, 638 (1934); J.A.L.C.A. **32**, 410 (1937).

Wilfrid Lowe, Stockport, England.

Schutzmittel gegen Motten und Schimmel. Tierisches Fasermaterial, wie Wolle, Haare, Pelze, Felle usw., wird mit wässerigen Lösungen von Chromfluorid in der Weise behandelt, daß nach dem Trocknen bei 65 bis 70⁰ auf dem Material eine 0,65% Chromfluorid entsprechende Chrommenge verbleibt (vgl. S. 798).

D.R.P. 664 682/Kl. 28a vom 3. 12. 1933. — C. 1938, II, 3500; Coll. 1938, 528;
J.A.L.C.A. **34**, 547 (1939).
Dr. Robert Müller, Heidelberg.

E.P. 478 639 vom 12. 5. 1936. — C. 1938, I, 3573; Coll. 1940, 164;
J.I.S.L.T.C. **22**, 291 (1938);
J.A.L.C.A. **33**, 395 (1938).
Chem. Fabrik Siegfried Kroch A. G., Hamburg-Wandsbeck.

A.P. 2 113 799 vom 20. 5. 1936. — J.A.L.C.A. **33**, 391 (1938).
Robert Müller, Hamburg.

Verfahren zum Konservieren von tierischen Häuten und Fellen. Verwendung von
wasserunlöslichen Kohlenwasserstoffen, z. B. Benzol, Benzin u. a., oder wasserunlöslichen Chlorderivaten von Kohlenwasserstoffen, z. B. Perchloräthylen u. a., die
niedrige Dampftension besitzen und weder verharzen noch ätzend oder giftig wirken,
in emulgierter oder emulgierbarer Form, d. h. unter Zusatz eines Emulgators. Nach
E.P. 478 639 und A.P. 2 113 799 können auch die Alkoholderivate der Kohlenwasserstoffe und nach E.P. 478 639 weiterhin noch Ester einwertiger Alkohole Verwendung
finden (vgl. S. 797).

D.R.P. 617 166/Kl. 28a vom 16. 12. 1933. — C. 1935, II, 3343; Coll. 1935, 507;
J.A.L.C.A. **32**, 413 (1937).
Dr. Max Bergmann, New York, N. Y., V. St. A.

Verfahren zum Konservieren von Häuten und Fellen. Zusatz von farblosen Peroxyden oder Salzen von Persäuren, die in Berührung mit der Haut genügende Beständigkeit aufweisen, insbesondere die Peroxyde und Perborate der Erdalkalien und
des Zinks sowie die Salze der Perchlorsäure zum Häutesalz.

D.R.P. 675 400/Kl. 30i vom 16. 9. 1934. — C. 1940, I, 807.
Chemische Fabrik Grünau A. G., Berlin-Grünau.

Konservierungsmittel. Mischungen von sauren Fluoriden und teilweise, z. B. bis
zur Überführung in Metaborsäure, entwässerter Borsäure werden zum Konservieren,
z. B. von Häuten und Fellen, verwendet.

D.R.P. 632 335/Kl. 28a vom 23. 10. 1934. — C. 1936, II, 2486; Coll. 1936, 618;
J.I.S.L.T.C. **20**, 527 (1936).
Studiengesellschaft der Deutschen Lederindustrie G. m. b. H., Dresden.

Verfahren zum Konservieren von Häuten und Fellen. Zusatz von in Wasser schwer
löslichen Zinkverbindungen, wie Zinkcarbonat, Zinkphosphat und insbesondere Zinkoxyd, zum Häutesalz (vgl. S. 792).

D.R.P. 646 722/Kl. 28a vom 6. 11. 1934. — Coll. 1938, 108.
Ö.P. 150 285.
Schwz.P. 185 425 vom 26. 10. 1935.
E.P. 449 067 vom 29. 10. 1935. — C. 1936, II, 2486.
F.P. 46 700 vom 5. 11. 1935.
(Zus.P. zu F.P. 762 990, vgl. S. 993.)
Illigsche Papierfabrik Vertriebsgesellschaft m. b. H., Eberstadt/Bergstr.

Verfahren zum Konservieren von tierischen Rohhäuten. Auf die Fleischseite der
Rohhäute wird ein stark saugfähiges Papier aufgelegt, das mit dem Konservierungsmittel, z. B. Kochsalz, homogen imprägniert ist (vgl. S. 826).

D.R.P. 661 318/Kl. 28a vom 9. 1. 1935. — Coll. 1938, 415.
E.P. 428 347 vom 6. 11. 1934. — C. 1935, II, 2165; Coll. 1937, 247.
A.P. 2 066 453 vom 14. 10. 1935. — J.A.L.C.A. **32**, 538 (1937).
John Bleek, London.

Verfahren zum Konservieren von tierischen Rohhäuten. Behandeln der Rohhäute
mit der wässerigen Lösung einer Mischung aus Natriumsulfat (30 bis 85%), Natriumfluorid (40 bis 2%), gegebenenfalls Kieselfluornatrium (0,25 bis 2%) und suspendiertem Kaolin (vgl. S. 791 u. 800).

D.R.P. 668590/Kl. 28a vom 23. 12. 1934. — C. 1939, I, 1916; Coll. 1939, 43.

I. G. Farbenindustrie A. G., Frankfurt a. M.

Verfahren zum Konservieren von Häuten, Fellen und Blößen. Verwendung von' Salzen von Amidinen, die wenigstens eine geradlinige oder verzweigte gesättigte oder ungesättigte Kohlenstoffkette von mindestens 5 Kohlenstoffatomen oder einen cycloaliphatischen mindestens 5gliedrigen Ring besitzen, z. B. das aus Palmkernöl-fettsäure hergestellte Amidinchlorhydrat u. a., für sich allein oder in Kombination mit Kochsalz (vgl. S. 798).

A.P. 2086920 vom 31. 1. 1936. — C. 1937, II, 2630; Coll. 1939, 100; J.A.L.C.A. 33, 181 (1938).

Arthur C. Moore, Maplewood, N. Y., V. St. A.

Verfahren zum Konservieren von tierischen Rohhäuten und -fellen. Verwendung einer wässerigen Lösung eines Bariumsalzes, z. B. Bariumchlorid, mit einem Gehalt von 1 bis 15% Glycerin (vgl. S. 798).

D.R.P. 699845/Kl. 30i vom 31. 1. 1937. — Coll. 1941, 145.
E.P. 499491   vom 17. 6. 1937. — C. 1939, I, 3934.

I. G. Farbenindustrie A. G., Frankfurt a. M.

Konservierungs- und Desinfektionsmittel. Kombination von bekannten Kon-servierungs- und Desinfektionsmitteln mit kapillaraktiven salzartigen Konden-sationsprodukten aus solchen Bernsteinsäureanhydriden, die an einer Methylen-gruppe einen Substituenten mit mindestens 5 Kohlenstoffatomen tragen, mit solchen tertiären Aminoverbindungen, die außer der tertiären Aminogruppe eine reaktive Gruppe führen, die mit einer der Säurecarboxylgruppen ein funktionelles Derivat zu bilden vermag, z. B. Isododecylen-bernsteinsäure-mono-β-N-diäthyl-aminoäthylester. Diese Konservierungsmittel eignen sich u. a. zum Konservieren von Rohhäuten (vgl. S. 799).

R.P. 55386 vom 5. 6. 1937. — C. 1940, I, 1133; Coll. 1941, 293.

K. A. Krassnow, UdSSR.

Konservieren von Häuten und Blößen. Behandeln mit einer Emulsion, die aus einem Antiseptikum, z. B. p-Dichlorbenzol, Kohlenwasserstoffen und einem Emulgator, z. B. Mineralölsulfonsäure (Kontakt), besteht.

R.P. 54204 vom 21. 12. 1937. — C. 1939, I, 4711; Coll. 1942, 37; J.A.L.C.A. 34, 547 (1939).

J. M. Shurawljew und *I. I. Tarassow*, UdSSR.

Behandlung von fehlerhaft getrockneten Rohfellen. Die Rohfelle werden zunächst mit einer konzentrierten Kochsalzlösung, die Calciumchlorid enthält, behandelt, dann mit feuchtem Kochsalz, dem ein Konservierungsmittel, wie p-Dichlorbenzol, zugesetzt ist, bestreut und etwa einen Monat liegen gelassen.

F.P. 844136 vom 12. 4. 1938. — C. 1939, II, 4350.

Deutsche Hydrierwerke A.-G., Rodleben.

Herstellung quaternärer Ammoniumbasen aus Amiden oder Estersalzen von Aminocarbonsäuren, die mindestens einen lipophilen Rest am Amidstickstoff oder in der Estersalzgruppe enthalten, der allgemeinen Formel $R \cdot R_1 \cdot N \cdot R_2 \cdot CO \cdot X \cdot R_3$, in der R und R_1 Wasserstoff oder irgendwelche Kohlenwasserstoffreste, R_2 einen zwei-wertigen Kohlenwasserstoffrest, N XR_4 (R_4 = Wasserstoff oder Kohlenwasserstoff-rest) oder Sauerstoff und R_3 einen Kohlenwasserstoffrest mit mindestens 6 Kohlen-stoffatomen bedeuten, z. B. Piperidinessigsäuredodecylamid umgesetzt mit beispiels-weise Benzylchlorid. Die erhaltenen Produkte haben Seifencharakter, sind Des-infektionsmittel und können z. B. zum Konservieren von Häuten verwendet werden.

D.R.P. 723888/Kl. 28b vom 24. 12. 1940. — C. 1942, II, 2763.
It.P. 391570   vom 13. 9. 1941. — Coll. 1943, 98.
F.P. 875439   vom 19. 9. 1941.
Belg.P. 443141   vom 22. 10. 1941. — C. 1943, I, 119; Coll. 1942, 442.

Gustav Weyland, Bergneustadt.

Verfahren zu einer vorbereitenden Behandlung von in Schlachtbetrieben anfallenden Tierhäuten und Lagerbahn zur Aufnahme des Bearbeitungsgutes während der Durchführung des Verfahrens. Die auf der Fleischseite gesalzenen Häute werden mit der Fleischseite nach innen längs der Rückenlinie gefaltet, dann quer zur Länge aufgerollt und so an der höchsten Stelle einer geneigten muldenförmigen Lagerbahn derart gelagert, daß die Salzlake ungehindert abfließen kann.

Belg. P. 446 838 vom 14. 8. 1942. — C. 1943, II, 1778.

E. Arnold, Bensheim/Bergstraße.

Behandlung von rohen Häuten und Fellen. Frische Häute werden konserviert durch Abdeckung mit einem Trägerstoff, der aktive Verbindungen enthält und durch Netzen mit einer alkalischen Lösung alkalisch eingestellt ist.

B. Desinfektion.

1. **D. R. P. 114 275**/Kl. 30i vom 28. 4. 1899. — C. 1900, II, 932.
2. **D. R. P. 114 495**/Kl. 30i vom 20. 9. 1899. — C. 1900, II, 1002.

Georg Frank, Wiesbaden.

Verfahren zum Desinfizieren tierischer Haare.
1. Zur Abtötung von Bakterien, insbesondere Milzbrandbakterien, sowie deren Sporen werden die Haare mit Holzessigdämpfen behandelt.
2. Behandlung mit Dämpfen des Spiritusvorlaufs; außer losen Haaren können auch ganze Felle auf diese Weise desinfiziert werden.

D. R. P. 386 891/Kl. 28a vom 28. 7. 1920. — C. 1924, I, 2658; Coll. 1924, 63.

Dufour Lepetit A. G. und *Dr. August Gansser*, Mailand.

Verfahren zur Vorbereitung der Haut für die Gerbung, sowie zur Desinfektion und Vorgerbung. Die Prozesse der Weiche und Desinfektion einerseits, sowie der Entkälkung und Vorgerbung anderseits werden jeweils gleichzeitig in einem Bad ausgeführt, indem man in die Flüssigkeit, die in rasch strömende Bewegung versetzt wird, schweflige Säure in gasförmigem Zustand einleitet (vgl. S. 866).

A. P. 1 596 471 vom 27. 8. 1925. — C. 1926, II, 1918.

Winthrop Chemical Company, Inc., New York, N. Y., V. St. A.

Ö. P. 108 133 vom 10. 9. 1926. — C. 1928, I, 3024.

Ö. P. 111 081 vom 10. 6. 1926. — C. 1930, I, 3631.

I. G. Farbenindustrie A. G., Frankfurt a. M.

Verfahren zum Desinfizieren von Fellen, Häuten, Haaren, Catgut od. dgl. Das zu desinfizierende Gut wird mit Lösungen von N-halogenierten Amiden, z. B. Acetochloramid, deren Alkalisalzen oder Gemischen von Chlorkalk und einem Sulfonamid, z. B. p-Toluolsulfonamid, behandelt.

D. R. P. 570 942/Kl. 30i vom 26. 6. 1928. — C. 1933, II, 250.

Chemische Fabrik von Heyden A. G., Radebeul b. Dresden.

Verfahren zur Desinfektion von Fellen und Häuten, Haaren und ähnlichen tierischen Stoffen. Verwendung von aromatischen Sulfondihalogenamiden, z. B. p-Toluolsulfondichloramid, in flüchtigen organischen Lösungsmitteln (vgl. S. 866).

D. R. P. 541 099/Kl. 30i vom 28. 8. 1929. — C. 1932, I, 1733.

Norddeutsche Wollkämmerei und Kammgarnspinnerei, Bremen.

Verfahren zur Desinfektion von bazillenverdächtiger Rohwolle. Die Rohwolle wird zuerst in an sich bekannter Weise mit einem organischen Lösungsmittel entfettet und anschließend einer Desinfektion mit bekannten gasförmigen Desinfektionsmitteln (Formaldehyd) unterzogen (vgl. S. 889).

Schwed. P. 78 116 vom 11. 9. 1929. — C. 1934, II, 2151; Coll. 1936, 127.

N. G. Linderborg, Stockholm, Schweden.

Verfahren zum Desinfizieren, Imprägnieren und Reinigen von Häuten, Fellen, Textilwaren, Kleidern u. dgl. Auf die Oberfläche der zu behandelnden Werkstoffe wird die Dispersion einer Schmier- oder Kernseifenlösung, die mit desinfizierenden

Stoffen und einer flüchtigen organischen Flüssigkeit (Alkohol, Leichtbenzin, Terpentin) und gegebenenfalls Gummi, Paraffin, Fette u. a. versetzt ist, aufgetragen.

D.R.P. 673115/Kl. 30i vom 11. 9. 1929. — Coll. 1936, 712.
    Ö.P. 132876   vom   5. 9. 1930. — C. 1933, I, 3741; Coll. 1937, 47.
    Ö.P. 138149   vom   5. 9. 1930. — C. 1934, II, 3280.
Kali-Chemie A. G., Berlin.

Verfahren zur Abtötung von Milzbrandsporen od. dgl. Bakteriendauerformen in tierischen Eiweißstoffen, wie Häuten, Fellen, Borsten, Haaren, Därmen u. dgl., durch Rhodanwasserstoffsäure in gelöstem oder gasförmigem Zustand oder durch Rhodanwasserstoff abspaltende Verbindungen oder Gemische, gegebenenfalls gemeinsam mit Neutralsalzen, die keinen Rhodanwasserstoffsäurerest enthalten (vgl. S. 875).

D.R.P. 628792/Kl. 30i vom 10. 5. 1930. — C. 1936, II, 821.
I. G. Farbenindustrie A. G., Frankfurt a. M.

Verfahren zur Desinfektion und Konservierung. Verwendung von Bisoxyhalogenaryloxyden bzw. deren Substitutionsprodukten, gegebenenfalls auch in Form ihrer Salze, u. a. zur Abtötung von Milzbrandbakterien.

Can.P. 353326 vom 13. 7. 1934. — C. 1936, I, 5021.
Calalta Mfg. Co., Ltd., Calgary, Canada.

Behandeln von Rohhäuten und Leder. Verwendung einer Mischung aus Weizenkernen, 2,5% Carbolsäure und Wasser.

Abbildungsverzeichnis.

Namenverzeichnis.

Sachverzeichnis.

Magnesiumsulfat, Einfluß auf die Milch-
säuregärung in den Brühen 745.
—, kollagenabbauende Wirkung 815.
Mais, Verwendung in der Gerberei bei den
Indianern 3.
Makrosporium 758.
—, Vorkommen im Leder 632.
Maldesechos, Argentinien 161.
—, Uruguay 168.
Malicorium 28.
Mallophagen 922.
Mallorysche Bindegewebefärbung, An-
wendung zur Differenzierung der
Narbenmembran 217, 292.
Malpighische Schicht 253.
— —, Zerstörung bei Fäulnisvorgängen
938.
Maltase 646.
Malzmehl, Verwendung in der Gerberei
bei den Assyrern 16.
Mamones, Argentinien 158, 160.
—, Uruguay 165, 166, 167.
Mandingo 40.
Mangan 487.
—, Vorkommen in den Körpergeweben
487.
Mangansalze als Vergällungsmittel für
Salz 782.
Mangansuperoxyd, Verwendung in der
Gerberei im 19 Jahrhundert 81.
Mangrovegerbbrühe, Gerbstoffverlust bei
Milchsäuregärung 751.
—, Milchsäurebildungsvermögen 743.
Mangroverinde, Einführung in die Ger-
berei 77.
—, Verwendung in der Gerberei in Ost-
afrika 40.
—, — — in Südasien 41.
Mangroverinden-Extrakt 77.
Manis pentadactyla 345.
Manizales-Häute 173.
Manschetten, verwendete Hautarten 95.
Manta-Häute 172.
Manufakturen, Einführung im 18. Jahr-
hundert 71.
—, staatliche, im 18. Jahrhundert 71.
Maracaibo-Häute 173.
Markkanal (Haar) 266.
Markscheide (Haar) 245.
Markschicht, starke Entwicklung beim
Rehhaar 353.
Marokko-Ziegenfelle 137.
Maroquin, Herkunft der Bezeichnung 18.
Maroquinleder 40, 64.
Massai 40.
Mastreky 72.
Mastzellen 278, 304, 305.
Mastzellenfärbung 217.
Mataderos, Argentinien 157.
—, Uruguay 167.
Matrix 262.
Mattnarbigkeit des Leders 222, 897.
— — infolge von Fäulnisschäden 223,
938.
— — infolge von Milbenschäden 921.

Mattnarbigkeit des Leders infolge von
Mist- und Urinschäden 946.
— — infolge von Rotverfärbung der
Fleischseite der Haut 935.
— — durch saure Zusätze zum Häute-
salz 789.
— — infolge von Zeckenschäden 918.
Matto Grosso-Häute 170.
Maulbeerblätter, Verwendung in der Ger-
berei der alten Römer 27.
Maul- und Klauenseuche 467, 687, 845.
— —, Desinfektion von befallenen
Häuten 846.
Maul- und Klauenseuchevirus 467, 846.
— —, Größe 639.
— —, Widerstandsfähigkeit 639.
Maultiere, Bestandszahlen, siehe Vieh-
bestand.
—, Verbreitung — Merkmale 92.
—, Weltbestand 109.
Maultierhäute, Gefälle in Argentinien 163.
—, — in Italien 115.
—, — Verwendung 94.
—, — in Mesopotamien 14.
Maulwurfvließ, Aufbau 271.
Maushaut als Keimträger zur Desinfek-
tionsmittelprüfung 877, 878.
MDS-Kipse usw. 19.
Meatworks, Australien 178.
Medellin-Häute 173.
Meeressäugerhaut 96, 354.
—, Entfettung 480.
—, Fette 480.
—, Fettgehalt 468.
Meerschweinchenfell als Keimträger zur
Desinfektionsmittelprüfung 879.
Meerschweinchenhaare, Cholesteringehalt
471.
Meerschweinchenhaut, Cholesteringehalt
471.
—, Verwendung als Nährboden für Mikro
organismen 666.
Megalobatrachus maximus 331.
Megatheriumphage, Größe 639.
Meherpore-Kipse 147, 148.
Mehl, Verwendung in der Gerberei bei
den alten Juden 19.
—, — — bei den Arabern 41.
—, — — bei den Mesopotamiern 15, 16.
—, — — im Mittelalter 60.
— bitqua, Verwendung in der Gerberei
bei den Assyrern 16.
— kurru, Verwendung in der Gerberei
bei den Assyrern 16.
— von Nisaba, Verwendung in der Gerberei bei den Assyrern 16.
Mehlbeerenstrauch, Verwendung in der
Gerberei als Ersatz für Eichenlohe 66.
Melanin 362, 492, 649.
—, Bildung aus Tyrosin 413.
— als Ursache von Salzflecken 931.
Melanogone, Vorkommen auf Fichten-
und Kiefernholz 632.
Melbourne-Häute 179.
Melbourne-Schaffelle 179.

Patentnummern-Verzeichnis.

Die an erster Stelle genannte Ziffer ist die Nummer des Patentes, die nach dem Doppelpunkt angeführte Zahl bezeichnet die Seite.

Deutsche Reichspatente.

40376: 990	541831: 725	624230: 953	674998: 978	712055: 965
57964: 990	543113: 958	628792: 998	675233: 994	713039: 967
86335: 733	545443: 734	632335: 792,995	675400: 995	713676: 967
96936: 733	556798: 953	636137: 953	675522: 961	713705: 967
114275: 997	559092: 991	637115: 875	678872: 978	716428: 960
114495: 997	562213: 979	637910: 956	680539: 977	718093: 978
200519: 731,734	562214: 979	642739: 955	680879: 955	721141: 961
203889: 731	566338: 796,827,	643142: 443,959	682257: 443,959	721370: 970
254131: 990	992	644588: 980	682491: 978	721845: 970
256407: 989	567384: 963	645511: 970	684783: 977	721885: 987
256408: 989	570942: 997	645619: 963	685744: 956	723888: 996
262022: 989	573516: 966	646722: 826,986,	686326: 964	724642: 957
281717: 731,734	574251: 959	995	686392: 953	724814: 970
289305: 969	574841: 963	649146: 971	690567: 957	725671: 984
290985: 764	574971: 963	650900: 973	691258: 961	725984: 984
290985: 989	574972: 979	652765: 952	691579: 973	726174: 965
297189: 764,988	575218: 734	653099: 953	692070: 957,964	726175: 965
302329: 989	578828: 959	654653: 953	693123: 978	728224: 955
320571: 724,734	579228: 954	655595: 988	694488: 972	728816: 385,969
334526: 724	580285: 952	657464: 728,985	694900: 977	729985: 979
386891: 997	581518: 963	659116: 984	695298: 980	730885: 955
417899: 972	582000: 959	659490: 976	695940: 956	731577: 975
427274: 962	582691: 960	659655: 980	696735: 482,971	732307: 965
437001: 958	588177: 967	661318: 791,800,	698742: 964	733896: 965
437899: 958	588710: 595	995	699731: 972,978	734797: 961
445503: 958	593224: 967	662648: 959	699845: 799,996	734798: 962
456313: 976	594821: 993	663004: 962	701549: 986	735010: 958
459990: 734	595867: 993	663394: 977	701873: 956	736769: 968
462214: 733	599520: 800,994	663704: 977	702242: 957	738829: 975
466052: 966	600811: 963	664127: 972,977	702386: 955	738908: 966
475897: 793,991	600940: 970	664682: 797,995	702636: 960	739279: 983
483596: 991	602748: 834,987,	665997: 968	703357: 961	740456: 971
495741: 963	992	668590: 798,996	705493: 979	740472: 987
522061: 954	605034: 993	669128: 977	708117: 957	741009: 987
523947: 966	605035: 993	670096: 956	708860: 969	742373: 984
531017: 734	605961: 724,734	670097: 956	710503: 960	744023: 972
534839: 991	606662: 724,734	670518: 967	710504: 960	744400: 968
537916: 958,959	608106: 986,994	671953: 976	710761: 957	744499: 960
538319: 794,827,	609552: 953	672931: 967	710789: 987	744863: 965
992	615758: 962	673115: 998	710993: 974	
541099: 889,997	617166: 995	673203: 443,959	711441: 978	

Deutsche Reichspatente (Zweigstelle Österreich).

156344: 986 | 157945: 986 | 160238: 968

Amerikanische Patente.

1 015 891: 395	1 812 921: 724,	2 059 273: 985	2 139 209: 985	2 198 596: 964
1 175 495: 990	734	2 066 453: 995	2 143 023: 964	2 201 168: 961
1 205 694: 990	1 851 763: 734	2 068 880: 989	2 147 542: 970	2 202 623: 968
1 395 773: 991	1 946 159: 963	2 071 250: 983	2 157 319: 977	2 211 341: 974
1 412 968: 991	1 946 218: 725	2 071 251: 983	2 157 969: 985	2 211 342: 974
1 524 039: 485,	1 950 459: 791,	2 071 253: 982	2 158 499: 959	2 211 961: 981
972	992	2 071 875: 988	2 163 594: 953	2 212 479: 964
1 524 040: 485,	1 961 740: 796,	2 086 920: 996	2 166 297: 962	2 215 055: 986
972	994	2 095 273: 725	2 169 997: 974	2 215 137: 981
1 572 552: 954	1 969 922: 992	2 103 138: 977	2 179 899: 986	2 217 207: 989
1 596 471: 997	1 974 554: 952	2 109 929: 954	2 180 636: 952	2 217 927: 952
1 659 520: 799,	1 985 267: 725	2 113 799: 995	2 180 637: 952	2 222 656: 972
991	1 990 769: 952	2 113 819: 957	2 181 884: 974	2 225 155: 954
1 663 401: 799,	1 992 804: 952	2 119 872: 956	2 182 425: 962	2 225 843: 975
991	1 999 641: 976	2 126 334: 957	2 183 856: 954	2 228 741: 957
1 680 136: 799,	2 041 731: 725	2 130 948: 983	2 184 494: 961	2 229 420: 970'
991	2 041 732: 725	2 132 366: 969	2 190 484: 970	
1 690 969: 991	2 051 057: 989	2 132 579: 985	2 191 034: 961	
1 743 647: 798, 992	2 056 596: 977	2 138 909: 977	2 193 637: 975	

Australische Patente.

7 239/27: 972 | 28 892/30: 992 | 15 841/34: 994

Belgische Patente.

409 641: 982	434 686: 984	439 657: 962	443 141: 996	446 838: 997
417 041: 980	434 794: 983	439 971: 985	443 631: 982	
425 504: 974	436 039: 974	441 466: 975	443 727: 961	
433 683: 981	439 092: 960	441 476: 982	444 638: 982	

Canadische Patente.

353 326: 998 | 353 820: 955 | 379 659: 974 | 392 525: 986

Dänisches Patent.

59 672: 983

Englische Patente.

169 468: 990	304 214: 733	413 445: 798, 994	458 596: 978	488 562: 989
221 599: 988	304 294: 733	413 648: 798, 994	461 236: 982	480 712: 961
225 814: 991	351 600: 724, 725	415 179: 960	461 273: 983	490 036: 968
228 310: 972	355 306: 733	419 675: 963	467 704: 980	491 801: 986
250 907: 724	359 249: 963	422 821: 992	467 812: 980	494 327: 964
253 549: 724	360 804: 963	425 370: 955	470 707: 979	495 408: 986
259 690: 988	366 353: 960	428 347: 995	471 753: 969	499 491: 996
272 199: 485, 972	370 860: 963	429 049: 976	472 911: 985	500 117: 970
282 128: 793, 991	372 908: 960	429 523: 967	472 973: 985	500 857: 962
284 197: 485, 972	375 242: 963	440 684: 964	473 240: 959	501 703: 978
284 297: 976	377 205: 967	449 067: 995	474 991: 969	505 976: 964
290 154: 976	384 247: 979	452 354: 977	475 660: 969	511 293: 986
294 997: 749	388 513: 993	453 700: 973	478 304: 954	512 038: 967
297 433: 966	391 331: 988	453 701: 973	478 639: 797, 995	513 919: 974
298 435: 991	408 258: 988	456 336: 973	488 560: 989	515 540: 989
300 615: 724	411 009: 952	456 726: 977	488 561: 989	524 736: 974

Finnisches Patent.

18 844: 986

Französische Patente.

30 797: 724	630 485: 485,972	755 144: 953	815 744: 978	849 969: 981
37 420: 724,734	635 745: 966	762 990: 796,993	817 593: 968	850 894: 984
46 700: 995	640 112: 725	766 016: 973	817 692: 985	853 114: 960
48 145: 986	656 770: 724	770 636: 955	822 286: 969	855 286: 984
49 233: 986	662 704: 725	771 095: 955	827 726: 980	856 932: 985
51 337: 960	668 741: 966	784 828: 973	827 822: 957	859 577: 974
558 132: 724,734	670 099: 724,734	789 675: 977	830 101: 981	864 304: 981
573 921: 485,972	678 123: 724,734	790 106: 967	834 443: 981	867 384: 983
574 455: 991	680 552: 966	797 362: 977	839 560: 970	869 533: 983
575 009: 733	684 411: 979	797 796: 988	843 646: 965	872 767: 954
582 543: 975	689 858: 725,733	801 661: 724,734,	844 136: 996	875 439: 996
593 101: 958	730 216: 963	985	845 932: 968	875 515: 965
609 315: 724	730 311: 963	805 375: 964	846 569: 482,971	875 615: 958
609 316: 724	740 716: 993	806 155: 969	849 020: 954	876 142: 982
612 583: 793,991	746 641: 953	812 474: 980	849 805: 973	878 095: 972

Holländische Patente.

40 421: 955	47 088: 980	48 166: 957	52 517: 983	53 151: 983

Indische Patente.

23 140: 962 | 25 191: 984

Italienische Patente.

275 663: 791,992	349 487: 980	368 275: 974	373 977: 983	383 205: 962
336 680: 980	354 817: 984	370 453: 971	376 550: 984	385 131: 982
345 817: 985	363 933: 979	371 099: 981	377 232: 968	385 404: 960
345 931: 980	365 628: 974	371 930: 984	378 438: 973	386 860: 975
347 738: 986	368 273: 974	372 271: 981	378 828: 985	387 602: 983
349 486: 980	368 274: 974	372 875: 960	379 130: 983	391 570: 996

Japanisches Patent.

78 942: 976

Jugoslawisches Patent.

15 341: 981

Norwegische Patente.

52 910: 988 | 55 449: 989 | 64 028: 983

Österreichische Patente.

6 755: 83	112 122: 976	132 376: 875,998	150 008: 977
108 133: 997	112 818: 976	138 149: 998	150 285: 995
111 081: 997	128 343: 960	147 484: 956	150 309: 962

Deutsche Reichspatente (Zweigstelle Österreich).

Siehe S. 1101.

Polnische Patente.

69 809: 960 | 71 829: 985 | 72 350: 960

Russische Patente.

35 964: 976	50 804: 482,971	54 204: 996	54 841: 973	57 354: 482,971
37 246: 994	50 986: 482,971	54 205: 970	55 386: 996	59 854: 971
45 714: 988	51 924: 973	54 782: 482,971	56 549: 970	59 900: 975

Schwedische Patente.

78 116: 997   105 792: 969

Schweizerische Patente.

160 144: 963	183 683: 956	185 425: 995	201 531: 986	216 947: 960
178 534: 955	184 006: 955	185 941: 955	206 100: 986	217 680: 960
182 395: 964	185 415: 952	195 335: 986	206 614: 986	

Tschechoslowakisches Patent.

61 508: 957

Ungarische Patente.

112 925: 955 | 114 843: 955 | 116 238: 977 | 121 082: 978

Manzsche Buchdruckerei, Wien IX.

Handbuch der Gerbereichemie und Lederfabrikation

Herausgegeben von

W. Graßmann
Dresden

Berichtigungen.

S. 13, 8. Zeile von unten, lies: 4. Jahrtausends, statt: 4. Jahrhunderts.

S. 97, füge an den Schluß des 3. Absatzes von oben an: (Hide a. Leather a. Shoes).

S. 495, lies: B o w e s, statt: B o w e r, und B e e k, statt: B e c k.

S. 497, lies: B o c h e r, statt: B o o h e r.

S. 517, 5. Zeile von oben, lies: Abb. 250 und 251, statt: Abb. 3 und 4.

S. 752, 26. Zeile von oben, lies: Fichtenreppelrinden, statt: Fichtenpappel-rinden.

S. 798, 18. Zeile von oben, lies: L o w e, statt: L o e w e.

S. 798, 19. Zeile von oben, lies: Imp. Chem. Ind. u. C. R. N. Strouts, statt: C. R. N.

S. 876, Tab. 130, lies: $^{n}/_{16}$ Ca (SCN)$_2$ bzw. $^{n}/_{12}$ Ca (SCN)$_2$ bzw. $^{n}/_{16}$ Ca (SCN)$_2$, statt: $^{m}/_{16}$ bzw. $^{m}/_{12}$ bzw. $^{m}/_{16}$.

S. 1014, B e u k e l a e r, füge ein: S. 803.

S. 1021, füge ein: K r a s s n o w, K. A., 482, 971, 996.

S. 1056, Haut, Konservierung und Desinfektion, lies: 990, statt: 989.

S. 1064, Konservieren von Fischhäuten, lies: 988, statt: 986.
Konservieren von Häuten, lies: 101, statt: 100.

S. 1077, Pankreatin, Verwendung in der Wasserwerkstatt, lies: 969, statt: 968.

S. 1097, Walhaut, Verwendung zu Fasermassen, lies: 978, statt: 977.

S. 1103, F. P. 766016, lies: 976, statt: 973.

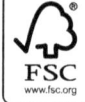

MIX
Papier aus verantwortungsvollen Quellen
Paper from responsible sources
FSC® C105338

If you have any concerns about our products,
you can contact us on
ProductSafety@springernature.com

In case Publisher is established outside the EU,
the EU authorized representative is:
**Springer Nature Customer Service Center GmbH
Europaplatz 3, 69115 Heidelberg, Germany**

Printed by Libri Plureos GmbH
in Hamburg, Germany